CURRENT
Diagnóstico e Tratamento
GERIATRIA

Tradução:
André Garcia Islabão, Jussara N. T. Burnier, Renate Müller

Revisão técnica desta edição:
Elizabete Viana de Freitas
Médica do Hospital Universitário Pedro Ernesto. Especialista em Geriatria e Gerontologia
pela Sociedade Brasileira de Geriatria e Gerontologia/Associação Médica Brasileira (SBGG/AMB).
Especialista em Cardiologia pela Sociedade Brasileira de Cardiologia (SBC)/AMB.
Mestre em Cardiologia pela Universidade do Estado do Rio de Janeiro (UERJ).
Doutora em Cardiologia pela UERJ.

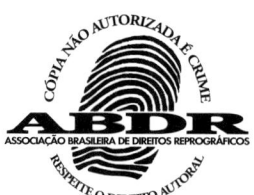

```
C976    CURRENT geriatria : diagnóstico e tratamento / Brie A.
           Williams ... [et al.] ; [tradução: André Garcia Islabão,
           Jussara N. T. Burnier, Renate Müller ; revisão técnica:
           Elizabete Viana de Freitas]. – 2. ed. – Porto Alegre :
           AMGH, 2015.
           xxv, 581 p. il. color ; 25 cm.

           ISBN 978-85-8055-515-8

           1. Geriatria. 2. Diagnóstico - Tratamento.

                                                    CDU 616-053.9
```

Catalogação na publicação: Poliana Sanchez de Araujo – CRB 10/2094

Um livro médico LANGE

CURRENT
Diagnóstico e Tratamento
GERIATRIA
2ª Edição

Brie A. Williams, MD, MS
Associate Professor of Medicine
Associate Director, Program for the Aging Century
Division of Geriatrics
University of California, San Francisco
Medical Director, Geriatrics Clinic
San Francisco VA Medical Center
San Francisco, California

Anna Chang, MD
Associate Professor of Medicine
Associate Director, Program for the Aging Century
Division of Geriatrics
Department of Medicine
Director, Foundations of Patient Care
University of California, San Francisco
San Francisco, California

Cyrus Ahalt, MPP
Clinical Research Coordinator
Division of Geriatrics
University of California, San Francisco
San Francisco, California

Rebecca Conant, MD
UCSF Housecalls Physician
Medical Director, UCSF Home Health
Associate Clinical Professor of Medicine
Division of Geriatrics
University of California, San Francisco
San Francisco, California

Christine Ritchie, MD, MSPH
Professor of Medicine
Harris Fishbon Distinguished Professor
University of California, San Francisco
The Jewish Home of San Francisco
The San Francisco VA Medical Center
San Francisco, California

Helen Chen, MD
Chief Medical Officer
Hebrew SeniorLife Health Care Services
and Hebrew Rehabilitation Center
Boston, Massachusetts
Clinical Professor of Medicine
Division of Geriatrics
University of California, San Francisco
San Francisco, California

C. Seth Landefeld, MD
Spencer Chair of Medical Science
Leadership
Chair, Department of Internal Medicine
University of Alabama at Birmingham
Birmingham, Alabama

Michi Yukawa, MD, MPH
Medical Director of the Community
Living Center
San Francisco VA Medical Center
Associate Clinical Professor of Medicine
Division of Geriatrics
University of California, San Francisco
San Francisco, California

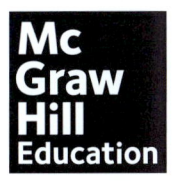 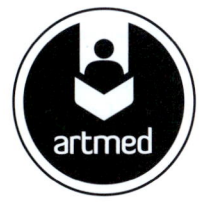

AMGH Editora Ltda.
2015

Obra originalmente publicada sob o título *Current diagnosis and treatment: geriatrics,* 2nd edition
ISBN 0071792082 / 9780071792080

Original edition copyright © 2014, McGraw-Hill Global Education Holdings, LLC. All rights reserved.

Portuguese language translation copyright © 2015 AMGH Editora Ltda., a Grupo A Educação S.A. company. All rights reserved

Gerente editorial: *Letícia Bispo de Lima*

Colaboraram nesta edição:

Editora: *Mirian Raquel Fachinetto Cunha*

Arte sobre capa original: *Kaéle Finalizando Ideias*

Preparação de originais e leitura final: *Heloísa Stefan*

Editoração: *Know-how Editorial*

Nota

A medicina é uma ciência em constante evolução. À medida que novas pesquisas e a própria experiência clínica ampliam o nosso conhecimento, são necessárias modificações na terapêutica, onde também se insere o uso de medicamentos. Os autores desta obra consultaram as fontes consideradas confiáveis, num esforço para oferecer informações completas e, geralmente, de acordo com os padrões aceitos à época da publicação. Entretanto, tendo em vista a possibilidade de falha humana ou de alterações nas ciências médicas, os leitores devem confirmar estas informações com outras fontes. Por exemplo, e em particular, os leitores são aconselhados a conferir a bula completa de qualquer medicamento que pretendam administrar, para se certificar de que a informação contida neste livro está correta e de que não houve alteração na dose recomendada nem nas precauções e contraindicações para o seu uso. Essa recomendação é particularmente importante em relação a medicamentos introduzidos recentemente no mercado farmacêutico ou raramente utilizados.

Reservados todos os direitos de publicação, em língua portuguesa, à
AMGH EDITORA LTDA., uma parceria entre GRUPO A EDUCAÇÃO S.A.
e McGRAW-HILL EDUCATION
Av. Jerônimo de Ornelas, 670 – Santana
90040-340 – Porto Alegre – RS
Fone: (51) 3027-7000   Fax: (51) 3027-7070

É proibida a duplicação ou reprodução deste volume, no todo ou em parte,
sob quaisquer formas ou por quaisquer meios (eletrônico, mecânico, gravação,
fotocópia, distribuição na *Web* e outros), sem permissão expressa da Editora.

Unidade São Paulo
Av. Embaixador Macedo Soares, 10.735 – Pavilhão 5 – Cond. Espace Center
Vila Anastácio – 05095-035 – São Paulo – SP
Fone: (11) 3665-1100   Fax: (11) 3667-1333

SAC 0800 703-3444 – www.grupoa.com.br

IMPRESSO NO BRASIL
PRINTED IN BRAZIL

Autores

A. Ghazinouri, MD
Staff Physician
Geriatrics, Palliative and Extended Care
San Francisco VA Medical Center
San Francisco, California
Doença de Parkinson e tremor essencial

Alayne Markland, DO, MSc
Associate Professor
Department of Medicine
Division of Gerontology, Geriatrics, and Palliative Care and
  the Department of Veterans Affairs, Birmingham/Atlanta
  Geriatrics Research, Education, and Clinical Center
Birmingham Veterans Affairs Medical Center and the
  University of Alabama at Birmingham
Birmingham, Alabama
Constipação

Alexander K. Smith, MD, MS, MPH
Assistant Professor of Medicine
Division of Geriatrics
University of California, San Francisco
San Francisco, California
*Metas de cuidado e considerações sobre o prognóstico;
  Ética e tomada de decisão informada*

Angela Gentili, MD
Professor of Internal Medicine
Director, Geriatrics Fellowship Program
Internal Medicine, Division of Geriatric Medicine
McGuire VAMC & Virginia Commonwealth University
  Health System
Richmond, Virginia
Saúde e disfunção sexual

Anita Rajasekhar, MD, MS
Assistant Professor of Medicine
Department of Medicine
University of Florida
Gainesville, Florida
Considerações para anticoagulação em idosos

Anna Chang, MD
Associate Professor of Medicine
Associate Director, Program for the Aging Century
Division of Geriatrics
Department of Medicine
Director, Foundations of Patient Care
University of California, San Francisco
San Francisco, California
*Transformando os cuidados de idosos: mudanças no
  conhecimento, nas habilidades e no sistema*

Anna H. Chodos, MD, MPH
Research Fellow
Division of Geriatrics
Department of Medicine
University of California, San Francisco
San Francisco, California
Auxiliando idosos com baixa instrução em saúde

Barbara Messinger-Rapport, MD, PhD
Associate Professor
Director
Center for Geriatric Medicine
Cleveland Clinic Lerner College of Medicine of Case Western
  Reserve University
Cleveland Clinic
Cleveland, Ohio
Hipertensão

Bernard Lo, MD
President
The Greenwall Foundation
New York, New York
Ética e tomada de decisão informada

Bobby Singh, MD
Health Sciences Associate Clinical Professor
Department of Psychiatry
University of California, San Francisco
San Francisco, California
Depressão e outros problemas de saúde mental

Bonnie Lederman, DDS, BSDH
Postdoctoral Scholar-Fellow
Multidisciplinary Fellowship in Dentistry, Medicine,
  and Mental/Behavioral Health
The Department of Preventive and Restorative
  Dental Sciences
University of California, San Francisco
San Francisco, California
Doenças e distúrbios orais

Bree Johnston, MD, MPH
Director, Clinical Professor of Medicine
Palliative and Supportive Care
Division of Geriatrics
PeaceHealth St. Joseph Medical Center
University of California, San Francisco
Bellingham, Washington
San Francisco, California
Avaliação geriátrica

AUTORES

Brie A. Williams, MD, MS
Associate Professor of Medicine
Associate Director, Program for the Aging Century
Division of Geriatrics
University of California, San Francisco
Medical Director, Geriatrics Clinic
San Francisco VA Medical Center
San Francisco, California
Transformando os cuidados de idosos: mudanças no conhecimento, nas habilidades e no sistema; Compreendendo os efeitos do envolvimento com a justiça criminal sobre idosos

Brooke Salzman, MD
Assistant Professor
Division of Geriatric Medicine and Palliative Care
Jefferson University Hospitals
Philadelphia, Pennsylvania
Doença pulmonar obstrutiva crônica

Bruce Allen Chernof, MD, FACP
President and CEO
The SCAN Foundation
Long Beach, California
Políticas públicas interagindo com uma sociedade que envelhece

Bruce Leff, MD
Professor of Medicine
Associate Director, Elder House Call Program
Johns Hopkins University School of Medicine and the Johns Hopkins University Bloomberg School of Public Health
Johns Hopkins Bayview Medical Center
Baltimore, Maryland
Assistência domiciliar

C. Barrett Bowling, MD, MSPH
Assistant Professor
Division of General Medicine & Geriatrics
Emory University
Birmingham, Alabama
Doença renal crônica

C. Kent Kwoh, MD
Professor of Medicine and Medical Imaging
Division of Rheumatology and University of Arizona Arthritis Center
University of Arizona College of Medicine
Tucson, Arizona
Osteoartrite

C. Seth Landefeld, MD
Spencer Chair of Medical Science Leadership
Chair, Department of Internal Medicine
University of Alabama at Birmingham
Birmingham, Alabama
Cuidados hospitalares

Carla M. Perissinotto, MD, MHS
Assistant Professor of Medicine
Division of Geriatrics
University of California, San Francisco
San Francisco, California
Apresentações atípicas das doenças em idosos

Caroline Stephens, PhD, MSN
Assistant Professor
UCSF School of Nursing
University of California, San Francisco
San Francisco, California
Avaliando a confusão em idosos

Cathy A. Alessi, MD
Professor of Medicine
Director, Geriatric Research, Education and Clinical Center (GRECC)
Chief, Division of Geriatrics
VA Greater Los Angeles Healthcare System
Department of Medicine
VA Greater Los Angeles Healthcare System
David Geffen School of Medicine at University of California, Los Angeles
Los Angeles, California
Distúrbios do sono

Christina Paruthi, MD
Resident
Internal Medicine
Saint Louis University School of Medicine
Saint Louis, Missouri
Abordagem da dor torácica em idosos

Christine O. Urman, MD
Assistant Professor
Department of Dermatology
Tufts University School of Medicine
Boston, Massachusetts
Problemas cutâneos comuns

Christine Ritchie, MD, MSPH
Professor of Medicine
Harris Fishbon Distinguished Professor
University of California, San Francisco
The Jewish Home of San Francisco
The San Francisco VA Medical Center
San Francisco, California
Apresentações atípicas das doenças em idosos; Abordando a comorbidade em idosos

Corita R. Grudzen, MD, MSHS, FACEP
Associate Professor
Department of Emergency Medicine
Brookdale Department of Geriatrics and Palliative Medicine
Icahn School of Medicine at Mount Sinai
New York, New York
Fornecimento de cuidados de qualidade a idosos no setor de emergência

AUTORES

Cynthia M. Boyd, MD, MPH
Associate Professor, Health Policy and Management
Geriatric Medicine and Gerontology
Department of Medicine
Johns Hopkins Center on Aging and Health
Baltimore, Maryland
Abordando a comorbidade em idosos

Dandan Liu, MD
Volunteer Assistant Clinical Professor; Staff Physician
Division of Geriatrics
University of California, San Francisco; On Lok Lifeways
San Francisco, California
Prevenção e promoção de saúde

Dane J. Genther, MD
Resident
Department of Otolaryngology–Head and Neck Surgery
Johns Hopkins University School of Medicine
Baltimore, Maryland
Manejo da incontinência urinária em adultos

Daniel Antoniello, MD
Assistant Professor of Neurology
Department of Neurology
Montefiore Hospital/Albert Einstein College of Medicine
Bronx, New York
Doença cerebrovascular

Daniel S. Loo, MD
Associate Professor of Dermatology
Tufts University School of Medicine
Boston, Massachusetts
Problemas cutâneos comuns

Daniel Slater, MD, FAAFP
Associate Clinical Professor
Department of Family & Preventive Medicine
University of California, San Diego
San Diego, California
Quedas e distúrbios da mobilidade

Danielle Snyderman, MD
Assistant Professor
Division of Geriatric Medicine and Palliative Care
Jefferson University Hospitals
Philadelphia, Pennsylvania
Doença pulmonar obstrutiva crônica

David B. Reuben, MD
Chief Director
Archstone Professor of Medicine
Division of Geriatrics
Multicampus Program in Geriatric Medicine and Gerontology
University of California, Los Angeles
Los Angeles, California
Avaliação geriátrica

David Liu, MD, MS
Assistant Clinical Professor
Department of Psychiatry and Behavioral Sciences
University of California Davis
Sacramento, California
Depressão e outros problemas de saúde mental

David R. Thomas, MD, FACP, AGSF, GSAF
Medical Director
Program for All-Inclusive Care of the Elderly (PACE)
Saint Louis, Missouri
Úlceras por pressão

David Sengstock, MD, MS
Program Director
Geriatrics Fellowship and Clinical Assistant Professor
Internal Medicine
Oakwood Hospital and Medical Center
Wayne State University School of Medicine
Dearborn, Michigan
Abordando a polifarmácia e melhorando a adesão medicamentosa em idosos

Deborah M. Kado, MD, MS
Associate Professor
Departments of Family & Preventive Medicine and Internal Medicine
University of California, San Diego
San Diego, California
Quedas e distúrbios da mobilidade

Diana V. Jao, MD
Staff Physician
Department of Primary Care: Ron Robinson Senior Care
San Mateo Medical Center
San Mateo, California
Distúrbios do sono

Dick Gregory, DDS, FASGD
Postdoctoral Scholar-Fellow
Multidisciplinary Fellowship in Dentistry, Medicine, and Mental/Behavioral Health
The Department of Preventive and Restorative Dental Sciences
University of California, San Francisco
San Francisco, California
Doenças e distúrbios orais

Edgar Pierluissi, MD
Professor of Clinical Medicine
Medical Director
Department of Medicine, Divisions of Geriatrics and Hospital Medicine
Acute Care for Elders (ACE) Unit
University of California
San Francisco General Hospital
San Francisco, California
Cuidados hospitalares

AUTORES

Emily Finlayson, MD, MS
Assistant Professor of Surgery
Department of Surgery
Institute of Health Policy Studies
University of California, San Francisco
San Francisco, California
Cuidados perioperatórios em pacientes cirúrgicos idosos

Eric W. Widera, MD
Associate Clinical Professor
Program Director, Geriatrics Fellowship Director
Division of Geriatrics
Hospice and Palliative Care
University of California, San Francisco
San Francisco VA Medical Center
San Francisco, California
Metas de cuidado e considerações sobre o prognóstico; Geriatria e cuidados paliativos

Frank R. Lin, MD, PhD
Assistant Professor
Core Faculty
Departments of Otolaryngology–Head and Neck Surgery, Geriatric Medicine, Mental Health, and Epidemiology
Johns Hopkins Center on Aging and Health
Johns Hopkins University School of Medicine
Bloomberg School of Public Health
Baltimore, Maryland
Manejo da deficiência auditiva em idosos

Frederic C. Blow, PhD
Professor
Department of Psychiatry
University of Michigan
Ann Arbor, Michigan
Manejo do abuso de álcool e prescrição de drogas psicoativas em idosos

G. Michael Harper, MD
Professor of Medicine
Division of Geriatrics
University of California, San Francisco
San Francisco VA Medical Center
San Francisco, California
Doença valvar

Gallane D. Abraham, MD
Assistant Professor
Department of Emergency Medicine
Icahn School of Medicine at Mount Sinai
New York, New York
Fornecimento de cuidados de qualidade a idosos no setor de emergência

Gary J. Vanasse, MD
Assistant Professor of Medicine
Hematology Division
Brigham and Women's Hospital
Harvard Medical School
Boston, Massachusetts
Anemia

Gerald Charles, MD
Professor of Medicine, Emeritus
Department of Medicine
University of California, San Francisco
San Francisco, California
O viajante idoso

Gretchen E. Alkema, PhD
Vice President, Policy and Communications
The SCAN Foundation
Long Beach, California
Políticas públicas interagindo com uma sociedade que envelhece

Gunnar Akner, MD, PhD
Professor in Geriatric Medicine
Senior Physician Specialized in Geriatric Medicine
Internal Medicine and Clinical Nutrition
School of Health and Medical Sciences
Örebro University
Örebro, Sweden
Perspectivas internacionais em cuidados geriátricos (Suécia)

Helen Chen, MD
Chief Medical Officer
Hebrew SeniorLife Health Care Services and Hebrew Rehabilitation Center
Boston, Massachusetts
Clinical Professor of Medicine
Division of Geriatrics
University of California, San Francisco
San Francisco, California
Contexto social dos pacientes idosos

Helen Kao, MD
Associate Professor of Medicine
Medical Director, Geriatrics Clinical Programs
Division of Geriatrics
Department of Medicine
University of California, San Francisco
San Francisco, California
Cuidados ambulatoriais e o ambiente de cuidados

Holly M. Holmes, MD
Associate Professor
Division of Internal Medicine
Department of General Internal Medicine
The University of Texas MD Anderson Cancer Center
Houston, Texas
Princípios da prescrição para idosos

AUTORES

James Riddell IV, MD
Associate Professor of Internal Medicine
Division of Infectious Disease
University of Michigan Health System
Ann Arbor, Michigan
Infecções comuns

Jana Wold, MD
Assistant Professor
Division of Geriatrics
Department of Internal Medicine
University of Utah
Salt Lake City, Utah
Manejo da cefaleia em idosos

Jane Chen, MD
Associate Professor of Medicine
Department of Internal Medicine
Cardiovascular Division
Washington University School of Medicine
St. Louis, Missouri
Tratamento da cefaleia em idosos

Janet E. McElhaney, MD
HSN Volunteer Chair in Geriatric Research
Health Sciences North and Advanced Medical Research Institute of Canada
Sudbury, Ontario, Canada
Cânceres comuns

Jennifer L. Hayashi, MD
Assistant Professor of Medicine
Director, Elder House Call Program
Johns Hopkins University School of Medicine
Johns Hopkins Bayview Medical Center
Baltimore, Maryland
Assistência domiciliar

Jennifer S. Brach, PhD, PT
Associate Professor
Department of Physical Therapy
University of Pittsburgh
Pittsburg, Pennsylvania
Determinação do uso apropriado de exercícios para idosos

Jeremy M. Jacobs, MBBS
Senior Lecturer
Department of Geriatrics and Rehabilitation
Hadassah University Hospital Mt. Scopus, and Hebrew University Hadassah Medical School
Jerusalem, Israel
Perspectivas internacionais em cuidados geriátricos (Israel)

Jessamyn Conell-Price, MS
Medical Student
School of Medicine
The UCSF-UC Berkeley Joint Medical Program
San Francisco, California
Diabetes

Jessica L. Colburn, MD
Assistant Professor of Medicine
Division of Geriatric Medicine and Gerontology
Johns Hopkins University School of Medicine
Baltimore, Maryland
Assistência domiciliar

Joanne E. Mortimer, MD, FACP
Director, Womens Cancers Program
Vice Chair
Professor
Medical Oncology
Division of Medical Oncology & Experimental Therapeutics
City of Hope Comprehensive Cancer Center
Duarte, California
Cânceres comuns

Jochanan Stessman, MD
Professor of Medicine/Geriatrics
The Jerusalem Institute of Aging Research
Hadassah University Hospital Mt. Scopus, and Hebrew University Hadassah Medical School
Jerusalem, Israel
Perspectivas internacionais em cuidados geriátricos (Israel)

John E. Morley, MB, BCh
Dammert Professor of Gerontology
Director
Geriatric Research Education & Clinical Center
St. Louis University Medical School
St. Louis VA Medical Center
St. Louis, Missouri
Avaliação de terapias antienvelhecimento para idosos; Considerando a medicina complementar e alternativa para idosos

John G. Cagle, PhD, MSW
Assistant Professor
University of Maryland, Baltimore School of Social Work
Baltimore, Maryland
Geriatria e cuidados paliativos

Jonathan Zimmerman, MD, MBA, FACP
Program Director, Internal Medicine Residency and Clinical Assistant Professor
Internal Medicine
Oakwood Hospital and Medical Center and Wayne State University School of Medicine
Dearborn, Michigan
Abordando a polifarmácia e melhorando a adesão medicamentosa em idosos

Joseph H. Flaherty, MD
Department of Internal Medicine
Division of Geriatrics
Saint Louis University School of Medicine
St. Louis, Missouri
Perspectivas internacionais em cuidados geriátricos (China)

AUTORES

Josette A. Rivera, MD
Associate Professor of Medicine
Division of Geriatrics
Department of Medicine
University of California, San Francisco
San Francisco, California
Equipe interprofissional; Diabetes

Julie K. Gammack, MD
Associate Professor of Medicine
Program Director, Geriatric Medicine Fellowship Program
Division of Geriatrics
Saint Louis University School of Medicine
Saint Louis, Missouri
Incontinência urinária

Karen E. Hall, MD, PhD
Clinical Professor
Research Scientist
Division of Geriatric and Palliative Medicine
Department of Internal Medicine
Geriatric Research and Extended Care Center (GRECC)
Medical Director, Acute Care for Elders Unit (ACE)
University of Michigan
Ann Arbor VA Healthcare System
St. Joseph Mercy Health, Ann Arbor
Ann Arbor, Michigan
Queixas gastrintestinais e abdominais

Katherine Anderson, MD
Assistant Professor
Division of Geriatrics
Department of Internal Medicine
University of Utah
Salt Lake City, Utah
Manejo da cefaleia em idosos

Kathryn J. Eubank, MD
Associate Clinical Professor of Medicine
Medical Director
Division of Geriatrics
Department of Medicine
Acute Care for Elders (ACE) Unit
University of California, San Francisco
San Francisco VA Medical Center
San Francisco, California
Cuidados hospitalares

Katrina Booth, MD
Assistant Professor
Division of Gerontology, Geriatrics, and Palliative Care
University of Alabama at Birmingham
Birmingham, Alabama
Doença renal crônica

Kaycee M. Sink, MD, MAS
Director of the Kulynych Memory Assessment Clinic
Associate Professor
Section on Gerontology and Geriatric Medicine
Sticht Center on Aging
Wake Forest School of Medicine
Winston-Salem, North Carolina
Comprometimento cognitivo e demência

Keith S. Kaye, MD, MPH
Professor of Internal Medicine and Infectious Diseases
Division of Infectious Diseases
Detroit Medical Center
Wayne State University
Detroit, Michigan
Infecções comuns

Kellie Hunter Campbell, MD, MA
Assistant Professor of Medicine
Geriatrics and Palliative Medicine
Department of Medicine
University of Chicago Medicine
Chicago, Illinois
Anormalidades de fluidos e eletrólitos

Kenneth E. Covinsky, MD, MPH
Professor of Medicine
Department of Medicine
University of California, San Francisco
San Francisco, California
Aplicando a medicina baseada em evidências para pacientes idosos

Kewchang Lee, MD
Associate Clinical Professor
Department of Psychiatry
University of California, San Francisco
Site Director, Psychiatry Medical Student Education
Director, UCSF Psychosomatic Medicine Fellowship Program
San Francisco VA Medical Center
San Francisco, California
Depressão e outros problemas de saúde mental

Kristen L. Barry, PhD
Research Professor
Department of Psychiatry
University of Michigan
Ann Arbor, Michigan
Manejo do abuso de álcool e prescrição de drogas psicoativas em idosos

AUTORES

Kristine Yaffe, MD
Roy and Marie Scola Endowed Chair in Psychiatry
Associate Chair of Clinical and Translational Research
Professor
Department of Psychiatry, Neurology, and Epidemiology and Biostatistics
University of California, San Francisco
Chief, Geriatric Psychiatry
Director of the Memory Disorders Clinic
San Francisco VA Medical Center
San Francisco, California
Comprometimento cognitivo e demência

Lawrence Oresanya, MD
Postdoctoral Fellow
Department of Surgery
Philip R. Lee Institute for Health Policy Studies
University of California, San Francisco
San Francisco, California
Cuidados perioperatórios em pacientes cirúrgicos idosos

Leo M. Cooney Jr, MD
Humana Foundation Professor of Geriatric Medicine
Department of Internal Medicine, Section of Geriatrics
Yale University School of Medicine
New Haven, Connecticut
Manejo da dor lombar em idosos

Leslie Kernisan, MD, MPH
Clinical Instructor
Division of Geriatrics
Department of Medicine
University of California, San Francisco
San Francisco, California
Abordagem da dispneia em idosos

Lisa C. Barry, PhD, MPH
Assistant Professor
Department of Psychiatry
UCONN Center on Aging at the University of Connecticut Health Center
Farmington, Connecticut
Compreendendo os efeitos do envolvimento com a justiça criminal sobre idosos

Lisa Strano-Paul, MD
Associate Professor of Clinical Medicine
Co-Director, Ambulatory Care Clerkship
Core Faculty, Long Island Geriatric Education Center (LIGEC)
Division of General Medicine and GeriatricsDepartment of Internal Medicine
Stony Brook Medicine
Stony Brook, New York
Manejo da dor articular em idosos

Lona Mody, MD, MSc
Associate Professor
Geriatric Medicine
Department of Internal Medicine
University of Michigan
Ann Arbor, Michigan
Infecções comuns

Louise Aronson, MD, MFA
Associate Professor of Medicine
Division of Geriatrics
Department of Medicine
University of California, San Francisco
San Francisco, California
Equipe interprofissional

Louise C. Walter, MD
Professor of Medicine
Chief, Division of Geriatrics
University of California, San Francisco
San Francisco VA Medical Center
San Francisco, California
Prevenção e promoção de saúde

Lynn A. Flint, MD
Assistant Clinical Professor
Staff Physician
Division of Geriatrics
University of California, San Francisco
San Francisco VA Medical Center
San Francisco, California
Transições e continuidade dos cuidados

Manuel Eskildsen, MD, MPH
Associate Professor of Medicine
Division of General Medicine and Geriatrics
Department of Medicine
Emory University School of Medicine
Atlanta, Georgia
Suprindo as necessidades exclusivas de idosos LGBT

Margarita M. Sotelo, MD
Assistant Professor of Medicine
Division of Geriatrics
University of California, San Francisco
Medical Director, Acute Care for Elders Clinic (ACE) Unit
San Francisco General Hospital
San Francisco, California
Doença valvar

Margot Kushel, MD
Professor of Medicine
Division of General Internal Medicine
University of California, San Francisco/San Francisco General Hospital and Trauma Center
San Francisco, California
Compreendendo os efeitos da condição de desabrigados e da instabilidade de moradia em idosos

AUTORES

Mariko Koya Wong, MD
Assistant Professor
Section of Geriatrics
The University of Chicago
Chicago, Illinois
Anormalidades de fluidos e eletrólitos

Mark A. Supiano, MD
Professor of Medicine
Marjorie Rosenblatt Goodman and Jack Goodman Family
 Professor of Geriatrics
Chief, Division of Geriatrics; University of Utah School
 of Medicine
Director, VA Salt Lake City Geriatric Research, Education and
 Clinical Center
Executive Director, University of Utah Center on Aging
Department of Internal Medicine, Division of Geriatrics
University of Utah
George E Whalen Veterans Affairs Health System
Salt Lake City, Utah
Avaliando idosos para síncope após uma queda

Mark S. Lachs, MD, MPH
Co-Chief
Professor of Medicine
Director, Center for Aging Research and Clinical Care
Division of Geriatrics and Gerontology
Weill Cornell Medical College
Director, Geriatrics
New York-Presbyterian Health System
Detectando, avaliando e respondendo aos maus-tratos com idosos

Mark Simone, MD
Instructor of Medicine
Division of Geriatric Medicine
Mount Auburn Hospital, Harvard Medical School
Cambridge, Massachusetts
Suprindo as necessidades exclusivas de idosos LGBT

Mary A. Norman, MD
Vice President and Regional Medical Director
Erickson Retirement Communities
Dallas, Texas
Depressão e outros problemas de saúde mental

Melvin Cheitlin, MD
Emeritus Professor of Medicine
Department of Medicine, Cardiology Division
San Francisco General Hospital
San Francisco, California
Doença coronariana

Meredith Whiteside, OD
Associate Clinical Professor
School of Optometry
University of California
Berkeley, California
Manejo da deficiência visual em idosos

Michael A. Steinman, MD
Associate Professor of Medicine
Division of Geriatrics
University of California, San Francisco
San Francisco VA Medical Center
San Francisco, California
Princípios da prescrição para idosos

Michael Godschalk, MD
Professor of Internal Medicine
Director, Geriatric Health Care Center
Internal Medicine, Division of Geriatric Medicine
McGuire VAMC & Virginia Commonwealth University
 Health System
Richmond, Virginia
Saúde e disfunção sexual

Michael W. Rich, MD
Professor of Medicine
Division of Cardiology
Department of Internal Medicine
Washington University School of Medicine
Saint Louis, Missouri
Insuficiência cardíaca e distúrbios do ritmo cardíaco; Doença valvar

Michi Yukawa, MD, MPH
Medical Director of the Community Living Center
San Francisco VA Medical Center
Associate Clinical Professor of Medicine
Division of Geriatrics
University of California, San Francisco
San Francisco, California
Definindo a nutrição adequada para idosos

Miguel Paniagua, MD, FACP
Director, Internal Medicine Residency Program
Department of Internal Medicine
Saint Louis University School of Medicine
Saint Louis, Missouri
Abordagem da dor torácica em idosos

Milta O. Little, DO
Assistant Professor of Geriatric Medicine
Internal Medicine-Division of Gerontology and
 Geriatric Medicine
Saint Louis University School of Medicine
Saint Louis, Missouri
*Avaliação de terapias antienvelhecimento para idosos; Considerando
 a medicina complementar e alternativa para idosos*

Miwako Honda, MD
Director, General Medicine
Department of General Medicine
National Hospital Organization Tokyo Medical Center
Meguro, Tokyo, Japan
Perspectivas internacionais em cuidados geriátricos (Japão)

Myron Miller, MD
Professor
Divisions of Endocrinology and of Geriatric Medicine
 and Gerontology
Johns Hopkins University School of Medicine
Baltimore, Maryland
Distúrbios das glândulas tireoide, paratireoides e suprarrenais

Natalie A. Sanders, DO, FACP
Assistant Professor of Medicine
Internal Medicine, Division of Geriatrics
University of Utah
Salt Lake City, Utah
Avaliando idosos para síncope após uma queda

Nicholas B. Galifianakis, MD, MPH
Assistant Professor of Neurology
San Francisco VA Parkinson's Disease Research, Education,
 & Clinical Center (PADRECC)
University of California, San Francisco
San Francisco, California
Doença de Parkinson e tremor essencial

Quratulain Syed, MD
Assistant Professor of Medicine
Center for Geriatric Medicine
Cleveland Clinic
Cleveland, Ohio
Hipertensão

Ravi Kant, MD
Fellow
Division of Endocrinology
University of Maryland School of Medicine
Baltimore, Maryland
*Distúrbios das glândulas tireoide, paratireoides
 e suprarrenais*

Rebecca Brown, MD, MPH
Assistant Adjunct Professor of Medicine
Division of Geriatrics
University of California, San Francisco/San Francisco Veterans
 Affairs Medical Center
San Francisco, California
*Compreendendo os efeitos da condição de desabrigados
 e da instabilidade de moradia em idosos*

Rebecca J. Beyth, MD, MSc
Associate Professor of Medicine
Department of Medicine
North Florida/South Georgia GRECC, and the University
 of Florida
Gainesville, Florida
Considerações para anticoagulação em idosos

Rebecca L. Sudore, MD
Associate Professor in Residence
Division of Geriatrics
University of California, San Francisco
San Francisco VA Medical Center
San Francisco, California
Auxiliando idosos com baixa instrução em saúde

Rubina A. Malik, MD, MSc
Assistant Professor of Medicine
Department of Medicine
Division of Geriatrics
Albert Einstein College of Medicine/ Montefiore Medical Center
Bronx, New York
Osteoporose e fraturas do quadril

Ryan Chippendale, MD
Assistant Professor
Section of Geriatrics, Department of Medicine
Boston University School of Medicine
Boston, Massachusetts
Hiperplasia prostática benigna e câncer de próstata

Sandra Y. Moody, MD, BSN, AGSF
Associate Clinical Professor
Professor-in-Residence
Department of Medicine
Medicine/Graduate Medical Education
University of California, San Francisco
San Francisco Veterans Affairs Medical Center
Kameda Medical Center
San Francisco
Kamogawa City, Chiba, Japan
Perspectivas internacionais em cuidados geriátricos (Japão)

Sanket Dhruva, MD
Cardiology Fellow
Division of Cardiovascular Medicine
Department of Internal Medicine
University of California Davis Medical Center
Sacramento, California
Doença coronariana

Sara J. Francois, PT, DPT, MS
Research Physical Therapist
Program in Physical Therapy
Washington University in St. Louis School of Medicine
St. Louis, Missouri
Determinação do uso apropriado de exercícios para idosos

Scott Reeves, PhD
Professor
Department of Social & Behavioral Sciences
UCSF School of Nursing
University of California, San Francisco
San Francisco, California
Equipe interprofissional

Sei Lee, MD, MAS
Associate Professor of Medicine
Senior Scholar, VA National Quality Scholars
  Fellowship Program
Staff Physician
Division of Geriatrics
University of California, San Francisco
San Francisco VA Medical Center
San Francisco, California
Diabetes

Serena Chao, MD, MSc
Assistant Professor
Section of Geriatrics, Department of Medicine
Boston University School of Medicine
Boston, Massachusetts
Hiperplasia prostática benigna e câncer de próstata

Sharon K. Inouye, MD, MPH
Professor of Medicine
Milton & Shirley F. Levy Family Chair
Director, Aging Brain Center
Department of Medicine/Institute for Aging Research
Harvard Medical School
Beth Israel Deaconess Medical Center
Hebrew Senior Life
Boston, Massachusetts
Delirium

Shuang Wang, MD
Department of Geriatrics
West China Hospital, Sichuan University
Chengdu, Sichuan, China
*Perspectivas internacionais em cuidados
  geriátricos (China)*

Sik Kim Ang, MB, BCh, BAO
Consultant in Geriatric and Palliative Medicine
Department of Internal Medicine
RIPAS Hospital
Bandar Seri Begawan, Brunei Darussalam
*Doença arterial periférica e tromboembolismo venoso;
  Insuficiência venosa crônica e linfedema*

Stephanie Studenski, MD, MPH
Professor Staff Physician
Division of Geriatrics
Department of Medicine
University of Pittsburgh School of Medicine, VA Pittsburgh
  GRECC
Pittsburgh, Pennsylvania
Determinação do uso apropriado de exercícios para idosos

Steven R. Gambert, MD
Professor of Medicine
Associate Chair for Clinical Program Development
Director of Medical Student Programs
Co-Director, Division of Gerontology and Geriatric
  Medicine
Director of Geriatric Medicine
Department of Medicine
University of Maryland School of Medicine
University of Maryland Medical Center and R. Adams Cowley
  Shock Trauma Center
Baltimore, Maryland
*Distúrbios das glândulas tireoide, paratireoides
  e suprarrenais*

Susan E. Hardy, MD, PhD
Associate Medical Director
Summit ElderCare
Worcester, Massachusetts
Considerações sobre a função e declínio funcional

Susan Hyde, DDS, MPH, PhD, FACD
Associate Professor
The Department of Preventive and Restorative
  Dental Sciences
UCSF School of Dentistry
University of California, San Francisco
San Francisco, California
Doenças e distúrbios orais

Susan M. Joseph, MD
Assistant Professor of Medicine
Division of Cardiology, Heart Failure and Transplant Section
Department of Internal Medicine
Washington University School of Medicine
Saint Louis, Missouri
Insuficiência cardíaca e distúrbios do ritmo cardíaco

Tammy Ting Hshieh, MD
Associate Physician
Division of Aging
Brigham and Women's Hospital
Boston, Massachusetts
Delirium

Teena Chopra, MD, MPH
Assistant Professor
Division of Infectious Diseases
Wayne State University
Physician
Detroit Medical Center
Detroit, Michigan
Infecções comuns

AUTORES

Teresa L. Carman, MD
Director, Vascular Medicine
Assistant Professor of Medicine
Division of Cardiovascular Medicine
University Hospitals Case Medical Center
Case Western Reserve University School of Medicine
Cleveland, Ohio
Doença arterial periférica e tromboembolismo venoso; Insuficiência venosa crônica e linfedema

Tessa del Carmen, MD
Assistant Professor of Medicine
Division of Geriatrics and Gerontology
Weill Cornell Medicine College
New York, New York
Detectando, avaliando e respondendo aos maus-tratos com idosos

Theresa A. Allison, MD, PhD
Associate Professor of Medicine and Family & Community Medicine
Division of Geriatrics
University of California, San Francisco
San Francisco, California
Cuidado em longo prazo, clínicas geriátricas e reabilitação

Una E. Makris, MD
Assistant Professor
Department of Internal Medicine
Division of Rheumatic Diseases
University of Texas Southwestern Medical Center
Dallas, Texas
O manejo da dor lombar em idosos

Vyjeyanthi S. Periyakoil, MD
Clinical Associate Professor
Department of Medicine
Stanford University School of Medicine
Palo Alto, California
Manejo da dor persistente em idosos

Yong Gil Hwang, MD
Assistant Professor of Medicine
Division of Rheumatology and Clinical Immunology
University of Pittsburgh School of Medicine
Pittsburgh, Pennsylvania
Osteoartrite

Prefácio

CURRENT Geriatria: diagnóstico e tratamento, 2ª edição, é destinado aos médicos que cuidam de idosos. No contexto de um sistema de cuidados de saúde em evolução e de uma população que envelhece rapidamente, os médicos estão continuamente adaptando a sua prática clínica para atender as necessidades de seus pacientes idosos. Esta obra fornece uma estrutura para o uso do estado funcional e cognitivo, prognóstico e contexto social dos pacientes para orientar o diagnóstico e o tratamento de condições clínicas. Nesta edição, os autores aplicam os **princípios da medicina geriátrica** em diferentes **ambientes de cuidados** para abordar **situações clínicas** e **condições geriátricas comuns** encontradas por médicos no cuidado de pacientes idosos.

Na primeira seção, **Princípios dos Cuidados Geriátricos**, os autores avaliam como o cuidado de pacientes idosos difere daquele cuidado mais focado na doença ou órgão, o qual está, em geral, associado a pacientes jovens. O capítulo introdutório descreve a estrutura teórica dos cuidados geriátricos. Cada capítulo subsequente fornece uma revisão aprofundada dos componentes fundamentais dos cuidados. Como exemplo, citam-se a correlação entre a função física de uma pessoa e seu ambiente de vida, o manejo de múltiplas condições crônicas e medicações em idosos. Esta seção se encerra com uma discussão da intersecção entre geriatria e cuidados paliativos e a aplicação da ética e dos princípios da tomada de decisão informada no cuidado de idosos.

A segunda seção, **Ambientes de Cuidados**, apresenta os diferentes ambientes do sistema de cuidados de saúde nos quais os médicos prestam assistência a idosos. Começando com uma revisão das transições nos cuidados entre os ambientes, a seção concentra-se nas bases dos cuidados de idosos em ambiente ambulatorial, na unidade de emergência, no hospital, nas instituições de longa permanência e nos ambientes domiciliares. Nesta seção também estão incluídas situações especiais como a abordagem das necessidades dos idosos no período perioperatório ou as necessidades daqueles com condições crônicas de saúde que planejam viajar.

Na terceira seção, **Condições Comuns em Geriatria**, os autores discutem abordagens ao manejo de condições clínicas em idosos, aplicando e integrando a base de conhecimentos atuais para orientar a tomada de decisão. Alguns dos desafios clínicos incluídos são a avaliação de *delirium*, demência e comprometimento cognitivo, o manejo de queixas gastrintestinais e abdominais e a resposta aos distúrbios do sono em idosos.

A seção **Situações Clínicas Comuns em Geriatria** aborda algumas considerações especiais e as necessidades específicas encontradas na prática clínica com idosos, como o tratamento de subpopulações vulneráveis de pacientes idosos (p. ex., GLBT, aqueles com baixo nível de instrução ou aqueles sem teto).

A seção final, **Ampliando a Prática Clínica**, orienta os médicos na análise das evidências de novos estudos para aperfeiçoar sua capacidade de fornecer cuidados baseados em evidências a pacientes idosos. A seção termina com um amplo olhar sobre como o sistema de cuidados de saúde nos Estados Unidos e internacionalmente (Japão, Israel, China e Suécia) está respondendo ao envelhecimento da população.

Agradecemos aos nossos autores por sua contribuição à 2ª edição de CURRENT Geriatria: diagnóstico e tratamento e esperamos avançar nos cuidados de pacientes idosos.

Brie A. Williams e Anna Chang
Cyrus Ahalt
Helen Chen
Rebecca Conant
C. Seth Landefeld
Christine Ritchie
Michi Yukawa

Sumário

Seção I. Princípios dos Cuidados Geriátricos

1. Transformando os cuidados de idosos: mudanças no conhecimento, nas habilidades e no sistema ... 1

Anna Chang, MD e Brie A. Williams, MD, MS

Princípios orientadores ... 1

2. Considerações sobre função e declínio funcional ... 3

Susan E. Hardy, MD, PhD

Princípios geriátricos ... 3
Epidemiologia das limitações funcionais ... 3
Avaliação do estado funcional ... 4
Fatores de risco para declínio funcional ... 5
Prevenção de declínio funcional ... 6
Reabilitação: o tratamento do declínio funcional ... 7

3. Metas de cuidados e considerações sobre o prognóstico ... 9

Eric W. Widera, MD e Alexander K. Smith, MD, MS, MPH

Discussões sobre as metas de cuidados ... 9
Um guia prático às discussões das metas de cuidados ... 9
Importância dos responsáveis para tomadas de decisão ... 10
Prognóstico ... 10
Prognóstico relacionado a doenças específicas ... 12
Comunicação do prognóstico ao paciente ou ao seu responsável ... 13

4. Contexto social dos pacientes idosos ... 15

Helen Chen, MD

Aspectos financeiros na terceira idade ... 15
Insegurança alimentar e idosos ... 16
Medicare ... 16
Moradia e cuidados de longo prazo ... 16
Prestação de cuidados ... 18
Recomendações aos clínicos ... 18

5. Equipe interprofissional ... 19

Josette A. Rivera, MD, Scott Reeves, PhD e Louise Aronson, MD, MFA

Definições e conceitos fundamentais ... 19
Inovações da equipe interprofissional em geriatria ... 20
Evidência de equipes interprofissionais no cuidado de idosos ... 21
Recursos e ferramentas para trabalho de equipe ... 21
Barreiras ao avanço do trabalho de equipe ... 22
Etapas futuras ... 23

6. Avaliação geriátrica ... 24

Bree Johnston, MD, MPH e David B. Reuben, MD

Equipes e locais clínicos dos cuidados ... 24
Prognóstico ... 24
Objetivos do paciente ... 25
Avaliação funcional ... 25
Serviços preventivos ... 26
Quedas e comprometimento da marcha ... 26
Comprometimento da visão ... 26
Comprometimento auditivo ... 26
Demência ... 26
Incontinência ... 27
Depressão ... 27
Nutrição ... 27
Uso de medicação ... 27
Suporte ao cuidador ... 27
Recursos financeiros, ambientais e sociais ... 27
Maus-tratos ... 27
Avaliação geriátrica em cuidados primários ... 28

7. Apresentações atípicas das doenças em idosos ... 30

Carla M. Perissinotto, MD, MHS e Christine Ritchie, MD, MSPH

Definição de apresentações atípicas ... 30
Identificação de pacientes em risco ... 30

8. Prevenção e promoção de saúde ... 35

Dandan Liu, MD e Louise C. Walter, MD

Aspectos de rastreamento para a população geriátrica ... 35

Síndromes geriátricas	35
Comportamentos relacionados à saúde	39
Imunizações	40
Distúrbios endócrinos	41
Doença cardiovascular	42
Câncer	43

9. Princípios da prescrição para idosos — 46

*Michael A. Steinman, MD
e Holly M. Holmes, MD*

Princípios geriátricos	46
Metabolismo dos fármacos e efeitos fisiológicos em idosos	46
Terapêutica geriátrica	47
Prescrição para idosos	53
Adesão ao tratamento	55
Gerenciamento da complexidade	56
A prescrição nos cuidados continuados	57

10. Abordando a comorbidade em idosos — 59

*Cynthia M. Boyd, MD, MPH e
Christine Ritchie, MD, MSPH*

Antecedentes e definições	59
Comorbidade e desfechos de saúde	59
Desafios clínicos no cuidado de idosos com comorbidades	59
Considerações gerais nos cuidados de idosos com comorbidades	60

11. Geriatria e cuidados paliativos — 63

*John G. Cagle, PhD, MSW
e Eric W. Widera, MD*

Generalidades dos cuidados paliativos	63
Aspectos psicológicos, espirituais e sociais	63
Comunicação, tomada de decisão e planejamento de cuidados avançados	63
Desafios ao fornecimento de cuidados paliativos em ambientes de cuidados de longo prazo	64
Cuidados com os membros da família: tristeza e luto	67

12. Ética e tomada de decisão informada — 69

*Alexander K. Smith, MD, MS, MPH
e Bernard Lo, MD*

Aspectos éticos nos cuidados de idosos	69
Capacidade de tomar decisões e tomada de decisões informadas	69
Planejamento de cuidados avançados e diretrizes antecipadas	71
Tomada de decisão por um responsável	71
Equilibrando a promoção de independência e a segurança do paciente	72

Seção II. Ambientes de Cuidados

13. Transições e continuidade dos cuidados — 75

Lynn A. Flint, MD

Princípios gerais em idosos	75
Definições	75
Antecedentes	75
Eventos adversos durante transições	76
Barreiras ao sucesso das transições de cuidados	76
Superando as barreiras: melhores práticas	77
Intervenções baseadas em evidência	77
Inovações	78

14. Cuidados ambulatoriais e o ambiente de cuidados médicos centrado no paciente — 80

Helen Kao, MD

Princípios gerais em idosos	80
Médico pessoal	80
Prática clínica dirigida pelo médico	81
Orientação para a pessoa como um todo	81
Coordenação e integração de cuidados	81
Qualidade e segurança	81
Acesso melhorado	82

15. Fornecimento de cuidados de qualidade a idosos no setor de emergência — 83

*Gallane D. Abraham, MD e
Corita R. Grudzen, MD, MSHS, FACEP*

Princípios gerais	83
Modelos de cuidados emergenciais	83
Aperfeiçoamento estrutural	84
Financiamento	84
Cuidados clínicos	84
Futuro dos cuidados de emergência	85

16. Cuidados hospitalares — 87

*Kathryn J. Eubank, MD, Edgar Pierluissi, MD,
e C. Seth Landefeld, MD*

Princípios gerais em idosos: riscos da hospitalização	87
Modelos bem-sucedidos de atendimento	88

Abordagem ao idoso hospitalizado	89
Terapia	91
Prevenção	92
Transição do hospital para casa	93

17. Cuidados perioperatórios em pacientes cirúrgicos idosos — 95

Lawrence Orensanya, MD e Emily Finlayson, MD, MS

Princípios gerais em idosos	95
Risco cirúrgico em idosos	95
Cuidados clínicos	96
Modelos de cuidados cirúrgicos	98

18. Cuidado de longo prazo, clínicas geriátricas e reabilitação — 99

Theresa A. Allison, MD, PhD

Princípios gerais em idosos	99
Cuidados de longa duração na comunidade	99
Cuidado institucional de longa duração	100
Clínicas para pacientes com doença terminal e cuidados no final da vida	102

19. Assistência domiciliar — 104

Jessica L. Coburn, MD, Jennifer L. Hayashi, MD e Bruce Leff, MD

Modelos de Assistência domiciliar	104
Assistência domiciliar preventiva/avaliação geriátrica	104
Atendimento médico em domicílio	104
Manejo de caso pós-hospitalização e modelos de cuidados transicionais	104
Reabilitação em domicílio	104
Hospital em casa	104
Serviços domiciliares do Medicare	105
Critérios de elegibilidade	105
Recusa de pagamento	106
Inovações no fornecimento de cuidados	106
Recursos adicionais	107
Medicaid	107
Agências de área para o envelhecimento	107
O papel do médico nos cuidados domiciliares	107
Hospitalização pós-aguda e atendimento de reabilitação domiciliar	107
Cuidados domiciliares e avaliações	107
Atendimento domiciliar e cuidados primários em domicílio	108

20. O viajante idoso — 109

Gerald Charles, MD

Princípios gerais em idosos	109
Generalidades sobre problemas de viagens	109
Risco de tromboembolismo devido às viagens	109
Recursos sobre os riscos de viagens	110
Viagens de navio	110
Viagens aéreas	111

Seção III. Condições Comuns em Geriatria

21. *Delirium* — 115

Tammy Ting Hshieh, MD e Sharon K. Inouye, MD, MPH

22. Comprometimento cognitivo e demência — 123

Kaycee M. Sink, MD, MAS e Kristine Yaffe, MD

23. Doença cerebrovascular — 135

Daniel Antoniello, MD

24. Doença de Parkinson e tremor essencial — 141

Nicholas B. Galifianakis, MD, MPH e A. Ghazinouri, MD

Doença de Parkinson	141
Tremor essencial	148

25. Quedas e distúrbios da mobilidade — 150

Deborah M. Kado, MD, MS e Daniel Slater, MD, FAAFP

26. Osteoartrite — 159

C. Kent Kwoh, MD e Yong Gil Hwang, MD

27. Osteoporose e fraturas do quadril — 169

Rubina A. Malik, MD, MSc

28. Doença coronariana — 178

Sanket Dhruva, MD e Melvin Cheitlin, MD

Síndrome coronariana aguda	180
Doença arterial coronariana crônica	185

29. Insuficiência cardíaca e distúrbios do ritmo cardíaco — 190

Susan M. Joseph, MD, Jane Chen, MD e Michael W. Rich, MD

Insuficiência cardíaca	190
Distúrbios do ritmo cardíaco	195
Bradiarritmias	195
Taquiarritmias: fibrilação atrial e *flutter* atrial	196
Arritmias ventriculares	199

30. Hipertensão — 202

*Quratulain Syed, MD e
Barbara Messinger-Rapport, MD, PhD*

31. Doença valvar — 213

*Margarita M. Sotelo, MD, Michael W. Rich, MD,
e G. Michael Harper, MD*

Estenose aórtica — 213
Insuficiência aórtica — 216
Estenose mitral — 217
Regurgitação mitral — 218

32. Doença arterial periférica e tromboembolismo venoso — 222

*Teresa L. Carman, MD e
Sik Kim Ang, MB, BCh, BAO*

Doença arterial periférica — 222
Tromboembolismo venoso — 226

33. Insuficiência venosa crônica e linfedema — 230

*Teresa L. Carman, MD e
Sik Kim Ang, MB, BCh, BAO*

Insuficiência venosa crônica — 230
Linfedema — 233

34. Doença pulmonar obstrutiva crônica — 236

Brooke Salzman, MD e Danielle Snyderman, MD

35. Queixas gastrintestinais e abdominais — 244

Karen E. Hall, MD, PhD

Distúrbios do esôfago — 244
   Doença do refluxo gastresofágico — 244
   Disfagia — 246
   Distúrbios da motilidade — 247
Distúrbios gástricos — 248
   Doença ulcerosa péptica — 248
   Dispepsia — 248
Distúrbios do colo do intestino — 249
   Diarreia — 249
   Doença diverticular — 251
   Doença inflamatória intestinal — 251
Distúrbios anorretais — 252
   Incontinência fecal — 252
   Isquemia colônica — 253
   Dor abdominal — 254

36. Constipação — 256

Alayne Markland, DO, MSc

37. Anormalidades de fluidos e eletrólitos — 261

*Mariko Koya Wong, MD e
Kellie Hunter Campbell, MD, MA*

Hiponatremia — 261
Hipernatremia — 263
Distúrbios do potássio — 264
Hipocalemia — 264
Hipercalemia — 265
Poliúria noturna — 267

38. Doença renal crônica — 269

*C. Barrett Bowling, MD, MSPH
e Katrina Booth, MD*

39. Incontinência urinária — 275

Julie K. Gammack, MD

40. Hiperplasia prostática benigna e câncer de próstata — 284

Serena Chao, MD, MSc e Ryan Chippendale, MD

Hiperplasia prostática benigna — 284
Câncer de próstata — 287

41. Distúrbios das glândulas tireoide, paratireoides e suprarrenais — 291

*Steven R. Gambert, MD, Ravi Kant, MD
e Myron Miller, MD*

Doenças da glândula tireoide — 291
   Hipotireoidismo subclínico — 291
   Hipertireoidismo subclínico — 292
   Hipotireoidismo — 292
   Coma mixedematoso — 293
   Hipertireoidismo — 294
   Doença nodular e neoplasia da tireoide — 297
Doenças do córtex suprarrenal — 299
   Insuficiência suprarrenal aguda — 300
   Síndrome de Cushing — 301
   Hiperparatireoidismo — 302

42. Diabetes — 305

*Josette A. Rivera, MD, Jessamyn Conell-Price, MS
e Sei Lee, MD, MAS*

43. Anemia — 314

Gary J. Vanasse, MD

44. Cânceres comuns — 321

*Joanne E. Mortimer, MD, FACP
e Janet E. McElhaney, MD*

Câncer de mama — 321
Câncer de pulmão — 323

Câncer colorretal	324
Câncer de pâncreas	324
Câncer de ovário	325
Leucemia	325
Linfoma	325

45. Depressão e outros problemas de saúde mental — 328

David Liu, MD, MS, Mary A. Norman, MD, Bobby Singh, MD, e Kewchang Lee, MD

Depressão	328
Suicídio	333
Transtorno bipolar	333
Transtorno de ansiedade e estresse	334
Esquizofrenia e transtornos psicóticos	337

46. Saúde e disfunção sexual — 340

Angela Gentili, MD e Michael Godschalk, MD

47. Infecções comuns — 347

Lona Mody, MD, MSc, James Riddell IV, MD, Keith S. Kaye, MD, MPH e Teena Chopra, MD, MPH

Infecções do trato urinário	348
Infecções do trato respiratório	352
Infecções gastrintestinais	353
Infecções de pele e tecido subcutâneo	354
Infecções de próteses articulares e osteomielite	355
HIV/Aids	356

48. Úlceras por pressão — 359

David R. Thomas, MD, FACP, AGSF, GSAF

49. Problemas cutâneos comuns — 367

Christine O. Urman, MD e Daniel S. Loo, MD

Ceratose seborreica	367
Cisto de inclusão epidérmica	367
Verrugas (verrugas vulgares e verrugas plantares)	368
Onicomicose	369
Pele seca, prurido e dermatite asteatósica	370
Dermatite seborreica	372
Dermatite de estase	372
Psoríase	373
Rosácea	374
Dermatite de contato	375
Erupção medicamentosa (morbiliforme)	376
Herpes-zóster	376
Escabiose	378
Penfigoide bolhoso	379
Ceratose actínica	380
Carcinoma basocelular	381
Carcinoma epidermoide	382
Melanoma	382

50. Distúrbios do sono — 384

Diana V. Jao, MD e Cathy A. Alessi, MD

Insônia	384
Apneia do sono	388
Movimentos periódicos dos membros durante o sono e síndrome das pernas inquietas	388
Narcolepsia	389
Distúrbios do ritmo circadiano do sono	390
Distúrbio de comportamento do sono REM	390
Problemas do sono em populações especiais	390

51. Doenças e distúrbios orais — 392

Dick Gregory, DDS, FASGD, Bonnie Lederman, DDS, BSDH, e Susan Hyde, DDS, MPH, PhD, FACD

Seção IV. Situações Clínicas Comuns em Geriatria

52. Avaliando a confusão em idosos — 399

Caroline Stephens, PhD, MSN

53. Abordando a polifarmácia e melhorando a adesão medicamentosa em idosos — 404

David Sengstock, MD, MS e Jonathan Zimmerman, MD, MBA, FACP

Problemas causados pela polifarmácia	404
A não prescrição: intervenção para reduzir a polifarmácia	405
Adesão	407

54. Manejo da dor persistente em idosos — 410

Vyjeyanthi S. Periyakoil, MD

55. Considerações para anticoagulação em idosos — 417

Anita Rajasekhar, MD, MS e Rebecca J. Beyth, MD, MSc

Classes de anticoagulantes disponíveis	417
Manejo de sangramento em idosos fazendo uso de anticoagulantes	423

56. Avaliação de terapias antienvelhecimento para idosos — 425

Milta O. Little, DO e John E. Morley, MB, BCh

Terapias antienvelhecimento	425
Aspectos éticos e legais das terapias antienvelhecimento	425

57. Considerando a medicina complementar e alternativa para idosos 430

Milta O. Little, DO e John E. Morley, MB, BCh

Massagem e terapia quiroprática 430
Fitoterápicos e suplementos 431
Outras formas de medicina alternativa ou complementar 434

58. Manejo do abuso de álcool e prescrição de drogas psicoativas em idosos 436

Frederic C. Blow, PhD e Kristen L. Barry, PhD

Riscos de saúde associados com o uso perigoso e nocivo em idosos 436
Medicamentos psicoativos 437
Definições para guiar o rastreamento e as intervenções 437
Intervenções breves 441

59. Avaliando idosos para síncope após uma queda 443

Natalie A. Sanders, DO, FACP e Mark A. Supiano, MD

Abordagem geral do paciente com quedas ou síncope 443
Como as quedas e a síncope se sobrepõem 444
Quando considerar a síncope como uma causa de quedas 444
Categorias diagnósticas comuns que devem ser consideradas 445

60. Manejo da cefaleia em idosos 447

Katherine Anderson, MD e Jana Wold, MD

61. Manejo da deficiência visual em idosos 451

Meredith Whiteside, OD

Alterações oculares normais no olho em processo de envelhecimento 451
Cataratas 452
Degeneração macular relacionada à idade 453
Retinopatia diabética 454
Glaucoma 455
Medicamentos sistêmicos e glaucoma 458
Sintomas visuais que indicam a necessidade de encaminhamento urgente a um especialista em cuidados oculares 458

62. Manejo da deficiência auditiva em idosos 460

Dane J. Genther, MD e Frank R. Lin, MD, PhD

63. Abordagem da dor torácica em idosos 468

Christina Paruthi, MD e Miguel Paniagua, MD, FACP

64. Abordagem da dispneia em idosos 472

Leslie Kernisan, MD, MPH

65. Manejo da dor articular em idosos 478

Lisa Strano-Paul, MD

Gota 478
Doença por depósito de pirofosfato de cálcio 479
Polimialgia reumática 480

66. Manejo da dor lombar em idosos 482

Una E. Makris, MD e Leo M. Cooney Jr, MD

67. Determinação do uso apropriado de exercícios para idosos 487

Sara J. Francois, PT, DPT, MS, Jennifer S. Brach, PhD, PT e Stephanie Studenski, MD, MPH

68. Definindo a nutrição adequada para idosos 494

Michi Yukawa, MD, MPH

69. Auxiliando idosos com baixa instrução em saúde 502

Anna H. Chodos, MD, MPH e Rebecca L. Sudore, MD

Considerações exclusivas da instrução em saúde em idosos 502
Rastreamento 504
Estratégias de comunicação clara em saúde 504
Abordagens de sistemas 506

70. Compreendendo os efeitos da condição de desabrigados e da instabilidade de moradia em idosos 507

Rebecca Brown, MD, MPH e Margot Kushel, MD

Caminhos para a falta de teto entre idosos 507
Estratégias para evitar a falta de teto para idosos 508
Estado de saúde de idosos sem teto 509
Interação entre estado de saúde e ambiente 509

71. Compreendendo os efeitos do envolvimento com a justiça criminal sobre idosos 513

Lisa C. Barry, PhD, MPH e Brie A. Williams, MD, MS

Epidemiologia 513
Consulta clínica 514

SUMÁRIO

72. Detectando, avaliando e respondendo aos maus-tratos com idosos 517

Tessa del Carmen, MD e Mark S. Lachs, MD, MPH

73. Suprindo as necessidades exclusivas de idosos LGBT 524

Mark Simnonme, MD e Manuel Eskildsen, MD, MPH

Definições 524
Problemas de saúde para idosos LGBT 525
Aspectos biopsicossociais do cuidado 527

Seção V. Ampliando a Prática Clínica

74. Aplicando a medicina baseada em evidências para pacientes idosos 529

Kenneth E. Covinsky, MD, MPH

Desafios das evidências atuais 529
Aplicando as evidências a seus pacientes idosos 530

75. Perspectivas internacionais em cuidados geriátricos 532

Sandra Y. Moody, MD, BSN, AGSF e Miwako Honda, MD
Jochanan Stessman, MD e Jeremy M. Jacobs, MBBS
Shuang Wang, MD e Joseph H. Flaherty, MD
Gunnar Akner, MD, PhD

Cuidado geriátrico no Japão 532
Cuidado geriátrico em Israel 532
Cuidado geriátrico na China 532
Cuidado geriátrico na Suécia 532

76. Políticas públicas interagindo com uma sociedade que envelhece 543

Gretchen E. Alkema, PhD e
Bruce Allen Chernof, MD, FACP

Três esferas de envelhecimento com dignidade e independência 543
Principais programas e serviços para idosos 543
Oportunidades do Patient Protection and Affordable Care Act 546
Quais os próximos passos? 547

Índice 551

Seção I. Princípios dos Cuidados Geriátricos

Transformando os cuidados de idosos: mudanças no conhecimento, nas habilidades e no sistema

Anna Chang, MD
Brie A. Williams, MD, MS

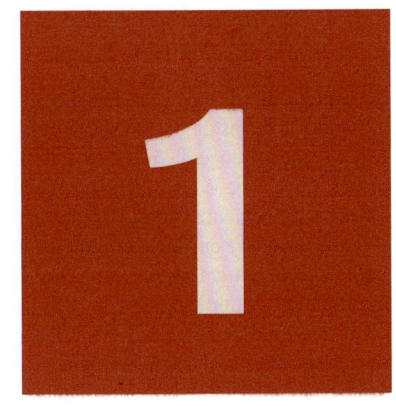

A população em todo o mundo está envelhecendo. Essa mudança demográfica irá dominar o panorama social, político e de saúde pública no século XXI. A literatura médica e das ciências sociais está repleta de comentários e intervenções que pretendem abordar a magnitude e as consequências desse fenômeno. Muitas dessas opiniões e descobertas levaram a melhoras nos cuidados médicos e sociais de idosos e seus cuidadores. Tais avanços têm abordado diversas áreas dos cuidados, inclusive transições nos cuidados médicos, práticas de prescrição de medicação, redução de quedas, controle de dor e de sintomas e diminuição da carga sobre o cuidador, para citar apenas algumas.

Mesmo assim, como clínicos que se concentram em melhorar os cuidados com os idosos, observamos que ainda há uma desconexão entre o que acontece no consultório médico e o que os pacientes e seus cuidadores necessitam em casa. Embora os princípios da medicina geriátrica tenham como meta preencher essas lacunas, muitos clínicos terminam sua formação despreparados para incorporar os princípios fundamentais da medicina geriátrica à sua prática no cuidado de idosos.

PRINCÍPIOS ORIENTADORES

Cinco princípios orientam os cuidados de idosos:

A. O impacto da reserva fisiológica diminuída

Idosos têm menor reserva fisiológica em cada sistema de órgãos quando comparados com adultos mais jovens, o que os coloca em risco de declínio mais rápido quando diante de uma doença aguda ou crônica. Alguns fatores que contribuem para uma reserva fisiológica diminuída incluem redução da massa e força muscular, da densidade óssea, da capacidade de exercício, da função respiratória, da sede e nutrição, ou da capacidade de produzir respostas imunológicas efetivas. Por esses motivos, idosos costumam ser mais vulneráveis, por exemplo, a períodos de restrição ao leito e inatividade, flutuações na temperatura externa, doenças que são, de outra forma, autolimitadas em adultos mais jovens, e a complicações de doenças infecciosas comuns. Embora medidas preventivas, como vacinações, possam ser benéficas, as reservas fisiológicas diminuídas também podem comprometer a capacidade dos idosos de produzirem uma resposta imune efetiva às vacinas. Tais processos também podem retardar ou comprometer a recuperação de eventos ou doenças graves como fraturas do quadril ou pneumonia. Como resultado da interação de múltiplas condições médicas no contexto de reserva fisiológica diminuída, os idosos são propensos a desenvolver síndromes geriátricas complexas, como quedas frequentes.

B. A importância do estado funcional e cognitivo

Em idosos, o estado funcional cognitivo e físico é, frequentemente, um preditor mais acurado de saúde, morbidade, mortalidade e utilização de cuidados de saúde do que as doenças individuais. O estado cognitivo inclui domínios da função executiva, memória, estado mental e capacidade de tomada de decisão clínica. O estado funcional inclui os requisitos clínicos necessários para manter a independência no próprio ambiente do indivíduo, em geral avaliado usando as atividades da vida diária (AVDs) e as atividades instrumentais da vida diária (AIVDs). As habilidades cognitivas reduzidas colocam os idosos em risco (p. ex., erros de medicação por incapacidade de seguir as instruções de esquemas medicamentosos complexos), podem gerar estresse excessivo nos cuidadores e aumentar a possibilidade de abuso do idoso (p. ex., abuso financeiro). Se houver distúrbio cognitivo como demência, basear-se unicamente na história do paciente pode resultar em diagnóstico e tratamento incorretos. O estado funcional também pode afetar fortemente os desfechos de saúde. O estado funcional diminuído no ambiente hospitalar, por exemplo, aumenta a probabilidade de institucionalização em uma clínica geriátrica e morte após a alta. Assim, uma ampla compreensão do estado cognitivo e funcional é crítica para o fornecimento de cuidados aos idosos, planejamento das necessidades futuras de cuidados clínicos e sociais, prognóstico e provisão de suporte aos cuidadores.

C. Uso de metas de cuidados e prognóstico na tomada de decisão clínica

Os clínicos devem começar a avaliação clínica de idosos determinando as metas de cuidados e a capacidade de tomada de decisão. Essa abordagem concentra a consulta clínica na busca de planos diagnósticos e terapêuticos baseados nas necessidades e objetivos do paciente e seus cuidadores, e na identificação do paciente que precisa da ajuda de alguém que tome decisões por ele. Especialistas em geriatria e medicina paliativa desenvolveram ferramentas e abordagens para explorar as metas de cuidados do paciente e de seus cuidadores como um ponto importante de início da consulta clínica. Para melhorar ainda mais a tomada de decisão individualizada, a geriatria aplica uma consideração do prognóstico para estimar benefícios e riscos das avaliações e intervenções propostas. Embora a ciência de prognóstico ainda esteja se atualizando com as necessidades clínicas, modelos de prognósticos baseados em mais do que puramente a idade podem ser usados para determinar estimativas mais acuradas da expectativa de vida. Considerar tais estimativas no contexto das metas de cuidados do paciente representa um ponto de partida importante para orientar decisões e planos de tratamento.

D. O contexto social dos cuidados

O ato de cuidar dos idosos é mais efetivo quando se leva em consideração o contexto mais amplo de família, amigos e comunidade. A rede social da vida de um idoso tem um papel significativo na identificação das preferências, recursos e infraestrutura de apoio de um indivíduo no momento de necessidade. Enquanto os adultos mais jovens podem ser bem-sucedidos e relativamente independentes no acesso aos recursos, os mais velhos podem depender mais da sua rede social para a busca de cuidados durante episódios de doença aguda ou exacerbações de doenças crônicas. No manejo de um plano terapêutico complexo em casa (p. ex., que envolve o manejo de múltiplas medicações, troca de curativos), a adesão efetiva à terapia pode depender da disponibilidade de recursos financeiros, da capacidade do paciente de manter sua mobilidade em casa e na comunidade e da ajuda de familiares ou amigos. Diante de eventos agudos, inesperados, a sobrevida de um idoso pode depender de ter mantido um contato de rotina com uma rede social. Além disso, atender as necessidades de um idoso frequentemente depende do cuidado e suporte adequado aos cuidadores que em geral sofrem de sobrecarga de trabalho, estresse e problemas de saúde, sobremaneira quando cuidam de idosos com comprometimento cognitivo avançado. Assim, o planejamento de cuidados médicos efetivos de idosos é inseparável da ampla consideração do seu contexto social.

E. O impacto de múltiplas condições de saúde, medicações e ambientes de cuidados

Devido às complexas interações entre reserva fisiológica, estado cognitivo e funcional, e suporte social e/ou de cuidadores, os idosos são particularmente vulneráveis quando diante de múltiplas condições crônicas, muitas medicações e transições entre ambientes de saúde. Ao tratar múltiplas condições, o médico que cuida de idosos será desafiado por diretrizes clínicas conflitantes, bem como pela polifarmácia que em geral ocorre quando várias diretrizes são seguidas simultaneamente. Como resultado, o idoso costuma apresentar novos sintomas que representam efeitos medicamentosos adversos ou interações de múltiplas medicações. Durante momentos de transição, como, por exemplo, do hospital para casa, ou da clínica geriátrica para a unidade de emergência, o idoso apresenta risco de resultados insatisfatórios, processos de concordância por medicação incompleta, comunicação inadequada e danos potenciais adicionais, como úlceras por pressão pela espera excessiva em macas e quedas relacionadas a perigos como os cateteres intravenosos. Ao cuidar de um idoso, múltiplas dimensões de cuidados devem ser levadas em consideração, orientadas pelas metas e prognósticos do paciente.

À medida que os idosos envelhecem, a interação com o sistema médico se torna, em média, uma parte maior de suas vidas. Infelizmente, o sofrimento entre idosos e seus cuidadores permanece muito comum. Devido à significativa complexidade médica e social dos idosos, uma típica consulta médica pode ser insuficiente para identificar ou abordar a etiologia desse sofrimento. Em uma comunidade cada vez mais global, este é o momento de aprender a partir de modelos de cuidados que têm sido experimentados em diferentes comunidades, populações e países. É essencial que os clínicos sejam adeptos de aplicar e integrar os princípios comprovados da geriatria – explicando as reduções na reserva fisiológica e capacidades cognitivas e funcionais, considerando prognósticos e metas de cuidados, compreendendo o contexto social do paciente e respondendo às complexas necessidades de pacientes com múltiplas condições e medicações em ambientes diversos de cuidados – para otimizar a saúde de uma sociedade que envelhece.

Creditor MC. Hazards of hospitalization of the elderly. *Ann Intern Med*. 1993;118:219-223.

Landefeld C, Winker MA, Chernof B. Clinical care in the aging century—announcing "Care of the Aging Patient: From Evidence to Action." *JAMA*. 2009;302(24):2703-2704.

Reuben DB. Medical care for the final years of life: "when you're 83, it's not going to be 20 years." *JAMA*. 2009;302(24):2686-2694.

Considerações sobre função e declínio funcional

2

Susan E. Hardy, MD, PhD

PRINCÍPIOS GERIÁTRICOS

A manutenção da função é uma meta fundamental dos cuidados geriátricos e um elemento importante do envelhecimento bem-sucedido. Assim como outras síndromes geriátricas, o declínio funcional é multifatorial; fatores médicos, psicológicos, sociais e ambientais podem contribuir para o comprometimento do estado funcional. A Classificação Internacional revisada da Organização Mundial de Saúde sobre Funcionalidade, Incapacidade e Saúde (CIF) fornece um sistema de avaliação da função para a prevenção e o tratamento do declínio funcional que enfatiza a inter-relação dos fatores contributivos. A CIF classifica as anormalidades na estrutura dos sistemas orgânicos ou da função fisiológica como comprometimentos. Esses comprometimentos levam à dificuldade com as atividades individuais, e as limitações e barreiras associadas com essas dificuldades levam, por sua vez, a participação reduzida na sociedade. Fatores ambientais (p. ex., rampas, barras de apoio) e fatores pessoais (p. ex., educação ou suporte social) que não fazem nada para abordar o comprometimento subjacente podem, apesar de tudo, influenciar o efeito do comprometimento nas atividades e na participação social. Por exemplo, uma mulher com tremor essencial benigno grave (comprometimento) pode ter dificuldade em alimentar-se (atividade) e, portanto, não sair para almoçar com suas amigas (participação). Intervenções para melhorar a função dos idosos podem abordar não apenas os comprometimentos subjacentes, mas também os fatores relevantes pessoais e ambientais.

Os clínicos frequentemente pensam em função em termos de atividades importantes específicas, como as atividades da vida diária básicas e instrumentais (AVDs, Quadro 2-1). As AVDs básicas se referem às capacidades necessárias para cuidados pessoais, incluindo andar, vestir-se, tomar banho, usar o vaso sanitário, transferir-se da cama para a cadeira, arrumar-se e alimentar-se. As AVDs instrumentais (AIVDs), como fazer compras e trabalhos de casa, utilizar transporte, usar o telefone, controlar as finanças e controlar as medicações, são necessárias para a vida independente na comunidade. A consciência dos déficits funcionais que costumam preceder os problemas com as AVDs pode ajudar os clínicos a antecipar potenciais dificuldades com as AVDs. Em particular, problemas com mobilidade, como andar 400 metros ou subir escadas, e limitações dos membros superiores, como dificuldade em elevar objetos acima da cabeça ou agarrar pequenos objetos, em geral precedem a dificuldade com as AVDs e colocam os idosos em risco de declínio funcional adicional. A detecção precoce de dificuldade com a mobilidade, limitações das extremidades superiores ou declínio nas medidas de desempenho, como a velocidade da marcha, podem permitir intervenções para prevenir a progressão para incapacidade com as AVDs.

Déficits funcionais em idosos não são o simples produto dos seus diagnósticos médicos, mas sim um elemento fundamental na qualidade de vida e o principal determinante da capacidade de viver independentemente na comunidade. Como muitas doenças e comprometimentos de idosos não podem ser curados ou eliminados, a prevenção e o tratamento do declínio funcional devem envolver não apenas o tratamento clínico da doença, mas também alterações ambientais para driblar comprometimentos refratários, intervenções psicológicas para aliviar os medos e frustrações associadas com o comprometimento físico, e a organização de recursos para prover o suporte necessário a fim de manter os idosos com segurança na comunidade.

EPIDEMIOLOGIA DAS LIMITAÇÕES FUNCIONAIS

Mais da metade dos idosos relatam dificuldades com mobilidade, AIVDs ou AVDs. Em 2010, 32% dos idosos com mais de 65 anos de idade nos Estados Unidos, representando quase 13 milhões de pessoas, tinham dificuldade com as AVDs básicas. As limitações funcionais aumentam com a idade e são mais comuns em mulheres do que em homens (Figura 2-1). Embora o declínio funcional com a idade em geral seja assumido, de maneira incorreta, como inevitável e firmemente progressivo, pesquisas mais recentes têm mostrado que muitos adultos mantêm sua independência na idade avançada e que a maioria dos idosos que desenvolve incapacidade recupera posteriormente a sua independência, pelo menos temporariamente. Cerca de 6 a 10% dos idosos que vivem na comunidade de forma independente em suas AVDs básicas irão relatar um declínio na dependência da AVD um ano depois.

Quadro 2-1 Formulário-modelo para atividades da vida diária (AVD) e atividades instrumentais da vida diária (AIVD)

Atividade	Independente	Precisa de ajuda	Exemplo de necessidade de ajuda
Vestir-se			Precisa de ajuda com qualquer item do vestuário
Tomar banho			Precisa de ajuda para entrar ou sair da banheira
Usar o vaso sanitário			Precisa de ajuda para transferência ou para limpar-se
Transferência			Precisa de ajuda para sair da cama ou da cadeira
Arrumar-se			Precisa de ajuda com a higiene diária
Alimentar-se			Precisa de ajuda para colocar a comida na boca
Fazer compras			Precisa ser acompanhado
Trabalhos domésticos			Não realiza nenhum trabalho doméstico
Transporte			Necessita ajuda para viagem
Usar o telefone			Não usa o telefone
Controlar as finanças			Não lida com dinheiro no dia a dia
Controlar as medicações			Necessita que as medicações sejam preparadas

Doenças agudas, particularmente aquelas que exigem hospitalização, são os eventos mais comuns que precipitam declínio funcional. A imobilidade, a má nutrição e hidratação e o *delirium*, que costumam acompanhar as internações hospitalares, colocam os idosos em risco de descondicionamento e declínio funcional. A restrição de atividades, como ficar na cama ou reduzir as atividades usuais, também está associada com o desenvolvimento de incapacidade. Quedas, mesmo sem lesão, podem estar associadas com medo subsequente de quedas, levando a restrição de atividade e incapacidade.

O estado funcional é, consistentemente, um dos mais fortes preditores de morbidade e mortalidade entre idosos. As limitações funcionais estão associadas com má qualidade de vida, institucionalização e mortalidade, bem como aumento dos cuidados de saúde e gastos. Comparados com idosos sem incapacidade para as AVDs, aqueles com incapacidades para as AVDs são cinco vezes mais propensos a ser institucionalizados e três vezes mais propensos a estar mortos dois anos mais tarde. O custo anual em dólares (em valores de 1991) com os cuidados de idosos com deficiências na comunidade variou de 6.340 dólares para os menos incapacitados a 17.017 dólares para os mais incapacitados. Resultados similares foram observados para déficits de mobilidade. Comparados com idosos sem dificuldade de andar 400 metros (e após ajustar para múltiplos outros fatores de risco), aqueles que podiam andar apenas 400 metros com dificuldade tinham uma probabilidade 1,6 vezes maior de morrer e quase três vezes maior de desenvolver novas incapacidades para as AVDs básicas ou instrumentais. Os custos totais anuais de saúde eram 2.773 dólares mais altos nos idosos com dificuldade de andar 400 metros do que naqueles sem dificuldade. A morbidade e o custo associado com a incapacidade combinados com o crescimento antecipado no número de idosos nas próximas décadas fazem da prevenção do declínio funcional um importante tema de políticas de saúde pública.

AVALIAÇÃO DO ESTADO FUNCIONAL

O estado funcional pode ser avaliado por autorrelato ou relatório de terceiros, por testes de desempenho físico ou observação direta da execução de tarefas. Esses diferentes métodos fornecem informações complementares. Um simples rastreamento clínico para as dificuldades funcionais deve incluir um autorrelato das dificuldades ou da necessidade de ajuda com as AVDs básicas e instrumentais, bem como uma observação das transferências e da deambulação do idoso. Em idosos com evidência de comprometimento cognitivo, é importante confirmar a capacidade autorrelatada de realizar AVDs sem um cuidador ou outro informante adequado. Os relatórios de terceiros tendem a superestimar os déficits funcionais, mas a sua acurácia melhora à medida que o seu contato com o paciente aumenta.

As medidas simples do desempenho físico têm mostrado ser exequíveis em ambientes de cuidados primários, onde elas têm fornecido informações prognósticas importantes. A velocidade da marcha, que pode ser medida facilmente com um cronômetro e uma marcação de distância de 4 metros no chão, está altamente correlacionada com declínio funcional subsequente e mortalidade. Os pontos de corte clínicos para a velocidade da marcha facilitam

Entre aqueles com dependência nas AVDs no início das pesquisas, em torno de 20% irão relatar independência um ano mais tarde. Contudo, muitos idosos também irão apresentar episódios transitórios de incapacidade durante aquele ano. Em uma coorte de adultos independentes de uma comunidade com mais de 70 anos de idade, 11% relataram incapacidade com AVDs em um ano. No entanto, 24% da coorte haviam apresentado um episódio de incapacidade durante o ano e 14% haviam apresentado pelo menos dois meses consecutivos de incapacidade. Muitos dos episódios de incapacidade são transitórios. Entre idosos que desenvolvem nova incapacidade com AVDs, 81% recuperam a independência. Mesmo entre aqueles que apresentam três meses consecutivos de incapacidade, 60% recuperam a independência. Todavia, mesmo episódios breves de incapacidade estão associados com maior risco de incapacidade recorrente e morte.

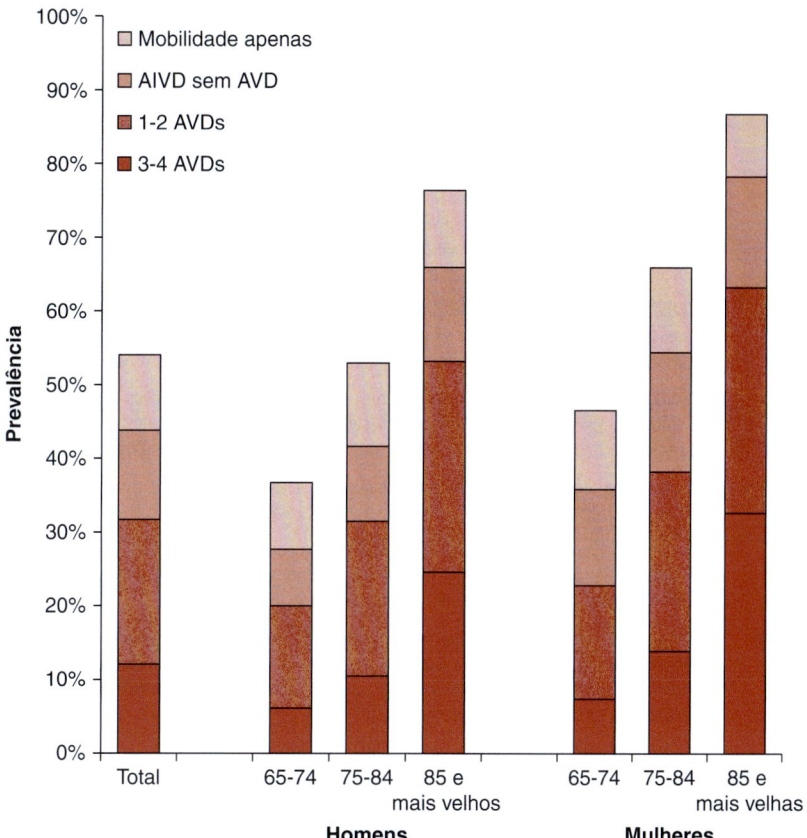

▲ **Figura 2-1** Prevalência das limitações funcionais por faixa etária e gênero. As limitações das AVDs se referem à dificuldade de executar (ou incapacidade de executar por um motivo de saúde) uma ou mais das seguintes tarefas: banhar-se, vestir-se, alimentar-se, sentar ou levantar de cadeiras, andar, usar o vaso sanitário. As limitações das AIVDs se referem à dificuldade de executar (ou incapacidade de executar por um motivo de saúde) uma ou mais das seguintes tarefas: usar o telefone, fazer trabalhos domésticos leves, fazer trabalhos domésticos pesados, fazer compras, controlar as finanças. As limitações de mobilidade se referem à dificuldade de caminhar (ou incapacidade de caminhar) 400 metros.

a interpretação: maior do que 1 m/s sugere mobilidade intacta e entre 0,6 e 1 m/s indica alto risco; a maioria dos adultos com uma velocidade da marcha menor do que 0,6 m/s já tem dificuldade com as AVDs. Uma alteração com o tempo de 0,1 m/s é clinicamente significativa. A velocidade da marcha e outras avaliações padronizadas do estado funcional podem ser particularmente úteis na monitoração da função ao longo do tempo. Diferentes ambientes de reabilitação usam ferramentas específicas para avaliar o estado funcional e alterações na função. A Tabela 2-1 apresenta algumas das ferramentas de avaliação funcional mais usadas.

As dificuldades relatadas nas AVDs ou problemas observados com a marcha e transferências devem deflagrar uma avaliação mais detalhada para identificar fatores contribuintes potencialmente modificáveis do declínio funcional. A avaliação desses idosos de alto risco deve incluir estado cardiopulmonar, força, equilíbrio, amplitude de movimento funcional, cognição, humor, dor e estado nutricional. O fisioterapeuta e o terapeuta ocupacional podem fornecer uma estimativa mais detalhada da função e da mobilidade.

FATORES DE RISCO PARA DECLÍNIO FUNCIONAL

Além dos fatores demográficos como idade e sexo, muitos fatores biopsicossociais estão associados com declínio funcional. Limitações no desempenho físico são um forte fator de risco para incapacidade subsequente na mobilidade bem como nas AVDs básicas e instrumentais. Comparados com idosos com uma velocidade de marcha regular de 1 m/s ou mais, aqueles com velocidade da marcha menor do que 1 m/s são duas vezes mais propensos a se tornar incapazes de andar 800 metros ou subir escadas, e três vezes mais propensos a desenvolver uma nova dependência nas AVDs. Episódios transitórios prévios de incapacidade também estão associados com recorrência. Comparados com idosos sem incapacidade nos 18 meses anteriores, idosos que apresentaram um episódio de dependência nas AVDs foram duas vezes mais propensos a experimentar um episódio subsequente de incapacidade. Idosos com maior comorbidade, mais medicações, mais sintomas depressivos, baixa atividade física, obesidade ou baixo peso, desnutrição, desidratação, menor

Tabela 2-1 Ferramentas de avaliação funcional comumente usadas

Ferramenta	Descrição	Referência
Índice de Barthel	Avaliação de autorrelato ou relato de terceiros das AVDs básicas e de mobilidade. Os escores variam de 0-20, com os escores mais baixos representando menor função. Quando usado ao longo do tempo, uma alteração de 2 ou mais pontos é significativa.	Collin, 1988
Índice de Katz das AVDs	Avaliação de independência nas AVDs básicas. Classifica os pacientes por grau de independência. Tem sido usado para avaliar a necessidade de assistência e para medir a alteração ao longo do tempo.	Katz, 1970
Índice de Lawton para AIVDs	Avalia a capacidade de realizar oito AIVDs: usar o telefone, fazer compras, preparar alimentos, fazer trabalhos domésticos, lavar roupa, usar transporte, controlar medicação e controlar finanças. Útil para planejamento de cuidados e avaliação de necessidades para idosos da comunidade.	Lawton, 1971
Escala de desempenho paliativo	Avalia o estado físico e funcional de pacientes recebendo cuidados paliativos em uma escala de 0 (morte) a 100 (normal). Usada para avaliar progressão da doença, prognóstico, necessidade de cuidados e momento de encaminhamento a uma instituição para doença terminal.	Anderson, 1996
Escala de desempenho de Karnofsky	Avalia o grau de comprometimento funcional em pacientes com doença crônica ou avançada em uma escala de 0 (morte) a 100 (normal). Usada em oncologia e em cuidados paliativos.	Schag, 1984
Escala de avaliação global do funcionamento	Avaliação do funcionamento psicológico, social e ocupacional por meio de um espectro de estados de saúde mental, classificados de 0 a 10, com escores mais altos representando melhor função. Incluída no DSM-IV* como a avaliação do eixo V.	American Psychiatric Association, 2000
MIF (anteriormente a Medida da Independência Funcional)	Avaliação mandatória para instituições de reabilitação de pacientes internados. O escore MIF é composto de 18 itens que avaliam autocuidados, controle do esfíncter, transferência, locomoção, comunicação e cognição social, com o escore em cada item variando de 1 (assistência total) a 7 (independência total).	Dodds, 1993
Conjunto mínimo de dados – atividades da vida diária – CMD-AVD	O CMD-AVD é necessário a todos os residentes de clínicas geriátricas certificadas. Ele avalia o autodesempenho das AVDs básicas e o nível de suporte fornecido.	MDS 3.0 RAI Manual
Avaliação funcional do desfecho e conjunto de informações de avaliação (OASIS)	A medida funcional OASIS é parte de uma ampla avaliação necessária para todas as agências de cuidados domiciliares certificadas pelo CMS. Ela avalia AVDs básicas e instrumentais.	OASIS-C Manual
Teste de levantar e sair cronometrado	Uma simples medida do desempenho físico avaliando transferências e deambulação.	Podsiadlo, 1991
Breve bateria de desempenho físico	Um teste de desempenho físico que inclui velocidade da marcha, elevação na cadeira e equilíbrio. Classificado de 0 a 12, com maiores escores representando melhor função.	Guralnik, 1994

CMS, Centers for Medicare and Medicaid Services (Centros de Serviços do Medicare e Medicaid).
* N. de R.T. Atualmente, já se encontra disponível a 5ª edição do Manual Diagnóstico e Estatístico de Transtornos Mentais (DSM-5), publicado pela Artmed em 2014. Entretanto, a maioria das referências ainda menciona o DSM-IV.

interação social, déficit de audição e déficit visual são mais propensos a experimentar declínio funcional. Tabagismo e consumo excessivo de álcool também estão associados com maior risco de declínio funcional. Além da desnutrição calórico-proteica, a baixa ingestão de folatos e vitaminas D, E e C está associada com risco aumentado de declínio funcional em alguns estudos. A polifarmácia, bem como medicações específicas, geralmente incluindo anticolinérgicos e benzodiazepínicos, estão associadas com declínio funcional. Entre as condições comórbidas, artrite, doença cardiopulmonar crônica, doenças neurológicas e dor crônica colocam os pacientes em maior risco.

A hospitalização é um precipitante importante de declínio funcional; mais de um terço dos idosos hospitalizados por uma condição clínica aguda apresentam declínio na sua capacidade de realizar as AVDs básicas. Os fatores de risco de declínio funcional durante a hospitalização incluem idade mais avançada, limitações funcionais pré-hospitalização, uso de um equipamento de assistência, sintomas depressivos e déficits cognitivos. Úlceras por pressão, repouso no leito e *delirium* durante a hospitalização também estão associados com declínio funcional. O Hospital Admission Risk Profile (Perfil de Risco de Admissão Hospitalar) classifica idosos hospitalizados recentemente como de risco alto, intermediário ou baixo para declínio funcional com base na idade, função cognitiva e função de AIVDs pré-admissão. Esse instrumento pode ser usado para direcionar as intervenções preventivas aos pacientes com mais probabilidade de se beneficiarem delas.

PREVENÇÃO DE DECLÍNIO FUNCIONAL

▶ Idosos residentes na comunidade

O aumento da atividade física é a melhor intervenção para prevenir o declínio funcional ou melhorar o estado funcional em idosos. Treinos progressivos de resistência, exercícios aeróbicos e treinamento de equilíbrio mostraram prevenir o declínio funcional em idosos. O National Institute on Aging produziu um manual dirigido a idosos que fornece informações sobre os benefícios do exercício para a saúde, bem como informações para ajudar a iniciar e manter um programa seguro de atividade física. Idosos sem sintomas cardíacos agudos em geral não precisam de testes adicionais antes de começar um programa de exercício. Embora o exercício de grupo padronizado possa ser benéfico em idosos com melhor funcionamento global, as intervenções mais bem-sucedidas em idosos frágeis têm envolvido programa de exercícios individualizados desenvolvidos por um fisioterapeuta ou outro profissional treinado.

A avaliação geriátrica ampla (AGA) e intervenções domiciliares que incluem avaliações multidimensionais de fatores de risco e visitas de acompanhamento também mostraram prevenir o declínio funcional. O manejo dos fatores de risco cardiovasculares pode prevenir o declínio funcional entre idosos relativamente saudáveis. Embora não haja boas evidências mostrando que as intervenções nutricionais previnem o declínio funcional em idosos residentes na comunidade, abordar deficiências nutricionais pode ter um efeito benéfico sobre a função.

▶ Idosos hospitalizados

Muitas intervenções foram desenvolvidas para prevenir o declínio funcional em idosos hospitalizados. As características fundamentais das intervenções bem-sucedidas incluem avaliação dos fatores de risco; protocolos de enfermagem para melhorar os autocuidados, continência, nutrição, mobilidade, sono, cuidados com a pele e cognição; visitas diárias da equipe multidisciplinar; atenção cuidadosa ao estado nutricional e de hidratação; minimização de cateterismos, medicações potencialmente inadequadas e restrições aos movimentos (cateteres venosos, sondas e contenções); adequações ambientais (corrimãos, passagens desimpedidas, relógios e calendários grandes, sanitários elevados); estímulo para sair da cama e andar. As unidades de Cuidados Agudos para Idosos e os programas de Avaliação e Manejo Geriátrico, que incorporam muitas dessas características, têm reduzido o declínio funcional associado com a hospitalização em alguns estudos. O Hospital Elder Life Program (programa de vida hospitalar de idosos), projetado para prevenir o *delirium*, também tem sido eficaz na prevenção do declínio funcional.

REABILITAÇÃO: O TRATAMENTO DO DECLÍNIO FUNCIONAL

Assim como em outras síndromes geriátricas, o declínio funcional costuma ser multifatorial, e o cuidado de reabilitação deve abordar múltiplos fatores médicos, psicológicos e sociais. Os ambientes para cuidados de reabilitação variam dependendo das circunstâncias e das necessidades do paciente. Idosos com dificuldades funcionais em ambiente ambulatorial podem receber uma avaliação geriátrica ampla e ser encaminhados para fisioterapia e terapia ocupacional domiciliar ou ambulatorial. Ao ter alta, os idosos hospitalizados podem receber cuidados de reabilitação em instituições de pacientes internados, em uma instituição de cuidados especializados, por meio de cuidados domiciliares ou em ambientes ambulatoriais. Independentemente do ambiente, a natureza multidisciplinar e os componentes fundamentais da reabilitação são similares.

O tratamento do declínio funcional requer atenção em toda a gama de fatores que afetam a função. Uma avaliação completa deve identificar doenças potenciais, sintomas e comprometimentos, bem como os fatores pessoais ou ambientais que contribuem para um declínio funcional do indivíduo. O plano de tratamento então é adequado às necessidades específicas do indivíduo. Por exemplo, um paciente cuja participação na terapia é limitada por insuficiência cardíaca sintomática pode se beneficiar de um manejo clínico mais intenso. Todavia, um paciente com insuficiência cardíaca cuja deambulação é limitada por hipotensão ortostática grave pode necessitar um manejo menos intenso da insuficiência cardíaca de modo a preservar a pressão arterial em posição de pé.

Cada membro da equipe multidisciplinar tem um papel importante na reabilitação. Além do tratamento de condições clínicas agudas e crônicas não controladas, a avaliação clínica de um paciente em reabilitação precisa incluir fatores que podem impedir a recuperação funcional, como hipotensão ortostática, controle insatisfatório da dor, *delirium* e sintomas depressivos. Um farmacêutico pode prestar uma ajuda valiosa na revisão do esquema medicamentoso para identificar as medicações potencialmente inadequadas ou as que contribuem para *delirium*, fadiga ou dificuldade na mobilidade. Os fisioterapeutas e terapeutas ocupacionais avaliam e tratam déficits de equilíbrio, força, amplitude de movimento e resistência. Eles também usam modalidades como calor, frio, estimulação elétrica e ultrassom para tratar dor e como adjuntos ao exercício terapêutico. Os terapeutas também determinam o equipamento de assistência mais adequado para um indivíduo e fornecem treinamento no uso adequado desses aparelhos. Os terapeutas ocupacionais se concentram nas tarefas funcionais e podem fornecer equipamentos adaptáveis e recomendam alterações ambientais para promover segurança e independência. Os nutricionistas podem ajudar na avaliação do estado nutricional e fornecer recomendações dietéticas. Os fonoaudiólogos também ajudam a garantir a nutrição adequada pela avaliação da mecânica da alimentação; além disso, eles podem fornecer terapia cognitiva para pacientes com déficits cognitivos. A equipe multidisciplinar também deve incluir o paciente e cuidadores, que serão responsáveis pela manutenção de ganhos funcionais ao término da reabilitação.

American Psychiatric Association. *Diagnostic and Statistical Manual of Mental Disorders*, 5th Edition. Washington DC: American Psychiatric Association; 2013.

Anderson F, Downing GM, Hill J. Palliative performance scale (PPS): a new tool. *J Palliat Care*. 1996;12(1):5-11.

Center for Medicare and Medicaid Services. *Long-Term Care Facility Resident Assessment Instrument User's Manual: MDS 3.0*. April 2012. U.S. Department of Health and Human Services. Available at https://www.cms.gov/Medicare/Quality-Initiatives-Patient-Assessment-Instruments/NursingHomeQualityInits/MDS30RAIManual.html

Centers for Medicare and Medicaid Services. *Outcome and Assessment Information Set: OASIS-C Guidance Manual*. December 2011. U.S. Department of Health and Human Services. Available at http://www.cms.gov/Medicare/Quality-Initiatives-Patient-Assessment-Instruments/HomeHealthQualityInits/HHQIOASISUserManual.html

Collin C, Wade DT, Davies S, Horne V. The Barthel ADL Index: a reliability study. *Int Disabil Stud*. 1988;10(2):61-63.

Dodds TA, Martin DP, Stolov WC, Deyo RA. A validation of the functional independence measurement and its performance among rehabilitation inpatients. *Arch Phys Med Rehabil*. 1993;74:531-536.

Gill TM, Hardy SE, Williams CS. Underestimation of disability among community-living older persons. *J Am Geriatr Soc*. 2002;50:1492-1497.

Guralnik JM, Ferrucci L, Pieper CF, et al. Lower extremity function and subsequent disability: consistency across studies, predictive models, and value of gait speed alone compared with the short physical performance battery. *J Gerontol A Biol Sci Med Sci*. 2000;55(4):M221-M231.

Guralnik JM, Simonsick EM, Ferrucci L, et al. A short physical performance battery assessing lower extremity function: association with self-reported disability and prediction of mortality and nursing home admission. *J Gerontol*. 1994;49(2):M85-M94.

Hardy SE, Gill TM. Recovery from disability among community-dwelling older persons. *JAMA*. 2004;291:1596-1602.

Katz S, Downs TD, Cash HR, Grotz RC. Progress in development of the index of ADL. *Gerontologist*. 1970;10(1):20-30.

Kleinpell RM, Fletcher K, Jennings BM. Reducing functional decline in hospitalized elderly. In: *Patient Safety and Quality: An Evidence-Based Handbook for Nurses*. AHRQ Publication No. 08-0043. Rockville, MD: Agency for Healthcare Research and Quality; 2008. Available at http://www.ahrq.gov/qual/nurseshdbk

Lawton MP. The functional assessment of elderly people. *J Am Geriatr Soc*. 1971;19(6):465-481.

Liu CJ, Latham NK. Progressive resistance strength training for improving physical function in older adults. *Cochrane Database Syst Rev*. 2009;3:CD002759.

Peron EP, Gray SL, Hanlon JT. Medication use and functional status decline in older adults: a narrative review. *Am J Geriatr Pharmacother*. 2011; 9:378-391.

Podsiadlo D, Richardson S. The timed "Up and Go" test: a test of basic functional mobility for frail elderly persons. *J Am Geriatr Soc*. 1991;39:142-148.

Rodgers AB, Pocinki KM. *Exercise & Physical Activity: Your Everyday Guide from the National Institute on Aging*. NIH Publication no. 09-4258. Gaithersburg, MD: National Institute on Aging; 2009.

Sager MA, Rudberg MA, Jalaluddin M, et al. Hospital admission risk profile (HARP): identifying older patients at risk for functional decline following acute medical illness and hospitalization. *J Am Geriatr Soc*. 1996;44:251-257.

Schag CC, Heinrich RL, Ganz PA. Karnofsky performance status revisited: reliability, validity, and guidelines. *J Clin Oncol*. 1984;2:187-193.

Stuck AE, Egger M, Hammer A, Minder CE, Beck JC. Home visits to prevent nursing home admission and functional decline in elderly people: systematic review and meta-regression analysis. *JAMA*. 2002;287:1022-1028.

Stuck AE, Walthert JM, Nikolaus T, Bula CJ, Hohmann C, Beck JC. Risk factors for functional status decline in community-living elderly people: a systematic literature review. *Soc Sci Med*. 1999;48:445-469.

SITES RECOMENDADOS

Go4Life: Uma campanha de exercícios e atividade física do National Institute on Aging que oferece exercícios, dicas motivacionais e fontes gratuitas para ajudar idosos a iniciarem e manterem um programa de exercícios físicos. A campanha Go4Life inclui um guia de exercícios baseado em evidências em inglês e espanhol, um vídeo de exercícios e muitas outras fontes. http://go4life.nia.nih.gov/

Hartford Institute for Geriatric Nursing. Assessment Tools: Experimente este site. Vários artigos descrevendo ferramentas de avaliação para uso em idosos, com muitos vídeos demonstrando sua utilização. http://hartfordign.org/practice/try_this

The Hospital Elder Life Program (HELP): http://www.hospitalelderlifeprogram.org/public/public-main.php

Iowa Geriatric Education Center. Geriatric Assessment Tools: Uma biblioteca *on-line* de ferramentas padronizadas, incluindo várias ferramentas de avaliação do *status* funcional e do desempenho físico. http://www.healthcare.uiowa.edu/igec/tools

Metas de cuidados e considerações sobre o prognóstico

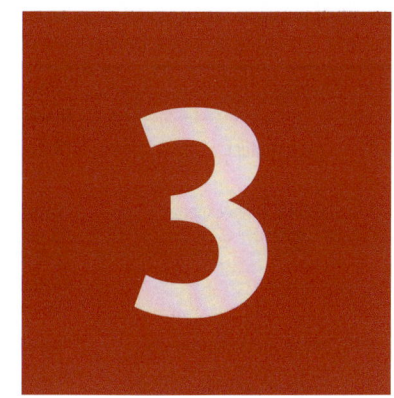

Eric W. Widera, MD
Alexander K. Smith, MD, MS, MPH

DISCUSSÕES SOBRE AS METAS DE CUIDADOS

As discussões sobre as metas de cuidados fornecem uma ampla estrutura para tomada de decisão, ajudando a alinhar os valores e esperanças subjacentes dos pacientes com as opções realistas e atingíveis dos cuidados diante das circunstâncias clínicas atuais. Essa não é uma tarefa fácil, contudo, já que os pacientes e os membros da sua família podem expressar simultaneamente múltiplas metas para os cuidados de saúde, que podem incluir manutenção da independência, prevenção de doenças, prorrogação da vida, alívio do sofrimento e maximização do tempo com a família e os amigos. A importância relativa colocada em cada meta pode mudar com o tempo à medida que novas informações são compartilhadas com o paciente e a família, como novos diagnósticos ou um pior prognóstico. Essas metas devem servir como um guia a partir do qual os pacientes e seus médicos podem desenvolver planos específicos para tratamento quando estão lidando com doenças agudas ou crônicas.

UM GUIA PRÁTICO ÀS DISCUSSÕES DAS METAS DE CUIDADOS

As metas de cuidados podem fornecer um guia para várias decisões, inclusive aquelas imediatas a respeito de tratamentos de manutenção da vida, decisões a respeito das preferências por terapias preventivas, como o rastreamento do câncer, e para finalização de diretrizes antecipadas. Não há um modo único de ter essas discussões; todavia, a seguir são descritas sete etapas práticas para uma discussão (ver Tabela 3-1 para quais palavras usar e Tabela 3-2 para quais palavras evitar).

1. *Preparar*: Os médicos devem estabelecer um ambiente adequado, que seja calmo e com espaço suficiente para que todos os participantes possam se sentar. O médico deve identificar os participantes adequados, incluindo a família mais ampla, outros consultores ou membros da equipe, como um assistente social ou capelão. Um facilitador deve ser identificado previamente se mais de um médico ou membro da equipe for estar presente. Do mesmo modo, assegure-se de que haja tempo suficiente para o encontro e que sejam usados intérpretes quando necessário.

2. *Criar estrutura*: No início do encontro, todos os participantes devem se apresentar. O objetivo do encontro deve ser explicado. Os clínicos devem perguntar sobre as preferências do paciente e sua família para o compartilhamento de informações e tomada de decisões.

3. *Explorar a compreensão de situações clínicas e os valores subjacentes:* A tomada de decisão efetiva depende dos provedores de saúde e dos pacientes terem uma compreensão da doença do paciente e de seu prognóstico. Os clínicos devem determinar o que o paciente e sua família compreendem sobre a sua doença e o curso natural esperado. As informações devem ser apresentadas com frases curtas, de fácil entendimento, com verificações frequentes para avaliar a compreensão. Esse também é o momento de explorar quais desfechos os pacientes e suas famílias estão esperando e quais eles gostariam de evitar, bem como o que é mais importante em suas vidas e o que eles gostariam de realizar.

4. *Definir metas abrangentes:* Com base no que foi conhecido a respeito das expectativas e esperanças do paciente e sua família, os provedores podem explorar ou sugerir metas abrangentes. Esse pode ser o momento de abordar metas e expectativas que podem parecer irracionais ou irreais diante do estado atual de saúde ou prognóstico futuro.

5. *Ajudar na tomada de decisão com base nas crenças e valores do paciente:* Discutir como os objetivos podem ser atingidos examinando as opções de tratamento consistentes com as metas de cuidados do paciente. Isso deve incluir os benefícios potenciais, riscos e sobrecarga associada com as várias terapias, e a probabilidade de a intervenção proposta atingir as metas que foram especificadas.

6. *Planejar o acompanhamento:* Os objetivos e as preferências podem mudar ao longo do tempo, de modo que essas discussões devem ser consideradas como parte de um processo em andamento.

7. *Documentar objetivos e decisões:* Isso pode incluir a documentação no prontuário, nas diretrizes antecipadas, ou se as preferências por terapias que potencialmente prolongam a

Tabela 3-1 Palavras que podem ser úteis quando se discutem objetivos

1	Preparar	"Em nossa próxima visita, gostaria de lhe falar sobre a sua saúde e as formas como podemos prosseguir com os cuidados. Há alguém que você acha que deve participar desse encontro?"
2	Criar estrutura	"Alguns pacientes acham importante saber de todos os detalhes da sua doença, prognóstico e opções de tratamento; outros, não, e preferem que alguém tome decisões por eles. Como você se sente?"
3	Explorar conhecimento e valores	"Como estão as coisas com você?" "O que você sabe sobre a sua doença atual?" "Considerando o que sabemos sobre a sua saúde e prognóstico, o que é mais importante para você? Quais são as suas expectativas e medos?" "Quando você pensa sobre ficar muito doente, qual a sua maior preocupação?"
4	Definir metas abrangentes	"Parece que o mais importante é que você permaneça confortável e que tenha alta para casa. Certo?"
5	Ajudar na tomada de decisões	"Considerando como é importante para você ficar sem dor e permanecer em casa, recomendo que nós..."
6	Planejar o acompanhamento	"Parece que você poderia usar mais tempo para pensar nesses assuntos e discuti-los com sua família. Podemos conversar mais amanhã à tarde?" "Tenho certeza de que você terá muitas perguntas depois. Esses são os meus números para que você possa me ligar."
7	Documentar objetivos e decisões	"Considerando os seus desejos, acho que seria importante documentar isso em ordens, usando um formulário de ordens médicas para tratamento de manutenção da vida (POLST), que pode ajudar a garantir que as suas preferências de cuidados no final da vida sejam seguidas."

Tabela 3-2 Palavras a serem evitadas ao discutir objetivos

Palavras a evitar	Justificativa
"Não há mais nada a fazer"	Sempre há algo mais que pode ser feito, inclusive o alívio sintomático e o suporte psicossocial aos pacientes e membros da família.
"Nós planejamos retirar os cuidados"	Os cuidados nunca são retirados. Nós sempre continuamos os cuidados.
"Medidas heroicas"	Um termo muito vago. Quem não quer ser um herói?
"O seu diagnóstico é terminal"	Parece frio (como um finalizador), como se o paciente fosse excluído de todas as opções.
"Você gostaria que fizéssemos todo o possível?"	Todo o possível é muito vago, e todo o possível pode incluir tratamentos contraditórios. Os cuidados em instituição para doença terminal e em UTI podem ser ambos possíveis, por exemplo.

vida são claras, nos estados onde são autorizadas as ordens portáteis como as ordens médicas para tratamentos de prorrogação da vida (POLST*).

IMPORTÂNCIA DOS RESPONSÁVEIS PARA TOMADAS DE DECISÃO

Um em cada quatro idosos pode precisar de alguém para tomar decisões por eles ou ajudá-los a decidir a respeito dos tratamentos antes de morrer. Os médicos têm a responsabilidade de ajudar esses responsáveis a tomar decisões consistentes com as preferências, valores e objetivos de cuidados do paciente. Todavia, devido à natureza frequentemente incerta e imprevista da doença, mesmo quando as preferências específicas foram definidas nas diretrizes antecipadas, essas diretrizes podem não abordar a decisão em questão, podendo exigir interpretação pelo responsável. Para complicar ainda mais, os idosos podem desejar que decisões futuras sejam feitas de acordo com os desejos e interesses dos membros da família, e não apenas com suas próprias preferências de cuidados.

O envolvimento dos responsáveis nas discussões prévias sobre o planejamento dos cuidados com o paciente antes da incapacitação pode ajudar a aumentar as chances de que os desejos de um paciente sejam conhecidos pelo responsável e possam ajudar a reduzir o ônus da tomada de decisão. Essas discussões devem concentrar-se no preparo dos responsáveis para decisões futuras, inclusive na indicação de um cuidador substituto para servir de responsável diante de uma incapacidade, para esclarecer os valores e preferências dos pacientes, abordando o peso da decisão de um substituto.

PROGNÓSTICO

O prognóstico pode ser dividido em duas partes. A primeira é a estimativa do prognóstico do paciente pelo médico. A segunda é a comunicação do prognóstico ao paciente e/ou à família. A estimativa do prognóstico envolve mais do que a previsão de sobrevida ou mortalidade. Os idosos preocupam-se com o seu prognóstico em relação a permanecerem independentes, funcionais e livres de demência. Todavia, as previsões sobre vida e morte frequentemente estão implícitas quando os indivíduos perguntam sobre o "prognóstico". Os médicos devem solicitar aos pacientes que esclareçam quais são os desfechos que lhes preocupam.

---

* N. de T. As siglas POLST e MOLST se referem à expressão em inglês "physicians or medical orders for life-sustaining treatment", que significa "ordens médicas para tratamento de manutenção da vida".

Por que o prognóstico é importante em idosos

A estimativa do prognóstico é um componente fundamental na tomada de decisão clínica, pois fornece informações aos pacientes e suas famílias para determinar metas de cuidados realistas e atingíveis. A partir daí, as intervenções são dirigidas àqueles que provavelmente viverão tempo suficiente para perceber os desfechos benéficos. O prognóstico estabelece a elegibilidade dos pacientes para programas de cuidados como as clínicas geriátricas ou os programas de manejo de doenças avançadas. Também há um impacto sobre as decisões fora do ambiente de cuidados de saúde, incluindo como os indivíduos decidem gastar seu tempo e dinheiro.

Uma parte fundamental na tomada de decisão baseada em metas de cuidados é a necessidade de consideração explícita sobre os desfechos prováveis de possíveis intervenções clínicas. Simplesmente perguntar as preferências de um paciente para uma intervenção como a reanimação cardiopulmonar (RCP) não parece ter sentido a não ser que haja uma consideração sobre a possibilidade de que a intervenção produza um desfecho desejável, consistente com os objetivos do indivíduo. Além do mais, se os desfechos não forem discutidos explicitamente, os pacientes podem se prender a ideias errôneas sobre a probabilidade de desfechos particulares. No entanto, se os conceitos errados forem corrigidos e os desfechos forem claramente discutidos, os pacientes podem alterar suas preferências por certas intervenções para aquelas mais consistentes com os valores subjacentes.

Há três importantes conceitos a serem lembrados quando se considera o prognóstico em idosos. O primeiro é que a estimativa do prognóstico em idosos é mais complicada pelo fato de que eles apresentam maior probabilidade de terem mais de uma doença crônica progressiva que gera impacto na expectativa de vida. Nesses indivíduos, seria inadequado se concentrar em apenas um problema ao estimar o prognóstico, pois isso não levaria em consideração a interação de seus problemas clínicos. O segundo é que a maioria dos algoritmos de prognóstico em pacientes mais jovens baseia-se em doenças específicas; nos idosos mais velhos, contudo, as limitações funcionais são maiores preditores de mortalidade do que as condições crônicas. A maioria dos algoritmos de prognóstico específicos para as doenças não abrange adequadamente o estado funcional. O terceiro é que a tomada de decisão clínica deve levar em consideração a probabilidade de um paciente viver o suficiente para se beneficiar de uma intervenção proposta. Por exemplo, terapias preventivas, como o rastreamento do câncer, controle da pressão arterial e da glicemia, mostraram ser efetivas em coortes de idosos saudáveis e altamente funcionais. Como os benefícios desses tratamentos requerem muitos anos para se manifestar, idosos mais frágeis podem não perceber o benefício no tempo que ainda têm de vida. De qualquer forma, eles são expostos aos riscos das intervenções, que ocorrem muito antes do que os benefícios tardios.

Estimativa do prognóstico

O tipo mais comum de estimativa do prognóstico é o simples uso do julgamento clínico e da experiência. O prognóstico baseado no julgamento clínico está correlacionado com a sobrevida real; contudo, ele é sujeito a várias desvantagens que limitam a acurácia prognóstica. Os clínicos são mais propensos a ser otimistas e tendem a superestimar a sobrevida do paciente por um fator entre 3 e 5. As previsões clínicas também tendem a ser mais acuradas para o prognóstico a curto prazo do que a longo prazo. A duração da relação médico/paciente também parece aumentar a probabilidade de o médico fazer uma previsão prognóstica errada. A acurácia das previsões clínicas pode ser melhorada integrando as previsões clínicas com alguma outra forma de estimativa prognóstica como as tabelas de vida ou índices prognósticos.

As tabelas de vida estimam a quantidade de vida restante comparando com as médias nacionais para indivíduos com idade, sexo e raça similares. Tais estimativas dão informação sobre a expectativa média de vida, embora a heterogeneidade nos estados de saúde e o prognóstico entre idosos mais velhos da mesma idade diminuam significativamente o seu valor. O uso de características clínicas como as comorbidades e o estado funcional para estimar se um paciente irá viver menos ou mais do que a expectativa média de vida pode ajudar a individualizar as estimativas de prognóstico no ambiente clínico.

Os índices prognósticos são um adjunto útil na estimativa do prognóstico do paciente. Os clínicos devem selecionar índices que predizem a mortalidade em um período de tempo igual ao tempo necessário para se beneficiar da intervenção. Os clínicos também devem selecionar índices que foram testados em situações que lembram as condições clínicas do paciente, que tenham uma acurácia razoável na previsão de risco, e que usem dados prontamente disponíveis como suas variáveis. Uma fonte útil de índices geriátricos prognósticos publicados pode ser encontrada em www.ePrognosis.org. Os índices prognósticos têm por objetivo suplementar, e não substituir, o julgamento clínico dos médicos, com base em sua avaliação das condições do paciente. Ao usar qualquer um desses métodos para estimar o prognóstico, é importante saber que esse não é um evento único. Ao contrário, é um processo que envolve uma reavaliação periódica.

Prognóstico não específico para a doença

Muitos idosos não morrem de uma única doença; ao contrário, eles morrem de efeitos interativos de múltiplas condições crônicas, comprometimento funcional e declínio cognitivo. Vários índices prognósticos inespecíficos para doenças foram criados em reconhecimento a esse fato. Esses índices foram o tema de uma revisão sistemática. Aqui são listados alguns dos índices de maior qualidade, com comentários sobre a sua aplicação prática em situações clínicas.

- *Índice de Schonberg de 5 e 9 anos para idosos residentes na comunidade:* Esse índice foi desenvolvido a partir de uma pesquisa nacionalmente representativa com idosos. As medidas de risco incluídas costumam ser aspectos dos cuidados clínicos a que a maioria dos provedores geriátricos teria acesso, inclusive história de diabetes, câncer, independência para as atividades instrumentais da vida diária (AIVDs) e mobilidade. A única exceção é a autoclassificação de saúde. O período de tempo de 9 anos pode ser particularmente útil para as decisões a longo prazo.

- *Índice de Lee de 4 anos para idosos residentes na comunidade:* Similar ao índice de Schonberg, esse índice também foi desenvolvido a partir de uma pesquisa nacional representativa com idosos. As medidas de risco incluídas são clinicamente acessíveis.
- *Índice de Walter de 1 ano para idosos hospitalizados:* Esse índice foi desenvolvido a partir do conjunto de dados do Acute Care for Elders de dois hospitais em Cleveland, Ohio. Todas as medidas de risco seriam fáceis de localizar no prontuário médico do paciente, incluindo a dosagem de creatinina e albumina na admissão, e a incapacidade para as AVDs no momento da alta. Para decisões sobre a elegibilidade para clínicas geriátricas na alta hospitalar, o risco de morte em 6 meses cruza o limite de 50% no grupo de risco mais alto.
- *Índice de Porock de 6 meses para residentes de clínicas geriátricas:* Todas as medidas de risco são derivadas do conjunto de dados mínimos e devem estar prontamente acessíveis ao médico.

PROGNÓSTICO RELACIONADO A DOENÇAS ESPECÍFICAS

▶ Demência avançada

O longo curso clínico da demência avançada dificulta a estimativa de um prognóstico acurado a curto prazo. Indivíduos com doença avançada podem sobreviver por longos períodos de tempo com graves comprometimentos funcionais e cognitivos. Eles também estão em risco de complicações súbitas, potencialmente letais, da demência avançada, como as pneumonias e as infecções do trato urinário. Essas complicações podem servir como um marcador de uma sobrevida muito infeliz a curto prazo. Em um estudo prospectivo de demência avançada com residentes de uma clínica geriátrica, as taxas de mortalidade em 6 meses após o desenvolvimento de pneumonia, um episódio febril ou distúrbios alimentares foram 47%, 45% e 39%, respectivamente. As taxas de sobrevida a curto prazo foram similares para indivíduos com demência avançada que foram hospitalizados com pneumonia ou com fratura de quadril, com as taxas de mortalidade em 6 meses excedendo 50%.

Inúmeros índices validados foram desenvolvidos para prever a sobrevida na demência avançada; contudo, a sua capacidade de prever o risco de morte em 6 meses é fraca. Um exemplo de um índice de mortalidade que pode ser usado com residentes de clínica geriátrica com demência avançada é o Advanced Dementia Prognostic Tool (ADEPT) (Ferramenta prognóstica para demência avançada). O ADEPT pode ajudar a identificar residentes de clínica geriátrica com demência avançada que estão em risco elevado de morte dentro de 6 meses, embora de forma apenas discretamente melhor do que as diretrizes atuais de elegibilidade para as clínicas geriátricas.

▶ Insuficiência cardíaca congestiva

A maioria das mortes por insuficiência cardíaca avançada é precedida por um período de piora dos sintomas, declínio funcional e hospitalizações repetidas como resultado de insuficiência progressiva da bomba cardíaca. Apesar de avanços significativos no tratamento da insuficiência cardíaca, o prognóstico em pacientes que estiveram hospitalizados por insuficiência cardíaca permanece desfavorável, com taxas de mortalidade em um ano variando de 20 a 47% após a alta. O prognóstico apenas piora para aqueles com múltiplas hospitalizações. Em um estudo prospectivo, a sobrevida média após a primeira, segunda, terceira e quarta hospitalização foi de 2,4, 1,4, 1,0 e 0,6 anos, respectivamente. A idade avançada também piora o prognóstico à medida que a sobrevida média diminui para um ano para indivíduos com 85 anos de idade após uma hospitalização e cerca de 6 meses após duas hospitalizações.

Outros indicadores de mau prognóstico na insuficiência cardíaca incluem fatores demográficos do paciente, gravidade da insuficiência cardíaca, doenças comórbidas, achados do exame físico e valores laboratoriais. Índices prognósticos específicos para insuficiência cardíaca frequentemente combinam muitos desses fatores para ajudar a identificar pacientes que têm uma alta mortalidade a curto prazo. O Seattle Heart Failure Model (Modelo de insuficiência cardíaca de Seattle) é um índice bem validado, composto de 14 variáveis contínuas e 10 categóricas, que fornecem estimativas acuradas de mortalidade em 1, 2 e 5 anos, bem como a expectativa média de vida pré e pós-intervenção. Uma calculadora em tempo real está disponível em http://depts.washington.edu.shfm/.

▶ Doença pulmonar obstrutiva crônica

A gravidade da doença, as comorbidades e, em menor grau, as exacerbações agudas influenciam o prognóstico na doença pulmonar obstrutiva crônica (DPOC). O índice de mortalidade mais estudado na DPOC é o índice BODE (Tabela 3-3). Ele

Tabela 3-3 Índice BODE

Variável	Pontos no índice BODE			
	0	1	2	3
VEF_1 (% prevista)	≥ 65	50-64	36-49	≤ 35
Teste de caminhada de 6 minutos (metros)	≥ 350	250-349	150-249	≤ 149
Escala de dispneia do MMRC	0-1	2	3	4
Índice de massa corporal	> 21	≤ 21		

Escores BODE mais altos se correlacionam com um risco crescente de morte

Escore do Índice BODE	Sobrevida aproximada em 4 anos
0-2	80%
3-4	67%
4-6	57%
7-10	18%

Dados de Celli BR, Cote CG, Marin JM, et al. The body-mass index, airflow obstruction, dyspnea, and exercise capacity index in chronic obstructive pulmonary disease. *N Engl J Med.* 2004;350: 1005-1012.

inclui quatro variáveis que sabiamente influenciam a mortalidade na DPOC: peso (índice de massa corporal [IMC]), obstrução das vias aéreas (volume expiratório forçado em um segundo [VEF_1]), dispneia (escore de dispneia do Medical Research Council) e capacidade de exercício (distância caminhada em 6 minutos). O índice BODE tem se mostrado mais acurado do que as previsões de mortalidade baseadas unicamente no VEF_1. Contudo, o índice BODE não é útil na previsão da expectativa de vida a curto prazo (em semanas a meses).

▶ Câncer

O prognóstico para o câncer nos estágios iniciais é baseado primariamente no tipo de tumor, na carga da doença e na agressividade sugerida por características clínicas, de imagem, laboratoriais, patológicas e moleculares. Fatores específicos do tumor tendem a perder significado prognóstico em pacientes com câncer muito avançado. Para esses cânceres avançados, fatores relacionados aos pacientes, como a condição do desempenho e os sintomas clínicos, têm um significado crescente em relação à mortalidade a curto prazo. O estado do desempenho tem mostrado consistentemente ser um forte preditor da sobrevida em pacientes com câncer. Várias medidas diferentes de desempenho foram desenvolvidas, inclusive o Eastern Cooperative Oncology Group (ECOG) (Tabela 3-4) e o Karnofsky Performance Status Score (KPS) (Tabela 3-5). Escores elevados de desempenho não predizem necessariamente uma longa sobrevida, embora escores prognósticos baixos ou decrescentes tenham mostrado ser confiáveis na previsão de um mau prognóstico a curto prazo. Os sintomas associados com um mau prognóstico a curto prazo no câncer avançado incluem dispneia, disfagia, perda de peso, xerostomia, anorexia e comprometimento cognitivo. O Palliative Prognostic Index (Índice de prognóstico paliativo – IPP) é um exemplo de uma ferramenta que prevê a sobrevida a curto prazo de pacientes com câncer avançado em ambiente de cuidados paliativos por combinar o estado funcional com a presença de sintomas de edema, *delirium*, dispneia de repouso e ingestão oral.

Tabela 3-5 O Karnofsky Performance Status (Estado de desempenho de Karnofsky)

Valor	Nível de capacidade funcional
100	Normal, sem queixas, sem evidência de doença
90	Capaz de executar atividades normais; sinais ou sintomas menores de doença
80	Atividade normal com esforço; alguns sinais ou sintomas de doença
70	Capaz de autocuidados/incapaz de executar atividade normal ou trabalho ativo
60	Requer assistência ocasional, mas é capaz de atender a maior parte das suas necessidades
50	Requer assistência considerável e cuidados médicos frequentes
40	Incapaz; requer cuidados especiais e assistência
30	Gravemente incapaz; está indicada hospitalização, embora a morte não seja iminente
20	Hospitalização é necessária; bastante doente; tratamento de suporte ativo é necessário
10	Moribundo; processo fatal progredindo rapidamente
0	Morto

COMUNICAÇÃO DO PROGNÓSTICO AO PACIENTE OU AO SEU RESPONSÁVEL

A comunicação de más notícias, como um mau prognóstico, a um paciente ou à sua família é uma das tarefas mais difíceis na medicina. A maioria dos médicos não é instruída sobre como comunicar o prognóstico, a maioria acredita que seu treinamento em estimar prognósticos é deficiente, e os médicos que comunicam o prognóstico à família tendem a ser excessivamente otimistas. Ainda assim, a maioria dos pacientes e suas famílias preferem discutir o prognóstico com os médicos, mesmo diante de incertezas. As consequências na falha de comunicação do prognóstico com o paciente e seus familiares são enormes. Por exemplo, os pacientes são mais propensos a receber cuidados terminais agressivos e menos propensos a receber cuidados dirigidos aos sintomas quando eles têm uma compreensão insatisfatória do seu prognóstico.

O mnemônico SPIKES é uma forma de lembrar etapas fundamentais para comunicar más notícias como um prognóstico reservado (Tabela 3-6). O prognóstico deve ser inserido no contexto das doenças, e nos aspectos positivos e negativos (p. ex., "Se houvesse 100 pacientes com a condição atual do seu pai, em cinco anos cerca de 80 estariam mortos e 20 sobreviveriam. Eu baseio isso na insuficiência cardíaca avançada e na piora do estado funcional."). A linguagem técnica deve ser evitada. Por exemplo, a maioria dos indivíduos não compreende o termo

Tabela 3-4 O Estado de Desempenho do Eastern Cooperative Oncology Group (ECOG)

Grau	Critérios
0	Completamente ativo, capaz de continuar todo o desempenho antes da doença sem restrição
1	Restrito em atividades fisicamente extenuantes, mas capaz de deambular e de executar trabalhos de natureza leve ou sedentária (p. ex., trabalho de casa leve, trabalho de escritório)
2	Deambulante e capaz de todos os autocuidados, mas incapaz de executar qualquer atividade laboral; de pé e ativo por mais de 50% das horas em que está acordado
3	Capaz apenas de autocuidados limitados, restrito à cama ou à cadeira em mais de 50% das horas em que está acordado
4	Completamente incapaz; não pode executar nenhum autocuidado/totalmente restrito à cama ou cadeira
5	Morto

Tabela 3-6 O mnemônico SPIKES para informar más notícias

S	Marcar (**S**et up) a entrevista
P	**P**ercepção do paciente (investigar o que eles compreendem sobre a sua doença e prognóstico)
I	Convite (**I**nvitation) do paciente (perguntar se ele está pronto para discutir informações prognósticas)
K	Fornecer conhecimento (**K**nowledge) e informação (informar o prognóstico no contexto da doença do paciente)
E	Abordar as **E**moções do paciente com respostas enfáticas
S	Estratégias (**S**trategy) e resumo (**S**ummary) (estabelecer e resumir um plano definido de cuidados)

sobrevida "média" quando usado pelos médicos. Do mesmo modo, termos vagos como chance "boa" ou "má" de sobrevivência também podem levar a erros de interpretação. A combinação de linguagem qualitativa e numérica pode melhorar a compreensão das afirmações prognósticas.

Explorar a compreensão e as crenças pessoais do paciente e seu responsável sobre o prognóstico é imperativo nessas discussões, já que pode haver uma concordância insuficiente entre a informação que o profissional achou que forneceu e a informação que o paciente ou seu responsável compreendeu a partir da conversa. Além disso, poucos responsáveis relatam basear a sua visão do prognóstico do seu familiar unicamente na estimativa do médico. Em vez disso, a maioria tenta equilibrar o julgamento do médico com outros fatores, incluindo (a) o seu próprio conhecimento das qualidades intrínsecas do paciente e sua vontade de viver; (b) suas observações do paciente; (c) sua crença na força do seu suporte e presença; e (d) otimismo, intuição e fé. Além do mais, mesmo diante de um prognóstico reservado, pacientes e responsáveis permanecem otimistas e superestimam a sobrevida.

RESUMO

A estimativa acurada do prognóstico permite que os médicos forneçam aos pacientes e seus responsáveis opções realistas de cuidados diante das circunstâncias clínicas atuais, além de ajudar na determinação de quais intervenções oferecem poucas chances de benefício devido aos riscos de morbidade e mortalidade. O uso de abordagens estruturadas como o SPIKES é uma forma de garantir que essa informação seja fornecida de maneira efetiva e enfática. A informação do prognóstico deve ser usada juntamente com considerações sobre outras prioridades de saúde, como a manutenção de independência, como parte de uma tomada de decisão compartilhada com idosos e suas famílias.

Abadir PM, Finucane TE, McNabney MK. When doctors and daughters disagree: twenty-two days and two blinks of an eye. *J Am Geriatr Soc.* 2011;59:2337-2340.

Baile WF, Buckman R, Lenzi R et al. SPIKES—a six-step protocol for delivering bad news: application to the patient with cancer. *Oncologist.* 2000;5:302-311.

Christakis NA, Iwashyna TJ. Attitude and self-reported practice regarding prognostication in a national sample of internists. *Arch Intern Med.* 1998;158:2389-2395.

Feudtner C. The breadth of hopes. *N Engl J Med.* 2009;361:2306-2307.

Glare P, Virik K, Jones M, Hudson M, Eychmuller S, Simes J, Christakis N. A systematic review of physicians survival predictions in terminally ill cancer patients. *BMJ.* 2003;327(7408):195-198.

Knaus WA, Harrell FE Jr, Lynn J, et al. The SUPPORT Prognostic Model: Objective Estimates of Survival for Seriously Ill Hospitalized Adults. *Ann Intern Med.* 1995;122(3):191-203.

Lee SJ, Go AS, Lindquist K, Bertenthal D, Covinsky KE. Chronic conditions and mortality among the oldest old. *Am J Public Health.* 2008;98(7):1209-1214.

Mack JW, Weeks JC, Wright AA, Block SD, Prigerson HF. End-of-life discussions, goal attainment, and distress at the end of life: predictors and outcomes of receipt of care consistent with preferences. *J Clin Oncol.* 2010;28:1203-1208.

Mitchell SL, Miller SC, Teno JM, Kiely DK, Davis RB, Shaffer ML. Prediction of 6-month survival of nursing home residents with advanced dementia using ADEPT vs. hospice eligibility guidelines. *JAMA.* 2010;304(17):1929-1935.

Silveira MJ, Kim SY, Langa K. Advance directives and outcomes of surrogate decision making before death. *N Engl J Med.* 2010;362(13):1211-1218.

Setoguchi S, Stevenson LW, Schneeweiss S. Repeated hospitalizations predict mortality in the community population with heart failure. *Am Heart J.* 2007;154(2):260-266.

Yourman LC, Lee SJ, Schonberg MA, Widera EW, Smith AK. Prognostic indices for older adults: a systematic review. *JAMA.* 2012;307(2):182-192.

SITES RECOMENDADOS

ePrognosis: www.eprognosis.org (um repositório de índices prognósticos geriátricos)

Seattle Heart Failure Index: http://depts.washington.edu/shfm/

EPERC: http://www.eperc.mcw.edu/EPERC (monografias acessíveis e clinicamente relevantes sobre tópicos de cuidados paliativos)

O contexto social dos pacientes idosos

4

Helen Chen, MD

"Nenhum homem é uma ilha, dentro de si mesmo."

John Donne, *Meditation XVII*

Os cuidados com os idosos devem ocorrer dentro do contexto da comunidade e do ambiente social, dos quais os cuidados de saúde são apenas uma pequena parte. O cuidado geriátrico é fornecido de forma mais eficaz dentro da estrutura de uma equipe integrada que inclui membros preparados na coordenação desses cuidados, que tenham experiência e conhecimento a respeito dos recursos comunitários disponíveis para ajudar os idosos e seus cuidadores. Isso tem particular importância para idosos que estão diante de declínio funcional e fragilidade. O Processo de Incapacitação descrito por Verbrugge e Jette demonstra como os fatores intraindividuais e extraindividuais interagem cumulativamente com alterações fisiopatológicas para resultar em incapacidade. Usando esse modelo conceitual, tanto a "sociedade", definida amplamente como todo o ambiente social e físico da pessoa, quanto o indivíduo apresentam oportunidades para intervir e retardar ou prevenir a perda funcional. Por exemplo, uma pessoa com alterações oculares relacionadas à idade pode ser capaz de atenuar a perda funcional por meio de intervenções envolvendo a sua comunidade, como uma refração e correção adequadas ou aumento do tamanho da fonte nos materiais escritos. O idoso típico também pode sofrer múltiplas alterações fisiopatológicas concomitantes, como redução da função renal, doença cardiovascular e alterações articulares por artrite. Assim, intervenções adequadas para uma condição podem interagir negativamente com outras intervenções para aumentar o risco de perda funcional e incapacidade. Devido às alterações fisiológicas e complexidades sofridas por muitos idosos, o modelo de Pressão Ambiental (Nahemow, Lawton e Center) também se aplica. Esse modelo descreve a interação entre a capacidade de uma pessoa de funcionar e a sua exposição às demandas ambientais. Muitos idosos podem ter uma linha de base fisiológica menor do que adultos mais jovens e podem não possuir a "reserva fisiológica" para gerenciar novas demandas ambientais ou psicossociais (p. ex., a morte de um cuidador) ou insultos clínicos de novas doenças ou exacerbações de doenças antigas. Quando as demandas excedem a reserva da pessoa, ela pode se tornar incapaz de funcionar na sua comunidade. Além disso, os idosos podem ser dependentes de suporte extraindividual, como modificações no seu ambiente domiciliar e círculo social, direito financeiro e cuidados pagos ou casuais (não pagos). Este capítulo discute o significado do ambiente e do contexto social e como ele afeta a saúde e o cuidado de idosos, concentrando-se nas seguintes áreas:

- Aspectos financeiros
- Insegurança alimentar
- Moradia e cuidado de longo prazo
- Cuidados

ASPECTOS FINANCEIROS NA TERCEIRA IDADE

A Lei da Seguridade Social foi assinada em 1935. Os primeiros benefícios mensais começaram a ser pagos em 1940. Apesar desse benefício, mais de um terço dos idosos americanos viviam abaixo da linha de pobreza até os anos 1960. Somente na década de 1970, cerca de 10 anos após o decreto de criação do Medicare, é que isso começou a melhorar de maneira significativa, sugerindo que os temas médicos e a falta de cobertura médica eram fatores importantes no empobrecimento de idosos durante a maior parte do século XX. Embora adultos com mais de 65 anos de idade sejam hoje o grupo etário com menos probabilidade de ser definido oficialmente como "pobre", aqueles que dependem primariamente da Seguridade Social podem achar difícil custear suas necessidades básicas, como moradia, despesas médicas e transporte. O UCLA Center for Health Policy Research definiu um "Índice de seguridade econômica para idosos" para estimar o custo de vida basal que em algumas áreas metropolitanas na Califórnia é mais de duas vezes o benefício médio da Seguridade Social. Por exemplo, em São Francisco, o Índice de Idosos em 2010 era 27.622 dólares, cerca de 13.000 dólares mais do que o pagamento médio da Seguridade Social naquele ano, aumentando a probabilidade de que um idoso cuja única fonte de renda na aposentadoria fosse a Seguridade Social teria dificuldade de pagar suas necessidades básicas.

INSEGURANÇA ALIMENTAR E IDOSOS

Embora a maioria dos idosos não viva na pobreza, eles podem ter dificuldade em atender às suas necessidades básicas. O Departamento de Agricultura dos Estados Unidos (USDA) define segurança alimentar como a capacidade de todas as pessoas em uma residência de terem pronto acesso a alimentos seguros e nutricionalmente adequados, por meios socialmente aceitos (ou seja, não por meio de roubo ou catando no lixo). Por essa definição, menos de 10% dos idosos experimentam insegurança alimentar. Contudo, organizações como a Meals on Wheels Association of America relatam que até 15% dos idosos apresentaram alguma forma de insegurança alimentar em 2010. O risco da incerteza alimentar era maior nos estados do sul, em idosos de origem hispânica ou afro-americanos, entre aqueles que vivem sozinhos ou em áreas rurais e naqueles que vivem em residências com crianças. Estudos populacionais demonstram que idosos que sofrem de insegurança alimentar têm maior risco de doenças crônicas e comprometimento cognitivo.

O Supplemental Nutrition Assistance Program (SNAP), antes conhecido como o programa de cupons de alimentação, fornece descontos para compra de alimentos. Os critérios específicos de elegibilidade variam de estado para estado, mas são primariamente ligados à renda e às posses. "Idosos" (definidos como pessoas com idade acima de 60 anos pelo USDA) podem se qualificar mesmo se excederem os limites da renda com base em incapacidade, se receberem Renda Suplementar de Seguridade (SSI), ou se residirem em moradia para idosos subsidiada pelo governo federal. Ainda assim, mesmo com a elegibilidade expandida, os idosos têm menos probabilidade de participar no SNAP do que a população em geral. De acordo com o USDA, apenas 9% dos participantes do SNAP tinham mais de 60 anos de idade, e apenas 35% dos idosos elegíveis participam, em comparação com dois terços de todos os indivíduos elegíveis mais jovens. Não está claro por que os idosos têm uma menor participação no SNAP. Os motivos potenciais incluem a relutância em aceitar o benefício ou os desafios logísticos relacionados com o processo de inscrição (como a exigência de preencher pessoalmente formulários escritos com um alto nível de conhecimento).

Outra opção para abordar a insegurança alimentar em idosos pode ser congregar programas de alimentação como os centros de refeições de idosos ou refeições entregues em domicílio, como, por exemplo, "Meals on wheels", que está disponível em muitas comunidades. Embora tais programas em geral sejam de baixo custo ou operem em uma escala móvel, a maioria requer algum pagamento. Devido à ligação entre a nutrição adequada e os desfechos positivos para condições crônicas como diabetes e doenças cardiovasculares, os profissionais de cuidados em saúde que atendem idosos devem rotineiramente avaliar aspectos relacionados ao acesso alimentar ou ao preparo da comida (ver Capítulo 6, "Avaliação Geriátrica").

MEDICARE

Criado por meio de uma lei em 1965, o Medicare é a causa primária pela qual a maioria dos idosos nos Estados Unidos (EUA) não vive na pobreza. O Medicare tradicional é uma forma de seguro de saúde federal, unipessoal, para idosos, que cobre cuidados hospitalares e, com prêmios opcionais adicionais, serviços ambulatoriais e farmacêuticos. Apesar de aspectos sobre o financiamento, o Medicare permanece um direito governamental popular nos EUA. Embora tenha havido várias adições importantes (p. ex., serviços de internação em abrigos em 1989; prescrição de medicamentos em 2006), o Medicare continua a ter algumas falhas de cobertura significativas. Os beneficiários precisam pagar quantias consideráveis na forma de deduções e copagamentos. Para aqueles com baixa renda, esses custos adicionais podem significar uma proporção importante da sua renda mensal (Figura 4-1). Alguns idosos, os "duplamente elegíveis", podem se qualificar também para o Medicaid, um programa de seguro de saúde de financiamento estadual e federal limitado aos indivíduos com renda muito baixa. As provisões de cobertura e os critérios de elegibilidade para o Medicaid variam de estado para estado.

Em 2012, mesmo aqueles idosos com rendas que os qualificavam para o Medicaid encaravam copagamentos para suas medicações. É importante que os profissionais que prescrevem medicamentos perguntem sobre o alistamento em planos para pessoas de baixa renda que subsidiam a compra de medicações. Além disso, alguns pacientes podem praticar a "não adesão econômica" e o ajuste de doses por autorracionamento, ou falham em obter os medicamentos por não poderem custear os copagamentos ou por outras considerações financeiras como as deduções ou prêmios do seguro. Embora seja esperado que a não adesão econômica tenha diminuído como resultado da disponibilidade do Medicare D em 2006, mesmo um beneficiário de baixa renda completamente subsidiado pode ter que pagar vários dólares de copagamento por prescrição. Considerando que apenas a prescrição recomendada pelas diretrizes para o diabetes tipo 2 pode resultar em cinco ou mais medicações, aqueles com múltiplas condições crônicas podem achar os custos cumulativos associados para as medicações excessivamente pesados. Os aspectos financeiros como causa de não adesão ao tratamento devem ser considerados quando os pacientes não respondem da forma esperada a medicações prescritas adequadamente.

MORADIA E CUIDADOS DE LONGO PRAZO

A maioria dos idosos nos EUA mora em suas próprias residências, com uma porcentagem relativamente pequena (4% de acordo com a Administração para Idosos em 2011) residindo em instituições de cuidados de longa permanência. Uma proporção crescente de idosos está redefinindo o conceito de residência. De acordo com o Centro Nacional de Moradia Assistida, quase 1 milhão de adultos nos EUA mora hoje em instituições de moradia assistida. "Moradia assistida" não é um termo regulado, e sua definição pode variar regionalmente. Os serviços de moradia assistida podem ser fornecidos em uma variedade de locais – desde uma residência privada com vários quartos extras até grandes instalações que podem parecer similares ao conceito de clínicas geriátricas. Todavia, todas as instituições de moradia assistida diferem das clínicas geriátricas ou instituições de abrigo especializadas pelo fato de não serem licenciadas para fornecer

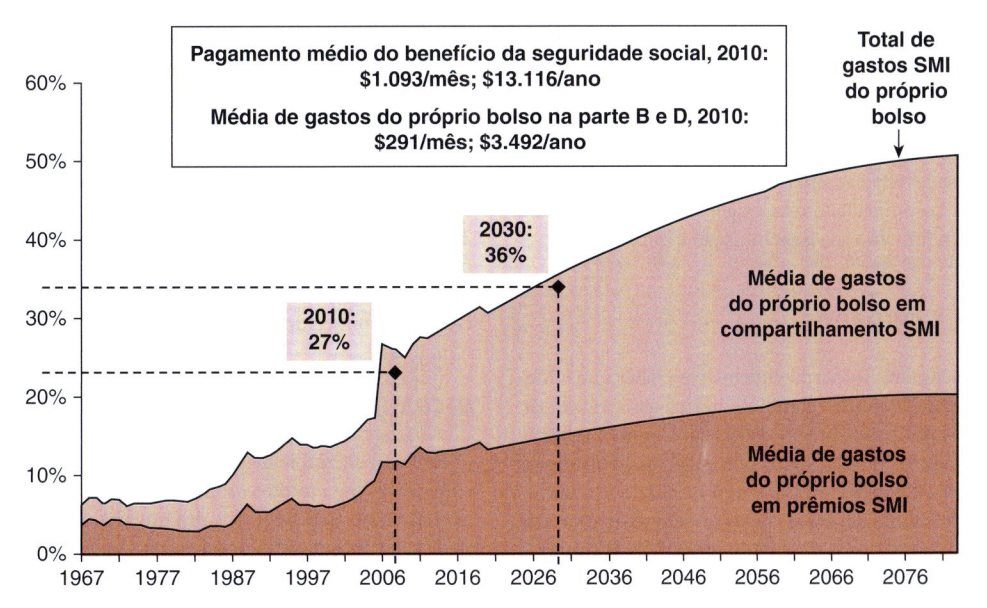

O CONTEXTO SOCIAL DOS PACIENTES IDOSOS   CAPÍTULO 4   17

▲ **Figura 4-1** Total de gastos do próprio bolso da Parte B e Parte D (SMI) como compartilhamento do Benefício Médio de Seguridade Social, 1967-2084. (Reproduzida com permissão de The Henry J. Kaiser Family Foundation, "A Primer on Medicare Financing." Janeiro 2011. Disponível em: http://www.kff.org/health-reform/issue-brief/a-primer-on-medicarefinancing/. Baseado em Kaiser Family Foundation analysis of data from 2010 Annual Report of the Boards of Trustees of the Federal Hospital Insurance and Federal Supplementary Medical Insurance Trust Funds, Figura III.C1.)

cuidados especializados (p. ex., curativos, reabilitação, titulação de medicações) e podem ter restrições regulatórias limitando ou proibindo a admissão de residentes clinicamente agudos ou funcionalmente comprometidos. Em algumas comunidades, os idosos têm arranjos criativos, como as comunidades de aposentados que ocorrem naturalmente (NORCs). Os residentes em NORCs moram em suas próprias casas, mas contribuem para um fundo comum para obter serviços como transporte, limpeza e manutenção doméstica que permitem que eles vivam com segurança na comunidade. O objetivo desses modelos é evitar os cuidados institucionais de longa permanência pelo maior tempo possível.

Embora o Medicare cubra um número limitado de dias de cuidados em uma instituição de cuidados especializados em associação com uma hospitalização qualificada, a maioria dos dias em clínicas geriátricas são considerados "custódia" e não são cobertos pelo Medicare. O cuidado de custódia é definido como um cuidado fornecido por pessoal não especializado a pacientes que necessitam de assistência com as atividades da vida diária (AVDs) como higiene e alimentação. Muito idosos estão preocupados com as necessidades futuras de cuidados de longa duração (CLD) e estão buscando opções que permitam permanecer independentes em "casa" pelo maior tempo possível. Se os cuidados de custódia de longa duração forem necessários, os custos são pagos inicialmente pelos indivíduos e suas famílias, e posteriormente pelo Medicaid uma vez que o patrimônio financeiro é gasto para atender os níveis de elegibilidade. O seguro de CLD está disponível para aquisição, embora muitos idosos possam achar o custo do prêmio bastante alto em relação ao benefício potencial. Os planos mais famosos pagam uma taxa por dia de CLD desde que o beneficiário esteja em casa ou em uma instituição. A taxa por dia pode não cobrir todo o custo do serviço, mas pode permitir que alguns indivíduos permaneçam em casa ou escolham uma instituição de melhor qualidade. Também tem havido casos bastante divulgados de seguradoras recusando-se ou demorando a pagar os benefícios do seguro de CLD. Os pacientes ou suas famílias que buscam adquirir o seguro CLD devem pesquisar a saúde financeira e o histórico de pagamentos de benefícios da seguradora em questão.

Alternativas ao CLD institucional incluem centros de saúde para adultos de atendimento-dia. A disponibilidade e custeio desses programas varia por estado. Dependendo dos programas e seus focos, esses serviços podem incluir fisioterapia, refeições, socialização, cuidados médicos e de enfermagem, transporte e supervisão. Muitos desses programas são destinados a permitir que as famílias manejem com segurança idosos com comprometimentos cognitivos em um ambiente seguro com estímulo social durante o dia, quando os cuidadores precisam trabalhar fora de casa. O Programa de Cuidados Abrangentes para Idosos (PACE) é um modelo de organização de manutenção integrada de saúde e social que começou com On-Lok em São Francisco em 1971. O PACE se tornou um benefício do Medicare em 1997, embora os programas estaduais do Medicaid possam optar por não participar. Até 2012, havia 89 organizações PACE em 30 estados, atendendo menos de 12.000 beneficiários. O programa foi destinado primariamente aos participantes duplamente elegíveis (i.e., aqueles cobertos pelo Medicare e pelo Medicaid) que atendem aos critérios de elegibilidade para cuidados em clínicas geriátricas. O objetivo do PACE é evitar ou retardar a colocação em clínicas geriátricas com suporte adicional social, médico e de cuidadores que permitem aos participantes permanecer mais tempo em suas comunidades. As organizações PACE recebem um maior valor *per capita* em comparação com outros planos de Vantagens/Manutenção de Saúde do Medicare (HMO) em troca de assumir um maior risco por todos os cuidados necessários, inclusive permanência em clínicas geriátricas, quer seja permanente ou intermitente. O custo, a complexidade e as exigências regulatórias do modelo PACE têm limitado sua disseminação e impacto.

PRESTAÇÃO DE CUIDADOS

Muitos idosos e suas famílias surpreendem-se ao saber que o Medicare, com limitadas exceções como as clínicas geriátricas, não cobre os cuidados por pessoal não especializado como higiene e alimentação. Os idosos podem optar por pagar do seu próprio bolso para receber cuidados em casa, mas à medida que a necessidade de cuidados aumenta, esses custos podem aumentar e se tornar comparáveis aos custos de clínicas geriátricas. Embora o Medicaid possa prover cobertura limitada para ajuda com cuidado pessoal em alguns estados, e o Veterans Health Affairs forneça alguma cobertura para os veteranos elegíveis, o encargo do provimento de cuidados recai normalmente sobre os familiares ou outros cuidadores voluntários. A ARP estima que 43,5 milhões de adultos nos EUA são cuidadores de idosos. A maioria dos cuidadores são mulheres, com uma idade média de 50 anos. A maioria desses cuidadores não pagos que cuidam de um membro da família também trabalham fora de casa. Quatro em cada 10 cuidadores sentem que não tiveram opção em relação à prestação dos cuidados. Embora a maioria relate uma boa saúde, 32% referem um trabalho intenso como cuidador. Idade avançada e estado de saúde debilitado dos cuidadores foram associados com uma percepção de maior trabalho. Entre aqueles que trabalham fora de casa, 64% precisaram acomodar seus horários para atender suas responsabilidades de provimento de cuidados, frequentemente na forma de chegar mais tarde, sair mais cedo ou tirar folgas.

Os provedores de cuidados médicos podem não ver os cuidadores de seus pacientes como a principal preocupação de saúde. Todavia, a maioria dos cuidadores fornece cuidados em função de idade do paciente, condições clínicas crônicas, ou doença de Alzheimer ou outra doença demencial, com o objetivo de permitir uma vida independente em casa. Muitos idosos frágeis e dependentes estão na vigência de uma crise com os cuidadores que os colocaria sob cuidados institucionais. Além disso, o estresse e a sobrecarga dos cuidadores são fatores de risco para maus-tratos com idosos, e a maioria dos profissionais de saúde é obrigada legalmente a relatar esses casos (ver Capítulo 72, "Detectando, Avaliando e Respondendo aos Maus-Tratos com Idosos"). Instrumentos validados, como o Índice de tensão dos cuidadores (ITC), podem ser usados para avaliar mais objetivamente o estresse e a sobrecarga. O ITC é fácil de administrar, e um escore > 7 deve indicar uma intervenção para ajudar o cuidador. Os cuidadores relatam que necessitam de informações a respeito de cuidados nas folgas, autocuidados e gerenciamento de estresse e opções para CLD ou cuidados estendidos, mas nem sempre sabem como encontrá-las. Alguns podem buscar informações na internet, mas 30% irão perguntar ao médico, enfermeiro ou outro profissional de saúde. Organizações como a Aliança de Cuidadores Familiares (www.caregiver.org) e a Associação de Alzheimer (www.alz.org) têm recursos educativos gratuitos e informações a respeito de grupos de suporte e cuidados nas folgas que podem ser úteis aos cuidadores. Enquanto muitos provedores de cuidados primários podem ver a educação e o suporte dos cuidadores como responsabilidade dos serviços sociais, apenas 2% dos cuidadores relatam que eles buscariam aconselhamento com um assistente social. Isso pode refletir uma falta de conhecimento ou de acesso aos serviços sociais nos sistemas de cuidados em saúde conhecidos desses cuidadores.

RECOMENDAÇÕES AOS CLÍNICOS

O contexto e o ambiente social dos seus pacientes podem ser desconhecidos para muitos profissionais de cuidados de saúde. Problemas como estresse financeiro ou falta de cuidados adequados podem ter um impacto negativo na saúde e no estado funcional igual ou maior do que as doenças crônicas. Idosos que não moram em uma instituição de cuidados gastam < 1% de suas vidas em contato com profissionais de saúde e > 99% do seu tempo autogerenciando suas condições crônicas e aspectos funcionais no seu ambiente social. Os médicos e outros provedores de cuidados primários são fontes importantes de informações relacionadas à saúde para os idosos e podem ser solicitados a aconselhar pacientes e familiares sobre as suas opções ou encaminhá-los a outros serviços disponíveis nas suas comunidades. Os clínicos que quiserem expandir sua eficácia no cuidado de idosos devem:

- Tornar-se familiarizados com o impacto na saúde das limitações da cobertura do Medicare.
- Permanecer vigilantes às evidências de maus-tratos com idosos que são assistidos por cuidadores.
- Aprender sobre os recursos disponíveis na comunidade, por exemplo por meio da Agência de Área para o Envelhecimento (AAA), provedores de serviços diretos ou câmaras de compensação para informação e encaminhamentos. O atendimento de plantão nacional das AAAs pode ser acessado em http://www.n4a.org/about-n4a/?fa=aaa-title-VI.

Nahemow L, Lawton MP, Center PG. Toward an ecological theory of adaptation and aging. 1.3. *Environ Des Res*. 1973;4(1):24.

National Association for Caregiving and AARP. *Caregiving in the US, 2009.* Accessed November 2012. http://www.caregiving.org/data/Caregiving_in_the_US_2009_full_report.pdf

Sullivan MT. *Caregiver Strain Index*. New York, NY: The Hartford Institute for Geriatric Nursing. February 2002. Accessed November 2012. http://medschool.ucsf.edu/sfghres/fhc/pdf/Caregiver_strain.pdf

Supplemental Nutrition Assistance Program. Accessed November 2012. http://www.fns.usda.gov/snap/

UCLA Center for Health Policy Research. *Elder Economic Security^{TM} Index for California Counties, 2011*. January 2012. Accessed November 2012. http://www.healthpolicy.ucla.edu/elder_index-12jan.aspx

Verbrugge LM, Jette AM. The disablement process. *Soc Sci Med*. 1994; 38(1):1-14.

A equipe interprofissional

Josette A. Rivera, MD
Scott Reeves, PhD
Louise Aronson, MD, MFA

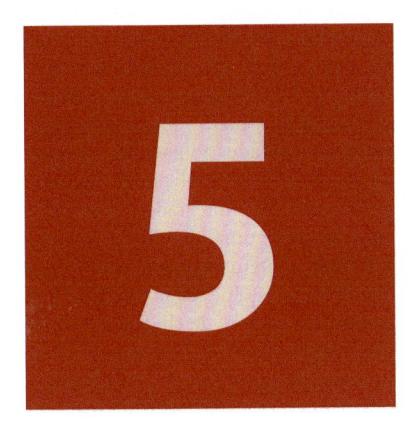

Nacionalmente e em todo o mundo, o trabalho de equipe interprofissional está sendo cada vez mais reconhecido como meio de abordar os desafios do atual sistema de cuidados de saúde. Pacientes com problemas complexos e necessidades diversas precisam da experiência de diferentes profissionais de saúde, idealmente trabalhando juntos. Diversos relatos de referência do Institute of Medicine recomendaram as equipes interprofissionais e o treinamento de todos os trabalhadores de cuidados de saúde para o trabalho de equipe como um meio fundamental de aumentar a segurança e a qualidade dos cuidados fornecidos. Fatores adicionais que impulsionaram a necessidade de trabalho de equipe efetivo incluem as expectativas do paciente; a falta de trabalhadores de cuidados primários; novos modelos de cuidados em equipe demonstrando eficiência, baixo custo e melhores resultados; e alterações nacionais na política que incentivaram a criação desses modelos.

Os idosos, com sua elevada prevalência de condições crônicas, declínio funcional, síndromes geriátricas e doença terminal, são grandes usuários do sistema de cuidados de saúde e suas equipes. A American Geriatric Society desenvolveu e apoiou dois enunciados que enfatizam os benefícios dos cuidados de idosos por equipes interprofissionais, e endossa o treinamento da equipe interprofissional para todas as profissões. Este capítulo define os vários tipos de trabalho interprofissional em cuidados de saúde, descreve as inovações geriátricas interprofissionais baseadas na prática, revisa as evidências para a colaboração interprofissional no cuidado de idosos, fornece recursos para desenvolver habilidades e equipes interprofissionais e discute as barreiras e as etapas futuras para melhorar o trabalho de equipe interprofissional em geriatria.

> Mion L, Odegard PS, Resnick B, et al. Interdisciplinary care for older adults with complex needs: American Geriatrics Society position statement. *J Am Geriatr Soc.* 2009;57(10):1917.
>
> Partnership for Health in Aging Workgroup on Interdisciplinary Team Training. *Position Statement on Interdisciplinary Team Training in Geriatrics: an Essential Component of Quality Healthcare for Older Adults*. 2011. http://www.americangeriatrics.org/pha
>
> Young HM, Siegel EO, McCormick WC, Fulmer T, Harootyan LK, Dorr DA. Interdisciplinary collaboration in geriatrics: Advancing health for older adults. *Nurs Outlook.* 2011;59:243-250.

DEFINIÇÕES E CONCEITOS FUNDAMENTAIS

A literatura sobre o trabalho de equipe consiste em uma ampla variedade de termos, usados de forma intercambiável, para descrever este fenômeno – desde interdisciplinar, multidisciplinar, a interprofissional. Além dessa incerteza terminológica, diferentes autores descrevendo "trabalho de equipe interdisciplinar" frequentemente utilizam conceitos muito diferentes relacionados à composição das equipes, sua função e resultados. É possível, contudo, distinguir os diferentes tipos de trabalho de equipe da seguinte forma: "trabalho de equipe interprofissional" envolve diferentes *profissionais de cuidados de saúde* que compartilham uma identidade de equipe, têm clareza de papéis, trabalham de forma interdependente e integrada e têm uma responsabilidade compartilhada para resolver problemas e fornecer serviços. Isso contrasta com "trabalho de equipe interdisciplinar", que é visto como uma atividade colaborativa assumida por indivíduos de diferentes *disciplinas*, como psicologia, antropologia, economia, medicina, ciências políticas e computação. Isso, por sua vez, contrasta com "trabalho de equipe multidisciplinar", que é considerado uma abordagem como a interprofissional, mas diferente pelo fato de seus membros serem oriundos de diferentes disciplinas (psicologia, sociologia, matemática) em vez de diferentes profissões, como medicina, enfermagem, assistência social. No tocante a cuidados de saúde, "equipe multidisciplinar" também se refere a equipes nas quais os profissionais de saúde podem compartilhar informações a respeito de um paciente, mas não formulam um plano de tratamento juntos. Embora o termo *trabalho de equipe interdisciplinar* tenha sido prevalente nos últimos 30 anos na medicina dos Estados Unidos (EUA), inclusive em geriatria, os acadêmicos sustentam que a aplicação desse termo em um ambiente de cuidados em saúde é conceitualmente incorreta, uma vez que a noção de trabalho de equipe interprofissional descreve de forma mais acurada a essência das equipes de cuidados em saúde (incluindo equipes geriátricas) que trabalham juntas fornecendo serviços.

Também é importante distinguir a educação interprofissional, uma atividade de aprendizado cada vez mais comum em cuidados de saúde, da prática interprofissional. A "educação interprofissional" é uma atividade que ocorre quando os membros (ou estudantes/estagiários) de duas ou mais profissões de cuidados de saúde se engajam em aprender de, com e sobre a outra para melhorar o trabalho de equipe interprofissional e o fornecimento de cuidados. A prática interprofissional se concentra no fornecimento de cuidados ao paciente e tem uma variedade de configurações diferentes. O trabalho de equipe interprofissional é um tipo de trabalho mais integrado, "mais estreito", no qual os membros compartilham uma identidade de equipe e trabalham de forma integrada e interdependente para fornecer cuidados ao paciente. Exemplos de equipes de prática interprofissional incluem equipes geriátricas, equipes de cuidados intensivos e equipes de unidade de emergência. Esse é um arranjo diferente à colaboração interprofissional, que é um tipo de trabalho mais "folgado", no qual a associação é mais flexível e a associação compartilhada é menos importante. Exemplos desse tipo de trabalho podem ser encontrados em ambientes de cuidados primários e de clínica geral.

> Reeves S, Goldman J, Gilbert J, et al. A scoping review to improve conceptual clarity of interprofessional interventions. *J Interprof Care*. 2011;25:167-174.
>
> Reeves S, Lewin S, Espin S, et al. *Interprofessional Teamwork for Health and Social Care*. London, UK: Blackwell-Wiley; 2010.

INOVAÇÕES DA EQUIPE INTERPROFISSIONAL EM GERIATRIA

Nos EUA, o cuidado de idosos tem sido um grande incentivador de inovações na educação e na prática interprofissional. Como consequência, há muitos modelos de cuidados geriátricos nos quais o trabalho de equipe é fundamental (Tabela 5-1). Essas equipes variam amplamente em relação aos seus objetivos, procedimentos, ambientes, número e tipos de profissionais e estabilidade da participação.

As primeiras iniciativas de treinamento, o Treinamento de Equipe Interdisciplinar em Geriatria, foram desenvolvidas pelo Departamento de Assuntos de Veteranos (Department of Veterans Affairs) na década de 1970. Essa iniciativa foi seguida pela criação de dois programas administrados pela Administração de Recursos e Serviços de Saúde do Departamento de Saúde e Serviços Humanos dos EUA. Os Centros de Educação Geriátrica, fundados nos anos 1980, apoiam a colaboração entre escolas de saúde e clínicas, instituições e sistemas de cuidados de saúde para prover treinamento em geriatria e cuidados em equipe que devem ser oferecidos a quatro ou mais profissões. O Geriatric Academic Career Awards, criado na década de 1990, apoia o desenvolvimento de geriatras para se tornarem professores acadêmicos e fornecerem treinamento em clínica geriátrica a equipes interprofissionais.

A Fundação John A. Hartford tem apoiado significativamente o desenvolvimento de treinamento de equipes e modelos de cuidados para idosos. Em 1997, a iniciativa Hartford Geriatric Interdisciplinary Team Training (GITT) fundou oito instituições para desenvolver modelos inovadores de treinamento formal de equipes, resultando em um repositório de materiais educativos e um currículo e guia de implementação produzidos coletivamente descritos em mais detalhes na seção "Recursos", adiante. Em 2000, Hartford fundou a iniciativa "Equipe interdisciplinar na prática geriátrica" que apoiou a criação e o teste de modelos de equipes interprofissionais de cuidados de idosos com doenças crônicas. Quatro modelos que transformaram os cuidados em equipe em prática diária e demonstraram impacto positivo no desfecho e no custo dos pacientes foram amplamente adotados nacionalmente: (a) a Intervenção nas transições de cuidados, desenvolvida no Centro de Ciências da Saúde da Universidade do Colorado; (b) o modelo de Manejo Avançado de Cuidados, desenvolvido por Intermountain Health Care and Oregon Health & Science University; (c) o modelo da Clínica de Saúde e Bem-estar de Idosos, desenvolvido por PeaceHealth Oregon Region; e (d) o modelo da Prática Virtual Integrada, desenvolvido no Centro Médico da Rush University.

A geriatria também liderou inovações em modelos de cuidados baseados nas equipes. O Programa de Cuidados Abrangentes para Idosos (PACE) é um programa combinado do Medicare-Medicaid* que fornece cuidados amplos por equipe para idosos frágeis que moram na comunidade e que são elegíveis para clínicas geriátricas. Em ambientes de internação, a unidade Cuidado Agudo de Idosos (ACE) fornece aos idosos hospitalizados uma equipe interprofissional que tem por objetivo preservar a função e evitar procedimentos e medicações desnecessários. Desde 2011, há 82 programas PACE em 29 estados e uma estimativa de 100 unidades ACE nos EUA. Tanto o modelo PACE quanto o ACE mostraram melhorar os desfechos do paciente e reduzir os custos.

> Ahmed NN, Pearce SE. Acute care for the elderly: a literature review. *Popul Health Manag*. 2010;13(4):219-225.
>
> Coleman EA, Parry C, Chalmers S, Min SJ. The care transitions intervention: results of a randomized controlled trial. *Arch Intern Med*. 2006;166(17):1822-1828.
>
> Hirth V, Baskins J, Dever-Bumba M. Program of all-inclusive care (PACE): past, present, and future. *J Am Med Dir Assoc*. 2009;10(3):155-160.

Tabela 5-1 Exemplos de cuidados em equipe em geriatria

Doença específica	Insuficiência cardíaca Diabetes Pós-acidente vascular encefálico
Programa específico	Clínica geriátrica Avaliação geriátrica/clínica consultiva Programa de Cuidados Abrangentes para Idosos Recursos geriátricos para avaliação e cuidados de idosos
Local específico	Cuidado domiciliar Ambientes de reabilitação Centros de cuidado-dia de adultos Clínica geriátrica Unidades de cuidados agudos de idosos

---

* N. de T. Medicare é o nome do sistema de seguros de saúde gerido pelo governo dos EUA e destinado às pessoas de idade igual ou maior que 65 anos ou que verifiquem certos critérios de rendimento. Medicaid é o nome do sistema de seguro de saúde governamental para pessoas de baixa renda.

Stock R, Mahoney ER, Reese D, Cesario L. Developing a senior healthcare practice using the chronic care model: effect on physical function and health-related quality of life. *J Am Geriatr Soc.* 2008;56(7):1342-1348.

Wieland D, Kinosian B, Stallard E, Boland R. Does Medicaid pay more to a program of all-inclusive care for the elderly (PACE) than for fee-for-service long term care? *J Gerontol A Biol Sci Med Sci.* 2013;68(1):47-55.

EVIDÊNCIA DE EQUIPES INTERPROFISSIONAIS NO CUIDADO DE IDOSOS

Pesquisas substanciais mostram benefícios dos cuidados geriátricos por equipes interprofissionais para doenças específicas e síndromes geriátricas, por meio de modelos de cuidados, e em ambientes que vão desde cuidados agudos e instituições de assistência especializada até clínicas de reabilitação e tratamento ambulatorial. Os modelos de cuidados por equipe, como PACE e Recursos Geriátricos para Avaliação e Cuidado de Idosos (GRACE), demonstraram melhora da qualidade dos cuidados e reduziram a utilização dos serviços. Os cuidados por equipe reduziram a morbidade e a mortalidade após um acidente vascular encefálico, e mostraram melhora nos sintomas comportamentais e psicológicos sem um aumento significativo nas medicações entre pacientes com doença de Alzheimer. As abordagens por equipe reduzem a prevalência de *delirium* e a incidência de quedas e lesões relacionadas. As equipes interprofissionais também mostraram melhorar a adesão ao uso das medicações e reduziram as reações adversas aos fármacos.

De modo geral, os resultados são mistos em relação à capacidade das equipes interprofissionais de reduzir a utilização e os custos dos serviços de saúde. Boult e colaboradores oferecem explicações possíveis para a dificuldade em demonstrar essas reduções em idosos com múltiplas morbidades, que incluem exacerbações inevitáveis requerendo cuidados agudos em pacientes com comorbidades, e não sabendo quais pacientes se beneficiam mais de cuidados por equipe ou quais aspectos dos cuidados por equipe reduzem a utilização e os custos. Além do mais, a qualidade dos cuidados por equipe também pode aumentar a utilização por pacientes de alto risco. Por fim, a duração do estudo clínico pode ser muito curta para capturar a tendência de economia que pode compensar os custos iniciais e operacionais de um modelo baseado em equipe.

Além da evidência sobre o trabalho de equipe, há uma lógica profunda e intuitiva para a necessidade de um trabalho eficaz de equipe: os pacientes frequentemente apresentam condições que têm múltiplas causas e requerem múltiplos tratamentos a partir de uma variedade de profissionais de saúde com diferentes habilidades e experiências. Assim como é incomum para uma profissão oferecer uma sessão completa de cuidados isoladamente, a boa qualidade dos cuidados depende das profissões trabalhando juntas em equipes interprofissionais. De modo geral, quando uma equipe trabalha "bem", ela o faz porque cada membro tem um papel. Cada membro não apenas conhece e executa o seu próprio papel com grande habilidade e criatividade, mas cada membro também conhece as responsabilidades e atividades de cada outro membro da equipe, e compreende as nuances pessoais que cada indivíduo traz para o seu papel. Assim como foi mostrado no treinamento militar e na indústria aeronáutica, quando a compreensão do papel de cada pessoa é atingida, o trabalho de equipe interpessoal se torna um ingrediente essencial para reduzir a duplicação do esforço, aperfeiçoando a coordenação, melhorando a segurança e fornecendo um desfecho de alta qualidade.

Boult C, Reider L, Leff B, et al. The effect of guided care teams on the use of health services. *Arch Intern Med.* 2011;171(5):460-466.

Callahan CM, Boustani MA, Unverzagt FW, et al. Effectiveness of collaborative care for older adults with Alzheimer disease in primary care: a randomized controlled trial. *JAMA.* 2006;295(18):2148-2157.

Counsell SR, Callahan CM, Clark DO, et al. Geriatric care management for low-income seniors: A randomized controlled trial. *JAMA.* 2007;298(22):2623-2633.

Mion L, Odegard PS, Resnick B, et al. Interdisciplinary care for older adults with complex needs: American Geriatrics Society position statement. *J Am Geriatr Soc.* 2009;57(10):1917.

Partnership for Health in Aging Workgroup on Interdisciplinary Team Training. *Position Statement on Interdisciplinary Team Training in Geriatrics: an Essential Component of Quality Healthcare for Older Adults.* 2011. http://www.americangeriatrics.org/pha

RECURSOS E FERRAMENTAS PARA TRABALHO DE EQUIPE

A literatura descrevendo estratégias de desenvolvimento de programas e metas educativas de treinamento de equipes está aumentando. Em 2010, o Interprofessional Education Collaborative, que consiste em seis associações nacionais de educação de profissões de saúde, reuniu um painel de especialistas para desenvolver competências interprofissionais como um meio de fornecer uma estrutura para impulsionar a educação interprofissional. Os domínios da competência identificados foram:

- Valores/ética para a prática interprofissional,
- Papéis/responsabilidades para prática colaborativa,
- Comunicação interprofissional, e
- Trabalho de equipe interprofissional e cuidado apoiado em equipe.

As competências identificam comportamentos que refletem atitudes, conhecimento e valores subjacentes, essenciais para o trabalho de equipe eficaz, centrado no paciente. O domínio fornece um guia para o aprendizado individual e o aperfeiçoamento da prática, desenvolvimento de currículo e de programa e para acreditação do ambiente e padrões de licenciamento para escolas e profissionais.

Salas e colaboradores detalham os princípios para o treinamento de equipes, os quais incluem o uso de competências do trabalho de equipe para focar o conteúdo do treinamento, que deve se alinhar com os desfechos desejados e os recursos locais; concentração em trabalho de equipe e exclusão de tarefas em nível individual; provisão de prática ativa em um ambiente tão autêntico quanto possível; provisão de retroalimentação detalhada e em tempo por especialistas da equipe; avaliação de conhecimento, comportamento e desfechos ao nível do paciente;

e manutenção do trabalho de equipe por meio de treinamento, incentivos e avaliação de desempenho continuados.

A melhor maneira de aperfeiçoar as habilidades de um trabalho de equipe individual é nas equipes interprofissionais. As equipes de cuidados de saúde podem melhorar o seu trabalho conjunto se concentrando explicitamente nos processos subjacentes e criando uma cultura de franqueza. Um passo inicial é a identificação das metas e objetivos da equipe e o que é necessário para atingi-los, o esclarecimento dos papéis e responsabilidades e a especificação dos procedimentos da equipe e das regras fundamentais. Salas e colaboradores fornecem diretrizes práticas e conselhos para melhorar o trabalho de equipe baseado na sua estrutura de comunicação, coordenação e cooperação. Um aspecto de união é a criação de um ambiente que encoraje a discussão aberta e contribuição de todos os membros. Isso inclui garantir tempo para que os membros reflitam em conjunto sobre o seu desempenho em equipe e deem um "retorno do processo" que seja descritivo e específico. Os membros da equipe também devem refletir sobre seu próprio comportamento e o de outros membros, enquanto produzem e fornecem retroalimentação construtiva juntamente com ideias para aperfeiçoamento.

Dois programas de treinamento de equipes bem desenvolvidos oferecem diretrizes práticas e ferramentas para trabalho de equipe disponíveis na internet. O Hartford Foundation GITT Program inclui casos complexos em vídeo e em apostilas, exercícios para discussão e material didático sobre treinamento de equipe para cuidado de idosos. Embora delineado para estagiários, o conteúdo é relevante para profissionais em treinamento. Um manual de implementação que acompanha o programa oferece uma síntese de orientação, lições aprendidas e ferramentas de oito locais de GITT sobre a implementação de um programa de treinamento de equipes. O GITT Interdisciplinary Team Training Pocket Card contém oito princípios de trabalho de equipe bem-sucedidos, um processo de encontros de sete passos, uma lista de verificação da dinâmica de equipe, dicas de como ser um membro efetivo da equipe e diretrizes de como lidar com conflitos.

O programa TeamSTEPPS, desenvolvido pelo Departamento de Defesa, não é específico para geriatria mas apresenta um sistema de treinamento de trabalho de equipe baseado em evidências para profissionais de saúde. Assim como o Programa GITT, ele oferece um currículo e um guia de implementação acessível a partir da internet, porém os materiais são mais extensos e contêm conjuntos de diapositivos com notas faladas, brochuras, vídeos e ferramentas de avaliação. O sistema de treinamento fornece orientação detalhada sobre seu processo em três etapas que inclui a avaliação das necessidades locais, planejamento e treinamento, e manutenção. As ferramentas e estratégias práticas de comunicação são parte proeminente do currículo. Ao contrário do Programa GITT, o TeamSTEPPS é um esforço continuado que oferece seminários *on-line* e sessões de treinamento presenciais nacionalmente para os orientadores principais.

Interprofessional Education Collaborative Expert Panel. *Core Competencies for Interprofessional Collaborative Practice: Report of an Expert Panel*. Washington, DC: Interprofessional Education Collaborative; 2011.

Salas E, Almeida SA, Salisbury M, et al. What are the critical success factors for team training in health care? *Jt Comm J Qual Patient Saf*. 2009;35(8):398-405.

Salas E, Wilson KA, Murphy CE, King H, Salisbury M. Communicating, coordinating, and cooperating when lives depend on it: tips for teamwork. *Jt Comm J Qual Patient Saf*. 2008;34(6):333-341.

The John A. Hartford Foundation, Inc. Geriatric Interdisciplinary Team Training Program. http://www.gittprogram.org

U.S. Department of Health and Human Services. *TeamSTEPPS: National Implementation*. http://teamstepps.ahrq.gov

BARREIRAS AO AVANÇO DO TRABALHO DE EQUIPE

Apesar dos benefícios potenciais do trabalho de equipe para pacientes e profissionais, os processos subjacentes são repletos de desafios. O trabalho de equipe tem recebido relativamente pouca atenção tanto em educação pré-profissional quanto em educação continuada; como consequência, apesar dos dados sobre os seus benefícios para os pacientes, a maioria dos profissionais praticantes não recebeu nenhum treinamento ou recebeu apenas treinamento irrelevante, e os esforços para aumentar o trabalho de equipe interprofissional costumam encontrar barreiras de atitude, educativas e fiscais. Um desafio está relacionado com a história da profissão médica de autoridade não desafiada e suas atitudes para com as equipes. A atitude dos médicos em relação ao trabalho de equipe em geral é particularmente problemática. Os motivos podem incluir o treinamento médico que recompensa a autonomia e o esforço individual, a ausência de percepção do valor acrescentado pelo trabalho de equipe e a percepção de perda de poder, tempo e dinheiro. Com uma carência de exemplos e fortes influências culturais, não é surpresa que os estagiários médicos tenham baixa concordância em relação aos benefícios do trabalho de equipe comparados com os alunos de enfermagem e assistência social.

As barreiras adicionais ao aperfeiçoamento do trabalho de equipe interprofissional são baseadas no sistema. Primeiro, apesar da ubiquidade das equipes de cuidados em saúde, a educação formal no trabalho de equipe está atrasada nos EUA. Consequentemente, como as equipes em atuação não usam os princípios do trabalho dem equipe, há pouco treinamento informal de equipes. Segundo, há pouco incentivo para implementar ou melhorar a educação ou a prática interprofissional. Não há no momento reembolso pela implementação de programas educativos inovadores ou por serviços de equipe fornecidos por profissionais de saúde em treinamento. Além disso, poucas escolas ou práticas médicas reconhecem as habilidades do trabalho de equipe para a melhora ou promoção individual. Terceiro, as barreiras logísticas são um problema prevalente que frequentemente se concentra em encontrar tempo para ensinar ou participar em um trabalho de equipe. No nível de treinamento, os obstáculos incluem calendários acadêmicos e locais de treinamento diferentes, enquanto a tensão no ambiente de treinamento se concentra no equilíbrio entre o tempo de treinamento da equipe e as necessidades de trabalho do hospital e da clínica.

Leipzig, RM, Hyer K, Ek K, et al. Attitudes toward working on interdisciplinary health care teams: a comparison by discipline. *J Am Geriatr Soc*. 2002;50(6):1141-1148.

Young HM, Siegel EO, McCormick WC, Fulmer T, Harootyan LK, Dorr DA. Interdisciplinary collaboration in geriatrics: advancing health for older adults. *Nurs Outlook*. 2011;59(4):243-250.

ETAPAS FUTURAS

A educação e a prática interprofissional precisam se desenvolver uma após a outra para se transformar no padrão de cuidado de saúde nos EUA. A implementação ampla de ambas exigirá alterações culturais e investimento de tempo e recursos. Diferenças nas identidades e culturas profissionais devem ser resolvidas, com o reconhecimento de que todos, desde os iniciantes até os profissionais mais experientes, abrigam tendências, estereótipos e conhecimentos inadequados sobre outras profissões. Os líderes de programas precisam abordar problemas práticos de diferenças nos papéis, prioridades, necessidades de serviços, horários e necessidade de licenciamento e acreditação entre profissionais de saúde e alunos. As pesquisas são necessárias para determinar o momento mais eficaz, as estratégias de ensino, métodos, ambientes e ferramentas de avaliação, bem como o impacto da educação e prática interprofissional sobre a utilização e custo dos serviços de saúde. Os cursos de desenvolvimento de profissionais e professores devem treinar um quadro de profissionais de saúde que efetivamente ensinem e exemplifiquem habilidades do trabalho de equipe. Acreditação, licenciamento e regulação são formas potentes pelas quais é possível avançar na educação e prática interprofissional. A Lei de Proteção do Paciente e de Cuidados Acessíveis de 2010 (The Patient Protection and Affordable Care Act), particularmente o seu suporte do cuidado por equipe por meio do modelo de Cuidados Domiciliares Centrados no Paciente, tem potencial para disseminar a prática interprofissional em resposta às necessidades de saúde pública.

6

Avaliação geriátrica

Bree Johnston, MD, MPH
David B. Reuben, MD

Avaliação geriátrica é um termo amplo que descreve uma abordagem clínica a pacientes idosos que vai além de uma história clínica e exames físicos tradicionais para incluir os domínios funcional, social e psicológico que afetam o bem-estar e a qualidade de vida. Embora a avaliação geriátrica tenha sido adaptada a diferentes situações, estruturas e modelos de cuidados, quatro conceitos fundamentais informam a abordagem: o local clínico dos cuidados, o prognóstico, os objetivos do paciente e o estado funcional.

EQUIPES E LOCAIS CLÍNICOS DOS CUIDADOS

Embora a avaliação geriátrica possa ser ampla e envolver múltiplos membros da equipe (p. ex., assistentes sociais, enfermeiros, terapeutas de reabilitação, farmacêuticos), ela também pode envolver apenas um único clínico e ser uma abordagem muito mais simples. Em geral, as equipes que usam uma abordagem *interdisciplinar* ou *interprofissional* (equipes nas quais múltiplas disciplinas se encontram para desenvolver um único plano amplo de tratamento para um paciente) são mais comuns em ambientes que atendem primariamente pacientes frágeis, complexos, como unidades de pacientes internados, unidades de reabilitação, PACE (Programa de Cuidados Abrangentes para Idosos) e instituições de cuidados de longa duração. Em condições de tratamento sem internação, as equipes têm menos probabilidade de serem formalizadas e, quando presentes, têm mais probabilidade de serem virtuais, assíncronas e *multidisciplinares* (equipes nas quais cada disciplina desenvolve sua própria avaliação e plano de tratamento) do que interdisciplinares. (Para mais informações, ver Capítulo 5, "A Equipe Interprofissional".)

Independentemente da composição da equipe, o ambiente e o nível funcional da população de pacientes sendo atendida irão determinar quais ferramentas de avaliação são mais adequadas. Por exemplo, os ambientes de cuidados de longa duração são propensos a se concentrar nas atividades básicas da vida diária (p. ex., banhos), enquanto as equipes de pacientes externos têm maior propensão a se concentrar em níveis mais altos de funcionamento, como mobilidade e capacidade de preparar refeições. Em ambientes de pacientes internados, o foco é na prevenção de descondicionamento, fornecimento de suporte médico (p. ex., nutrição) e planejamento de alta, incluindo avaliação do potencial de reabilitação e melhor condição de alta. Apesar da estrutura da equipe, local e ferramentas em uso, muitos dos princípios de avaliação são os mesmos.

PROGNÓSTICO

O prognóstico de um idoso pode ser criticamente importante para determinar quais intervenções podem ser benéficas ou incômodas para um indivíduo. Em idosos residentes em uma comunidade, o prognóstico pode ser estimado inicialmente pelo uso de tabelas de expectativa de vida que levam em consideração a idade do paciente, o sexo e as condições de saúde. Por exemplo, < 25% dos homens com 95 anos de idade irão viver cinco anos, enquanto quase 75% das mulheres com 70 anos irão viver 10 anos. Contudo, pessoas com doenças crônicas podem ter uma sobrevida substancialmente mais curta. Quando a situação clínica de um paciente mais velho é dominada por um único processo de doença (p. ex., câncer de pulmão com metástase para o cérebro), o prognóstico pode ser estimado, às vezes, com um instrumento específico para a doença. Mesmo quando as informações prognósticas específicas da doença estão disponíveis, em geral a faixa de sobrevida é ampla. Além do mais, o prognóstico costuma piorar com a idade (sobretudo acima dos 90 anos de idade) e com a presença de graves condições relacionadas à idade, como demência, desnutrição ou comprometimento da capacidade de caminhar. Ver Capítulo 3, "Metas de Cuidados e Considerações sobre o Prognóstico", para uma abordagem mais ampla ao prognóstico de um paciente mais velho.

Quando a expectativa de vida de uma pessoa mais velha é > 10 anos (i.e., 50% das pessoas semelhantes vivem mais de 10 anos), a adequação dos exames e tratamentos geralmente é a mesma de pessoas mais jovens. Quando a expectativa de vida é < 10 anos (e sobretudo quando é muito menor), as escolhas de exames e tratamentos devem ser feitas com base na sua capacidade de melhorar o prognóstico e a qualidade de vida daquele paciente em particular, no contexto da expectativa de vida daquele paciente. Os benefícios relativos e os riscos e danos dos exames e dos tratamentos costumam se alterar à medida que os prognósticos pioram.

Os serviços de cuidados paliativos devem ser considerados para qualquer paciente com uma doença que limita a vida, particularmente quando o prognóstico é menor do que 18 meses. Se o prognóstico for de seis meses ou menos, a institucionalização deve ser considerada, se for consistente com as metas de cuidados do paciente.

OBJETIVOS DO PACIENTE

Embora os pacientes variem quanto a seus valores e preferências, muitos idosos frágeis priorizam a manutenção da sua independência ou o alívio da dor ou outros sintomas em vez de prolongar a sobrevida. Os valores e as preferências são determinados conversando diretamente com um paciente ou, quando o paciente não pode expressar suas preferências de forma confiável, por meio de seu responsável. Mesmo pacientes que não podem tomar decisões complicadas frequentemente são capazes de expressar suas preferências, e devem estar envolvidos na tomada de decisão dentro da sua capacidade. Ver Capítulo 12, "Ética e Tomada de Decisão Informada", para uma discussão mais completa sobre a tomada de decisão do paciente.

Os valores e preferências em geral são mais fáceis de avaliar no contexto de uma decisão médica específica. Por exemplo, o médico pode perguntar ao paciente que está considerando a quimioterapia para um novo câncer, "Fale sobre o risco e o desconforto que você está disposto a correr para ter a chance de viver mais seis meses". Ao avaliar valores e preferências, é importante ter em mente que os pacientes devem ser fontes definidas de informação sobre suas preferências para desfechos e experiências; todavia, eles não costumam ter informações adequadas para expressar as preferências informadas para exames e tratamentos específicos, e necessitam orientação de um médico que possa explicar como os exames ou tratamentos podem ajudar a atingir seus objetivos. Portanto, frequentemente é mais útil perguntar sobre valores ("Qual é a qualidade de vida menos aceitável para você?" ou "Se você estivesse gravemente enfermo, você gostaria que nos concentrássemos mais no conforto e na qualidade de vida ou em prolongar a vida?") em vez de intervenções sem um contexto ("Você gostaria de usar vasopressores?"). As preferências do paciente em geral mudam com o tempo. Por exemplo, alguns pacientes acham viver com uma incapacidade mais aceitável do que achavam antes de ter a incapacidade. Alguns pacientes mudam seus valores baseados em eventos importantes, como o desejo de viver até assistir a formatura ou o nascimento de um neto.

Cada idoso deve ser encorajado a completar suas diretrizes antecipadas em relação aos cuidados de saúde e às suas finanças, a designar um responsável ou substituto para as tomadas de decisão e a discutir seus valores e preferências com seu responsável e com seu médico. Muitos estados honram um formulário de diretriz antecipada específica que é assinado pelo paciente e seu médico e serve como diretriz antecipada e como um prontuário que é levado aos diferentes locais de cuidados. Os exemplos desses formulários incluiriam os POLST e MOLST* (ordens médicas para tratamento de manutenção da vida).

AVALIAÇÃO FUNCIONAL

O estado funcional pode ser visto como uma medida resumida do impacto global das condições de saúde no contexto do ambiente físico e psicossocial de um paciente. As informações sobre o estado funcional são importantes para o planejamento e monitoração das respostas à terapia e para a determinação do prognóstico. O comprometimento funcional é comum em idosos e tem muitas causas potenciais, incluindo alterações fisiológicas e cognitivas relacionadas à idade, desuso, doença, fatores sociais e a interação entre qualquer um desses. De acordo com o levantamento sobre os beneficiários atuais do Medicare de 2007, feito para o Centers for Medicare and Medicaid Services (*2007 Centers for Medicare and Medicaid Services, Medicare Current Beneficiary Survey*), 29% dos pacientes com idade igual ou superior a 65 anos tinham limitações nas atividades básicas da vida diária (AVDs: banho, troca de roupa, alimentação, transferência, continência, uso do vaso sanitário) e 14% tinham limitações nas AVDs instrumentais (AIVDs: transporte, compras, preparo de alimentos, uso do telefone, gerenciamento do dinheiro, uso de medicações, limpeza, lavagem de roupas). As AIVDs são atividades essenciais para a vida independente. Declínios sutis ou novos na função das AIVDs podem ser um sinal inicial de demência, ou outra doença, como doença de Parkinson. A perda de função de AVD ou AIVD frequentemente sinaliza piora da doença ou o impacto combinado de múltiplas comorbidades. O nível de comprometimento da AVD ou AIVD em geral pode ser determinado por autorrelato ou relato de terceiros, mas deve ser corroborado sempre que possível. Quando a informação funcional acurada é essencial para o planejamento, a observação direta por um fisioterapeuta ou terapeuta ocupacional pode ser valiosa.

Para idosos altamente independentes funcionalmente, as medidas de rastreamento funcional padrão não irão capturar comprometimentos funcionais sutis. Uma técnica que pode ser útil para esses idosos é identificar e questionar regularmente sobre uma atividade-alvo, como jogo de cartas, golfe ou pescaria, da qual o paciente goste e participe regularmente (AVDs avançadas). Embora muitas dessas atividades reflitam preferências do paciente que podem mudar ao longo do tempo, se o paciente começar a abandonar a atividade, isso pode indicar um comprometimento inicial como demência, incontinência ou piora da visão ou perda auditiva.

O estado funcional deve ser avaliado inicialmente e periodicamente daí por diante, em particular após hospitalização, doença grave ou perda de um cônjuge ou cuidador. Alterações inesperadas no estado funcional devem indicar uma avaliação ampla imediata. Se não for encontrada uma causa reversível para o declínio funcional após uma investigação médica razoável, o médico deve

---

* N. de T. As siglas POLST e MOLST se referem à expressão em inglês "*physicians or medical orders for life-sustaining treatment*", que significa "ordens médicas para tratamento de manutenção da vida".

concentrar-se nos serviços de suporte e, quando necessário, na colocação em um ambiente diferente. Para mais informações sobre a capacidade funcional e avaliação em idosos, ver Capítulo 2, "Considerações sobre Função e Declínio Funcional".

SERVIÇOS PREVENTIVOS

Os serviços preventivos incluem aconselhamento a respeito de comportamentos saudáveis, rastreamento para detectar doença assintomática e vacinações. Intervenções preventivas específicas para pacientes individuais devem ser fundamentadas em diretrizes baseadas em evidências, na estimativa de vida do paciente e nos valores e objetivos do paciente. A Força-Tarefa de Serviços Preventivos dos Estados Unidos tem um website interativo com recomendações específicas baseadas na idade do paciente, sexo, uso de tabaco e atividade sexual (http://epss.ahrq.gov/PDA/about.jsp) (ver Capítulo 8, "Prevenção e Promoção de Saúde").

QUEDAS E COMPROMETIMENTO DA MARCHA

As quedas são a principal causa de lesões não fatais e lesões não intencionais e morte em idosos. Todos os idosos devem ser questionados a respeito de quedas, pelo menos anualmente. Como os comprometimentos da marcha e do equilíbrio em geral coexistem com quedas, uma avaliação da marcha é importante em idosos, sendo, provavelmente, mais sensível para anormalidades (que comumente são multifatoriais devido à fraqueza muscular e artrite, bem como comprometimentos neurológicos específicos) do que outros componentes do exame neurológico.

Os componentes do exame da marcha incluem observar se o paciente pode levantar-se da cadeira sem o uso das mãos (para testar a força do quadríceps), observar simetria, comprimento da passada, altura da passada e largura da base. O equilíbrio pode ser testado observando a estabilidade com os olhos fechados, com um empurrão no esterno, com um giro de 360 graus e a capacidade de manter a postura com os pés lado a lado, alinhados e semialinhados por 10 segundos. O teste "Tempo para levantar e sair" verifica a capacidade da pessoa de levantar-se da cadeira, andar 3 metros, retornar e sentar. Embora vários pontos de corte sejam usados nesse teste, a incapacidade de completar a tarefa em menos de 15 segundos costuma ser considerada anormal, e tempos mais longos são associados com maior risco de comprometimento funcional. Pacientes com uma avaliação anormal da marcha devem ser avaliados para causas potencialmente reversíveis (ver Capítulo 25, "Quedas e Distúrbios da Mobilidade," e Capítulo 59, "Avaliando Idosos para Síncope após uma Queda").

COMPROMETIMENTO DA VISÃO

A prevalência de catarata, degeneração macular relacionada à idade, glaucoma e necessidade de lentes corretivas aumenta com o avançar da idade. Visto que os problemas oftálmicos são tão comuns em idosos e devido à incapacidade da maioria dos consultórios de cuidados primários realizarem exames oculares de alta qualidade, exames periódicos por um oftalmologista são razoáveis para idosos, particularmente aqueles portadores de diabetes ou em alto risco de glaucoma, como os afro-americanos.

Exames de triagem no consultório de atendimento primário, com uma tabela de Snellen (ou escala optométrica de Snellen) para a visão de longe e com o cartão de Jaeger para a visão de perto, são relativamente fáceis de realizar e podem fornecer informações valiosas ao médico. Uma pergunta de rastreamento, como "Você tem dificuldade para dirigir, ver televisão, ler ou realizar alguma das suas atividades diárias devido à sua visão, mesmo usando óculos?" é útil, mas pode não ser sensível o suficiente para substituir uma avaliação formal da visão (ver Capítulo 61, "O Manejo da Deficiência Visual em Idosos").

COMPROMETIMENTO AUDITIVO

Mais de 33% dos indivíduos com idade acima de 65 anos e 50% daqueles com mais de 85 anos têm alguma perda auditiva. A perda auditiva está correlacionada com isolamento social e emocional, depressão clínica e atividade limitada.

O método ideal de rastreamento para perda auditiva em idosos não foi determinado. O teste do sussurro é fácil de ser realizado, mas muitos pacientes ainda precisam do teste de acompanhamento formal; a sensibilidades e a especificidade variam de 70 a 100%. A audiometria manual com o otoscópio de Welch-Allyn pode aumentar a acurácia do rastreamento quando realizado em um ambiente calmo. A Força-Tarefa de Rastreamento e Prevenção dos Estados Unidos recomenda o uso de perguntas de rastreamento sobre perda auditiva em idosos. Os questionários estruturados como o Hearing Handicap Inventory for Elderly-Screening são mais úteis para avaliação do grau de interferência da perda auditiva no funcionamento do idoso (ver Capítulo 62, "O Manejo da Deficiência Auditiva em Idosos").

DEMÊNCIA

A demência é comum em idosos, mas em geral não é diagnosticada por médicos de cuidados primários. O diagnóstico precoce de doença de Alzheimer e distúrbios relacionados é importante para identificar fatores contribuintes potencialmente tratáveis (que são incomuns) e envolver o paciente em um planejamento de cuidados avançados para cuidados de saúde e finanças. À medida que as medicações e tratamentos para doença de Alzheimer se tornam mais eficazes, o rastreamento precoce se torna mais importante. O teste de memória de lembrar três itens, combinado com o desenho do relógio (o mini-cog), é um teste rápido de rastreamento sensível para detecção de demência. Os pacientes que falham no mini-cog devem ser acompanhados com um exame do estado mental mais profundo.

Os pacientes cujo rastreamento é positivo para possível demência também devem ser questionados sobre se eles têm diretrizes antecipadas, se têm capacidade de tomar decisões e se têm algum processo de proteção de suas finanças (ver Capítulo 22, "Comprometimento Cognitivo e Demência" e Capítulo 52, "Avaliando a Confusão em Idosos").

INCONTINÊNCIA

A incontinência em idosos é comum, mas frequentemente passa despercebida. As mulheres são duas vezes mais propensas do que os homens a ter incontinência; de modo geral, cerca de 6 a 14% das mulheres idosas apresentam incontinência diariamente. Faça uma simples pergunta, como "A incapacidade de controlar a sua urina é um problema para você?" ou "Você usa absorventes ou fraldas devido à perda de urina?" Respostas positivas devem ser acompanhadas com uma avaliação mais completa, como determinado pelos objetivos do paciente (ver Capítulo 39, "Incontinência Urinária").

DEPRESSÃO

A depressão comumente não é diagnosticada nos cuidados primários. Embora a depressão maior não seja mais comum em idosos do que na população mais jovem, os sintomas depressivos são mais comuns em idosos. Em pacientes idosos doentes e hospitalizados, a prevalência de depressão é ≥ 25%. O PHQ-2 (Patient Health Questionnaire-2) é uma ferramenta de rastreamento sensível para depressão. Respostas positivas devem ser acompanhadas com um teste mais extenso (p. ex., o PHQ-9 [Patient Health Questionnaire-9]), e, se positivo, deve ser conduzida uma entrevista ampla (ver Capítulo 45, "Depressão e Outros Problemas de Saúde Mental").

NUTRIÇÃO

Os problemas nutricionais entre idosos incluem obesidade, subnutrição e deficiências específicas de vitamina e nutrientes. A perda não intencional de > 5% do peso corporal deve estimular investigação, que deve incluir consideração sobre aspectos de saúde oral (p. ex., perda das dentaduras), aspectos médicos (p. ex., demência ou neoplasia) e aspectos sociais (p. ex., perda de transporte). A perda de 5% do peso corporal em um mês ou 10% em seis meses está associada com aumento da morbidade e da mortalidade.

Cada vez mais, a obesidade está se tornando um problema no idoso e está associada com múltiplas condições mórbidas, incluindo diabetes, osteoartrite, má mobilidade e apneia obstrutiva do sono. A obesidade no idoso é definida como um índice de massa corporal (IMC) de ≥ 30 kg/m^2 (ver Capítulo 68, "Definindo a Nutrição Adequada para Idosos").

USO DE MEDICAÇÃO

O idoso médio usa 4 a 5 medicações, e muitos idosos recebem medicações de mais de um médico, o que aumenta o risco de discrepâncias de medicamentos e eventos adversos pelos fármacos. As medicações devem ser revisadas com o médico de cuidados primários, farmacêutico ou enfermeiro a cada consulta. Os pacientes devem ser encorajados a trazer todas as suas medicações, inclusive aquelas de venda livre, isentas de prescrição, a cada visita. As revisões regulares da farmácia e os programas de gerenciamento das medicações disponíveis comercialmente podem ajudar os provedores de cuidados primários a monitorar os erros potenciais e as possíveis interações medicamentosas (ver Capítulo 9, "Princípios da Prescrição para Idosos," e Capítulo 53, "Abordando a Polifarmácia e Melhorando a Adesão Medicamentosa em Idosos").

SUPORTE AO CUIDADOR

O fornecimento de cuidados primários a um idoso fragilizado requer que seja dada atenção aos cuidadores familiares bem como ao paciente, porque a saúde e o bem-estar do paciente e dos cuidadores estão intimamente ligados. Altos níveis de dependência funcional colocam uma enorme carga sobre um cuidador. Esgotamento, depressão e ausência de autocuidados são as possíveis consequências de altas cargas de trabalho sobre o cuidador. Interrogar o cuidador sobre estresse, esgotamento, raiva e culpa é muito instrutivo. Para o cuidador estressado, um assistente social pode, frequentemente, identificar programas úteis como grupos de suporte para cuidadores, programas de relaxamento e descanso, cuidados-dia e emprego de auxiliares domiciliares.

RECURSOS FINANCEIROS, AMBIENTAIS E SOCIAIS

A velhice pode ser um tempo de recursos limitados, tanto sociais quanto financeiros. Os idosos estão em risco de isolamento social e pobreza. Perguntas de triagem sobre contatos sociais e recursos financeiros costumam ser úteis para orientar os provedores de cuidados a delinear um tratamento realista e um planejamento social. Todos os idosos devem ser encorajados a se engajar em um planejamento financeiro avançado quando estão sendo incentivados a completar suas orientações médicas avançadas.

A avaliação do ambiente do paciente deve incluir perguntar sobre sua capacidade de acessar os recursos da comunidade de que precisa (p. ex., bancos, supermercado, farmácia), por si só ou por meio de responsáveis, a segurança de suas casas e a adequação do seu ambiente de acordo com seu comprometimento funcional. Quando a segurança de casa está em questão, está indicada uma avaliação de segurança domiciliar feita por uma agência de cuidados de saúde domiciliar.

MAUS-TRATOS

Devido à possibilidade de maus-tratos, os idosos vulneráveis devem ter a oportunidade de ser entrevistados sozinhos. As perguntas diretas sobre maus-tratos e negligência podem ser úteis, particularmente nas circunstâncias de uma alta carga de trabalho do cuidador. Os indícios de possível abuso incluem a observação de alterações comportamentais na presença dos cuidadores, retardo entre lesões e a busca por tratamento, inconsistências entre uma lesão observada e a explicação associada, falta de roupas e higiene adequadas e prescrições não adquiridas. Uma pergunta simples – "Você já se sentiu inseguro ou ameaçado?" – é uma forma razoável de rastreamento inicial (ver Capítulo 72, "Detectando, Avaliando e Respondendo aos Maus-Tratos com Idosos").

AVALIAÇÃO GERIÁTRICA EM CUIDADOS PRIMÁRIOS

Inúmeras estratégias podem ajudar a tornar o processo de avaliação geriátrica mais eficiente nas práticas de cuidados primários com muitos pacientes, como o uso de questionários de triagem pré-consulta, o uso de auxiliares não médicos para ajudar a realizar avaliações geriátricas padronizadas e a adoção de protocolos padronizados para acompanhamento dos resultados positivos. Instrumentos de rastreamento como os de Lachs e colaboradores e de Moore e colaboradores (Figura 6-1) são úteis em ambientes de cuidados primários. Inúmeros questionários bem formulados pré-consulta para idosos estão disponíveis (p. ex., www.geronet.ucla.edu/images/stories/docs/professionals/Geri_Pre-visit _Questionnaire.pdf). O Medicare Annual Wellness Visit também pode facilitar o desempenho de muitas dessas avaliações em uma visita separada

---

Nome do paciente: _____
Fonte: Paciente: _____ **Outro:** _____

Data: _____

Itens da história	Anormal	Ação	Resultado e comentários
Você sofreu alguma queda no último ano?	Sim	Avaliação da marcha Exames adicionais, avaliação domiciliar e FT Avaliação de osteoporose e risco de lesão	_____
Você tem dificuldade com escada, iluminação, uso do banheiro e outros riscos domiciliares?	Sim para qualquer um deles	Avaliação domiciliar e/ou FT	_____
Você tem problemas com vazamento ou acidentes com a urina?	Sim	Excluir reversíveis (DIAPPERS[a]) História (estresse, urgência), exame, PVR	_____
Nas últimas duas semanas, você se sentiu triste, deprimido ou desesperançoso com frequência? Durante as duas semanas, você com frequência se sentiu desinteressado ou sem prazer de fazer alguma coisa?	Sim para qualquer uma	Quantificar com PHQ-2 GDS ou PHQ-9	_____
Você se sente inseguro no local onde mora? Alguém lhe ameaça ou lhe machuca?	Sim	Explorar mais, assistente social, APS	_____
A dor é um problema para você?	Sim___ Não___	Avaliar	_____

Você tem algum problema em alguma das seguintes áreas? Quem ajuda? Você usa algum equipamento?
(Para as respostas "Sim", considerar as causas, avaliação do serviço social e/ou domiciliar, FT, TO)

Realizar atividades extenuantes como andar rápido, andar de bicicleta?	Sim___ Não___	_____
Cozinhar	Sim___ Não___	_____
Fazer compras	Sim___ Não___	_____
Fazer trabalho pesado como limpar janelas	Sim___ Não___	_____
Lavar roupa	Sim___ Não___	_____
Chegar a algum lugar além de uma distância alcançável dirigindo ou de ônibus	Sim___ Não___	_____
Gerenciar as finanças	Sim___ Não___	_____
Sair da cama/transferências	Sim___ Não___	_____
Vestir-se	Sim___ Não___	_____
Usar o vaso sanitário	Sim___ Não___	_____
Alimentar-se	Sim___ Não___	_____
Andar	Sim___ Não___	_____
Tomar banho	Sim___ Não___	_____

▲ **Figura 6-1** Rastreamento geriátrico simples. (Reproduzida com permissão de C. Bree Johnston, MD, baseada em dados de Moore AA, Siu Al. Screening for common problems in ambulatory elderly: clinical confirmation of a screening instrument. *Am J Med.* 1996;100(4):483-443, e Lachs MS, Feinstein AR, Cooney LM Jr, et al. A simple procedure for general screening for functional disability in elderly patients. *Ann Intern Med.* 1990;112(9):699-706.)

	Anormal	Ação	Comentários
Revisar medicações que o paciente traz	Confusões sobre medicações > 5 medicações Não traz medicações	Considerar simplificação Medi-set ou outro auxílio Considerar visita domiciliar	

Também perguntar sobre ervas, vitaminas, suplementos e medicações sem prescrição

Itens do exame físico
(Os próximos itens serão realizados por enfermeiros em algumas situações)

Peso/IMC Perguntar "Você perdeu peso?" Se sim, quanto?	IMC < 21 Perda de 5% desde a última visita Ou 10% em um ano	Alertar o médico Ou avaliação nutricional Considerar avaliação médica, odontológica e social	
Você tem problemas com os dentes ou gengivas? Realizar exame oral	Sim Exame anormal	Encaminhamento odontológico	
Cartão de Jaeger ou tabela ocular de Snellen Testar cada olho (com óculos)	Não consegue ler 20/40	Alertar o médico ou encaminhar	
Sussurrar frases curtas a 15 a 30 cm (fora do campo visual) ou audioscopia	Incapaz de ouvir Retestar/encaminhar Inventário de deficiência auditiva	Verificar cerume	
Citar três objetos/Perguntar por eles em 5 minutos Teste do desenho do relógio (mini-cog)	Falha algum ou incapaz	MOCA, MMSE, avaliação cognitiva completa	
Levantar da sua cadeira (sem usar os braços), andar 3 metros, virar, andar de volta até a cadeira e sentar (Tempo para levantar e sair)	Problema observado ou mais de 15 segundos	Avaliação da marcha e exame neurológico Avaliação domiciliar e FT	
Tocar atrás do pescoço com as mãos. Pegar o lápis.	Incapaz de fazer qualquer um	Exames adicionais Considerar TO	

(Lembrar-se de perguntar os três itens do mini-cog!)

Outras áreas de preocupação: Estresse do cuidador, consumo de álcool, isolamento social, diretrizes antecipadas e desejos sobre cuidados de saúde.

[a]**D**elírio, **I**nfecção, Uretrite **A**trófica, Farmácia (**P**harmacy), **P**sicológico, **E**xcreção Excessiva, Mobilidade **R**estrita, Impactação de fezes (**S**tool).

FT = fisioterapia; PVR (post-void residual) = resíduo pós-miccional; PHQ-2 = Patient Health Questionnaire-2; GDS = Geriatric Depression Scale (Escala de Depressão Geriátrica); PHQ-9 = Patient Health Questionnaire-9; APS = Adult Protective Services; IMC = índice de massa corporal; TO = terapia ocupacional.

▲ **Figura 6-1** *(continuação)*

que não exige a abordagem dos problemas médicos existentes do paciente. Novos modelos de reembolso para clínicas baseadas em equipes podem tornar a realização de avaliações geriátricas mais práticas para muitas instituições do que acontece atualmente.

Boult C, Wieland GD. Comprehensive primary care for older patients with multiple chronic conditions: "nobody rushes you through." *JAMA*. 2010;304(17):1936-1943.

Reuben DB. Medical care for the final years of life "when you're 83, it's not going to be 20 years." *JAMA*. 2009;302:2686-2694.

SITES RECOMENDADOS

Agency for Healthcare Research and Quality. *Search for Recommendations.* http://epss.ahrq.gov/ePSS/search.jsp

Centers for Disease Control and Prevention. http://www.cdc.gov/mmwr/PDF/wk/mm753-Immunization.pdf

Social Security Administration. *Life Expectancy Tables.* http://www.ssa.gov/OACT/STATS/table4c6.html

UCLA GeroNet. Healthcare office forms. http://geronet.ucla.edu/centers/acove/office_forms.htm

U.S. Preventive Services Task Force. Home page. http://www.uspreventiveservicestaskforce.org/

7

Apresentações atípicas das doenças em idosos

Carla M. Perissinotto, MD, MHS
Christine Ritchie, MD, MSPH

A educação tradicional dos médicos confia na apresentação típica das doenças comuns. Contudo, o que geralmente é deixado de fora da formação médica é a ocorrência frequente de apresentações atípicas das doenças nos idosos. Essas apresentações são chamadas *"atípicas"* porque não têm os sinais e sintomas usuais que caracterizam uma condição ou diagnóstico particular. Nos idosos, as apresentações "atípicas" são na verdade bastante comuns. Por exemplo, uma alteração no comportamento ou capacidade funcional em geral é o *único* sinal de uma nova doença potencialmente grave. A falha em reconhecer apresentações atípicas pode levar a desfechos piores, erros diagnósticos e perda de oportunidades de tratamento de condições comuns em idosos.

Na educação médica, o ensino das apresentações atípicas das doenças em idosos oferece uma oportunidade única de introduzir princípios geriátricos fundamentais aos estagiários em todos os níveis de formação. Além do mais, as apresentações médicas atípicas em idosos são agora uma competência de Accreditation for Graduate Medical Education (ACGME) Geriatrics, enfatizando a importância de integrar esse conceito na educação médica para todos os aprendizes.

DEFINIÇÃO DE APRESENTAÇÕES ATÍPICAS

A definição de uma apresentação atípica de uma doença é: *quando um idoso apresenta um estado de doença em que faltam algumas das características centrais tradicionais, geralmente vistas em pacientes mais jovens*. As apresentações atípicas costumam incluir uma de três características: (a) apresentação vaga da doença, (b) apresentação alterada da doença, ou (c) não apresentação da doença (i.e., sub-relato).

IDENTIFICAÇÃO DE PACIENTES EM RISCO

A prevalência de apresentação atípica de doenças em idosos aumenta com a idade. Com o envelhecimento da população mundial, as apresentações atípicas das doenças irão representar uma proporção cada vez maior das apresentações das doenças. Os fatores de risco mais comuns incluem:

- Aumento da idade (especialmente idade igual ou maior que 85 anos)
- Múltiplas condições clínicas ("comorbidades")
- Múltiplas medicações (ou "polifarmácia")
- Comprometimento cognitivo ou funcional

A compreensão de quais pacientes podem estar em maior risco de apresentação atípica das doenças irá orientar os clínicos a captar mais facilmente os sinais mais sutis da doença. Em vez de abordar a visita ao paciente da forma "tradicional", o clínico pode precisar também ir além da avaliação "típica" da doença e incorporar perguntas ou achados de exames que se correlacionem com uma apresentação atípica (Tabela 7-1). Por exemplo, o reconhecimento de uma apresentação atípica da doença requer que o clínico preste mais atenção a pequenas alterações na cognição em comparação com o estado basal. Diante de um paciente com demência, isso pode ser difícil de determinar, uma vez que certos idosos com demência ainda apresentam algumas variações diárias na cognição. A coleta dessa informação basal exige paciência, tempo e cuidadores e familiares confiáveis como informantes. Muitas vezes, de modo a chegar a uma história acurada da doença atual, o médico terá de realizar uma abordagem investigativa sistemática.

▶ Sinais e sintomas comuns de apresentações atípicas de doenças em idosos

O primeiro passo para avaliar um idoso quanto a uma apresentação atípica de doença é reconhecer os sinais e sintomas comuns de aviso, presentes frequentemente em um amplo espectro de doenças no idoso. Em um idoso, um sinal comum de uma infecção ou doença crítica em desenvolvimento pode ser um novo declínio de função (p. ex., nova incontinência, nova dificuldade de caminhar). Do mesmo modo, uma alteração no comportamento (p. ex., agitação ou aumento de confusão) em indivíduos com ou

Tabela 7-1 Questões potenciais para descobrir sintomas comuns característicos de uma apresentação *"atípica"* de doenças

Sintoma	Pergunta
• Confusão aguda (p. ex., *delirium*) • Anorexia (alteração no apetite) • Ausência de febre • Ausência de dor, ou dor em locais alternados • Fraqueza generalizada • Fadiga • Nova incontinência urinária • Novo declínio funcional (p. ex., alteração na mobilidade)	• O paciente geralmente é calmo e calado ou isso é uma alteração do normal? • Você notou se o paciente está mais inquieto ou mais hiperativo? • Houve alguma perda de peso? • Há alguma medicação nova que foi iniciada quando os sintomas começaram? • No passado, quando o paciente apresentava alguma infecção, quais sinais ele manifestava? • Eu vejo que o paciente está em uma cadeira de rodas; ele pode andar? Ou isso é uma alteração nova?

sem comprometimento cognitivo pode ser a única indicação aos cuidadores ou membros da família (que estão mais sintonizados com a cognição e o comportamento normal do indivíduo) de que "alguma coisa está acontecendo". Outros indicadores de uma nova doença, potencialmente grave, incluem – mas não estão limitados a – quedas, anorexia e fraqueza generalizada.

▶ Apresentações específicas de condições comuns no idoso

Há exemplos de apresentações atípicas em várias condições patológicas, incluindo doenças infecciosas pulmonares, cardiovasculares e psiquiátricas. Ao cuidar de idosos, as apresentações atípicas das doenças são, às vezes, mais comuns do que as apresentações clássicas dos livros, de modo que o médico deve ter inúmeros diagnósticos diferenciais e estar preparado para novos diagnósticos coexistentes antes de chegar rapidamente a uma única explicação para os achados clínicos. O princípio da navalha de Occam,* no qual há um diagnóstico unificador para explicar todos os sintomas e achados do paciente, é uma raridade em geriatria. Por exemplo, um paciente com pneumonia adquirida na comunidade e insuficiência renal pode se apresentar sem febre e sem a capacidade de descrever sintomas fundamentais, como náusea, tosse ou dor torácica pleurítica. Por fim, as apresentações atípicas ocorrem devido a uma combinação de fatores que coexistem em idosos: alterações fisiológicas do envelhecimento, perda da reserva fisiológica e uma combinação de comorbidades agudas e múltiplas e síndromes geriátricas que convergem para confundir o diagnóstico e tornar a apresentação de uma nova doença não característica. Alguns exemplos comuns estão incluídos na Tabela 7-2 e são descritos em mais detalhes a seguir.

---

* N. de R.T. A navalha de Occam é um princípio lógico atribuído a Guilherme de Ockram, um franciscano inglês.

A. Desidratação

A desidratação é o problema hídrico e eletrolítico mais comum em idosos. Esse é o resultado de alterações fisiológicas normais relacionadas à idade, que incluem reduções na água corporal total, alterações na percepção da sede e redução da função renal levando à diminuição na capacidade de concentração da urina. Assim como em outras apresentações atípicas, os sinais e sintomas de desidratação no idoso podem ser vagos ou mesmo ausentes. Por exemplo, os idosos serão mais propensos à desidratação com infecção, sondas alimentares e efeitos colaterais relacionados à medicação. Fatores de risco adicionais para desidratação incluem *delirium* e distúrbios da mobilidade, ambos os quais podem levar à redução da ingestão de líquidos. Os sinais vitais podem não ser reveladores; distúrbios da condução cardíaca ou medicações como os betabloqueadores podem mascarar a resposta taquicárdica habitual vista na depleção de volume. O turgor cutâneo no idoso não é confiável, e os registros de ingestão e débito têm propensão a ser imprecisos na presença de incontinência. Por fim, a secura oral pode ser enganadora devido à prevalência de respiração pela boca ou ressecamento pela boca como resultado de medicações com propriedades anticolinérgicas. Consequentemente, o médico deve estar consciente da vulnerabilidade imposta pela fisiologia do idoso e a possibilidade de que a desidratação possa se manifestar apenas como constipação ou discreta hipotensão ortostática. Na maioria dos casos, o médico precisará confiar em uma combinação de sintomas, sinais e possíveis anormalidades laboratoriais para detectar de maneira acurada a desidratação grave.

B. O abdome agudo

A dor abdominal aguda em idosos em geral não é reconhecida, com alguns estudos indicando que até 40% dos idosos têm diagnósticos errados. Algumas das causas mais comuns de dor abdominal em idosos incluem colecistite, obstrução intestinal, doença diverticular, complicações do câncer e efeitos colaterais de medicações. Nessas condições clínicas, em vez de apresentar sinais de localização em um quadrante abdominal específico, a dor pode ser mais difusa, leve ou totalmente ausente. Os pacientes também podem não ter febre e apresentar hipotermia. Eles podem não apresentar aumento dos leucócitos e ter um rebote reduzido secundário à redução da musculatura da parede abdominal. Na colecistite, apenas 25% dos adultos de fato apresentam cólica biliar; consequentemente, um amplo diagnóstico diferencial deve ser considerado quando idosos apresentam queixas abdominais vagas. Além de uma apresentação diferente e sintomas vagos, o diagnóstico de abdome agudo em idosos pode ser difícil como resultado do desafio de obter uma história acurada, e dos sinais e sintomas confusos devido à apresentação tardiamente no curso da doença; múltiplas condições comórbidas; e complicações relacionadas à doença. Devido à apresentação tardia e dificuldade com o diagnóstico, a taxa de mortalidade e as complicações do abdome agudo são muito maiores nos idosos. Assim como em outras doenças, algumas das razões para apresentação tardia

Tabela 7-2 Exemplos de apresentação atípica de doenças em idosos

Apresentação alterada de doenças em idosos	
Doença	**Apresentação atípica**
Doenças infecciosas	Ausência de febre Sepse sem a leucocitose e febre usuais Quedas, diminuição do apetite ou da ingestão de líquidos Confusão Alteração no estado funcional
Abdome agudo "silencioso"	Ausência de sintomas (apresentação silenciosa) Leve desconforto e constipação Alguma taquipneia e possivelmente sintomas respiratórios vagos
Neoplasia "silenciosa"	Dor nas costas secundária a metástases por massas mamárias de crescimento lento Massas silenciosas do intestino
Infarto do miocárdio "silencioso"	Ausência de dor torácica Sintomas vagos de fadiga, náusea e uma redução no estado funcional Apresentação clássica: falta de ar é uma queixa mais comum do que dor torácica
Edema pulmonar não dispneico	Pode não experimentar subjetivamente os sintomas clássicos de dispneia paroxística noturna ou tosse Instalação típica pode ser insidiosa com alteração na função, ingestão de alimentos ou líquidos ou confusão
Doença da tireoide	Hipertireoidismo se apresentando como "tireotoxicose apática" (i.e., fadiga e lentificação) Hipotireoidismo se apresentando com confusão e agitação
Depressão	Ausência de tristeza Queixas somáticas: alterações no apetite, sintomas gastrintestinais vagos, constipação e distúrbios do sono Hiperatividade Tristeza interpretada erroneamente como consequência normal do envelhecimento Problemas clínicos que mascaram a depressão
Doenças que se apresentam como depressão	Por exemplo, hipotireoidismo e doença hiper que se apresenta como diminuição de energia e apatia

Reproduzida com permissão de Ham R, Sloane D, Warshaw G. *Primary Care Geriatrics: A Case-Based Approach.* St. Louis, MO: Mosby; 2002:32-33.

podem ser causadas por fatores sociais, como falta de um cuidador, falta de transporte, medo de ser hospitalizado e risco de perder a independência.

C. Infecção

Embora uma nova infecção possa se apresentar na forma geral com febre e leucocitose em idosos, também é comum que um idoso apresente sintomas vagos, sem febre, sem elevação nos leucócitos e sem sinais de localização. Os idosos costumam ter temperatura corporal basal mais baixa devido à redução na termogênese muscular e induzida pelas refeições; portanto, uma temperatura > 37°C pode ser mais indicativa de infecção. Frequentemente, uma alteração no estado funcional e no estado mental é o único sinal de infecção subjacente. A infecção do trato urinário é um dos melhores exemplos desse fenômeno. Em vez de se apresentar com disúria e frequência, tanto os homens quanto as mulheres idosas podem se apresentar com confusão, incontinência e anorexia. Do mesmo modo, a pneumonia pode se apresentar com ausência de tosse, achados radiográficos incompletos ou dispneia e, em vez disso, apresenta-se com mal-estar geral e confusão. Embora a leucocitose seja menos comum em idosos, mesmo na ausência de uma contagem elevada de leucócitos, um desvio para a esquerda em geral é encontrado e indicativo de infecção. A atenção a esses indícios sutis é importante, uma vez que as consequências de negligenciar apresentações atípicas de infecções podem levar a sepse, hospitalizações prolongadas e mesmo morte.

D. Doença cardiovascular

Os sintomas clássicos de doença cardiovascular, especificamente infarto do miocárdio, são difíceis de deixar passar: dor torácica subesternal opressiva, dispneia e náusea. Mas, em idosos, o infarto do miocárdio pode se apresentar com dor leve ou completa ausência de dor, e pode ocorrer na ausência de dispneia. Ao contrário, o infarto do miocárdio nos muito idosos frequentemente se apresenta como fadiga de início recente, tontura ou confusão. Do mesmo modo, embora a insuficiência cardíaca seja cada vez mais prevalente em grupos etários mais velhos, os médicos devem estar atentos para as apresentações típicas e atípicas da insuficiência cardíaca. Os sintomas comuns em idosos podem incluir fadiga e perda de apetite em vez de falta de ar. Em outras doenças, como doença arterial periférica, comorbidades podem obscurecer os sintomas típicos como a claudicação. Por exemplo, uma neuropatia preexistente pode levar a uma alteração basal na percepção da dor, e uma ausência relativa de atividade física pode fazer com que os clínicos deixem de diagnosticar esse problema comum e potencialmente perigoso.

E. Depressão

A prevalência de depressão entre pacientes com idade acima de 65 anos de idade em clínicas de pacientes externos varia de 7 a 36% e aumenta para 40% naqueles que estão hospitalizados. Como o tratamento inicial da depressão pode melhorar a qualidade de vida e o estado funcional, o reconhecimento da depressão é importante. Os sintomas típicos de depressão como o mal-estar e o humor deprimido são bem captados no PHQ-9. Em idosos, outros sintomas comuns mais atípicos podem incluir ansiedade, diminuição dos autocuidados, irritabilidade, perda de peso, novos comprometimentos cognitivos e maiores taxas de sintomas somáticos e insônia. A depressão em idosos em geral é negligenciada ou diagnosticada erradamente porque alguns desses sintomas "atípicos" são rotulados de forma errônea como parte normal do envelhecimento.

F. Comprometimento cognitivo

O comprometimento cognitivo e a demência continuam a ser diagnósticos difíceis para muitos clínicos. Como resultado, os pacientes podem receber diagnósticos incorretos de doenças psiquiátricas primárias e/ou perder a oportunidade de se engajar em uma determinação significativa de objetivos e um planejamento de cuidados avançados enquanto ainda são capazes. Os padrões de domínio cognitivo afetados podem ajudar os clínicos a identificar que tipos de demência um paciente pode ter. Por exemplo, na doença de Alzheimer, a memória e a linguagem são os domínios afetados primariamente. Todavia, é menos estimado que as alterações cognitivas fora desses dois domínios também possam significar um processo neurodegenerativo. Alterações no comportamento, função visuoespacial ou função executiva, por exemplo, embora não tão típicas na doença de Alzheimer inicial, podem ser um marco de demência frontotemporal inicial. É crítico que os clínicos extraiam informações sobre domínios cognitivos, e não apenas memória, de modo que distúrbios neurodegenerativos não Alzheimer também sejam diagnosticados. (Para mais informações, ver Capítulo 21, "*Delirium*," e Capítulo 22, "Comprometimento Cognitivo e Demência.")

RESUMO

O reconhecimento das apresentações atípicas de doenças em idosos é um componente subpercebido, porém essencial dos cuidados geriátricos de alta qualidade. O retardo no reconhecimento de doenças agudas pode levar a desfechos de saúde adversos como hospitalizações prolongadas, iatrogênese e maior risco de morte. Por exemplo, a falha em reconhecer a pneumonia em um idoso que apresenta confusão isolada pode resultar em atraso no uso de antibióticos, permanência hospitalar prolongada e morte. À medida que a população envelhece, um número crescente de adultos com síndromes geriátricas e múltiplas condições clínicas irá se apresentar a hospitais e consultórios de cuidados primários com doenças graves na ausência de características clínicas típicas. O reconhecimento de doenças graves comuns diante de apresentações atípicas em idosos está se tornando cada vez mais uma habilidade essencial no diagnóstico clínico e tratamento. O tratamento ideal dos idosos com apresentação atípica de doença requer fundamentalmente o conhecimento das formas pelas quais a doença pode se manifestar atipicamente no idoso; o reconhecimento dos sinais e sintomas comuns da apresentação da doença aguda no idoso; e a familiarização com as condições comuns que se apresentam atipicamente nos idosos. Ao tornarem-se mais familiarizados com essas apresentações comuns, embora pouco reconhecidas, os clínicos podem aperfeiçoar os cuidados dos idosos e ensinar de maneira mais eficaz os futuros clínicos a fazerem o mesmo.

Bayer AJ, Chadha JS, Farag RR, Pathy MS. Changing presentations of myocardial infarction with increasing old age. *J Am Geriatr Soc*. 1986;34(4):263-266.

Chang CC, Wang SS. Acute abdominal in the elderly. *Int J Gerontol*. 2007;1(2):77-82.

Cooper N, Mulley G. Introducing geriatric medicine. In: Cooper N, Forest K, Mulley G, eds. *ABC of Geriatric Medicine*. West Sussex, UK: Blackwell Publishing; 2009:1-3.

Crystal S, Sambamoorthi U, Walkup JT, Akincigil A. Diagnosis and treatment of depression in the elderly Medicare population: predictors, disparities and trends. *J Am Geriatr Soc*. 2003;51:1718-1728.

Dang C, Aguilera P, Dang A, Salem L. Acute abdominal pain: four classifications can guide assessment and management. *Geriatrics*. 2002;57(3):30-32, 35-36, 41-42.

Emmett KR. Nonspecific and atypical presentation of disease in the older patient. *Geriatrics*. 1998;53(2):50-52, 58-60.

Gavazzi G, Krause KH. Aging and infection. *Lancet Infect Dis*. 2002;2(11):659-666.

Ham R, Sloane D, Warshaw G. *Primary Care Geriatrics: A Case-Based Approach*. St Louis, MO: Mosby; 2002:32-33.

Khouzam HR. Depression in the elderly: when to suspect. *Consultant*. 2012 (March):225-240.

Kroenke K, Spitzer RL, Williams JB. The PHQ-9: validity of a brief depression severity measure. *J Gen Intern Med*. 2001;16(9):606-613.

Lavizzo-Mourey R. Dehydration in the elderly: a short review. *J Natl Med Assoc*. 1987;79(10):1033-1038.

Lyon C, Park D. Diagnosis of acute abdominal pain in older patients. *Am Fam Physician*. 2006;74(9):1537-1544.

Musgrave T, Verghese A. Clinical features of pneumonia in the elderly. *Semin Respir Infect*. 1990;5(4):269-275.

Norman DC. Fever in the elderly. *Clin Infect Dis*. 2000;31(1):148-151.

Oudejans I, Mosterd A, Bloemen JA, et al. Clinical evaluation of geriatric outpatients with suspected heart failure: value of symptoms, signs and additional tests. *Eur J Heart Fail*. 2011;13(5):518-527.

Pathy MS. Clinical presentation of myocardial infarction in the elderly. *Br Heart J.* 1967;29(2):190-199.

Rich MW. Epidemiology, clinical features, and prognosis of acute myocardial infarction in the elderly. *Am J Geriatr Cardiol.* 2006;15(1):7-11.

Tseng Y, Hwang L, Chang W. Delayed diagnosis in an elderly patient with atypical presentation of peripheral artery occlusion disease. *Int J Gerontol.* 2011;5:59-61.

van Duin D. Diagnostic challenges and opportunities in older adults with infectious diseases. *Clin Infect Dis.* 2012;54(7):973-978.

Waterer GW, Kessler LA, Wunderink RG. Delayed administration of antibiotics and atypical presentation in community-acquired pneumonia. *Chest.* 2006;130(1):11-15.

Weinberg AD, Minaker KL. Dehydration. Evaluation and management in older adults. Council on Scientific Affairs, American Medical Association. *JAMA.* 1995;274(19):1552-1556.

Prevenção e promoção de saúde

8

Dandan Liu, MD
Louise C. Walter, MD

ASPECTOS DE RASTREAMENTO PARA A POPULAÇÃO GERIÁTRICA

Mesmo nos muito idosos, intervenções preventivas podem limitar a doença e a incapacidade. A heterogeneidade da população idosa em termos de condições clínicas, expectativas de vida e objetivos do tratamento, contudo, requer uma aplicação mais pensada e individualizada das diretrizes de prevenção em vez de uma abordagem que se aplique a tudo, baseada unicamente na idade.

Desde a década de 1980, a Força-Tarefa de Serviços Preventivos dos Estados Unidos (USPSTF) tem fornecido revisões científicas baseadas em evidências de serviços de saúde preventiva para orientar as tomadas de decisão de cuidados primários. O padrão fundamental aplicado pela força-tarefa é se a intervenção leva a melhores desfechos de saúde (p. ex., morbidade e mortalidade específicas da doença reduzidas). Em 1998, o projeto "Avaliação de Cuidados de Idosos Vulneráveis" começou a desenvolver indicadores de qualidade específicos para idosos vulneráveis (definidos como idade > 65 anos e expectativa de vida > 2 anos). Esse projeto concluiu que frequentemente há uma limitação de evidências de alta qualidade sobre benefícios e riscos para intervenções em populações de idosos. Além disso, os estudos costumam mostrar a eficácia média de uma intervenção, então sempre é necessário incorporar características individuais (p. ex., expectativa de vida, metas de cuidados, função e comorbidades) nas decisões de rastreamento, porque tais características podem alterar a probabilidade de que uma pessoa receba um benefício *versus* o risco de uma intervenção preventiva.

A estrutura para tomada de decisão individualizada (Tabela 8-1) está ancorada na consideração da expectativa de vida de um indivíduo. Em vez de usar a expectativa de vida média para uma determinada idade, o estado de saúde de uma pessoa deve ser incorporado nas decisões preventivas (Figura 8-1). Pessoas com várias condições clínicas comórbidas ou comprometimentos funcionais provavelmente têm uma expectativa de vida que é menor do que a média para a sua faixa etária, enquanto aquelas sem condições clínicas significativas ou comprometimentos funcionais provavelmente vivem mais tempo do que a média (ver Capítulo 3, "Metas de Cuidados e Considerações sobre o Prognóstico"). O risco de experimentar os efeitos adversos de uma condição e o benefício potencial da detecção precoce devem ser considerados no contexto da expectativa de vida de uma pessoa. O último componente da estrutura é avaliar como os indivíduos veem esses danos e benefícios potenciais e integram seus valores e preferências nas decisões de rastreamento.

A Tabela 8-2 resume as condições para as quais o rastreamento ou outras intervenções de prevenção mostraram resultar em benefício para alguns idosos com base na USPSTF e em diretrizes focadas em geriatria. A tabela também fornece orientação geral para recomendações individualizadas ao incorporar a função de uma pessoa, a saúde, a expectativa de vida e as metas de cuidados. O rastreamento de algumas condições não é recomendado quando os danos potenciais do rastreamento (e os procedimentos que emanam dele) superam os benefícios potenciais com base em características individuais.

American Geriatric Society. *AGS Guidelines & Recommendations.* http://www.americangeriatrics.org/health_care_professionals/clinical_practice/clinical_guidelines_recommendations/

Gnanadesigan N, Fung CH. Quality indicators for screening and prevention in vulnerable elders. *J Am Geriatr Soc.* 2007;55 Suppl 2:S417-S423.

Lee SJ, Walter LC. Quality indicators for older adults: preventing unintended harms. *JAMA.* 2011;306(13):1481-1482.

Walter LC, Covinsky KE: Cancer screening in elderly patients: a framework for individualized decision making. *JAMA.* 2001;285(21):2750-2756.

U.S. Preventive Services Task Force. Home page. http://www.uspreventiveservicestaskforce.org/

SÍNDROMES GERIÁTRICAS

As condições geriátricas comuns (chamadas de síndromes para refletir as etiologias multifatoriais) incluem quedas, má nutrição, perda de visão e perda auditiva e comprometimento cognitivo. Essas condições em geral não são reconhecidas apesar de causarem um ônus significativo na qualidade de vida e na função.

Tabela 8-1 Etapas para individualizar a tomada de decisão para testes de rastreamento

1. Estimar a expectativa de vida do indivíduo.
2. Estimar o risco de morrer por aquela condição.
3. Determinar o benefício potencial do rastreamento.
4. Pesar os danos diretos e indiretos do rastreamento.
5. Avaliar os valores e preferências do paciente.

Reproduzida com permissão de Walter LC, Covinsky KE. Cancer screening in elderly patients: a framework for individualized decision making. JAMA. 2001;285(21):2750-2756.

Portanto, a detecção dessas condições é recomendada para avaliar a etiologia das limitações funcionais em idosos frágeis. As diretrizes da USPSTF e da "Avaliação de Cuidados de Idosos Vulneráveis (ACOVE-3)*" são discutidas aqui; ver Capítulo 6, "Avaliação Geriátrica", para uma discussão mais detalhada das síndromes geriátricas.

Quedas

A USPSTF conclui que há forte evidência de que vários tipos de intervenções primárias relevantes aos cuidados (p. ex., avaliação e manejo multifatorial amplo, intervenções de exercícios/fisioterapia e suplementação de vitamina D) reduzem as quedas entre idosos com alto risco. Os componentes incluídos mais comumente nos estudos efetivos multifatoriais, e assim recomendados, são modificações na segurança domiciliar; treinamento de equilíbrio, da marcha e de força; e retirada ou redução de psicoativos ou outras medicações. Os danos dessas intervenções parecem mínimos. O teste de rastreamento mais recomendado para quedas é o Teste de Levantar e Sair (teste Get Up and Go, ou TGUG), que leva menos de 1 minuto. Qualquer movimento inseguro durante o teste sugere maior risco de quedas e deve indicar encaminhamento para um fisioterapeuta para avaliação completa. A Sociedade Americana de Geriatria também publicou diretrizes sobre quedas e recomenda perguntar anualmente aos idosos se eles sofreram quedas no último ano.

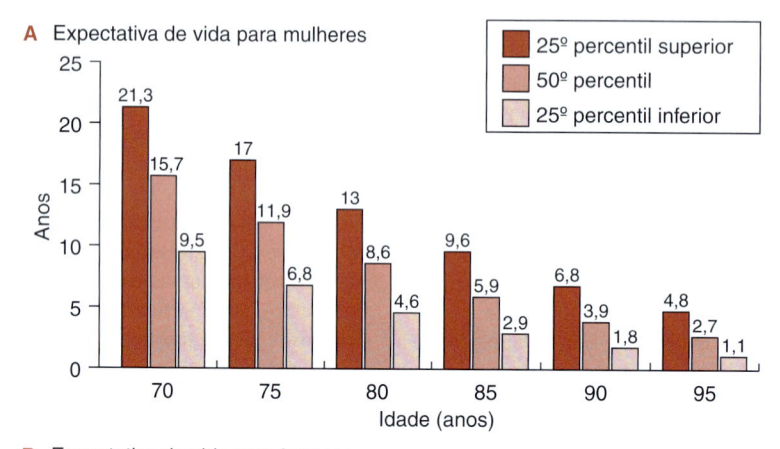

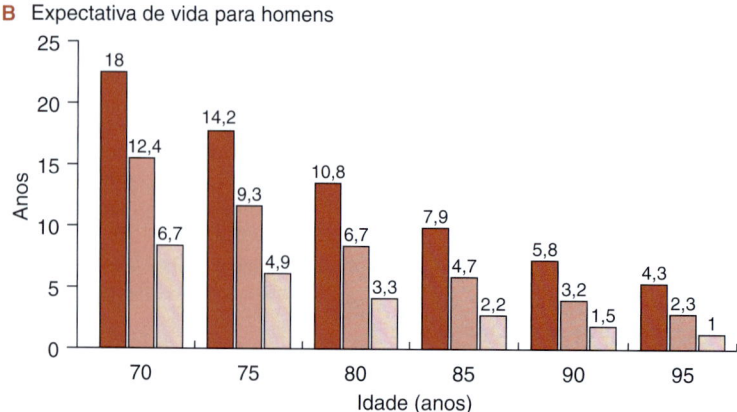

▲ **Figura 8-1** Quartis de expectativa de vida por idade. Reproduzida com permissão de Walter LC, Covinsky KE. Cancer screening in elderly patients: a framework for individualized decision making. *JAMA*. 2001;285(21):2750-2756.

---

* N. de R.T. O leitor pode consultar o periódico *J Am Geriatr Soc* 2007;55:S247-S487.

Tabela 8-2 Tomada de decisão individualizada

Tópicos por sistema		Recomendações Por favor, ver o texto para mais informações	Tomada de decisão individualizada (função, saúde, prognóstico, objetivos)		
			Alta independência Saudável Expectativa de vida > 10 anos Longevidade	Função limitada Múltiplas comorbidades Expectativa de vida 2-10 anos Função preservada	Dependente Doença terminal Expectativa de vida < 2 anos Conforto-paliação
Síndromes geriátricas[a]	Quedas	Anualmente	Sim	Sim	Sim
	Depressão	Anualmente	Sim	Sim	Sim
	Nutrição	Pesar a cada visita	Talvez	Sim	Sim
	Audição	Inicialmente, depois frequência indefinida	Talvez	Talvez	Talvez
	Visão	Inicialmente, depois a cada dois anos	Talvez	Talvez	Talvez
	Incontinência	Inicialmente, depois frequência indefinida	Talvez	Talvez	Talvez
	Cognição	Específica da preferência do paciente	Talvez	Talvez	Talvez
	Maus-tratos	Sem rastreamento formal, mas ficar vigilante para sinais de maus-tratos	Talvez	Talvez	Talvez
Comportamentos relacionados à saúde	Exercício	Anualmente	Sim	Sim	Sim
	Uso de substâncias	Anualmente	Sim	Sim	Sim
	Saúde sexual	Anualmente	Sim	Sim	Sim
Imunizações	Influenza	Anualmente	Sim	Sim	Talvez
	Pneumocócica	Uma vez após os 65 anos[b]	Sim	Sim	Talvez
	Tétano	Reforço a cada 10 anos	Sim	Sim	Talvez
	Herpes-zóster	Uma vez após os 50 anos	Sim	Sim	Talvez
Endócrino	Osteoporose	Inicialmente mulheres > 65 anos, homens > 70 anos	Sim	Sim	Talvez
	Diabetes	Inicialmente se hipertensão ou hiperlipidemia, depois a cada 3 anos	Sim	Talvez	Não
Cardiovascular	Hipertensão	Inicialmente, depois baseado na pressão arterial	Sim	Sim	Não
	Hiperlipidemia	Inicialmente, depois a cada 5 anos	Sim	Sim	Não
	Aneurisma aórtico	Uma vez em homens com 65-75 anos que já fumaram	Sim	Talvez	Não
	Uso de ácido acetilsalicílico (81 mg)	Inicialmente (homens com 55-79 anos para prevenir infarto do miocárdio; mulheres com 55-79 anos para prevenir acidente cardiovascular) se superar os riscos de sangramento gastrintestinal	Sim	Talvez	Não
Rastreamento de câncer	Colorretal	Teste imunoquímico fecal (FIT) anualmente ou colonoscopia a cada 10 anos	Sim	Talvez	Não
	Mama	Mamografia a cada 2 anos	Sim	Talvez	Não
	Cervical	Parar aos 65 anos	Não[c]	Não	Não
	Próstata	Específico da preferência do paciente	Talvez	Não	Não

[a]Embora haja evidência limitada, essas condições são pouco diagnosticadas e podem revelar a etiologia do comprometimento da função e da qualidade de vida.
[b]Se vacinado antes dos 65 anos, deve receber uma revacinação cinco anos após a última dose.
[c]Se não houver rastreamento prévio ou câncer cervical de alto risco (i.e., imunossupressão), discutir com os pacientes as suas preferências.

Michael YL, Whitlock EP, Lin JS, Fu R, O'Connor EA, Gold R; US Preventive Services Task Force. Primary care-relevant interventions to prevent falling in older adults: a systematic evidence review for the U.S. Preventive Services Task Force. *Ann Intern Med.* 2010;153(12):815-825.

Summary of the updated American Geriatrics Society/British Geriatrics Society clinical practice guideline for prevention of falls in older persons. *J Am Geriatr Soc.* 2011;59(1):148-157.

▶ Depressão

A depressão não é parte normal do envelhecimento. Ela está associada com diminuição da qualidade de vida, da função e maior mortalidade. A recomendação da USPSTF é rastrear se houver um sistema de suporte ao tratamento da depressão (p. ex., coordenação de cuidado ou tratamento de saúde mental). O Questionário de Saúde do Paciente 2 (PHQ-2) é uma ferramenta de rastreamento que foi validada em adultos com idade igual ou superior a 65 anos (sensibilidade de 100% e especificidade de 77%):

- No último mês, você com frequência perdeu o interesse ou o prazer de fazer alguma coisa?
- No último mês, você com frequência se sentiu triste, deprimido ou desesperançoso?

Se a pessoa responder sim a qualquer uma dessas perguntas, então é solicitada uma avaliação mais detalhada (i.e., PHQ-9, juntamente com consideração sobre outras explicações clínicas) (p. ex., hipotireoidismo, efeitos colaterais de medicações ou uso de substâncias).

A depressão causa alta morbidade, sobretudo ao final da vida, e há uma gama de terapias eficazes. Os tratamentos, incluindo antidepressivos e psicoterapia, são eficazes em idosos, e em contraste com adultos mais jovens, os antidepressivos reduzem comportamentos suicidas. O aconselhamento de suporte e a psicoterapia, quando disponíveis, devem ser oferecidos. Quando prescrevem antidepressivos, os médicos devem considerar a farmacocinética em idosos e começar com uma dose mais baixa, escolher agentes para minimizar os efeitos colaterais anticolinérgicos e ponderar o tempo até o benefício (em geral entre 4 e 6 semanas) em relação aos objetivos do indivíduo e ao prognóstico.

O'Connor EA, Whitlock EP, Beil TL, Gaynes BN. Screening for depression in adult patients in primary care settings: a systematic evidence review. *Ann Intern Med.* 2009;151(11):793-803.

Unützer J. Clinical practice. Late-life depression. *N Engl J Med.* 2007;357(22):2269-2276.

▶ Nutrição

Para a população em geral, a USPSTF recomenda aconselhamento dietético para reduzir gorduras e sal e aumentar frutas, vegetais e grãos contendo fibras porque essas dietas estão associadas com melhores desfechos em saúde. O aconselhamento pode melhorar comportamentos dietéticos, incluindo a redução na gordura e sal dietético e aumentando a ingestão de frutas e verduras. Nenhum desses estudos, entretanto, foi idealizado para avaliar os efeitos adversos do aconselhamento dietético, sobretudo em idosos cronicamente enfermos nos quais a desnutrição calórico-proteica se torna uma preocupação importante. Em idosos com risco de desnutrição ou perda de peso, dietas restritivas devem ser evitadas. O ACOVE-3 recomenda avaliar o peso a cada visita em idosos frágeis para identificar subnutrição.

Os níveis subótimos de vitaminas podem ser um fator de risco para doença crônica como doença cardiovascular, câncer e osteoporose. Para a maioria dos indivíduos, um único multivitamínico deve fornecer níveis adequados. Como a ingesta recomendada das vitaminas B_{12} e D é próxima de duas vezes a dose diária recomendada, é razoável recomendar suplementos multivitamínicos com vitamina D e B_{12} adicionais.

Fairfield KM, Fletcher RH. Vitamins for chronic disease prevention in adults: scientific review. *JAMA.* 2002;287(23):3116-3126.

Lin JS, O'Connor E, Whitlock EP, et al. *Behavioral Counseling to Promote Physical Activity and a Healthful Diet to Prevent Cardiovascular Disease in Adults: Update of the Evidence for the U.S. Preventive Services Task Force.* Rockville, MD: Agency for Healthcare Research and Quality; 2010. (Evidence Syntheses, No. 79.)

Reuben DB. Quality indicators for the care of undernutrition in vulnerable elders. *J Am Geriatr Soc.* 2007;55 Suppl 2:S438-S442.

▶ Visão

Até 50% dos idosos têm comprometimento não detectado da visão. O ACOVE-3 recomenda um amplo exame oftalmológico (incluindo acuidade, dilatação da pupila, medida da pressão intraocular e retina) a cada dois anos. Há pouca evidência, contudo, de que o rastreamento para perda de visão melhore o desfecho funcional ou a qualidade de vida, e alguns tratamentos têm um pequeno risco de complicações graves, inclusive perda aguda da visão. Na maioria das clínicas de cuidados primários, o rastreamento de rotina é completado com a tabela ocular de Snellen, que pode identificar acuidade visual comprometida (definida como a melhor visão corrigida pior do que 20/50), mas não faz o rastreamento para degeneração macular, catarata ou glaucoma. Não há evidência suficiente a favor ou contra o rastreamento desses problemas devido à pouca evidência de que o tratamento precoce melhora a função relacionada à visão. Portanto, no ambiente clínico, a investigação de problemas visuais é uma decisão sensível às preferências.

Rowe S, MacLean CH. Quality indicators for the care of vision impairment in vulnerable elders. *J Am Geriatr Soc.* 2007;55 Suppl 2:S450-S456.

U.S. Preventive Services Task Force. Screening for impaired visual acuity in older adults: U.S. Preventive Services Task Force recommendation statement. *Ann Intern Med.* 2009;151(1):37-43.

▶ Audição

O ACOVE-3 recomenda o rastreamento para perda auditiva em adultos vulneráveis durante a avaliação inicial, sem recomendações específicas para repetição do exame. A revisão de evidências da USPSTF encontrou boa evidência de que o rastreamento detecta perda auditiva, mas apenas um estudo randomizado de boa qualidade mostrando benefício na qualidade de vida com aparelho auditivo imediato. O rastreamento da perda auditiva tem pouco risco, e o comprometimento auditivo é um problema prevalente em idosos. Os exemplos de rastreamento incluem uma pergunta breve ("Você diria que tem alguma dificuldade em ouvir?"), atrito dos dedos (falha em identificar o atrito em duas de seis tentativas) ou teste audiométrico. Se um paciente quer obter amplificação dos sons, há tratamentos eficazes (auxílios auditivos); portanto, o rastreamento da perda auditiva é uma decisão sensível à preferência.

> Chou R, Dana T, Bougatsos C, Fleming C, Beil T. Screening adults aged 50 years or older for hearing loss: a systematic evidence review for the U.S. Preventive Services Task Force. *Ann Intern Med.* 2011;154(5):347-355.
> Pacala JT, Yueh B. Hearing deficits in the older patients. *JAMA.* 2012;307:1185-1194.

▶ Comprometimento cognitivo

A USPSTF não faz nenhuma recomendação formal para o rastreamento de rotina da demência. Embora alguns testes de rastreamento tenham boa sensibilidade para detectar o comprometimento cognitivo (p. ex., Mini-cog, Mini Mental State Examination [MMSE] e Montreal Cognitive Assessment [MOCA]), a eficácia limitada das terapias (farmacológicas e comportamentais) e o desconforto potencial de ser rotulado com demência diante das limitadas opções de tratamento têm de ser considerados. O ACOVE-3 recomenda uma avaliação cognitiva inicial para permitir a implementação inicial de intervenções não farmacológicas e planejamento antecipado, enquanto também reconhece a ausência de evidência. Devido ao risco de dano, a decisão de rastrear uma pessoa assintomática deve ser específica da preferência e pode incluir a discussão com o cuidador para determinar se isso é desejado pela pessoa. Se for levantado um problema com a memória pelo cuidador, então os testes citados podem ser realizados como parte de uma investigação diagnóstica inicial.

> Brayne C, Fox C, Boustani M. Dementia screening in primary care: is it time? *JAMA.* 2007;298(20):2409-2411.
> Feil DG, MacLean C, Sultzer D. Quality indicators for the care of dementia in vulnerable elders. *J Am Geriatr Soc.* 2007;55 Suppl 2:S293-S301.

▶ Maus-tratos com idosos

Os maus-tratos com idosos não são abordados pela USPSTF, mas estima-se que tenham uma prevalência de 2 a 10%, mesmo sendo pouco relatados. A definição de maus-tratos inclui tanto ações intencionais que causam ou aumentam o risco de dano quanto a falha em atender as necessidades do idoso ou protegê-lo de lesões e perigos. Embora não haja recomendações formais para rastreamento, há uma necessidade de que os provedores de saúde estejam atentos aos sinais e sintomas de maus-tratos.

> Lachs MS, Pillermer K. Elder abuse. *Lancet.* 2004;364(9441):1263-1272.
> National Center on Elder Abuse. http://www.ncea.aoa.gov

COMPORTAMENTOS RELACIONADOS À SAÚDE

▶ Exercício

Os benefícios de apenas 30 minutos de caminhada por dia na maioria dos dias da semana para prevenir doença arterial coronariana (DAC), hipertensão, diabetes, obesidade e osteoporose são bem estabelecidos. Uma Revisão Cochrane de treinamento progressivo de resistência e força em idosos, incluindo pessoas saudáveis, frágeis ou institucionalizadas, observou que houve melhora da força e do desempenho (velocidade da marcha e da transferência da cadeira). O treinamento de resistência e exercícios como tai chi, dança e ioga também mostraram melhorar o equilíbrio. Embora a USPSTF não faça uma recomendação para aconselhar sobre exercícios, a revisão reconhece que intervenções de múltiplos componentes, incluindo determinação de objetivos, prescrição escrita de exercícios e acompanhamento, podem ajudar a aumentar a atividade física. A prescrição de exercícios inclui frequência, intensidade, tipo, momento e progressão do exercício.

> Howe TE, Rochester L, Neil F, Skelton DA, Ballinger C. Exercise for improving balance in older people. *Cochrane Database Syst Rev.* 2011;(11). Art. No.: CD004963. DOI: 10.1002/14651858. CD004963.pub3.
> Liu CJ, Latham NK. Progressive resistance strength training for improving physical function in older adults. *Cochrane Database Syst Rev.* 2009;(3). Art. No.: CD002759. DOI: 10.1002/14651858. CD002759.pub2.
> McDermott AY, Mernitz H. Exercise and older patients: prescribing guidelines. *Am Fam Physician.* 2006;74(3):437–444.

▶ Consumo de substâncias

Tabaco, álcool e drogas têm impactos adversos na saúde e são prevalentes em idosos, bem como em pessoas mais jovens. Há boas evidências de que mesmo fumantes mais velhos beneficiam-se da cessação do tabagismo, inclusive com redução de eventos cardiovasculares. A USPSTF recomenda perguntar a todos os idosos sobre o hábito de fumar e oferecer intervenções para cessação do tabagismo quando o rastreamento é positivo. Aspectos específicos aos idosos incluem farmacocinética diferente com o envelhecimento que pode exigir a iniciação suave de farmacoterapia e inclusão de cuidadores no aconselhamento, uma vez que eles podem ser os fornecedores dos cigarros.

O rastreamento para o consumo de álcool também é recomendado pela USPSTF, com uma recomendação similar para aconselhamento comportamental se a pessoa for positiva para consumo excessivo de álcool. Embora a prevalência de consumo de álcool diminua com a idade, estima-se que 38% dos idosos com idade de 65 anos consomem bebidas alcoólicas, dos quais 7,6% consomem cinco ou mais doses por dia. Ao contrário do tabaco, há quantidades seguras de consumo de álcool. O consumo de baixo risco é de não mais do que uma dose padrão ao dia em pessoas com mais de 65 anos, embora em um indivíduo com comprometimento cognitivo, história de quedas, doença hepática ou um padrão de abuso de substância, pode não ser uma quantidade segura. Também há controvérsia em torno dos benefícios potenciais de saúde (redução nas doenças cardíacas, acidentes vasculares encefálicos e possivelmente demência) pelo consumo moderado de álcool. Os testes de rastreamento (como o CAGE – Cutting, Annoyance, Guilt, Eye opener [corte, aborrecimento, culpa, olhos abertos], Michigan Alcoholism Screening Test – Geriatric Version, e Alcohol Use Disorders Identification Test) foram validados em ambientes de cuidados primários, mas primariamente em populações mais jovens. Também há um interesse crescente no uso de uma única nova pergunta de rastreamento: "No ano passado, você teve momentos nos quais consumiu quatro ou mais doses de bebida de uma vez?" (sensibilidade de 74,3%, especificidade de 95,6% entre pessoas com idade igual ou maior do que 65 anos). O acompanhamento recomendado para um teste positivo é o aconselhamento e o encaminhamento para terapia (o localizador de tratamento pode ser encontrado em www.samhsa.gov).

O uso de substâncias ilícitas é um problema crescente nos Estados Unidos (EUA), embora a sua prevalência permaneça mais baixa em idosos do que em adultos mais jovens (12,9% entre 30 e 34 anos vs. 1,1% entre ≥ 65 anos). A pergunta "Quantas vezes no ano passado você usou uma droga ilegal ou usou medicações prescritas por motivos não médicos?" foi altamente sensível e específica para detecção de um distúrbio relacionado ao consumo de drogas ilícitas em um estudo que incluiu participantes de até 82 anos.

> AGS Clinical Practice Guidelines Position Paper. Alcohol use disorders in older adults. *Ann Longterm Care.* 2006;14(1):23-26. Available at: http://www.annalsoflongtermcare.com/article/5143
> Kleykamp BA, Heishman SJ. The older smoker. *JAMA.* 2011;306(8):876-877.
> McCance-Katz EF, Satterfield J. SBIRT: a key to integrate prevention and treatment of substance abuse in primary care. *Am J Addict.* 2012;21(2):176-177.
> Smith PC, Schmidt SM, Allensworth-Davies D, Saitz R. A single question screening test for drug use in primary care. *Arch Intern Med.* 2010;170(13):1155-1160.
> U.S. Preventive Services Task Force. Counseling and interventions to prevent tobacco use and tobacco-caused disease in adults and pregnant women: U.S. Preventive Services Task Force reaffirmation recommendation statement. *Ann Intern Med.* 2009;150(8):551-555.
> Whitlock EP, Polen MR, Green CA, Orleans T, Klein J; U.S. Preventive Services Task Force. Behavioral counseling interventions in primary care to reduce risky/harmful alcohol use by adults: a summary of the evidence for the U.S. Preventive Services Task Force. *Ann Intern Med.* 2004;140(7):557-568.

▶ Saúde sexual

A USPSTF recomenda o aconselhamento para reduzir doenças sexualmente transmitidas (DSTs) em adultos em risco sexual aumentado, que significa uma história de qualquer DST no último ano ou múltiplos parceiros sexuais. As DSTs entre idosos estão aumentando, inclusive pelo vírus da imunodeficiência humana (HIV), e a avaliação do comportamento sexual de um indivíduo e de suas atitudes é uma forma de melhor conduzir o aconselhamento. A avaliação da saúde sexual também pode revelar aspectos psicossociais e efeitos colaterais da medicação que podem ter sido negligenciados.

> Ginsberg TB. Aging and sexuality. *Med Clin North Am.* 2006;90(5):1025-1036.

IMUNIZAÇÕES

Diversas vacinas são amplamente recomendadas porque resultam em benefício para a maioria dos idosos. Embora a vacinação de idosos com doença aguda moderada ou grave em geral deva ser adiada até que a doença aguda tenha melhorado ou se resolvido, a vacinação não deve ser retardada por doença respiratória leve (com ou sem febre).

▶ Vacina contra influenza

A efetividade da vacina contra influenza depende da idade do receptor e de sua imunocompetência. Entre os idosos residentes na comunidade com mais de 60 anos de idade, a vacina tem tido uma eficácia de 56% na redução de doenças relacionadas à influenza. Entre residentes de instituições de longa permanência para idosos (ILPI), a eficácia da vacina na prevenção de influenza pode ser de apenas 30 a 40%; contudo, ela pode ser eficaz em 50 a 60% na prevenção de pneumonia e hospitalização, e ter 80% de eficácia na prevenção de morte. A vacina sazonal trivalente inativada contra influenza ("injeção contra gripe"), quer na dose padrão ou na formulação de alta dose, é recomendada anualmente para adultos com idade maior ou igual a 65 anos, começando no final do verão ou início do outono – logo que a vacina estiver disponível. A vacina contra influenza com vírus vivo atenuado ("spray nasal") não é recomendada para adultos com mais de 49 anos. Os efeitos colaterais da injeção contra a gripe costumam ser menores e duram menos de três dias. Como a vacina vem de um vírus inativado altamente purificado desenvolvido em ovos, a vacina contra influenza é contraindicada em pessoas com alergia grave a ovos.

▶ Vacina antipneumocócica

A vacina pneumocócica polivalente 23 (VPP23) representa 85 a 90% dos sorotipos que causam doença invasiva nos EUA e tem mostrado ser 56 a 81% eficaz na prevenção de doença invasiva. O Advisory Committee on Immunization Practices (ACIP) recomenda a imunização antipneumocócica uma vez para adultos com idade igual ou maior do que 65 anos que receberam a vacina antes dos 65 anos. A vacina raramente tem sido associada com efeitos colaterais maiores, embora até metade dos receptores da vacina venha a ter reação local leve que em geral persiste por menos de 48 horas*.

▶ Vacinas contra tétano/difteria e tétano/difteria/coqueluche

Casos de tétano e difteria nos EUA são raros e ocorrem principalmente em pessoas não vacinadas. A coqueluche é uma doença infecciosa aguda que permanece endêmica nos EUA. O ACIP recomenda uma dose de reforço da vacina toxoide tétano-difteria (dT) a cada 10 anos. Para adultos com idade igual ou maior do que 65 anos que antecipam contato com um bebê, um reforço único de dTpa (tétano, difteria e pertussis acelular) deve ser dado em lugar do reforço dT. A vacina dTpa pode ser administrada independentemente do intervalo desde a vacina dT mais recente. Se um adulto nunca foi vacinado contra tétano, difteria ou pertussis, então são necessárias três doses (dTpa seguida por dT ≥ 4 semanas mais tarde e outra dose de dT 6 a 12 meses depois). As reações locais são comuns após essas vacinas, e um nódulo pode ser palpável no local da injeção por várias semanas.

▶ Vacina contra herpes-zóster (cobreiro)

Zóster é uma erupção cutânea dolorosa localizada, causada pela reativação do vírus varicela-zóster latente (VVZ), em geral décadas após a infecção inicial por varicela (catapora). A vacina antizóster é parcialmente eficaz na prevenção do zóster, na redução da gravidade e duração da dor, e na prevenção da neuralgia pós-herpética. O ACIP recomenda uma imunização única contra herpes-zóster para adultos imunocompetentes com idade igual ou maior que 60 anos. A vacina contra zóster é uma cepa de VVZ viva atenuada, a mesma cepa usada na vacina contra varicela, mas a vacina contra zóster é muito mais potente. As pessoas com uma história de zóster podem ser vacinadas. Os poucos adultos com idade acima de 65 anos que receberam a vacina antivaricela (começada nos EUA em 1995) não precisam da vacina contra zóster. Os efeitos adversos no local da injeção podem ocorrer em até metade dos vacinados, embora erupções variceliformes sejam raras. A vacina contra zóster é contraindicada em pessoas com alergias graves à gelatina ou neomicina**.

> Advisory Committee on Immunization Practices. Recommended adult immunization schedule: United States, 2012. *Ann Intern Med.* 2012;156(3):211-217.

---

* N. de R.T. Atualmente disponível, a vacina pneumocócica conjugada 13 valente (VPC13) pode ser administrada dois meses após a VPP23, ao passo que esta só pode ser administrada com um intervalo de um ano após a VPC13.

** N. de R. T. A VVZ é também contraindicada nos estados de imunodeficiência primária e adquirida e nos tratamentos com imunossupressores, inclusive corticoides em doses elevadas.

DISTÚRBIOS ENDÓCRINOS

▶ Diabetes melito

A USPSTF recomenda o rastreamento para diabetes melito em adultos com hipertensão ou hiperlipidemia porque as metas de tratamento para aquelas condições podem ser alteradas com esse diagnóstico adicional. Outras organizações também recomendam o uso da HbA1c (hemoglobina glicosilada) ≥ 6,5% como um limiar para o diagnóstico do diabetes, mas isso é controverso, especialmente entre idosos frágeis (p. ex., expectativa de vida < 5 anos e função limitada) nos quais a meta de tratamento da HbA1c de < 8% tem sido sugerida para equilibrar os riscos de hipoglicemia. Estudos clínicos para prevenir complicações microvasculares do diabetes mostraram que são necessários cerca de oito anos de tratamento para se obter benefício. Para indivíduos cuja expectativa de vida é menor do que isso, os benefícios da redução da HbA1c são incertos. O tratamento tem o risco de hipoglicemia e a carga da injeção. Para algumas pessoas, a qualidade de vida pode superar qualquer benefício potencial de tratar o diabetes assintomático.

> Brown AF, Mangione CM, Saliba D, Sarkisian CA; California Healthcare Foundation/American Geriatrics Society Panel on Improving Care for Elders with Diabetes. Guidelines for improving the care of the older person with diabetes mellitus. *J Am Geriatr Soc.* 2003;51(5 Suppl Guidelines):S265-S280.
>
> Lee SJ, Boscardin WJ, Cenzer IS, Huang ES, Rice-Trumble K, Eng C. The risks and benefits of implementing glycemic control guidelines in frail elders with diabetes. *J Am Geriatr Soc.* 2011;59(4):666-672.

▶ Distúrbios da tireoide

A USPSTF conclui que há dados insuficientes para se recomendar ou não o rastreamento de doenças da tireoide em pessoas assintomáticas. Muitos idosos, no entanto, podem ter sintomas sugestivos de hipotireoidismo como constipação, fadiga, depressão ou ganho de peso. Em adultos com esses sintomas, o teste diagnóstico preferido é o nível de hormônio estimulante da tireoide (TSH). Nos casos da tiroxina livre (T_4L) normal com TSH elevado, suspeita-se de hipotireoidismo subclínico. Uma revisão de 2009 observou que, para o hipotireoidismo subclínico, a terapia de reposição com levotiroxina não melhora a sobrevida nem a qualidade de vida; o tratamento também não reduz a morbidade cardiovascular e tem um pequeno risco de dano (p. ex., perda de peso não intencional).

> Villar HCCE, Saconato H, Valente O, Atallah ÁN. Thyroid hormone replacement for subclinical hypothyroidism. *Cochrane Database Syst Rev.* 2007;(3). Art. No.: CD003419. DOI: 10.1002/14651858. CD003419.pub2.

▶ Osteoporose

A USPSTF recomenda o rastreamento por absorciometria com raio X de energia dupla (DXA) do quadril e da coluna lombar em mulheres com idade igual ou maior do que 65 anos, com pelo menos dois anos de intervalo entre varreduras repetidas. Embora a USPSTF não faça recomendações sobre o exame em homens, outras organizações têm recomendado DXA em homens com base na avaliação individual de risco ou idade > 70 anos. A osteoporose irá afetar uma em cada duas mulheres e um em cada cinco homens. À medida que as mulheres envelhecem, o número necessário para tratar para prevenir uma fratura ao longo de cinco anos diminui para até 43 nas idades de 75 a 79. O escore FRAX pode prever ainda mais o risco individual de fratura. Todas as diretrizes enfatizam que as decisões de tratar devem ser individualizadas porque todas as terapias atuais, mesmo a suplementação de cálcio, embora eficazes, têm alguns riscos potenciais.

> American College of Physicians. *ACP Clinical Practice Guidelines.* http://www.acponline.org/clinical_information/guidelines/guidelines/
>
> National Osteoporosis Foundation. *Clinician's Guide to Prevention and Treatment of Osteoporosis.* Washington, DC: National Osteoporosis Foundation; 2013. http://nof.org/files/nof/public/content/resource/913/files/580.pdf
>
> Qaseem A, Snow V, Shekelle P, Hopkins R, Jr., Forciea MA, Owens DK. Clinical Efficacy Assessment Subcommittee of the American College of Physicians. Screening for osteoporosis in men: a clinical practice guideline from the American College of Physicians. *Ann Intern Med.* 2008 May;148(9):680-684.
>
> U.S. Preventive Services Task Force. *Screening for Osteoporosis.* http://www.uspreventiveservicestaskforce.org/uspstf/uspsoste.htm

DOENÇA CARDIOVASCULAR

A DAC permanece a principal causa de morte nos EUA ao longo dos últimos 75 anos. Até agora, o uso de biomarcadores laboratoriais e eletrocardiogramas de repouso como testes de rastreamento em pessoas assintomáticas não se mostrou benéfico. Em vez disso, o rastreamento deve concentrar-se em fatores de risco modificáveis para doença cardiovascular, inclusive hiperlipidemia, hipertensão, hábito de fumar, diabetes, obesidade e inatividade física.

> Scott IA. Evaluating cardiovascular risk assessment for asymptomatic people. *BMJ.* 2009;338:a2844.

▶ Hiperlipidemia

A USPSTF recomenda o rastreamento continuado para hiperlipidemia em pessoas com idade acima de 65 anos com a incorporação de alguma avaliação do risco global de DAC (p. ex., modelos de risco de Framingham ou Painel de Tratamento de Adultos [ATP] III). A equação de Framingham, contudo, inclui apenas idades até 79 anos, e não está claro se o risco deve ser extrapolado para idosos mais velhos (p. ex., somar pontos adicionais para cada categoria de cinco anos daí para frente).

Em pessoas com DAC conhecida, há excelente evidência sustentando o rastreamento e o tratamento da hiperlipidemia mesmo até os 80 anos de idade para reduzir o risco de infarto do miocárdio, acidente vascular encefálico (AVE) e a mortalidade. Revisões sistemáticas do tratamento da hiperlipidemia em idosos com DAC têm mostrado reduções de 25 a 30% no desfecho da doença coronariana em cinco anos. O Terceiro Relatório do National Cholesterol Education Program (ATP III) atualizado em 2004 recomenda que a meta do colesterol lipoproteína de baixa densidade (LDL) deve ser < 100 mg/dL para pessoas com DAC, e uma recomendação baseada em opinião de especialistas sugere uma meta de LDL < 70 mg/dL para aqueles com alto risco de eventos vasculares (DAC conhecida com diabetes, síndrome metabólica ou tabagismo continuado). Para indivíduos muito idosos, os clínicos precisarão pesar cuidadosamente a expectativa de vida, os objetivos de cuidados e os efeitos colaterais potenciais das terapias (p. ex., subnutrição por restrições dietéticas, mialgias pelas estatinas e interações medicamentosas).

Em pessoas com idade até 80 anos sem DAC conhecida, há um estudo randomizado controlado (Anglo-Scandinavian Cardiac Outcomes Trial [ASCOT]) que fornece alguma evidência para o rastreamento e tratamento de hiperlipidemia (LDL médio aproximadamente 80 mg/dL pós-intervenção). As metas específicas de tratamento em idosos sem DAC, todavia, são incertas. A incorporação de um escore de risco de DAC deve orientar a aplicação das diretrizes do ATP III. Embora a USPSTF recomende a repetição do rastreamento a cada cinco anos, as diretrizes reconhecem que os níveis de lipídeos são menos propensos a se elevar após os 65 anos. De modo geral, 3 a 5 anos de tratamento são necessários para se obter benefício de terapias redutoras de lipídeos, sugerindo que, para indivíduos com expectativa de vida menor do que 3 a 5 anos, o rastreamento provavelmente irá causar mais dano do que benefício.

> Grundy SM, Cleeman JI, Merz CN, et al. Implications of recent clinical trials for the National Cholesterol Education Program Adult Treatment Panel III guidelines. *Circulation.* 2004 Jul 13;110(2):227-239.
>
> Shah K, Rogers J, Britigan D, Levy C. Clinical inquiries. Should we identify and treat hyperlipidemia in the advanced elderly. *J Fam Pract.* 2006;55(4):356-357.

▶ Hipertensão

A definição de hipertensão entre idosos permanece incerta. O 7° relatório do Comitê Nacional Combinado sobre Detecção, Avaliação e Tratamento (JNC7)* define hipertensão como uma pressão arterial > 140/90 mmHg independentemente da idade. Com base nessa definição, a USPSTF recomenda o rastreamento para hipertensão em todos os adultos com mais de 18 anos de idade, sem nenhuma recomendação especial para aqueles com mais de 65 anos. A maioria das diretrizes recomenda pelo menos duas a três medidas ambulatoriais diferentes, feitas em pelo menos duas

---

* N. de R.T. O JNC8 foi publicado *on-line* em dezembro de 2013 e publicado no periódico *JAMA*, 2014:311(5):507-520, com a recomendação de que, para aqueles com mais de 60 anos, fosse considerada a meta de 150x90 mmHg, assunto ainda alvo de discussões.

consultas diferentes para definir a presença de hipertensão. A frequência de rastreamento também é orientada pelas diretrizes do JNC7, que recomenda intervalos de um a dois anos, dependendo da gravidade da hipertensão.

As diretrizes do JNC7, contudo, podem ser muito severas para idosos sem DAC. Artérias escleróticas podem causar elevação da pressão arterial, levando a "pseudo-hipertensão", e pelo menos um estudo entre homens com idade igual ou superior a 85 anos observou que uma pressão arterial sistólica (PAS) mais alta (> 180 mmHg) estava associada com maior sobrevida em comparação com aqueles que tinham uma PAS < 130 mmHg. O estudo randomizado controlado de referência Hypertension in the Very Elderly Trial (HYVET), entretanto, demonstrou os benefícios de tratar a hipertensão para prevenir AVE, morte e DAC em pessoas saudáveis, assintomáticas e com idade igual ou superior a 60 anos. Esse estudo tratou para metas de PAS < 150 mmHg e pressão arterial diastólica (PAD) < 80 mmHg. Um AVE resultando em morte ou doença era evitado para cada 50 pessoas tratadas durante 4,5 anos. Morte ou doença por doença coronariana também foi reduzida (número necessário para tratar = 100 durante 4,5 anos). Entre os muito velhos (idade > 80 anos), os números eram semelhantes para AVE (redução de risco absoluto de 1,8% com o número necessário para tratar de 56 em 2,2 anos), sem redução na doença coronariana.

Há um benefício claro no tratamento da hipertensão entre aqueles com DAC ou equivalentes independentemente da idade. O tempo de três a cinco anos até esses objetivos de redução de DAC e acidente cardiovascular (ACV), acoplado com efeitos colaterais potenciais do tratamento (quedas, bradicardia, anormalidades eletrolíticas dependendo do fármaco escolhido), sugere que, naqueles com expectativa de vida limitada, os riscos podem superar o benefício de rastrear e tratar. Se o tratamento for considerado, deve ser determinada uma meta mais alta de pressão arterial.

> Aronow WS, Fleg JL, Pepine CJ, et al: ACCF/AHA 2011 expert consensus document on hypertension in the elderly: a report of the American College of Cardiology Foundation Task Force on Clinical Expert Consensus Documents developed in collaboration with the American Academy of Neurology, American Geriatrics Society, American Society for Preventive Cardiology, American Society of Hypertension, American Society of Nephrology, Association of Black Cardiologists, and European Society of Hypertension. *J Am Soc Hypertens*. 2011;5(4):259-352.
> Musini VM, Tejani AM, Bassett K, Wright JM. Pharmacotherapy for hypertension in the elderly. *Cochrane Database Syst Rev*. 2009;(4):CD000028.
> Satish S, Freeman DH Jr, Ray L, Goodwin JS. The relationship between blood pressure and mortality in the oldest old. *J Am Geriatr Soc*. 2001;49(4):367-374.

▶ Aneurisma de aorta abdominal

Em homens com idade entre 65 e 75 anos, com história de uso de tabaco, a USPSTF recomenda um rastreamento único de aneurisma de aorta abdominal por meio de ultrassonografia para permitir a detecção precoce e o reparo cirúrgico eletivo. Um aneurisma de aorta abdominal com diâmetro de 5,5 cm ou mais está associado com maior risco de ruptura, e o manejo intervencionista geralmente é recomendado. Ambos os reparos, endovascular e aberto, têm risco de mortalidade e podem exigir tempo substancial para recuperação. Portanto, no indivíduo com múltiplas comorbidades ou expectativa de vida limitada, o risco de rastreamento e intervenção pode superar os benefícios da detecção precoce.

> Fleming C, Whitlock EP, Beil TL, Lederle FA. Screening for abdominal aortic aneurysm: a best-evidence systematic review for the U.S. Preventive Services Task Force. *Ann Intern Med*. 2005;142(3):203-211.
> Greenhalgh RM, Powell JT. Endovascular repair of abdominal aortic aneurysm. *N Engl J Med*. 2008;358(5):494-501.

▶ Ácido acetilsalicílico

O uso do ácido acetilsalicílico como profilaxia em pessoas sem doença cardiovascular tem sido proposto para reduzir o risco de várias doenças: ACV, DAC e câncer colorretal. A USPSTF mediu a redução da incidência de câncer colorretal contra o aumento do risco de sangramento gastrintestinal e AVE hemorrágico pelo ácido acetilsalicílico, 325 mg, e contraindicou seu uso na prevenção do câncer colorretal.

Do mesmo modo, os benefícios do ácido acetilsalicílico na redução do risco de ACV e DAC variam com o gênero: o ácido acetilsalicílico reduz o ACV em mulheres e diminui a DAC em homens. A USPSTF recomenda iniciar o ácido acetilsalicílico em baixas doses (75 mg/dia foram tão eficazes quanto 325 mg/dia em pessoas sem doença cardiovascular) quando o benefício (p. ex., escore de risco de Framingham para DAC ou ACV) supera o risco de sangramento gastrintestinal. O uso concomitante de anti-inflamatórios não esteroides triplica ou quadruplica a taxa de sangramento gastrintestinal pelo ácido acetilsalicílico. A duração da terapia com ácido acetilsalicílico em estudos variou de 3 a 10 anos, e a USPSTF recomenda a reavaliação dos riscos e benefícios do ácido acetilsalicílico a cada cinco anos. As evidências são insuficientes para recomendar o seu uso em pessoas com mais de 80 anos de idade. Indivíduos mais velhos com menos de cinco anos de expectativa de vida ou múltiplas comorbidades que os coloquem em maior risco de sangramento gastrintestinal também são propensos a sofrer mais danos pelo início do uso de ácido acetilsalicílico.

> U.S. Preventive Services Task Force. Aspirin for the prevention of cardiovascular disease: U.S. Preventive Services Task Force recommendation statement. *Ann Intern Med*. 2009;150(6):396-404.

CÂNCER

▶ Câncer de mama

A USPSTF conclui que a evidência atual é insuficiente para avaliar o balanço entre os benefícios e danos da mamografia de rastreamento em mulheres com idade igual ou maior do que 75 anos porque mulheres mais velhas não foram incluídas em estudos com mamografia. Entretanto, evidências indiretas sugerem que a mamografia a cada dois anos tem probabilidade de resultar em benefício para algumas mulheres mais velhas com boa saúde. Por exemplo, mulheres mais velhas têm maior risco absoluto de morrer de câncer de mama, a mamografia é mais acurada em mulheres mais velhas, e não há evidência de que o benefício do rastreamento cesse em uma idade específica. Portanto, as decisões de suspender o rastreamento devem ser individualizadas, baseadas na presença de comorbidades que limitem a expectativa de vida da paciente para menos de cinco anos e seus valores e preferências a respeito dos benefícios e danos potenciais do rastreamento. Mulheres com expectativa de vida limitada estão em risco de danos que acontecem no momento do rastreamento, enquanto não têm chance de benefícios potenciais de sobrevida que só aconteceriam vários anos após os testes de rastreamento. Os danos do rastreamento incluem resultados falso-positivos que podem levar a uma cascata de exames médicos e estresse psicológico, bem como a detecção e o tratamento excessivos de doenças irrelevantes que nunca teriam atenção clínica se a paciente não tivesse sido investigada. Portanto, uma mamografia de rastreamento tem probabilidade de causar dano em mulheres com expectativa limitada de vida e naquelas que consideram altamente importante evitar os riscos do rastreamento.

Para todas as faixas etárias, a evidência atual é insuficiente para avaliar os benefícios e riscos adicionais da ressonância magnética ou do exame clínico da mama além da mamografia para rastreamento do câncer de mama. Além do mais, o treinamento das mulheres para realizar o autoexame da mama tem mostrado causar danos e não é recomendado em qualquer idade. Obviamente, as mulheres devem ser encorajadas a relatar aos seus clínicos as alterações ou anormalidades da mama que venham a descobrir.

Schonberg MA, Silliman RA, Marcantonio ER. Weighing the benefits and burdens of mammography screening among women age 80 years or older. *J Clin Oncol.* 2009;27(11):1774-1780.

U.S. Preventive Services Task Force. Screening for breast cancer: U.S. Preventive Services Task Force recommendation statement. *Ann Intern Med.* 2009;151(10):716-726.

▶ Câncer colorretal

A USPSTF recomenda o rastreamento do câncer colorretal em adultos a partir dos 50 anos até os 75 anos; recomenda a tomada de decisão individualizada para adultos entre 76 e 85 anos; e faz recomendação contrária ao rastreamento em adultos com mais de 85 anos. Esses pontos de corte são baseados em uma expectativa de vida média em cada faixa etária e devem ser usados como orientação geral em vez de aplicados rigidamente. Por exemplo, o rastreamento não é recomendado para pessoas de qualquer idade que têm uma expectativa de vida com menos de cinco anos, e o rastreamento pode ser adequado para uma pessoa de 88 anos muito saudável que nunca foi investigada. O envelhecimento aumenta o risco absoluto de morrer de câncer colorretal.

Há múltiplas medidas aceitáveis de rastreamento de câncer colorretal. Esses testes incluem gFOBT (pesquisa de sangue oculto fecal com base em guaiaco) ou iFOBT (pesquisa imunológica de sangue oculto nas fezes)/FIT (teste imunoquímico fecal) de alta sensibilidade anualmente, ou sigmoidoscopia a cada cinco anos, ou colonoscopia a cada 10 anos. Os idosos são mais propensos a ter câncer na metade direita do colo do intestino, diminuindo a sensibilidade da sigmoidoscopia, que examina apenas a metade esquerda do colo do intestino. Do mesmo modo, a escolha do teste de rastreamento deve considerar a disponibilidade e as preferências individuais. O gFOBT requer restrições dietéticas e de medicações sete dias antes do exame, enquanto o iFOBT/FIT elimina a necessidade dessas restrições. As preparações intestinais são necessárias antes da sigmoidoscopia e da colonoscopia. O acompanhamento padrão de qualquer teste positivo é uma colonoscopia diagnóstica, de modo que as pessoas que nunca aceitariam ou tolerariam uma colonoscopia não deveriam ser rastreadas. Os riscos da colonoscopia aumentam com a idade e com a carga das comorbidades. Estima-se que perfuração, hemorragia ou eventos cardiovasculares/pulmonares ocorram em 26 de cada 1.000 colonoscopias para adultos com idade igual ou superior a 65 anos e em aproximadamente 35 em cada 1.000 colonoscopias para adultos com idade igual ou superior a 85 anos.

Para todas as idades não há evidência suficiente para pesar os benefícios potenciais da colonotomografia computadorizada em relação aos prováveis danos do exame. O enema com bário é o teste de rastreamento menos sensível para o câncer colorretal e não é mais recomendado para rastreamento.

Day LW, Kwon A, Inadomi JM, Walter LC, Somsouk M. Adverse events in older patients undergoing colonoscopy: a systematic review and meta-analysis. *Gastrointestinal Endoscopy* 2011;74(4):885-896.

Pignone M, Rich M, Teutsch SM, Berg AO, Lohr KN. Screening for colorectal cancer in adults at average risk: a summary of the evidence for the U.S. Preventive Services Task Force. *Ann Intern Med.* 2002;137(2):132-141.

▶ Câncer cervical

A USPSTF não recomenda o rastreamento do câncer cervical em mulheres idosas com mais de 65 anos que tiveram um rastreamento prévio adequado e não têm outros fatores que a coloquem em alto risco de câncer cervical (como mulheres com história de lesões pré-cancerosas de alto grau ou câncer cervical, exposição *in utero* a dietilestilbestrol, ou que são imunocomprometidas). Mulheres idosas com rastreamento prévio adequado têm um risco extremamente baixo de desenvolver câncer cervical, mesmo quando têm uma expectativa de vida substancial ou um novo parceiro sexual. O rastreamento prévio adequado é definido como três resultados citológicos negativos consecutivos ou dois resultados de HPV (papilomavírus humano) negativos consecutivos dentro de um período de 10 anos antes de cessar o rastreamento, com o teste mais recente há cinco anos. Mulheres com mais de 65 anos que têm uma história de rastreamento inadequado ou aquelas que nunca foram investigadas devem ser submetidas a um exame de Papanicolau a cada 2 a 5 anos, terminando aos 70 a 75 anos de idade. Mulheres de qualquer idade que foram submetidas à histerectomia com remoção da cérvice para uma condição benigna não estão em risco de câncer cervical e não precisam ser rastreadas. Os danos do rastreamento do câncer cervical incluem resultados falso-positivos. A atrofia da mucosa, que é comum após a menopausa, pode predispor as mulheres mais velhas a citologia falso-positiva e levar a exames adicionais e procedimentos diagnósticos invasivos, como colposcopia e biópsia cervical, bem como a estresse psicológico. Além do mais, muitas lesões cervicais pré-cancerosas (como CIN2) irão regredir espontaneamente, de modo que o rastreamento pode causar dano pela identificação e tratamento de doença irrelevante.

Para todas as idades há evidência limitada sobre os benefícios e danos do teste do HPV isolado como estratégia de rastreamento. O teste do HPV combinado com a citologia a cada cinco anos pode ser uma alternativa razoável em mulheres mais jovens que querem prolongar o intervalo de rastreamento.

> Moyer VA; U.S. Preventive Services Task Force. Screening for cervical cancer: U.S. Preventive Services Task Force recommendation statement. *Ann Intern Med.* 2012;156(12):880-891.

▶ Câncer de próstata

Há considerável controvérsia em torno do rastreamento com o antígeno prostático específico (PSA) em homens de todas as idades devido à ausência de evidência conclusiva de que o rastreamento reduz a mortalidade por câncer de próstata. Todas as diretrizes, contudo, concordam que rastrear homens com uma expectativa de vida menor do que 10 anos não é recomendado porque eles têm pouca chance de qualquer benefício potencial para a sobrevida. A USPSTF não recomenda o rastreamento com PSA em todos os homens, enquanto outras organizações sugerem que o rastreamento pode estar indicado em homens de boa saúde que valorizam os benefícios pequenos ou incertos do rastreamento em relação aos danos substanciais conhecidos. As diretrizes geralmente concordam que entre homens com uma longa expectativa de vida a decisão de ser submetido a um teste de PSA é uma decisão sensível à preferência que deve ser informada. Os clínicos devem informar aos homens sobre os benefícios potenciais, limites/lacunas das evidências atuais e dos danos conhecidos do rastreamento. Os danos incluem resultados falso-positivos que podem levar a exames adicionais e biópsias de próstata, bem como detecção e tratamentos excessivos de cânceres de próstata irrelevantes que nunca teriam progredido para causar doença ativa no período de vida do indivíduo. Além disso, o tratamento do câncer de próstata frequentemente resulta em efeitos adversos graves em idosos (como incontinência, impotência, proctite por radiação ou fraturas de quadril).

Para todos os grupos etários, o exame retal não é recomendado para rastreamento do câncer de próstata. Do mesmo modo, não há evidência de que o uso do PSA livre ou a densidade do PSA, sua velocidade ou tempo de duplicação melhore os desfechos de saúde, e algumas dessas estratégias podem aumentar o dano.

> U.S. Preventive Services Task Force. *Screening for Prostate Cancer: U.S. Preventive Services Task Force Draft Recommendation Statement.* Available at: http://www.uspreventiveservicestaskforce.org/uspstf12/prostate/draftrecprostate.htm

▶ Outros cânceres

A USPSTF não recomenda o rastreamento de rotina para câncer de pâncreas ou de ovário para pessoas de todas as idades. Não há evidência de que o rastreamento do câncer pancreático (usando palpação abdominal, ultrassonografia ou marcadores sorológicos) ou do câncer ovariano (usando CA-125 ou ultrassonografia transvaginal) seja eficaz na redução da mortalidade, e há um dano potencial significativo devido à acurácia limitada dos testes de rastreamento, à natureza invasiva dos testes diagnósticos e aos resultados insatisfatórios do tratamento.

A USPSTF conclui que não há evidência suficiente para avaliar o balanço entre benefícios e danos do rastreamento do câncer de pulmão ou de pele para pessoas de todas as idades. Um estudo randomizado mostrou que o rastreamento com a tomografia computadorizada em baixa dose pode reduzir a mortalidade do câncer de pulmão em tabagistas atuais ou ex-fumantes com idade entre 55 e 74 anos. Entretanto, os danos foram substanciais, incluindo complicações dos procedimentos diagnósticos invasivos como broncoscopia ou biópsia pulmonar, que podem ser maiores em idosos. Portanto, os esforços de prevenção de câncer de pulmão devem ainda se concentrar em encorajar os idosos fumantes a cessar o hábito. Do mesmo modo, embora não haja evidência que suporte o exame da pele corporal total, os clínicos devem permanecer atentos a lesões cutâneas com características malignas (p. ex., lesões que mudam rapidamente e aquelas com assimetria, bordas irregulares ou variabilidade da cor).

> U.S. Preventive Services Task Force Guidelines. Available at http://uspreventiveservicestaskforce.org/uspstopics.htm#AZ

9 Princípios da prescrição para idosos

Michael A. Steinman, MD
Holly M. Holmes, MD

PRINCÍPIOS GERIÁTRICOS

Aparentemente, a prescrição para idosos é semelhante à prescrição de adultos mais jovens, exigindo uma compreensão das indicações dos fármacos, reações adversas potenciais e interações medicamentosas. Contudo, a prescrição para idosos pode ser complicada por inúmeros fatores. Mudanças fisiológicas que ocorrem à medida que o paciente envelhece resultam em alterações no metabolismo dos fármacos e suscetibilidade aos efeitos adversos. A presença de múltiplas condições crônicas e múltiplas medicações leva a interações potencialmente complexas entre os fármacos e entre os fármacos e as doenças, bem como à necessidade de equilibrar múltiplas recomendações que competem entre si. Alterações na função cognitiva, destreza manual e suportes sociais complicam a adesão ao uso das medicações, e metas heterogêneas de cuidados requerem atenção especial. Como os estudos clínicos que informam muitas diretrizes práticas costumam ser conduzidos em pacientes mais jovens, pode haver ambiguidade a respeito da extensão na qual essas recomendações baseadas em evidências se aplicam a adultos mais velhos. Assim, o domínio da prescrição para idosos exige perícia não apenas em elementos técnicos do uso de fármacos, mas também na síntese de evidências e fatores biomédicos e psicossociais em um plano coordenado de cuidados que atenda às necessidades únicas de cada indivíduo. Mais detalhes sobre a polifarmácia podem ser encontrados no Capítulo 53, e maiores detalhes sobre a extrapolação de evidência da pesquisa clínica para pacientes idosos podem ser encontrados no Capítulo 74.

METABOLISMO DOS FÁRMACOS E EFEITOS FISIOLÓGICOS EM IDOSOS

▶ Farmacocinética

A farmacocinética se refere a como o corpo lida com um fármaco desde o momento em que é ingerido até o momento em que é excretado. Isso inclui o processo de absorção, distribuição, metabolismo e eliminação. Enquanto cada um desses processos pode variar com a idade, eles são mais influenciados, em geral, por fatores genéticos e pelas doenças do indivíduo, pelo ambiente e por outras medicações. Para a maioria dos idosos, alterações na função renal têm o maior impacto na farmacocinética.

A. Absorção

A absorção dos fármacos é influenciada pelo tamanho da superfície absortiva, pH gástrico, fluxo sanguíneo esplâncnico e motilidade do trato gastrintestinal (GI). Muitos destes são relativamente inalterados pela idade, mas podem ser substancialmente afetados por certas doenças e medicações. Algumas medicações, inclusive vitamina B_{12}, cálcio e ferro, têm menor absorção em idosos como resultado de menor atividade dos mecanismos de transporte ativo.

B. Distribuição

Pacientes mais velhos têm uma proporção de gordura:massa corporal magra aumentada, redução da água corporal total e, às vezes, diminuição da albumina sérica. Os fármacos que se distribuem na gordura (p. ex., diazepam) podem, assim, ter um maior volume de distribuição. Medicações hidrofílicas (p. ex., digoxina) terão um menor volume de distribuição, resultando em maiores níveis séricos. Os fármacos que se ligam às proteínas séricas atingem um equilíbrio entre o fármaco ligado (inativo) e livre (ativo). O uso de dois ou mais fármacos que competem pela ligação proteica (p. ex., hormônio da tireoide, digoxina, varfarina, fenitoína) pode resultar em níveis mais altos de fármaco livre, exigindo monitoração cuidadosa dos seus níveis e efeitos. No caso da testosterona, aumentos associados à idade na globulina de ligação do hormônio sexual podem resultar em níveis séricos normais de testosterona total, mesmo quando os níveis séricos de testosterona livre (a forma bioativa) estão reduzidos.

C. Metabolismo

O sistema do citocromo P450 ajuda com o metabolismo dos fármacos por meio de oxidação e redução (conhecidos como metabolismo de fase I). Pode haver um declínio relacionado à idade na atividade da fase I como consequência de reduções no fluxo sanguíneo hepático e no tamanho do fígado. No entanto, o sistema do citocromo P450 é, em geral, mais impactado por polimorfismos genéticos que resultam em alguns indivíduos terem metabolismo "rápido" ou "lento", e pelo uso de outros fármacos e alimentos que podem inibir ou induzir enzimas específicas no P450, resultando em um metabolismo lentificado ou acelerado do fármaco. (Ver seção "Reações Medicamentosas Adversas" adiante para informação sobre interações medicamentosas mediadas pelo citocromo P450.) O metabolismo hepático de fase II, também conhecido como conjugação, ocorre após o metabolismo de fase I. Em geral, ele torna os fármacos biologicamente inativos e facilita a sua excreção. Ele não é afetado pela idade.

D. Excreção

A função renal em geral diminui com a idade, envolvendo a perda tanto da taxa de filtração glomerular quanto da função tubular. Como a massa muscular declina na velhice, a função renal pode, com frequência, ser substancialmente comprometida mesmo na presença de creatinina sérica normal. Assim, a estimativa da depuração de creatinina (ou a taxa de filtração glomerular proximamente relacionada) é essencial. Fórmulas matematicamente complexas como as fórmulas Chronic Kidney Disease Epidemiology Collaboration (CKD-EPI) e Modification of Diet in Renal Disease (MDRD) tendem a refletir de maneira mais acurada a função renal comparadas com a equação de Cockroft-Gault (mostrada adiante). Contudo, cada uma é imperfeita e deve ser interpretada como fornecendo apenas uma estimativa grosseira da função renal. Nas situações em que a função renal se altera rapidamente, nenhuma fórmula tem bom desempenho. Todavia, é muito melhor ter (e usar) uma estimativa grosseira de fácil obtenção da função renal do que não ter nenhuma.

$$\text{Depuração de creatinina} = \frac{(140 - \text{idade}) \times \text{peso (kg)}}{\text{Creatinina sérica} \times 72}$$

(multiplicar por 0,85 para mulheres para permitir 15% a menos de massa muscular).

▶ Farmacodinâmica

A farmacodinâmica se refere a como o fármaco afeta o organismo; ou seja, o efeito fisiológico exercido pela ação de um fármaco nos receptores de um órgão-alvo. A farmacodinâmica ainda não foi tão cuidadosamente estudada em idosos quanto a farmacocinética. Os idosos são mais sensíveis às medicações que deprimem o sistema nervoso central, o que pode resultar em *delirium*, confusão e agitação. A utilização frequente de múltiplas medicações em idosos costuma levar ao uso simultâneo de dois ou mais fármacos que têm efeitos fisiológicos que se reforçam mutuamente, o que pode resultar em dano. Os exemplos incluem sangramento com uso simultâneo de anticoagulantes (p. ex., varfarina) e anti-inflamatórios não esteroides (AINEs) ou ácido acetilsalicílico; e hipotensão ortostática com várias medicações para pressão arterial e α-bloqueadores.

TERAPÊUTICA GERIÁTRICA

▶ Reações medicamentosas adversas

A. Epidemiologia e fatores de risco

As reações medicamentosas adversas (RMAs) são substancialmente mais comuns em idosos do que em pessoas mais jovens. Até 35% dos idosos experimentam uma RMA ou mais por ano, 5 a 10% das admissões hospitalares em idosos são atribuídas às RMAs e 5% ou mais dos idosos hospitalizados apresentam uma RMA durante a sua permanência hospitalar. Simplesmente ser idoso não aumenta de modo significativo o risco de RMA. Em vez disso, é o número de medicações ingeridas e a carga da doença (que frequentemente, mas nem sempre, aumenta à medida que o paciente envelhece) que são os fatores de risco das RMAs no paciente ambulatorial.

Vários estudos observacionais falharam em detectar um risco globalmente aumentado de RMA em idosos com estado funcional comprometido e síndromes geriátricas. Contudo, o risco de RMAs pode aumentar com fármacos específicos que podem interagir com comprometimentos específicos. Por exemplo, fármacos que agem no sistema nervoso central podem ter um risco particularmente alto de causar RMAs em pacientes com comprometimento cognitivo subjacente.

Uma observação sobre terminologia: "Reações medicamentosas adversas" se refere aos efeitos indesejados de fármacos em dose e uso normais. "Eventos medicamentosos adversos" se refere a uma faixa mais ampla de danos potenciais associados com o fármaco, incluindo sobredose, reações de abstinência pela descontinuação abrupta, e mais.

B. Causas de reações medicamentosas adversas

As RMAs são classificadas comumente em dois tipos predominantes. As RMAs do tipo A resultam de efeitos fisiológicos esperados embora indesejados ou exagerados do fármaco. Por exemplo, os β-bloqueadores podem causar bradicardia que resulta em síncope. As RMAs do tipo B, que são menos comuns, resultam de efeitos idiossincráticos não relacionados com os alvos fisiológicos usuais dos fármacos; por exemplo, anafilaxia à penicilina.

Em idosos, as RMAs do tipo A frequentemente se originam da interação de um fármaco e características subjacentes do paciente. Medicações com um índice terapêutico estreito e meia-vida prolongada causam os maiores problemas para os idosos. Pacientes com múltiplas medicações, estados patológicos e/ou alterações fisiológicas associadas com o envelhecimento podem ser mais suscetíveis aos efeitos indesejáveis de um fármaco.

As *interações medicamentosas* podem levar a RMAs por mecanismos farmacocinéticos e farmacodinâmicos. No primeiro, o fármaco A inibe a atividade de uma isoenzima no citocromo P450, resultando em uma depuração tardia do fármaco B que é metabolizado por essa isoenzima. Isso resulta em níveis tissulares excessivos do fármaco B e resultantes efeitos adversos. Os culpados comuns pela inibição da atividade do P450 incluem os antimicrobianos como ciprofloxacina, fluconazol e claritromicina; alguns inibidores seletivos da recaptação da serotonina; amiodarona; e verapamil e diltiazem. Por exemplo, o diltiazem inibe a isoenzima 3A4 do citocromo P450 (CYP3A4). A atorvastatina e várias outras estatinas (mas nem todas) são metabolizadas pela CYP3A4. Assim, se um paciente estiver em uso de diltiazem e atorvastatina, esta irá se acumular porque a enzima que a metaboliza se tornou menos ativa. Os níveis tissulares da atorvastatina irão se elevar, potencialmente ao nível no qual irão causar toxicidade significativa (i.e., aumentar o risco de rabdomiólise e lesão hepática).

As isoenzimas do citocromo P450 também podem ser induzidas ("aceleradas"). Essa indução resulta em rápida eliminação e, assim, diminuição da efetividade dos fármacos metabolizados pela isoenzima afetada. As medicações que são indutoras potentes das enzimas do P450 incluem rifampicina, barbitúricos, carbamazepina e fenitoína. Em geral, as interações mediadas pelo P450 são mais importantes quando a indução ou inibição é potente (p. ex., alteração maior do que cinco vezes na atividade da enzima) e o fármaco substrato tem um estreito índice terapêutico (p. ex., varfarina, sulfonilureia). Em contraste, as interações medicamentosas que envolvem uma indução ou inibição fracas e um fármaco substrato com uma ampla margem de segurança são menos propensas a ser clinicamente relevantes.

O uso de dois ou mais fármacos com efeitos fisiológicos que se reforçam mutuamente também pode resultar em dano. Por exemplo, o bloqueio cardíaco de terceiro grau pode ocorrer em um paciente que está em uso de digoxina e um β-bloqueador, já que ambos suprimem a condução dos impulsos atriais através do nódulo atrioventricular.

As *interações fármaco-doença* ocorrem quando um estado patológico subjacente torna um paciente mais suscetível aos efeitos fisiológicos indesejados de um fármaco. Nem toda interação potencial resulta em dano. Por exemplo, muitos pacientes com doença pulmonar obstrutiva crônica leve ou moderada podem tolerar β-bloqueadores sem efeitos adversos, embora alguns desenvolvam sintomas pulmonares piores nessa situação.

Além das RMAs, uma ampla variedade de eventos adversos pode ocorrer pelo uso errado dos fármacos. Isso pode incluir complicações por doses excessivas de um fármaco, a falha em prevenir ou tratar a doença devido à não adesão ao tratamento ou a uma dosagem insuficiente do fármaco ou reações de abstinência causadas pela descontinuação abrupta de um fármaco ao qual o organismo se adaptou fisiologicamente (p. ex., uso crônico de opioides).

C. Prevenção de reações medicamentosas adversas e o papel da monitoração

Menos de um quarto das RMAs em idosos de ambulatório resulta de decisões inadequadas na prescrição dos clínicos. Em contraste, a maioria das RMAs resulta de fármacos cujas prescrições eram razoáveis, e representam reações adversas potenciais conhecidas, porém indesejadas, de um determinado fármaco. A varfarina e a insulina são as causas mais comuns de RMAs graves o suficiente para precipitar um atendimento de emergência. Todavia, esses fármacos têm um lugar importante no armamentário terapêutico de idosos. De fato, a varfarina frequentemente é pouco prescrita, uma vez que para muitos pacientes os benefícios da prevenção de um acidente vascular encefálico (AVE) ou de uma embolia pulmonar superam o risco de hemorragia.

A prevenção verdadeira é difícil nessa situação, já que pode ser difícil predizer com precisão quais pacientes serão ajudados ou prejudicados por um fármaco. Ainda assim, muitas RMAs podem ser detectadas e manejadas precocemente, poupando o paciente de sintomas prolongados ou de uma cascata de efeitos adversos com piora progressiva (como a hipotensão ortostática não tratada que resulta em uma queda com fratura). A monitoração de idosos para o surgimento de RMAs tem então um papel fundamental na redução do ônus das RMAs, embora não seja feita com frequência. Um impedimento importante à monitoração é que o paciente e o médico podem atribuir falsamente um novo sintoma a um estado de doença ou ao "envelhecimento" em vez de reconhecê-lo como uma reação medicamentosa adversa. Isso faz com que pacientes sub-relatem RMAs e médicos não diagnostiquem adequadamente um sintoma como uma RMA, mesmo quando o paciente a relata. O mantra "qualquer sintoma em um idoso é um efeito colateral de uma medicação até prova em contrário" fornece um lembrete útil para sempre manter as RMAs como diagnóstico diferencial ao avaliar uma queixa nova ou uma piora.

> *Qualquer sintoma em um idoso é um efeito colateral de medicação até prova em contrário.*

Programas conduzidos por enfermeiros ou por farmacêuticos são estratégias eficazes para monitoração de RMAs, mais bem exemplificados por clínicas de anticoagulação. Embora haja poucos dados disponíveis para suportar ferramentas simples ambulatoriais ou de beira de leito para monitoração de RMAs, a opinião de especialistas sugere que várias estratégias podem ser úteis. Estas incluem: (a) no momento em que um fármaco é prescrito, o paciente deve ser avisado sobre as reações adversas às quais ele deve ficar alerta; (b) na próxima consulta, usar uma combinação de perguntas abertas e questionários prontos para interrogar sobre reações adversas (p. ex., "Você está tendo algum efeito colateral ou problemas com o fármaco X?" seguido de perguntas específicas sobre reações adversas comuns ou perigosas); e (c) usar uma estratégia similar para indagar sobre reações adversas durante uma revisão anual de medicação.

▶ Uso de múltiplas medicações

A. Epidemiologia e danos e benefícios potenciais do uso de múltiplas medicações

Quase 20% dos adultos com idade igual ou superior a 65 anos usam 10 ou mais medicações. Esse uso de múltiplas medicações costuma ser chamado de "polifarmácia". Esse termo tem uma conotação pejorativa, parcialmente por um bom motivo. O uso de múltiplas medicações aumenta de maneira substancial o risco de interação medicamentosa e de eventos medicamentosos adversos, pode impor encargos financeiros consideráveis ao paciente, complicar a adesão ao tratamento e está associado com maior risco de uso inadequado das medicações. Por outro lado, pacientes mais velhos costumam ter múltiplas condições crônicas que podem ser ajudadas substancialmente por medicações. Em muitos desses pacientes, o uso de múltiplas medicações é uma escolha terapêutica adequada. Assim, embora o uso de múltiplas medicações seja um fator de risco para problemas com medicações – e deva estimular atenção à redução de medicações desnecessárias – o foco na redução das medicações precisa ser equilibrado com os danos à longevidade e qualidade de vida que se originam de condições crônicas subtratadas (ver Capítulo 53, "Abordando a Polifarmácia e Melhorando a Adesão Medicamentosa em Idosos").

B. Prescrição em cascata

Um fator contribuinte importante ao uso de múltiplas medicações é a "prescrição em cascata", na qual os efeitos adversos de um fármaco são tratados com outro fármaco, o qual causa efeitos adversos, que são tratados com um terceiro fármaco, e assim por diante. Isso pode resultar de um erro de interpretação de um sinal ou sintoma como a manifestação de um processo patológico subjacente, em vez de um efeito medicamentoso adverso. Como observado antes, lembrar o mantra "qualquer sintoma em um idoso é um efeito colateral de medicação até prova em contrário" pode ajudar a defender contra o potencial de prescrição em cascata. Exceto em circunstâncias incomuns, geralmente é melhor retirar ou substituir o fármaco ofensor em vez de tratar os seus efeitos adversos com outro fármaco.

▶ Uso excessivo, uso errado e subuso de medicações

Para muitos idosos, a questão não é se um paciente está tomando muitos ou poucos remédios, mas se ele está tomando os remédios certos considerando as suas doenças, suas preferências e a capacidade de adesão ao tratamento. Os desvios de um esquema ideal podem ser vistos como problemas de uso excessivo (uso de um fármaco quando não há necessidade de uma farmacoterapia), uso errado (uso de um fármaco quando há uma melhor alternativa disponível) e subuso (o não uso de um fármaco que seria benéfico).

A. Uso excessivo e uso errado

O uso excessivo e o uso errado de fármacos são comuns. Cerca de 20 a 30% dos idosos de atendimento ambulatorial usam pelo menos um fármaco que os critérios de consenso recomendam evitar em pacientes idosos. A revisão de especialistas de esquemas medicamentosos em pacientes ambulatoriais, pacientes internados e ambientes institucionais também identificou grandes proporções de pacientes em uso de fármacos que não são indicados, que são ineficazes para as condições tratadas ou que são problemáticos por outras causas. É comum que os fármacos sejam continuados por muito tempo após não serem mais necessários. Por exemplo, aproximadamente metade dos pacientes que iniciam o tratamento com inibidores da bomba de prótons para profilaxia de úlcera de estresse durante a permanência hospitalar mantém essa medicação após a alta por nenhum motivo definido.

Vários critérios explícitos, chamados comumente de "lista de fármacos a serem evitados", foram desenvolvidos para identificar medicações e situações terapêuticas que são potencialmente inadequadas para idosos. Essas ferramentas se mostraram úteis para melhora de qualidade, incluindo exemplos definidos de tais prescrições para exame especial e revisão. Todavia, o julgamento clínico precisa ser aplicado a pacientes individuais, já que há situações nas quais o uso de muitos desses fármacos é razoável.

Os *critérios de Beers* de medicações potencialmente inadequadas são mostrados na Tabela 9-1. A parte mais citada desses critérios diz respeito a fármacos que são potencialmente inadequados em qualquer situação. As medicações usadas comumente que fazem parte dessa lista de "fármacos a evitar" incluem anti-histamínicos de primeira geração (p. ex., difenidramina e hidroxizina), antidepressivos tricíclicos de amina terciária, uso de benzodiazepínicos para insônia, agitação ou *delirium*, sulfoniluréias de ação prolongada (p. ex., gliburida) e insulina de quantidade variável.

Os *critérios de STOPP* (Ferramenta de rastreamento de prescrições de idosos) definem uma extensa lista de situações clínicas específicas nas quais o uso de fármacos é potencialmente inadequado (Tabela 9-2). Os exemplos incluem o uso de diuréticos de alça para edema do tornozelo na ausência de insuficiência cardíaca; inibidores seletivos da recaptação da serotonina em pacientes com história de hiponatremia; e uso de AINEs em pacientes com insuficiência cardíaca e hipertensão moderada a grave.

Os *critérios ACOVE* (Avaliação de cuidados de idosos vulneráveis) para idosos vulneráveis cobrem uma ampla variedade de tópicos, incluindo inúmeros critérios relacionados ao uso de medicações. Os critérios ACOVE abordam não apenas medicações potencialmente inadequadas, mas também práticas de cuidados recomendadas, incluindo a educação do paciente sobre medicações e a revisão regular de medicamentos.

B. Subuso

Embora o uso inadequado de fármacos seja discutido comumente em idosos, de igual importância é o subtratamento de condições que poderiam ser ajudadas pela farmacoterapia. Os idosos têm menos probabilidade de receber as medicações indicadas do que suas contrapartes mais jovens, mesmo após responsabilizar-se pelas contraindicações a essas terapias. O medo excessivo de causar eventos adversos, a distração por outros aspectos clínicos, uma sensação de futilidade e uma sutil discriminação contra idosos provavelmente contribuem para esse padrão. Além disso, condições tratáveis costumam ser subdiagnosticadas em pacientes idosos, e sintomas como dor, fadiga, humor deprimido ou ortostase podem ser atribuídos incorretamente a "ficar velho".

Os *critérios START* (Ferramentas de rastreamento para alertar os médicos para o tratamento correto) são critérios de consenso que identificam o subuso potencial de medicações benéficas em idosos (Tabela 9-3). Assim como com outros critérios explícitos, estes são programados como uma orientação, mas não como um substituto para o julgamento clínico para pacientes individuais. Exemplos de fármacos que os critérios START recomendam para uso rotineiro incluem varfarina para fibrilação atrial crônica (na ausência de contraindicações); terapia β-agonista ou anticolinérgica inalatória regular para pacientes com asma ou doença pulmonar obstrutiva crônica (DPOC) leve a moderada; e bifosfonados em pacientes em terapia crônica com corticosteroides.

Tabela 9-1 Medicações potencialmente inadequadas em idosos – critérios de Beers (exemplos selecionados)[a]

Critérios	Justificativa
Anti-histamínicos de primeira geração (p. ex., difenidramina, clorfeniramina)	Altamente anticolinérgicos; risco de confusão, boca seca, constipação e outros efeitos anticolinérgicos
Antiarrítmicos como tratamento de primeira linha da fibrilação atrial (aceitáveis como terapia de reserva)	Os dados sugerem que o controle da frequência produz um melhor equilíbrio dos benefícios e danos do que o controle do ritmo na maioria dos idosos. A amiodarona está associada com múltiplas toxicidades
Digoxina > 0,125 mg/dia	Na insuficiência cardíaca, doses maiores não foram associadas com benefício adicional e podem aumentar o risco de toxicidade; a depuração renal lenta pode levar ao risco de efeitos tóxicos
Antidepressivos tricíclicos terciários (p. ex., amitriptilina)	Altamente anticolinérgicos, sedativos e causam hipotensão ortostática
Antipsicóticos para problemas comportamentais de demência a não ser que opções não farmacológicas tenham falhado e o paciente seja uma ameaça para si e para os outros	Risco aumentado de AVE e mortalidade em pessoas com demência
Benzodiazepínicos para tratamento de insônia, agitação e *delirium*	Os idosos têm maior sensibilidade aos benzodiazepínicos e metabolismo mais lento dos agentes de ação prolongada. Em geral, todos os benzodiazepínicos aumentam o risco de comprometimento cognitivo, *delirium*, quedas, fraturas e acidentes com veículos automotivos em idosos
Hidrato de cloral	A tolerância ocorre dentro de 10 dias, e os riscos superam os benefícios diante do potencial de superdosagem
Hipnóticos não diazepínicos (p. ex., zolpidem, eszopiclone) para uso crônico (> 90 dias)	Eventos adversos similares aos dos benzodiazepínicos em idosos (p. ex., *delirium*, quedas, fraturas); melhora mínima na latência e duração do sono
Androgênios masculinos a não ser quando indicados para hipogonadismo moderado a grave	Potencial para problemas cardíacos e contraindicados em homens com câncer de próstata
Sulfonilureia de ação prolongada (p. ex., gliburida, clorpropamida)	Risco de hipoglicemia grave prolongada
Meperidina	Não é um analgésico oral efetivo em doses usadas comumente; pode causar neurotoxicidade
AINEs não seletivos para ciclo-oxigenase; evitar o uso crônico a não ser que outras opções não sejam eficazes e o paciente possa fazer uso de terapia gastroprotetora (p. ex., inibidor da bomba de prótons)	Aumento do risco de sangramento GI e doença péptica ulcerativa em grupos de alto risco; o uso de inibidores da bomba de prótons ou misoprostol reduz o risco, mas não o elimina
Relaxantes dos músculos esqueléticos	Mal tolerados pelos idosos devido aos efeitos adversos anticolinérgicos, sedação e risco de fraturas

[a]Para a lista completa dos critérios de Beers, ver American Geriatrics Society 2012 Beers Criteria Update Expert Panel. American Geriatrics Society updated Beers criteria for potentially inappropriate medication use in older adults. *J Am Geriatr Soc.* 2012;60(4):616-631.

Os critérios ACOVE também identificam exemplos de subuso potencial para uma variedade de doenças crônicas. Isso inclui não apenas omissões de medicações específicas, mas outros processos de cuidados recomendados, incluindo a revisão anual da medicação, a educação dos pacientes sobre suas medicações e a monitoração da eficácia e toxicidade da medicação.

▶ Medicações de alto risco

As seguintes medicações são associadas frequentemente com reações adversas e merecem cuidado especial na prescrição.

A. Varfarina e outros anticoagulantes

Os benefícios da varfarina para a prevenção de AVE na fibrilação atrial e para o tratamento do tromboembolismo venoso (TEV) superam o risco de hemorragia na maioria dos pacientes, mesmo nos indivíduos com mais de 80 anos e naqueles com história de quedas. Ainda assim, a varfarina é a medicação mais comumente envolvida nas visitas à emergência e hospitalizações por RMAs. O uso seguro requer a monitoração de perto para manter os pacientes na meta de anticoagulação e atenção ao risco aumentado de hemorragia quando usado com agentes antiplaquetários. Perto de 700 medicações, suplementos e alimentos conhecidos interagem com a varfarina, seja por inibição da atividade da enzima do citocromo P450, deslocamento da proteína de ligação plasmática, afetando o metabolismo da vitamina K, seja por potencializar o risco de sangramento por meio de outros mecanismos antitrombóticos. Antibióticos, agentes antiplaquetários e amiodarona são implicados comumente como a fonte de interações medicamentosas que resultam em sangramento. Os pacientes que recebem varfarina devem ser monitorados de perto para manter a razão da normatização internacional (RNI)

Tabela 9-2 Medicações potencialmente inadequadas em idosos – critérios STOPP (exemplos selecionados)[a]

Critérios	Justificativa
Diurético de alça apenas para edema de tornozelo pendente (i.e., sem sinais clínicos de insuficiência cardíaca)	Sem evidência de eficácia; meias de compressão geralmente mais eficazes
Uso de diltiazem ou verapamil com insuficiência cardíaca classe III ou IV da NYHA	Pode piorar a insuficiência cardíaca
Ácido acetilsalicílico sem história de sintomas coronarianos, cerebrais ou vasculares periféricos ou evento oclusivo arterial	Não indicado
Neurolépticos em longo prazo (i.e., > 1 mês) como hipnóticos de longo prazo	Risco de confusão, hipotensão, efeitos colaterais extrapiramidais, quedas
ISRSs com história de hiponatremia clinicamente significativa	ISRSs podem precipitar hiponatremia
Difenoxilato, loperamida ou fosfato de codeína para tratamento de diarreia de origem desconhecida	Risco de retardo no diagnóstico; pode exacerbar constipação com diarreia de transbordamento; pode precipitar megacólon tóxico na doença intestinal inflamatória; pode retardar a recuperação na gastrenterite não reconhecida
Teofilina como monoterapia para DPOC	Alternativa mais segura, mais eficaz; risco de efeitos adversos devido ao estreito índice terapêutico
Fármacos antimuscarínicos vesicais com demência	Risco de aumento de confusão, agitação
Fármacos neurolépticos em pacientes com tendência a quedas	Pode causar dispraxia da marcha, parkinsonismo
Uso de potentes opiáceos em longo prazo (p. ex., morfina ou fentanil) como terapia de primeira linha para dor leve a moderada	Não é observado o escalonamento analgésico da Organização Mundial de Saúde
Opiáceos regulares por mais de duas semanas naqueles com constipação crônica sem uso concomitante de laxantes	Risco de constipação grave

DPOC, doença pulmonar obstrutiva crônica; NYHA, New York Heart Association; ISRSs, inibidores seletivos da recaptação da serotonina.
[a] Para a lista completa dos critérios STOPP, ver Gallagher P, O'Mahony D. STOPP (Screening Tools of Older Persons' potentially inappropriate Prescriptions): application to acutely ill elderly patients and comparison with Beers' criteria. *Age Ageing.* 2008;37(6):673-679.

na faixa-alvo, bem como para interações medicamentosas sempre que uma nova medicação for adicionada.

Apesar dos riscos da varfarina, novas medicações anticoagulantes ainda não substituíram o seu uso. O dabigatran é um inibidor direto da trombina de uso oral aprovado para prevenção de AVE na fibrilação atrial não valvar e usado fora dos Estados Unidos para profilaxia de TEV após cirurgia de substituição do quadril ou do joelho. A superdose de dabigatran não pode ser revertida e, assim, o risco de hemorragia grave, ou mesmo fatal, pode tornar a varfarina uma opção mais desejável. A dose reduzida é recomendada no comprometimento renal. No Canadá, as doses são reduzidas em pessoas com 80 anos ou mais, embora não haja nenhuma recomendação na bula nos Estados Unidos de alteração na dose com base na idade.

B. Insulina

A idade avançada é associada com maior risco de hipoglicemia induzida por fármacos. A insulina é a segunda causa mais comum de RMAs que levam os idosos a atendimento na unidade

Tabela 9-3 Critérios START: medicações que devem ser usadas em idosos (exceto em circunstâncias atenuantes)

- Varfarina na presença de fibrilação atrial crônica[a]
- Ácido acetilsalicílico ou clopidogrel com história documentada de doença coronariana, vascular cerebral ou periférica em pacientes com ritmo sinusal[a]
- Inibidor da enzima conversora da angiotensina (ECA) na insuficiência cardíaca crônica[a]
- Agentes β-agonistas ou anticolinérgicos regulares inalatórios para asma ou DPOC leve a moderada
- L-DOPA (levodopa) na doença de Parkinson idiopática com comprometimento funcional definido e incapacidade resultante
- Antidepressivos na presença de sintomas depressivos definidos, que duram pelo menos três meses
- Inibidores da bomba de prótons na presença de refluxo ácido gastresofágico grave crônico ou estenose péptica requerendo dilatação
- Bifosfonados em pacientes fazendo uso de glicocorticoides por mais de um mês (i.e., terapia crônica com corticosteroides)
- Metformina com diabetes tipo 2 +/− síndrome metabólica (na ausência de comprometimento renal)
- Inibidor da ECA ou bloqueador do receptor de angiotensina no diabetes com nefropatia

[a] Quando a terapia não é contraindicada.
Para a lista completa dos 22 critérios, ver Barry PJ, Gallagher P, Ryan C, O'Mahony D. START (screening tool to alert doctors to the right treatment) – an evidence-based screening tool to detect prescribing omissions in elderly patients. *Age Ageing.* 2007;36(6):632-638.

de emergência. Embora a insulina tenha um papel importante no tratamento do diabetes, o seu uso é digno de cuidado. Deve ser dada especial atenção a fatores que possam aumentar o risco e as consequências da hipoglicemia grave. Esses fatores de risco incluem diminuição da função renal, uso de medicações que possam interagir com os efeitos da insulina e função cognitiva comprometida (que pode interferir com o uso adequado e com a capacidade do paciente de obter ajuda se ocorrer hipoglicemia). As insulinas basais de ação prolongada (p. ex., insulina glargina e insulina detemir) são menos propensas a causar hipoglicemia do que a insulina protamina neutra Hagedorn (NPH). A insulina de dose variável deve ser evitada, já que aumenta o risco de hipoglicemia sem produzir melhor controle glicêmico. (Ver também Capítulo 42, "Diabetes".)

C. Sulfonilureias de ação prolongada

Todas as sulfonilureias têm o potencial de causar hipoglicemia. Em idosos, o risco de eventos adversos é particularmente alto com as sulfonilureias de ação prolongada, incluindo a gliburida (também conhecida como glibenclamida) e clorpropamida. Esse risco excessivo é em parte uma consequência do acúmulo desses fármacos em pacientes com depuração do fármaco diminuída. Se for usada uma sulfonilureia, uma versão de ação curta, como a glipizida, é preferida.

D. Digoxina

A intoxicação por digoxina é comum, em geral se manifestando como anormalidades neurológicas (incluindo fadiga, confusão ou alterações na percepção das cores) e/ou distúrbios GI. Os efeitos tóxicos incluindo arritmias são acentuados na presença de hipocalemia, que ocorre comumente nos pacientes em uso de diuréticos de alça. A função renal comprometida e a interação medicamentosa costumam resultar em níveis séricos elevados de digoxina em idosos, embora a intoxicação possa ocorrer mesmo com níveis séricos de digoxina dentro da faixa normal. Outros agentes geralmente são preferidos para o manejo da insuficiência cardíaca e da fibrilação atrial com resposta ventricular rápida, embora a digoxina possa ser adequada em pacientes selecionados. Quando usada, a digoxina deve ser prescrita em doses ≤ 0,125 mg/dia, e os pacientes devem ser monitorados cuidadosamente para os níveis séricos de digoxina (tendo como meta o limite inferior da normalidade), eletrólitos (sobretudo hipocalemia) e para sinais clínicos de intoxicação. Sinais ou sintomas neurológicos, GI ou cardíacos novos ou progressivos em pacientes em uso de digoxina devem ser considerados uma reação medicamentosa adversa até prova em contrário.

E. AINEs

A doença ulcerativa péptica e o comprometimento renal induzidos por AINEs ocorrem com maior frequência em idosos do que em pessoas mais jovens. Além disso, esses fármacos exacerbam a hipertensão, promovem retenção de líquidos em pacientes com insuficiência cardíaca e antagonizam os efeitos cardioprotetores do ácido acetilsalicílico por meio da inibição competitiva da enzima ciclo-oxigenase-1 (COX-1). Os critérios de Beers e as diretrizes para dor da Sociedade Americana de Geriatria desencorajam o uso crônico regular dos AINEs sistêmicos em idosos, preferindo o paracetamol e, em muitos casos, os opioides, para controle da dor. Os AINEs são contraindicados em pacientes com insuficiência cardíaca, disfunção renal e aqueles em alto risco de sangramento GI induzido por úlcera péptica. O risco dessa complicação aumenta substancialmente em pacientes que também fazem uso de varfarina, inibidores seletivos da recaptação da serotonina (ISRS) ou de corticosteroides sistêmicos. Se os AINEs forem utilizados por mais do que o uso episódico, as seguintes considerações são aconselhadas: (a) usar na menor dose e pelo menor tempo possível; (b) administrar simultaneamente inibidores da bomba de prótons ou misoprostol para gastroproteção; (c) maximizar o tempo entre a ingestão do ácido acetilsalicílico profilático e a ingestão do AINE (ou seja, tomar o ácido acetilsalicílico ao acordar e retardar a ingestão do AINE por pelo menos duas horas); e (d) considerar um acompanhamento em 2 a 4 semanas após o início de um AINE para avaliar disfunção renal, retenção de líquido e elevação da pressão arterial. Os AINEs com uma inibição equilibrada de COX-1 e COX-2 são preferidos em pacientes que têm risco de doença cardiovascular. Consistente com isso, alguns dados sugerem que o naproxeno tem um perfil entre os mais favoráveis de risco cardiovascular. Os AINEs tópicos, como o diclofenaco em gel, têm uma absorção sistêmica relativamente mínima e, assim, um risco substancialmente menor de causar toxicidade sistêmica.

F. Anticolinérgicos

Os fármacos que bloqueiam a ação da acetilcolina incluem sedativos, anti-histamínicos, antidepressivos, antipsicóticos, antiespasmódicos vesicais e GI, relaxantes musculares e antieméticos (ver exemplos na Tabela 9-4). O ônus cumulativo de múltiplos fármacos anticolinérgicos tem sido associado com um risco aumentado de quedas, declínio funcional e cognição comprometida em idosos. Se uma medicação com propriedades anticolinérgicas for necessária, a substituição por uma medicação da mesma categoria terapêutica com menos efeito anticolinérgico deve ser tentada quando possível.

G. Opioides

Os opioides são úteis para tratar dor moderada a grave em idosos, mas os opioides podem ser subutilizados devido à dificuldade em diagnosticar e avaliar a dor e devido às preocupações com segurança e uso correto dos opioides. As preocupações com segurança incluem maior risco de *delirium*, efeitos colaterais GI e depressão ventilatória. Contudo, a dor não tratada pode resultar em *delirium*, depressão, diminuição da mobilidade e comprometimento do sono. As alterações na farmacocinética, bem como os efeitos farmacodinâmicos aumentados dos opioides, aumentam o risco de RMAs. Todavia, os opioides frequentemente podem ser usados com segurança quando se tem em mente essas alterações relacionadas à idade. Em geral, o intervalo de dose deve ser o mesmo para um idoso de qualquer idade,

Tabela 9-4 Medicações com propriedades anticolinérgicas

Tipo de fármaco	Propriedades anticolinérgicas fortes	Propriedades anticolinérgicas moderadas
Anticonvulsivantes		Carbamazepina (Tegretol)
Antidepressivos	Amitriptilina (Elavil) Desipramina (Norpramin) Doxepina (especialmente em doses > 6 mg/dia)	Paroxetina (Paxil)[a]
Anti-histamínicos	Clorfeniramina (Clor-trimeton) Difenidramina (Benadril) Hidroxizina (Atarax)	
Antipsicóticos	Clozapina (Clozaril) Tioridazina (Melaril)	Loxapina (Loxitane) Pimozida (Orap) Olanzapina (Zyprexa)[a] Quetiapina (Seroquel)[a]
Cardiovascular		Disopiramida (Norpace)
Antiespasmódicos GI	Diciclomina (Bentil)	
Antagonistas H₂		Cimetidina (Tagamet) Ranitidina (Zantac)
Relaxantes musculares	Orfenadrina (Norflex)	Ciclobenzaprina (Flexeril)
Doença de Parkinson	Benzatropina (Cogentin) Triexifenidil (Artane)	
Antiespasmódicos urinários	Oxibutinina (Ditropan) Tolterodina (Detrol)	
Vertigem	Dimenidrinato (Dramamine) Meclizine (Antivert) Escopolamina (Transderm Scop)	

[a]Dados do Anticholinergic Drug Scale e Anticholinergic Cognitive Burden Scale (ver as tabelas originais para uma lista completa de medicações com propriedades anticolinérgicas). Essas tabelas discordam sobre o grau de atividade anticolinérgica da olanzapina, paroxetina e quetiapina.

H. Antipsicóticos na demência

O uso de antipsicóticos para tratar sintomas comportamentais e psicológicos de demência está associado com aumento da probabilidade de infarto do miocárdio, AVE, quedas, fraturas, TEV e mortalidade. Como resultado, avisos do FDA, diretrizes práticas e iniciativas dos Centros de Serviços do Medicare e Medicaid diminuíram o seu uso. Os antipsicóticos mais antigos também têm efeitos colaterais anticolinérgicos e extrapiramidais significativos. Quando possível, os sintomas comportamentais e psicológicos de demência devem ser tratados por meios não farmacológicos. Quando os antipsicóticos forem considerados necessários para sintomas que causem desconforto ou dano grave, os benefícios e riscos devem ser discutidos com a família ou o cuidador do paciente, a discussão deve ser claramente documentada e os antipsicóticos devem ser usados pelo tempo mínimo da terapia com tentativas de reduzir e descontinuar a medicação quando possível.

PRESCRIÇÃO PARA IDOSOS

Os critérios explícitos de fármacos a evitar, a atenção a medicações específicas de alto risco e uma compreensão dos elementos técnicos da prescrição são importantes. Ainda assim, essas habilidades discretas abordam apenas uma pequena proporção de prescrições potencialmente inadequadas em idosos. Na maioria das situações, a atenção cuidadosa a vários princípios pode ser a orientação mais útil para adequar as decisões de prescrição em idosos.

▶ Metas de cuidados

Em adultos mais jovens e fisicamente robustos, em geral há diretrizes padronizadas sobre o uso de fármacos comuns. Essas diretrizes (tanto formais quanto informais) são baseadas não apenas nos riscos e benefícios da farmacoterapia para um paciente médio, mas também na expectativa de que a maioria das pessoas compartilha valores similares sobre quais benefícios e danos potenciais são mais importantes para elas. Em contraste, pacientes mais velhos podem ter um perfil diferente de benefícios e riscos do que o adulto "médio". Além do mais, os idosos mantêm visões amplamente variáveis sobre quais benefícios eles querem obter dos fármacos e quais danos são mais importantes de evitar. Por exemplo, alguns idosos valorizam muito a extensão da longevidade e a prevenção de doenças futuras, enquanto outros estão mais interessados em minimizar sintomas (tanto das suas doenças quanto dos efeitos colaterais dos fármacos) e colocam menos prioridade na extensão da vida. A descoberta cuidadosa das metas de cuidados do paciente – tendo essas metas em vista ao fazer a prescrição – pode ajudar a direcionar a terapia para atingir os objetivos mais importantes para o paciente e minimizar as consequências indesejadas que mais lhes preocupam.

▶ Tempo até o benefício

As medicações usadas para prevenir eventos de saúde futuros (como fraturas, infarto do miocárdio ou insuficiência renal) em

mas costuma ser adequado iniciar com uma dose baixa e titular para cima lentamente, uma situação habitualmente chamada "começar baixo e ir devagar". É preciso lembrar-se das interações medicamentosas, uma vez que muitos opioides são substratos para enzimas do P450. Por fim, pode ser necessário adequar o tratamento para disfunção renal ou hepática. Para aqueles com comprometimento renal substancial, deve ser evitada a morfina, e a hidromorfona, o fentanil e a metadona podem ser alternativas preferidas. A metadona e a codeína não devem ser usadas no comprometimento hepático grave e, em geral, a dose de opioides deve ser reduzida ainda mais, com maior intervalo de dose.

geral têm um retardo de tempo até o aparecimento do benefício, com uma redução significativa do risco somente sendo atingida em 1 a 2 ou mais anos após o paciente ter iniciado a terapia. Em contraste, os efeitos medicamentosos adversos costumam começar logo após o início da terapia. Os pacientes com limitada expectativa de vida podem, assim, passar o período final de suas vidas expostos aos danos de um fármaco, sem viver o suficiente para colher os benefícios. (Ver ferramentas para estimar a expectativa de vida no Capítulo 3, "Metas de Cuidados e Considerações sobre o Prognóstico".) Há dados limitados sobre o tempo até o benefício para fármacos específicos em idosos, porque a maioria dos estudos clínicos sobre medicações exclui idosos e aqueles com condições comórbidas múltiplas. As estimativas gerais de tempo até o benefício incluem:

- Controle glicêmico para pacientes com diabetes – pelo menos três anos para complicações macrovasculares (p. ex., infarto do miocárdio, AVE) e sete anos para complicações microvasculares (p. ex., nefropatia, neuropatia)
- Bifosfonados para osteoporose – 1,5 anos para prevenir fratura
- Inibidores da HMG-CoA redutase (estatinas) para pacientes com doença cardiovascular crônica – 1 a 2 anos para prevenir eventos cardiovasculares, e mais de 3 anos para prevenir AVE

▶ Atenção à dose

Como os idosos são mais suscetíveis aos efeitos adversos dos fármacos, costuma ser útil "começar de baixo e ir devagar", o que significa usar uma dose inicial baixa e aumentá-la lentamente. Para muitos fármacos, é útil começar em metade da dose regular dos adultos. Isso com frequência pode ser conseguido dividindo os comprimidos usando um simples equipamento de dividir pílulas. É importante notar que alguns pacientes com destreza manual limitada têm dificuldade em dividir as pílulas, e comprimidos com tecnologia de liberação sustentada não devem ser divididos.

Deve ser dada especial atenção à disfunção renal e outras características que podem resultar em níveis séricos aumentados, e o escalonamento de dose deve parar na menor dose efetiva. Todavia, alguns idosos necessitam a dose completa do fármaco, e muitos pacientes mais velhos são subtratados como resultado da relutância do clínico de escalonar a dose. Esse fenômeno é bem documentado no tratamento da depressão em idosos. Assim, o escalonamento continuado da dose até a dose máxima geralmente é aconselhado se doses menores não produzirem o efeito desejado e o paciente estiver tolerando o fármaco.

▶ Monitoração

No momento em que um clínico prescreve uma medicação, ele faz uma suposição orientada de que a probabilidade de benefício excede a probabilidade de dano, sem saber definitivamente qual desfecho benéfico ou prejudicial irá ocorrer. A monitoração dos benefícios e danos como determinado pelos sintomas, sinais e exames laboratoriais pode ajudar a determinar em que extensão um fármaco está de fato ajudando ou prejudicando um paciente e assim tem um papel fundamental na individualização dos cuidados. Infelizmente, a monitoração nem sempre é realizada de forma consistente.

Há poucas diretrizes disponíveis para orientar a frequência da monitoração, quer seja para valores laboratoriais ou para sinais e sintomas. Na ausência de recomendações específicas baseadas em evidências, pode ser útil uma abordagem geral. Os pacientes costumam relatar poucas RMAs, e os clínicos interpretam esses sintomas erroneamente como marcadores de uma doença subjacente. Assim, quando é tomada a decisão de prescrever um fármaco, os pacientes devem ser educados a compreender e relatar problemas relacionados à medicação (Figura 9-1). Então, em intervalos regulares o fármaco deve ser monitorado para efeitos adversos potenciais e eficácia, para a adesão do paciente, e para avaliar se a terapia ainda é necessária. Após modificações subsequentes ao esquema (ou não), o ciclo se repete. Embora a monitoração continuada seja importante, em muitos casos os efeitos adversos e a eficácia se tornam aparentes dentro das primeiras semanas de uso, então deve ser dada atenção à monitoração neste período. Quase sempre é útil perguntar sobre a eficácia do fármaco, danos e adesão à terapia na primeira visita de acompanhamento após o fármaco ter sido iniciado ou alterado.

▶ Adesão ao tratamento

As medicações não são úteis se o paciente não fizer uso delas. Ver "Adesão ao Tratamento", adiante.

▶ Descontinuação da terapia

Cerca de 25% dos pacientes sofrem uma reação adversa ao suspender a medicação, seja pelo retorno da doença subjacente ou por uma reação de abstinência fisiológica (como é possível observar na descontinuação abrupta dos analgésicos opioides). Para distinguir entre fármacos que podem ser suspensos abruptamente e aqueles que precisam ser reduzidos de forma lenta, a regra prática é que se um fármaco requer titulação de uma dose menor até uma maior, ele em geral deve ser titulado para baixo em vez de ser suspenso abruptamente. Exemplos de fármacos que não devem ser suspensos abruptamente são os analgésicos opioides, os antidepressivos, os β-bloqueadores e os anticonvulsivantes como a gabapentina. Na maioria dos casos, a velocidade de titulação para baixo deve acompanhar a velocidade na qual o fármaco pode ser titulado para cima com segurança. Em contraste, os fármacos que podem ser iniciados com segurança em doses máximas podem ser suspensos abruptamente sem arriscar uma reação de abstinência fisiológica. Os exemplos incluem inibidores da bomba de prótons e AINEs. Em todos os casos, os pacientes em descontinuação de um fármaco devem ser monitorados para o retorno dos sinais e sintomas que o fármaco foi usado para tratar.

▶ Aplicação de evidências de estudos clínicos e diretrizes baseadas em evidência

Estudos clínicos que estabeleceram a eficácia de terapias usadas comumente foram conduzidos amplamente em populações

Educação/ativação do paciente
Educar e ativar o paciente para compreender e relatar problemas relacionados à medicação

Sinais e sintomas do paciente ou diagnóstico → Decisão inicial de prescrição

Acompanhamento da decisão de prescrever
Manter o fármaco
Alterar dose, frequência, forma
Descontinuar o fármaco
Substituir o fármaco
Adicionar um novo fármaco

Monitoração
Monitorar efeitos colaterais
Monitorar eficácia
Monitorar adesão ao tratamento
Avaliar se o fármaco ainda é necessário

Evidência e diretrizes
Preferências e possibilidade do paciente

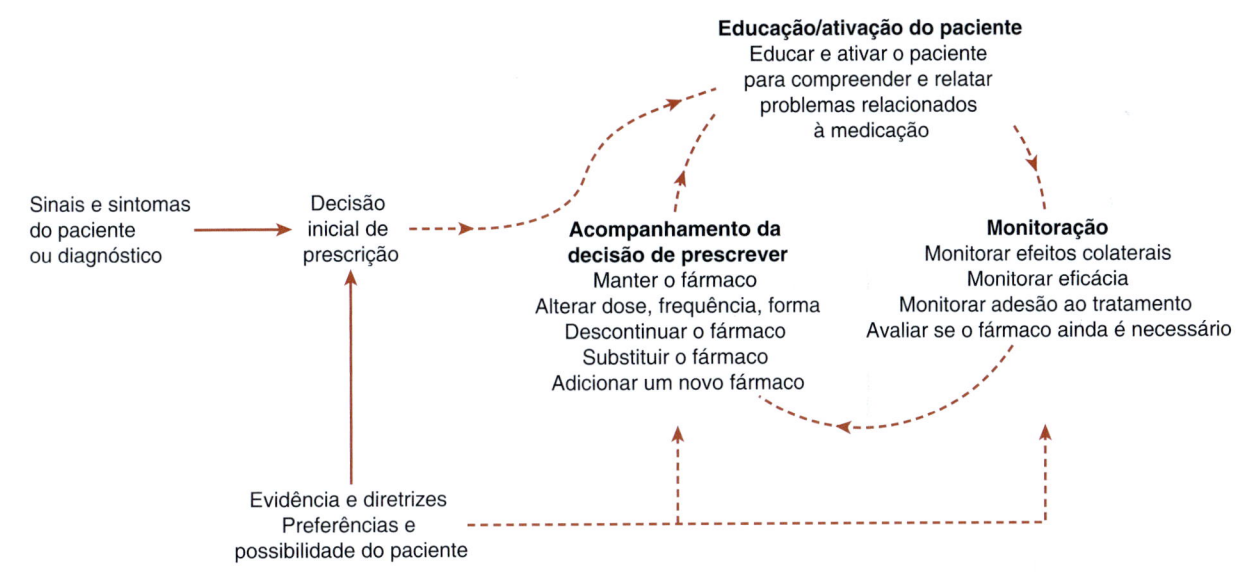

▲ **Figura 9-1** Abordagem à monitoração para eficácia do fármaco, eventos adversos e adesão ao tratamento. (Reproduzida com permissão de Steinman MA, Handler SM, Gurwitz JH, Schiff GD, Covinsky KE. Beyond the prescription: medication monitoring and adverse drug events in older adults. *J Am Geriatr Soc.* 2011;59:1513-1520.)

relativamente jovens e saudáveis em outros aspectos. Como resultado, muitos questionaram a aplicabilidade desses achados aos cuidados de idosos clinicamente complexos. Além disso, muitas diretrizes de prática clínica fornecem orientação limitada sobre como as suas recomendações se aplicam a adultos que são frágeis ou que estão nos limites superiores do ciclo de vida.

Apesar de tal incerteza, muitas dessas terapias são provavelmente benéficas para a maioria dos idosos. Em alguns casos, os idosos podem obter maiores benefícios de fármacos do que as populações mais jovens nas quais os estudos foram conduzidos. Como os idosos em geral têm maior risco de desenvolver os desfechos que o fármaco foi usado para prevenir, a redução relativa no risco associado com o fármaco se traduz em maior redução absoluta no risco em idosos. Assim, enquanto idosos podem ser mais propensos a sofrer danos pela farmacoterapia, em muitos casos eles podem ter o maior ganho. (Ver também Capítulo 74 sobre a extrapolação de evidência das pesquisas clínicas para pacientes idosos.)

▶ **Prescrição ao final da vida**

A prescrição para pacientes com expectativa de vida limitada geralmente requer um reequilíbrio dos benefícios e danos da farmacoterapia. Para muitos pacientes próximos ao fim da vida, a prevenção dos desfechos em longo prazo por meio dos fármacos usados para prevenir infarto do miocárdio, fraturas e outros desfechos similares é menos relevante devido ao retardo do tempo até o benefício. As metas de cuidados podem ser desviadas para priorizar a qualidade de vida e minimizar as intervenções médicas, e os fármacos para aliviar sintomas podem continuar a ser altamente valiosos. A dificuldade de deglutição também pode complicar a ingestão de terapias orais.

Diversas recomendações de consenso foram publicadas indicando os fármacos a serem evitados em pacientes com expectativa de vida limitada (em geral menos de seis meses a um ano) e/ou demência avançada. Embora não haja um consenso universal, vários grupos fazem recomendação contra o uso rotineiro de bifosfonados, terapia redutora de colesterol e varfarina. Em contraste, sintomas desconfortáveis frequentemente não são reconhecidos e são pouco tratados em pacientes em fase terminal, e deve ser dada atenção ao controle da dor, constipação e outros sintomas. (Ver também Capítulo 11, "Geriatria e Cuidados Paliativos".)

ADESÃO AO TRATAMENTO

A adesão ao tratamento se refere ao paciente que participa ativamente em um plano terapêutico que foi acordado entre o provedor de saúde e o paciente. A persistência se refere ao paciente usar a terapia pelo tempo necessário. A não adesão e a não persistência são problemas prevalentes, sobretudo no tratamento de condições crônicas, assintomáticas, como a hipertensão e a hiperlipidemia. A não adesão está associada com a falha em obter o controle da doença, erro diagnóstico, aumento das visitas à unidade de emergência e hospitalizações, aumento dos custos de saúde e, em alguns casos, maior mortalidade. Até 40% dos pacientes nos Estados Unidos não toma suas medicações corretamente, e quando isso não é detectado pode ocorrer a prescrição excessiva de medicação adicional. Portanto, é importante avaliar regularmente se o paciente faz uso da medicação. Avaliar a adesão sem fazer julgamentos, apenas perguntando quantas doses esquecidas em uma semana, é uma forma rápida de detectar a adesão. Ferramentas validadas também podem ser usadas para monitoração regular, incluindo a Morisky Medication Adherence Scale.

Os principais fatores de risco para a não adesão ao tratamento na terapia das doenças crônicas incluem a crença do paciente de que as medicações não são necessárias ou são prejudiciais, os efeitos colaterais, os custos e copagamentos e o número crescente de medicações. A compreensão dos motivos para a não adesão ao tratamento é essencial para delinear estratégias para melhorar a adesão. Por exemplo, se um paciente não toma os remédios devido aos custos de obtenção dos fármacos, pode ser útil considerar alternativas menos dispendiosas ou programas de auxílio farmacêutico. Se um paciente pratica a não adesão porque ele não sabe para que serve o remédio, ou acredita que o remédio não está trazendo nenhum benefício, a educação do paciente pode ser útil. (Alternativamente, se um paciente estiver usando um fármaco que ele acredita que não está controlando seus sintomas, isso pode ser um sinal para tentar outro fármaco.) Fármacos que precisam de 3 a 4 doses ao dia podem dificultar a adesão, e trocar o esquema terapêutico do paciente para 1 a 2 doses ao dia mostrou ser uma das estratégias mais bem-sucedidas para melhorar a adesão.

GERENCIAMENTO DA COMPLEXIDADE

A adequação da prescrição de idosos é um processo complexo que requer o equilíbrio entre múltiplas considerações. Embora aparentemente assustadoras, várias estratégias podem ser úteis para entender essas complexidades e abordar esses aspectos de forma sistemática.

▶ Revisão regular da medicação

Os especialistas recomendam que a revisão regular da medicação ocorra pelo menos anualmente. Pacientes com múltiplas alterações na medicação podem se beneficiar de revisões mais frequentes.

A. Revisão da bolsa de remédios

Uma técnica altamente eficaz para a revisão dos medicamentos é a "revisão da bolsa dos remédios" na qual o paciente é instruído a colocar todas as suas medicações (inclusive as de venda livre, aquelas à base de ervas e outros produtos) em uma bolsa e trazer para a clínica para inspeção. Além de verificar as medicações usadas pelo paciente, essa revisão fornece uma valiosa oportunidade de avaliar a compreensão e adesão do paciente. Múltiplos frascos da mesma medicação, prescrições cujo rótulo indica que elas foram dispensadas muitos meses (ou anos) atrás, e outros indícios visuais podem ajudar a identificar problemas potenciais. Para cada fármaco, perguntar "Você sabe para que serve esse remédio?"; "Como você toma este?"; e "Você às vezes esquece ou pula uma dose?"(e se positiva, perguntar por que) pode fornecer indícios valiosos para melhorar a adesão ao tratamento. Por fim, perguntar ao paciente "Você está tendo problemas com este medicamento" e investigar efeitos adversos mais comuns e perigosos pode ajudar a descobrir efeitos medicamentosos adversos não relatados.

B. Revisão crítica da lista de medicamentos

Outro objetivo importante da revisão de medicamentos é fornecer ao médico uma oportunidade de pensar de forma crítica e holisticamente a respeito do esquema medicamentoso, em vez da abordagem fragmentada que costuma acompanhar uma visita típica na qual o foco é em uma ou duas doenças específicas. Essa revisão holística pode incluir a identificação de fármacos que não são mais necessários (i.e., o uso excessivo), fármacos com doses inadequadas ou excessivas ou exemplos nos quais um fármaco alternativo tem probabilidade de ser mais seguro ou eficaz (p. ex., uso errado), e omissões de fármacos potencialmente benéficos (p. ex., subuso). O Medication Appropriateness Index fornece uma lista útil de 10 questões a considerar para cada fármaco que o paciente está usando (Tabela 9-5).

Uma estratégia útil para revisar a lista de medicação é agrupar medicamentos de acordo com as doenças ou síndromes do paciente para as quais eles são usados. Essa forma de organizar a informação das medicações pode evidenciar problemas potenciais. Se o paciente estiver tomando um fármaco sem uma doença correspondente na sua lista de problemas, ele pode ser desnecessário. Por exemplo, se um paciente estiver tomando um inibidor de bomba de prótons e não tiver um diagnóstico de doença do refluxo gastresofágico (DRGE) ou não for um usuário crônico de AINEs, o fármaco pode ser desnecessário. Se o paciente tiver uma doença sem uma medicação correspondente, isso pode representar um subuso. Por exemplo, se um homem mais velho tem sintomas desconfortáveis do trato urinário inferior, que persistem apesar das modificações no estilo de vida, pode estar indicado um teste com um α-bloqueador. Se um paciente tem uma doença malcontrolada para a qual o paciente está tomando múltiplas medicações, isso pode indicar doses não adequadas, má adesão ou um fator complicante. Por exemplo, se um paciente mais velho tem hipertensão malcontrolada e está tomando quatro medicações anti-hipertensivas, pode ser útil investigar mais a não adesão e causas secundárias potenciais. Por fim, a revisão cuidadosa das medicações pode identificar outros problemas potenciais. Por exemplo, se um paciente estiver tomando uma medicação com fortes propriedades anticolinérgicas, vale a pena

Tabela 9-5 Questões a considerar durante uma revisão de medicação

1. Há indicação para o uso do fármaco?
2. A medicação é eficaz para essa condição?
3. A dose está correta?
4. As orientações estão corretas?
5. As orientações são práticas?
6. Há interações medicamentosas clinicamente significativas?
7. Há interações fármaco-doença/condição clinicamente significativas?
8. Há duplicação desnecessária com outros fármacos?
9. A duração da terapia é aceitável?
10. Esse fármaco é a alternativa menos dispendiosa comparada com outros de mesma utilidade?

Adaptada e reproduzida com permissão do Medication Appropriateness Index in Hanlon JT, Schmader KE, Samsa GP, et al. A method for assessing drug therapy appropriateness. *J Clin Epidemiol.* 1992;45(10):1045-1051.

perguntar sobre efeitos colaterais anticolinérgicos e considerar se há outra medicação que pode fornecer o mesmo benefício com menos potencial de prejuízo.

▶ Cuidados interdisciplinares

A atenção cuidadosa aos cuidados farmacêuticos de idosos toma bastante tempo, e a melhor forma de fazer é usando uma abordagem por equipe quando exequível. O farmacêutico pode ter um papel essencial, trazendo a sua experiência e o tempo de dedicação para avaliar problemas potenciais com a medicação, integrando as medicações e avaliando e melhorando a adesão do paciente. A emergência de modelos de cuidados em clínicas centradas no paciente está cada vez mais integrando farmacêuticos em clínicas de cuidados primários, fornecendo oportunidades de compartilhar o trabalho e a experiência. Várias outras oportunidades também estão disponíveis. Na Parte D do Medicare (o benefício para prescrição de fármacos), os planos de saúde devem oferecer serviços de manejo de terapia para idosos de alto risco, incluindo ampla revisão da medicação conduzida pessoalmente ou por telefone pelo menos anualmente. O escopo e o impacto desses programas estão evoluindo e ainda precisam ser claramente determinados. Os farmacêuticos comunitários podem trabalhar com os prescritores e com os pacientes, e os farmacêuticos consultores (especialistas em farmacoterapia geriátrica) podem ser engajados para prover ampla revisão e integração da medicação, monitorar medicações, melhorar a adesão, identificar programas de assistência à prescrição para ajudar a reduzir os custos com medicamentos e mais. No paciente internado, os farmacêuticos hospitalares que apoiam as equipes reduzem as RMAs e também ajudam com a recuperação da medicação na internação e na alta. Os enfermeiros também podem ser parceiros valiosos, ajudando a recuperar medicações, rastrear eventos adversos e monitorar a eficácia dos fármacos (p. ex., por meio de protocolos estruturados para manejo da hipertensão, registrando os testes laboratoriais para monitoração dos fármacos atrasados, etc.).

A PRESCRIÇÃO NOS CUIDADOS CONTINUADOS

Embora os princípios gerais da prescrição se apliquem a diferentes ambientes de cuidados, certas considerações merecem especial atenção no hospital e nas clínicas geriátricas.

▶ Prescrição no hospital

Os idosos hospitalizados são particularmente propensos a desventuras com medicamentos por inúmeros motivos. Erros na recuperação e comunicação dos fármacos usados entre os provedores ocorrem comumente em vários estágios da transição, incluindo admissão, transferência entre unidades hospitalares e alta. A garantia de que o paciente continue a receber a medicação correta à medida que ele é transferido entre unidades e de cuidadores é fundamental. Os farmacêuticos hospitalares têm se mostrado úteis para melhorar os desfechos relacionados à recuperação da medicação durante essas transições e devem ser envolvidos quando possível. As medicações iniciadas por motivos transitórios durante permanências hospitalares costumam ser continuadas erroneamente na alta, e podem se tornar um item permanente no esquema terapêutico do paciente. Deve ser dada atenção cuidadosa à descontinuação dos inibidores da bomba de prótons que podem ter sido iniciados para profilaxia de úlcera de estresse (uma indicação questionável), medicações analgésicas para dor que não mais está presente e assim por diante.

Os clínicos podem ser tentados a alterar os esquemas medicamentosos para doenças crônicas durante a permanência hospitalar. Em muitos casos, deve-se resistir a essa tentação. As medidas de controle de doença crônica feitas durante uma permanência hospitalar (i.e., pressão arterial elevada e piores perfis lipídicos) podem não ser representativas do estado normal do paciente, e fatores contextuais, como as contraindicações para um fármaco, podem ser conhecidos pelo provedor de cuidados primários, mas não pela equipe de pacientes internados. A alteração de múltiplas medicações também aumenta o risco de eventos medicamentosos adversos. Ainda assim, se forem identificados importantes hiatos de qualidade, a permanência hospitalar pode fornecer um tempo oportuno para corrigir esses problemas se isso for feito em conjunto com o médico de cuidados primários do paciente.

Os fármacos sedativos/hipnóticos ou agentes anticolinérgicos como a difenidramina frequentemente são prescritos "como necessário" para ajudar idosos internados a dormir. Esses fármacos aumentam o risco de queda e *delirium* e devem ser evitados, se possível. Em vez disso, intervenções ambientais como limitar a medida de sinais vitais durante a noite e a redução de ruídos e estímulos luminosos são preferíveis.

▶ Prescrição em clínicas geriátricas

Pacientes em instituições de longa permanência para idosos (ILPIs) costumam apresentar condições que exigem múltiplas medicações, fragilidades físicas e/ou comprometimento cognitivo e usam em média 7 a 8 medicações. A prescrição para esses pacientes é complexa, e eles têm um alto risco de eventos medicamentosos adversos.

Medicações antipsicóticas são prescritas para cerca de um quarto ou um terço dos residentes de clínicas geriátricas nos Estados Unidos, em geral para controlar problemas comportamentais de demência. Infelizmente, esses fármacos conferem um risco substancialmente aumentado de morte em idosos com demência. O uso deve ser evitado para manejo comportamental a não ser que intervenções não medicamentosas tenham falhado e o paciente seja uma ameaça a ele próprio ou a outros. Como as medicações psicotrópicas têm sido prescritas há muito tempo em taxas inadequadamente elevadas para pacientes de clínicas geriátricas, as normas federais requerem que cada paciente recebendo essas medicações tenha documentação continuada do motivo do tratamento, de como a eficácia da medicação e seus efeitos adversos serão monitorados e os planos para redução de dose ou continuação do tratamento.

As normas federais também requerem que um farmacêutico conduza revisões mensais da medicação do paciente em ILPIs.

Infelizmente, tais revisões foram consideradas em certos momentos deficientes, e não são confiáveis para atingir problemas de prescrição.

Bain KT, Holmes HM, Beers MH, Maio V, Handler SM, Pauker SG. Discontinuing medications: a novel approach for revising the prescribing stage of the medication-use process. J Am Geriatr Soc. 2008;56(10):1946-1952.

Boyd CM, Darer J, Boult C, Fried LP, Boult L, Wu AW. Clinical practice guidelines and quality of care for older patients with multiple comorbid diseases: implications for pay for performance. JAMA. 2005;294(6):716-724.

Gurwitz JH. Polypharmacy: a new paradigm for quality drug therapy in the elderly? Arch Intern Med. 2004;164(18):1957-1959.

Holmes HM, Hayley DC, Alexander GC, Sachs GA. Reconsidering medication appropriateness for patients late in life. Arch Intern Med. 2006;166(6):605-609.

Mallet L, Spinewine A, Huang A. The challenge of managing drug interactions in elderly people. Lancet. 2007;370(9582):185-191.

Marcum ZA, Gellad WF. Medication adherence to multidrug regimens. Clin Geriatr Med. 2012;28(2):287-300.

Osterberg L, Blaschke T. Adherence to medication. N Engl J Med. 2005;353(5):487-497.

Schiff GD, Galanter WL. Promoting more conservative prescribing. JAMA. 2009;301(8):865-867.

Scott IA, Gray LC, Martin JH, Mitchell CA. Minimizing inappropriate medications in older populations: a 10-step conceptual framework. Am J Med. 2012;125(6):529-537.

Steinman MA, Handler SM, Gurwitz JH, Schiff GD, Covinsky KE. Beyond the prescription: medication monitoring and adverse drug events in older adults. J Am Geriatr Soc. 2011;59:1513-1520.

Steinman MA, Hanlon JT. Managing medications in clinically complex elders: "There's got to be a happy medium." JAMA. 2010;304:1592-1601.

SITES RECOMENDADOS

ACOVE-3 Criteria. *Introduction to Quality Indicators* (critérios explícitos para identificar uso de medicação potencialmente inapropriado e para identificar potencial subuso de medicações). http://www.rand.org/health/projects/acove/acove3.html

Age and Ageing. Critérios Start (np START [screening tool to alert doctors to the right treatment] – uma ferramenta de rastreamento baseada em evidências para detectar omissões de prescrição em pacientes idosos) (artigo completo; critérios explícitos para identificar potencial subuso de medicações) http://ageing.oxfordjournals.org/content/36/6/632.long

American Geriatrics Society. *AGS Beers Criteria 2012* (critérios explícitos para identificar uso de medicação potencialmente inapropriado). http://www.americangeriatrics.org/health_care_professionals/clinical_practice/clinical_guidelines_recommendations/2012/

American Pharmacists Association. *What is Medication Therapy Management?* http://www.pharmacist.com/MTM

American Society of Consultant Pharmacists. *Medication Management.* http://www.ascp.com

Anticholinergic drug scale. http://www.ncbi.nlm.nih.gov/pubmed/18332297

DailyMed (informações a partir de bulas). http://dailymed.nlm.nih.gov

GlobalRPh. Calculadoras incluindo calculadora *on-line* de função renal. http://www.globalrph.com/multiple_crcl.htm

Indiana University Department of Medicine. *Cytochrome P450 Drug Interaction Table* (interações medicamentosas). http://medicine.iupui.edu/clinpharm/DDIs/

Indianapolis Discovery Network for Dementia. *Anticholinergic Cognitive Burden Scale.* http://www.indydiscoverynetwork.org/AnticholinergicCognitiveBurdenScale.html

Medline Plus. *Drugs, Supplements, and Herbal Information* (informações sobre fármacos para pacientes). http://www.nlm.nih.gov/medlineplus/druginformation.html

Morisky Medication Adherence Scale. http://www.acpinternist.org/archives/2009/02/adherence.pdf

National Council on Patient Information and Education (NCPIE). *Medication Use Safety Training (MUST) for Seniors.* http://www.mustforseniors.org

Programas sobre interações entre fármacos, incluindo www.epocrates.com (free), e www.lexicomp.com and www.micromedex.com (apenas para assinantes)

STOPP Criteria (critérios explícitos para identificar uso potencialmente inadequado de medicação). http://www.ncbi.nlm.nih.gov/pubmed/18218287

Abordando a comorbidade em idosos

10

Cynthia M. Boyd, MD, MPH
Christine Ritchie, MD, MSPH

ANTECEDENTES E DEFINIÇÕES

A comorbidade é definida frequentemente como a presença de duas ou mais condições crônicas que ocorrem de maneira simultânea. Embora essa seja a definição formal, a maioria dos clínicos considera a comorbidade particularmente problemática quando envolve uma ampla ordem de condições e também é acompanhada por limitações funcionais, comprometimento cognitivo ou preocupações com saúde mental, bem como interações entre as próprias condições e seus tratamentos.

Entre idosos, a comorbidade é a regra e não a exceção: quase metade daqueles com idade entre 65 e 69 anos tem duas ou mais condições crônicas; essa proporção aumenta para 75% entre aqueles com 85 anos ou mais. Em função das intervenções de saúde pública, tecnologia e envelhecimento da população em geral, a proporção de idosos com comorbidade tem crescido significativamente na última década. Entre os indivíduos com 65 anos ou mais, o número daqueles com duas ou mais condições (de nove condições medidas) cresceu 22%. Claramente, a comorbidade terá um papel crescente na prática médica de rotina.

COMORBIDADE E DESFECHOS DE SAÚDE

A comorbidade está associada com inúmeros desfechos negativos de saúde, inclusive declínios acelerados no estado funcional, aumento da carga de sintomas, redução da qualidade de vida e mortalidade. Números crescentes de condições crônicas colocam os idosos em maior risco de hospitalização e institucionalização. Do mesmo modo, maiores custos de cuidados acompanham o maior número de condições crônicas. Em um estudo de mais de um milhão de beneficiários do Medicare, quando eram consideradas sete condições, o custo médio dos cuidados por pessoa aumentou de 211 dólares/ano sem condições crônicas para 1.870 dólares com duas ou mais condições e para 8.159 dólares para aqueles com cinco condições. Aqueles com sete ou mais condições tinham um custo médio de mais de 23.000 dólares ao ano. À medida que os sistemas de saúde se tornaram cada vez mais responsáveis pelos cuidados em várias situações, o desenvolvimento de abordagens eficazes para suportar os idosos com comorbidades provavelmente se tornará uma prioridade crescente.

DESAFIOS CLÍNICOS NO CUIDADO DE IDOSOS COM COMORBIDADES

Os clínicos que cuidam de idosos com comorbidades encaram inúmeros desafios nesse manejo. Isso é verdadeiro tanto para especialistas quanto para médicos de cuidados primários, que podem incluir não apenas os médicos, mas também os profissionais de saúde associados. Primeiro, há uma preocupante falta de evidência de tratamentos específicos entre aqueles com múltiplas condições crônicas, uma vez que esses indivíduos são, comumente, excluídos dos estudos clínicos. Em uma análise de estudos controlados randomizados (ECRs) publicados de 1995 a 2010 nas cinco revistas médicas de maior impacto, indivíduos com comorbidade foram excluídos em 63% dos 284 ECRs identificados. Em um exame separado de 11 Revisões Cochrane avaliando estudos clínicos de tratamentos para quatro doenças crônicas (diabetes, insuficiência cardíaca, doença pulmonar obstrutiva crônica e acidente vascular encefálico – AVE), menos da metade descreveram a prevalência entre participantes do estudo de qualquer comorbidade que ocorreu concomitantemente com a condição índice. Além de ser excluída de muitos ECRs, a comorbidade em geral não é contemplada nas diretrizes clínicas. Se as diretrizes de prática clínica para uma condição particular reconhecerem a presença de uma condição comórbida, elas não costumam oferecer recomendações que levem em consideração essas outras condições concomitantes. Isso é particularmente verdadeiro se a condição for discordante (p. ex., a condição é fisiopatologicamente distinta da condição de interesse e, portanto, não compartilha tratamentos – em contraste com condições de tratamentos concordantes que compartilham tratamentos, como o diabetes e a hipertensão). Para sugestões sobre como aplicar as evidências clínicas de pesquisas a pacientes mais velhos, ver Capítulo 74.

Segundo, os idosos com comorbidade em geral apresentam desafios especiais ao seu manejo. A sua complexidade médica e social frequentemente leva a esquemas terapêuticos complicados que são difíceis para os pacientes compreenderem e um desafio para os clínicos explicarem. A necessidade de comunicação costuma ser intensificada como resultado da necessidade de coordenar com outros clínicos e interagir com os pacientes e membros da sua família. A determinação de metas e a discussão dos benefícios e da carga do tratamento também se tornam mais exigentes quando os benefícios de um tratamento contribuem potencialmente para sobrecarregar outra condição. Todos os desafios são aumentados diante de um comprometimento cognitivo. As demandas de tempo deixam muitos clínicos sentindo como se eles não pudessem se aprofundar com esses pacientes, o que contribui para a frustração e um sentimento de incompetência.

Por fim, a compensação financeira para pacientes com comorbidades raramente corresponde ao tempo e ao esforço necessário ao cuidado adequado com esses pacientes. Mesmo com códigos de visitas estendidas, os esforços necessários para revisar a longa lista de medicação e o prontuário médico, se comunicar com outros médicos e interagir com os membros da família em geral excedem o valor reembolsado pelo plano de saúde, sobretudo porque muitas dessas tarefas são feitas fora do horário da consulta.

CONSIDERAÇÕES GERAIS NOS CUIDADOS DE IDOSOS COM COMORBIDADES

Apesar dos desafios intrínsecos dos cuidados com alguém com comorbidades, a provisão de cuidados de maior qualidade, mais gratificante, pode ocorrer quando alguns princípios de orientação são levados em consideração. Esses princípios foram desenvolvidos inicialmente por um painel nacional de especialistas em comorbidade da Sociedade Americana de Geriatria. O painel realizou uma extensa revisão da literatura e sintetizou esses achados em perspectivas práticas para os clínicos. Discutimos aqui três passos que podem dar suporte aos clínicos nos cuidados de idosos com comorbidade: averiguação do prognóstico, descoberta das preferências do paciente e avaliação e manejo da complexidade do tratamento.

Como, em adultos com comorbidade, há tensão entre os benefícios de uma intervenção particular e os possíveis danos de complicações ou interações com outras condições, é muito importante verificar da melhor forma possível o prognóstico do idoso. O prognóstico deve ser considerado, idealmente, não apenas para a sobrevida, mas também para a função e qualidade de vida (ver Capítulo 3, "Metas de Cuidados e Considerações sobre o Prognóstico", para mais detalhes). A determinação do prognóstico pode fornecer o contexto adequado para a descoberta das preferências por um tratamento em particular. Oferece o cenário para as decisões relacionadas à (a) prevenção ou tratamento de doenças (p. ex., se deve ou não iniciar ou suspender uma medicação ou inserir ou substituir um equipamento); (b) rastreamento de doença (p. ex., câncer); e (c) uso de serviços específicos (p. ex., se deve ou não admitir o paciente ao hospital/instituição).

A descoberta das preferências do paciente pode ajudar a orientar o manejo de idosos com comorbidade. As preferências do paciente têm muitas formas: preferências a respeito da importância de qualquer condição sobre outra, preferências a respeito de condições de vida e o grau de sofrimento que é aceitável para atingir aquela particular condição de vida (também chamado de desfecho; p. ex., sobrevida, maior estado funcional ou melhor qualidade de vida), e preferências a respeito de um tratamento em particular diante dos benefícios e danos associados com aquele tratamento.

O envolvimento de pacientes e seus cuidadores (quando adequado) é particularmente importante quando as decisões de tratamento são sensíveis à preferência. Essas decisões são aquelas que se relacionam (a) a terapias que podem ajudar uma condição, mas levam a um pior desfecho em outra (agentes anti-inflamatórios que podem reduzir a dor, mas aumentam o risco de sangramento gastrintestinal); (b) terapias que podem ser benéficas a longo prazo, mas que têm o risco de causar dano a curto prazo (anticoagulantes para prevenção de AVE); ou (c) terapias que podem incluir múltiplas medicações com interações prejudiciais potenciais (como as medicações para insuficiência cardíaca e para doença pulmonar obstrutiva crônica). A Tabela 10-1 oferece algumas sugestões para a descoberta das preferências.

Também é importante que os pacientes e seus cuidadores compreendam da melhor forma possível os benefícios e danos potenciais de um tratamento particular. Infelizmente, a base de evidências para riscos e benefícios para muitos tratamentos não é avaliada no contexto da comorbidade e deve ser extrapolada de estudos de condições únicas e estudos observacionais. Independentemente, está a cargo dos clínicos comunicar as informações conhecidas em uma linguagem que faça sentido para o paciente. A Tabela 10-2 fornece algumas sugestões gerais para modos de comunicar benefícios e danos.

Tabela 10-1 Linguagem para descobrir as preferências do paciente

Objetivo da pergunta	Pergunta
Compreender a visão do paciente sobre a sua qualidade de vida	Como você considera a sua qualidade de vida atual?
Compreender a visão do paciente sobre o seu futuro	Em que você pensa, especialmente ao considerar o seu futuro?
Conhecer os valores do paciente	Que tipo de coisa é importante para você? (ou se for um substituto: Se o seu familiar fosse capaz de nos dizer o que ele está pensando, o que ele acharia importante agora?)
Conhecer as preferências do paciente	Algumas pessoas querem viver o maior número de anos possível, não importando os riscos, inclusive aceitando hospitalizações e menos independência. Outras pessoas preferem não comprometer a sua qualidade de vida ou sua independência e adiam o tratamento, sabendo que isso pode limitar a sobrevida. Você tem alguma ideia sobre que tipo de pessoa você é?

ABORDANDO A COMORBIDADE EM IDOSOS — CAPÍTULO 10

Tabela 10-2 Estratégias para comunicar riscos e benefícios dos tratamentos ou testes diagnósticos

Fazer	Não fazer
Usar probabilidades numéricas	Usar palavras como "raramente" e "frequentemente"
Fornecer a probabilidade de um evento ocorrer e de não ocorrer	Fornecer a probabilidade em apenas uma direção quer seja a favor de um benefício ou de um dano
Fornecer riscos absolutos	Fornecer riscos relativos
Oferecer auxílios visuais e avaliar a compreensão	Assumir que o paciente compreendeu

Tabela 10-3 Ferramentas para identificar a complexidade do tratamento

Ferramenta	Descrição
Avaliação da capacidade de gerenciamento da medicação	Tarefa que desempenha um papel que simula um esquema terapêutico prescrito, similar em complexidade a um que um idoso possa ser exposto.
Escala de graduação de esquema medicamentoso não assistido	*Identificação:* mostra as medicações adequadas, *Acesso:* abertura dos vasilhames adequados, *Dose:* dispensa o número correto por dose, e *Horário:* mostra o momento certo de fazê-lo
Horário de medicação de Hopkins	Desempenha um papel que inclui o seguinte: "Leia as instruções da medicação a seguir. Assuma que você faz as refeições (café, almoço e jantar) nos horários listados. Por favor, indique em que horário você deve tomar cada medicação e quantas você precisa tomar. Também indique quando você deve beber água e fazer algum lanche."
Instrumento de gerenciamento de medicação para deficiências em idosos	Avaliação de 20 itens que cobre três domínios relevantes à adesão aos medicamentos (conhecimento da medicação, como tomá-la e aquisição) e produz um escore total de 13 ou menos.

A complexidade do tratamento é comum em pacientes com comorbidade. O Medication Regimen Complexity Index (MRCI) capta alguns dos elementos de complexidade por meio da captura (a) das fases na tarefa, (b) do número de escolhas, (c) da duração da execução, (d) do processo de administração, e (e) dos padrões de intervenção e das tarefas potencialmente perturbadoras. Ele destaca as múltiplas dimensões do tratamento que os pacientes têm de enfrentar quando gerenciam suas condições. Para os clínicos que seguem estritamente as diretrizes de prática clínica individuais, os esquemas para os pacientes podem ser complexos e também pesados e dispendiosos. Boyd e colaboradores descreveram as implicações de seguir as diretrizes práticas individuais para uma mulher idosa com as seguintes condições de *gravidade moderada*: doença pulmonar obstrutiva crônica (DPOC), hipertensão (HAS), diabetes melito (DM), osteoporose, osteoartrite. Se as diretrizes de prática clínica fossem seguidas, a paciente estaria tomando 19 doses por dia em quatro diferentes horários. Assumindo que não houvesse nenhuma cobertura de custos da prescrição, esse esquema custaria 407 dólares por mês e 4.877 dólares por ano. Esquemas de tratamento complexos aumentam o risco de não adesão, reações adversas, pior qualidade de vida, ônus financeiro e estresse dos cuidadores.

Devido aos problemas associados com esquemas terapêuticos complexos, é válido considerar formas de reduzir ou atenuar a carga ou a complexidade do tratamento. Inúmeras ferramentas foram desenvolvidas para ajudar o provedor de saúde a identificar esquemas terapêuticos complexos que trazem dificuldades potenciais para o autogerenciamento do paciente juntamente com estratégias para reduzir a complexidade do tratamento e melhorar o desfecho. A Tabela 10-3 enumera ferramentas que podem ser usadas para avaliar a complexidade do tratamento e a capacidade de manejá-las. A Tabela 10-4 enumera algumas abordagens que podem ser usadas pela equipe clínica do paciente para abordar medicações candidatas à descontinuação de modo a reduzir a complexidade do tratamento.

em pessoas com comorbidades podem ser prejudiciais aos pacientes por aumentar o risco de interações entre tratamentos e entre os tratamentos e outras condições, bem como por afetar a adesão ao tratamento e a qualidade de vida. Assim, uma abordagem individualizada aos cuidados é necessária para tomar decisões complexas sobre quais tratamentos e intervenções são mais prováveis de ajudar um paciente, e se baseia na descoberta das preferências do paciente, na avaliação do prognóstico para todos os desfechos e na redução da complexidade e do ônus do tratamento.

Tabela 10-4 Estratégias para reduzir a complexidade e o ônus do tratamento

Ferramenta	Descrição
Ferramenta de rastreamento para alertar para o tratamento correto e Ferramenta de rastreamento para prescrições para idosos potencialmente inadequadas (START/STOPP)	Algoritmo de medicações que devem ser consideradas em certas condições e medicações que podem ser inadequadas ao uso em certas condições
Algoritmo para Boa Prática Paliativa em Geriatria (GP-GP)	Séries de perguntas que podem fornecer orientação a respeito da utilidade ou valor de continuar uma medicação baseado no prognóstico do paciente ou na base de evidência subjacente

RESUMO

A abordagem à comorbidade na prática clínica é essencial. Tratamentos e intervenções cumulativas para condições individuais

American Geriatrics Society Expert Panel on the Care of Older Adults with Multimorbidity. Guiding principles for the care of older adults with multimorbidity: an approach for clinicians. *J Am Geriatr Soc.* 2012;60(10):E1-E25.

Boult C, Wieland GD. Comprehensive primary care for older patients with multiple chronic conditions: "nobody rushes you through." *JAMA.* 2010;304(17):1936-1943.

Boyd CM, Darer J, Boult C, Fried LP, Boult L, Wu AW. Clinical practice guidelines and quality of care for older patients with multiple comorbid diseases: implications for pay for performance. *JAMA.* 2005;294(6):716-724.

Fried TR, Tinetti M, Agostini J, Iannone L, Towle V. Health outcome prioritization to elicit preferences of older persons with multiple health conditions. *Patient Educ Couns.* 2011;83(2):278-282.

Gallagher P, O'Mahony D. STOPP (Screening Tool of Older Persons' potentially inappropriate Prescriptions): application to acutely ill elderly patients and comparison with beers' criteria. *Age Ageing.* 2008;37(6):673-679.

Jadad AR, To MJ, Emara M, Jones J. Consideration of multiple chronic diseases in randomized controlled trials. *JAMA.* 2011;306(24):2670-2672.

Orwig D, Brandt N, Gruber-Baldini AL Medication management assessment for older adults in the community. Gerontologist. 2006;46(5):661-668.

The American Geriatrics Society 2012 Beers Criteria Update Expert Panel. American Geriatrics Society updated Beers criteria for potentially inappropriate medication use in older adults. *J Am Geriatr Soc.* 2012;60(4):616-631.

Wolff JL, Starfield B, Anderson G. Prevalence, expenditures, and complications of multiple chronic conditions in the elderly. *Arch Intern Med.* 2002;162(20):2269-2276.

Geriatria e cuidados paliativos

11

John G. Cagle, PhD, MSW
Eric W. Widera, MD

GENERALIDADES DOS CUIDADOS PALIATIVOS

Cuidado paliativo é uma forma especializada de cuidado interdisciplinar para indivíduos com doenças graves com risco à vida. Uma meta abrangente de cuidado paliativo é melhorar a qualidade de vida dos pacientes, que frequentemente envolve o manejo de alta qualidade da dor e de sintomas, a clara comunicação a respeito de condições médicas e a combinação das metas de cuidados do paciente com os tratamentos adequados. Esse modelo de cuidados é centrado no paciente/família, honrando valores e preferências do paciente/família por meio de um processo de tomada de decisão compartilhada. Ele também reconhece e tenta abordar as complexas necessidades multidimensionais dos idosos e suas famílias, incluindo aspectos sociais, psicológicos/emocionais, espirituais e médicos (Figura 11-1).

O cuidado paliativo é uma forma de cuidado em vários ambientes que está crescendo rapidamente, que em geral pode ser fornecido concomitantemente com tratamentos para prolongar a vida e não depende do prognóstico. A institucionalização para pacientes com doenças terminais (*hospice*) é uma forma de cuidado paliativo fornecida aos pacientes que atendem a certas condições formalizadas no Hospice Medicare Benefit. De acordo com os critérios de elegibilidade do Medicare, os cuidados institucionais para pacientes com doenças terminais estão disponíveis para indivíduos que: (a) concordam em abdicar da cobertura do Medicare para tratamentos curativos para sua doença terminal e (b) têm um prognóstico estimado de seis meses ou menos de vida se a doença progredir como esperado. Os cuidados institucionais para pacientes com doenças terminais costumam ser fornecidos na casa do paciente ou no seu local atual de residência, como uma clínica geriátrica ou comunidade assistida. Idosos com múltiplas condições crônicas em geral não recebem oferta de cuidados institucionais para pacientes com doenças terminais, embora estes possam ser benéficos, porque o prognóstico é mais difícil nessa população. Estudos demonstram consistentemente que os cuidados paliativos institucionalizados ou não para pacientes com doença terminal podem melhorar os desfechos em vários ambientes de cuidados de saúde, incluindo menor manejo da dor, menos re-hospitalização e maior satisfação familiar.

ASPECTOS PSICOLÓGICOS, ESPIRITUAIS E SOCIAIS

Pacientes e famílias expressam uma ampla variedade de necessidades psicológicas, espirituais e sociais durante o advento de doenças graves. A manutenção do controle e da independência, o acesso à informação (p. ex., a respeito da progressão da doença e das expectativas), o manejo da ansiedade e da depressão, lidar com o ônus financeiro e o suporte espiritual são preocupações citadas com frequência. A colaboração ativa com os principais membros da equipe de cuidados paliativos, como assistente social, capelão, enfermeiros e auxiliares, é altamente aconselhável para ajudar a coordenar os cuidados, melhorar as transições entre ambientes e abordar as necessidades multidimensionais dos pacientes e suas famílias. O suporte de membros da família e de cuidadores informais também é um foco central do cuidado paliativo de alta qualidade. As redes de familiares e amigos costumam fornecer o volume de ajuda para os idosos doentes e frágeis, particularmente aqueles residentes na comunidade. Assim, os membros dessa rede informal de cuidados em geral necessitam educação básica sobre atividades da vida diária (AVDs) e atividades instrumentais da vida diária (AIVDs) (p. ex., como transferir o paciente ou como administrar medicação), além de conhecimento dos recursos da comunidade e da maneira de acessá-los, como suporte emocional e espiritual.

A doença, o processo de estar morrendo e a morte são fenômenos definidos culturalmente e, assim, os clínicos devem estar preparados para honrar uma variedade de diversos sistemas de crenças – que podem, em alguns casos, conflitar com abordagens práticas convencionais. Por exemplo, a discussão do prognóstico pode ser considerada culturalmente um tabu por alguns pacientes, ou um processo de tomada de decisão compartilhada talvez seja preferido em relação a uma abordagem autodirecionada aos cuidados.

COMUNICAÇÃO, TOMADA DE DECISÃO E PLANEJAMENTO DE CUIDADOS AVANÇADOS

Uma boa comunicação é fundamental para garantir cuidados paliativos de alta qualidade. A tomada de decisão compartilhada

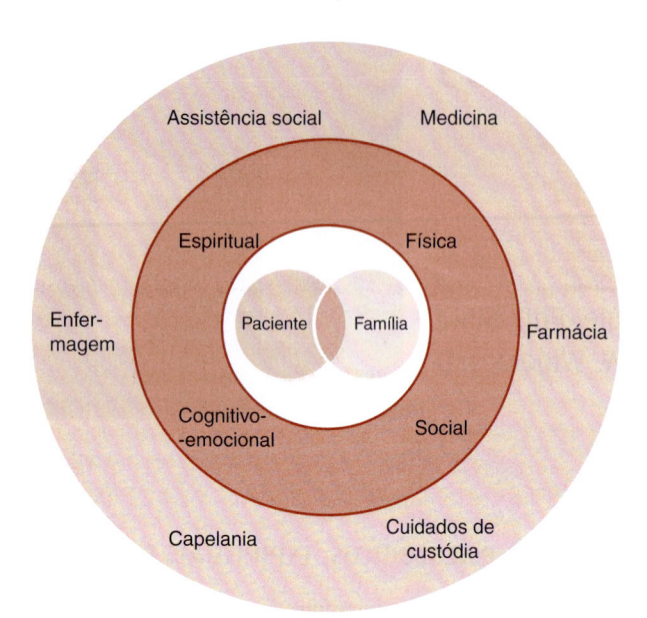

Figura 11-1 Modelo interdisciplinar de cuidados. Esta figura ilustra como os membros principais da equipe de cuidados paliativos trabalham juntos para atender as necessidades do paciente e sua família.

é um processo amplamente sustentado de comunicação entre provedores de cuidados de saúde e membros da família que envolve: (a) revisão das decisões que precisam ser tomadas; (b) troca de informações sobre valores da família/paciente, o estado de saúde atual do paciente e os riscos e benefícios das opções de tratamento disponíveis; (c) garantia de que todos compreenderam as informações fornecidas; (d) discussão sobre os papéis preferidos na tomada de decisão; e (e) concordância sobre o tratamento que seja congruente com valores e preferências do paciente/família. Todas as preferências e decisões de saúde pertinentes devem ser documentadas nas diretivas antecipadas e honradas pelos profissionais de saúde assistentes. Ao iniciar as discussões sobre o planejamento dos cuidados avançados, pode ser útil que os clínicos comecem explorando as prioridades dos pacientes em termos de conforto, longevidade ou funcionalidade. Como as metas e preferências mudam com o tempo, tais discussões devem ser consideradas parte do diálogo continuado, com revisão das diretivas antecipadas de acordo com essas mudanças. Durante o curso de cuidados de alguém com doença crônica progressiva como demência de Alzheimer, é imperativo que essas discussões ocorram precocemente com o paciente e suas famílias, já que a capacidade do paciente de tomar decisões de saúde pode diminuir com o passar do tempo.

Como os pacientes sob cuidados paliativos frequentemente estão lidando com condições graves, complexas, com risco de morte, é essencial que os clínicos se preparem para abordar esses tópicos difíceis. Dar notícias ruins, como uma doença com risco de morte ou a falta de opções de tratamento eficazes, pode ser muito difícil para os clínicos. Ao dar essas más notícias, o modelo SPIKES (organização, percepção, convite, conhecimento, empatia, resumo e estratégia) fornece uma estrutura para se preparar para conversas difíceis.

- *Organização (Setup)* – Tentar encontrar um espaço privado; preparar-se para algumas das perguntas difíceis e emoções que possam surgir durante o encontro.
- *Percepção* – Começar perguntando o que o paciente/família já sabem ou o que eles acham que está acontecendo.
- *Convite (Invitation)* – Explorar quanta informação o paciente/família precisa e deseja.
- *Conhecimento (Knowledge)* – Apresentar os fatos da situação em linguagem clara e de fácil compreensão; também discutir fatos desconhecidos.
- *Empatia* – reconhecer que essas são notícias difíceis de aceitar.
- *Resumo e estratégia (Sumarize and Strategize)* – Revisar o que foi discutido, incluindo qualquer decisão que foi tomada, e falar sobre os próximos passos.

Adicionalmente, o envolvimento de membros da equipe interdisciplinar com experiência em dinâmica familiar e habilidade em comunicação também pode facilitar uma discussão aberta desses tópicos difíceis e a tomada de decisão.

DESAFIOS AO FORNECIMENTO DE CUIDADOS PALIATIVOS EM AMBIENTES DE CUIDADOS DE LONGO PRAZO

Quase uma em cada quatro mortes nos Estados Unidos ocorre em um ambiente de cuidados de longo prazo. Essas mortes estão associadas com curtas permanências, altas taxas de tratamentos pesados e hospitalizações, subutilização de terapias de manejo efetivo de sintomas e baixa utilização de institucionalização e serviços de cuidados paliativos. Há inúmeros desafios para melhorar os cuidados terminais a longo prazo, inclusive a alta prevalência de condições comórbidas entre residentes, que complica qualquer plano de manejo diagnóstico ou terapêutico. A doença de Alzheimer e outras condições neurodegenerativas progressivas são comuns, limitando a capacidade dos residentes de relatar sintomas e tornando difícil para os provedores de saúde avaliá-los. A ambiguidade prognóstica e a má comunicação entre médicos, equipe e membros da família podem retardar a transição de uma abordagem restaurativa de cuidados a uma focada em conforto e qualidade de vida. Uma falta de médico ou provedores intermediários, e limitações aos testes diagnósticos no momento certo, aumentam a probabilidade de que os residentes sejam transferidos para uma instituição de cuidados agudos em vez de serem cuidados no ambiente atual. Além disso, a alta rotatividade de pessoal diminui a efetividade do treinamento de cuidados paliativos entre a enfermagem de atendimento domiciliar e tem sido associada com pior qualidade de cuidados.

Manejo dos sintomas

A. Dor

A avaliação da dor em idosos começa com o relato do paciente. A história do paciente é o "padrão-ouro" para a avaliação e deve ser tentada em todos os pacientes independentemente do estado cognitivo, uma vez que aqueles com demência moderada a grave podem ser capazes de comunicar a presença e a gravidade da dor. Todavia, o autorrelato isolado costuma ser insuficiente em indivíduos com comprometimento cognitivo. Portanto, é importante usar uma combinação de relato do paciente, relato do cuidador e observação direta do paciente para informar uma avaliação clínica. Escalas de descrição verbal, o termômetro da dor ou Escalas Faciais de Dor podem ser usadas como alternativas às escalas numéricas verbais ou escalas análogas visuais, as quais podem ser difíceis de usar em indivíduos com estado cognitivo diminuído. Sinais observacionais de desconforto podem incluir alterações na expressão facial, vocalizações, movimentos corporais, interações sociais, padrões de atividade e estado mental. Várias escalas observacionais foram desenvolvidas para avaliar a dor, inclusive a Pain Assessment in Advanced Dementia (PAINAD) e a Pain Assessment Checklist for Senior with Limited Ability to Communicate (PACSLAC).

A escolha de uma medicação analgésica deve ser feita com base na gravidade da dor, resposta prévia às medicações analgésicas, possíveis interações do analgésico com condições comórbidas ou outras medicações, ambiente de cuidados e serviços de apoio. O paracetamol deve ser considerado a terapia de primeira linha para dor leve, embora se deva ter o cuidado de não exceder a dose diária total de 3 gramas na maioria dos idosos. O paracetamol também deve ser considerado nas novas alterações de comportamento relacionadas à demência, mesmo quando a presença de dor é incerta, já que há evidência de que o seu uso pode reduzir esses comportamentos, bem como melhorar os níveis de atividade e engajamento social. Os anti-inflamatórios não esteroides (AINEs) geralmente devem ser usados com cuidado em idosos devido ao alto risco de efeitos colaterais, como insuficiência renal, irritação gastrintestinal e piora da insuficiência cardíaca.

Os opioides são usados primariamente para dor moderada a grave, embora terapias não opioides como corticosteroides, antiepilépticos, antidepressivos e agentes tópicos como adesivos de capsaicina e lidocaína permaneçam importantes terapias adjuntas de controle da dor. A Tabela 11-1 enumera os opioides usados comumente, com as conversões estimadas quando se passa de um a outro fármaco, ou uma via de administração a outra. Um opioide que deve ser evitado em todos os idosos é a meperidina, pois seus metabólitos frequentemente levam a efeitos adversos neuroexcitatórios como *delirium*. Além disso, a morfina e a codeína devem ser evitadas em pacientes que têm história de insuficiência renal. Opioides de ação prolongada, como a morfina de liberação prolongada ou adesivos de fentanil transdérmico, são úteis quando a dor é persistente para garantir alívio contínuo da dor durante todo o dia, com um opioide adicional de curta ação e liberação imediata para fornecer alívio imediato da dor, quando necessário. Uma dose eficaz e segura para um opioide de penetração é cerca de 10% da dose total de 24 horas.

Os provedores de saúde frequentemente hesitam em usar opioides em idosos devido à preocupação de que possam exacerbar condições comórbidas ou precipitar efeitos adversos como o *delirium*. Todavia, há boa evidência de que o subtratamento da dor é um fator de risco maior para o desenvolvimento de *delirium* do que o uso de opioides. Em ambientes de cuidados de longo prazo em particular, o subtratamento da dor é uma séria preocupação. Isso ocorre em parte porque quando a prescrição é escrita como "medicação para dor como necessário", ela raramente é dada – nem mesmo quando há evidência de desconforto no paciente. Os clínicos devem ser bem específicos ao escrever a prescrição para pacientes de cuidados prolongados. Por exemplo, para avaliar e tratar a dor penetrante, a prescrição deve afirmar: "Observar o paciente a cada duas horas. Se o paciente exibir comportamentos consistentes com desconforto físico (p. ex., caretas, defesa, gemidos), administrar morfina, 5 mg em solução oral." Ou, "Pedir que o paciente quantifique a dor a cada duas horas. Se o paciente relatar um nível de dor de 5 ou mais em uma escala de 0 a 10, administrar 5 mg de morfina oral." Se forem prescritos opioides, a constipação deve ser manejada agressivamente com laxantes estimulantes, como a senna. A metilnaltrexona, um antagonista de multirreceptores que não atravessa de maneira eficaz a barreira hematencefálica, pode ser dada por via subcutânea como agente de segunda linha para reverter a constipação refratária induzida por opioides. (Ver Capítulo 54, "O Manejo da Dor Persistente em Idosos", para abordagens mais detalhadas ao manejo da dor crônica em idosos.)

B. Dispneia

A dispneia é um sintoma comum entre pacientes idosos de cuidados paliativos, particularmente aqueles com doença pulmonar obstrutiva crônica (DPOC), insuficiência cardíaca congestiva (ICC), doença pulmonar terminal e câncer pulmonar. A dispneia é caracterizada por uma respiração rápida, forçada ou superficial – e pode ser subdiagnosticada ou subtratada devido à capacidade diminuída do paciente de se comunicar durante doença avançada. O uso da Escala Numérica Visual ou da Escala de Borg Modificada pode facilitar a avaliação e ajudar com a monitoração da eficácia do tratamento.

O tratamento direcionado à causa subjacente da dispneia é preferido se for consistente com as metas de cuidados do paciente. Isso pode incluir antibióticos para pneumonia ou furosemida para os casos de exacerbação de insuficiência cardíaca. Há um aumento no corpo de evidência de apoio ao uso de opioides para aliviar a sensação de falta de ar. Em pacientes que nunca

Tabela 11-1 Opioides comuns e conversões de potência equivalente

Opioide	Oral (mg)	IV (mg)
Morfina	30	10
Hidrocodona	30	–
Oxicodona	20	–
Hidromorfona	7,5	1,5
Fentanil[a]	–	0,1 mg (100 mcg)

[a]Um adesivo de fentanil de 25 mcg/hora é equivalente a aproximadamente 50 mg de morfina oral.

usaram opioides, é recomendado que se inicie o tratamento com baixas doses de opioides (i.e., 2 mg de morfina oral de liberação imediata) e titular para cima conforme necessário para atingir o controle adequado dos sintomas. O oxigênio suplementar frequentemente fornece alívio significativo da dispneia para indivíduos que estão hipoxêmicos, embora não pareça haver benefício similar em indivíduos não hipóxicos com doença limitante.

Simples alterações ambientais podem ajudar os pacientes a respirar mais facilmente. Por exemplo, direcionar um ventilador de beira de leito para a face do paciente e elevar a cabeceira da cama pode aliviar a sensação de dispneia. Os clínicos devem observar que longas discussões com o paciente podem exacerbar a falta de ar. Questões fechadas, por meios não verbais de comunicação (p. ex., lápis e papel), ou usando um terceiro como informante, podem ajudar a reduzir o esforço de entrevistas prolongadas com o paciente. A falta de ar também pode estar relacionada com ansiedade ou desconforto espiritual, demandando assim um envolvimento judicioso da equipe interdisciplinar.

C. Náuseas e vômitos

As náuseas e os vômitos são sintomas prevalentes perto do fim da vida e podem resultar de processos da doença e de efeitos adversos iatrogênicos. A identificação da causa provável de náusea é fundamental para desenvolver uma terapia efetiva. Medicação e náusea induzida por constipação devem sempre ser consideradas como possíveis contribuintes da náusea. As medicações comumente associadas com náusea em populações idosas incluem opioides, antibióticos, antineoplásicos, vitaminas (zinco, ferro) e inibidores da acetilcolinesterase. Medicações antieméticas podem dar alívio sintomático à náusea. Diferentes antieméticos podem ser usados para atingir neurotransmissores específicos e tratar efetivamente causas comuns de náuseas e vômitos (Tabela 11-2).

D. Delirium

A abordagem ao *delirium* para pacientes com uma doença com limitação da vida é similar à abordagem para aqueles que não têm doença terminal. Contudo, os testes diagnósticos e intervenções subsequentes precisam ser adaptados às preferências do indivíduo e às metas de cuidados. A avaliação do *delirium* no fim da vida deve concentrar-se em causas reversíveis. Estratégias não farmacológicas para prevenir o *delirium* permanecem importantes, incluindo a frequente reorientação, promovendo atividades durante o dia e um ambiente noturno calmo, evitando agentes que possam precipitar o *delirium*, inclusive medicações anticolinérgicas. Pequenas doses de antipsicóticos (p. ex., haloperidol, 0,5 mg) costumam ser eficazes para reduzir a agitação nesses pacientes com doença terminal. O tratamento com benzodiazepínicos é menos eficaz porque eles podem causar piora da agitação em alguns indivíduos.

E. Luto e depressão

Pacientes recebendo cuidados paliativos podem exibir sinais de tristeza ou depressão; contudo, pode ser difícil diferenciar entre os dois. A tristeza é uma resposta emocional adaptativa, universal e altamente personalizada às múltiplas perdas que ocorrem ao final da vida. Essa resposta costuma ser intensa logo no início após a perda, mas o impacto da tristeza na vida diária geralmente diminui ao longo do tempo sem intervenção clínica. A depressão maior, todavia, não é universal nem adaptativa, embora seja comum entre pessoas com doença avançada. Sentimentos de profunda falta de esperança, desamparo, inutilidade, culpa, falta de prazer e ideação suicida são fundamentais para distinguir a depressão da tristeza. Tanto a terapia cognitiva quanto os antidepressivos são tratamentos eficazes para redução dos sintomas e melhora da qualidade de vida daqueles com depressão. Os clínicos também podem considerar os psicoestimulantes, como o metilfenidato, para aqueles pacientes deprimidos com um prognóstico de apenas dias ou semanas de vida.

F. Fadiga e sonolência

A fadiga é pouco reconhecida e pouco tratada pelos médicos e, ainda assim, é considerada um sintoma muito perturbador entre pacientes, além da dor. A avaliação é centrada na identificação das causas corrigíveis e determinação do impacto da fadiga nos pacientes e nos membros da família. As causas comuns incluem efeitos diretos de doenças avançadas e/ou seus tratamentos, anemia, hipoxemia, descondicionamento, medicações sedativas e aspectos psicológicos incluindo depressão. Testes com exercícios moderados têm demonstrado benefícios significativos em

Tabela 11-2 Causas comuns de náusea e seus tratamentos farmacológicos

Causa	Classe de antiemético preferida	Exemplos
Inflamação intestinal	Antagonista do receptor da serotonina	Ondansetron, granisetron
Tóxica/metabólica (inclusive induzida por opioides)	Antagonista da dopamina	Proclorperazina, metoclopramida, haloperidol
Quimioterapia	Antagonista do receptor da serotonina	Ondansetron, granisetron
Obstrução intestinal maligna	Antagonista da dopamina + glicocorticoides + octreotida	Metoclopramida, haloperidol; dexametasona; octreotida
Antecipatória	Benzodiazepínico	Lorazepam
Constipação	Laxantes	Estimulantes (senna, bisacodil), osmótico (lactulose)
Induzida por movimento/Labirintite	Anticolinérgico	Escopolamina, prometazina
Pressão intracraniana aumentada	Glicocorticoides	Dexametasona

pacientes com câncer. As melhoras incluíram menos fadiga, menos distúrbios do sono, melhor capacidade funcional e melhor qualidade de vida. O psicoestimulante metilfenidato tem alguma evidência de efetividade no tratamento da fadiga na doença avançada, embora os estudos tenham sido pequenos. Tratamentos não medicamentosos, como priorizar as atividades do indivíduo, também podem trazer benefícios.

G. Demência avançada

O cuidado institucional de indivíduos com demência avançada melhora os desfechos para os pacientes e cuidadores, incluindo melhor manejo dos sintomas, menos necessidades não atendidas, redução das hospitalizações nos últimos 30 dias de vida e maior satisfação dos cuidadores com os cuidados terminais, comparados com aqueles que receberam cuidados usuais. Infelizmente, a institucionalização é subutilizada na demência avançada, em parte devido à dificuldade de prever a morte dentro de seis meses usando os critérios atuais de elegibilidade para a institucionalização. Os cuidados em clínicas geriátricas devem ser considerados pelo menos para qualquer paciente que desenvolve pneumonia, episódios febris ou distúrbios alimentares, uma vez que esses são marcadores de mau prognóstico em seis meses (ver Capítulo 3, "Metas de Cuidados e Considerações sobre o Prognóstico", para mais informações).

Muitos indivíduos com demência avançada irão desenvolver dificuldades alimentares. Infelizmente, as preferências do paciente em relação à nutrição e hidratação artificial em geral não são documentadas até que seja muito tarde para se ter essa discussão. Os membros da família são então confrontados com a decisão de administrar alimentos e líquidos por uma sonda de gastrostomia endoscópica percutânea (GEP), frequentemente durante uma hospitalização por pneumonia. Não há evidência de que os tubos GEP melhorem a sobrevida, previnam a pneumonia por aspiração, diminuam o risco de úlceras de pressão, melhorem o conforto do paciente ou prolonguem a vida. Danos substanciais estão associados com o uso dos tubos GEP na demência avançada, inclusive a probabilidade de menos contato com o cuidador durante a refeição e maiores índices de contenção física e química para prevenir o deslocamento do tubo de alimentação. As alternativas aos tubos GEP incluem a alimentação manual cuidadosa e os cuidados orais adequados. Pacientes que estão na iminência de morrer podem necessitar de pouca ou nenhuma ingestão nos seus dias finais.

CUIDADOS COM OS MEMBROS DA FAMÍLIA: TRISTEZA E LUTO

Ao cuidar de idosos que estão morrendo, também deve ser dada consideração à saúde e bem-estar dos membros da sua família, antes e depois da sua morte. Perder alguém por morte pode ser uma experiência emocionalmente intensa, estressante e muitas vezes devastadora, com impacto tanto sobre a saúde física quanto mental. O sofrimento associado com essa perda é mais intenso nos primeiros seis meses, e em geral é associado com sentimentos de descrença, nostalgia, raiva e humor deprimido, que se resolvem gradualmente. O sofrimento intenso atinge um pico em seis meses em luto, mas ocasionalmente surtos de tristeza podem se manter por anos. A maioria das pessoas lida bem com seus sentimentos de pesar sem intervenção médica e se apoiando em seus próprios recursos interiores, família, amigos, comunidade espiritual e outras fontes de suporte. Também é comum que cuidadores familiares sintam uma sensação penetrante de culpa após a morte; todavia, isso não é um indicador de uma resposta patológica ao luto.

Para 10 a 20% dos indivíduos em luto, a tristeza pode se tornar complicada, prolongada e ter um impacto prejudicial significativo na sua capacidade de funcionar. Os clínicos podem reconhecer e tratar esse quadro precocemente, prevenindo assim a morbidade psiquiátrica, a ideação suicida, a incapacidade funcional e a má qualidade de vida. Os sintomas da tristeza prolongada e complicada são distintos da tristeza normal, da depressão relacionada ao luto e dos transtornos de ansiedade. As características fundamentais incluem o estresse da separação incomumente intenso com nostalgia persistente e saudade do ente falecido, bem como pensamentos disfuncionais, sentimentos e comportamentos relacionados à perda. Vários tratamentos psicoterápicos têm mostrado ser benéficos, incluindo terapia cognitivo-comportamental e tratamento da tristeza complicada.

Um corpo crescente de evidência sugere que o cuidado terminal agressivo está associado com piores desfechos no luto para os membros da família. O aperfeiçoamento da comunicação dos médicos com as famílias pode melhorar os desfechos clínicos de pacientes gravemente enfermos, incluindo a redução da permanência em unidade de terapia intensiva (UTI), diminuição da taxa de tentativas de reanimação e institucionalização mais precoce. A informação a respeito do luto e os recursos de aconselhamento mostraram melhorar os desfechos entre os membros da família em pacientes com doença terminal de UTI.

Abernethy AP, McDonald CF, Frith PA, et al. Effect of palliative oxygen versus room air in relief of breathlessness in patients with refractory dyspnoea: a double-blind, randomised controlled trial. *Lancet.* 2010;376(9743):784-793.

Baile WF, Buckman R, Lenzi R, Glober G, Beale EA, Kudelka AP. SPIKES—a six-step protocol for delivering bad news: application to the patient with cancer. *Oncologist.* 2000;5(4):302-311.

Bernabei R, Gambassi G, Lapane K, et al. Management of pain in elderly patients with cancer. SAGE Study Group. Systematic assessment of geriatric drug use via epidemiology. *JAMA.* 1998;279(23):1877-1882.

Center to Advance Palliative Care. *Improving Palliative Care in Nursing Homes.* New York, NY: Mount Sinai School of Medicine; 2008 [cited November 24, 2009]. Available from: http://www.capc.org/capc-resources/capc_publications/nursing_home_report.pdf

Center to Advance Palliative Care (2012). *Palliative Care Tools, Training, & Technical Assistance.* Retrieved on January 12, 2012. Available from: www.CAPC.org

Hanson LC, Eckert KJ, Dobbs D, et al. Symptom experience of dying long-term care residents. *J Am Geriatr Soc.* 2008;56(1):91-98.

Husebo BS, Ballard C, Sandvik R, Nilsen OB, Aarsland D. Efficacy of treating pain to reduce behavioural disturbances in residents of nursing homes with dementia: cluster randomised clinical trial. *BMJ.* 2011;343:d4065.

Jennings AL, Davies AN, Higgins JP, Gibbs JS, Broadley KE. A systematic review of the use of opioids in the management of dyspnoea. *Thorax* 2002;57(11):939-944.

Kehl KA. Moving toward peace: an analysis of the concept of a good death. *Am J Hosp Palliat Care.* 2006;23(4):277-286.

Meier DE, Lim B, Carlson MD. Raising the standard: palliative care in nursing homes. *Health Aff (Millwood).* 2010;29(1):136-140.

Mitchell SL, Teno JM, Kiely DK, et al. The clinical course of advanced dementia. *N Engl J Med.* 2009;361(16):1529-1538.

Mitchell SL, Teno JM, Miller SC, Mor V. A national study of the location of death for older persons with dementia. *J Am Geriatr Soc.* 2005;53(2):299-305.

Shear K, Frank E, Houck PR, Reynolds CF III. Treatment of complicated grief: a randomized controlled trial. *JAMA.* 2005;293(21):2601-2608.

Steinhauser KE, Christakis NA, Clipp EC, McNeilly M, McIntyre L, Tulsky JA. Factors considered important at the end of life by patients, family, physicians, and other care providers. *JAMA.* 2000;284(19):2476-2482.

White DB, Braddock CH III, Bereknyei S, Curtis JR. Toward shared decision making at the end of life in intensive care units: opportunities for improvement. *Arch Intern Med.* 2007;167(5):461-467.

SITES RECOMENDADOS

Pain Assessment Checklist for Seniors with Limited Ability to Communicate (PACSLAC). http://www.geriatricpain.org/Content/Assessment/Impaired/Pages/PACSLAC.aspx

Pain Assessment in Advanced Dementia (PAINAD). http://web.missouri.edu/~proste/tool/cog/painad.pdf

Ética e tomada de decisão informada

Alexander K. Smith, MD, MS, MPH
Bernard Lo, MD

Vinheta de caso

Você está em uma clínica vendo uma paciente antiga, uma mulher de 87 anos que tem diabetes, insuficiência cardíaca congestiva, hipertensão e leve comprometimento cognitivo. Ela caminha usando uma bengala. A filha adulta da paciente a acompanha nesta consulta. A filha mora em outra cidade, e antes de hoje não havia visitado a mãe há muitos meses. Ela relata estar chocada com o grau de deterioração da casa de sua mãe. Ela descreve uma casa entulhada, cheia de riscos para deslocamento em todo lugar e pilhas de lixo fétido na cozinha. A paciente diz que recentemente teve dificuldade com sua visão, mas que fora isso acha que está se saindo bem. Ao exame, sua pressão arterial é de 180/82 e seu escore no Montreal Cognitive Assessment (MOCA) é de 23/30. Os exames laboratoriais mostram uma HbA1c (hemoglobina glicosilada) de 12,5. Uma visita por uma enfermeira confirma a preocupação da filha sobre as condições de vida, observando também que as medicações da paciente foram removidas dos frascos e colocadas juntas em um vasilhame sobre a cômoda. Em seguida, ao encontrar a paciente, você explica suas preocupações a respeito das condições em que ela vive e da sua capacidade de autocuidados. Ela responde que está "muito bem" e que "Não vai se mudar para uma instituição"!

ASPECTOS ÉTICOS NOS CUIDADOS DE IDOSOS

A alta prevalência de comprometimento cognitivo, demência e dependência funcional levanta aspectos éticos nos cuidados diários de idosos. Estas tensões exigem que os clínicos estejam familiarizados com aspectos éticos que são fundamentais nos cuidados de idosos. Esses temas frequentemente são definidos como princípios (conceitos centrais orientadores) ou virtudes (qualidades de um bom clínico). As Tabelas 12-1 e 12-2 fornecem descrições dos principais princípios e virtudes, com exemplos de como estes podem funcionar na prática diária de cuidados de idosos.

Como ilustrado por esse caso, uma tensão central que surge comumente no cuidado de idosos é o equilíbrio entre a autonomia e as preocupações filantrópicas. Nós temos uma obrigação de proteger aqueles que não podem cuidar de si próprios, mas também uma obrigação de respeitar aqueles que ainda têm capacidade e fazem escolhas que os colocam em algum risco clínico. A determinação da capacidade de tomar decisões é o primeiro passo essencial em tais situações.

CAPACIDADE DE TOMAR DECISÕES E TOMADA DE DECISÕES INFORMADAS

Devido ao peso do comprometimento cognitivo em idosos, a determinação da capacidade de tomar decisões é uma habilidade crítica em idosos. Adiante está delineada uma abordagem prática de como avaliar a capacidade dos idosos de tomar decisões. As características centrais da determinação da capacidade de tomar decisão são as seguintes:

1. O paciente precisa tomar uma decisão.
2. O paciente precisa explicar os motivos por trás da decisão.
3. A decisão não pode resultar de delírios ou alucinações.
4. O paciente deve demonstrar compreensão da situação clínica e dos riscos, benefícios e alternativas da decisão, e alternativas à decisão.
5. A decisão deve ser consistente com os valores e preferências do paciente ao longo do tempo.

Várias características dessa estratégia para avaliar a capacidade são merecedoras de maiores explicações. Primeiro, a capacidade de tomar decisões é específica à decisão em pauta. Algumas decisões são relativamente diretas e simples, assim como o momento das refeições, enquanto outras são complexas, como decisões sobre segurança na casa ilustrada no caso descrito. Segundo, como no caso, testes do estado mental como o Mini Mental Status Exam (MMSE) e o Montreal Cognitive Assessment (MOCA) podem informar uma decisão, mas não são determinantes. Mesmo um paciente com demência moderada, sugerido por MMSE ou MOCA no início, pode ser capaz de tomar decisões simples, mas falta-lhe capacidade para decisões complexas. Alternativamente, um paciente com esquizofrenia paranoide pode ter um teste cognitivo perfeito, mas ausência total de capacidade para decisões complexas. Terceiro, os

Tabela 12-1 Princípios éticos

Princípio	O que este princípio significa	Exemplo de temas e questões que ilustram o princípio ético no contexto do caso
Respeito pela autonomia	Autonomia é a palavra grega para "autorregulação". Nós devemos respeitar o direito da pessoa de moldar sua própria vida e tomar decisões médicas de acordo com seus valores. Vários conceitos éticos seguem esse princípio, inclusive o consentimento informado, a liberdade de interferência/controle por outros, e a liberdade de intromissão indesejada no corpo (incluindo cirurgia ou tratamento de manutenção da vida). As diretrizes antecipadas são uma extensão da autonomia, assim como o julgamento substituto feito por um tomador de decisão substituto. Os clínicos podem melhorar a autonomia do paciente garantindo que eles compreendem suas opções e consequências. *Respeito por pessoas* é um princípio relacionado, e inclui tratar as pessoas como dignas de respeito, dignidade e compaixão, mesmo que elas não tenham a capacidade de tomar decisão necessária para formar preferências autônomas.	Discussões de metas e valores – "Quando você pensa sobre onde quer morar daqui para frente, que fatores são mais importantes para você?" Determinação de prioridades – "Há inúmeros aspectos de saúde que poderíamos discutir hoje, inclusive o manejo da sua pressão arterial, a prevenção de quedas, o seu diabetes e a segurança de casa. Qual deles é mais importante discutir hoje?"
Melhor interesse (não maleficência e beneficência)	*Não maleficência* ("não fazer mal") e o conceito relacionado de *beneficência* são diretrizes que proíbem os médicos de fornecer terapia que num balanço fazem mais mal do que bem, que seja ineficaz, ou se origine de atos maliciosos ou egoístas. Médicos, como uma profissão de treinamento, habilidades e conhecimentos especiais, têm uma obrigação fiduciária ("mantida em confiança") com seus pacientes de agir no seu melhor interesse. Os clínicos têm a obrigação de promover o bem-estar daqueles que não podem cuidar de si próprios.	Equilibrar danos, riscos e benefícios – "Não faz sentido realizar um controle rígido da glicemia - você estaria correndo risco de episódios de hipoglicemia, como quedas, desmaios, e provavelmente não haveria benefício devido à sua condição de saúde." Preocupação com as condições de vida – "Eu me preocupo com o fato de você continuar a viver em sua casa. Eu sei que manter a sua independência é importante, mas se você cair em casa ou tiver um acidente vascular encefálico sozinho, provavelmente irá passar muito tempo em um hospital ou clínica geriátrica, o que você quer evitar."
Justiça	Os recursos não são ilimitados, mas devem ser distribuídos de forma justa – as pessoas devem receber o que merecem. Os clínicos têm a obrigação de ser prudentes na distribuição dos escassos recursos de saúde. O significado de "justo" é discutível: Ele significa que cada um receba de acordo com seus esforços? De acordo com suas necessidades? Isso também inclui o princípio de que os médicos devem tratar do mesmo modo pacientes em situações semelhantes de forma igual e consistente.	O clínico pode achar que não está sendo remunerado de forma justa pelo trabalho árduo de cuidar desta paciente idosa e frágil.

Tabela 12-2 Preocupações éticas baseadas em virtudes

Virtude	O que essa virtude significa	Exemplo no contexto do caso
Compaixão	Um respeito ativo pelo bem-estar dos outros com simpatia, suavidade e desconforto no sofrimento.	Preocupar-se o suficiente para ter tempo para essa paciente e sua filha, tempo para realmente compreender por que ela quer tanto permanecer em casa e teme ser institucionalizada.
Discernimento	Trazer discernimento, julgamento e compreensão a uma situação clínica. "Sabedoria prática".	Pesquisar a longa lista de condições crônicas e medicações para concentrar-se no que é mais importante para a saúde e bem-estar da paciente.
Confiabilidade	Essencial nos cuidados médicos em que o paciente se coloca aos cuidados do médico. Ser confiável significa merecer a confiança por seu caráter e conduta.	Manter-se atualizado com as diretrizes e tratamentos do diabetes em idosos de forma que o aconselhamento clínico seja seguro. Manter promessas aos pacientes e cuidadores, apesar de também reconhecer os limites às promessas.
Fidelidade	Ser fiel aos interesses do paciente, mesmo que eles não se alinhem com seus próprios interesses.	Passar algum tempo conversando com os pacientes e seus familiares mesmo quando não for bem remunerado. Não solicitar exames dispendiosos que não ajudam o paciente ou que impõem algum risco.

pacientes podem ser incapazes de falar (disartria por acidente vascular encefálico) e ainda assim serem capazes de participar em tomadas de decisão usando outros meios de comunicação. Por fim, a capacidade é avaliada clinicamente, e não requer opiniões especializadas de psicólogos ou psiquiatras. Essas opiniões especializadas podem ser buscadas em casos particulares nos quais temas psiquiátricos ou neuropsiquiátricos são uma preocupação importante, mas em geral a maioria das questões sobre capacidade devem ser respondidas por médicos generalistas. Competência, em contraste com capacidade, é um estado legal determinado judicialmente, e costuma se basear na capacidade do paciente de prover alimento, vestuário e abrigo.

Vinheta de caso (*continuação*)

Você reitera suas preocupações a respeito do ambiente doméstico. Você diz a ela, "para garantir que fiz um bom trabalho explicando-lhe as minhas preocupações, você pode me dizer quais são elas?" Na sua resposta, ela claramente indica compreender e reconhecer que seu ambiente doméstico tem muitos riscos de quedas e que ela precisa de ajuda com suas medicações. Todavia, ela reitera sua preferência antiga de permanecer em sua casa, apesar dos riscos. Você decide que ela tem capacidade de tomar essa decisão. Ela concorda com um encontro familiar com a filha e uma assistente social para discutir como ela pode receber mais suporte em casa.

Quanto conhecimento dos riscos e benefícios do tratamento e suas alternativas um paciente deve demonstrar? A resposta a essa pergunta tem implicações práticas não apenas para a avaliação do clínico, mas para a quantidade e forma pela qual ele comunica informações ao paciente. Enquanto a extensão do que constitui uma decisão "informada" é tema de alguma discussão, defendemos que os clínicos considerem os seguintes pontos ao decidir quanta informação fornecer.

1. Os riscos de fornecer muita informação (chamada informação atenuada). Pacientes não precisam um minicurrículo médico para tomar uma decisão informada. As principais preocupações relativas às circunstâncias do paciente devem ser discutidas.
2. O prognóstico é um componente crítico da tomada de decisão informada com idosos. Os clínicos devem oferecer rotineiramente uma discussão sobre o prognóstico (ver Capítulo 3, "Metas de Cuidados e Considerações sobre o Prognóstico").
3. O modo de apresentação das informações pode influenciar a decisão. Em um estudo, por exemplo, os indivíduos que souberam dos riscos de uma intervenção cirúrgica em termos da probabilidade de morrer foram menos propensos a escolher aquela intervenção do que aqueles que souberam dos mesmos riscos como probabilidade de sobrevida. Considere a possibilidade de que a construção da informação pode introduzir um viés de influência, e ofereça apresentações alternativas dos riscos e benefícios para minimizar essas influências.
4. A revelação de informação é diferente de tomada de decisão informada: o que o paciente compreende ou acredita pode diferir do que é revelado. Verifique com o paciente sobre a sua compreensão em uma forma sem julgamentos, usando o método de recuperação da informação ilustrado no caso.

PLANEJAMENTO DE CUIDADOS AVANÇADOS E DIRETRIZES ANTECIPADAS

O planejamento de cuidados avançados é o processo de um paciente conversar com seus familiares, frequentemente em conjunto com seus provedores de saúde, sobre planos e preferências para cuidados futuros. Esses planos podem ser codificados em formulários oficiais chamados *diretrizes antecipadas* ou *testamento vital*. Estes documentos oficiais podem incluir a designação de um substituto ou responsável para tomada de decisão (ver adiante) e as preferências para cuidados futuros. As ordens médicas para tratamentos de manutenção da vida (POLST) são ordens específicas que são válidas em vários ambientes (p. ex., em casa, clínica geriátrica, primeiro-atendimento de urgência domiciliar, hospital, etc.). A maioria dos estados tem agora, ou estão desenvolvendo, programas de POLST. As diretrizes antecipadas e a tomada de decisão por um responsável (procurador) permitem uma forma de "autonomia estendida".

A empolgação inicial sobre as diretrizes antecipadas foi embotada por dados que mostravam que as diretrizes raramente eram completadas, raramente eram seguidas, e que os responsáveis não faziam nada mais do que arriscar quais seriam as preferências dos pacientes. A ênfase mudou então de completar os documentos de diretrizes antecipadas para uma preparação da tomada de decisão "no momento adequado". Essa preparação encoraja os pacientes a pensar em seus valores e metas de cuidados futuros e comunicá-los claramente aos responsáveis e médicos assistentes. O preenchimento das diretrizes antecipadas pode estimular essas discussões, mas é a conversa, e não as diretrizes, que deve ser o centro da questão.

TOMADA DE DECISÃO POR UM RESPONSÁVEL

Quando os pacientes não têm capacidade, os clínicos se dirigem aos procuradores para a tomada de decisão. O procurador ideal para a tomada de decisão é alguém selecionado pelo paciente antecipadamente, que tenha extenso conhecimento dos valores, preferências e metas do paciente. O termo legal para esse substituto varia em cada estado, e pode ser um "procurador para cuidados de saúde" em alguns estados e "procurador judicial para decisões de cuidados de saúde" em outros. Em alguns estados, o responsável por tomar decisões, se não designado, é determinado por lei (p. ex., cônjuge, depois filho adulto, depois irmão, depois parente). Os curadores são responsáveis apontados judicialmente.

Uma abordagem geral à tomada de decisão por um responsável em pacientes incapacitados é delineada na Figura 12-1. Essa abordagem em geral é aceita nas comunidades ética e clínica, tendo um forte valor como ponto inicial. Contudo, não está livre de controvérsia. A simplicidade da abordagem "hierárquica" esconde algumas das complexidades éticas encontradas

```
┌─────────────────────────────┐
│ O paciente tem uma diretriz │         ┌──────────────────────────┐
│ antecipada informada e clara│   Sim   │                          │
│ (testamento vital) que      │────────▶│ Seguir a diretriz        │
│ pertence a essa situação    │         │ antecipada               │
│ clínica?                    │         └──────────────────────────┘
└─────────────────────────────┘
           │ Não
           ▼
┌─────────────────────────────┐
│ O responsável tem uma ideia │         ┌──────────────────────────┐
│ clara e acurada do que o    │   Sim   │ Confiar na decisão do    │
│ paciente desejaria nessas   │────────▶│ responsável (também      │
│ circunstâncias?             │         │ chamado de julgamento    │
│                             │         │ substituto)              │
└─────────────────────────────┘         └──────────────────────────┘
           │ Não
           ▼
┌─────────────────────────────┐
│ Trabalhar com o responsável │
│ para determinar qual curso  │
│ de ação é o melhor interesse│
│ do paciente.                │
└─────────────────────────────┘
```

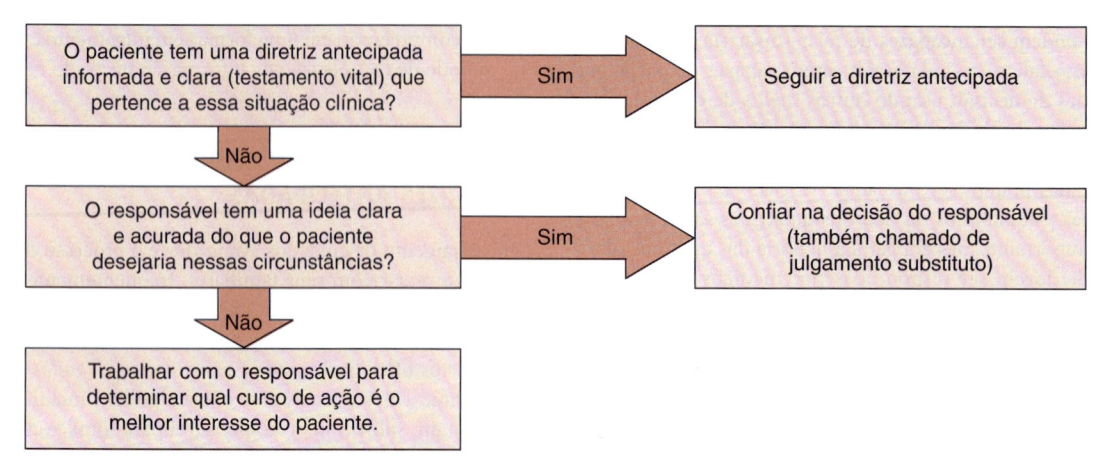

▲ **Figura 12-1** Uma abordagem geral à tomada de decisão para pacientes incapacitados. (Observação: Se não houver diretrizes antecipadas ou um responsável (procurador) disponível, pular a etapa intermediária e agir de acordo com o melhor interesse do paciente.)

na tentativa de seguir esse algoritmo na prática clínica. Sulmasy e Snyder sugeriram que a abordagem hierárquica ressalta a informação sobre a empatia, enfatiza preferências que são em última instância incognoscíveis antecipadamente sobre os valores e coloca uma carga injusta sobre os responsáveis por tomadas de decisão para escolher em um cardápio de opções. Eles argumentam a favor de uma abordagem de "substituição de interesses e melhores julgamentos" na qual o procurador e o clínico agem juntos para determinar o melhor curso de ação com base nos valores do paciente, e não nas preferências.

EQUILIBRANDO A PROMOÇÃO DE INDEPENDÊNCIA E A SEGURANÇA DO PACIENTE

Vinheta de caso (*continuação*)

Após um encontro familiar com você, uma assistente social, a paciente e a filha, a paciente é incluída em um Programa de Cuidados Abrangentes para Idosos (PACE). Esse programa permite que ela permaneça em casa à noite e receba amplos cuidados diários em um centro-dia especializado. Uma auxiliar domiciliar de cuidados a visita semanalmente e a filha paga por uma faxineira.

Nos cuidados ordinários de idosos, os clínicos precisam equilibrar as demandas de respeito pela pessoa e promoção de independência de um lado, e a segurança do paciente e os interesses de saúde do outro. Como nesse caso, maximizar a sensação de autocontrole ou independência é fundamental para a qualidade de vida de muitos idosos, incluindo aqueles que residem na comunidade e em ambientes institucionalizados. Em muitos casos, os pacientes fazem escolhas que conflitam com o juízo clínico do que é no melhor interesse do paciente – como, por exemplo, no caso, escolher residir em um ambiente sujo e possivelmente perigoso e sem tomar conta da saúde corretamente. Essa tensão é evidente em outros aspectos comuns em geriatria; na prevenção de quedas, por exemplo, a tensão entre segurança e independência.

O desafio do clínico é trabalhar com o paciente para maximizar a independência enquanto minimiza os riscos e danos. Neste caso, uma solução possível foi reconhecer que o valor subjacente não era uma recusa de assistência, mas sim uma preferência por residir em casa. Isso permitiu que paciente, cuidador e equipe clínica elaborassem um plano de cuidados de suporte na forma de programa PACE para adultos elegíveis para clínicas geriátricas (para mais sobre PACE, ver Capítulo 14, "Cuidados Ambulatoriais e o Ambiente de Cuidados Médicos Centrado no Paciente"). Ao reconhecer que os clínicos têm uma obrigação de prover cuidado para aqueles que não podem cuidar de si, o clínico neste caso deveria ter considerado seriamente relatar o caso de um autonegligenciamento de idoso a uma agência local adequada. Assim como os clínicos, essas agências trabalham com o paciente para maximizar a independência e minimizar os danos.

Mesmo quando os pacientes têm capacidade de tomar decisões complexas, como nesse caso, os membros da família e outros cuidadores frequentemente têm um papel importante em termos de fornecer e arranjar os serviços e ajudar o paciente a tomar decisões. Em cada caso, o médico deve olhar para o paciente em busca de orientação do quanto a família deve ser envolvida nesses aspectos. Os médicos devem ser respeitosos com os idosos que querem manter sua independência a respeito da tomada de decisão, bem como quanto àqueles que preferem um estilo de decisão mais centrado na família. Nesse caso, a obrigação do médico é promover a compreensão informada das opções e consequências dos tratamentos e alternativas aos familiares.

Esse caso também ressalta como a virtude ética atua em conjunto com a abordagem baseada em princípios. O tempo que o clínico passou discutindo o tema com a paciente e sua filha, deliberando, organizando as visitas de enfermagem e escrevendo os encaminhamentos para as agências provavelmente não será remunerado na proporção do esforço envolvido. Esse aspecto é um dos que exemplifica o princípio ético de justiça e precisa ser abordado ao nível da sociedade. De uma perspectiva individual, contudo, o clínico neste caso agiu com um senso de cuidado e fidelidade. Essa é uma boa "atitude médica", gratificante por si só.

Ahalt C, Walter LC, Yourman L, Eng C, Perez-Stable EJ, Smith AK. "Knowing is Better": preferences of diverse older adults for discussing prognosis. *J Gen Intern Med.* 2011;27(5):568-575.

Beauchamp TL, Childress JF. *Principles of Biomedical Ethics.* 6th ed. New York, NY: Oxford University Press; 2009.

Castillo LS, Williams BA, Hooper SM, Sabatino CP, Weithorn LA, Sudore RL. Lost in translation: the unintended consequences of advance directive law on clinical care. *Ann Intern Med.* 2011;154(2):121-128.

Fagerlin A, Schneider CE. Enough. The failure of the living will. *Hastings Cent Rep.* 2004;34(2):30-42.

Lo B. *Resolving Ethical Dilemmas: A Guide for Clinicians.* 4th ed. Baltimore, MD: Lippincott Williams & Wilkins; 2009.

Meier DE, Beresford L. POLST offers next stage in honoring patient preferences. *J Palliat Med.* 2009;12(4):291-295.

Moody HR. *Ethics in an Aging Society.* Baltimore, MD: Johns Hopkins; 1992.

POLST. Last accessed Sept 30, 2013. http://www.polst.org/programs-in-your-state/

Prendergast TJ. Advance care planning: pitfalls, progress, promise. *Crit Care Med.* 2001;29(2 Suppl):N34-N39.

Smith AK, Williams BA, Lo B. Discussing overall prognosis with the very elderly. *N Engl J Med.* 2011;365(23):2149-2151.

Sudore RL, Fried TR. Redefining the "planning" in advance care planning: preparing for end-of-life decision making. *Ann Intern Med.* 2010;153(4):256-261.

Sulmasy DP, Snyder L. Substituted interests and best judgments: an integrated model of surrogate decision making. *JAMA.* 2010;304(17):1946-1947.

Tulsky JA. Beyond advance directives: importance of communication skills at the end of life. *JAMA.* 2005;294(3):359-365.

Seção II. Ambientes de Cuidados

Transições e continuidade dos cuidados

13

Lynn A. Flint, MD

PRINCÍPIOS GERAIS EM IDOSOS

Idosos com doenças crônicas em geral estão em contato com o sistema de cuidados de saúde. Eles periodicamente necessitam hospitalização por exacerbações agudas de doenças crônicas, quedas, infecções e outros problemas. Para esses pacientes, a hospitalização marca, com frequência, o começo de uma jornada que passa por uma série de ambientes e cuidadores desconectados. Devido a essa falta de conexão, a jornada não é suave. Os contratempos ao longo do caminho são, às vezes, insignificantes, às vezes mesmo não detectados, mas outros podem alterar a vida. A discussão aqui se concentra em como essa jornada se torna tão complexa, os seus riscos, e as melhores práticas e inovações dirigidas a minimizar esses riscos.

DEFINIÇÕES

O termo *transição de cuidados* se refere à transferência de cuidados de um paciente de uma equipe de cuidados para outra. As transições costumam ocorrer quando um paciente se move fisicamente de um lugar de cuidados para outro. As transições de cuidados podem ser agrupadas em três amplas categorias. A primeira categoria, talvez a mais estudada, inclui os residentes da comunidade que tiveram alta de um hospital. Por exemplo, um idoso pode desenvolver uma condição crônica para a qual ele recebe cuidados do seu médico de cuidados primários. A exacerbação da condição crônica pode indicar a hospitalização, onde médicos, enfermeiros e terapeutas do hospital cuidam do paciente. O paciente pode então ser transferido para uma instituição com enfermagem especializada (IEE) para reabilitação e/ou cuidados de enfermagem e, neste ambiente, encontra uma equipe de cuidados totalmente nova. Quando os objetivos da reabilitação são atingidos, o paciente pode voltar para casa, retomar os cuidados com o médico de cuidados primários e pode também receber cuidados domiciliares de uma nova equipe para completar qualquer tarefa restante na recuperação da exacerbação original. Neste exemplo, o paciente foi submetido a três transições separadas nos cuidados: do provedor de cuidados primários para o provedor hospitalar, do hospital para a IEE, da IEE de volta para o provedor primário e para uma nova equipe de cuidados

domiciliares. A segunda categoria inclui residentes de clínicas geriátricas que são transferidos para hospitais e depois de volta. Embora muitos dos problemas vistos nessas transições sejam os mesmos encontrados para residentes na comunidade, há desafios adicionais nas transições desses pacientes frágeis, com comprometimento funcional e frequentemente também cognitivo. Por fim, a terceira categoria inclui pacientes que estão em fase terminal. Eles costumam experimentar múltiplas transições em provedores nas transferências entre a casa, unidades de emergência e o hospital com a progressão da doença. Para esses pacientes, mais uma vez, as transições têm o mesmo risco dos residentes da comunidade com doenças crônicas, mas também surgem problemas especiais para aqueles próximos ao fim da vida. Os *cuidados transicionais* se referem amplamente aos processos de cuidados limitados por tempo dirigidos a garantir transferências seguras e com mínima desorganização dos cuidados entre os diferentes locais e cuidadores.

ANTECEDENTES

A frequência de transições de cuidados pode ser, em parte, uma consequência de alterações na estrutura e no financiamento do sistema de saúde ao longo dos últimos 30 anos. Em 1983, diante de custos crescentes, o Medicare adotou um esquema de pagamento prospectivo segundo o qual os hospitais não mais recebiam taxas individuais por serviços individuais fornecidos. Em vez disso, os hospitais recebiam valores predeterminados baseados em diagnósticos para toda a internação. Assim, os hospitais tinham um incentivo financeiro para aumentar a eficiência e encurtar a duração da permanência. De fato, a duração da permanência diminuiu com a nova legislação, mas os pacientes não apenas recebiam alta "mais rápido", mas também "mais doentes". Os pacientes "mais doentes" tinham mais probabilidade de ser transferidos para IEEs para reabilitação e cuidados continuados de enfermagem antes de ter alta para casa. Concomitantemente, um rápido ritmo de mudanças na medicina hospitalar acoplado com o estímulo para melhorar a eficiência levou os médicos a restringir a sua prática a um único lugar (ou seja, clínica ou hospital). Poucos médicos de cuidados primários continuaram a acompanhar seus pacientes enquanto hospitalizados. Essa mudança nos padrões de prática significou que os pacientes seriam transferidos rotineiramente de cuidados de um provedor para outro quando fossem movimentados de um ambiente para outro.

As finanças também podem encorajar sutilmente as transferências de residentes de clínicas geriátricas para hospitais. Instituições de cuidados de enfermagem certificadas pelo Medicare em geral fornecem serviços de reabilitação e enfermagem temporários aos seus residentes que retornam do hospital. O reembolso de serviços especializados é mais alto do que o valor pago habitualmente pelo Medicaid por quarto, alimentação e cuidados de custódia. O Medicare apenas custeia clínicas geriátricas para serviços especializados se o paciente tem uma permanência hospitalar prévia que o qualifique. Assim, as transferências para o hospital podem ser benéficas do ponto de vista financeiro para as clínicas geriátricas. Além disso, os residentes de clínicas geriátricas usando o seu benefício de Medicare Skilled Nursing Facility (Instituição com enfermagem especializada do Medicare) raramente podem acessar simultaneamente o benefício de clínicas para pacientes com doença terminal do Medicare, aumentando assim a possibilidade de transições potencialmente evitáveis ao fim da vida.

Para pacientes com doença terminal, novos sintomas e eventual declínio funcional estimulam muitas transições de cuidados. Como há poucos programas amplos de cuidados domiciliares para pessoas com doenças limitantes ainda em busca de terapias dirigidas às doenças, pacientes com novos sintomas em geral precisam acessar os cuidados por meio da unidade de emergência. Embora seja esperado um declínio funcional tardiamente no curso de doenças limitantes, não costuma haver tempo ou pessoal para desenvolver planos para maiores cuidados quando necessários.

EVENTOS ADVERSOS DURANTE TRANSIÇÕES

Fatores do sistema têm contribuído para a frequência de transições de cuidados, e muitos fatores inerentes ao sistema aumentam o risco de desfechos negativos durante as transições. As transições fornecem oportunidades para que os novos provedores reavaliem problemas não resolvidos e refinem os planos de cuidados, mas também estão repletas de riscos. Pacientes mais velhos e aqueles com múltiplas doenças crônicas – aqueles com mais probabilidade de sofrer múltiplas transições – são particularmente vulneráveis ao risco de eventos adversos.

Estudos descrevendo os eventos adversos associados com transições se concentraram na transição de adultos residentes nas moradias comunitárias do hospital para casa ou outra instituição e a transferência de residentes de clínicas geriátricas do hospital para clínicas geriátricas e de volta. Um corpo crescente de evidência descreve as transições no final da vida. Um estudo observacional prospectivo com adultos hospitalizados mostrou que um em cada cinco pacientes que tiveram alta experimentou um evento adverso associado com a alta. Os eventos adversos foram relacionados mais frequentemente com medicações, mas também incluíram infecções nosocomiais, quedas e complicações de procedimentos. Metade dos eventos adversos de medicações parecia ser evitável ou pelo menos "melhorável". Em uma análise retrospectiva de dados de reivindicações do Medicare, quase um quinto dos beneficiários que foram hospitalizados foram readmitidos dentro de 30 dias. Noventa por cento dessas re-hospitalizações foram consideradas "não planejadas"; ou seja, *não eram* de acompanhamento de tratamentos ou procedimentos. Em um estudo de reivindicações do Medicare em residentes de clínicas geriátricas falecidos, quase um quinto tinha pelo menos uma "transição incômoda" nos últimos 90 dias de vida. "Transições incômodas" foram definidas como hospitalizações nos últimos três dias de vida, ou múltiplas hospitalizações, ou residência em diferentes instituições nos últimos 90 dias de vida. Em outro estudo, áreas geográficas com maiores taxas de transições de cuidados entre residentes de clínicas geriátricas também tiveram maiores taxas de colocação de sondas de alimentação em pacientes com grave comprometimento cognitivo, um grupo sem probabilidade de se beneficiar desse procedimento invasivo. A transferência de residentes de clínicas geriátricas também foi associada com alterações nos esquemas medicamentosos e efeitos adversos da medicação. Smith e colaboradores observaram que 50% dos falecidos do Medicare visitaram a unidade de emergência no último mês de vida, 77% destes foram hospitalizados e 68% daqueles admitidos morreram no hospital, apesar do fato de que vários estudos documentaram que a maioria das pessoas preferiria morrer em casa. Esses achados sugerem que os objetivos de cuidados do paciente podem se perder nas transições. Além do mais, as transições parecem promover o uso excessivo dos serviços de cuidados em saúde, assim contribuindo para o aumento dos gastos cada vez maiores. O objetivo das pesquisas com transições tem sido identificar os fatores que contribuem para esses eventos adversos, particularmente aqueles que levam à readmissão, e delinear intervenções para diminuir a taxa de readmissões e, por fim, melhorar a integração dos cuidados de saúde entre os ambientes.

BARREIRAS AO SUCESSO DAS TRANSIÇÕES DE CUIDADOS

Uma transição de cuidados bem-sucedida é aquela em que os provedores têm informações completas, oportunas, sobre a hospitalização e os pacientes têm a mesma informação, bem como fácil acesso às respostas e suporte quando surgem problemas. Coleman agrupa as barreiras ao sucesso das transições de cuidados em três níveis: sistemas, provedor e paciente. Nosso sistema de cuidados de saúde é composto de muitas instituições autônomas de cuidados e redes de instituições. A comunicação e a colaboração por meio dos locais e entre as redes é um desafio por muitos motivos – desde a simples ausência de informação de contato prontamente disponível para provedores em locais diferentes até leis de proteção de confidencialidade. Os sistemas de informação em geral não são compartilhados entre os diferentes sistemas, assim tornando mais lenta a transferência de dados fundamentais. Embora a Lei de Portabilidade e Responsabilidade de Seguro de Saúde tenha uma provisão que permite a transferência de informação entre os provedores com o objetivo de continuidade dos cuidados, muitos trabalhadores de cuidados em saúde não são familiarizados com essa provisão. Além disso, diferentes instituições têm diferentes formulários para fármacos com base em relações contratuais com companhias farmacêuticas, levando a substituições de medicação a cada transição. Outra barreira de sistema tem sido a falta de incentivo para garantir a qualidade das transições. Contudo, o contrato do Medicare com Organizações de Melhora da Qualidade foi para tarefas de melhora das transições em áreas selecionadas com o 9° Scope of Work in 2008 e o 10° Scope of Work em 2011; além disso, a Lei de Custeio dos Cuidados propõe um programa-piloto usando pacotes de pagamentos para episódios completos de cuidados por meio de locais (i.e., hospital e cuidado pós-agudo em Instituição com Enfermagem Especializada), como um incentivo para reduzir readmissões.

As barreiras ao nível do provedor se originam de dificuldades de comunicação. A crescente prevalência de provedores específicos dos locais de cuidados gera a descontinuidade do médico de pacientes internados–ambulatoriais. A comunicação entre os provedores de saúde de pacientes internados e ambulatoriais é realizada, mais frequentemente, por meio de resumos de alta, mas estes em geral não chegam às mãos do provedor de saúde recebedor na hora certa, se é que chegam. Os resumos de alta também mostraram omitir informações fundamentais, como quais resultados de exames estão pendentes e quais consultas de acompanhamento foram agendadas. Outras formas de comunicação direta entre os provedores de cuidados a pacientes internados e ambulatoriais, como chamadas telefônicas ou e-mails, são raras.

As barreiras ao nível dos pacientes incluem limitações nos conhecimentos sobre saúde e autoeficácia. Os pacientes podem não conhecer os detalhes da sua história de saúde, ou mesmo os nomes e doses de suas medicações, levando à possibilidade de prescrição de medicação não apropriada no hospital. Além disso, com menor permanência hospitalar, os pacientes geralmente ainda estão se recuperando e talvez diante de novos diagnósticos no momento da alta. Assim, eles podem ter novas responsabilidades de autocuidados, inclusive a monitoração de sintomas e sinais, tomando novas medicações e mantendo consultas de acompanhamento por si só ou com a ajuda de familiares ou amigos. Os provedores costumam superestimar as capacidades dos pacientes e familiares (físicas, sociais e cognitivas) de manejar suas condições clínicas. Todos esses problemas podem ser atribuídos às limitações nas comunicações entre provedor-paciente. A discordância entre as explicações do médico e a compreensão do paciente tem sido bem documentada. A comunicação pode ser ainda menos eficaz quando os pacientes têm baixo nível de instrução ou falam primariamente uma língua que não o inglês.

SUPERANDO AS BARREIRAS: MELHORES PRÁTICAS

A excelência da transição de cuidados está associada com menores taxas de readmissão ao hospital, economia e maior satisfação do paciente. As readmissões podem ser evitadas se os provedores de pacientes internados e de pacientes ambulatoriais se comunicarem de maneira eficaz, as medicações forem cuidadosamente recuperadas em múltiplos pontos e pacientes e familiares forem educados sobre a monitoração e necessidades de cuidados após a alta ou a transferência. As Diretrizes do Comitê Combinado para resumos de alta recomendam que as seguintes informações sejam incluídas: diagnósticos, achados físicos anormais, resultados de exames importantes, medicações na alta incluindo os motivos para alterações, consultas de acompanhamento, educação fornecida ao paciente e sua família e as tarefas a serem completadas (Tabela 13-1). Para idosos, a documentação do estado cognitivo e funcional, da condição da pele, incluindo a descrição de qualquer úlcera por pressão, do estado nutricional, dos objetivos de cuidados e dos tomadores de decisão substitutos também é importante. A recuperação detalhada da medicação, com a ajuda de um farmacêutico para pacientes com esquemas complexos, é essencial para reduzir eventos medicamentosos adversos. Para pacientes com incapacidades cognitivas ou funcionais ou desafios psicológicos, uma equipe multidisciplinar incluindo assistentes sociais, planejadores de alta, fisioterapeutas e terapeutas ocupacionais é essencial. Por fim, usando uma linguagem clara e um intérprete treinado se necessário, as equipes de alta devem aconselhar os pacientes e sua família sobre alterações na medicação, consultas ambulatoriais, autocuidados e sinais de aviso para chamar o médico ou retornar ao hospital. Para o paciente que está sendo transferido para um local de cuidados intermediários, o aconselhamento deve incluir uma descrição do que esperar no próximo local de cuidados. Se tiver havido uma mudança significativa nas metas de cuidados e limitações ao tratamento, um formulário de Physicians Order for Life Sustaining Treatment (POLST) aumenta a probabilidade de que os pacientes terão ordens médicas consistentes com seus desejos no próximo ambiente de cuidados. Finalmente, como os resumos de alta escritos não capturam todos os detalhes, a discussão direta entre a transferência e a aceitação dos provedores pode ser útil em situações complicadas.

A transição de um ambiente a outro é, frequentemente, um bom momento para rever as metas globais de cuidados. Esse tipo de discussão poderia incluir a compreensão do paciente e da família sobre a hospitalização e o que eles esperam do próximo ambiente de cuidados. Especificar as esperanças das terapias futuras pode ajudar os provedores de saúde a determinar metas realistas com o paciente e iniciar a discussão de planos alternativos nos casos dessas metas não serem atendidas.

INTERVENÇÕES BASEADAS EM EVIDÊNCIA

A coordenação entre diferentes disciplinas para realizar todas essas tarefas é fundamental para a transição de cuidados eficaz.

Tabela 13-1 Informações fundamentais para incluir nos resumos de alta de hospitais e clínicas de suporte de enfermagem para idosos

Diagnóstico de admissão
Comorbidades
Achados físicos anormais na admissão
Estado cognitivo na admissão
Resultados de exames significativos
Condição de alta, inclusive estado funcional e cognitivo, nível de dor, estado nutricional e achados notáveis do exame físico, incluindo a presença ou ausência de úlceras por pressão
Consultas de acompanhamento
Exames ainda pendentes na alta
Lista de medicações na alta, com ênfase em novas medicações ou doses, incluindo a explicação de por que medicações foram iniciadas, alteradas ou descontinuadas
Metas globais de cuidados
Presença ou ausência de diretrizes antecipadas e/ou testamento vital
Nome e telefone do tomador de decisões substituto (procurador)
Serviços de cuidados domiciliares arranjados

Naylor e colaboradores delinearam uma intervenção utilizando enfermeiros de práticas avançadas para idosos hospitalizados em risco de desfechos insatisfatórios pós-alta. Os enfermeiros forneceram uma coordenação de cuidados personalizados durante a hospitalização, bem como em consultas de acompanhamento e visitas domiciliares após a alta. Eles acompanharam pacientes desde a hospitalização até três meses após a alta. Em um estudo randomizado, os pacientes com a intervenção foram significativamente menos propensos a ser readmitidos ao hospital dentro de 24 semanas da alta original. Além do mais, o grupo da intervenção utilizou cerca de metade dos gastos de cuidados de saúde do grupo controle naquelas 24 semanas.

Além da coordenação de cuidados, estudos qualitativos sugerem que a ativação do paciente e o automanejo também são importantes para reduzir eventos adversos associados com a transição de cuidados. A Intervenção de Transição de Cuidados utilizou um "treinador de transição", um enfermeiro de práticas avançadas que trabalhou com idosos hospitalizados durante a admissão e por quatro semanas após a alta. O objetivo da intervenção era dar poder aos pacientes para serem mais envolvidos no seu próprio manejo. Assim, em vez de atuar como outro provedor, os treinadores de transição ajudavam os pacientes e cuidadores a ter papéis mais ativos nos seus cuidados. Um segundo componente da intervenção era um registro pessoal de saúde, transportado pelos pacientes entre os ambientes, contendo informações importantes incluindo diagnósticos, medicações, alergias e diretrizes antecipadas. A intervenção foi estudada em dois estudos randomizados controlados, um com pacientes alistados nos planos de cuidados do Medicare e um com pacientes usando o Medicare tradicional de pagamentos por serviços. Em ambos os estudos, os pacientes da intervenção tiveram baixas taxas de readmissão hospitalar em 30, 90 e 180 dias.

Outros estudos se concentraram em melhorar as transições para residentes de clínicas geriátricas. Muitas hospitalizações para esta população eram consideradas evitáveis, dada uma elevada prevalência de diagnósticos de admissão passíveis de prevenção e uma variação geográfica significativa nas taxas de readmissão. Assim, muitas intervenções destinadas a melhorar as transições de residentes de clínicas geriátricas se concentraram simplesmente em prevenir hospitalizações. Berkowitz e colaboradores estudaram o uso de um modelo de admissão e consultas de cuidados paliativos automáticas para pacientes que moravam em uma IEE que tiveram três ou mais hospitalizações nos seis meses que precederam a admissão na instituição. Um segundo componente do estudo foi um encontro regular da equipe interdisciplinar para examinar as causas de eventos que levaram à re-hospitalização. A disposição foi estudada no ano anterior à intervenção e após um ano da implementação. As taxas de re-hospitalização declinaram, as altas para casa aumentaram, as altas para instituições de cuidados de longa permanência diminuíram e as mortes na unidade aumentaram (todas as mortes aparentemente foram esperadas). As Intervenções para Reduzir Transferências de Cuidados Agudos (INTERACT) são um conjunto de ferramentas designadas para ajudar o pessoal de clínicas geriátricas a detectar, avaliar e comunicar as alterações iniciais no quadro de um residente. Um projeto de melhora de qualidade implementando essas ferramentas em múltiplas instituições mostrou uma redução significativa na re-hospitalização, quando comparado com instituições que não usavam essas ferramentas.

INOVAÇÕES

Além de fazer alterações nos processos de cuidados como descrito antes, foram propostos novos métodos de transferência de informação e reembolso por serviços. Estes incluem melhora na acessibilidade das informações dos pacientes por meio de múltiplos locais de cuidados. As opções incluem registros computadorizados acessíveis universalmente e registros portáteis que podem ser levados pelos próprios pacientes de um lugar a outro. Além disso, incentivos fiscais para melhorar os cuidados transicionais estão sendo introduzidos, como o desenvolvimento de Organizações de Responsabilidade de Cuidados que irão receber pagamentos agrupados por todos os episódios de cuidados em vários ambientes. Também parte da Lei de Custeio dos Cuidados, o programa de Transição de Cuidados Baseados na Comunidade irá financiar hospitais e organizações comunitárias para usar intervenções comprovadas a fim de integrar os cuidados de beneficiários do Medicare que estão em alto risco de readmissão hospitalar.

CONCLUSÃO

Idosos com condições médicas complexas estão em risco de eventos adversos à medida que passam por vários locais dentro do sistema de cuidados de saúde. Inúmeras intervenções têm mostrado melhorar os desfechos pós-alta e reduzir as readmissões. Alterações amplas ao nível do paciente, provedor, instituição e sistema global são necessárias para melhorar os cuidados transicionais conforme a população envelhece.

Bell CM, Schnipper JL, Auerbach AD, et al. Association of communication between hospital-based physicians and primary care providers with patients outcomes. *J Gen Intern Med*. 2008;24(3):381-386.

Berkowitz RE, Jones RN, Rieder R, et al. Improving disposition outcomes or patients in a geriatric skilled nursing facility. *J Am Geriatr Soc*. 2011;59(6):1130-1136.

Boockvar K, Fishman E, Kyriacou CK, Monias A, Gavi S, Cortes T. Adverse events due to discontinuation in drug use and dose changes in patients transferred between acute and long-term care facilities. *Arch Intern Med*. 2004;164(5):545-550.

Bookvar K, Vladek BC. Improving the quality of transitional care for persons with complex care needs. *J Am Geriatr Soc*. 2004;52(5):855-856.

Coleman EA. Falling through the cracks: challenges and opportunities for improving transitional care for persons with continuous complex care needs. *J Am Geriatr Soc*. 2003;51(4):549-555.

Coleman EA, Parry C, Chalmers S, Min SJ. The care transitions intervention: results of a randomized controlled trial. *Arch Intern Med*. 2006;166(17):1822-1828.

Forster AJ, Murff HJ, Peterson JF, Gandhi TK, Bates DW. The incidence and severity of adverse events affecting patients after discharge from the hospital. *Ann Intern Med*. 2003;138(3):161-167.

Gozalo P, Teno JM, Mitchell SL, et al. End-of-life transitions among nursing home residents with cognitive issues. *N Engl J Med.* 2011;365(13):1212-1221.

Hickman SE, Nelson CA, Perrin NA, Moss AH, Hammers BJ, Tolle SW. A comparison of methods to communicate treatment preferences in nursing facilities: traditional practices versus the physician orders for life sustaining treatment program. *J Am Geriatr Soc.* 2010;58(7):1241-1248.

Jenks SF, Williams MV, Coleman EA. Rehospitalizations among patients in the Medicare fee-for-services program. *N Engl J Med.* 2009;360(14):1418-1428.

Kahn KL, Keeler EB, Sherwood MJ, et al. Comparing outcomes of care before and after implementation of the DRG-based prospective payment system. *JAMA.* 1990;264(15):1984-1988.

Kripalani S, Jackson AT, Schnipper JL, Coleman EA. Promoting effective transitions of care at hospital discharge: a review of key issues for hospitalists. *J Hosp Med.* 2007;2(5):314-323.

Kosecoff J, Kahn KL, Rogers WH, et al. Prospective payment system and impairment at discharge: the 'quicker-and-sicker' story revisited. *JAMA.* 1990:264(15):1980-1983.

Naylor MD, Brooten D, Campbell R, et al. Comprehensive discharge planning and home follow-up of hospitalized elders: a randomized clinical trial. *JAMA.* 1999;281(7):613-620.

Naylor MD, Brooten DA, Campbell RL, Maislin G, McCauley KM, Schwartz JS. Transitional care of older adults with heart failure: a randomized, controlled trial. *J Am Geriatr Soc.* 2004;52(5):675-684.

Naylor M, Kurtzman ET, Grabowski DC, Harrington C, McClellan M, Reinhard SC. Unintended consequences of steps to cut readmissions and reform payment may threaten care of vulnerable older adults. *Health Aff (Millwood).* 2012;31(7):1623-1632.

Ouslander JG, Lamb G, Tappen R, et al. Interventions to reduce hospitalizations from nursing homes: evaluation of the INTERACT II collaborative quality improvement project. *J Am Geriatr Soc.* 2011;59(4):745-753.

Parry C, Min S, Chugh A, Chalmers S, Coleman EA. Further application of the care transitions intervention: results of a randomized controlled trial conducted in a fee-for-service setting. *Home Health Care Serv Q.* 2009;28(2-3):84-99.

Smith AK, McCarthy E, Weber E, et al. Half of older Americans seen in emergency department in last month of life; most admitted to hospital, and many die there. *Health Aff (Millwood).* 2012 Jun;31(6):1277-1285.

Teno JM, Mitchell SL, Skinner J, et al. Churning: the association between health care transitions and feeding tube insertion for nursing home resident with advanced cognitive impairment. *J Palliat Med.* 2009;12(4):359-362.

Van Walraven C, Seth R, Austin PC, Laupacis A. Effect of discharge summary availability during post-discharge visits on hospital readmission. *J Gen Intern Med.* 2002;17(3):186-192.

Wachter RM. The state of hospital medicine in 2008. *Med Clin North Am.* 2008;92(2):265-273.

Were MC, Li X, Kesterson J, et al. Adequacy of hospital discharge summaries in documenting tests with pending results and outpatient follow-up providers. *J Gen Intern Med.* 2009;24(9):1002-1006.

White HL, Glazier RH. Do hospitalist physicians improve the quality of inpatient care delivery? A systematic review of process, efficiency and outcome measures. *BMC Med.* 2011;9:58.

SITES RECOMENDADOS

Interventions to Reduce Acute Care Transfers (Interact II). http://interact2.net

Society of Hospital Medicine. Project BOOST (Better Outcomes for Older adults through Safe Transitions). http://www.hospitalmedicine.org/ResourceRoomRedesign/RR_CareTransitions/CT_Home.cfm

The Care Transitions Project (Coleman, et al). http://www.caretransitions.org/

Transitional Care Model (Naylor, et al). http://www.transitionalcare.info

14 Cuidados ambulatoriais e o ambiente de cuidados médicos centrado no paciente

Helen Kao, MD

PRINCÍPIOS GERAIS EM IDOSOS

As vastas alterações que ocorrem na medicina de hoje são mais proeminentes nos cuidados ambulatoriais. Com a *Lei de Proteção dos Pacientes e Custeio de Cuidados* aprovada em 2010 e a crescente urgência de reduzir os custos cada vez maiores dos cuidados em saúde, os cuidados ambulatoriais têm visto rápidas alterações na sua prática. O Ambiente de Cuidados Médicos Centrado no Paciente (ACMCP) é um dos modelos de cuidados ambulatoriais mais amplamente adotados que tem se disseminado pelos Estados Unidos nos últimos anos. Os Centros para Serviços do Medicare e Medicaid e o Veterans Affairs (VA) implementaram modelos de ACMCP em centros de saúde comunitários e centros médicos do VA em todo o país; seguradoras privadas e planos de saúde também estão redesenhando suas práticas em modelos ACMCP.

Por que o ACMCP está sendo promovido de forma tão intensa como modelo ideal de cuidado ambulatorial? O ACMCP é uma abordagem para prover cuidados primários abrangentes, custo-eficazes, a pacientes de todas as idades. Ele tem por objetivo melhorar o fornecimento e a experiência de cuidados para pacientes e clínicos por meio de cuidados coordenados baseados em equipes em vez dos cuidados fragmentados, mais encontrados em todos os lugares, que são usados há décadas. A medicina geriátrica é particularmente bem adequada à abordagem aos cuidados do ACMCP porque os princípios dos cuidados geriátricos ambulatoriais (como a forte relação paciente-provedor que reconhece o papel da família e dos cuidadores, o cuidado interprofissional baseado em equipe e o cuidado contínuo pelos estágios da vida e ambiente de cuidados) são alinhados com os princípios do ACMCP. Além disso, provedores treinados em geriatria têm habilidades específicas que se aplicam a muitos dos processos que compreendem os cuidados do ACMCP.

Descrito originalmente pela Academia Americana de Pediatria (AAP) em 1967, o ACMCP foi adaptado para pacientes de todas as idades pela Academia Americana de Médicos da Família (AAMF, 2004) e pelo Colégio Americano de Medicina (CAM, 2006), antes de uma afirmativa combinada de princípios em 2007 pela AAP, AAMF, CAM e Associação Americana de Osteopatia. Até agora, 19 organizações médicas adicionais apoiam este modelo de cuidados. O ACMCP tem por objetivo organizar todo o cuidado em torno do paciente por meio de uma equipe interprofissional orientada pelo médico pessoal do paciente, com coordenação e registro de saúde longitudinalmente ao longo do tempo para fornecer os melhores resultados. O Comitê Nacional para Garantia de Qualidade é a organização que determina padrões específicos para práticas que buscam o desenvolvimento em ACMCP e ser reconhecidas como tal.

Há sete princípios centrais de ACMCP, dos quais os seis primeiros estão alinhados com os princípios da medicina geriátrica. O sétimo princípio, sobre sistemas de pagamento apropriados para reconhecer o valor do cuidado fornecido por um ACMCP, é também um que unifica aqueles que cuidam de idosos. Este capítulo destaca os objetivos compartilhados entre os cuidados geriátricos ambulatoriais e os seis primeiros princípios do ACMCP para demonstrar as formas nas quais tanto os valores da medicina geriátrica quanto o modelo ACMCP podem melhorar o cuidado de idosos.

MÉDICO PESSOAL

Cada paciente tem uma relação com um médico pessoal que lhe fornece cuidados contínuos e abrangentes.

O cuidado contínuo e abrangente tem significativamente mais peso nas populações mais velhas do que entre os mais jovens. Os idosos têm mais doenças crônicas do que os mais jovens, e são mais propensos à transição entre múltiplos ambientes de cuidados e serviços (hospital e clínicas geriátricas, serviços de atendimento em domicílio e em hospitais ou clínicas para tratamento de doença terminal, além de cuidados ambulatoriais em clínicas). Os clínicos geriatras são treinados de forma única no cuidado de pacientes em todos esses ambientes de cuidados. Com a crescente fragilidade que costuma acompanhar o envelhecimento com condições crônicas, os idosos se beneficiam de relações pessoais com provedores de cuidados primários que compreendem e podem liderar a equipe de cuidados em todo o espectro de ambientes, desde o registro na clínica de cuidados primários até os estágios terminais. O fornecimento de cuidados transicionais coordenados, domiciliares e cuidados paliativos são as características dos cuidados geriátricos ambulatoriais que se alinham com os princípios do ACMCP para cuidados contínuos e abrangentes.

PRÁTICA CLÍNICA DIRIGIDA PELO MÉDICO

O médico pessoal lidera uma equipe de indivíduos ao nível da prática que coletivamente se responsabiliza pelos cuidados continuados com o paciente.

O princípio central no cuidado de idosos tem sido há muito tempo o cuidado interprofissional baseado em equipe (ver Capítulo 5, "A Equipe Interprofissional"). Os geriatras têm sido os orientadores dos cuidados baseados em equipes e educação desde a década de 1970. Os exemplos bem-sucedidos e sustentados de cuidados por equipes lideradas por médicos incluem o VA Home-Based Primary Care (HBPC) e o Programa de Cuidados Abrangentes para Idosos (Program for All-Inclusive Care of the Elderly – PACE). O HBPC foi fundado em 1972 para fornecer cuidados habilitados, interprofissionais e coordenados a veteranos idosos cronicamente doentes e mantidos em casa. Eles foram um exemplo inicial de como o cuidado por equipe interprofissional melhora os desfechos em adultos com condições crônicas. O PACE, um modelo de cuidados médicos sociais fundado em 1978, tem sido um dos modelos iniciais mais bem-sucedido de clínica médica para clientes frágeis elegíveis para clínicas geriátricas. No PACE, todos os membros da equipe, desde o médico e o fisioterapeuta até o motorista da van, estão engajados nos cuidados de um paciente. Em ambos os modelos, uma equipe liderada por um médico (e frequentemente liderada por um geriatra) coordena de modo ativo os cuidados e serviços em todas as disciplinas – trabalhando juntos para identificar e abordar problemas de forma abrangente, bem como fornecer cuidados preventivos adequados à idade, consistentes com as metas de cuidados do idoso. Os idosos com múltiplas condições crônicas são especialmente bem servidos pelo cuidado por equipe baseado em ACMCP uma vez que suas doenças e seus comprometimentos físicos ou cognitivos são muito complexos para serem abordados de forma adequada por um provedor de cuidados primários.

ORIENTAÇÃO PARA A PESSOA COMO UM TODO

O médico pessoal é responsável por prover todas as necessidades de cuidados de saúde do paciente ou assumir a responsabilidade por arranjar adequadamente os cuidados com outros profissionais qualificados. Isso inclui os cuidados em todos os estágios da vida; cuidados agudos; cuidados crônicos; serviços preventivos; e cuidados terminais.

O cuidado de idosos requer que os clínicos estejam sintonizados com os cuidados integrais em todo o espectro da vida do indivíduo e do bem-estar à debilidade. Os profissionais de geriatria contribuem com habilidade e conhecimento dos efeitos das interações entre condições complexas (médicas, cognitivas e afetivas); comprometimento funcional; e possíveis incompatibilidades entre as necessidades do paciente e as situações financeira, de cuidados e ambiental nos cuidados daquele indivíduo. A atenção a essas interações multidirecionais por uma equipe interprofissional liderada por um geriatra pode destacar as necessidades dos idosos com múltiplas comorbidades para os quais os cuidados integrais têm maior importância do que em pacientes mais jovens e mais saudáveis.

Além dos cuidados integrais de condições complexas, a medicina geriátrica é o único campo para o qual a educação médica de pós-graduação requer que os médicos tenham um treinamento clínico em cuidados ambulatoriais, cuidados hospitalares agudos, clínicas geriátricas com cuidados de enfermagem, cuidados de reabilitação, hospitais ou clínicas para tratamento de doença terminal e ambiente de cuidados de longa duração não institucionais (vida assistida, cuidado-dia, cuidado residencial e cuidado domiciliar). Uma compreensão abrangente dos cuidados do paciente por meio desses vários estágios e ambientes permite que os clínicos com treinamento em geriatria abordem de forma competente as necessidades de cuidados de saúde de idosos não apenas de uma perspectiva médica, mas de uma perspectiva médica-social-ambiental, utilizando os recursos adequados da comunidade para permitir que os idosos senescentes permaneçam em casa.

COORDENAÇÃO E INTEGRAÇÃO DE CUIDADOS

O cuidado é coordenado e/ou integrado por meio de todos os elementos do complexo sistema de cuidados de saúde (p. ex., cuidado por subespecialidade, hospitais, agências de saúde em domicílio, clínicas geriátricas) e a comunidade do paciente (p. ex., família, serviços públicos e privados baseados na comunidade). O cuidado é facilitado por registros, tecnologia da informação, troca de informação em saúde e outros meios para garantir que os pacientes obtenham os cuidados indicados quando e onde eles precisam e querem em uma forma cultural e linguisticamente adequada.

Os clínicos que cuidam de idosos precisam ter uma compreensão apurada da importância de integrar os cuidados médicos e sociais, em particular os benefícios da colaboração com os serviços comunitários. O ACMCP pode ser extraído de modelos de cuidados geriátricos coordenados ou integrados que mostraram ser eficazes: Sistemas de Cuidados Integrados de Idosos (SIPA, desenvolvido no Canadá), Recursos Geriátricos para Avaliação e Cuidado de Idosos (GRACE) e Cuidados Orientados. Todos os três modelos demonstraram que a integração de cuidados médicos e sociais – atendendo às necessidades psicossociais, de cuidados e ambientais dos idosos, entre outras necessidades – melhoram os desfechos dos pacientes. Os modelos ACMCP que atendem a incapazes e idosos devem desenvolver meios robustos de ligar os pacientes adequados aos serviços comunitários privados e públicos de modo que suas necessidades possam ser atendidas de forma cultural e linguística adequada.

QUALIDADE E SEGURANÇA

Qualidade e segurança são características de ACMCP (como medicina baseada em evidência, ferramentas de suporte à decisão clínica, melhora contínua da qualidade, tecnologia da informação).

O ACMCP apresenta a oportunidade ideal para incorporar indicadores específicos de qualidade aos cuidados de idosos em ambientes de cuidados primários. Qualidades métricas para melhorar o cuidado de idosos foram desenvolvidas e estão disponíveis desde 2000 (Avaliação de cuidados em idosos vulneráveis [ACOVE]), com revisões atualizadas publicadas em 2007*. Elas incluem indicadores de qualidade para idosos baseados em síndromes geriátricas (p. ex., quedas, incontinência urinária, polifarmácia) para os quais os tratamentos e planos meticulosos de cuidados podem melhorar efetivamente o bem-estar de um paciente idoso. O rastreamento e o tratamento de condições incluídas nos indicadores de qualidade do ACOVE podem ser implementados. Todavia, síndromes geriátricas ainda são subdiagnosticadas. O ACOVE pode complementar o cuidado preventivo e os indicadores de qualidade de condições crônicas orientados por doenças que dominam atualmente os modelos de cuidados do ACMCP.

ACESSO MELHORADO

O melhor acesso ao cuidado está disponível por meio de sistemas como agendas abertas, horas expandidas e novas opções para comunicação entre pacientes, seu médico pessoal e equipe prática.

O melhor acesso ao cuidado para práticas que cuidam de todo o espectro de adultos deve não apenas implementar alterações nos sistemas como listado neste princípio do ACMCP, mas também fornecer cuidados para pacientes que são ou se tornaram muito incapazes de acessar seus provedores em uma clínica. A capacidade de distribuir os clínicos do ACMCP aos locais de residência dos pacientes na comunidade é um componente crítico ao cuidado abrangente com os pacientes em todos os estágios da vida.

A implementação do modelo de cuidado do ACMCP é uma oportunidade de trazer o ambiente médico para a casa de muitos pacientes que estão confinados em casa. Não há uma forma mais centrada na pessoa de prover "todas as necessidades de cuidados de saúde" do que trazer cuidados à casa do paciente à medida que ele se torna mais frágil. Uma visita à casa geriátrica pode identificar mais problemas com consequências potencialmente graves do que as consultas de rotina. A tradição geriátrica de visitas domiciliares aos pacientes incapazes de atingir um cuidado clínico dá um real significado a uma residência médica centrada no paciente.

RESUMO

Com o número crescente de práticas clínicas que adotam os princípios do ACMCP e crescente atenção à qualidade de cuidados centrada no paciente, os princípios geriátricos e a experiência de múltiplos modelos de cuidados para idosos podem contribuir positivamente para os desfechos buscados por médicos de ambulatório em todo o país. Por ter padrões formais sobre quais práticas devem ser atendidas para ser considerado um ACMCP, o Comitê Nacional de Garantia de Qualidade trouxe inerentemente o reconhecimento formal de muitos dos processos de longa duração e fluxos da prática de trabalho da geriatria. O movimento do ACMCP gera muitas oportunidades para as práticas de desenvolver os processos de cuidados que irão otimizar os desfechos para idosos, sobretudo aqueles com múltiplas condições crônicas e incapacidades. À medida que olhamos para frente, avanços no modelo de cuidados baseados em equipes e na informática médica irão gerar mais avanços nos cuidados de adultos.

Beland F, Bergman H, Lebel P, et al. A system of integrated care for older persons with disabilities in Canada: results from a randomized controlled trial. *J Gerontol A Biol Sci Med Sci.* 2006; 61(4):367-373.

Counsell SC, Callahan CM, Clark DO, et al. Geriatric care management for low-income seniors: randomized controlled trial. *JAMA.* 2007;298(22):2623-2633.

Landers S, Suter P, Hennessey B. Bringing home the "medical home" for older adults. *Cleve Clin J Med.* 2010;77(10):661-675.

Ramsdell JW, Swart JA, Jackson JE, Renvall M. The yield of a home visit in the assessment of geriatric patients. *J Am Geriatr Soc.* 1989;37(1):17-24.

Wenger NS, Solomon DH, Roth CP, et al. The quality of medical care provided to vulnerable community-dwelling older patients. *Ann Intern Med.* 2003;139(9):740-747.

Wenger NS, Roth CP, Shekelle P; ACOVE Investigators. Introduction to the assessing care of vulnerable olders—3 quality indicator measurement set. *J Am Geriatr Soc.* 2007;55 Suppl 2: S247-S252.

Wenger NS, Roth CP, Shekelle PG, et al. A practice-based intervention to improve primary care for falls, urinary incontinence, and dementia. *J Am Geriatr Soc.* 2009;57(3):547-555.

Wolff JL, Rand-Giovanetti E, Palmer S, et al. Caregiving and chronic care: the guided care program for family and friends. *J Gerontol A Biol Sci Med Sci.* 2009;64(7):785-791.

---

* N. de R.T. O leitor pode consultar o periódico *J Am Geriatr Soc* 2007; 55S2:S247-S487.

Fornecimento de cuidados de qualidade a idosos no setor de emergência

15

Gallane D. Abraham, MD
Corita R. Grudzen, MD, MSHS, FACEP

PRINCÍPIOS GERAIS

Adultos com idade igual ou maior do que 65 anos compreendem 13% da população, e a previsão é de que aumentem para cerca de 20% até 2030. Embora os idosos representem 25% de todas as visitas aos setores de emergência (SE), eles respondem por quase metade de todas as admissões ao SE, e 60% destas são consideradas evitáveis. Eles são mais propensos a apresentar condições médicas de urgência ou de emergência, e têm cinco vezes mais chance de ser internados. Esse desvio demográfico e padrão de utilização implicam que o número de visitas ao SE por idosos irá somente aumentar. Modelos de cuidados de emergência precisam se adaptar para atender às necessidades especiais dessa crescente população.

Devido à complexidade médica e psicossocial de muitos idosos, o SE costuma ser um ambiente adequado para cuidados. Todavia, as apresentações ao SE com frequência são confundidas por características atípicas ou sintomas vagos, múltiplas comorbidades e polifarmácia. Por esse motivo, os idosos estão em risco de eventos medicamentosos adversos ou efeitos colaterais, declínio cognitivo ou funcional, *delirium* e quedas durante sua visita ao SE e/ou hospitalização ou depois delas. Esses fatores clínicos colocam os idosos em risco de retardos no diagnóstico, planos de tratamento inadequados ou insuficientes, retornos ao SE e re-hospitalizações. Aspectos estruturais do ambiente do SE e do hospital também podem aumentar esses riscos. Além disso, as necessidades psicossociais em geral complexas exigem um manejo de caso multidisciplinar intensivo precocemente para melhorar o desfecho do paciente (Tabela 15-1). Os idosos costumam receber alta do SE com doença não reconhecida ou necessidades sociais não atendidas, e 20% experimentam uma alteração na capacidade de cuidar de si próprios após uma doença ou lesão aguda. Complicações ocorrem comumente, com uma redução rápida frequente no funcionamento e na qualidade de vida; não é surpresa que cerca de 27% retornem ao SE para consulta, internação ou morte dentro de três meses. Este capítulo aborda as necessidades complexas de idosos que se apresentam ao SE e sugere modelos fundamentais de cuidados, aperfeiçoamento estrutural, financiamento e protocolos de cuidados clínicos para melhorar a qualidade dos cuidados com idosos.

O modelo atual de atendimento de emergência é programado para tratar rapidamente os pacientes agudamente enfermos e lesionados, em oposição ao atendimento de idosos com apresentações complexas e atípicas, múltiplas comorbidades e exacerbações agudas de doenças crônicas. Para identificar e abordar as necessidades médicas e psicossociais complexas dos idosos, os profissionais dos setores de emergência devem responsabilizar-se por limitações basais funcionais e cognitivas, obter a história dos pacientes e colaborar com múltiplas fontes e desenvolver um amplo diferencial. Tal abordagem intensiva ao gerenciamento do caso irá permitir que os profissionais de emergência desenvolvam planos de cuidados adequados que coloquem as necessidades dos idosos em contexto.

MODELOS DE CUIDADOS EMERGENCIAIS

Os modelos de cuidado geriátrico de emergência já estão sendo implementados. Embora o objetivo compartilhado seja adaptar o ambiente do SE e os planos de atendimento às necessidades dos idosos, a forma como os modelos são implementados irá diferir claramente. Os elementos atuais incluem modificações estruturais amigáveis aos idosos como iluminação diurna e redução de ruídos, rastreamento universal e avaliação de risco, como a Identificação de Idosos em Risco e a avaliação de risco de quedas por meio do teste Timed Get Up and Go (TUG [Teste de Levantar e Sair]), aperfeiçoamento da coordenação de cuidados entre os provedores de cuidados do SE e da comunidade, e elos com os recursos da comunidade. Ainda não há dados para tais modelos de atendimento, e nenhuma abordagem foi padronizada ou descrita como superior à outra. A maioria dos modelos de SE para cuidados geriátricos de emergência adapta esses elementos de outros ambientes, e quase todos utilizam a abordagem de manejo de caso, uma avaliação colaborativa, planejamento e processo de coordenação de cuidados para melhorar o desfecho dos idosos.

Em uma revisão sistemática em 2011 de manejo de casos de SE com idosos, Sinha e colaboradores identificaram oito componentes operacionais que podem informar o desenvolvimento de um modelo abrangente de cuidados geriátricos emergenciais. Os componentes operacionais fundamentais incluem: "implementação de

Tabela 15-1 Fatos de alto rendimento da medicina geriátrica de emergência

1. Os idosos têm apresentações atípicas e complexas de doenças comuns.
2. Condições comórbidas confundem a apresentação, a disposição e o curso da doença.
3. A polifarmácia e os efeitos medicamentosos adversos estão em todos os lugares.
4. As limitações cognitivas e funcionais frequentemente estão presentes. O conhecimento do estado basal é essencial para a avaliação de novas queixas.
5. Os testes diagnósticos podem ter valores normais.
6. Os pacientes têm diminuição da reserva funcional e da capacidade de se recuperar de doenças ou lesão aguda.
7. O suporte social e de cuidador deve ser avaliado para evitar um desfecho desfavorável.
8. O contexto psicossocial deve ser envolvido para melhorar desfechos, como o suporte social e saúde mental.

um modelo prático baseado em evidência; rastreamento universal com ferramentas de avaliação de risco validadas; manejo de caso geriátrico dirigido por clínico de nível intermediário ou enfermagem; avaliação geriátrica centrada em identificar fatores clínicos e não clínicos que podem impactar o planejamento de cuidados e futura utilização de cuidados de saúde; iniciação de cuidados de SE e planejamento de disposição; práticas de trabalho interprofissional e multidisciplinar entre provedores de saúde do SE, hospital, cuidados primários e comunidade; acompanhamento após a alta para manter e facilitar os planos de cuidados; e avaliação e monitoração de medidas de desfecho para melhora contínua da qualidade". Além do mais, o desenvolvimento de capacidade por meio de treinamento de provedores existentes em competências geriátricas também pode aperfeiçoar o atendimento de idosos. Essa base de evidência fornece uma estrutura para redesenhar os cuidados emergenciais de idosos.

APERFEIÇOAMENTO ESTRUTURAL

O próprio ambiente do SE coloca o idoso em risco de complicações iatrogênicas. O SE é um ambiente de alto risco que pode precipitar *delirium*, desorientação, ansiedade, agitação, quedas, perturbar o ciclo do sono-despertar e comprometer a comunicação no idoso com comprometimento visual e auditivo. As modificações estruturais do SE podem melhorar o desfecho e a segurança do idoso. O SE ideal para idosos deveria ter iluminação diurna e redução de ruídos para preservar o ciclo do sono-despertar, bem como estímulos ambientais e atividades cognitivas adequadas para prevenir o *delirium*. Os SEs também podem modificar o assoalho, os corrimãos e desenvolver sinalização adequada para melhorar a segurança.

FINANCIAMENTO

Os cuidados geriátricos emergenciais abrangentes oferecem economia potencial para SEs, hospitais e sistemas de saúde. A avaliação acurada do valor de redução das quedas, dos delírios e dos eventos medicamentosos adversos no custo de hospitalização prolongada e re-hospitalização é essencial para fazer um caso baseado em evidência para suportar o financiamento de um SE geriátrico abrangente. A colaboração com parceiros existentes no hospital e na comunidade para maximizar os recursos disponíveis pode reduzir custos e tornar exequível o financiamento de intervenções no SE geriátrico.

CUIDADOS CLÍNICOS

O atendimento de emergência de idosos envolve o tratamento de doenças e lesões agudas, bem como de exacerbações de doenças crônicas. Os motivos mais comuns da presença de idosos no SE incluem quedas, dor torácica, efeitos adversos da medicação, distúrbios neuropsiquiátricos, abuso de álcool e substâncias, maus-tratos e negligência de idosos, dor abdominal e infecções. O idoso em geral manifestará sintomas vagos, apresentações atípicas de doenças comuns, múltiplas condições agudas e comorbidades médicas que confundem o diagnóstico. Além disso, até 40% dos idosos terão comprometimento cognitivo que não é prontamente aparente para os provedores da emergência, complicando ainda mais a avaliação e disposição médica e psicossocial. Por esse motivo, abordagens inovadoras são necessárias para fornecer o cuidado ideal a essa população.

▶ Rastreamento universal

Ferramentas validadas de rastreamento são usadas em outros ambientes de cuidados e podem identificar rapidamente aqueles em alto risco de desfechos desfavoráveis. A Identificação de Idosos em Risco (ISAR) (Tabela 15-2) é uma dessas ferramentas de rastreamento útil no SE. Ela compreende seis perguntas que identificam idosos em risco de maus desfechos de saúde e intensa utilização de recursos de cuidados em saúde: capacidade funcional autorrelatada dos pacientes, necessidade de assistência, acuidade visual, memória, hospitalização recente e número de medicações. Se positivo, o ISAR seria então seguido por intervenções direcionadas para abordar as necessidades do paciente.

▶ Quedas

Cerca de 33% de todos os idosos irão cair anualmente, e 10% dessas quedas irão resultar em lesões importantes. Quedas são a principal causa de lesão e morte relacionada à lesão resultando em morbidade significativa, incapacidade e redução da independência e da qualidade de vida. O rastreamento no SE com o teste Timed Up and Go (ver Tabela 15-2) é um meio simples de identificar rapidamente pacientes em risco de quedas com equipamentos, treinamentos ou experiência profissional mínimas. A identificação de fatores de risco que contribuem para quedas, como instabilidade da marcha e perigos ambientais, é importante para criar planos de alta seguros para idosos.

▶ Delirium

O *delirium* é uma condição clínica emergencial que afeta 10% dos idosos no SE e independentemente tem uma alta morbidade

Tabela 15-2 Rastreamento universal adaptado e avaliação de risco

Alto risco de desfechos desfavoráveis em saúde, alta utilização	**Identificação de idosos em risco (ISAR)** *Escore: 0-6 (escores positivos mostrados em parênteses = 1 ponto)* 1. Antes da doença ou lesão que o trouxe para a Emergência, você precisava de alguém para lhe ajudar regularmente? (sim) 2. Desde a doença ou lesão que o trouxe para a Emergência, você alguma vez precisou mais ajuda do que o habitual para seus cuidados? (sim) 3. Você já esteve hospitalizado por uma ou mais noites durante os últimos seis meses (excluindo uma permanência no SE)? (sim) 4. De modo geral, você enxerga bem? (não) 5. De modo geral, você tem problemas graves de memória? (sim) 6. Você faz uso de mais de três diferentes medicações diariamente? (sim) Escore: ISAR > 2 = alto risco
Risco de quedas	**Timed Up and Go (TUG)** Levantar da cadeira Andar 3 metros Girar Andar 3 metros de volta Sentar na cadeira Escore: < 10 segundos = normal 10-29 segundos = abaixo do normal, mobilidade variável > 30 segundos = mobilidade comprometida
Delirium	**Método de avaliação de confusão (CAM)** Instalação aguda/curso flutuante Desatenção *e um de* Pensamento desorganizado *ou* Alteração da consciência

e mortalidade. O *delirium* pode prolongar a permanência hospitalar, aumentar a dependência e está associado independentemente com desfechos desfavoráveis de saúde. É um distúrbio pouco reconhecido e pouco tratado no SE. O Método de Avaliação de Confusão (CAM) (ver Tabela 15-2) é uma ferramenta validada que foi adaptada para uso no SE. O *delirium* classificado pelo CAM está associado com quedas que resultam em lesões, controle inadequado da dor e aumento do uso de sedativos ou contenções, situações que podem resultar em hospitalização prolongada, desfechos funcionais desfavoráveis, institucionalização e aumento da mortalidade. Esse teste de 5 minutos pode diferenciar o *delirium* de demência pela presença de alterações do estado mental que são agudas na instalação e têm curso flutuante, caracterizado por falta de atenção, pensamento desorganizado e alteração do nível de alerta. Idosos identificados como portadores de *delirium* em geral necessitam internação. Quando têm alta, frequentemente não fazem uso da medicação e são incapazes de lembrar-se das instruções de alta, o que os coloca em risco de nova ida ao SE e re-hospitalização.

▶ Comprometimento cognitivo

Dos idosos que vêm ao SE, entre 16 e 40% apresentam alguma forma de comprometimento cognitivo. Em um estudo, 70% daqueles que tiveram alta para casa com comprometimento cognitivo não tinham história prévia de demência e apresentavam menos chance de ter ajuda com cuidados domiciliares. Assim, aqueles com comprometimento cognitivo irão necessitar de avaliação dirigida no SE e manejo de caso multidisciplinar para garantir que suas limitações cognitivas não resultem em desfechos desfavoráveis de saúde.

FUTURO DOS CUIDADOS DE EMERGÊNCIA

Os cuidados de emergência irão continuar a evoluir para atender as alterações demográficas do século XXI, e é necessário melhorar a qualidade e reduzir os custos dos cuidados de saúde com idosos. Os objetivos dos cuidados geriátricos de emergência permanecem os mesmos para todos os pacientes da emergência: fornecer cuidados emergenciais adequados, no momento certo e abrangentes para as doenças e lesões agudas e exacerbações das doenças crônicas. O rastreamento universal no SE irá evoluir e ajudar a identificar idosos que estão em alto risco de quedas, *delirium* e subsequente comprometimento funcional ou cognitivo. Isso, por sua vez, pode melhorar os desfechos e reduzir os danos associados com a utilização dos cuidados de saúde. As metas futuras incluem o aperfeiçoamento do manejo da dor, o acesso aos serviços de cuidados paliativos baseados no SE e ligações com cuidados primários geriátricos, cuidados domiciliares e recursos da comunidade. Encontrar alternativas para o uso de sedação química e contenções físicas irá melhorar ainda mais o cuidado emergencial dos idosos. As modificações estruturais irão permitir que os SEs se adaptem às necessidades especiais dos idosos. Uma abordagem de manejo de caso intensiva e multidisciplinar irá ajudar os provedores de saúde da emergência a desenvolver planos de cuidados que atendam não apenas as metas de cuidados dos idosos, mas também suas necessidades psicossociais.

Adams JG, Gerson LW. A new model for emergency care of geriatric patients. *Acad Emerg Med.* 2003;10(3):271-274.

AfHRa, Quality. HCUP Nationwide Inpatient Sample (NIS). *Healthcare Cost and Utilization Project (HCUP)* 2006; 2000.

Elie M, Rousseau F, Cole M, Primeau F, McCusker J, Bellavance F. Prevalence and detection of delirium in elderly emergency department patients. *CMAJ.* 2000;163(8):977-981.

Fitzgerald RT. American College of Emergency Physicians White Paper. The future of geriatric care in our Nation's emergency departments: impact and implications; 2008.

Friedmann PD, Jin L, Karrison TG, et al. Early revisit, hospitalization, or death among older persons discharged from the ED. *Am J Emerg Med.* 2001;19(2):125-129.

Gerson LW, Counsell SR, Fontanarosa PB, Smucker WD. Case finding for cognitive impairment in elderly emergency department patients. *Ann Emerg Med.* 1994;23(4):813-817.

Grayson VK, Velkoff VA. The next four decades: the older population in the United States: 2010 to 2050. No. 1138. US Department of Commerce, Economics and Statistics Administration, US Census Bureau; 2010.

Han JH, Shintani A, Eden S, et al. Delirium in the emergency department: an independent predictor of death within 6 months. *Ann Emerg Med.* 2010;56(3):244-252e1.

Hickman L, Newton P, Halcomb EJ, Chang E, Davidson P. Best practice interventions to improve the management of older people in acute care settings: a literature review. *J Adv Nurs.* 2007;60(2):113-126.

Hoogerduijn JG, Schuurmans MJ, Korevaar JC, Buurman BM, de Rooij SE. Identification of older hospitalised patients at risk for functional decline, a study to compare the predictive values of three screening instruments. *J Clin Nurs.* 2010;19(9-10):1219-1225.

Hustey FM, Meldon SW. The prevalence and documentation of impaired mental status in elderly emergency department patients. *Ann Emerg Med.* 2002;39(3):248-253.

Hustey FM, Meldon SW, Smith MD, Lex CK. The effect of mental status screening on the care of elderly emergency department patients. *Ann Emerg Med.* 2003;41(5):678-684.

Hwang U, Morrison RS. The geriatric emergency department. *J Am Geriatr Soc.* 2007;55(11):1873-1876.

Inouye SK. Delirium in older persons. *N Engl J Med.* 2006;354(11):1157-1165.

Inouye SK, Bogardus ST Jr, Charpentier PA, et al. A multicomponent intervention to prevent delirium in hospitalized older patients. *N Engl J Med.* 1999;340(9):669-676.

Inouye SK, van Dyck CH, Alessi CA, Balkin S, Siegal AP, Horwitz RI. Clarifying confusion: the confusion assessment method. A new method for detection of delirium. *Ann Intern Med.* 1990;113(12):941-948.

Johnston CB, Harper GM, Landefeld CS. Chapter 4. Geriatric disorders. In: McPhee SJ, Papadakis MA, Rabow MW, eds. *CURRENT Medical Diagnosis & Treatment 2012.* New York: McGraw-Hill; 2012.

Keim SM, Sanders AB. Geriatric emergency department use and care. In: *Geriatric Emergency Medicine.* New York: The McGraw-Hill Companies, Inc.; 2004:1-3.

Mathias S, Nayak US, Isaacs B. Balance in elderly patients: the "get-up and go" test. *Arch Phys Med Rehabil.* 1986;67(6):387-389.

McCusker J, Bellavance F, Cardin S, Trepanier S. Screening for geriatric problems in the emergency department: reliability and validity. Identification of Seniors at Risk (ISAR) Steering Committee. *Acad Emerg Med.* 1998;5(9):883-893.

McCusker J, Dendukuri N, Tousignant P, Verdon J, Poulin de Courval L, Belzile E. Rapid two-stage emergency department intervention for seniors: impact on continuity of care. *Acad Emerg Med.* 2003;10(3):233-243.

McCusker J, Healey E, Bellavance F, Connolly B. Predictors of repeat emergency department visits by elders. *Acad Emerg Med.* 1997;4(6):581-588.

McCusker J, Verdon J, Tousignant P, de Courval LP, Dendukuri N, Belzile E. Rapid emergency department intervention for older people reduces risk of functional decline: results of a multicenter randomized trial. *J Am Geriatr Soc.* 2001;49(10):1272-1281.

Morley JE, Miller DK. Old and vulnerable in the emergency department. *Acad Emerg Med.* 1995;2(8):667-669.

Podsiadlo D, Richardson S. The timed "up & go": a test of basic functional mobility for frail elderly persons. *J Am Geriatr Soc.* 1991;39(2):142-148.

Richard N, Bhuiya F, Xu J. National hospital ambulatory medical care survey: 2007 emergency department summary. *Natl Health Stat Rep.* 2010;26(26):1-31.

Roberts DC, McKay MP, Shaffer A. Increasing rates of emergency department visits for elderly patients in the United States, 1993 to 2003. *Ann Emerg Med.* 2008;51(6):769-774.

Samaras N, Chevalley T, Samaras D, Gold G. Older patients in the emergency department: a review. *Ann Emerg Med.* 2010;56(3):261-269.

Siebens H. The domain management model—a tool for teaching and management of older adults in emergency departments. *Acad Emerg Med.* 2005;12(2):162-168.

Sinha SK, Bessman ES, Flomenbaum N, Leff B. A systematic review and qualitative analysis to inform the development of a new emergency department-based geriatric case management model. *Ann Emerg Med.* 2011;57(6):672-682.

Strange GR, Chen EH, Sanders AB. Use of emergency departments by elderly patients: projections from a multicenter data base. *Ann Emerg Med.* 1992;21(7):819-824.

Wei LA, Fearing MA, Sternberg EJ, Inouye SK. The confusion assessment method: a systematic review of current usage. *J Am Geriatr Soc.* 2008;56(5):823-830.

Cuidados hospitalares

16

Kathryn J. Eubank, MD
Edgar Pierluissi, MD
C. Seth Landefeld, MD

PRINCÍPIOS GERAIS EM IDOSOS: RISCOS DA HOSPITALIZAÇÃO

Quase 20% das pessoas com 65 anos de idade ou mais são hospitalizadas a cada ano nos Estados Unidos, uma taxa quase quatro vezes a da população em geral. Essas pessoas com idade igual ou superior a 65 anos respondem por aproximadamente 38% de todas as admissões hospitalares, 47% dos dias de cuidados com pacientes internados e 45% dos gastos hospitalares. Os idosos respondem por 74% de todas as mortes hospitalares e têm mais altas para outros locais do que para casa. Muitos são frágeis e apresentam incapacidade e comorbidades. Devido a essa complexidade médica, os idosos em geral requerem serviços de múltiplos provedores de saúde, a maioria dos quais não tem treinamento formal em medicina geriátrica.

A hospitalização é um momento crítico para os idosos, e anuncia um período de alto risco que se estende além da alta, sobretudo para aqueles mais fracos e muito velhos. O estudo de referência Harvard Medical Practice Study (HMPS) demonstrou que eventos adversos ocorreram em cerca de 4% das hospitalizações. Como os idosos compreendem quase metade de todos os dias de cuidados com pacientes internados, eles têm um risco desproporcional de eventos adversos hospitalares. Por exemplo, no HMPS, pacientes com idade igual ou superior a 65 anos responderam por apenas 27% da população hospitalizada, mas experimentaram 43% de todos os eventos adversos.

A incapacidade associada com a hospitalização é uma complicação comum e temida da internação de idosos. Novos déficits nas atividades da vida diária (AVDs) ocorrem em até 30% dos pacientes com 70 anos de idade ou mais que foram admitidos em um hospital de cuidados agudos a partir da comunidade, e a hospitalização responde por aproximadamente 50% das novas incapacidades que os idosos residentes na comunidade experimentam. Os processos de atendimento e o ambiente hospitalar contribuem para a falha em se recuperar da perda funcional que ocorreu antes da admissão bem como para um novo declínio durante a hospitalização (Figura 16-1).

Há inúmeros fatores que contribuem para o ambiente hostil dos hospitais. Repouso no leito e baixa mobilidade são os principais contribuintes do declínio funcional. Mesmo curtos períodos de repouso no leito podem resultar em perda significativa de massa e força muscular em idosos. Há muitas razões pelas quais o repouso no leito ocorre, mesmo quando não é prescrito explicitamente, incluindo quartos de hospital aglomerados; camas que são difíceis de movimentar para dentro e para fora devido à altura ou às grades de proteção; corredores que estão entulhados e encerados, assoalhos escorregadios que são um perigo para um paciente mais velho que tenta circular em território não familiar; e falta de dispositivos adaptativos que o paciente precisa usar em casa para superar deficiências como um assento de sanitário elevado ou cadeiras para banho. Os pacientes costumam estar conectados a dispositivos periféricos como suportes de linhas IV, sondas de oxigênio, cateter urinário, monitores cardíacos ou outras amarras que inibem a mobilidade. Preocupações com quedas em geral resultam em confinamento inadequado ao leito. Os estudos mostram que a maioria dos pacientes não deambula por si só a não ser que haja orientação explícita para fazê-lo, e ainda assim os clínicos raras vezes discutem os exercícios no hospital com os pacientes. Além disso, os idosos podem experimentar dependência forçada quando a enfermagem e as famílias interessadas ajudam os pacientes com as AVDs apesar da capacidade subjacente do paciente de desempenho independente. A subnutrição é outro fator que contribui para o declínio funcional. Até um quarto dos idosos hospitalizados recebem menos de 50% da necessidade diária de proteína-energia quer seja devido a uma dieta de nenhuma ingestão por via oral (NPO), ausência de apetite ou alimentação com uma dieta não apetitosa. Os idosos também estão em risco elevado de eventos medicamentosos adversos como resultado de mais comorbidades e polifarmácia, com cerca de 10 a 15% experimentando um evento medicamentoso adverso em casa. De forma única ou combinada, todos esses fatores podem resultar em incapacidade, quedas, *delirium*, depressão, úlceras de pressão, disfunção intestinal e vesical e aumento do risco de perda de independência e necessidade de reabilitação institucional.

Apesar dessa situação conturbada, o atendimento hospitalar de idosos pode ser melhorado. Esforços concentrados melhoraram o tratamento de condições específicas como infarto do miocárdio, insuficiência cardíaca congestiva e pneumonia. Além

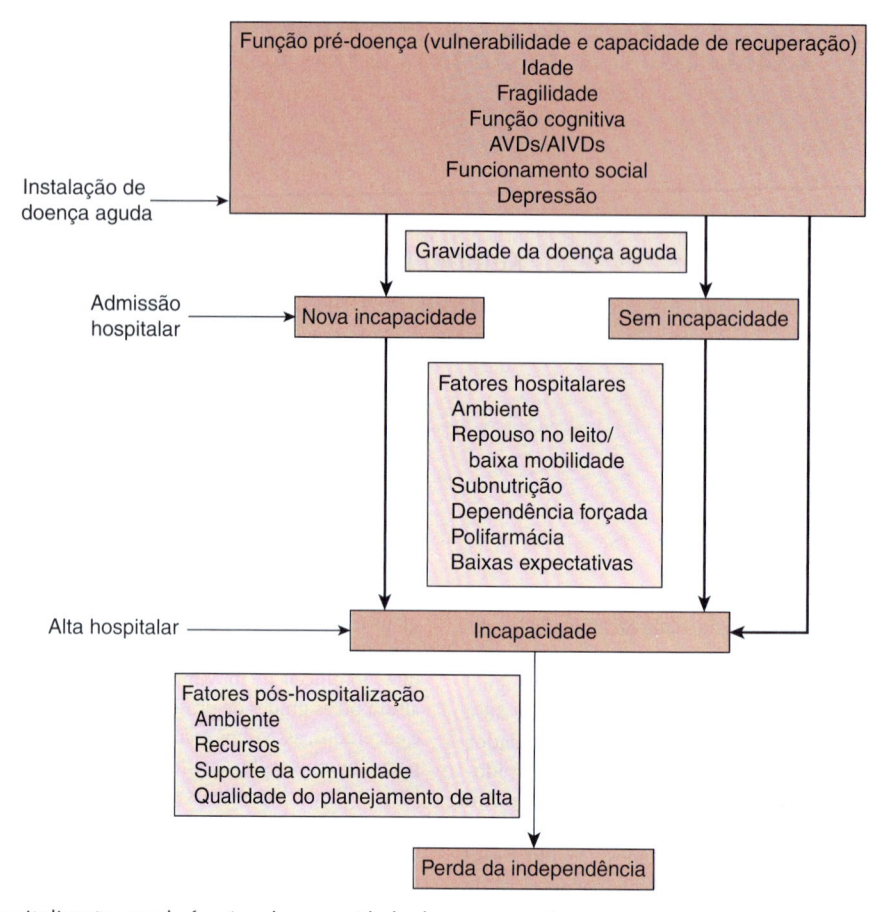

Figura 16-1 Hospitalização, perda funcional e capacidade de recuperação.

do mais, a reengenharia do microssistema de cuidados (p. ex., como é fornecido em uma enfermaria ou como o atendimento hospitalar é ligado ao atendimento pós-hospital) tem mostrado melhorar o desfecho nesta população vulnerável.

MODELOS BEM-SUCEDIDOS DE ATENDIMENTO

Inúmeras intervenções que se dirigem a idosos que estão em alto risco de complicações associadas com o hospital foram desenvolvidas para abordar os desafios antes citados. Os modelos bem-sucedidos de atendimento se concentram nas metas de cuidados, na avaliação geriátrica abrangente e nos cuidados interprofissionais baseados em equipes. A atenção é dada ao ambiente físico, processos de cuidados e prevenção de complicações específicas associadas ao hospital que são comuns em pacientes idosos vulneráveis. Esses modelos incluem unidades de Cuidados Agudos de Idosos (ACE), o Programa Hospitalar para a Vida de Idosos (HELP), vias clínicas e mapas de atendimento e cogerenciamento geriátrico-cirúrgico.

As unidades ACE foram desenvolvidas com o objetivo explícito de prevenir o declínio funcional e melhorar a qualidade do atendimento de idosos durante a hospitalização aguda. As unidades ACE utilizam a avaliação geriátrica ampla (AGA) e o atendimento interprofissional baseado em equipe para alinhar os planos de atendimento com os objetivos do paciente e prevenir as complicações comuns da hospitalização, como descondicionamento, declínio cognitivo e nutricional, e polifarmácia, em vez de corrigi-los após o seu desenvolvimento. As unidades ACE incluem um ambiente preparado que promove mobilidade (assentos de sanitários elevados, camas baixas, corredores acarpetados, corrimãos e dispositivos de assistência) e orientação (relógios, calendário, salas para refeições em grupo para aumentar a socialização). Os protocolos de enfermagem são produzidos para promover continência, melhorar o sono por meios não farmacológicos, manter uma boa nutrição, promover a integridade da pele e fornecer a reorientação frequente e inclusão de pacientes em planos de atendimento. É colocada ênfase em um planejamento de alta precoce com o objetivo exclusivo de retorno para uma vida independente em casa. Além disso, os planos de atendimento médico são revisados para prevenir a polifarmácia bem como minimizar os procedimentos desnecessários. Em estudos randomizados, as unidades ACE mostraram melhorar ou manter as AVDs, diminuir as altas para cuidados de longo prazo, aumentar a satisfação do provedor e do paciente e, em alguns estudos, mostrou diminuir a duração da permanência e o custo mesmo após contabilizar os custos de modificação da unidade.

HELP é outra intervenção com múltiplos componentes. Ela foi desenvolvida para prevenir o *delirium* em idosos hospitalizados usando voluntários do hospital, implementando seus protocolos nas enfermarias clínicas gerais em todo o hospital. As intervenções foram direcionadas a pacientes que tinham risco médio a alto de desenvolver *delirium* com base em fatores de risco predeterminados e eram dirigidas para abordar fatores de risco específicos de pacientes específicos. Por exemplo, a privação de sono pode levar ao *delirium*, de modo que foram iniciadas medidas para promover ambientes calmos (desligando os *bipers* e mantendo os corredores quietos) e protocolos não farmacológicos de sono (leite quente e massagem nas costas para insônia). Outros fatores de risco abordados incluíram imobilidade, comprometimento visual e auditivo, comprometimento cognitivo e desidratação. Estudos randomizados mostraram uma redução no *delirium* incidente em um terço comparado com grupos controles, bem como melhoras na duração e gravidade. Resultados semelhantes foram obtidos em serviços não médicos como redução no *delirium* após implementação de protocolos em pacientes com fratura de quadril em enfermarias cirúrgicas.

As vias clínicas ou mapas de atendimentos são métodos para o aperfeiçoamento da padronização de cuidados por meio de vários cuidadores e unidades. As vias clínicas ou mapas de atendimentos são planos de manejo específicos por problemas que delineiam etapas fundamentais padronizadas ao longo de uma linha do tempo ideal para atingir metas específicas. Por exemplo, um mapa de atendimento para substituição total do joelho pode incluir protocolos de dor iniciados por enfermagem, descontinuação automática de cateteres de Foley dentro de horas do pós-operatório, quando certos critérios predeterminados são atendidos, e deambulação automática no primeiro dia do pós-operatório. O Instituto para Melhora dos Cuidados em Saúde identificou a padronização como uma primeira etapa no desenvolvimento de sistemas mais confiáveis independentemente de provedores individuais ou designação de unidade. Os mapas de atendimento mostraram reduzir a duração da permanência para cuidados pós-cirúrgicos (artroplastia de joelho, ressecção transuretral da próstata, endarterectomia carotídea), reduzir complicações pós-operatórias (cirurgia cardíaca, fratura do colo do fêmur), aumentar a função física e a deambulação na alta (fratura de quadril), reduzir a mortalidade de pacientes internados (pneumonia adquirida na comunidade, insuficiência cardíaca congestiva) e melhorar a avaliação da dor e cuidados terminais (pacientes em clínicas para pacientes com doença terminal, unidade de oncologia aguda). Cada mapa de atendimento ou via clínica é específico para o problema e desenvolvido idealmente em torno de cuidados baseados em evidência que mostraram melhorar os desfechos em idosos vulneráveis.

O cogerenciamento geriátrico com serviços cirúrgicos é outro modelo promissor no qual os geriatras manejam os aspectos médicos e geriátricos do paciente enquanto os cirurgiões se concentram nos cuidados cirúrgicos e perioperatórios. O manejo conjunto por um geriatra e um ortopedista do paciente com reparo de fratura do quadril, bem como uma substituição eletiva da articulação, é o modelo de cogerenciamento mais comum. Esses serviços têm protocolos para aperfeiçoar uma avaliação pré-operatória rápida, reduzir o tempo entre a admissão e a cirurgia e concentrar-se em muitos dos aspectos comuns aos outros modelos citados. A maioria usa mapas de atendimento para padronizar os cuidados como a profilaxia da trombose ou o tempo até a deambulação. Os estudos mostram menor duração da permanência, diminuição das complicações pós-operatórias, melhor mobilidade, mortalidade intra-hospitalar diminuída e maior satisfação da enfermagem e do cirurgião.

ABORDAGEM AO IDOSO HOSPITALIZADO

▶ Metas de cuidados

O manejo bem-sucedido do idoso hospitalizado irá incorporar características dos modelos eficazes de cuidados descritos antes. Uma característica comum desses modelos é o reconhecimento de que o plano de atendimento deve ser consistente com as metas de cuidados do paciente. A falha em compreender as metas de cuidados do paciente é comum, e pode levar à frustração e insatisfação por parte do paciente, membros da família e cuidadores.

As metas de cuidados do hospital devem ser estabelecidas na admissão de cada paciente. Para idosos, estas podem variar amplamente e incluir o prolongamento da sobrevida, o alívio de sintomas específicos, a manutenção ou recuperação da capacidade de andar ou de autocuidados, a obtenção de ajuda para autocuidados, bem como evitar a institucionalização, ser tranquilizado durante uma experiência assustadora e oferecer conforto e paz ao morrer. Os membros da família podem compartilhar dessas metas, mas também podem ter metas adicionais, como obter ajuda para cuidar do paciente, facilitar a transição de cuidados de casa para instituições de longa permanência ou ser protegidos de uma situação assustadora. Os médicos e outros profissionais envolvidos nos cuidados do paciente podem compartilhar essas metas e também ter como objetivo atingir qualidade, eficiência e medidas de satisfação para pacientes internados, reduzir custos hospitalares e evitar efeitos adversos.

Tais discussões podem ser iniciadas com perguntas abertas como: "Pacientes diferentes têm objetivos diferentes quando são hospitalizados. Você pode me dizer o que gostaria que fizéssemos enquanto está no hospital?" As discussões de metas de cuidados são mais amplas do que simplesmente catalogar decisões de Não Ressuscitar (NR) ou rever opções para intervenções terapêuticas específicas. De fato, NR e outras decisões podem ser mal-informadas sem discussão das metas de cuidados. A articulação explícita de metas de cuidados irá, às vezes, identificar discordâncias e expectativas não razoáveis, que devem ser reconhecidas e abordadas.

▶ Avaliação geriátrica ampla

Uma segunda característica desses modelos é a adição de uma avaliação abrangente do funcionamento físico, cognitivo, psicológico e social do paciente à avaliação concentrada no problema (AGA) (Tabela 16-1). A avaliação focada no problema irá identificar e

Tabela 16-1 Avaliação geriátrica na admissão

O que avaliar	Como avaliar	Por que é importante	O que fazer com os achados
Função física			
Perguntar sobre:			
AVDs	Antes de ficar doente, você era capaz de tomar banho, usar o sanitário, vestir-se, comer e se transferir da cama para a cadeira sem ajuda? Atualmente, você é capaz de tomar banho, usar o sanitário, vestir-se, comer e se transferir da cama para a cadeira sem ajuda?	O paciente pode não estar recebendo ajuda suficiente em casa no estado basal ou pode ter tido um declínio na função associado com hospitalização, necessitando de assistência adicional após a alta para garantir que todas as AVDs possam ser atendidas.	Trabalhar com a família, amigos, assistente social do hospital e gerente de caso da comunidade para garantir que o paciente tenha suporte suficiente de acordo com suas capacidades funcionais após a alta. Se houve nova instalação, encaminhar para terapia adequada para retreinamento (fisioterapia/terapia ocupacional). Implementar estratégia para prevenir novos declínios na internação.
Mobilidade	Você consegue caminhar? Você precisa de equipamentos de ajuda?	A capacidade de deambular com segurança é importante para manter a independência.	Encaminhar para fisioterapia para avaliação da marcha e educação a respeito do uso seguro de dispositivos de assistência, quando indicado. Introduzir estratégias para prevenir o declínio.
Quedas	Você caiu no último ano?	Ter caído no último ano é um forte fator de risco de quedas futuras.	Trabalhar com clínicos de cuidados primários, avaliadores de terapia e de segurança domiciliar para garantir que intervenções adequadas para reduzir quedas sejam aplicadas.
Função cognitiva			
Perguntar sobre:			
Orientação	Você pode me dizer por que está aqui? Qual é o nome desse lugar? Em que cidade/estado você está? Que dia é hoje? Mês? Ano? Quero que você repita e depois lembre três palavras que vou dizer. Vou pedir que você as diga novamente em 1 minuto. (Memorização de três itens) Por favor, repita esses números: 4, 9, 2, 1, 7. (Atenção)	A demência aumenta significativamente o risco de *delirium*, aumenta a carga e morbidade do tratamento, aumenta o risco de re-hospitalização e afeta o planejamento de uma alta segura, e levanta preocupações quanto à capacidade de tomada de decisão. Para pacientes com demência, avaliar os cuidadores para esgotamento ou estresse. O *delirium* está presente em ~15% dos pacientes na admissão e se desenvolve em outros 15% durante a permanência hospitalar.	Considerar mais testes com o Montreal Cognitive Assessment (MOCA) ou avaliação neuropsicológica, consulta de terapia ocupacional para um teste de Kaufmann Evaluation of Living Skills (KELS). Se houver demência, considerar o encaminhamento como paciente ambulatorial para clínica de memória ou geriátrica e encaminhamento dos cuidadores para a Associação de Alzheimer e para a Aliança Familiar de Cuidadores. Se houver *delirium*, diagnosticar e abordar etiologias subjacentes.
Função psicológica			
Perguntar sobre:			
Sintomas de depressão	Nas últimas duas semanas, você se sentiu deprimido ou sem esperança? Perdeu o interesse ou o prazer em fazer as coisas?	A depressão ou os sintomas depressivos são comuns e frequentemente pouco diagnosticados no hospital, sobretudo entre pacientes com acidente vascular encefálico. Sintomas depressivos, especialmente aqueles que persistem após a alta, estão associados com pior função física e mortalidade após a alta hospitalar.	Se positivo, testes adicionais podem ser realizados usando o PHQ-9 ou escalas de depressão geriátrica (GDS). Avaliar para causas médicas de depressão como doenças da tireoide, cardíacas, neurológicas e endócrinas. Encorajar o exercício no hospital e após a alta, discutir os achados com o provedor primário e coordenar o plano para iniciar o tratamento em ambiente ambulatorial.
Função social			
Perguntar sobre:			
Circunstâncias sociais	Onde você mora? Você mora com alguém? Alguém vem à sua casa para lhe ajudar com a cozinha, limpeza, compras (AIVDs)? Você está satisfeito com a ajuda que está recebendo? Você precisa subir escadas para chegar em casa? Você se sente seguro em casa? Você quer retornar para onde vive?	O conhecimento da situação social do paciente é necessário para desenvolver um plano de alta eficaz. Qualquer evidência de maus-tratos com idosos* deve ser relatada a uma agência local de serviço de proteção de idosos.	Coordenar os recursos de alta com assistente social, equipe de reabilitação e provedor primário. Os recursos podem incluir serviços suportivos em casa, Meals on Wheels, enfermeiros de visitação, serviços de manejo de caso. Qualquer evidência de negligência ou maus-tratos deve ser relatada a uma agência local de serviços de proteção de idosos.

* N. de R.T. No Brasil dispomos do Disque Idoso para denúncia de maus-tratos.

abordar o motivo da admissão. A avaliação ampla dos domínios funcionais principais irá garantir que um plano de atendimento adequado seja aplicado. Assim como os motivos subjacentes para a hospitalização de um idoso podem ser multifatoriais, o plano de atendimento deve abordar esses múltiplos fatores.

A avaliação funcional determina a capacidade do paciente de caminhar e realizar as AVDs básicas (p. ex. tomar banho, vestir-se, transferir-se da cama para a cadeira, usar o sanitário, alimentar-se) no estado basal, antes da instalação da doença aguda, e na admissão. Para alguns pacientes, uma necessidade de ajuda com as AVDs no estado basal não atendida pode ser um fator que contribui para a hospitalização. Pacientes que são dependentes em uma atividade da vida diária na admissão têm hospitalizações mais longas, maior risco de dependência adicional para as AVDs na alta e maior risco de morte em média do que pacientes similares que são independentes para as AVDs. Pacientes dependentes para as AVDs na alta têm maior risco de colocação em clínicas geriátricas, perda de AVD adicional após a alta e morte no ano seguinte. Uma história prévia de quedas também é importante de ser investigada na admissão e abordada durante a hospitalização e em colaboração com o provedor de cuidados primários após a alta.

A avaliação cognitiva e psicológica deve incluir a investigação do estado mental e emocional. Entre pacientes idosos hospitalizados, ≥ 20% têm demência, ≥ 15% têm *delirium* na admissão e outros 15% experimentam *delirium* durante a hospitalização. Os sintomas de depressão são comuns, e 33% dos pacientes idosos hospitalizados têm depressão maior ou menor.

A avaliação neuropsiquiátrica começa na consulta com o paciente. Pare para considerar a possibilidade de demência, *delirium* e depressão: elas costumam estar presentes, mas raramente são relatadas. Com quem você está falando? Se você estiver obtendo a história com um responsável e não com o paciente, o comprometimento cognitivo pela demência ou *delirium* ou ambos é provável. O comprometimento cognitivo grave está indicado por uma incapacidade de recordar quaisquer três itens; ele é excluído pela lembrança dos três itens e a capacidade de desenhar o mostrador de um relógio como no Mini-cog. Ouça evidência de qualquer alteração no estado mental ou no comportamento e pesquise sinais de comprometimento do pensamento, da fala ou do julgamento. A presença de estado mental flutuante, atenção e/ou consciência comprometida ou pensamento desorganizado sugere *delirium*. Evidência de desatenção inclui dificuldade de concentração, sendo facilmente distraído, ou falha em repetir cinco números. O Método de Avaliação de Confusão (CAM) é uma ferramenta de avaliação altamente sensível e específica para *delirium* em idosos hospitalizados. Como um simples rastreamento de depressão, pergunte ao paciente se ele tem se sentido triste, deprimido ou sem esperança no último mês.

É fundamental para o médico assistente, juntamente com os membros da equipe interprofissional, compreender o contexto social do paciente de modo a desenvolver um plano efetivo de cuidados pós-hospitalares. O isolamento social, a solidão e a falta de suporte social são comuns em idosos hospitalizados. Isso irá afetar a quantidade de serviços de suporte em domicílio, ajuda com refeições e transporte, bem como equipamentos de assistência que o paciente pode necessitar. Quaisquer hesitações ou preocupações devem ser mais exploradas para evidência de negligência ou maus-tratos com idosos. A prevalência de maus-tratos com idosos é maior no ambiente hospitalar (~14%) do que na comunidade em geral (~3 a 4%). Pergunte sobre como o paciente maneja suas finanças para explorar evidência de abuso financeiro. Preocupações sobre esse tema devem ser discutidas com um assistente social e relatadas a uma agência local de serviços de proteção.

Além de completar uma avaliação funcional, cognitiva, psicológica e social em cada idoso hospitalizado, as revisões de sistema focadas em geriatria podem identificar condições que são consideradas comumente síndromes geriátricas, inclusive incontinência, quedas, comprometimento sensorial, subnutrição e isolamento social. Cada uma dessas condições pode e deve ser abordada especificamente. Além disso, é importante reconhecer, contudo, que em geral duas ou mais síndromes geriátricas ocorrem de maneira simultânea em pacientes frágeis e que a carga dessa fragilidade em pacientes, famílias e profissionais é substancial.

▶ Cuidado interprofissional

A terceira característica comum de muitos modelos bem-sucedidos de cuidado para idosos é uma abordagem interprofissional destinada aos múltiplos fatores que podem contribuir para a hospitalização. Na maioria dos casos, planejar e implementar estratégias para atingir as metas de cuidados requer a experiência do médico e de uma equipe de especialistas. Por exemplo, considere a situação de uma viúva de 83 anos com doença pulmonar obstrutiva crônica (DPOC) e comprometimento cognitivo leve que viva sozinha, tenha declinado no último mês na sua capacidade de tomar conta da sua casa e de seus negócios, que é admitida com hipoxia e hipercarbia atribuída a uma exacerbação de DPOC, e quer morar em sua própria casa até a morte. Embora o médico possa ter a experiência para tratar a exacerbação de uma DPOC, as experiências da enfermagem, do assistente social e do terapeuta ocupacional também são necessárias para promover a função independente do paciente em casa após a alta.

TERAPIA

De modo geral, o tratamento da doença não deve diferir de acordo com a idade. O tratamento deve ser selecionado com base nas metas de cuidados de um paciente particular e com base na evidência de que um esquema de tratamento particular irá atingir uma meta especificada.

Pacientes idosos podem diferir de pacientes mais jovens de acordo com suas metas. Por exemplo, o tratamento dirigido primariamente a melhorar os sintomas e a disfunção em vez de prolongar a sobrevida pode ser desejado com maior frequência por pacientes em torno dos 90 anos do que por aqueles em torno dos 60. Do mesmo modo, na medida em que essas escolhas são influenciadas por prognóstico, que é determinado em parte pela idade, os pacientes devem ser informados acuradamente quando eles desejam essa informação. Todavia, as metas de cuidados diferem entre pacientes da mesma idade e devem ser determinadas individualmente.

Evidência da eficácia de um esquema de tratamento em atingir uma meta específica deve ser buscada. Em algumas situações, a eficácia do tratamento pode diferir por idade. Por exemplo, a terapia trombolítica do infarto agudo do miocárdio é menos eficaz em prolongar a sobrevida em pessoas com idade igual ou maior do que 75 anos do que em pessoas mais jovens, e a revascularização coronariana aguda pode ser mais eficaz nesses pacientes. Doses de terapias em geral precisam ser tituladas para refletir a função renal ou hepática, que frequentemente declinam com a idade. O risco de efeitos colaterais de muitos fármacos e procedimentos também aumenta com a idade, e esses riscos devem ser considerados ao se estimar o benefício líquido de uma estratégia específica de tratamento.

Infelizmente, a maior parte da evidência sobre a eficácia de muitas terapias se baseia em estudos de pessoas jovens, e evidência específica sobre a eficácia daquelas terapias em pessoas com idade igual ou maior do que 75 anos é inadequada. Nessas situações, é razoável extrapolar de evidência em pacientes mais jovens levando em consideração diferenças relacionadas à idade na função hepática e renal e os riscos de efeitos colaterais ao decidir a respeito e implementar um esquema específico de tratamento.

PREVENÇÃO

Para prevenir complicações iatrogênicas comuns em idosos hospitalizados, são necessárias avaliações adicionais na admissão e durante a permanência hospitalar (Tabela 16-2).

Tabela 16-2 Estratégias de prevenção para riscos comuns experimentados por idosos no hospital

Risco	Como avaliar	Quando avaliar	Como prevenir
Incapacidade	Perguntar ao paciente ou ao enfermeiro se está saindo da cama para cada refeição e caminhando 3-4 vezes diariamente.	Diariamente	Promover a mobilidade: Solicitar consulta com fisioterapeuta, evitar ordens de repouso no leito, remover cateteres desnecessários, escrever para o paciente sair da cama para as refeições e deambular 3-4 vezes ao dia.
Delirium	Procurar sinais de desatenção, pensamento desorganizado ou alterações de consciência.	Diariamente	Promover a mobilidade. Fornecer ao paciente óculos, aparelhos auditivos, orientação frequente com calendários e relógios. Evitar medicações sedativas, contenção e cateteres desnecessários.
Depressão	Nas últimas duas semanas, você se sentiu desanimado, deprimido ou sem esperança?	Na alta	Promover a mobilidade. Evitar medicações sedativas. Evitar medicações anticolinérgicas.
Quedas	Você caiu nos últimos seis meses?	Na admissão	Promover a mobilidade. Fornecer ao paciente óculos, aparelhos auditivos, orientação frequente com calendários e relógios. Evitar medicações sedativas, contenção e cateteres desnecessários. Abordar incontinência.
Incontinência	Você tem dificuldade em controlar urina, fezes? Você teve algum acidente nos últimos seis meses?	Na admissão e durante a hospitalização nos casos prolongados	Promover a mobilidade. Evitar medicações anticolinérgicas e cateterismo vesical. Usar a micção programada enquanto acordado.
Constipação	Quando você teve seu último movimento intestinal? Revisar a documentação de enfermagem a respeito do último movimento intestinal.	Diariamente	Promover a mobilidade. Manter hidratação. Fornecer dieta rica em fibras. Prescrever laxantes como a senna para pacientes em uso de opiáceos para dor.
Úlceras de pressão	Exame da pele	Diariamente	Promover a mobilidade/alterações frequentes de posição (a cada duas horas) para pacientes restritos ao leito. Manter o estado nutricional. Manter a pele seca. Considerar o uso de colchão com redução de pressão.
Infecção	Há um cateter vesical ou IV presente?	Diariamente	Promover a mobilidade para estimular a respiração profunda. Remover cateteres vesicais e IV desnecessários.
Prescrição inadequada	Revisar todas as medicações para polifarmácia, interações medicamentosas e doses adequadas.	Diariamente	Revisar todas as medicações para eficácia e adequação em idosos, considerando prognóstico, metas de cuidados e necessidade de monitoração.
Subnutrição	Ver capítulo para ferramentas úteis ao rastreamento nutricional.	Diariamente	Evitar ordens de NPO desnecessárias; solicitar aos cuidadores para trazer dentaduras; fornecer uma dieta que seja o menos restritiva possível, de consistência adequada e que seja culturalmente apropriada; fornecer suplementação nutricional a pacientes subnutridos na admissão.

O declínio funcional é um desfecho adverso temido, mas bastante comum, da hospitalização. Muitas complicações podem ser prevenidas por meio de um esforço dedicado para manter a mobilidade no hospital. Os clínicos devem determinar as expectativas de deambulação precoce para cada paciente e avaliar a aquiescência diariamente. Embora os sintomas e o medo de lesão possam limitar alguns pacientes, a maioria é motivada pela prevenção do declínio funcional e simplesmente responde ao convite para andar. Os clínicos também devem tratar a dor que pode estar inibindo a deambulação no hospital; garantir que haja equipamentos de assistência disponíveis com treinamento adequado em terapia de reabilitação; e remover as limitações desnecessárias como cateteres vesicais e intravenosos, linhas de oxigênio e monitoração cardíaca. Os cateteres vesicais desnecessários, além de causar infecção iatrogênica e limitar a mobilidade, estão associados com maior declínio funcional e mortalidade após a alta hospitalar.

Além disso, a hospitalização fornece uma oportunidade para avaliação e implementação de manobras preventivas de rotina em idosos. As manobras que devem ser consideradas em cada paciente idoso hospitalizado incluem:

- Profilaxia da trombose venosa profunda.
- Vacina contra influenza.
- Vacina pneumocócica.
- Determinação do estado de fumante e aconselhamento sobre cessação do tabagismo.
- Rastreamento para alcoolismo e busca de aconselhamento.
- Rastreamento para subnutrição, incluindo deficiência de vitamina D.

TRANSIÇÃO DO HOSPITAL PARA CASA

Cada vez mais se reconhece que as transições entre provedores de cuidados e ambientes são comuns e repletas de riscos. Os idosos, em especial, expressam confusão a respeito do autogerenciamento após a hospitalização. Esses perigos e confusão têm levado a novos focos de cuidados, chamados "cuidados transicionais" (ver Capítulo 13, "Transições e Continuidade dos Cuidados"). Há inúmeras intervenções dirigidas à melhora dos cuidados transicionais dos idosos que deixam o hospital. Embora essas intervenções de múltiplos componentes sejam diferentes, elas todas têm vários componentes fundamentais em comum. Todas utilizam estratégias para melhorar o engajamento do paciente e cuidador no processo que se inicia no momento da admissão. Todas buscam a identificação precoce das necessidades de cuidados pós-alta e usam equipes interprofissionais para abordar adequadamente aquelas necessidades durante toda a hospitalização, bem como após a alta. Todas investem uma considerável quantidade de tempo e recursos para melhorar a compreensão do paciente a respeito dos motivos para admissão, o que é necessário para manejar a saúde na alta, os sinais e sintomas adequados que indicam a necessidade de uma intervenção precoce e quem eles devem contatar para dúvidas ou ajuda. Todas dão atenção especial à recuperação da medicação, instrução dos pacientes e comunicação transversal das alterações na medicação. Também melhoram a comunicação entre os clínicos de atendimento ambulatorial e hospitalar por meio de telefone e aperfeiçoam a comunicação por resumo de alta. A Tabela 16-3 é uma lista de verificação para melhora dos cuidados no momento da transição do hospital para o próximo local de cuidados.

Além dos tópicos comuns das intervenções anteriores, os clínicos de atendimento ambulatorial que cuidam de idosos precisam

Tabela 16-3 Lista de verificação de cuidados transicionais

Educação da família e do paciente	☐	Os pacientes, cuidadores e todos os membros da equipe de cuidados foram incluídos no processo de planejamento e concordam com o plano de cuidados?
	☐	O paciente e o cuidador foram educados adequadamente sobre a sua condição, inclusive sobre o que melhora ou piora o seu quadro, os sinais/sintomas a serem observados e quando devem buscar atenção médica?
Medicações	☐	O paciente e o cuidador compreendem como e quando tomar as medicações e os efeitos colaterais aos quais devem ficar atentos? Há uma monitoração adequada para as medicações de alto risco?
	☐	A lista de medicação foi examinada cuidadosamente para evitar a polifarmácia e as medicações inadequadas?
Estado funcional/Alinhamento com ambiente doméstico	☐	Qual é o estado funcional do paciente? O paciente precisa de encaminhamento para serviços de terapia ou o paciente precisa de mais supervisão na alta?
Estado cognitivo/Alinhamento com ambiente doméstico	☐	Qual é o estado cognitivo do paciente? Houve alguma alteração? O paciente necessita de maior assistência ou supervisão após a alta?
Equipamento médico	☐	Há serviços específicos que precisam estar no local da transferência do paciente antes de deixar o hospital? Por exemplo, o oxigênio foi entregue em casa? Equipamentos médicos permanentes? Suprimentos?
Acompanhamento e comunicação com provedor primário	☐	O acompanhamento foi arranjado e está marcado de forma oportuna? O paciente e o cuidador estão conscientes e em acordo sobre o acompanhamento e encaminhamento necessários?
	☐	Há um plano e responsabilidade direta para acompanhamento sobre qualquer pendência de laboratório/exames?
	☐	O resumo de alta está completo e foi enviado para o cuidador primário, especialista e médico recebedor? Se estiver indo para outras instituições, o sumário de alta está pronto e sendo enviado com o paciente e inclui que pode ser contatado para informações?

ter uma compreensão dos múltiplos locais de cuidados pós-alta disponíveis para essa população. O paciente irá necessitar reabilitação para descondicionamento? Em caso positivo, o paciente atende os requerimentos de reabilitação hospitalar intensiva *versus* instituições de atendimento especializado (IAEs)? Há uma necessidade qualificada que requeira serviços domiciliares após a alta ou serviços de IAE internado (frequentemente isso depende da disponibilidade de um cuidador)? O paciente declinou na função física ou cognitiva de modo que há necessidade de supervisão integral na alta? A supervisão integral pode ser feita em casa ou será necessária a colocação em clínica geriátrica? O paciente está próximo ao fim da vida, com metas mais consistentes com a colocação em clínicas para pacientes com doença terminal? Esses cuidados devem ser arranjados antes da alta? A maioria dos pacientes prefere ficar em suas próprias casas o maior tempo possível, e um bom cuidado transicional pode ajudá-los a atingir aquele objetivo otimizando os cuidados em casa, se possível, e ativando os planos de recuperar e melhorar o estado funcional.

Baztán JJ, Suárez-García FM, López-Arrieta J, Rodríguez-Mañas L, Rodríguez-Artalejo F. Effectiveness of acute geriatric units on functional decline, living at home, and case fatality among older patients admitted to hospital for acute medical disorders: meta-analysis. *BMJ*. 2009;338:b50.

Covinsky KE, Pierluissi E, Johnston CB. Hospitalization-associated disability: "She was probably able to ambulate, but I'm not sure." *JAMA*. 2011;306(16):1782-1793.

Creditor M. Hazards of hospitalization of the elderly. *Ann Intern Med*. 1993;118(3):219-223.

Forster AJ, Clark HD, Menard A, et al. Adverse events among medical patients after discharge from hospital. *CMAJ*. 2004;170(3):345-349.

Fried TR, Bradley EH, Towle VR, Allore H. Understanding the treatment preferences of seriously ill patients. *N Engl J Med*. 2002;346(14):1061-1066.

Friedman SM, Mendelson DA, Kates SL, McCann RM. Geriatric comanagement of proximal femur fractures: total quality management and protocol-driven care result in better outcomes for a frail patient population. *J Am Geriatr Soc*. 2008;56(7):1349-1356.

Rotter T, Kinsman L, James EL, et al. Clinical pathways: effects on professional practice, patient outcomes, length of stay and hospital costs. *Cochrane Database Syst Rev*. 2010;(3):CD006632.

SITES RECOMENDADOS

Estimating Prognosis for Elders http://www.eprognosis.org

The Hospital Elder Life Program (HELP). http://www.hospitalelderlifeprogram.org/public/public-main.php

Cuidados perioperatórios em pacientes cirúrgicos idosos

17

Lawrence Oresanya, MD
Emily Finlayson, MD, MS

PRINCÍPIOS GERAIS EM IDOSOS

Mais de um terço de todos os procedimentos cirúrgicos são realizados em indivíduos com mais de 65 anos de idade e um terço dos idosos são submetidos a procedimentos cirúrgicos no último ano de vida. Em 2007, mais de quatro milhões de operações de grande porte foram realizadas em idosos. O uso de procedimentos menos invasivos também tem crescido. Com os avanços tecnológicos, a angioplastia coronariana e os procedimentos endovasculares nas extremidades inferiores ultrapassaram as taxas de cirurgia de derivação de artéria coronária e derivação das extremidades inferiores. Essas abordagens minimamente invasivas ampliam o escopo da doença que pode ser tratada e, junto com o envelhecimento da população, estão contribuindo para um aumento no número de idosos que são submetidos a intervenções cirúrgicas.

RISCO CIRÚRGICO EM IDOSOS

O cuidado com o paciente idoso apresenta problemas originais: os idosos apresentam doenças mais avançadas, têm mais comorbidades e sofrem mais complicações do que os pacientes mais jovens. A seleção adequada do paciente e o cuidado perioperatório são essenciais para melhorar o desfecho cirúrgico nesta população. Os benefícios dos procedimentos cirúrgicos mais realizados são bem estabelecidos. A ressecção de colo do intestino aumenta a sobrevida livre do câncer colorretal, e as substituições de quadril melhoram significativamente a dor articular e a capacidade funcional. Tais benefícios, contudo, precisam ser ponderados em relação ao risco de mortalidade, morbidade e redução da qualidade de vida que às vezes acompanham essas operações.

Estudos de grandes coortes representativas nacionalmente fornecem as informações mais realistas sobre o risco cirúrgico em idosos. Em uma amostra nacional de pacientes submetidos à cirurgia de alto risco para câncer, pacientes com mais de 80 anos de idade que foram submetidos à ressecção esofágica tiveram uma mortalidade operatória de 20%, com apenas 19% dos pacientes experimentando sobrevida a longo prazo além de cinco anos. A morbidade após a cirurgia em idosos também é alta. Bentrem e colaboradores observaram que as complicações médicas, como acidente vascular encefálico (AVE), infarto do miocárdio, pneumonia e insuficiência renal, ocorrem em taxas muito mais altas em idosos. Essas complicações médicas graves são a causa proximal da elevada mortalidade perioperatória vista em pacientes idosos. As complicações cirúrgicas, como as infecções de feridas, sangramento e necessidade de reoperação, não são mais frequentes, mas a ocorrência de complicações pós-operatórias não fatais está associada independentemente com redução da sobrevida a longo prazo.

As operações maiores também podem resultar em uma menor qualidade de vida por levar a declínio cognitivo e funcional pós-operatório. O risco de disfunção cognitiva pós-operatória após cirurgia cardíaca é bem estudado, e há agora uma evidência crescente de que a disfunção cognitiva pós-operatória também ocorre após procedimentos não cardíacos. Até 10% dos pacientes com mais de 60 anos sofrem de problemas de memória por três meses depois de uma cirurgia cardíaca. Não está claro se é a doença aguda, a anestesia ou a cirurgia que é o fator contribuinte primário dessa condição. Alterações funcionais após cirurgia também podem ser prolongadas e irreversíveis. Mais de metade dos pacientes submetidos à cirurgia abdominal apresentam declínio funcional significativo, que persiste por até um ano após a cirurgia. Um estudo recente avaliando o estado funcional após colectomia em residentes de clínicas geriátricas observou que os pacientes mais ativos sofrem o maior declínio uma vez que eles têm mais a perder. Esses achados enfatizam a importância de abordar o risco de declínio funcional em todos os idosos, mesmo os mais ativos. Para alguns pacientes, a perda da independência pesa mais do que a mortalidade quando se decide se deve realizar uma cirurgia de alto risco. A consciência desses riscos é essencial para a seleção adequada dos pacientes. Ela também permite que os clínicos ofereçam uma expectativa realista dos desfechos, o que, por sua vez, informa a tomada de decisão pelos indivíduos mais velhos e suas famílias.

CUIDADOS CLÍNICOS

▶ Avaliação pré-operatória

A. Cognição

A capacidade cognitiva de indivíduos idosos, a capacidade de tomar decisões e o risco de *delirium* pós-operatório devem ser avaliados pré-operatoriamente. Em pacientes sem uma história conhecida de demência, uma avaliação cognitiva usando o teste Mini-Cog (ver Capítulo 6, "Avaliação Geriátrica") deve ser realizada. O Mini-Cog é um teste de lembrança de três itens e um teste de desenho de relógio que rastreia de forma eficiente o comprometimento cognitivo. Um ponto é concedido para cada item lembrado e dois pontos para um relógio de aspecto normal. Um escore de 0 a 2 pontos indica um rastreamento positivo para demência. Esse rastreamento é o passo inicial na identificação de pacientes que podem não ter a capacidade de tomar decisões médicas e que estão em risco de *delirium*. Quando a avaliação inicial identifica comprometimento cognitivo, é essencial a avaliação da capacidade de tomar decisões. Em pacientes sem capacidade, devem ser usadas diretivas avançadas ou um substituto para as tomadas de decisão (ver Capítulo 12, "Ética e Tomada de Decisão Informada"). Idosos em risco de *delirium* devem ser identificados no pré-operatório. Fatores de risco importantes para *delirium* incluem demência, comprometimento auditivo, depressão, uso pré-operatório de narcóticos, comorbidades médicas, anormalidades eletrolíticas, desnutrição e mau estado funcional. A identificação de pacientes em risco de *delirium* é crucial uma vez que inúmeras medidas implementadas precocemente no curso da internação do paciente podem reduzir esse risco. O cogerenciamento por um geriatra, o uso adequado de analgésicos e o uso profilático de antipsicóticos atípicos foram avaliados em estudos clínicos e mostraram reduzir significativamente a incidência e a gravidade do *delirium*.

B. Cardiovascular

As complicações cardiovasculares estão associadas com altas taxas de mortalidade operatória. Para identificar e ajudar a reduzir esse risco, o American College of Cardiology e a American Heart Association (ACC/AHA) desenvolveram recomendações para avaliação cardíaca e cuidados para cirurgia não cardíaca. Para idosos com doença cardíaca ativa ou fatores de risco de doença arterial coronariana (DAC) e mau estado funcional que devem ser submetidos à cirurgia eletiva de risco intermediário ou alto, devem ser considerados fortemente os testes pré-operatórios não invasivos e a avaliação por um cardiologista (Tabela 17-1).

C. Pulmonar

Intubação prolongada (> 48 horas), pneumonia, atelectasia e broncospasmo ocorrem após cirurgia em mais de 15% dos pacientes com mais de 70 anos de idade. Os fatores de risco para essas complicações incluem doença pulmonar ativa, tabagismo, insuficiência cardíaca congestiva, insuficiência renal crônica, distúrbios cognitivos e dependência funcional. Os testes pulmonares de rotina, além da avaliação para esses fatores de risco na história e no exame físico, devem ser baseados em critérios clínicos. O raio X de tórax pré-operatório é recomendado para indivíduos mais velhos submetidos à cirurgia de grande porte que têm doença cardiopulmonar e não fizeram um raio X de tórax nos últimos seis meses. Ele também pode ser obtido como teste basal em pacientes que precisam de internação pós-operatória em unidade de terapia intensiva (UTI). Os testes de função pulmonar raramente são necessários e são reservados sobretudo para aqueles submetidos à ressecção pulmonar e pacientes com doença pulmonar obstrutiva crônica (DPOC) grave. Para reduzir o risco de complicações pulmonares, a cessação do tabagismo deve ser iniciada pelo menos dois meses antes de cirurgia eletiva e as doenças pulmonares ativas devem ser tratadas adequadamente.

D. Estado funcional

A dependência funcional é um preditor independente de mortalidade após cirurgia em idosos. Robinson e colaboradores relataram recentemente que dependência mesmo que para uma atividade da vida diária aumenta de maneira significativa o risco de mortalidade em seis meses (odds ratio [OR])13,9; intervalo de confiança [IC] 95% 2,9, 65,5). A capacidade de realizar as atividades da vida diária (AVDs) e atividades instrumentais da vida diária (AIVDs) deve ser avaliada no pré-operatório. Isso identifica os idosos que irão se beneficiar da fisioterapia e da terapia ocupacional no período pós-operatório.

Tabela 17-1 Manejo pós-operatório do paciente idoso

Mobilizar o paciente no primeiro dia pós-operatório.
Realizar uma avaliação da dor a cada medida de sinais vitais.
Instituir um plano de manejo da dor para um escore de dor > 5.
Dentaduras, aparelhos auditivos e lentes corretivas devem estar prontamente acessíveis.
Fornecer fisioterapia torácica com espirometria de incentivo ou exercícios respiratórios profundos.
Instituir precauções de aspiração (cabeceira da cama elevada com reposicionamento; sentar ereto durante as refeições).
Monitorar o estado hídrico pelo menos nos primeiros cinco dias (entradas e saídas, peso diário).
Considerar transfusão sanguínea para nível de hemoglobina ≤ 8 ou hematócrito ≤ 24.
Administrar profilaxia adequada para trombose venosa profunda.
Realizar avaliação diária de todas as linhas centrais e reavaliar suas indicações de uso.
Remover cateter de Foley no terceiro dia pós-operatório.
Se temperatura > 38°C após o segundo dia pós-operatório, obter exame de urina e urinocultura, examinar ferida cirúrgica e locais de entrada dos cateteres venosos, solicitar hemoculturas e radiografia torácica.
Manter a glicose sérica menor do que 200 mg/dL no primeiro dia pós-operatório.

Reproduzida com permissão de McGory ML, Kao KK, Shekelle PG, et al. Developing quality indicators for elderly surgical patients. *Ann Surg*. 2009; 250(2):338-347.

E. Estado nutricional

Os pacientes idosos com dependência funcional têm um alto risco de desnutrição. Catorze por cento dos residentes de clínicas geriátricas, 39% dos pacientes internados e 50,5% dos indivíduos em reabilitação são desnutridos. Todos os pacientes idosos devem ser rastreados para desnutrição no período pré-operatório. Pacientes com perda de peso não intencional de > 10 a 15% nos últimos seis meses, índice de massa corporal (IMC) < 18,5 e albumina sérica < 3 g/dL são descritos como estando em grave risco nutricional. Deve ser dado suporte nutricional pré-operatório a esses pacientes. A nutrição enteral é a via preferida para suporte nutricional; quando essa opção não está disponível secundária a condições gastrintestinais, deve ser usada a nutrição parenteral.

F. Fragilidade

A avaliação da fragilidade está emergindo como um meio importante de avaliação de risco pré-operatório em idosos. Com o uso do "teste do globo ocular", os médicos têm tentado há muito tempo prever quais pacientes estão em alto risco de complicações após a cirurgia. A avaliação da fragilidade quantifica agora essas suposições previamente intuitivas. Pacientes com debilidade mostraram ter mais de duas vezes a probabilidade de complicações pós-operatórias comparados com pacientes sem fragilidade e são mais propensos a ter alta para uma instituição com cuidados de enfermagem. As medidas atuais de fragilidade permanecem primariamente ferramentas de pesquisa; há trabalhos em evolução para validar medidas da fragilidade que são fáceis de usar em ambiente clínico.

▶ Cuidados pós-operatórios

O objetivo dos cuidados pós-operatórios é fazer com que os pacientes idosos voltem a um alto nível de funcionamento o mais rapidamente possível. Esse objetivo é atingido com medidas que promovem a recuperação e previnem complicações. Por meio de uma revisão da literatura e entrevista com especialistas, McGory e colaboradores compilaram medidas que constituem o nível básico dos cuidados pós-operatórios que devem ser fornecidos a pacientes idosos submetidos a qualquer tipo de cirurgia. A Tabela 17-1 foi adaptada a partir desse trabalho e destaca os aspectos importantes dos cuidados pós-operatórios de rotina para idosos.

Quando possível, os pacientes devem sair da cama e caminhar no primeiro dia pós-operatório. A consulta de fisioterapia e a terapia ocupacional devem ser solicitadas para pacientes com comprometimento funcional. A deambulação precoce e a fisioterapia torácica usando espirometria de incentivo diminuem o risco de complicações pulmonares. A reposição adequada de líquidos deve ser feita e o balanço de líquidos deve ser monitorado por meio da documentação da ingestão, da eliminação e do peso diário. A nutrição oral ou enteral deve ser reiniciada logo que o trato gastrintestinal esteja funcional. Para prevenir complicações infecciosas, as precauções de aspiração devem ser instituídas, os cateteres de Foley devem ser retirados dentro de 48 horas e a necessidade de linhas centrais e drenos deve ser revisada diariamente, sendo removidos logo que não sejam mais necessários.

A. Manejo dos aspectos pós-operatórios comuns em idosos

1. Dor — Pacientes idosos estão em alto risco de quadro de dor tratada de forma inadequada. O tratamento inapropriado da dor impede a recuperação, evita que o paciente participe de atividades e pode levar a *delirium*, depressão e complicações pulmonares. Para evitar essas complicações, os níveis de dor devem ser avaliados com frequência, e um plano de manejo da dor que forneça analgesia adequada enquanto evita efeitos indesejados deve ser introduzido. A escala numérica de intensidade da dor é a preferida para uso em idosos. A dor pós-operatória é mais bem manejada com anestesia regional. Em pacientes submetidos a cirurgia de grande porte, a analgesia regional epidural com opioides e anestésicos locais iniciados no período intraoperatório fornece o controle mais eficaz da dor. Os analgésicos orais e intravenosos como opioides, paracetamol e anti-inflamatórios não esteroides (AINEs) também fornecem alívio efetivo da dor. Eles podem ser usados como suplementos à anestesia regional ou como analgésicos primários para cirurgias menos invasivas. Essas medicações são mais bem fornecidas como analgésicos controlados pelo paciente (ACPs) ou em doses agendadas. Isso é preferido às doses aplicadas se necessário porque os pacientes passam menos tempo sentindo dor. Embora o controle eficaz da dor seja importante, os provedores precisam estar vigilantes aos efeitos colaterais dos analgésicos. Pacientes idosos têm maior risco de hipotensão, depressão respiratória, sedação excessiva e constipação que podem ocorrer como efeito colateral dos analgésicos. O uso de analgésicos regionais; agentes de curta duração; doses menores, mais frequentes; e a avaliação frequente do paciente podem reduzir o risco dessas complicações.

2. Delirium — O *delirium* ocorre em 15 a 50% dos pacientes idosos no pós-operatório. Ele está associado com maior mortalidade e complicações médicas. As condições fisiológicas mais comumente responsáveis por delírios no ambiente pós-operatório são dor, hipoxia, hipoglicemia, desequilíbrio eletrolítico e infecção. A avaliação inicial do paciente com *delirium* deve se concentrar na identificação desses distúrbios. A dor deve ser tratada de maneira adequada, os eletrólitos séricos e a glicose devem ser verificados, deve ser feita uma investigação de infecção e excluídas outras complicações pós-operatórias. Outras medidas para prevenção e manejo do *delirium* incluem melhora dos estímulos ambientais e uma revisão das medicações em uso. Os pacientes idosos devem ter óculos e aparelhos auditivos prontamente disponíveis. O critério de Beers identifica inúmeras medicações potencialmente inadequadas para pacientes idosos. Evitar anticolinérgicos, anti-histamínicos e benzodiazepínicos pode ajudar a reduzir a incidência de *delirium* em idosos. Para pacientes com *delirium* agitado que estão em risco de lesão, é necessária a reorientação frequente, que pode ser fornecida por membros da família ou um cuidador; devem ser evitadas contenções. Quando essas medidas não são bem-sucedidas, podem ser prescritas baixas doses de antipsicóticos como quetiapina ou haldol. O seu uso, contudo, permanece controverso e eles devem ser usados com cautela.

3. Complicações cardíacas — As complicações cardíacas ocorrem com frequência em pacientes idosos. As complicações cardíacas mais comuns no pós-operatório e que requerem tratamento urgente são a fibrilação atrial e o infarto do miocárdio. A fibrilação atrial pode ocorrer como resultado do aumento do tônus simpático associado ao estresse da cirurgia, sobrecarga de volume, hipoxia/hipercarbia, anormalidades eletrolíticas ou como resultado de doença cardíaca subjacente. O manejo de uma fibrilação atrial de início recente começa com uma avaliação da estabilidade hemodinâmica e controle de frequência. Em pacientes com instabilidade hemodinâmica é necessária a cardioversão de emergência. O controle da frequência é obtido com β-bloqueadores ou diltiazem. A amiodarona intravenosa pode ser usada quando os fármacos de primeira linha são ineficazes. A maioria dos casos de fibrilação atrial de início recente reverte espontaneamente para ritmo sinusal. No entanto, a fibrilação atrial pode persistir por mais de 24 a 48 horas; a anticoagulação deve ser considerada para reduzir o risco de AVE.

O infarto do miocárdio perioperatório ocorre principalmente como resultado de desequilíbrio prolongado entre o suprimento e a demanda de oxigênio do miocárdio e apenas raras vezes como resultado de uma síndrome coronariana aguda (SCA). Ele é diagnosticado com base em uma elevação e queda das troponinas diante de uma isquemia miocárdica evidenciada por alterações eletrocardiográficas (ECG), achados de imagem ou sintomas cardíacos. Taquicardia, taquiarritmias, hipertensão, anemia e hipoxia contribuem para o desequilíbrio entre o suprimento e a demanda de oxigênio miocárdico e podem resultar em infarto do miocárdio sem elevação de ST (SCAssST) no período perioperatório. Quando há suspeita de SCAssST, o manejo começa com o controle da frequência cardíaca e da pressão arterial com β-bloqueadores e o controle adequado da dor. Para pacientes com elevação do segmento ST e suspeita de SCA, deve ser feita uma avaliação cardiológica imediata.

MODELOS DE CUIDADOS CIRÚRGICOS

Pré-habilitação, programas de recuperação melhorados (PRMs) e cogerenciamento geriátrico são alguns dos modelos inovadores sendo implementados para melhorar os desfechos de cuidados cirúrgicos de pacientes idosos. Em programas de pré-habilitação, idosos participam de programas de exercícios estruturados nas semanas que antecedem a cirurgia eletiva. Esses programas mostraram melhorar significativamente o estado funcional pré-operatório de pacientes idosos e podem melhorar a recuperação pós-operatória. A pesquisa atual sobre pré-habilitação se concentra em identificar o esquema ideal de exercícios e em aumentar a adesão aos programas. Os PRMs são outro modelo direcionado a promover a recuperação física e fisiológica precoce após a cirurgia. Esses programas são protocolos estruturados baseados em evidência para otimizar a preparação pré-operatória do paciente, minimizar a resposta ao estresse cirúrgico e encorajar a mobilização e a nutrição pós-operatória precoce. Os PRMs diminuem a duração da permanência hospitalar e as taxas de complicações em pacientes idosos. Por fim, estão sendo desenvolvidos modelos nos quais cirurgiões e geriatras trabalham juntos para cuidar de pacientes idosos cirúrgicos. A colaboração deve começar no momento da seleção do paciente e do procedimento e continuar no período de recuperação. Esse modelo irá, certamente, melhorar a qualidade dos cuidados cirúrgicos recebidos pelos idosos.

Bentrem DJ, Cohen ME, Hynes DM, Ko CY, Bilimoria KY. Identification of specific quality improvement opportunities for the elderly undergoing gastrointestinal surgery. *Arch Surg.* 2009;144(11):1013-1020.

Finlayson E, Fan Z, Birkmeyer JD. Outcomes in octogenarians undergoing high-risk cancer operation: a national study. *J Am Coll Surg.* 2007;205(6):729-734.

Fleisher LA, Beckman JA, Brown KA, et al. ACC/AHA 2007 guidelines on Perioperative cardiovascular evaluation and care for noncardiac surgery: executive summary. *J Am Coll Cardiol.* 2007;50(17):1707-1732.

Flinn DR, Diehl KM, Seyfried LS, Malani PN. Prevention, diagnosis, and management of postoperative delirium in older adults. *J Am Coll Surg.* 2009;209(2):261-268.

Fried T, Bradley E, Towle V, Allore H. Understanding the treatment preferences of seriously ill patients. *N Engl J Med.* 2002;346(14):1061-1066.

Khuri SF, Henderson WG, DePalma RG, et al. Determinants of long-term survival after major surgery and the adverse effect of postoperative complications. *Ann Surg.* 2005;242(3):326-341; discussion 341-343.

Kwok AC, Semel ME, Lipsitz SR, et al. The intensity and variation of surgical care at the end of life: a retrospective cohort study. *Lancet.* 2011;378(9800):1408-1413.

Lawrence V, Hazuda H, Cornell J, et al. Functional independence after abdominal surgery in the elderly. *J Am Coll Surg.* 2004;199(5):762-772.

Makary MA, Segev DL, Pronovost PJ, et al. Frailty as a predictor of surgical outcomes in older patients. *J Am Coll Surg.* 2010;210(6):901-908.

Mayo NE, Feldman L, Scott S, et al. Impact of preoperative change in physical function on postoperative recovery: argument supporting prehabilitation for colorectal surgery. *Surgery.* 2011;150(3):505-514.

McGory ML, Kao KK, Shekelle PG, et al. Developing quality indicators for elderly surgical patients. *Ann Surg.* 2009;250(2):338-347.

Robinson TN, Raeburn CD, Tran ZV, Angles EM, Brenner LA, Moss M. Postoperative delirium in the elderly risk factors and outcomes. *Ann Surg.* 2009;249(1):173-178.

Terrando N, Brzezinski M, Degos V, et al. Perioperative cognitive decline in the aging population. *Mayo Clin Proc.* 2011;86(9):885-893.

Cuidado de longo prazo, clínicas geriátricas e reabilitação

18

Theresa A. Allison, MD, PhD

PRINCÍPIOS GERAIS EM IDOSOS

Os idosos, mais do que qualquer outro grupo etário, residem em inúmeros ambientes. Particularmente à medida que a função física e cognitiva declinam, os idosos necessitam de níveis crescentes de assistência para seus cuidados. Além disso, o declínio funcional após uma doença grave ou lesão afeta a capacidade dos idosos de retornarem do hospital diretamente para casa, levando à necessidade de reabilitação institucional antes do retorno à comunidade. Este capítulo descreve a variedade de situações de modo de vida disponíveis aos idosos, incluindo tanto instituições de cuidados de curta permanência como de longa permanência (Figura 18-1).

CUIDADOS DE LONGA DURAÇÃO NA COMUNIDADE

A impressionante maioria dos cuidados ocorre na comunidade, com mais de 7 milhões de indivíduos recebendo cuidados domiciliares de agências e uma estimativa de 10,9 milhões que necessitam de assistência. Embora o censo das clínicas geriátricas tenha se elevado atualmente para 1,8 milhões, a maioria dos idosos continua vivendo em casa por toda a vida, com os familiares e amigos provendo os cuidados necessários. Dentro da comunidade, os idosos podem receber serviços que variam de cuidados de custódia (assistência com as atividades da vida diária e atividades domésticas leves) até modelos de Hospital em Casa.

▶ Modelos

Os modelos de cuidados variam de residentes de uma única família a apartamentos, de "comunidades intencionais" a Instituições de Cuidados Residenciais para Idosos (RCFE), também conhecidas em muitos estados como as Instituições de Vida Assistida (IVA) ou Casa de Abrigo e Cuidados. Ao contrário das clínicas geriátricas, as IVAs são consideradas modelos sociais de cuidados, regulados por inúmeras agências estaduais nos Estados Unidos, e fornecendo uma gama de serviços. Na Casa de Abrigo e Cuidados mais básica, o idoso pode esperar receber ajuda com lavanderia, faxina e preparo dos alimentos. Nas grandes IVAs, pode haver ajuda com a administração de medicação e mesmo unidades de cuidados especiais para demência. Algumas IVAs são construídas adjacentes às clínicas geriátricas e anunciadas como comunidades de cuidados continuados. Em todos esses ambientes residenciais, os idosos podem estar aptos a receber o seguinte:

- *Cuidados médicos domiciliares*: Serviços médicos de clínicos que atendem em casa.
- *Cuidados domiciliares de agência de saúde*: Serviços de atendimento especializado, assistência social, reabilitação e, assumindo que a IVA tenha uma concessão de hospedagem, serviços interdisciplinares de abrigo.
- *Serviços sociais em domicílio*: Assistência de custódia com atividade da vida diária (banho, uso do sanitário, transferência, alimentação), trabalhos domésticos leves, compras e preparo dos alimentos (também chamado *Atendimento e Apoio de Saúde Domiciliar*).
- *Serviço privado de manejo de caso*.

Além disso, os idosos residentes em casa têm a opção de frequentar centros de cuidados diários para adultos (CCDA), onde podem participar de atividades e receber quantidades limitadas e atendimento de enfermagem, administração de medicação, exercício, fisioterapia e terapia ocupacional.

Por outro lado, o Programa de Cuidados Abrangentes para Idosos (PACE) é aberto a idosos elegíveis para clínicas geriátricas que estão tentando morar em casa, mas que necessitam de mais recursos do que ele e sua família podem prover. Os programas do modelo PACE fornecem serviços médicos, de enfermagem, de reabilitação e social completos dentro do contexto de um centro de cuidados diários de adultos que tem uma clínica com profissionais de todas as áreas. Esse modelo integrado provê cuidados a pacientes em casa e tem contratos com hospitais locais se um idoso é considerado muito doente para permanecer na comunidade com segurança.

▶ Financiamento

Nem o Medicare nem o Medicaid cobrem os cuidados de longa duração na comunidade, de modo que o financiamento se origina

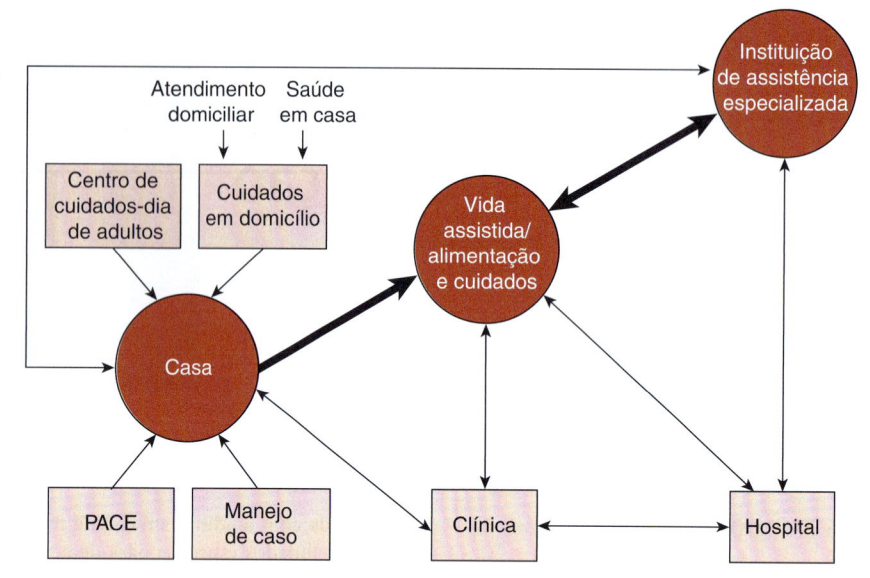

▲ **Figura 18-1** Locais de cuidados de longa duração. Uma representação diagramática das locações nas quais os idosos vivem (*círculos*), com as *setas grossas* mostrando as direções nas quais eles se movem de locação em locação. As *setas finas* identificam aqueles serviços médicos disponíveis para idosos que vivem em diferentes locais e os centros médicos/serviços para os quais os idosos se deslocam (*quadrados*).

de recursos pessoais ou programas opcionais de seguro de cuidados em longo prazo, que são altamente variáveis. Embora o Medicare reembolse uma quantidade limitada de cuidados de enfermagem domiciliar e reabilitação, a única opção de cuidados domiciliares de longa duração coberta pelo Medicare é o benefício do Medicare Hospice, que deve durar seis meses ou menos. Os programas do Medicaid em diferentes estados cobrem serviços sociais domiciliares limitados (cuidados de custódia não habilitados, de longo prazo), centros de cuidados-dia, transporte e subsídios de moradia. Os governos estadual e municipal fornecem similarmente alimentação em domicílio, cuidados por atendentes em casa, serviços de cuidados domésticos e transporte que variam de um lugar a outro. O modelo PACE opera como um sistema duplo-Medi (participante do Medicare/Medicaid) tomando por base o número de participantes, que o torna custo-eficaz para idosos de baixa renda e fora das possibilidades para a maior parte da classe média. O Departamento dos Veterans Affairs (VA) é o maior sistema de pagamento a cobrir cuidados de longa duração na comunidade, mas o acesso aos serviços é dependente do local. Além do mais, os benefícios de cuidados em longo prazo do VA dependem do grau de conexão do serviço com doença crônica ou incapacidade com a situação financeira do veterano.

▶ **Cuidados clínicos**

Dentre todos os modelos de atendimento de pacientes externos em geriatria, apenas o PACE inclui o cuidado clínico total, com médicos, enfermeiros e terapeutas no local. Os CCDA e as agências de cuidado domiciliar especializado têm serviços de enfermagem, reabilitação e assistência social. As IVAs e as porções da comunidade de cuidados continuados podem ter um enfermeiro vocacional licenciado no local, mas elas são estabelecidas em um modelo de cuidado social em vez de médico. O foco em tais ambientes de vida congregante é no suporte social, não na avaliação clínica. É essencial que os clínicos esclareçam se os seus pacientes vivem em uma clínica geriátrica ou em uma situação de vida assistida, porque a última não inclui uma monitoração especializada de pacientes fora dos serviços domiciliares especializados solicitados pelo médico.

CUIDADO INSTITUCIONAL DE LONGA DURAÇÃO

A instituição de atendimento especializado (IAE) ou clínica geriátrica não é uma instituição popular nos Estados Unidos. Em um estudo citado com frequência, 30% dos pacientes hospitalares pesquisados afirmaram que eles preferiam "morrer" a serem transferidos para uma IAE. Isso é sério quando consideramos que 43% dos americanos com mais de 65 anos de idade provavelmente irão passar algum tempo em clínicas geriátricas. Embora as clínicas geriátricas continuem a operar sob um modelo de cuidados médicos, há um movimento crescente para alterar a "cultura" das clínicas geriátricas de modo que elas sejam menos institucionais e mais semelhantes a um lar. Por exemplo, clínicas geriátricas "do tipo lar" encorajam seus moradores a comer, dormir e caminhar quando querem, e a receber visitas com animais domésticos, crianças, amigos e familiares. Esta seção aborda primariamente as necessidades regulatórias de clínicas geriátricas.

▶ **Modelos**

O cuidado em IAE costuma ser dividido em categorias de cuidados de curta e longa duração, embora as necessidades regulatórias permaneçam as mesmas para ambos os tipos. Quando uma clínica geriátrica é usada como um local para reabilitação de curta duração (física, ocupacional e fonoaudiológica), a instituição é reembolsada por apenas 720 minutos de reabilitação especializada por semana. Em contraste, o centro de reabilitação aguda (CRA) é uma instituição de alta-acuidade, pós-hospitalar, designada a prover um mínimo de duas horas de reabilitação intensiva a cada dia. O CRA não é descrito neste capítulo em parte porque suas necessidades de exercícios não são toleradas pela maioria dos idosos, e em parte porque o Medicare raras vezes reembolsa por mais de algumas semanas de cuidados, tornando-o um local quase exclusivamente para cuidados de curta duração. É importante, contudo, estar consciente da diferença entre a reabilitação aguda (CRA) e a reabilitação subaguda (CSA) no contexto do acidente vascular encefálico (AVE), porque a reabilitação agressiva precoce leva a uma melhora mais cedo no estado funcional. Um idoso que se beneficiasse do CRA, mas que ainda não pode tolerar as necessidades mínimas, pode ser admitido temporariamente em uma clínica geriátrica e depois ser transferido para um ambiente de reabilitação aguda com o objetivo de retornar para um cuidado institucional de longa duração ou domiciliar.

Em termos de cuidados de longa duração, a clínica geriátrica é a forma mais bem conhecida, mas não a única, de cuidado institucional. O movimento de "mudança da cultura" deu origem a formas mais novas, mais similares a um lar, sendo o mais estudado deles o modelo Greenhouse. Uma Greenhouse é o lar de 10 a 12 idosos elegíveis para clínica geriátrica com cuidadores que atuam fora dos papéis convencionais de atendimento. Em uma Greenhouse, os cuidadores, ou *Shahbazim*, podem ser encontrados cozinhando ou jardinando com os residentes bem como provendo os cuidados tradicionais corporais e no leito.

Financiamento

A estrutura financeira da clínica geriátrica está atualmente sofrendo uma mudança como consequência da redução no reembolso do Medicaid. O Medicare parte A continua a pagar apenas os cuidados pós-hospitalares. Uma permanência em clínica geriátrica que qualifica para o Medicare ocorre dentro de 30 dias de uma permanência hospitalar de três dias e requer um atendimento especializado (em geral medicações IV ou cuidados diários com ferimentos) ou reabilitação cinco dias por semana. O benefício do Medicare parte A pode ser solicitado mesmo se o paciente inicialmente tiver alta para casa, ou após a alta de uma instituição de atendimento especializado, se o paciente sofrer um declínio funcional dentro dos primeiros 30 dias do retorno para casa. O Medicare parte A também pode ser solicitado para um paciente de atendimento em uma clínica para pacientes com doença terminal que sofre uma doença ou lesão não relacionada, como um paciente com câncer que fratura o fêmur. O Medicare cobre o custo dos cuidados pelos primeiros 20 dias e depois solicita que o paciente faça um copagamento pelos 100 dias restantes de cobertura. Quando esse benefício foi exaurido, o paciente deve permanecer fora do hospital por três meses antes que um novo benefício possa ser solicitado. Os custos dos cuidados de longa duração, por outro lado, não são reembolsados pelo Medicare. Adultos que não têm plano de saúde adequado para cuidados de longa duração são solicitados a baixar sua classe social até que se qualifiquem para o Medicaid. Cortes intensos no financiamento do Medicaid em estados como a Califórnia estão resultando em crises nos leitos de instituições de cuidados de longa permanência, de modo que está se tornando cada vez mais difícil para os idosos encontrar abrigos institucionais. Fontes alternativas de pagamento incluem seguro de saúde privado de cuidado de longo prazo, cobertura do VA para certos veteranos conectados ao serviço, e idosos residentes e suas famílias.

Cuidados clínicos

A estrutura clínica da clínica geriátrica é definida de forma rígida, embora as regulações federais sejam elas próprias relativamente vagas. A criação do Minimum Data Set (MDS) (Conjunto mínimo de dados) levou ao aperfeiçoamento na qualidade do atendimento sem criar uma melhora paralela na qualidade de vida. O cuidado é manejado por meio de uma equipe interdisciplinar que consiste nos seguintes membros:

- *Enfermagem*: Os enfermeiros registrados (ERs) fornecem avaliações de enfermagem bem como aplicação de medicação, manejo de acesso intravenoso e tratamentos especializados. Os enfermeiros vocacionais licenciados (EVLs), com dois anos de treinamento, são licenciados para aplicar medicações e fornecer alguns tratamentos, mas não recebem o treinamento formal na avaliação clínica dos ERs. Os assistentes de enfermagem certificados (AECs ou AEs) têm um programa de certificação de 40 horas e fornecem quase todas as atividades da vida diária (AVDs) que os idosos que moram em casa necessitam.
- *Reabilitação*: Os fisioterapeutas (FTs) fornecem treinamento da marcha e do equilíbrio e muito do trabalho envolvido no fortalecimento do corpo após um episódio debilitante. Os fisioterapeutas assistentes, que não têm o treinamento formal do FT, trabalham com os pacientes em rotinas de exercícios estabelecidas. Os terapeutas ocupacionais (TOs) fornecem terapia em torno das AVDs e das AIVDs. Eles costumam se concentrar nas atividades motoras finas das mãos, e seu trabalho é altamente dependente do estado funcional do paciente. Os terapeutas ocupacionais assistentes podem atuar do mesmo modo que extensões dos TOs para ajudar os pacientes a completar os exercícios propostos. Os fonoaudiólogos se concentram em déficits da fala e da deglutição, e representam uma parte crucial da reabilitação do AVE agudo, bem como nas doenças neurodegenerativas inferiores encontradas comumente em clínicas geriátricas. A maioria das unidades de reabilitação de curto prazo não tem terapeutas respiratórios trabalhando no local, a não ser que eles se especializem no atendimento de pacientes dependentes do ventilador.
- *Nutrição*: As IAEs devem prover pelo menos um nutricionista registrado para seus residentes. O nutricionista fornece recomendações de suplementação nutricional bem como educação individual e recomendações. Em algumas instituições, o nutricionista colabora com a cozinha para desenvolver cardápios saudáveis, mas essa não é uma das exigências regulatórias federais.

- *Farmácia*: As clínicas geriátricas necessitam da presença de um farmacêutico, mas não de uma farmácia. Embora as clínicas geriátricas maiores possam optar por ter um dispensário de medicamentos local, muitas casas menores contratam farmácias locais para o fornecimento das medicações, às vezes de forma urgente ou fora dos horários normais. O farmacêutico deve fazer a revisão dos esquemas medicamentosos de modo a prevenir as complicações da polifarmácia e reduzir a taxa de erros de medicação.
- *Serviços sociais*: Os serviços sociais em uma clínica geriátrica podem ser altamente variáveis e incluem dois grupos completamente separados de profissionais. Assistentes sociais clínicos licenciados ajudam com aspectos sociais, financeiros e outros temas sistêmicos e podem fornecer aconselhamento, dependendo da situação. Em contraste, Title 42 também determina que a clínica geriátrica forneça "atividades significativas", e estas são feitas por meio do trabalho de terapeutas recreativos ou equipe de atividades. Em algumas clínicas geriátricas, há também suporte de capelania para atendimento espiritual dos residentes.
- *Serviços médicos*: Os serviços médicos são determinados em clínicas geriátricas, mas o atendimento no local é altamente variável. Os médicos devem fornecer à clínica geriátrica sua agenda de visita, mas não precisam estabelecer horas específicas para prover cuidados pessoais. O reembolso envolve um modelo de taxa por serviço na maioria das práticas. As exceções notáveis são algumas grandes Organizações de Manejo de Saúde e o VA, nas quais os médicos trabalham por um salário. Diferentemente do ambiente de paciente ambulatorial, a IAE é rigidamente regulada pelos governos federal e estadual. O Medicare exige que os médicos atendam e admitam pacientes dentro de 72 horas da sua chegada à clínica geriátrica e depois a cada 30 dias nos próximos três meses. Após esse período, a regulamentação federal determina que eles devem ver o paciente a cada 60 dias. As regulamentações estaduais variam, com certos estados requerendo um exame de admissão pelo médico dentro de 48 horas da chegada do paciente ou a solicitação de visitas mensais, das quais apenas algumas podem ser realizadas por um enfermeiro em um processo cogerenciado.

Essa equipe interdisciplinar (EID), aumentada por administradores, governantas, equipe de cozinha, família e qualquer outro membro apropriado, se reúne a cada três meses e anualmente para discutir o bem-estar e a saúde global de cada idoso residente na casa. Esses encontros são documentados e neles são criados planos individuais de cuidados. O plano de atendimento determina não apenas o atendimento clínico e social do paciente, mas também o reembolso do Medicare ou Medicaid.

Em 1987, uma grande reforma foi executada em nível federal. Parte de uma Lei Abrangente de Reconciliação do Orçamento, OBRA 87, se tornou a base para o MDS coletado de cada paciente e como um mecanismo para melhora da qualidade de atendimento. Como parte desse processo regulatório, as clínicas geriátricas são tema de pesquisas anuais não anunciadas pelo estado onde estão localizadas. As pesquisas estaduais, que podem ocorrer durante ou após o horário comercial, resultam em um relatório que deve ser afixado na clínica geriátrica. Além disso, os resultados são convertidos em um sistema de pontuação de "cinco estrelas" que é relatado publicamente em http://www.medicare.gov/NursingHomeCompare. Junto com as avaliações de saúde e segurança do site, os investigadores examinam os planos de cuidados dos residentes (PDCs, planos de cuidados). Nas áreas específicas de preocupação, também são necessários Protocolos de Avaliação de Residentes (PARs) (Tabela 18-1).

Estes problemas, quando identificados, devem ser abordados pela EID e incorporados no PDC. Deve-se ter cuidado para explicar por que um paciente está sofrendo com uma dessas 18 condições, uma vez que os pesquisadores irão examinar os prontuários marcados com elas. O registro de cada arranhão e hematoma nos residentes de clínicas geriátricas é obrigatório e destinado a prevenir os maus-tratos e garantir que as lesões importantes não sejam deixadas sem tratamento. Os Centros de Serviços do Medicare e Medicaid (CMS) têm o direito de penalizar as clínicas geriátricas incluindo multas, suspensão temporária de pagamentos, designar vigilância ou mesmo retirar a certificação para cuidar de beneficiários (o que efetivamente irá forçar o fechamento da clínica geriátrica). A Tabela 18-2 classifica as deficiências.

Tabela 18-1 Doenças/condições que desencadeiam um Protocolo de Avaliação de Residente (PAR)

Delirium
Perda cognitiva
Função visual
Comunicação
AVD funcional/potencial reabilitação
Incontinência urinária e cateter permanente
Bem-estar psicossocial
Estado do humor
Sintomas comportamentais
Atividades
Quedas
Estado nutricional
Sondas de alimentação
Desidratação/líquidos de manutenção
Cuidado dentário
Úlceras por pressão
Uso de fármacos psicotrópicos
Contenção física

CLÍNICAS PARA PACIENTES COM DOENÇA TERMINAL E CUIDADOS NO FINAL DA VIDA

O leito de longa permanência em uma clínica geriátrica é destinado a ser o local do descanso final daquele que ali reside. Os residentes de clínicas geriátricas têm o direito de receber cuidados de hospitalização, e o benefício de hospitalização do Medicare pode ser solicitado em uma clínica geriátrica. Ele cobre, como no ambiente de paciente externo, uma agência de visita de cuidados hospitalares, mas não cobre a moradia, alimentação e custódia de 24 horas. Algumas clínicas geriátricas têm quartos destinados a cuidados para pacientes com doença terminal e outras incorporam o treinamento de cuidados paliativos em seus programas de educação continuada. Ao contrário das IVAs,

Tabela 18-2 Escore de inspeção de saúde de clínicas geriátricas

Gravidade	Escopo da deficiência		
	Incidente isolado	Padrão de incidente	Ocorrência disseminada
Perigo imediato para a saúde ou para a segurança	J	K	L
Dano real sem perigo imediato	G	H	I
Sem dano real, mas com potencial para dano maior do que o mínimo	D	E	F
Sem dano real, mas com potencial para dano mínimo	A	B	C

Reproduzida com permissão do site dos Centros de Serviços do Medicare e Medicaid: http://www.cms.gov.

as clínicas geriátricas não necessitam de uma concessão de cuidados hospitalares. Em vez disso, elas requerem a documentação médica das preferências de tratamento ao final da vida. Para aumentar a probabilidade de que as ordens de não ressuscitar (NR) e não intubar (NI) sejam respeitadas na transferência para uma unidade de emergência local, tanto as clínicas geriátricas quanto os provedores de cuidados para pacientes com doença terminal em domicílio estão começando a adotar novas ordens de diretrizes antecipadas legalmente compulsórias. Chamadas de Ordens Médicas para Tratamento de Manutenção da Vida (POLST/MOLST), estas são ordens médicas legalmente compulsórias quando assinadas pelo paciente e pelo médico. Elas especificam o estado do código, a hospitalização ou o estado de não transferência, as preferências do paciente por nutrição parenteral e o responsável designado do paciente.

Angelelli J. Promising models for transforming long-term care. *Gerontologist.* 2006;46(4):428-430.

Baker B. *Old Age in a New Age: The Promise of Transformative Nursing Homes.* Nashville, TN: Vanderbilt University Press; 2007.

Bodenheimer T. Long-term care for frail elderly people—the On Lok model. *N Engl J Med.* 1999;341(17):1324-1328.

Boult C, Green AF, Boult LB, Pacala JT, Snyder C, Leff B. Successful models of comprehensive care for older adults with chronic conditions: evidence for the Institute of Medicine's "retooling for an aging America" report. *J Am Geriatr Soc.* 2009;57(12):2328-2337.

Castle NG. Turnover begets turnover. *Gerontologist.* 2005;45(2):186-195.

Castle NG. Measuring staff turnover in nursing homes. *Gerontologist.* 2006;46(2):210-219.

Code of Federal Regulations, Title 42, Volume 3, Part 483 (rev. 2000). *Requirements for States and Long-Term Care Facilities.* Washington, DC: U.S. Government Printing Office.

High KP, Bradley SF, Gravenstein S, et al. Clinical practice guideline for the evaluation of fever and infection in older adult residents of long-term care facilities: 2008 update by the Infectious Diseases Society of America. *J Am Geriatr Soc.* 2009;57(3):375-394.

Kaye HS, Harrington C, LaPlante MP. Long-term care: Who gets it, who provides it, who pays, and how much? *Health Aff.* 2010;29(1):11-21.

Kemper P, Murtaugh CM. Lifetime use of nursing home care. *N Engl J Med.* 1991;324(9):595-600.

Leff B, Burton L, Mader SL, et al. Hospital at home: feasibility and outcomes of a program to provide hospital-level care at home for acutely ill older patients. *Ann Intern Med.* 2005;143(11):798-808.

Mattimore TJ, Wenger NS, Desbiens NA, et al. Surrogate and physician understanding of patients' preferences for living permanently in a nursing home. *J Am Geriatr Soc.* 1997;45(7):818-824.

Ng T, Harrington C, Kitchener M. Medicare and Medicaid in long-term care. *Health Aff.* 2010;29(1):22-28.

Rabig J, Thomas W, Kane RA, Cutler LJ, McAlilly S. Radical redesign of nursing homes: applying the green house concept in Tupelo, Mississippi. *Gerontologist.* 2006;46(4):533-539.

Rahman AN, Applebaum RA. The nursing home minimum data set assessment instrument: Manifest functions and unintended consequences—past, present, and future. *Gerontologist.* 2009;49(6):727-735.

Ramsdell JW, ed. *Medical Management of the Home Care Patient: Guidelines for Physicians.* 3rd ed. American Medical Association and American Academy of Home Care Physicians; 2007.

Stafford PB. *Elderburbia: Aging with a Sense of Place.* Santa Barbara, CA: ABC Clio, LLC; 2009.

Unwin BK, Porvaznik MD. Nursing home care: part I. Principles and pitfalls of practice. *Am Fam Physician.* 2010;81(10):1219-1227.

Unwin BK, Porvaznik M, Spoelhof GD. Nursing home care: part II. Clinical aspects. *Am Fam Physician.* 2010;81(10):1229-1237.

Weiner AS, Ronch JL. *Culture Change in Long-Term Care.* Binghamton, NY: The Haworth Social Work Practice Press; 2003.

Weiner JM, Freiman MP, Brown D. *Nursing Home Care Quality: Twenty Years after the Omnibus Budget Reconciliation act of 1987.* Menlo Park, CA: The Henry J. Kaiser Family Foundation; 2007.

SITES RECOMENDADOS

Family Caregiver Alliance (uma fonte de recursos para cuidadores que inclui grupos de apoio, materiais educativos e oportunidades para defesa). http://www.caregiver.org

National clearinghouse for elder care services (incluindo agências de área sobre envelhecimento, maus-tratos e organizações assistenciais, bem como materiais para cuidadores). http://www.eldercare.gov

Nursing Home Compare feature at the Centers for Medicare and Medicaid Services (CMS) (classifica todos os centros de saúde nos EUA com base nos seus resultados mais recentes de pesquisa). http://www.medicare.gov/nursinghomecompare

The Alzheimer's Association (a maior organização americana de defesa, apoio e pesquisa sobre demência). http://alz.org

19 Assistência domiciliar

Jessica L. Colburn, MD
Jennifer L. Hayashi, MD
Bruce Leff, MD

▼ MODELOS DE ASSISTÊNCIA DOMICILIAR

Modelos específicos de assistência domiciliar se mostraram eficazes em fornecer cuidados de alta qualidade a idosos vulneráveis. Esses modelos incluem programas de assistência domiciliar preventiva e atendimentos médicos em domicílio que integram serviços de suporte médico e social concentrando-se no atendimento de pessoas com incapacidades crônicas, avaliação geriátrica domiciliar, manejo de caso pós-hospitalar/modelos de cuidado transicional, reabilitação em domicílio e hospital em casa.

ASSISTÊNCIA DOMICILIAR PREVENTIVA/ AVALIAÇÃO GERIÁTRICA

Muitos modelos de assistência domiciliar preventiva para idosos em risco de declínio funcional foram descritos e avaliados. Os modelos diferem em sua população-alvo, intensidade e grau de avaliação geriátrica e acompanhamento. Os resultados desses estudos são variados, mas de modo geral os programas que são dirigidos a pacientes de alto risco e fornecem avaliações multidimensionais e múltiplas visitas de acompanhamento demonstraram redução na admissão em clínicas geriátricas, melhora no estado funcional e redução na mortalidade. O alto custo inicial torna atualmente este modelo uma raridade na prática.

ATENDIMENTO MÉDICO EM DOMICÍLIO

Os atendimentos médicos em domicílio são visitas para fornecer cuidados médicos longitudinais continuados dentro do ambiente doméstico do paciente. As consultas em domicílio podem ser feitas apenas pelo médico, ou os pacientes podem receber cuidados primários de uma equipe, como no Programa de Cuidados Primários Domiciliares por meio das facilidades do Veteran's Affairs. No modelo de atendimento por equipe, os pacientes são atendidos por uma equipe multidisciplinar de médicos e outros profissionais de saúde, incluindo mas não se limitando a enfermeiros, auxiliares domésticos, assistentes sociais, fisioterapeutas e terapeutas ocupacionais. Alguns programas incluem farmacêuticos e profissionais de saúde mental nas suas equipes. A equipe se reúne regularmente, gerencia o atendimento de pacientes ativos de forma cuidadosa e integra os serviços de suporte médico e social. Tais programas demonstraram melhora na função, redução de custos, diminuição do uso de medicamentos, melhora na satisfação, aperfeiçoamento no cuidado terminal e menos admissões em clínicas geriátricas e visitas ambulatoriais.

MANEJO DE CASO PÓS-HOSPITALIZAÇÃO E MODELOS DE CUIDADOS TRANSICIONAIS

Estratégias de manejo específico de caso em domicílio, sobretudo aquelas que são focadas em condições associadas com aspectos de manejo complexo e altas taxas de readmissão hospitalar precoce (p. ex., insuficiência cardíaca congestiva), estão associadas com uma redução significativa no número de readmissões hospitalares agudas.

REABILITAÇÃO EM DOMICÍLIO

A reabilitação em domicílio (especificamente após um acidente vascular encefálico – AVE ou uma substituição articular de grande porte) mostrou ser exequível e aceitável aos pacientes e cuidadores, e tão eficiente quanto a reabilitação hospitalar.

HOSPITAL EM CASA

Foram desenvolvidos modelos de hospital em casa que fornecem serviços de nível hospitalar no ambiente domiciliar como um substituto para uma admissão hospitalar necessária, os quais demonstraram desfechos clínicos comparáveis, menor duração da permanência, menor taxa de readmissão, maior satisfação do paciente e do cuidador e reduções em importantes complicações geriátricas como o *delirium*.

SERVIÇOS DOMICILIARES DO MEDICARE

CRITÉRIOS DE ELEGIBILIDADE

O Medicare paga por certos serviços de cuidados em domicílio, e os médicos que atendem idosos precisam estar familiarizados com os critérios básicos de entrada para esses serviços. O Medicare foi definido como um benefício para doença aguda em vez de um seguro para custear os cuidados em longo prazo de idosos com condições crônicas. Assim, os benefícios de saúde domiciliar do Medicare estão ligados a transições de ambientes de cuidados agudos e ao que o Medicare chama de "necessidade especial". Os serviços de cuidados em domicílio para pacientes do Medicare são cobertos pelo Medicare parte A. Os médicos e as agências de saúde em domicílio aprovadas são reembolsados por serviços desde que atendam a certos critérios. As exigências básicas para o reembolso das despesas de saúde do Medicare são estas: o atestado do médico de que o paciente não pode sair de casa, o paciente ter uma necessidade especial, essa necessidade ser razoável e necessária, o serviço fornecido ser intermitente ou em meio período, o médico completar o formulário da consulta presencial e assinar o Formulário CMS-485, que é o plano de atendimento.

1. Critério de confinamento em casa

Para se qualificar como "confinado" em casa, um paciente deve ter uma condição que resulta de doença ou lesão que o torna um "esforço considerável e cansativo sair de casa" sem o auxílio de equipamentos de suporte, como muletas, bengalas, cadeiras de roda ou andadores, transporte especial ou de outra pessoa ou se sair de casa for clinicamente contraindicado. Contudo, uma pessoa não precisa estar acamada ou absolutamente confinada em casa. Ausências de casa devem ser raras, de curta duração, ou para serviços médicos relevantes. Exemplos de motivos não médicos para sair de casa são o comparecimento a serviços religiosos ou sair para uma caminhada ou passeio de carro. Não há uma definição específica de "curta duração" ou "rara" nas diretrizes do Medicare. Doenças ou lesões que resultam em confinamento de uma pessoa em casa incluem AVE, cegueira, demência, amputação ou problema psiquiátrico em que o paciente se recusa a sair de casa ou no qual não haveria segurança em sair de casa desacompanhado.

2. Requisito de necessidades especiais

É preciso uma necessidade especial para que uma agência de cuidados domiciliares receba reembolso do Medicare por serviços de saúde em domicílio. Necessidades especiais são aquelas que requerem um treinamento especial e certificação para sua administração de forma segura e eficaz, como as que são fornecidas por enfermeiros e terapeutas. Um exemplo seria a monitoração de um paciente com uma condição clínica complexa que requer ajustes na medicação e reavaliação por um enfermeiro habilitado. Outros exemplos incluem tratamento de feridas, cuidado com cateteres, fisioterapia, treinamento de pacientes ou cuidadores para manejar condições clínicas como diabetes ou feridas, e educação e monitoração de novas medicações como a varfarina. Visitas domiciliares por um enfermeiro habilitado com o único propósito de obter amostra sanguínea não se qualificam como uma necessidade especial. Quando uma pessoa recebe serviços domiciliares para uma necessidade especial, outros serviços domiciliares cobertos pelo Medicare, como assistência social, terapia ocupacional, auxiliar de saúde em casa, também podem ser obtidos. Assim, o enfermeiro habilitado ou o fisioterapeuta precisam desbloquear o benefício de saúde domiciliar do Medicare para o paciente e um amplo feixe de serviços pode ser usado como apropriado para o atendimento do paciente. Os serviços podem ser fornecidos enquanto a necessidade especial existir.

Nem todas as necessidades especiais são reembolsáveis. Por exemplo, se um paciente tem controlado seu diabetes com injeções sem dificuldade e a glicemia está dentro dos limites normais, o treinamento não seria necessário e o pagamento seria negado. Se o paciente estiver tomando medicação oral, contudo, e o médico adicionar insulina ao esquema terapêutico, seria apropriado solicitar os serviços de enfermagem para treinar o paciente para controlar o diabetes com o novo esquema de insulina.

3. Necessidades especiais razoáveis e necessárias

As necessidades especiais precisam ser razoáveis e necessárias. A documentação deve ser providenciada sobre o plano de cuidados (Formulário CMS-485) e quaisquer formulários suplementares. Se as informações clínicas adequadas não estiverem presentes, o prontuário médico será revisado por um intermediário regional designado pelo Centro para Serviços do Medicare e Medicaid (CMS) para determinar se os serviços são razoáveis e necessários. Um exemplo de uma necessidade especial razoável e necessária é a do paciente que tem alta para casa após hospitalização com insuficiência cardíaca. Contudo, a necessidade dessa pessoa não seria qualificada como razoável e necessária se não houvesse a documentação das alterações do esquema terapêutico e a documentação no Formulário CMS-485 indicasse sinais vitais estáveis e ausência de comprometimento funcional. Outro exemplo fornecido no Manual da Agência de Saúde Domiciliar é um paciente que teve alta do hospital após uma fratura de quadril e os serviços domiciliares foram solicitados unicamente para injeções mensais de vitamina B_{12}. Embora a injeção seja uma necessidade especializada, se não houver documentação de condições aprovadas para administração de vitamina B_{12}, não houver evidência de que a injeção é clinicamente necessária ou razoável, a reinvindicação será negada.

> Centers for Medicare & Medicaid Services. *Home Health Agency Manual.* https://www.cms.gov/manuals/downloads/bp102c07.pdf

4. Exigência de encontros presenciais

A exigência de um encontro presencial para certificação da elegibilidade para serviços domiciliares foi estabelecida na Seção 6407 da Lei de Custeio dos Cuidados de 2010. Ela requer que um médico documente que o médico, ou outro profissional de saúde não médico que trabalha com o médico, teve um encontro presencial com o paciente nos 90 dias anteriores ou 30 dias após o início dos cuidados. O encontro deve estar relacionado com o motivo do encaminhamento do paciente aos serviços domiciliares. Esse

Tabela 19-1 Formulário do encontro presencial

O encontro precisa ocorrer dentro de 90 dias antes ou 30 dias depois do início do tratamento e deve estar relacionado ao motivo do encaminhamento para os cuidados domiciliares.

Deve ser um encontro com um médico ou um provedor não médico que trabalha com o médico.

O formulário deve incluir:
- Nome do paciente, data do encontro presencial.
- Nome do provedor que realizou o encontro.
- Motivo médico para o estado de confinamento do paciente em casa.
- Condição clínica do paciente quando visto.
- Como aquela condição clínica justifica a necessidade de serviços especializados domiciliares clinicamente necessários.
- Assinatura do médico e a data da assinatura. Deve ser uma assinatura original; pode ser uma cópia enviada por fax do formulário presencial assinado.

formulário do encontro presencial também é necessário para recertificação dos serviços de cuidados hospitalares (Tabela 19-1).

5. Serviço em tempo parcial ou intermitente

"Intermitente" significa um cuidado de enfermagem especializada que é fornecido por menos de sete dias por semana ou menos de 8 horas por dia durante um período de 21 dias ou menos para uma condição médica que deve necessitar de serviços especiais pelo menos uma vez a cada 60 dias. Portanto, uma infusão intravenosa única (p. ex., a condição não deve ocorrer novamente e não irá necessitar serviço intermitente) não se qualifica para reembolso. As exceções ao limite de tempo podem ser feitas em bases individuais se for fornecida a documentação apropriada.

6. Plano de atendimento

O Formulário CMS-485 é o plano de atendimento abrangente para cada paciente. Esse formulário lista os diagnósticos, medicações, dieta, atividades e serviços necessários, como tratamento de feridas, além de outras informações. O paciente deve estar aos cuidados de um médico qualificado para assinar a certificação médica no momento do registro para saúde em domicílio e o médico deve revisar e assinar o formulário pelo menos a cada 60 dias. Também pode existir exigência estadual adicional a respeito do momento das assinaturas. Os médicos podem cobrar do Medicare pela certificação do plano de atendimento.

RECUSA DE PAGAMENTO

Visitas únicas são motivos comuns para negar o pagamento de serviços não médicos de saúde em domicílio. Se um paciente se queixa de sintomas urinários, o Medicare não paga uma visita do enfermeiro para coletar uma amostra de urina, mesmo se o paciente for diagnosticado com infecção e tratado com antibióticos. Todavia, se a agência de saúde em domicílio planeja acompanhar para reavaliação de uma necessidade especial, mas um paciente estiver hospitalizado, for colocado em cuidados hospitalares ou morrer após uma única visita, a agência será reembolsada por aquela visita.

Outro motivo comum para recusa é a determinação de eventos não agudos (p. ex., quando a fisioterapia é solicitada para pacientes fragilizados com doenças clinicamente estáveis ou com incapacidade gradualmente progressiva). Desde o seu início, o Medicare tem operado com base em um modelo de cuidados agudos, e os reembolsos são primariamente para eventos agudos com um período previsível de recuperação. Na maioria dos casos, deve haver um objetivo claro antes de os serviços serem aprovados. Antes que os serviços domiciliares sejam solicitados, o médico deve considerar se o serviço irá melhorar a condição do paciente.

Outro motivo comum para recusa é a falha dos médicos em completar o formulário do encontro presencial e em assinar o Formulário CMS-485. O plano de atendimento deve ser revisado pelo menos a cada 60 dias, atualizado, se necessário, e assinado.

INOVAÇÕES NO FORNECIMENTO DE CUIDADOS

▶ Independência em casa

A Demonstração de Independência em Casa foi autorizada pela Seção 3024 da Lei de Custeio dos Cuidados de 2010. Na Demonstração, o Centro de Inovação do CMS vai trabalhar com práticas de cuidados primários domiciliares para testar a hipótese de que equipes interdisciplinares domiciliares abrangentes podem prover cuidados de alta qualidade e economizar para o sistema Medicare em cuidados fornecidos a beneficiários de alto custo do Medicare com múltiplas condições crônicas e comprometimento funcional. Indicadores de qualidade irão incluir menos hospitalização, maior satisfação do paciente e do cuidador e melhores desfechos de saúde, entre outros. As práticas serão recompensadas financeiramente por prover cuidados de alta qualidade com custo reduzido por meio de um mecanismo de economia compartilhada entre o CMS e as práticas participantes. Esse programa Demonstração começou em 2012.

▶ Planos de vantagens Medicare

Os planos de vantagens Medicare também desenvolveram modelos de atendimento para melhorar a quantidade e o custo para pacientes com múltiplas condições crônicas que utilizam frequentemente cuidados de alto custo, como visitas ao setor de emergência e hospitalizações frequentes. INSPIRIS é uma companhia parceira do Plano de Vantagens Medicare para fornecer manejo abrangente de cuidados para os 5 a 10% dos membros do plano com as necessidades de cuidados mais complexos e maiores custos, e eles mostraram reduzir a utilização dos atendimentos e as readmissões e melhorar os desfechos e a satisfação do paciente.

▶ Programa de Cuidados Abrangentes (*All-Inclusive*) de Idosos

O Programa de Cuidados Abrangentes de Idosos (PACE) é um modelo de atendimento que se concentra em manter os adultos com enfermidades crônicas na comunidade pelo tempo mais longo possível. Para ser elegível a participar do PACE, um indivíduo deve ter mais de 55 anos, ser certificado pelo estado para qualificar para colocação em clínica geriátrica, em uma situação na qual o paciente é capaz de continuar a viver com segurança na comunidade e viver em uma área com serviço PACE. Para indivíduos participantes do PACE que têm dupla elegibilidade (Medicare e Medicaid), o programa recebe fundos de ambos os programas para cada participante arrolado no programa. Se não há elegibilidade para o Medicaid, o participante pode pagar a parte do Medicaid do seu bolso. Os serviços incluem cuidados médicos e de enfermagem, programas de cuidado-dia, transporte, auxiliares de cuidados em domicílio, assistente social, cobertura completa da prescrição medicamentosa, cuidado com os cuidadores e fisioterapia e terapia ocupacional.

RECURSOS ADICIONAIS

MEDICAID

Os beneficiários do Medicare também podem receber Medicaid (dupla elegibilidade) se eles atenderem às exigências de renda e riquezas.

O Medicaid fornece reembolso para a maioria dos serviços de saúde em domicílio que o Medicare não cobre. Além disso, vários estados lançaram programas de concessão do Medicaid para fornecer serviços de cuidados domiciliares para pacientes do Medicare que são elegíveis ao Medicaid e a clínicas geriátricas na esperança de reduzir admissão à clínica geriátrica. Os estados devem garantir ao CMS que o custo de fornecer esses serviços em domicílio ou na comunidade não irá exceder o custo de institucionalização desses pacientes. Alguns dos serviços fornecidos incluem cuidados pessoais, cuidados com o cuidador e outras ajudas necessárias em casa.

AGÊNCIAS DE ÁREA PARA O ENVELHECIMENTO

As Agências de Área para o Envelhecimento (AAAs) foram estabelecidas em 1973 sob a Lei para Idosos Americanos para fornecer recursos para atendimento de idosos. As AAAs locais fornecem vários tipos de assistência: serviços de informação e acesso, serviços comunitários, serviços em domicílio, serviços domésticos e serviços de defesa dos direitos dos idosos.

Os serviços de informação e acesso incluem o fornecimento de informação e o encaminhamento para serviços fora das AAAs, suporte aos cuidadores e planejamento e educação para aposentadoria. Os serviços comunitários incluem serviços de emprego como avaliação de competências, testes e colocação em empregos. Eles também oferecem informação sobre centros para idosos, refeições comunitárias, centros de cuidados-dia e oportunidades para voluntários. Os serviços em domicílio podem consistir de "Meals on Wheels"*, ajuda com cuidados pessoais, compras e cuidados domésticos, telefonemas e visitas domiciliares para adultos confinados em casa, dispositivos pessoais de resposta a emergência, ajuda financeira com contas de gás e eletricidade para indivíduos de baixa renda e atendimento dos cuidadores. As AAAs ajudam os idosos a encontrar moradias alternativas quando eles realizam transição de uma vida independente para níveis variáveis de necessidade de ajuda, geralmente em uma tentativa de evitar a colocação em uma clínica geriátrica. As instituições de moradia para idosos, casas coletivas, instituições de vida assistida e orfanato de adultos são opções que as AAAs ajudam os indivíduos a explorar. As AAAs também podem fornecer informações a respeito de colocação em clínicas geriátricas. Por fim, as AAAs fornecem apoio jurídico e investigam acusações de abuso contra idosos e negligência, incluindo autonegligência na comunidade e nas instituições de cuidados de longa duração.

O PAPEL DO MÉDICO NOS CUIDADOS DOMICILIARES

Um médico pode prover cuidados domiciliares em vários níveis distintos: pós-hospitalização e reabilitação, cuidados agudos, visitas de avaliação e cuidados primários domiciliares. Ao prover tais cuidados, o médico costuma atuar em conjunto com os recursos das agências de saúde em domicílio, incluindo cuidado de enfermagem especializada, cuidados de auxiliares de saúde em domicílio, fisioterapeuta e terapeuta ocupacional e assistente social.

Uma inferência a ser feita a partir da descrição dessas categorias é a importância de selecionar os pacientes apropriados para cuidados domiciliares. A seleção de pacientes requer uma compreensão da condição médica do paciente, adequação do ambiente do paciente, inclusive o nível de suporte de cuidador disponível, e a capacidade da agência de cuidados domiciliares de suportar as necessidades particulares do paciente.

HOSPITALIZAÇÃO PÓS-AGUDA E ATENDIMENTO DE REABILITAÇÃO DOMICILIAR

Nos cuidados pós-hospitalização e na reabilitação em domicílio, o foco é restaurar a função e terminar o manejo dos problemas médicos. A equipe de cuidados interdisciplinares fornece muitos dos cuidados nesse ambiente, com um médico fornecendo a vigilância e supervisão clínica.

CUIDADOS DOMICILIARES E AVALIAÇÕES

Nos cuidados domiciliares agudos, o médico é envolvido ativamente no manejo da doença aguda. As visitas domiciliares, o envolvimento da agência de cuidados domiciliares e a coordenação de perto da equipe de cuidados interdisciplinares são cruciais para avaliar e manejar o paciente. Além disso, visitas domiciliares de avaliação, que podem ser feitas apenas uma vez, permitem que um médico avalie o impacto do ambiente domiciliar, o cuidador ou a incapacidade funcional sobre a saúde do paciente, incluindo a não adesão ao tratamento, diagnósticos difíceis e o uso excessivo dos serviços de saúde.

---

* N. de T. "Refeições sobre rodas", um programa de distribuição de refeições a pessoas idosas carentes nos Estados Unidos feito por voluntários.

Tabela 19-2 Equipamentos para cuidados domiciliares

Essencial	Opcional
Esfigmomanômetro	Otoscópio/oftalmoscópio
Estetoscópio	Equipamento de remoção de cera da orelha
Equipamento de flebotomia	
Termômetro	Ditafone
Vasilhame de coleta de urina, escarro, fezes	Glicosímetro
	Monitores de pontos de cuidados (p. ex., RNI)
Luvas	
Martelo para reflexo	Câmera digital
Diapasão	Computador portátil/prontuário eletrônico
Cartões para sangue oculto	
Geleia lubrificante	Oxímetros de pulso
Cortador de unhas	Kit de cuidados de ferimentos
Abaixador de língua	Espéculo ginecológico
Bloco de prescrição	Espirômetro
Vasilhame para equipamentos perfurocortantes	Balança
	Eletrocardiógrafo portátil

RNI, razão da normatização internacional.

ATENDIMENTO DOMICILIAR E CUIDADOS PRIMÁRIOS EM DOMICÍLIO

Além dos componentes usuais de uma consulta com o paciente (i.e., a história e o exame físico e o aconselhamento), o atendimento em domicílio permite e encoraja a avaliação funcional, social, do cuidador e do ambiente. Inspecionar o ambiente da casa com a permissão do paciente/família (p. ex., entulhos e obstáculos, equipamentos de adaptação, iluminação, organização do banheiro, organização da cozinha, conteúdo da geladeira, organização da medicação) pode ajudar o médico a compreender aspectos funcionais e clínicos. Do mesmo modo, observações da interação entre paciente-cuidador em casa com frequência são notavelmente diferentes daquelas observadas no consultório e podem fornecer valiosas percepções a respeito de aspectos do manejo. Os clínicos podem escolher entre fazer uma única visita domiciliar para avaliar aspectos particulares do ambiente da casa do paciente ou de suas necessidades, ou um clínico pode fornecer cuidados primários em domicílio. Em alguns casos, os médicos trabalham com uma equipe interdisciplinar, incluindo enfermeiros, assistentes sociais e auxiliares domiciliares, em uma prática de atendimento em domicílio que provê cuidados primários. A Tabela 19-2 enumera os equipamentos recomendados para atendimento em domicílio.

▶ Faturamento para a supervisão do plano de atendimento médico do Medicare

O Medicare parte B paga ao médico pelo atendimento em domicílio. As visitas domiciliares são cobradas usando os códigos 99241-99350. As visitas às instituições de cuidados domiciliares são cobradas usando códigos CPT 99324-99337. Além disso, o Medicare parte B paga pela supervisão do plano de cuidados (CPO) usando o sistema de codificação de prática comum do CMS, código G0181. Códigos separados devem ser usados para certificação domiciliar inicial (G0180), recertificação (G0179) e CPO (G0181). Os médicos podem ser reembolsados por um mínimo de 30 minutos por mês gastos em prescrições domiciliares e comunicação com provedores de cuidados em domicílio. A conta também pode incluir o tempo gasto revisando prontuários e coordenando os cuidados com outras disciplinas. A CPO não inclui o tempo gasto em discussão com farmacêuticos com o objetivo de solicitar as prescrições nem inclui o tempo gasto em discussões com os pacientes e os familiares. Os reembolsos do Medicare parte B são sujeitos a um copagamento de 20%, pelo qual o beneficiário do Medicare é responsável.

Boling PA. Care transitions and home health care. *Clin Geriatr Med.* 2009;25(1):135-148, viii.

Boling PA. Preface. Home care, from origins to present day. *Clin Geriatr Med.* 2009;25(1):xi-xiii.

DeJonge KE, Taler G, Boling PA. Independence at home: community-based care for older adults with severe chronic illness. *Clin Geriatr Med.* 2009;25(1):155-169, ix.

Huss A, Stuck AE, Rubenstein LZ, Egger M, Clough-Gorr KM. Multidimensional preventive home visit programs for community-dwelling older adults: a systematic review and meta-analysis of randomized controlled trials. *J Gerontol A Biol Sci Med Sci.* 2008;63(3):298-307. Erratum in: *J Gerontol A Biol Sci Med Sci.* 2009;64(2):318.

Leff B, Burton JR. The future history of home care and physician house calls in the United States. *J Gerontol A Biol Sci Med Sci.* 2001;56(10):M603-M608.

McCall N, Komisar HL, Petersons A, Moore S. Medicare home health before and after the BBA. *Health Aff (Millwood).* 2001;20(3):189-198.

Shepperd S, Doll H, Angus RM, et al. Avoiding hospital admission through provision of hospital care at home: a systematic review and meta-analysis of individual patient data. *CMAJ.* 2009;180(2):175-82.

Stuck AE, Kane RL. Whom do preventive home visits help? *J Am Geriatr Soc.* 2008;56(3):561-563.

SITES RECOMENDADOS

American Academy of Homecare Physicians (esta organização é uma excelente fonte de informação sobre cuidados domiciliares, tanto para a prática médica quando para o modelo Independência em casa). http://aahcp.org

Center for Medicare and Medicaid Services (vários sites têm excelentes informações sobre programas de cuidados domiciliares do Medicare e clínicas geriátricas e Demonstração de Independência em Casa). http://www.cms.gov

National Association for Home Care & Hospice (este site, embora de um grupo comercial que representa agências de cuidado domiciliar, clínicas geriátricas, organizações de cuidados domiciliares e fornecedores de equipamentos médicos, fornece informações gerais e links relacionados à indústria de cuidados domiciliares). http://www.nahc.org

National Association of Area Agencies on Aging (este site traz vários links úteis para encontrar serviços locais). http://www.n4a.org

O viajante idoso

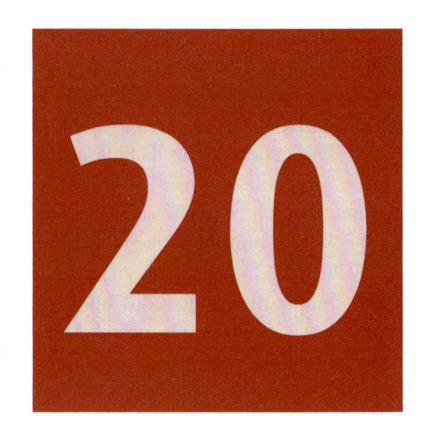

Gerald Charles, MD

PRINCÍPIOS GERAIS EM IDOSOS

1. Os idosos, devido à sua reserva fisiológica diminuída, são mais vulneráveis à maioria dos perigos que cercam os viajantes.
2. Como a exacerbação de doenças crônicas é um risco importante para qualquer viajante, pensar no "manejo da doença e na educação" antes de viajar é particularmente importante para os viajantes mais velhos.
3. Qualquer forma de viagem aumenta o risco de tromboembolismo venoso, que pode ser mais grave em idosos.
4. Um conhecimento prévio dos recursos disponíveis aos profissionais de saúde chamados a ajudar em uma emergência médica durante uma viagem aérea pode ser uma medida salvadora.

GENERALIDADES SOBRE PROBLEMAS DE VIAGENS

"Vagar mundo afora restabelece a harmonia original que já existiu entre o homem e o universo."

Anatole France

Viajar é apreciado por muitos e tolerado por alguns, mas é simplesmente uma parte da vida moderna. Todos aqueles que viajam, contudo, estão sujeitos a certos "riscos" inerentes às viagens. Dentre eles estão exposições a climas e alimentos com os quais não há familiaridade, doenças, línguas e costumes estranhos, riscos causados por padrões de segurança pública "relaxados", ausência de acessibilidade para incapacitados, maior incidência de violência em ambientes estranhos e riscos específicos a modos particulares de viagem. Os problemas dos idosos também aumentam quando estressados por desidratação, temperaturas extremas, doença aguda ou exacerbação de doenças crônicas e aumento do risco de quedas como resultado de fatores como ausência de corrimão, superfícies irregulares ou mesmo quartos desconhecidos de hotéis no meio da noite. Os idosos também são mais afetados por alterações do fuso horário, e essa condição, quando associada com confusão em uma pessoa mesmo com comprometimento cognitivo leve em um ambiente estranho, pode ser a fórmula para eventos adversos. Qualquer um que já esteve confuso em um aeroporto movimentado enquanto ficou preocupado sobre como chegar ao portão de embarque correto na hora do voo irá compreender que qualquer confusão subjacente provavelmente irá tornar a viagem ainda mais estressante. Assim, quase todos os fatores que contribuem para os riscos da viagem são amplificados em viajantes idosos.

Não há uma grande quantidade de dados sobre a demografia dos problemas médicos das viagens. Há alguns sistemas de vigilância em ação, como o *GeoSentinel Surveillance Network*, que agrega dados sobre doenças infecciosas em todo o mundo a partir de uma rede de viagens e clínicas de medicina tropical em seis continentes. Essa rede pode ser útil para avaliar as prováveis causas de doenças febris no retorno de um viajante ou para compreender os riscos de doenças infecciosas com base no local de viagem. Todavia, na verdade não há entidades comparáveis coletando dados sobre outros problemas relacionados a viagens. As nações em geral não mantêm informações a respeito de vítimas de crimes ou acidentes em formatos que permitam a agregação desses dados, e há muitos problemas para reunir estatísticas internacionais. Muitos problemas de saúde relacionados a viagens nunca são relatados, e as instituições como hotéis e companhias aéreas não fazem a coleta desse tipo de informação. Os dados de que dispomos indicam que as infecções comuns (respiratórias superiores e gastrenterites) são frequentes e os acidentes com veículos motorizados são os eventos traumáticos mais prováveis, seguidos por quedas e acidentes com pedestres. Menos comuns são os problemas de saúde resultantes de crimes, problemas incomuns resultantes de "aventuras" e incidentes que se originam de intranquilidades civis. O princípio de que "coisas comuns ocorrem comumente" certamente pertence às viagens.

RISCO DE TROMBOEMBOLISMO DEVIDO ÀS VIAGENS

A trombose venosa profunda (TVP) e o tromboembolismo venoso (TEV) são doenças comuns com uma frequência estimada de 1 a 2 por 1.000 indivíduos. A mortalidade estimada em 28 dias para um primeiro episódio de TEV em pessoas que deambulam fica em torno de 11%, ilustrando a grave natureza desse problema. Dentre os inúmeros fatores de risco reconhecidos de TVP e TEV, estão estados de hipercoagulabilidade, imobilidade, câncer, problemas ortopédicos e outros procedimentos cirúrgicos, mas o envelhecimento é um fator de risco *independente* para TVP e TEV. Embora seja reconhecido há algum tempo, o risco de TVP e TEV incidente em viajantes tem sido, de certo modo, difícil de quantificar. Estudos iniciais da "síndrome da classe econômica" ofereceram conclusões conflitantes sobre o risco. Uma metanálise recente concluiu que o risco relativo acumulado de TEV em viajantes é de 2,0 (intervalo de confiança [IC] 95%, 1,5–2,7). Excluindo estudos com participantes controles que foram encaminhados para avaliação de TEV que levaram a "viés de encaminhamento" no grupo controle, o risco relativo para qualquer forma de viagem foi de 2,8 (IC 2,2–3,7). Uma relação de dose-resposta foi identificada com um risco 18% maior de TEV para cada aumento de duas horas na duração da viagem. De particular interesse foi um risco 26% maior para cada duas horas de viagem aérea. Quando consideramos a facilidade e a frequência das viagens aéreas de longa distância no mundo de hoje e os fatores que se sabe estarem associados com o aumento do risco de TEV sem viagens, vemos que o risco aumentado conhecido de TEV durante as viagens deve ser uma consideração importante na preparação de um idoso para viajar. É importante que o clínico avalie a magnitude do risco em pacientes individuais com o objetivo de decidir se está indicada uma intervenção de redução de risco antes da viagem. Todos os idosos viajantes irão se beneficiar de uma atenção particular para atenuar os riscos modificáveis da viagem como desidratação, imobilidade e o combate à estase venosa dos membros inferiores. O tratamento com várias formas de anticoagulação deve ser considerado para aqueles com maior risco. As sugestões incluem:

1. Baixo risco (p. ex., apenas idade, obesidade, inflamação ativa, cirurgia não ortopédica recente): encorajar a deambulação frequente, hidratação e talvez meias de compressão.
2. Risco moderado (p. ex., TVP prévia, doença venosa conhecida): o mesmo acima mais ácido acetilsalicílico em baixa dose se não houver contraindicação.
3. Alto risco (p. ex., TVP/TEV recorrente, estado de hipercoagulabilidade, neoplasia, etc.): o acima mais considerar o uso de heparina de baixo peso molecular ou os anticoagulantes orais mais novos, como os inibidores do fator Xa ou inibidores da trombina.

Como o envelhecimento é um fator de risco independente para TVP e TEV, muitos viajantes idosos provavelmente irão cair pelo menos no grupo de risco moderado.

RECURSOS SOBRE OS RISCOS DE VIAGENS

Há inúmeros recursos disponíveis a qualquer viajante e aos profissionais de saúde para aconselhamento de viajantes idosos. O

Tabela 20-1 Lista de verificação para viajantes

1. Há algum motivo pelo qual eu não deva viajar? A quem devo perguntar? Ao provedor primário e/ou Clínica de Viagem
2. Eu preciso de alguma vacina ("Injeções")? A quem devo perguntar? Ao provedor primário e/ou Clínica de Viagem
   Web: http://wwwnc.cdc.gov/travel/vaccinations.htm
3. Como prevenir coágulos sanguíneos durante a viagem? A quem perguntar? Provedor primário
   Web: http://wwwnc.cdc.gov/travel/new-announcements.htm
4. Informações médicas que devo levar comigo: Lista de problemas médicos, lista de medicações (doses e frequência), alergias conhecidas, cópia de eletrocardiograma recente (ECG), cartão de seguro de saúde (outro que não o Medicare)
5. Algum horário de medicação se altera com a mudança de fuso horário? A quem perguntar: Provedor primário ou Farmacêutico

Recursos da internet para viagens internacionais:
Health Questions: http://wwwnc.cdc.gov/travel/page/yellowbook-2012-home.htm
Ship Travel (aspectos sanitários): http://wwwn.cdc.gov/inspectionquerytool/inspectiongreensheetrpt.aspx
International Travel Safety: http://www.travel.state.gov

Departamento de Estado dos Estados Unidos (EUA) mantém um excelente website dedicado a viagens internacionais (http://www.travel.state.gov) cujo foco são conselhos sobre como lidar com dificuldades encontradas em viagens internacionais, destacando áreas no mundo com riscos particulares. Os Centros para Prevenção e Controle de Doenças mantêm um website dedicado primariamente a doenças relacionadas com viagens internacionais e as vacinas recomendadas para quem vai fazer essas viagens (http://wwwnc.cdc.gov/travel), inclusive o bem conhecido "Yellow Book" (Livro Amarelo). O CDC também mantém o relatório "Green Sheet" (Folha Verde), bastante útil, do Programa Sanitário, que enumera os navios de cruzeiro mais internacionais e os resultados das inspeções sanitárias daqueles navios (http://wwwn.cdc.gov.inspectionquerytool/inspectiongreensheetrpt.aspx).

É importante que os profissionais de saúde que fornecem aconselhamento sobre viagens aos idosos também encorajem os viajantes a levar com eles uma lista dos seus problemas crônicos de saúde, uma lista das suas medicações atuais e, preferencialmente, devem portar uma cópia do último eletrocardiograma (ECG). Qualquer um que foi solicitado a prestar atendimento médico a um viajante confuso, que é incapaz de relatar com clareza seus problemas médicos ou quais medicações está usando sabe a utilidade dessa informação. Por fim, viajantes idosos devem ser lembrados que o Medicare não cobre gastos de saúde em outros países e devem ser encorajados a fazer um seguro de saúde adicional. Uma "lista de verificação" sugerida para pacientes que planejam uma viagem é apresentada na Tabela 20-1.

VIAGENS DE NAVIO

As viagens de navio são um meio de passeio muito popular entre idosos. Deixando de lado a publicidade recente, a viagem de navio como um meio de transporte não é muito arriscada, exceto por erros grosseiros de navegação. Eventos como colisões, encalhes ou ataques de piratas são muito divulgados, mas, na verdade, são bastante raros. Os principais riscos dos viajantes de navio envolvem, na verdade, os riscos das viagens em terra (p. ex., acidentes com veículos motorizados, acidentes com pedestres e quedas) que respondem pela maioria dos problemas médicos traumáticos nas viagens de cruzeiro. Embora as epidemias a bordo atribuídas a gastrenterite viral causada por *norovirus* ou infecções das vias respiratórias superiores por vírus sejam ocorrências relativamente incomuns, o seu aparecimento a bordo de um navio será ampliado pelo ambiente confinado. Embora muitas doenças virais sejam altamente contagiosas quando disseminadas por tripulantes do navio, como aqueles que manuseiam alimentos, ou por outros viajantes que estejam infectados, uma boa vigilância epidemiológica é eficaz para limitar as infecções a bordo. Os navios registrados em países com rigorosos padrões de saúde pública reforçados por agências governamentais (p. ex., EUA e Reino Unido) podem ter menos probabilidade de apresentar riscos de doenças infecciosas aos viajantes do que navios de outros países. Dados sobre as companhias de cruzeiro individuais e navios individuais estão prontamente disponíveis nos Centros de Controle e Manejo de Doenças na forma dos "Green Sheet" já citados. A maioria dos grandes navios de cruzeiro tem um departamento médico a bordo que pode fornecer cuidados iniciais para doenças ou lesões menores e providenciar avaliação médica em situações mais graves.

Tabela 20-2 Natureza das emergências em voo

Categoria (% de todas as emergências)	Problema (% da categoria)
Neurológica (16,7%)	Síncope/perda de consciência (50%) Convulsões (33%)
Cardíaca (15,9%)	Suspeita de infarto (50%) Angina (33%)
Psiquiátrica (14,9%)	Ansiedade (33%) Relacionado ao álcool (33%) Pânico (33%)
Gastrintestinal (10,9%)	Gastrenterite (50%) Dor abdominal (33%) Náuseas e enjoos (33%)
ORL (8,9%)	Barotrauma ótico (50%) Barotrauma sinusal (10%)
Pulmonar (6,9%)	Asma (50%) DPOC (20%) Dispneia (20%)
Trauma (3,9%)	Turbulência (50%) Relacionado ao álcool (50%)
Diabetes e hipoglicemia (3,7%)	Quase sempre é hipoglicemia
Apenas sintomas (8,9%)	Dor torácica mais comum

DPOC, doença pulmonar obstrutiva crônica; ORL, otorrinolaringologia.

VIAGENS AÉREAS

"Se houver um médico a bordo, por favor, identifique-se ao comissário de voo". Alguns estimam que 60 a 70% dos médicos já estiveram envolvidos em algum tipo de emergência médica durante um voo. Embora as emergências médicas sejam registradas ao acaso e haja pouco acompanhamento entre as companhias aéreas, estima-se que ocorram entre 0,4 e 3,4 emergências por 100.000 passageiros durante o voo. Um estudo com emergências em voo mostrou que cerca de 3% foram morte súbita e cerca de 13% foram problemas cardiovasculares "significativos", incluindo infarto do miocárdio e acidentes cerebrovasculares. Devido ao numero de voos diários em todo o mundo, estima-se que haja em torno de 30 emergências médicas em voo diariamente.

A natureza e as frequências estimadas das emergências em voo são apresentadas na Tabela 20-2. Está claro que idosos estarão em maior risco de emergências em voo por algumas dessas causas, mas nem todas elas. Eles terão maior probabilidade de ter doença das artérias coronárias (conhecida ou não), doença pulmonar obstrutiva crônica, síncope por desregulação autonômica e talvez mais confusão por várias causas como comprometimento cognitivo subjacente ou efeitos medicamentosos adversos. Como os profissionais de saúde que atendem uma emergência em voo não têm o suporte diagnóstico para fazer mais do que a "melhor suposição" sobre a causa do sofrimento, devem ser consideradas as frequências das doenças mostradas na Tabela 20-2 que podem responder pelo problema observado.

O profissional de saúde pode se beneficiar do conhecimento a respeito dos recursos disponíveis na eventualidade de uma emergência, e uma verificação desses recursos é uma medida regular.

1. Os comissários de bordo são experientes, treinados em procedimentos de emergência e têm algum treinamento em primeiros socorros de emergência. Muitos já prestaram socorro durante emergências médicas em voo, portanto é importante pedir ajuda a eles logo e com frequência.

2. A maioria das grandes companhias de transporte aéreo dos EUA têm um médico treinado em medicina de emergência e medicina aeroespacial disponível para consulta por comunicação aeroterrestre, Como regra, qualquer emergência na qual o desvio do voo para uma aterrissagem não planejada esteja sendo considerada irá necessitar aprovação desse "médico de bordo de plantão" bem como do Comandante do avião.

3. Todas as aeronaves dos EUA com um ou mais comissários de bordo deverá ter um desfibrilador automático externo (DAE) a bordo. Os comissários receberão treinamento nesta operação. Um DAE pode indicar o ritmo cardíaco e não irá administrar um choque a não ser que o ritmo seja responsivo a ele.

4. Os principais transportadores e todas as companhias aéreas dos EUA exceto "os táxis aéreos" devem ter um "Kit Ampliado de Emergência Médica de Bordo". Esse *kit* contém equipamentos diagnósticos (manguitos de pressão, estetoscópio, etc.), cânulas orofaríngeas, equipamento de infusão intravenoso, medicações orais, medicações injetáveis, inaladores e equipamento de ressuscitação incluindo bolsa Ambu, laringoscópio e cânulas. A Tabela 20-3 tem uma lista mais completa do conteúdo.

5. Aviões de passageiros maiores têm oxigênio de uso médico em tanques portáteis, e o número de tanques varia com o tamanho da aeronave. Cada tanque supre cerca de 30 minutos de oxigênio; logo, não será possível um período prolongado de suporte com oxigênio. Os táxis aéreos não são obrigados a ter oxigênio de uso médico e geralmente não têm o *kit* ampliado para emergência médica. Os táxis aéreos terão, contudo, um DAE a bordo se houver pelo menos um comissário de bordo.

Alguns idosos têm problemas de saúde tão graves que viagens aéreas não são aconselhadas. A contraindicação mais comum às viagens aéreas é a insuficiência pulmonar, com a doença pulmonar obstrutiva crônica (DPOC) sendo o diagnóstico mais comum. Uma PaO_2 (pressão parcial de oxigênio arterial) de menos de 70 mmHg em repouso em geral é uma contraindicação às viagens aéreas. Essencialmente, qualquer condição médica necessitando de oxigênio suplementar em repouso deve ser avaliada cuidadosamente para ver se o estresse do voo em uma pressão de cabine equivalente a uma altitude de 6.000 a 8.000 pés (1.800 a 2.400 metros) pode ser tolerada. Oxigênio suplementar deve ser arranjado a bordo e a duração da administração de oxigênio não é restrita pela quantidade limitada de oxigênio para emergência médica a bordo. Arranjos prévios com a companhia aérea devem ser feitos e a consulta com o departamento médico da companhia deve ser completada de modo que o fluxo adequado de oxigênio na altitude possa ser determinado antecipadamente. Como regra, os passageiros não podem levar seus tanques pessoais de oxigênio a bordo da aeronave, e apenas certos tipos de concentradores são aprovados pela Administração Federal de Aviação para uso a bordo. Outros problemas médicos que são contraindicação ao voo incluem doença coronariana instável ou um infarto do miocárdio recente (em geral até três semanas antes), cirurgia recente (2 a 3 semanas para cirurgia de orelha, nariz e garganta [ORL], ocular ou gastrintestinal, e várias semanas mais para cirurgia ortopédica nas quais o risco de TVP é maior), incapacidade neurológica significativa ou acidente vascular encefálico recente e aspectos comportamentais causados por comprometimento cognitivo ou problemas psiquiátricos.

A questão da responsabilidade em responder a uma emergência médica a bordo foi de certo modo esclarecida nos EUA em 1998 pela aprovação da Lei de Assistência Médica de Aviação (Lei Pública 105-170), que fornece alguma proteção de "bom samaritano" aos profissionais de saúde que prestam atendimento em uma emergência médica durante um voo. Para ser coberto por essa lei, o profissional de saúde deve prestar atendimento em boa fé, ser "médico qualificado", ser voluntário e não deve aceitar compensação monetária pelo serviço prestado. O atendimento médico "deve ser semelhante ao cuidado que outros com treinamento similar forneceriam em tais circunstâncias". Os EUA, o Canadá e o Reino Unido não exigem que o profissional de saúde seja voluntário para atender em uma emergência, mas muitos países europeus e a Austrália exigem. A bandeira da companhia aérea determina se o profissional de saúde é "obrigado" ou não a prestar atendimento. Está claro que a aplicação do "deve ser voluntário" é problemática. Alguma incerteza sobre a jurisdição legal no caso de voos internacionais ou mesmo voos domésticos sobre vários estados permanece em aberto pela lei das sentenças uma vez que há alguns processos contra profissionais de saúde que atenderam emergências médicas em voo. As emergências a bordo são mais bem atendidas se os provedores estiverem a par dos recursos de tratamento disponíveis a bordo da aeronave, estiverem preparados para prestar atendimento diante de considerável incerteza devido à falta de informações diagnósticas, fornecerem cuidados apenas "dentro do escopo de uma pessoa com treinamento similar" e compreenderem que, em última análise, as decisões clínicas feitas a 10.000 metros são apenas "a melhor suposição".

Alguma compreensão dos riscos da viagem por idosos, dos recursos para planejamento antecipado da viagem e de quais recursos estão disponíveis aos profissionais de saúde na eventualidade de um chamado para ajudar em uma emergência médica irá preparar melhor tanto o idoso viajante quanto o profissional de saúde atendente quando o "temido chamado" aparece no sistema de áudio no meio de uma viagem.

Tabela 20-3 Conteúdo de um *kit* ampliado de emergência médica de bordo

Seringas preenchidas	Outro
Atropina	Salina – 500 mL IV
Glicose	Equipos IV
Diazepam	Cateter IV
Adrenalina	Três sondas endotraqueais
Autoinjetor de adrenalina	Dois laringoscópios
Lidocaína	Três vias aéreas orofaríngeas
Bicarbonato de sódio	Luvas, esponjas, fitas
Ampolas e frascos	**Monitoração**
Difenidramina	Esfigmomanômetro
Adrenalina	Estetoscópio
Furosemida	Livro de Algoritmos da AHA
Digoxina	**Seringas e agulhas**
Nalbufina	**Fármacos variados**
Naloxona	Albuterol inalatório
Procainamida	Amônia inalatória
Prometazina	Comprimidos de ácido acetilsalicílico
Solu-cortef	Comprimidos de clonidina
	Comprimidos de nitroglicerina

Chandra D, Parisini E, Mozaffarian D. Meta-analysis: travel and risk for venous thromboembolism. *Ann Intern Med*. 2009;151(3): 180-190.

Gendreau MA, DeJohn C. Responding to medical events during commercial airline flights. *N Engl J Med*. 2002;346(14):1067-1073.

Leder K, Torresi J, Libman MD, et al. GeoSentinal surveillance of illness in returned travelers, 2007-2011. *Ann Intern Med*. 2013;150(6):456-468.

Peterson DC, Martin-Gill C, Guyette FX, et al. Outcomes of medical emergencies on commercial airline flights. *N Engl J Med*. 2013;368(22):2075-2083.

Ross AGP, Olds GR, Cripps AW, et al. Enteropathogens and chronic illness in returning travelers. *N Engl J Med*. 2013;368(19): 1817-1825.

Sack RL. Clinical practice: jet lag. *N Engl J Med*. 2010;362(5):440-447.

Seção III. Condições Comuns em Geriatria

Delirium

21

Tammy Ting Hshieh, MD
Sharon K. Inouye, MD, MPH

FUNDAMENTOS DO DIAGNÓSTICO

- Diagnóstico clínico baseado em uma história detalhada, avaliação cognitiva e exame físico e neurológico.
- A característica patognomônica é uma alteração aguda no estado mental basal durante horas a dias.
- Outras características-chave incluem uma evolução flutuante, com aumento ou diminuição dos sintomas durante um período de 24 horas: falta de atenção, com dificuldade em manter a atenção, além de desorganização dos pensamentos, como deambulação errática ou discurso incoerente, ou alteração do nível de consciência (vigil ou letárgico).
- Distúrbios da percepção, como alucinações, ou delírios paranoides estão presentes em cerca de 15 a 40% dos casos.
- Procure por causas orgânicas ou fisiológicas (p. ex., doenças, relacionadas a drogas, ou desarranjos metabólicos).
- Muitas vezes o *delirium* é diagnosticado erroneamente como demência, depressão ou psicose.
- Critérios aceitos de *delirium* fornecidos pelo Confusion Assessment Method.

Princípios gerais em idosos

O *delirium* é um transtorno agudo da atenção e da função cognitiva que pode surgir em qualquer momento durante a evolução de uma doença. Muitas vezes, o *delirium* é o único sinal de uma condição médica grave subjacente, sobretudo em pessoas mais velhas e frágeis ou que têm uma demência subjacente.

A prevalência do *delirium* no momento da internação pode variar de 10 a 40%. Durante a internação, pode afetar adicionalmente 25 a 50%. As taxas de *delirium* pós-operatório são avaliadas em 10 a 52%. Taxas ainda mais altas (70 a 87%) são observadas nas unidades de terapia intensiva (UTIs). Além disso, 80% dos pacientes em estado terminal apresentam *delirium* antes de morrer.

Foram reconhecidas três formas de *delirium*: a forma hiperativa, hiperalerta, a forma hipoativa, hipoalerta e letárgica, e a forma mista, que combina elementos de ambas. A forma hipoativa muitas vezes não é reconhecida, sendo mais comum entre os pacientes mais velhos hospitalizados; ela está associada com um diagnóstico mais pobre.

O *delirium*, como uma síndrome geriátrica, é inerentemente multifatorial e se desenvolve como resultado de interações entre fatores de risco predisponentes e danos nocivos ou precipitantes. Assim, é imperativo que os médicos identifiquem e abordem todos os fatores potenciais, observando de perto os pacientes em relação à resolução do quadro.

Prevenção

O principal fator de risco predisponente para o *delirium* é o comprometimento cognitivo preexistente, especificamente a demência, que aumenta o risco de *delirium* em 2 a 5 vezes. Praticamente todas as doenças médicas crônicas podem predispor pessoas mais velhas ao *delirium*, assim como distúrbios neurológicos e metabólicos específicos. Uma lista completa dos fatores de risco está incluída na Tabela 21-1.

Os medicamentos são o fator precipitante mais importante, contribuindo com mais de 40% dos casos de *delirium*. Os medicamentos mais associados com *delirium* são aqueles com efeitos psicoativos conhecidos, como sedativos hipnóticos, opiáceos bloqueadores de H_2 e anticolinérgicos. A American Geriatrics Society publicou uma lista de medicamentos potencialmente inadequados para idosos, conhecida como *2012 Revised Beers Criteria*, que engloba alguns dos medicamentos que provocam *delirium*. Além disso, o risco de *delirium* aumenta em proporção direta com o número de medicamentos prescritos. Tratamentos fitoterápicos estão sendo cada vez mais reconhecidos como fatores que causam ou contribuem para o *delirium*, sobremaneira quando tomados concomitantemente com uma medicação psicoativa. Isso é particularmente verdadeiro no caso de ervas psicoativas, como a erva-de-são-joão, kava kava e raiz de valeriana. A Tabela 21-1 apresenta outros fatores precipitantes, incluindo doenças intercorrentes, fatores ambientais e cirurgias.

Tabela 21-1 Fatores de risco e fatores precipitantes do *delirium*

Fatores de risco	Fatores precipitantes
Estado cognitivo • Demência/comprometimento cognitivo • Depressão • História de *delirium* **Condições médicas coexistentes** • Doença grave/terminal • Comorbidades múltiplas • Doença neurológica (incluindo história de acidente vascular encefálico, hemorragia intracraniana, meningite, encefalite, doença de Parkinson) • Distúrbios metabólicos (incluindo hiper/hiponatremia, hiper/hipoglicemia, hipercalcemia, disfunções da tireoide ou suprarrenais e distúrbios acidobásicos) • Fratura ou traumatismo • Anemia • Albumina sérica baixa • Infecção pelo vírus da imunodeficiência humana (HIV) **Estado funcional** • Dependência funcional • Imobilidade • Baixo nível de atividade • História de quedas, marcha instável **Comprometimento sensorial** • Visual • Auditivo **Redução da ingestão oral** • Desidratação • Desnutrição **Demográficos** • 65 anos de idade ou mais • Sexo masculino • Baixa escolaridade	**Fármacos/Drogas** • Todos os antidepressivos tricíclicos • Medicamentos anticolinérgicos • Benzodiazepínicos • Corticosteroides • Antagonistas dos receptores H_2 • Narcóticos • Polifarmácia • Álcool **Doenças intercorrentes** • Infecção • Hipoxia • Choque • Febre/hipotermia • Abstinência • Albumina sérica baixa • Distúrbios metabólicos (incluindo hiper/hiponatremia, hiper/hipoglicemia, hipercalcemia, disfunções da tireoide ou suprarrenais e distúrbios acidobásicos) **Ambientais** • Admissão em uma UTI • Restrição física • Cateterização vesical • Dor • Estresse emocional • Procedimentos múltiplos • Privação prolongada do sono **Cirurgia** • Ortopédica • Cardíaca • *Bypass* cardiopulmonar prolongado

American Geriatrics Society 2012 Beers Criteria Update Expert Panel. Updated Beers criteria for potentially inappropriate medication use in older adults. *J Am Geriatr Soc.* 2012;60(4):616-631. (Revisão sistemática e graduação de evidências sobre 53 medicamentos e classes de medicamentos com potencial para problemas relacionados a fármacos ou eventos medicamentosos adversos em pacientes idosos.)

Fong, TG, Tulebaev SR, Inouye SK. Delirium in elderly adults: diagnosis, prevention and treatment. *Nat Rev Neurol.* 2009;5(4):210-220. (Revisão da prática clínica atual de delirium, com foco na fisiopatologia neurológica, incluindo discussão sobre diagnóstico, tratamento, desfechos, impacto econômico e perspectivas futuras.)

Inouye SK. Delirium in older persons. *N Engl J Med.* 2006; 354(11):1157-1165. (Revisão abrangente sobre as atuais práticas clínicas em delirium – incluindo epidemiologia, diagnóstico, prevalência, manejo, ligação com demência; identifica áreas de controvérsia e ressalta a necessidade de pesquisas futuras.)

A Tabela 21-2 apresenta intervenções preventivas direcionadas, das quais muitas também podem ser tratamentos não farmacológicos para o *delirium*. A prevenção do *delirium* por meio da abordagem de pacientes vulneráveis com fatores de risco predisponentes ou fatores precipitantes demonstrou ser eficaz. Além disso, consultas geriátricas proativas (consultas geriátricas diárias e recomendações direcionadas com base em um protocolo estruturado) são eficazes em pacientes vulneráveis com demência preexistente ou comprometimentos funcionais.

A prevenção farmacológica do *delirium* demonstrou resultados conflitantes em uma série de ensaios clínicos controlados randomizados examinando cirurgias articulares e o *delirium* pós-operatório. A olanzapina demonstrou reduzir a incidência de *delirium*, mas aumenta a duração e gravidade do *delirium*, enquanto o haloperidol reduziu a duração, a gravidade e a permanência do *delirium*, mas não teve qualquer efeito sobre a sua incidência. Em geral, o uso profilático de antipsicóticos na prevenção do *delirium* não é recomendado, pois nenhum estudo conseguiu impedir ou reduzir a morbidade do *delirium*. A profundidade da sedação durante a cirurgia foi correlacionada com *delirium* pós-operatório. A sedação leve tem sido associada com taxas mais baixas de *delirium*, sugerindo um papel para a sedação mais leve em pacientes cirúrgicos mais velhos na prevenção do *delirium*.

Tabela 21-2 Tratamento farmacológico e não farmacológico do *delirium*

Não farmacológico (por fator de risco/ fator precipitante)	Intervenção direcionada	Farmacológico	Intervenção direcionada
		Neurolépticos	
		Típicos	
Privação do sono	Protocolo do sono (massagem das costas, técnicas de relaxamento, música calmante, redução da luz e ruídos, leite morno ou chá de ervas sem cafeína, quarto privativo, redução dos controles de sinais vitais (procedimentos/administração de medicamentos durante a noite) Evitar o uso de sedativos, especialmente a difenidramina Manter o ciclo de sono-vigília	Haloperidol (Haldol)	• *Prós*: Aprovados/testados, apresentações IV/intramuscular, orais, teoricamente menos efeitos sobre o intervalo QT, ideais do ponto de vista farmacocinético • *Contras*: Sedação, hipotensão, distonia aguda, sintomas extrapiramidais, efeitos colaterais anticolinérgicos (boca seca, constipação, retenção urinária, confusão), piora da rigidez parkinsoniana • *Dose de ataque*: 0,25-1 mg a cada 20-30 minutos até o paciente se tornar manejável. Dose diária máxima de 3-5 mg. Pico de efeito em 4-6 horas (oral), 20 minutos após administração intramuscular/intravenosa • *Dose de manutenção*: Dose de ataque dividida em 2, administrada a cada 12 horas: reduzir durante 2-3 dias • *Cuidados*: Receptores dopaminérgicos D2 ficam saturados com doses baixas. Assim, > 5 mg/24 horas não têm benefício clínico, somente aumentam o dano
Desidratação	Reconhecimento da depleção de volume e reposição de líquidos		
Perda auditiva	Próteses auditivas apropriadas ou amplificadores disponíveis e em uso		
Perda visual	Fornecimento de recursos visuais adequados (óculos do próprio paciente, lentes de aumento ou equipamento adaptado)		
		Atípicos	
Imobilidade	Deambulação o mais cedo possível (assistência ou supervisão quando necessário) Sair da cama e sentar na cadeira durante as refeições Exercícios ativos para a amplitude dos movimentos se estiver restrito ao leito Envolver o paciente em seus cuidados (ida ao banheiro, escovar o cabelo, vestir-se) Minimizar as linhas de acesso e drenos (telemetria, acesso intravenoso, cateteres vesicais)	Olanzapina (Zyprexa, Zydis)	• *Prós*: Menos sintomas extrapiramidais, apresentação como comprimidos dissolúveis • *Contras*: O aumento dos efeitos colaterais anticolinérgicos pode piorar a confusão, prolongamento potencial do intervalo QT • *Dose inicial*: 2,5-5 mg. Repetir em 20 minutos, se necessário
Comprometimento cognitivo	Orientação frequente quanto a pessoa, espaço e tempo Cartaz grande para orientação, calendários, relógios Presença da família, quarto individual, próximo ao posto de enfermagem Envolver os pacientes nas decisões e higiene diária Contato visual durante as interações	Quetiapina (Seroquel)	• *Prós*: O efeito sedativo ajuda a manter o ciclo sono-vigília • *Contras*: Apresentação oral somente, prolongamento do intervalo QT • *Dose inicial*: 6,25-12,5 mg
Medicamentos (sedativos ou psicoativos)	Usar medicamentos alternativos e menos prejudiciais Evitar medicamentos com meias-vidas longas Levar em consideração funções hepática e renal deficientes Reduzir e suspender medicamentos desnecessários Critérios de Beers da American Geriatrics Society 2012: • Todos os antidepressivos tricíclicos • Anticolinérgicos • Benzodiazepínicos • Corticosteroides • Antagonistas do receptor H_2 • Sedativos hipnóticos • Meperidina/clorpromazina/tioridazina	Risperidona (Risperdal)/ Ziprasidona (Geodon)	• *Prós*: O efeito sedativo ajuda a manter o ciclo sono-vigília, apresentações oral e intramuscular • *Contras*: Pode ser excessivamente sedativo, prolongamento do intervalo QT, discinesia tardia
		Benzodiazepínicos	• *Prós*: Usadas para abstinência alcoólica e de sedativos: lorazepam (Ativan) é o benzodiazepínico de escolha em decorrência da meia-vida reduzida, sem metabólito ativo, apresentado na versão intravenosa • *Contras*: Geralmente não são recomendadas em decorrência de excesso de sedação, pioram a confusão • *Dose inicial*: 0,25-0,5 mg

Inouye SK, Bogardus ST Jr, Baker DI, Leo-Summers L, Cooney LM Jr. The Hospital Elder Life Program: a model of care to prevent cognitive and functional decline in older hospitalized patients. *J Am Geriatr Soc.* 2000;48(12):1697-1706. (A implementação prática de um programa multicomponentes para melhorar os desfechos cognitivos e funcionais em pacientes idosos hospitalizados.)

Inouye SK, Bogardus ST Jr, Charpentier PA, et al. A multicomponent intervention to prevent delirium in hospitalized older patients. *N Engl J Med.* 1999;340(9): 669-676. (Ensaio clínico bem-sucedido de estratégia de redução de fatores de risco múltiplos para a prevenção de delirium em pacientes idosos clínicos hospitalizados com 40% de redução no delirium.)

Marcantonio ER, Flacker JM, Wright RJ, Resnick NM. Reducing delirium after hip fracture: a randomized trial. *J Am Geriatr Soc.* 2001;49(5):516-522. (Ensaio controlado randomizado de consulta geriátrica proativa, com ocorrência de redução bem-sucedida de *delirium* em pacientes com fratura de quadril em 36%.)

Siddiqi N, Stockdale R, Britton AM, Holmes J. Interventions for preventing delirium in hospitalized patients. *Cochrane Database Syst Rev.* 2007;(2):CD005563. (Evidências esparsas sobre a efetividade de intervenções para prevenir delirium; a consulta geriátrica proativa pode reduzir a incidência e a gravidade de *delirium*, e o haloperidol em dose baixa profilática pode reduzir a duração e a gravidade do delirium.)

Sieber FE, Zakriya KJ, Gottschalk A, et al. Sedation depth during spinal anesthesia and the development of postoperative delirium in elderly patients undergoing hip fracture repair. *Mayo Clin Proc.* 2010;85(1):18-26. (A sedação leve com propofol diminuiu a prevalência de *delirium* pós-operatório em 50%, em comparação com a sedação profunda, tornando-a um meio seguro e custo-efetivo de prevenção do *delirium* pós-operatório.)

▶ Achados clínicos

A. Sinais e sintomas

A avaliação inicial do *delirium* é amplamente baseada na determinação do funcionamento cognitivo basal do paciente e na evolução clínica de qualquer alteração cognitiva. Assim, uma história confiável obtida de um informante confiável, como cônjuge, filho ou cuidador, é muito importante. A história deve tentar esclarecer com precisão quaisquer alterações do estado mental e procurar por pistas sobre a causa subjacente.

As principais características temporais do *delirium* são seu início agudo e a evolução flutuante, durante a qual os sintomas aparecem e desaparecem, ou aumentam e diminuem em gravidade durante um período de 24 horas. Esta é a principal característica que distingue o *delirium* da demência, que se desenvolve gradual e progressivamente durante meses a anos.

1. Alterações cognitivas — Em geral são determinadas por testes cognitivos e, mais importante, por meio da observação clínica rigorosa da qualidade da resposta do paciente. Por exemplo, uma pessoa pode obter uma pontuação correta em uma determinada tarefa cognitiva, mas durante a tarefa pode apresentar flutuações da atenção, distração fácil, discurso incoerente ou letargia.

2. Desatenção — Diminuição da capacidade de se concentrar, manter e desviar a atenção. Por exemplo, os pacientes podem apresentar dificuldade para manter ou seguir uma conversação, perseveram em uma resposta anterior, necessitam de repetição de instruções ou têm dificuldades para seguir instruções em tarefas cognitivas (repetição simples, *digit span* ou sequência de números, recitação de trás para diante de meses/dias).

3. Pensamento desorganizado — Manifesta-se como pensamentos desordenados e, em caso extremo, discurso incoerente. Problemas de memória, desorientação ou linguagem são frequentes.

4. Alteração do nível de consciência — Variam de estados agitados, vigilantes, a estados letárgicos ou estupor.

5. Outras características — Não são essenciais para o diagnóstico, mas podem ser comumente observadas: agitação ou retardo psicomotor, distúrbios da percepção (p. ex., alucinações, delírios), delírios paranoides, labilidade emocional e distúrbios do ciclo sono-vigília.

B. Achados laboratoriais e de imagem

O algoritmo da Figura 21-1 fornece uma abordagem sistemática para o diagnóstico e avaliação de *delirium* em um indivíduo mais velho. Não existem exames laboratoriais específicos para a identificação do *delirium*. As pesquisas atuais relacionadas a biomarcadores específicos têm sido promissoras, mas todas exigem uma investigação mais profunda: S-100 beta, fator de crescimento semelhante à insulina tipo 1, enolase específica do neurônio e marcadores inflamatórios incluindo citocinas interleucina (IL)-8, fator de necrose tumoral (TNF)-alfa, proteínas quimioatraentes de monócitos (MCP)-1, procalcitonina e cortisol.

Os exames laboratoriais para avaliação de pacientes delirantes devem incluir hemograma completo, eletrólitos (incluindo cálcio), função renal e hepática, glicose e saturação de oxigênio. Além disso, na pesquisa de uma infecção oculta, devem ser consideradas hemoculturas, culturas de urina, exame de urina e radiografia de tórax. Quando não se identificam fatores contribuintes específicos em um determinado paciente, podem ser solicitados outros exames. Estes incluem testes da função da tireoide, gasometria arterial, níveis de vitamina B_{12}, níveis de doses de medicamentos, exames toxicológicos, níveis de cortisol e uma avaliação do líquido cefalorraquidiano.

Imagens cerebrais com tomografia computadorizada ou ressonância magnética são indicadas quando há história ou sinais de queda recente ou traumatismo craniano, febre de origem desconhecida, sintomas neurológicos focais recentes ou quando nenhuma causa óbvia foi identificada. Um eletroencefalograma pode ser indicado para avaliar a presença de atividade convulsiva oculta. Também pode ser usado na diferenciação de *delirium* de distúrbios psiquiátricos não orgânicos.

Suspeita de delirium

- Estabeleça a função cognitiva basal e a alteração da evolução clínica
- Avaliação cognitiva (p. ex., MOCA, Digit Span, CAM)
- Exclua demência, depressão e psicose aguda

Delirium confirmado

Identifique e trate todas as causas potencialmente subjacentes ou os fatores contribuintes

Manejo dos sintomas do delirium

Avaliação inicial
- História
- Exame físico
- Determinação dos sinais vitais
- Exames laboratoriais direcionados
- Pesquisa de infecções ocultas

Causa potencial ou contribuinte identificada
- Sim → Trate adequadamente cada causa ou fator contribuinte
- Não → Outras opções:
  - Exames laboratoriais: TFT, B_{12}, níveis medicamentosos, avaliação toxicológica, NH_3, cortisol, gasometria arterial, LCR
  - Imagens cerebrais ou EEG

Revisão da medicação em uso
- Medicamentos prescritos
- Medicamentos sem receita médica
- Medicamentos usados se necessário
- Fitoterápicos

Sempre que possível, remova os agentes danosos, mude para agentes menos tóxicos ou reduza as doses

Todos os pacientes

Estratégias não farmacológicas
- Reorientação e encorajamento do envolvimento familiar
- Uso de óculos e próteses auditivas
- Protocolo não farmacológico do sono, sono não interrompido
- Evitar contenção do paciente, bem como dispositivos de imobilização
- Manutenção da mobilidade e dos autocuidados

Na presença de agitação grave

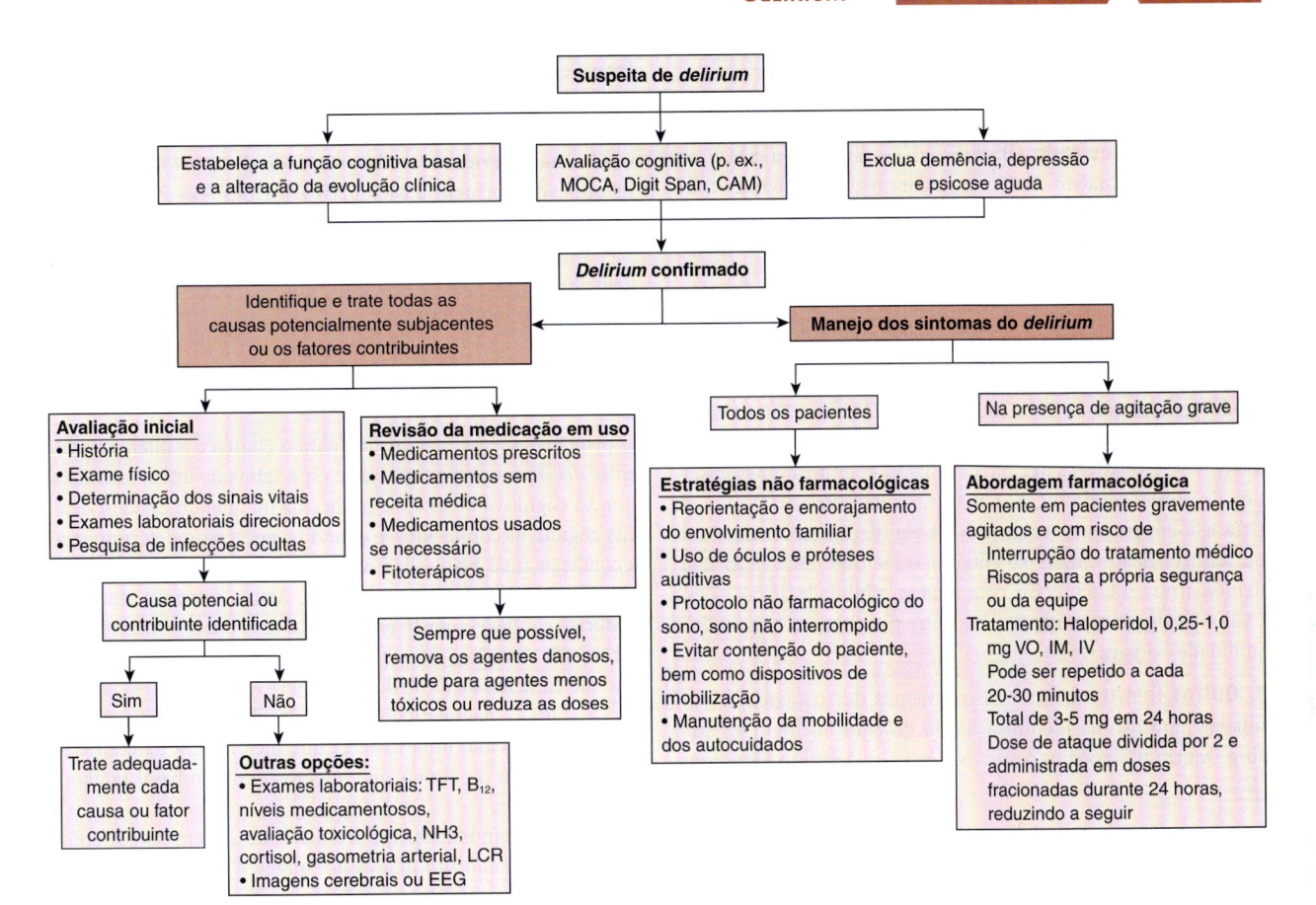

Abordagem farmacológica
Somente em pacientes gravemente agitados e com risco de
- Interrupção do tratamento médico
- Riscos para a própria segurança ou da equipe

Tratamento: Haloperidol, 0,25-1,0 mg VO, IM, IV
Pode ser repetido a cada 20-30 minutos
Total de 3-5 mg em 24 horas
Dose de ataque dividida por 2 e administrada em doses fracionadas durante 24 horas, reduzindo a seguir

▲ **Figura 21-1** Algoritmo para avaliação de suspeita de *delirium* no idoso. B_{12}, vitamina B_{12}; CAM, Confusion Assessment Method; LCR, líquido cefalorraquidiano; EEG, eletroencefalograma; IM, intramuscular; IV, intravenoso; MOCA, Montreal Cognitive Assessment; NH_3, nível de amônia; VO, via oral; TFT, testes de função da tireoide. (Adaptada e reproduzida com permissão de Goldman L, Schafer AI. *Goldman's Cecil Medicine*. 24th ed. Philadelphia, PA: Elsevier Saunders; 2012.)

American Psychiatric Association. *Diagnostic and Statistical Manual of Mental Disorders*. 5th ed. Washington, DC: American Psychiatric Association; 2013. (Referência-padrão para definição e critérios diagnósticos para *delirium*.)

Inouye SK, van Dyck CH, Alessi CA, Balkin S, Siegal AP, Horwitz RI. Clarifying confusion: the confusion assessment method. A new method for the detection of delirium. *Ann Intern Med*. 1990;113(12):941-948. (Estudo de validação para o instrumento CAM em idosos hospitalizados e um subconjunto de pessoas com demência.)

Khan BA, Zawahiri M, Campbell NL, Boustani MA. Biomarkers for delirium—a review. *J Am Geriatr Soc*. 2011;59 Suppl 2:S256-S261. (Revisão de literatura sobre potenciais biomarcadores para *delirium* mostra-se promissora com S-100 beta, fator de crescimento tipo insulina 1 e marcadores inflamatórios.)

Wei LA, Fearing MA, Sternberg EJ, Inouye SK. The Confusion Assessment Method: a systematic review of current usage. *J Am Geriatr Soc*. 2008;56(5):823-830. (O CAM melhora a identificação de *delirium* e seu uso é otimizado quando seus escores se baseiam em observações feitas durante testagem cognitiva formal e após treinamento no uso do instrumento.)

Wong CL, Holroyd-Leduc J, Simel DL, Straus SE. Does this patient have delirium? Value of bedside instruments. *JAMA*. 2010;304(7):779-786. Onze instrumentos para diagnóstico de *delirium* foram avaliados, e a melhor evidência sustenta o uso do CAM, cuja administração leva cerca de 5 minutos.)

C. Exame físico

Um exame físico detalhado é fundamental para a avaliação do *delirium*. Muitas vezes, o *delirium* pode ser a manifestação inicial de uma doença grave subjacente em uma pessoa idosa; assim, a observação atenta buscando por sinais no exame físico pode permitir um diagnóstico precoce de uma patologia precipitante. Uma pesquisa cuidadosa por evidências de infecções ocultas deve ser realizada, incluindo os sintomas de pneumonia, infecção do trato urinário, processos abdominais agudos, infecções articulares ou sopro cardíaco de instalação recente. Um exame neurológico detalhado, com atenção a sinais focais ou lateralizados, também é fundamental.

D. Exames especiais

1. Manual Diagnóstico e Estatístico de Transtornos Mentais IV-Texto Revisado (DSM-5) — As diretrizes DSM-5 da American Psychiatric Association foram desenvolvidas com base na opinião de especialistas, e continuam sendo o padrão para a definição e critérios diagnósticos do *delirium*.

2. Método de avaliação da confusão (Confusion Assessment Method [CAM]) — É uma ferramenta simples, validada atualmente e bastante usada (Tabela 21-3). Essa ferramenta tem sensibilidade de 94 a 100%, especificidade de 90 a 100%, e valor preditivo negativo de 90 a 100% para o *delirium*. Também foi validada em pacientes com demência. No ambiente de cuidados intensivos, é possível fazer uma avaliação cognitiva e pesquisar por *delirium* usando o CAM-ICU, uma modificação do CAM para uso em pacientes submetidos à ventilação mecânica, com ou sem restrição verbal. No entanto, o método CAM-ICU não demonstrou ser tão preciso, com uma sensibilidade de 64 a 73% e valor preditivo negativo de 83%; entre pacientes verbais, a sensibilidade cai para < 50%.

3. Outros instrumentos — Ferramentas desenvolvidas e validadas para uso na identificação do *delirium* incluem a Nursing Delirium Screening Scale (NuDesc), a Delirium Symptom Interview, a NEECHAM Confusion Scale, a Delirium Observation Screening Scale e a Intensive Care Delirium Screening Checklist. Ferramentas desenvolvidas e validadas para serem usadas na determinação da gravidade do *delirium*, uma vez identificado, incluem a Memorial Delirium Assessment Scale, a Clinical Global Impression Scale e o Delirium Severity Index. Outras ferramentas que diagnosticam e determinam a gravidade do *delirium* incluem a Delirium Rating Scale-98 e o Cognitive Test for Delirium.

▶ Diagnóstico diferencial

O principal dilema diagnóstico para o clínico é a diferenciação entre *delirium* e demência. Isso é especialmente difícil quando a função cognitiva basal é desconhecida ou quando existem déficits cognitivos conhecidos, e quando é necessário determinar se a condição atual é causada por um comprometimento cognitivo crônico subjacente ou pelo *delirium*. Assim, é crucial obter um histórico confiável sobre o estado basal com um informante. Distúrbios de atenção e alteração do nível de consciência em geral não são características de demência leve a moderada, e sua presença apoia o diagnóstico de *delirium*. Em pacientes com demência conhecida, uma história que inclui piora da confusão acima e abaixo do comprometimento cognitivo basal também sugere *delirium*.

Outros diagnósticos importantes que devem ser diferenciados de *delirium* são depressão, mania e outros transtornos psicóticos não orgânicos, como a esquizofrenia. Essas doenças normalmente não surgem em um contexto de doença médica geral. Mais uma vez, a história e a evolução clínica podem ajudar a fornecer pistas importantes para distinguir essas síndromes. Nessas outras doenças, a alteração do nível de consciência não é tão evidente. Às vezes, o diagnóstico diferencial pode ser muito difícil quando os sintomas são sutis e quando o paciente é não cooperante. Como o *delirium* é uma ameaça potencial à vida do paciente, é melhor errar e tratar o paciente como delirante, até que se obtenham mais informações.

Tabela 21-3 Critérios diagnósticos CAM para *delirium*[a]

1. **Início agudo e evolução flutuante.** Essa característica baseia-se em respostas positivas de um membro da família ou enfermeiro às seguintes perguntas: Existe evidência de uma mudança aguda no estado mental basal do paciente? O comportamento (anormal) flutua durante o dia; isto é, tende a aparecer e desaparecer ou sua gravidade aumenta e diminui?
2. **Desatenção.** Essa característica baseia-se na observação de uma dificuldade de focalizar a atenção (p. ex., pode ser facilmente distraído ou tem dificuldade em seguir o que estava sendo dito).
3. **Pensamento desorganizado.** Essa característica baseia-se na observação de pensamento desorganizado ou discurso incoerente, como pensamento errático ou irrelevante, fluxo de ideias pouco claro ou ilógico, mudança imprevisível de assunto.
4. **Nível de consciência alterado.** Essa característica baseia-se na presença de um nível de consciência outro que não o "alerta". Tal alteração do nível de consciência pode ser vigilante (hiperalerta) ou vários níveis de estados hipoalertas, como letargia (sonolento, facilmente despertável), estupor (dificuldade de despertar) ou coma (não despertável).

CAM, Confusion Assessment Method.

[a]O diagnóstico de *delirium* requer a presença das características 1 e 2, ou 3 e 4. As classificações de CAM devem ser concluídas após a revisão do prontuário médico, discussão com um membro da família ou enfermeiro, e uma breve avaliação cognitiva do paciente (p. ex., usando um exame cognitivo breve, como orientação, lembrar de palavras e o teste Digit Span).

Adaptada e reproduzida com permissão de Inouye SK, van Dyck CH, Alessi CA, Balkin S, Siegal AP, Horwitz RI. Clarifying confusion: the confusion assessment method. A new method for detection of delirium. *Ann Intern Med*. 1990;113(12):941-948.

Delirium: diagnosis, prevention and management (Clinical Guideline 103). National Institute for Health and Clinical Excellence 2010. Publicly available at http://guidance.nice.org.uk/cg103. (Fonte atualizada e abrangente de prática médica baseada em evidência para a prevenção e o tratamento de *delirium*.)

Greer N, Rossom R, Anderson P, et al. *Delirium: Screening, Prevention, and Diagnosis—a Systematic Review of the Evidence*. VA-ESP Project #09-009 2011. Washington, DC: Department of Veteran Affairs; 2011. Publicly available at http://www.ncbi.nlm.nih.gov/books/NBK82554/. (Revisão atualizada de prevenção e diagnóstico de *delirium* com discussão de áreas onde há necessidade de pesquisas futuras.)

Fick D, Foreman M. Consequences of not recognizing delirium superimposed on dementia in hospitalized elderly individuals. *J Gerontol Nurs*. 2000;26(1):30-40. (O *delirium* tem menos chance de ser reconhecido em pacientes com demência. Também é mais provável que esses casos sejam hospitalizados novamente.)

Inouye SK, Foreman MD, Mion LC, Katz KH, Cooney LM Jr. Nurses' recognition of delirium and its symptoms: comparison of nurse and researcher ratings. *Arch Intern Med.* 2001;161(20):2467-2473. (Estudo prospectivo de reconhecimento de *delirium* por enfermeiros: Os enfermeiros frequentemente deixaram de perceber *delirium* quando presente – 70% dos casos passaram despercebidos – mas raramente identificaram *delirium* quando este estava ausente. Fatores de risco para o sub-reconhecimento incluíram idade avançada, déficit visual, demência e *delirium* hipoativo.)

▶ Complicações

O *delirium* está associado com resultados hospitalares adversos, incluindo aumento de morbidade, mortalidade, declínio funcional e imobilidade, bem como suas complicações associadas (pneumonia aspirativa, úlceras de decúbito ou pressão, trombose venosa profunda, embolia pulmonar, infecções do trato urinário). Além disso, o *delirium* está associado a complicações relacionadas com suas causas subjacentes. Todos esses fatores contribuem para o mau prognóstico a longo prazo do *delirium* em pacientes idosos. O *delirium* também está associado de modo independente a problemas a longo prazo, como comprometimentos funcionais a longo prazo, mortalidade, aumento do tempo de permanência, necessidade de cuidados formais de serviços de reabilitação domiciliar, nova institucionalização e aumento dos custos dos cuidados.

Cole MG, Ciampi A, Belzile E, Zhong L. Persistent delirium in older hospital patients: a systematic review of frequency and prognosis. *Age Ageing.* 2009;38(1):19-26. (O *delirium* persistente é mais prevalente do que previamente reconhecido e está associado a desfechos adversos e prognósticos piores.)

Inouye SK, Schlesinger MJ, Lydon TJ. Delirium: a symptom of how hospital care is failing older persons and a window to improve quality of hospital care. *Am J Med.* 1999;106(5):565-573. (Considera o *delirium* como uma medida da qualidade de cuidados dada a frequência de *delirium* e as deficiências passíveis de correção no cuidado hospitalar que podem ser implementadas para reduzir o *delirium*. Fornece discussão aprofundada das abordagens para melhorar a qualidade do cuidado para idosos hospitalizados.)

Marcantonio ER: In the clinic. Delirium. *Ann Intern Med.* 2011; 154(11):ITC6-1-ITC6-16. (Revisão que fornece uma visão geral clínica e recursos interativos sobre *delirium*, com foco na prevenção, no diagnóstico, tratamento, melhora prática e educação do paciente.)

Witlox J, Eurelings LS, de Jonghe JF, Kalisvaart KJ, Eikelenboom P, van Gool WA. Delirium in elderly patients and the risk of postdischarge mortality, institutionalization, and dementia: a meta-analysis. *JAMA.* 2010;304(4):443-451. (Metanálise da literatura atual sobre *delirium* e suas complicações que sugere desfechos ruins, independentemente de outras comorbidades e confundidores.)

▶ Tratamento

Três abordagens simultâneas estão envolvidas no tratamento do *delirium* (ver Figura 21-1): (a) identificação e tratamento da causa médica subjacente, (b) erradicação ou minimização dos fatores que contribuem com o *delirium* e (c) manejo dos sintomas do *delirium*.

É necessária uma revisão completa da história medicamentosa (incluindo medicamentos com e sem prescrição médica, medicamentos usados se necessário e medicamentos fitoterápicos). As interações medicamentosas devem ser avaliadas. As funções hepática e renal atuais devem ser avaliadas e a dosagem/frequência da medicação deve ser ajustada de acordo. Deve ser obtida uma história abrangente, bem como um exame físico completo (incluindo exame neurológico), além de exames laboratoriais e radiológicos selecionados. Uma infecção oculta deve ser avaliada.

Se não for identificada nenhuma causa ou fator contribuinte, devem ser feitos outros exames, como demonstrado na Figura 21-1.

A. Estratégias não farmacológicas

Em geral, as estratégias não farmacológicas devem ser usadas em todos os pacientes delirantes. A Tabela 21-2 detalha uma série de estratégias usadas para prevenir ou tratar o *delirium*, incluindo reorientação, otimização do ambiente, correção de déficits sensoriais, não contenção do paciente, mobilidade/autocuidados e higiene do sono.

B. Estratégias farmacológicas

O tratamento farmacológico para o *delirium* deve ser reservado para indivíduos gravemente agitados, cujo comportamento coloca em risco os cuidados médicos necessários (como a ventilação mecânica) ou que traz riscos à segurança. Todos os medicamentos usados no tratamento do *delirium* também podem causar ou agravar a confusão. Assim, um princípio geral é usar a menor dose possível do medicamento durante o menor período de tempo possível. A meta deve ser um paciente acordado e manejável, não um paciente sedado. Com demasiada frequência, uma medicação é iniciada para manejar um *delirium* agitado, mas é mantida indefinidamente, obscurecendo a capacidade de acompanhar o estado mental em avaliações seriadas, colocando o paciente em risco para reações medicamentosas adversas.

A deficiência de acetilcolina tem sido reconhecida como um fator contribuinte na etiologia do *delirium*. Os inibidores da colinesterase, no entanto, não têm sido benéficos no tratamento do *delirium*, a despeito do que se esperava. Pequenos ensaios de donepezil e rivastigmina não demonstraram benefícios no tratamento do *delirium* e, em um estudo, podem ter sido associados com o aumento da mortalidade. A Tabela 21-2 abrange as classes de medicamentos atualmente recomendadas para o tratamento e manejo de pacientes delirantes.

American Psychiatric Association. Guideline watch: Practice guideline for the treatment of patients with delirium. *Am J Psychiatry.* 2004; DOI:10.1176/appi.books. 9780890423363.147844 (Diretrizes de prática clínica baseadas na revisão de literatura e na opinião de especialistas.)

Lonergan E, Luxenberg J, Areosa Sastre A, Wyller TB. Benzodiazepines for delirium. *Cochrane Database Syst Rev.* 2009;(1):CD006379. (Nenhum ensaio controlado apoia o uso de benzodiazepínicos no *delirium* não relacionado à abstinência alcoólica.)

Lonergan E, Britton AM, Luxenberg J, Wyller T. Antipsychotics for delirium. *Cochrane Database Syst Rev.* 2008;(2):CD005594. (O haloperidol em baixa dose tem eficácia semelhante no *delirium* aos antipsicóticos atípicos como olanzapina e risperidona. O haloperidol em alta dose aumentou os efeitos colaterais.)

Milisen K, Foreman MD, Abraham IL, et al. A nurse-led interdisciplinary intervention program for delirium in elderly hip-fracture patients. *J Am Geriatr Soc.* 2001;49(5):523-532. (A intervenção concentra-se na educação da equipe de enfermagem e no rastreamento cognitivo sistemático, e a avaliação geriátrica reduziu a duração e a gravidade do *delirium* após fratura de quadril. Não foi observado efeito sobre a incidência de *delirium*.)

▶ Prognóstico

Tradicionalmente, o *delirium* tem sido descrito como uma síndrome reversível, o que implica que os pacientes invariavelmente retornam ao seu estado cognitivo e funcional basal. Clinicamente, no entanto, o *delirium* nem sempre é transitório, e pode resultar em déficits cognitivos e funcionais a longo prazo. Depois do *delirium*, alguns pacientes desenvolvem queixas subjetivas de memória e apresentam uma redução no desempenho em testes cognitivos. Esses achados de pesquisa sugerem que os processos patológicos associados com o *delirium* podem estar associados com danos neurológicos diretos e persistentes.

Além disso, os pacientes que desenvolvem *delirium* parecem ter uma probabilidade maior de receberem um diagnóstico de demência depois de algum tempo. Parece que o *delirium* aumenta o risco de desenvolver demência e pode acelerar a taxa de progressão para uma demência. Assim, o *delirium* pode, de fato, alterar a trajetória do declínio cognitivo em indivíduos idosos.

Fong TG, Jones RN, Shi P, et al. Delirium accelerates cognitive decline in Alzheimer disease. *Neurology.* 2009;72(18):1570-1575. (O *delirium* acelera a trajetória de declínio cognitivo na doença de Alzheimer.)

Girard TD, Pandharipande PP, Ely EW. Delirium in the intensive care unit. *Crit Care.* 2008;12 Suppl 3. (O *delirium* foi associado independentemente a aumento do tempo de hospitalização, sobrevida inferior a 6 meses e dano cognitivo permanente em pacientes adultos de UTI.)

McCusker J, Cole M, Abrahamowicz M, Primeau F, Belzile E. Delirium predicts 12-month mortality. *Arch Intern Med.* 2002;162(4):457-463. (Este estudo de caso prospectivo confirmou que o *delirium* era um marcador independente de mortalidade aumentada em pacientes idosos hospitalizados.)

SITES RECOMENDADOS

American Psychiatric Association guidelines. http://psychiatryonline.org/guidelines.aspx

Hospital Elder Life Program. http://www.hospitalelderlifeprogram.org/public/public-main.php

National Institute for Health and Clinical Excellence (NICE) guidelines for delirium. http://guidance.nice.org.uk/cg103

Systematic Reviews of delirium studies by Martin Cole and colleagues in the Cochrane Library, Database of Abstracts of Reviews of Effectiveness. http://www.cochranelibrary.com

Veteran Affairs guidelines for delirium. http://www.hsrd.research.va.gov/publications/esp/delirium.cfm

Comprometimento cognitivo e demência

22

Kaycee M. Sink, MD, MAS
Kristine Yaffe, MD

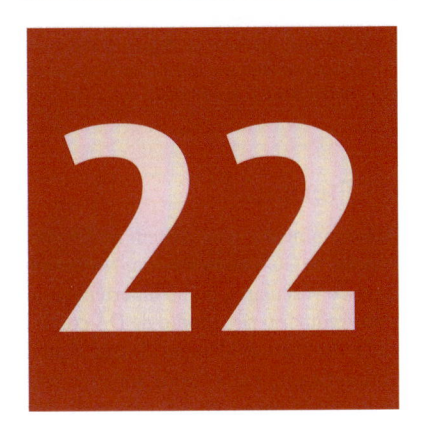

FUNDAMENTOS DO DIAGNÓSTICO

- Comprometimento em pelo menos duas das seguintes áreas cognitivas: memória, função executiva, linguagem, função visuoespacial e personalidade/comportamento.
- Comprometimento significativo do funcionamento social ou ocupacional.
- Declínio significativo do nível funcional anterior.
- Os déficits não ocorrem somente na presença de *delirium* ou em decorrência de transtorno psiquiátrico importante.

Princípios gerais em idosos

A prevalência da demência dobra aproximadamente a cada cinco anos após os 60 anos de idade. Entre idosos com mais de 85 anos de idade e residentes na comunidade, a prevalência é estimada em 25 a 45%. A prevalência é ainda maior em clínicas geriátricas (> 50%). Cerca de 60 a 70% dos casos de demência podem ser atribuídos à doença de Alzheimer (DA); demência com corpos de Lewy (DCL) e demência vascular (DV) são as outras formas mais comuns de demência. Além disso, uma porcentagem significativa de pacientes apresenta doença mista (DA e DV ou DV e DCL). A demência frontotemporal (DFT) é uma forma mais recentemente reconhecida, cuja prevalência ainda é incerta.

Nos idosos, a função cognitiva é considerada como um espectro e varia de alterações cognitivas observadas no envelhecimento normal a comprometimento cognitivo leve (CCL) e demência. Comparados com adultos jovens, os idosos em geral executam tarefas programadas mais lentamente e têm tempos de reação mais lentos. Pode haver um comprometimento leve da memória, com problemas subjetivos como dificuldade em lembrar nomes ou onde algum objeto foi guardado. No caso do envelhecimento normal, no entanto, a pessoa costuma lembrar dos fatos mais tarde, seu aprendizado está intacto e quaisquer déficits na função da memória são sutis, relativamente estáveis ao longo do tempo, e não causam prejuízo funcional.

O CCL é um distúrbio no qual a função cognitiva está abaixo dos limites normais para a idade e o grau de instrução do paciente, mas não é grave o suficiente para ser qualificada como demência. O CCL é caracterizado por queixas cognitivas subjetivas, corroboradas preferencialmente por outra pessoa: existem evidências de comprometimento cognitivo em uma ou mais áreas cognitivas (memória, linguagem, funções executivas, etc.) e estado funcional intacto. Quando o CCL envolve a memória (CCL amnésico), ele está associado a um risco aumentado de DA e pode, na verdade, representar uma forma de DA muito precoce. Entre os pacientes com CCL amnésico, 10 a 15% passam a apresentar DA por ano, em comparação com 1 a 2% dos controles pareados por idade. Embora muitos pacientes com CCL progredirão para DA com o passar do tempo, trata-se de um grupo clinicamente heterogêneo, com alguns pacientes progredindo para outros tipos de demência, enquanto outros permanecem cognitivamente estáveis. O tipo mais comum e mais grave de comprometimento cognitivo é a demência. Este diagnóstico requer déficits em várias áreas de funcionamento cognitivo (pelo menos em duas áreas), que representam uma alteração significativa a partir da linha de base, grave o suficiente para causar prejuízos no funcionamento diário (ver "Fundamentos do Diagnóstico", acima).

A demência muitas vezes não é diagnosticada ou documentada em ambientes de cuidados primários, sobretudo na evolução inicial da doença. O comprometimento cognitivo e a demência devem ser detectados o mais cedo possível em pacientes mais velhos, para que possam ser identificadas causas secundárias do comprometimento cognitivo. O tratamento medicamentoso da DA continua sendo sintomático (não modificador da doença) e pode melhorar a qualidade de vida do paciente, estender o período durante o qual ele continua apresentando um funcionamento relativamente bom, e retarda sua internação em clínicas geriátricas. Além disso, o diagnóstico precoce permite que os pacientes e cuidadores planejem as necessidades futuras, bem como possibilita que os médicos ajustem os regimes medicamentosos e avaliem os objetivos do tratamento.

McKhann GM, Knopman DS, Chertkow H, et al. The diagnosis of dementia due to Alzheimer's disease: Recommendations from the

National Institute on Aging-Alzheimer's Association workgroups on diagnostic guidelines for Alzheimer's disease. *Alzheimers Dement.* 2011;7(3):263-269.

▶ Prevenção

Até o momento, não existem estratégias comprovadas para prevenção de CCL ou demência. No entanto, o controle dos fatores de risco vasculares, como hipertensão, hiperlipidemia e diabetes, pode reduzir o risco tanto de DA como DV. Além disso, existem cada vez mais evidências de que a atividade física regular (incluindo caminhada) pode ser uma estratégia comportamental importante para reduzir o risco de déficit cognitivo e demência. A atividade cognitiva, como exercícios mentais, o consumo moderado de álcool e estratégias nutricionais também podem reduzir o risco, embora ainda haja necessidade de mais dados. Depressão e tabagismo estão ligados ao aumento do risco de demência e devem ser rastreados em adultos mais velhos. *Gingko biloba*, anti-inflamatórios não esteroides (AINEs), estatinas, estrogênios e vitamina E não são recomendados para a prevenção, pois não conseguiram retardar ou prevenir a demência em grandes ensaios clínicos e, em alguns casos, podem causar danos.

Daviglus ML, Bell CC, Berrettini W, et al. NIH state-of-the-science conference statement: Preventing Alzheimer's disease and cognitive decline. Ann Intern Med. 2010;153(3):176-181.

▶ Achados clínicos

A. História do paciente

A história é a parte mais importante da avaliação de um paciente com possível comprometimento cognitivo ou demência. Embora possa não ser confiável, a obtenção da história inicialmente a partir do paciente pode fornecer muitas informações e ser útil. Quando se permite que o paciente forneça a sua versão da história, também é possível avaliar sua memória recente e remota. Perguntas sobre sua história médica e cirúrgica, bem como sobre os medicamentos tomados atualmente, podem ajudar a avaliar sua memória recente e remota. Por exemplo, se um paciente negou qualquer história medicamentosa ou cirúrgica, a descoberta de uma grande cicatriz cirúrgica abdominal durante o exame é muito informativa.

Como a história obtida a partir de um paciente com déficit cognitivo pode ser incompleta e incorreta, é fundamental obter também a história por meio de um membro da família, cuidador ou outra fonte. A história deve se concentrar no tempo decorrido desde o início dos sintomas, se o início foi gradual ou abrupto e a taxa e natureza de sua progressão (passo a passo ou declínio contínuo). As áreas específicas nas quais é preciso se concentrar incluem a capacidade do paciente para aprender coisas novas (p. ex., o uso de um micro-ondas ou um controle remoto), problemas de linguagem (p. ex., encontrar palavras ou falta de conteúdo), problemas com tarefas complexas (p. ex., o controle de seu talão de cheques, o preparo de uma refeição), habilidade espacial (p. ex., perder-se em lugares familiares) e alterações da personalidade, problemas comportamentais ou sintomas psiquiátricos (p. ex., delírios, alucinações, paranoia). A obtenção de uma boa avaliação funcional ajudará a determinar a gravidade do comprometimento e a necessidade de apoio do cuidador ou, em pacientes sem cuidadores, a necessidade de colocação em ambiente mais supervisionado.

Isso deve incluir uma avaliação das atividades da vida diária (AVDs) e das atividades instrumentais da vida diária (AIVDs), por exemplo, cozinhar, fazer limpeza, fazer compras, cuidar das finanças, usar o telefone, controlar os medicamentos e dirigir ou conseguir transporte). Além disso, o médico deve avaliar a situação familiar e social do paciente, porque a informação obtida pode ser decisiva para a elaboração de um plano de tratamento.

É importante obter uma história medicamentosa detalhada, bem como uma história das condições comórbidas, incluindo sintomas de depressão, uso de álcool e outras substâncias. Embora causas potencialmente reversíveis de demência sejam responsáveis por < 1% dos casos, uma grande parte do trabalho diagnóstico é dirigida para a identificação e o tratamento delas. A Tabela 22-1 resume os elementos-chave da história e do exame físico.

B. Sinais e sintomas

Os sinais e sintomas precoces da demência muitas vezes passam despercebidos pelos médicos e familiares, principalmente na DA, na qual traquejos sociais muitas vezes estão intactos até estágios

Tabela 22-1 Elementos-chave da história e do exame físico

História
Duração dos sintomas e natureza da progressão dos sintomas
Presença de sintomas específicos relacionados a
- Memória (recente e remota) e aprendizado
- Linguagem (problemas para encontrar palavras, dificuldades de auto-expressão)
- Habilidades visuoespaciais (perdendo-se)
- Funcionamento executivo (cálculos, planejamento, execução de tarefas de múltiplos passos)
- Apraxia (não é capaz de realizar tarefas previamente aprendidas, p. ex., cortar uma fatia de pão)
- Alterações comportamentais e da personalidade
- Sintomas psiquiátricos (apatia, alucinações, delírios, paranoia)

Avaliação funcional (AVDs e AIVDs)
Avaliação do suporte social
História médica, comorbidades
Revisão abrangente da medicação, incluindo medicamentos vendidos sem receita médica e fitoterápicos
História familiar
Revisão de sistemas, incluindo rastreamento para depressão e abuso de álcool/drogas

Exame físico
Exame cognitivo
Exame físico geral, com atenção especial para
- Exame neurológico procurando por achados focais, sinais extrapiramidais, avaliação da marcha e do equilíbrio
- Exame cardiovascular
- Sinais de abuso ou negligência

Triagem para comprometimentos da audição e visão

AVDs, atividades da vida diária; AIVDs, atividades instrumentais da vida diária.

moderados da doença. Indicações sutis de demência precoce ou CCL podem incluir a repetição frequente das mesmas perguntas ou histórias, a diminuição da participação em passatempos antes prazerosos, o aumento de acidentes e o esquecimento de compromissos. Condições crônicas malcontroladas podem sugerir falta de adesão à prescrição de medicamentos em decorrência de problemas de memória, em especial se essas condições eram previamente bem controladas. Autonegligência, dificuldade de lidar com dinheiro e se perder são sinais mais evidentes.

1. Doença de Alzheimer — A tríade clássica dos achados na DA é o comprometimento da memória, manifestado pela dificuldade de aprendizagem e recordação da informação (principalmente de novas informações), problemas visuoespaciais e comprometimento da linguagem que, em combinação, são graves o suficiente para interferir com o funcionamento social ou ocupacional. Classicamente, pacientes com DA têm pouca ou nenhuma noção de seus déficits, o que pode ser o resultado do comprometimento de sua função executiva (planejamento, noção e julgamento). No início da evolução da doença, os pacientes com DA mantêm seu funcionamento social e a capacidade de realizar tarefas familiares aprendidas, mas muitas vezes têm dificuldades com tarefas mais complexas, como administrar um talão de cheques ou tomar decisões complexas. Como os sintomas são insidiosos e os membros da família muitas vezes interpretam a perda da memória de curto prazo como algo normal para a idade, podem se passar muitos anos antes que o paciente receba atendimento médico. A desorientação é comum em pacientes com DA e costuma começar com desorientação em relação ao tempo, espaço e, por fim, em relação à pessoa. Os pacientes desenvolvem um distúrbio de linguagem progressivo, que começa sutilmente como uma afasia anômica e, finalmente, progride para afasia fluente e, então, para o mutismo nos estágios finais da doença. Os pacientes têm dificuldade com tarefas visuoespaciais e podem ter propensão a se perder, mesmo em ambientes familiares. A doença é lentamente progressiva e os pacientes apresentam um declínio contínuo na sua capacidade de permanecer independentes.

Alterações comportamentais são comuns na DA, bem como em todos os subtipos de demência, e nenhum sintoma neuropsiquiátrico ou perturbação comportamental é patognomônico. Alterações iniciais podem se manifestar por meio de apatia e irritabilidade (≤ 70% dos pacientes) e depressão (30 a 50% dos pacientes). A agitação se torna mais comum à medida que a doença progride e pode ser notada principalmente em relação a questões de higiene e vestuário. Os sintomas psicóticos, como delírios, alucinações e paranoia, também são comuns, afetando até 50% dos pacientes com estágios moderados a avançados da doença.

2. Demência com corpos de Lewy — A DCL é a segunda forma mais comum de demência depois da DA, afetando 20 a 30% dos pacientes com demência. As principais características da DCL são parkinsonismo, flutuação do déficit cognitivo e alucinações visuais. A presença de uma dessas características sugere possível DCL, e a presença de duas a três características sugere provável DCL. Distúrbio do sono REM (movimentos oculares rápidos) e grave sensibilidade a antipsicóticos são sugestivos de DCL, enquanto insuficiência autonômica, síncope e depressão são características adicionais. Esses sintomas devem ocorrer na ausência de outros fatores que possam explicá-los. Em pacientes com DCL, o parkinsonismo costuma se apresentar mais tarde ou simultaneamente com o início da demência. Isso difere da demência relacionada com a doença de Parkinson (DP), que em geral ocorre mais tarde na doença. Na DCL, o parkinsonismo se manifesta primariamente com rigidez e bradicinesia; o tremor é menos comum (< 10 a 25% dos pacientes em grandes séries). O desenvolvimento do parkinsonismo em estágios finais de uma demência não é específico para DCL, porque muitos pacientes com DA avançada também desenvolvem aumento do tônus, bradicinesia e tremor.

Assim como a DA, a DCL tem início insidioso e é progressiva, embora classicamente tenha uma qualidade flutuante diuturna. A flutuação pode ser observada no nível de alerta, funcionamento cognitivo e estado funcional. Na fase inicial, os déficits de memória e linguagem são menos proeminentes do que na DA. As habilidades visuoespaciais, a velocidade de resolução de problemas e a velocidade de processamento, por sua vez, estão significativamente mais comprometidas do que na DA no mesmo estágio. Alucinações visuais ocorrem em 60 a 85% dos pacientes com DCL confirmada em necropsia, em comparação com 11 a 28% dos pacientes com DA confirmada por necropsia. As alucinações são classicamente muito vívidas e com frequência envolvem animais, pessoas ou objetos místicos. Ao contrário da psicose verdadeira, muitos dos pacientes com DCL são capazes de distinguir as alucinações da realidade e, inicialmente, não chegam a ser perturbados por elas. Aconselha-se prudência no uso de medicamentos antipsicóticos, pois os pacientes com DCL são especialmente sensíveis a neurolépticos, podendo ocorrer uma piora dramática dos sintomas extrapiramidais. Os neurolépticos não devem ser administrados como um teste diagnóstico, pois foram relatados óbitos em pacientes com DCL.

3. Demência vascular — Em geral, o diagnóstico baseia-se na presença de evidências clínicas ou radiográficas de doença cerebrovascular em um paciente com demência. Uma demência com início súbito após um acidente vascular encefálico (AVE), ou um início gradual, mais do que contínuo, apoia o diagnóstico no contexto de AVEs e achados neurológicos focais ao exame. No entanto, como uma porcentagem considerável de pacientes apresenta doença vascular subcortical, a evolução pode parecer ser mais gradual. Além disso, muitos pacientes apresentam demência mista, DA e DV, e subitamente uma doença não vascular, leve e progressiva, pode ser desmascarada em decorrência de um AVE.

Os distúrbios de memória na DV costumam ser menos graves do que na DA. Os pacientes com DV têm memória prejudicada, mas tendem a ter um melhor reconhecimento e se beneficiam de sinalização, diferente dos pacientes com DA. No exame neuropsiquiátrico formal podem ser encontrados déficits "desiguais", muitas vezes com dificuldades em tarefas aceleradas e em testes da função executiva. Assim como na DA, sintomas psicológicos e comportamentais são comuns. A depressão pode ser mais grave em pacientes com DV.

4. Demência frontotemporal — A DFT se desenvolve em uma idade relativamente nova (a média de idade de início é 50 anos). Estima-se que a DFT seja responsável por cerca de 25% das demências pré-senis. Existe uma variante comportamental (antes conhecida como doença de Pick), e uma variante da linguagem, que inclui afasia primária progressiva e demência semântica.

A variante comportamental da DFT (vcDFT) é caracterizada por alterações precoces na personalidade e no comportamento, com preservação relativa da memória, sendo com frequência diagnosticada erroneamente como transtorno psiquiátrico. No entanto, alguns sintomas são altamente específicos para vcDFT (p. ex., 97 a 100% apresentam hiperoralidade, alterações precoces na personalidade e no comportamento, perda precoce da consciência social [desinibição], comportamentos compulsivos ou repetitivos, redução progressiva na fala [precocemente], enquanto as habilidades visuoespaciais são poupadas), podendo ser confiavelmente distinguida da DA. A hiperoralidade pode ser manifestada por alterações acentuadas na preferência alimentar (alimentos tipo *fast food* e carboidratos) ou, simplesmente, excessos alimentares. Outro aspecto interessante é que alguns pacientes com DFT desenvolvem talentos artísticos, sem ter tido qualquer interesse prévio.

Testes cognitivos em pacientes com DFT podem revelar pontuações normais no Mini-Exame do Estado Mental (MEEM) no início da doença. Testes neuropsiquiátricos mais formais revelam déficits em tarefas do sistema frontal, como fluência verbal, abstração e funcionamento executivo, e esses déficits são observados mais cedo do que em um paciente típico com DA. Em contraste com os pacientes com DA, os pacientes com DFT tendem a apresentar habilidades visuoespaciais preservadas e memória relativamente conservada, sobretudo a memória de reconhecimento.

5. Outras demências — Muitas outras doenças estão associadas com comprometimento cognitivo e demência, como DP e seus distúrbios relacionados, doença de Huntington (DH), infecção pelo vírus da imunodeficiência humana (HIV) e alcoolismo. Cerca de 30% dos pacientes com DP desenvolvem demência. Isso costuma ocorrer tardiamente na evolução da DP, e se caracteriza pela lentidão do processamento mental, distúrbios da recordação (com memória de reconhecimento em geral preservada), disfunção executiva e problemas visuoespaciais. A DH é uma doença autossômica dominante rara, caracterizada por comprometimento motor (coreia, distonia) e deficiências comportamentais e cognitivas. Com os avanços no tratamento do HIV e o aumento do número de sobreviventes a longo prazo, o comprometimento neurocognitivo associado com o HIV (HAND, ou *HIV-associated neurocognitive disorder*) deve ser considerado no diagnóstico diferencial de comprometimento cognitivo. Com o uso de tratamento antirretroviral altamente ativo, a prevalência da demência associada ao HIV diminuiu, mas até 40% dos indivíduos afetados pelo HIV podem apresentar déficit cognitivo. Embora o abuso crônico de álcool prejudique o funcionamento cognitivo, há controvérsias quanto à existência de uma síndrome demencial verdadeira relacionada ao álcool (não associada com deficiência de tiamina e traumatismo craniano), em parte porque não existem estudos em grande escala.

6. Doença avançada e doença em estágio terminal — Os sintomas avançados da maioria das demências parecem ser semelhantes e, em estágios finais, é quase impossível distinguir entre os diferentes tipos de demência. Na demência avançada (em geral com uma pontuação < 10 no MEEM), as competências linguísticas estão significativamente prejudicadas. Pode haver um discurso pouco significativo, e a compreensão está gravemente comprometida. Alguns pacientes podem progredir até o mutismo. Pacientes com demência avançada apresentam dificuldade progressiva, mesmo com as AVDs mais básicas, como a alimentação, e podem progredir a ponto de apresentarem incontinência vesical e intestinal, tornando-se completamente dependentes em todas as AVDs. Os sintomas de parkinsonismo, como a rigidez, são comuns. A marcha está prejudicada e, por fim, os pacientes deixam de andar, permanecendo presos ao leito. Ocasionalmente, podem ser observadas crises convulsivas em pacientes com demência em estágio final. Os pacientes que não morrem em decorrência de outras comorbidades tendem a desenvolver complicações concomitantes (p. ex., desnutrição, úlceras de decúbito, infecções recorrentes). A causa mais comum de óbito na demência avançada é a pneumonia.

> Cardarelli R, Kertesz A, Knebl JA. Frontotemporal dementia: a review for primary care physicians. *Am Fam Physician*. 2010;82(11):1372-1377.
>
> McKhann GM, Knopman DS, Chertkow H, et al. The diagnosis of dementia due to Alzheimer's disease: recommendations from the National Institute on Aging-Alzheimer's Association workgroups on diagnostic guidelines for Alzheimer's disease. *Alzheimers Dement*. 2011;7(3):263-269.
>
> McKieth IG, Dickson DW, Lowe J, et al. Diagnosis and management of dementia with Lewy bodies. Third report of the DLB consortium. *Neurology*. 2005;65(12):1863-1872.

C. Exame do estado físico e mental

O exame físico de um paciente com comprometimento cognitivo ou demência se concentra em identificar pistas para a causa da demência, condições comórbidas, condições que podem exacerbar o comprometimento cognitivo (p. ex., comprometimento sensorial ou alcoolismo), e sinais de abuso ou negligência. O exame neurológico deve ser dirigido para a identificação de evidências de AVEs anteriores, como sinais focais, e de parkinsonismo, como rigidez, bradicinesia ou tremor, tendo em mente que na demência avançada um tônus aumentado e reflexos vivos não são específicos. A marcha e o equilíbrio são uma parte importante do exame e devem ser avaliados rotineiramente. Uma avaliação cardiovascular cuidadosa, incluindo a determinação da pressão arterial e pesquisa de doença carotídea e vascular periférica, pode ajudar a apoiar o diagnóstico de DV. Alguns pacientes sem demência e com deficiências auditivas ou visuais significativas podem apresentar um comportamento que sugere demência, com uma pontuação baixa no teste de estado mental. Portanto, é importante identificar e, se possível, corrigir as possíveis deficiências sensoriais antes de diagnosticar uma demência.

D. Testes de triagem

A eficácia da triagem de pacientes assintomáticos para demência é controversa. No entanto, para pacientes com alto risco de demência (p. ex., pacientes de 80 anos de idade ou mais), ou aqueles que relatam perda de memória, recomenda-se uma triagem padronizada feita com ferramenta validada.

1. Mini-Exame do Estado Mental — O MEEM, uma ferramenta de 30 pontos que testa orientação, memória imediata, atraso da memória, concentração/cálculo, linguagem e áreas visuoespaciais, foi o teste de triagem mais amplamente usado para a cognição. No entanto, o MEEM é protegido por direitos autorais e os formulários devem ser adquiridos da Psychological Assessment Resources. O MEEM, como muitos testes de triagem, é um teste cultural e de linguagem tendencioso, devendo ser feitos ajustes por idade e nível de escolaridade. Quando as pontuações são ajustadas para idade e nível educacional, o MEEM tem alta sensibilidade e especificidade para a detecção da demência (82 e 99%), respectivamente. Como o teste é aplicado verbalmente e os pacientes são convidados a escrever e desenhar, deficiências visuais e auditivas ou outras deficiências físicas podem invalidar em parte a pontuação. Um paciente com comprometimento cognitivo precoce pode pontuar dentro dos limites da normalidade para a idade e escolaridade; no entanto, se o teste for repetido a cada 6 a 12 meses, o MEEM é capaz de detectar um declínio cognitivo e sugerir um diagnóstico de CCL ou demência. Entre os pacientes com DA, as pontuações do MEEM caem em média 3 pontos por ano, enquanto para as pessoas com CCL, 1 ponto por ano é mais comum. Em pacientes que estão envelhecendo normalmente, as pontuações do MEEM não devem diminuir muito de ano para ano. Como diretriz geral, uma pontuação acima de 26 é normal, pontuações de 24 a 26 podem indicar CCL, e uma pontuação < 24 é consistente com demência. Contudo, é melhor comparar a pontuação de cada paciente com as pontuações medianas ajustadas para a idade e escolaridade, para monitorar se houve uma alteração, além de avaliar o declínio funcional.

2. Montreal Cognitive Assessment — O Montreal Cognitive Assessment (MOCA) está sendo preferido como teste de triagem para comprometimento cognitivo. Semelhante ao MEEM, o MOCA também é um teste de triagem de 30 pontos que avalia diversas áreas cognitivas incluindo a memória (com uma tarefa de evocação de cinco palavras), orientação, função visuoespacial, concentração, cálculo, atenção, abstração, linguagem e função executiva (que não é levada em consideração no MEEM). Esse teste é mais sensível do que o MEEM, sobretudo para a detecção de CCL. O teste e suas orientações podem ser baixados gratuitamente em www.mocatest.org em diversos idiomas, bem como para os cegos. O formulário mostra uma nota de corte de 26 (25 ou menos indicam comprometimento), mas esse valor provavelmente é muito alto para a maioria das populações dos Estados Unidos. Por exemplo, em uma amostra grande e etnicamente diversificada de adultos no Dallas Heart Study, a pontuação média para um indivíduo de 70 anos de idade com ensino médio completo é de cerca de 20,5. Os resultados do teste são altamente influenciados pelo nível educacional. Dados normativos estão sendo acumulados e os usuários devem consultar a literatura para buscar tabelas que forneçam medidas estratificadas referentes à idade e ao nível educacional e os desvios-padrão para populações semelhantes ao paciente que será testado. O teste MOCA carece de dados longitudinais.

3. Mini-cog — Foram feitas várias tentativas de se criar ferramentas de rastreamento simples, direcionadas e mais rápidas do que o MEEM. Essas ferramentas estão disponíveis gratuitamente. Dois testes bastante usados são o Clock Draw Test (CDT) e o 3-Item Recall: quando usados em conjunto, recebem o nome de "Mini-cog". No Mini-cog, pede-se que o paciente desenhe um relógio com os ponteiros definidos para um determinado horário. Existem vários CDTs, cada um com um sistema de pontuação diferente. No entanto, há evidências que sugerem que uma dicotomia simples entre relógios normais e anormais tem uma boa sensibilidade (cerca de 80%) para a detecção de demência, mesmo para avaliadores inexperientes. Relógios normais têm todos os números na posição correta e os ponteiros estão posicionados corretamente para exibir o horário solicitado. A utilização do Mini-cog é rápida e fácil e, se ambos são normais, ele exclui a demência. O Mini-cog pode ser particularmente útil em pacientes com baixa escolaridade e em pacientes que não falam inglês, para os quais o MEEM não é tão útil.

E. Avaliação cognitiva

A avaliação cognitiva de um paciente com comprometimento cognitivo ou demência deve ser feita juntamente com o exame físico. Os pacientes ficam menos propensos a se sentirem ameaçados ou ofendidos por perguntas sobre suas habilidades cognitivas quando as perguntas são feitas como parte integrante do exame físico. Além da utilização de uma ferramenta de avaliação padronizada como o MEEM ou MOCA, os prestadores de serviço também devem avaliar áreas de funcionamento cognitivo que não são bem avaliadas pelo MEEM ou MOCA, como julgamento e discernimento. O diagnóstico de demência requer a existência de comprometimento em duas ou mais funções cognitivas como memória, linguagem, função visuoespacial e funcionamento executivo. A linguagem pode ser avaliada simplesmente ouvindo, procurando por uma falta de conteúdo no diálogo do paciente ou o uso de termos vagos para substituir substantivos, como "coisa" ou "isso". Pedir que o paciente nomeie objetos comuns na sala pode ser útil caso a linguagem pareça ser normal. Evidências de comprometimento do funcionamento executivo muitas vezes são descobertas pela história e também podem ser avaliadas durante o exame. Por exemplo, se o paciente não é capaz de descrever de forma detalhada uma função complexa, que o paciente normalmente faz (ou fazia), é possível que exista um problema com o funcionamento executivo.

Borson S, Scanlan J, Brush M, Vitaliano P, Dokmak A. The mini-cog: a cognitive "vital signs" measure for dementia screening the multilingual elderly. *Int J Geriatr Psychiatry.* 2000;15(11):1021-1027.

Nasreddine ZS, Phillips NA, Bédirian V, et al. The Montreal Cognitive Assessment, MoCA: a brief tool for mild cognitive impairment. *J Am Geriatr Soc.* 2005;53(4):695-699.

Rossetti HC, Lacritz LH, Cullum CM, Weiner MF. Normative data for the Montreal Cognitive Assessment (MoCA) in a population-based sample. *Neurology.* 2011;77(13):1272-1275.

F. Achados laboratoriais

Na avaliação de um paciente com comprometimento cognitivo ou demência recentemente diagnosticada, os exames laboratoriais em geral são usados para excluir causas potencialmente tratáveis de demência (Tabela 22-2). A deficiência de vitamina B_{12} e o hipotireoidismo são comuns em adultos mais velhos e podem afetar o funcionamento cognitivo. O tratamento dessas

Tabela 22-2 Causas potencialmente "reversíveis"/tratáveis de comprometimento cognitivo

Deficiência de B_{12}	Hematoma subdural
Doença da tireoide	Hidrocefalia de pressão normal
Hipercalcemia	Neoplasias do sistema nervoso central
Depressão	Efeitos de medicamentos
Alcoolismo	Metais pesados

condições é justificado, embora poucos casos de demência sejam realmente causados por (ou melhorados com o tratamento de) deficiência de vitamina B_{12} ou hipotireoidismo. A maioria dos médicos também irá solicitar um hemograma completo, eletrólitos, creatinina, glicose, cálcio e testes de função hepática. Deve-se pesquisar sífilis latente e HIV caso exista um alto índice de suspeita dessas condições.

G. Imagem

A tomografia computadorizada (TC) e a ressonância magnética (RM) de rotina na avaliação de pacientes com demência permanecem controversas, mas em geral recomenda-se que seja feita uma TC sem contraste ou uma RM não contrastada na avaliação de comprometimento cognitivo para excluir causas tratáveis de demência, como hematoma subdural, hidrocefalia de pressão normal e tumor. Além de procurar por lesões estruturais, a imagem pode ser útil no diagnóstico da demência não DA. A RM é mais sensível para alterações vasculares e determinações do volume do hipocampo. Os exames de neuroimagem provavelmente apresentam um baixo rendimento em pacientes com um quadro clínico típico de DA e sintomas que estão presentes por mais de 1 a 2 anos. As vantagens e desvantagens dos exames de neuroimagem podem ser discutidas com os pacientes e seus familiares.

Os exames de imagem para DV também são inespecíficos, pois muitos pacientes idosos apresentarão algum grau de doença vascular isquêmica na TC ou RM. Na verdade, aos 85 anos de idade, cerca de 100% dos pacientes apresentarão sinais hiperintensos em exames de imagem. Portanto, a simples evidência de doença vascular não justifica o diagnóstico de DV. No entanto, se houver doença extensa, infartos múltiplos ou infartos em localizações anatômicas importantes (p. ex., no tálamo) em um paciente com história ou achados neuropsicológicos consistentes com DV, é provável que os achados de imagem sejam clinicamente relevantes. Na DFT existe classicamente uma perda de volume assimétrica dos lobos frontal e temporal anterior, em comparação com a atrofia global observada na DA.

A tomografia por emissão de pósitrons com fluorodeoxiglicose (FDG-PET) avalia o metabolismo da glicose em áreas cerebrais específicas e pode ser útil na distinção da DA precoce da DFT ou DCL. Embora a FDG-PET tenha demonstrado melhorar a precisão diagnóstica da DA confirmada pela patologia, ela não é considerada padrão para o diagnóstico da DA e, em geral, não é necessária para fechar o diagnóstico. Além disso, o Medicare atualmente cobre apenas a FDG-PET quando ela é usada para distinguir DA de DFT. Recentemente, os traçadores PET ligados a amiloides (como AV-45) estão clinicamente disponíveis. No entanto, pelo menos enquanto escrevíamos este capítulo, esta modalidade de imagem não é coberta pelo Medicare e o papel de sua utilização no diagnóstico clínico da DA ainda não foi determinado. O exame não é recomendado como teste de triagem para indivíduos assintomáticos, em parte porque até 30% dos idosos "normais" do ponto de vista cognitivo têm exame positivo para amiloide cerebral, e porque no momento não há nenhum tratamento capaz de retardar ou prevenir o aparecimento de sintomas.

> Hort J, O'Brien JT, Gainotti G, et al. EFNS guidelines for the diagnosis and management of Alzheimer's disease. *Eur J Neurol.* 2010;17(10):1236–1248.
>
> Knopman DS, DeKosky ST, Cummings JL, et al. Practice parameter: diagnosis of dementia (an evidence-based review). Report of the quality standards subcommittee of the American Academy of Neurology. *Neurology.* 2001;56(9):1143-1153.

H. Testes e exames especiais

1. Testes neuropsicológicos — O teste neuropsicológico costuma ser realizado por neuropsicólogos e consiste em uma bateria de exames abrangentes e padronizados, que testam diversas áreas cognitivas, incluindo inteligência, memória, linguagem, habilidades visuoespaciais, atenção, raciocínio e resolução de problemas, bem como outras medidas da função executiva. O diagnóstico de demência geralmente pode ser feito pela obtenção de uma história detalhada e pelo exame físico (incluindo uma breve avaliação cognitiva) e não exige testes neuropsicológicos. No entanto, existem casos nos quais um encaminhamento para testes neuropsicológicos formais pode ser de particular importância (p. ex., quando os pacientes têm sintomas precoces ou leves, sobretudo quando têm uma grande inteligência pré-mórbida e estão desempenhando "normalmente" ferramentas como o MEEM). Os testes neuropsicológicos também podem ser úteis em pacientes menos inteligentes e com baixa escolaridade, bem como em pacientes com depressão, esquizofrenia ou outra doença psiquiátrica na qual pode ser difícil determinar a condição que está contribuindo para os déficits cognitivos aparentes. Da mesma forma, em pacientes com características atípicas, como comprometimento precoce da linguagem, os testes neuropsicológicos podem ser úteis no diagnóstico diferencial de um tipo incomum de demência. Além disso, uma bateria mais abrangente de testes cognitivos é capaz de identificar questões relativas que podem ser importantes para os pacientes e seus cuidadores, podendo ser útil para o estabelecimento de uma linha de base, a partir da qual podem ser feitas reavaliações.

2. Kohlman Evaluation of Living Skills — A Kohlman Evaluation of Living Skills (KELS), geralmente aplicada por terapeutas ocupacionais, avalia a capacidade do paciente para realizar tarefas necessárias para uma vida independente e segura. Por exemplo, pede-se que o paciente preencha um cheque para pagamento de uma fatura falsa, use o telefone ou identifique situações perigosas em fotos e diga o que ele faria naquele caso. Essa avaliação pode ser útil quando um paciente com demência conhecida ou suspeita de demência vive sozinho e quando é preciso decidir sobre a necessidade de transferir o paciente para um ambiente mais supervisionado, como moradia assistida.

3. Exame genético — Houve avanços importantes na elucidação da genética da DA. Foram definidas duas categorias de defeitos genéticos: aqueles que causam DA de início precoce e aqueles envolvidos na DA de início tardio. A DA familiar de início precoce é rara e representa cerca de 5% de todos os casos de DA. Pacientes com DA de início precoce em geral desenvolvem demência na faixa dos 40 a 50 anos de idade e quase sempre antes dos 65 anos de idade. Como a DA de início precoce muitas vezes é familiar, é importante obter uma história familiar detalhada sobre a demência. Essa variante é herdada de forma autossômica dominante. As mutações que causam a DA de início precoce foram identificadas em três genes, até o momento: presenilina 1 (*PSEN1*), presenilina 2 (*PSEN2*) e proteína precursora de amiloides (*APP*) nos cromossomos 14, 1 e 21, respectivamente. A mutação em *PSEN1* é a mais comum. O teste para mutação genética em um paciente com DA de início precoce não é clinicamente útil para um paciente, pois não irá alterar o manejo da doença. No entanto, se o paciente tem filhos que desejam saber se herdaram o gene, a família deve ser encaminhada para aconselhamento genético. Além disso, o teste genético de pacientes com DA de início precoce pode ser valioso para pesquisa.

Em contraste com a DA de início precoce, a DA de início tardio (idade superior a 60 a 65 anos) está associada a genes que aumentam o risco de DA, mas não de uma forma autossômica dominante. Os pacientes e membros da família podem perguntar aos médicos sobre o "teste sanguíneo de Alzheimer", quando querem se referir à genotipagem da apolipoproteína E (*APOE*). A associação entre *APOE* e o risco de DA está bem estabelecida. A presença de um alelo ε4 aumenta o risco de DA em cerca de duas a três vezes, enquanto o alelo ε2 pode ser protetor. É importante ter em mente que *APOE*-ε4 é apenas um fator de risco genético para DA; portanto, a ausência de um alelo ε4 não exclui o diagnóstico, assim como a presença de homozigoto ε4 não determina o diagnóstico. Na verdade, a maioria dos pacientes com DA não são portadores do alelo ε4. Existe um amplo consenso de que o teste *APOE* deve ser reservado apenas para fins de pesquisa.

> Pinsky LE, Burke W, Bird TD. Why should primary care physicians know about the genetics of dementia? *West J Med*. 2001; 175(6):412-416.

▶ Diagnóstico diferencial

O diagnóstico diferencial da demência inclui as causas potencialmente tratáveis de demência listadas na Tabela 22-2, entre elas anormalidades metabólicas, lesões cerebrais estruturais, medicamentos, alcoolismo e depressão. O diagnóstico diferencial também inclui *delirium*, déficits sensoriais não corrigidos, distúrbios amnésicos e outras condições psiquiátricas.

A. Depressão

A depressão frequentemente coexiste com a demência (em 30 a 50% dos pacientes), mas também pode ser a única causa de deficiências cognitivas e, portanto, deve ser excluída ou tratada antes que seja possível fazer um diagnóstico de demência. Queixas de memória de um paciente que sejam desproporcionais aos déficits objetivos devem alertar o profissional sobre a possibilidade de depressão. Isso contrasta com a demência, na qual os pacientes tendem a minimizar seus déficits. É importante ter em mente que os pacientes mais velhos que desenvolvem problemas cognitivos reversíveis durante um quadro depressivo têm um alto risco de demência nos próximos anos.

B. *Delirium*

O *delirium* é uma causa comum de confusão mental em idosos, sobretudo em pacientes hospitalizados, podendo ser incorretamente rotulado como demência. Diferente da demência, o *delirium* se caracteriza por alteração da consciência e cognição de início abrupto, diminuição da atenção, distúrbios da percepção (comumente com alucinações visuais) e flutuações importantes dos sintomas. A Tabela 52-3 no Capítulo "Avaliando a Confusão em Idosos", define *delirium*, depressão e demência. Se houver suspeita de *delirium*, é preciso procurar e tratar as causas subjacentes. A demência é um dos principais fatores de risco para o *delirium*. Se os déficits cognitivos persistirem após a resolução do *delirium*, é preciso continuar a pesquisa diagnóstica para demência.

C. Medicamentos e déficits sensoriais

Medicamentos estão comumente associados com confusão em indivíduos idosos. Muitas classes de medicamentos foram implicadas, incluindo opiáceos, benzodiazepínicos, neurolépticos, anticolinérgicos (muitos medicamentos insuspeitos têm propriedades anticolinérgicas significativas), bloqueadores de H_2 e corticosteroides. Os médicos devem pedir que os pacientes ou cuidadores levem à consulta todos os medicamentos usados, incluindo medicamentos que não precisam de prescrição médica, para análise. As interações entre os fármacos e a adequação das doses devem ser avaliadas. Além disso, os medicamentos não essenciais devem ser suspensos. A reavaliação do paciente pode revelar uma melhora acentuada na cognição e função. Da mesma forma, a correção de déficits sensoriais (deficiência visual ou auditiva) em pacientes que foram identificados incorretamente como portadores de demência pode ser gratificante.

D. Abuso de álcool

Pacientes com comprometimento cognitivo, desorganização, acidentes frequentes, com problemas em casa ou no trabalho devem ser rastreados para abuso de álcool. Muitos anos de alcoolismo intenso podem contribuir para um comprometimento cognitivo permanente, possivelmente por meio de efeitos tóxicos diretos atuando no cérebro, deficiência de tiamina ou complicações decorrentes de abuso alcoólico, como traumatismo craniano relacionado a quedas ou violência. No entanto, o abuso de álcool também pode ser responsável por declínios mais agudos no nível funcional do paciente; após cessar o consumo de álcool, o paciente pode apresentar melhoras cognitivas e funcionais.

E. Outras condições psiquiátricas

Condições psiquiátricas crônicas, como esquizofrenia ou transtorno afetivo bipolar, também podem ser incluídas no diagnóstico de demência, especialmente quando predominam alterações comportamentais e sintomas psiquiátricos como delírios e alucinações. Além disso, pacientes idosos com esquizofrenia crônica têm mais probabilidade de desenvolver demência do que adultos não afetados. O padrão dos déficits cognitivos observados em pacientes geriátricos esquizofrênicos é diferente da DA, e séries de autópsias confirmam que a DA não é responsável pelas deficiências cognitivas.

▶ Complicações

A. Delirium

O *delirium*, além de ser considerado no diagnóstico diferencial de demência, é também uma das principais complicações da demência. Os fatores de risco para *delirium* incluem déficit cognitivo, doença médica grave, aumento da proporção nitrogênio ureico sérico (BUN)*-creatinina e comprometimento visual, entre outros. Quando pacientes com demência são internados em um hospital, é preciso estar ciente de que correm um alto risco de desenvolvimento de *delirium*, e devem ser tomadas medidas para evitar fatores precipitantes, como o uso de restrição física e cateteres urinários, desnutrição e o uso de vários medicamentos novos.

B. Distúrbios comportamentais e psicológicos

Os sintomas comportamentais e psicológicos da demência (SCPD) são muito comuns, afetando até 80% dos pacientes com demência. Esses sintomas, que estão associados com um pior prognóstico, institucionalização, custos mais altos e uma maior carga de cuidados, incluem:

- Agitação e agressão
- Vocalizações disruptivas
- Características psicóticas (delírios, alucinações, paranoia)
- Sintomas depressivos
- Apatia
- Distúrbios do sono
- Perambulação ou vagância
- Resistência à higiene pessoal (banho e asseio geral)

Embora agitação e psicose sejam comuns na demência, sobretudo com a progressão da doença, quaisquer novos sintomas comportamentais devem ser avaliados antes de serem atribuídos exclusivamente à demência. As causas precipitantes da nova agitação podem incluir delírios, dor não tratada, impactação fecal, retenção urinária, novos medicamentos, deficiência sensorial e causas ambientais (p. ex., ambiente novo, estimulação excessiva).

---

* N. de R.T. A literatura mundial em geral descreve os resultados sob a forma de nitrogênio ureico, cujos valores correspondem a cerca de 50% dos valores da ureia sérica.

Tabela 22-3 Delírios comuns em pacientes com demência

Delírios paranoides	Erros de identificação
Pessoas roubam coisas	Identifica erroneamente pessoas conhecidas (p. ex., acredita que a filha é a esposa)
Acusações de infidelidade	A casa atual não é a sua casa
Acreditam que alguém está tentando prejudicá-los	Impersonificar (p. ex., o marido é um ator)

Os delírios observados em pacientes com DA em geral não são tão complexos ou bizarros como os da esquizofrenia. A Tabela 22-3 lista alguns delírios comuns na demência. Além disso, as alucinações, quando presentes, tendem a ser visuais em comparação com as alucinações auditivas comuns na esquizofrenia. Mais de 50% dos pacientes com DA apresentarão psicose em algum momento, por vezes necessitando de tratamento medicamentoso. No entanto, em muitos pacientes, a psicose é autolimitada. Assim, é importante tentar retirar periodicamente quaisquer medicamentos usados para o manejo da agitação ou psicose. Na verdade, regulamentos federais sugerem uma tentativa de retirada (ou a redução da dose) de tais medicamentos a cada seis meses para pacientes que residem em clínicas geriátricas.

C. Complicações relacionadas ao estresse do cuidador

Cuidadores informais proporcionam a maior parte dos cuidados aos pacientes com demência, a custos financeiros e pessoais consideráveis. O risco do estresse do cuidador aumenta com o avanço da gravidade da demência, com o aumento da dependência nas AVDs e com a presença de problemas comportamentais. Os médicos devem avaliar os cuidadores para estresse, pois o estresse está associado a desfechos ruins para os pacientes e cuidadores, incluindo aumento do risco de institucionalização do paciente, aumento do risco de negligência ou abuso do paciente e aumento do risco de depressão entre os cuidadores (com relatos de afetar 30 a 50% dos cuidadores). O estresse pode ser reduzido com intervenções terapêuticas como repouso e apoio do cuidador.

▶ Tratamento

No manejo de pacientes com comprometimento cognitivo ou demência, as metas são preservar a função e a autonomia por tanto tempo quanto possível e manter a qualidade de vida para o paciente, bem como para os cuidadores. Os medicamentos atualmente disponíveis oferecem um benefício sintomático modesto. No momento não existem fármacos modificadores da doença disponíveis no mercado.

A. Comprometimento cognitivo

1. Inibidores da colinesterase — Hoje, os inibidores da colinesterase (IChEs) são a base do tratamento da DA de qualquer gravidade (leve a grave): donepezil, rivastigmina e galantamina. Todos demonstraram melhorar modestamente a função cognitiva e retardam o declínio funcional na DA leve a moderada, podendo ser benéficos até mesmo na demência grave.

O uso de IChEs no CCL é comum, especialmente para o tipo amnésico, mas não está aprovado pelo Food and Drug Administration (FDA). Ensaios clínicos indicam que pode haver alguns benefícios sintomáticos no CCL, embora não impeçam a progressão para DA. Além disso, embora os IChEs estejam aprovados pelo FDA apenas para DA e demência da DP, também foram demonstrados benefícios em pacientes com DCL e DA mista com DV. Todos os IChEs têm a mesma eficácia relativa em DA e costumam diferir apenas em suas meias-vidas (e, portanto, nos regimes de dosagem) e especificidade para os receptores (a rivastigmina também inibe a butirilcolinesterase, mas o significado clínico ainda é desconhecido). Os efeitos colaterais, incluindo náusea, vômito e diarreia, são um efeito da classe e o motivo mais comum para a interrupção do tratamento. Esses efeitos secundários geralmente podem ser aliviados pela titulação lenta do fármaco durante 8 a 12 semanas. Também são relatados distúrbios do sono e pesadelos. Além disso, os IChEs parecem aumentar o risco de síncope. É preciso cuidado ao receitá-los a pacientes com bradicardia. A Tabela 22-4 apresenta as doses iniciais recomendadas e as doses-alvo para cada um dos IChEs. O uso de mais de 10 mg por dose de donepezil 23 mg não é recomendado em decorrência do aumento de efeitos colaterais e ausência de benefício clínico.

A avaliação da eficácia do tratamento com IChEs em pacientes individuais não foi formalmente padronizada para a prática médica diária. Em ensaios clínicos os efeitos colaterais são modestos, nos quais apenas 40 a 50% dos pacientes apresentam evidências de melhoria nas determinações do funcionamento cognitivo, nos escores de AVDs ou nas pontuações clínicas subjetivas. Os escores de MEEM ou MOCA que permanecem estáveis durante 6 a 12 meses sugerem que o medicamento pode ser eficaz. Embora a troca de IChEs decorrente de falta de eficácia ou presença de efeitos colaterais intoleráveis possa ser benéfica para alguns pacientes, existem poucas evidências que apoiem isso.

O tempo de tratamento adequado com IChEs ainda não é conhecido, mas muitos especialistas recomendam que ele seja mantido indefinidamente (ou até que já não haja mais função a perder) quando se nota alguma melhora ou estabilização. Os médicos e cuidadores podem notar uma diminuição da função quando os IChEs são suspensos.

2. Memantina — A memantina, um antagonista do N-metil-D-aspartato (NMDA), é aprovada pelo FDA para o tratamento da DA moderada a grave. Muitas vezes, a memantina é adicionada ao tratamento com IChE quando a demência atinge um grau moderado. A memantina geralmente é bem tolerada. Em ensaios clínicos controlados, a cefaleia é o único efeito colateral relatado, ocorrendo em pelo menos 5% dos pacientes e o dobro da taxa com placebo (6% com memantina, comparada com 3% no grupo placebo). Tonturas, confusão e constipação podem ser relatadas com menor frequência.

3. Outros tratamentos — Houve certo interesse em antioxidantes, como *gingko biloba* e vitamina E (α-tocoferol), para o tratamento da demência, uma vez que eles têm um efeito de ação plausível. Estudos usando *gingko biloba* sugerem que ele possa ser discretamente benéfico na demência, mas as evidências são inconsistentes. Ensaios clínicos randomizados, em grande escala e de alta qualidade, verificaram que o *gingko biloba* e a vitamina E não são eficazes na prevenção da demência em idosos com cognição normal ou CCL.

Embora os AINEs, as estatinas e o estrogênio pareçam promissores para o tratamento da DA em estudos observacionais, os ensaios clínicos randomizados não conseguiram demonstrar qualquer benefício para esses agentes no tratamento da DA.

> Schwartz LM, Woloshin S. How the FDA forgot the evidence: the case of donepezil 23 mg. *BMJ*. 2012;344:e1086.

B. Demência vascular

Não há medicamentos especificamente aprovados para o tratamento da DV. Os princípios do tratamento da DV baseiam-se no tratamento dos fatores de risco de AVE como tabagismo, diabetes e hiperlipidemia. O tratamento da hipertensão arterial sistêmica (HAS) é controverso. Embora o controle da HAS possa ajudar a reduzir a incidência de demência, alguns dados observacionais sugerem que, em um quadro de demência já instalada, uma hipertensão leve (uma pressão arterial sistólica de até 150) pode ser melhor para a função cognitiva do que uma pressão arterial baixa. Os IChEs e a memantina podem ser benéficos na DV.

> Kaviragan H, Schneider LS. Efficacy and adverse effects of cholinesterase inhibitors and memantine in vascular dementia: a meta-analysis of randomized controlled trials. *Lancet Neurol*. 2007;6(9):782-792.

C. Problemas comportamentais

1. Abordagens não farmacológicas — Como os SCPD são comuns e afetam a qualidade de vida do paciente e do cuidador,

Tabela 22-4 Inibidores da colinesterase

Medicamento	Dose inicial	Dose-alvo
Donepezil[a]	2,5-5,0 mg ao dia	10 mg ao dia (aumentar após 4 semanas)[b]
Rivastigmina[c]	1,5 mg duas vezes ao dia	6 mg duas vezes ao dia (aumentar em 1,5 mg duas vezes ao dia a cada 2 semanas)[d]
Galantamina[e]	4 mg duas vezes ao dia	8-12 g duas vezes ao dia (aumentar a cada 4 semanas)

[a]Também disponível em comprimidos dissolvíveis por via oral.
[b]O donepezil 23 mg não demonstrou ser mais eficaz do que o donepezil 10 mg, e o risco de efeitos colaterais é maior.
[c]Também disponível como adesivo. A dose inicial é de 4,6 mg/24 horas. Aumentar para 9,5 mg após 4 semanas.
[d]Titular novamente de 1,5 mg duas vezes ao dia (oral) ou 4,6 mg (adesivo) caso o tratamento tenha sido interrompido por mais do que alguns dias.
[e]Também disponível em apresentação de liberação prolongada para administração uma vez ao dia. Iniciar com 8 mg ao dia, aumentar para 8 mg a cada 4 semanas, até um máximo de 16-24 mg ao dia.

Tabela 22-5 Dificuldades comportamentais relacionadas à demência: dicas práticas para cuidadores e fornecedores de cuidados médicos

Mantenha a familiaridade e as rotinas tanto quanto possível. Qualquer mudança na rotina pode produzir angústia e ansiedade para os pacientes com demência. Mudanças no modo de vida, férias ou internações podem provocar agitação e outros comportamentos indesejáveis.
Diminua o número de escolhas. Os pacientes com demência podem ficar sobrecarregados com muitas opções e ficam frustrados por sua incapacidade de resolução. A limitação de escolhas pode ser útil. Um bom exemplo é o caso de um paciente que resiste a trocar de roupas ou insiste em usar a mesma roupa todos os dias. Nesse caso, pode ser útil para o cuidador tirar somente uma roupa do armário ou dar duas opções ao paciente. Por exemplo, "Você gostaria de vestir a blusa vermelha ou a azul"? Da mesma forma, simplificar a conversa e o ambiente também é importante. Informação e estímulo em grande quantidade muitas vezes sobrecarregam ou geram interpretações errôneas.
Diga, não pergunte. À primeira vista, esta recomendação pode parecer desagradável para alguns. No entanto, com a apatia comumente associada à demência, pode ser muito difícil que os pacientes com demência concordem em fazer alguma coisa. Em vez de perguntar "Você quer jantar agora?", que muitas vezes pode resultar na resposta "Não", seguida de um argumento, pode ser mais fácil dizer: "Está na hora de jantar". Da mesma forma, os pacientes podem se sentir mais à vontade quando as coisas são ditas de modo positivo, e não negativo. Por exemplo, diga "Venha comigo" em vez de "Não vá lá".
Entenda que eles *não podem* fazer algo, e não que não o farão. Familiares e cuidadores muitas vezes acreditam que o paciente com demência é teimoso e torna as coisas difíceis. Cuidadores podem perder muito tempo e energia tentando "ensinar" algo para pacientes que já não conseguem aprender. Ajudar os cuidadores a entender as limitações de seu ente querido pode melhorar a qualidade de vida de ambas as partes.
Não tente usar a lógica ou a razão. Em decorrência da disfunção executiva que acompanha a demência, ocorre uma perda relativamente precoce da capacidade de raciocínio e uso da lógica, que piora com a progressão da doença. A tentativa de racionalizar com uma pessoa com demência muitas vezes leva à frustração de ambas as partes. Isso é particularmente verdadeiro para delírios. Se o paciente tem um delírio ameaçador, argumentar com o paciente, tentando levá-lo a ver que ele faz coisas sem sentido, muitas vezes é infrutífero e frustrante para ambas as partes.
Mantenha os objetivos sempre em mente. Será que é realmente importante se a avó pensa que está no ano de 1954, ou que sua filha é uma irmã de caridade? Por que ela não pode usar uma capa de chuva dentro de casa, se esse é o seu desejo? Ao manter os objetivos e o "quadro geral" em mente, é possível evitar muitos conflitos. Também é importante que os médicos e cuidadores se lembrem de que a maioria dos comportamentos não dura indefinidamente. São etapas temporárias.

é importante manejá-los com o mesmo empenho com o qual são tratados os sintomas cognitivos. Uma vez excluídas as causas precipitantes (p. ex., *delirium*, dor, impactação fecal, próteses auditivas defeituosas) dos problemas comportamentais recentes, é importante tentar identificar o que esse comportamento indica. Pacientes agitados ou que apresentam outros problemas comportamentais muitas vezes não têm competências linguísticas para expressar suas necessidades. Os profissionais da saúde e os cuidadores devem tentar aprender o que determinados comportamentos representam em um paciente com demência e, em seguida, atender às necessidades subjacentes. A manutenção de um diário comportamental pode ser útil. Os regulamentos federais exigem que sejam tentados inicialmente os métodos menos restritivos para abordagem dos problemas comportamentais em pacientes institucionalizados. Tratamentos não farmacológicos devem ser tentados antes de se iniciar tratamentos medicamentosos.

Algumas estratégias que podem ser úteis para diminuir a agitação em pacientes com demência incluem música, terapia da reminiscência, exposição dos pacientes a animais de estimação, passeios ao ar livre e exposição à luz. Em muitas dessas estratégias, o melhor tratamento é aquele que é adaptado ao paciente. Por exemplo, com a terapia da música, tocar músicas consistentes com as preferências antigas do paciente parece ser superior a tocar qualquer tipo de música padronizada para todos os gostos. Um estudo confirmou uma hipótese intuitiva de que o fornecimento educacional intensivo e treinamento para compreensão e tratamento de SCPD para auxiliares de enfermagem e fornecedores de cuidados também reduz significativamente a agitação dos pacientes com demência institucionalizados em clínicas geriátricas.

A Tabela 22-5 apresenta dicas menos baseadas em evidências, porém práticas, para cuidadores e fornecedores de cuidados médicos de pacientes com comportamentos difíceis relacionados à demência.

2. Abordagens farmacológicas — Se as abordagens não farmacológicas falharem, pode ser necessário adicionar um tratamento medicamentoso. No entanto, não existem tratamentos farmacológicos aprovados para SCPD, e seus benefícios modestos devem ser avaliados em relação aos danos potenciais. Várias classes de medicamentos são usadas para o tratamento de SCPD, incluindo antipsicóticos, antidepressivos, estabilizadores do humor e IChEs. A Tabela 22-6 lista os medicamentos e as doses comumente usadas para o tratamento de SCPD.

Antipsicóticos: Os antipsicóticos atípicos olanzapina e risperidona têm a melhor evidência de eficácia (que é modesta), mas seus efeitos colaterais devem ser considerados e avaliados em relação aos benefícios potenciais. Todos os medicamentos antipsicóticos atípicos têm uma advertência na tarja preta sobre o risco aumentado de mortalidade e eventos cerebrovasculares quando usados em pacientes com demência. Uma discussão sobre os riscos e benefícios do uso de antipsicóticos com o tomador de

Tabela 22-6 Farmacoterapia para sintomas comportamentais e psicológicos da demência

Fármaco	Dose inicial	Dose máxima recomendada[a]
Haloperidol[b]	0,25-0,5 mg ao dia	2-3 mg/dia
Risperidona[c]	0,25 mg duas vezes ao dia	1,5 mg/dia
Olanzapina[d]	2,5 mg ao dia	5-10 mg/dia
Trazodona	25 mg quatro vezes ao deitar	50-100 mg ao deitar
ISRSs (p. ex., citalopram)	10 mg ao dia	20-40 mg ao dia
Carbamazepina	100 mg ao dia	300-400 mg/dia
Divalproato de sódio[e]	125 mg duas vezes ao dia	~1.000 mg/dia

ISRS, inibidor seletivo da recaptação da serotonina.
[a] Use a menor dose benéfica.
[b] Também disponível em apresentações IV.
[c] Também disponível na forma líquida (não misturar com refrigerante à base de cola ou chá) e em comprimidos de dissolução oral.
[d] Também disponível por via intramuscular e em comprimidos de dissolução oral.
[e] Também disponível na apresentação *sprinkle*.

decisão do paciente deve ser documentada. Além do AVE e da mortalidade, os efeitos colaterais a serem considerados são os sintomas extrapiramidais e a discinesia tardia (em altas doses), sedação, ganho de peso, diabetes melito e hiperprolactinemia. Os antipsicóticos típicos em baixa dose (como haloperidol) podem ser usados no tratamento da fase aguda, mas devem ser evitados como medicação crônica em decorrência do risco de discinesia tardia irreversível. Em um estudo, mesmo um tratamento com haloperidol em dose baixa por via oral (1,5 mg/dia) resultou em discinesia tardia em 30% dos pacientes após um ano e > 60% dos pacientes em três anos.

Estabilizadores do humor: Em um pequeno ensaio, os estabilizadores do humor, como a carbamazepina e o ácido valproico, demonstraram benefícios para alguns desfechos secundários. No entanto, em decorrência dos efeitos colaterais, das interações medicamentosas e da necessidade de monitoração com exames de sangue, esses agentes não são recomendados como tratamentos de primeira linha. Quando as tentativas de abordagem não farmacológicas e o uso de medicamentos mais comuns falharem, deve-se considerar o encaminhamento a um geriatra ou um gerontopsiquiatra. Os benzodiazepínicos não são recomendados para o tratamento crônico de SCPD. Os benzodiazepínicos não parecem ser mais eficazes do que outras classes de medicamentos. Além disso, os efeitos adversos associados com os benzodiazepínicos, como risco maior de quedas, sedação, abstinência e às vezes excitação paradoxal, as tornam uma escolha particularmente difícil.

Schneider LS, Tariot PN, Dagerman KS, et al. Effectiveness of atypical antipsychotic drugs in patients with Alzheimer's disease. *N Engl J Med*. 2006;355(15):1525-1538.

Sink KM, Holden KF, Yaffe K. Pharmacological treatment of neuropsychiatric symptoms of dementia: a review of the evidence. *JAMA*. 2005;293(5):596-608.

▶ Manejo

A. Diretrizes antecipadas

Criar diretrizes antecipadas e outorgar uma procuração para cuidados de saúde deve fazer parte do plano de manejo de pacientes com demência. É particularmente importante ter essa discussão o mais cedo possível, de modo que os pacientes possam participar das discussões sobre os cuidados que devem receber no fim da vida. Mesmo os pacientes com demência moderada são capazes de determinar suas preferências e escolhas, incluindo uma procuração para cuidados de saúde. Além das preferências sobre ressuscitação, intervenções específicas como uso de hidratação e nutrição artificial devem ser abordadas e incluídas. Os pacientes também podem outorgar uma procuração para finanças. Uma consulta com um advogado especializado em direitos dos idosos ou um gestor de patrimônio também pode ser útil.

B. Questões de segurança

1. Dirigir — O comprometimento cognitivo influencia adversamente a capacidade de dirigir, mesmo em pacientes com demência leve. Alguns Estados exigem que se relate a DA e outras "condições relacionadas" ao departamento de saúde pública ou ao departamento estadual de trânsito. Os fornecedores de cuidados primários devem estar familiarizados com a legislação de seus Estados sobre isso. Se um paciente com demência se envolver em um acidente com veículo motorizado, o médico pode ser responsabilizado caso não tenha informado as autoridades.

2. Segurança domiciliar — A segurança domiciliar deve ser avaliada por meio de entrevista com um informante de confiança ou, preferencialmente, por uma visita domiciliar feita por enfermeiro ou terapeuta ocupacional. As medidas de segurança específicas a serem consideradas incluem a verificação de barras de apoio nos banheiros, boa iluminação, caminhos seguros por toda a moradia, eliminação da desordem e desligamento de fogões caso haja preocupação com potenciais incêndios na cozinha. Se houver qualquer indicação de que um paciente possa não estar seguro em casa, ou se existirem provas de autonegligência ou preocupação com maus-tratos por outras pessoas, o provedor deve contatar os serviços de proteção de adultos, que dispõem de recursos e são capazes de desenvolver rapidamente um plano para garantir a segurança do paciente.

3. Perambulação — Pacientes com demência podem perambular a esmo e se perder. Alguma forma de identificação é recomendada (p. ex., informações sobre o paciente costuradas na roupa, pulseira de identificação). A Associação de Alzheimer tem um programa chamado Retorno Seguro. Uma vez registrados, os pacientes recebem materiais de identificação, incluindo cartões para a carteira, joias e etiquetas para as roupas. O programa Retorno Seguro mantém um banco de dados com fotos/informações com abrangência nacional e um atendimento telefônico de emergência gratuito durante as 24 horas para ajudar na localização de pacientes desaparecidos. As inscrições podem ser feitas por meio da Associação de Alzheimer, a um custo nominal.

4. Assistência ao cuidador — Os cuidados de um paciente com demência podem ser desgastantes e estressantes e podem levar a problemas físicos e mentais do cuidador e ao risco de abuso do paciente. Imediatamente após um diagnóstico de demência, o provedor de cuidados primários de saúde deve fazer um encaminhamento para um assistente social ou para uma organização para idosos, para obtenção de uma lista de recursos que possam ajudar o cuidador. Tais recursos podem incluir o fornecimento de materiais educacionais e encaminhamentos para a Associação de Alzheimer, associação de cuidadores ou outras organizações educacionais e de apoio. O uso proativo de repouso domiciliar ou institucional, ou de centro-dia para adultos, deve ser considerado para todos os cuidadores. Além disso, a contratação de gestores de caso particulares, especializados em cuidados com idosos ou cuidados para demência, pode ser muito útil para fornecer algum alívio aos cuidadores sobrecarregados. Os prestadores de cuidados primários à saúde devem avaliar os cuidadores a cada consulta de acompanhamento do caso. Quando se detecta que o cuidador está estressado, o cuidador deve ser questionado sobre o uso que ele faz dos recursos e, se necessário, deve receber encaminhamento adicional. Quando o estresse do cuidador é grave, um encaminhamento para um programa de repouso de 24 horas pode ser útil (seja em casa de repouso ou instituição de moradia assistida).

Dubinsky RM, Stein AC, Lyons K. Practice parameter: Risk of driving and Alzheimer's disease (an evidence-based review). *Neurology*. 2000;54(12):2205-2211.

Feinberg LF, Whitlatch CJ. Are persons with cognitive impairment able to state consistent choices? *Gerontologist*. 2001;41(3):374-382.

▶ Prognóstico

O prognóstico da demência é variável, dependendo da causa e presença de condições comórbidas. As estimativas de sobrevida desde o início ou desde o diagnóstico da DA são amplas. A expectativa média de vida é de 3 a 15 anos. Os pacientes com início do quadro em idades mais jovens tendem a ter maior sobrevida, e os pacientes com DV podem ter uma sobrevida um pouco mais curta. A morte muitas vezes resulta de pneumonia terminal nas demências degenerativas e em eventos cardiovasculares na DV. Para ajudar as famílias a entenderem a progressão da doença, pode ser útil usar uma escala como a Functional Assessment Staging (FAST staging) para DA. Na FAST staging existem sete estágios, sendo o estágio 7 de demência o estágio terminal. Essa escala está amplamente disponível *on-line*, e o site da Associação de Alzheimer a disponibiliza para pacientes e seus familiares. Quando os pacientes atingem o estágio 7, o encaminhamento para internação pode ser indicado.

Noventa por cento dos pacientes com demência acabam sendo institucionalizados. O tempo médio para sua transferência a uma clínica geriátrica é de 3 a 6 anos após o diagnóstico. A gravidade da demência, a dependência nas AVDs, dificuldades comportamentais e a idade e carga do cuidador são fatores de risco significativos para a institucionalização. Intervenções que incluem o apoio do cuidador e a educação na gestão de comportamentos difíceis podem retardar a colocação do paciente em uma clínica de idosos.

SITES RECOMENDADOS

Alzheimer's Association (materiais informativos amplos para pacientes e cuidadores, e um link para ensaios clínicos na sua área). www.alz.org

Alzheimer's Disease Education and Referral Center (of the National Institutes of Health and National Institute on Aging). www.nia.nih.gov

Family Caregiver Alliance (fornece informação, apoio e orientação para a família e cuidadores profissionais. Inclui boletim de notícias, informação sobre serviços de assistência médica e questões legais, bem como listas de discussão on-line). www.caregiver.org

Montreal Cognitive Assessment (baixe o formulário do teste MOCA e suas orientações em diversas línguas gratuitamente). www.mocatest.org

Doença cerebrovascular

23

Daniel Antoniello, MD

FUNDAMENTOS DO DIAGNÓSTICO

► O acidente vascular encefálico (AVE) se apresenta como déficit neurológico ou cefaleia de início agudo.
► Acidentes vasculares hemorrágicos podem ser intracerebrais ou subaracnóideos.
► Exames de neuroimagem urgentes são fundamentais para o diagnóstico.

▶ Princípios gerais em idosos

Recentemente, o AVE passou de terceira à quarta causa mais comum de óbito nos Estados Unidos (EUA). Isso é um reflexo de mais de meio século de progressos nos cuidados agudos e na prevenção da doença cerebrovascular. No entanto, o AVE continua sendo uma das principais causas de incapacidade, uma vez que metade dos pacientes que sobrevivem a um AVE não recupera a independência e necessita de cuidados à saúde a longo prazo. O AVE afeta primariamente os idosos e, para cada década após os 55 anos de idade, a taxa de AVE dobra para homens e mulheres.

A maioria dos AVEs (80% dos casos) resulta de fluxo sanguíneo insuficiente para o cérebro (AVE isquêmico), enquanto o sangramento que destrói e comprime o parênquima cerebral é responsável por 15% (hemorragia intracerebral [AVEI]). O sangramento que ocorre no espaço subaracnóideo (hemorragia subaracnóidea) é responsável por 5% dos AVEs.

▶ Achados clínicos

A. Sinais e sintomas

Um AVE é um déficit neurológico agudo. O comprometimento neurológico reflete a área cerebral afetada. Embora os sintomas neurológicos focais sejam variáveis, 80% dos pacientes apresentam fraqueza unilateral e 90% apresentam um déficit de fala e/ou motor. Além disso, podem ocorrer déficits na sensibilidade, visão, linguagem, bem como déficits cognitivos e de equilíbrio.

Em pacientes idosos, os déficits decorrentes de AVE são mais graves do que em pacientes mais jovens. Após o início dos sintomas, a avaliação e o diagnóstico precoce são fundamentais, pois o efeito da trombólise depende da evolução temporal. Assim, as ferramentas neurológicas de rastreamento, como a Cincinnati Stroke Scale (Tabela 23-1), podem ser úteis na triagem inicial.

B. Exames especiais

Em pacientes com suspeita de AVE, o diagnóstico se dá em duas fases: (a) triagem aguda e (b) investigações sobre a etiologia depois que o AVE foi diagnosticado.

Na fase aguda de triagem, podem ser feitos vários exames de rotina em todos os pacientes com suspeita de AVE. Esta conduta serve para estabelecer um diagnóstico, identificar condições sistêmicas que pode imitar ou causar um AVE e identificar condições que influenciam as opções terapêuticas. Estudos diagnósticos imediatos em todos os pacientes devem incluir tomografia computadorizada (TC) cerebral não contrastada, glicemia, eletrólitos séricos e testes da função renal, marcadores de isquemia no eletrocardiograma (ECG), hemograma completo incluindo contagem de plaquetas, tempo de protrombina/razão da normatização internacional (RNI), tromboplastina parcial ativada, saturação de oxigênio.

Dependendo da história clínica e do exame, podem ser indicados exames emergenciais adicionais. Estes incluem testes da função hepática, exame toxicológico, nível alcoólico no sangue, gasometria arterial (se houver suspeita de hipoxia) e radiografia de tórax (na suspeita de doença pulmonar). Para pacientes nos quais o diagnóstico continua incerto, pode ser feita uma punção lombar (se houver suspeita de hemorragia subaracnóidea e se a TC for negativa para sangramento); um eletroencefalograma (EEG) pode ser necessário (na suspeita de convulsões como causa de seus sintomas neurológicos).

▶ Diagnóstico diferencial

O diagnóstico de AVE pode ser estabelecido por meio da história, do exame e de técnicas avançadas de imagem. A hemorragia

Tabela 23-1 Escala de AVE de Cincinnati

Paresia facial
 Normal: ambos os lados do rosto se movem igualmente
 Anormal: um lado do rosto está imóvel

Déficit motor do braço
 Normal: ambos os braços se movem ou não igualmente
 Anormal: um dos braços se desvia quando comparado com o outro

Fala
 Normal: o paciente usa as palavras corretas sem borramento da fala
 Anormal: a fala é incompreensível, as palavras são inadequadas ou existe mutismo

Interpretação:
 Se um desses três sinais for anormal, a probabilidade de um AVE é de 72%

é imediatamente visível na TC (Figura 23-1). As sequências de imagem na ressonância magnética (RM) ponderadas em difusão (DWI) têm uma sensibilidade de cerca de 90% na detecção de infarto cerebral (Figura 23-2). Portanto, uma vez feito o diagnóstico de AVE, o diagnóstico diferencial baseia-se na investigação da etiologia do AVE (Tabela 23-2).

Quando é diagnosticado um AVE isquêmico ou uma hemorragia intracerebral, a etiologia deve ser estabelecida para determinar as medidas mais eficazes de prevenção de AVE secundário. Para o AVE isquêmico, a avaliação diagnóstica deve ter como objetivo estabelecer o subtipo do AVE: (a) aterosclerose de grandes artérias (i.e., da artéria carótida ou estenose de vasos intracranianos), (b) cardioembolismo (i.e., fibrilação atrial), (c) oclusão de pequeno vaso (i.e., infarto lacunar), (d) AVE de outra causa determinada (i.e., dissecção arterial), ou AVE de causa indeterminada (i.e., criptogênica).

Para a maioria das hemorragias intracerebrais primárias, a etiologia subjacente é hipertensão (vasculopatia hipertensiva), angiopatia cerebral amiloide ou hemorragia relacionada à anticoagulação.

▶ Complicações

Após a instalação do AVE, alguns pacientes podem piorar do ponto de vista neurológico durante as próximas horas ou dias. A manifestação clínica pode tomar a forma de uma redução do nível de consciência ou exacerbação do déficit neurológico inicial, ou pode assumir o aspecto de um novo déficit. As causas neurológicas e não neurológicas da deterioração costumam ser tratáveis quando prontamente reconhecidas.

As causas neurológicas comuns da deterioração são AVE progressivo, edema cerebral, AVE isquêmico recorrente, transformação hemorrágica e, menos comumente, convulsões. Grandes AVEs do hemisfério cerebral ou cerebelo têm um risco aumentado de complicação do edema cerebral e aumento da pressão intracraniana. Em AVEs isquêmicos, o edema pode causar hidrocefalia obstrutiva, exigindo intervenção neurocirúrgica emergencial.

As complicações médicas são comuns e representam um problema importante após acidentes vasculares agudos, e podem ser empecilhos para uma recuperação ideal. Durante a internação hospitalar, a infecção é comum. Em até um quarto dos pacientes pode ocorrer infecção do trato urinário ou pneumonia, e ambas estão associadas com idade mais avançada. O aparecimento de febre após um AVE deve levar a uma avaliação para pneumonia, pois esta é uma importante causa de óbito. O risco de trombose venosa profunda e embolia pulmonar é mais alto entre pacientes imobilizados ou idosos após um AVE grave. Dor, quedas e depressão são comuns durante a internação e após a alta.

▶ Tratamento

A. Manejo inicial e cuidados adicionais

O atendimento agudo de pacientes com AVE isquêmico deve incluir: (a) estabilização e avaliação inicial, (b) tomada de decisão em relação à trombólise com o único medicamento aprovado para o tratamento nos EUA – ativador tissular do plasminogênio por via intravenosa (t-PA), (c) análise das terapias endovasculares e (d) uma comunicação eficaz com os pacientes e seus familiares.

Como em qualquer emergência, o manejo de AVEs agudos começa com a avaliação dos itens que compõem a base do atendimento de urgência: via aérea, respiração e circulação. A maioria dos pacientes com AVE não necessita intubação; no entanto, aqueles com um nível de consciência deprimido têm um alto

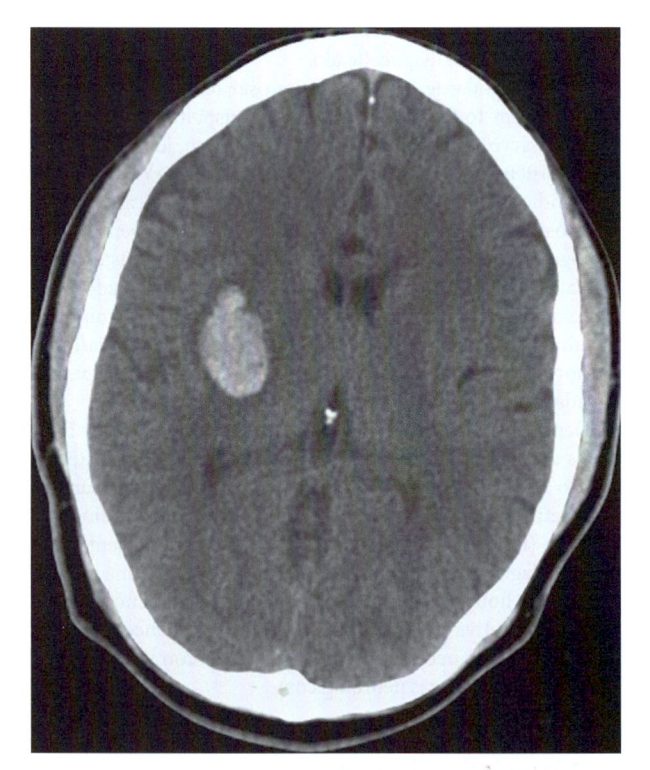

▲ **Figura 23-1** A TC de um paciente com hemiplegia aguda esquerda de início súbito mostra uma hemorragia intracerebral nos gânglios basais direitos.

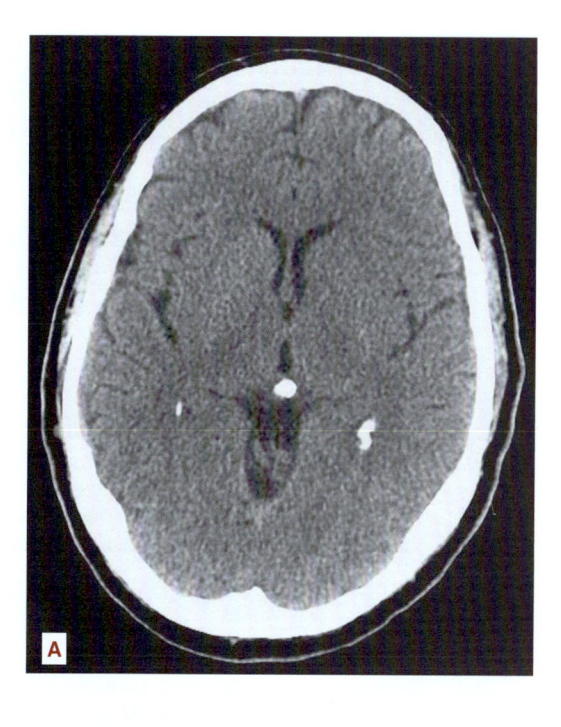

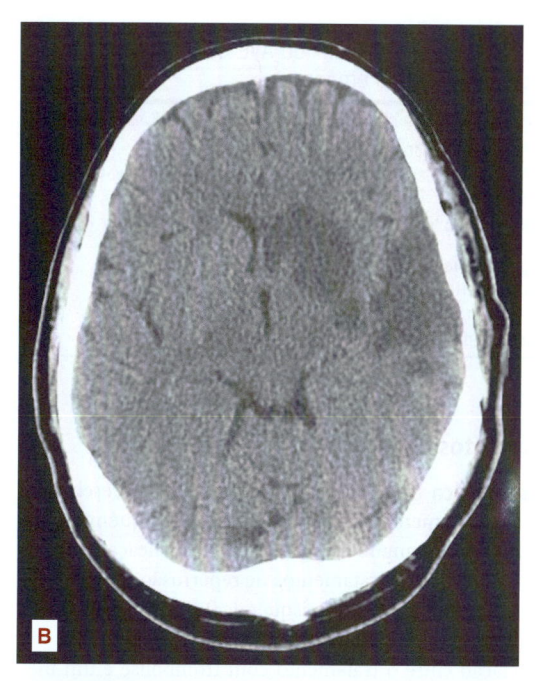

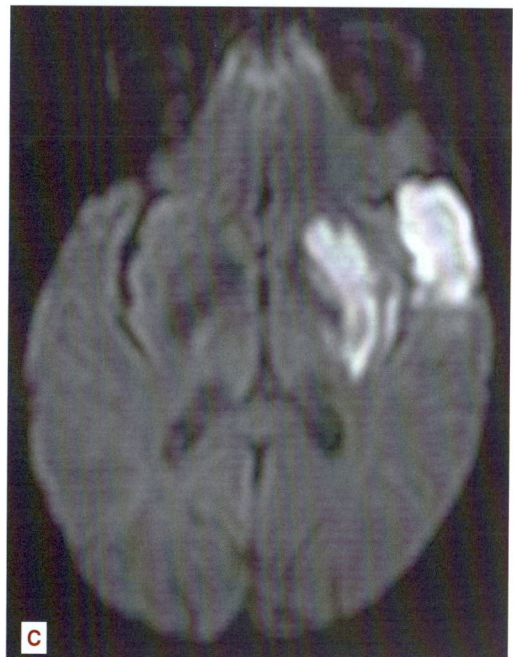

▲ **Figura 23-2 A.** TC de um paciente com hemiparesia direita e afasia que se instalou há duas horas: a imagem inicialmente parece ser normal. **B.** TC de controle vários dias após mostrando um infarto na distribuição da artéria cerebral média. **C.** O AVE isquêmico tem aspecto brilhante na RM ponderada em difusão.

risco de necessitar de suporte ventilatório. A avaliação emergencial do quadro circulatório inclui um ECG, monitoração da pressão arterial e determinação das enzimas cardíacas.

A maioria dos pacientes com AVE isquêmico apresenta uma elevação da pressão arterial. Essa elevação geralmente é transitória e ajuda a manter a perfusão do tecido cerebral isquêmico. Portanto, uma redução rápida da pressão arterial deve ser evitada. O tratamento não é recomendado, a menos que a pressão arterial média seja > 130 mmHg ou que a pressão sistólica seja > 220 mmHg. A exceção a essa regra envolve terapia trombolítica por via intravenosa, que requer uma pressão arterial < 185/110 mmHg.

Após o atendimento inicial na sala de emergência, os pacientes devem ser internados em unidades de tratamento especializadas em AVE, uma vez que o atendimento especializado melhora a sobrevida e o resultado funcional, independentemente da idade do paciente.

Tabela 23-2 Etiologias comuns do AVE isquêmico e da hemorragia intracerebral em idosos

AVE isquêmico
Cardioembólico (fibrilação atrial)
Aterosclerose de grandes artérias (estenose da carótida ou de vaso intracraniano)
Oclusão de pequeno vaso (AVE lacunar)

Hemorragia cerebral
Vasculopatia hipertensiva
Angiopatia cerebral amiloide
Relacionada à anticoagulação

B. Tratamentos específicos

1. AVE isquêmico agudo — A reperfusão de um cérebro isquêmico é o tratamento mais eficaz para AVE isquêmico. Ao restabelecer o fluxo sanguíneo para os tecidos ameaçados antes que ocorra o infarto, os tratamentos de reperfusão salvam o tecido cerebral viável (penumbra isquêmica) e melhoram os resultados clínicos.

A associação entre o tratamento com trombólise e um melhor resultado ocorre em todas as faixas etárias, mesmo em indivíduos muito idosos. Assim, a idade em si não deve ser uma barreira para o tratamento. Os estudos variaram em relação ao risco de hemorragia intracerebral em indivíduos mais velhos. Uma metanálise recente de dados de trombólise agrupados concluiu que o risco de hemorragia intracerebral sintomática não aumenta entre pacientes idosos, a despeito de resultados menos favoráveis, que foram atribuídos a comorbidades.

O benefício da terapia trombolítica depende fortemente do tempo: quanto mais rápido o tratamento, melhor será o resultado. Os pacientes são candidatos para t-PA IV caso o medicamento seja administrado dentro de 3 horas desde o início dos sintomas e na ausência de contraindicações. Um estudo europeu recente (ECASS III) mostrou que o benefício poderia ser estendido para uma janela de tempo de 3 a 4,5 horas, mas isso somente está disponível para pacientes com menos de 80 anos de idade. Os pacientes e seus familiares devem receber uma explicação sobre os riscos e benefícios do t-PA.

O tratamento endovascular, incluindo a trombólise intra-arterial e a trombectomia mecânica, é altamente promissor, podendo ser usado como tratamento isolado ou em combinação com a trombólise intravenosa (tratamento de ponte). Em pacientes bem selecionados que apresentam grandes oclusões vasculares (i.e., artéria cerebral média), essas técnicas demonstraram ser seguras e eficazes. Existem poucos dados sobre os benefícios de tratamentos endovasculares na população mais idosa (indivíduos com mais de 80 anos de idade).

2. Hemorragia intracerebral — A hemorragia intracerebral ainda é a forma menos tratável de AVE. Além do tratamento em uma unidade de terapia intensiva neurológica, nenhum tratamento específico demonstrou melhorar o resultado após uma hemorragia intracerebral. A idade é um fator preditivo independente do desfecho após uma hemorragia intracerebral, e uma idade > 80 anos está associada com mortalidade em 30 dias.

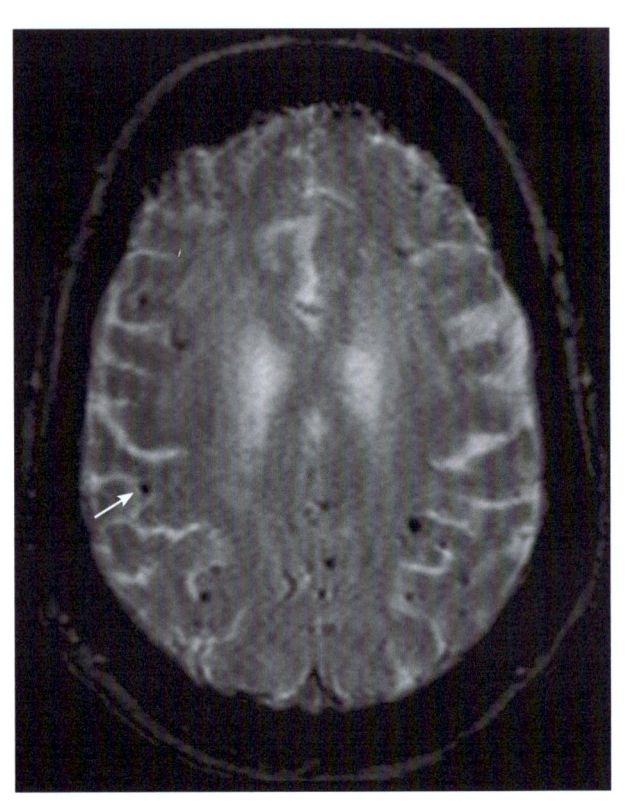

▲ **Figura 23-3** RM com gradiente de eco mostrando múltiplas hemorragias crônicas "clinicamente silenciosas" (lesões escuras) na região cortical e subcortical, características de angiopatia cerebral amiloide.

Para a maioria dos pacientes idosos com hemorragias intracerebrais, a etiologia subjacente é (a) hipertensão (vasculopatia hipertensiva), (b) hemorragia relacionada à anticoagulação ou (c) angiopatia cerebral amiloide. A hipertensão de longa data causa fraqueza das pequenas artérias penetrantes, que podem romper causando hemorragia dentro de estruturas cerebrais profundas. A anticoagulação com varfarina aumenta o risco de hemorragia intracraniana e piora a gravidade da hemorragia, dobrando sua taxa de mortalidade. A angiopatia cerebral amiloide (ACA), definida como deposição amiloide nas paredes dos vasos cerebrais, pode causar uma hemorragia intensa e sintomática ou uma hemorragia pequena e clinicamente inaparente (Figura 23-3). Uma ACA grave está presente em 12% dos pacientes idosos com mais de 85 anos de idade, e os pacientes com hemorragias sintomáticas devem ser mantidos sem medicamentos antitrombóticos.

C. Estratégias de prevenção secundárias

A prevenção bem-sucedida de um AVE isquêmico recorrente depende de uma abordagem abrangente. Isso envolve a identificação e o tratamento de fatores de risco de AVE, como diabetes, hipertensão e hiperlipidemia. De igual e talvez maior importância é a modificação do estilo de vida que aumenta o risco de AVE, como dieta, exercício e suspensão do tabagismo.

O tratamento anti-hipertensivo constitui a base da prevenção do AVE secundário. Uma metanálise recente de vários grandes estudos clínicos sobre a redução da pressão arterial encontrou uma redução de 24% do risco relativo. De modo geral, recomenda-se que a redução da pressão arterial seja iniciada 24 horas depois que um paciente com AVE esteja neurológica e hemodinamicamente estável.

Embora alguns estudos tenham incluído indivíduos muito idosos, existem evidências convincentes de que a redução da lipoproteína de baixa densidade por meio de estatinas reduz os eventos vasculares, incluindo o AVE isquêmico.

Agentes antiplaquetários são a primeira escolha para evitar AVEs recorrentes em pacientes com AVEs não cardioembólicos. As alternativas disponíveis são ácido acetilsalicílico (AAS), ácido acetilsalicílico e dipiridamol e clopidogrel. A combinação de AAS e clopidogrel deve ser evitada, uma vez que está associada a eventos hemorrágicos maiores.

1. Fibrilação atrial — A prevalência da fibrilação atrial aumenta drasticamente com a idade e está associada a um aumento de cerca de cinco vezes o risco de AVE. O AVE cardioembólico relacionado à fibrilação atrial é o subtipo de AVE mais encontrado em pacientes muito idosos. A varfarina reduz o risco de AVE em 68%. Apesar disso, muitos médicos supõem que a combinação de tratamento com varfarina e traumatismos cranianos decorrentes de quedas leva a um risco substancialmente alto de hemorragia subdural e, por isso, decidem não indicar a anticoagulação a seus pacientes mais idosos, os quais acreditam que tenham maior propensão a quedas. Evidências contrárias a essa prática mostram que o risco dessa complicação é superado pelo benefício de proteção contra o AVE fornecido pela varfarina.

A anticoagulação urgente (infusão de heparina) com o objetivo de prevenir acidentes vasculares recorrentes precoces não é recomendada devido ao risco de hemorragia. Normalmente, os pacientes recebem AAS durante a fase aguda como uma "ponte" para uma eventual coagulação oral com varfarina. A anticoagulação deve ser iniciado dentro de duas semanas.

Novos anticoagulantes orais como dabigatrana, rivaroxabana e apixabana estão disponíveis. Esses medicamentos são pelo menos tão eficazes quanto a varfarina na prevenção de AVE em pacientes com fibrilação atrial. Esses agentes partilham propriedades comuns, como dosagem oral alta e constante, nenhuma interação com alimentos, sem necessidade de monitoramento da anticoagulação e início de ação rápido. No entanto, a segurança desses novos agentes em pacientes idosos com baixo peso e comprometimento da função renal ainda deve ser rigorosamente determinada*.

2. Estenose carotídea — A estenose da artéria carótida é outro fator de risco importante para o AVE isquêmico em idosos. Existem evidências claras de que a endarterectomia de carótida (EAC) é mais eficaz que o tratamento medicamentoso para a prevenção de AVE recorrente em pacientes com estenose sintomática da carótida (aqueles que tiveram um AVE recente ou um ataque isquêmico transitório), principalmente naqueles portadores de estenose grave (70 a 99%). A EAC também é eficaz em pacientes com estenose sintomática moderada da artéria carótida (50 a 69%), embora a eficácia seja menos dramática. A cirurgia precoce em pacientes sintomáticos (dentro de duas semanas, se possível) é recomendada quando o risco de um AVE recorrente se encontra em primeiro plano. Estudos recentes mostraram que a EAC é mais segura do que a colocação de um *stent* na artéria carótida em pacientes idosos.

3. Ataque isquêmico transitório — Na era dos modernos exames de neuroimagem, o ataque isquêmico transitório (AIT) foi redefinido a partir de um diagnóstico baseado no tempo (< 24 horas) para um diagnóstico baseado no tecido cerebral. A nova definição é a seguinte: "Um AIT é um breve episódio de disfunção neurológica, causado por isquemia cerebral ou retiniana focal, com sintomas clínicos que normalmente duram menos de 1 hora e sem evidências de infarto agudo. O resultado disso é que sinais clínicos persistentes ou anormalidades de imagem características definem o infarto – ou seja, o AVE."

Após um AIT, o risco de apresentar um novo AVE a curto prazo é alto: 10% dos pacientes apresentam um AVE em 90 dias, sendo que a metade desses ocorre nos dois primeiros dias. Assim, um AIT deve desencadear a mesma avaliação rápida e elaboração diagnóstica que um déficit neurológico persistente (ou seja, um AVE), e demanda a implementação de intervenções comprovadamente eficazes para reduzir esse risco de AVE a curto prazo.

▶ Prognóstico

A idade avançada aumenta o risco de mortalidade após um AVE e também é um fator de risco para a recorrência. Comparados com pacientes mais jovens, os sobreviventes idosos se recuperam mais lentamente e apresentam déficits mais graves. A gravidade de um AVE e a condição médica anterior ao AVE influenciam acentuadamente o resultado. Dos pacientes com > 80 anos de idade submetidos à trombólise, 20% não apresentam incapacidades significativas e, por fim, recebem alta hospitalar.

Adams HP Jr, Bendixen BH, Kappelle LJ, et al. Classification of subtype of acute ischemic stroke. Definitions for use in a multicenter clinical trial. TOAST. Trial of Org 10172 in acute stroke treatment. *Stroke.* 1993;24(1):35-41.

Adams HP Jr, del Zoppo G, Alberts MJ, et al. Guidelines for the early management of adults with ischemic stroke. *Stroke.* 2007;38(5):1655-1711.

Albers GW, Caplan LR, Easton JD, et al. TIA Working Group. Transient ischemic attack—proposal for a new definition. *N Engl J Med.* 2002;347(21):1713-1716.

Alshekhlee A, Mohammadi A, Mehta S, et al. Is thrombolysis safe in the elderly?: analysis of a national database. *Stroke.* 2010;41(10):2259-2264.

---

* N. de R.T. Os novos anticoagulantes citados no texto já se encontram validados na prevenção do AVE devido à fibrilação atrial.

Barnett HJ, Taylor DW, Eliasziw M, et al. Benefit of carotid endarterectomy in patients with symptomatic moderate or severe stenosis. North American Symptomatic Carotid Endarterectomy Trial Collaborators. *N Engl J Med*. 1998;339(20):1415-1425.

Brott TG, Hobson RW 2nd, Howard G, et al. Stenting versus endarterectomy for treatment of carotid-artery stenosis. *N Engl J Med*. 2010;363(1):11-23.

Chen RL, Balami JS, Esiri MM, Chen LK, Buchan AM. Ischemic stroke in the elderly: an overview of evidence. *Nat Rev Neurol*. 2010;6(5):256-265.

Diener HC, Weber R, Lip GY, Hohnloser SH. Stroke prevention in atrial fibrillation: do we still need warfarin? *Curr Opin Neurol*. 2012;25(1):27-35.

Furie KL, Kasner SE, Adams RJ, et al. Guidelines for the prevention of stroke in patients with stroke or transient ischemic attack: a guideline for healthcare professionals from the American Heart Association/American Stroke Association. *Stroke*. 2011;42(1):227-276.

Furlan A, Higashida R, Wechsler L, et al. Intra-arterial prourokinase for acute ischemic stroke. The PROACT II study: a randomized controlled trial. Prolyse in acute cerebral thromboembolism. *JAMA*. 1999;282(21):2003-2011.

Hacke W, Donnan G, Fieschi C, et al. Association of outcome with early stroke treatment: pooled analysis of ATLANTIS, ECASS, and NINDS rt-PA stroke trials. *Lancet*. 2004;363(9411):768-774.

Hacke W, Kaste M, Bluhmki E, et al; ECASS Investigators. Thrombolysis with alteplase 3 to 4.5 hours after acute ischemic stroke. *N Engl J Med*. 2008;359(13):1317-1329.

Hacke W, Kaste M, Fieschi C, et al. Intravenous thrombolysis with recombinant tissue plasminogen activator for acute hemispheric stroke. The European Cooperative Acute Stroke Study (ECASS). *JAMA*. 1995;274(13):1017-1025.

Hacke W, Kaste M, Fieschi C, et al. Randomised double-blind placebo-controlled trial of thrombolytic therapy with intravenous alteplase in acute ischaemic stroke (ECASS II). *Lancet*. 1998;352(9136):1245-1251.

Herman B, Leyten AC, van Luijk JH, Frenken CW, Op de Coul AA, Schulte BP. Epidemiology of stroke in Tilburg, the Netherlands. The population-based stroke incidence register: 2. Incidence, initial clinical picture and medical care, and three-week case fatality. *Stroke*. 1982;13(5):629-634.

Indredavik B, Bakke F, Slordahl SA, Rokseth R, Håheim LL. Stroke unit treatment. 10-year follow up. *Stroke*. 1999;30(8):1524-1527.

Johnston SC, Gress DR, Browner WS, Sidney S. Short-term prognosis after emergency department diagnosis of TIA. *JAMA*. 2000;284(22):2901-2906.

Kammersgaard LP, Jørgensen HS, Reith J, et al. Copenhagen Stroke Study. Short- and long-term prognosis for very old stroke patients. The Copenhagen Stroke Study. *Age Ageing*. 2004;33(2):149-154.

Kothari RU, Pancioli A, Liu T, Brott T, Broderick J. Cincinnati Prehospital Stroke Scale: reproducibility and validity. *Ann Emerg Med*. 1999;33(4):373-378.

Langhorne P, Stott DJ, Robertson L, et al. Medical complications after stroke: a multicenter study. *Stroke*. 2000;31(6):1223-1229.

Man-Son-Hing M, Nichol G, Lau A, Laupacis A. Choosing antithrombotic therapy for elderly patients with atrial fibrillation who are at risk for falls. *Arch Intern Med*. 1999;159(7):677-685.

Mishra NK, Ahmed N, Andersen G, et al; VISTA collaborators; SITS collaborators. Thrombolysis in very elderly people: controlled comparison of SITS International Stroke Thrombolysis Registry and Virtual International Stroke Trials Archive. *BMJ*. 2010;341:c6040.

Mohr JP, Thompson JL, Lazar RM, et al. A comparison of warfarin and aspirin for the prevention of recurrent ischemic stroke. *N Engl J Med*. 2001;345(20):1444-1451.

Rashid P, Leonardi-Bee J, Bath P. Blood pressure reduction and secondary prevention of stroke and other vascular events: a systematic review. *Stroke*. 2003;34(11):2741-2748.

Rincon F, Mayer SA. Current treatment options for intracerebral hemorrhage. *Curr Treat Options Cardiovasc Med*. 2008;10(3):229-240.

Sacco RL, Wolf PA, Kannel WB, McNamara PM. Survival and recurrence following stroke. The Framingham Study. *Stroke*. 1982;13(3):290-295.

Sanossian N, Ovbiagele B. Prevention and management of stroke in very elderly patients. *Lancet Neurol*. 2009;8(11):1031-1041.

Tissue plasminogen activator for acute ischemic stroke. The National Institute of Neurological Disorders and Stroke rt-PA Stroke Study Group. *N Engl J Med*. 1995;333(24):1581-1587.

Towfighi A, Saver JL. Stroke declines from third to fourth leading cause of death in the United States: historical perspective and challenges ahead. *Stroke*. 2011;42(8):2351-2355.

Towfighi A, Greenberg SM, Rosand J. Treatment and prevention of primary intracerebral hemorrhage. *Semin Neurol*. 2005;25(4):445-452.

Doença de Parkinson e tremor essencial

24

Nicholas B. Galifianakis, MD, MPH
A. Ghazinouri, MD

DOENÇA DE PARKINSON

FUNDAMENTOS DO DIAGNÓSTICO

- Qualquer combinação de tremor de repouso, bradicinesia, rigidez e instabilidade postural (característica tardia). A bradicinesia é uma característica necessária para o diagnóstico.
- O acometimento geralmente é assimétrico.
- Responde bem à levodopa na maioria dos casos.
- A precisão diagnóstica melhora com a observação ao longo do tempo.

Princípios gerais em idosos

A doença de Parkinson (DP) é o segundo distúrbio neurodegenerativo crônico e progressivo mais comum, depois da doença de Alzheimer. Esse distúrbio afeta cerca de 1% da população com mais de 65 anos de idade e até 3% dos indivíduos com mais de 85 anos, ou cerca de 1,5 milhões de pessoas nos Estados Unidos (EUA) e mais de 5 milhões de pessoas em todo o mundo. Como a população mundial está envelhecendo e como a idade é o fator de risco mais forte para DP, a incidência deve aumentar dramaticamente nas próximas décadas. Em 2050, a projeção feita por alguns pesquisadores indica mais de 2,5 milhões de casos nos EUA.

A DP costuma ser considerada uma doença de adultos mais velhos, mas pode afetar as faixas etárias mais jovens. A idade média de início é ao redor dos 60 a 65 anos de idade. Diversos pontos-chave sobre os cuidados de pacientes com DP devem ser enfatizados. O diagnóstico diferencial de sintomas parkinsonianos em pacientes com mais de 75 anos de idade geralmente está limitado a uma DP idiopática ou parkinsonismo secundário, uma vez que etiologias atípicas são raras nessa faixa etária. Pacientes portadores de doença de Parkinson mais velhos frequentemente apresentam uma síndrome caracterizada por acinesia e rigidez, com sintomas não motores e com menos tremor. A levodopa é o medicamento de escolha em pacientes com mais de 70 anos de idade, uma vez que os agonistas da dopamina (como pramipexol e ropinirol), amantadina e anticolinérgicos são menos bem tolerados nessa faixa etária.

Patogênese

A apresentação clínica da DP foi inicialmente descrita por James Parkinson em seu "Essay on Shaking Palsy", em 1817. Somente no século XX foram descritas as características patológicas da DP, os corpúsculos de Lewy α-sinucleína-positivos e a perda de células dopaminérgicas da substância negra. Estima-se que no momento em que surgem os primeiros sintomas, 60% dos neurônios da substância negra já morreram. Do ponto de vista neuroquímico, isso resulta na depleção da dopamina na via nigroestriatal. Fisiologicamente, isso leva à inibição do tálamo e redução da excitação do córtex motor, manifestando-se como os recursos motores cardeais da DP (bradicinesia e rigidez).

Nos últimos anos, ocorreu uma mudança fundamental em nossa compressão da patologia da DP. Há muito tempo se sabe que a patologia se estende além da substância negra com a progressão da DP, o que explica a maior parte das características não motoras incapacitantes da doença de Parkinson em estágio avançado, como demência, depressão e insuficiência autonômica. No entanto, hoje sabe-se que a patologia se dissemina através de áreas específicas do sistema olfativo, tronco cerebral inferior e sistema nervoso periférico antes que ocorram quaisquer sintomas motores. Esta fase "pré-motora" da DP pode se manifestar como hiposmia*, distúrbios do sono, transtornos do humor e constipação. Em resumo, a partir dos estágios iniciais até os mais avançados, a DP ocorre em uma distribuição muito mais ampla do sistema nervoso central e periférico do que se pensava, transformando a DP em algo bem maior do que apenas um distúrbio do movimento.

Os mecanismos neurodegenerativos na DP idiopática ainda não são bem compreendidos, mas provavelmente incluem interações complexas entre fatores ambientais e predisposição genética. Os fatores ambientais continuam obscuros, embora

---

*N. de R.T. Perda parcial do olfato.

exposição a pesticidas, trabalho na lavoura e local de residência em áreas rurais sejam fatores de risco conhecidos. O consumo de cigarros e café possivelmente é um fator de proteção.

A genética desempenha um papel na DP. Atualmente, há 18 genes ou *loci* (denominados PARK *loci*) que causam ou predispõem os indivíduos à DP. Embora alguns desses genes sejam responsáveis por 5 a 10% da DP que parece ser herdada em um padrão mendeliano, alguns também contribuem para uma porcentagem maior de DP "esporádica", que apresenta modos de hereditariedade mais complexos. Mais importante do que isso, a descoberta da função desses genes nos neurônios ajudou a elucidar vários mecanismos patogenéticos importantes na DP como um todo.

▶ Achados clínicos

A DP tem um início insidioso e progride gradualmente, levando a uma incapacidade cada vez maior ao longo do tempo. As características motoras cardeais incluem tremor de repouso, bradicinesia, rigidez e comprometimento da marcha/instabilidade postural, embora esta última em geral surja mais tarde na doença. As características não motoras também são importantes, e cada vez mais se tornam a principal fonte de incapacidade, à medida que a doença progride.

A DP continua sendo um diagnóstico clínico. A bradicinesia, associada a mais uma das outras manifestações importantes, precisa estar presente para o diagnóstico da DP idiopática. Outras características clínicas que apoiam o diagnóstico são apresentação assimétrica e uma resposta forte a medicações dopaminérgicas. Cerca de 20% dos casos de DP se apresentam sem tremor. A precisão diagnóstica aumenta para mais de 90% em pacientes acompanhados por especialistas em decorrência de distúrbios do movimento.

A. Sinais e sintomas

O sintoma mais comum da DP é o *tremor de repouso*. O tremor de repouso geralmente se atenua quando o membro afetado é usado. No entanto, o tremor de ação é muito comum e não deve afastar o médico de um diagnóstico de DP se houver outras características parkinsonianas. Nos estágios iniciais, o tremor pode aparecer somente quando o paciente está distraído (ao falar ou andar) e o paciente pode até mesmo ser capaz de suprimi-lo quando se concentra. Com a progressão da doença, o tremor se torna mais constante, fica mais comum com ações ou aumenta em amplitude, prejudicando muitas atividades da vida diária (AVDs). Ao exame, o tremor é um movimento rítmico, oscilatório e involuntário. O tremor parkinsoniano é assimétrico, relativamente lento (frequência de 3 a 6 Hz) e tende a apresentar um componente de pronação-supinação importante (como oposição à flexão-extensão), que frequentemente confere ao tremor uma qualidade de "enrolar pílula". Os examinadores devem observar um tremor de repouso com posturas e ações diferentes, incluindo a escrita e o desenho de espirais. Se não existir tremor evidente, devem ser aplicadas tarefas de distração aos pacientes, para provocar um tremor leve.

A *bradicinesia* é definida com uma lentidão ou falta de movimento. Ela se manifesta como uma perda de destreza e dificuldade de iniciar e manter a amplitude e velocidade do movimento. A execução das AVDs, como comer e se vestir, levam mais tempo para serem executadas. A bradicinesia muitas vezes é descrita pelo paciente como "fraqueza", embora a força esteja intacta. Muitas das queixas comuns de pacientes portadores de DP são manifestações diretas da bradicinesia, incluindo a letra pequena na escrita manual (micrografia), a perda da expressão facial (hipomimia), a fala monótona (hipofonia) e a marcha lenta, com passos pequenos. Para induzir bradicinesia, o examinador pede que o paciente faça movimentos repetitivos rápidos (como estalar os dedos, abrir e fechar as mãos e bater os pés no chão com o calcanhar) o mais rápido possível e durante o maior tempo possível. O exame da escrita do paciente e os desenhos de espirais feitos pelo paciente podem revelar a micrografia. Por isso, também é importante prestar atenção à falta de movimentos espontâneos, como a taxa de piscamento, a expressão na fala, os gestos feitos com as mãos enquanto o paciente fala ou a quantidade de movimentos oculares.

A *rigidez* subjetivamente percebida pelo paciente como tal, quando grave o suficiente, pode levar a dores intensas ou câimbras. Os pacientes podem apresentar queixas musculoesqueléticas (como ombro doloroso ou congelado), e é comum que o paciente consulte um ortopedista ou reumatologista antes de procurar um neurologista. A rigidez é definida como um aumento da resistência percebida pelo examinador quando ele move passivamente um membro através da articulação, para avaliar o tônus muscular. O aumento no tônus muscular deve ser constante, independentemente da velocidade ou direção do movimento passivo. Esse aumento do tônus foi denominado rigidez em *cano de chumbo*, diferente da resistência variável percebida durante o exame da espasticidade. Quando o tremor se sobrepõe à rigidez, pode ser percebida uma sensação em catraca, conferindo à rigidez um componente em "roda dentada".

A *instabilidade postural* e a *disfunção da marcha* são menos evidentes no início. Na DP precoce, um leve comprometimento da marcha pode se manifestar inicialmente como uma redução leve da passada, redução do balanço dos braços e uma postura encurvada. Na DP moderada, a marcha torna-se mais arrastada, a postura curvada e os pacientes se movem "em bloco", necessitando de várias etapas para mudar de direção. Na DP em estágio avançado, pode ocorrer a festinação (a sensação de que o corpo quer se mover rápido para a frente) ou o congelamento da marcha (a incapacidade de dar passos eficazes). O congelamento da marcha é especialmente sensível a qualquer coisa que exija maior atenção por parte do paciente, incluindo o início da marcha, andar por espaços ou portas estreitos, mudar de direção ou carregar alguma coisa. A instabilidade postural pode ser avaliada com o teste da retropulsão ou "*pull test*". Mais do que três passos para trás é considerado anormal. Esse teste deve ser feito somente por examinadores experientes e com cautela, pois os pacientes podem apresentar reflexos posturais surpreendentes e às vezes podem precisar ser amparados pelo examinador. A disfunção da marcha não é tão sensível ao tratamento, podendo levar a quedas e perda da mobilidade, e muitos pacientes ficam presos à cadeira de rodas.

Diversos *sintomas não motores* estão cada vez mais sendo reconhecidos como característicos de DP. Os pacientes costumam descrever hiposmia, constipação, sonhos vívidos com reatividade emocional muito forte e alterações do humor, muitos anos antes do aparecimento de qualquer distúrbio do movimento. No entanto, com a progressão da doença para estágios moderados e avançados, os problemas não motores adicionais levam a uma incapacidade significativa. Na verdade, os sintomas não motores se correlacionam mais fortemente com a diminuição da qualidade de vida (QV) na doença de Parkinson.

O comprometimento cognitivo e comportamental é praticamente universal na DP, com os estágios iniciais demonstrando um comprometimento leve da atenção e das funções visuoespaciais e executivas. A memória e a linguagem são relativamente poupadas. Em estágios avançados, a demência e a psicose (sobretudo com alucinações visuais e delírios) são comuns. A maioria dos pacientes com DP têm depressão e ansiedade em algum momento. O sistema nervoso autônomo é bastante afetado na DP, com constipação, gastroparesia, hipotensão ortostática, urgência miccional disfunção erétil e distúrbios da transpiração. Com exceção da constipação, as queixas autonômicas em geral não são muito proeminentes ou incapacitantes até o estágio avançado da doença, quando a incontinência e a hipotensão ortostática grave podem levar à incapacidade importante. O sono pode ser perturbado por sonhos vívidos, insônia e apneia do sono, contribuindo para sonolência diurna e fadiga excessiva.

B. Exame do paciente

O exame físico sempre deve incluir um exame neurológico completo. Os movimentos extraoculares, a força motora e os exames cerebelares devem estar normais. O exame extrapiramidal é o foco central do exame de um paciente com DP. A parte III da Unified PD Rating Scale (UPDRS) é a ferramenta objetiva padronizada e mais bem validada que um médico pode usar de rotina no exame de um paciente. Ao usar a UPDRS, o médico examina cuidadosamenteexpressão facial, fala, tremor, tarefas repetitivas rápidas, tônus muscular, marcha e equilíbrio. Os detalhes sobre os achados objetivos relacionados às características principais da DP são discutidos na seção precedente.

C. Achados laboratoriais

Até o momento, não há exames laboratoriais ou de imagem que confirmem o diagnóstico de DP. No entanto, a DP não é um diagnóstico de exclusão. Ao contrário, somente quando alguns sinais de alerta chegam ao conhecimento do médico (principalmente a falta de resposta a um tratamento dopaminérgico) é necessário excluir causas atípicas ou secundárias de parkinsonismo. O exame genético está disponível para determinadas mutações de genes PARK. O teste de rotina para esses genes ainda não é recomendado e, para a maioria, a utilização clínica de testes genéticos permanece restrita a situações nas quais existe uma história familiar forte ou quando o início da doença ocorre antes dos 40 anos de idade.

D. Exames de imagem

O Food and Drug Administration (FDA) aprovou o uso de DaTSCAN (^{123}I-ioflupane, um ligante que usa imagens de tomografia computadorizada por emissão de fóton único [SPECT] para detectar transportadores pré-sinápticos de dopamina) na tentativa de distinguir a DP do tremor essencial. Pacientes com DP (mas também alguns pacientes com parkinsonismo atípico) apresentarão um sinal DaT diminuído nos gânglios basais. No entanto, o DaTSCAN não deve ser considerado um teste de rotina, uma vez que não é mais sensível ou específico que o exame feito por um neurologista especializado em distúrbios do movimento. As técnicas de imagem funcionais avançadas permanecem sendo uma ferramenta de pesquisa para a maioria das situações. A ressonância magnética (RM) cerebral de rotina geralmente é normal nos estágios iniciais da DP. Somente em situações nas quais o diagnóstico ainda é incerto solicita-se uma RM para investigar parkinsonismo secundário ou atípico.

▶ Diagnóstico diferencial

A DP idiopática é a causa mais comum de parkinsonismo. Sempre que são notados sinais de alerta, é importante pensar em causas secundárias ou atípicas como apresentação simétrica, falta de tremor e a presença de características atípicas raramente observadas na DP em estágio inicial. O alerta mais importante é uma falta de resposta a doses mais altas de medicamentos dopaminérgicos (mais de 1.000 a 1.500 mg/dia de levodopa).

As duas etiologias mais comuns de parkinsonismo secundário são a etiologia vascular e a induzida por fármacos. Estas são as mais importantes a considerar em adultos mais velhos, porque as síndromes parkinsonianas típicas raras vezes começam após os 75 anos de idade. Na verdade, quando a exposição a fármacos bloqueadores da dopamina pode ser excluída a partir da história, a DP idiopática e o parkinsonismo vascular são responsáveis pela grande maioria dos casos em pacientes idosos.

O parkinsonismo vascular pode resultar de danos isquêmicos crônicos ou infartos cerebrais múltiplos. Muitas vezes os pacientes apresentam uma síndrome acinético-rígida simétrica. Os achados tendem a ser mais graves nas pernas e a marcha está proeminentemente afetada. O parkinsonismo vascular ocasionalmente responde a medicamentos dopaminérgicos, mas não tão bem quanto na DP.

O parkinsonismo induzido por fármacos resulta da exposição a agentes bloqueadores de receptores da dopamina, mais comumente antieméticos e antipsicóticos (típicos e atípicos) ou depletores da dopamina (como reserpina ou tetrabenazina). Em idosos, as características parkinsonianas podem persistir por vários meses depois da suspensão do agente bloqueador do receptor da dopamina. Outras causas secundárias do parkinsonismo são mais raras (Tabela 24-1).

O parkinsonismo atípico resulta de distúrbios neurovegetativos que levam ao parkinsonismo. Esses distúrbios também são denominados de síndrome "Parkinson Plus", pois são associados a características incapacitantes como insuficiência autonômica, quedas precoces e demência precoce, que normalmente não são observadas na DP. Essas características incapacitantes atípicas e precoces, a falta de resposta aos medicamentos e a rápida progressão dessas doenças se combinam para dar-lhes um mau prognóstico. A Tabela 24-2 apresenta os sinais desses distúrbios.

Tabela 24-1 Causas secundárias de parkinsonismo e tremor

Parkinsonismo vascular
Induzido por toxinas (pesticidas, metilfeniltetrahidropiridina [MPTP], manganês, monóxido de carbono, cianida, metanol)
Lesões cerebrais estruturais (hidrocefalia, tumor, traumatismo)
Distúrbios metabólicos (doença de Wilson, hipoparatireoidismo)
Infeccioso (Aids, sífilis, doença de Creutzfeldt-Jakob)
Parkinsonismo pós-encefalítico (encefalite letárgica de Economo)

Parkinsonismo induzido por fármacos
- Agentes bloqueadores do receptor da dopamina (antipsicóticos e antieméticos)
- Depletores da dopamina (reserpina e tetrabenazina)

Fármacos indutores de tremor
- Anfetaminas
- Antidepressivos
- Antipsicóticos
- β-agonistas
- Corticosteroides
- Lítio
- Amiodarona
- Metilxantinas (incluindo café e chá)
- Hormônio da tireoide
- Ácido valproico

Aids, síndrome da imunodeficiência adquirida.

Um desafio comum no diagnóstico diferencial é a distinção entre o tremor da DP e aquele do tremor essencial (TE). O tremor de ação do TE tende a ser mais simétrico, de frequência maior e mais especificamente de extensão-flexão, diferente do tremor da DP, que é assimétrico e de menor frequência, em pronação-supinação. O diagnóstico pode ser especialmente difícil, pois rigidez e bradicinesia discretas podem ser observadas ocasionalmente no TE. Os pacientes com TE não devem apresentar anosmia (perda do olfato), distúrbios do sono REM (movimentos oculares rápidos) e parkinsonismo mais significativo, observados na DP.

▶ Complicações

A DP, historicamente tida como um distúrbio do movimento, é hoje reconhecida como uma condição complexa, com diversas manifestações clínicas, incluindo características não motoras e neuropsiquiátricas. Como a DP é progressiva, pode afetar muitas partes do sistema nervoso central e periférico, levando a diversas complicações. A disfunção autonômica pode levar à salivação, flatulência, gastroparesia, constipação, disfunção urinária, disfunção erétil, desregulação térmica e hipotensão ortostática, que pode levar à síncope. Duas das principais fontes de morbidade e mortalidade são a disfagia e a disfunção da marcha. A disfagia pode levar à aspiração ou asfixia. A instabilidade postural e o congelamento da marcha podem levar a quedas prejudiciais ou a muitas complicações associadas com a imobilidade. A disfunção do sono, a sonolência e a fadiga são extremamente comuns na DP. A disfunção cognitivo-comportamental, quando importante, é uma das principais fontes de incapacidade, sendo os sintomas de DP mais associados com uma má qualidade de vida. Além disso, os pacientes com DP avançada também apesentam complicações decorrentes de seu tratamento.

A. Flutuações motoras e discinesia

As complicações do tratamento dopaminérgico são fontes significativas de incapacidade em pacientes em estágio moderado da doença. O fenômeno "*wearing off*" ou redução do efeito da levodopa é manejado de duas maneiras: encurtando o intervalo entre as doses, ou adicionando uma catecol-O-metiltransferase (COMT) ou um inibidor da monoaminoxidase (MAO). A discinesia pode ser manejada por meio de uma leve redução da quantidade de levodopa a cada dose ou por adição de amantadina. Se o paciente está tomando uma formulação de levodopa de ação prolongada (liberação controlada) várias vezes ao dia, um "efeito de empilhamento" imprevisível pode contribuir para a discinesia, podendo ser considerado um regime de levodopa de curta ação. A estimulação cerebral profunda (DBS, do inglês *deep brain stimulation*), sobretudo a estimulação interna do globo pálido (GPi), pode ter um forte efeito de combate à discinesia. Como o manejo das complicações é complexo e a DBS é capaz de aliviar os problemas em alguns pacientes, o pronto encaminhamento a um neurologista é fortemente recomendado para opções avançadas de tratamento.

B. Demência e psicose

A demência ocorre na maioria dos pacientes com DP avançada. Inicialmente, procure por medicamentos que contribuam para a sedação e/ou confusão (p. ex., antagonistas da dopamina, amantadina, relaxantes musculares, medicamentos contra dor e medicamentos anticolinérgicos para o tremor e sintomas vesicais). Os inibidores da colinesterase (p. ex., donepezil, galantamina, rivastigmina) podem ser benéficos para a atenção, bradifrenia (alentecimento mental) e características psicóticas como alucinações visuais. Para o tratamento da psicose, comece abordando

Tabela 24-2 Causas neurodegenerativas típicas do parkinsonismo

Condição	Sinais de alerta
Atrofia de múltiplos sistemas (AMS)	Insuficiência autonômica precoce com disfunção erétil, incontinência urinária, síncope, sinais cerebelares, espasticidade ou outros sinais de neurônio motor superior
Paralisia supranuclear progressiva (PSP)	Características axiais proeminentes, como anormalidades oculomotoras, especialmente comprometimento do olhar vertical, quedas precoces e disfagia, postura ereta
Degeneração corticobasal (DCB)	Assimetria persistente, sinais sensoriais corticais, negligência, membro fantasma, distonia precoce grave, afasia
Demência com corpos de Lewy (DCL)	Demência precoce, alucinações visuais, delírios, nível flutuante de consciência/cognição, sensibilidade extrema a neurolépticos

os medicamentos (p. ex., diminua os medicamentos dopaminérgicos ou considere o uso de quetiapina e clozapina). Todos os demais medicamentos antipsicóticos típicos e atípicos estão contraindicados na DP, sobretudo em idosos. Sempre exclua condições médicas gerais como infecções, especialmente se existir um componente de *delirium*.

C. Depressão

Os inibidores seletivos da recaptação da serotonina (ISRSs) são os agentes de primeira linha para a depressão na DP, mas os inibidores da recaptação da serotonina-norepinefrina (IRSNs) são capazes de abordar um espectro mais amplo de déficits de neurotransmissores na DP. No entanto, poucos ensaios clínicos fornecem evidências para a escolha entre os antidepressivos na DP. Deve-se tomar cuidado para evitar as interações medicamentosas com inibidores da MAO como a selegilina.

D. Hipotensão ortostática

Os medicamentos que contribuem para a hipotensão ortostática devem ser reduzidos, se possível. Considere o uso de anti-hipertensivos, que muitas vezes deixam de ser necessários com o avançar da DP. Os medicamentos dopaminérgicos também podem exacerbar a hipotensão. O sal na dieta pode ser liberado e a ingestão de água deve ser incentivada. A cabeceira da cama deve ser elevada em 30 graus. A ingestão de refeições pequenas e frequentes pode evitar a dilatação esplâncnica. Clima quente, líquidos quentes e banhos de chuveiros quentes devem ser evitados. Frequentemente se usam fármacos como a fludrocortisona e/ou midodrina quando as medidas recém-citadas falham, mas esses medicamentos levam a complicações em pacientes idosos e devem ser usados com cautela.

E. Complicações gastrintestinais/constipação

A disfagia deve ser cuidadosamente monitorizada e, quando presente, os pacientes devem ser prontamente encaminhados para avaliação da deglutição. A salivação excessiva pode responder à administração cuidadosa de toxina botulínica nas glândulas salivares. A constipação é praticamente universal na DP. Hidratação, exercícios e dieta saudável, rica em fibras, devem ser incentivados. Emolientes fecais e agentes laxantes (p. ex., docusato e Senokot) devem ser tomados diariamente.

F. Quedas

As quedas são a principal fonte de lesão, morbidade e mortalidade na DP, e os pacientes com instabilidade postural devem ser cuidadosamente monitorados em relação a quedas, devendo ser prontamente encaminhados para fisioterapia, para avaliação da marcha, equilíbrio e manejo.

G. Diretrizes para o encaminhamento

Considere o encaminhamento do paciente a um neurologista ou especialista em distúrbios do movimento quando: (a) o diagnóstico está sendo questionado; (b) o paciente não está respondendo aos tratamentos tradicionais; (c) o paciente apresenta efeitos colaterais inaceitáveis; (d) quando ocorrem complicações decorrentes da DP ou de seus tratamentos; ou (e) quando estão sendo consideradas intervenções cirúrgicas.

▶ Tratamento

A. Tratamento não farmacológico

Os cuidados do paciente requerem uma equipe de abordagem multidisciplinar, incluindo aspectos importantes como a educação do paciente, exercícios, dieta e serviços de reabilitação. Os pacientes e seus familiares devem ser orientados sobre a história natural da DP e sobre os recursos e tratamentos disponíveis. Grupos de apoio são muito valiosos. Com a progressão da doença e o aparecimento de novos sintomas e complicações, os regimes de tratamento podem se tornar complexos. Os pacientes devem aprender a diferenciar os sintomas relacionados à DP, os efeitos colaterais dos medicamentos e outras condições. Os exercícios melhoram o humor, a força, o equilíbrio, a flexibilidade e a mobilidade. Uma combinação de exercícios aeróbicos, de fortalecimento e flexibilidade pode melhorar o estado funcional. Uma dieta saudável e equilibrada, bem como uma hidratação adequada, pode prevenir a constipação e hipotensão ortostática. Além disso, a restrição proteica pode ser necessária em alguns pacientes, uma vez que os aminoácidos competem com a absorção da levodopa, bloqueando assim seu efeito terapêutico. O envolvimento de um nutricionista pode ser vital, principalmente porque pode haver perda de peso e atrofia por desuso, ambas associadas com resultados pobres. Reabilitação física, ocupacional, da fala e da deglutição destinada à melhoria da função diária e da qualidade de vida pode ser eficaz em todas as fases da doença. As necessidades emocionais e psicológicas do paciente e de seus familiares também devem ser abordadas por meio de aconselhamento com um religioso, psiquiatra, psicólogo ou outro profissional de saúde mental.

B. Farmacoterapia

A DP é uma doença incurável, e não existem tratamentos comprovados para reduzir sua progressão. No entanto, dentre os distúrbios neurovegetativos, a DP é a única em que há possibilidade de se obter benefício de uma gama variada de tratamentos sintomáticos eficazes, como os medicamentos dopaminérgicos. O objetivo primário da farmacoterapia é reduzir os sintomas para manter a independência, o estado funcional e a qualidade de vida, além de diminuir a incapacidade. Um equívoco comum entre os pacientes (e médicos) é de que os medicamentos serão usados por muito tempo, depois de iniciados. Esta crença, agora desacreditada, levou a uma prática muito comum de atrasar o tratamento o maior tempo possível. O tratamento deve ser iniciado e adequado para reduzir os sintomas quando os pacientes sofrem com seus sintomas, e sempre quando o estado funcional, a independência ou a mobilidade estão ameaçados. Muitos pacientes com DP, sobretudo aqueles com início em idade jovem e pacientes com predomínio motor/tremor, podem levar vidas altamente funcionais durante muitos anos com regimes de tratamento otimizados. Entretanto, com a progressão da doença, podem ocorrer complicações de medicamentos dopaminérgicos como discinesia e flutuações motoras, e os regimes medicamentosos se tornam complexos. Principalmente em indivíduos mais idosos, os medicamentos podem agravar sintomas não motores, como alucinações visuais, problemas comportamentais, ortostasia e sonolência, e as reduções medicamentosas podem ser necessárias à custa do benefício motor.

1. Levodopa — A levodopa é o medicamento mais eficaz e bem estabelecido no tratamento da DP. A levodopa é convertida em dopamina pela DOPA-descarboxilase, fornecendo reposição dopaminérgica. Ela melhora o tremor, a bradicinesia e a rigidez, reduzindo assim a morbidade e incapacidade. As características axiais da DP, como o comprometimento da fala e marcha, frequentemente respondem menos à levodopa e outros medicamentos dopaminérgicos.

Além disso, na DP avançada, a instabilidade postural, o comprometimento da fala, a disfunção autonômica, a demência e os problemas psiquiátricos não respondem à levodopa. Embora a levodopa não retarde a progressão da patologia da DP, a expectativa de vida na DP melhorou drasticamente nos dias de hoje, em comparação com a era pré-levodopa.

A levodopa proporciona uma melhora forte e consistente das características motoras e mantém os pacientes altamente funcionais durante anos. No entanto, a grande maioria dos pacientes com doença avançada acabará experimentando complicações motoras, ou seja, flutuações motoras e discinesia, que se manifestam como resposta inconsistente à levodopa. Nos estágios iniciais, os pacientes passam por um efeito *wearing off*, no qual a duração do efeito de cada dose de levodopa fica cada vez mais curta, o que requer intervalos mais curtos entre as doses. Mais tarde, o efeito fica cada vez mais imprevisível, sendo que algumas doses falham completamente em sua ação, enquanto outras perdem seu efeito de forma abrupta. Discinesias são movimentos involuntários hipercinéticos que ocorrem com níveis de levodopa em "picos de dose". As discinesias são mais comumente coreiformes (torções anormais, contorções, movimentos semelhantes à dança), mas também podem ser distônicos (levando a posturas mais mantidas e, frequentemente, dolorosas).

Outros efeitos colaterais da levodopa incluem náuseas, vômitos, vertigens, tontura, sonolência e, em pacientes em estágios mais avançados, alucinações e confusão mental. Os inibidores periféricos da descarboxilase, como a carbidopa, sempre estão incluídos em formulações de levodopa para reduzir os efeitos secundários gastrintestinais, impedindo a conversão periférica da levodopa em dopamina. A carbidopa isolada pode ser adicionada para evitar a náusea que ocorre com formulações-padrão de levodopa. A levodopa costuma ser uma medicação bem tolerada, e a maioria dos efeitos colaterais pode ser evitada se ela for introduzida lentamente e com titulação gradual até atingir uma dose eficaz. Deve ser tomada com o estômago vazio pelo menos 30 a 45 minutos antes ou depois das refeições, para evitar o bloqueio de absorção da levodopa originado pelas proteínas. As formulações da levodopa de ação prolongada (p. ex., o Sinemet CR) são úteis na hora de deitar, pois podem reduzir o retorno dos sintomas da DP no período noturno, mas o uso dessas formulações durante o dia pode exacerbar as complicações.

2. Agonistas da dopamina — Os agonistas da dopamina estimulam diretamente os receptores da dopamina no corpo estriado (o alvo pós-sináptico dos neurônios da substância negra). Os derivados mais antigos da ergotamina, como a bromocriptina e a pergolida, não são usados na prática média em decorrência de seus efeitos colaterais graves, como lesões de válvula cardíaca. Os agonistas não ergotamina mais recentes, como pramipexol, ropinirol e rotigotina transdérmica, substituíram os derivados mais antigos. Os agonistas da dopamina são eficazes como monoterapia na redução das características motoras principais da DP. No entanto, em 2 a 5 anos, a maioria dos pacientes necessitará da adição de levodopa. Os agonistas da dopamina também são usados como tratamento adjuvante com levodopa quando ocorrem complicações motoras. Como a sua ação é mais prolongada, são capazes de diminuir a gravidade do efeito *"wearing-off"* e, como causam menos discinesia do que a levodopa, são às vezes usados para tentar uma diminuição da dose de levodopa.

Os agonistas da dopamina são maltolerados em idosos. Embora os efeitos colaterais sejam semelhantes aos da levodopa (náusea, vômito, hipotensão ortostática, sonolência, tonturas, sintomas psiquiátricos, alucinações), eles ocorrem mais comumente e com maior gravidade, sobretudo em idosos. A administração de agonistas da dopamina em pacientes com mais de 70 anos de idade deve ser bem avaliada em decorrência dos efeitos colaterais de sonolência, comprometimento cognitivo e psicose. Os agonistas da dopamina também têm efeitos colaterais adicionais, incluindo o transtorno de controle dos impulsos, que raramente é observado com a levodopa. Os pacientes que usam agonistas da dopamina devem ser orientados e examinados em relação a comportamentos compulsivos para jogar, comer e fazer compras, hipersexualidade e outros comportamentos compulsivos.

3. Outros tratamentos farmacológicos — Os agonistas da levodopa e dopamina são as duas principais classes de medicamentos usados como monoterapia na DP. Outros fármacos usados na DP têm benefícios sintomáticos mínimos quando usados isoladamente e servem como terapia adjuvante quando ocorrem complicações motoras. Como a maioria dos pacientes necessita desses medicamentos quando atinge o estágio moderado ou avançado da DP, deve-se considerar uma consulta com neurologista antes de se iniciar o tratamento com esses agentes. Os inibidores da COMT (entacapone e tolcapone) e os inibidores da MAO-B (selegilina e rasagilina) bloqueiam a degradação enzimática da levodopa e são usados para diminuir as flutuações motoras (*"wearing-off"*) estendendo a duração do benefício de cada dose de levodopa. A amantadina é o único medicamento com eficácia comprovada para reduzir a discinesia. Isso também reduz o tremor e o congelamento da marcha em alguns pacientes. A amantadina tem propriedades agonistas da dopamina e anticolinérgicas, comumente agrava a sonolência, déficit cognitivo e psicose e seu uso em idosos é limitado. Da mesma forma, medicamentos anticolinérgicos como triexifenidil podem ser eficazes na redução do tremor, discinesia e distonia, mas pacientes idosos têm baixa tolerância em relação a seu comprometimento cognitivo e autonômico. Esses medicamentos não devem ser considerados como opções de tratamento na população geriátrica.

C. Tratamentos cirúrgicos

Em muitos pacientes os medicamentos tornam-se progressivamente menos eficazes no alívio de sintomas da DP de forma consistente, sobretudo depois do início das flutuações motoras ou da discinesia. Alguns desses pacientes podem se beneficiar de técnicas cirúrgicas. A elegibilidade para essas intervenções é complexa. O candidato ideal é um paciente que tem um diagnóstico claro de DP, mantém uma boa resposta aos medicamentos no estado "ligado", sofre com complicações motoras incapacitantes apesar de um manejo medicamentoso ideal, é saudável o suficiente para tolerar uma intervenção neurocirúrgica, tem uma cognição relativamente intacta e não apresenta transtorno de humor significativo ou não controlado. Não existe um limite de idade bem definido, mas os pacientes com mais de 70 anos de idade em geral são considerados como pacientes de maior risco, e aqueles com mais de 80 anos de idade raramente são operados.

1. Cirurgia estereotáxica — A palidotomia (lesão de GPi) é eficaz no tratamento das características principais da DP e pode reduzir drasticamente as discinesias da levodopa. No entanto, esses processos de lesão são irreversíveis, não ajustáveis, e procedimentos bilaterais estão associados à disfagia, disartria e comprometimento cognitivo. Por isso, atualmente, esses procedimentos estão sendo usados praticamente apenas em situações nas quais a DBS não é factível.

2. Estimulação cerebral profunda — A DBS do núcleo subtalâmico (STN) ou GPi praticamente substituiu os procedimentos de lesão estereotáxica. Embora mais cara, a DBS tem as vantagens de ser não destrutiva, reversível e programável. Os procedimentos bilaterais são mais bem tolerados. O sistema DBS é um implante de quatro eletrodos em cada hemisfério cerebral por meio de técnica estereotáxica. Os eletrodos são conectados a um gerador de impulsos na parede torácica através de fios de extensão subcutâneos. Os médicos programam o dispositivo para obter benefício máximo e evitar os efeitos colaterais ajustando amplitude, amplitude do pulso, frequência e polaridade da estimulação e alterando a configuração dos contatos ativos em cada eletrodo. Os pacientes também podem fazer alguns ajustes em casa.

A DBS de ambos os alvos pode aliviar as características principais da DP, flutuações motoras e discinesia. Ambos os alvos são eficazes no tratamento do tremor, da rigidez e da bradicinesia, especialmente nos membros. No entanto, como acontece com os medicamentos, os sintomas axiais como a marcha e a fala são menos sensíveis à DBS. Na verdade, a DBS pode piorar a fala, quedas, cognição e os sintomas comportamentais, sobretudo em pacientes de alto risco. É importante ter uma ampla discussão com os pacientes e suas famílias antes da cirurgia, para assegurar que os sintomas que mais os incomodam (i.e., os objetivos do tratamento) coincidam com os sintomas que podem ser aliviados pela DBS. O maior ensaio clínico randomizado recente mostrou que esses dois alvos têm eficácia e segurança semelhante. No entanto, a STN-DBS tem um risco maior de quedas e efeitos colaterais sobre a cognição e o humor.

A DBS tem maior risco de problemas de infecção e de *hardware* que os procedimentos ablativos. Alguns efeitos colaterais como comprometimento da fala, espasticidade e alterações do humor, podem ser o resultado da estimulação de estruturas cerebrais vizinhas. O ajuste dos parâmetros de estimulação frequentemente alivia esses efeitos secundários induzidos pela estimulação.

▶ Prognóstico

O cuidado de pacientes com DP avançada apresenta muitos desafios, e a perspectiva de ser portador de uma doença debilitante progressiva crônica é assustadora. Os pacientes podem se beneficiar de tratamentos para DP durante anos e se tornarem incapacitados por sintomas não motores, para os quais não há tratamentos eficazes. Além disso, as doses de medicamentos para a DP em geral precisam ser reduzidas devido à exacerbação dos sintomas não motores, o que leva a uma piora de seus sintomas motores.

Uma abordagem de cuidados paliativos pode ser benéfica e é subutilizada na DP avançada. A DP tem uma evolução prolongada, dificultando um prognóstico preciso. No entanto, algumas tendências predizem um prognóstico desfavorável. O início da DP em idade mais avançada, a predominância de características não motoras e uma síndrome acinético-rígida proeminente com disfunção da marcha estão associados com uma progressão rápida e resultados pobres; já a DP com início em idade mais jovem, a ausência de características não motoras e o predomínio de tremor estão associados com progressão lenta.

O cuidado paliativo, diferente da internação em clínicas de cuidados terminais, não está limitado a um determinado prognóstico. A DP causa incapacidade, sofrimento e tensão para o cuidador. É importante aplicar os princípios paliativos em todos os estágios da doença.

Abordar as diretrizes antecipadas e envolver um advogado ou administrador de propriedades para as questões financeiras e legais (p. ex., outorgando uma procuração) é importante. Embora possa ser difícil dar início a discussões sobre o fim da vida, é importante saber os desejos do paciente com DP enquanto ele ainda é capaz de compartilhá-los. Uma abordagem de cuidados paliativos não impede o uso de tratamentos para o prolongamento da vida, mas se concentra proativamente no alívio do sofrimento decorrente de dor, depressão, ansiedade e outros fatores de estresse psicossocial para os pacientes e cuidadores.

Ahlskog JE. Diagnosis and differential diagnosis of Parkinson's disease and parkinsonism. *Parkinsonism Relat Disord*. 2000;7(1): 63-70.

Braak H, Del Tredici K, Bratzke H, Hamm-Clement J, Sandmann-Keil D, Rüb U. Staging of the intracerebral inclusion body pathology associated with idiopathic Parkinson's disease (preclinical and clinical stages). *J Neurol*. 2002;249 Suppl 3:III/1-III/5. Review. PMID: 12528692

Follett KA, Weaver FM, Stern M, et al; CSP 468 Study Group. Pallidal versus subthalamic deep-brain stimulation for Parkinson's disease. *N Engl J Med*. 2010;362(22):2077-2091.

Hallett M, Litvan I. Evaluation of surgery for Parkinson's disease: a report of the Therapeutics and Technology Assessment Subcommittee of the American Academy of Neurology. *Neurology*. 1999;53(9):1910-1921.

Hoehn MM, Yahr MD. Parkinsonism: onset, progression, mortality. *Neurology*. 1967;17(5):427-442.

Langston, JW. The Parkinson's complex: parkinsonism is just the tip of the iceberg. *Ann Neurol*. 2006;59(4):591-596.

Stern MB, Lang A, Poewe W. Toward a redefinition of Parkinson's disease. *Mov Disord.* 2012;27(1):54-60.

SITES RECOMENDADOS

Family Caregiver Alliance (fornece informação sobre grupos de apoio, contrato de cuidadores e questões relativas a cuidados de longo prazo). http://www.caregiver.org

National Parkinson Foundation, Inc. (fornece informação sobre programas educativos, grupos de apoio, opções de tratamento e publicações). http://www.parkinson.org

"We Move" Foundation (um recurso central útil de informações). http://www.wemove.org

Unified Parkinson's Disease Rating Scale (UPDRS). http://www.mdvu.org/library/ratingscales/pd/updrs.pdf

TREMOR ESSENCIAL

FUNDAMENTOS DO DIAGNÓSTICO

- Caracterizado por um tremor de ação bilateral das mãos e dos antebraços e, possivelmente, da cabeça, voz e tronco.
- Não existem outros sinais neurológicos.
- Em metade dos casos existe uma história familiar positiva.

Princípios gerais em idosos

Tremor essencial é o distúrbio de movimento mais comum, afetando 4% dos adultos com 40 anos de idade ou mais velhos. A idade e uma história familiar são os fatores de risco mais importantes. O tremor essencial foi citado como um tremor familiar, mas uma porcentagem significativa de pacientes com TE não tem história familiar. O termo TE "benigno", usado para diferenciar o TE dos tremores associados à DP e outras doenças neurodegenerativas, caiu em desuso, uma vez que o tremor propriamente dito pode ser incapacitante. Recentemente, surgiram controvérsias sobre considerar o TE como uma doença neurodegenerativa ou uma condição do envelhecimento normal do sistema nervoso.

Achados clínicos

O TE se caracteriza por um tremor postural-cinético, embora possa ocorrer tremor de repouso. O TE muitas vezes envolve os braços, mas comumente também envolve a cabeça e a voz. É incomum que o TE seja proeminente nas pernas, nos lábios ou no queixo. O envolvimento bilateral é a regra, mas pode ser assimétrico. Pode haver tremor da cabeça, mas esses casos são considerados variantes da distonia cervical. O TE progride lentamente e, na maioria dos casos, permanece leve. Na verdade, alguns estimam que menos de 10% dos indivíduos com tremor essencial procura atendimento médico. O TE piora com ansiedade, estresse e ingestão de cafeína, e muitas vezes se reduz com álcool, embora isso possa ser verdadeiro para todas as formas de tremor.

O TE é um diagnóstico clínico, em geral feito por meio de história e exame abrangentes. Diferente do tremor, o exame neurológico deve ser normal, com exceção de possíveis achados sutis como perda auditiva ou sinais cerebelares sutis.

Diagnóstico diferencial

O diagnóstico diferencial inclui parkinsonismo, com um tremor de repouso e outros sinais. Tremores de ação também são encontrados na distonia e na doença de Wilson, mas essas condições estão associadas com outras anormalidades neurológicas e ocorrem em uma população mais jovem. Causas secundárias de tremor cinético e postural somente devem ser consideradas com apresentações incomuns do tremor. O consumo de tabaco e cafeína, bem como determinados medicamentos (ver Tabela 24-1), pode resultar em um tremor fisiológico mais acentuado, capaz de mimetizar o TE. O tremor pode ser observado na abstinência de álcool ou sedativos, e pode ocorrer como parte de uma somatização ou transtorno de conversão. Tremores psicogênicos geralmente podem ser interrompidos durante o exame com a distração do paciente.

Complicações

O TE pode resultar em comprometimento funcional significativo e constrangimento social. O TE tem efeitos significativos sobre o estado funcional, especialmente nas AVDs e AIVDs, como alimentação, o ato de se vestir, trabalhos manuais e tarefas domésticas. Além disso, o TE pode ter um impacto psicológico significativo, uma vez que se agrava em situações sociais, podendo resultar em aposentadoria precoce, isolamento social e aumento do nível de cuidados. O tremor não é a única manifestação neurológica do TE. Estudos recentes mostram pacientes com achados adicionais, como uma leve disfunção cerebelar (dificuldade de andar pé-ante-pé ou *tandem gait*, leve falta de coordenação motora), distúrbios cognitivos leves, ansiedade e perda auditiva. O TE também está associado com um risco aumento de DP e pode estar associado com um risco aumentado de demência.

Tratamento

Todos os tratamentos atuais para TE são puramente sintomáticos. O objetivo do tratamento não é erradicar todo o tremor, mas melhorar o estado funcional e reduzir o constrangimento social. Se o tremor é leve e não incapacitante, o tratamento pode não ser necessário. Evitar o estresse e a cafeína pode melhorar o tremor e, em casos de TE leve, pode ser suficiente. O álcool pode reduzir o tremor, mas seu uso regular não é recomendado em decorrência do tremor de rebote e seus efeitos a longo prazo, incluindo uma taxa maior de alcoolismo em pacientes portadores de TE. Terapeutas ocupacionais podem fornecer utensílios e dispositivos adaptados que podem melhorar a qualidade de vida.

Todos os medicamentos para tratamento de tremor podem causar efeitos colaterais e devem ser iniciados em doses baixas, que devem ser aumentadas gradualmente até o controle satisfatório do tremor ou até que ocorram efeitos colaterais intoleráveis. Casos graves, refratários ou atípicos devem ser encaminhados a um especialista para tratamento, incluindo a consideração de estimulação cerebral profunda (DBS).

A. Farmacoterapia

1. Agentes farmacológicos de primeira linha — O propranolol e a primidona apresentam mais evidências de eficácia no tratamento do TE, reduzindo o tremor em cerca de 50 a 70% dos pacientes. O propranolol é um ß-bloqueador não seletivo que cruza a barreira hematencefálica e é o único fármaco aprovado pelo FDA para o tratamento do tremor essencial. A dose eficaz média é de 120 mg/dia, podendo ser aumentado até 320 mg, se tolerado. O TE leve pode ser tratado com doses de acordo com a necessidade. As apresentações de liberação prolongada são igualmente eficazes. Efeitos colaterais incluem broncoconstrição, bradicardia, hipotensão, tonturas, fadiga, impotência e depressão. Outros ß–bloqueadores são menos eficazes que o propranolol. A primidona é estruturalmente semelhante aos barbitúricos. A maioria dos pacientes responde a cerca de 250 mg ao dia.

Os efeitos adversos incluem sedação, tontura, ataxia, confusão e depressão. A resposta ao tratamento e os efeitos colaterais orientam os ajustes da dose. A combinação de propranolol e primidona pode fornecer um benefício adicional.

2. Agentes farmacológicos de segunda linha — A gabapentina e o topiramato são medicamentos anticonvulsivos que podem ser adicionados aos agentes de primeira linha, caso o controle do tremor seja insatisfatório. A gabapentina é bem tolerada, com efeito típico ao redor de 1.200 mg ao dia. Os efeitos colaterais comuns incluem sedação, tontura e instabilidade. O topiramato é eficaz em doses superiores a 100 mg duas vezes ao dia. Seu uso é limitado em decorrência de seus efeitos colaterais cognitivos, redução do apetite, perda de peso e parestesias. A zonisamida é uma alternativa ao topiramato, é mais bem tolerada e dosada. Os benzodiazepínicos são empregados ocasionalmente para o controle do tremor, mas seus efeitos colaterais comuns (p. ex., sedação, disfunção cognitiva, hipotensão, inibição respiratória e potencial de abuso) limitam seu uso. Os bloqueadores do canal de cálcio, teofilina, inibidores da anidrase carbônica, isoniazida, clonidina e fenobarbital apresentaram resultados contraditórios e não são recomendados como agentes farmacológicos de primeira ou segunda linha.

3. Outros tratamentos farmacológicos — A utilização de toxina botulínica do tipo A para o tremor dos membros tem sido decepcionante, e seu uso somente deve ser considerado em raros casos refratários. No entanto, injeções cervicais podem ser muito eficazes na redução do tremor cefálico. Um alto risco de disfagia limita seu uso para o tremor da voz.

B. Tratamentos cirúrgicos

Existem muitas evidências de que a talamotomia unilateral ou a DBS do tálamo (tálamo ventral intermediário) é eficaz no tratamento de pacientes com TE incapacitante e refratário à medicação. Após a talamotomia, pode ocorrer disartria, desequilíbrio e comprometimento cognitivo. A DBS parece estar associada com menos eventos adversos e a intervenção bilateral é mais bem tolerada. A decisão de usar um ou outro procedimento depende de cada circunstância individual do paciente, riscos perioperatórios e disponibilidade de acesso para monitoramento contínuo do estimulador e ajustes.

Koller WC, Hristova A, Brin M. Pharmacologic treatment of essential tremor. *Neurology*. 2000;54(11 Suppl 4):S30-S38.

Louis ED. Essential tremor. *N Engl J Med*. 2001;345(12):887-891.

Louis ED, Ottman R, Hauser WA. How common is the most common adult movement disorder? Estimates of the prevalence of essential tremor throughout the world. *Mov Disord*. 1998;13(1):5-10.

Zesiewicz TA, Elble R, Louis ED, et al. Practice parameter: therapies for essential tremor: report of the Quality Standards Subcommittee of the American Academy of Neurology. *Neurology*. 2005;64(12):2008-2020.

Zesiewicz TA, Elble RJ, Louis ED, et al. Evidence-based guideline update: treatment of essential tremor: report of the Quality Standards subcommittee of the American Academy of Neurology. *Neurology*. 2011;77(19):1752-1755.

25 Quedas e distúrbios da mobilidade

Deborah M. Kado, MD, MS
Daniel Slater, MD, FAAFP

FUNDAMENTOS DO DIAGNÓSTICO

- Idosos que relatam > 1 queda no último ano ou uma queda isolada com lesão ou problemas de marcha e equilíbrio têm um risco aumentado de quedas e lesões futuras.
- Fatores agudos (infecciosos, tóxicos, metabólicos, isquêmicos ou iatrogênicos) podem contribuir para quedas e distúrbios da mobilidade.
- Medicamentos, principalmente psicotrópicos, aumentam o risco de quedas.
- Fatores de risco comuns e modificáveis de quedas que devem ser considerados incluem acuidade visual, riscos ambientais domésticos e calçados.

Princípios gerais em idosos

Com o envelhecimento dos indivíduos, seu risco de quedas aumenta. Cerca de 30% dos indivíduos com mais de 65 anos de idade e 50% dos indivíduos com mais de 80 anos de idade caem a cada ano. Quase 60% daqueles com histórico de quedas no ano anterior sofrerão uma queda subsequente. Até 50% das quedas resultam em algum tipo de lesão, sendo que as mais graves incluem traumatismo do quadril, crânio e fraturas da coluna vertebral. As lesões que ocorrem como resultado de uma queda contribuem para uma taxa de óbitos relacionados a acidentes que ocupam a sétima posição como causa de morte nos Estados Unidos (EUA). Muitos fatores de risco são responsáveis pelo aumento da taxa de quedas observadas em indivíduos idosos e, como tal, são considerados uma síndrome geriátrica.

Um fator de risco importante para quedas inclui problemas com a mobilidade. Como acontece com as quedas, o risco para o desenvolvimento de distúrbios da mobilidade aumenta com a idade. Os distúrbios da mobilidade variam de subclínicos a óbvios e, dentro dessa variação, o risco de quedas é elevado. Como o risco de distúrbios da mobilidade e quedas está aumentado em indivíduos idosos, os médicos devem conhecer os fatores importantes na prevenção e no tratamento de ambos. Este capítulo discute as quedas e os distúrbios da mobilidade associados com o ambiente, epidemiologia, fatores de risco, avaliação clínica, prevenção, tratamento e prognóstico de indivíduos idosos que podem apresentar um risco ou que já desenvolveram problemas de mobilidade e apresentam quedas recorrentes.

Uma queda é definida como "cair ao chão (ou a outro nível mais baixo) inadvertidamente, com ou sem perda de consciência" (Close, 1999). A maioria das quedas não resulta em lesões graves, mas os indivíduos que caem apresentam um risco aumentado para quedas recorrentes. Além disso, é muito importante perguntar sobre um histórico de quedas ao avaliar um paciente idoso, de modo que uma avaliação e as recomendações para a prevenção adequada e o tratamento possam ser feitas antes que ocorra uma lesão significativa.

Os distúrbios da mobilidade se referem a qualquer desvio do padrão normal da marcha. Para uma marcha normal, é necessário o controle do equilíbrio e da postura em repouso e em movimento. Assim, a marcha normal requer uma integração complexa de resistência adequada, sensibilidade e coordenação. Para um adulto sadio e normal, andar é praticamente automático, mas na verdade o controle de marcha e postura é complexo e multifatorial, e um defeito em qualquer nível pode resultar em problemas de mobilidade.

A incidência e o impacto das quedas na saúde variam de acordo com idade, sexo e condição de vida. Como afirmado antes, a incidência aumenta com a idade, sendo que um terço da população com mais de 80 anos de idade relata uma queda no ano anterior. Homens e mulheres tendem a cair em proporções iguais, mas as mulheres são mais suscetíveis a sofrer uma lesão. Semelhante àqueles com mais de 80 anos de idade, aproximadamente 50% dos indivíduos que residem em clínicas geriátricas caem a cada ano. Dos 5 a 10% de quedas que resultam em lesões graves, as complicações mais comuns incluem grandes lacerações, traumatismo craniano e fraturas. As lesões relacionadas a quedas são a principal razão pela qual os médicos devem estar atentos para esse problema generalizado que afeta pacientes idosos. Embora a maioria das quedas não resulte em lesões físicas graves, nos indivíduos com mais de 65 anos de idade elas são responsáveis por

62% das lesões não fatais que levam ao atendimento em setor de emergência nos EUA, das quais cerca de 5% levam à internação.

Os pacientes que sofrem lesões relacionadas a quedas têm mais probabilidade de apresentar um declínio no estado funcional e um aumento na utilização de serviços médicos. Além disso, esses pacientes têm maior probabilidade de internação em instituições de longa permanência para idosos (ILPIs).

A menção especial das fraturas de quadril é justificada, pois elas estão entre as lesões mais comuns e dispendiosas relacionadas a quedas em idosos. Mais de 90% de todas as fraturas de quadril ocorrem como resultado de uma queda. Sabe-se que as quedas que resultam em fraturas de quadril dobram aproximadamente a taxa de mortalidade em 1 ano em comparação com idosos correspondentes sem fraturas de quadril. A taxa de mortalidade em 1 ano varia de 12 a 37%, e cerca de metade dos indivíduos que caem e fraturam o quadril são incapazes de recuperar a capacidade de viver de forma independente.

Assim como as quedas, os distúrbios da mobilidade afetam em torno de 15% dos indivíduos de 60 anos de idade ou mais e 80% daqueles com 85 anos de idade ou mais. Uma medida simples para determinar a mobilidade é avaliar a velocidade de uma caminhada; em um estudo observacional com cerca de 900 homens e mulheres idosos (média de idade: 75 anos; variação: 71 a 82 anos), a velocidade da marcha foi de 1,2 m/s e caiu cerca de 5% ao longo de três anos. Em geral, uma velocidade baixa da marcha é um fator de risco de quedas em idosos, mas existe uma relação em forma de U na qual os indivíduos com velocidades de marcha mais rápidas ($\geq$ 1,3 m/s) também apresentam um aumento da taxa de quedas. Aproximadamente 17% das quedas em idosos podem ser atribuídas ao equilíbrio, fraqueza nas pernas ou problemas de marcha. Entre aqueles com problemas de mobilidade, as causas são de natureza multifatorial, com déficits sensoriais, miopatia e infartos múltiplos liderando as três principais categorias relatadas na literatura.

▶ Prevenção

As estratégias de prevenção parecem funcionar, tanto em ambientes institucionais e comunitários, de acordo com recentes revisões sistemáticas abrangentes publicadas pela Cochrane Collaboration. Foram feitos ensaios controlados randomizados de intervenção única e multifatorial e, embora nem todos concordem uniformemente, a preponderância de evidências demonstra algum benefício positivo com declínio da taxa de quedas. Além disso, se as estratégias de prevenção puderem ser implementadas em populações de risco para quedas com lesões, a sociedade como um todo poderá desfrutar da redução de custos.

Assim, muitas organizações assumiram as quedas como uma condição de saúde passível de prevenção, e os programas de implementação de prevenção das quedas foram estimulados. Nos EUA, o National Council on Aging (NCOA), desde 2004, vem liderando a Falls Free Initiative para enfrentar o problema crescente da saúde pública com quedas e lesões relacionadas a quedas em idosos, através de liderança colaborativa. Inicialmente, os representantes de 58 organizações nacionais, associações profissionais e agências federais se reuniram para desenvolver um plano para redução das quedas e lesões relacionadas a quedas, no qual incluíram 36 estratégias. Desde a sua criação, a NCOA desenvolveu grupos de trabalho de coalizão, um dos quais foi responsável pela determinação do Senado dos EUA ter designado o primeiro dia do outono como National Fall Prevention Awareness Day (Dia Nacional de Conscientização da Prevenção de Quedas), inicialmente criado em 2009. No mesmo ano, o painel de especialistas em prevenção de quedas da American Geriatrics Society (AGS) e da British Geriatrics Society (BGS) forneceu recomendações atualizadas sobre prevenção de quedas, com as quais os prestadores de cuidados de saúde seguem um processo passo a passo de tomada de decisão e intervenção para o manejo de quedas em indivíduos idosos, avaliados como em alto risco de quedas (ver algoritmo, Figura 25-1).

Para que as estratégias preventivas sejam mais custo-efetivas, elas devem ser dirigidas àqueles que estão em maior risco de apresentar o resultado. Vários estudos mostraram que os fatores de risco mais importantes para quedas incluem: (a) quedas anteriores, (b) diminuição da força muscular, (c) comprometimento da marcha e do equilíbrio e (d) uso de medicação específica. Teoricamente, com exceção das quedas anteriores, força muscular, marcha e equilíbrio, bem como medicação em uso, podem ser fatores de risco potencialmente modificáveis. Outros fatores de risco potencialmente modificáveis incluem deficiência visual, depressão, dor e tonturas. Os fatores de risco difíceis ou impossíveis de modificar são idade, sexo feminino, incapacidade para as atividades da vida diária, baixo índice de massa corporal, incontinência urinária, comprometimento cognitivo, artrite e diabetes.

Embora a idade avançada seja um fator de risco para o desenvolvimento de distúrbios da mobilidade em geral, não há fatores de risco específicos a citar, uma vez que a causa dos distúrbios específicos da marcha muitas vezes tem etiologia desconhecida e/ou multifatorial. Por exemplo, a fraqueza levando a problemas de mobilidade poderia ser decorrente de problemas do neurônio motor superior (disfunção de vias medulares e/ ou vias cerebrais motoras altas), do neurônio motor inferior (problemas com os neurônios motores medulares ou sistema nervoso periférico) ou problemas miopáticos primários. Alguns dos distúrbios de marcha mais incapacitantes resultam de doença neurológica grave e encontram-se além do escopo deste capítulo. No entanto, como cada uma dessas doenças também está associada a um aumento do risco de quedas, elas estão listadas com a finalidade de fornecer um apanhado geral: (a) distúrbios extrapiramidais (p. ex., doença de Parkinson), (b) ataxia cerebelar (p. ex., doença cerebrovascular), (c) disfunção vestibular (p. ex., neuroma acústico) e (d) disfunção do lobo frontal (p. ex., hidrocefalia de pressão normal).

Além do envelhecimento e/ou perda do condicionamento levando à fraqueza muscular e problemas de mobilidade, existem outros problemas médicos não neurológicos que podem levar a distúrbios da mobilidade. Exemplos incluem perda visual, obesidade mórbida, problemas ortopédicos, doenças reumatológicas, dor, medicamentos e problemas cardiorrespiratórios. Assim, ao fazer uma avaliação clínica de um paciente idoso, é importante ter em mente essas condições médicas sistêmicas

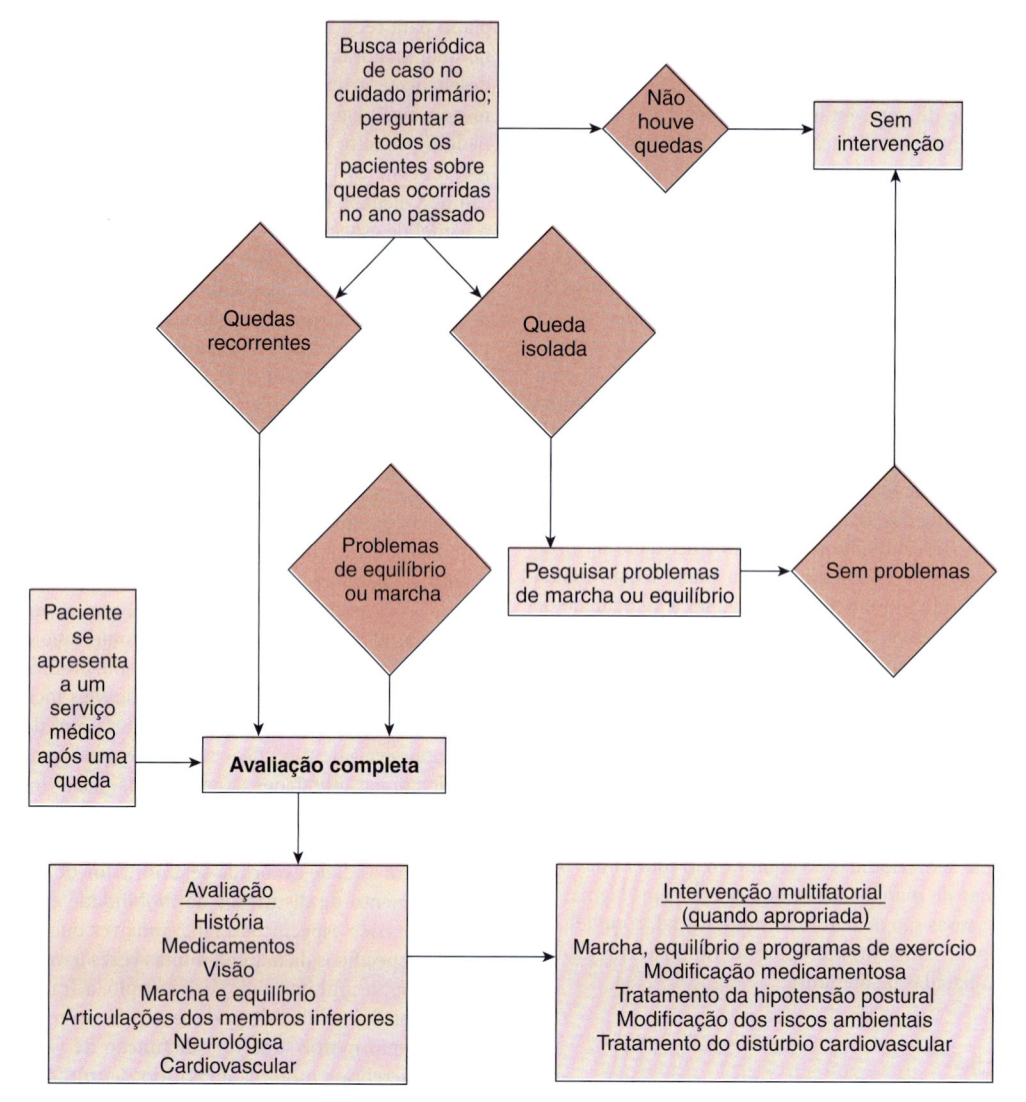

Figura 25-1 Algoritmo da prevenção de quedas. *(Reproduzida com permissão de Panel on Prevention of Falls in Older Persons, American Geriatrics Society and British Geriatrics Society. Summary of the updated American Geriatrics Society/British Geriatrics Society clinical practice guideline for prevention of falls in older persons.* J Am Geriatr Soc.*2011;59(1):148-157.)*

subjacentes que podem afetar a mobilidade e, desse modo, levar a uma queda indesejada.

▶ Achados clínicos

A. Sinais e sintomas

Na avaliação clínica de um paciente geriátrico, é importante lembrar-se de identificar fatores de risco independentes para quedas (Tabela 25-1). Além disso, na maioria das vezes, as quedas em idosos não são devidas a uma causa única, mas ocorrem quando há um esforço adicional, como uma doença aguda, medicamentos novos ou um perigo ambiental que o idoso é incapaz de compensar tão bem quanto um indivíduo mais jovem, deixando-o mais propenso a quedas. O perfil de atividade do idoso também afetará seu risco de quedas. Indivíduos sedentários têm fatores de risco múltiplos para quedas, mas não estão em perigo porque modificam seu comportamento para evitar situações que causam quedas. Idosos mais ativos podem ser menos cautelosos e, portanto, têm maior risco de cair, porque não são capazes de compensar tão bem as ameaças à estabilidade postural como as pessoas mais jovens.

A AGS/BGS, bem como outras associações, defendem as avaliações de riscos multifatoriais para a prevenção de quedas em idosos. Essas avaliações começam com uma história básica de quedas, questionando se o paciente sofreu alguma queda no

Tabela 25-1 Fatores de risco independentes para quedas em idosos residentes na comunidade

Fator de risco	Modificável
Quedas anteriores	Não
Comprometimento do equilíbrio	Sim
Redução da força muscular	Sim
Comprometimento visual	Talvez
Uso de > 4 medicamentos ou medicação psicoativa	Sim
Comprometimento da marcha ou dificuldade de caminhar	Talvez
Depressão	Talvez
Tontura ou ortostasia	Talvez
Limitações funcionais (incapacidades nas AVDs)	Improvável
Idade > 80 anos	Não
Sexo feminino	Não
Baixo índice de massa corporal	Improvável
Incontinência urinária	Talvez
Comprometimento cognitivo	Improvável
Artrite	Talvez
Diabetes	Improvável
Dor	Talvez

AVDs, atividades da vida diária.
Dados de Tinetti ME, Kumar C. The patient who falls. "It's always a trade-off." *JAMA*. 2010;303(3):258-266.

último ano. Quando uma queda é relatada, devem ser obtidos detalhes importantes relacionados a ela, como a atividade que levou à queda, quaisquer sintomas prodrômicos (p. ex., tontura, desequilíbrio) e quando a queda ocorreu. Os pacientes devem ser perguntados sobre o número de quedas ocorridas no último ano, se houve lesões mantidas decorrentes de qualquer queda e se os pacientes têm medo de cair. Finalmente, é necessário verificar se os pacientes sofrem de alguma dificuldade de equilíbrio ou deambulação. Todas essas perguntas são importantes porque uma resposta positiva indica uma alta probabilidade de nova queda no futuro.

Ao perguntar sobre uma queda específica, a perda de consciência associada, hipotensão ortostática ou causas cardíacas e neurológicas subjacentes devem ser consideradas como fatores precipitantes. Outras condições médicas crônicas associadas com um risco aumentado de quedas devem ser consideradas e incluem comprometimento cognitivo, demência, dor musculoesquelética crônica, osteoartrite do joelho, incontinência urinária, acidente vascular encefálico (AVE), doença de Parkinson e diabetes. Outra parte crucial da história médica para um idoso que possa ter um risco aumentado de quedas inclui a avaliação funcional das atividades da vida diária, incluindo o uso de equipamentos adaptativos e meios auxiliares de mobilidade. Em um paciente que relata quedas múltiplas, uma investigação sobre o consumo de álcool é justificada, pois a maioria dos pacientes não fornecerá essas informações livremente e o consumo frequente de álcool pode aumentar o risco de quedas. Por fim, os médicos devem revisar cuidadosamente a lista de medicamentos usados pelo paciente, que pode incluir prescrições atuais e medicamentos vendidos sem prescrição médica. Um grande estudo observacional com 4.260 homens idosos residentes na comunidade demonstrou que 82,3% dos participantes relataram uso inadequado de medicação (p. ex., polifarmácia, consumo inapropriado de medicamentos, subutilização). A polifarmácia (≥ 5 medicamentos) e a ingestão de um ou mais medicamentos potencialmente inapropriados foram associadas com uma queda no último ano, destacando a importância de abordar o uso inadequado de medicamentos como fator de risco modificável para quedas.

Uma vez obtida a história, os médicos devem certificar-se de que os sinais ortostáticos vitais, acuidade visual, estado cognitivo e sistema cardíaco foram incluídos em um exame físico básico. A avaliação da marcha e do equilíbrio é de fundamental importância. São poucas as avaliações de equilíbrio e mobilidade eficazes na avaliação do risco de quedas, mas estas não têm execução prática no ambiente clínico. Tais testes incluem a Performance-Oriented Mobility Assessment (POMA; Tabela 25-2), a Short Physical Performance Battery (SPPB), o teste de equilíbrio de Berg e o Safety Functional Motion Test. No entanto, existem dois outros testes, o Timed Get Up and Go Test (TUG) e o teste de alcance funcional (TAF), que são usados com maior frequência, pois podem ser aplicados em menos de um minuto. Para o teste TUG, o médico deve pedir que o paciente se levante de uma cadeira com braços padrão (se possível, sem usar os braços), ande uma distância fixa pelo quarto (3 metros), vire, caminhe de volta até a cadeira e sente-se. Além de observar o paciente avaliando a presença de instabilidade, se ele demorar > 13,5 segundos para concluir a tarefa, será considerado como de maior risco para quedas futuras. O TAF exige o uso de uma régua graduada montada em uma parede na altura do ombro. Pede-se que o paciente fique perto da parede em posição confortável, com um braço estendido com os ombros perpendiculares à régua. O paciente é instruído a estender o braço para frente tanto quanto possível, sem dar qualquer passo ou perder o equilíbrio, e se for < 25,4 cm (< 10 polegadas) para homens, existe um risco duas vezes maior de quedas.

Finalmente, durante o exame físico também é importante examinar os pés e calçados. Saltos altos, chinelos, sapatos com solas escorregadias podem predispor as pessoas a tropeços e quedas. Calçados mal-ajustados, muito grandes, sem aderência suficiente ou com muita fricção e/ou sem fixação adequada (desamarrados ou levemente amarrados) também contribuem para o aumento do risco de quedas. Ao escolher os sapatos, a parte superior deve ser macia e flexível, com revestimento liso. A biqueira deve ser profunda o suficiente para permitir os movimentos dos artelhos. A sola deve ser forte e flexível para uma boa aderência. O calcanhar deve ter uma base ampla para a estabilidade e sua altura não deve ser superior a 4 cm. Por fim, o fecho deve proporcionar um ajuste estável, com alguma flexibilidade, servindo para pés de formato incomum ou edemaciados.

Tabela 25-2 Avaliação do equilíbrio orientada pelo desempenho[a]

Manobra	Resposta		
	Normal	Adaptativa	Anormal
Equilíbrio sentado	Estável	Segura na cadeira para manter a postura ereta	Inclina-se, desliza para baixo na cadeira
Levantando da cadeira	Capaz de levantar em um único movimento, sem usar os braços	Usa os braços (da cadeira ou de dispositivo para andar) para puxar ou empurrar para cima; e/ou se move para frente na cadeira antes de tentar levantar	Necessita de múltiplas tentativas ou é incapaz sem auxílio humano
Equilíbrio imediato em pé (primeiros 3-5 segundos)	Estável, sem segurar em dispositivos de auxílio para andar ou outros objetos de apoio	Firme, mas usa dispositivo de auxílio da marcha ou outro objeto de apoio	Qualquer sinal de instabilidade[b]
Equilíbrio em pé	Firme, capaz de ficar em pé com os pés juntos sem segurar em qualquer objeto de apoio	Firme, mas não consegue manter os pés juntos	Qualquer sinal de instabilidade independente da necessidade de segurar um objeto
Equilíbrio com olhos fechados (com os pés juntos)	Firme, não precisa segurar qualquer objeto e mantém os pés juntos	Firme, com os pés separados	Qualquer sinal de instabilidade ou necessidade de segurar um objeto
Equilíbrio ao virar (360 graus)	Sem segurar ou cambalear; não precisa segurar quaisquer objetos; os passos são contínuos (o ato de virar é um movimento fluido)	Os passos não são contínuos (o paciente coloca um pé completamente no chão antes de levantar o outro pé)	Qualquer sinal de instabilidade ou segurar em um objeto
Empurrar o paciente na região do esterno (paciente em pé, com pés juntos, examinador exerce leve pressão sobre o esterno três vezes; reflete a capacidade de resistir ao deslocamento)	Estável, capaz de resistir à pressão	Precisa mover os pés, mas é capaz de manter o equilíbrio	Começa a cair, ou o examinador precisa ajudá-lo a manter o equilíbrio
Virando o pescoço (o paciente é solicitado a virar a cabeça de um lado para o outro e olhar para cima estando em pé com os pés bem juntos)	Capaz de virar a cabeça pelo menos metade da amplitude do movimento de lado a lado e capaz de fletir a cabeça para trás, para olhar o teto; não cambaleia, não se segura em objetos, não tem sintomas de vertigens, instabilidade ou dor	Diminuição da capacidade de virar de um lado para o outro com o pescoço em extensão, mas não cambaleia, não se segura ou tem sintomas de tontura, instabilidade ou dor	Qualquer sinal de instabilidade ou sintomas ao virar a cabeça ou com a extensão do pescoço
Equilíbrio em uma perna	Capaz de permanecer em pé apoiado em uma perna por 5 s sem segurar um objeto de apoio		Incapaz
Inclinado para trás (peça que o paciente se incline para trás tanto quanto possível sem se segurar em qualquer objeto, se possível)	Boa extensão sem segurar em objeto ou cambalear	Tenta inclinar para trás, mas com redução da amplitude do movimento (em comparação com outro paciente da mesma idade) ou necessita segurar em objeto para fazer a inclinação	Não tenta ou não se inclina, ou cambaleia
Alcançar um objeto (paciente tenta remover um objeto de uma prateleira suficientemente alta, precisando alongar o corpo ou ficar na ponta dos pés)	Capaz de remover o objeto sem a necessidade de segurar outro objeto para se apoiar e sem ficar instável	Capaz de pegar o objeto, mas precisa se equilibrar segurando algo como apoio	Incapaz ou instável
Curvar-se para frente (solicita-se que o paciente pegue pequenos objetos do chão, como uma caneta)	Capaz de se abaixar e pegar o objeto e capaz de levantar facilmente em uma única tentativa, sem necessidade de usar os braços para retornar à posição inicial	Capaz de pegar o objeto e ficar na vertical em uma única tentativa, mas precisa usar os braços para apoio, segurando em algo	Incapaz de se curvar ou incapaz de voltar à vertical após curvar-se para baixo, ou faz várias tentativas para voltar à posição vertical
Sentar	Capaz de sentar, usando um movimento suave	Precisa usar os braços para se orientar na cadeira ou não é capaz de sentar com um movimento suave	Cai na cadeira, erra no julgamento de distâncias (erra o alvo)

[a]O paciente começa esta avaliação sentado em uma cadeira dura, de espaldar reto e sem braços.
[b]A instabilidade é definida como o ato de segurar objetos de apoio, cambalear, mover os pés ou oscilação mínima do tronco.

Reproduzida com permissão de Tinetti ME. Performance-oriented assessment of mobility problems in elderly patients. *J Am Geriatr Soc*.1986;34(2):119-126.

B. Exames diagnósticos

Diferente do que acontece no caso de uma avaliação diagnóstica para condições médicas gerais, não existe uma avaliação diagnóstica padrão para um paciente idoso que apresenta quedas ou que tem um risco aumentado para quedas. No entanto, exames laboratoriais da hemoglobina para excluir uma anemia clinicamente significativa, painel bioquímico para excluir distúrbios eletrolíticos e/ou estados hiper ou hipo-osmolares, determinação do hormônio estimulante da tireoide (TSH) para excluir hipotireoidismo, nível da vitamina B_{12} para descartar uma deficiência de vitamina B_{12} (associada com problemas proprioceptivos) e a determinação dos níveis séricos de 25-hidroxivitamina D para detectar uma deficiência de vitamina D (associada a quedas e fraturas) podem ser apropriados. Além disso, as quedas podem ser um sinal de doença médica, e não é incomum que pacientes idosos que apresentaram uma queda sejam encaminhados ao setor de emergência e, mais tarde, tenham um diagnóstico de infecção do trato urinário ou pneumonia subjacente. Dependendo do cenário clínico, um exame de urina tipo I e uma radiografia de tórax podem ser apropriados, sobretudo se o paciente é portador de uma disfunção cognitiva ou demência significativa.

Menos de 10% das quedas são causadas por uma perda de consciência, mas quando a história sugere perda de consciência pode estar indicada uma abordagem diferente de avaliação e prevenção. Deve ser incluído um eletrocardiograma para a avaliação de patologia cardíaca significativa; um Holter de rotina não demostrou ser eficaz. No entanto, se for auscultado um sopro sistólico em crescendo-decrescendo na região da borda superior direita do esterno, um ecocardiograma pode ser indicado para excluir uma estenose aórtica clinicamente significativa que, em casos graves, pode se apresentar com síncope. A sensibilidade do seio carotídeo também tem sido associada a quedas, e a colocação de um marca-passo pode ser considerada em pacientes que apresentam pausas de > 3 segundos nos batimentos cardíacos, induzidas por massagem do seio carotídeo. As contraindicações à massagem do seio carotídeo incluem presença de sopro carotídeo, isquemia miocárdica ou cerebral recente ou taquiarritmias ventriculares anteriores.

Em pacientes que apresentam quedas e achados neurológicos recentes ou inexplicados no exame neurológico, pode ser indicada uma avaliação com tomografia computadorizada (TC) ou ressonância magnética (RM) para descartar AVE, lesão de massa, hidrocefalia de pressão normal ou outras anormalidades estruturais. Se o paciente apresenta anomalias significativas da marcha, então radiografias vertebrais ou mesmo a RM podem ajudar a excluir espondilose cervical ou estenose lombar como causa das quedas. Sinais clínicos compatíveis com espondilose vertebral cervical incluem rigidez de nuca, dor profunda na região do pescoço, dor no braço e ombro e, possivelmente, rigidez e movimentos desajeitados durante a marcha. Se a condição é cronicamente progressiva, o paciente pode apresentar atrofia muscular significativa associada. O sintoma característico da miopatia espondilótica cervical é fraqueza ou rigidez nas pernas, e os pacientes podem apresentar instabilidade da marcha; caracteristicamente, os pacientes podem ter evidências de hiper-reflexia, e uma marcha rígida ou espástica pode estar presente em casos avançados. A estenose da coluna lombar costuma se apresentar com dor, fraqueza muscular e formigamento nas pernas na distribuição L4-S1 com sintomas clássicos de pseudoclaudicação, mais recentemente conhecida como claudicação neurogênica (a dor melhora com a posição sentada, piora em pé e durante a marcha).

▶ Tratamento

Existem várias intervenções que podem ser implementadas para diminuir o risco de queda de um paciente, e cada intervenção deve ser adaptada às necessidades de um determinado paciente. De modo geral, deve ser feita uma abordagem multifatorial com fatores modificáveis, tanto intrínsecos como extrínsecos para o paciente, o que demonstrou reduzir as taxas de quedas. A redução dos medicamentos, a fisioterapia e as modificações da segurança doméstica demonstraram a melhor eficácia na prevenção de quedas.

Iniciando com os fatores de risco intrínsecos modificáveis (Tabela 25-3), é preciso corrigir a deficiência visual, se possível. As evidências que apoiam o tratamento de problemas visuais não são conclusivas no caso de uma intervenção isolada, e a correção da visão pode não ajudar a diminuir o risco de quedas, mas melhora a qualidade de vida. Para pacientes com hipersensibilidade cardioinibitória do seio carotídeo e que apresentam quedas recorrentes, a colocação de um marca-passo de dupla câmara provavelmente é indicada. Em todos os pacientes, mas sobretudo naqueles com hipotensão postural, deve ser feita uma revisão cuidadosa de todos os medicamentos em uso. A meta deve ser a redução do número total de medicamentos e/ou das doses de cada medicamento. Os medicamentos psicoativos que incluem os sedativos hipnóticos, ansiolíticos, antidepressivos e medicamentos antipsicóticos devem ser minimizados e apropriadamente reduzidos e suspensos, se possível. Se o paciente ainda apresenta hipotensão postural mesmo após a suspensão dos medicamentos predisponentes, recomenda-se hidratação adequada e mudanças posturais lentas, além da adição de um medicamento como a fludrocortisona. Por fim, parecem existir evidências suficientes em relação à vitamina D e a redução do risco de quedas, de modo que as diretrizes da AGS/BGS recomendam o uso de 800 UI de vitamina D por dia para todos os idosos com risco de quedas.

Fatores extrínsecos modificáveis incluem a avaliação do ambiente doméstico para remoção de riscos evidentes de quedas, além do uso de calçados apropriados. Na avaliação do ambiente doméstico, para diminuir o risco de queda são úteis a remoção da desordem para reduzir o risco de tropeções, a verificação de iluminação adequada e a instalação de medidas de segurança como barras de apoio no chuveiro ou assentos sanitários mais altos. Na avaliação do calçado, também é possível verificar se o paciente apresenta algum problema nos pés, encaminhando-o para tratamento adequado. Os pacientes devem ser orientados a usar sapatos bem ajustados e de salto baixo, que tenham uma boa área de apoio.

Além da avaliação e do manejo dos fatores de risco de quedas intrínsecos e extrínsecos modificáveis, os programas de orientação e informação para pacientes são úteis na prevenção de

Tabela 25-3 Tratamento recomendado para fatores de risco modificáveis

Fatores de risco	Manejo
Intrínsecos	
Visão	Avaliar a acuidade e presença de catarata. Encaminhar para oftalmologista, se indicado; orientar para evitar lentes multifocais durante a caminhada
Hipotensão postural	Reduzir os medicamentos, excluir desidratação, orientar para mudar de posição lentamente, considerar administração de fludrocortisona caso as três outras orientações não ajudem
Cardiovascular	Manejo medicamentoso, considerar marca-passo de dupla câmara se houver pausas > 3 segundos induzidas por hipersensibilidade carotídea
Neurológico	Considerar neuroimagem com RM/TC, manejo medicamentoso se necessário
Artrite	Manejo medicamentoso, considerar encaminhamento para fisioterapia/terapia ocupacional, dispositivos de apoio se necessário
Comprometimento do equilíbrio ou da marcha	Encaminhamento para fisioterapia ou terapia ocupacional para treinamento progressivo da força, equilíbrio e marcha
Insuficiência/deficiência de vitamina D	Administrar vitamina D (mínimo de 800 UI ao dia)
Outras condições médicas (comprometimento cognitivo, depressão, etc.)	Manejo medicamentoso quando indicado
Medicamentos psicoativos	Eliminar ou reduzir as doses de tantos medicamentos sedativos, antidepressivos, ansiolíticos e antipsicóticos quanto possível, uma vez que estão associados com aumento do risco de quedas
Outros medicamentos	Suspender ou reduzir as doses de tantos medicamentos quanto possível, com especial atenção a: (a) anti-hipertensivos que podem levar à hipotensão ortostática/vertigens e (b) anti-histamínicos, anticonvulsivos e opioides que podem levar à confusão ou distúrbios do estado de alerta
Extrínsecos	
Riscos ambientais domésticos	De modo ideal, um encaminhamento para fisioterapia/terapia ocupacional pode avaliar a segurança doméstica e recomendar ações para melhora da segurança (p. ex., barras de apoio no chuveiro, dispositivos para alcançar objetos, iluminação adequada)
Calçados	Orientação para usar sapatos bem ajustados, com salto baixo e solado com grande área de contato

quedas. Por exemplo, orientações tão simples como a remoção dos óculos multifocais durante a caminhada ou durante o subir ou descer escadas podem reduzir o risco de quedas. Ainda mais importantes são as recomendações e orientações em relação à atividade física. Embora exista muita informação disponível para o público em geral com relação à dieta apropriada, exercício físico e boa saúde, muitos idosos provavelmente não vinculam essas informações diretamente à redução do risco de quedas. Assim, o médico deve fazer uma recomendação específica sobre exercícios e redução do risco de quedas, informando sobre as evidências associadas na redução das taxas de quedas.

O encaminhamento à fisioterapia é justificado quando o paciente apresenta problemas de equilíbrio ou instabilidade da marcha durante a avaliação clínica. A fisioterapia deve consistir em exercícios progressivos de equilíbrio em pé e exercícios de força, prática da transferência e intervenções na marcha, incluindo o uso de dispositivos apropriados. Os pacientes também devem ser treinados sobre como se levantar do chão após uma queda. Depois do aprendizado dessas habilidades, a manutenção das habilidades e o trabalho de resistência devem ser encorajados. Para todos os idosos residentes na comunidade os médicos devem recomendar um programa de exercício individualizado para a manutenção da função, possível aumento da resistência e diminuição dos riscos de quedas. Na revisão sistemática mais recente sobre esse tema, 43 ensaios testaram o efeito do exercício nas quedas. Nos ensaios de aulas de ginástica que usaram treinamento da marcha, equilíbrio e fortalecimento, houve uma redução do risco de 17% nas quedas (n = 14 ensaios, 2.364 participantes, intervalo de confiança de 95%, 0,72-0,97). Quatro ensaios examinaram os efeitos do Tai Chi sobre o risco e a taxa de quedas, e a redução de risco foi ainda mais impressionante: 37% (intervalo de confiança de 95%, 0,51-0,82).

A menção separada do tratamento em ambientes de cuidados agudos e a longo prazo é justificada, pois nesta população de pacientes se espera claramente um aumento do risco de quedas, e as intervenções estudadas nesses pacientes não demonstraram benefícios evidentes. Em particular, o uso de grades no leito, restrições, pulseiras com alarme de queda não demonstraram reduzir as taxas, podendo inclusive aumentar o risco de quedas. Mesmo assim, a AGS/BGS ainda recomenda considerar intervenções multifatoriais/componentes múltiplos no contexto de cuidados de longo prazo; nessa recomendação, também são sugeridos programas de exercício, mas estes devem ser implementados com cautela em decorrência do risco de lesões em indivíduos frágeis. A AGS/BGS também recomenda que suplementos de vitamina D (no mínimo 800 UI por dia) devem ser fornecidos a pacientes idosos residentes em instituições de cuidados de longa permanência com: (a) suspeita ou comprovação de insuficiência de vitamina D (vitamina D 25-OH < 30 ng/mL), (b) marcha ou equilíbrio anormais e/ou (c) aumento do risco de quedas.

Prognóstico

Existe um aumento significativo da morbidade e mortalidade associada a quedas em idosos. O prognóstico para uma queda isolada não é tão grave quanto o prognóstico para um idoso com quedas repetidas. Aqueles indivíduos que caíram uma ou mais vezes em casa nos últimos três meses têm maior probabilidade de necessitar de atendimento em ambiente institucional no ano seguinte do que aqueles que não caíram. Indivíduos que caem têm um aumento de três vezes na taxa de fraturas subsequentes, e indivíduos de 60 a 74 anos de idade que caem com frequência têm um risco oito vezes maior de fraturas subsequentes e um risco duas vezes maior de morte do que indivíduos que não caem. Isso não diz respeito simplesmente ao risco subsequente de fraturas. Na verdade, indivíduos de 60 a 74 anos de idade que caem com frequência têm um risco cinco vezes maior de mortalidade, independentemente da fratura.

Além das quedas recorrentes, a incapacidade de se levantar após uma queda também prenuncia um mau prognóstico. Em 1.103 residentes na comunidade em New Haven, Connecticut, 313 indivíduos haviam sofrido quedas sem lesão, dos quais 47% foram incapazes de se levantar por conta própria. Mesmo sem lesão após a queda, os indivíduos incapazes de se levantar sem ajuda apresentaram maior probabilidade de apresentar um declínio duradouro nas atividades da vida diária (35% contra 26%). Ao longo de um acompanhamento médio de 16 meses, comparados com indivíduos que não caíram, esses indivíduos também apresentaram maior propensão a internações hospitalares, um achado não surpreendente.

Idosos que caem também sofrem com uma pior qualidade de vida. Confusão mental e tristeza são quatro vezes mais comuns em indivíduos com quedas recorrentes do que em indivíduos que não caem, e aparentemente as decisões de institucionalização são muitas vezes tomadas por medo de quedas futuras e incapacidade de se levantar, e menos pela verdadeira deficiência apresentada. O impacto negativo do medo de cair não deve ser subestimado. Outro estudo relatou que, em comparação com quedas e fraturas, o medo de cair tem o maior efeito negativo sobre a qualidade de vida relacionada à saúde.

Embora quedas recorrentes, incapacidade de se levantar após uma queda e implicações psicológicas após as quedas estejam associadas com mau prognóstico, cada um desses fatores pode ser potencialmente modificado. Distúrbios médicos subjacentes que possam contribuir com quedas em um indivíduo devem ser cuidadosamente avaliados. Em um ensaio controlado randomizado, uma história direcionada e uma avaliação física feita por profissionais de enfermagem após uma queda levam à identificação de condições médicas modificáveis e redução das taxas de internação em mais de dois anos de acompanhamento.

Neste capítulo, discutimos fatores de risco predisponentes subjacentes, avaliação clínica, prevenção e tratamento de quedas em idosos. Embora o envelhecimento cronológico seja inevitável, o envelhecimento bem-sucedido não o é. Um médico interessado, ciente dos fatores de risco, emprega seu tempo para fazer uma avaliação adequada e conhece o tratamento que pode ajudar a população mais idosa a evitar quedas e suas consequências nocivas associadas.

Beattie BL. The National Falls Free Initiative, working collaboratively to affect change. *J Safety Res.* 2011;42(6):521-523.

Beer C, Hyde Z, Almeida OP, et al. Quality use of medicines and health outcomes among a cohort of community dwelling older men: an observational study. *Br J Clin Pharmacol.* 2011;71(4): 592-599.

Cameron ID, Muarray GR, Gillespie LD, et al. Interventions for preventive falls in older people in nursing care facilities and hospitals. *Cochrane Database Syst Rev.* 2010;(1):CD005465.

Close J, Ellis M, Hooper R, Glucksman E, Jackson S, Swift C. Prevention of falls in the elderly trial (PROFET): a randomized controlled trial. *Lancet.* 1999;353(9147):93-97.

Coussement J, De Paepe L, Schwendimann R, Denhaerynck K, Dejaeger E, Milisen K. Interventions for preventing falls in acute- and chronic-care hospitals: a systemic review meta-analysis. *J Am Geriatr Soc.* 2008;56(1):29-36.

Davis JC, Robertson MC, Ashe MC, Liu-Ambrose T, Khan KM, Marra CA. Does a home-based strength and balance programme in people aged > 80 years provide the best value for money to prevent falls? A systematic review of economic evaluations of falls prevention interventions. *Br J Sports Med.* 2010;44(2):80-89.

Delbaere K, Crombez G, Vanderstraeten G, Willems T, Cambier D. Fear-related avoidance of activities, falls and physical frailty. A prospective community-based cohort study. *Age Ageing.* 2004;33(4):368-373.

Donald IP, Bulpitt CJ. The prognosis of falls in elderly people living at home. *Age Ageing.* 1999;28(2):121-125.

Duncan PW, Studenski S, Chandler J, Prescott B. Functional reach: predictive validity in a sample of elderly male veterans. *J Gerontol.* 1992;47(3):M93-M98.

Gillespie LD, Robertson MC, Gillespie WJ, et al. Interventions for preventing falls in older people living in the community. *Cochrane Database Syst Rev.* 2009;(2):CD007146.

Gribbin J, Hubbard R, Smith C, Gladman J, Lewis S. Incidence and mortality of falls amongst older people in primary care in the United Kingdom. *QJM.* 2009;102(7):477-483.

Guralnick J, Simonsick E, Ferrucci L, et al. A short physical performance batter assessing lower extremity function: association with self-reported disability and prediction of mortality and nursing home admission. *J Gerontol.* 1994;49(2): M85-M94.

Iglesias CP, Manca A, Torgerson DJ. The health-related quality of life and cost implications of falls in elderly women. *Osteoporos Int.* 2009;20(6):869-878.

Kenny RAM, Richardson DA, Steen N, Bexton RS, Shaw FE, Bond J. Carotid sinus syndrome: a modifiable risk factor for nonaccidental falls in older adults (SAFE PACE). *J Am Coll Cardiol.* 2011;38(5):1491-1496.

MacIntyre NJ, Stavness CL, Adachi JD. The safe functional motion test is reliable for assessment of functional movements in individuals at risk for osteoporotic fracture. *Clin Rheumatol.* 2010;29(2):143-150.

Morrison RS, Chassin MR, Siu AL. The medical consultant's role in caring for patients with hip fracture. *Ann Intern Med.* 1998;128(12 Pt 1):1010-1020.

Panel on Prevention of Falls in Older Persons, American Geriatrics Society and British Geriatrics Society. Summary of the updated American Geriatrics Society/British Geriatrics Society clinical practice guideline for prevention of falls in older persons. *J Am Geriatr Soc.* 2011;59(1):148-157.

Quach L, Galica AM, Jones RN, et al. The nonlinear relationship between gait speed and falls: the maintenance of balance, independent living, intellect, and zest in the Elderly of Boston Study. *J Am Geriatr Soc.* 2011;59(6):1069-1073.

Rosado JA, Rubenstein LZ, Robbins AS, Heng MK, Schulman BL, Josephson KR. The value of Holter monitoring in evaluating the elderly patient who falls. *J Am Geriatr Soc.* 1989;37(5):430-434.

Rubenstein LZ, Robbins AS, Josephson KR, Schulman BL, Osterweil D. The value of assessing falls in an elderly population. A randomized clinical trial. *Ann Intern Med.* 1990;113(4):308-316.

Shumway-Cook A, Brauer S, Woollacott M. Predicting the probability for falls in community-dwelling older adults using the Timed Up & Go Test. *Phys Ther.* 2000;80(9):896-903.

Sudarsky L, Ronthal M. Gait disorders among elderly patients. A survey study of 50 patients. *Arch Neurol.* 1983;40(12):740.

Tinetti ME. Performance-oriented assessment of mobility problems in elderly patients. *J Am Geriatr Soc.* 1986;34(2):199-126.

Tinetti ME, Kumar C. The patient who falls. "It's always a trade-off." *JAMA.* 2010;303(3):258-266.

Tinetti ME, Liu WL, Claus EB. Predictors and prognosis of inability to get up after falls among elderly persons. *JAMA.* 1993;269(1):65-70.

Tolea MI, Costa PT Jr, Terracciano A, et al. Associations of openness and conscientiousness with walking speed decline: findings from the Health, Aging, and Body Composition Study. *J Gerontol B Psychol Sci Soc Sci.* 2012;67(6):705-711.

Osteoartrite

26

C. Kent Kwoh, MD
Yong Gil Hwang, MD

FUNDAMENTOS DO DIAGNÓSTICO

- A história sugere dor mecânica (i.e., a dor piora com atividade e melhora com repouso).
- O exame sugere aumento da sensibilidade dolorosa na linha articular e alargamento ósseo.
- As radiografias mostram estreitamento do espaço articular, osteófitos, esclerose e cistos ósseos.

Princípios gerais em idosos

A osteoartrite (OA) é a doença articular mais comum e uma das principais causas de incapacidade em idosos nos Estados Unidos (EUA). O maior fator de risco da OA é a idade avançada; a prevalência da OA sintomática do joelho foi de 12,1% em indivíduos com idade ≥ 60 anos. A OA é um distúrbio complexo com múltiplos fatores de risco que variam de genéticos, demográficos, metabólicos e biomecânicos a congênitos ou deformidades articulares do desenvolvimento. O diagnóstico baseia-se na história (i.e., sintomas de dor articular, muitas vezes com rigidez matinal transitória), no exame físico (i.e, crepitação, dor óssea e alargamento ósseo) e nas características radiográficas (i.e., redução do espaço articular com presença de osteófitos). A abordagem de equipe multidisciplinar usada na medicina geriátrica se aplica também no manejo do paciente com OA. As medidas não farmacológicas são extremamente importantes no manejo da OA em idosos e incluem exercícios aeróbicos, aquáticos e/ou de resistência, bem como a perda de peso em pacientes com sobrepeso. A orientação e o apoio psicossocial do paciente são tão importantes quanto o tratamento medicamentoso, sobretudo em idosos. O alívio da dor é a indicação primária para o uso de agentes farmacológicos em pacientes com OA que não respondem a intervenções não farmacológicas. Devido ao seu perfil de eficácia-toxicidade, o paracetamol é muitas vezes o tratamento inicial, e os anti-inflamatórios não esteroides (AINEs) podem ser prescritos para pacientes que não respondem adequadamente ao paracetamol. Os AINEs por via oral devem ser usados com grande cautela em idosos em decorrência do risco aumentado de efeitos colaterais, sendo que os AINEs de uso tópico oferecem um melhor perfil de eficácia-toxicidade. Outras modalidades farmacológicas, incluindo o tramadol, injeções intra-articulares de corticoide, injeções intra-articulares de hialuronato, duloxetina e opioides são condicionalmente recomendados para pacientes que apresentaram uma resposta inadequada ao tratamento inicial. As intervenções cirúrgicas em geral são reservadas para aqueles que não respondem ao tratamento medicamentoso e, portanto, têm dor persistente e limitações acentuadas nas atividades da vida diária. A evolução natural e o prognóstico da OA dependem, em grande parte, das articulações envolvidas, dos fatores de risco subjacentes, da presença de sintomas e da gravidade da condição. Estudos recentes mostram um aumento da mortalidade entre indivíduos com OA comparados com a população geral. Portanto, o manejo de pacientes idosos com OA também deve envolver o tratamento eficaz dos fatores de risco cardiovasculares e comorbidades, bem como o aumento da atividade física.

Prevenção

O melhor tratamento para a OA é a prevenção. No entanto, a OA costuma ser diagnosticada em seus estágios mais avançados e não há terapias comprovadamente capazes de prevenir a progressão das lesões articulares causadas pela OA. Os avanços em modalidades de imagem, em especial a ressonância magnética (RM), e as inovações na biologia molecular melhoraram muito nosso conhecimento da OA e estão sendo feitos esforços para identificar biomarcadores pré-clínicos e de imagem que fornecerão oportunidades de diagnosticar e tratar a OA mais precocemente, prevenindo assim a progressão da doença e o aumento da incapacidade.

Achados clínicos

A. Sinais e sintomas

1. Epidemiologia da osteoartrite — A OA é o tipo mais comum de artrite que envolve a articulação como um todo, sendo caracterizada por alterações na cartilagem articular (afinamento e fissuras) e alterações no osso subcondral, na membrana sinovial, nos ligamentos, na cápsula articular e/ou nos músculos periarticulares. A OA sintomática é definida pela presença de dor frequente e evidências radiográficas de OA em uma determinada articulação. A escala Kellgren-Lawrence é em geral usada para a caracterização radiográfica da OA. Além disso, a prevalência da OA radiográfica varia de acordo com a articulação envolvida e difere consideravelmente, dependendo dos critérios de inclusão para a gravidade radiológica da OA. A Tabela 26-1 resume os dados de prevalência de três estudos populacionais recentes nos EUA (os National Health and Nutritional Examination Surveys [NHANES] III, o Framingham Osteoarthritis Study e o Johnston County Osteoarthritis Project). A OA de mão e joelho é mais comum em mulheres, sobremaneira após os 50 anos de idade, sendo mais comum também entre os afro-americanos. A OA de quadril é mais comum em indivíduos descendentes de europeus, em comparação com aqueles que descendem de asiáticos ou africanos.

2. Impacto na saúde — A OA é o motivo para um número estimado em 30% das consultas ambulatoriais e uma das principais causas de incapacidade entre idosos nos EUA. A OA incapacita cerca de 10% dos indivíduos com mais de 60 anos de idade e compromete a vida de mais de 20 milhões de americanos. Como tal, a OA custa à economia dos EUA cerca de 81 bilhões de dólares americanos por ano em assistência médica direta (p. ex., consultas médicas, exames laboratoriais, medicamentos, procedimentos cirúrgicos), com despesas indiretas (p. ex., perda de salários, atendimento domiciliar, perda de vencimentos) estimadas em 47 milhões de dólares americanos a cada ano. Dado o envelhecimento da população e o aumento da prevalência dos principais fatores de risco da OA (p. ex., obesidade), o ônus da OA está aumentando exponencialmente em termos humanos e econômicos.

3. Fatores de risco — Estudos epidemiológicos revelaram vários fatores de risco que podem influenciar o desenvolvimento da OA e sua progressão subsequente. A influência desses fatores de risco sobre o início da OA difere de modo considerável dependendo da articulação envolvida. Como mencionado antes, características demográficas como avanço da idade, sexo e raça estão diretamente relacionadas com a prevalência da OA. Os fatores genéticos certamente também desempenham um papel, mas são provavelmente poligênicos e de natureza complexa. Fatores de risco potencialmente modificáveis incluem obesidade e fatores biomecânicos, como lesão traumática repetitiva ou isolada, desalinhamento (deformidade vara ou valga), sobrecarga, instabilidade articular causada por fraqueza muscular e frouxidão ligamentar. Esses fatores de risco são de particular importância nas articulações que suportam peso e podem influenciar a incidência mais do que a progressão radiográfica. Depois da idade avançada, a obesidade é o fator de risco mais importante para a OA de joelho, sobretudo em mulheres, e esse risco se aplica em todo o espectro de idade. Uma prevalência significativamente aumentada de OA de joelho por excesso de uso tem sido demonstrada em trabalhadores agrícolas, mineiros e trabalhadores da construção civil. Corridas de longa distância ou atividades recreacionais em si não estão relacionadas com a incidência de OA, exceto com a presença de lesões articulares. O aumento da obesidade relacionado com a idade, a flacidez varo/valgo e a diminuição da força muscular e da propriocepção também podem contribuir para o desenvolvimento da OA na idade mais avançada.

4. Fisiopatologia — Dada sua forte relação com a idade, a OA foi considerada por muito tempo uma doença degenerativa de "desgaste", uma consequência inevitável do envelhecimento. No entanto, a OA pode ser mais bem definida como uma falha na reparação de danos articulares causados por processos intra ou extra-articulares anormais, envolvendo uma combinação de fatores biomecânicos, bioquímicos e genéticos mediados por uma

Tabela 26-1 Prevalência da OA sintomática

Local anatômico, idade em anos	Fonte (ref.)	Porcentagem (%) com OA sintomática		
		Masculino	Feminino	Total
Mãos, > 26	Framingham OA study (6)	3,8	9,2	6,8
71-74		18,2	17,2	
75-79		47,7	39,4	
80-84		20,6	24,9	
≥ 85		13,6	18,6	
Joelhos				
> 26	Framingham OA study (5)	4,6	4,9	4,9
> 45	Framingham OA study (5)	5,9	7,2	6,7
> 45	Johnston County OA Project (7)	13,5	18,7	16,7
> 60	NHANES III (4)	10	13,6	12,1
Quadris, > 45	Johnston County OA Project (10)	8,7	9,3	9,2

Sintomas e alterações radiográficas da OA nas articulações sintomáticas de mãos, joelhos e quadril por idade e sexo, de três estudos populacionais recentes nos EUA: o NHANES III, o Framinham Osteoarthritis Study e o Johnston County Osteoarthritis Project. O Framingham Osteoarthritis Study foi um estudo da OA de joelho e mão em 2.400 adultos com 26 anos de idade do subúrbio de Boston, Massachusetts. O Johnston County Osteoarthritis Project foi um estudo de OA de quadril e joelho em 3.000 afro-americanos e adultos brancos de 45 anos de idade em uma região rural na Carolina do Norte.

Adaptada e reproduzida com permissão de Lawrence RC, Felson DT, Helmick CG, et al; National Arthritis Data Workgroup. Estimates of the prevalence of arthritis and other rheumatic conditions in the United States. Part II. *Arthritis Rheum.* 2008;58(1):26-35.

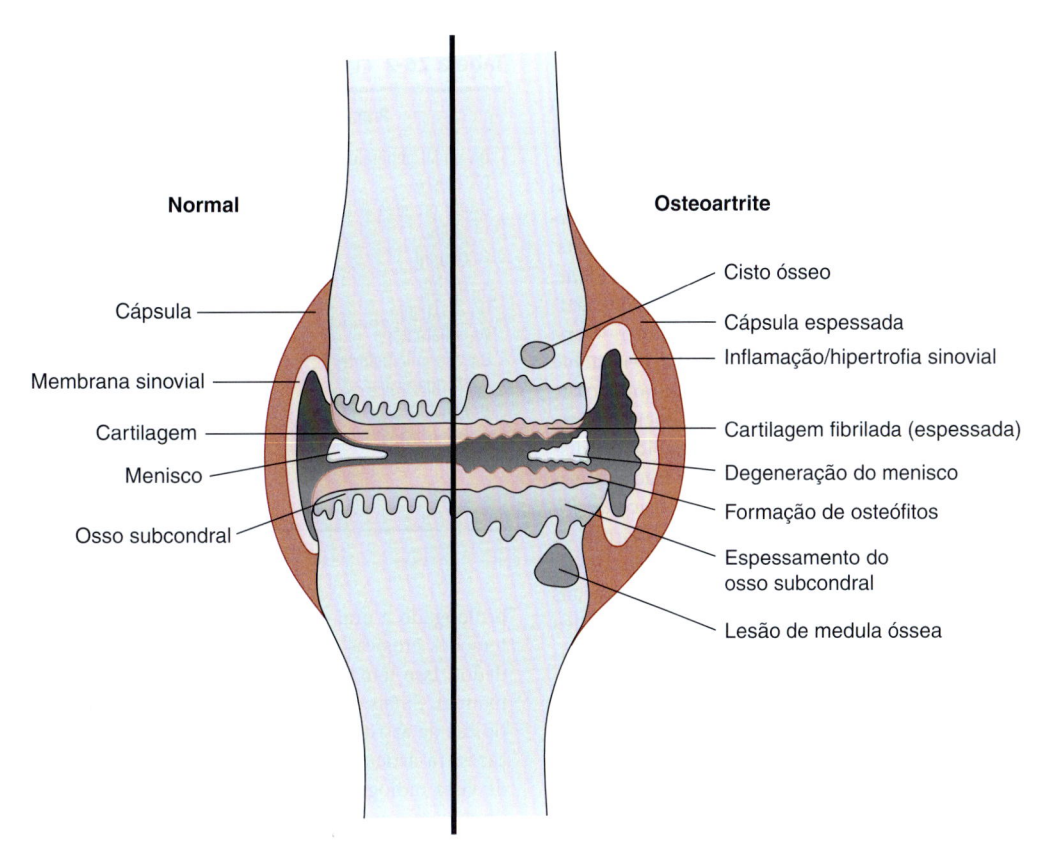

▲ **Figura 26-1** Patologia da osteoartrite. A articulação osteoartrítica caracteriza-se por degradação e perda da cartilagem articular, espessamento do osso subcondral acompanhada de formação de lesões da medula óssea e cistos, osteófitos nas margens articulares, graus variáveis de sinovite e hipertrofia sinovial, degeneração do menisco (joelho) e espessamento da cápsula articular. (Reproduzida com permissão de Loeser RF. Age-related changes in the musculoskeletal system and the development of osteoarthritis. *Clin Geriatr Med.* 2010;26(3):371-386.)

variedade de vias, em vez de um processo meramente degenerativo. A microlesão decorrente de estresse mecânico excessivo também pode contribuir para ou desencadear uma cascata de eventos que resultam nas características patológicas da OA (Figura 26-1). Danos adicionais da cartilagem articular são mediados por citocinas pró-inflamatórias e outros fatores catabólicos, causando degeneração do colágeno e dos proteoglicanos. Alterações relacionadas à idade como a senescência dos condrócitos e alterações da matriz relacionadas com o envelhecimento podem contribuir para o desenvolvimento de OA. Também existem alterações periarticulares relacionadas com a idade, como a sarcopenia, levando a uma diminuição da capacidade dos músculos que apoiam os joelhos que atuam como amortecedores internos, reduzindo sua capacidade de absorver as forças transmitidas ao osso subcondral e cartilagem.

a. Características clínicas da OA — O sintoma mais comum da OA é a dor articular. A maioria dos pacientes se queixa de dor "mecânica", que tende a piorar com a atividade e que é aliviada pelo repouso. O início dos sintomas de OA costuma ser insidioso, começando em apenas uma ou poucas articulações. Os pacientes com OA do quadril ou joelho descrevem dois tipos distintos de dor: a dor surda, maçante, que passou a ser mais constante ao longo do tempo, e uma dor mais intensa, menos frequente, muitas vezes imprevisível, que resulta em abstenção significativa de atividades sociais e recreativas. Quaisquer aumentos episódicos de dor e edema articular devem levantar a suspeita de sinovite causada por doença cristalina, como gota ou pseudogota. Na doença mais avançada, a dor pode ser observada com atividades progressivamente menos intensas, por fim ocorrendo mesmo em repouso e durante a noite. A origem da dor da OA raras vezes é bem definida e, provavelmente, seja heterogênea. A etiologia da dor pode ser atribuída a alterações anatômicas na articulação, mas também existem vários fatores específicos do paciente que podem modificar a percepção e o relato da dor. A dor não é causada diretamente pela lesão da cartilagem, a qual não tem neurônios, mas pela lesão do osso subcondral, periósteo, osteófitos, ligamentos periarticulares, músculos periarticulares, membrana sinovial e cápsula articular, que podem ser fontes de dor nociceptiva na OA como resultado da rica inervação circundante. De acordo com uma revisão sistemática recente de achados de RM em joelhos com OA, somente a presença de lesões da medula óssea e sinovite/derrame estava significativamente associada com a presença de dor no joelho.

A dor nociceptiva pode se tornar persistente, o que com frequência está associado com uma sensibilização neurogênica central, estabelecendo assim uma síndrome dolorosa crônica estimulada perifericamente, porém mediada por mecanismos centrais. A OA pode causar rigidez matinal, mas se resolve normalmente em menos de 30 minutos após o despertar do paciente. A rigidez articular pode recorrer após períodos de inatividade, um fenômeno conhecido como "gelificação". Uma rigidez articular prolongada com duração de mais uma hora, dor noturna que mantém o paciente acordado e edema articular persistente devem sugerir outros diagnósticos potenciais como uma artrite inflamatória. O paciente também pode relatar bloqueio ou instabilidade articular. Além da dor crônica e incapacidade, distúrbios do sono, fadiga e depressão também são características proeminentes de OA na população idosa. O exame físico de um paciente com OA pode revelar uma sensibilidade dolorosa na linha articular, crepitação ou sensação de estalidos, além de osteófitos, principalmente nas articulações interfalângicas distais (IFDs) e nas articulações interfalângicas proximais (IFPs) dos quirodáctilos. Pode haver derrame articular de quantidade variável e/ou edema de tecidos moles, mas estes tendem a ser intermitentes e sem calor local. Com a progressão da OA, ocorre uma diminuição da amplitude de movimento e o desenvolvimento de deformidades articulares e/ou frouxidão articular.

Tabela 26-2 Classificação da osteoartrite

Primária	Secundária
OA nodal generalizada	Traumatismo
OA erosiva	Artrite inflamatória
OA de grandes articulações	Metabólica/endócrina
• Joelho	• Hemocromatose
• Quadril	• Acromegalia
• Ombro	• Hiperparatireoidismo
OA de coluna	• Ocronose
OA inflamatória	Doença de deposição de cristais
OA não inflamatória	• Pirofosfato de cálcio
• Monoarticular	• Ácido úrico
• Pauciarticular	• Hidroxiapatita
• Poliartricular	Distúrbios neurológicos
	• Diabetes melito
	Anormalidades anatômicas
	• Displasia óssea

b. Classificação da OA — Embora praticamente qualquer articulação possa ser envolvida, a OA muitas vezes é assimétrica e não afeta todas as articulações da mesma forma. As articulações mais afetadas são as mãos, os joelhos, o quadril e a coluna vertebral; outras articulações, como ombro, articulação temporomandibular, sacroilíacas, tornozelo e cotovelo são as menos envolvidas. A OA foi classificada como primária (idiopática) ou secundária a causas conhecidas, porém, como mencionado antes, houve muito progresso na identificação de fatores de risco para o desenvolvimento de OA. No passado, a OA era considerada o protótipo da artrite não inflamatória; no entanto, estudos recentes mostram que a maioria dos tipos de OA tem evidência de sinovite na RM e/ou nos exames patológicos. Por exemplo, a OA erosiva da mão apresenta evidências acentuadas de sinovite na RM com gadolínio. A OA também tem sido classificada de acordo com o local de envolvimento. O termo *OA nodal generalizada* é caracterizado pelo envolvimento poliartricular de dedo (principalmente IFD e frequentemente IFP), OA de primeiro carpo-metacarpiano (CMC) e uma predisposição à OA de joelho, quadril e coluna. Esse tipo de OA é mais comum em mulheres de meia-idade, em geral com uma história familiar importante entre parentes de primeiro grau e um pico de início dos sintomas próximo da menopausa. Os pacientes queixam-se de um componente sintomático inflamatório na fase inicial e têm incapacidade funcional manual leve. Seus descendentes apresentam um início da doença em idade significativamente mais jovem (tanto de OA nodal como OA de grandes articulações) e costumam ter uma doença similar ou mais extensa e grave do que seus pais. A OA erosiva da mão mostra alterações subcondrais acentuadas, um componente inflamatório mais intenso e prolongado e uma tendência à fusão óssea intra-articular e alterações erosivas e destrutivas, sobretudo nas articulações dos dedos. Isso tem um impacto substancial na dor e incapacidade manual. Sinais inflamatórios sistêmicos e outras características típicas da artrite reumatoide (AR) (p. ex., nódulos, características extra-articulares, fator reumatoide) estão ausentes. Do ponto de vista radiográfico, erosões centrais e a deformidade em "asa de gaivota" caracterizam o distúrbio.

Algumas doenças sistêmicas estão associadas ao desenvolvimento de OA "secundária". Estas incluem traumatismo, anormalidades anatômicas, doença metabólica/endócrina, artrite pós-infecciosa, doença neuropática e anomalias estruturais e funcionais da cartilagem hialina (Tabela 26-2).

5. Características de envolvimento articular específico

Muitas das manifestações clínicas características da OA estão relacionadas com o envolvimento de articulações específicas.

a. OA das mãos — As mãos estão frequentemente envolvidas na população com mais de 50 anos de idade. As articulações IFDs e a primeira articulação CMC podem resultar em mãos com um aspecto quadrado. Osteófitos proeminentes e palpáveis nas IFDs e IFPs costumam ser conhecidos como nódulos de Heberden e Bouchard, respectivamente. Entre os adultos dos EUA com idade ≥ 60 anos, 58% apresentam deformidades nas IFDs, 29,9% nas IFPs e 18,2% nas carpo-metacarpianas. A OA sintomática da mão foi associada com relatos de dificuldade para levantar 10 libras (~4,5 kg), além de dificuldades para se vestir e comer. Mulheres e indivíduos muito idosos (≥ 80 anos de idade) são especialmente vulneráveis aos efeitos dos problemas manuais em suas atividades da vida diária.

b. Joelho — Quase metade dos indivíduos adultos irá desenvolver OA do joelho por volta dos 85 anos de idade. Pacientes com dor crônica frequente no joelho relatam dor localizada no joelho (69%), seguida de dor regional (14%) ou difusa (10%) no joelho. Pacientes com OA avançada de joelho muitas vezes apresentam uma sensação de escorregamento ou instabilidade no joelho, sendo que 12,6% dos pacientes que sentem essa instabilidade caem durante esse episódio. Pessoas com instabilidade no joelho apresentaram uma função física pior. Os achados comuns da OA do joelho incluem crepitação à movimentação ativa do joelho, sensibilidade óssea dolorosa, osteófitos, derrame sem calor palpável e limitação da amplitude do movimento. Um derrame articular pode levar à flexão do joelho e o líquido pode migrar para dentro da bursa semimembranosa posterior, criando um edema flutuante ao longo da região posterior do joelho (i.e., um cisto poplíteo ou cisto de "Baker").

c. Quadril — Embora a dor anterior ou inguinal e a sensibilidade dolorosa normalmente indiquem o verdadeiro envolvimento da articulação do quadril, a dor da OA do quadril pode ser sentida no trocanter, referida para o joelho ou ao longo do tensor da fáscia lata (meralgia parestésica). A dor ao redor do quadril pode ser causada por dor referida na região do quadril, advinda de outras estruturas, como a bursa trocantérica, coluna lombossacral ou de um nervo ciático lesionado. Uma avaliação da amplitude de movimento do quadril e joelho, sensibilidade dolorosa sobre o trocanter maior (na bursite), dor na região posterior do quadril ou nas nádegas (na lesão do nervo ciático associada com radiculopatia lombar) e na coluna lombar baixa ajudará a determinar se a dor no quadril é referida a partir dessas outras áreas articulares. A dor da bursite é percebida lateralmente e em geral não limita o movimento. Os pacientes podem se queixar de dificuldade para subir ou descer escadas ou para deitar de lado durante a noite. Por comparação, a OA do quadril está associada com dor e limitação dos movimentos, particularmente com a extensão e rotação interna. O paciente desenvolve uma marcha característica na qual desloca seu peso para o quadril contralateral não envolvido (marcha antálgica). A extremidade inferior encurta enquanto a cabeça do fêmur migra para cima no acetábulo. Os achados radiográficos incluem osteófitos (femorais ou acetabulares) e estreitamento do espaço articular (superior, axial ou medial).

d. Coluna — Um conjunto de achados clínicos e radiológicos, incluindo estreitamento do disco intervertebral, osteófitos que se originam das margens do corpo vertebral e alterações articulares facetárias é frequentemente denominado doença vertebral degenerativa ("espondilose"). Evidências radiográficas da doença vertebral degenerativa são praticamente universais em idosos, mas a correlação com a presença e gravidade da dor é muito pobre. A espondilose cervical pode causar dor cervical, cefaleias occipitais, dor radicular na extremidade superior, dor no ombro e perda da destreza manual. Embora não seja comum, grandes osteófitos na coluna cervical podem comprometer o canal medular, causando espasticidade de membros inferiores e distúrbio da marcha. Osteófitos cervicais anteriores podem prejudicar os movimentos, muitas vezes relacionados com hiperostose esquelética idiopática difusa (DISH), podendo causar disfagia da fase faríngea em idosos. A dor discogênica em caso de herniação para dentro do canal medular ou para dentro do forame caracteriza-se muitas vezes por dor na região lombar inferior e dor referida nas nádegas ou na região posterior da coxa (dor radicular), que é agravada pelo movimento ou na posição sentada. A dor decorrente de OA da faceta articular é frequentemente agravada pela extensão da coluna. Osteófitos da faceta articular podem levar à estenose do canal medular decorrente do aumento de tamanho da faceta e invasão do forame vertebral e/ou canal medular. Os sintomas de estenose medular muitas vezes são aliviados com uma leve inclinação para frente, pois essa posição aumenta as dimensões do canal medular. A estenose medular pode estar relacionada à claudicação neurogênica, uma dor nas pernas ou nádegas que piora na posição em pé por períodos prolongados e que melhora na posição sentada. A espondilolistese, um deslizamento de um corpo vertebral sobre outro, costuma estar associada com dor na região lombar e na região posterior das coxas depois de permanecer em pé. A dor vertebral noturna deve levantar suspeita de um processo mais grave, como uma doença maligna. A fratura de compressão relacionada à osteoporose deve ser considerada no caso de dor lombar aguda de início súbito.

▶ Diagnóstico diferencial

O diagnóstico clínico inicial de OA baseia-se na história, no exame físico e, algumas vezes, nos achados radiográficos característicos. Antes de fazer um diagnóstico clínico de OA em idosos, é preciso excluir outros distúrbios, uma vez que os achados físicos e radiográficos da OA são muito comuns em idosos sem sintomas acompanhantes. Quando um paciente idoso se apresenta com características menos típicas ou quando tem um envolvimento articular incomum, a confirmação inequívoca da presença de OA pode ser especialmente difícil. O médico deve distinguir OA de dor referida, outras doenças articulares inflamatórias como AR, gota ou pseudogota (i.e., doença do pirofosfato de cálcio [CPPD]) e processos de tecidos moles como bursite periarticular (p. ex., bursite anserina, que imita uma OA de joelho, bursite do trocanter maior, que simula uma OA de quadril). Tais pacientes serão beneficiados com exames de imagem das articulações afetadas, em combinação com exames laboratoriais selecionados, embora a maioria deles não necessite de exames de imagem para diagnóstico da OA. As características radiográficas da OA incluem estreitamento do espaço articular, esclerose subcondral, osteófitos, cistos subcondrais e contornos ósseos alterados. A presença de calcificação da cartilagem articular (condrocalcinose) pode ser uma indicação para a presença de CPPD ou OA secundária a um distúrbio endócrino, metabólico ou hereditário que predispõem à OA. A ultrassonografia pode ser útil para demonstrar o processo inflamatório subjacente como sinovite ou bursite. Os exames laboratoriais não são úteis no diagnóstico da OA, mas podem ser necessários para excluir outras doenças (p. ex., gota, AR ou artrite séptica) ou para diagnosticar um distúrbio subjacente causando OA secundária, particularmente entre os pacientes com envolvimento atípico do joelho, quadril ou envolvimento conjunto atípico. Marcadores inflamatórios, como a velocidade de hemossedimentação e a determinação da proteína C-reativa (PCR), bem como os testes imunológicos, como anticorpos antinucleares e fator reumatoide, não devem ser solicitados de rotina em idosos, a menos que existam sinais e sintomas de artrite inflamatória ou doenças autoimunes sistêmicas. A determinação do nível de ácido úrico é recomendada apenas se houver suspeita de gota. Como esses testes imunológicos ou a determinação dos níveis séricos de urato muitas vezes produzem resultados falso-positivos em idosos, sua execução pode confundir desnecessariamente o

Tabela 26-3 Resumo das recomendações de 2012 do American College of Rheumatology para o uso de tratamentos não farmacológicos e farmacológicos na osteoartrite de mão, quadril e joelho

	Recomendações não farmacológicas	Recomendações farmacológicas
Fortes	Exercício cardiovascular (aeróbico) e/ou exercício de resistência Exercício aquático Perda de peso na presença de sobrepeso	Não foram feitas recomendações fortes para o manejo farmacológico inicial da OA de joelho[a]
Condicionais	Programas de automanejo Terapia manual em combinação com exercício supervisionado Intervenções psicossociais Taping patelar direcionado medialmente[c] Palmilhas com cunha medial em caso de OA do compartimento lateral[c] Palmilhas com cunha subtalar lateral em caso de OA do compartimento medial[c] Agentes térmicos[c] Andadores, se necessário Programas de Tai chi Acupuntura chinesa tradicional[a] Estimulação elétrica transcutânea[a]	Paracetamol AINEs orais AINEs tópicos Tramadol Injeções intra-articulares de esteroides[a] Capsaicina tópica[b] Condicionalmente não recomendados: Sulfato de condroitina Glucosamina
Sem recomendações	Exercícios de equilíbrio, isolados ou em combinação com exercícios de fortalecimento Palmilhas com cunha lateral Terapia manual isolada Joelheiras Taping patelar direcionado lateralmente	Hialuronatos intra-articulares e analgésicos opioides

Uma recomendação forte para usar uma modalidade exigiu evidências de alta qualidade e evidências de um grande gradiente de diferença entre efeitos desejáveis e indesejáveis do tratamento. Uma recomendação condicional para usar uma modalidade foi baseada na ausência de evidências de alta qualidade e/ou evidências de somente um pequeno gradiente de diferença entre efeitos desejáveis e indesejáveis do tratamento. A falta de dados de ensaios controlados randomizados apropriados resultou ou em não se fazer uma recomendação, ou em se fazer uma recomendação para não usar uma modalidade, dependendo dos danos da modalidade em outras condições e/ou dos valores e preferências de membros do Technical Expert Panel.
[a]Injeções intra-articulares de corticosteroides condicionalmente recomendadas para OA de joelho/quadril, e condicionalmente não recomendadas para OA de mão.
[b]Capsaicina tópica condicionalmente recomendada para OA de mão apenas, e condicionalmente não recomendada para OA de joelho.
[c]Condicionalmente recomendada apenas para OA de joelho.
Adaptada e reproduzida com permissão de Hochberg MC, Altman RD, April KT, et al; American College of Rheumatology. American College of Rheumatology 2012 recommendations for the use of nonpharmacologic and pharmacologic therapies in osteoarthritis of the hand, hip, and knee. Arthritis Care Res (Hoboken). 2012;64(4):455-474.

diagnóstico quando a probabilidade pré-teste é baixa. Quando um paciente apresenta dor articular aguda com derrame articular, deve ser feita uma aspiração e análise do líquido sinovial para descartar uma etiologia infecciosa ou doença com deposição de cristais. Na OA os achados do líquido sinovial em geral sugerem um processo minimamente inflamatório (contagem de leucócitos < 2.000/mm^3) ou processo não inflamatório. Diversos marcadores bioquímicos estão sendo investigados para ajudar no diagnóstico e para determinar o risco de progressão ou resposta ao tratamento.

▶ Tratamento

A. Objetivos do tratamento

Os pacientes com OA procuram tratamento médico em decorrência da dor. Além da dor, a OA é acompanhada por alterações estruturais não apenas dentro da articulação, incluindo perda da cartilagem e formação de osteófitos, mas também por alterações nos músculos, ossos, tendões, ligamentos, meniscos, membrana sinovial e cápsula articular. Essas alterações resultam em mecanismos articulares alterados e fraqueza muscular, causando diminuição da função física e incapacidade. Portanto, a melhora funcional é tão importante quanto o manejo da dor na OA, particularmente na população geriátrica. A abordagem por meio de uma equipe multidisciplinar, muitas vezes usada na medicina geriátrica, aplica-se claramente no manejo do paciente com OA. A Osteoarthritis Research Society International (OARSI) e a European League Against Rheumatism (EULAR) desenvolveram diretrizes para o manejo da OA de mão, quadril ou joelho. A Tabela 26-3 apresenta as diretrizes mais recentes do American College of Rheumatology (ACR) para o tratamento da OA.

B. Tratamento não farmacológico

O programa de tratamento não farmacológico é extremamente importante e deve fazer parte do estilo de vida de um paciente com OA. Esse tratamento deve ser usado antes dos tratamentos farmacológicos ou em conjunto com eles. As modalidades não farmacológicas mais recomendadas para o manejo da OA de joelho incluem exercícios aeróbicos, aquáticos e/ou de resistência, bem como perda de peso para pacientes com sobrepeso.

1. Exercícios — Os exercícios são fundamentais para a redução do comprometimento, a melhoria da função e a prevenção da incapacidade. Uma revisão sistemática e metanálise para o tratamento da OA de quadril ou joelho concluiu que o treinamento da força ou regimes de exercícios aeróbicos para pacientes com OA levaram à melhoria da saúde física e dos sintomas de OA. Não houve diferenças significativas em termos de redução dos sintomas ou incapacidade relacionados com a artrite em pacientes com OA entre o treinamento aeróbico ou de resistência. Para pacientes com OA avançada, os exercícios para a amplitude do movimento e força isométrica podem ser prescritos inicialmente, e um regime de exercícios pode progredir de maneira sequencial por meio de fortalecimento isotônico, exercícios aeróbicos e, por fim, para exercícios recreativos. O paciente deve receber atenção especial para melhorar a segurança e a adesão ao programa de exercícios; de fato, as intervenções como exercícios individualizados ou supervisionados e técnicas de automanejo podem melhorar a adesão ao exercício. Os exercícios de Tai Chi, especialmente desenvolvidos para pacientes com artrite, também podem oferecer algum alívio sintomático e são condicionalmente recomendados pelo ACR. Exercícios aquáticos são ideais para os pacientes com artrite grave e descondicionamento acentuado. Além disso, o treinamento elíptico, ciclismo e exercícios para a parte superior do corpo podem ajudar em tais casos.

2. Perda de peso — Uma metanálise de 2007 de redução de peso e OA de joelho mostrou que a incapacidade física diminuiu após um regime moderado de redução de peso, com uma perda de peso de > 5% a partir da linha de base alcançada em um período de 20 semanas. Além disso, a dor e a incapacidade física foram reduzidas quando o paciente perdeu mais de 6 kg (13,2 libras). A combinação de dieta e exercício físico moderado em idosos com OA de joelho demonstrou ser mais eficaz no controle de peso. No entanto, a perda de peso em um paciente idoso inativo e com sobrepeso é um problema particular, pois a perda de peso sem exercícios pode causar uma redução indesejada da massa muscular (sarcopenia).

3. Outras modalidades não farmacológicas — Outras modalidades não farmacológicas recomendadas condicionalmente para a OA de joelho incluem palmilhas em cunha medial para OA de joelho valgo, palmilhas subtalares laterais para OA de joelho varo, *taping* patelar (técnica do esparadrapo) direcionado, terapia manual, dispositivos de auxílio à deambulação, agentes térmicos, programas de automanejo e intervenções psicossociais. Suporte para joelho foi recomendado pela EULAR, mas o ACR não fez nenhuma recomendação em decorrência dos dados conflitantes sobre a eficácia. Os pacientes podem se beneficiar do uso de uma bengala em uma mão para a OA de quadril ou joelho contralateral, mas esta deve ser devidamente ajustada (i.e., quando em pé, o cotovelo deve ser dobrado em cerca de 20 graus). Quando a incapacidade é mais grave, pode ser necessário o uso de um andador para a manutenção da função. As medidas farmacêuticas incluem ultrassom terapêutico, terapia manual, aplicação de modalidades de calor e/ou frio, alongamento/tração e estimulação elétrica nervosa transcutânea (TENS). A educação do paciente e o apoio psicossocial são tão importantes quanto o tratamento medicamentoso, particularmente nos idosos. O paciente precisa ser orientado a respeito da natureza da OA e seu impacto sobre a sua atividade física. As opções terapêuticas e os riscos e benefícios das diferentes abordagens de manejo devem ser fornecidas em profundidade. A avaliação inicial do paciente deve incluir uma análise dos sintomas de depressão e estratégias de enfrentamento que podem limitar a adesão futura às recomendações terapêuticas. As modificações do estilo de vida são parte integrante do programa não farmacológico. Um paciente com OA de coluna lombar, quadril ou joelho deve evitar cadeiras e poltronas profundas e reclináveis, nas quais a postura é inadequada e das quais é difícil levantar. O repouso da articulação afetada pode aliviar a dor a curto prazo, mas o repouso prolongado pode levar à atrofia muscular e redução da mobilidade articular.

C. Tratamento farmacológico

O tratamento farmacológico é adicionado quando o programa de tratamento não farmacológico não fornece alívio adequado da dor. As modalidades farmacológicas recomendadas condicionalmente para o tratamento inicial dos pacientes com OA de joelho incluem paracetamol, AINEs orais e tópicos, tramadol, injeções intra-articulares de corticoides, injeções intra-articulares de hialuronato e duloxetina. Os opioides foram condicionalmente recomendados em pacientes que apresentaram resposta inadequada ao tratamento inicial, mas devem ser usados com cautela em idosos.

1. Analgésicos — O paracetamol é o tratamento inicial para OA leve porque é barato, relativamente seguro e eficaz. Embora muitos dos pacientes tenham tomado paracetamol antes de consultar um médico, eles raramente tentaram tomar a dose máxima recomendada (4 g/dia). É importante rever exaustivamente os medicamentos do paciente, incluindo produtos combinados com analgésicos opioides e medicamentos sem prescrição médica, quando o médico pretende iniciar a administração de paracetamol na dose completa. Pode ocorrer hepatotoxicidade, mas, dentro da variação terapêutica, ela é observada sobretudo em pacientes com abuso concomitante de álcool ou em conjunto com outros medicamentos hepatotóxicos. Nos indivíduos com OA que têm dor moderada a grave, os AINEs parecem ser mais eficazes do que o paracetamol. Quando o paracetamol não controla os sintomas, é recomendado o uso de AINEs ou injeções intra-articulares de corticoides. Não existem provas convincentes de que qualquer um dos AINEs disponíveis seja mais eficaz do que qualquer outro para a OA de joelho ou quadril, e as respostas dos pacientes aos diferentes agentes são imprevisíveis em termos de eficácia e toxicidade. Assim, produtos de baixo custo, com uma meia-vida curta, como ibuprofeno ou naproxeno, podem ser uma escolha inicial apropriada. Se um tratamento de 2 a 4 semanas com dose baixa não levar a um controle adequado da dor, a dose deve ser aumentada gradualmente até a dose máxima, levando em conta as outras comorbidades do paciente. Os pacientes devem ser bem informados sobre os efeitos adversos, incluindo úlcera péptica, hemorragia gastrintestinal, disfunção renal, edema, testes de função hepática anormais, aumento da pressão arterial e o risco cardiovascular potencial quando o tratamento é iniciado. A presença de comorbidades múltiplas e o risco de efeitos colaterais gastrintestinais associados aos AINEs limitam seu uso em pacientes idosos, naqueles que tomam ácido acetilsalicílico (AAS) ou anticoagulantes e naqueles que usam glicocorticoides concomitantemente. O risco de efeitos colaterais gastrintestinais é maior no primeiro mês de uso. Em idosos, a disfunção do sistema nervoso central pode ocorrer mesmo com as doses convencionais, particularmente com a indometacina. A nefrotoxicidade tem mais probabilidade de ocorrer em pacientes com diabetes melito preexistente, insuficiência cardíaca congestiva, cirrose hepática, tratamento com diuréticos ou doença renal crônica quando se administra um AINE. Os salicilatos não acetilados, como sulindac e nabumetona, parecem ser menos tóxicos para o rim. Os AINEs de ação curta, como ibuprofeno, interferem com os efeitos antiplaquetários desejáveis da AAS em baixa dose e não devem ser administrados em menos de três horas após o seu uso. O risco de hemorragia gastrintestinal pode ser reduzido com a utilização de um inibidor seletivo da ciclo-oxigenase-2 (p. ex., celecoxibe ou meloxicam) ou o uso concomitante de um inibidor da bomba de prótons ou misoprostol. No entanto, os agentes protetores gástricos não atuam abaixo do ligamento de Treitz, e o risco de sangramento gastrintestinal, comum com o uso de AINEs em idosos, permanece alto mesmo quando esses agentes são usados. O potencial de redução dos riscos gastrintestinais não justifica o uso de inibidores da ciclo-oxigenase como agente inicial, dadas as preocupações com o aumento dos eventos cardiovasculares e seu custo. Além disso, na presença de AAS em doses baixas, a redução dos efeitos gastrintestinais adversos pode não ser mantida. Os AINEs de uso tópico também são condicionalmente recomendados para a OA de quadril ou joelho. Os AINEs tópicos são mais seguros, mas podem ser menos eficazes do que os AINEs por via oral. A capsaicina tópica ou agentes tópicos contendo salicilatos (p. ex., salicilato de trolamina, hidroxietilsalicilato, salicilato de dietilamina) são capazes de aliviar a dor da OA. As diretrizes do ACR apoiam o uso de capsaicina tópica apenas para a OA da mão. O tramadol é um inibidor fraco do receptor mu com recaptação da serotonina. O tramadol mostrou ter um efeito aditivo com paracetamol. Os efeitos secundários do tramadol incluem náusea, vômito, tontura, vertigens ou cefaleia. Em decorrência dos efeitos colaterais frequentes sobre o sistema nervoso em idosos, a dose inicial deve ser reduzida ou o medicamento deve ser evitado na população geriátrica, se possível. Embora as diretrizes do ACR e da EULAR sobre o tratamento da OA de joelho apoiem o uso de opioides quando outros tratamentos falharam ou são inadequados, esses medicamentos não são bem tolerados por pacientes idosos em função de um aumento da sensibilidade aos efeitos adversos, particularmente sedação, confusão e constipação. Sempre que possível, deve ser usada a dose mais baixa possível de opioides. O risco aumentado de quedas decorrente do uso de opioides é uma grande preocupação para aqueles que já são vulneráveis a quedas em razão de insuficiência articular subjacente. Os analgésicos opioides podem ser benéficos em pacientes idosos que não querem/não estão dispostos ou que têm contraindicações para artroplastia total, ou que não responderam a outros tratamentos farmacológicos ou não farmacológicos. A administração oral de serotonina e de um inibidor da recaptação da norepinefrina (p. ex., duloxetina) é promissora no tratamento da OA.

As injeções intra-articulares de glicocorticoides ajudam a aliviar a dor e aumentam a flexibilidade das articulações por períodos de tempo variáveis. Elas podem ser de grande valia quando existem derrames sinoviais ou sinais inflamatórios e em pacientes com uma ou poucas articulações dolorosas, a despeito da utilização de um AINE. Recomenda-se que as injeções intra-articulares de glicocorticoides sejam limitadas a menos de cinco aplicações por ano em uma determinada articulação. A artrite séptica é uma complicação muito rara quando se usa técnica asséptica apropriada. As injeções de esteroides devem ser usadas com cautela em pacientes diabéticos. A injeção da articulação do quadril requer orientação por ultrassonografia ou fluoroscopia, e a eficácia das injeções de glicocorticoides em outros locais que não o joelho ou quadril é incerta. O ácido hialurônico é um dissacarídeo simples de cadeia molecular longa e alto peso molecular, secretado naturalmente pela membrana sinovial em uma articulação normal. No entanto, o ácido hialurônico das articulações de pacientes com OA é mais frequentemente de baixo peso molecular, perdendo suas propriedades biomecânicas e anti-inflamatórias. As injeções intra-articulares de preparados hialurônicos de peso molecular moderado a alto, também conhecidas como viscossuplementação, são bastante usadas para o tratamento da OA de joelho, mas ainda não se sabe com certeza se as injeções são superiores a placebo, AINEs por via oral ou glicocorticoides intra-articulares. Uma redução significativa da dor muitas vezes só é alcançada algumas semanas após a injeção inicial. As injeções costumam ser bem toleradas, mas existe um risco de sinovite inflamatória reativa após a injeção e um pequeno risco de infecção articular.

2. Nutracêuticos — Os nutracêuticos são substâncias minerais usadas para promover a saúde e prevenir a doença. Existem vários nutracêuticos usados para o tratamento da OA. O uso de glucosamina e condroitina para OA é controverso, e os resultados de ensaios clínicos randomizados foram variados. O equilíbrio de evidências de estudos de alta qualidade mostrou pouca ou nenhuma evidência de benefício clinicamente significativo. Especialistas do ACR recomendam condicionalmente que os pacientes com OA de joelho ou quadril não devem usar sulfato de condroitina ou glucosamina. Outros nutracêuticos que foram usados experimentalmente no manejo da OA incluem flavocoxid, S-adenosilmetionina (SAM-e), Boswellia, colágeno hidrolisado, abacate e soja, cúrcuma (açafrão), gengibre e óleo de prímula, mas todos apresentaram evidências muito limitadas quanto à sua eficácia.

3. Outros agentes — A colchicina foi tentada em pacientes portadores de OA inflamatória refratária a AINEs e/ou glicocorticoides por via intra-articular e que tinham evidências de cristais CPPD. A hidroxicloroquina também foi experimentada informalmente em pacientes com OA inflamatória ou erosiva que não responderam aos AINEs.

D. Tratamento complementar e alternativo

A acupuntura é condicionalmente recomendada apenas para pacientes com sintomas refratários e que desejam tratamentos não tradicionais ou que não podem ser submetidos a intervenções cirúrgicas. De acordo com uma metanálise recente sobre a eficácia da acupuntura para OA de joelho, a acupuntura parece fornecer uma melhora na função e no alívio da dor como um tratamento adjuvante para a OA de joelho em comparação com os grupos confiáveis de acupuntura simulada e grupos de controle educacional.

As recomendações para a OA de quadril são semelhantes àquelas para o manejo da OA de joelho.

As modalidades condicionalmente recomendadas para o manejo da OA da mão incluem orientação sobre técnicas de proteção articular, fornecimento de dispositivos de apoio, uso de modalidades térmicas e talas trapézio-metacarpais, e o uso de AINEs tópicos ou orais, tramadol e capsaicina de uso tópico.

E. Cirurgia

1. Cirurgia artroscópica — Estudos randomizados demonstraram que a cirurgia artroscópica é melhor do que o placebo para benefício sintomático na OA de joelho. Estudos epidemiológicos recentes demonstraram que lesões do menisco são comuns em indivíduos com OA de joelho e, muitas vezes, podem ser assintomáticas. A meniscectomia para lesões traumáticas está associada com um risco aumentado para o desenvolvimento de OA de joelho. Assim, os benefícios de uma meniscectomia parcial na OA de joelho ainda não estão claros.

2. Artroplastia articular total — Embora não existam critérios claros para a indicação cirúrgica, as intervenções cirúrgicas geralmente estão reservadas para indivíduos com OA sintomática grave, com limitações funcionais acentuadas, como a realização de atividades da vida diária, ou que não se beneficiaram de tratamentos não farmacológicos e farmacológicos. Candidatos potenciais à cirurgia devem ser submetidos a uma triagem adequada de fisioterapia e exercícios. Os principais objetivos da substituição articular são o alívio da dor e a melhora funcional. A artroplastia articular total costuma ser a escolha para a OA de quadril, joelho e ombro, e a artrodese (fusão) é a modalidade preferida para a articulação do punho, tornozelo e primeira articulação metatarsofalângica (MTF). A hemiartroplastia pode ser benéfica na cirurgia de substituição cirúrgica na OA de quadril e joelho, sendo bem-sucedida em todas as faixas etárias, mostrando bons desfechos mesmo na presença de obesidade; no entanto, existe um risco aumentado de mortalidade em idosos e a idade avançada está associada a um pior resultado funcional, particularmente em mulheres. Em pacientes selecionados, a osteotomia corretiva e o *resurfacing* articular podem ser considerados em vez da artroplastia total. Foram usadas várias intervenções cirúrgicas para o tratamento da dor e disfunção decorrente de OA na base do polegar (OA da CMC ou da articulação trapézio-metacarpal). Os pacientes que não respondem ao tratamento conservador podem ser candidatos à trapeziectomia ou substituição da articulação CMC.

▶ Prognóstico

A evolução natural e o prognóstico da OA dependem amplamente das articulações envolvidas, dos fatores de risco subjacentes, da presença de sintomas e da gravidade da condição. A OA costuma ser lentamente progressiva e estável, e responde bem ao manejo medicamentoso. Um subgrupo de pacientes, no entanto, segue uma trajetória progressiva e por fim acaba precisando de tratamento cirúrgico. Há vários fatores associados com uma progressão relativamente rápida da doença, mas os fatores de risco para a progressão variam de acordo com as articulações envolvidas. Não existem medicamentos modificadores da doença aprovados pelo Food and Drug Association (FDA) para a OA, e as medidas terapêuticas atuais estão centradas principalmente no alívio da dor e na melhora funcional. Embora uma abordagem multidisciplinar e a cirurgia de substituição articular tenham alterado a gravidade do impacto da OA, os pacientes com OA ainda apresentam vários graus de incapacidade física. A estratégia de enfrentamento para evitar a dor por meio de limitação da atividade pode desempenhar um papel na fraqueza muscular e instabilidade articular, contribuindo assim para a incapacidade física. Portanto, a educação do paciente e o apoio psicossocial são tão importantes quanto o tratamento medicamentoso, sobretudo em pessoas idosas, para prevenir a incapacidade. Estudos recentes demonstraram um aumento moderado da mortalidade entre pessoas com OA em comparação com a população geral. Uma história de diabetes, câncer ou doença cardiovascular e a presença de incapacidade para deambular são os principais fatores de risco para a mortalidade prematura. As possíveis explicações para o excesso de mortalidade incluem os níveis de atividade física entre pessoas com OA como um resultado do envolvimento das articulações dos membros inferiores e a presença de condições comórbidas, bem como os efeitos adversos dos medicamentos usados para o tratamento da OA sintomática, especialmente os AINEs. Portanto, o manejo dos pacientes com OA e dificuldades de deambulação deve se concentrar no tratamento eficaz dos riscos cardiovasculares e das comorbidades, bem como no aumento da atividade física.

Altman RD. Early management of osteoarthritis. *Am J Manag Care.* 2010;16 Suppl Management:S41-S47.

Altman RD. Osteoarthritis in the elderly population. In Nakasato Y, Yung RL, eds. *Geriatric Rheumatology: A Comprehensive Approach.*1st ed. New York, NY: Springer Publishing; 2011:187-196.

Anderson AS, Loeser RF. Why is osteoarthritis an age-related disease? *Best Pract Res Clin Rheumatol.* 2010;24(1):15-26.

Brouwer RW, Raaij van TM, Bierma-Zeinstra SM, Verhagen AP, Jakma TS, Verhaar JA. Osteotomy for treating knee osteoarthritis. *Cochrane Database Syst Rev.* 2007;(3):CD004019.

Buckwalter JA, Saltzman C, Brown T. The impact of osteoarthritis: implications for research. *Clin Orthop Relat Res.* 2004;(427 Suppl):S6-15.

Cooper C, Snow S, McAlindon TE, et al. Risk factors for the incidence and progression of radiographic knee osteoarthritis. *Arthritis Rheum.* 2000;43(5):995-1000.

Dziedzic K, Thomas E, Hill S, Wilkie R, Peat G, Croft PR. The impact of musculoskeletal hand problems in older adults: findings from the North Staffordshire Osteoarthritis Project (NorStOP). *Rheumatology (Oxford).* 2007;46(6):963-967.

Ehrlich GE. Erosive osteoarthritis: presentation, clinical pearls, and therapy. *Curr Rheumatol Rep.* 2001;3(6):484-488.

Felson DT, Niu J, McClennan C, et al. Knee buckling: prevalence, risk factors, and associated limitations in function. *Ann Intern Med.* 2007;147(8):534-540.

Felson DT, Niu J, Clancy M, Sack B, Aliabadi P, Zhang Y. Effect of recreational physical activities on the development of knee osteoarthritis in older adults of different weights: the Framingham Study. *Arthritis Rheum.* 2007;57(1):6-12.

Fitzcharles MA, Shir Y. New concepts in rheumatic pain. *Rheum Dis Clin North Am.* 2008;34(2):267-283.

Hart LE, Haaland DA, Baribeau DA, Mukovozov IM, Sabljic TF. The relationship between exercise and osteoarthritis in the elderly. *Clin J Sport Med.* 2008;18(6):508-521.

Hochberg MC. Prognosis of osteoarthritis. *Ann Rheum Dis.* 1996;55(9):685-688.

Hochberg MC. Mortality in osteoarthritis. *Clin Exp Rheumatol.* 2008;26(5 Suppl 51):S120-S124.

Hochberg MC, Altman RD, April KT, et al; American College of Rheumatology. American College of Rheumatology 2012 recommendations for the use of nonpharmacologic and pharmacologic therapies in osteoarthritis of the hand, hip, and knee. *Arthritis Care Res (Hoboken).* 2012;64(4):455-474.

Kirwan JR, Elson CJ. Is the progression of osteoarthritis phasic? Evidence and implications. *J Rheumatol.* 2000;27(4):834-836.

Lawrence RC, Felson DT, Helmick CG, et al. Estimates of the prevalence of arthritis and other rheumatic conditions in the United States. Part II. *Arthritis Rheum.* 2008;58(1):26-35.

Loeser RF. Aging and osteoarthritis. *Curr Opin Rheumatol.* 2011;23(5):492-496.

Loeser RF. Age-related changes in the musculoskeletal system and the development of osteoarthritis. *Clin Geriatr Med.* 2010;26(3):371-386.

Loeser RF Jr. Aging and the etiopathogenesis and treatment of osteoarthritis. *Rheum Dis Clin North Am.* 2000;26(3):547-567.

Loeser RF, Goldring SR, Scanzello CR, Goldring MB. Osteoarthritis: a disease of the joint as an organ. *Arthritis Rheum.* 2012;64(6):1697-1707.

Manheimer E, Linde K, Lao L, Bouter LM, Berman BM. Meta-analysis: acupuncture for osteoarthritis of the knee. *Ann Intern Med.* 2007;146(12):868-877.

McAlindon TE, Wilson PW, Aliabadi P, Weissman B, Felson DT. Level of physical activity and the risk of radiographic and symptomatic knee osteoarthritis in the elderly: the Framingham study. *Am J Med.* 1999;106(2):151-157.

Messier SP, Loeser RF, Miller GD, et al. Exercise and dietary weight loss in overweight and obese older adults with knee osteoarthritis: the Arthritis, Diet, and Activity Promotion Trial. *Arthritis Rheum.* 2004;50(5):1501-1510.

Nuesch E, Dieppe P, Reichenbach S, Williams S, Iff S, Juni P. All cause and disease specific mortality in patients with knee or hip osteoarthritis: population based cohort study. *BMJ.* 2011;342:d1165.

Sale JE, Gignac M, Hawker G. The relationship between disease symptoms, life events, coping and treatment, and depression among older adults with osteoarthritis. *J Rheumatol.* 2008;35(2):335-342.

Sinusas K. Osteoarthritis: diagnosis and treatment. *Am Fam Physician.* 2012;85(1):49-56.

Towheed TE, Maxwell L, Judd MG, Catton M, Hochberg MC, Wells G. Acetaminophen for osteoarthritis. *Cochrane Database Syst Rev.* 2006;(1):CD004257.

van Baar ME, Assendelft WJ, Dekker J, Oostendorp RA, Bijlsma JW. Effectiveness of exercise therapy in patients with osteoarthritis of the hip or knee: a systematic review of randomized clinical trials. *Arthritis Rheum.* 1999;42(7):1361-1369.

van Gerwen M, Shaerf DA, Veen RM. Hip resurfacing arthroplasty. *Acta Orthop.* 2010;81(6):680-683.

Zhang W, Moskowitz RW, Nuki G, et al. OARSI recommendations for the management of hip and knee osteoarthritis, part II: OARSI evidence-based, expert consensus guidelines. *Osteoarthritis Cartilage.* 2008;16(2):137-162.

Zhang Y, Niu J, Kelly-Hayes M, Chaisson CE, Aliabadi P, Felson DT. Prevalence of symptomatic hand osteoarthritis and its impact on functional status among the elderly: The Framingham Study. *Am J Epidemiol.* 2002;156(11):1021-1027.

Osteoporose e fraturas do quadril

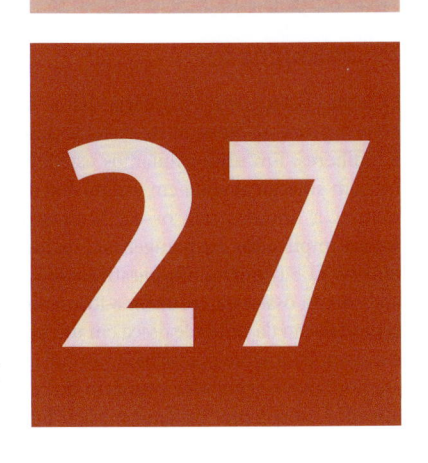

27

Rubina A. Malik, MD, MSc

FUNDAMENTOS DO DIAGNÓSTICO

▶ A osteoporose é uma doença esquelética sistêmica caracterizada por uma massa óssea reduzida e deterioração da microarquitetura do tecido ósseo, com um aumento consequente na fragilidade óssea e suscetibilidade a fraturas.

▶ A osteoporose é mais comum em mulheres do que em homens, embora a incidência esteja aumentando no sexo masculino.

▶ A prevalência da osteoporose e das fraturas osteoporóticas aumenta com a idade.

▶ Princípios gerais em idosos

A osteoporose é um distúrbio esquelético caracterizado pelo comprometimento da força óssea, resultando em fragilidade óssea e suscetibilidade a fraturas. A força óssea é uma função da densidade mineral óssea (DMO) e da qualidade óssea. A qualidade óssea refere-se a arquitetura, metabolismo ósseo, acúmulo de lesões e mineralização que ocorre na matriz óssea. A massa óssea é avaliada com o uso de medidas para a determinação da densidade óssea; ou seja, *dual x-ray absorptiometry* (DXA) ou densitometria por DEXA, mas atualmente não existe nenhuma forma de medir a qualidade óssea de modo quantitativo e comparável.

A osteoporose é uma doença com origem na infância. Embora os fatores genéticos sejam responsáveis principalmente pelo pico da massa óssea, fatores ambientais como nutrição e exercício podem alterar o padrão geneticamente determinado do crescimento esquelético. Até o momento, não se sabe o suficiente sobre a genética da osteoporose para influenciar a tomada de decisão clínica. No entanto, sabe-se que as doenças e os medicamentos durante a vida de um indivíduo podem afetar o pico de massa óssea de tal maneira que os indivíduos já começam com um pico de massa óssea mais baixo. A modulação do pico da massa óssea pode ocorrer até mesmo durante a vida intrauterina, podendo ser afetada pela nutrição materna, tabagismo e nível de exercício. Durante a idade adulta, o osso tende a apresentar um estado constante de formação e reabsorção da massa óssea. Para as mulheres, a menopausa marca o início de um aumento da absorção óssea. Para a maioria dos idosos, a reabsorção da massa óssea excede a formação de osso, e o processo pode ser acelerado por doenças e medicamentos.

Os idosos são particularmente suscetíveis a desfechos adversos atribuídos à osteoporose. Comorbidades, como deficiências cognitivas e distúrbios da marcha, que são mais prevalentes com o envelhecimento de um indivíduo, predispõem esse indivíduo a quedas e ao desenvolvimento de fraturas por fragilidade.

De acordo com a National Osteoporosis Foundation, os Estados Unidos (EUA) têm cerca de 52 milhões de indivíduos com massa óssea baixa: 9 milhões com osteoporose e 43 milhões com osteopenia. A prevalência da osteoporose e da osteopenia aumenta com a idade em homens e mulheres. Com o crescimento da população geriátrica em consequência do envelhecimento dos indivíduos *baby boomers*, a prevalência da osteoporose e das fraturas deverá aumentar de forma exponencial.

Estima-se que nos EUA ocorram 1,5 milhões de fraturas por fragilidade a cada ano. Cerca de 50% das mulheres e 20% dos homens com mais de 50 anos de idade terão uma fratura por fragilidade em sua vida, com resultados potencialmente devastadores. Em geral, as fraturas por fragilidade osteoporótica envolvem as fraturas de quadril, de vértebras e do punho. No entanto, o efeito da osteoporose sobre o esqueleto é sistêmico, e existe um fator de risco aumentado para praticamente todos os tipos de fraturas em pacientes com massa óssea baixa. Estima-se que o custo anual de saúde referente às fraturas nos EUA seja de quase 20 bilhões de dólares americanos, sendo sua maior parte atribuída à hospitalização para cuidados emergenciais, seguida de reabilitação subaguda. Embora a prevalência geral das fraturas por fragilidade seja maior em mulheres, os homens costumam ter uma taxa mais alta de mortalidade relacionada à fratura, em decorrência de comorbidades associadas. Embora as fraturas vertebrais sejam as mais prevalentes entre todas as fraturas por fragilidade, as fraturas de quadril contribuem mais significativamente para os gastos de saúde e estão associadas a desfechos mais graves.

▶ Patogênese

O termo osteoporose primária define a perda óssea associada com o processo normal de envelhecimento que afeta homens e mulheres. Em nível celular, os osteoblastos e osteoclastos trabalham sinergicamente em um núcleo de reabsorção óssea para manter a homeostasia óssea. Muitas proteínas e hormônios foram implicados na patogênese, incluindo o estrogênio, a vitamina D e o hormônio paratireóideo (PTH), que aumentam a absorção óssea ou reduzem a formação óssea, de modo que a remodelação da unidade óssea em um paciente com osteoporose é incompletamente preenchida por núcleos de reabsorção. Sabe-se hoje que o regulador primário do remodelamento ósseo é o ativador do receptor do fator nuclear ligante kappa-B (RANKL) produzido pelos osteoblastos. RANKL se liga a receptores RANK nos precursores dos osteoclastos e induz a maturação, bem como a atividade. Os osteoblastos também produzem osteoprotegerina (OPG), que bloqueia RANKL, inibindo assim a atividade osteoclástica e mantendo a homeostasia óssea. Esse processo de remodelação óssea serve para manter o equilíbrio do cálcio e para reparar os danos na matriz óssea.

A osteoporose secundária é a perda óssea causada por uma variedade de doenças, condições ou medicamentos. Na população geriátrica proveniente de ambulatórios e de clínicas geriátricas, o hiperparatireoidismo secundário (causado por deficiência de vitamina D) é responsável por cerca de 20% dos casos. Com a idade existe uma redução da absorção intestinal de cálcio e uma redução da conservação renal de cálcio, com um aumento resultante na reabsorção óssea como resultado do aumento de PTH; assim, o cálcio e a vitamina D devem ser repostos mais agressivamente em idosos. Em 50 a 60% dos homens com osteoporose costuma existir uma causa secundária – como estados hipogonadais durante a adolescência ou idade adulta, ou o consumo de esteroides ou álcool. Cinquenta por cento das mulheres perimenopausadas também são portadoras de causas secundárias atribuídas a estados hipogonadais ou uso de medicamentos como esteroides, tratamento para tireoide ou tratamento anticonvulsivante.

▶ Achados clínicos

A. Sinais e sintomas

A osteoporose costuma ser uma doença silenciosa e sem manifestações clínicas até que ocorra uma fratura. Os fatores de risco, o algoritmo FRAX, uma avaliação com exame físico, a avaliação laboratorial e exames de imagem podem potencialmente identificar um paciente com risco para osteoporose.

1. Fatores de risco — Vários fatores de risco clínico para osteoporose e quedas foram identificados por estudos epidemiológicos e indicam quanto essas entidades são codependentes (Tabela 27-1). Aproximadamente 95% das fraturas de quadril são causadas por quedas e, por isso, as quedas devem ser consideradas.

2. Ferramenta para avaliação do risco de fraturas — O algoritmo FRAX, uma ferramenta para avaliação do risco de fratura desenvolvida pela Organização Mundial de Saúde (OMS), utiliza alguns dos fatores clínicos de risco antes citados, medidas de DMO e dados de fratura específicos de cada país para calcular a probabilidade em 10 anos de um paciente ter uma fratura por fragilidade. O FRAX foi desenvolvido para ser aplicado em mulheres pós-menopausadas e homens de 40 a 90 anos de idade. Ele é validado para utilização somente em doentes não tratados. O algoritmo está disponível *on-line* para ser usado por médicos em ambiente de cuidados primários em www.sheffield.ac.uk/FRAX*. O National Osteoporosis Foundation Clinician's Guide recomenda o tratamento de pacientes quando eles tiverem uma probabilidade FRAX de fratura de quadril em 10 anos de ≥ 3% ou uma probabilidade de outra fratura importante relacionada com osteoporose em 10 anos ≥ 20%.

Uma revisão da literatura feita por Green e colaboradores não encontrou nenhum achado físico isolado ou combinação de achados suficientes para incluir a osteoporose ou fratura vertebral sem exames adicionais. Vários achados de exame, incluindo baixo peso (< 51 kg), incapacidade de encostar a parte posterior do crânio contra uma parede quando na posição em pé, baixa

Tabela 27-1 Fatores de risco

Osteoporose/Fratura	Quedas
Mulheres > 65 anos de idade	Idade avançada
Homens > 70 anos de idade	Demência
Brancos ou asiáticos	Quedas prévias
Baixo peso corporal (< 57 kg ou índice de massa corporal < 20)	Baixo peso corporal
História familiar de osteoporose[a]	Baixa força muscular
História pessoal de fratura por fragilidade[a]	Desnutrição
Fratura por fragilidade em parentes de primeiro grau	Polifarmácia
Uso de glicocorticoides a longo prazo	Uso de benzodiazepínicos de ação prolongada
Álcool > 2-3 drinques por dia[a]	Baixa acuidade visual
Deficiência de estrogênio < 45 anos	Saúde precária (autoavaliação)
Deficiência de testosterona	Dificuldade de levantar de uma cadeira
Baixa ingestão de cálcio	Taquicardia em repouso
Deficiência de vitamina D	Deficiência de vitamina D
Estilo de vida sedentário	Estilo de vida sedentário
Consumo atual de tabaco[a]	

[a]Nove fatores de risco validados para fratura – idade, sexo, história pessoal de fratura, baixo índice de massa corporal, uso de tratamento com glicocorticoides por via oral, osteoporose secundária a outra condição, história familiar de fratura de quadril, tabagismo atual e ingestão de álcool de 3 ou mais drinques por dia – são usados no algoritmo FRAX.

---

* N. de R.T. FRAX – Fracture Risk Assessment Tool (Ferramenta para cálculo da estimativa do risco de fratura, desenvolvida pela OMS).

contagem de dentes (< 20), relato de corcunda e distância costela-pelve ≤ 2 larguras de dedos, podem aumentar significativamente a probabilidade de osteoporose ou fratura vertebral e identificar mais mulheres que se beneficiarão de um rastreamento precoce. A perda de altura resultante de fraturas de compressão vertebral pode ser medida na clínica ao longo do tempo ou usando a altura máxima da qual o paciente se lembra, o que pode ser uma ferramenta potencialmente útil, mas nem todos os estudos concordam com seu valor preditivo. No entanto, a maioria dos especialistas concorda que uma perda de altura > 3 cm justifica mais exames, como um raio X lateral de coluna ou um exame DXA.

Outros achados pertinentes do exame físico devem se concentrar em causas secundárias de osteoporose, dependendo da história clínica e dos fatores de risco identificados. Na população geriátrica, uma revisão abrangente de todos os medicamentos usados é fundamental.

B. Exames de imagem

Os exames de imagem são fundamentais na osteoporose, não somente para a identificação dos pacientes em risco, mas também para monitorar os efeitos da farmacoterapia.

1. Radiografias de tórax e ossos — A osteoporose é mais comumente diagnosticada por meio de radiografias simples, mas a perda óssea deve ser superior a 30% para ser detectada. As principais características radiológicas são a radiotransparência, o afinamento cortical e fraturas ocultas. As fraturas vertebrais costumam ser assintomáticas e podem facilmente passar despercebidas em radiografias feitas por outras indicações. Muitos estudos observaram que as fraturas vertebrais são inadequadamente informadas e, assim, somente alguns desses pacientes recebem tratamento farmacológico específico e adequado para osteoporose. Da mesma forma, durante a década passada, várias publicações identificaram fraturas por insuficiência, sobretudo no côndilo femoral medial do joelho e na cabeça do fêmur, que são achados frequentes em idosos e indicam um aumento da fragilidade esquelética.

Pacientes em tratamento antirreabsorção que se queixam de dores ósseas devem ser submetidos a radiografias do local afetado. Recentemente, fraturas subtrocantéricas atípicas e fraturas da diáfise femoral foram identificadas em idosos, tendo sido associadas com tratamento com bifosfonados a longo prazo. Essas fraturas têm características típicas que auxiliam na sua identificação, incluindo a localização na região subtrocantérica e na diáfise femoral, orientação transversal ou oblíqua curta, associadas a um traumatismo mínimo ou nenhum traumatismo, uma espícula medial quando a fratura é completa, ausência de cominuição na fratura, espessamento cortical e reação periosteal do córtex lateral.

2. Absorciometria de raios X de dupla energia — A determinação DEXA continua sendo o padrão-ouro para determinar a densidade óssea, estimar o risco de fratura, identificar os candidatos para intervenção e avaliar as mudanças na massa óssea ao longo do tempo em pacientes tratados e não tratados. A DEXA está indicada em mulheres de 65 anos de idade ou mais, bem como em mulheres mais jovens e perimenopausadas com fatores de risco para fraturas por fragilidade. O Medicare cobre os gastos em todas as mulheres mais idosas (> 65 anos de idade) para o diagnóstico inicial e acompanhamento durante dois anos.

A International Society of Clinical Densitometry (ISCD) recomenda um exame de DMO em todos os homens com 70 anos de idade ou mais velhos e em homens com menos de 70 anos de idade que apresentam fatores de risco clínico para fraturas, incluindo história prévia de fratura por fragilidade, doença ou condição associada com baixa massa óssea ou perda óssea, e quando o indivíduo faz uso de medicamentos associados com baixa massa óssea ou perda óssea. O American College of Physicians (ACP) recomenda que os médicos avaliem periodicamente os fatores de risco para osteoporose em homens idosos e que solicitem exames DEXA para homens com risco aumentado para osteoporose, e que sejam candidatos a tratamento medicamentoso.

O exame DEXA de rotina inclui resultados para quadril, coluna e punho, medidas da DMO em regiões centrais (coluna e quadril) e fornece valores reproduzíveis em locais importantes de fraturas associadas à osteoporose. Locais periféricos também podem identificar pacientes com baixa massa óssea e prever o risco de fraturas.

Os dados de densidade óssea são relatados como escores T e Z. Em 1994, a OMS usou os escores T para classificar e definir as medidas da DMO (Tabela 27-2). As definições, originalmente apenas para mulheres pós-menopausadas, foram adaptadas pela ISCD para a classificação da DMO em mulheres pré-menopausadas, homens e crianças. Cada alteração do desvio-padrão na DMO aumenta o risco de fratura em 2 a 2,5 vezes.

As perdas anuais de massa óssea normalmente observadas com o envelhecimento situam-se na variação de 1% ao ano, e o erro de precisão dos instrumentos atuais (cerca de 1 a 2% com DEXA) significa que o intervalo entre os exames deve ser de dois anos, no mínimo. Pacientes em tratamento com esteroides em alta dosagem podem apresentar uma perda óssea rápida em um intervalo de tempo mais curto, devendo ser submetidos a exames anuais.

A DEXA apresenta algumas desvantagens. Trata-se de uma medida em duas dimensões, que mede somente a densidade/área e não a densidade volumétrica. A DMO da área é influenciada pelo tamanho do osso e irá superestimar o risco de fraturas em indivíduos com constituição corporal pequena, que terão uma DMO menor. A DEXA de coluna e quadril também é sensível a mudanças degenerativas, e indivíduos com doença degenerativa importante apresentarão aumento da densidade, sugerindo um risco mais baixo de fratura do que o realmente existente. Todas

Tabela 27-2 Categorias diagnósticas da Organização Mundial de Saúde

Categoria	Definida pela densidade óssea
Normal	A DMO está dentro do desvio-padrão (DP) de um adulto jovem normal (o escore T é maior do que -1,0)
Osteopenia	A DMO situa-se entre 1 e 2,45 DP abaixo de um adulto jovem normal (o escore T é de -1 a -2,5)
Osteoporose	A DMO situa-se 2,5 DP ou mais abaixo de um adulto jovem normal (o escore T é menor do que -2,5)
Osteoporose grave ou estabelecida	A DMO situa-se 2,5 DP ou mais abaixo de um adulto jovem com 1 ou mais fraturas por fragilidade

Tabela 27-3 Avaliação para causas secundárias de osteoporose

Hipogonadismo	Testosterona sérica, prolactina
Hiperparatireoidismo primário	PTH, cálcio ionizado
Hiperparatireoidismo secundário	25-hidroxivitamina D, PTH
Mieloma múltiplo	Eletroforese de proteínas séricas e urinárias
Hipertireoidismo	Hormônio estimulante da tireoide, tiroxina (T_4)

as estruturas que recobrem a coluna, como calcificações aórticas ou anormalidades morfológicas, como laminectomia, afetarão as medidas da DMO e, portanto, devem ser consideradas na análise dos resultados da DEXA.

C. Avaliação laboratorial

A avaliação laboratorial em pacientes com osteoporose presumida geralmente é feita para excluir ou encontrar causas secundárias comuns de osteoporose. Os exames preliminares devem incluir um painel básico de bioquímica, hemograma completo e exames de função hepática. Pacientes que têm escores Z inferiores a -2 desvios-padrão (DP), quando comparados com indivíduos da mesma idade ou que apresentam achados físicos, devem ser submetidos a avaliações para causas secundárias mais específicas para osteoporose (Tabela 27-3). É importante observar que na população geriátrica o hiperparatireoidismo secundário causado pela deficiência de vitamina D é prevalente, e todos os pacientes idosos devem ser submetidos a uma avaliação de hidroxivitamina D e PTH.

1. Marcadores do metabolismo ósseo — Exames laboratoriais adicionais incluem marcadores do metabolismo ósseo (BTMs), que são tradicionalmente classificados como marcadores da formação e marcadores da reabsorção óssea (Tabela 27-4). Seu uso rotineiro na prática médica continua sendo um desafio em decorrência de sua ampla variabilidade biológica e analítica. É preciso observar que os marcadores de reabsorção devem ser medidos pela manhã na segunda urina liberada, pois existe grande variação diurna.

O uso clínico mais bem estabelecido para os BTMs é a monitoração da eficácia do tratamento e a adesão do paciente ao tratamento. Agentes antirreabsorção diminuem rapidamente os BTMs. Em média, os BTMs se alteram em 50% após o tratamento contra fraturas, facilitando seu uso na monitoração da eficácia do tratamento durante meses em comparação com as alterações da DMO, que levam anos. Os marcadores de reabsorção também são fatores de risco independentes para fraturas.

▶ Complicações

A osteoporose resulta em gastos enormes tanto para o indivíduo como para a sociedade em decorrência das fraturas por fragilidade associadas. Uma fratura é considerada osteoporótica (fratura por fragilidade) quando resulta de um traumatismo relativamente pequeno, como uma queda da própria altura ou de uma altura ainda menor, ou da ação de uma força da qual não se espera que produza uma fratura em um adulto jovem e sadio. Os locais mais comuns das fraturas por fragilidade são o quadril, a coluna e a porção distal do antebraço. A presença de uma ou mais fraturas de baixo impacto é considerada um sinal de osteoporose grave, e a medida da DMO muitas vezes pode estar na variação normal ou osteopênica.

A. Fratura de quadril

A incidência da fratura de quadril aumenta com a idade e normalmente atinge um pico depois dos 85 anos de idade. O aumento da expectativa de vida e o crescimento exponencial das taxas de fratura do quadril nessa idade resultam em um número emergente de fraturas do quadril. Em 2004, havia em torno de 329.000 fraturas de quadril nos EUA, e cerca de um terço delas ocorreram em homens.

Em geral, os homens têm piores desfechos após uma fratura do quadril do que as mulheres. Nos homens, as taxas de mortalidade dobram, sendo que 32% deles morrem dentro de um ano após uma fratura do quadril. Essa disparidade na mortalidade pode ser atribuída a mais comorbidades e complicações pós-operatórias no sexo masculino. Os homens também têm uma pior recuperação funcional em atividades físicas após um ano da fratura do quadril. Daqueles pacientes que não estavam institucionalizados antes da fratura, 25% permanecem em uma instituição por um ano ou mais após a fratura.

As fraturas de quadril são classificadas por área afetada do fêmur e presença ou não de deslocamento. Os tipos de fratura do quadril são fraturas intracapsulares, intertrocantéricas e subtrocantéricas. A perna lesionada costuma estar encurtada, rodada externamente e abduzida quando o paciente se encontra deitado. As radiografias simples são diagnósticas, mas, nas raras ocasiões em que existe uma radiografia negativa, a realização de uma ressonância magnética (RM) é útil para avaliar a presença de uma fratura oculta.

A cirurgia continua sendo a principal opção terapêutica e oferece a melhor oportunidade para a recuperação funcional. O tratamento conservador pode ser considerado em um paciente com uma fratura do colo femoral sem deslocamento ou em pacientes

Tabela 27-4 Marcadores do metabolismo ósseo

Marcadores da formação óssea (produzidos pela atividade dos osteoblastos)	Marcadores da reabsorção óssea (produzidos pela atividade dos osteoclastos)
Propetídeo procolágeno tipo I N (PINP)[a]	Fosfatase ácida tartarato-resistente[a]
Propeptídeo procolágeno tipo I C (PICP)[a]	Telopetídeos C-terminais (CTX)[b]
Osteocalcina[b]	Telopeptídeos N-terminais (NTX)[b]
Fosfatase alcalina (específica do osso)[a]	

[a] O marcador é medido no soro.
[b] O marcador é medido no soro ou na urina.

gravemente enfermos que não podem ser submetidos à cirurgia. Uma fratura intracapsular com deslocamento traz consigo a possibilidade de comprometimento vascular da cabeça do fêmur, resultando em não junção e osteonecrose, e assim muitas vezes demanda uma hemiartroplastia. Fraturas intertrocantéricas e subtrocantéricas podem ser tratadas com fixação interna com parafusos e pregos deslizantes.

B. Fratura vertebral

A incidência de todas as fraturas vertebrais foi estimada como três vezes superior à incidência das fraturas de quadril. Tanto a prevalência quanto a incidência das fraturas vertebrais aumentam com a idade. Entre mulheres brancas, a prevalência de fraturas vertebrais aumenta de 5 para 10% entre as idades de 50 e 59 anos e > 30% aos 80 anos de idade ou mais.

Fraturas vertebrais múltiplas podem levar a um aumento da cifose torácica com perda de altura e desenvolvimento da "corcunda de viúva", abdome protuberante quando os órgãos internos ficam contidos em um compartimento menor, queixas de dor nos músculos do pescoço porque os pacientes precisam estender o pescoço para olhar para a frente, diminuição da distância entre a porção inferior da caixa torácica e o topo das cristas ilíacas, que pode estar associada a dispneia e queixas gastrintestinais (p. ex., sensação precoce de saciedade e constipação), limitação funcional e física em decorrência de dor crônica, que leva à ansiedade, depressão e perda de autoestima e autoimagem.

Radiografias laterais da coluna torácica e lombar são as ferramentas-padrão para avaliação. Os diagnósticos diferenciais para deformidades vertebrais são doença maligna, doenças metabólicas ósseas, doença degenerativa, doença de Scheuermann, doença de Paget, hemangioma, infecção e alterações displásicas.

Faltam dados de ensaios controlados randomizados (ECRs) para avaliação da eficácia de medicamentos analgésicos para fraturas vertebrais agudas. Anti-inflamatórios não esteroides, analgésicos (incluindo narcóticos e tramadol), lidocaína transdérmica e antidepressivos tricíclicos são comumente usados. Embora a dor em geral desapareça após várias semanas, os narcóticos muitas vezes são necessários para facilitar a mobilidade e evitar o repouso prolongado no leito. A calcitonina parece reduzir modestamente a dor associada com uma fratura vertebral aguda. Evidências limitadas também apoiam o uso de programas terapêuticos de exercícios para reduzir a dor e melhorar a força, o equilíbrio, o estado funcional e a qualidade de vida.

Dois procedimentos recentes que podem ser realizados em pacientes com fraturas vertebrais agudas para alívio da dor são a cifoplastia (com um pequeno balão inflado no local de uma deformação por compressão, para reduzir a pressão) e a vertebroplastia (colocação de cimento no local de uma deformação por compressão). Muitas vezes os dois procedimentos são executados consecutivamente para minimizar o extravasamento do cimento. Estudos observacionais mostraram redução da dor, incapacidade e tempo de permanência hospitalar; no entanto, um ECR com um procedimento simulado não mostrou qualquer benefício.

C. Fratura de punho

As fraturas de punho mostram um padrão de ocorrência que difere daquele apresentado pelas deformidades vertebrais e do quadril. A incidência desse tipo de fratura aumenta em mulheres brancas entre 45 e 60 anos de idade, seguida por um platô. As fraturas de punho geralmente estão associadas com uma queda com um braço esticado.

Um artigo de revisão recente resumiu que o fato de ter tido uma fratura anterior de quadril aumenta o risco de outra fratura em três vezes, e aumenta o risco de uma fratura de quadril em cerca de quatro vezes, e o risco de ter outra fratura vertebral no decorrer da vida é quatro vezes mais alto. Assim, a prevenção secundária de quaisquer fraturas por fragilidade deve se concentrar na prevenção de quedas e no tratamento da osteoporose, tendo em vista a probabilidade de ocorrência de outras fraturas por fragilidade.

▶ Prevenção

Atualmente existem tratamentos eficazes para a prevenção da osteoporose e fraturas.

A. Pico da massa óssea

Atingir um pico de massa óssea é fundamental na prevenção da osteoporose e de fraturas na idade adulta. Isso inclui modificação de fatores gerais do estilo de vida, como ter uma dieta equilibrada contendo cálcio e vitamina D, fazer exercícios regularmente, cessar o tabagismo e evitar o consumo pesado de álcool.

B. Exercícios

Uma análise da Cochrane verificou que exercícios aeróbicos, com peso e de resistência são eficazes para a DMO da coluna vertebral. A caminhada é eficaz para a DMO da coluna vertebral e do quadril, e deve ser encorajada. Ainda são necessários estudos a longo prazo para determinar melhor os dados sobre fratura.

Os efeitos positivos do exercício na população geriátrica se estendem além das melhoras na DMO: prevenção de quedas por meio de melhoria da força muscular, equilíbrio e controle postural; melhora da capacidade e da qualidade de vida; e diminuição da intensidade e frequência de dor na coluna.

C. Prevenção de quedas

A prevenção de quedas é integral na prevenção de fraturas (ver Capítulo 25, "Quedas e Distúrbios da Mobilidade").

D. Protetores de quadril

Os protetores de quadril consistem em um dispositivo duro ou macio em formato de concha, com um estofamento macio, que cobre a área sobre o trocanter maior do quadril. Seu uso deve ser incentivado para os pacientes com maior risco, especialmente aqueles que residem em uma clínica geriátrica. A adesão ao uso continua sendo um problema.

E. Suplementação com cálcio

O Institute of Medicine (IOM) recomenda uma ingestão diária de cálcio elementar de 1.000 mg para adultos com 19 a 50 anos de idade, incluindo mulheres gestantes e lactantes, 1.000 mg para homens com 51 a 70 anos de idade e 1.200 mg para mulheres com mais de 50 anos de idade e homens com mais de 70 anos de idade.

Os suplementos de cálcio estão disponíveis como sais com concentrações variáveis de cálcio elementar. O citrato de cálcio não requer ácido para absorção, podendo ser ingerido com ou sem alimentos, sendo o preferido em pacientes que tomam inibidores da bomba de prótons ou antagonistas do receptor H_2, ou naqueles que têm acloridria.

O carbonato de cálcio deve ser tomado com alimentos e em doses divididas para aumentar a absorção.

Os suplementos de cálcio geralmente são bem tolerados, mas pode ocorrer constipação, sensação de plenitude intestinal e excesso de gases. Foi relatado um risco maior para formação de cálculos renais. Alguns relatos sugerem que a suplementação de cálcio aumenta o risco de doença cardiovascular, mas os dados são inconsistentes e a maioria dos estudos prospectivos não demonstrou risco aumentado. A suplementação de cálcio pode aumentar a DMO em crianças e adolescentes, e reduz a perda óssea em mulheres pós-menopausadas e homens idosos.

F. Suplementação de vitamina D

A vitamina D é necessária para a absorção ideal de cálcio. Os idosos em geral não produzem quantidades adequadas por meio da produção cutânea ou a partir da dieta. A deficiência de vitamina D está associada com fraqueza muscular e pode predispor um indivíduo a quedas.

O estado da vitamina D pode ser avaliado por meio da determinação da 25-hidroxivitamina D (25-OH-D) no soro; um nível de ≥ 30 ng/mL é considerado satisfatório; ≤ 10 ng/mL é considerado deficiência grave ou osteomalacia; e uma variação entre 10 e 30 ng/mL é considerada uma insuficiência quando acompanhada por um aumento importante no PTH sérico. O IOM recomenda uma ingestão diária de vitamina D de 600 UI por dia para indivíduos de até 70 anos e 800 UI por dia para os indivíduos com ≥ 71 anos de idade. Na presença de toxicidade por vitamina D, podem ser observadas hipercalciúria e hipercalcemia.

A Women's Health Initiative (WHI) relatou uma redução nas fraturas entre mulheres que aderiram à suplementação com cálcio e vitamina D. O efeito antifratura da vitamina D é mais pronunciado em indivíduos institucionalizados e envolve o seu efeito sobre a força muscular e a prevenção de quedas.

▶ Tratamento

As diretrizes da National Osteoporosis Foundation (NOF) recomendam o tratamento da osteoporose em mulheres pós-menopausadas ou homens com 50 anos de idade ou mais com um escore T inferior a -2,5 no colo femoral, quadril ou coluna vertebral; em pacientes com baixa massa óssea (escore T entre -1,0 e -2,5) e uma probabilidade de fratura do quadril em 10 anos de ≥ 3% ou uma probabilidade de fraturas importantes relacionadas à osteoporose em 10 anos de ≥ 20%, determinada por FRAX; e em pacientes com uma fratura por fragilidade.

O tratamento atual da osteoporose é dividido em agentes antirreabsorção e agentes anabólicos (Tabela 27-5). O tratamento antirreabsorção disponível nos EUA são os bifosfonados, a terapia de reposição hormonal (TRH), os moduladores seletivos do receptor

Tabela 27-5 Agentes para a osteoporose aprovados pelo FDA

Agente	Eficácia	Efeitos colaterais	Dosagem	Liberação
Bifosfonados: Alendronato Risedronato Ibandronato Ácido zoledrônico	Reduz fraturas vertebrais, do quadril e fraturas não vertebrais (não há dados sobre ibandronato para fratura do quadril)	Efeitos colaterais gastrintestinais Artralgia/mialgia Toxicidade renal Fraturas atípicas Osteonecrose da mandíbula	5-10 mg por via oral ao dia, 70 mg por via oral semanalmente 5 mg por via oral ao dia, 35 mg por via oral semanalmente, 150 mg por via oral ao mês 2,5 mg por via oral ao dia, 150 mg por via oral ao mês, 3 mg IV a cada 3 meses 5 mg IV a cada 12 meses	
Terapia de reposição hormonal	Redução das fraturas vertebrais, do quadril e de fraturas não vertebrais	Aumento de eventos tromboembólicos, colelitíase, sangramento uterino irregular	Várias apresentações orais e transdérmicas	
Raloxifeno (modulador seletivo de receptor de estrogênio)	Redução das fraturas vertebrais	Aumento de eventos tromboembólicos, ondas de calor, câimbras nas pernas	60 mg por via oral ao dia	
Calcitonina	Redução das fraturas vertebrais	Náusea (apresentação injetável) Rinite, epistaxe (apresentação nasal)	200 UI 100 UI	*Spray* nasal diariamente (alternadamente, em cada narina) Subcutânea ou intramuscular a cada dois dias
Denosumab	Redução de fraturas vertebrais, do quadril e de fraturas não vertebrais	Eczema, dermatite, erupção cutânea, celulite	60 mg	Por via subcutânea a cada 6 meses
Teriparatida	Redução de fraturas vertebrais, do quadril e de fraturas não vertebrais	Náusea, cefaleia, tontura e câimbras nas pernas	20 mcg	Injeções subcutâneas diárias durante 24 meses

de estrogênio (SERMs), o denosumab e a calcitonina. O hormônio paratireóideo é o único agente anabólico disponível nos EUA.

A. Bifosfonados

Os bifosfonados são agentes antirreabsorção potentes, que ligam os cristais de hidroxiapatita a superfícies ósseas e inibem permanentemente a função osteoclástica. Os agentes aprovados pelo Food and Drug Administration (FDA) são o alendronato, o risedronato, o ibandronato e o ácido zoledrônico.

Os bifosfonados podem ser administrados por via oral em um esquema diário (alendronato, risedronato), semanal (alendronato, risedronato) ou mensal (risedronato, ibandronato), ou por via intravenosa a cada três meses (ibandronato), ou por via intravenosa uma vez ao ano (ácido zoledrônico). Os bifosfonados orais devem ser tomados com o estômago vazio em decorrência de sua baixa absorção e baixa biodisponibilidade. Os pacientes devem permanecer sentados em postura ereta por 30 minutos (após a ingestão de alendronato e risedronato) a 60 minutos (após a ingestão de ibandronato). Antes de se iniciar qualquer tratamento com bifosfonados, é preciso repor adequadamente o cálcio e a vitamina D, pois existe a possibilidade de induzir uma hipocalcemia, sobretudo em idosos.

Os bifosfonados orais estão comumente associados a efeitos colaterais gastrintestinais, incluindo dispepsia, azia, indigestão e dor à deglutição. Os efeitos gastrintestinais mais graves incluem esofagite erosiva e ulcerações esofágicas; assim, os pacientes devem ser incentivados a tomar um copo cheio de água (170 a 227,28 mL) e permanecer na posição ereta após tomar a dose do medicamento. Reações de fase aguda (febre, mialgia, artralgia, cefaleia e sintomas semelhantes à gripe) foram relatadas com bifosfonados orais e intravenosos. O ácido zoledrônico por via intravenosa foi associado com insuficiência renal aguda e deve ser usado com precaução em pacientes com comprometimento renal. O alendronato também deve ser usado com cautela em pacientes com insuficiência renal grave (*clearance* de creatinina < 35 mL/min). Os efeitos a longo prazo, incluindo osteonecrose de mandíbula e fratura atípica, são raros, e os benefícios da redução de fraturas superam os danos.

Todos os bifosfonados demonstraram melhorar significativamente a DMO da coluna, reduzindo o risco de fraturas vertebrais e do quadril. Não existem dados publicados sobre as reduções de fratura do quadril com ibandronato em ECRs. Não há estudos de eficácia comparativa entre os bifosfonados.

A duração do tratamento com bifosfonados não está clara. Um seguimento com duração de sete anos de pacientes usando alendronato demonstrou que a DMO vertebral continua aumentada durante sete anos de tratamento e permanece estável. Após a suspensão do tratamento, ocorreu um pequeno aumento nos marcadores bioquímicos do metabolismo ósseo. Parece que os benefícios esqueléticos podem ser preservados por pelo menos 1 a 2 anos após a suspensão do tratamento, mas são necessários estudos de seguimento a longo prazo.

B. Terapia de reposição hormonal

A TRH está aprovada para a prevenção da osteoporose em mulheres pós-menopausadas, embora a indicação primária seja para o tratamento dos sintomas moderados a graves da menopausa. O mecanismo exato da TRH sobre o remodelamento ósseo ainda não foi elucidado, porém está claro que a perda de estrogênio durante a menopausa resulta em uma aceleração da reabsorção óssea na maioria das mulheres.

O tratamento combinado com estrogênio e progesterona levou a um aumento de 1,4 a 3,9% na DMO em áreas esqueléticas. Os estudos demonstraram que o estrogênio reduz o risco de fraturas vertebrais e do quadril, bem como o risco de fraturas não vertebrais. No estudo WHI, o tratamento de mulheres pós-menopausadas com terapia combinada reduziu o risco de fraturas do quadril em 33%.

O momento do início e a duração da TRH permanecem incertos. Sugere-se que as mulheres comecem o tratamento com estrogênio 2 a 7 anos após a menopausa. Vários estudos demonstraram que a TRH iniciada antes dos 60 anos de idade previne fraturas não vertebrais, fraturas do quadril e do punho, mas não existem evidências suficientes de que o risco de fratura seja reduzido quando a TRH começa após os 60 anos de idade. A administração de estrogênio iniciada e mantida após os 60 anos de idade parece manter a DMO. A duração do tratamento necessária para proteger as mulheres contra fraturas por fragilidade é indefinida. A TRH pode ser administrada com apresentações orais ou transdérmicas. Pode ser feita de modo contínuo, sem interrupção no tratamento, ou com um regime cíclico.

A adesão à terapia de reposição hormonal normalmente é ruim em decorrência dos efeitos colaterais comuns e das preocupações sobre um aumento da incidência de câncer de mama ou endométrio. Mulheres que não foram submetidas à histerectomia devem adicionar progestina ao tratamento com estrogênio para prevenir uma hiperplasia endometrial. A TRH em baixa dosagem é capaz de reduzir a quantidade de sangramento uterino, retenção de líquido, mastalgia e cefaleias, fazendo com que o tratamento com estrogênio seja mais bem tolerado.

Os resultados de segurança do estudo WHI mostraram um aumento do risco de doença cardíaca coronariana, embolia pulmonar e acidente vascular encefálico associado com o uso de terapia hormonal combinada em mulheres com útero intacto. Assim, a TRH é considerada um tratamento de segunda linha para a prevenção somente da osteoporose em mulheres jovens na perimenopausa com sintomas de menopausa.

C. Moduladores seletivos do receptor de estrogênio

Os SERMs são compostos que se ligam e ativam os receptores de estrogênio, mas apresentam propriedades agonistas/antagonistas em locais tissulares diferentes. O raloxifeno está aprovado para prevenção e tratamento da osteoporose após a menopausa e está indicado para redução do câncer invasivo de mama.

O raloxifeno na dosagem de 60 mg ao dia demonstrou aumentar a DMO em 2% e reduz o risco de novas fraturas vertebrais em 40% após dois anos. No entanto, o raloxifeno não demonstrou exercer efeito de proteção sobre o risco de fraturas não vertebrais ou de quadril.

D. Calcitonina

A calcitonina, um hormônio endógeno secretado pelas células parafoliculares C da glândula tireoide, ajuda a manter a homeostasia do cálcio. A calcitonina atua diretamente sobre os osteoclastos, com efeitos inibidores sobre a reabsorção óssea. A calcitonina está aprovada para o tratamento da osteoporose após a menopausa. O *spray* nasal de calcitonina demonstrou ter efeitos modestos sobre a DMO da coluna vertebral (aumento de 1,5%) e reduz significativamente o risco de novas fraturas vertebrais em 33% em mulheres com fraturas vertebrais prevalentes. Não houve efeito significativo sobre o risco de fratura do quadril ou sobre o risco de fraturas não vertebrais. A calcitonina é uma opção para mulheres que não toleram os bifosfonados ou SERMs. Em alguns indivíduos, a calcitonina tem um efeito analgésico, tornando-a adequada para pacientes com fratura vertebral aguda. A calcitonina na apresentação de *spray* nasal costuma ser administrada uma vez ao dia, alternando-se a narina diariamente. A calcitonina injetável pode ser administrada por via intramuscular ou subcutânea.

E. Denosumab

O denosumab é um anticorpo monoclonal humano com uma alta afinidade e especificidade para RANKL. Quando o denosumab se liga a RANKL, ele impede a interação RANKL-RANK, resultando em uma redução na reabsorção óssea osteoclástica.

O denosumab está aprovado para o tratamento da osteoporose. Resultados de estudo de fase 3 em mulheres com osteoporose demonstraram que o tratamento com denosumab aumenta a DMO da coluna vertebral lombar em 6,5%, reduzindo significativamente o risco de fraturas vertebrais (68%) e de quadril (40%) em comparação com placebo. Antes de começar com o denosumab, os pacientes com hipocalcemia preexistente devem ter essa condição corrigida, pois ela pode piorar com o tratamento. O denosumab pode ser administrado a pacientes com comprometimento renal sem ajuste da dose.

F. Hormônio paratireóideo

A teriparatida é um agente anabólico aprovado pelo FDA que é PTH sintético. Ela estimula a remodelação óssea, aumentando preferencialmente a formação e não a reabsorção, e reduz o risco de novas fraturas vertebrais (redução de 65%), bem como de fraturas não vertebrais (35%), com melhoras significativas na DMO de 10 a 14%.

A teriparatida é administrada em injeções subcutâneas diárias. Onze por cento dos pacientes desenvolvem hipercalcemia leve. Em ratos que receberam teriparatida, ocorreu a indução de osteossarcomas. No entanto, um conselho oncológico independente concluiu que os dados sobre a carcinogenicidade em ratos dificilmente terão relevância clínica em humanos tratados com teriparatida por curta duração (ela foi aprovada para apenas dois anos de uso).

Após o término do tratamento com teriparatida, o tratamento sequencial com um bifosfonado oral ou intravenoso pode fortalecer os efeitos benéficos da teriparatida. O tratamento concomitante com teriparatida e bifosfonados orais tem sido evitado, pois os bifosfonados orais demonstraram reduzir os efeitos positivos da teriparatida sobre o metabolismo ósseo.

Em resumo, dada a escolha da farmacoterapia, os fatores clínicos de risco de fratura e as comorbidades devem ser considerados na indicação do tratamento da osteoporose. Fatores de risco como idade e fraturas prévias são fundamentais para a escolha de uma estratégia ideal de tratamento. Os médicos devem estar cientes dos problemas de segurança associados a cada medicamento, e o tratamento deve ser feito em uma base individual, considerando os benefícios e riscos relativos em cada população de pacientes.

Bauer DC, Glüer CC, Cauley JA, et al. Broadband ultrasound attenuation predicts fractures strongly and independently of densitometry in older women: a prospective study. Study of Osteoporotic Fractures Research Group. *Arch Intern Med.* 1997;157(6):629-634.

Bonaiuti D, Shea B, Iovine R, et al. Exercise for preventing and treating osteoporosis in postmenopausal women. *Cochrane Database Syst Rev.* 2002;(3):CD000333.

Burge R, Dawson-Hughes B, Solomon DH, Wong JB, King A, Tosteson A. Incidence and economic burden of osteoporosis-related fractures in the United States, 2005-2025. *J Bone Miner Res.* 2007;22(3):465-475.

Cauley JA, Robbins J, Chen Z, et al. Effects of estrogen plus progestin on risk of fracture and bone mineral density. *JAMA.* 2003;290(13):1729-1738.

Consensus development conference: diagnosis, prophylaxis and treatment of osteoporosis. *Am J Med.* 1993;94(6):646-650.

Ensrud KE, Schousboe JT. Clinical practice. Vertebral fractures. *N Engl J Med.* 2011;364(17):1634-1642.

Gillespie LD, Robertson MC, Gillespie WJ, et al. Interventions for preventing falls in older people living in the community. *Cochrane Database Syst Rev.* 2009;(2):CD007146.

Gillespie WJ, Gillespie LD, Parker MJ. Hip protectors for preventing hip fractures in older people. *Cochrane Database Syst Rev.* 2010;(10):CD001255.

Green AD, Colón-Emeric CS, Bastian L, Drake MT, Lyles KW. Does this woman have osteoporosis? *JAMA.* 2004;292(23):2890-2900.

Guglielmi G, Muscarella S, Bazzocchi A. Integrated imaging approach to osteoporosis: state of the art review and update. *Radiographics.* 2011;31(5):1343-1364.

Hamerman D. Bone health across the generations: a primer for health providers concerned with osteoporosis prevention. *Maturitas.* 2005;50(1):1-7.

Harvey N, Dennison E, Cooper C. Osteoporosis: impact on health and economics. *Nat Rev Rheumatol.* 2010;6(2):99-105.

Kanis JA, Johansson H, Oden A, Dawson-Hughes B, Melton LJ 3rd, McCloskey EV. The effects of a FRAX revision for the USA. *Osteoporosis Int.* 2010;21(1):35-40.

Kanis JA, McCloskey EV, Johansson H, Oden A, Ström O, Borgström F. Development and use of FRAX in osteoporosis. *Osteoporosis Int.* 2010;21 Suppl 2:S407-S413.

Kanis JA, Oden A, Johansson H, Borgström F, Ström O, McCloskey E. FRAX and its applications to clinical practice. *Bone.* 2009;44(5):734-743.

Kanis J. Diagnosis of osteoporosis and assessment of fracture risk. *Lancet.* 2002;359(9321):1929-1936.

Lewiecki EM, Bilezikian JP. Denosumab for the treatment of osteoporosis and cancer related conditions. *Clin Pharmacol Ther.* 2012;91(1):123-133.

Link TM. Osteoporosis imaging: state of the art and advanced imaging. *Radiology.* 2012;263(1):3-17.

Link TM, Guglielmi G, van Kuijk C, Adams JE. Radiologic assessment of osteoporotic vertebral fractures: diagnostic and prognostic implications. *Eur Radiol.* 2005;15(8):1521-1532.

Liu H, Paige NM, Goldzweig CL, et al. Screening for osteoporosis in men: a systematic review for an American College of Physicians guideline. *Ann Intern Med.* 2008;148(9):685-701.

Marshall D, Johnell O, Wedel H. Meta-analysis of how well measures of bone mineral density predict occurrence of osteoporotic fractures. *BMJ.* 1996;312(704):1254-1259.

Melton LJ 3rd, Atkinson EJ, Cooper C, O'Fallon WM, Riggs BL. Vertebral fractures predict subsequent fractures. *Osteoporosis Int.* 1999;10(3):214-221.

National Osteoporosis Foundation. NOF releases updated data and national breakdown of adults age 50 and older affected by osteoporosis and low bone mass. Washington, DC. NOF Press Release, Nov 1, 2013. Available from: http://nof.org/news/1648.

NIH Consensus Development Panel on Osteoporosis Prevention, Diagnosis, and Therapy. Osteoporosis prevention, diagnosis, and therapy. *JAMA.* 2001;285(6):785-795.

Oot, S. ed. *Bone Health and Osteoporosis: A Report of the Surgeon-General.* Rockville, MD: US Department of Health and Human Services; 2004.

Orwig DL, Chiles N, Jones M, Hochberg MC. Osteoporosis in men: update 2011. *Rheum Dis Clin North Am.* 2011;37(3):401-414.

Richards JB, Kavvoura FK, Rivadeneira F, et al. Collaborative meta-analysis: associations of 150 candidate genes with osteoporosis and osteoporotic fracture. *Ann Intern Med.* 2009;151(8):528-537.

Sambrook P, Cooper C. Osteoporosis. *Lancet.* 2006;367(9527):2010-2018.

Schmitt NM, Schmitt J, Dören M. The role of physical activity in the prevention of osteoporosis in postmenopausal women. An update. *Maturitas.* 2009;63(1):34-38.

Shane E, Burr D, Ebeling PR, et al. Atypical subtrochanteric and diaphyseal femoral fractures: report of a task force of the American Society for Bone and Mineral Research. *J Bone Miner Res.* 2010;25(11):2267-2294.

Silverman S, Christiansen C. Individualizing osteoporosis therapy. *Osteoporosis Int.* 2012;23(3):797-809.

Siris ES, Baim S, Nattiv A. Primary care use of FRAX: absolute fracture risk assessment in postmenopausal women and older men. *Postgrad Med.* 2010;122(1):82-90.

Siris ES, Miller PD, Barrett-Connor E, et al. Identification and fracture outcomes of undiagnosed low bone mineral density in postmenopausal women: results from the National Osteoporosis Risk Assessment. *JAMA.* 2001;286(22):2815-2822.

Vasikaran S, Eastell R, Bruyère O, et al. Markers of bone turnover for the prediction of fracture risk and monitoring of osteoporosis treatment: a need for international reference standards. *Osteoporos Int.* 2011;22(2):391-420.

Wang L, Manson JE, Sesso HD. Calcium intake and risk of cardiovascular disease: a review of prospective studies and randomized clinical trials. *Am J Cardiovasc Drugs.* 2012;12(2):105-116.

Warriner AH, Patkar NM, Yun H, Delzell E. Minor, major, low-trauma, and high-trauma fractures: what are the subsequent fracture risks and how do they vary? *Curr Osteoporos Rep.* 2011;9(3):122-128.

Winsloe C, Earl S, Dennison EM, Cooper C, Harvey NC. Early life factors in pathogenesis of osteoporosis. *Curr Osteoporos Rep.* 2009;7:140-144.

World Health Organization. *Techinical Report: Assessment of Fracture Risk and Its Application to Screening for Postmenopausal Osteoporsis: A Report of a WHO Study Group.* Geneva, Switzerland: World Health Organiation; 1994.

Doença coronariana

Sanket Dhruva, MD
Melvin Cheitlin, MD

FUNDAMENTOS DO DIAGNÓSTICO

- Desconforto torácico ou dispneia provocada pelo exercício e que melhora com repouso ou nitroglicerina.
- Presença de fatores de risco (hipertensão, dislipidemia, tabagismo, diabetes, doença renal, sexo masculino, idade mais avançada).
- Alterações eletrocardiográficas: elevação de ST, depressão de ST, alterações da onda T, novas ondas Q.
- O exercício ou teste de estresse farmacológico revelam isquemia miocárdica.
- Evidências angiográficas de estenose coronariana.
- Adultos mais velhos com doença coronariana costumam apresentar sintomas atípicos ou inespecíficos, como dor abdominal, tontura, confusão ou fadiga em vez dos sintomas mais clássicos.

▶ Princípios gerais em idosos

A prevalência da doença cardiovascular (DCV) e, especialmente, da doença arterial coronariana (DAC) está aumentando. Nos Estados Unidos (EUA), 82,6 milhões de pessoas são portadoras de DCV e, destas, 40,4 milhões têm idade acima de 60 anos. Entre os indivíduos sem DCV aos 50 anos de idade, existe um risco para o seu desenvolvimento em algum momento da vida de 51,7% para homens e 39,2% para mulheres. A boa nova é que a taxa geral de óbitos atribuíveis à DCV diminuiu 30,6% de 1998 para 2008, e o número atual de pacientes que morreram no mesmo período diminuiu para 14,1%. Uma grande porcentagem desse declínio está relacionada a um melhor tratamento para pacientes com síndromes coronarianas agudas (SCAs) e angina crônica estável.

A análise de dados do National Health and Nutrition Examination Survey (NHANES) comparando as taxas de óbitos atribuíveis à DAC entre 1980 e 2000 mostrou que cerca de 47% da redução nos óbitos coronarianos era atribuível aos tratamentos medicamentosos e cirúrgicos e cerca de 44% eram atribuível a alterações nos fatores de risco coronarianos. Infelizmente, essas reduções nos fatores de risco foram parcialmente compensadas pelo aumento da obesidade e do diabetes tipo II.

O aumento da idade é um fator importante no aumento da incidência de DCV, incluindo estenose aórtica e DAC. Na faixa etária de 85 a 94 anos, a taxa média anual de primeiros eventos cardiovasculares é 24 vezes maior do que a taxa na faixa etária dos 35 a 44 anos. Para as mulheres, taxas comparáveis ocorrem cerca de 10 anos mais tarde na vida, e essa diferença fica mais estreita com o avançar da idade. Os idosos também têm um número maior de comorbidades. Pelo menos em parte por esse motivo, eles também passam por menos procedimentos cirúrgicos e intervenções, têm mais efeitos medicamentosos adversos, mais polifarmácia, são encaminhados com menor frequência para reabilitação cardíaca e têm uma morbidade e mortalidade mais elevadas do que os pacientes mais jovens com uma DCV similar. A insuficiência cardíaca congestiva é o diagnóstico mais comum na alta hospitalar, e a maioria desses pacientes têm 65 anos de idade ou mais. Por fim, cerca de 80% dos indivíduos que morrem têm mais de 65 anos de idade e a maioria morre em decorrência de DAC.

A. Alterações cardiovasculares com o envelhecimento normal

Com o envelhecimento normal, podem ser observadas várias mudanças no coração e em outros órgãos que alteram a função e que são precursoras de diversas doenças observadas em idosos (Tabela 28-1). Tais mudanças ocorrem em todas as pessoas com o envelhecimento e devem ser diferenciadas das mudanças relacionadas a doenças como DAC e outras doenças vasculares. Essas mudanças normais associadas com o envelhecimento também não ocorrem com a mesma taxa em todos os indivíduos, de modo que o envelhecimento fisiológico e cronológico difere de pessoa para pessoa.

A Tabela 28-1 lista as consequências dessas alterações. O efeito prático dessas mudanças decorrentes do envelhecimento sobre a função cardíaca é que não ocorre alteração no débito cardíaco em repouso ou com exercício moderado, e não há alteração na fração de ejeção do ventrículo esquerdo ou do volume sistólico.

Tabela 28-1 Alterações cardiovasculares que ocorrem com o envelhecimento e suas consequências

Alteração	Consequências
Redução na elasticidade arterial, aumento da rigidez arterial	Aumento da pós-carga do ventrículo esquerdo (VE), hipertensão sistólica e desenvolvimento de hipertrofia ventricular esquerda (HVE) e aumento do tamanho das células miocárdicas.
Alterações na parede do VE diminuindo sua complacência	Prolongamento do relaxamento diastólico. Isso está possivelmente relacionado com um aumento na magnitude da corrente Ca^{++} tipo L, que pode ser importante na manutenção da contração miocárdica e uma lentificação da inativação da corrente Ca^{++} tipo L, prolongando o influxo a cada batimento cardíaco. O aumento do Ca^{++} pode resultar em arritmias cálcio-dependentes.
VE não complacente	A rigidez diastólica final do VE aumenta a importância da sístole atrial para o enchimento do VE e para a manutenção do volume sistólico. Com um VE rígido, o desenvolvimento de fibrilação atrial pode resultar em uma queda acentuada do volume sistólico. O aumento da rigidez do VE é responsável por um B_4. Na presença de uma redução extensa da complacência do VE, pode ocorrer uma insuficiência cardíaca diastólica.
Perda de células marca-passo atriais	A apoptose de células miocárdicas, incluindo uma perda de 50 a 75% das células marca-passo atriais, reduz a frequência cardíaca intrínseca. Pode resultar na síndrome do seio doente.
Fibrose do esqueleto cardíaco	A fibrose dos anéis valvares e dos trígonos fibrosos pode resultar em vários graus de bloqueio atrioventricular, pois o feixe de His passa através do trígono fibroso direito. Fibrose e calcificação do anel aórtico pode ser o primeiro estágio da fibrose aórtica. Cinquenta por cento dos pacientes idosos apresentam sopros de ejeção sistólica graus I-II.
Redução da responsividade a estímulos dos receptores β-adrenérgicos e redução da reatividade dos barorreceptores e quimiorreceptores	Lentificação da resposta à alteração postural com redução dos reflexos simpáticos e hipotensão postural.

Com o estresse (p. ex., traumatismo, doença, cirurgia) que requer um aumento do débito cardíaco e um aumento da demanda de O_2, existe uma menor capacidade de atender esse aumento da demanda como resultado da diminuição da reserva cardíaca.

B. Fatores de risco cardiovasculares

Os fatores de risco para doença vascular, incluindo DAC, foram identificados por décadas. Como o efeito deles sobre o desenvolvimento de doença vascular é uma função do número de fatores de risco presentes, a concentração dos fatores e a duração da exposição e danos cumulativos, os fatores de risco são tão importantes – se não mais – no paciente mais idoso. Se um fator de risco afetará o desenvolvimento da doença vascular também é determinado parcialmente pela genética. Por exemplo, nem todos os indivíduos que fumam desenvolvem DAC. Além disso, em idosos não temos evidências de que a eliminação de um fator de risco em particular resultará na redução da incidência de eventos cardiovasculares. Para alguns fatores de risco, por exemplo, a hipertensão, as evidências de que o controle da pressão arterial reduz eventos cardíacos são excelentes, inclusive em pacientes idosos. Os pacientes com mais de 65 anos de idade com pressão arterial sistólica superior a 180 mmHg têm um aumento de 3 a 4 vezes de DAC em comparação com aqueles com pressão arterial sistólica inferior a 120 mmHg. O tratamento da hipertensão em pacientes com mais de 70 anos de idade resultou em uma redução da incidência de acidente vascular encefálico (AVE) e menos eventos cardíacos. O Hypertension in the Very Elderly Trial (HYVET), que reuniu quase 4.000 pacientes com mais de 80 anos de idade, mostrou que com o tratamento anti-hipertensivo ocorreu uma redução de 30% na incidência de AVE e de 23% na incidência de morte cardíaca.

De 2007 até 2009, entre indivíduos ≥ 65 anos de idade, 9,3% dos homens e 8,6% das mulheres eram fumantes ativos. Os fumantes mais idosos são menos propensos a parar de fumar do que os fumantes mais jovens, mas os fumantes mais velhos, quando decidem parar de fumar, têm mais chance de serem bem-sucedidos. As taxas absolutas de incidência da doença e da mortalidade como resultado do tabagismo crescem progressivamente à medida que a idade e o tempo de tabagismo aumentam. Não há evidências de que as consequências da doença decorrente do tabagismo diminuam em idosos. Os benefícios proporcionais de parar de fumar são um pouco menores entre os indivíduos mais idosos em decorrência dos danos cumulativos do tabagismo a longo prazo e, possivelmente, porque os pacientes suscetíveis ao aumento do risco de doença coronariana decorrente do tabagismo morrem em idades mais jovens, deixando-os menos suscetíveis. No entanto, parar de fumar é a única forma de alterar o risco de doenças relacionadas ao tabagismo.

A hiperlipidemia como um fator de risco cardíaco é mais complexa. A concentração sérica do colesterol aumenta progressivamente até os 50 anos de idade em homens e até os 65 anos de idade em mulheres, e então começa a declinar. As alterações na concentração de colesterol relacionadas à idade são causadas sobretudo por aumentos do colesterol de baixa densidade lipoproteica (LDL). O nível de lipoproteína de alta densidade (HDL) permanece relativamente estável com a idade e é cerca de 10 mg/dL mais alto em mulheres do que em homens. Um nível elevado de colesterol LDL e um nível baixo de colesterol HDL continuam sendo preditores para o desenvolvimento de DAC em adultos mais velhos. Os dados de estudos clínicos indicam que em pacientes idosos com DAC estabelecida, o tratamento para a redução do LDL é benéfico, sendo o tratamento-padrão para pacientes mais velhos com maior risco e que ainda gozam de boa saúde.

Entre 2005 e 2006, a prevalência de diabetes melito em adultos com ≥ 65 anos de idade foi de 17%. A prevalência de diabetes melito nos EUA está projetada para mais do que o dobro de 2005 a 2050, sendo que os maiores aumentos situam-se nas faixas etárias mais idosas, aumentando em 220% nos indivíduos com 65 a 74 anos e em 449% naqueles com idade ≥ 75 anos. A presença de diabetes tipo II na faixa etária mais velha dobra o risco de DAC e, em combinação com hiperlipidemia, aumenta o risco em 15 vezes. Pelo menos 68% dos indivíduos com 65 anos de idade ou mais com diabetes morrem em decorrência de algum tipo de doença cardíaca; 16% morrem em decorrência de AVE. Os idosos têm um risco cardíaco aumentado devido à constelação de sinais conhecidos como síndrome metabólica: obesidade central, resistência à insulina, dislipidemia e hipertensão. A presença de síndrome metabólica leva a um risco aumentado de DCV e eventos renais.

A inatividade física em pacientes com mais de 75 anos de idade é frequente, sendo que 38% dos homens e 51% das mulheres relatam nenhuma atividade física em seu tempo livre. Em pacientes com idade entre 60 e 80 anos, os exercícios frequentes aumentam o colesterol HDL, controlam a obesidade, reduzem a pressão arterial e reduzem a resistência à insulina, efeitos estes que fornecem proteção contra doença vascular.

Bechtold M, Palmer J, Valtos J, Iasiello C, Sowers J. Metabolic syndrome in the elderly. *Curr Diab Rep.* 2006;6(1):64-71.

Burns DM. Cigarette smoking among the elderly: disease consequences and the benefits of cessation. *Am J Health Promot.* 2000;14(6):357-361.

National Cholesterol Education Program (NCEP) Expert Panel on Detection, Evaluation, and Treatment of High Blood Cholesterol in Adults (Adult Treatment Panel III). Third Report of the National Cholesterol Education Program (NCEP) Expert Panel on Detection, Evaluation, and Treatment of High Blood Cholesterol in Adults (Adult Treatment Panel III) final report. *Circulation.* 2002;106(25):3143-421.

Pearson TA, Blair SN, Daniels SR, et al. AHA Guidelines for Primary Prevention of Cardiovascular Disease and Stroke: 2002 Update: Consensus Panel Guide to Comprehensive Risk Reduction for Adult Patients Without Coronary or Other Atherosclerotic Vascular Diseases. *Circulation.* 2002;106(3):388-391.

Roger VL, Go AS, Lloyd-Jones DM, et al. Heart disease and stroke statistics—2012 update: a report from the American heart Association. *Circulation.* 2012;125(1):e2-e220.

Aronow WS, Fleg JL, Pepine CJ, et al. ACCF/AHA 2011 expert consensus document on hypertension in the elderly: a report of the American College of Cardiology Foundation Task Force on Clinical Expert Consensus documents developed in collaboration with the American Academy of Neurology, American Geriatrics Society, American Society for Preventive Cardiology, American Society of Hypertension, American Society of Nephrology, Association of Black Cardiologists, and European Society of Hypertension. *J Am Coll Cardiol.* 2011;57(20):2037-2114.

SÍNDROME CORONARIANA AGUDA

▶ Princípios gerais em idosos

A SCA tem três componentes: infarto do miocárdio com elevação do segmento ST (STEMI), infarto do miocárdio sem elevação do segmento ST (NSTEMI) e angina instável (AI). Todos têm uma origem fisiopatológica comum, relacionada à progressão da placa coronariana, instabilidade e ruptura. STEMI refere-se à elevação do segmento ST em pelo menos duas derivações contíguas com evidência de biomarcador (troponina I ou T; creatinoquinase miocárdica [CK-MB]; mioglobina) de necrose miocárdica ou sintomas consistentes com isquemia. NSTEMI tem uma definição semelhante, mas sem elevação do segmento ST em pelo menos duas derivações contíguas. A AI é a dor ou desconforto torácico que aumenta em frequência ou gravidade, podendo ocorrer em repouso, mas não resulta em lesão miocárdica, como observado pelos biomarcadores cardíacos negativos. Os pacientes com AI têm um risco aumentado de progressão para infarto agudo do miocárdio (IAM). O percentual de SCA composto por STEMI varia de 29 a 47%, mas vem diminuindo com o tempo.

Dos cerca de 1,2 milhões de IAMs ou doença arterial coronariana (DAC) fatais que ocorrem por ano nos EUA, 67% acontecem em indivíduos com mais de 65 anos de idade e 44% em indivíduos com mais de 75 anos de idade. Pacientes mais velhos têm maior probabilidade de apresentar NSTEMI do que STEMI. As taxas de letalidade aumentam significativamente com a idade; 80% de todas as mortes por IAM ocorrem em indivíduos com mais de 65 anos de idade. Embora a incidência de IAM seja maior em homens do que em mulheres em todas as idades, o número total de IAMs ou DAC fatais é maior em mulheres do que em homens com mais de 75 anos de idade, pois a proporção de mulheres na população de sobreviventes aumenta com a idade. A prevalência de IAMs silenciosos ou clinicamente não diagnosticados aumenta com a idade, e a prevalência pode ser duas vezes maior do que a de IAMs diagnosticados em idosos. O prognóstico a longo prazo após um IAM clinicamente não diagnosticado é semelhante ao prognóstico de IAMs diagnosticados em indivíduos mais velhos.

▶ Prevenção

Apesar da alta prevalência de DAC e SCA em países industrializados, esses distúrbios podem ser potencialmente prevenidos ou retardados por meio do manejo precoce e agressivo dos fatores de risco como discutido antes. Embora alguns fatores de risco como idade, sexo e genética não possam ser modificados, a adesão à modificação comportamental por toda a vida – incluindo exercício físico regular, manutenção de peso corporal adequado, dieta rica em frutas, vegetais e grãos, mas pobre em gorduras trans e saturadas, e abstenção de produtos com tabaco – pode reduzir significativamente esse risco.

Ácido acetilsalicílico, antagonistas do receptor da adenosina difosfatase (ADP), β-bloqueadores, inibidores da enzima conversora da angiotensina, bloqueadores do receptor da angiotensina e estatinas demonstraram melhorar o prognóstico pós-SCA. Além disso, os programas de reabilitação cardíaca também reduzem a mortalidade e as novas internações hospitalares após SCA.

Achados clínicos

A. Sinais e sintomas

A proporção de pacientes com IAM que apresentam dor torácica diminui com a idade; < 50% dos pacientes com IAM com mais de 80 anos de idade se queixam de dor torácica. Da mesma forma, a diaforese ocorre com menor frequência em pacientes idosos com IAM. A dispneia frequentemente é a manifestação de apresentação de um IAM em idosos, sendo o sinal inicial mais comum em indivíduos com mais de 80 anos de idade. A prevalência de sintomas atípicos (p. ex., distúrbios gastrintestinais, fadiga excessiva, tonturas, síncope, confusão, AVE) também aumenta com a idade e até 20% dos pacientes com mais de 85 anos de idade com IAM têm queixas neurológicas (ver Capítulo 63, "Abordagem da Dor Torácica em Idosos").

Os achados físicos associados com SCA são inespecíficos, mas podem incluir sinais de insuficiência cardíaca aguda, ocorrendo em até 40% dos pacientes idosos com IAM. Esses sinais incluem um galope B_3 ou B_4, sopro recente de regurgitação mitral ou sinais de congestão pulmonar ou congestão venosa sistêmica, como estertores pulmonares ou aumento da pressão venosa jugular (PVJ). O sinal de Kussmaul (aumento da PVJ durante a inspiração) pode estar presente com infarto ventricular direito.

1. Eletrocardiografia — As características eletrocardiográficas clássicas de um STEMI são elevação do segmento ST por pelo menos 1 mm em duas ou mais derivações contíguas, correspondendo à distribuição anatômica da artéria coronária (p. ex., eletrodos II, III, avF) frequentemente com evolução subsequente para ondas Q patológicas ou novo bloqueio do ramo esquerdo. A elevação ST não está presente em NSTEMI ou AI, mas pode haver depressão do segmento ST ou inversão da onda T, ou ambas. As alterações eletrocardiográficas costumam se resolver com a resolução da dor torácica, de modo que um eletrocardiograma (ECG) não diagnóstico ou até mesmo normal, obtido quando o paciente está livre de sintomas, não exclui a isquemia. No entanto, o ECG inicial em geral não é diagnóstico em idosos, em função de doença preexistente do sistema de condução (p. ex., bloqueio do ramo esquerdo), presença de marca-passo, infarto prévio, hipertrofia ventricular esquerda, anormalidades metabólicas ou efeitos de medicamentos (p. ex., hipocalemia, digoxina) e alta prevalência de NSTEMI.

Sintomas e achados físicos atípicos, acoplados com a alta prevalência de ECGs não diagnósticos, muitas vezes levam a um atraso na apresentação e no reconhecimento de SCA. Esse lapso de tempo aumenta o risco de complicações e reduz a oportunidade para uma intervenção eficaz em tempo hábil. Os médicos devem manter um alto índice de suspeita de SCA em todos os pacientes idosos com uma grande variação de sintomas inexplicados e/ou estresse físico significativo.

2. Biomarcadores cardíacos — O diagnóstico definitivo de STEMI ou NSTEMI requer uma elevação anormal de biomarcadores cardíacos. A troponina I e a onda T se tornaram o padrão-ouro para o diagnóstico em decorrência de sua maior sensibilidade e especificidade em comparação com a isoenzima CK-MB. Medidas seriadas dos biomarcadores que excedem a variação normal e apresentam um padrão em elevação e queda típico em um paciente com características clínicas e/ou eletrocardiográficas de isquemia cardíaca são diagnósticas de IAM. Na ausência de isquemia recorrente, a elevação dos níveis de CK-MB ocorre em 4 a 6 horas, com um pico em cerca de 24 horas após o início do IAM e retorno ao normal em 36 a 48 horas. Os níveis de troponina aumentam dentro de 2 a 3 horas e podem permanecer elevados por até 10 a 14 dias, principalmente em infartos grandes.

Diagnóstico diferencial

O diagnóstico diferencial de SCA em idosos inclui outras condições cardiovasculares, bem como distúrbios pulmonares, gastrintestinais, musculoesqueléticos e neurológicos. Condições cardiovasculares importantes que devem ser consideradas incluem dissecção aórtica, pericardite, miocardite, edema pulmonar agudo resultante de miocardiopatia, doença valvular cardíaca e arritmia. Os distúrbios pulmonares incluem pneumonia, embolia pulmonar, pneumotórax, pleurisia e derrame pleural. Os distúrbios gastrintestinais incluem esofagite, espasmo esofágico, ruptura esofágica, refluxo gastresofágico, úlceras pépticas, colelitíase e pancreatite. Os distúrbios musculoesqueléticos incluem estiramentos musculares, costocondrite, lesões envolvendo a coluna cervical ou torácica, distúrbios da articulação do ombro e traumatismo da parede torácica. As condições neurológicas incluem AVE ou ataque isquêmico transitório, radiculopatia e alteração sensorial ou *delirium*. Condições psicogênicas, incluindo ansiedade e síndrome de hiperventilação, também podem imitar os sintomas de SCA.

Complicações

As principais complicações do IAM incluem insuficiência cardíaca aguda, distúrbios de condução (p. ex., bloqueio de ramo, bloqueio atrioventricular [BAV] avançado, fibrilação atrial, ruptura miocárdica, morte súbita e choque cardiogênico). Cada complicação está associada com um mau prognóstico e ocorre com uma frequência de 2 a 4 vezes maior em pacientes idosos.

Tratamento

A Tabela 28-2 apresenta as principais opções terapêuticas para SCA. O manejo de STEMI e NSTEMI difere quanto ao uso de tratamento de reperfusão precoce, mas no demais é semelhante. Para AI, os objetivos primários do tratamento são alívio dos sintomas e prevenção da progressão para NSTEMI ou STEMI. As diretrizes recomendam que pacientes idosos recebam o mesmo tratamento que pacientes mais jovens, como monitoração para eventos adversos e cuidados com a saúde geral, levando em consideração as comorbidades, o estado cognitivo e a expectativa de vida, bem como sua maior sensibilidade a medicamentos que induzem à hipotensão e possíveis alterações da farmacocinética.

Tabela 28-2 Manejo do infarto agudo do miocárdio

Medidas gerais
    Oxigênio para manter a saturação arterial ≥ 90%
    Morfina para dor e dispneia
    Nitroglicerina para isquemia e insuficiência cardíaca
Tratamento de reperfusão
    Fibrinólise
    Angioplastia primária/colocação de *stent*
Tratamento antitrombótico
    Ácido acetilsalicílico
    Heparina/heparina de baixo peso molecular
    Inibidores da glicoproteína IIb/IIIa
    Clopidogrel
β-bloqueadores
Inibidores da enzima conversora da angiotensina
Outros agentes
    Nitratos
    Bloqueadores do receptor de angiotensina
    Bloqueadores do canal de cálcio
    Agentes hipolipemiantes
    Agentes antiarrítmicos
    Magnésio

A. Medidas gerais

A manutenção de uma oxigenação arterial adequada e o alívio do desconforto torácico são metas importantes. As administrações de morfina intravenosa devem ser feitas a cada 5 a 30 minutos, de acordo com a necessidade para o alívio da dor torácica, monitoração cuidadosa para sinais de depressão respiratória, bradicardia, hipotensão e comprometimento sensorial, que são alterações comuns em idosos. Nitroglicerina sublingual deve ser administrada emergencialmente para o tratamento da dor torácica isquêmica ou dispneia.

Pacientes com dor torácica persistente ou sinais de congestão pulmonar devem receber nitroglicerina de uso tópico ou uma infusão intravenosa de nitroglicerina, titulada para o controle de sintomas e evitando uma redução excessiva da pressão arterial (PA). Em pacientes com sinais de infarto ventricular direito (elevação de ST ou depressão nas derivações precordial direita ou inferior com PVJ elevada e sinal de Kussmaul), a nitroglicerina deve ser evitada, uma vez que pode precipitar uma hipotensão grave.

B. Terapia de reperfusão

A recanalização da artéria coronária envolvida o mais rapidamente possível reduz a mortalidade e as complicações mórbidas do IAM. A reperfusão pode ser atingida farmacologicamente com fibrinolíticos ou mecanicamente com intervenção coronariana percutânea (ICP), com implantação de *stent*. Em geral, a reperfusão mecânica é mais eficaz que a fibrinólise, caso seja feita em tempo hábil. O tempo recomendado para apresentação em um hospital para reperfusão é de 90 minutos.

A reperfusão mecânica tem um risco baixo de hemorragia intracraniana, particularmente em pacientes com mais de 75 anos de idade, nos quais o risco de um sangramento intracraniano com fibrinólise é de 1 a 2%. A reperfusão mecânica beneficia pacientes com STEMI e NSTEMI, enquanto a terapia fibrinolítica é eficaz somente em STEMI, sendo contraindicada no tratamento de NSTEMI.

Pacientes com AI que apresentam sintomas graves ou recorrentes ou anormalidades eletrocardiográficas devem ser submetidos à angiografia coronariana, seguida de revascularização percutânea ou cirúrgica, com base nos achados anatômicos. Pacientes que respondem ao tratamento medicamentoso e não apresentam sintomas posteriores devem ser submetidos a testes de esforço limitado aos sintomas para estratificação do risco. Pacientes com isquemia grave, isquemia com baixa carga de trabalho cardíaco ou isquemia associada com redução da função sistólica do ventrículo esquerdo (VE) devem ser submetidos à angiografia e possível revascularização. Aqueles com isquemia menos grave ou teste de esforço normal podem ser manejados com tratamento medicamentoso.

1. Fibrinolíticos — Os cinco agentes fibrinolíticos aprovados para uso intravenoso para o tratamento de STEMI nos EUA são estreptoquinase, alteplase, anistreplase, reteplase e tenecteplase. O uso de agentes fibrinolíticos deve permanecer restrito àqueles que preenchem os critérios para fibrinólise e que podem ser tratados dentro de seis horas após o início dos sintomas (Tabela 28-3). A mortalidade intra-hospitalar aumenta com o avançar da idade, juntamente com o risco de hemorragia intracraniana e ruptura da parede ventricular livre em pacientes idosos que recebem fibrinolíticos.

2. ICP — A reperfusão mecânica (ou seja, ICP com ou sem colocação de *stent*) está associada com melhores resultados em pacientes de todas as idades, sendo superior à fibrinólise em pacientes idosos. Podem ser implantados *stents* metálicos ou

Tabela 28-3 Critérios para tratamento fibrinolítico em idosos

Indicações	Contraindicações
Sintomas de IAM agudo dentro de 6-12 horas desde o início do quadro[a]	Absolutas
	AVE hemorrágico prévio em qualquer época
Elevação de ST ≥ 1 mm em duas ou mais derivações contíguas de membros ou ≥ 2 mm em duas ou mais derivações precordiais contíguas ou bloqueio de ramo esquerdo sem diagnóstico prévio conhecido	Qualquer AVE ou evento cerebrovascular no período de 1 ano
	Neoplasia intracraniana conhecida
	Suspeita de dissecção aórtica ou pericardite aguda
	Relativas
	Pressão arterial ≥ 180/110 mmHg no momento da apresentação, não facilmente controlada
	Distúrbio hemorrágico conhecido
	Traumatismo importante recente ou hemorragia interna (dentro de 2-4 semanas)
	Punção vascular não compressível (p. ex., cateter intravenoso subclávio)
	Doença ulcerosa péptica ativa

[a]Dentro de 6 horas em pacientes ≥ 75 anos de idade.

farmacológicos. Os preferidos costumam ser os farmacológicos, dado o menor risco de reestenose, embora exijam um tratamento mais prolongado com agentes antiplaquetários duplos. Angiografia e intervenção coronariana precoce estão associadas com melhores resultados a curto e longo prazo em pacientes com STEMI ou NSTEMI. Em pacientes STEMI, o objetivo é um tempo porta-balão de 90 minutos. A reperfusão mecânica, se disponível, é a estratégia preferida em pacientes idosos com SCA documentada, embora seja menos usada do que em pacientes mais jovens. Pacientes idosos têm uma taxa de sucesso angiográfico menor e uma menor resolução do segmento ST, além de apresentarem mais complicações pós-infarto.

C. Terapia antitrombótica

1. Ácido acetilsalicílico (AAS) — O AAS está indicado para todos os pacientes com SCA. O AAS é eficaz em idosos e deve ser mantido indefinidamente em todos os pacientes com DAC documentada. A dose recomendada em todos os pacientes com SCA é de 325 mg ao dia; doses diárias de 75 a 325 mg são adequadas para uso a longo prazo.

2. Anticoagulação — A anticoagulação está indicada em pacientes com NSTEMI e AI, embora os benefícios em STEMI não sejam bem estabelecidos. Seus benefícios também são maiores na SCA complicada por isquemia recorrente ou fibrilação atrial. A anticoagulação também está indicada em pacientes tratados com um agente fibrinolítico de ação curta (p. ex., ativador de plasminogênio tecidual recombinante) e naqueles tratados com um inibidor da glicoproteína IIb/IIIa.

As opções anticoagulantes incluem heparina não fracionada (HNF), bivalirudina, agentes de heparina de baixo peso molecular (HBPM) como enoxaparina e dalteparina, e fondaparinux. A HBPM promove uma anticoagulação mais estável que a HNF e oferece a vantagem da administração subcutânea sem a necessidade de monitorar o tempo de tromboplastina parcial ativada (TTPa). Além disso, as HBPMs estão associadas com melhores resultados clínicos, embora estejam contraindicadas na insuficiência renal e tenham sido associadas com aumento de hemorragias em idosos, o que pode ser decorrente da redução do *clearance* da creatinina.

3. Terapia antiplaquetária — Agentes antiplaquetários que bloqueiam o receptor ADP demonstraram reduzir a repetição de eventos cardíacos importantes após implante percutâneo de *stent* coronariano em pacientes com SCA. Além disso, esses agentes reduzem a mortalidade cardiovascular, IAM não fatal e AVE não fatal em cerca de 20%, em comparação com o AAS isolado durante tratamento a longo prazo após NSTEMI. Os agentes antiplaquetários hoje disponíveis incluem clopidogrel, prasugrel e ticagrelor. O prasugrel é mais potente que o clopidogrel, mas não é recomendado para pacientes com mais de 75 anos de idade em função do risco de sangramento. Recentemente, o clopidogrel se tornou genérico e é o antagonista de receptor ADP mais usado. A dose inicial é de 300 a 600 mg por via oral, seguida de 75 mg ao dia.

4. Inibidores da glicoproteína IIb/IIa — Esses agentes antiplaquetários potentes bloqueiam a via final que leva à agregação plaquetária. Os agentes disponíveis incluem abciximab, eptifibatide e tirofiban. A maioria dos dados referentes a esses agentes foi obtida antes da utilização rotineira de antagonistas do receptor ADP, quando demonstraram reduzir a recorrência de eventos isquêmicos, melhorando os resultados clínicos em pacientes com IAM documentado, especialmente aqueles submetidos à revascularização coronariana percutânea. Esses agentes beneficiam pacientes jovens e idosos de modo semelhante, embora o risco de sangramento seja maior nos idosos; nos pacientes com comprometimento da função renal, pode ser necessário um ajuste da dose.

D. β-bloqueadores

A administração precoce de β-bloqueadores por via intravenosa reduz a mortalidade parcialmente em decorrência da redução de morte cardíaca súbita, eventos isquêmicos recorrentes, bem como de taquiarritmias supraventriculares e ventriculares em pacientes com SCA apropriadamente selecionados. O tratamento com β-bloqueador por via intravenosa deve ser iniciado o mais cedo possível em todos os pacientes com suspeita de SCA na ausência de contraindicações (i.e., frequência cardíaca < 50 batimentos/min, PA sistólica < 90 a 100 mmHg, intervalo PR ≥ 240 milissegundos, bloqueio cardíaco maior do que primeiro grau, congestão pulmonar moderada ou grave ou broncospasmo ativo).

São preferidos os β-bloqueadores cardiosseletivos, e o metoprolol e o atenolol intravenoso foram aprovados para o tratamento de SCA. Pacientes que recebem β-bloqueadores por via intravenosa devem ser cuidadosamente observados para bradiarritmias, hipotensão, dispneia e broncospasmo. É prudente usar doses baixas, ajustando a dose lentamente em pacientes com mais de 75 anos de idade e naqueles portadores de comorbidades ou hemodinâmica instável. Quando há comprometimento renal, é necessário ajustar a dose do atenolol.

E. Inibidores da enzima conversora da angiotensina e bloqueadores do receptor da angiotensina

Os inibidores da enzima conversora da angiotensina (IECAs) e os bloqueadores do receptor da angiotensina (BRAs) são benéficos para pacientes com idades entre 65 e 74 anos, mas não existem evidências claras de benefícios em pacientes com mais de 75 anos de idade. Os dados sugerem que os IECAs são particularmente benéficos em pacientes com STEMIs anteriores e IAMs complicados por insuficiência cardíaca clínica ou disfunção sistólica significativa de VE (fração de ejeção VE < 40%). As contraindicações dos IECAs incluem PA sistólica < 90 a 100 mgHg, insuficiência renal avançada – sobretudo se a piora da função renal é evidente, estenose bilateral de artéria renal e hipercalemia. O tratamento com IECA pode ser iniciado com captopril 6,24 mg três vezes ao dia ou enalapril 2,5 mg duas vezes ao dia. Uma vez atingida a dose de manutenção, pode-se mudar para um agente medicamentoso administrado em dose equivalente uma vez ao dia (p. ex., lisinopril 20 a 40 mg). Durante toda a fase de instituição e titulação do tratamento com IECAs, a PA, a creatinina e o potássio sérico devem ser cuidadosamente monitorados. Os BRAs em geral são usados para pacientes que não toleram IECAs devido à tosse.

F. Agentes redutores de lipídeos

Os inibidores da 3-hidroxi-3-metilglutaril-coenzima A (HMG CoA) redutase (estatinas) devem ser iniciados precocemente na evolução de SCA e em altas doses (p. ex., atorvastatina 80 mg) e mantidos indefinidamente. Esses agentes demonstraram reduzir a mortalidade e os efeitos isquêmicos recorrentes após NSTEMI e STEMI.

G. Nitratos

Preparados de nitratos são eficazes no controle da isquemia, tratamento da insuficiência cardíaca e manejo da hipertensão em pacientes com SCA. Como descrito antes, as opções incluem nitroglicerina sublingual, unguento de nitroglicerina para uso tópico e infusão intravenosa de nitroglicerina. A tolerância do nitrato geralmente ocorre em cerca de 24 horas.

H. Bloqueadores do canal de cálcio

Os bloqueadores do canal de cálcio não demonstraram melhorar a mortalidade em pacientes com SCA, e o uso de diidropiridinas de ação curta (p. ex., nifedipina) é contraindicado, assim como o uso de não diidropiridinas (p. ex., verapamil e diltiazem) em pacientes com insuficiência cardíaca e disfunção de VE.

I. Potássio e magnésio

O potássio deve ser mantido dentro de uma variação de 3,5 a 4,5 mEq/L, e o magnésio, acima de 2,0 mEq/L.

▶ Prognóstico

Em torno de 15 a 20% dos pacientes com STEMI morrem antes de chegar ao hospital, uma proporção que tende a aumentar com o avanço da idade. Entre os pacientes com SCA reconhecida, a mortalidade a longo e a curto prazo aumenta progressivamente com a idade. Outros fatores associados com o aumento da mortalidade incluem IAM anterior, insuficiência cardíaca clínica, comprometimento da função sistólica e fibrilação atrial, arritmias ventriculares complexas, estado funcional comprometido, diabetes melito e falta de tratamento baseado em diretrizes. Embora o prognóstico a curto prazo seja mais favorável em NSTEMI do que em STEMI, as taxas de mortalidade em dois anos são semelhantes.

Anderson JL, Adams CD, Antman EM, et al. ACC/AHA 2007 guidelines for the management of patients with unstable angina/non-ST-Elevation myocardial infarction: a report of the American College of Cardiology/American Heart Association Task Force on Practice Guidelines (Writing Committee to Revise the 2002 Guidelines for the Management of Patients With Unstable Angina/Non-ST-Elevation Myocardial Infarction) developed in collaboration with the American College of Emergency Physicians, the Society for Cardiovascular Angiography and Interventions, and the Society of Thoracic Surgeons endorsed by the American Association of Cardiovascular and Pulmonary Rehabilitation and the Society for Academic Emergency Medicine. *J Am Coll Cardiol.* 2007;50(7):e1-157.

Antman EM, McCabe CH, Gurfinkel EP, et al. Enoxaparin prevents death and cardiac ischemic events in unstable angina/non-Q-wave MI. Results of the thrombolysis in myocardial infarction (TIMI) IIB trial. *Circulation.* 1999;100(15):1593-1601.

Antman EM, Hand M, Armstrong PW, et al. 2007 Focused Update of the ACC/AHA 2004 Guidelines for the Management of Patients With ST-Elevation Myocardial Infarction: a report of the American College of Cardiology/American Heart Association Task Force on Practice Guidelines: developed in collaboration With the Canadian Cardiovascular Society endorsed by the American Academy of Family Physicians: 2007 Writing Group to Review New Evidence and Update the ACC/AHA 2004 Guidelines for the Management of Patients With ST-Elevation Myocardial Infarction, Writing on Behalf of the 2004 Writing Committee. *J Am Coll Cardiol.* 2008;51(2):210-247.

Berger AK, Schulman KA, Gersh BJ, et al. Primary coronary angioplasty vs. thrombolysis for the management of acute myocardial infarction in elderly patients. *JAMA.* 1999;282(4):341-348.

de Boer MJ, Ottervanger JP, van 't Hof AW, et al. Reperfusion therapy in elderly patients with acute myocardial infarction: a randomized comparison of primary angioplasty and thrombolytic therapy. *J Am Coll Cardiol.* 2002;39(11):1723-1728.

Fox KA, Poole-Wilson PA, Henderson RA, et al. Interventional versus conservative treatment for patients with unstable angina or non-ST-elevation myocardial infarction. The British Heart Foundation RITA 3 randomised trial. Randomized Intervention Trial of Unstable Angina. *Lancet.* 2002;360(9335):743-751.

Indications for ACE inhibitors in the early treatment of acute myocardial infarction: systematic overview of individual data from 100,000 patients in randomized trials. ACE Inhibitor Myocardial Infarction Collaborative Group. *Circulation.* 1998;97(22):2202-2212.

Indications for fibrinolytic therapy in suspected acute myocardial infarction: collaborative overview of early mortality and major morbidity results from all randomised trials of more than 1000 patients. Fibrinolytic Therapy Trialists' (FTT) Collaborative Group. *Lancet.* 1994;343(8893):311-322.

Krumholz HM, Hennen J, Ridker PM, et al: Use and effectiveness of intravenous heparin therapy for treatment of acute myocardial infarction in the elderly. *J Am Coll Cardiol.* 1998;31(5):973-979.

Montalescot G, Dallongeville J, Van Belle E, et al; OPERA Investigators. STEMI and NSTEMI: are they so different? 1 year outcomes in acute myocardial infarction as defined by the ESC/ACC definition (the OPERA registry). *Eur Heart J.* 2007;28(12):1409-1417.

Schwartz GG, Olsson AG, Ezekowitz MD, et al; Myocardial Ischemia Reduction with Aggressive Cholesterol Lowering (MIRACL) Study Investigators. Effects of atorvastatin on early recurrent ischemic events in acute coronary syndromes: the MIRACL study: a randomized controlled trial. *JAMA.* 2001;285(13):1711-1718.

Smith SC Jr, Blair SN, Bonow RO, et al: AHA/ACC guidelines for preventing heart attack and death in patients with atherosclerotic cardiovascular disease: 2001 update. A statement for healthcare professionals from the American Heart Association and the American College of Cardiology. *J Am Coll Cardiol.* 2001;38(5):1581-1583.

Thiemann DR, Coresh J, Schulman SP, Gerstenblith G, Oetgen WJ, Powe NR. Lack of benefit for intravenous thrombolysis in patients with myocardial infarction who are older than 75 years. *Circulation.* 2000;101(19):2239-2246.

Williams MA, Fleg JL, Ades PA, et al; American Heart Association Council on Clinical Cardiology Subcommittee on Exercise, Cardiac Rehabilitation, and Prevention. Secondary prevention of coronary heart disease in the elderly (with emphasis on patients > or =75 years of age): an American Heart Association scientific statement from the Council on Clinical Cardiology Subcommittee on Exercise, Cardiac Rehabilitation, and Prevention. *Circulation*. 2002;105(14):1735-1743.

Yusuf S, Zhao F, Mehta SR, Chrolavicius S, Tognoni G, Fox KK; Clopidogrel in Unstable Angina to Prevent Recurrent Events Trial Investigators. Effects of clopidogrel in addition to aspirin in patients with acute coronary syndromes without ST-segment elevation. *N Engl J Med*. 2001;345(7):494-502.

Tabela 28-4 Classificação de angina da Canadian Cardiovascular Society

Classe I: sem desconforto com atividade normal, somente com exercício extenuante.
Classe II: angina que limita levemente a atividade normal; ou seja, caminhar > 2 quarteirões no mesmo nível, > 1 lance de escadas.
Classe III: angina que limita acentuadamente a atividade normal; caminhada < 2 quarteirões no mesmo nível, < 1 lance de escadas.
Classe IV: angina com qualquer atividade ou em repouso.

DOENÇA ARTERIAL CORONARIANA CRÔNICA

▶ Princípios gerais em idosos

A DAC é a principal causa de óbito nos EUA em homens e mulheres. A angina estável crônica é a forma mais comum de DAC, sendo a forma inicial de apresentação em 80% dos pacientes. Embora a incidência e prevalência de DAC seja maior em homens do que em mulheres, as taxas para mulheres aumentam progressivamente após a menopausa, e uma longevidade maior das mulheres em comparação com os homens resulta em um leve predomínio de mulheres no número total de casos de DAC. A prevalência de DAC aumenta de forma progressiva com a idade, afetando 16,1% das mulheres e 18,6% dos homens com mais de 75 anos de idade.

▶ Prevenção

A prevenção primária da DAC pode ser atingida evitando-se o consumo de produtos do tabaco, participando de exercícios físicos regulares, mantendo um peso corporal desejável, consumindo uma dieta rica em frutas, vegetais e grãos e consumindo de maneira limitada alimentos ricos em gorduras trans, gorduras saturadas e colesterol. A identificação precoce e o tratamento agressivo dos fatores de risco antes discutidos são fundamentais.

▶ Achados clínicos

A. Sinais e sintomas

O sintoma mais comum de DAC crônica é o desconforto torácico central, muitas vezes descrito como pressão, aperto ou peso, que ocorre caracteristicamente com exercício físico ou estresse emocional, sendo aliviado pelo repouso ou uso de nitroglicerina. O desconforto pode irradiar-se ou iniciar-se na mandíbula, no braço esquerdo ou em ambos os braços, nas costas ou no epigástrio. O desconforto costuma durar mais do que alguns minutos, podendo chegar a 20 minutos. Se for mais longo do que 20 minutos, deve-se excluir SCA. Inspirar, mover os braços ou o corpo e tossir não afeta o desconforto. Contudo, muitos idosos com DAC, incluindo aqueles com IAM prévio ou AI, manifestam sintomas atípicos, como dispneia, fadiga, fraqueza, tontura ou desconforto abdominal, enquanto outros, sobretudo os diabéticos, são inteiramente assintomáticos, em parte em decorrência da alta prevalência da inatividade física na idade avançada (ver Capítulo 63, "Abordagem da Dor Torácica em Idosos").

A isquemia miocárdica ocorre quando a demanda de O_2 do miocárdio não é coberta por um aumento no suprimento sanguíneo do miocárdio. Os eventos mais precoces são a rigidez miocárdica aumentada do miocárdio isquêmico, seguida pela redução da contratilidade, alterações metabólicas resultando em aumento da formação de ácido láctico, alterações na repolarização elétrica e, finalmente, desconforto conhecido como angina. Os sintomas e eventos criados podem ser angina, dispneia ou o desenvolvimento de arritmias ventriculares malignas, incluindo morte súbita. Se o volume de miocárdio isquêmico for grande, podem ocorrer sintomas como dispneia, intolerância ao exercício e até mesmo insuficiência cardíaca.

A angina é classificada usando o sistema da Canadian Cardiovascular Society Classification, baseada no nível de atividade necessário para produzir sintomas (Tabela 28-4).

O exame físico de pacientes com DAC crônica pode ser completamente normal. Em outros pacientes, os achados físicos são inespecíficos, mas podem incluir um galope B_3 ou B_4, sopro de regurgitação mitral e um impulso atípico lateralmente deslocado ou discinético (sobremaneira em pacientes com IAM prévio), ou sinais de insuficiência cardíaca (p. ex., estertores pulmonares, PVJ elevada, edema periférico).

B. Exames especiais

Os exames laboratoriais básicos podem revelar fatores que contribuem para a fisiopatologia da angina estável, como hemograma completo (anemia), hormônio estimulante da tireoide (TSH) (hipertireoidismo) e um painel toxicológico (consumo de cocaína ou anfetamina).

1. Eletrocardiografia — O ECG pode demonstrar ondas Q patológicas em pacientes com IAM prévio. Outros achados do ECG são inespecíficos. O ECG é especialmente informativo quando feito enquanto o paciente está sentindo desconforto torácico. Nesse caso, pode ser observado um achatamento ou uma depressão de ST. Se o paciente não está sentindo angina no momento da execução do ECG, este pode ser completamente normal.

2. Testes de esforço — O procedimento não invasivo de escolha para o diagnóstico de DAC é um teste de esforço ou um teste de estresse farmacológico usando adenosina, dipiridamol, regadenoson ou dobutamina, em geral acompanhado de imagem ecocardiográfica ou com radionuclídeo. Metanálises sugerem que um teste de esforço com ECG sem imagem tem uma sensibilidade média de 68% e uma especificidade de 77%. No entanto, em razão de viés de seleção, a sensibilidade está mais próxima de 50%, com uma especificidade de 85 a 90%. A capacidade de um paciente idoso atingir 85% de sua frequência cardíaca máxima estimada para idade e sexo está acentuadamente reduzida em comparação com pacientes mais jovens. Da mesma forma, um teste de esforço com exercício somente pode ser interpretado se o ECG de repouso for normal ou se ele tiver alterações insignificantes de ST-onda T. A presença de hipertrofia ventricular esquerda (HVE), alterações moderadas de ST-onda T, síndrome de Wolff-Parkinson-White ou bloqueio de ramo esquerdo impossibilitam a interpretação de um ECG de esforço.

O ECG de esforço com exercício fornece 80 e 90% de sensibilidade e especificidade para o diagnóstico de DAC, embora a precisão preditiva do teste dependa da probabilidade pré-teste de DAC. Em geral, é preferível fazer um teste de esforço se o paciente é capaz de fazê-lo, uma vez que a duração do exercício é um preditor independente importante do prognóstico. No entanto, como muitos pacientes idosos têm limitações decorrentes de artrite, condições neurológicas ou baixo condicionamento físico, é muitas vezes necessário submetê-los a um teste de estresse farmacológico (p. ex., ecocardiograma com dopamina, adenosina sestamibi).

3. Angiografia coronariana — A angiografia coronariana continua sendo o padrão-ouro para determinar a presença, extensão e gravidade de DAC, bem como a sua aptidão para revascularização percutânea ou cirúrgica. Os pacientes idosos são mais propensos a apresentar doença de múltiplos vasos e DAC esquerda importante.

4. Outros testes — A tomografia computadorizada (TC) cardíaca com multidetectores com quantificação de cálcio coronariano mostrando uma alta carga de cálcio coronariano está associada com DAC extensa e mau prognóstico, mas o uso rotineiro desta tecnologia é controverso. A TC com angiografia coronariana contrastada também pode demonstrar doença coronariana proximal e sua gravidade. No entanto, esse exame requer conhecimentos especializados e em geral não está amplamente disponível.

▶ Diagnóstico diferencial

O diagnóstico diferencial da dor torácica inclui:

1. **Cardíaco**: vasospasmo coronariano, pericardite, miocardiopatia, arritmias, síndrome X ou disfunção microvascular de artéria coronária, vasospasmo provocado por cocaína ou anfetamina
2. **Vascular**: dissecção aórtica, arterite
3. **Gastrintestinal**: refluxo esofágico, espasmo esofágico, úlcera duodenal, pancreatite, colecistite
4. **Pulmonar**: embolia pulmonar, pneumotórax, pleurisia, pneumonia
5. **Neurológico**: herpes-zóster, neuropatia
6. **Musculoesquelético**: costocondrite, fratura de costela, artrite, dor muscular
7. **Causas psicogênicas**: ataques de pânico, hiperventilação, ansiedade

A angina decorrente de isquemia miocárdica pode ocorrer sempre que existir um desequilíbrio entre a demanda miocárdica de O_2 e seu suprimento. Outras doenças nas quais a angina é um sintoma sem DAC epicárdica são estenose de valva aórtica, miocardiopatia hipertrófica e miocardite. Na presença de placas arteriais coronarianas não obstrutivas, um aumento incomum na demanda miocárdica de O_2 pode resultar em isquemia miocárdica e angina: hipertireoidismo, fístulas arteriovenosas e excesso de estimulação simpática. Pacientes com anemia, hipoxemia e hiperviscosidade podem apresentar liberação reduzida de O_2 resultando em angina.

▶ Complicações

As principais complicações de DAC crônica são progressão para SCA, desenvolvimento de insuficiência cardíaca em decorrência dos efeitos cumulativos da lesão miocárdica ou infarto (miocardiopatia isquêmica) e desenvolvimento de anormalidades de condução ou arritmias, incluindo taquicardia ventricular e fibrilação ventricular. A morte cardíaca súbita é a manifestação inicial de DAC em até 20% dos casos.

A. Estratificação de risco

Os pacientes de maior risco são aqueles portadores de SCA. Em pacientes com DAC crônica, o risco aumenta com um grau mais alto na Canadian Cardiovascular Society Classification, redução da função do VE (fração de ejeção do VE), localização, gravidade e extensão da estenose arterial coronariana, teste de esforço não invasivo de alto risco, saúde física geral, comorbidades e fatores de risco vascular não controlados.

▶ Tratamento

A. Objetivos do tratamento

Os objetivos do tratamento da DAC crônica são o controle dos sintomas, a prevenção ou progressão lenta e a prevenção de complicações importantes. Como a isquemia miocárdica é a base dos sintomas, os fatores envolvidos na demanda miocárdica de O_2 devem ser considerados. As principais condições da demanda miocárdica de O_2 são a contratilidade miocárdica e a tensão da parede do VE, cujas determinantes são a PA sistólica, o raio diastólico de VE, a espessura da parede do VE e a frequência cardíaca. O fluxo sanguíneo coronariano para o miocárdio depende do grau de obstrução da artéria coronária e de alterações que afetam a permeabilidade, determinada pela gravidade da placa aterosclerótica, ruptura da placa com agregação plaquetária ou trombo, graus variáveis de tônus vascular coronariano e espasmo coronariano. A abordagem farmacológica do tratamento aborda os seguintes fatores:

1. *Redução na demanda miocárdica de O2*: β-bloqueadores, IECAs, BRAs, tratamento da hipertensão, redução da frequência cardíaca.
2. *Aumento do fluxo sanguíneo coronariano*: nitratos, bloqueadores do canal de Ca^{++}.

3. *Fatores redutores que causam obstrução*: nitratos, medicamentos antiplaquetários.
4. *Obstrução aberta ou obstrução de* bypass: cirurgia de *bypass* coronariano, ICP com ou sem colocação de *stent*.
5. *Tratamento ideal*: envolve modificações do estilo de vida, atenção para os fatores de risco, intervenções farmacológicas e, em pacientes selecionados, revascularização percutânea ou cirúrgica.

B. Modificações no estilo de vida

Todos os pacientes com DAC devem ser enfaticamente orientados a não usarem produtos do tabaco. A redução gradual de peso por meio de dieta e exercício regular deve ser encorajada em pacientes com sobrepeso (índice de massa corporal > 25 a 30 kg/m²). Pacientes com DAC devem fazer uma dieta balanceada rica em frutas, vegetais e grãos integrais, limitando a ingestão de gorduras trans e gorduras saturadas (incluindo parcialmente óleos hidrogenados) e colesterol. Os pacientes também devem se envolver em pelo menos 20 a 30 minutos de atividade física moderada em quase todos os dias da semana, desde que não estejam limitados por sintomas cardiovasculares ativos ou outras condições médicas. Fazer caminhadas, pedalar bicicleta estacionária e nadar são modalidades de exercício adequadas para idosos com comprometimentos funcionais leves. Ao começar o programa de exercícios, os pacientes devem ser instruídos a começar com um ritmo baixo e confortável, aumentando de maneira gradual a duração do exercício em um período de semanas. Pacientes que apresentaram um IAM ou que foram submetidos à cirurgia de *bypass* coronariano devem ser fortemente encorajados a participar de um programa formal de reabilitação cardíaca. Tais programas foram associados à redução da mortalidade, aumento da tolerância ao exercício e qualidade de vida, e a uma melhora do humor e sensação de bem-estar.

C. Farmacoterapia

1. Ácido acetilsalicílico (AAS) — O uso de AAS a longo prazo em pacientes com DAC reduz acentuadamente o risco de óbito, IAM e AVE. O benefício absoluto é maior em pacientes de alto risco, incluindo os indivíduos com mais de 65 anos de idade. A dose ideal de AAS é desconhecida, mas 75 ou 81 mg uma vez ao dia fornecem benefícios equivalentes a doses mais altas, com um risco menor de efeitos colaterais, incluindo sangramento. Em pacientes que não toleram AAS em baixa dose, o clopidogrel (75 mg ao dia) é uma alternativa aceitável.

2. β-bloqueadores — Os β-bloqueadores reduzem o risco de óbito e o risco de novo infarto após um IAM. Os β-bloqueadores também são agentes altamente eficazes e parecem reduzir a incidência de eventos coronarianos em pacientes com DAC crônica. É razoável começar com β-bloqueadores, mantendo-os indefinidamente em todos os pacientes que tiveram SCA ou que apresentam disfunção de VE com ou sem sintomas de insuficiência cardíaca, a não ser que estejam contraindicados. Em pacientes sem IAM prévio, a dose ideal de β-bloqueadores é desconhecida, mas o objetivo terapêutico é aumentar gradualmente a dose até que o paciente não apresente sintomas isquêmicos ou até que apresente somente sintomas mínimos e a frequência cardíaca de repouso seja de < 60 batimentos/minuto. Pacientes idosos podem ser menos tolerantes a β-bloqueadores em decorrência dos efeitos do envelhecimento sobre o nó sinusal e a presença de comorbidades (p. ex., doença pulmonar); portanto, as doses devem ser ajustadas de acordo e a frequência cardíaca deve ser acompanhada para verificar se há bradicardia.

3. Nitratos — A nitroglicerina sublingual continua sendo o medicamento de escolha para o tratamento de um episódio agudo de angina. Em pacientes idosos, o *spray* de nitroglicerina pode ser mais eficaz do que os comprimidos em função das mucosas orais mais secas. Os pacientes idosos também estão mais propensos a apresentar hipotensão ortostática com nitroglicerina e devem ser orientados a tomar a medicação em uma posição sentada ou reclinada. Os nitratos de longo prazo, como o mononitrato de isossorbida, são agentes antianginosos eficazes, mas não demonstraram melhorar os resultados clínicos. Além disso, uma tolerância aos nitratos se desenvolve rapidamente, tornando necessário um intervalo diário de 6 a 8 horas livre de nitrato. Existem várias preparações orais e transdérmicas de nitrato para uso crônico. Caso o paciente tenha tomado um inibidor da fosfodiesterase-5 (PDE-5) nas últimas 48 horas, qualquer nitrato orgânico é estritamente contraindicado em razão da possibilidade de hipotensão excessiva.

4. Bloqueadores do canal de cálcio — Os bloqueadores do canal de cálcio são agentes anti-hipertensivos e antianginosos eficazes, mas não demonstraram melhorar os resultados clínicos em pacientes com DAC. Além disso, podem estar associados com piora da insuficiência cardíaca e, com exceção da anlodipina e da felodipina, devem ser evitados em pacientes com comprometimento da função sistólica do VE. Verapamil e diltiazem promovem a lentificação da frequência cardíaca e a condução através do nó AV, sobretudo quando usados em combinação com um β-bloqueador, aumentando assim o risco de bradiarritmias e síncope em idosos com disfunção do nó sinusal (síndrome do seio doente) ou distúrbio da condução do nó AV. O verapamil e, em menor grau, o diltiazem também prejudicam a motilidade gastrintestinal e podem causar constipação e íleo paralítico.

5. Inibidores da enzima conversora da angiotensina — Os IECAs não exercem um efeito anti-isquêmico direto, mas o ramipril reduz a mortalidade e eventos cardiovasculares maiores em uma ampla gama de pacientes com doença vascular bem estabelecida ou diabetes. Além disso, os IECAs melhoram os resultados em pacientes com redução da função sistólica do VE com ou sem sintomas. Os IECAs devem ser administrados como tratamento de primeira linha em pacientes com DAC, em especial aqueles com hipertensão, redução da função do VE, diabetes e/ou doença renal crônica Assim, deve-se considerar fortemente um IECA em todos os idosos com DAC estabelecida e na ausência de contraindicações.

6. Bloqueadores do receptor da angiotensina — Os BRAs demonstraram melhorar os resultados em pacientes com diabetes e em pacientes hipertensos com HVE; no entanto, o valor desses agentes em pacientes com DAC ainda não foi comprovado. Tanto os IECAs como os BRAs demonstraram melhorar a função endotelial em pacientes com doença coronariana, aumentando a disponibilidade de óxido nítrico que pode ser benéfico.

Uma metanálise mostrou que, em comparação com controles, os BRAs reduzem o risco de AVEs, insuficiência cardíaca e diabetes de início recente. Atualmente, o uso rotineiro de um BRA em pacientes com DAC não é recomendado, mas eles são uma alternativa apropriada para pacientes que necessitam um IECA mas não toleram esses agentes em decorrência da tosse.

7. Agentes hipolipemiantes — As estatinas reduzem a mortalidade e a morbidade cardiovascular em pacientes com DAC, e os benefícios se estendem a pacientes de até 85 anos de idade. As estatinas demonstraram reduzir eventos cardiovasculares adversos mesmo em pacientes com um colesterol LDL abaixo de 100 mg/dL. Esse efeito benéfico tem sido atribuído aos efeitos pleiotrópicos independentes do colesterol das estatinas, incluindo a melhora na função endotelial, aumentando a estabilidade das placas ateroscleróticas, diminuindo o estresse vascular oxidativo e a inflamação, e inibindo a resposta trombogênica. Portanto, todos os pacientes com DAC ou diabetes devem ser medicados com estatinas para reduzir o colesterol LDL para ≤ 70 mg/dL, caso não sejam contraindicadas. Assim como acontece com outros medicamentos, é aconselhável iniciar com uma dose mais baixa e titular o medicamento mais lentamente em pacientes com mais de 75 anos de idade.

8. Varfarina — A varfarina está indicada para pacientes com DAC complicada por fibrilação atrial ou trombo mural do VE com embolização. A varfarina também pode ser usada como alternativa ao AAS em pacientes com intolerância ao AAS. Pacientes idosos têm um risco aumentado para complicações hemorrágicas com varfarina, sobretudo durante tratamento concomitante com anti-inflamatórios não esteroides (AINEs).

9. Outros tratamentos — Principalmente para pacientes com angina refratária ao tratamento máximo com os medicamentos citados, existem à disposição a estimulação medular e a contrapulsação externa, mas não há dados suficientes para recomendar essas técnicas. Um novo medicamento para combate à angina é a ranolazina, um inibidor parcial da oxidação de ácido graxo, que desloca a produção de trifosfato de adenosina (ATP) a partir de ácidos graxos para a oxidação de carboidratos mais eficiente em termos de oxigênio. No entanto, ela prolonga o intervalo QT. Como ela não afeta a frequência cardíaca ou a PA, é útil naqueles pacientes que não responderam a medicamentos antianginosos de tolerância máxima.

D. Revascularização

Pacientes com DAC estável que fazem atividades gerais sem sintomas, que estão em tratamento medicamentoso ideal e cuja função do VE está normal ou apenas moderadamente deprimida, podem ser tratados com medicamentos. Esta recomendação é apoiada pelo estudo COURAGE, no qual os pacientes com angina estável, evidência objetiva de isquemia miocárdica e uma fração de ejeção do VE ≥ 30%, e com vasos coronários adequados para ICP, foram randomizados para tratamento medicamentoso ideal ou ICP sem tratamento medicamentoso ideal. Em um acompanhamento de 2,5 a 7 anos (média: 4,6 anos) não houve diferença entre o manejo medicamentoso ideal com ou sem ICP no quesito IAM, AVE e óbito.

A ICP e a cirurgia de *bypass* de artéria coronária são altamente eficazes na melhora dos sintomas e qualidade de vida em pacientes idosos com DCC; > 50% de todos os procedimentos de revascularização nos EUA são hoje realizados em pacientes com mais de 65 anos de idade. Por outro lado, a angioplastia coronariana com ou sem colocação de *stents* e a cirurgia de *bypass* estão associadas com aumento da mortalidade e complicações importantes nos indivíduos muito idosos, especialmente em pacientes com mais de 80 anos de idade; assim, a seleção cuidadosa dos candidatos a procedimentos de revascularização é de importância fundamental. Em geral, a revascularização coronariana percutânea está associada com menor mortalidade e maior morbidade (incluindo AVE e *delirium*), bem como com uma recuperação muito mais rápida em comparação com a cirurgia de *bypass* coronariano em pacientes idosos. No entanto, a necessidade de repetir procedimentos de revascularização é maior após uma angioplastia, e os resultados a longo prazo são semelhantes. Assim, ambos os procedimentos representam opções adequadas para pacientes idosos com DCC sintomática grave, e a escolha do procedimento deve ser baseada em considerações anatômicas, comorbidades prevalentes e preferências do paciente. Até 50% dos pacientes mais idosos submetidos à cirurgia de *bypass* coronariano podem apresentar um declínio na função cognitiva durante o período perioperatório. Embora esses déficits cognitivos sejam transitórios em muitos pacientes, uma porcentagem considerável pode apresentar comprometimento cognitivo persistente durante o acompanhamento a longo prazo.

▶ Prognóstico

O prognóstico da DAC crônica é muito variável. Embora alguns pacientes permaneçam minimamente sintomáticos ou assintomáticos durante décadas, alguns apresentam incapacidade acentuada apesar de intervenções terapêuticas múltiplas. Outros, por sua vez, sucumbem à doença, depois de apresentar um grande IAM ou arritmia fatal. Os fatores que influenciam adversamente o prognóstico incluem idade avançada, sexo masculino, DAC mais grave, insuficiência cardíaca ou disfunção sistólica do VE mais graves (fração de ejeção baixa), mais sintomas graves ou limitações funcionais, presença de diabetes ou fibrilação atrial e presença de arritmias ventriculares significativas (Tabela 28-5).

Ades PA: Cardiac rehabilitation and secondary prevention of coronary heart disease. *N Engl J Med*. 2001;345(12):892-902.

American Diabetes Association. Standards of medical care for patients with diabetes mellitus. *Diabetes Care*. 2002;25(1):213-229.

Bangalore S, Kumar S, Wetterslev J, Messerli FH. Angiotensin receptor blockers and risk of myocardial infarction: meta-analyses and trial sequential analyses of 147 020 patients from randomized trials. *BMJ*. 2011;342:d2234.

Boden WE, O'Rourke RA, Teo KK, et al. Optimal medical therapy with or without PCI for stable coronary disease. *Circulation*. 2007;356(15):1503-1516.

Dargie HJ. Effect of carvedilol on outcome after myocardial infarction in patients with left-ventricular dysfunction: the CAPRICORN randomized trial. *Lancet*. 2001;357(9266):1385-1390.

Tabela 28-5 Impacto de comorbidades comuns em pacientes idosos com insuficiência cardíaca

Condição	Impacto
Disfunção renal	Exacerbada por diuréticos, IECAs
Doença pulmonar crônica	Diagnóstico incerto, dificuldade em avaliar o estado de volume
Disfunção cognitiva	Interfere com a adesão e avaliação do paciente
Depressão, isolamento social	Interfere com a adesão, piora o prognóstico
Hipotensão postural, quedas	Agravada por vasodilatadores, β-bloqueadores, diuréticos
Incontinência urinária	Agravada por diuréticos, IECAs (tosse)
Privação sensorial	Interfere com a adesão
Distúrbios nutricionais	Exacerbados por restrições dietéticas
Polifarmácia	Maior interação entre medicamentos, redução da adesão ao tratamento
Fragilidade	Exacerbada por internação, aumento do risco de quedas

Dickstein K, Kjekshus J; OPTIMAAL Steering Committee of the OPTIMAAL Study Group. Effects of losartan and captopril on mortality and morbidity in high-risk patients after acute myocardial infarction: the OPTIMAAL randomized trial. *Lancet.* 2002;360(9335):752-760.

Expert Panel on Detection, Evaluation, and Treatment of High Blood Cholesterol in Adults: Executive summary of the third report of the National Cholesterol Education Program (NCEP) expert panel on detection, evaluation, and treatment of high blood cholesterol in adults (Adult Treatment Panel III). *JAMA.* 2001;285(19):2486-2497.

Liao JK. Effects of statins on 3-hydroxy-3-methylglutaryl coenzyme a reductase inhibition beyond low-density lipoprotein cholesterol. *Am J Cardiol.* 2005;96(5A):24F-33F.

Newman MF, Kirchner JL, Phillips-Bute B, et al; Neurological Outcome Research Group and the Cardiothoracic Anesthesiology Research Endeavors Investigators. Longitudinal assessment of neurocognitive function after coronary-artery bypass surgery. *N Engl J Med.* 2001;344(6):395-402.

Patel MR, Dehmer GJ, Hirshfeld JW, Smith PK, Spertus JA. ACCF/SCAI/STS/AATS/AHA/ASNC/HFSA/SCCT 2012 Appropriate use criteria for coronary revascularization focused update: a report of the American College of Cardiology Foundation Appropriate Use Criteria Task Force, Society for Cardiovascular Angiography and Interventions, Society of Thoracic Surgeons, American Association for Thoracic Surgery, American Heart Association, American Society of Nuclear Cardiology, and the Society of Cardiovascular Computed Tomography. *J Am Coll Cardiol.* 2012;59(9):857-881.

Pearson TA, Blair SN, Daniels SR, et al. AHA guidelines for primary prevention of cardiovascular disease and stroke: 2002 update: consensus panel guide to comprehensive risk reduction for adult patients without coronary or other atherosclerotic vascular diseases. American Heart Association Science Advisory and Coordinating Committee. *Circulation.* 2002;106(3):388-391.

Williams MA, Fleg JL, Ades PA, et al; American Heart Association Council on Clinical Cardiology Subcommittee on Exercise, Cardiac Rehabilitation, and Prevention. Secondary prevention of coronary heart disease in the elderly (with emphasis on patients > or =75 years): an American Heart Association scientific statement from the Council on Clinical Cardiology Subcommittee on Exercise, Cardiac Rehabilitation, and Prevention. *Circulation.* 2002;105(14):1735-1743.

Yusuf S, Sleight P, Pogue J, Bosch J, Davies R, Dagenais G. Effects of an angiotensin-converting-enzyme inhibitor, ramipril, on cardiovascular events in high-risk patients. The Heart Outcomes Prevention Evaluation Study Investigators. *N Engl J Med.* 2000;342(3):145-153.

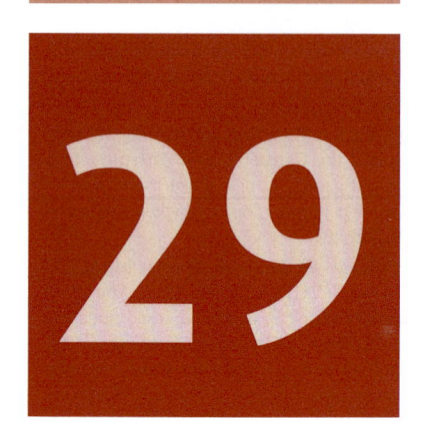

29. Insuficiência cardíaca e distúrbios do ritmo cardíaco

Susan M. Joseph, MD
Jane Chen, MD
Michael W. Rich, MD

INSUFICIÊNCIA CARDÍACA

FUNDAMENTOS DO DIAGNÓSTICO

- Dispneia aos esforços, fadiga, ortopneia, edema de extremidades inferiores.
- Estertores pulmonares, aumento da pressão venosa jugular, edema periférico.
- A ecocardiografia revela uma disfunção ventricular esquerda sistólica ou diastólica.

Princípios gerais em idosos

A incidência e a prevalência da insuficiência cardíaca (IC) aumentam exponencialmente com a idade, refletindo o aumento da prevalência da hipertensão e da doença arterial coronariana (DAC) na idade avançada e a acentuada redução na reserva cardiovascular que acompanha o envelhecimento normativo. Existe um aumento de quatro vezes na incidência de IC entre os 65 e 85 anos de idade. Embora a incidência de IC seja maior em homens do que em mulheres em todas as idades, as mulheres perfazem um pouco mais do que a metade dos casos prevalentes de IC, em decorrência da proporção um pouco mais alta de mulheres entre os idosos.

Atualmente, a IC é a causa mais comum de internação no grupo Medicare; mais de 70% das cerca de 1 milhão de internações anuais por IC envolvem indivíduos com mais de 65 anos de idade. A IC também é a principal causa de incapacidade crônica em idosos, sendo o grupo Medicare relacionado ao diagnóstico que gera mais gastos.

Prevenção

A prevenção primária da IC é viável por meio de um tratamento agressivo das principais condições que a causam (i.e., hipertensão e DAC). O tratamento anti-hipertensivo reduz o risco de IC incidente em mais de 64% dos idosos. O maior benefício é observado em octogenários com hipertensão sistólica. Da mesma forma, o tratamento de outros fatores de risco coronarianos pode impedir ou retardar o início da DAC, reduzindo assim o risco de IC.

Achados clínicos

A. Sinais e sintomas

Os sintomas incluem dispneia aos esforços, intolerância aos esforços, fadiga, tosse, ortopneia, dispneia paroxística noturna e edema dos pés e tornozelos. No entanto, os sintomas decorrentes de esforços são menos proeminentes em idosos, em parte por causa de sua atividade física reduzida. Inversamente, alterações sensoriais, irritabilidade, letargia, anorexia, desconforto abdominal e distúrbios gastrintestinais são sintomas mais comuns de IC em idosos (ver Capítulo 7, "Apresentações Atípicas das Doenças em Idosos").

Os sinais de IC incluem taquicardia, taquipneia e um galope B_3 ou B_4, estertores pulmonares, pressão venosa jugular aumentada, refluxo hepatojugular, hepatomegalia e edema dependente. Na IC grave, a pressão de pulso pode estar reduzida e pode haver sinais de comprometimento da perfusão tissular, como diminuição da cognição. Dependendo da causa da IC, achados adicionais podem incluir hipertensão grave, um impulso apical discinético, um sopro de origem mitral ou aórtica, ou sinais periféricos de endocardite. Assim como ocorre com os sintomas, os sinais da IC em idosos muitas vezes são inespecíficos ou atípicos.

B. Exames especiais

1. Radiografia de tórax — O raio X de tórax pode avaliar a presença de edema pulmonar ou cardiomegalia e descartar outras causas de dispneia (pneumonia, pneumotórax). Mais de 40% dos pacientes com IC com pressão pulmonar capilar elevada não têm evidências radiográficas de congestão.

2. Eletrocardiografia — Um eletrocardiograma (ECG) pode revelar disritmias, hipertrofia do ventrículo esquerdo (HVE), aumento do tamanho do átrio esquerdo ou sinais de isquemia ou infarto. A baixa voltagem sugere miocardiopatia infiltrativa ou derrame pericárdico.

3. Ecocardiografia — A ecocardiografia geralmente é o exame preferido para a avaliação da função do VE. A ecocardiografia fornece informações sobre o tamanho da câmara atrial e ventricular e da espessura da parede, função valvar, função diastólica do VE e distúrbios pericárdicos. Alternativas menos comuns para a ecocardiografia incluem angiografia com radionuclídeos e ressonância magnética em determinadas circunstâncias.

4. Teste de estresse — Um teste de estresse deve ser considerado na suspeita de DAC grave.

5. Cateterização cardíaca — A cateterização cardíaca não é recomendada para a avaliação diagnóstica de rotina de pacientes com IC, mas deve ser considerada quando há suspeita de DAC grave. A cateterização cardíaca está indicada antes da revascularização coronariana ou de procedimentos valvares.

▶ Diagnóstico diferencial

O diagnóstico de IC é simples em pacientes com sintomas graves e sinais evidentes de congestão, mas pode ser difícil em pacientes com IC menos grave e sintomas atípicos. Outras causas de dispneia e fadiga em indivíduos idosos incluem doença pulmonar aguda e crônica, apneia obstrutiva do sono, obesidade, anemia, hipotireoidismo, falta de condicionamento físico e depressão (ver Capítulo 64, "Abordagem da Dispneia em Idosos", para mais detalhes sobre o diagnóstico da dispneia em idosos). O edema de extremidades inferiores, na ausência de outros sinais de IC, pode ser causado por insuficiência venosa, doença renal ou hepática ou medicamentos (especialmente os bloqueadores do canal de cálcio). Um nível elevado de peptídeo natriurético tipo B (PNB) pode ser útil na diferenciação de dispneia de origem cardíaca da dispneia resultante de causas pulmonares ou de outras causas. No entanto, os níveis de PNB aumentam com a idade, sobretudo em mulheres, de modo que a especificidade de níveis elevados para o diagnóstico de IC diminui com a idade.

Além de estabelecer o diagnóstico de IC e determinar sua etiologia, é importante identificar fatores que podem contribuir para a piora dos sintomas da IC. Precipitantes comuns de exacerbações da IC em idosos incluem a não adesão a restrições dietéticas ou medicamentos, isquemia miocárdica ou infarto, hipertensão não controlada, arritmia (especialmente fibrilação atrial ou *flutter*), anemia, doença sistêmica (pneumonia, sepse), iatrogenia (sobrecarga de volume pós-cirúrgica, transfusões sanguíneas) e reações adversas a medicamentos (anti-inflamatórios não esteroides).

▶ Complicações

As complicações incluem sintomas progressivos e declínio funcional, hospitalizações recorrentes, arritmias supraventriculares e ventriculares (que podem levar à síncope e morte súbita), comprometimento cognitivo e piora da função renal causados pela hipoperfusão, e trombose venosa profunda ou trombo mural com embolização sistêmica.

▶ Tratamento

A. Objetivos do tratamento

Os objetivos do tratamento da IC são alívio dos sintomas, melhora da capacidade funcional e qualidade de vida, redução das internações e maximização da sobrevida funcional. O manejo ideal do paciente idoso envolve a identificação e o tratamento da causa subjacente e dos fatores precipitantes, a implementação de um regime farmacoterapêutico eficaz e a coordenação dos cuidados por meio do uso de uma equipe multiprofissional. O manejo da IC em idosos é frequentemente complicado em função de condições comórbidas que podem influenciar tanto a evolução clínica como o tratamento (Tabela 29-1). Assim, é fundamental que o manejo da IC seja individualizado, considerando doenças concomitantes, prognóstico, metas de cuidados, estilo de vida e preferências terapêuticas (ver Capítulo 3, "Metas de Cuidados e Considerações sobre o Prognóstico", para mais informações sobre as metas de cuidados).

B. Cuidados interprofissionais

A IC responde à abordagem de equipe e atendimento interprofissional (ver Capítulo 5, "A Equipe Interprofissional"). As características comuns de intervenções bem-sucedidas incluem um profissional de enfermagem como coordenador, educação intensiva do paciente e promoção de habilidades desenvolvidas pelo

Tabela 29-1 Impacto de comorbidades comuns em pacientes idosos com insuficiência cardíaca

Condição	Impacto
Disfunção renal	Exacerbada por diuréticos, IECAs
Doença pulmonar crônica	Incerteza diagnóstica, dificuldade na avaliação do estado de volume
Disfunção cognitiva	Interfere com a adesão e avaliação do paciente
Depressão, isolamento social	Interfere com a adesão, piora o prognóstico
Hipotensão postural, quedas	Agravada por vasodilatadores, β-bloqueadores, diuréticos
Incontinência urinária	Agravada por diuréticos, IECAs (tosse)
Privação sensorial	Interfere com a adesão
Distúrbios nutricionais	Exacerbados por restrições dietéticas
Polifarmácia	Mais interações entre medicamentos, redução da adesão
Fragilidade	Exacerbada por internações hospitalares, risco aumentado de quedas

IECAs, inibidores da enzima conversora da angiotensina.

Tabela 29-2 Inibidores da enzima conversora da angiotensina para a insuficiência cardíaca sistólica[a]

Agente	Dose inicial	Dose-alvo
Captopril	6,25 mg 3 vezes ao dia	50 mg 3 vezes ao dia
Enalapril	2,5 mg 2 vezes ao dia	10-20 mg 2 vezes ao dia
Lisinopril	2,5-5 mg 1 vez ao dia	20-40 mg 1 vez ao dia
Ramipril	1,25-2,5 mg 1 vez ao dia	10 mg 1 vez ao dia
Quinapril	10 mg 2 vezes ao dia	40 mg 2 vezes ao dia
Fosinopril	5-10 mg 1 vez ao dia	40 mg 1 vez ao dia
Trandolapril	1 mg 1 vez ao dia	4 mg 1 vez ao dia

[a]Agentes aprovados pelo FDA para o tratamento da insuficiência cardíaca nos EUA.

próprio paciente (p. ex., acompanhamento diário do peso) e acompanhamento de perto (principalmente após a alta hospitalar).

C. Insuficiência cardíaca sistólica

Os inibidores da enzima conversora da angiotensina (IECAs) e os β-bloqueadores são a base do tratamento para pacientes com comprometimento da função sistólica do VE, sejam eles sintomáticos ou assintomáticos. As evidências disponíveis indicam que pacientes idosos tratados com IECAs apresentam melhora na qualidade de vida, menos sintomas e internações hospitalares e uma redução da mortalidade. A Tabela 29-2 apresenta os IECAs aprovados para o tratamento da IC nos Estados Unidos (EUA). Os efeitos potencialmente adversos dos IECAs incluem piora da função renal, hipercalemia e hipotensão. A monitoração cuidadosa de função renal, eletrólitos e pressão arterial é justificada durante a introdução e titulação do tratamento com IECA. A tosse ocorre em até 20% dos pacientes que recebem IECAs e pode ser grave o suficiente para suspensão do tratamento em 5 a 10% dos casos, mas não existem evidências de que isso ocorra mais em idosos. Em pacientes que não toleram IECAs em decorrência da tosse, os bloqueadores do receptor da angiotensina (BRAs) são uma alternativa aceitável.

Os β-bloqueadores reduzem a mortalidade e as internações hospitalares em pacientes com IC e redução da função sistólica do VE. Esses agentes são recomendados para todos os pacientes com IC estável na ausência de contraindicações. As principais contraindicações são frequência cardíaca de repouso < 45 batimentos/minuto, pressão arterial (PA) sistólica < 90 a 100 mmHg, intervalo PR acentuadamente prolongado ou bloqueio cardíaco maior do que de primeiro grau, broncospasmo ativo e IC descompensada. Os β-bloqueadores aprovados para o tratamento da IC nos EUA incluem o succinato de metoprolol de liberação prolongada e o carvedilol. A dose inicial do metoprolol é de 25 mg uma vez ao dia; para o carvedilol, a dose é de 3,125 mg duas vezes ao dia. A dose deve ser aumentada gradualmente até atingir dosagens diárias de 100 a 200 mg para o metoprolol e 50 mg para o carvedilol. Com uma seleção apropriada de pacientes e titulação da dose, a maioria dos pacientes com IC tolera os β-bloqueadores. No entanto, alguns podem apresentar um aumento transitório dos sintomas e em uma pequena minoria dos pacientes pode ser necessário suspender o medicamento em razão de efeitos colaterais graves.

A digoxina é um agente inotrópico suave que melhora os sintomas e reduz as internações hospitalares em pacientes com IC moderada, mas não tem efeito sobre a mortalidade. Os benefícios da digoxina em octogenários são semelhantes àqueles em pacientes mais jovens. A digoxina é recomendada para pacientes que permanecem sintomáticos apesar de outro tratamento. O volume de distribuição e a depuração renal da digoxina estão reduzidos em pacientes idosos. Com isso, uma dosagem de digoxina de 0,125 mg ao dia costuma ser suficiente; pacientes com função renal reduzida podem necessitar de dosagens mais baixas. Níveis sorológicos de digoxina de 0,5 a 1,0 ng/mL são terapêuticos. Níveis mais altos não trazem benefício adicional, mas aumentam o risco de toxicidade. A monitoração rotineira dos níveis sorológicos de digoxina não é recomendada, mas a determinação do nível deve ser feita sempre que houver suspeita de toxicidade. Em decorrência do risco de potenciais efeitos colaterais da digoxina – incluindo bradicardia, bloqueio cardíaco, arritmias supraventriculares e ventriculares, distúrbios gastrintestinais e distúrbios do sistema nervoso central (principalmente alterações visuais) – os riscos e benefícios da utilização da digoxina no paciente idoso devem ser avaliados cuidadosamente. Hipocalemia, hipomagnesemia e hipercalcemia aumentam o risco de toxicidade da digoxina, e muitos medicamentos, incluindo quinidinas, amiodarona, dronedarona e verapamil, estão associados com um aumento nos níveis séricos de digoxina.

Os diuréticos, com exceção da espironolactona e da eplerenona, não demonstraram melhorar os resultados clínicos em pacientes com IC, mas são fundamentais para o alívio da congestão e do edema e para a manutenção de um estado euvolêmico. Alguns pacientes com IC leve podem responder a um diurético tiazídico, mas a maioria necessitará de um diurético de alça mais potente. Os pacientes devem ser instruídos a restringir sua ingestão dietética de sódio a não mais do que 2 g/dia, e a dosagem de diuréticos deve ser ajustada para manter a euvolemia, que pode ser acompanhada com o registro diário do peso, que estará dentro de 2 quilos do peso seco predeterminado do paciente. Pacientes com IC mais grave ou sobrecarga de volume refratária podem se beneficiar da adição de metolazona na dose de 2,5 a 10 mg ao dia. Os diuréticos estão comumente associados com perda de potássio e magnésio, e os pacientes idosos têm um risco aumentado para distúrbios eletrolíticos induzidos por diuréticos. A monitoração seriada dos eletrólitos está justificada e a prescrição de suplementos deve ser feita de acordo com a necessidade. A diurese excessiva pode resultar em hipotensão, fadiga e piora da função renal.

A espironolactona reduz a mortalidade em até 30% dos pacientes com IC sistólica avançada. A dose de espironolactona é de 12,5 a 25 mg ao dia. A espironolactona está contraindicada em pacientes com creatinina sérica > 2,5 mg/dL ou potássio sérico > 5,0 mEq/L, e os eletrólitos no soro e a função renal devem ser avaliados em uma a duas semanas após o início do tratamento. Até 10% dos pacientes tratados com espironolactona apresentam ginecomastia dolorosa que exige a suspensão do tratamento. A eplerenona, um antagonista seletivo da aldosterona,

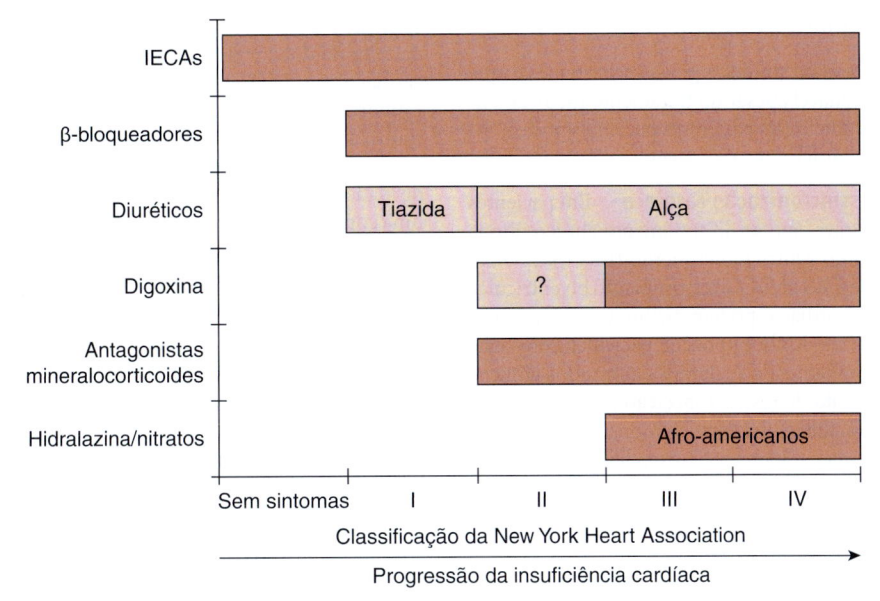

Figura 29-1 Tratamento medicamentoso da insuficiência cardíaca com fração de ejeção reduzida. As áreas sombreadas refletem as recomendações atuais baseadas nos resultados de grandes estudos clínicos randomizados (Classe I, nível de evidência A).

demonstrou ser benéfica em pacientes com disfunção do VE após infarto agudo do miocárdio (IAM) e que tomam um IECA e β-bloqueador, e em pacientes com sintomas Classe II da New York Heart Association (NYHA) e fração de ejeção do VE ≤ 35%. A ginecomastia é menos comum com a eplerenona do que com a espironolactona; outros efeitos adversos são semelhantes.

A Figura 29-1 resume a farmacoterapia atual da IC sistólica. Todos os pacientes com disfunção sistólica do VE devem receber um IECA ou BRA e β-bloqueador, a menos que sejam contraindicados. Os diuréticos devem ser prescritos e a dosagem deve ser ajustada para manter a euvolemia. Em pacientes incapazes de tolerar um IECA ou BRA, a combinação de hidralazina e nitratos é uma alternativa. Embora essa combinação não tenha sido estudada extensivamente em idosos, ela demonstrou benefícios na morbidade e mortalidade em pacientes mais jovens com IC sistólica. Os efeitos colaterais mais comuns são cefaleia e tontura. A digoxina pode ser adicionada ao regime de tratamento de pacientes com sintomas persistentes a despeito de outras medidas terapêuticas, e um bloqueio da aldosterona pode ser prescrito para pacientes com sintomas de IC moderados a graves, a menos que seja contraindicado.

1. Tratamento com dispositivos implantáveis — Pacientes com IC sistólica têm um risco aumentado de morte cardíaca súbita (MCS) decorrente de arritmias ventriculares malignas. Cardioversores-desfibriladores implantáveis (CDIs) são eficazes na redução de MCS em pacientes de alto risco com disfunção sistólica. No entanto, os benefícios de CDIs na redução da mortalidade parecem diminuir com a idade, em parte porque os pacientes mais idosos têm um risco aumentado de morte decorrente de outras causas, sejam cardíacas ou não. Além disso, os idosos têm maior probabilidade de apresentar complicações relacionadas ao procedimento, e podem ter maior probabilidade de receber choques não apropriados (p. ex., para fibrilação atrial), o que pode piorar significativamente a qualidade de vida. Assim, a decisão de tentar um tratamento com CDI em idosos deve ser individualizada.

D. Insuficiência cardíaca com fração de ejeção preservada

A prevalência da insuficiência cardíaca com fração de ejeção preservada (ICFEP) aumenta com a idade, especialmente entre mulheres. A ICFEP costuma estar associada com hipertensão, doença renal crônica, diabetes, hipertrofia concêntrica do VE, rigidez vascular e disfunção sistólica do VE. O tratamento primário implica um manejo agressivo da hipertensão e da DAC. A PA deve ser tratada de acordo com as diretrizes atuais, e a DAC deve ser controlada com medicamentos e revascularização percutânea ou cirúrgica, se indicadas. Pacientes idosos com comprometimento do enchimento diastólico do VE têm um risco aumentado de fibrilação atrial (FA), e a FA é um precipitante comum da IC aguda. Nesses casos, a restauração e manutenção do ritmo sinusal pode ser desejável. Em pacientes com FA persistente, a frequência ventricular deve ser controlada com β-bloqueadores, bloqueadores do canal de cálcio (diltiazem ou verapamil) ou digoxina.

A farmacoterapia para ICFEP se concentra no tratamento da hipertensão, na restrição de sódio e na otimização do estado de volume. Os diuréticos estão indicados para o alívio da congestão e sobrecarga de volume. A diurese excessiva deve ser evitada, pois os pacientes com ICFEP podem ser dependentes de pré-carga, e uma pré-carga insuficiente do VE pode reduzir o débito cardíaco. Embora os IECAs, os BRAs, os β-bloqueadores e os antagonistas da aldosterona melhorem os resultados na IC sistólica, atualmente não existem evidências de benefício em pacientes com ICFEP.

E. Insuficiência cardíaca avançada

Alguns pacientes apresentam sintomas graves persistentes e uma qualidade de vida inaceitável apesar do tratamento medicamentoso máximo. Opções adicionais para esses pacientes podem incluir ressincronização cardíaca ou abordagens cirúrgicas.

1. Tratamento de ressincronização cardíaca — Em pacientes com sintomas de IC grave, apesar do tratamento clínico otimizado, fração de ejeção do ventrículo esquerdo (FEVE) ≤ 35% e duração prolongada de QRS no ECG, a estimulação biventricular ou a "ressincronização cardíaca" podem melhorar os sintomas e a hemodinâmica cardíaca. Embora poucos pacientes com mais de 75 anos de idade tenham sido incluídos em estudos clínicos que testaram o tratamento de ressincronização cardíaca (TRC), vários estudos observacionais menores demonstraram melhorias na qualidade de vida e tolerância ao exercício em pacientes ≥ 75 a 80 anos de idade. Portanto, a TRC pode ser uma opção terapêutica razoável em idosos selecionados com sintomas de IC grave (i.e., NYHA classe III ou IV).

2. Manejo cirúrgico

a. Dispositivos de assistência ventricular esquerda — Os dispositivos de assistência ventricular esquerda (DAVE) são bombas cardíacas implantadas cirurgicamente e fornecem assistência ao VE para aumentar o débito cardíaco e reduzir a congestão em pacientes com IC sistólica avançada. Os DAVEs implantáveis foram aprovados como "ponte para o transplante" (PPT) ou "tratamento de destino" (TD; uso permanente sem planos para transplante) em indivíduos com IC avançada e que não são candidatos ao transplante cardíaco; como tal, esses dispositivos estão sendo cada vez mais usados em idosos.

Estudos clínicos randomizados demonstraram melhorar a qualidade de vida e sobrevida em pacientes com IC refratária recebendo DAVEs em comparação com o manejo medicamentoso isoladamente, incluindo tratamento inotrópico intravenoso contínuo. No entanto, existe uma morbidade e mortalidade considerável com o tratamento usando DAVE, sobretudo em pacientes TD, que tendem a ser mais velhos do que os pacientes PPT. As taxas de sobrevida em 1 e 2 anos para os participantes do estudo HeartMate II DT foram de 68 e 58%, respectivamente, mas dados de registro mais recentes após a aprovação do Food and Drug Administration (FDA) mostram taxas de sobrevida em 1 ano superiores a 70%. A maioria dos óbitos ocorre nos primeiros meses após o implante, e suas causas mais comuns são acidente vascular encefálico (AVE), falência de múltiplos órgãos e IC. A idade mais avançada aumenta o risco de complicações, mas a idade isoladamente não é um critério de exclusão para o tratamento com DAVE. A avaliação pré-operatória multidimensional é feita para melhorar a seleção dos pacientes e os resultados. Essa avaliação deve ser combinada com a tomada de decisão individualizada concentrada nas metas, riscos e benefícios, para determinar a melhor abordagem de cuidados para cada paciente. Com a melhor seleção dos pacientes e com os avanços tecnológicos deve ocorrer uma redução da morbidade e mortalidade perioperatória.

b. Transplante cardíaco — O transplante cardíaco é um tratamento definitivo para IC em estágio final, mas está disponível somente para um pequeno número de pacientes em decorrência da falta de doador disponível. O número anual de transplantes cardíacos nos EUA atingiu um platô de aproximadamente 2.200. Embora não exista um "corte" de idade bem estabelecido para o transplante, a elegibilidade está baseada no quadro clínico geral, tornando-o muito incomum em indivíduos com mais de 70 anos de idade. A maioria dos centros considera a idade avançada como uma contraindicação relativa para o transplante. Outras contraindicações incluem hipertensão pulmonar grave, infecção ativa ou câncer, doença pulmonar crônica grave, comprometimento renal significativo, doença vascular periférica grave ou doença carotídea, transtorno psiquiátrico grave, doença hepática primária com coagulopatia e diabetes com disfunção de órgãos-alvo.

Embora receptores mais idosos de transplantes cardíacos (idade > 60 anos) tenham um risco aumentado para morbidade pós-transplante e óbito, os sobreviventes relatam melhor qualidade de vida, ajustamento psicológico e adesão do que os pacientes mais jovens. Assim, o transplante cardíaco pode ser considerado em pacientes altamente selecionados com 65 a 75 anos de idade portadores de IC avançada.

F. Cuidados de vida terminais

Tendo em vista o prognóstico excepcionalmente ruim associado com IC estabelecida (pior do que para a maioria dos tipos de câncer, ver "Prognóstico", a seguir), as questões referentes ao final da vida devem ser abordadas em todos os pacientes com IC. Devem ser fornecidas informações sobre evolução clínica e prognóstico, e os pacientes devem ser encorajados a expressar suas preferências sobre os cuidados no final da vida, e devem estabelecer uma diretiva de cuidados à saúde. Em pacientes com IC em estágio final e com sintomas graves persistentes apesar de tratamento medicamentoso ideal, pode ser considerado um encaminhamento para cuidados paliativos ou instituição para doença terminal.

▶ Prognóstico

O prognóstico para pacientes idosos com IC é ruim, com taxas de sobrevida em cinco anos de 20 a 40% em pacientes com mais de 65 anos de idade e taxas de sobrevida em dois anos de 40 a 50% naqueles com mais de 85 anos de idade. O prognóstico a longo prazo é semelhante em pacientes com IC sistólica ou ICFEP. Os fatores associados com um pior prognóstico incluem idade avançada, sexo masculino, sintomas mais graves, FEVE mais baixa, etiologia isquêmica, FA, diabetes, hiponatremia, insuficiência renal, anemia e arritmias ventriculares. Entre pacientes com IC sistólica, cerca de 50% dos óbitos atribuíveis à IC ocorrem subitamente e resultam de arritmia, enquanto os restantes podem ser atribuídos à IC progressiva. A mortalidade em pacientes com ICFEP, por sua vez, em geral não está relacionada à IC e pode ocorrer como uma complicação de outra doença aguda (p. ex., pneumonia, fratura de quadril) ou comorbidades associadas (p. ex., demência).

Adamson RM, Stahovich M, Chillcott S, et al: Clinical strategies and outcomes in advanced heart failure patients older than 70 years of age receiving the HeartMate II left ventricular assist device: a community hospital experience. *J Am Coll Cardiol.* 2011;57(25): 2487-2495.

Brophy JM, Joseph L, Rouleau JL. Beta-blockers in congestive heart failure. A Bayesian meta-analysis. *Ann Intern Med.* 2001;134(7):550-560.

Cohn JN, Tognoni G; Valsartan Heart Failure Trial Investigators. A randomized trial of the angiotensin-receptor blocker valsartan in chronic heart failure. *N Engl J Med.* 2001;345(23):1667-1675.

Cutro R, Rich MW, Hauptman, PJ. Device therapy in patients with heart failure and advanced age: too much too late? *Int J Cardiol.* 2012;155(1):52-55.

Flather MD, Yusuf S, Køber L, et al. Long-term ACE-inhibitor therapy in patients with heart failure or left-ventricular dysfunction: a systematic overview of data from individual patients. ACE-Inhibitor Myocardial Infarction Collaborative Group. *Lancet.* 2000;355(9215):1575-1581.

Gottdiener JS, Arnold AM, Aurigemma GP, et al. Predictors of congestive heart failure in the elderly: the Cardiovascular Health Study. *J Am Coll Cardiol.* 2000;35(6):1628-1637.

Heiat A, Gross CP, Krumholz HM. Representation of the elderly, women, and minorities in heart failure clinical trials. *Arch Intern Med.* 2002;162(15):1682-1688.

Hunt SA, Abraham WT, Chin MH, et al; American College of Cardiology Foundation; American Heart Association. 2009 Focused update incorporated into the ACC/AHA 2005 Guidelines for the Diagnosis and Management of Heart Failure in Adults A Report of the American College of Cardiology Foundation/American Heart Association Task Force on Practice Guidelines Developed in Collaboration With the International Society for Heart and Lung Transplantation. *J Am Coll Cardiol.* 2009;53(15):e1-e90.

Kitzman DW, Gardin JM, Gottdiener JS, et al; Cardiovascular Health Study Research Group. Importance of heart failure with preserved systolic function in patients > or = 65 years. Cardiovascular Health Study. *Am J Cardiol.* 2001;87(4):413-419.

Maisel AS, Krishnaswamy P, Nowak RM, et al; Breathing Not Properly Multinational Study Investigators. Rapid measurement of B-type natriuretic peptide in the emergency diagnosis of heart failure. *N Engl J Med.* 2002;347(3):161-167.

McAlister FA, Lawson FM, Teo KK, Armstrong PW. A systematic review of randomized trials of disease management programs in heart failure. *Am J Med.* 2001;110(5):378-384.

Packer M, Coats AJ, Fowler MB, et al; Carvedilol Prospective Randomized Cumulative Survival Study Group. Effect of carvedilol on survival in severe chronic heart failure. *N Engl J Med.* 2001;344(22):1651-1658.

Pitt B, Zannad F, Remme WJ, et al. The effect of spironolactone on morbidity and mortality in patients with severe heart failure. *N Engl J Med.* 1999;341(10):709-717.

Rathore SS, Curtis JP, Wang Y, Bristow MR, Krumholz HM. Association of serum digoxin concentrations and outcomes in patients with heart failure. *JAMA.* 2003;289(7):871-878.

Rich MW. Device therapy in the elderly heart failure patient: what is the evidence? *Expert Rev Cardiovasc Ther.* 2010;8(9):1203-1205.

Rich MW. Pharmacotherapy of heart failure in the elderly: adverse events. *Heart Fail Rev.* 2012;17(4-5):589-595.

Rich MW, McSherry F, Williford WO, Yusuf S; Digitalis Investigation Group. Effect of age on mortality, hospitalizations and response to digoxin in patients with heart failure: the DIG study. *J Am Coll Cardiol.* 2001;38(3):806-813.

Santangeli P, Di Biase L, Dello Russo A, et al. Meta-analysis: age and effectiveness of prophylactic implantable cardioverter-defibrillators. *Ann Intern Med.* 2010;153(9):592-599.

Vitale CA, Chandekar R, Rodgers PE, Pagani FD, Malani PN. A call for guidance in the use of left ventricular assist devices in older adults. *J Am Geriatr Soc.* 2012;60(1):145-150.

Wolinsky FD, Overhage JM, Stump TE, Lubitz RM, Smith DM. The risk of hospitalization for congestive heart failure among older adults. *Med Care.* 1997;35(10):1031-1043.

Zile MR, Brutsaert DL. New concepts in diastolic dysfunction and diastolic heart failure: part II: causal mechanisms and treatment. *Circulation.* 2002;105(12):1503-1508.

SITES RECOMENDADOS

American Heart Association (excelente fonte de materiais tanto para profissionais quanto para pacientes). www.americanheart.org

Heart Failure Society of America (fonte de materiais para médicos e pacientes). www.hfsa.org

DISTÚRBIOS DO RITMO CARDÍACO

BRADIARRITMIAS

FUNDAMENTOS DO DIAGNÓSTICO

► Intolerância ao exercício, dispneia, fadiga, palpitações, tontura, síncope.

► Bradicardia sinusal, pausas sinusais, taquiarritmias supraventriculares paroxísticas acompanhadas de bradiarritmias (síndrome taqui-bradi).

► Princípios gerais em idosos

As bradicardias em idosos são causadas principalmente por alterações degenerativas que afetam a formação e condução do impulso. A disfunção do nó sinusal inclui bradicardia sinusal, pausas sinusais, incompetência cronotrópica (incapacidade de aumentar a frequência cardíaca de acordo com as necessidades da atividade) e síndrome taqui-bradi (fibrilação atrial ou *flutter* atrial alternando com bradicardia sinusal). A implantação de marca-passo é o único tratamento eficaz para a bradicardia sintomática sem causa reversível.

► Prevenção

Atualmente não existem medidas conhecidas para prevenir a disfunção do nó sinusal ou doença do sistema de condução relacionadas com a idade.

► Achados clínicos

A. Sinais e sintomas

Pacientes com disfunção do nó sinusal podem apresentar sintomas associados com bradicardia ou taquicardia. A apresentação mais comum da bradicardia sinusal é a fadiga. Pacientes com incompetência cronotrópica podem não apresentar sintomas em repouso, mas desenvolvem fadiga ou dispneia com exercício.

As pausas sinusais podem resultar em tontura ou síncope. Em pacientes com a síndrome taqui-bradi, as taquiarritmias podem causar palpitações. O término da taquicardia pode estar associado com uma pausa prolongada e sintomas de tontura ou síncope.

Pacientes idosos frequentemente apresentam retardo da condução no nó atrioventricular (AV) (bloqueio AV de primeiro grau ou bloqueio AV de segundo grau tipo Mobitz), que em geral é assintomático e benigno. O bloqueio AV Mobitz tipo II (bloqueio infranodal) costuma ser assintomático, mas está associado com um alto risco de progressão para bloqueio AV completo. O bloqueio cardíaco completo (BAV completo) pode se apresentar com sintomas de fadiga, dispneia ou síncope. Em pacientes idosos com BAV completo, ritmo de escape estável e sintomas mínimos, a PA sistólica geralmente está elevada.

A hipersensibilidade carotídea é uma causa comum de quedas inexplicadas em pacientes idosos. Uma massagem cuidadosa do seio carotídeo, após ausculta cuidadosa para descartar sopros, pode provocar pausas sinusais superiores a 3 segundos em pacientes com hipersensibilidade carotídea. Pausas com duração inferior a 3 segundos durante a massagem do seio carotídeo não são consideradas anormais.

B. Exames especiais

1. Eletrocardiografia — O ECG de 12 derivações e traçados de ritmo podem revelar bradicardia sinusal, pausas sinusais, retardo na condução nodal AV ou doença do sistema de His-Purkinje (bloqueio de ramo esquerdo ou direito, bloqueio fascicular).

2. Monitoração ambulatorial — A documentação de uma anormalidade de ritmo associada aos sintomas é fundamental para a decisão do tratamento. Monitores de 24 ou 48 horas são úteis nos pacientes com sintomas frequentes, enquanto monitores de 30 dias são preferidos para os pacientes com sintomas menos frequentes. Em pacientes com sintomas raros, mas potencialmente graves (p. ex.e, síncope), deve ser considerado um monitor de eventos implantável. Em um estudo com pacientes de 61 a 81 anos de idade com síncope recorrente, um monitor de eventos implantável estabeleceu o diagnóstico em 43% dos casos, em comparação com os métodos convencionais, que foram diagnósticos em 6% dos casos.

3. Outros testes cardíacos — O teste ergométrico pode ser útil em pacientes com suspeita de insuficiência cronotrópica. A falta de ar aos esforços ou a fadiga associada a um aumento inadequado da frequência cardíaca confirmam o diagnóstico. O teste ergométrico também pode provocar um bloqueio AV tipo Mobitz II ou BAV completo em pacientes com doença avançada do sistema de His-Purkinje. Estudos eletrofisiológicos em geral não são úteis para estabelecer a etiologia para bradiarritmias, mas uma condução acentuadamente prolongada decorrente da ativação do feixe de His para a despolarização ventricular (≥ 100 milissegundos) é uma indicação para implante de marca-passo com ou sem sintomas.

▶ Diagnóstico diferencial

Os sintomas de bradicardia são inespecíficos e podem ser o resultado de muitas outras causas, sejam cardíacas (IC, doença arterial coronariana, doença valvar cardíaca) ou não (doença pulmonar crônica, anemia, hipotireoidismo, falta de condicionamento físico). Tonturas ou síncope podem ser causadas por hipotensão, disfunção autonômica (p. ex., como resultado de diabetes ou parkinsonismo), embolia pulmonar ou eventos neurológicos. Muitos medicamentos podem causar sintomas que imitam aqueles da bradicardia. Polifarmácia, redução da função renal e medicamentos de absorção tópica ou sistêmica (p. ex., colírios β-bloqueadores) devem ser considerados como potenciais etiologias da bradicardia.

▶ Complicações

As bradiarritmias podem resultar em quedas ou síncope com risco potencial de traumatismos graves, como fratura de quadril ou hemorragia intracraniana, sobretudo em pacientes que recebem tratamento anticoagulante. Raramente, paradas sinusais profundas ou BCC sem um escape de ritmo podem ser fatais.

▶ Tratamento

O manejo da bradicardia começa com a identificação dos fatores potencialmente agravantes. Os medicamentos que podem causar bradicardia devem ser suspensos, se possível. É preciso perguntar aos pacientes sobre o uso de preparados fitoterápicos que possam causar bradicardia (p. ex., *Leonurus cardiaca* conhecida como agripalma ou orelha de leão/rabo de leão e *Valeriana officinalis* ou raiz valeriana). Devem ser feitos avaliação e tratamento para doença pulmonar, tireoide ou outra doença cardíaca, se indicado.

Em pacientes com bradicardia sintomática não originada de causas passíveis de correção, o único tratamento eficaz é o implante permanente de um marca-passo. Os marca-passos também estão indicados no bloqueio tipo II de Mobitz ou no BAV completo. A bradicardia sinusal assintomática, o bloqueio AV de primeiro grau e o bloqueio AV de segundo grau tipo I de Mobitz não são indicações para o implante de marca-passo.

▶ Prognóstico

O implante de marca-passo não afeta a sobrevida, mas reduz os sintomas e melhora a qualidade de vida em pacientes com bradiarritmias sintomáticas. Pacientes com a síndrome taqui-bradi têm pior prognóstico em consequência do tromboembolismo ou outras complicações decorrentes de taquiarritmias atriais.

TAQUIARRITMIAS: FIBRILAÇÃO ATRIAL E *FLUTTER* ATRIAL

FUNDAMENTOS DO DIAGNÓSTICO

- ▶ Palpitações, dispneia, dor torácica, tonturas.
- ▶ Pulso rápido e irregular (que pode ser regular no *flutter* atrial).
- ▶ O ECG demonstra fibrilação ou *flutter* atrial.

Princípios gerais em idosos

A prevalência da FA aumenta com a idade. Atualmente, existem cerca de 3 milhões de indivíduos com FA nos EUA, e há projeções de que esse número dobre no ano de 2050, com mais de 50% dos indivíduos afetados tendo mais de 80 anos de idade. A FA é mais comum em homens do que em mulheres de todas as idades. O *flutter* atrial (FLA) está intimamente relacionado com a FA, e os pacientes costumam apresentar ambas as arritmias em momentos diferentes.

Prevenção

Em idosos, a FA ocorre mais comumente no quadro de hipertensão, doença arterial coronariana (DAC), anomalias valvares ou IC. A FA também ocorre com mais frequência em pacientes idosos com doenças sistêmicas, como pneumonia, e após cirurgia cardíaca e não cardíaca. Hipertireoidismo (incluindo o hipertireoidismo subclínico), doença pulmonar aguda ou crônica, distúrbios respiratórios relacionados ao sono, embolia pulmonar e doença pericárdica são precipitantes adicionais da FA. A prevenção e o tratamento apropriado dessas condições podem reduzir a incidência de FA.

Achados clínicos

A. Sinais e sintomas

Os sintomas associados com a FA são muito variáveis. Palpitações causadas por frequências ventriculares rápidas são comuns, bem como dispneia, fadiga e tontura. Muitos pacientes são assintomáticos ou têm sintomas leves. A IC aguda causada pela taquicardia e perda da contração atrial é uma apresentação comum da FA em pacientes idosos, sobretudo naqueles com comprometimento da função diastólica. Alguns pacientes não têm sintomas cardíacos, mas se apresentam com eventos tromboembólicos, como um ataque isquêmico transitório ou AVE. Raramente, pacientes assintomáticos com FA e frequências ventriculares rápidas se apresentam com sintomas de IC como resultado da miocardiopatia mediada pela taquicardia.

O achado físico principal da FA é um ritmo irregular. A FA pode ser muito rápida, com frequências ventriculares de 130 a 180 bpm/minuto. Em pacientes idosos com doença de condução, as frequências ventriculares podem ser normais ou mesmo baixas. O FLA costuma ser regular, resultando de uma atividade atrial mais organizada que conduz para o ventrículo ou bloqueio AV 2:1, 3:1 ou 4:1. Um ritmo irregular causado por bloqueio variável também é comum, e pode ser indistinguível da FA com base somente no exame físico. Os sinais de retenção de volume e IC podem ser observados em pacientes com disfunção ventricular diastólica ou sistólica e nos pacientes em que a perda da contração atrial reduz o débito cardíaco.

B. Exames especiais

1. Eletrocardiografia — O ECG é diagnóstico em pacientes com FA ou FLA. A FA é caracterizada pela falta de atividade atrial organizada e intervalos QRS irregulares. O FLA é mais organizado e o achado mais comum é um padrão em "dente de serra", que pode ser mais bem observado nas derivações inferiores (II, III e aVF).

2. Ecocardiografia — A ecocardiografia é útil para avaliar doença cardíaca subjacente e as dimensões das câmaras, bem como para excluir miocardiopatia mediada pela taquicardia. O aumento de tamanho do átrio esquerdo está associado com um maior risco de arritmias recorrentes. A doença valvar cardíaca, a disfunção sistólica e a hipertensão pulmonar estão associadas com uma baixa probabilidade de restabelecimento e manutenção do ritmo sinusal.

3. Cateterização cardíaca — A cateterização cardíaca não está indicada de rotina na avaliação da FA, mas pode ser considerada para avaliação de DAC, miocardiopatia ou anormalidades valvares.

4. Outros exames — Eletrólitos séricos e testes de função da tireoide devem ser realizados em todos os pacientes com FA ou FLA de diagnóstico recente. Em pacientes portadores de marca-passo permanente ou CDIs, uma investigação do dispositivo pode fornecer informação sobre o controle da frequência e carga total da FA.

Diagnóstico diferencial

O diagnóstico diferencial da FA e do FLA deve ser feito entre outros tipos de arritmias supraventriculares. Complexos atriais prematuros frequentes, taquicardia atrial paroxística e taquicardia atrial multifocal (TAM) podem se apresentar com sintomas e achados físicos semelhantes àqueles observados na FA e no FLA, mas na maioria dos casos um ECG de 12 derivações é suficiente para estabelecer o diagnóstico correto. Ocasionalmente, manobras vagais ou a administração de adenosina podem ser necessárias para distinguir o FLA de outras arritmias supraventriculares. A FA ou o FLA também podem se apresentar como um amplo complexo de taquicardia, que pode ser difícil de diferenciar da taquicardia ventricular.

Complicações

A FA e o FLA não ameaçam a vida de imediato, mas podem resultar em complicações significativas quando não tratadas adequadamente. A complicação mais devastadora é o AVE. O AVE pode ocorrer na presença ou ausência da FA; de fato, em um grande estudo, mais de 60% dos pacientes estavam em ritmo sinusal no momento do AVE. Os fatores de risco para um AVE, conforme indicado pelo escore CHADS$_2$, incluem IC *c*ongestiva (disfunção do VE), *h*ipertensão, idade (*a*ge) de 75 anos ou mais, *d*iabetes e AVE (*s*troke) ou ataque isquêmico transitório (AIT) prévio. O CHADS$_2$ atribui 2 pontos para AVE e 1 ponto para cada um dos demais fatores de risco. Pacientes sem fatores de risco têm um risco anual de AVE superior a 18%. Uma atualização recente do sistema de pontuação (CHA$_2$DS$_2$ – VASc) atribui 2 pontos para idade de 75 anos ou mais, 1 ponto para idade de 65 a 74 anos, 1 ponto para doença vascular (doença arterial coronariana, aórtica ou periférica) e 1 ponto para sexo feminino. Um escore $CHADS_2$ ou CHA_2DS_2 – VASc de ≥ 2 está associado com um risco anual de AVE de pelo menos 4%. Além do AVE e AIT, os eventos tromboembólicos atribuíveis à FA podem afetar a circulação intestinal, renal e de outros órgãos ou membros.

Em pacientes com FA crônica e frequências ventriculares rápidas, pode ocorrer miocardiopatia mediada pela taquicardia. IC e MCS podem resultar de miocardiopatia. Em pacientes idosos com HVE e disfunção diastólica, a isquemia miocárdica e IAM sem elevação de ST podem ocorrer como resultado da incompatibilidade entre a oferta e demanda de oxigênio.

▶ Tratamento

A. Objetivos do tratamento

O manejo de pacientes com FA ou FLA de início recente deve começar com a identificação de possíveis causas precipitantes (ver anteriormente). Os objetivos primários do tratamento incluem a prevenção do AVE e outros eventos tromboembólicos, o controle da frequência ventricular e o alívio dos sintomas.

B. Terapia antitrombótica

Os riscos de eventos tromboembólicos não são significativamente diferentes entre FA e FLA, ou entre as formas paroxística e persistente da FA. O risco de AVE deve ser avaliado usando os escores $CHADS_2$ ou CHA_2DS_2 – VASc. Se a pontuação for 2 ou mais, é recomendada a anticoagulação a longo prazo com varfarina ou um dos agentes anticoagulantes mais recentes. Note que no sistema CHA_2DS_2 – VASc, todos os homens com 75 anos de idade ou mais e todas as mulheres com 65 anos de idade ou mais são elegíveis para a anticoagulação sistêmica, mesmo na ausência de outros fatores de risco. Além disso, como o risco de AVE aumenta progressivamente com a idade, pacientes mais idosos obtêm o maior benefício absoluto da anticoagulação.

O risco anual de hemorragia com o uso de varfarina é estimado em 3%, e não existem evidências de que pacientes mais idosos apresentem incidências de sangramento significativamente mais elevadas quando a dose é cuidadosamente ajustada para manter uma razão da normatização internacional (RNI) entre 2,0 e 3,0. (Exceção: pacientes portadores de próteses valvares mecânicas necessitam uma RNI de 2,5 a 3,5.) Alimentos ricos em vitamina K (p. ex., vegetais de folhas verdes), antibióticos e amiodarona podem afetar os níveis de RNI. Pacientes idosos devem ser advertidos para não usar concomitantemente varfarina e anti-inflamatórios não esteroides, pois existe um risco aumentado de sangramento gastrintestinal. Pacientes com DAC são muitas vezes tratados com varfarina, ácido acetilsalicílico (AAS) e outro agente antiplaquetário (p. ex., clopidogrel). Para reduzir o risco de hemorragia, os medicamentos desnecessários devem ser suspensos quando clinicamente adequado (p. ex., clopidogrel 3 a 12 meses após intervenção coronariana percutânea).

Recentemente, foram disponibilizados três novos anticoagulantes com efeitos terapêuticos comparáveis aos da varfarina. Rivaroxabana, apixabana (inibidores do fator Xa) e dabigatrana (um inibidor direto da trombina) demonstraram ser tão eficazes quanto a varfarina na prevenção de eventos tromboembólicos em pacientes com FA, sem o risco aumentado de hemorragias importantes e com um risco reduzido de hemorragia intracraniana (HIC). Todos eles apresentam a vantagem de ter uma dose fixa, sem a necessidade monitoramento da RNI. No entanto, não existem medidas disponíveis para reverter agudamente os efeitos desses agentes em pacientes com hemorragia significativa. Em pacientes idosos com redução do *clearance* da creatinina, recomendam-se doses mais baixas e os medicamentos estão contraindicados em pacientes com taxas de *clearance* da creatinina <15 mL/min. Além disso, dados pós-comercialização levantaram preocupações de que o risco de hemorragias graves ou com risco de vida possa estar aumentado em pacientes com mais de 80 anos de idade que recebem dabigatrana.

Em pacientes com contraindicações absolutas ao uso da varfarina e outros anticoagulantes, como história de hemorragia que necessitou de transfusões sanguíneas ou hemorragia intracraniana, a administração diária de AAS é razoável. O tratamento combinado com clopidogrel e AAS é mais eficaz do que o AAS isoladamente na redução do risco de AVE, mas o risco de hemorragia é semelhante ao da varfarina.

C. Controle da frequência

O controle eficaz da frequência ventricular durante a FA e o FLA é o objetivo primário no manejo das fases aguda e crônica. O controle ideal da frequência é definido tradicionalmente como a frequência cardíaca de repouso (na FA) de 60 a 80 batimentos/minuto e uma frequência cardíaca de 90 a 115 batimentos/minuto com atividade. No entanto, um controle "leniente" (brando) da frequência, definido com uma frequência cardíaca de repouso de < 110 batimentos/minuto, está associado com escores de qualidade de vida semelhantes aos de um controle de frequência restrito. Os β-bloqueadores são os medicamentos de escolha em pacientes com DAC ou função sistólica reduzida. Os bloqueadores do canal de cálcio não são recomendados em pacientes com função sistólica deprimida. A digoxina promove uma lentificação da condução ventricular por meio de seus efeitos sobre o sistema nervoso parassimpático, mas sua eficácia é limitada em pacientes com alto tônus simpático, como durante o exercício físico, no período pós-operatório imediato, ou durante uma infecção. Em pacientes relativamente sedentários, a digoxina em baixa dose pode fornecer um controle adequado da frequência, isoladamente ou em combinação com β-bloqueadores ou bloqueadores do canal de cálcio. Em pacientes refratários ao controle medicamentoso da frequência, a ablação do nó AV por meio de radiofrequência com implante de marca-passo permanente é um método eficaz para o controle da frequência, e está associada com uma melhor qualidade de vida.

D. Controle do ritmo

O restabelecimento e a manutenção do ritmo sinusal costumam ser necessários para o alívio dos sintomas. O controle do ritmo não demonstrou reduzir a mortalidade ou os AVEs e não elimina a necessidade de anticoagulação a longo prazo em pacientes com alto risco de eventos tromboembólicos. O controle do ritmo é mais difícil de conseguir em pacientes com duração prolongada da FA, depressão da função sistólica, disfunção diastólica grave ou tamanhos atriais maiores.

A cardioversão elétrica imediata está indicada em pacientes hemodinamicamente instáveis e que apresentam FA e frequência ventricular rápida. Em pacientes estáveis, o controle da frequência deve ser iniciado com β-bloqueadores ou bloqueadores do canal de cálcio. Em pacientes que permanecem sintomáticos, a cardioversão elétrica pode ser realizada com um baixo risco de eventos tromboembólicos quando a duração da FA é inferior a 48 horas ou se o paciente está tomando varfarina com RNIs terapêuticas por pelo menos três semanas consecutivas. Quando a duração da FA é desconhecida, se o paciente não estiver fazendo uso de anticoagulação a longo prazo ou se as RNIs recentes foram subterapêuticas, deve ser feito um ecocardiograma transesofágico para descartar a presença de trombo atrial esquerdo antes da cardioversão. A anticoagulação deve ser mantida por pelo menos um mês após a cardioversão em decorrência do risco continuado de formação de trombo decorrente do atordoamento miocárdico*. Em pacientes com fatores de risco para AVE, a anticoagulação deve ser mantida indefinidamente. A cardioversão eletiva com novos anticoagulantes ainda não foi bem estudada. Dados preliminares sugerem que o uso contínuo de dabigatran por, no mínimo, três semanas antes da cardioversão não está associado com redução de risco de AVE relacionado à varfarina.

A cardioversão pode ser feita eletricamente ou com medicamentos. A cardioversão de corrente direta é mais eficaz e segura do que a cardioversão farmacológica. O único agente intravenoso aprovado pelo FDA para a conversão da FA é a ibutilida, mas existe um risco aumentado de induzir intervalos QT prolongados e produzir *torsades de pointes*, sobretudo em pacientes com IC. Embora amplamente usada, a amiodarona intravenosa não é mais eficaz que placebo na conversão aguda da FA ao ritmo sinusal.

A manutenção do ritmo sinusal a longo prazo requer o uso de um agente antiarrítmico oral. A quinidina e a procainamida são raramente usadas em decorrência de sua eficácia limitada e múltiplos efeitos colaterais. A disopiramida é relativamente contraindicada em idosos por seus efeitos anticolinérgicos proeminentes. Flecainida e propafenona são relativamente eficazes para a manutenção do ritmo sinusal, mas não devem ser usados em pacientes com doença cardíaca estrutural. O sotalol e a dofetilida têm depuração renal e podem prolongar o intervalo QT; como consequência, esses agentes devem ser usados com cautela, sobretudo em mulheres idosas (que tendem a apresentar intervalos QT mais longos na linha de base) com um *clearance* de creatinina diminuída. A amiodarona é comumente usada em função de sua eficácia e de seus poucos efeitos colaterais a curto prazo. No entanto, pode ocorrer toxicidade tireóidea, hepática, neurológica e pulmonar durante o uso a longo prazo, e a monitoração de rotina desses sistemas orgânicos é fundamental. A dronedarona é um agente semelhante à amiodarona sem as toxicidades orgânicas a longo prazo, mas foram relatados casos raros de insuficiência hepática aguda. A dronedarona está contraindicada em pacientes com IC ativa ou FA persistente.

A ablação por radiofrequência para FLA típico "em dente de serra" costuma ser realizada com grande sucesso e baixas taxas de complicação. A ablação da FA, que envolve principalmente isolamento elétrico das veias pulmonares para o átrio esquerdo, tornou-se um procedimento bastante realizado e relativamente eficaz. A taxa de sucesso, definida como a não ocorrência da FA em um ano, é de cerca de 70% para a FA paroxística, porém é muito menor para a FA persistente ou permanente. As principais complicações, incluindo AVE, hemorragia pulmonar, trombose venosa profunda, embolia pulmonar, perfuração ou tamponamento cardíaco, perfuração esofágica e óbito, ocorrem em 3 a 5% dos casos. A ablação da FA não demonstrou reduzir o risco de AVE e, assim, não elimina a necessidade de anticoagulação a longo prazo em pacientes de alto risco. Poucos estudos examinaram especificamente a eficácia e a segurança da ablação da FA em pacientes idosos, mas os dados retrospectivos limitados sugerem que em octogenários selecionados os resultados são semelhantes aos de pacientes mais jovens, embora o tempo de permanência hospitalar seja mais longo. Uma abordagem cirúrgica para o tratamento da FA, o procedimento Cox-Maze, apresenta uma taxa de sucesso superior a 90% para a cura da FA e demonstrou reduzir os AVEs. Em pacientes com história de FA que necessitam cirurgia valvular ou *bypass*, deve-se considerar o procedimento Cox-Maze concomitante.

▸ Prognóstico

A FA não tratada está associada a um aumento da mortalidade decorrente de AVEs e miocardiopatia induzida pela taquicardia, com IC resultante e risco aumentado de morte súbita. Com tratamento apropriado, o prognóstico a longo prazo da FA e do FLA é excelente, e as taxas de sobrevida são semelhantes em pacientes manejados com controle da frequência ou controle do ritmo. A instabilidade hemodinâmica ou sintomas graves atribuíveis à FA estão associados com morbidade significativa e altos custos por internações recorrentes, procedimentos e medicamentos antiarrítmicos.

ARRITMIAS VENTRICULARES

▸ Princípios gerais em idosos

A prevalência de arritmias ventriculares aumenta com a idade como resultado das alterações do miocárdio ventricular relacionadas à idade, acopladas com um aumento da prevalência de doença cardíaca. As arritmias ventriculares variam de batimentos ventriculares ectópicos ou taquicardia ventricular (TV) não sustentada, ambas benignas em pacientes com corações normais do ponto de vista estrutural, a taquicardia e fibrilação ventricular, que pode causar síncope ou MCS.

▸ Prevenção

Como as arritmias ventriculares mais graves estão relacionadas à doença cardíaca subjacente, a prevenção e o tratamento precoce

---

* N. de T. Disfunção mecânica atrial transitória após cardioversão.

de IMs e outras condições que podem causar miocardiopatia, como hipertensão e diabetes, são cruciais. A detecção precoce da miocardiopatia é importante para prevenir arritmias ventriculares letais.

Achados clínicos

A. Sinais e sintomas

Complexos ventriculares prematuros (CVPs) isolados em geral são assintomáticos. Ocasionalmente, os pacientes podem perceber "saltos" nos batimentos cardíacos ou palpitações. A TV não sustentada é definida como três ou mais CVPs a uma taxa superior a 100 por minuto e com duração inferior a 30 segundos. A TV não sustentada costuma ser assintomática, mas pode causar palpitações, tontura transitória ou síncope. A taquicardia ventricular (TV) pode causar palpitações, tonturas ou síncope. A fibrilação ventricular (FV) está associada a colapso hemodinâmico e resulta em síncope ou MCS se não tratada imediatamente.

Os achados físicos associados com CVPs incluem um batimento cardíaco irregular intermitente durante a ausculta que pode estar associado à falta de pulso periférico. A TV não sustentada e a TV estão associadas a pulso rápido e, em alguns casos, hipotensão. A FV está associada a ausência de pulso ou PA.

B. Exames especiais

1. Eletrocardiografia — Em pacientes com CVPs isolados, o ECG mostra complexos amplos de batimentos de origem ventricular. A TV se manifesta como complexos amplos de batimentos consecutivos que, quando mantidos, em geral são regulares. *Torsades de pointes* é, provavelmente uma TV polimórfica, com uma variação na amplitude QRS e que ocorre com um intervalo QT prolongado. A FV tem um ritmo caótico sem complexos QRS discretos. Os ECGs de linha de base devem ser examinados para IAM prévio ou intervalo QT prolongado (p. ex., causado por medicamentos ou anormalidades eletrolíticas). Uma carga de CVP > 25% do total de batimentos cardíacos pode estar associada com progressão para miocardiopatia.

2. Ecocardiografia, teste de estresse e cateterização cardíaca — Estes exames fornecem informação sobre a presença e gravidade de doença cardíaca subjacente e o potencial para arritmias ventriculares graves. FEVE e a presença de isquemia grave são as principais determinantes do prognóstico. A isquemia coronariana aguda pode causar TV ou FV sustentada, nas quais está indicada a cateterização cardíaca de emergência.

3. Estudo eletrofisiológico — O papel principal de um estudo eletrofisiológico (EEF) é a estratificação do risco de morte cardíaca súbita em pacientes com doença cardíaca estrutural e TV não sustentada. Em pacientes assintomáticos com DAC e FEVE de 36 a 40% e TV não sustentada, a indução de TV sustentada durante um estudo eletrofisiológico pode ser considerada para abordar a possibilidade de arritmia ventricular como a causa da síncope. Um estudo eletrofisiológico não é útil para a estratificação de risco da MCS em pacientes com miocardiopatia não isquêmica.

Diagnóstico diferencial

Batimentos de complexos largos podem ter origem ventricular ou supraventricular. Um batimento de complexo largo precedido por uma onda P sugere uma origem supraventricular com condução aberrante. A taquicardia de complexo largo com dissociação AV tem origem ventricular. Outros critérios diagnósticos para TV são a presença de fusão ou captura dos batimentos (súbito estreitamento entre batimentos de complexo largo) e morfologia de bloqueio do ramo esquerdo, com desvio do eixo para a direita. Em pacientes idosos, as anormalidades de condução na linha de base são comuns. A comparação da morfologia da taquicardia com os batimentos sinusais basais pode ajudar a diferenciar a taquicardia supraventricular com aberração da TV.

Complicações

A complicação mais importante das arritmias ventriculares é a MCS, que frequentemente ocorre sem sintomas premonitórios. As arritmias ventriculares também podem estar associadas a síncope, quedas, dor torácica, dispneia ou IC aguda.

Tratamento

Os CVPs em geral não requerem tratamento. Em pacientes altamente sintomáticos, os β-bloqueadores são os agentes de escolha. Raramente, em pacientes com sintomas incapacitantes e não receptivos a β-bloqueadores, são usados medicamentos antiarrítmicos. A ablação por radiofrequência é útil para a redução da carga ectópica, quando é possível identificar uma fonte única de CVPs.

A presença de TV não sustentada é uma indicação para investigação posterior. Em pacientes com fração de ejeção do VE normal, o tratamento é o mesmo que para CVPs isolados. Em pacientes com DAC, fração de ejeção do VE de 36 a 40% e TV monomórfica induzível durante um estudo eletrofisiológico, um dispositivo implantável está indicado para prevenir a MCS. Pacientes com FEVE de 35% ou menos, independentemente de sua etiologia, são elegíveis para dispositivo implantável para a prevenção primária de MCS. Pacientes com síncope inexplicável na presença de miocardiopatia têm uma indicação para um dispositivo de implante para a prevenção secundária (i.e., um evento semelhante atribuível a arritmias ventriculares graves) ou MCS. A ablação de TV mantida pode ser feita para reduzir os choques de CDIs em pacientes com arritmias recorrentes e não responsivos ao tratamento medicamentoso.

O papel dos CDIs em pacientes com mais de 75 a 80 anos de idade é controverso. Metanálises de estudos existentes e estudos retrospectivos concluíram que, em pacientes com 75 anos de idade ou mais, os CDIs não conduzem a significante benefício sobre a mortalidade total, especialmente em pacientes com comprometimento renal. A implantação de CDIs em pacientes na oitava ou nona década de vida traz consigo implicações que devem ser comunicadas aos pacientes e seus familiares. Os choques emitidos pelos dispositivos costumam ser dolorosos, e o tratamento eficaz das arritmias ventriculares pode transformar a morte súbita em um processo mais gradual, com uma vida mais longa, porém com qualidade de vida reduzida. O desligamento do dispositivo no caso de doença terminal ou choques repetitivos também deve ser discutido antes da implantação do CDI.

▶ Prognóstico

O prognóstico das arritmias ventriculares depende da natureza e gravidade da doença cardíaca subjacente. Na ausência de doença estrutural cardíaca ou depressão da fração de ejeção do VE, o prognóstico dos CVPs é excelente. A presença de taquicardia ventricular não mantida em pacientes com função sistólica diminuída é um marcador para aumento da mortalidade, mas não existem evidências de que a supressão dos CVPs e da TV não sustentada melhore a sobrevida. Em pacientes com FEVE ≤ 35%, os CDIs reduzem a mortalidade em pacientes mais jovens, mas o benefício sobre a mortalidade de pacientes mais velhos ainda não está claro.

Andersen HR, Nielsen JC, Thomsen PE, et al. Long-term follow up of patients from a randomized trial of atrial versus ventricular pacing for sick sinus syndrome. *Lancet.* 1997;350(9086):1210-1216.

Bardy GH, Lee KL, Mark DB, et al; Sudden Cardiac Death in Heart Failure Trial (SCD-HeFT) Investigators. Amiodarone or an implantable cardioverter-defibrillator for congestive heart failure. *N Engl J Med.* 2005;352(3):225-237.

Bum Kim J, Suk Moon J, Yun SC, et al. Long term outcome of mechanical mitral valve replacement in patients with atrial fibrillation: impact of the maze procedure. *Circulation.* 2012;125(17):2071-2080.

Bunch JT, Weiss JP, Crandall BG, et al. Long-term clinical efficacy and risk of catheter ablation for atrial fibrillation in octogenarians. *Pacing Clin Electrophysiol.* 2010;33(2);146-152.

Buxton AE, Lee KL, Fisher JD, Josephson ME, Prystowsky EN, Hafley G. A randomized study of the prevention of sudden death in patients with coronary artery disease. *N Engl J Med.* 1999;341(25):1882-1890.

Damiano RJ Jr, Schwartz FH, Bailey MS, et al. The Cox maze IV procedure: predictors of late recurrence. *J Thorac Cardiovasc Surg.* 2011;141(1):113-121.

Epstein AE, DiMarco JP, Ellenbogen KA, et al; American College of Cardiology/American Heart Association Task Force on Practice Guidelines (Writing Committee to Revise the ACC/AHA/NASPE 2002 Guideline Update for Implantation of Cardiac Pacemakers and Antiarrhythmia Devices); American Association for Thoracic Surgery; Society of Thoracic Surgeons. ACC/AHA/HRS 2008 Guidelines for Device-Based Therapy of Cardiac Rhythm Abnormalities: a report of the American College of Cardiology/American Heart Association Task Force on Practice Guidelines (Writing Committee to Revise the ACC/AHA/NASPE 2002 Guideline Update for Implantation of Cardiac Pacemakers and Antiarrhythmia Devices): developed in collaboration with the American Association for Thoracic Surgery and Society of Thoracic Surgeons. *Circulation.* 2009; 117(21):e350-e408.

Gage BF, Waterman AD, Shannon W, Boechler M, Rich MW, Radford MJ. Validation of clinical classification schemes for predicting stroke: results from the national registry of atrial fibrillation. *JAMA.* 2001;285(22):2864-2870.

Go AS, Hylek EM, Phillips KA, et al. Prevalence of diagnosed atrial fibrillation in adults: National implications for rhythm management and stroke prevention: the AnTicoagulation and Risk Factors in Atrial Fibrillation (ATRIA) Study. *JAMA.* 2001;285(18):2370-2375.

Kannel WB, Benjamin EJ. Current perceptions of the epidemiology of atrial fibrillation. *Cardiol Clin.* 2009;27(1):13-24.

Lampert R, Hayes DL, Annas GJ, et al; American College of Cardiology; American Geriatrics Society; American Academy of Hospice and Palliative Medicine, American Heart Association; European Heart Rhythm Association; Hospice and Palliative Nurses Association. HRS Expert Consensus Statement on the Management of Cardiovascular Implantable Electronic Devices (CIEDs) in patients nearing end of life or requesting withdrawal of therapy. *Heart Rhythm.* 2010;7(7):1008-1026.

Lip GY, Frison L, Halperin JL, Lane DA. Identifying patients at high risk for stroke despite anticoagulation: a comparison of contemporary stroke risk stratification schemes in an anticoagulated atrial fibrillation cohort. *Stroke.* 2010;41(12):2731-2738.

Moss AJ, Zareba W, Hall WJ, et al; Multicenter Automatic Defibrillator Implantation Trial II Investigators. Prophylactic implantation of a defibrillator in patients with myocardial infarction and reduced ejection fraction. *N Engl J Med.* 2002;346(12):877-883.

Ozcan C, Jahangir A, Friedman PA, et al. Long-term survival after ablation of atrioventricular node and implantation of a permanent pacemaker in patients with atrial fibrillation. *N Engl J Med.* 2001;344(14):1043-1051.

Parry SW, Matthews IG. Implantable loop recorders in the investigation of unexplained syncope: a state of the art review. *Heart.* 2010;96(20):1611-1616.

Smit MD, Crijns HJ, Tijssen JG, et al; RACE II Investigators. Effect of lenient versus strict rate control on cardiac remodeling in patients with atrial fibrillation data of the RACE II (RAte Control Efficacy in permanent atrial fibrillation II) study. *J Am Coll Cardiol.* 2011;58(9):942-949.

Yokokawa M, Kim HM, Good E, et al. Relation of symptoms and symptom duration to premature complex-induced cardiomyopathy. *Heart Rhythm.* 2012;9(1):92-95.

Wyse DG, Waldo AL, DiMarco JP, et al; Atrial Fibrillation Follow-up Investigation of Rhythm Management (AFFIRM) Investigators. A comparison of rate control and rhythm control in patients with atrial fibrillation. *N Engl J Med.* 2002;347(23):1825-1833.

SITES RECOMENDADOS

American Heart Association (excelente fonte de materiais tanto para profissionais quanto para pacientes). www.americanheart.org

Heart Rhythm Society (fonte de materiais para médicos e pacientes). www.hrsonline.org

30 Hipertensão

Quratulain Syed, MD
Barbara Messinger-Rapport, MD, PhD

FUNDAMENTOS DO DIAGNÓSTICO

- A hipertensão diastólica na ausência de fatores de risco importantes e lesão de órgão-alvo é definida como pressão arterial diastólica ≥ 90 mmHg.
- A hipertensão sistólica na ausência de fatores de risco importantes e lesão de órgão-alvo é definida como pressão arterial sistólica ≥ 140 mmHg*.
- Na presença de pressão arterial diastólica normal (< 90 mmHg), a hipertensão sistólica é definida como hipertensão sistólica isolada.

Princípios gerais em idosos

A hipertensão em adultos idosos (ou mais jovens) é definida de acordo com os critérios do Joint National Committee on Prevention, Detection, Evaluation, and Treatment of High Blood Pressure VII (JNC 7) como a pressão arterial (PA) > 140/90 mmHg com base em duas ou mais medidas feitas corretamente com o paciente sentado em duas ou mais consultas.

A hipertensão arterial é muito comum em adultos mais velhos. A prevalência da hipertensão é de até 63% nas idades de 60 a 79 anos, e de 74% em idades ≥ 80 anos. A hipertensão é o principal fator de risco para morbidade e mortalidade cardiovascular e cerebrovascular. Em 2008, 1 em 6 óbitos foi causado por doença cardíaca e 1 em 18 óbitos foi causado por acidentes vasculares encefálicos (AVEs) nos Estados Unidos (EUA). Envelhecimento, peso corporal elevado, tabagismo, atividade física reduzida e ingestão de sal são os principais fatores de risco para hipertensão.

Na presença de uma PA diastólica normal (< 90 mmHg), a elevação da PA sistólica é referida como hipertensão sistólica isolada (HSI). A pressão sistólica aumenta com a idade, mas a pressão diastólica aumenta até por volta dos 55 anos de idade, e então cai gradualmente (Figura 30-1). Portanto, a hipertensão diastólica isolada é rara em idosos. A hipertensão diastólica, quando presente, costuma ocorrer em combinação com a hipertensão sistólica em idosos (hipertensão diastólica-sistólica).

A pressão de pulso (PP) elevada, que é a pressão sistólica menos a pressão diastólica, está cada vez mais sendo reconhecida com um importante preditor de risco cerebrovascular e cardíaco em idosos. Com a idade, a PP aumenta de maneira paralela ao aumento da PA sistólica.

Patogênese

"A longevidade é uma questão vascular, que foi bem expressa no axioma de que o homem é tão velho quanto suas artérias. Para a maioria dos indivíduos, a morte chega primária ou secundariamente através desse portal. O início do que pode ser chamado de arteriosclerose fisiológica depende, em primeiro lugar, da qualidade do tecido arterial que o indivíduo recebeu como herança e, secundariamente, da quantidade de desgaste à qual o tecido arterial foi submetido."

Sir William Osler, 1898

Em idosos, a hipertensão é causada principalmente pelo aumento da rigidez arterial (o colágeno substitui a elastina na lâmina elástica da aorta), o que acompanha o envelhecimento. Isso leva a um aumento da velocidade da onda pulso, causando elevação tardia da pressão arterial sistólica (PAS) e aumento da demanda de oxigênio miocárdico. Também ocorre uma redução do fluxo para a frente, limitando assim a perfusão orgânica. Essas alterações indesejáveis, combinadas com a estenose coronariana preexistente ou redução excessiva da pressão diastólica (PAD) induzida por medicamentos, predispõem os idosos ao desenvolvimento de hipertrofia ventricular esquerda (HVE) e insuficiência cardíaca (IC).

A disfunção endotelial é outra contribuinte importante na elevação da PA em idosos. Lesões mecânicas e inflamatórias das artérias em processo de envelhecimento levam a uma redução da disponibilidade de óxido nítrico (NO) vasodilatador, que causa

---

* N. de R.T. Já foi publicado (*on-line* em dezembro de 2013) o JNC 8, aconselhando iniciar tratamento nos pacientes com idade ≥ 60 anos quando a pressão arterial sistólica for ≥ 150 mmHg e a diastólica ≥ 90 mmHg, sendo, entretanto, mantida a definição de 140 x 90 mmHg respectivamente pelas diretrizes de 2013 das Sociedades Europeias de Hipertensão e Cardiologia (ESH/ESC).

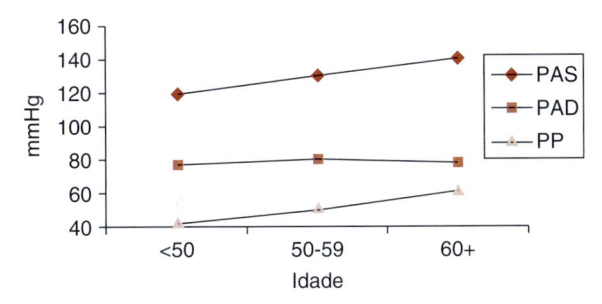

Figura 30-1 Alterações na pressão arterial sistólica (PAS), pressão arterial diastólica (PAD) e pressão de pulso (PP) com o envelhecimento. A PAS e a PP aumentam com a idade. A PAD atinge um platô e pico aproximadamente aos 55 anos de idade. Figura desenhada usando dados do Framingham Heart Study.

um equilíbrio desfavorável entre vasodilatadores (como NO) e vasoconstritores (como endotelina).

A desregulação autonômica contribui com a hipotensão ortostática (redução na PAS > 20 mmHg e/ou PAD > 10 mmHg após 3 minutos em pé), que é um fator de risco para quedas, síncope e eventos cardiovasculares (CV). A desregulação autonômica também leva à hipertensão ortostática, que é um aumento na PAS ao assumir uma postura ereta, sendo um fator de risco para HVE, doença arterial coronariana (DAC) e doença cerebrovascular (DCBV) silente. Não existe consenso na definição de hipertensão ortostática, embora os estudos tenham usado a definição de um aumento de 20 mmHg na PAS ao assumir a posição em pé.

A disfunção renal relacionada à idade, com glomerulosclerose e fibrose intersticial, é gradual e progressiva. No entanto, ela pode ser precipitada por danos agudos ou por comorbidades. A redução consequente na taxa de filtração glomerular (TFG) e outros mecanismos renais homeostáticos, como sódio/potássio adenosina trifosfatase da membrana, resulta em aumento do sódio intracelular, redução da troca sódio-cálcio, expansão de volume e hipertensão resultante. Como a redução da massa tubular renal fornece menos vias de transporte para a excreção de potássio, os pacientes idosos hipertensos são mais propensos ao desenvolvimento de hipercalemia.

Os idosos apresentam maior sensibilidade ao sal em decorrência de uma redução na função renal relacionada à idade e uma redução da sódio/potássio-adenosina trifosfatase, resultando em uma incapacidade dos rins de excretar uma carga de sódio.

▶ **Diagnóstico diferencial**

A maioria dos idosos com hipertensão apresenta hipertensão primária ou essencial. A hipertensão secundária refere-se à hipertensão com uma causa identificável e tratável. A hipertensão renovascular causada por estenose da artéria renal é a causa mais comum da hipertensão secundária tratável em indivíduos idosos. Outras causas, como apneia obstrutiva do sono (AOS), aldosteronismo primário e distúrbios da tireoide, sempre devem ser consideradas em casos nos quais a PA continua acima do desejado apesar de três medicamentos em doses moderadas e nos quais a história e o exame físico sugerem esses distúrbios.

A AOS é um forte fator de risco independente para o desenvolvimento e progressão da hipertensão, especialmente a hipertensão resistente ao tratamento e suas complicações CV e renais. A sobrecarga de volume e os desvios de líquidos, bem como aumentos na ativação simpática, estresse oxidativo, inflamação e liberação de substâncias vasoativas secundárias à hipoxemia intermitente, contribuem para a elevação da PA em pacientes com AOS.

A carga inflamatória crônica por distúrbios inflamatórios pode levar à rigidez arterial e, portanto, à hipertensão. Além disso, os anti-inflamatórios não esteroides (AINEs) usados para o tratamento desses distúrbios podem causar elevação da PA. Outros medicamentos, como os inibidores da ciclo-oxigenase-2, glicocorticoides, análogos da eritropoietina, alguns medicamentos antirreumáticos modificadores de doença (p. ex., leflunomida), imunossupressores (p. ex., ciclosporina e tacrolimus) e antidepressivos (p. ex., doses mais elevadas de venlafaxina), podem aumentar a PA. *Serenoa repens***, erva-de-são-joão, alcaçuz, ergotamina e preparados fitoterápicos contendo ergotamina estão associados com hipertensão. Entre as drogas recreacionais, o "*ecstasy* de ervas", a cocaína (e sua retirada), a nicotina (e sua retirada) e os estimulantes (p. ex., metilfenidato) também estão associados com a hipertensão.

Feocromocitomas são tumores raros, responsáveis por 0,5% dos casos de hipertensão secundária, que normalmente se apresentam entre os 30 e 60 anos de idade. Tumores intracranianos em estruturas próximas ao nervo glossofaríngeo podem causar a insuficiência dos barorreceptores, levando a um quadro de hipertensão volátil (aumento abrupto na PA, com duração de minutos a horas, e taquicardia), crise hipertensiva (hipertensão grave, resistente, taquicardia e cefaleia) ou taquicardia ortostática (aumento da frequência cardíaca [FC] em > 30 batimentos/minuto da posição supina para a posição em pé).

▶ **Situações especiais**

Quatro condições comuns em pacientes idosos estão associadas ou complicam o diagnóstico de hipertensão: hipertensão do "avental branco" ou hipertensão do "consultório", hipotensão postural ou ortostática, hipotensão pós-prandial e pseudo-hipertensão.

A hipertensão do avental branco é uma hipertensão leve notada no consultório médico, mas com medidas repetidas normais em casa, no trabalho ou na monitoração ambulatorial da pressão arterial (MAPA) durante 24 horas. A lesão de órgão-alvo, como HVE, retinopatia hipertensiva ou nefropatia, está ausente. A hipertensão do avental branco comumente coexiste com fatores metabólicos de risco como hipercolesterolemia e hiperinsulinemia. No entanto, o estudo Syst-Eur e a análise de subgrupo de pacientes idosos no estudo IDACO indicaram que indivíduos não tratados com hipertensão do avental branco têm um risco cardiovascular semelhante ao dos indivíduos com pressão arterial normal.

** N. de T. Uma pequena palmeira nativa da América do Norte.

A hipotensão ortostática é uma queda de 20 mmHg na PA sistólica ou uma queda de 10 mmHg na PA diastólica quando o indivíduo se levanta de uma posição sentada. Ela é prevalente em cerca de 20% dos indivíduos com > 65 anos de idade e residentes na comunidade, e em 30% dos indivíduos com > 75 anos de idade. A hipotensão ortostática está associada com diabetes, hipertensão, índice de massa corporal baixo, doença de Parkinson, atrofia múltipla de sistemas, demência com corpos de Lewy e medicamentos. Entre os anti-hipertensivos, α-bloqueadores, bloqueadores combinados αe β, nitratos e diuréticos podem causar ou agravar a hipotensão ortostática. Além disso, antidepressivos (como paroxetina, sertralina, venlafaxina e trazodona) e antipsicóticos (como risperidona, olanzapina e quetiapina) podem causar hipotensão ortostática. A hipotensão ortostática diastólica medida 1 minuto após ficar em pé e a hipotensão ortostática sistólica medida 3 minutos após ficar em pé são preditivos de uma alta mortalidade vascular em idosos que vivem em casa. A hipotensão ortostática também está associada com um risco aumentado de quedas em idosos. Adultos idosos devem ser avaliados para hipotensão ortostática em consultas de rotina. Quando sintomáticos, os medicamentos causadores devem ser reduzidos ou suspensos. Após repouso no leito ou inatividade por período prolongado (p. ex., após internação hospitalar), os pacientes devem ser orientados para levantar-se gradualmente, para reduzir a demanda excessiva de sangue para as extremidades inferiores. Atividades que reduzem o retorno venoso para o coração, como tosse, esforço para evacuar, ficar em pé por período de tempo prolongado, devem ser evitadas, sobretudo durante o calor. Meias de compressão até a altura do joelho podem ser úteis em casos leves. Meias de compressão até a altura do quadril com cintas abdominais podem ser necessárias em casos mais graves. Em pacientes com insuficiência autonômica e hipertensão na posição supina, a elevação da cabeceira da cama em 10 a 20 graus durante a noite pode reduzir a hipertensão, prevenir a perda de volume noturno e ajuda a restaurar a PA matinal quando em pé. A ingestão liberal de sal e água para atingir um volume urinário de 24 horas de 1,5 a 2 litros pode atenuar a perda de líquido comumente observada na insuficiência autonômica. Em idosos com hipotensão ortostática causada pela falta de condicionamento, um programa de exercícios englobando natação, ciclismo reclinado ou remo pode ajudar a melhorar os sintomas.

A hipotensão pós-prandial foi definida como uma redução de 20 mmHg na PAS, ou uma redução de > 100 mmHg para menos de 90 mmHg duas horas após uma refeição. Os resultados podem ser quedas, síncope, AVEs, ataques isquêmicos transitórios, angina e infartos do miocárdio, e a hipotensão pós-prandial é um preditor independente de mortalidade. A hipotensão pós-prandial ocorre em 25 a 38% dos idosos institucionalizados. Ela parece resultar de um embotamento da resposta simpática à redução fisiológica pós-prandial normal. Ela é mais comum em idosos com doença de Parkinson, diabetes e hipertensão essencial. A polifarmácia, em especial o uso de diuréticos e medicamentos psicotrópicos, também parece ser um fator de risco. As reduções pós-prandiais da PA podem ser manejadas por meio de um regime de pequenas refeições frequentes, ingestão dietética limitada de carboidratos e beber água ou café antes das refeições. Entre os agentes farmacológicos, os inibidores da α-glucosidase, a goma de guar ou injeções de octreotida antes das refeições podem ser úteis.

A pseudo-hipertensão é uma pressão periférica significativamente mais elevada (p. ex., no braço) em comparação com uma medida arterial direta. A rigidez arterial decorrente de aterosclerose extensa é considerada como a responsável por esse fenômeno relativamente raro. Embora possa ser diagnosticada por medidas intra-arteriais diretas, esta técnica invasiva costuma ser desnecessária. A presença de um sinal de Osler (uma artéria radial palpável quando o manguito da PA é inflado acima da PA sistólica) é sugestiva mas não diagnóstica dessa condição. A pseudo-hipertensão pode ser suspeitada naqueles que parecem resistentes a um regime medicamentoso adequado, naqueles que se tornam muito sintomáticos com um regime farmacológico suave, e naqueles com PA muito elevada, mas sem evidência clínica de lesão de órgão-alvo. Radiografias incidentais das extremidades distais podem revelar uma calcificação arterial extensa.

▶ Achados clínicos

A. Sinais e sintomas

A maioria dos idosos com hipertensão é assintomática. Uma minoria pode apresentar tontura, palpitações ou cefaleia. Uma cefaleia matinal, geralmente occipital, pode ser característica de hipertensão de estágio III. A lesão de órgãos-alvo, como AVE, insuficiência cardíaca congestiva (ICC) ou insuficiência renal, pode ser a apresentação inicial.

B. História do paciente

É possível obter uma história sugestiva de hipotensão pós-prandial ou ortostática. Essas síndromes podem refletir uma hipertensão de longa data ou a presença de problemas associados que devem ser considerados no tratamento da hipertensão.

A história do paciente deve ser direcionada para a possibilidade de hipertensão secundária, concentrando-se em ganho recente de peso, poliúria, polidipsia, fraqueza muscular, história de cefaleias, palpitações, diaforese, perda de peso, ansiedade e distúrbios do sono (p. ex., sonolência diurna, roncos altos e cefaleias matinais).

Sintomas suspeitos de lesão de órgãos-alvo incluem cefaleia, fraqueza ou cegueira transitória, claudicação, dor torácica e dispneia. As comorbidades como diabetes melito (DM), DAC, IC, doença pulmonar obstrutiva crônica (DPOC), gota e disfunção sexual devem ser questionadas, pois terão um impacto sobre a estratificação do fator de risco coronariano e escolha do tratamento inicial.

A história médica deve incluir medicamentos prévios para a PA, medicamentos atualmente prescritos (sobretudo AINEs e medicamentos para gripe), bem como suplementos fitoterápicos (principalmente erva-de-são-joão e *Serenoa repens*). O estilo de vida, incluindo tabagismo, ingestão de álcool, uso de drogas, exercícios regulares e grau de atividade física, deve ser avaliado. Uma história dietética visando sódio (que pode aumentar a PA), ingestão de gordura (que pode contribuir para o risco CV) e álcool (que pode aumentar a PA quando consumido em quantidades excessivas) também é importante.

C. Exame físico

O exame físico é dirigido para a confirmação da hipertensão e identificação de possíveis causas secundárias. O diagnóstico de hipertensão deve estar baseado em pelo menos três medidas diferentes de PA em duas ou mais consultas médicas separadas. A PA de rotina deve ser medida usando um manguito de tamanho apropriado ao nível cardíaco, com o paciente sentado confortavelmente por pelo menos 5 minutos. A PA ortostática deve ser medida na posição sentada e, depois, em pé após 1 minuto e, novamente, após 3 minutos. É recomendável verificar a PA pelo menos 1 hora após o consumo de álcool, cafeína ou tabaco.

A monitoração ambulatorial da PA em casa e durante 24 horas pode ajudar a diferenciar a hipertensão resistente verdadeira da hipertensão do avental branco.

Indivíduos frágeis residentes em clínicas geriátricas podem apresentar variabilidade aumentada nas determinações da PA durante o dia, nas quais a PA tem maior probabilidade de estar elevada antes do desjejum, caindo depois dele. Para evitar tratamentos hiperagressivos nesta população de alto risco, é recomendável diagnosticar a hipertensão com base em múltiplas determinações, antes e depois das refeições, bem como na posição supina e em pé.

D. Exames laboratoriais

Hemograma completo, painel metabólico e renal, perfil lipídico, hormônio estimulante da tireoide (TSH), exame de urina (para quantificar a proteinúria) e um eletrocardiograma com 12 derivações estão incluídos na avaliação inicial.

Devem ser procuradas evidências para lesão de órgão-alvo (i.e., alterações oftalmológicas vasculares, sopros carotídeos, dilatação das veias cervicais, terceira ou quarta bulha cardíaca, estertores pulmonares e redução dos pulsos periféricos). Uma avaliação cognitiva (p. ex., a Montreal Cognitive Assessment ou o St. Louis University Mental Status Exam) também é útil para o rastreamento de alterações cognitivas longitudinais no paciente idoso hipertenso. Causas secundárias, incluindo sopros renais (estenose da artéria renal), fácies em "lua cheia", giba de búfalo e estrias abdominais (síndrome de Cushing), tremor, hiper-reflexia e taquicardia (tireotoxicose), devem ser avaliadas.

▶ Complicações

Indivíduos idosos com hipertensão têm riscos absolutos mais altos de eventos CV e cerebrovasculares. Também têm maior probabilidade de apresentar outras comorbidades que pioram esses resultados. Assim, a prevenção da lesão de órgão-alvo em idosos hipertensos é vital para a redução da morbidade e mortalidade decorrentes de hipertensão. A lesão de órgão-alvo pode ocorrer de modo evidente na forma de AVE, infarto agudo do miocárdio (IAM), IC ou arritmia, ou de modo sutil na forma de um déficit neuropsiquiátrico, como um comprometimento cognitivo. A fibrilação atrial (FA) é uma complicação frequente da doença hipertensiva em idosos; 15% dos AVEs ocorrem em indivíduos com FA. A disfunção diastólica aumenta com a idade, secundariamente à redução da complacência vascular e ao aumento da impedância da ejeção ventricular esquerda, relacionada ao envelhecimento miocárdico.

Outras complicações importantes incluem insuficiência renal crônica, doença renal em estágio final, hipertensão maligna e encefalopatia. Esses distúrbios são mais comuns na hipertensão grave ou mal controlada.

A hipertensão na meia-idade (40 a 64 anos de idade) é um fator de risco importante para o comprometimento cognitivo na idade avançada (idade > 65 anos). A hipertensão é uma causa conhecida de demência vascular (DVa), e os estudos demonstraram seu efeito na prevalência da demência de Alzheimer. No entanto, não existem evidências convincentes de que a redução da PA na idade avançada previna o desenvolvimento da demência ou do comprometimento cognitivo em pacientes hipertensos, sem doença cerebrovascular anterior aparente.

Assim, a prevenção de lesão de órgão-alvo em idosos é mais adequadamente realizada por meio da prevenção e do tratamento da PA elevada em adultos jovens e de meia-idade. Como foi observado antes, o tratamento da hipertensão em idosos tem um benefício substancial na redução de AVEs. No entanto, se a expectativa de vida for inferior a 1 ano, deve-se considerar alvos adaptáveis para redução de sintomas, em vez da redução de AVE.

▶ Tratamento

A. Hipertensão

O objetivo geral do manejo de pacientes que vivem na comunidade bem como residentes em clínicas geriátricas é a redução da morbidade e mortalidade por meio de diagnóstico e tratamento precoce com métodos menos invasivos e mais eficazes em termo de custos. A classificação da hipertensão, a estratificação de riscos CV e as estratégias de manejo de acordo com as diretrizes do JNC 7 são apresentadas na Tabela 30-1. A Tabela 30-2 enumera os principais fatores de risco. Há pouca informação disponível

Tabela 30-1 Estratificação do risco cardiovascular

Fatores de risco	Lesão de órgão-alvo
Hipertensão Tabaco IMC ≥ 30 Obesidade abdominal (circunferência abdominal > 102 cm em homens e > 88 cm em mulheres) Inatividade física Dislipidemia	Coração Hipertrofia ventricular esquerda Angina ou infarto agudo do miocárdio prévio Revascularização miocárdica prévia Insuficiência cardíaca
Diabetes Microalbuminúria ou TFG estimada < 60 mL/min	Cérebro AVE ou ataque isquêmico transitório
Idade (> 55 anos para homens, > 65 anos para mulheres)	Doença renal Comprometimento renal Nefropatia diabética Proteinúria > 300 mg/24 horas
História familiar de doença cardiovascular prematura (idade: homens < 55 anos, mulheres < 65 anos)	Doença arterial periférica Retinopatia

Dados do JNC 7, da European Society of Hypertension (ESH) e da European Society of Cardiology (ESC) 2007 guidelines.

Tabela 30-2 Medicamentos

Grupo de fármaco	Dose inicial	Variação típica	Indicações em adição à hipertensão	Efeitos colaterais/Comentários
Diuréticos				
HCTZ	12,5 mg/dia	12,5-25 mg/dia	Tratamento típico de primeira linha	Hipocalemia, hipercalcemia, hiperuricemia, hiponatremia, alcalose metabólica, aumento da frequência urinária (todos menos prováveis quando em doses baixas)
Bloqueadores do canal de cálcio				
Diidropiridínicos				
Anlodipina	2,5 mg/dia	2,5-10 mg/dia	Tratamento típico de primeira linha	Rubor facial, cefaleia, edema periférico
Felodipina	2,5 mg/dia	2,5-20 mg/dia	Tratamento típico de primeira linha	Rubor facial, cefaleia, edema periférico
Não diidropiridínicos				
Verapamil	120 mg/dia	120-240 mg/dia-2x/dia	Angina, arritmias	Constipação, bloqueio AV, ICC, elevação das transaminases
Diltiazem (ER)	120-180 mg/dia	240-480 mg/dia	Angina	Bloqueio AV, ICC, elevação das transaminases
α-bloqueadores				
Terazosin	1-2 mg/dia	1-5 mg/dia	HPB, hipertensão	Critérios de Beers 2012 PIM em decorrência de hipotensão ortostática; não recomendado de rotina para o tratamento da hipertensão
Doxazosin	1-2 mg/dia	1-8 mg/dia	HPB, hipertensão	Os mesmos que para terazosin
Prazosin	1 mg 2x/dia	2-20 mg/dia em doses divididas 2-3x/dia	HPB, hipertensão, pesadelos relacionados a TEPT	Os mesmos que para terazosin
β-bloqueadores				
Bisoprolol	2,5-5 mg/dia	2,5-20 mg/dia	Disfunção sistólica	Dor torácica, insônia, diarreia, bradicardia. Os β-bloqueadores devem ser evitados como tratamento de primeira linha da hipertensão na ausência de doença CV preexistente
Tartarato de metoprolol	25 mg 2x/dia	50-100 mg 2x/dia	DAC, disfunção sistólica	Broncospasmo, bloqueio AV, fadiga, insônia; cuidado com diabéticos, doença arterial periférica; o metoprolol é excretado por via renal
Carvedilol	3,125 mg 2x/dia	6,25-12,5 mg 2x/dia	DAC, disfunção sistólica	Broncospasmo, bloqueio AV, fadiga, insônia; cuidado com diabéticos, doença arterial periférica; o carvedilol é excretado por via renal
Atenolol	25 mg/dia	25-50 mg/dia	DAC, disfunção sistólica	Broncospasmo, bloqueio AV, fadiga, insônia; cuidado com diabéticos, doença arterial periférica; o atenolol é excretado por via renal e tem uma meia-vida de eliminação prolongada (15-35 horas) na DRET
Agonistas α$_2$-adrenérgicos				
Clonidina oral	0,1 mg 2x/dia	0,1-0,2 mg 2-3x/dia	Tratamento de segunda ou terceira linha quando incapaz de tolerar o tratamento por via oral (p. ex., adesivo)	Critérios de Beers 2012 PIM devido ao risco elevado de efeitos adversos sobre o SNC, bradicardia e hipotensão ortostática, não recomendados para uso rotineiro em idosos
Adesivos de clonidina (TTS)	0,1 mg/dia (TTS-1)	0,1-0,2 mg/dia (TTS-1 ou 2)		
Vasodilatador direto				
Hidralazina	10 mg 3x/dia	50 mg 3-4x/dia	Redução de pós-carga na ICC	Cefaleia, taquicardia, síndrome lúpica, retenção de líquidos
Inibidores do sistema renina-angiotensina				
IECAs				
Captopril	12,5-25 mg 2x/dia	25 mg-150 mg 2-3x/dia	Diabetes, ICC, disfunção VE após IAM	Tosse, *rash*, perda do paladar, hipercalemia; raramente leucopenia e angioedema
Enalapril	2,5 mg/dia	5-20 mg/dia	Diabetes, ICC, disfunção VE após IAM	Tosse, *rash*, perda do paladar, hipercalemia; raramente leucopenia e angioedema
Lisinopril	5 mg/dia	10-40 mg/dia	Diabetes, ICC, disfunção VE após IAM	Tosse, *rash*, perda do paladar, hipercalemia; raramente leucopenia e angioedema

(continua)

Tabela 30-2 Medicamentos (*continuação*)

Grupo de fármaco	Dose inicial	Variação típica	Indicações em adição à hipertensão	Efeitos colaterais/Comentários
BRAs				
Losartan	25 mg/dia	50-100 mg/dia	Pode ser considerado para diabetes, ICC se intolerante a IECAs	Hipercalemia, angioedema
Valsartan	80 mg/dia	80-320 mg/dia	Pode ser considerado para diabetes, ICC se intolerante a IECAs	Hipercalemia, angioedema
IDR				
Aliskiren	150 mg/dia	150-300 mg/dia		*Rash* cutâneo, hipercalemia, diarreia, creatinina e creatinoquinase elevadas, tosse, angioedema

AV, atrioventricular; BRAs, bloqueadores do receptor da angiotensina II; CV, cardiovascular; DAC, doença arterial coronariana; DRET, doença renal em estágio terminal; ER, liberação estendida; HCTZ, hidroclorotiazida; HPB, hipertrofia prostática benigna; IAM, infarto agudo do miocárdio; ICC, insuficiência cardíaca congestiva; IDR, inibidores diretos da renina; IECAs, inibidores da enzima conversora da angiotensina; PIM, medicamentos potencialmente inapropriados; SNC, sistema nervoso central; TEPT, transtorno de estresse pós-traumático; VE, ventricular esquerda.

para orientar os clínicos no que diz respeito ao manejo da hipertensão em octogenários e residentes de clínicas geriátricas, tipicamente o grupo idoso mais frágil.

O National Institute for Health and Clinical Excellence (NICE) recomenda tentar atingir uma PA abaixo de 140/90 mmHg em indivíduos com menos de 80 anos de idade com hipertensão tratada, e uma PA clínica abaixo de 150/90 mmHg em indivíduos com 80 anos de idade ou mais com hipertensão tratada. O consenso de especialistas de 2011 da American College of Cardiology Foundation e da American Heart Association (ACCF/AHA) recomenda que uma PAS de 140 a 145 mmHg, se tolerada, é aceitável em octogenários. Em pacientes com hipertensão e doença renal crônica (DRC) ou diabetes melito (DM), o JNC 7 recomenda uma PA de < 130/80 mmHg, independentemente da idade, um alvo que pode ser muito agressivo para a maioria dos idosos.

O estudo ACCORD-BP (faixa etária: 40 a 79 anos) não demonstrou qualquer redução em eventos CV importantes fatais e não fatais com redução da PAS < 120 mmHg, em comparação com o alvo de PAS < 140 mmHg em diabéticos com alto risco de eventos CV. Esses resultados foram apoiados pela análise INVEST de subgrupo de diabetes, na qual a faixa etária média foi de 66 anos. No estudo AASK (idade 18 a 70 anos), a redução da pressão arterial média (PAM) para uma meta de < 92 mmHg não demonstrou qualquer diferença significativa na mortalidade por qualquer causa, morte CV ou eventos CV gerais, em comparação com a meta de PAM frequente de 102 a 107 mmHg em afro-americanos com DRC. Consistente com as dificuldades em encontrar dados para os mais idosos, o estudo ACCORD-BP excluiu os indivíduos com idade > 79 anos, enquanto o estudo AASK excluiu aqueles com idade > 70 anos. O HYVET (Hypertension in the Very Elderly Trial), que visava adultos com mais de 80 anos de idade e uma redução da PA para < 150/80 mmHg no grupo de tratamento ativo, mostrou uma redução na incidência de AVEs, mas um aumento não significativo na mortalidade por todas as causas e mortalidade CV no grupo de tratamento ativo em comparação com o grupo placebo. No subestudo INVEST sobre os desfechos do tratamento da hipertensão arterial em indivíduos com DAC > 80 anos de idade, em comparação com indivíduos < 80 anos de idade, houve persistência da relação "curva J" entre a PA mais baixa (especialmente PAD) e um aumento da mortalidade por todas as causas, IAM não fatal e AVEs não fatais em indivíduos com idades superiores a 80 anos (Figura 30-2). Tendo em vista esses dados, espera-se que as diretrizes do JNC 8 forneçam uma nova perspectiva sobre esta questão.

O manejo da hipertensão em idosos frágeis deve ser adaptado, mantendo em mente o estado funcional e cognitivo do indivíduo, e os possíveis efeitos colaterais de cada plano de manejo. O benefício clínico do tratamento da hipertensão em idosos se instala dentro de um ano de tratamento. Assim, o tratamento da hipertensão em idosos com expectativa de vida limitada requer uma revisão de seus riscos e benefícios.

1. Tratamento não farmacológico — As intervenções no estilo de vida podem beneficiar idosos hipertensos e podem incluir o seguinte:

1. Sódio dietético

    A USDA recomenda a redução da ingestão de sódio na dieta de 2,3 g (6 g de cloreto de sódio) por dia para adultos com 50 anos de idade ou mais jovens, e < 1,5 g para adultos > 51 anos de idade, e para aqueles com alto risco de doenças vasculares. No entanto, a restrição de sódio em idosos frágeis pode ser pior ou precipitar anorexia, desnutrição, sarcopenia e hipotensão ortostática. Os estudos TOHP e TONE, que demonstraram os benefícios a longo prazo da redução do sal na dieta, excluíram os indivíduos muito idosos. A evidência mais forte das recomendações dietéticas de sódio para hipertensão em idosos provém do estudo TONE, no qual houve benefício com a redução do sódio dietético para uma média de 2,3 g diárias para adultos até os 70 anos de idade. Não existem dados em indivíduos mais idosos que apoiem a restrição de sódio para 1,5 g.

2. Plano de dieta

    A dieta mediterrânea demonstrou reduzir a mortalidade geral e a mortalidade como resultado de câncer ou doença

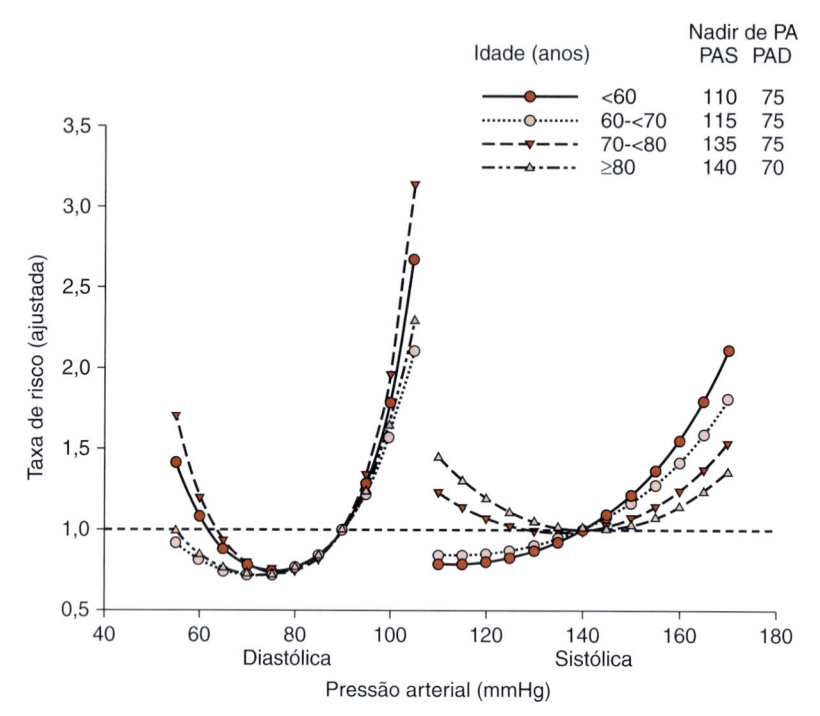

▲ **Figura 30-2** Taxa de risco ajustada para idade (em incrementos de 10 anos), pressão arterial sistólica e diastólica. Pressão arterial sistólica e diastólica de referência para taxa de risco: 140 e 90 mmHg, respectivamente. As pressões arteriais são a média no tratamento de todos os registros pós-linha de base. Os termos quadráticos para pressão arterial sistólica e diastólica foram estatisticamente significativos em todas as faixas etárias (todos P_.001, exceto para pressão arterial diastólica em indivíduos de 60 a 70 anos de idade para os quais P_0.006). Os ajustes foram baseados em sexo, raça, história de infarto do miocárdio, insuficiência cardíaca, doença vascular periférica, diabetes, AVE/ataque isquêmico transitório, insuficiência renal e tabagismo. (Reproduzida com permissão de American Journal of Medicine, Vol 123, No. 8, Scott J. Denardo, Yan Gong, Wilmer W. Nichols, Franz H. Messerli, Anthony A. Bavry, Rhonda M. Cooper-DeHoff, Eileen M. Handberg, Annette Champion, Carl J. Pepine. Blood Pressure and Outcomes in Very Old Hypertensive Coronary Artery Disease Patients: An INVEST Substudy, Page No. 725, Copyright 2010.)

CV em idosos. A dieta Dietary Approaches to Stop Hypertension (DASH) inclui produtos de grãos integrais, peixe, aves, nozes, redução da ingestão de carne vermelha, doces, açúcares adicionados e bebidas que contêm açúcar. Essa dieta é rica em potássio, magnésio, cálcio, proteína e fibras. A dieta DASH demonstrou reduzir a PA em estudos de curto prazo (em até oito semanas de acompanhamento) em adultos de meia-idade, mas faltam dados de acompanhamento de longo prazo em indivíduos mais velhos.

3. Álcool

A ingestão alcoólica pesada (> 300 mL/semana ou 34 g/dia) está fortemente, significativamente e independentemente relacionada com a elevação da PAS e PAD. Ela também está associada com um risco aumentado de eventos CV, AVEs e mortalidade geral quando comparada ao consumo ocasional de álcool. O envelhecimento está associado com diversas alterações fisiológicas que sugerem um aumento da sensibilidade ao álcool, que também pode levar a maior comprometimento cognitivo, declínio funcional e quedas nessa população. O consumo moderado de álcool (1 drinque-padrão ou 14 gramas de álcool puro por dia) está associado a um risco reduzido de doença CV. Como consequência, o U.S. National Institute on Alcohol Abuse and Alcoholism (NIAAA) recomenda que os indivíduos com 65 anos de idade ou mais limitem sua ingestão alcoólica a um drinque por dia. No entanto, uma redução maior pode ser considerada para adultos que apresentam distúrbios cognitivos, quedas e declínio funcional, e para aqueles que tomam medicamentos psicotrópicos que necessitam de receita médica.

Um drinque-padrão equivale a 0,354 L de cerveja com 5% de álcool, 0,147 L de vinho com 12% de álcool, ou 0,044 L de destilados com teor alcoólico de 40%.

4. Exercício

Aumento da atividade física para 30 a 45 minutos de atividade aeróbica durante quatro dias da semana ou mais. Se isso não for possível, qualquer aumento na atividade física provavelmente é benéfico.

5. Redução de peso

Um adulto obeso tem um índice de massa corporal (IMC) > 30 kg/m^2. O estudo TONE mostrou uma redução na PA com perda de peso por meio de exercício e restrições dietéticas. No entanto, esse estudo excluiu indivíduos com mais de 80 anos de idade e aqueles com doenças crônicas. Os dados populacionais em adultos idosos sugerem que um peso abaixo do normal traz consigo uma ameaça tão grande de incapacidade física quanto a obesidade excessiva. Um acompanhamento de 12 anos dos dados de mortalidade do grupo de intervenção de perda de peso do estudo TONE não mostrou qualquer benefício da mortalidade em relação ao grupo sem intervenção de perda de peso. Portanto, a perda de peso moderada deve ser encorajada em adultos idosos obesos somente se for consistente com metas funcionais e nutricionais.

6. Cessação do tabagismo

   Os idosos devem ser encorajados a parar de fumar com o auxílio de adesivos de nicotina, gomas de mascar, etc. A bupropiona e a vareniclina podem ser prescritas desde que o indivíduo seja acompanhado para efeitos adversos.

7. Polifarmácia

   Medicamentos que podem comprometer o controle da PA (p. ex., venlafaxina, AINEs) devem ser suspensos se isso for clinicamente possível, ponderando os riscos e benefícios desses tratamentos.

8. Chocolate amargo

   O chocolate amargo rico em polifenóis demonstrou reduzir a PA em vários estudos. Os dados clínicos do desfecho (p. ex., redução de AVEs) não estão disponíveis.

   O uso de medidas não farmacológicas para o controle da hipertensão em um ambiente institucional pode ser limitado porque os moradores frequentemente apresentam limitações em suas atividades da vida diária e não são capazes de participar de exercícios moderados. Da mesma forma, a perda de peso é mais um problema do que um objetivo para a maioria dos indivíduos que moram em clínicas geriátricas. Se as suas dietas estão restritas em sal ou gorduras animais ou do leite, esses indivíduos podem perder peso, força, massa muscular, densidade óssea e nutrientes essenciais.

2. Tratamento farmacológico — Medicamentos anti-hipertensivos melhoram os resultados CV e cerebrovasculares em idosos com uma PA ≥ 160/90 mmHg. O benefício absoluto do tratamento anti-hipertensivo tende a ser maior em homens, em pacientes com 70 anos de idade ou mais, naqueles com complicações CV prévias e na presença de uma pressão de pulso mais ampla. A chave para a obtenção de um benefício máximo com risco mínimo em idosos é "começar com dose baixa e prosseguir lentamente". Doses iniciais mais baixas de anti-hipertensivos reduzem o risco de hipotensão postural e pós-prandial, bem como os sintomas isquêmicos, sobretudo em idosos frágeis. A escolha do agente anti-hipertensivo inicial depende também das comorbidades e dos efeitos colaterais. Quando a PA de base é superior a 20/10 mmHg, o objetivo acima ou quando a redução ideal da PA não é atingida com um único agente medicamentoso, pode ser adicionado um segundo medicamento, ponderando os riscos e benefícios de tal tratamento em um determinado indivíduo.

Deve ser dada atenção especial a pacientes frágeis e octogenários ao se iniciar um novo tratamento anti-hipertensivo. Esses pacientes devem ser vistos com frequência, e sua história médica e avaliação devem ser atualizadas procurando por novos efeitos adversos, especialmente tonturas ou quedas. A PA em pé sempre deve ser checada para identificar um declínio ortostático excessivo. Embora sejam desconhecidos os valores de PA abaixo dos quais a perfusão de órgãos vitais em octogenários se encontra prejudicada, PAS < 130 e PAD < 65 mmHg devem ser evitadas.

A via de administração pode ser um problema em indivíduos que residem em clínicas geriátricas e que têm disfagia e naqueles que não gostam de tomar comprimidos. Uma dose baixa de clonidina ou um adesivo de nitroglicerina podem ser benéficos no manejo da PA nessas situações, com monitoração dos potenciais efeitos adversos, particularmente com a clonidina. Como a hipotensão ortostática e pós-prandial podem contribuir para o risco de quedas, pode ser apropriado titular os anti-hipertensivos com base em medidas obtidas na postura em pé. Além disso, em indivíduos residentes em clínicas geriátricas, a PA tende a ser mais alta antes do desjejum, caindo a seguir. Então, a titulação de anti-hipertensivos deve ser feita com base em múltiplas determinações durante diferentes horas do dia.

A Tabela 30-2 resume os dados dos agentes anti-hipertensivos comumente usados em pacientes idosos.

a. Diuréticos — A tiazida e os diuréticos relacionados são o tratamento de primeira linha preferido em idosos e demonstraram ser particularmente eficazes em pacientes negros e sensíveis ao sal. Os diuréticos demonstraram reduzir a morbidade e mortalidade cerebrovascular e CV, reduzem a massa ventricular esquerda e previnem a insuficiência cardíaca. Os diuréticos são uma escolha razoável para os diabéticos com base nos achados do estudo ALLHAT, o qual indicou que, apesar da incidência um pouco maior de diabetes no grupo de tratamento com tiazida nesse ensaio, não houve diferença significativa em eventos clínicos em pacientes diabéticos submetidos a um tratamento com diurético, com inibidor da enzima conversora da angiotensina (IECA) ou bloqueador do canal de cálcio. Em baixas doses, as tiazidas têm a vantagem de baixo custo e possível preservação da densidade mineral óssea em mulheres idosas. Os efeitos colaterais da tiazida incluem aumento da resistência à insulina, hipocalemia, hipomagnesemia, hiponatremia, hipercalcemia, hipotensão ortostática, incontinência urinária, disfunção sexual e exacerbação da gota. As tiazidas podem ser ineficazes em pacientes com *clearance* de creatinina inferior a 30 mL/min e podem ser substituídas por diuréticos de alça (p. ex., furosemida) quando existe necessidade de um agente diurético.

b. Inibidores da enzima conversora da angiotensina e bloqueadores de receptores — Em decorrência dos efeitos protetores renais dos IECAs e bloqueadores do receptor da ECA (BRAs) no diabetes tipo 2, as diretrizes atuais sugerem o uso de um desses agentes como medicamentos de primeira linha em idosos com diabetes e hipertensão. Os IECAs também parecem melhorar os resultados vasculares em pacientes de alto risco, incluindo diabéticos e aqueles com doença vascular estabelecida. O estudo LIFE demonstrou redução da mortalidade CV e da incidência de AVEs em indivíduos com hipertensão sistólica isolada quando tratados com losartan (BRA) em comparação com atenolol (β-bloqueador). Os BRAs também são usados quando existe intolerância aos IECAs (em decorrência de tosse). Não existem dados de uso a longo prazo do aliskiren, que é o único medicamento disponível na classe de inibidores diretos da renina.

c. β-bloqueadores — Os idosos são menos responsivos aos β-bloqueadores do que os adultos jovens, e têm menor probabilidade de controle da PA com o uso de β-bloqueadores isoladamente. Além disso, comparados com os diuréticos, os β-bloqueadores podem oferecer menor redução nos eventos cerebrovasculares e CV em pacientes idosos hipertensos. No entanto, eles são eficazes em idosos com DAC para a prevenção secundária de IAM, para o controle da frequência com exercício na fibrilação atrial e para a redução da mortalidade e readmissão hospitalar em pacientes com disfunção sistólica ventricular esquerda.

d. Bloqueadores do canal de cálcio — A nitrendipina (atualmente não disponível nos EUA), uma diidropiridina bloqueadora do canal de cálcio (BCC) relacionada com a anlodipina e a felodipina, reduz significativamente o risco de morbidade e mortalidade cerebrovascular. Os BCCs diidropiridínicos estão disponíveis nos EUA e incluem nifedipina, anlodipina e felodipina. O estudo ACCOMPLISH mostrou que um regime baseado em anlodipina pode ser mais eficaz que um regime baseado em tiazida na redução de eventos CV em pacientes de alto risco, incluindo diabéticos, sendo uma boa alternativa de escolha para diabéticos. Entretanto, os BCCs são um grupo heterogêneo, e os benefícios de uma classe de BCCs podem não ser necessariamente extrapolados para outra. O diltiazem e o verapamil, dois BCCs não diidropiridínicos comumente usados, têm efeitos inotrópicos e cronotrópicos negativos sobre a função sistólica ventricular em comparação com a anlodipina ou a felodipina. Eles podem ser usados como agentes adjuvantes em pacientes com doença parenquimatosa renal e hipertensão resistente, mas devem ser usados com cautela na disfunção sistólica.

e. α-bloqueadores — Doses baixas de antagonistas α_1-adrenérgicos seletivos (p. ex., terazosin, doxazosin) podem ser úteis para o manejo da hipertensão em um quadro de hipertrofia prostática benigna. Seus maiores efeitos colaterais são hipotensão ortostática, taquicardia reflexa e cefaleia. Os achados de risco pouco aumentado para AVE e eventos CV e um risco de ICC no braço doxazin, em comparação com a clortalidona no estudo ALLHAT, sugerem que os α-antagonistas não devem ser escolhidos como agentes anti-hipertensivos de primeira linha.

f. Antagonistas da aldosterona — Os antagonistas da aldosterona (espironolactona e eplerenona) são frequentemente benéficos na hipertensão resistente devida ao hiperaldosteronismo primário e AOS, inclusive em afro-americanos.

g. Tratamento combinado — O JNC 7 recomenda que o tratamento medicamentoso combinado deva ser iniciado para a hipertensão estágio II (PAS ≥ 160 ou PAD ≥ 100 mmHg). No estudo ALLHAT, cerca de metade dos idosos hipertensos de alto risco necessita de tratamento combinado. Participantes usando lisinopril e anlodipina tinham maior probabilidade de necessitar de tratamento combinado do que os pacientes tomando clortalidona.

Esse achado apoia a recomendação do JNC de que um diurético é a primeira escolha para um agente anti-hipertensivo.

A combinação de fármacos potencializa a atividade anti-hipertensiva ao atuar em locais diferentes simultaneamente. As formulações que combinam doses baixas de diferentes classes de fármacos melhoram o controle da PA, reduzindo os efeitos adversos de cada fármaco. Esses fármacos podem, em alguns casos, ter preços competitivos com qualquer um dos agentes combinados, reduzindo também os gastos do paciente. Menor custo, maior facilidade de adesão e o potencial de menos efeitos colaterais fazem com que as combinações de fármacos sejam atraentes para uso em idosos quando existe a necessidade de mais do que um agente farmacológico.

B. Diabetes e hipertensão

O diabetes tipo 2 tem uma propensão 2,5 vezes maior de se desenvolver em indivíduos com hipertensão preexistente em comparação com aqueles que têm PA normal, além de aumentar consideravelmente o risco CV. As opções de tratamento são discutidas nas seções individuais sobre fármacos.

C. Hipertensão em afro-americanos

O agente de primeira linha em afro-americanos com hipertensão não complicada deve ser um diurético tiazídico. Os bloqueadores de canal de cálcio reduzem de maneira eficaz a PA e os eventos CV, especialmente o AVE nessa população, e podem ser uma boa alternativa ou segunda escolha. Os inibidores do sistema renina-angiotensina-aldosterona (RAAS) parecem ser menos eficazes do que outras classes de fármacos na redução da PA em afro-americanos idosos, exceto quando combinados com diuréticos ou bloqueadores do canal de cálcio.

D. Hipertensão e doença renal crônica

O tratamento com IECA ou BRA é recomendado na presença de proteinúria > 300 mg/dia ou com história concomitante de IC. No entanto, o estudo AASK não conseguiu demonstrar qualquer redução em resultados CV com β-bloqueadores *versus* IECAs *versus* anlodipina no tratamento da hipertensão em pacientes afro-americanos com doença renal crônica.

E. Hipertensão e insuficiência cardíaca

Pacientes idosos com hipertensão e IC sistólica devem ser tratados com um diurético, β-bloqueador, IECA e antagonista da aldosterona na ausência de hipercalemia ou disfunção renal significativa. Se um paciente não tolera IECA, deve ser usado um BRA. Pacientes afro-americanos idosos com hipertensão e IC também podem se beneficiar da combinação de hidralazina e dinitrato de isossorbida. Hipertensão e disfunção ventricular esquerda assintomática devem ser tratadas com β-bloqueador e IECA. Se a IC for refratária ao tratamento convencional, deve ser feito um trabalho diagnóstico para estenose da artéria renal, uma vez que a revascularização renal pode melhorar a IC em pacientes hipertensos.

A IC diastólica é muito comum em idosos. A retenção de líquidos deve ser tratada adequadamente com diuréticos de alça, a hipertensão deve ser controlada e as comorbidades devem ser tratadas. Até o momento, nenhuma classe específica de fármacos demonstrou ser superior para os resultados clínicos.

F. Hipertensão resistente

A hipertensão é considerada resistente quando a PA não pode ser reduzida para o valor-alvo com um regime apropriado de três fármacos, incluindo um diurético (mais IECA, BCC, β-bloqueador ou BRA) e se cada um dos três fármacos está sendo administrado na dose máxima recomendada ou perto dela. Na hipertensão sistólica isolada em idosos, a hipertensão resistente é definida como a incapacidade de reduzir a PA sistólica para < 160 mmHg com um regime de tratamento semelhante.

As causas comuns de hipertensão resistente incluem a não adesão dos pacientes à medicação prescrita e dieta, um regime medicamentoso subideal, a interação entre fármacos, a pseudotolerância (sal, retenção de água) e a hipertensão de consultório. A hipertensão secundária e a pseudo-hipertensão também devem ser consideradas.

Em pacientes obesos com AOS, a pedra angular do tratamento é a perda de peso, que melhora a eficiência do sono e a oxigenação, reduzindo a PA. Na ausência de reduções dramáticas dos fatores etiológicos para AOS, esses pacientes geralmente necessitam de tratamento com pressão aérea positiva contínua durante toda a vida para a redução do número de eventos hipoxêmicos. A adição da espironolactona, um antagonista dos receptores mineralocorticoides, aos regimes farmacológicos anti-hipertensivos convencionais demonstrou reduzir a gravidade da AOS e diminuir a PA em pacientes portadores de AOS e hipertensão resistente.

A adesão do paciente à redução do sal dietético pode ser estimada obtendo uma coleta de urina de 24 horas para determinar o sódio. Se a hipertensão do paciente continua resistente, outros medicamentos podem ser adicionados ao tratamento triplo. A clonidina em comprimido ou adesivo transdérmico, ou outro agente simpaticolítico de ação central, podem ser considerados em doses baixas para evitar efeitos colaterais e sedação e hipotensão ortostática. Minoxidil, reserpina e hidralazina são usados com cautela em decorrência de suas altas taxas de efeitos colaterais em pacientes idosos.

ACCORD Study Group, Cushman WC, Evans GW, et al. Effects of intensive blood-pressure control in type 2 diabetes mellitus. *N Engl J Med.* 2010;362(17):1575-1585.

ALLHAT Officers and Coordinators for the ALLHAT Collaborative Research Group. The Antihypertensive and Lipid-Lowering Treatment to Prevent Heart Attack Trial. Major outcomes in high-risk hypertensive patients randomized to angiotensin-converting enzyme inhibitor or calcium channel blocker vs diuretic: the antihypertensive and lipid-lowering treatment to prevent heart attack trial (ALLHAT). *JAMA.* 2002;288(23): 2981-2997.

Almoosawi S, Fyfe L, Ho C, Al-Dujaili E. The effect of polyphenol-rich dark chocolate on fasting capillary whole blood glucose, total cholesterol, blood pressure and glucocorticoids in healthy overweight and obese subjects. *Br J Nutr.* 2010;103(6):842-850.

Aronow WS, Ahn C. Association of postprandial hypotension with incidence of falls, syncope, coronary events, stroke, and total mortality at 29-month follow-up in 499 older nursing home residents. *J Am Geriatr Soc.* 1997;45(9):1051-1053.

Aronow WS, Fleg JL, Pepine CJ, et al. ACCF/AHA 2011 expert consensus document on hypertension in the elderly: A report of the American College of Cardiology Foundation task force on clinical expert consensus documents developed in collaboration with the American Academy of Neurology, American Geriatrics Society, American Society for Preventive Cardiology, American Society of Hypertension, American Society of Nephrology, Association of Black Cardiologists, and European Society of Hypertension. *J Am Coll Cardiol.* 2011;57(20):2037-2114.

Beckett NS, Peters R, Fletcher AE, et al. Treatment of hypertension in patients 80 years of age or older. *N Engl J Med.* 2008;358(18): 1887-1898.

Buddineni JP, Chauhan L, Ahsan ST, Whaley-Connell A. An emerging role for understanding orthostatic hypertension in the cardiorenal syndrome. *Cardiorenal Med.* 2011;1(2):113-122.

Chobanian AV, Bakris GL, Black HR, et al. The seventh report of the joint national committee on prevention, detection, evaluation, and treatment of high blood pressure: The JNC 7 report. *JAMA.* 2003;289(19):2560-2572.

Conlin PR, Chow D, Miller ER 3rd, et al. The effect of dietary patterns on blood pressure control in hypertensive patients: results from the dietary approaches to stop hypertension (DASH) trial. *Am J Hypertens.* 2000;13(9):949-955.

Cook NR, Cutler JA, Obarzanek E, et al. Long-term effects of dietary sodium reduction on cardiovascular disease outcomes: observational follow-up of the trials of hypertension prevention (TOHP). *BMJ.* 2007;334(7599):885-888.

Dahlof B, Lindholm LH, Hansson L, Scherstein B, Ekbom T, Wester PO. Morbidity and mortality in the Swedish trial in old patients with hypertension (STOP-hypertension). *Lancet.* 1991;338(8778):1281-1285.

Daskalopoulou SS, Khan NA, Quinn RR, et al. The 2012 Canadian hypertension education program recommendations for the management of hypertension: Blood pressure measurement, diagnosis, assessment of risk, and therapy. *Can J Cardiol.* 2012;28(3): 270-287.

Denardo SJ, Gong Y, Nichols WW, et al. Blood pressure and outcomes in very old hypertensive coronary artery disease patients: an INVEST substudy. *Am J Med.* 2010;123(8):719-726.

Emberson JR, Shaper AG, Wannamethee SG, Morris RW, Whincup PH. Alcohol intake in middle age and risk of cardiovascular disease and mortality: accounting for intake variation over time. *Am J Epidemiol.* 2005;161(9):856-863.

Fisher AA, Davis MW, Srikusalanukul W, Budge MM. Postprandial hypotension predicts all-cause mortality in older, low-level care residents. *J Am Geriatr Soc.* 2005;53(8):1313-1320.

Franklin SS, Thijs L, Hansen TW, et al. Significance of white-coat hypertension in older persons with isolated systolic hypertension: a meta-analysis using the international database on ambulatory blood pressure monitoring in relation to cardiovascular outcomes population. *Hypertension.* 2012;59(3):564-571.

Gangavati A, Hajjar I, Quach L, et al. Hypertension, orthostatic hypotension, and the risk of falls in a community-dwelling elderly population: the maintenance of balance, independent living, intellect, and zest in the elderly of Boston study. *J Am Geriatr Soc.* 2011;59(3):383-389.

Gaziano JM, Gaziano TA, Glynn RJ, et al. Light-to-moderate alcohol consumption and mortality in the physicians' health study enrollment cohort. *J Am Coll Cardiol.* 2000;35(1):96-105.

Intersalt: an international study of electrolyte excretion and blood pressure. Results for 24-hour urinary sodium and potassium excretion. Intersalt Cooperative Research Group. *BMJ.* 1988;297(6644):319-328.

Kjeldsen SE, Dahlof B, Devereux RB, et al. Effects of losartan on cardiovascular morbidity and mortality in patients with isolated systolic hypertension and left ventricular hypertrophy: a losartan intervention for endpoint reduction (LIFE) substudy. *JAMA.* 2002;288(12):1491-1498.

Knoops KT, de Groot LC, Kromhout D, et al. Mediterranean diet, lifestyle factors, and 10-year mortality in elderly European men and women: the HALE project. *JAMA.* 2004;292(12):1433-1439.

Krause T, Lovibond K, Caulfield M, McCormack T, Williams B; Guideline Development Group. Management of hypertension: summary of NICE guidance. *BMJ.* 2011;343:d4891.

Norris K, Bourgoigne J, Gassman J, et al. Cardiovascular outcomes in the African American study of kidney disease and hypertension (AASK) trial. *Am J Kidney Dis.* 2006;48(5):739-751.

Pepine CJ, Handberg EM, Cooper-DeHoff RM, et al; INVEST Investigators. A calcium antagonist vs a non-calcium antagonist hypertension treatment strategy for patients with coronary artery disease. the international verapamil-trandolapril study (INVEST): a randomized controlled trial. *JAMA.* 2003;290(21):2805-2816.

Prevention of stroke by antihypertensive drug treatment in older persons with isolated systolic hypertension. final results of the systolic hypertension in the elderly program (SHEP). SHEP Cooperative Research Group. *JAMA.* 1991;265(24):3255-3264.

Puisieux F, Bulckaen H, Fauchais AL, Drumez S, Salomez-Granier F, Dewailly P. Ambulatory blood pressure monitoring and postprandial hypotension in elderly persons with falls or syncopes. *J Gerontol A Biol Sci Med Sci.* 2000;55(9):M535-M540.

Roger VL, Go AS, Lloyd-Jones DM, et al; American Heart Association Statistics Committee and Stroke Statistics Subcommittee. Heart disease and stroke statistics—2012 update: a report from the American Heart Association. *Circulation.* 2012;125(1):e2-e220.

Shah NS, Vidal JS, Masaki K, et al. Midlife blood pressure, plasma beta-amyloid, and the risk for Alzheimer disease: the Honolulu Asia Aging Study. *Hypertension.* 2012;59(4):780-786.

Shea MK, Nicklas BJ, Houston DK, et al. The effect of intentional weight loss on all-cause mortality in older adults: results of a randomized controlled weight-loss trial. *Am J Clin Nutr.* 2011;94(3):839-846.

Staessen JA, Fagard R, Thijs L, et al. Randomised double-blind comparison of placebo and active treatment for older patients with isolated systolic hypertension. The Systolic Hypertension in Europe (Syst-Eur) Trial Investigators. *Lancet.* 1997;350(9080):757-764.

SITES RECOMENDADOS

American College of Cardiology. www.acc.org

American Heart Association. www.americanheart.org

American Society of Hypertension. www.ash-us.org

Cardiosource. www.cardiosource.com

Centers for Disease Control and Prevention. www.cdc.gov/nchs/fastats/hypertens.htm

Lifeclinic. www.bloodpressure.com

National Heart, Lung, and Blood Institute. www.nhlbi.nih.gov

National Institute of Alcohol Abuse and Alcoholism. *Module 1: Epidemiology of Alcohol Problems in the United States.* http://pubs.niaaa.nih.gov/publications/Social/Module1Epidemiology/Module1.html

Doença valvar

31

Margarita M. Sotelo, MD
Michael W. Rich, MD
G. Michael Harper, MD

▶ Princípios gerais em idosos

A doença degenerativa valvar é a forma mais comum de doença valvar cardíaca nos Estados Unidos (EUA) e, com o envelhecimento da população, os médicos diagnosticarão e atenderão mais pacientes com esta condição. Avanços nas técnicas cirúrgicas levaram a um número maior de pacientes idosos submetidos à cirurgia para doença valvar cardíaca, com aumento dos riscos de morbidade e mortalidade. A decisão de oferecer uma cirurgia ao paciente idoso é complexa. A preferência do paciente é a consideração mais importante após uma discussão detalhada sobre os riscos, benefícios e metas de atendimento. Uma abordagem de equipe multidisciplinar contando com cirurgião cardíaco, anestesista, médico de atendimento primário e cardiologista é fundamental para a obtenção dos desfechos desejados.

É fundamental comparar o benefício previsto da cirurgia com a evolução natural da doença quando não tratada. A expectativa de vida do paciente e a qualidade de vida, independentemente da doença valvar, influenciam o benefício potencial derivado da cirurgia. Os fatores que devem ser ponderados quando se considera uma cirurgia incluem diagnóstico de demência, câncer em estágio avançado, doença pulmonar grave, fragilidade significativa, angústia sintomática e relutância em se submeter ao procedimento. Foram desenvolvidas e validadas múltiplas ferramentas prognósticas para idosos, capazes de fornecer maior objetividade aos médicos para a estimativa da expectativa de vida (ver Capítulo 3, "Metas de Cuidados e Considerações sobre o Prognóstico").

Ao decidir se o tratamento cirúrgico está indicado em pacientes idosos com estenose aórtica (EA), estenose mitral (EM), insuficiência mitral (IM) ou insuficiência aórtica (IA), a presença de sintomas limitantes relacionados à doença valvar é a lógica mais clara. Em pacientes assintomáticos com IA grave ou IM primária grave, as diretrizes da American Heart Association (AHA) e do American College of Cardiology (ACC) recomendam a cirurgia quando a dimensão do ventrículo esquerdo (VE) e a fração de ejeção alcançam parâmetros específicos. O objetivo é prevenir uma deterioração maior. Cirurgias preventivas como essas estão justificadas no paciente idoso quando os riscos perioperatórios de acidente vascular encefálico (AVE), insuficiência renal aguda, disfunção cognitiva e outras complicações que afetam a qualidade de vida são baixos em relação ao benefício desejado. Em geral, os pacientes idosos têm um risco maior de complicações após a cirurgia valvar (aórtica e mitral), incluindo fibrilação atrial (FA), insuficiência cardíaca (IC), ventilação mecânica prolongada, piora da função renal, hemorragia e *delirium*. Como resultado, o tempo de permanência tende a ser mais prolongado e a convalescença mais lenta.

As taxas de mortalidade intra-hospitalar associadas à cirurgia valvar variam de 4 a 8% em todo o mundo. Cirurgias de emergência, idade > 79 anos, doença renal terminal e ≥ 2 cirurgias cardíacas anteriores são fortemente preditivas de riscos maiores. Revascularização coronariana (CABG) concomitante, baixo peso corporal, sexo feminino, cirurgia de valva mitral, cirurgias valvares combinadas, arritmias pré-operatórias, hipertensão, diabetes e uma fração de ejeção do VE < 30% são outras variáveis preditivas da mortalidade intra-hospitalar após cirurgia de valva aórtica e/ou de valva mitral.

ESTENOSE AÓRTICA

FUNDAMENTOS DO DIAGNÓSTICO

- ▶ Dor torácica, dispneia, tonturas, síncope.
- ▶ Sopro de ejeção sistólica rude junto à borda superior direita do esterno, irradiando para as artérias carótidas.
- ▶ A ecocardiografia demonstra uma valva aórtica calcificada, com velocidades sistólicas aumentadas e redução da área do orifício.

▶ Princípios gerais em idosos

A prevalência da EA aumenta com a idade, passando de 1,3% nos indivíduos de 65 a 75 anos para 2,4% nos indivíduos de 75 a 85 anos e 4% naqueles com mais de 85 anos de idade. A EA é a segunda indicação mais comum de cirurgia cardíaca em idosos após a cirurgia de *bypass* coronariano.

A causa mais comum da EA no idoso é a calcificação valvar. A esclerose valvar aórtica representa um estágio inicial da doença. Mais do que um processo de "desgaste por uso", existem evidências de que a calcificação valvar tem uma patogênese em comum com a aterosclerose, e fatores de risco comuns incluem idade, sexo masculino, hipertensão, tabagismo, lipoproteína (a) e colesterol lipoproteína de baixa densidade (LDL-c). A lesão mecânica do endotélio inicia o processo que leva à deposição lipídica, inflamação, neoangiogênese, calcificação e esclerose.

Tabela 31-1 Classificação da gravidade da EA

Gravidade da EA	Velocidade de jato (m/segundo)	Gradiente médio (mmHg)	Área valvar (cm^2)
Leve	< 3	< 25	> 1,5-4
Moderada	3-4	25-40	1-1,5
Grave	> 4	> 40	< 1

▶ Prevenção

Não existem estratégias eficazes para prevenir a EA. As evidências que apoiam o uso de estatinas para retardar a progressão da EA são inconsistentes. As estatinas não são recomendadas atualmente para a prevenção ou tratamento da EA na ausência de outras indicações, como doença coronariana.

O sistema renina-angiotensina parece desempenhar um papel na patogênese da calcificação da valva aórtica (VA) como na aterosclerose, porém faltam evidências de que os inibidores da enzima conversora da angiotensina (IECAs) modifiquem a progressão da EA.

▶ Achados clínicos

A. Sinais e sintomas

A EA é uma doença progressiva com uma fase assintomática prolongada e uma fase sintomática mais curta. Os sintomas costumam se manifestar na sexta década de vida ou mais tarde. A tríade clássica de sintomas associada com a EA grave inclui angina aos esforços, tonturas ou síncope e dispneia ou ortopneia. No entanto, a EA em idosos frequentemente permanece oculta até chegar a um estágio avançado, pois indivíduos idosos sedentários podem apresentar poucos sintomas ou atribuí-los a outra doença ou à idade avançada (ver Capítulo 7, "Apresentações Atípicas das Doenças em Idosos").

A EA significativa está quase sempre associada com um sopro de ejeção sistólica grau II ou maior, que em geral é rude e pode ser mais facilmente auscultado no segundo espaço intercostal direito, com irradiação para as artérias carótidas. O sopro pode ser difícil de ouvir em pacientes obesos e naqueles com aumento do diâmetro torácico em decorrência de doença pulmonar crônica, enquanto em outros pode ser mais bem auscultado junto ao ápice. Os sopros que atingem um pico no final da sístole tendem a estar associados com uma EA mais grave, mas a intensidade do sopro costuma diminuir em pacientes com insuficiência grave do VE. Outros achados físicos incluem uma elevação do VE, galope B$_4$ e redução da intensidade ou ausência do componente A$_2$ (componente aórtico) da segunda bulha cardíaca. Classicamente, o *upstroke* carotídeo está retardado em pacientes com EA, mas esse achado pode estar mascarado em pacientes idosos com vasos rígidos, não complacentes.

B. Exames especiais

1. Eletrocardiografia e radiografia — O eletrocardiograma (ECG) em geral mostra uma HVE, e a radiografia de tórax frequentemente revela uma proeminência do VE.

2. Ecocardiografia — A ecocardiografia é o procedimento não invasivo de escolha para o diagnóstico de EA. As características ecocardiográficas típicas incluem uma valva aórtica moderada ou gravemente espessada e calcificada, com abertura restrita. O exame com Doppler mede as velocidades médias e de pico através da valva, permitindo o cálculo da área eficaz da valva aórtica. A Tabela 31-1 classifica a gravidade da EA.

3. Cateterismo cardíaco — Como cerca de 50% dos pacientes idosos com EA grave apresentam doença arterial coronariana (DAC) obstrutiva, o cateterismo cardíaco com angiografia coronariana está indicado para todos os pacientes nos quais se considera uma substituição da valva aórtica (SVA). O cateterismo também fornece informação definitiva sobre a gravidade da EA quando o ecocardiograma não é diagnóstico.

▶ Diagnóstico diferencial

Os sintomas da EA podem imitar outras doenças cardíacas e não cardíacas, incluindo DAC, IC, arritmia e doença pulmonar crônica. Da mesma forma, os achados físicos, o ECG e a radiografia de tórax muitas vezes são inespecíficos. Como consequência, o médico deve ter um alto índice de suspeita em pacientes com sintomas possivelmente atribuíveis à EA em associação com um sopro de ejeção sistólica.

▶ Tratamento

Não existe tratamento medicamentoso eficaz para a EA grave. Como a EA costuma ser uma doença da idade avançada, a hipertensão é uma comorbidade frequente e contribui com a carga sobre o VE. Não existem recomendações claras para o tratamento anti-hipertensivo nesses pacientes. Os vasodilatadores, quando usados, incluindo os nitratos e IECAs, devem ser administrados em baixa dose e titulados cautelosamente em pacientes com EA moderada a grave devido ao risco de hipotensão.

Quando os sintomas estão presentes, os pacientes com EA grave devem ser encaminhados para SVA, uma vez que o prognóstico é ruim na ausência de tratamento definitivo. A SVA é o procedimento de escolha para pacientes com EA sintomática grave, e os resultados da substituição valvar são excelentes em candidatos adequadamente selecionados. A Tabela 31-2 apresenta outras indicações de classe I para cirurgia de VA. Em pacientes com mais de 75 anos de idade, a maioria dos cirurgiões implantará uma bioprótese valvar, que tem uma durabilidade aceitável nessa faixa etária e não requer um tratamento anticoagulante a longo prazo.

A idade avançada, isoladamente, não deve ser uma contraindicação para a cirurgia, já que várias séries de estudos demonstraram que pacientes idosos submetidos à SVA em decorrência de EA apresentaram desfechos de qualidade de vida durante o acompanhamento posterior comparáveis aos da população geral na mesma faixa etária.

A SVA para EA sintomática está associada a uma sobrevida em 30 dias de 86 a 94% em pacientes de 75 a 85 anos de idade; a sobrevida em 1 ano é de 85 a 89% e a sobrevida em 5 anos é de 60 a 69%. Os fatores preditivos de mortalidade operatória em octogenários são procedimento de urgência, CABG concomitante, IC de classe IV de acordo com a New York Heart Association (NYHA)

e valvuloplastia aórtica percutânea prévia. Em um grupo de octogenários submetidos à SVA isolada, aproximadamente 75% sobreviveram por 5 anos: 81% apresentavam classes funcionais NYHA favoráveis, 91% estavam livres de angina e 68% moravam em casa.

Fração de ejeção ventricular esquerda (FEVE) < 30% e EA grave de gradiente baixo decorrente de disfunção sistólica de VE e baixo fluxo transvalvar são fatores associados com os piores desfechos pós-operatórios. Um subgrupo de pacientes, a maioria mulheres idosas, que desenvolveram HVE excessiva em resposta à EA também apresenta um risco elevado de mortalidade operatória.

A valvotomia com balão aórtico, um procedimento no qual um balão é passado através da VA estenosada e depois inflado, resulta muitas vezes em uma redução moderada do gradiente transvalvar e melhora precoce dos sintomas. No entanto, esse procedimento não é recomendado em idosos em função de complicações agudas frequentes, e na maioria dos pacientes ocorre uma reestenose após 6 a 12 meses.

Muitos pacientes idosos com EA sintomática grave são considerados inoperáveis devido ao alto risco cirúrgico. A substituição da valva aórtica transcateter (TAVR) é uma intervenção alternativa. A TAVR é realizada após uma valvotomia aórtica com balão, com implantação de uma bioprótese valvar tipo *stent* no ânulo aórtico por via transfemoral ou por meio de uma abordagem alternativa. Quando comparada com o atendimento-padrão para pacientes idosos considerados inadequados para a cirurgia, a TAVR está associada com menor mortalidade em 30 dias por quaisquer causas, a despeito das taxas mais altas de AVEs e complicações vasculares em 30 dias. Além disso, a TAVR esteve associada com redução da gravidade dos sintomas em um ano. Em pacientes de alto risco que, mesmo assim, eram candidatos ao tratamento cirúrgico, a TAVR e a SVA estiveram associadas a uma taxa de mortalidade em 1 ano semelhante, em torno de 25%. Pacientes submetidos a TAVR apresentaram menor permanência na unidade de terapia intensiva (UTI) e menor tempo de permanência hospitalar. Esses pacientes também apresentaram uma melhora mais rápida na classe da NYHA, uma diferença que foi significativa com 1 ano e 6 meses, mas não em 1 ou 2 anos. Após dois anos, a mortalidade por todas as causas foi semelhante em ambos os grupos, aproximadamente 34%. Os AVEs ocorrem com maior frequência no grupo TAVR em 30 dias, mas não houve diferenças significativas entre os grupos durante o acompanhamento de dois anos. A regurgitação paravalvar, que esteve associada com mortalidade tardia, foi mais frequente após TAVR.

▶ Prognóstico

O início dos sintomas secundários à EA anuncia um aumento do risco de mortalidade. A sobrevida média após o início da angina ou síncope é de três anos; após o início da dispneia, passa a ser de dois anos, e é de 1,5 a 2 anos após o início da IC. Em um estudo mais recente, a taxa de sobrevida em dois anos após o início dos sintomas foi de cerca de 50%. A IC foi a causa de óbito em 50 a 60% e de morte cardíaca súbita (MCS) em 15 a 20% dos pacientes. A MCS é rara em pacientes assintomáticos e quase sempre é precedida por sintomas. Após uma SVA, a sobrevida é similar àquela de pessoas com idade comparável na população geral.

Tabela 31-2 Diretrizes do American College of Cardiology/American Heart Association

Doença valvar	Indicações classe I para cirurgia valvar
Estenose aórtica	Substituição de valva aórtica • EA sintomática grave • EA grave e FEVE < 50% • EA grave e cirurgia na valva aórtica ou outras valvas cardíacas
Insuficiência aórtica	Substituição da valva aórtica • IA sintomática grave sem considerar a função sistólica VE • IA crônica grave assintomática e FEVE < 0,5 em repouso • IA crônica grave e submetida à CABG, cirurgia de aorta ou outras valvas cardíacas
Regurgitação mitral	Substituição ou reparo (preferido) da valva mitral • RM sintomática (NYHA II-IV) crônica, grave, FEVE > 30% e DSTVE < 55 mm • RM crônica assintomática, FEVE de 0,3-0,6 e/ou DSTV ≥ 40 mm
Estenose mitral	Substituição ou reparo da valva mitral (preferido) • EM sintomática (classes NYHA III-IV) moderada a grave quando 1. A VMPB não está disponível 2. A VMPB está contraindicada em decorrência de trombo arterial esquerdo apesar de anticoagulação 3. A VMPB está contraindicada em decorrência de RM moderada a grave 4. VMPB contraindicada devido à morfologia valvar desfavorável

CABG, revascularização coronariana concomitante com *bypass* coronariano; DSTVE, diâmetro sistólico terminal do VE; FEVE, fração de ejeção do ventrículo esquerdo; IA, insuficiência aórtica; NYHA, New York Heart Association; VMPB, valvotomia mitral percutânea com balão.

INSUFICIÊNCIA AÓRTICA

FUNDAMENTOS DO DIAGNÓSTICO

▶ Dispneia, fadiga, palpitações, dor torácica.
▶ Sopro diastólico em decrescendo no terceiro e quarto espaços intercostais esquerdos.
▶ O ecocardiograma demonstra a IA.

Tabela 31-3 Classificação da gravidade da IA

Gravidade da IA	Volume regurgitado (mL/batimento)	Fração de regurgitação (%)	Orifício regurgitante (cm²)	Tamanho do VE
Leve	< 30	< 30	> 0,10	Normal
Moderada	30-59	30-49	0,10-0,29	Normal
Grave	≥ 60	≥ 50	≥ 0,30	Dilatado

▶ Princípios gerais em idosos

A prevalência de traços ou IA mais assentada no Framingham Heart Study é de 13% em homens, 8,5% em mulheres e aumenta com a idade. A IA pura é incomum na população idosa; a maioria dos indivíduos com doença valvar aórtica tem EA e IA combinadas. A hipertensão é causa mais comum de IA crônica não valvar. A causa valvar mais prevalente é a calcificação de valva aórtica.

Pacientes idosos desenvolvem sintomas de disfunção do VE mais precocemente e apresentam maior mortalidade operatória. A DAC concomitante complica a avaliação dos sintomas, a disfunção do VE e a indicação cirúrgica.

▶ Prevenção

Tratamentos direcionados para a prevenção de diversos distúrbios que causam IA podem reduzir sua prevalência.

▶ Achados clínicos

A. Sinais e sintomas

Pacientes com IA crônica leve ou moderada costumam ser assintomáticos, e aqueles com IA crônica grave relatam intolerância progressiva ao exercício, dispneia, ortopneia e fadiga.

Em pacientes com IA crônica leve a moderada, o único achado físico é, frequentemente, um sopro diastólico precoce curto e decrescente. Naqueles com IA crônica grave, o sopro diastólico fica mais audível, ocasionalmente alcançando o grau V ou VI, e mais longo, muitas vezes persistindo por toda a diástole, com acentuação pré-sistólica. O impulso apical do VE costuma ser difuso e deslocado lateral e inferiormente. Um galope B_3 em geral está presente e pode ser palpável. A pressão arterial se caracteriza por uma pressão de pulso alargada e, principalmente, por uma pressão diastólica baixa. As manifestações periféricas da IA crônica grave incluem pulsos limitados, balanceio da cabeça, pulsos de Quincke (pulsações capilares) e sopros femorais com compressão leve da artéria.

B. Exames especiais

1. Radiografia de tórax — Em pacientes com IA aguda grave, a radiografia de tórax revela edema pulmonar, frequentemente em associação com uma silhueta cardíaca normal. Em pacientes com IA crônica grave, o tamanho cardíaco costuma estar acentuadamente aumentado.

2. Eletrocardiografia — Os achados eletrocardiográficos são inespecíficos, mas a hipertrofia do VE pode ser evidente em pacientes com IA crônica grave. A Tabela 31-3 classifica a gravidade da IA.

3. Ecocardiografia — A ecocardiografia transtorácica e transesofágica, a tomografia computadorizada e a ressonância magnética são técnicas não invasivas úteis para a investigação. Na maioria dos casos, a ecocardiografia transtorácica é o procedimento inicial de escolha. Na IA crônica leve a moderada é possível visualizar o refluxo da IA, mas o restante do ecocardiograma pode ser normal. Na IA crônica grave, o ventrículo esquerdo geralmente está dilatado e existe um grau de refluxo proeminente. A ecocardiografia também pode fornecer informações valiosas sobre a causa da IA, como endocardite infecciosa, prolapso de folheto da valva aórtica, aneurisma ou dissecção da raiz da aorta.

4. Cateterismo cardíaco — Na maioria dos casos, o cateterismo cardíaco não é necessário para diagnosticar e quantificar a IA. Pacientes idosos que necessitam de cirurgia para IA devem ser submetidos inicialmente à angiografia coronariana.

▶ Diagnóstico diferencial

Outras causas de IC crônica devem ser consideradas no diagnóstico diferencial da IA crônica grave.

▶ Complicações

A evolução da IA crônica grave é insidiosa e gradualmente progressiva durante muitos anos, levando por fim à IC grave. Em pacientes assintomáticos com uma FEVE normal, a taxa anual de progressão para sintomas e/ou disfunção do VE é < 6%, 1,2% para disfunção assintomática do VE e < 0,2% para MCS.

Pacientes assintomáticos com disfunção do VE desenvolvem sintomas que indicam a necessidade de substituição da valva aórtica em 2 a 3 anos e têm o maior risco de óbito.

O início de angina, dispneia ou IC prenuncia maior mortalidade, com taxas anuais de 10% em pacientes com angina e 20% naqueles com IC. A gravidade dos sintomas de IC está correlacionada com o risco de mortalidade.

O risco anual de dissecção ou ruptura de aorta é de aproximadamente 7% em pacientes com um diâmetro aórtico ≥ 6 cm.

▶ Tratamento

A IA crônica leve não requer tratamento adicional. Recomenda-se avaliação clínica seriada e ecocardiografia em intervalos de 2 a 3 anos. A ecocardiografia anual é recomendada para pacientes com IA moderada a grave e dilatação ventricular mínima. Quando o grau de dilatação ventricular se aproxima da indicação cirúrgica, a ecocardiografia está recomendada a cada seis meses.

O tratamento crônico com vasodilatador é recomendado em pacientes sintomáticos com IA grave ou que apresentam disfunção de VE e que foram considerados inapropriados para cirurgia. Os vasodilatadores podem prolongar a fase compensada em pacientes assintomáticos que apresentam um aumento de tamanho do VE, mas têm função sistólica normal. Na ausência de hipertensão, os vasodilatadores não estão indicados em pacientes assintomáticos com IA leve a moderada e função sistólica normal. Na presença de hipertensão, o controle da pressão arterial (PA) com tratamento vasodilatador em pacientes assintomáticos com IA é recomendado para reduzir o estresse da parede, embora a hipertensão sistólica associada com IA grave muitas vezes seja difícil de reduzir. O objetivo é reduzir a PA para < 150/90 mmHg.

Acredita-se que os β-bloqueadores piorem a IA ao prolongar a regurgitação diastólica. No entanto, com base em dados observacionais de que o uso de β-bloqueadores está associado com melhora da sobrevida em pacientes com IA crônica grave, independentemente de comorbidades como hipertensão e DAC, o uso desta classe de anti-hipertensivos não está contraindicado e, possivelmente, é benéfico desde que a frequência cardíaca seja > 70 batimentos/minuto.

A Tabela 31-2 apresenta as indicações de classe I para o tratamento cirúrgico de pacientes com IA. Pacientes com sintomas que melhoram com tratamento medicamentoso permanecem em risco de morte e a cirurgia alivia os sintomas, tendo risco relativamente baixo e está associada com sobrevida a longo prazo semelhante à taxa esperada. A gravidade e a duração da IA e da disfunção de VE, o grau dos sintomas e comprometimento funcional e o grau do aumento de tamanho da aorta são fatores que afetam a sobrevida pós-operatória e a função do VE. Em idosos, os sintomas devem guiar os clínicos na decisão de recomendar ou não a substituição da VA, particularmente em octogenários. Pacientes mais idosos em geral recebem bioproteses valvares.

ESTENOSE MITRAL

FUNDAMENTOS DO DIAGNÓSTICO

- ▶ História de febre reumática ou infecção estreptocócica prévia.
- ▶ Fadiga aos esforços, hemoptise, sintomas de IC.
- ▶ Estalido de abertura e sopro mesodiastólico.
- ▶ Ecocardiograma demonstrando espessamento da valva mitral com restrição de movimento e um gradiente de pressão diastólico entre o átrio esquerdo e o ventrículo esquerdo.

▶ Princípios gerais em idosos

Com base em dados coletados de estudos populacionais nos EUA, a prevalência da EM é de 0,2% nos indivíduos > 65 anos de idade.

A EM é uma obstrução ao influxo do VE causada por uma valva mitral (VM) estruturalmente anormal. A área valvar normal é de 4 a 6 cm^2. O gradiente de pressão transvalvar aumenta quando a área está reduzida a < 2 cm^2 e os sintomas se desenvolvem quando < 1,5 cm^2. A fisiopatologia da EM está associada com o volume de fluxo através da valva e a duração da diástole. Consequentemente, os pacientes com EM grave descompensam a partir de condições que resultam em taquicardia e aumento do fluxo, como exercício, anemia, FA e infecção.

Em nações desenvolvidas, a febre reumática se tornou rara, embora continue sendo responsável pela maioria dos casos de EM. A etiologia degenerativa é comum em países desenvolvidos. A calcificação do anel mitral (CAM) é um processo degenerativo caracterizado pela deposição de cálcio ao longo do ânulo valvar. A CAM é relatada como mais prevalente em mulheres idosas e pode causar EM funcional por meio do comprometimento da dilatação anular que normalmente ocorre durante a diástole.

▶ Prevenção

A EM reumática pode ser prevenida pela pronta identificação e pelo tratamento de infecções estreptocócicas do grupo β-hemolítico. Nenhuma intervenção demonstrou evitar ou retardar o desenvolvimento de CAM.

▶ Achados clínicos

A. Sinais e sintomas

O período de latência do episódio de febre reumática até os sintomas é de duas a quatro décadas em países desenvolvidos, e a idade média de apresentação situa-se entre a quinta e a sexta décadas de vida. Os sintomas clássicos incluem fadiga ao esforço, declínio gradual da tolerância ao exercício, hemoptise, dispneia e ortopneia.

A EM reumática caracteriza-se por um estalido de abertura no início da diástole, seguido por um sopro mesodiastólico. O sopro é de baixa frequência, mais bem audível no ápice em decúbito lateral esquerdo, e é intensificado com a taquicardia. Um estalido de abertura mais precoce e a duração prolongada do sopro diastólico estão associados com estenose mais grave. Todas essas características podem estar ausentes em pacientes com EM devido à CAM. Achados adicionais associados com EM podem incluir evidências de hipertensão pulmonar (resistência vascular [RV] elevada, componente pulmonar da segunda bulha [P_2] aumentado) e evidências de insuficiência biventricular (estertores pulmonares, pulso de veia jugular [PVJ] aumentado e edema periférico).

B. Exames especiais

1. Radiografia de tórax — A radiografia de tórax pode demonstrar calcificação na região da VM, evidência de aumento de

Tabela 31-4 Classificação da gravidade da EM

Gravidade da EM	Área (cm²)	Gradiente médio (mmHg)	Pressão arterial pulmonar sistólica (mmHg)
Leve	> 1,5-4,0	< 5	< 30
Moderada	1,0-1,5	5-10	30-50
Grave	< 1,0	> 10	> 50

tamanho do átrio esquerdo ou ventrículo direito, e aumento das marcas vasculares nos campos pulmonares inferiores.

2. Eletrocardiografia — O ECG demonstra aumento do átrio esquerdo ou FA; desvio do eixo para direita e sinais de hipertrofia ventricular também podem estar presentes.

3. Ecocardiografia — A ecocardiografia é o procedimento diagnóstico de escolha, pois é capaz de determinar confiavelmente a presença da EM, avaliar a gravidade da doença, estimar o tamanho do átrio esquerdo e avaliar o envolvimento reumático ou calcificado das outras valvas. A ecocardiografia transesofágica permite melhor visualização anatômica, exclui a presença de um coágulo atrial esquerdo, além de ser necessária antes de uma valvotomia mitral percutânea com balão (VMPB). A Tabela 31-4 classifica a gravidade da EM.

4. Cateterismo cardíaco — Em pacientes idosos com EM grave para os quais se cogita cirurgia cardíaca, a angiografia coronariana está indicada para avaliar a presença de DAC obstrutiva.

▶ Diagnóstico diferencial

O diagnóstico diferencial inclui outras condições cardíacas e pulmonares que produzem IC esquerda ou direita, FA ou hipertensão pulmonar.

▶ Complicações

Em pacientes minimamente sintomáticos, a sobrevida em 10 anos é de > 80%. Uma vez que os sintomas limitantes tenham se desenvolvido, a sobrevida em 10 anos cai para 0 a 15%, sendo inversamente proporcional à gravidade dos sintomas.

Após o início da hipertensão pulmonar grave, a sobrevida média é de 3 anos. O aumento da resistência arterial pulmonar pode proteger contra o edema pulmonar e permite que os pacientes fiquem assintomáticos por um período de tempo prolongado. Por fim, a hipertensão pulmonar leva a um comprometimento da função ventricular direita, afetando adversamente o prognóstico.

A FA complica um terço dos casos de EM sintomática e afeta pacientes idosos com maior frequência. Como a contração atrial ajuda a manter o enchimento do VE, o início da FA reduz o débito cardíaco, precipita os sintomas e aumenta o risco de embolia (chegando a 20% ao ano na ausência de anticoagulação).

Entre os pacientes com EM não tratada, 60 a 70% morrem por IC progressiva, 20 a 30% morrem de embolia sistêmica e 10% morrem de embolia pulmonar.

▶ Tratamento

A anticoagulação e o controle da frequência estão indicados na FA (ver Capítulo 29, "Insuficiência Cardíaca e Distúrbios do Ritmo Cardíaco", para uma discussão do manejo da FA). A anticoagulação também está indicada no quadro de ritmo sinusal com presença de trombo atrial esquerdo ou história de embolia. A manutenção do ritmo sinusal demonstrou melhorar a capacidade de exercício; contudo, a manutenção é difícil de atingir, mesmo após valvotomia, especialmente se a duração da FA for > 1 ano e o diâmetro atrial permanecer > 45 mm. A anticoagulação deve ser mantida em pacientes com FA persistente após valvotomia. Restrição de sal e diuréticos são úteis para o manejo da congestão vascular. O tratamento vasodilatador não demonstrou ser benéfico na ausência de disfunção sistólica do VE.

A valvotomia mitral percutânea com balão (VMPB) envolve o posicionamento de um balão através da valva, inflando-o sob pressão para cindir as comissuras fundidas. Embora a VMPB seja a base do tratamento para pacientes mais jovens portadores de EM, a maioria dos pacientes idosos não é candidata ao procedimento em decorrência de morfologia valvar desfavorável, como folhetos ou comissuras calcificadas, fusão do aparelho subvalvar, ou regurgitação mitral concomitante moderada ou grave. No entanto, entre os pacientes mais velhos sem contraindicações, a VMPB pode ser realizada com segurança, com efeitos salutares sobre os sintomas. A VMPB também pode ser considerada uma opção paliativa em idosos selecionados que não são candidatos ao tratamento cirúrgico. Os desfechos a longo prazo após VMPB são menos favoráveis em idosos quando comparados com pacientes mais jovens. Em um estudo, 87% daqueles com < 40 anos em comparação com 19% de pacientes com > 70 anos de idade estavam na classe NYHA I ou II após cinco anos de acompanhamento, e as taxas de mortalidade foram 0 e 59%, respectivamente.

Em pacientes com EM grave e que não são candidatos a uma comissurotomia aberta ou VMPB, a substituição da VM é a única opção terapêutica viável. Como na substituição da valva aórtica, a cirurgia da valva mitral em idosos está associada com maior morbidade e mortalidade. Nos pacientes idosos com comorbidades ou hipertensão pulmonar em níveis sistêmicos, a mortalidade perioperatória pode ser de até 10 a 20%.

REGURGITAÇÃO MITRAL

FUNDAMENTOS DO DIAGNÓSTICO

▶ Dispneia aos esforços ou fadiga, ortopneia, edema periférico.

▶ Sopro holossistólico no ápice, irradiando-se para a axila.

▶ A ecocardiografia demonstra RM, aumento do tamanho do átrio esquerdo e dilatação ventricular progressiva.

Princípios gerais em idosos

A prevalência da RM leve ou de maior gravidade no Framingham Heart Study é de 19%. É o distúrbio valvar mais comum na população idosa e a segunda causa mais frequente para cirurgia valvar nessa população depois da EA.

As causas e os mecanismos são distintos na RM; uma causa específica pode levar à RM por meio de mecanismos diferentes. Os mecanismos são classificados como primários e secundários. A RM primária resulta de anormalidades valvares intrínsecas causando a coaptação incompleta dos folhetos, um fluxo retrógrado e sobrecarga de volume do VE. As causas primárias da RM incluem processos degenerativos (p. ex., prolapso e calcificação anular da VM), isquemia (p. ex., ruptura dos cordões), febre reumática ou endocardite. A estrutura valvar, por sua vez, é normal na RM secundária; o remodelamento de VE secundário ao infarto do miocárdio ou a outras causas de miocardiopatia dilatada resulta em deslocamento do músculo papilar e folheto. Causas frequentes de RM em idosos são processos degenerativos, isquemia e miocardiopatia.

Prevenção

Os tratamentos direcionados para a prevenção de vários distúrbios que causam RM aguda ou crônica podem reduzir a prevalência dessa condição.

Achados clínicos

A. Sinais e sintomas

A RM crônica leve ou moderada costuma ser assintomática, e a RM crônica grave frequentemente é bem tolerada enquanto a função do VE está preservada. Após o desenvolvimento de uma disfunção do VE, os pacientes com RM crônica grave geralmente apresentam sintomas e sinais de IC esquerda, incluindo dispneia aos esforços, ortopneia, galope B_3 e estertores pulmonares. Com a progressão da doença, podem ser observados sinais de IC direita, incluindo pressão venosa jugular elevada e edema periférico.

A RM crônica é caracterizada por um sopro holossistólico apical que se irradia para a axila, região das costas ou através da região precordial. Em pacientes com prolapso da VM, é possível ouvir um clique mesossistólico, seguido por um sopro de RM. Em pacientes com RM crônica grave, o impulso apical em geral está deslocado lateralmente, e um galope B_3 pode estar presente.

Exames especiais

1. Radiografia de tórax — O achado mais comum é a cardiomegalia decorrente do aumento de tamanho do VE e do átrio esquerdo. A calcificação anular pode ser visualizada. Na ausência de hipertensão pulmonar, o tamanho do ventrículo direito é normal.

2. Eletrocardiografia — Na RM crônica grave, o ECG revela aumento de tamanho do átrio esquerdo ou FA; em estágios avançados pode haver evidência de hipertrofia ventricular direita.

Tabela 31-5 Classificação da gravidade da RM

Gravidade da RM	Volume regurgitado (mL/batimento)	Fração de regurgitação	Área do orifício regurgitante (cm²)
Leve	< 30	< 30	< 0,20
Moderada	30-59	30-49	0,20-0,39
Grave	≥ 60	≥ 50	≥ 0,40

3. Ecocardiografia — Os achados ecocardiográficos dependem da causa, cronicidade e gravidade da RM. Um jato de RM regurgitante está invariavelmente presente, e as técnicas de Doppler colorido permitem a avaliação qualitativa da gravidade da RM. A pré-carga está aumentada e a pós-carga está reduzida na RM, resultando em uma FEVE maior do que o normal. A função do VE pode ser hiperdinâmica (p. ex., RM aguda grave resultando da ruptura de cordoalha), normal (p. ex., RM crônica moderada) ou comprometida (p. ex., resultando de miocardiopatia isquêmica ou dilatada). O tamanho do átrio esquerdo costuma estar normal na RM aguda, mas torna-se progressivamente dilatado na RM crônica grave. A VM pode parecer estruturalmente normal ou pode haver evidência de degeneração mixomatosa, envolvimento reumático, endocardite ou uma protrusão do folheto. Para pacientes nos quais a causa ou gravidade da RM é duvidosa após uma ecocardiografia transtorácica, a abordagem transesofágica fornece uma visualização excelente da anatomia e função da VM. Medidas seriadas do tamanho do VE e da fração de ejeção por meio de ecocardiografia desempenham um papel crucial no manejo e na escolha do momento da cirurgia.

4. Cateterismo cardíaco — O cateterismo cardíaco com ventriculografia esquerda também é útil na avaliação da gravidade da RM e na determinação da função do VE. Entretanto, o papel do cateterismo está restrito principalmente à avaliação da hemodinâmica, pressões pulmonares e anatomia coronariana em pacientes com RM grave que estão sendo considerados para cirurgia de VM. A Tabela 31-5 classifica a gravidade da RM.

Diagnóstico diferencial

O diagnóstico diferencial da RM inclui várias outras condições que podem resultar em achados clínicos de IC esquerda ou direita. Frequentemente, condições crônicas múltiplas coexistem em pacientes idosos, e pode ser difícil determinar até que ponto os sintomas do paciente são o resultado da RM ou de outras causas.

Tratamento

O mecanismo da RM crônica influencia os desfechos com o tratamento medicamentoso. Nenhum tratamento medicamentoso demonstrou retardar a necessidade de cirurgia na RM crônica primária com causas degenerativas. Vasodilatadores são usados na RM aguda para aumentar o fluxo anterógrado, porém não existem estudos conclusivos sobre IECAs, bloqueadores do receptor da angiotensina (BRAs) ou de outros vasodilatadores para a RM crônica primária, e eles não são recomendados para pacientes assintomáticos não hipertensos.

O tratamento medicamentoso ideal da IC por disfunção sistólica reduz secundariamente a RM (ver Capítulo 29, "Insuficiência Cardíaca e Distúrbios do Ritmo Cardíaco").

A RM crônica é a segunda indicação mais comum para cirurgia valvar em idosos. Ver Tabela 31-2 para recomendações ACC/AHA classe I para cirurgia. Embora a cirurgia seja recomendada para pacientes jovens com RM assintomática e disfunção precoce do VE, a presença de sintomas é, frequentemente, a indicação cirúrgica recomendada para octogenários. No entanto, a cirurgia da VM antes do início da disfunção do VE tem sido associada com menor mortalidade cardiovascular e hospitalização em octogenários com RM isolada, não isquêmica e não reumática. Também existem evidências observacionais de que a mortalidade em 7 anos é excelente e não é diferente em pacientes mais jovens e mais velhos com FEVE > 40% que foram operados com uma classe NYHA I ou II. O retardo na cirurgia provavelmente contribui com piores desfechos cirúrgicos da VM na população mais idosa. Pacientes idosos com disfunção grave do VE ou ventrículos esquerdos acentuadamente dilatados não respondem bem à cirurgia e devem ser tratados com medicamentos.

O mecanismo da RM crônica orienta a decisão sobre o tratamento cirúrgico. Para RM primária, o reparo da VM é o tratamento primário para prevenir a disfunção do VE, devendo ser feito antes que a FEVE caia para < 60% ou antes que o diâmetro sistólico final do ventrículo esquerdo (DSFVE) aumente para ≥ 40 mm. O tratamento cirúrgico não é tão simples na RM secundária, que é um problema primariamente ventricular, e não valvar. O desfecho da cirurgia para doença secundária permanece abaixo do ideal, com alta mortalidade operatória e a longo prazo, RM recorrente e taxas elevadas de IC.

Estudos observacionais sugerem que o reparo da VM é preferível à substituição para o tratamento da RM primária porque:

1. preserva a valva nativa sem uso de prótese e, na ausência de FA, evita a anticoagulação crônica;
2. preserva a geometria e função do VE, reduzindo o risco de IC; e
3. está associada com melhor sobrevida.

O reparo mitral também está associado com menor número de AVEs pós-operatórios, internação mais curta em UTI e menor permanência hospitalar em pacientes com 75 anos de idade ou mais. No entanto, em decorrência da morfologia valvar desfavorável e da necessidade concomitante de outra cirurgia cardíaca, o reparo da VM pode ser um procedimento mais complicado em idosos.

A substituição da VM está associada com pior mortalidade a curto e longo prazo em pacientes com RM isquêmica secundária. O benefício de qualquer cirurgia na VM para octogenários com RM isquêmica secundária grave é questionável; em um estudo, menos da metade dos pacientes submetidos a qualquer tipo de cirurgia da VM estavam vivos após 1 ano.

Idade, DAC concomitante, outras lesões valvares, gravidade dos sintomas, comorbidades, tamanho e função do VE também podem influenciar os desfechos cirúrgicos após substituição da VM. Em 31.688 pacientes submetidos à substituição isolada da VM ou com revascularização coronariana ou cirurgia de tricúspide concomitante, a mortalidade operatória aumentou de 4% naqueles com < 50 anos para 17% naqueles com > 80 anos, e as principais complicações cirúrgicas passaram de 13,5 a 35,5%, respectivamente. O volume de procedimentos realizados na instituição também é um determinante da mortalidade operatória em idosos, sendo de até 20% em centros com baixo volume de procedimentos (< 100 substituições valvares/ano).

A melhora nas técnicas cirúrgicas nos últimos anos levou a melhores desfechos em todas as faixas etárias, embora estes permaneçam piores no grupo dos mais idosos. A mortalidade operatória geral caiu de 16% em 1980 para 3% em 1995. A melhora no débito cardíaco e no tempo de internação também foi observada em todas as faixas etárias nesse período. Uma das razões propostas para a melhora nos desfechos é a realização mais frequente do reparo da VM. Pacientes com mais de 75 anos de idade que foram submetidos à cirurgia apresentaram mais doença grave com sintomas classe NYHA III ou IV e mais comorbidades, mas apresentaram restauração semelhante na expectativa de vida em comparação com pacientes mais jovens quando ajustados para expectativa de sobrevida.

Hoje, os clipes de implantação percutânea (MitraClip) que aproximam os folhetos estão aprovados para o tratamento da RM. Esse procedimento tem sido usado para o tratamento da RM por causas degenerativas primárias e funcionais secundárias. As contraindicações comumente citadas para o procedimento são endocardite ativa, EM, doença valvar reumática e anatomia do folheto que não permite a preensão de ambos os folhetos. A idade média dos participantes em ensaios clínicos publicados variou de 67 a 73 anos. A segurança de curto e médio prazo medida por meio da mortalidade intra-hospitalar do procedimento, redução na gravidade da RM para ≤ 2+ por ocasião da alta e aos 12 meses e a melhora na classe NYHA parecem ser favoráveis. A durabilidade de 5 a 10 anos para o clipe atualmente ainda não foi determinada. A opção de cirurgia de VM subsequente está preservada em pacientes que foram submetidos previamente a essa intervenção.

A qualidade de vida é frequentemente considerada um melhor indicador do sucesso cirúrgico em idosos do que a sobrevida. Duzentos e vinte e cinco pacientes com ≥ 70 anos de idade que foram submetidos a cirurgia para RM primária foram avaliados após três anos. Dos avaliados, 91% estavam vivos, porém mais da metade tinham escores de qualidade de vida abaixo do ideal. Idade avançada, FA pré-operatória, diabetes, doença renal, RM residual e hipertensão pulmonar predizem escores menos favoráveis.

Anormalidades do movimento da parede em geral contribuem com RM secundária. Em pacientes selecionados em IC grave, FEVE < 35% e bloqueio de ramo esquerdo e duração de QRS ≥ 150 ms, o tratamento de ressincronização cardíaca (TRC) pode melhorar a RM, a ejeção cardíaca, sintomas e reverter o remodelamento a longo prazo. A sobrevida de um ano com melhora na classe NYHA e sem hospitalização por IC em idosos que foram submetidos à TRC foi comparável à de pacientes com menos de 75 anos de idade. Além disso, houve redução significativa na presença de RM grau 2 ou acima em ambos os grupos.

▶ Prognóstico

As complicações da RM crônica grave incluem insuficiência progressiva do VE, levando por fim à FA, hipertensão pulmonar e óbito. Os determinantes dos efeitos adversos em cinco anos (óbito, insuficiência cardíaca congestiva, nova FA) em indivíduos assintomáticos com RM primária são um orifício regurgitante de > 0,4 cm^2, idade avançada, diabetes melito, tamanho do VE e função do VE.

Pacientes com RM grave decorrente de prolapso do folheto frequentemente desenvolvem sintomas, disfunção de VE ou FA em 2 a 3 anos, e a taxa de mortalidade está estimada em 6 a 7% ao ano.

Em pacientes idosos com RM secundária associada com IC por disfunção sistólica, o grau da RM está independente e diretamente associado com a mortalidade em um ano.

A. Prevenção da endocardite infecciosa

Um fluxo de alta velocidade através de valvas cardíacas anormais está associado com lesão do endotélio, levando à deposição de plaquetas–fibrina que pode servir como ninho para a endocardite infecciosa (EI). As diretrizes de 2007 da American Heart Association para a prevenção da endocardite infecciosa incluem os pontos a seguir:

1. Somente alguns poucos casos de EI podem ser evitados com a profilaxia antibiótica, mesmo que ela seja 100% eficaz.
2. A profilaxia é razoável para procedimentos dentários em situações de condições valvares de alto risco para desfechos adversos decorrentes de EI, ou seja, a presença de uma prótese valvar cardíaca, história de EI, presença de valvopatia cardíaca após transplante cardíaco e em determinados pacientes com doença cardíaca congênita.
3. Procedimentos dentários que envolvem manipulação gengival periapical dos dentes ou perfuração da mucosa oral justificam a profilaxia em pessoas de alto risco listadas antes.
4. A profilaxia da EI precedendo procedimentos geniturinários ou gastrintestinais não é recomendada.

Bonow RO, Carabello BA, Chatterjee K, et al. 2006 Writing Committee Members; American College of Cardiology/American Heart Association Task Force. 2008 Focused update incorporated into the ACC/AHA 2006 guidelines for the management of patients with valvular heart disease: a report of the American College of Cardiology/American Heart Association Task Force on Practice Guidelines (Writing Committee to Revise the 1998 Guidelines for the Management of Patients With Valvular Heart Disease): endorsed by the Society of Cardiovascular Anesthesiologists, Society for Cardiovascular Angiography and Interventions, and Society of Thoracic Surgeons. *Circulation*. 2008;118(15):e523-e661.

Carabello BA. The current therapy for mitral regurgitation. *J Am Coll Cardiol*. 2008;52(5):319-326.

Carabello BA, Paulus WJ. Aortic stenosis. *Lancet*. 2009;373(9667):956-966.

Chikwe J, Goldstone AB, Passage J, et al. A propensity score-adjusted retrospective comparison of early-and mid-term results of mitral-valve repair versus replacement in octogenarians. *Eur Heart J*. 2011;32;618-626.

Conti V, Lick SD. Cardiac surgery in the elderly: indications and management options to optimize outcomes. *Clin Geriatr Med*. 2006;22(3):559-574.

Delnoy PP, Ottervanger JP, Luttikhuis HO, et al. Clinical response of cardiac resynchronization therapy in the elderly. *Am Heart J*. 2008;155(4):746-751.

Detaint D, Sundt TM, Nkomo VT, et al. Surgical correction of mitral regurgitation in the elderly: outcomes and recent improvements. *Circulation*. 2006;114(4):265-272.

Kodali SK, Williams MR, Smith CR, et al. Two-year outcomes after transcatheter or surgical aortic-valve replacement. *N Engl J Med*. 2012;366(18):1686-1695.

Kolh P, Kerzmann A, Honore C, Comte L, Limet R. Aortic valve surgery in octogenarians: predictive factors for operative and long-term results. *Eur J Cardiothorac Surg*. 2007;31(4):600-606.

Lee EM, Porter JN, Shapiro LM, Wells FC. Mitral valve surgery in the elderly. *J Heart Valve Dis*. 1997;6(1):22-31.

Leon MB, Smith CR, Mack M, et al; PARTNER Trial Investigators. Transcatheter aortic-valve implantation for aortic stenosis in patients who cannot undergo surgery. *N Engl J Med*. 2010;363(17):1597-1607.

Maisano F, Vigano G, Calabrese C, et al. Quality of life of elderly patients following valve surgery for chronic organic mitral regurgitation. *Eur J Cardiothorac Surg*. 2009;36(2):261-266.

Mehta RH, Eagle KA, Coombs LP, et al. Society of Thoracic Surgeons National Cardiac Registry. Influence of age on outcomes in patients undergoing mitral valve replacement. *Ann Thorac Surg*. 2002;74(5):1459-1467.

Rogers JH, Franzen O. Percutaneous edge-to-edge MitraClip therapy in the management of MR. *Eur Heart J*. 2011;32(19):2350-2357.

Shaw TRD, Sutaria N, Prendergast B. Clinical and haemodynamic profiles of young, middle aged, and elderly patients with mitral stenosis undergoing mitral balloon valvotomy. *Heart*. 2003;89(12):1430-1436.

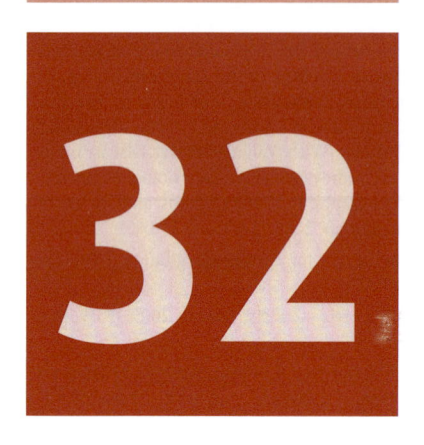

32. Doença arterial periférica e tromboembolismo venoso

Teresa L. Carman, MD
Sik Kim Ang, MB, BCh, BAO

DOENÇA ARTERIAL PERIFÉRICA

FUNDAMENTOS DO DIAGNÓSTICO

- Sintomas comuns de desconforto nas pernas com deambulação, dor em repouso, úlceras que não cicatrizam ou gangrena.
- Exame de pulso anormal na maioria dos pacientes.
- O índice tornozelo-braquial anormal é diagnóstico.
- Evidência de aterosclerose sistêmica é comum.
- História de diabetes melito, tabagismo, hipertensão ou hiperlipidemia podem estar presentes.

Princípios gerais em idosos

A doença vascular periférica define, grosso modo, qualquer doença vascular das artérias carótidas extracranianas, da aorta e seus ramos e das extremidades. No entanto, o termo doença arterial periférica (DAP) geralmente é usado para se referir à doença aterosclerótica das extremidades inferiores. A DAP aterosclerótica é a forma mais comum de DAP em idosos. Porém, o diagnóstico diferencial da doença vascular arterial é muito amplo (Tabela 32-1).

A prevalência da DAP é > 10% em indivíduos com mais de 60 anos de idade e aumenta para > 25% em indivíduos com mais de 75 anos de idade. Embora a DAP esteja associada a fatores de risco cardiovasculares, uma prevalência de aproximadamente 9% foi documentada em pacientes sem os fatores de risco tradicionais. Fatores de risco não tradicionais, incluindo etnia, também influenciam a prevalência da doença. Diretrizes atuais orientam para o rastreamento em todos os pacientes com mais de 65 anos de idade, para aqueles com mais de 50 anos de idade com história de tabagismo ou diabetes e indivíduos com suspeita de DAP, incluindo sintomas de membros inferiores com esforço e feridas que não curam.

Existem duas questões de manejo em pacientes com DAP. Ambas são importantes para o cuidado bem-sucedido dos pacientes. A primeira é a necessidade de abordar de forma adequada os fatores de risco cardiovascular subjacentes. A aterosclerose é assumidamente um processo sistêmico. Em até 30% dos pacientes foi demonstrada doença cerebrovascular ou coronariana concomitante. A segunda questão, que em geral é mais preocupante para o paciente, são os sintomas relacionados com a doença vascular oclusiva. Embora a maioria dos pacientes com DAP seja assintomática ou apresente sintomas atípicos nas extremidades inferiores, a claudicação intermitente, a dor muscular aos esforços persistentes em início e rapidamente aliviada com repouso é o sintoma mais comum clinicamente identificado com DAP. Uma minoria apresenta isquemia crítica de membro, incluindo ulceração, perda tissular ou gangrena e corre o risco de perda do membro.

Achados clínicos

A. Sinais ou sintomas

A claudicação intermitente (CI) é reconhecida como a principal evidência da presença de DAP. No entanto, a descrição adequada dos sintomas de CI pode ser difícil para os pacientes. A CI é causada pela incapacidade do suprimento arterial em atender as demandas metabólicas dos músculos. Os sintomas foram descritos como dor muscular, câimbras, fadiga, cansaço ou mesmo fraqueza associada ao exercício. Os sintomas devem ser reproduzíveis com uma carga de trabalho constante e desaparecem após 5 a 10 minutos de repouso. O mais importante é que os sintomas não ocorrem em repouso ou quando o indivíduo está em pé, simplesmente.

A maioria dos pacientes com DAP não apresenta sintomas de CI. A maioria é assintomática, apresenta sintomas inespecíficos de extremidades inferiores durante esforço, ou apresenta sintomas de repouso que são difíceis de relacionar com DAP. Em muitos casos, os pacientes são assintomáticos porque alteraram seus estilos de vida, tornando-se mais sedentários, e/ou suspenderam atividades que causavam sintomas. Outros apresentam sintomas inespecíficos de extremidades inferiores, tanto aos esforços como em repouso, potencialmente relacionados com condições comórbidas musculoesqueléticas ou neuropáticas.

Tabela 32-1 Doença arterial periférica

Etiologia vascular
- Doença aterosclerótica – incluindo carotídea, renal, aorto-mesentérica e de extremidades
- Doença embólica – incluindo doença cardioembólica, embolia paradoxal e embolia artéria-para-artéria
- Dissecção
- Doença trombótica – relacionada a processos trombofílicos hereditários ou adquiridos

Inflamatória
- Vasculite – pode afetar qualquer vaso, incluindo artérias grandes, médias e pequenas
- Arteriólise medial segmentar – arteriopatia demonstrando necrose da média de etiologia desconhecida

Infecciosa
- Aneurisma micótico – sífilis, Salmonella e muitos outros microrganismos foram relatados

Doença neoplásica
- Neoplasia vascular arterial primária – angiossarcoma e outros processos malignos semelhantes
- Doença tromboembólica secundária – processos malignos ou doença mieloproliferativa relacionada

Medicamentos
- Agentes causais podem incluir cocaína, anfetamina, efedrina, imunoglobulina intravenosa, fármacos "pressores", ergotamina e heparina quando associadas com trombocitopenia induzida pela heparina

Iatrogênica
- Dispositivos de oclusão
- Lesão arterial relacionada ao cateter
- Ateroembolia de pequeno vaso após instrumentação

Traumática
- Síndromes compressivas – aprisionamento da artéria poplítea e síndrome do desfiladeiro torácico
- Fibrose arterial ilíaca intraluminal
- Doença cística da adventícia
- Síndrome do martelo hipotenar
- Lesão induzida por vibração

Ambiental
- Doença de Raynaud
- Congelamento superficial
- Congelamento
- Pé de trincheira*
- Tromboangeíte obliterante (doença de Buerger) – geralmente em pacientes com menos de 50 anos de idade; relacionada ao uso de tabaco e, ocasionalmente, ao uso da maconha

Endócrina
- Calcifilaxia – pode ser de natureza urêmica ou não urêmica

* N. de T. Ou pé de imersão.

A apresentação mais grave de DAP é a isquemia crítica de um membro com dor em repouso, úlceras que não curam, perda tissular ou gangrena. Esses pacientes correm o risco de perder o membro. Os pacientes podem se queixar de extremidades frias, dormência ou dor no pé ou nos pododáctilos. Isso é especialmente preocupante à noite, quando o membro é elevado – a assim chamada dor noturna em repouso. Esses pacientes podem preferir dormir sentados em uma cadeira ou deixam o membro pender para fora do leito, em um esforço para melhorar o fluxo sanguíneo e reduzir os sintomas.

Alterações cutâneas, incluindo perda de pelos e alterações distróficas das unhas, são achados comuns, porém inespecíficos.

O rubor dependente, seguido de palidez ou branqueamento com a elevação da extremidade, pode ser facilmente avaliado no consultório. Os pés devem ser regularmente inspecionados durante a consulta, procurando por úlceras entre os pododáctilos – as assim chamadas "kissing ulcers" – e úlceras relacionadas com calçados mal-ajustados. A ulceração na DAP é um sinal particularmente ameaçador porque muitos desses pacientes necessitam de revascularização para a cura.

O exame do pulso deve incluir a palpação e classificação dos pulsos periféricos. Os pulsos são classificados como ausentes (grau 0), presentes porém diminuídos (grau 1), normais (grau 2) ou pulso latejante. Além da palpação e inspeção de rotina dos pés, os pacientes devem ser examinados para sinais de doença vascular envolvendo outros leitos vasculares. A pressão arterial deve ser examinada em ambos os braços. A pressão mais elevada de ambas as extremidades deve ser usada para a monitoração da hipertensão e titulação de medicamentos. A aorta e as artérias carótida e femoral devem ser auscultadas para detectar a presença de sopros. A aorta deve ser palpada para verificar a presença de um aneurisma aórtico abdominal. Todavia, a ausência de um sopro ou a incapacidade de palpar a aorta não excluem a doença. O comprometimento coexistente da função cardiopulmonar, neuropatia, arritmia e anemia grave devem ser identificados, pois essas condições podem ter um impacto negativo sobre os desfechos relacionados à DAP.

B. Achados laboratoriais

Não existem marcadores laboratoriais para identificar pacientes com DAP aterosclerótica. Pacientes com DAP devem ser submetidos a um perfil lipídico para auxiliar no manejo da dislipidemia. Deve ser feita a monitoração da glicemia de jejum ou hemoglobina glicada (HbA1c) para detecção e tratamento de diabetes. A avaliação laboratorial para excluir outra doença vascular não aterosclerótica (ver Tabela 32-1) deve ser feita, se houver indicação. Isso pode incluir hemograma completo, velocidade de hemossedimentação, proteína C-reativa (PCR) e painel metabólico completo (CMP).

C. Exames diagnósticos

Juntamente com a avaliação do pulso, pacientes com suspeita clínica de DAP devem ser submetidos a uma avaliação basal de sua perfusão. O índice tornozelo-braquial (ITB) pode ser usado para determinar a presença e gravidade da perfusão (Tabela 32-2). Um ITB < 0,91 é considerado anormal. As diretrizes atuais do American College of Cardiology e da American Heart Association (ACC/AHA) recomendam a determinação do ITB em pacientes com sintomas de membros inferiores relacionados aos esforços com suspeita de DAP, que apresentam feridas que não curam e com mais de 65 anos de idade. Em pacientes com artérias calcificadas devido a idade avançada, diabetes, doença renal ou outros processos, o ITB pode ser impreciso, devendo ser usado o índice hálux-braquial (IHB). Um IHB < 0,7 é consistente com DAP.

O ITB é uma razão das pressões arteriais sistólicas registradas nas extremidades superiores e inferiores. Ele pode ser facilmente realizado no consultório ou em um laboratório vascular. O equipamento necessário inclui um Doppler manual de onda contínua

Tabela 32-2 Classificação do índice tornozelo-braquial

ITB	Significância clínica	Recomendações
> 1,4	Consistente com artérias calcificadas	O ITB deve ser usado para determinar a presença de doença; o RVP pode ser usado para determinar os níveis da doença
1,0-1,4	Normal	Com alta suspeita clínica para DAP baseada em sintomas, considerar o teste ergométrico com esteira
0,91-0,99	Limítrofe	Com alta suspeita para DAP baseada em sintomas, considerar o exame de exercício
0,71-0,9	Doença leve – muitos pacientes são assintomáticos, mas podem apresentar claudicação	O RVP pode ser útil se houver necessidade de determinar o nível da doença
0,41-0,7	Doença moderada – geralmente existe claudicação	O RVP pode ser útil se houver necessidade de determinar o nível da doença
< 0,4	Doença grave Geralmente associada com um baixo potencial para cura de feridas	Exames angiográficos estão justificados para pacientes com feridas que não curam ou gangrena para determinar as opções de reperfusão

DAP, doença arterial periférica; IHB, índice hálux-braquial; ITB, índice tornozelo-braquial; RVP, registro do volume de pulso.

e um manguito de pressão. Para realizar um ITB, o manguito é posicionado sequencialmente em ambas as extremidades superiores, seguidas de ambas as extremidades inferiores. Com o Doppler manual posicionado sequencialmente sobre as artérias braquiais, dorsais do pé (DP) e tibiais posteriores (TP), o manguito de pressão é inflado até o valor suprassistólico e, então, desinflado lentamente. A pressão com a qual o sinal sistólico é ouvido é registrada. O ITB é calculado dividindo a pressão mais alta do membro, seja DP ou TP, pelo valor mais alto da pressão braquial.

O exame ITB de esforço deve ser realizado quando os pacientes têm sintomas consistentes com CI, mas apresentam um ITB de repouso normal. São usados protocolos padronizados e o paciente deve ser capaz de andar com segurança em uma esteira, sem auxílio. Uma história de doença cardiopulmonar significativa, úlceras que não curam ou isquemia crítica do membro, bem como anormalidades da marcha, são contraindicações para o exame de exercício.

D. Exames adicionais

Quando se considera uma intervenção para sintomas que limitam o estilo de vida ou para uma isquemia crítica do membro, estão justificados exames adicionais para determinar o nível anatômico da doença e o plano da revascularização. As pressões arteriais segmentares do membro (SLP – segmental arterial limb pressure) e o registro do volume de pulso (RVP) com ou sem exame de esforço podem localizar a doença, bem como fornecer informação hemodinâmica. A ultrassonografia arterial dúplex também pode ser usada para a localização da doença. Imagens dúplex fornecem informação anatômica sobre estenose, oclusão e calcificação dentro de lesões ateroscleróticas. O emprego do ultrassom evita contraste e radiação associados com outros exames angiográficos de imagem. A imagem angiográfica, incluindo angiografia por tomografia computadorizada (ATC), angiografia por ressonância magnética (ARM) e angiografia digital convencional por subtração (DSA), é usada para determinar os níveis anatômicos da doença e planejar a revascularização cirúrgica ou endovascular.

▶ Diagnóstico diferencial

Os pacientes normalmente não se queixam de dor na extremidade inferior à deambulação. Muitos pacientes atribuem a dor na perna à artrite ou parte do processo de envelhecimento. O diagnóstico diferencial de sintomas do membro inferior aos esforços pode ser muito amplo, incluindo diversas condições musculoesqueléticas, neurogênicas e inflamatórias. Uma história abrangente, incluindo perguntas para determinar a duração, início, exacerbação e fatores de alívio, bem como um exame físico completo, podem ajudar a distinguir a DAP e a CI de outras causas vasculares e não vasculares de sintomas das extremidades inferiores relacionados aos esforços. Pode ser difícil diferenciar a CI da pseudoclaudicação ou claudicação neurogênica (Tabela 32-3). Uma história demonstrando a variabilidade dos sintomas, o início dos sintomas em repouso com a postura em pé e a melhora durante a deambulação empurrando um carrinho de compras ou quando o indivíduo se inclina para a frente, aumentam a suspeita de pseudoclaudicação neurogênica. A DAP e outros distúrbios vasculares que causam isquemia dos membros inferiores estão incluídos no diagnóstico diferencial de CI (ver Tabela 32-1).

Tabela 32-3 Características da claudicação intermitente e da pseudoclaudicação

Característica clínica	Claudicação intermitente	Pseudoclaudicação
Localização	Geralmente na panturrilha; pode ser na coxa ou nádega na presença de doença aortoilíaca	Pode envolver coxa, nádega ou panturrilha
Descrição	Dor, câimbras, fraqueza ou fadiga do músculo	Os sintomas podem ser os mesmos, mas também incluem queimação, dormência, dor aguda em pontada ou formigamento
Relacionada ao exercício	O início e a distância são reprodutíveis	Início, duração e reprodutibilidade variáveis
Relacionado à posição em pé, somente	Nunca	Frequentemente
Alívio	Permanecer em pé alivia a dor em 3-5 minutos	Geralmente precisa sentar-se ou mudar de posição; a dor pode durar até 30 minutos

▶ Tratamento

A. Considerações gerais

Cuidados adequados com a pele e os pés são recomendados. Em pacientes com DAP, pequenos traumatismos podem estar associados com um evento de membro inferior ou risco de vida. Pacientes diabéticos devem ser submetidos a cuidados podológicos de rotina. A inspeção diária dos pés também deve ser reforçada. Recomenda-se o uso de palmilhas e dispositivos para evitar pontos de pressão e proeminências ósseas. Pacientes internados, que vivem em clínicas geriátricas ou imobilizados, estão propensos a lesões por pressão e devem ser protegidos.

B. Redução do risco cardiovascular

O registro Reduction of Atherosclerosis for Continued Health (REACH) confirmou o subtratamento de fatores de risco em DAP, bem como o risco para eventos cardiovasculares primários ou recorrentes nesta população de risco. A modificação agressiva de fator de risco cardiovascular é necessária para desacelerar a progressão da DAP e diminuir a futura morbidade e mortalidade cardiovascular e cerebrovascular. Os pacientes devem ser tratados para atingir metas de redução de riscos semelhantes às dos pacientes com doença arterial coronariana diagnosticada.

Os pacientes devem ser aconselhados a parar de fumar e lhes deve ser oferecido aconselhamento ou tratamento farmacológico. A pressão arterial deve ser tratada para atingir uma meta de < 140/90 mmHg ou < 130/80 mmHg na presença de diabetes ou doença renal crônica. β-bloqueadores, inibidores da enzima conversora da angiotensina (IECAs) e diuréticos devem ser incluídos nos regimes anti-hipertensivos. O diabetes deve ser manejado para a manutenção de uma HbA1c de aproximadamente 7%, em um esforço para reduzir as complicações microvasculares. Regimes hipolipemiantes devem incluir uma "estatina" para reduzir a lipoproteína de baixa densidade (LDL) para < 100 mg/dL. Todos os pacientes devem receber tratamento antiplaquetário. Recomenda-se o uso de ácido acetilsalicílico (AAS) na dose de 75 a 325 mg ao dia. Para pacientes intolerantes à AAS, deve ser considerado o uso de clopidogrel 75 mg ao dia.

C. Tratamento com exercícios

Um programa especial de caminhadas é capaz de melhorar a distância de caminhada sem dor e a distância máxima caminhada. Programas de exercícios supervisionados são mais benéficos do que programas autodirecionados. Infelizmente, esses programas não estão amplamente disponíveis ou acessíveis. Pacientes motivados certamente se beneficiarão de programas de caminhada autodirecionados. Os pacientes devem ser instruídos a caminhar pelo menos três vezes por semana. A caminhada deve ser feita em um ritmo capaz de induzir sintomas dentro de 5 minutos. Após o início dos sintomas, os pacientes devem repousar até que os sintomas desapareçam e, então, devem retomar a caminhada. Cada sessão de exercício deve durar 30 a 35 minutos usando ciclos de caminhada-repouso-caminhada. A maioria dos pacientes observará melhorias em sua capacidade de caminhada após 4 a 8 semanas de participação, e benefícios significativos em geral são obtidos em 12 a 26 semanas. Os pacientes devem ser informados de que os benefícios são rapidamente perdidos uma vez suspensos os exercícios.

D. Farmacoterapia

Dois fármacos foram aprovados pelo Food and Drug Administration (FDA) para pacientes sintomáticos com CI: cilostazol e pentoxifilina. O cilostazol é um inibidor da fosfodiesterase 2. O modo pelo qual ele melhora o desempenho da caminhada na CI ainda não é bem conhecido. A dose normal de cilostazol é de 100 mg duas vezes ao dia. O cilostazol está contraindicado em pacientes com história de insuficiência cardíaca. Efeitos colaterais frequentes incluem cefaleia, palpitações, sensação de tontura ou vertigem e efeitos gastrintestinais incluindo náusea e diarreia. Esses são mais comuns em idosos. A maioria dos efeitos colaterais é autolimitada ou mais bem tolerada quando se inicia o tratamento com uma dose baixa, aumentando-a progressivamente até a dose total. Um comprimido de 50 mg está disponível para a redução da dose.

A pentoxifilina é um agente hemorreológico que parece melhorar a distensibilidade das hemácias. A dose habitual é de 400 mg três vezes ao dia. Embora existam poucos efeitos colaterais associados com a pentoxifilina, esse fármaco não demonstrou benefícios consistentes para pacientes com CI.

Para os dois fármacos citados, caso não tenha ocorrido melhora clínica após 26 semanas de tratamento, o medicamento deve ser suspenso, uma vez que a polifarmácia pode ser uma preocupação e vários outros medicamentos, como estatinas, agentes antiplaquetários e anti-hipertensivos, costumam ser prescritos concomitantemente nesta população. Nem o cilostazol nem a pentoxifilina afetam a mortalidade associada com o risco cardiovascular subjacente.

E. Revascularização

A revascularização está indicada em pacientes com isquemia grave do membro e pode ser considerada naqueles limitados pela CI, mesmo com tratamento medicamentoso ideal e participação em um programa de exercícios. A angiografia, ARM ou ATC são usadas para determinar a estratégia ideal de revascularização. Em pacientes com isquemia grave do membro, incluindo dor em repouso, ulceração isquêmica ou gangrena, a revascularização pode salvar o membro. Para pacientes com CI, a revascularização geralmente é eletiva.

Uma discussão completa da revascularização está aquém do escopo deste capítulo. As ferramentas, estratégias e opções de revascularização continuam a evoluir. Os cirurgiões e os pacientes em geral preferem procedimentos endovasculares ao manejo cirúrgico. Atualmente, mais pacientes são candidatos a procedimentos menos invasivos. As opções e escolhas para revascularização devem ser individualizadas para cada paciente. Quando se planeja uma revascularização endovascular ou cirúrgica, os riscos, benefícios e as alternativas para cada procedimento devem ser discutidos ampla e cuidadosamente com o paciente.

▶ Prognóstico

Como foi mencionado, o grande risco para pacientes com DAP é a morbidade e mortalidade associada com eventos cardiovasculares e cerebrovasculares secundários. Na DAP, o prognóstico global para as extremidades é bom. Cerca de 75% dos pacientes com CI permaneceram estáveis ou apresentarão melhoras com a farmacoterapia e exercícios. Somente cerca de 25% dos pacientes irão piorar no que diz respeito à capacidade deambulatória. Uma minoria desses pacientes necessitará de uma intervenção ou cirurgia para melhorar sua capacidade de caminhar. Menos de 4% dos pacientes perderão um membro. A maioria desses pacientes é diabética ou continua a fumar.

Bhatt DL, Eagle KA, Ohman EM, et al. Comparative determinants of 4-year cardiovascular event rates in stable outpatients at risk or with atherothrombosis. *JAMA.* 2010;304(12):1350-1357.

Cao P, Eckstein HH, De Rango P, et al. Chapter II: Diagnostic methods. *Eur J Vasc Endovasc Surg.* 2011;42(Suppl) 2:S13-S32.

Casillas JM, Troisgros O, Hannequin A, et al. Rehabilitation in patients with PAD. *Ann Phys Rehabil Med.* 2011;54(7):443-461.

Diehm C, Allenberg JR, Pittrow D, et al. Mortality and vascular, morbidity in older adults with asymptomatic versus symptomatic peripheral artery disease. *Circulation.* 2009;120(21):2053-2061.

Hirsch AT, Haskal ZJ, Hertzer NR, et al. ACC/AHA 2005 Practice guidelines for the management of patients with peripheral arterial disease (lower extremity, renal, mesenteric, and abdominal aortic). *Circulation.* 2006;113(11):e463-e654.

Mourad JJ, Cacoub P, Collet JP, et al. Screening of unrecognized peripheral arterial disease (PAD) using ankle-brachial index I high cardiovascular risk patients free from symptomatic PAD. *J Vasc Surg.* 2009;50(3):572-580.

Rooke TW, Hitsch AT, Misra S, et al. 2011 ACCF/AHA Focused update of the guideline for the management of patients with peripheral artery disease. *Circulation.* 2011;124(18):2020-2045.

TROMBOEMBOLISMO VENOSO

FUNDAMENTOS DO DIAGNÓSTICO

▶ Cirurgia (especialmente ortopédica), imobilidade e doenças malignas são fatores de risco comuns.

▶ As queixas típicas incluem dor aguda no membro e edema decorrente de trombose venosa profunda: dor torácica pleurítica e dispneia decorrente de embolia pulmonar.

▶ Os achados físicos são inespecíficos e muitas vezes estão ausentes.

▶ A confirmação diagnóstica por imagem é necessária.

Princípios gerais em idosos

O tromboembolismo venoso (TEV), incluindo trombose venosa profunda (TVP) e embolia pulmonar (EP), é a terceira principal causa de morte cardiovascular nos Estados Unidos. Mais de 400.000 óbitos são anualmente atribuídos ao TEV. O risco de TEV aumenta com a idade. O risco de TEV para pacientes com mais de 70 anos é de cerca de 1% ao ano. A Tabela 32-4 lista os fatores de risco hereditários e adquiridos para TEV. Apesar de uma associação conhecida entre TEV e trombofilias hereditárias, o exame para esses distúrbios raramente é indicado em pacientes geriátricos. Pacientes com TEV idiopático, sem etiologia identificável, devem ser submetidos a rastreamento para câncer apropriado à idade e ao sexo. Após história detalhada, exame físico e exames laboratoriais, são realizados exames adicionais usando tomografia computadorizada (TC), broncoscopia, avaliação da medula óssea e outras avaliações para investigar anormalidades subjacentes.

Tabela 32-4 Fatores de risco para tromboembolismo venoso

Fatores de risco para TEV comumente identificados	Fatores de risco para TEV menos comumente reconhecidos
Hereditários	Distúrbios mieloproliferativos
Fator V de Leiden	Fármacos quimioterápicos
Mutação do gene da protrombina	Doença intestinal inflamatória
Deficiência de proteína C	Mieloma múltiplo
Deficiência de proteína S	Infecção/inflamação
Deficiência de antitrombina	Sepse
Hiper-homocisteinemia	Hemoglobinúria paroxística noturna
Lipoproteína elevada (a)	Trombocitopenia induzida pela heparina
	Vasculite
Adquiridos	Excesso de fator VIII
Anticorpos antifosfolipídeos	Síndrome nefrótica
Hiper-homocisteinemia	Displasminogenemia
Processo maligno	Disfibrinogenemia
Obesidade	
Viagem	
Imobilização	
Cirurgia	
Traumatismo	
Tromboembolismo venoso prévio	
Tratamento hormonal e contraceptivos orais	
Acessos e dispositivos de longa permanência	

Achados clínicos

A. Sinais e sintomas

Os sinais e sintomas de TEV são inespecíficos. Assim, um diagnóstico clínico é inaceitável. Os pacientes podem se apresentar com queixas constitucionais, queixas referentes a uma extremidade ou queixas cardiopulmonares inespecíficas. Para excluir TEV, são necessários um alto nível de suspeita clínica e exames de imagem.

Até 50% das TVPs são assintomáticas. Os sintomas clínicos incluem dor na extremidade, edema, eritema e aumento da temperatura na extremidade. A tromboflebite superficial pode estar presente com eritema localizado e dor, com um cordão venoso superficial palpável. O sinal de Homan – dor ao apertar a panturrilha ou dor à dorsiflexão do pé – é comumente referido e notado no exame. No entanto, o sinal de Homan não tem sensibilidade ou especificidade para o diagnóstico de TVP, sendo não confiável para o diagnóstico clínico.

Os sintomas de EP são igualmente inespecíficos. Os pacientes podem apresentar taquicardia e taquipneia sem queixas associadas. Quando presente, a dor torácica pode ser de natureza pleurítica. Dispneia, tosse, quase-síncope e palpitações são comuns. A síncope é uma queixa comum de admissão e a EP costuma passar despercebida no diagnóstico diferencial, levando a demoras no diagnóstico e tratamento.

B. Achados laboratoriais

Nenhum exame laboratorial é específico para o diagnóstico de TEV. No contexto clínico apropriado, um D-dímero negativo pode ser usado para excluir TEV do diagnóstico diferencial. O D-dímero frequentemente é positivo após cirurgia, traumatismo, internação hospitalar, gravidez e em idosos. Portanto, ele é mais bem utilizado em uma abordagem ambulatorial em pacientes com baixo risco para TEV. Um D-dímero positivo não é útil.

Pacientes com TEV devem ser submetidos a hemograma completo, CMP e exame de urina para identificar distúrbios subjacentes associados com TEV. Anormalidades nos exames laboratoriais iniciais devem ser usadas para direcionar os exames adicionais de imagem que possam ser justificados. O exame de anticorpos antifosfolipídeos pode ser útil na população geriátrica. O exame para anticoagulante do lúpus e anticorpos anticardiolipina pode influenciar a duração do tratamento e a escolha de anticoagulação. Exames para outras trombofilias têm menos probabilidade de ser úteis. Proteína C, proteína S e deficiência de antitrombina são exames que praticamente nunca estão justificados em idosos.

Pacientes com EP aguda devem ser submetidos a avaliação de biomarcadores, incluindo troponina e BNP (peptídeo natriurético tipo B) ou NT-proBNP (peptídeo natriurético N-terminal cerebral) para procurar por evidências de lesão miocárdica. Tanto a troponina quando o BNP, quando normais, têm alto valor preditivo negativo para mortalidade intra-hospitalar e em 30 dias após a alta. Quando os biomarcadores são normais, podem ser usados para estratificar pacientes de risco para alta hospitalar rápida.

C. Exames diagnósticos

A venografia raramente é necessária, mas continua sendo o padrão-ouro para o diagnóstico de TVP. A ultrassonografia dúplex se tornou o exame de escolha para diagnosticar ou excluir uma TVP. É um exame amplamente disponível, não invasivo e bem tolerado. A ultrassonografia dúplex se baseia na incapacidade de comprimir completamente o lúmen da veia usando pressão aplicada externamente. A ecogenicidade intraluminal é menos específica para TVP. Alterações secundárias nas formas das ondas venosas também são avaliadas. As formas de ondas normais são fásicas com a respiração e aumentam com a compressão da panturrilha. A incapacidade de aumentar ou a perda da variação fásica, ondas de forma monofásica, podem indicar uma obstrução proximal. Somente segmentos venosos adequadamente visualizados podem ser avaliados para TVP. Esta é uma limitação que costuma ser mal-interpretada. Se um segmento venoso não for completamente avaliado, a TVP não pode ser excluída. A sensibilidade e a especificidade da ultrassonografia dúplex para o diagnóstico de TVP são de cerca de 98%. Se o exame for negativo, mas a suspeita clínica for alta, sobretudo para TVP de veia ilíaca, veia cava inferior (VCI), ou veia da panturrilha, a repetição do exame de imagem dúplex em 5 a 7 dias está justificada.

A venografia por tomografia computadorizada (VTC) e a venografia por ressonância magnética (VRM) podem ser úteis no diagnóstico especialmente para VCI e veias pélvicas. A VTC pode ser facilmente adicionada à TC para EP. Isso não requer contraste adicional, mas a exposição à radiação é significativa. A VRM não emprega radiação e nem sempre é preciso usar contraste. Ela pode ser útil na avaliação de pacientes com TVP crônica. Contudo, a imagem nem sempre está prontamente disponível e a claustrofobia pode limitar a capacidade de alguns pacientes para realização do exame. A VTC e a VRM podem ser usadas como uma alternativa à venografia para confirmar o diagnóstico de TVP quando a imagem dúplex não é diagnóstica.

Até 50% dos pacientes com TVP podem apresentar EP clinicamente assintomática. A radiografia de tórax pode ser normal e frequentemente é inespecífica. Quando é anormal, predominam achados de perda de volume, atelectasias, derrames ou infiltrados. O sinal clássico de Westermark (oligemia focal), a corcova de Hampton (densidade pleural em formato de cunha) e o aumento de tamanho da artéria pulmonar são incomuns. Os achados eletrocardiográficos também costumam ser inespecíficos. O achado mais comum é a taquicardia sinusal. As alterações $S_1Q_3T_3$ classicamente descritas podem ser observadas com grande EP e sobrecarga ventricular direita.

A angiografia pulmonar por tomografia computadorizada (APTC) é o exame mais amplamente disponível e comumente usado para o diagnóstico de EP. Esse exame pode ser encontrado facilmente e é bem tolerado. A EP é diagnosticada como um defeito de enchimento intraluminal dentro de artérias pulmonares. Com tecnologia avançada, os escâneres podem completar a imagem ao nível das artérias pulmonares subsegmentares em uma única pausa respiratória. Esse exame requer muito contraste e seu uso pode estar limitado em pacientes com insuficiência renal. O momento da liberação do bólus de contraste é fundamental e, em alguns pacientes, pode limitar a sensibilidade e especificidade do exame, principalmente para êmbolos mais periféricos. A APTC também pode ser usada para avaliar sinais radiográficos de sobrecarga ventricular direita associados com grande EP. Uma razão de ventrículo direito para ventrículo esquerdo > 0,9 medida em uma incidência de quatro câmaras é consistente com sobrecarga ventricular direita.

Imagens pulmonares em ventilação-perfusão (V/Q) são usadas para o diagnóstico de EP aguda. No entanto, não estão disponíveis em muitos centros. O exame deve ser realizado na presença de um raio X de tórax normal e quando existe uma alta probabilidade clínica pré-teste para EP. Exames intermediários ou indeterminados não diagnósticos são comuns. Somente imagens interpretadas como normais ou praticamente normais ou de alta probabilidade são úteis para a exclusão ou diagnóstico de EP.

A angiografia pulmonar continua sendo o padrão-ouro para o diagnóstico de EP, embora tenha sido essencialmente substituída pela APTC. O contraste e a exposição à radiação são semelhantes, e a APTC é menos invasiva. Se a APTC não for diagnóstica e se houver necessidade de diagnosticar ou excluir

EP, a angiografia é o exame de escolha. Embora a angiografia tenha sido considerada muito invasiva para ser usada regularmente, as complicações com ela relacionadas não são frequentes.

A ecocardiografia não é um exame diagnóstico para EP, embora a informação ecocardiográfica possa ser útil para a estratificação de risco de pacientes para tratamento trombolítico ou alta hospitalar acelerada. A ecocardiografia é usada para avaliar a disfunção cardíaca direita. A sobrecarga cardíaca direita prenuncia um desfecho intra-hospitalar pior comparado com pacientes sem evidências de sobrecarga de volume do ventrículo direito. Os achados do ecocardiograma incluem dilatação ventricular direita, achatamento ou desvio de septo em direção ao ventrículo esquerdo, regurgitação tricúspide e pressão sistólica elevada do ventrículo direito.

▶ Diagnóstico diferencial

Dor unilateral na perna, eritema e edema são sintomas comuns. No diagnóstico diferencial é preciso considerar tromboflebite superficial, cisto poplíteo com ou sem ruptura, lesão traumática como um entorse ou ruptura do músculo da panturrilha, celulite e inflamação aguda associada com insuficiência venosa crônica (IVC). Em pacientes com baixa probabilidade clínica pré-teste, um D-dímero negativo exclui TVP e elimina a necessidade de exames adicionais.

Os sinais e sintomas associados com ET também são inespecíficos. Outras etiologias cardiopulmonares, vasculares e inflamatórias devem ser excluídas. No diagnóstico diferencial devem estar incluídos lesão do miocárdio, pericardite, insuficiência cardíaca congestiva, pneumonia, pleurite pneumotórax, dissecção da aorta e entorse de músculo esquelético, luxação ou contusão.

▶ Complicações

O risco de síndrome pós-trombótica (SPT) após TVP é significativo. Muitos pacientes desenvolvem sintomas dentro de dois anos após o evento inicial. TVP extensa e eventos recorrentes aumentam o risco de SPT. O uso de meias de compressão durante dois anos após TVP pode reduzir esse risco em até 50%. Uma minoria dos pacientes (< 5%) desenvolverá doença tromboembólica crônica (DTEC) após EP. Não existem fatores clínicos, biomarcadores ou outras estratégias para determinar quais são os pacientes em risco. Pacientes que apresentam dispneia progressiva ou disfunção cardíaca direita após EP devem ser avaliados para DTEC.

▶ Tratamento

A. Considerações gerais

A anticoagulação é fundamental no tratamento de TEV. A terapia apropriada deve ser iniciada quando se cogita o diagnóstico de TEV. Em pacientes com baixo risco de complicações decorrentes da anticoagulação, a coleta de dados e os exames diagnósticos não devem retardar o início da anticoagulação. Heparina não fracionada (HNF) intravenosa, heparina de baixo peso molecular (HBPM) ou fondaparinux são tratamentos iniciais apropriados para TEV.

Pacientes com TVP sem sinais ou sintomas de EP em geral podem ser tratados unicamente ou, pelo menos em parte, como pacientes ambulatoriais. Organizar o tratamento domiciliar, ensinar a autoaplicação e educar o paciente requer tempo e dedicação da equipe, mas muitos pacientes são capazes de realizar as tarefas necessárias com sucesso. Pacientes com EP clinicamente estáveis muitas vezes podem ser avaliados por meio de ecocardiografia e biomarcadores como troponina e BNP. Quando normais, os pacientes podem ser tratados como pacientes internados ou instituindo um plano de alta acelerada. O acompanhamento clínico cuidadoso após a alta deve ser instituído para todos os pacientes com TEV.

Pacientes com uma contraindicação à anticoagulação devem ser manejados com a inserção de um filtro de VCI. Todavia, a anticoagulação apropriada deve ser iniciada assim que o risco para a anticoagulação tenha se resolvido.

B. Farmacoterapia

A HNF deve ser administrada usando um bólus baseado no peso e na dosagem de infusão. O tempo parcial ativado da tromboplastina (aPTT) ou o ensaio anti-Xa devem ser titulados para manter o paciente dentro da variação terapêutica apropriada. É importante reconhecer que a variação do aPTT terapêutico é específica de cada instituição, sendo necessário o conhecimento dos protocolos locais. Em pacientes nos quais se considera uma trombólise, a HNF é o fármaco de escolha devido à sua meia-vida curta e à facilidade de monitoração do tratamento.

As HBPMs fornecem a oportunidade de dosagem em uma ou duas vezes ao dia. A facilidade de administração também promove a alta acelerada ou o tratamento domiciliar para pacientes apropriados. Todas as HBPMs disponíveis são excretadas pelos rins. O ajuste da dose ou o não emprego desse medicamento é necessário com um clearance de creatinina < 30 mL/min. A monitoração com ensaios anti-XA HBPM específicos pode ser prudente em pacientes com função renal limítrofe, baixo índice de massa corporal ou obesidade mórbida. O ensaio deve ser realizado em 4 horas após a dose. Uma HBPM anti-XA alvo entre 0,6 e 1,0 é apropriada para dosagem a cada 12 horas, enquanto um alvo de 1,0 a 2,0 é apropriado para regimes de doses diárias. Pacientes que desenvolvem TEV no quadro de um processo maligno subjacente são mais bem manejados com monoterapia com HBPM nos primeiros 3 a 6 meses de tratamento. Depois isso, os pacientes podem ser reavaliados para continuar com HBPM ou passar para um tratamento com varfarina enquanto estiverem em tratamento.

O fondaparinux é uma molécula pentassacarídeo aprovada para o tratamento de TVP e EP, quando o tratamento é iniciado no hospital. A dose é baseada no peso. Um paciente que pesa < 50 kg deve receber 5 mg ao dia; aquele com peso entre 50 e 100 kg deve receber 7,5 mg ao dia e um paciente com > 100 kg deve receber 10 mg ao dia. A monitoração não é usada. O fondaparinux é excretado por via renal. Ele deve ser usado com cautela na insuficiência renal e não é apropriado com uma depuração renal <30 mL/min. A meia-vida é de aproximadamente 17 horas. O medicamento deve ser evitado quando existe necessidade de intervenção ou quando há alto risco de hemorragia. Não existe antídoto para reverter os efeitos do fondaparinux.

A varfarina continua sendo o fármaco de escolha a longo prazo para a maioria dos pacientes. Em geral, a primeira dose de varfarina pode ser iniciada no dia da internação. A varfarina, um antagonista da vitamina K, interrompe a carboxilação terminal de proteínas dependentes de vitamina K. Portanto, uma sobreposição mínima de 4 a 5 dias entre o fármaco por via parenteral e a varfarina é necessária para garantir que as proteínas K-dependentes existentes estejam adequadamente esgotadas. Para a maioria dos pacientes, a razão da normatização internacional (RNI) é de 2,5, com uma variação aceitável entre 2 e 3. Após uma sobreposição mínima de 4 a 5 dias, a RNI deve ser > 2 em dois dias consecutivos antes de suspender a medicação parenteral, mantendo o tratamento com varfarina.

O dabigatran, um inibidor oral direto da trombina, e agentes anti-XA orais (rivaroxaban e apixaban) foram estudados no TEV, mas ainda não foram aprovados. As vantagens potenciais desses agentes são a administração por via oral uma ou duas vezes ao dia. Esses medicamentos não exigem monitoração. Sua maior desvantagem é a falta de um antídoto para a fácil reversão.

C. Intervenção

Pacientes com TVP extensa ou EP maciça e que estão instáveis no momento da internação devem ser avaliados para trombólise. O uso de trombólise fármaco-mecânica (TFM) ou trombólise dirigida por cateter (TDC) não se restringe a pacientes com flegmasia cerúlea dolens ou gangrena venosa. Pacientes com TVP extensa podem se beneficiar de TFM para ajudar a resolver o trombo em um esforço para preservar a função valvar, melhorar a mobilidade e reduzir os sintomas associados com TVP aguda. A TFM não é apropriada para todos os pacientes com TVP, mas especialmente na TVP iliofemoral a TFM deve ser cogitada.

Pacientes com EP maciça instável também devem ser considerados para trombólise, seja por infusão sistêmica ou terapias baseadas em cateteres. Pacientes com EP submaciça com disfunção cardiopulmonar significativa podem ser apropriados para o tratamento trombolítico, mas os riscos de hemorragia podem ser maiores do que os benefícios nesses pacientes. O risco de hemorragias significativas na trombólise fica em torno de 15%. O risco para hemorragia intracraniana é citado frequentemente como de 1 a 2%. O risco de hemorragia está aumentado em pacientes com mais de 70 anos de idade. Cirurgia ou traumatismo frequente, sangramento gastrintestinal, hipertensão não controlada e acidente vascular encefálico recente são contraindicações para trombólise.

A inserção de um filtro de VCI é apropriada em pacientes com contraindicação à anticoagulação ou nos quais a anticoagulação é complicada por hemorragia ou trombose apesar de um tratamento anticoagulante adequado. Muitos filtros de VCI implantados hoje são usados para indicações relativas, incluindo doença cardiopulmonar subjacente, EP significativa, TVP flutuante livre visualizada no ultrassom dúplex e em pacientes com alto risco de não adesão ao tratamento anticoagulante. É importante notar que os filtros de VCI ajudam a manejar os pacientes com TVP e previnem EP maciça. No entanto, os filtros de VCI não tratam a TVP e a anticoagulação é necessária para interromper a propagação de TVP, prevenir TVP recorrente, bem como para evitar a embolia. Uma vez resolvido o risco absoluto ou relativo da anticoagulação, deve ser iniciado um tratamento anticoagulante apropriado. Pacientes com um filtro de VCI potencialmente recuperável devem ser avaliados para recuperação do filtro antes do término da anticoagulação. Existem dados suficientes que sugerem que filtros mantidos podem contribuir para TVP subsequente. Uma vez que deixam de ser necessários, devem ser removidos, se possível.

D. Considerações adicionais

O repouso no leito costuma ser recomendado para TVP ou EP; na verdade, ele é prejudicial para a recuperação. Estudos demonstram que a locomoção não está associada com risco aumentado para EP, mas melhora a patência venosa. Pacientes clinicamente estáveis devem ser encorajados a deambular enquanto estão internados e voltar a suas atividades normais após a alta.

A compressão é recomendada para pacientes com TVP. O risco de SPT chega a 70% após TVP. De modo ideal, os pacientes devem receber uma prescrição de meias na altura do joelho com uma compressão mínima de 20 a 30 mmHg antes da alta. Para pacientes submetidos à TFM ou com TVP extensa e sintomas mais graves, recomenda-se uma compressão de 30 a 40 mmHg.

E. Duração do tratamento

A duração ideal do tratamento para TEV é desconhecida. As decisões sobre manter ou suspender a anticoagulação devem levar em consideração a etiologia subjacente do TEV, comorbidades do paciente, preferências do paciente quanto à anticoagulação e o risco de recorrência estimado. Em geral, um evento situacional após cirurgia, internação ou outros fatores de risco limitados devem ser tratados por três meses, no mínimo, e até que o fator de risco atribuível já não esteja mais presente. Pacientes com TEV idiopático necessitam de anticoagulação inicial de 6 a 12 meses, no mínimo. Pacientes com TEV recorrente, com trombofilias subjacentes de alto risco ou câncer provavelmente necessitarão de tratamento por tempo indefinido. Entretanto, para determinar a duração ideal do tratamento, os benefícios da anticoagulação devem ser avaliados em relação aos riscos.

Almahameed A, Carman TL. Outpatient management of stable acute pulmonary embolism: proposed accelerated pathway for risk stratification. *Am J Med*. 2007;120(10Suppl):S18-S25.

Goldhaber SZ, Bounameaux H. Pulmonary embolism and deep vein thrombosis. *Lancet*. 2012;379(9828):1835-1846.

Kearon C, Akl EA, Comerota AJ, et al. American College of Chest Physicians. Antithrombotic therapy for VTE disease: Antithrombotic Therapy and Prevention of Thrombosis, 9th ed: American College of Chest Physicians Evidence-Based Clinical Practice Guidelines. *Chest*. 2012;141(2 Suppl):e419S-e494S.

Merli GJ. Pathophysiology of venous thromboembolism, thrombophilia and the diagnosis of deep vein thrombosis-pulmonary embolism in the elderly. *Clin Geriatr Med*. 2006;22(1):75-92.

Mos IC, Klok FA, Kroft LJ, et al. Safety of ruling out acute pulmonary embolism by normal computed tomography pulmonary angiogram in patients with an indication for computed tomography systematic review and meta-analysis. *J Thromb Haemost*. 2009;7(9):1491-1498.

Tripodi A, Palareti G. New anticoagulant drugs for the treatment of venous thromboembolism and stroke prevention in atrial fibrillation. *J Intern Med*. 2012;271(6):554-565.

33 Insuficiência venosa crônica e linfedema

Teresa L. Carman, MD
Sik Kim Ang, MB, BCh, BAO

INSUFICIÊNCIA VENOSA CRÔNICA

FUNDAMENTOS DO DIAGNÓSTICO

- Edema que cede à depressão do dedo.
- Alterações cutâneas, incluindo hiperpigmentação, lipodermatosclerose e veias varicosas.
- Dor no membro após ficar em pé por tempo prolongado.
- Edema crônico resultando em formação de úlcera acima do maléolo medial.
- Ao exame de ultrassom pode ser identificado refluxo venoso.

Princípios gerais em idosos

A partir de estudos epidemiológicos, a prevalência da insuficiência venosa crônica (IVC) é estimada entre 5 e 30% na população geral. A IVC é mais comum em mulheres do que em homens, com uma razão de aproximadamente 3:1. Os gastos relacionados com IVC nos Estados Unidos (EUA) foram estimados em 1,9 a 2,5 bilhões de dólares por ano.

O sistema venoso consiste em veias profundas dentro do compartimento muscular subfascial dos membros, veias superficiais localizadas no compartimento subcutâneo epifascial e veias perfurantes, que se comunicam entre os dois compartimentos. O fluxo venoso normal depende de patência das veias, valvas venosas intactas e uma bomba muscular da panturrilha normalmente funcionante para o retorno venoso da periferia para o lado direito do coração.

A IVC resulta em hipertensão venosa ou pressão venosa mantida dentro do sistema venoso profundo ou superficial. A hipertensão venosa pode estar relacionada à insuficiência de qualquer um dos componentes necessários: válvulas venosas anormais ou lesionadas e refluxo, obstrução do fluxo venoso como resultado de lesão intrínseca ou extrínseca, ou perda da musculatura bombeadora normal da panturrilha. A insuficiência venosa pode ser primária ou secundária. Os fatores de risco para IVC incluem idade avançada, obesidade, gestação, história de lesão da extremidade inferior e longo tempo em pé ou dependência.

Pacientes com mobilidade limitada, que usam andadores, acidente vascular encefálico ou que usam órteses tornozelo-pé frequentemente apresentam redução da bomba muscular da panturrilha e IVC secundária. Os pacientes sempre devem ser perguntados sobre seus hábitos de sono. Dormir na cadeira ou dormir reclinado é comum em idosos em decorrência de dor lombar ou articular, mobilidade limitada, doença cardiopulmonar ou hábitos de sono inadequados.

A síndrome pós-trombótica é uma forma de insuficiência venosa relacionada à lesão valvar ou recanalização incompleta das veias após trombose venosa profunda ou flebite. Muitas tromboses venosas são assintomáticas e o paciente pode não estar ciente do risco para lesão. Isso pode ser facilmente identificado usando a ultrassonografia dúplex.

Achados clínicos

A. Sinais e sintomas

Pacientes com IVC podem variar de praticamente assintomáticos a gravemente doentes, com presença de ulceração venosa. O estadiamento clínico é mais bem identificado usando a classificação CEAP (Tabela 33-1). Os sintomas associados com IVC incluem dor, prurido, queimação, desconforto e peso ou fadiga das pernas. Os sintomas podem melhorar dramaticamente com a elevação da perna, essencialmente por meio da melhora da hipertensão venosa.

O achado clínico mais importante na IVC é o edema. No início da doença, o edema costuma ser mole e depressível; no entanto, com o passar do tempo, muitos pacientes desenvolvem espessamento e fibrose do tecido subcutâneo, denominado *lipodermatosclerose*. Diferentemente do linfedema, o edema da IVC em geral envolve o tornozelo e a porção inferior da panturrilha, mas poupa o dorso do pé. O edema costuma responder à elevação do membro. Os pacientes frequentemente relatam edema mínimo ao acordar, mas o edema aumenta durante o decorrer do dia.

Tabela 33-1	Classificação clínica da doença venosa
C0	Sem sinal visível de doença venosa
C1	Telangiectasias (aranhas venosas) ou veias reticulares
C2	Veia varicosa
C3	Edema
C4	Alterações cutâneas tróficas, incluindo pigmentação, eczema, lipodermatosclerose ou atrofia branca
C5	Úlcera venosa curada
C6	Úlcera por estase venosa ativa

Alterações cutâneas também são comuns. Os pacientes podem apresentar pele seca, hiperceratótica, dermatite por inflamação ou estase, hiperpigmentação ou coloração pela hemossiderina, atrofia branca ou cicatrizes atróficas brancas do tecido subcutâneo, e até mesmo ulceração venosa. A ulceração venosa pode ser diferenciada da ulceração arterial por meio das características da úlcera (Tabela 33-2), embora a doença mista venosa e arterial seja comum, especialmente em idosos. As veias varicosas são outra característica proeminente de IVC. As varicosidades são típicas do envolvimento venoso superficial e podem variar de pequenas telangiectasias venosas ou aranhas venosas, veias reticulares subdérmicas de 1 a 3 mm, a grandes varicosidades abauladas.

B. Exame diagnóstico

A história e o exame físico geralmente são suficientes para fazer o diagnóstico de IVC. Todavia, exames à beira do leito e no laboratório vascular podem ser usados para confirmar o diagnóstico e localizar melhor a anormalidade. A avaliação mais básica que pode ser feita no consultório é colocar o paciente em pé, examinando-o para verificar a presença de varicosidades abauladas. Manter a mão sobre a virilha junto à junção safenofemoral enquanto o paciente realiza uma manobra de Valsava confirmará o refluxo, caso as veias fiquem sob pressão. A fotopletismografia e a pletismografia aérea são exames não invasivos simples, que podem avaliar o refluxo, a obstrução e a bomba da musculatura da panturrilha. No entanto, o exame não é amplamente executado.

A ultrassonografia dúplex para insuficiência venosa é considerada o "padrão-ouro" para o diagnóstico de insuficiência venosa. Realizada em um laboratório vascular, o exame em geral é feito em pé ou na posição de Trendelenburg acentuada para aumentar a incompetência valvar e o refluxo. Podem ser usadas as manobras de Valsava e a compressão distal para desencadear o refluxo durante a representação por imagem. O laboratório vascular também deve ser usado para excluir doença arterial periférica (DAP) em pacientes com pulsos ausentes ou diminuídos antes de iniciar a terapia de compressão. Pacientes com um índice tornozelo-braquial (ITB) < 0,7 necessitam cuidado e cautela ao usar a compressão para o manejo do edema ou cura de úlcera venosa.

Varicosidades que se estendem das nádegas ou situadas sobre o períneo ou parede abdominal anterior podem exigir avaliação adicional com venografia por ressonância magnética (VRM) para excluir refluxo pélvico através de veias ovarianas. A tomografia computadorizada (TC) abdominal e pélvica para excluir lesão intrínseca ou extrínseca da veia cava inferior (VCI) decorrente de tumor ou fibrose deve ser considerada na presença de edema bilateral e simétrico, sobretudo se o edema for de início recente ou rapidamente progressivo.

▶ Diagnóstico diferencial

A maioria dos edemas em idosos tem contribuições multifatoriais de doença sistêmica, IVC ou perda da função de bomba do músculo da panturrilha e medicamentos. Uma história e um exame físico abrangentes são necessários para excluir outras causas secundárias de edema, diferentes de IVC ou linfedema. Condições sistêmicas relacionadas com insuficiência cardíaca, aumento das pressões do coração direito decorrentes de hipertensão pulmonar ou doença valvar cardíaca, perda de proteína relacionada com doença renal ou entérica, redução da proteína por cirrose, outras doenças hepáticas ou desnutrição, bem como distúrbios endócrinos como doença de Cushing, podem causar edema. Mixedema relacionado à doença da tireoide também pode ser confundido com edema e deve ser excluído por biópsia.

Medicamentos são uma causa frequente de edema da extremidade inferior. Tratamento hormonal, esteroides, bloqueadores diidropiridínicos do canal de cálcio e anti-inflamatórios não esteroides estão associados com edema. Além disso, a gabapentina e o pramipexol são agentes causais comuns.

▶ Complicações

Dor, edema, comprometimento da mobilidade e alterações cutâneas são as complicações típicas percebidas com IVC. A

Tabela 33-2	Diferenciação entre ulceração venosa e arterial	
Característica	Venosa	Arterial
Localização	Maléolo lateral ou panturrilha	Distal sobre os pododáctilos e o pé
Base	Componente fibroso mínimo Granular e sadia	Seca, fibrosa ou necrótica Aspecto "em saca-bocado"
Dor	Geralmente ausente ou mínima	Dolorosa, pode necessitar de tratamento com narcóticos
Achados associados	Membro quente Edema e fibrose	Membro frio Edema decorrente de dependência do membro
Coloração	Marrom, violácea ou azul decorrente de congestão venosa	Eritematosa decorrente de dependência crônica
Pulsos	Geralmente normais	Ausentes
Tratamento	Compressão e elevação	Necessita revascularização

complicação mais problemática é a úlcera por estase venosa. Estimativas conservadoras sugerem que > 20.000 pacientes são diagnosticados como portadores de úlceras de estase venosa anualmente. O cuidado com as úlceras exige consultas frequentes. Os pacientes podem apresentar dor associada ao desbridamento. Alguns pacientes podem se sentir isolados devido ao aspecto dos curativos ou odor associado com feridas ativas. A hemorragia de varicosidades superficiais, embora dramática, costuma responder bem à compressão leve e elevação do membro. A escleroterapia secundária pode evitar hemorragia recorrente.

▶ Tratamento

A. Considerações gerais

Os objetivos do tratamento de IVC são a redução do edema, o alívio da dor e a melhora da condição geral da pele. Em pacientes com úlceras por estase venosa, isso se traduz em cura da ferida e prevenção de recorrência. É necessário um cuidado conservador para a pele. Emolientes à base de água devem melhorar a textura da pele e evitam secura e rachaduras que podem promover a ulceração. Pacientes que desenvolvem eczema venoso ou dermatite de estase podem se beneficiar de um corticosteroide tópico de potência média ou baixa durante um curto período de tempo. Se houver maceração e comprometimento dos espaços interdigitais, um talco antifúngico pode ser usado duas vezes ao dia. A *tinea pedis* é uma fonte comum de celulite. Para pacientes que desenvolvem feridas, devem ser usados procedimentos de cuidados para manter os exsudatos sob controle e a base da ferida úmida.

Além dos cuidados gerais com a pele, o tratamento compressivo e a elevação são a base do tratamento da IVC. Os pacientes devem ser perguntados sobre seus hábitos de sono, como antes mencionado. Pacientes que dormem em uma cadeira ou poltrona reclinável devem ser fortemente orientados para voltar ao leito. A oportunidade de usar a elevação para obter um descongestionamento passivo das pernas não deve ser subestimada. A elevação reduz a hipertensão venosa, reduzindo o edema e a dor. Os pacientes devem ser orientados a elevar suas pernas várias vezes ao dia. A elevação deve ser feita com as pernas acima do nível do átrio direito. Além disso, os pacientes devem ser encorajados a elevar os pés de sua cama usando um tijolo de 3 a 4 polegadas (10 cm) sob os pés da cama. Isso fornecerá uma elevação de cerca de 10 graus dos pés da cama e promoverá um descongestionamento passivo de suas pernas enquanto dormem. Elevar os tornozelos e as pernas com auxílio de um travesseiro não é tão eficiente, uma vez que os pacientes precisam dormir deitados de costas para que os travesseiros não sejam jogados para fora da cama. A elevação dos pés da cama permite que o paciente durma confortavelmente em qualquer posição, mantendo a elevação. A não ser que o paciente tenha refluxo esofágico significativo, a maioria dos pacientes e seus parceiros toleram essa alteração na posição de dormir sem grandes dificuldades.

B. Compressão

Dependendo da etiologia da IVC, o compromisso com a compressão costuma ser um esforço para toda a vida. A compressão diminui a capacitância venosa, diminui o exsudato e melhora a função de bomba do músculo da panturrilha em relação à fração de ejeção e volume de ejeção com a deambulação. O tipo de roupa de compressão e a quantidade de compressão ou força de compressão do vestuário necessários devem ser adequados individualmente ao paciente. A maioria dos pacientes é suficientemente manejada com uma meia até a altura dos joelhos.

Em geral, pacientes com doença C1 a C2 (ver Tabela 33-1) ou nos estágios iniciais de doença C3 podem ser suficientemente manejados com uma compressão de 15 a 20 mmHg. Pacientes com doença C3 e C4 são mais bem manejados com uma compressão de 20 a 30 mmHg. Pacientes com doença mais grave, incluindo úlceras venosas ou ulceração cicatrizada, doença C5 e C6, recebem melhor manejo com compressão de 30 a 40 mmHg. Na verdade, a maioria dos pacientes idosos não consegue vestir meias com mais de 20 mmHg de compressão. Os cuidadores ou membros da família podem ser solicitados a ajudá-los a vestir as meias. Além disso, pacientes com DAP moderada ou grave também não devem usar graus altos de compressão. A compressão deve estar de acordo com a gravidade da DAP.

Pacientes limitados pela osteoartrite, com mobilidade limitada, substituição prévia da articulação do quadril ou obesidade muitas vezes não conseguem alcançar seus pés para vestir as meias. Dispositivos auxiliares para vestir meias podem ser úteis. Além disso, usar luvas de borracha e uma meia de algodão pode ser útil para pacientes com artrite nas mãos. Os pacientes devem ser orientados a perder peso, se necessário. A obesidade central aumenta a pressão no sistema venoso e limita ainda mais a adesão ao uso de meias. Exercícios são úteis para aumentar o retorno venoso. Se possível, os pacientes devem caminhar com regularidade para melhorar a circulação venosa. Hidroginástica ou caminhadas podem ser úteis para pacientes com artrite que consideram os exercícios com peso desconfortáveis. Exercícios para os pés e tornozelos que aumentam a ação da bomba muscular da panturrilha também podem melhorar o retorno venoso.

C. Intervenção

Pacientes com sintomas persistentes apesar de tratamento conservador adequado ou pacientes com tromboflebite superficial recorrente ou úlceras por estase venosa devem ser considerados para uma intervenção. Para veias varicosas axiais, o *stripping* venoso foi usado historicamente para a maioria dos pacientes. Embora continue sendo usado, o *stripping* venoso tradicional foi amplamente substituído pela ablação endovenosa por meio de *laser* (EVL) ou ablação por radiofrequência (RFA). Essas são técnicas baseadas em cateter, que obliteram a veia a partir do lúmen do vaso, usando calor e trombose (ablação endotérmica). Esses procedimentos podem ser realizados em um ambiente ambulatorial e os pacientes apresentam pouca dor ou hematomas. Muitos pacientes retornam às atividades normais um dia após o procedimento. Outra técnica, denominada *escleroterapia com espuma*, vem sendo usada com frequência crescente, mesmo para grandes veias varicosas. Esse procedimento também é feito no consultório. A espuma esclerosante é injetada dentro da veia, normalmente guiada por ultrassom, para lesionar a parede venosa e facilitar a cicatrização e oclusão do vaso. A escolha do procedimento é determinada pelos fatores clínicos e pela preferência do cirurgião e paciente. O cirurgião ou operador deve escolher o procedimento capaz de oferecer a melhor oportunidade de oclusão venosa bem-sucedida. É importante reconhecer que a oclusão venosa não está associada com uma melhora da cura de úlceras venosas, mas reduz a taxa de recorrência e, portanto, pode estar justificada após a cura da ferida.

Veias reticulares e telangiectasias venosas podem ser manejadas com injeção de escleroterapia. Em muitos casos, ela é considerada estética; contudo, quando sintomática, é preciso considerar um tratamento adicional. Da mesma forma, varizes racemosas sintomáticas e varicosidades não relacionadas com as veias axiais podem beneficiar-se do procedimento. A escleroterapia com espuma ou a flebectomia ambulatorial podem ser usadas com sucesso em muitos desses casos. Novamente, a escolha do tratamento depende do operador.

Bunke N, Brown K, Bergan J. Phlebolymphedema: usually unrecognized, often poorly treated. *Perspect Vasc Surg Endovasc Ther.* 2009;21(2):65-68.

Gloviczki P, Comerota AJ, Dalsing MC, et al. The care of patients with varicose veins and associated chronic venous disease: clinical practice guidelines of the Society for Vascular Surgery and the American Venous Forum. *J Vasc Surg.* 2011;53(5 Suppl):2S-48S.

Meissner MH, Moneta G, Burnand K, et al. The hemodynamics and diagnosis of venous disease. *J Vasc Surg.* 2007;46(Suppl):4S-24S.

Padberg FT, Johnston MV, Sisto SA. Structured exercise improves calf muscle pump function in chronic venous insufficiency: a randomized trial. *J Vasc Surg.* 2004;39(1):79-87.

LINFEDEMA

FUNDAMENTOS DO DIAGNÓSTICO

- ▶ Envolvimento unilateral de membro (com pouca frequência envolve ambos os membros).
- ▶ Edema que não cede à depressão do dedo envolvendo o dorso do pé, poupando os pododáctilos.
- ▶ História de celulite, processo maligno, cirurgia ou traumatismo.
- ▶ Alterações cutâneas de IVC em geral ausentes.

▶ Princípios gerais em idosos

O sistema linfático é responsável pela remoção do excesso de fluido tissular, bem como de restos proteináceos e material celular dos tecidos. O linfedema é o acúmulo patológico deste líquido rico em proteínas nos tecidos subcutâneos. O linfedema ocorre quando os linfáticos estão reduzidos em número, lesionados, destruídos ou malformados.

O linfedema pode ser considerado primário ou secundário. O linfedema primário é o resultado da ausência inerente ou disfunção dos linfáticos sem uma história de lesão ou traumatismo. O linfedema congênito primário está presente no nascimento ou pode ser observado no primeiro ano de vida. O linfedema precoce inicia-se na adolescência até a terceira década de vida. O linfedema tardio começa após os 40 anos de idade. Este pode ser de natureza familiar ou esporádica. O linfedema secundário ocorre como resultado de lesão ou traumatismo que interrompe ou obstrui o fluxo linfático. As causas mais comuns de linfedema secundário são processos malignos como resultado da infiltração tumoral, obstrução ou relacionado a terapias, incluindo radiação ou cirurgia; cirurgia, incluindo dissecção de nódulo linfático, extirpação de veia ou reparo de hérnia; e infecção repetida, incluindo linfangite ou celulite.

O flebolinfedema, um fenômeno reconhecido mais recentemente, é o resultado da interação entre o sistema venoso e os vasos linfáticos. O flebolinfedema tem as características da insuficiência venosa e do linfedema. Isso ocorre quando a hipertensão venosa resulta em excesso de filtração de líquido, de modo que a capacidade de transporte linfático é excedida. Assim que a hipertensão venosa melhora, o linfedema costuma regredir espontaneamente.

▶ Achados clínicos

A. Sinais e sintomas

É importante distinguir entre edema, insuficiência venosa e linfedema. Cada uma dessas condições clínicas é uma entidade distinta, tratada usando modalidades diferentes. Vários achados clínicos podem ser úteis para distinguir entre linfedema e edema ou insuficiência venosa. Diferente da insuficiência venosa, que costuma envolver os tornozelos e a região distal da panturrilha, o linfedema começa distalmente, e os pododáctilos e o pé estão praticamente sempre envolvidos desde o início. O linfedema é classicamente identificado pela associação de pododáctilos quadrados, uma corcunda dorsal proeminente no pé e um sinal de Stemmer positivo. O sinal de Stemmer é a incapacidade de pinçar a pele na base dos pododáctilos. Esse sinal não é patognomônico para linfedema, mas é um achado frequente. A ulceração não é comum, mas pode ser bastante difícil de tratar, dada a pele fibrótica e o excesso de exsudato associados com a lesão da pele.

O linfedema é uma condição crônica e progressiva. Ele é classificado em estágios:

Estágio 0: Não existem achados clínicos observáveis, mas o paciente pode estar em risco, como resultado de lesão ou insuficiência linfática. Esta é a doença latente ou subclínica. Esse estágio costuma passar despercebido.

Estágio 1: Geralmente existe edema leve ou intermitente. O edema ainda pode ser pinçado. A elevação pode diminuir o edema. Os achados cutâneos, como espessamento ou fibrose e pigmentação, não são identificados.

Estágio 2: O edema costuma ser persistente. A elevação normalmente tem pouco efeito sobre o edema. A pele pode ser mais fibrótica e pode-se notar uma hiperpigmentação.

Estágio 3: Este estágio é consistente com elefantíase ou linfedema em estágio final. Existe fibrose acentuada da pele. A hiperpigmentação pode ser pronunciada. Alterações cutâneas secundárias de hiperceratose e papilomatose são comuns.

Em cada estágio de linfedema, o grau do edema ainda pode ser classificado como leve (< 20% de aumento na circunferência do membro), moderado (20 a 40% de aumento na circunferência do membro) ou grave (> 40% de aumento na circunferência do membro).

B. Achados laboratoriais

Atualmente não existem marcadores laboratoriais para identificar pacientes com linfedema. A avaliação laboratorial para diferenciar o edema do linfedema pode ser apropriada. Isso pode incluir um perfil metabólico completo (CMP) para avaliar a concentração de proteína e albumina no soro. Um exame de urina para excluir uma proteinúria significativa também pode ser útil.

C. Exames diagnósticos

O linfedema costuma ser diagnosticado clinicamente com base na história e no exame físico. O diagnóstico por imagem é limitado. A linfangiografia contrastada tradicional raramente é necessária ou executada. Em alguns centros, a linfocintilografia, algumas vezes denominada linfangiografia nuclear, está disponível e pode ser útil. A linfocintilografia usa um coloide radiomarcado para observar a capacitação linfática e o transporte a partir de um ponto, no caso de uma injeção distal.

A TC e a ressonância magnética (RM) geralmente demonstram edema de tecidos moles. A ultrassonografia dúplex venosa para trombose de veia periférica ou para excluir refluxo venoso profundo ou superficial significativo está incluída no algoritmo diagnóstico. Em pacientes com edema de membro unilateral, deve ser considerada uma TC de tórax, abdome e pelve, para excluir a presença de processos malignos ocultos ou obstrução dos vasos linfáticos.

▶ Diagnóstico diferencial

O edema é o acúmulo de líquido intersticial. Esse acúmulo pode ser decorrente de causas sistêmicas, como doença cardíaca ou renal, medicamentos, má distribuição ou perda de proteínas. A insuficiência venosa ocorre quando existe excesso de acúmulo de líquido tissular como resultado de filtração venosa aumentada ou redução da reabsorção venosa. Em ambos os casos, o líquido intersticial é principalmente água, com um pequeno conteúdo proteico. O linfedema é um líquido rico em proteínas decorrente de uma incapacidade dos linfáticos em reabsorver o líquido filtrado, bem como a proteína. O diagnóstico diferencial do edema de extremidades encontra-se aquém do escopo deste capítulo. O diagnóstico diferencial, a avaliação clínica e os exames de imagem devem ser individualizados. Em geral, se o edema afetar as extremidades superiores ou inferiores, o diferencial deve focalizar etiologias sistêmicas ou um processo obstrutivo central. Quando um único membro está envolvido, a patologia em geral estará confinada a um único quadrante corporal.

O lipedema é frequentemente confundido com o linfedema. O lipedema é o acúmulo do excesso adiposo no subcutâneo. Os pacientes podem apresentar grave envolvimento das extremidades. Uma característica-chave na diferenciação do lipedema é o fato de que este poupa o pé. Uma hipertrofia do membro ou hipertrofia muscular também pode ser confundida com linfedema. Nesses pacientes, a RM pode ser muito útil. A identificação da musculatura hipertrófica em oposição ao faveolamento do linfedema subcutâneo pode ser facilmente observada. A síndrome de Klippel-Trenaunay e a síndrome de Parks-Weber são dois outros distúrbios associados com hipertrofia do membro, em geral na ausência de linfedema.

▶ Complicações

O linfedema é uma condição crônica e incapacitante para muitos pacientes. Ele requer um cuidado contínuo e agressivo para impedir a piora do processo patológico. Celulites recorrentes, linfangite e feridas também podem complicar essa condição. Em casos raros, os pacientes desenvolvem uma artropatia associada ao linfedema, que pode ser dolorosa e incapacitante. Igualmente incomum é o desenvolvimento de um angiossarcoma associado ao linfedema no membro afetado. No entanto, pacientes que desenvolvem lesões cutâneas azuladas ou de cor púrpura devem ser encaminhados para biópsia e posterior avaliação.

▶ Tratamento

A. Considerações gerais

A prevenção e a educação são componentes-chave no manejo do linfedema. A orientação sobre a patologia e disfunção dos linfáticos, bem como o seu papel na infecção e modificação da lesão, é necessária. Os pacientes devem ser envolvidos no cuidado de longo prazo, pois o linfedema em geral não melhora, mas certamente pode piorar se os cuidados não forem mantidos.

Os pacientes precisam ser orientados quanto ao cuidado meticuloso com a pele para prevenir lesões menores, ulceração ou traumatismo. Os pacientes devem hidratar suas peles regularmente. Emolientes ceratolíticos ou produtos à base de ácido láctico podem ser recomendados quando existem extensas alterações hiperceratóticas ou papilomatosas. O paciente deve procurar um podólogo para cuidados com as unhas. Deve-se evitar cortar as cutículas ou unhas encravadas. Recomenda-se o uso de luvas para jardinagem, trabalho doméstico e lavar louça. Recomenda-se o tratamento precoce de traumatismos pequenos ou picadas de insetos. Os pacientes devem ser orientados a usar protetor solar e evitar queimaduras solares ou exposição prolongada ao sol. Deve-se evitar traumatismo iatrogênico, como punção venosa, injeções e medidas da pressão arterial na extremidade afetada. O uso de lâminas de barbear, depilatórios ou removedores químicos de pelos é veementemente desaconselhado. O exercício moderado deve ser encorajado. Tradicionalmente, os pacientes têm sido orientados a evitar exercícios vigorosos, mas existem poucos dados para apoiar tal recomendação. Em contraste com a insuficiência venosa, a elevação do membro para descongestionamento passivo tem pouco efeito no linfedema.

B. Descongestionamento do membro

O tratamento do linfedema concentra-se na redução e manutenção do descongestionamento do membro. A drenagem linfática manual (DLM) é um programa direcionado de tratamento físico e ocupacional com massagem do membro e tronco e enfaixamento de múltiplas camadas desenvolvido para descongestionar o membro linfedematoso. Ela faz parte de um programa de tratamento descongestionante complexo (TDC), que inclui a DLM, juntamente com os cuidados cutâneos, educação e exercícios desenvolvidos para descongestionar e manter a condição do membro. A DLM/TDC exigem treinamento especializado. O terapeuta deve ser treinado e certificado especificamente em DLM.

Em conjunto com a DLM, o uso de bombas pneumáticas pode ser útil. As bombas também podem ser incorporadas a um programa de manutenção e usadas em casa de modo regular. Bombas recentemente desenvolvidas estão disponíveis para simular DLM, fornecendo descongestionamento do tronco, bem como da extremidade.

Uma vez descongestionado o membro, é necessário manter os ganhos obtidos com o tratamento. A maioria dos pacientes usará a roupa de descompressão durante o dia. O vestuário de uso diurno deve fornecer compressão contínua e graduada. Uma compressão de 30 a 40 mmHg costuma ser recomendada, mas os pacientes idosos podem achar esse grau difícil ou impossível de aplicar. O uso do grau mais alto de compressão que o paciente é capaz de aplicar é, provavelmente, o mais útil. Cuidadores, membros da família e outros recursos também podem ser necessários para vestir e tirar o vestuário. Além disso, a compressão deve ser adequada a qualquer grau de insuficiência arterial. Um programa noturno com enfaixamento ou o uso de outros dispositivos pode ser recomendado.

C. Farmacoterapia

Em geral, os diuréticos são pouco benéficos no linfedema e devem ser evitados, a não ser que existam outras indicações para o tratamento sistêmico com diuréticos. As benzopirenas, incluindo cumarina, rutosida e bioflavonoides, são tidas como benéficas para o tratamento do linfedema. Esses medicamentos não estão disponíveis nos EUA, e seu papel exato no linfedema ainda não está bem definido.

Os antibióticos devem ser administrados prontamente para infecções como celulite ou erisipelas no quadro de um linfedema. A lesão relacionada à infecção e inflamação pode causar lesão adicional dos linfáticos frágeis. Se os pacientes apresentam mais do que um episódio anual, pode ser apropriado considerar tratamento preventivo. Muitos pacientes com linfedema também têm *tinea pedis* associada, e o uso de um talco fungicida nos espaços interdigitais é prudente. Também são encontradas infecções fúngicas secundárias, especialmente no linfedema estágio 3. Um tratamento agressivo e prolongado pode ser necessário.

Se o paciente desenvolver feridas ou drenagem linfática persistente a partir de fissura cutânea, pode haver perda proteica significativa. A avaliação de seus níveis de proteína, albumina e pré-albumina pode estar justificada. A suplementação nutricional deve ser providenciada para otimizar a cura de feridas.

D. Tratamento cirúrgico

Os avanços cirúrgicos no linfedema foram desapontadores. O *bypass* microcirúrgico linfático ou procedimentos de anastomose não apresentam durabilidade adequada nessa condição progressiva. Além disso, poucos cirurgiões têm experiência ou são especializados ou experientes nesses procedimentos. Cirurgias para remoção raras vezes são realizadas, exceto em casos de linfedema maciço. Novamente, poucos cirurgiões têm experiência nessas técnicas. As cirurgias de remoção de volume de um membro por meio de lipoaspiração estão se tornando mais frequentes. Pacientes com linfedema menos fibrótico podem ser elegíveis para cirurgia. Após o procedimento, os pacientes devem ser cuidadosos com o tratamento descongestivo, incluindo DLM e compressão.

International Society of Lymphology. The diagnosis and treatment of peripheral lymphedema. 2009 Consensus Document of the International Society of Lymphology. *Lymphology*. 2009;42(2):51-60.

Kerchner K, Fleischer A, Yosipovitch G. Lower extremity lymphedema. Update: pathophysiology, diagnosis, and treatment guidelines. *J Am Acad Dermatol*. 2008;59(2):423-331.

Murdaca G, Cagnati P, Gulli R, et al. Current views on diagnostic approach and treatment of lymphedema. *Am J Med*. 2012;125(2):134-140.

34 Doença pulmonar obstrutiva crônica

Brooke Salzman, MD
Danielle Snyderman, MD

FUNDAMENTOS DO DIAGNÓSTICO

- Sintomas: dispneia, tosse, produção de catarro e sibilos.
- Fatores de risco: tabagismo, poluição do ar.
- Espirometria: obstrução ao fluxo aéreo que não é completamente reversível.

Princípios gerais em idosos

A doença pulmonar obstrutiva crônica (DPOC) é uma condição pulmonar comum caracterizada por obstrução persistente ao fluxo de ar que não é completamente reversível com broncodilatadores. A DPOC é uma das principais causas de morbidade e mortalidade nos Estados Unidos (EUA) e em todo o mundo. Nos EUA, a DPOC afeta 5 a 20% da população adulta, dependendo da população estudada. A DPOC é uma preocupação especial em idosos, e sua prevalência aumenta com a idade, afetando até 10% da população idosa. Nos últimos 30 anos, a mortalidade decorrente de DPOC aumentou substancialmente nos EUA, e o número de mulheres que morrem devido à DPOC superou o número de homens. Atualmente, a DPOC é a terceira causa de óbito nos EUA, e foi responsável por mais de 126.000 mortes em 2005, além de ser a quarta principal causa de morte em todo o mundo.

A DPOC representa um imenso desafio para a saúde pública, uma vez que é, em grande parte, evitável e tratável, sendo ainda a única doença crônica comum na qual a morbidade e mortalidade continuam aumentando. É uma importante causa de internação hospitalar, especialmente na população idosa. As taxas de internação por DPOC aumentaram em mais de 30% entre 1992 e 2006. Em 2006, a DPOC foi responsável por cerca de 672.000 altas hospitalares nos EUA. A taxa de internação para indivíduos com 65 anos de idade ou mais foi quatro vezes maior do que para indivíduos com idades entre 45 e 65 anos. De acordo com o National Heart, Lung, and Blood Institute, o gasto anual nacional projetado para DPOC em 2010 foi de 49,9 bilhões de dólares americanos. A DPOC é uma doença mais cara do que a asma, e a maioria desses custos está relacionada a serviços associados com as exacerbações. O impacto da DPOC deve aumentar nas próximas décadas, como resultado da exposição continuada aos fatores de risco da DPOC e do envelhecimento da população.

A DPOC é definida como uma doença inflamatória respiratória envolvendo a limitação persistente do fluxo aéreo, que não é completamente revertida com broncodilatadores. A obstrução ao fluxo aéreo costuma ser progressiva e associada a uma resposta inflamatória crônica anormal dos pulmões a partículas nocivas ou gases, primariamente associada com o tabagismo. As definições atuais da DPOC já não incluem mais os termos "enfisema" e "bronquite crônica", embora tais termos ainda sejam usados clinicamente. O enfisema é definido patologicamente e refere-se à obstrução dos alvéolos, as superfícies pulmonares responsáveis pela troca gasosa, resultando no aumento de tamanho dos espaços aéreos distais até os bronquíolos terminais. Bronquite crônica é o termo clínico usado para descrever a presença de tosse e produção de catarro por, no mínimo, três meses durante cada um dos dois anos consecutivos.

Patogênese

As estimativas da prevalência da DPOC dependem da definição e dos critérios usados e variam amplamente de 5,5 até > 20%. Em 2010, estimou-se que 14,8 bilhões de americanos adultos com 18 anos de idade ou mais tinham um diagnóstico de DPOC. No entanto, as estimativas podem subestimar grandemente a prevalência verdadeira da DPOC porque a doença em geral não é diagnosticada até se tornar clinicamente aparente e moderadamente avançada. Estima-se que pelo menos um adicional de 12 milhões de adultos nos EUA apresente DPOC.

A prevalência da DPOC, bem como a mortalidade decorrente dela, aumenta consideravelmente com a idade. Pacientes com menos de 35 anos de idade raras vezes têm DPOC, uma vez que a doença se desenvolve após anos de exposição inalatória a um agente causal. No passado, estudos mostraram que a prevalência e a mortalidade da DPOC eram mais altas entre homens do que entre mulheres. Todavia, isso geralmente foi uma consequência das diferenças nas taxas de tabagismo entre homens e mulheres.

Dados recentes sugerem que as mulheres são mais suscetíveis aos efeitos do tabaco do que os homens. A partir de 2000, as mulheres ultrapassaram os homens no número de óbitos atribuíveis à DPOC nos EUA.

O tabagismo é, de longe, o fator de risco mais importante para DPOC, com uma estimativa de 80 a 90% de DPOC atribuível ao consumo de cigarros. Fumantes têm uma probabilidade 12 a 13 vezes maior de morrer de DPOC do que não fumantes. Afirma-se, muitas vezes, que apenas 15 a 20% dos fumantes desenvolvem DPOC clinicamente significativa. No entanto, os especialistas afirmam que essa estatística subestima muito o verdadeiro impacto da DPOC. Uma história de tabagismo de 10 maços de cigarro por ano é considerada como o limiar para o desenvolvimento de DPOC. Após os 25 anos de idade, o volume expiratório forçado de um adulto não fumante em 1 segundo (VEF_1) diminui em uma média de 20 a 40 mL por ano. Em fumantes suscetíveis à DPOC, o VEF_1 cai em 2 a 5 vezes a taxa normal de declínio. Parar de fumar pode conferir ao antigo fumante a mesma média de perda da função pulmonar de um indivíduo que nunca fumou.

Outros fatores de risco para DPOC incluem idade avançada, exposição ao fumo passivo, exposição crônica a poluentes ambientais ou ocupacionais, deficiência de α_1-antitripsina, história de infecções respiratórias recorrentes na infância, história familiar de DPOC e baixo nível socioeconômico. Poluentes ocupacionais associados com DPOC incluem poeiras minerais do carvão e mineração de rocha dura, trabalho em túneis, trabalho com concreto e exposição à sílica; poeiras orgânicas do algodão, linho, cânhamo ou outros tecidos; e gases nocivos, incluindo dióxido de enxofre, isocianatos, cádmio e fumaças de solda. O percentual de DPOC atribuível à exposição ocupacional foi estimado em 19,2% no total e 31,1% em não fumantes.

A deficiência de α_1-antitripsina é uma causa rara de DPOC, sendo responsável por somente cerca de 2 a 4% dos casos. A deficiência é causada por uma anomalia genética do cromossomo 14, que leva à doença hepática e pulmonar prematura em decorrência de um aumento da lesão tissular pelo neutrófilo elastase. Contudo, o tabagismo aumenta significativamente o risco de desenvolvimento progressivo de enfisema associado com deficiência de α_1-antitripsina. Esse traço recessivo é mais observado em indivíduos originários do norte da Europa. O exame para deficiência hereditária está indicado para pacientes que apresentam DPOC precoce, incluindo aqueles com menos de 45 anos de idade.

▶ Achados clínicos

A. Sinais e sintomas

O diagnóstico de DPOC deve ser suspeitado em qualquer paciente com história de uso de tabaco e na presença dos seguintes sinais: tosse crônica, produção crônica de catarro ou dispneia aos esforços ou em repouso. A presença de tosse produtiva costuma ser o sintoma inicial de apresentação da DPOC. A tosse associada com DPOC é geralmente pior pela manhã, mas pode estar presente durante todo o dia, enquanto uma tosse noturna isolada é menos consistente com DPOC. A produção de catarro também ocorre inicialmente pela manhã e tende a ocorrer com menor frequência quando a doença progride. Uma alteração na cor ou no volume do catarro sugere uma exacerbação infecciosa. A dispneia está frequentemente associada com esforço ou exercício no início da evolução da doença e pode ser evitada não exercendo atividades físicas. No entanto, a dispneia pode se desenvolver em repouso quando a doença progride. O índice de dispneia do Medical Research Council (MRC) é uma ferramenta validada para quantificar a dispneia e avaliar a gravidade da DPOC. Usando o MRC, é possível graduar a dispneia em um escala de 5 pontos, na qual 1 significa nenhum problema com dispneia, exceto durante atividades extenuantes, e 5 quando a respiração é muito curta para sair de casa ou falta de ar com atividades da vida diária. Sibilos também podem ser o sintoma de apresentação em pacientes com DPOC. A relação entre a gravidade dos sintomas relacionados com DPOC e o grau de obstrução do fluxo aéreo é altamente variável. Alguns pacientes com limitação avançada do fluxo aéreo podem ser relativamente assintomáticos. Sintomas menos relatados associados com DPOC incluem edema, aperto torácico, perda de peso e aumento do número de despertares noturnos.

Elementos importantes na avaliação inicial de DPOC incluem a determinação de fatores de risco, particularmente tabagismo, história médica anterior de asma, alergias ou doenças respiratórias recorrentes e história familiar de DPOC. Como a DPOC muitas vezes coexiste com outras condições como doença arterial coronariana, insuficiência cardíaca, depressão e ansiedade, que podem ter um impacto significativo nos sintomas, assim como no prognóstico, os médicos devem tentar identificar e abordar comorbidades. Por exemplo, cerca de 30% dos pacientes com DPOC apresentam insuficiência cardíaca congestiva (ICC) e em torno de 30% dos pacientes com ICC têm DPOC. Cada condição está frequentemente implicada na exacerbação ou agudização da outra.

O exame físico pode ser normal no início da doença. Na doença mais avançada, os pacientes com DPOC podem apresentar sons respiratórios diminuídos ou distantes e hiper-ressonância à percussão, além de demonstrar uma fase expiratória prolongada e sibilos expiratórios. Achados adicionais associados à DPOC incluem aumento do diâmetro torácico anteroposterior ou um "tórax em barril", uso de músculos respiratórios acessórios incluindo retrações supraesternais e respiração com lábios franzidos. Esse último achado refere-se ao aprendizado para aliviar a dispneia, apoiando-se nos cotovelos. A presença de distensão da veia jugular sugere pressões cardíacas direitas elevadas. Edema de extremidade inferior, cianose central e uma segunda bulha cardíaca hiperfonética podem indicar insuficiência cardíaca direita e *cor pulmonale*. A oximetria de pulso em repouso e com esforços deve ser realizada para avaliar a hipoxemia e a necessidade de suplementação de oxigênio.

A DPOC muitas vezes se manifesta de modo sistêmico, não afetando somente o sistema pulmonar, mas envolvendo frequentemente os sistemas cardiovascular, muscular e imunológico, sobretudo em pacientes com doença grave. Além disso, a DPOC está associada com perda de peso crônica e pode levar à caquexia, que é um preditor independente de mortalidade. Portanto, o índice de massa corporal (IMC) deve ser determinado e monitorado em pacientes com DPOC. Outros achados sistêmicos incluem atrofia e fraqueza da musculatura periférica como resultado de apoptose aumentada e desuso muscular. Indivíduos com DPOC têm maior probabilidade de apresentar osteoporose, depressão, anemia crônica e doença cardiovascular.

B. Achados laboratoriais

Uma suspeita de DPOC deve ser confirmada por meio de espirometria. A espirometria é um teste de função pulmonar que mede a presença e gravidade de uma obstrução ao fluxo aéreo. O diagnóstico de DPOC é plausível quando a espirometria demonstra uma obstrução de fluxo aéreo que não seja completamente reversível com broncodilatadores. As medidas-chave da espirometria relacionadas à DPOC são VEF_1 e a capacidade vital forçada (CVF). VEF_1 é o volume de ar que um paciente é capaz de exalar em 1 segundo após uma expiração completa. Uma razão VEF_1 para CVF após uso de broncodilatador inferior a 0,7 com uma reversibilidade menor de 12% é diagnóstica de uma limitação do fluxo aéreo e confirma o diagnóstico de DPOC.

Foram publicadas diretrizes com recomendações para a classificação da gravidade da DPOC baseadas na espirometria (Tabela 34-1). A U.S. Preventive Services Task Force (USPSTF) atualmente não recomenda o rastreamento de adultos assintomáticos para DPOC por meio de espirometria, pois não existem evidências de benefício nessa população independentemente da idade do paciente, do *status* de fumante ou da história familiar de DPOC. Além disso, o uso não seletivo da espirometria pode levar a um excesso substancial de diagnóstico de DPOC em "nunca fumantes" com mais de 70 anos de idade. O emprego da espirometria periódica também não é recomendado após o início do tratamento para monitoração de rotina do estado da doença ou para modificar o tratamento. Entretanto, a espirometria pode ser útil para verificar se houve uma mudança substancial nos sintomas ou na capacidade funcional.

Embora a espirometria seja o principal exame diagnóstico usado para diagnosticar DPOC, outros exames podem ser úteis para excluir outras condições ou doença concomitante. Uma radiografia de tórax deve ser feita para procurar por massas ou nódulos pulmonares, alterações intersticiais ou fibróticas e edema pulmonar. Deve ser feito um hemograma completo para excluir anemia ou policitemia. Um eletrocardiograma e/ou ecocardiograma pode ser útil se houver suspeita de isquemia cardíaca ou ICC, ou em pacientes com sinais de *cor pulmonale*.

▶ Diagnóstico diferencial

O diagnóstico diferencial da DPOC inclui asma, insuficiência cardíaca, bronquiectasias, bronquiolite obliterante, câncer de pulmão, doença pulmonar intersticial, fibrose pulmonar, sarcoidose, fibrose cística, tuberculose e displasia broncopulmonar. A história clínica, o exame físico e exames diagnósticos como a espirometria podem ajudar no diagnóstico da DPOC. No entanto, existem boas evidências indicando que a história e o exame físico não são preditores acurados da limitação do fluxo aéreo. Estudos sugeriram que a melhor variável isolada para identificação de adultos com DPOC é uma história de tabagismo de mais de 40 maços de cigarro por ano. Uma combinação dos três achados a seguir – uma história de tabagismo de 55 maços de cigarro por ano, sibilos à ausculta e sibilos relatados pelo próprio paciente – é altamente preditiva de DPOC. Por outro lado, a melhor

Tabela 34-1 Sistemas de estadiamento para DPOC

Estágio: grau de limitação do fluxo aéreo	Achados espirométricos	Sintomas	Tratamento
Estágio I: Leve	Razão de VEF_1-para-CVF < 0,70 VEF_1 > 80% do previsto	Tosse crônica e produção de catarro podem ou não estar presentes. Os pacientes muitas vezes não sabem da presença de uma função pulmonar anormal.	Redução ativa dos fatores de risco incluindo parar de fumar[a]; vacina pneumocócica e da gripe[a]; broncodilatadores de curta ação, conforme necessário[a]
Estágio II: Moderado	Razão de VEF_1-para-CVF < 0,70 VEF_1 entre 50 e 80% do previsto	Pode ocorrer dispneia aos esforços. Algumas vezes há tosse e produção de catarro.	Adicionar tratamento regular com broncodilatadores de ação prolongada isolados ou combinados (β-agonistas e/ou anticolinérgicos); adicionar reabilitação pulmonar
Estágio III: Grave	Razão VEF_1-para-CVF < 0,70 VEF_1 entre 30 e 50% do previsto	Dispneia importante com exercício ou em repouso, sibilos e tosse muitas vezes proeminentes, capacidade de exercício diminuída, fadiga, exacerbações repetidas, maior impacto sobre a qualidade de vida	Adicionar inaladores de corticosteroides em caso de internação por exacerbações repetidas, esteroides por via oral em doses de ataque para exacerbações
Estágio IV: Muito grave	Razão VEF_1-para-CVF < 0,70 VEF_1 < 30% do previsto ou VEF_1 < 50% do previsto com insuficiência respiratória crônica	Falta de ar em repouso, aumento do comprometimento funcional. Hiperinsuflação pulmonar frequente, hipoxemia e hipercapnia são comuns.	Adicionar oxigênio a longo prazo se houver insuficiência respiratória crônica e hipoxia. Considerar tratamentos cirúrgicos

[a]Aplica-se a todos os estágios de gravidade de DPOC.

combinação de fatores para excluir DPOC é a ausência de história de tabagismo, a falta de sibilos relatados pelo paciente e a ausência de sibilos ao exame físico.

▶ Tratamento

Os objetivos do tratamento da DPOC são variados e incluem redução a longo prazo do declínio na função pulmonar, prevenção e tratamento das exacerbações, redução das internações hospitalares e mortalidade, alívio dos sintomas, maior tolerância a exercícios e melhora da qualidade de vida relacionada à saúde. Todos os pacientes com diagnóstico de DPOC devem receber vacinas, incluindo a vacina pneumocócica e a vacina anual contra gripe. Como o tabagismo costuma ser a causa da DPOC, parar de fumar é o componente mais importante do tratamento para pacientes que ainda fumam. Parar de fumar pode impedir ou retardar o desenvolvimento da DPOC, reduzir sua progressão e tem um impacto substancial sobre a mortalidade. A taxa de declínio na função pulmonar é praticamente a mesma de um não fumante quando o paciente para de fumar. "Treating Tobacco Use and Dependence" é uma publicação de diretrizes abrangentes baseadas em evidências e publicada em 2008 pelo U.S. Department of Health and Human Services.

Parar de fumar é fundamental para pacientes de qualquer idade com DPOC, e a idade avançada não diminui os benefícios de parar de fumar. Os tratamentos que são eficazes na população geral para parar de fumar também demonstraram ser eficazes em fumantes idosos. Especificamente, as pesquisas têm demonstrado a eficácia de intervenções de aconselhamento, orientação médica, programas de apoio entre amigos, materiais de autoajuda desenvolvidos de acordo com a idade, aconselhamento telefônico e adesivo de nicotina no tratamento do uso de tabaco em adultos de 50 anos de idade ou mais. Infelizmente, fumantes com mais de 65 anos de idade podem ser menos propensos a receber medicamentos para parar de fumar.

O tratamento farmacológico para pacientes com DPOC depende da gravidade dos sintomas, do grau de disfunção pulmonar e da resposta à medicação específica, bem como da tolerância a medicamentos específicos. Uma abordagem gradual é frequentemente usada para fornecer alívio sintomático, melhorar a tolerância ao exercício e a qualidade vida e, possivelmente, reduzir a mortalidade. Contudo, nenhum dos medicamentos existentes para DPOC demonstrou de modo conclusivo modificar o declínio progressivo na função pulmonar, a característica da DPOC. A Tabela 34-1 fornece um resumo do tratamento recomendado para cada estágio da DPOC.

Evidências sugerem que não há nenhum benefício no tratamento de indivíduos assintomáticos com evidência de obstrução de fluxo aéreo na espirometria, uma vez que não há diferença na progressão da disfunção pulmonar ou no desenvolvimento de sintomas em pacientes assintomáticos tratados.

Quando o tratamento da DPOC é administrado por meio de um método inalatório, é fundamental treinar e avaliar os pacientes em relação à técnica inalatória. Alguns pacientes mais idosos com DPOC não conseguem usar um inalador de dose medida (IDM) de modo eficaz, seja por dificuldades com a força de preensão ou coordenação ou por déficit cognitivo, e podem se beneficiar usando um espaçador ou nebulizador. O uso de um espaçador ou nebulizador pode facilitar o auxílio prestado por cuidadores na administração dos medicamentos. Alguns estudos demonstraram que os inaladores de pó seco (IPSs) são mais fáceis de manusear do que os IDMs, mas os IPSs não demonstraram melhores desfechos de saúde.

A. Broncodilatadores

Medicamentos broncodilatadores são vitais no manejo sintomático da DPOC. Em geral são usados de acordo com a necessidade (ação curta) ou em uma base regular (ação prolongada) para prevenir ou reduzir sintomas e exacerbações. Todas as categorias de broncodilatadores demonstraram aumentar a capacidade de exercício na DPOC sem, necessariamente, produzir alterações significativas no VEF_1. Broncodilatadores de ação prolongada, incluindo β-agonistas e anticolinérgicos inalados, são mais eficazes e convenientes que o tratamento com broncodilatadores de ação curta. A monoterapia com um broncodilatador de ação prolongada é o tratamento de escolha em pacientes com sintomas respiratórios e VEF_1 inferior a 60% do previsto, uma vez que esses agentes demonstraram reduzir as exacerbações e melhorar a qualidade de vida relacionada à saúde. Os dados que apoiam seu uso em pacientes sintomáticos com VEF_1 entre 60 e 80% do previsto são limitados, mas alguns podem apresentar melhoras de seus sintomas respiratórios. Como existem evidências insuficientes para favorecer um broncodilatador de ação prolongada sobre os demais, a escolha do agente deve ser baseada na preferência do paciente, no custo e nos potenciais efeitos adversos.

1. Broncodilatadores β-agonistas — Os broncodilatadores β-agonistas promovem o relaxamento da musculatura lisa da via aérea aumentando o monofosfato de adenosina (AMP) cíclico dentro das células, e demonstraram melhoras no estado da saúde. Os β-agonistas de ação curta podem ser usados como tratamento medicamentoso inicial para pacientes com sintomas leves intermitentes, de acordo com a necessidade. O albuterol (no Brasil salbutamol [$β_2$-agonistas]) é recomendado como tratamento de primeira linha para pacientes com sintomas de DPOC, pois o início da ação é mais rápido do que com broncodilatadores anticolinérgicos como o ipratrópio. O tratamento por via oral é mais lento no início e tem mais efeitos colaterais do que o tratamento inalado e geralmente não é recomendado.

Os β-agonistas de ação prolongada (LABAs) (formoterol, salmeterol) são indicados para pacientes com sintomas persistentes em uma dose de 1 ou 2 *puffs* duas vezes ao dia. Os LABAs previnem o broncospasmo noturno, aumentam a resistência de exercício, reduzem as taxas de exacerbações e internações hospitalares e melhoram a qualidade de vida.

Os broncodilatadores β-agonistas estimulam os receptores adrenérgicos e, consequentemente, podem produzir taquicardia de repouso, e têm o potencial para precipitar distúrbios do ritmo cardíaco em pacientes suscetíveis. Outros efeitos colaterais incluem tremor, distúrbios do sono e hipocalemia.

2. Broncodilatadores anticolinérgicos — Os broncodilatadores anticolinérgicos realçam o relaxamento da musculatura lisa por meio do bloqueio dos receptores muscarínicos. Os broncodilatadores anticolinérgicos de ação curta, incluindo o brometo de ipratrópio, podem ser usados para aliviar os sintomas, se necessário. O efeito broncodilatador dos anticolinérgicos de ação curta inalados dura mais tempo do que o efeito dos β-agonistas de ação curta, podendo se estender por até 8 horas após a administração. O tiotrópio de ação prolongada é considerado um agente de primeira linha para pacientes com sintomas persistentes, uma vez que prolonga a broncodilatação por mais de 24 horas e reduz a hiperinsuflação. Além disso, o tiotrópio demonstrou melhorar a dispneia, reduzir as exacerbações e melhorar a qualidade de vida relacionada à saúde quando comparado com placebo.

O principal efeito colateral dos broncodilatadores anticolinérgicos é a boca seca. Alguns pacientes relataram um gosto amargo, metálico. O glaucoma de ângulo fechado é uma complicação muito rara que foi relatada somente em indivíduos usando uma alta dose de tratamento com nebulizador. A metanálise levantou preocupações com a morbidade cardiovascular excessiva associada ao tiotrópio; entretanto, um grande ensaio controlado randomizado não demonstrou evidências para apoiar tais preocupações.

B. Metilxantinas

A teofilina é um derivado da xantina que atua como inibidor inespecífico da fosfodiesterase e, assim, aumenta o AMP cíclico intracelular dentro do músculo liso da via aérea. A broncodilatação tende a ocorrer com maior eficácia em altas doses; todavia, doses elevadas aumentam o risco de toxicidade. Recomenda-se a variação-alvo de 8 a 13 mg/dL, que é mais baixa do que recomendações anteriores, para atingir o valor terapêutico e evitar a toxicidade. A teofilina em doses baixas reduz as exacerbações em pacientes com DPOC, mas não melhora a função pulmonar. Ela é menos eficaz e menos bem tolerada do que os broncodilatadores de ação prolongada inalados e não é recomendada quando esses medicamentos estão disponíveis e quando podem ser pagos. Os efeitos tóxicos incluem o desenvolvimento de arritmias atriais e ventriculares e convulsões do tipo grande mal. Outros efeitos colaterais mais comuns incluem cefaleias, insônia, náusea e azia.

C. Glicocorticoides

Os efeitos dos glicocorticoides orais e inalados (corticosteroides inalatórios – beclometasona, budesonida ou fluticasona) na DPOC são bem menos dramáticos do que na asma, e seu papel está limitado a indicações específicas. A maioria dos estudos sugere que o tratamento regular com corticosteroides inalados não modifica o declínio progressivo do VEF_1 ou reduz a mortalidade geral em pacientes com DPOC. No entanto, eles demonstraram reduzir a frequência de exacerbações e melhorar o estado de saúde para pacientes com DPOC sintomáticos com um VEF_1 < 60% do previsto (estágio III ou IV) e naqueles com exacerbações repetidas. O tratamento com corticosteroides inalados aumenta a probabilidade de pneumonia e pode estar associado com uma densidade óssea reduzida.

O tratamento crônico com corticosteroides sistêmicos deve ser evitado em decorrência dos múltiplos efeitos adversos e de uma razão risco-benefício desfavorável. Os efeitos adversos dos corticosteroides sistêmicos incluem, mas não se limitam a, osteoporose induzida por esteroides, hipertensão, hiperglicemia, miopatia e *delirium*. Contudo, administrações curtas de corticosteroides sistêmicos são usadas para exacerbações de DPOC, uma vez que aumentam o período de tempo até a exacerbação subsequente, diminuem a taxa de insucesso no tratamento, encurtam a permanência hospitalar e melhoram a hipoxemia e o VEF_1. Um ensaio controlado randomizado (ECR) de pacientes com uma exacerbação de DPOC comparou oito semanas e duas semanas de tratamento com esteroides e placebo. Não houve diferenças significativas entre as evoluções em oito e duas semanas. Um ECR comparando esteroides orais e intravenosos em dosagens equivalentes (60 mg/dia) não mostrou diferenças no tempo de internação hospitalar e nas taxas de insucesso precoce do tratamento.

D. Inibidores da fosfodiesterase 4

Os inibidores da fosfodiesterase 4, como roflumilast, visam reduzir a inflamação por meio da inibição da degradação do AMP cíclico intracelular. O roflumilast foi aprovado pelo Food and Drug Administration (FDA) para uso nos EUA. Em pacientes com DPOC estágio III ou IV e história de exacerbações, esse medicamento reduz as exacerbações tratadas com esteroides por via oral. O roflumilast não pode ser administrado junto com a teofilina. Os efeitos adversos incluem náusea, anorexia, dor abdominal, diarreia, distúrbios do sono e cefaleia.

E. Tratamento combinado

Pacientes sintomáticos com DPOC e VEF_1 inferior a 60% do previsto podem se beneficiar do tratamento combinado, mas não está claro quando o tratamento combinado deve ser usado no lugar da monoterapia. Vários estudos que compararam o valor do tratamento combinado demonstraram melhorias significativas em relação a um só agente isoladamente. Por exemplo, a combinação de um β-agonista de ação curta e um anticolinérgico produz uma melhora mais acentuada e mantida no VEF_1 do que um medicamento isolado. Além disso, um corticosteroide inalado combinado com um β-agonista de ação prolongada é mais eficaz do que os componentes individuais na redução das exacerbações e melhora da função pulmonar e estado de saúde em pacientes com DPOC moderada a muito grave. No entanto, uma revisão Cochrane recente concluiu que a eficácia e segurança relativa de inalantes combinados permanece incerta. Além disso, o tratamento combinado foi associado com um aumento modesto no risco de eventos adversos.

F. Agentes mucolíticos

Esses medicamentos visam reduzir a viscosidade e aderência do catarro, facilitando sua expectoração. Todavia, existem poucas evidências que documentam melhoras objetivas e/ou subjetivas na função e/ou sintomas pulmonares.

G. Antibióticos

O uso rotineiro de antibióticos não é recomendado no manejo crônico da DPOC, mas eles são utilizados no tratamento agudo de exacerbações bacterianas da DPOC. O uso de antibióticos em pacientes moderada ou gravemente enfermos com exacerbações da DPOC reduz o risco de insucesso no tratamento e óbito. A escolha do antibiótico ideal e a duração do tratamento não são claras.

H. Oxigênio

As diretrizes recomendam que os médicos prescrevam oxigenoterapia contínua para pacientes com DPOC com hipoxemia grave de repouso (pressão parcial de oxigênio arterial [PaO_2] < 55 mmHg ou SpO_2 [saturação de oxigênio medida por oximetria de pulso] < 88%). Estudos mostraram que o uso de oxigênio suplementar durante 15 ou mais horas diárias pode ajudar a melhorar a sobrevida e qualidade de vida de pacientes com DPOC e que apresentam grave hipoxemia de repouso.

I. Redução do volume pulmonar

A bulectomia, a cirurgia para redução do volume pulmonar (CRVP) e o transplante pulmonar têm sido usados no tratamento de pacientes com DPOC. Todavia, a pesquisa sobre o uso e benefício desses procedimentos para idosos é limitada. A bulectomia pode ser usada para um raro subgrupo de pacientes com DPOC que apresenta enfisema bolhoso gigante, no qual grandes bolhas múltiplas ou isoladas abrangem 30% ou mais de um hemitórax. A ressecção cirúrgica dessas bolhas pode restaurar significativamente a função pulmonar e melhorar os sintomas. A CRVP é considerada em pacientes com enfisema grave e dispneia incapacitante, refratários ao tratamento medicamentoso ideal. Foram usadas diversas abordagens cirúrgicas e técnicas de redução. No geral, a CRVP não demonstrou benefício para a sobrevida em relação ao tratamento medicamentoso. A CRVP demonstrou uma vantagem de sobrevida e melhora da qualidade de vida somente para um pequeno subgrupo de pacientes com enfisema de lobo superior e baixa capacidade basal de exercício. O transplante pulmonar uni ou bilateral é uma opção de tratamento em pacientes altamente selecionados com DPOC grave. Estudos demonstraram melhorias na qualidade de vida após o transplante pulmonar; o efeito sobre a sobrevida é menos claro. No entanto, idade superior a 60 anos é considerada uma contraindicação relativa para transplante pulmonar duplo.

J. Reabilitação pulmonar

Os programas de reabilitação pulmonar são eficazes na melhora da capacidade de exercício, qualidade de vida e percepção dos sintomas, independentemente da idade. Dados limitados sugerem que os benefícios da reabilitação pulmonar também podem incluir reduções no número de internações hospitalares e melhoras na sobrevida. A reabilitação pulmonar usa uma abordagem interdisciplinar, incluindo educação e treinamento de exercício, e deve ser prescrita para pacientes sintomáticos com VEF_1 < 50% do previsto e deve ser considerada para pacientes com DPOC com obstrução menor do fluxo aéreo e que apresentam dispneia, redução da tolerância ao exercício e restrições nas atividades em decorrência de sua condição ou comprometimento do estado de saúde.

▶ Prognóstico

Como o tratamento farmacológico não demonstrou reverter ou retardar a perda progressiva da função pulmonar que ocorre na DPOC, continua sendo difícil estabelecer o prognóstico nessa doença devido à sua história variável e heterogeneidade individual. Os dados dos pacientes e seus médicos demonstram que raramente ou nunca é feito um planejamento de cuidados avançados na DPOC. Os pacientes em geral não compreendem muito bem que a DPOC é uma doença que limita a vida. No mês que antecedeu a sua morte, menos de um terço dos pacientes com DPOC grave, ICC ou câncer estimaram a sua expectativa de vida como inferior a um ano. Os médicos, por sua vez, relatam suas deficiências quando se trata de discutir os cuidados terminais com pacientes portadores de DPOC avançada, muitas vezes na expectativa de que os pacientes estejam demasiado doentes para tomar decisões sobre os cuidados. O estudo de referência desenvolvido para melhorar a tomada de decisão no final da vida, Study to Understand Prognoses and Preference for Outcomes and Risks of Treatments (SUPPORT), não foi capaz de influenciar os cuidados terminais. Especificamente, o SUPPORT mostrou que pacientes com DPOC que expressaram uma preferência por cuidados orientados para o conforto, e não para medidas que prolongam a vida, tinham menor probabilidade de serem submetidos a ventilação mecânica invasiva, ressuscitação cardiopulmonar ou alimentação por sonda do que pacientes com câncer pulmonar.

Embora possa ser difícil estabelecer um prognóstico, foram desenvolvidas várias ferramentas para auxiliar os médicos a estratificar a gravidade da doença. Por exemplo, as diretrizes da Global Initiatives for Chronic Obstructive Lung Disease (GOLD) classificam os estágios da DPOC em I a IV com base no grau da obstrução do fluxo aéreo determinado pela espirometria. As diretrizes GOLD estabeleceram recomendações de tratamento de seguimento para cada estágio de gravidade. Essas diretrizes são limitadas porque consideram somente o grau de obstrução do fluxo aéreo, sem levar em conta os sintomas do paciente individual ou as comorbidades. O índice BODE, que inclui IMC, capacidade de exercício e medidas subjetivas da dispneia (Quadro 34-1), demonstrou prever a mortalidade e pode fornecer ao médico uma ferramenta prática para classificar como a gravidade da doença pode impactar na expectativa de vida. Um escore BODE elevado corresponde a um risco de óbito aumentado.

Embora o índice BODE tenha sido útil para prever a sobrevida em um período de 1 a 3 anos, ele não é validado para prever uma sobrevida < 6 meses. Os atuais critérios da National Hospice and Palliative Care Organization para internação hospitalar por DPOC incluem dispneia incapacitante de repouso resultando em redução da capacidade funcional e progressão para doenças pulmonares em estágio final, como evidenciado por aumento de

Quadro 34-1. Índice Bode

A escala de dispneia do Modified Medical Research Council (MMRC) é uma escala de 5 pontos que permite que os pacientes classifiquem seu nível de dispneia de 0 a 4. O zero se correlaciona com falta de ar somente com exercício extenuante, e o 4 se correlaciona com falta de ar com mínimos esforços (sair de casa, vestir-se). Para mais informações, ver Nishimura K, Izumi T, Tsukino M, Oga T. Dyspnea is a better predictor of 5-year survival than airway obstruction in patients with COPD. *Chest.* 2002;121(5):1434-1440. O teste de caminhada de 6 minutos é um teste simples que mede a distância que o paciente é capaz de andar em uma superfície plana e dura durante um período de tempo de 6 minutos. Ele foi usado para medir os resultados de intervenções medicamentosas em pacientes com doença pulmonar e/ou cardíaca grave. Para mais informações, ver ATS Committee on Proficiency Standards for Clinical Pulmonary Function Laboratories. ATS statement: guidelines for the six-minute walk test. *Am J Respir Crit Care Med.* 2002;166(1):111-117.

Variável	Pontos no índice Bode			
	0	1	2	3
VEF_1 (% prevista)	≥ 65	50-64	36-49	≤ 35
Teste de caminhada de 6 minutos (metros)	≥ 350	250-349	150-249	≤ 149
Escala de dispneia MMRV	0-1	2	3	4
Índice de massa corporal	> 21	≤ 21		

Escore do índice de Bode	Mortalidade em um ano	Mortalidade em dois anos	Mortalidade em 52 meses
0-2	2%	6%	19%
3-4	2%	8%	32%
5-6	2%	14%	40%
7-10	5%	31%	80%

visitas ao departamento de emergência ou internações hospitalares decorrentes de infecções ou insuficiência respiratória. Um VEF_1 < 30% e/ou redução de > 40 mL/ano fornecem evidência objetiva para a progressão da doença, mas não são necessários para certificação. Além disso, a presença de qualquer um dos itens a seguir apoia a certificação do benefício da medicina paliativa: hipoxemia pO_2 (pressão parcial de oxigênio) < 55 mmHg ou Pox (oximetria de pulso) < 88% (com oxigênio suplementar) ou hipercapnia (pCO_2 [pressão parcial de dióxido de carbono] > 55 mmHg), insuficiência cardíaca direita como resultado de doença pulmonar (*cor pulmonale*), perda não intencional de peso > 10% nos seis meses antecedentes ou taquicardia residual > 100/minuto. Certamente, tais critérios servem como uma regra de ouro que pode orientar os médicos a pensar de forma mais ativa sobre os crescentes serviços disponíveis para pacientes com DPOC em estágio final, mas estudos mostram que eles não são precisos em prever o tempo de sobrevida. Embora os epidemiologistas e pesquisadores tenham começado a identificar características de pacientes com DPOC que têm um risco de morrer nos próximos 6 a 12 meses, uma abordagem de senso comum é mais prática quando se considera o planejamento de cuidados avançados para pacientes com DPOC.

Fatores associados com um pior prognóstico na DPOC incluem VEF_1 < 30% do previsto, declínio do desempenho e dependência emergente nas atividades de vida diária, mais de uma internação hospitalar aguda no último ano, doença comórbida adicional, idade avançada, depressão e viver sozinho. A identificação de vários desses itens pelo médico em seus pacientes deve levar a uma discussão sobre o planejamento de cuidados avançados. A identificação de um procurador médico é um passo significativo. Idealmente, deve ser agendada uma discussão em ambiente ambulatorial entre médico, paciente e procurador designado durante uma consulta para esse propósito específico. Os tópicos que podem ser discutidos nesse encontro incluem a compreensão do paciente sobre a sua doença e sua trajetória, a discussão das preferências do paciente a respeito do início e do término das medidas para prolongamento da vida, incluindo ventilação mecânica agressiva, e a identificação do cenário mais adequado (residência *versus* instituição) para os cuidados do final da vida. O SUPPORT demonstrou que as preferências de tratamentos de manutenção da vida podem mudar durante a evolução de uma doença; assim, reavaliações das preferências do paciente são particularmente importantes após internações hospitalares recentes, novo declínio do estado funcional e/ou nova dependência de oxigênio.

Com a natureza crônica e gravidade da DPOC, ficou claro que essa condição é um importante contribuinte para a utilização de cuidados de saúde e custos. O Center for Medicare and Medicaid (CMS) Services começou a exigir que os planos de saúde realizem iniciativas de melhora de desempenho visando à redução das readmissões. A partir de 2014, o CMS reduzirá pagamentos a hospitais com altas taxas de readmissões por DPOC dentro de 30 dias após a alta. Os programas de melhora de desempenho se concentraram no manejo da medicação, no plano de alta e em aspectos transicionais de cuidados no manejo da DPOC com o objetivo de reduzir as readmissões. Usando as diretrizes GOLD, um regime medicamentoso individualizado deve ser otimizado com ênfase particular na orientação sobre o uso correto dos inaladores, reconciliação medicamentosa após a internação e educação do paciente sobre o propósito de cada medicação. Além da reconciliação medicamentosa apropriada, o plano de alta deve se concentrar na oxigenoterapia, se necessária, na coordenação das consultas de acompanhamento de acordo com a necessidade e na reabilitação pulmonar. O planejamento transicional é fundamental para o manejo de todas as doenças crônicas e deve concentrar-se na comunicação entre os fornecedores de serviços de saúde, membros da família e empresas de cuidados domiciliares.

A controlled trial to improve care for seriously ill hospitalized patients. The study to understand prognoses and preferences for outcomes and risks of treatments (SUPPORT). The SUPPORT Principal Investigators. *JAMA.* 1995;274(20):1591-1598.

Adams SG, Smith PK, Allan PF, et al. Systematic review of the chronic care model in chronic obstructive pulmonary disease prevention and management. *Arch Intern Med.* 2007;167(6):551-561.

Almagro P, Barreiro B, Ochoa de Echaguen A, et al. Risk factors for hospital readmission in patients with chronic obstructive pulmonary disease. *Respiration.* 2006;73(3):311-317.

Barr RG, Bourbeau J, Camargo CA, Ram FS. Inhaled tiotropium for stable chronic obstructive pulmonary disease. *Cochrane Database Syst Rev.* 2005;(2):CD002876.

Calverley P, Pauwels R, Vestbo J, et al; TRial of Inhaled STeroids ANd long-acting beta2 agonists study group. Combined salmeterol and fluticasone in the treatment of chronic obstructive pulmonary disease: a randomized controlled trial. *Lancet.* 2003;361(9356):449-456.

Calverley PM, Anderson JA, Celli B, et al; TORCH investigators. Salmeterol and fluticasone propionate and survival in chronic obstructive pulmonary disease. *N Engl J Med.* 2007;356(8):775-789.

Calverley PM, Rabe KF, Goehring UM, Kristiansen S, Fabbri LM, Martinez FJ; M2-124 and M2-125 study groups. Roflumilast in symptomatic chronic obstructive pulmonary disease: two randomised clinical trials. *Lancet.* 2009;374(9691):685-694.

Celli BR, Cote CG, Marin JM, et al. The body-mass index, airflow obstruction, dyspnea, and exercise capacity index in chronic obstructive pulmonary disease. *N Engl J Med.* 2004;350(10):1005-1012.

Celli BR, Thomas NE, Anderson JA, et al. Effect of pharmacotherapy on rate of decline of lung function in chronic obstructive pulmonary disease: results from the TORCH study. *Am J Respir Crit Care Med.* 2008;178(4):332-338.

Claessens MT, Lynn J, Zhong Z, et al. Dying with lung cancer or chronic obstructive pulmonary disease: insights from SUPPORT. Study to Understand Prognoses and Preferences for Outcomes and Risks of Treatments. *J Am Geriatr Soc.* 2000;48(5 Suppl):S146-S153.

De Jong YP, Uil SM, Grotjohan HP, Postma DS, Kerstjens HA, van den Berg JW. Oral or IV prednisolone in the treatment of COPD exacerbations: a randomized, controlled, double-blind study. *Chest.* 2007;132(6):1741-1747.

Fried TR, Bradley EH, O'Leary J. Changes in prognostic awareness among seriously ill older persons and their caregivers. *J Palliat Med.* 2006;9(1):61-69.

Halbert RJ, Natoli JL, Gano A, Badamgarav E, Buist AS, Mannino DM. Global burden of COPD: systematic review and meta-analysis. *Eur Respir J.* 2006;(28):523-532.

Institute for Clinical Systems Improvement. Diagnosis and Management of Chronic Obstructive Pulmonary Disease (COPD). 2011. https://www.icsi.org/_asset/yw83gh/COPD.pdf. Last accessed on October 24, 2013.

Janssen DJ, Engelberg RA, Wouters EF, Curtis JR. Advance care planning for patients with COPD: past present and future. *Patient Educ Couns.* 2012;86(1):19-24.

Littner MR. In the clinic: chronic obstructive pulmonary disease. *Ann Intern Med.* 2011;154(7):ITC4-1-ITC4-16.

Mahler DA, Wire P, Horstman D, et al. Effectiveness of fluticasone propionate and salmeterol combination delivered via the Diskus device in the treatment of chronic obstructive pulmonary disease. *Am J Respir Crit Care Med.* 2002;166(8):1084-1091.

National Institute of Clinical Excellence. *Management of Chronic Obstructive Pulmonary Disease in Primary and Secondary Care, 2010.* http://www.nice.org.uk/guidance/cg101. Accessed on July 2, 2012.

Qaseem A, Wilt TJ, Weinberger SE, et al; American College of Physicians; American College of Chest Physicians; American Thoracic Society; European Respiratory Society. Diagnosis and management of stable, chronic obstructive pulmonary disease: a clinical practice guideline update from the American College of Physicians, American College of Chest Physicians, American Thoracic Society, and European Respiratory Society. *Ann Intern Med.* 2011;155(3):179-191.

Ram FS, Rodriguez-Roisin R, Granados-Navarrete A, Garcia-Aymerich J, Barnes NC. Antibiotics for exacerbations of chronic obstructive pulmonary disease. *Cochrane Database Syst Rev.* 2006;(2):CD004403.

Singh S, Loke YK, Furberg CD. Inhaled anticholinergics and risk of major adverse cardiovascular events in patients with chronic obstructive pulmonary disease: a systematic review and meta-analysis, *JAMA.* 2009;301(12):1227-1230.

Tashkin DP, Celli B, Senn S, et al; UPLIFT Study Investigators. A 4-year trial of tiotropium in chronic obstructive pulmonary disease. *N Engl J Med.* 2008;359(15):1543-1554.

U.S. Preventive Services Task Force. Screening for chronic obstructive pulmonary disease using spirometry: U.S. Preventive Services Task Force recommendation statement. *Ann Intern Med.* 2008;148(7):529-534.

Welsh EJ, Cates CJ, Poole P. Combination inhaled steroid and long-acting beta2-agonist versus tiotropium for chronic obstructive pulmonary disease. *Cochrane Database Syst Rev.* 2010;(5):CD007891.

SITES RECOMENDADOS

American Lung Association. *Chronic Obstructive Pulmonary Disease.* 2008. http://www.lung.org/assets/documents/publications/lung-disease-data/ldd08-chapters/LDD-08-COPD.pdf

Centers for Disease Control and Prevention. *Public Health Strategic Framework for COPD Prevention.* http://www.cdc.gov/copd/pdfs/Framework_for_COPD_Prevention.pdf

Global Initiative for Chronic Obstructive Lung Disease. *Global Strategy for the Diagnosis, Management, and Prevention of Chronic Obstructive Pulmonary Disease, 2013.* http://www.goldcopd.org/guidelines-global-strategy-for-diagnosis-management.html

National Heart Lung and Blood Institute. *Morbidity & Mortality: 2012 Chart Book on Cardiovascular, Lung, and Blood Diseases.* http://www.nhlbi.nih.gov/resources/docs/2012_ChartBook.pdf

35 Queixas gastrintestinais e abdominais

Karen E. Hall, MD, Phd

▶ Princípios gerais em idosos

De acordo com dados do U.S. Census Bureau em 2005, 45 a 50 milhões de pessoas com mais de 65 anos de idade apresentaram pelo menos uma queixa gastrintestinal (GI) que teve impacto em sua vida diária e que poderia levar a uma consulta médica. Sintomas GI são comuns em indivíduos mais velhos e variam de episódios leves e autolimitados de constipação ou refluxo ácido a episódios graves de colite infecciosa ou isquemia intestinal, com risco de vida. Além do aumento da prevalência de doenças como diverticulite e câncer de colo do intestino em pacientes idosos, outras comorbidades comuns – como dor exigindo administração de anti-inflamatórios não esteroides ou fibrilação atrial que precisa ser tratada com anticoagulantes – aumentam o risco de complicações GIs, como ulceração ou hemorragia. Os pacientes podem apresentar sintomas incomuns ou sutis de doença GI grave causada por alterações fisiológicas do envelhecimento. Um exemplo disso pode ser observado em pacientes idosos que apresentam uma perfuração GI ou colite e que não apresentam defesa abdominal ou dor abdominal significativa como resultado da diminuição da sensibilidade visceral que acompanha o envelhecimento. Alterações no controle neuromuscular do colo do intestino na idade avançada parecem predispor à constipação, explicando assim o aumento da prevalência de constipação e impactação que se desenvolve com o repouso no leito ou uso de medicamentos constipantes.

▼ DISTÚRBIOS DO ESÔFAGO

FUNDAMENTOS DO DIAGNÓSTICO

▶ O refluxo gastresofágico pode estar mensalmente presente em pelo menos 40% dos indivíduos idosos e em geral exige tratamento.

▶ Para maximizar a qualidade de vida e minimizar as consultas médicas, o tratamento do refluxo pode ser iniciado com um inibidor da bomba de prótons, junto com modificações no estilo de vida.

▶ A disfagia pode ser orofaríngea (causada sobretudo por distúrbios neurológicos) ou esofágica; as causas da disfagia esofágica geralmente podem ser determinadas pela história.

▶ O câncer de esôfago costuma se apresentar em um estágio avançado em indivíduos idosos, com sintomas de disfagia progressiva e perda de peso.

DOENÇA DO REFLUXO GASTRESOFÁGICO

▶ Princípios gerais em adultos

A doença do refluxo gastresofágico (DRGE) é um dos distúrbios GI mais comuns que afetam indivíduos idosos. Estudos populacionais indicam que mais de 20% dos idosos com mais de 65 anos de idade têm azia pelo menos semanalmente. Isso de fato pode levar a subestimativas da verdadeira prevalência da DRGE porque, embora os sintomas pareçam diminuir em intensidade com a idade, a gravidade do refluxo e o risco de complicações aumentam. Uma vez desenvolvidos os sintomas, mais de 50% dos pacientes apresentarão sintomas persistentes e podem necessitar de tratamento medicamentoso contínuo.

▶ Achados clínicos

A. Sinais e sintomas

A DRGE pode ser facilmente diagnosticada se o paciente se queixar de sintomas típicos de pirose (queimação subesternal com irradiação para a boca ou garganta) e regurgitação ácida, e se esses sintomas melhorarem com tratamento. As alterações fisiopatológicas antes citadas e que ocorrem com o envelhecimento podem diminuir os sintomas da DRGE, e os pacientes podem apresentar sintomas atípicos como tosse crônica, asma de difícil controle, laringite ou dor torácica recorrente, em vez de azia.

B. Achados laboratoriais

Pacientes com esofagite podem se apresentar com anemia e níveis de ferro baixos. A esofagite é uma causa mais comum de anemia do que previamente era reconhecido, e pacientes idosos com anemia de causa desconhecida devem ser submetidos à endoscopia digestiva alta (EDA) para verificar a presença de esofagite ou outras fontes de sangramento no trato GI superior.

C. Estudos diagnósticos

A EDA deve ser feita em todos os pacientes com DRGE de início recente e que tenham mais de 50 anos de idade, com sintomas persistentes de refluxo apesar do tratamento medicamentoso, que tenham história de refluxo ácido com duração superior a cinco anos e que, possivelmente, tenham complicações decorrentes de refluxo ácido. A execução da EDA é segura mesmo no paciente muito idoso e frágil. Pacientes com suspeita de serem portadores de manifestações atípicas ou extraintestinais de DRGE devem ser submetidos à avaliação ambulatorial com uma sonda de pH de 24 horas após um teste diagnóstico negativo, incluindo EDA e outros exames para procurar por um processo maligno. A manometria esofágica de rotina não beneficia a avaliação de pacientes idosos com DRGE, a não ser quando se considera uma cirurgia antirrefluxo.

▶ Diagnóstico diferencial

Em pacientes idosos com azia e disfagia, é preciso considerar um processo maligno no esôfago e/ou estômago, que deve ser excluído como causa do problema. Pacientes com dor torácica ou tosse frequentemente devem ser submetidos a avaliação para excluir síndrome coronariana aguda, dissecção aórtica ou doença pulmonar. Pacientes com rouquidão e tosse podem precisar de avaliação para excluir causas orofaríngeas de disfagia, como acidente vascular encefálico ou câncer.

▶ Complicações

As complicações que foram associadas com DRGE incluem esofagite e ulceração esofágica, hemorragia, estenoses, esôfago de Barrett e adenocarcinoma esofágico, e todas estão aumentadas em pacientes com mais de 65 anos de idade. Fatores de risco encontrados em estudos populacionais para aumento das complicações incluem idade, sexo masculino, raça branca e presença de hérnia de hiato.

▶ Tratamento

O tratamento da DRGE em idosos é basicamente o mesmo que em pacientes mais jovens. Embora a abordagem "passo a passo" de alterações no estilo de vida seguida por medicamentos antiácidos recomendados na Tabela 35-1 possa funcionar, a instituição imediata de um inibidor da bomba de prótons (IBP) associado com modificações no estilo de vida costuma resultar em menos consultas, menos procedimentos, maior satisfação do paciente e redução dos gastos gerais. A cimetidina em geral não é recomendada para pacientes idosos em decorrência das potenciais interações medicamentosas e da maior incidência de efeitos adversos em comparação com outros antagonistas do receptor da histamina-2.

Sintomas persistentes ou a resolução incompleta dos sintomas com o tratamento justificam uma avaliação com endoscopia alta. Embora eficaz, o uso crônico de IBPs está associado com um aumento relativo do risco de osteoporose de 1,97 com seu uso a longo prazo (> 7 anos). Houve relatos sobre uma redução da eficácia da anticoagulação do clopidogrel para profilaxia contra oclusão de *stent* coronariano quando o clopidogrel é usado juntamente com IBPs (Tabela 35-2). Por esse motivo,

Tabela 35-1 Tratamento da doença do refluxo gastresofágico

1. **Modificações do estilo de vida**
   Comer refeições menores e mais frequentes.
   Evitar chocolate, hortelã-pimenta e alimentos ácidos (suco de tomate, sucos cítricos) ou alimentos que estimulam a produção de ácido (alimentos contendo cafeína).
   Não comer 3-4 horas antes de deitar.
   Reduzir gorduras, álcool, cafeína e nicotina, principalmente à noite.
   Dormir com a cabeceira da cama elevada em 15,2 cm.
2. **Antiácidos líquidos ou comprimidos**
3. **Antagonistas dos receptores de histamina-2**
   Cimetidina (não recomendada de rotina em pacientes idosos devido à incidência aumentada de interações medicamentosas e *delirium*)
   Famotidina (20 mg todos os dias ou 2 vezes ao dia)
   Nizatidina (150 mg todos os dias ou 2 vezes ao dia)
   Ranitidina (150 mg todos os dias ou 2 vezes ao dia)
4. **Inibidores da bomba de prótons**
   Esomeprazol (20-40 mg todos os dias)
   Lansoprazol (15-30 mg todos os dias)
   Omeprazol (20-40 mg todos os dias)
   Pantoprazol (40 mg todos os dias)
   Rabeprazol (20 mg todos os dias)
5. **Cirurgia**
   Fundoplicatura laparoscópica
   Fundoplicatura de Nissen

Tabela 35-2 Complicações relatadas de IBPs

1. Osteoporose
2. Supercrescimento bacteriano do intestino delgado
3. Maior suscetibilidade a infecção com patógenos entéricos
   Diarreia do viajante
   Clostridium difficile
4. Interações de medicamentos
   Interação de citocromo P450 com clopidogrel
   Absorção reduzida de atazanavir
5. Aumento da suscetibilidade à pneumonia aspirativa
6. Má absorção de vitamina B_{12} e ferro
7. Risco aumentado de gastrite por *Helicobacter pylori*
8. Nefrite intersticial aguda

recomenda-se reavaliar a necessidade de IBPs em pacientes que já fazem uso desses medicamentos há mais de seis meses.

A cirurgia antirrefluxo deve ser reservada para pacientes com DRGE grave e refratária com complicações. Resultados de centros de grandes volumes indicam que a mortalidade e a morbidade não estão aumentadas em idosos. No entanto, como ocorre em pacientes mais jovens submetidos à cirurgia para refluxo, embora exista uma redução imediata em pacientes com sintomas após a cirurgia (de 10 a 15%), 60% dos pacientes continuam tomando medicamentos antiácidos 5 a 15 anos depois. Tratamentos endoscópicos para DRGE como procedimentos Enteryx e Stretta não estão mais sendo usados em decorrência de complicações significativas.

DISFAGIA

▶ Princípios gerais em idosos

A disfagia, ou dificuldade de deglutição, é uma queixa comum em idosos. A disfagia é classificada como orofaríngea (disfagia de transferência) ou esofágica (disfagia de trânsito). A disfagia orofaríngea refere-se ao comprometimento de movimentos de líquidos ou sólidos da cavidade oral para o esôfago superior. Diversas alterações que ocorrem com o envelhecimento afetam a capacidade mastigatória e a capacidade de deglutir alimentos, incluindo dores de dente ou patologias dentárias, xerostomia, dentaduras mal-ajustadas e destruição mandibular. A transferência do alimento para a faringe fica mais lenta com a idade, resultando em descoordenação entre a faringe e o retardo do relaxamento do esfíncter esofágico superior (EES). O resultado pode ser a entrada de alimento na área acima das pregas vocais e possível aspiração para dentro da traqueia. Estudos com adultos sadios normais com mais de 85 anos de idade demonstram que cerca de 10% apresentam aspiração silenciosa documentada na cinefluoroscopia com bário. As causas incluem distúrbios neuromusculares afetando língua, palato mole, orofaringe e EES, como doença cerebrovascular, doença de Parkinson, esclerose múltipla, doença de Alzheimer e doenças do neurônio motor superior. Outras causas incluem distúrbios musculares como miastenia grave, polimiosite e amiloidose. Finalmente, pacientes com história de cirurgia ou radiação para a cavidade oral ou pescoço têm risco de disfagia de transferência. A disfagia que ocorre no esôfago distal para o EES é a disfagia de trânsito, sendo mais comum que a disfagia de transferência. Em uma revisão de pacientes com disfagia em um ambiente de cuidados primários, os diagnósticos mais comuns foram refluxo esofágico (44%), estenoses benignas (36%), distúrbio da motilidade esofágica (11%), neoplasias (6%), esofagite infecciosa (2%) e acalasia (1%).

▶ Achados clínicos

A. Sinais e sintomas

Pacientes com disfagia orofaríngea apresentam tosse, engasgo, sufocamento ou aspiração da comida durante o início da deglutição.

Tabela 35-3 Causas da odinofagia

1. **Medicamentos**
   Tetraciclinas
   Quinidina
   Doxiciclina
   Alendronato
   Ferro
   Anti-inflamatórios não esteroides
   Ácido acetilsalicílico
   Vitamina C
   Cloreto de potássio
2. **Infecções**
   Viral (herpes simples, citomegalovírus, vírus da imunodeficiência humana [HIV], varicela-zóster)
   Bacteriana (*Mycobacteria*)
   Fúngica (*Candida, Aspergillus*)
3. **Doença do refluxo ácido**
4. **Miscelânea**
   Isquemia
   Quimioterapia
   Radiação
   Doença de Crohn
   Sarcoide

Os pacientes também podem se queixar de odinofagia ou deglutição dolorosa (Tabela 35-3). Pacientes com disfagia de trânsito frequentemente se queixam de que alimentos sólidos ou líquidos "ficam grudados", "aprisionados" ou "presos" em seus esôfagos, e podem apontar a região subesternal como a localização de seu problema. Usando uma série de perguntas e o algoritmo apresentado na Figura 35-1, é possível identificar a causa da disfagia esofágica (de trânsito) em cerca de 90% dos casos. A disfagia de sólidos costuma refletir uma obstrução mecânica subjacente, enquanto a disfagia de líquidos e sólidos que inicia simultaneamente em geral reflete um distúrbio neuromuscular subjacente. Pacientes com odinofagia podem apresentar infecções subjacentes (como a esofagite por *Candida*) ou obstrução. Sensação de globo (uma sensação de plenitude na garganta que geralmente melhora com o ato de comer) é uma condição benigna que pode responder à dilatação esofágica passiva. História de tabagismo ou consumo pesado de álcool está associada com risco aumentado de câncer esofágico de células escamosas. O médico deve procurar por evidências de anemia e perda de peso não intencional como resultado de uma incapacidade de comer, que podem indicar um distúrbio grave como um câncer. A natureza da disfagia (sólidos ou líquidos e sólidos) e a natureza temporal do distúrbio da deglutição (intermitente ou progressiva) são úteis para determinação da causa provável. Finalmente, é preciso procurar por sintomas associados de dor torácica ou refluxo ácido, uma vez que a DRGE é um risco para estenoses pépticas e desenvolvimento de esôfago de Barrett e adenocarcinoma subsequente.

B. Exames diagnósticos

Em idosos, uma esofagografia baritada é frequentemente prescrita como exame inicial para avaliar a disfagia, mas uma EDA

Disfagia

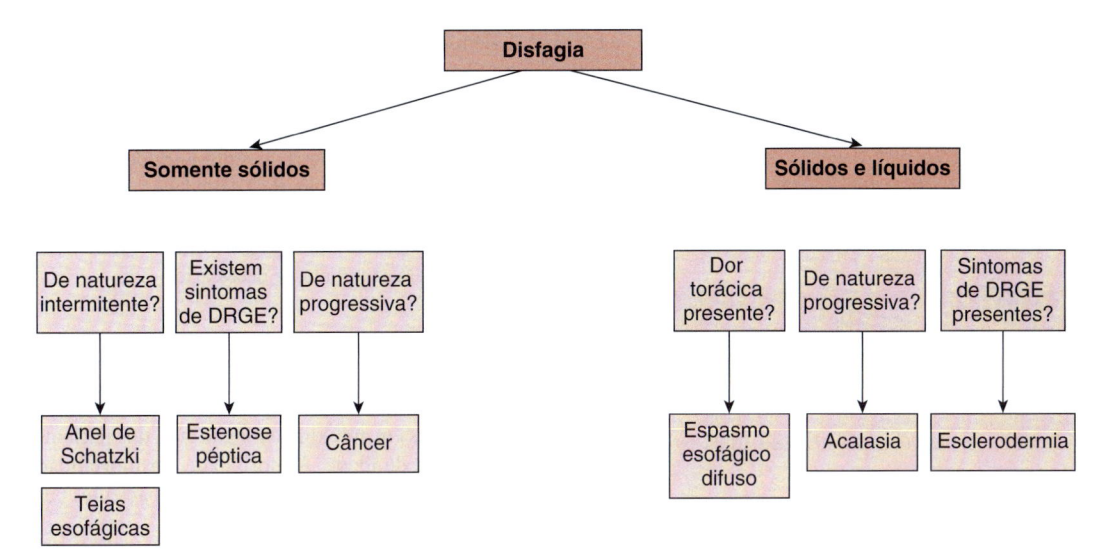

Somente sólidos:
- De natureza intermitente? → Anel de Schatzki, Teias esofágicas
- Existem sintomas de DRGE? → Estenose péptica
- De natureza progressiva? → Câncer

Sólidos e líquidos:
- Dor torácica presente? → Espasmo esofágico difuso
- De natureza progressiva? → Acalasia
- Sintomas de DRGE presentes? → Esclerodermia

▲ **Figura 35-1** Avaliação da disfagia.

---

deve ser realizada para procurar por um processo maligno e fazer biópsias. Durante a EDA, o esôfago pode ser dilatado se houver estenose ou massa. Os pacientes com sintomas orofaríngeos de disfagia de trânsito devem ser avaliados por um patologista da fala, que pode coordenar um estudo da deglutição (deglutograma com bário modificado ou videofluoroscopia) usando alimentos finos, grossos e sólidos. Se a endoscopia alta for normal e as queixas de disfagia persistirem, deve ser feita uma manometria esofágica. Esse é um procedimento seguro e fácil de realizar, capaz de identificar com precisão distúrbios neuromusculares que causam disfagia.

▶ Tratamento

O tratamento é dirigido para o distúrbio subjacente a fim de assegurar uma nutrição adequada e prevenir a aspiração. Os pacientes com disfagia de transferência são orientados quanto à consistência de alimentos que podem ser deglutidos com segurança, técnicas de deglutição apropriadas e como modificar sua postura para melhorar sua deglutição. O tratamento medicamentoso não é eficaz. Pacientes com disfagia de trânsito causada por aumento da contratilidade (acalasia e espasmo do esfíncter esofágico inferior [EEI]) podem se beneficiar de dilatação do EEI, injeção de toxina botulínica ou medicamentos para reduzir as contrações de músculos lisos (anticolinérgicos, antagonistas do cálcio, nitratos). A miotomia laparoscópica de Heller foi usada em pacientes idosos com acalasia com segurança e eficácia razoáveis. Se houver aspiração ou se o estado nutricional do paciente estiver prejudicado, deve ser considerada uma jejunostomia ou gastrostomia alimentar, caso o paciente seja capaz de participar da decisão sobre seu uso. O emprego de sondas alimentares em pacientes com demência é controverso (ver Capítulo 68, "Definindo a Nutrição Adequada para Idosos").

DISTÚRBIOS DA MOTILIDADE

▶ Princípios gerais em idosos

Os distúrbios da motilidade esofágica ocorrem em idosos e podem ser causados por doença subjacente ou alterações associadas ao processo de envelhecimento.

▶ Achados clínicos

Sinais e sintomas

Os sintomas de apresentação geralmente são disfagia, dor torácica ou outros sintomas de doença do refluxo ácido persistente. Distúrbios comuns da motilidade que podem ocorrer em idosos incluem espasmo esofágico difuso, esôfago em quebra-nozes, EEI hipertensivo e motilidade esofágica ineficaz. Essas condições são diagnosticadas por meio da manometria esofágica.

A acalasia é o distúrbio de motilidade esofágica mais conhecido. Sua prevalência aumenta com a idade; 7 a 12 em 100.000 pacientes idosos são afetados pela acalasia. As opções de tratamento incluem dilatação pneumática, injeção de toxina botulínica no EEI e cirurgia. O tratamento medicamentoso (p. ex., nitratos, bloqueadores do canal de cálcio) raramente é eficaz, embora possa ser útil no tratamento de outros distúrbios da motilidade causadores de disfagia (ver "Disfagia", anteriormente). A dilatação pneumática fornece um alívio dos sintomas em muitos pacientes, mas está associada com um risco de perfuração de 3 a 10%. Para muitos pacientes idosos, o tratamento inicial da acalasia pode ser feito por meio de injeção de toxina botulínica. Ela é segura e eficaz e fornece um alívio sintomático para a maioria dos pacientes por até 12 meses. Muitas vezes é necessária a aplicação de uma segunda injeção: contudo, esse tratamento costuma ser eficaz. Os efeitos colaterais não são comuns e incluem dor torácica ou abdominal transitória, *rash* cutâneo ou febre de baixo grau. A cirurgia deve ficar reservada para pacientes que não respondem à dilatação com balão ou à injeção de toxina botulínica, devendo ser realizada cuidadosamente, pois a taxa de complicações é mais alta.

DISTÚRBIOS GÁSTRICOS

FUNDAMENTOS DO DIAGNÓSTICO

▶ A doença ulcerosa péptica geralmente é causada por anti-inflamatórios não esteroides (AINEs) ou *Helicobacter pylori*.
▶ As complicações da doença ulcerosa péptica são mais comuns nos idosos.
▶ A dispepsia é uma queixa comum nos idosos e requer endoscopia para excluir úlcera ou câncer.
▶ Os sintomas do câncer gástrico são inespecíficos, e o diagnóstico costuma ser tardio.

DOENÇA ULCEROSA PÉPTICA

▶ Princípios gerais em idosos

A doença ulcerosa péptica (DUP) refere-se a úlceras gástricas (UG) e úlceras duodenais (UD). Aproximadamente 5 milhões de casos de DUP ocorreram em 2014 nos Estados Unidos (EUA), e os achados demográficos estão mudando para uma idade de apresentação mais tardia. Isso pode ser o resultado de um aumento do uso de AINEs, infecção por *H. pylori* e maior sobrevida. Os idosos têm maior probabilidade de apresentar complicações da DUP, incluindo internações hospitalares, necessidade de transfusões sanguíneas, cirurgia de emergência e óbito. As duas causas mais comuns de DUP são AINEs e *H. pylori*.

▶ Achados clínicos

A. Sinais e sintomas

Os pacientes podem apresentar hematêmese ou êmese em borra de café. Os pacientes idosos têm menos probabilidade de apresentar dor epigástrica com DUP do que os pacientes mais jovens, sendo que mais de 50% dos pacientes não apresentam dor significativa na presença de UG ou UD. Como os pacientes idosos têm pouco ou nenhum sintoma de ulceração significativa, as complicações como perfuração também são mais comuns nesse grupo etário. A ulceração crônica pode se apresentar com sintomas de obstrução da saída gástrica, como saciedade precoce, náusea e vômito, bem como anemia.

B. Exames diagnósticos

Em pacientes com suspeita de DUP, deve-se realizar hemograma completo, tempo de protrombina, nitrogênio ureico sérico (BUN) e creatinina, além de exame de fezes para verificar a presença de sangue oculto. Os pacientes devem ser questionados sobre história de DUP, uso de ácido acetilsalicílico (AAS), AINEs e varfarina, bem como sobre exames diagnósticos prévios (exames do trato GI superior, exames para detectar a presença de *H. pylori*). Em pacientes idosos com suspeita de DUP, deve ser realizada uma EDA para identificar a lesão e fazer uma biópsia do estômago para *H. pylori*, excluir tumor maligno e iniciar o tratamento endoscópico para úlcera sangrante, se necessário.

▶ Complicações

Hemorragia e perfuração são as complicações mais comuns da DUP e foram relatadas em aproximadamente 50% dos pacientes com mais de 70 anos de idade. A morbidade e a mortalidade decorrentes de sangramento GI são maiores em pacientes com mais de 70 anos de idade.

▶ Tratamento

Quando é encontrada uma úlcera, o tratamento deve ser iniciado com um IBP durante pelo menos oito semanas para assegurar a cura. AINEs e ácido acetilsalicílico devem ser suspensos. Exames de biópsia para a produção de *H. pylori* urease devem ser feitos e, se o paciente for *H. pylori*-positivo, deve ser iniciada antibioticoterapia dupla ou tripla. No caso de UG, a cura deve ser documentada 8 a 12 semanas mais tarde por meio de EDA para assegurar que a úlcera não é maligna. Pacientes com história prévia de DUP que necessitam de AINEs ou ácido acetilsalicílico de uso crônico devem ser tratados concorrentemente com um IBP ou misoprostol, caso necessitem de AINEs ou ácido acetilsalicílico. Ambos os agentes são eficazes na redução do risco de DUP em usuários crônicos de AINEs, embora, como um grupo, os IBPs em geral sejam mais bem tolerados do que o misoprostol. Pacientes com complicações sérias, como hemorragia ou perfuração, devem evitar AINEs e ácido acetilsalicílico, pois o risco de hemorragia recorrente é alto, mesmo com a profilaxia feita com IBPs ou misoprostol.

DISPEPSIA

▶ Princípios gerais em idosos

A dispepsia é definida como dor ou desconforto crônico ou recorrente no abdome superior, que parece se originar do trato GI superior. Ela é muito comum na prática médica diária, afetando 20 a 30% dos idosos.

▶ Achados clínicos

A. Sinais e sintomas

Os pacientes podem se queixar de dor abdominal alta, náusea, distensão abdominal, saciedade precoce ou sintomas de refluxo.

Tradicionalmente, a dispepsia tem sido classificada como semelhante à úlcera, semelhante ao refluxo e semelhante ao distúrbio da motilidade; no entanto, essa classificação não demonstrou melhorar satisfatoriamente a avaliação ou o tratamento de pacientes com dispepsia, sugerindo que os sintomas são pouco específicos. Todavia, é importante distinguir os pacientes com problemas orgânicos, como uma úlcera, daqueles com dispepsia funcional ou não ulcerosa, pois o tratamento é bastante diferente.

A avaliação da dispepsia começa com história e exame físico abrangentes para determinar se a dor ou desconforto se origina no trato GI ou em outra localização (coração, pulmões, sistema musculoesquelético). Os pacientes devem ser perguntados sobre perda de peso não intencional, odinofagia, disfagia, DUP anterior, pancreatite, doença do trato biliar, hemorragia, traumatismo prévio, história familiar de câncer do trato GI e evidência de perda sanguínea ou icterícia. A infecção por *H. pylori* é um fator de risco para DUP, sendo responsável por um número significativo de casos de dispepsia. Em todo o mundo, mais de 50% dos pacientes com idade acima de 60 anos têm infecção por *H. pylori*, embora a maioria seja assintomática. Exames não invasivos para *H. pylori* incluem o teste respiratório da urease e o teste do antígeno fecal. Esses exames são mais sensíveis e específicos do que o anticorpo sérico para *H. pylori*. Pacientes submetidos à endoscopia para dispepsia devem ser testados para *H. pylori* com um teste rápido de urease dos espécimes de biópsia e, se forem positivos, devem ser tratados com um esquema de 14 dias de terapia tripla (IBP + claritromicina + amoxicilina).

B. Exames diagnósticos

Devem ser feitos exames laboratoriais, incluindo hemograma completo, velocidade de hemossedimentação (VHS), testes de função hepática (TFH), eletrólitos, amilase e lipase. Pacientes idosos devem ser avaliados por meio de EDA para excluir úlcera ou câncer. O exame inicial com endoscopia alta demonstrou melhorar a qualidade de vida e levar a uma redução dos sintomas dispépticos. Se a endoscopia for normal e os sintomas persistirem, pode ser feita uma ultrassonografia do quadrante superior direito (QSD) para avaliar a evidência de colecistite (espessamento da parede da vesícula biliar e presença de fluido ao seu redor). Se a ultrassonografia for normal e as queixas persistirem, deve ser feito um exame de imagem da fase sólida do esvaziamento gástrico. Em um paciente idoso com sintomas persistentes, as preocupações referentes a um processo maligno oculto devem levar à solicitação de uma tomografia computadorizada (TC) do abdome com contraste oral e intravenoso.

▶ Tratamento

Se a dor abdominal for causada por uma doença específica, o tratamento deve ser direcionado pelo diagnóstico. Entretanto, pacientes com sintomas dispépticos persistentes e uma avaliação normal são classificados como portadores de dispepsia não ulcerosa. O tratamento desse grupo de pacientes pode ser um desafio. Poucos dados apoiam o uso rotineiro de antiácidos, agentes antimuscarínicos ou sucralfato. O tratamento de rotina com antagonistas do receptor da histamina-2 demonstrou um pequeno benefício, mas resultados melhores foram obtidos com o uso de IBPs uma ou duas vezes ao dia. É importante considerar a depressão com somatização como uma potencial causa subjacente, pois estudos recentes demonstraram uma correlação entre dor abdominal crônica e depressão. Pacientes idosos podem apresentar manifestações somáticas de depressão, como dor torácica, dor abdominal, náusea e saciedade precoce. Não existem estudos não controlados publicados até o momento para o uso de inibidores seletivos da recaptação da serotonina (ISRSs) no tratamento da dispepsia; todavia, se o paciente tem outros sinais e sintomas de depressão, o uso de ISRSs deve ser considerado. Antidepressivos que foram usados para o tratamento da dor crônica incluem antidepressivos tricíclicos, fluoxetina, paroxetina, venlafaxina e duloxetina. Anticonvulsivantes, como gabapentina, carbamazepina e lamotrigina, podem fornecer um alívio seguro da dor em idosos não deprimidos.

DISTÚRBIOS DO COLO DO INTESTINO

FUNDAMENTOS DO DIAGNÓSTICO

▶ A diarreia aguda geralmente é autolimitada e causada por infecções. A diarreia crônica tem muitas causas e requer uma avaliação diagnóstica extensa.

▶ A diverticulose aumenta com a idade. As complicações incluem hemorragia, diverticulite e perfuração.

▶ A doença intestinal inflamatória (DII) pode se apresentar pela primeira vez em indivíduos idosos.

DIARREIA

▶ Princípios gerais em idosos

Pacientes com diarreia muitas vezes se queixam de evacuações frequentes (> 3/dia) ou fezes moles. No entanto, outros pacientes usam o termo *diarreia* para descrever incontinência fecal ou urgência fecal. A etiologia da diarreia aguda (com duração < 2 semanas) em adultos idosos é similar àquela de adultos jovens, com algumas exceções. Na maioria dos casos, a diarreia aguda está relacionada a infecções virais ou bacterianas, mas também pode ser causada por medicamentos, interações medicamentosas ou suplementos dietéticos. A colite por *Clostridium difficile* é mais prevalente em idosos em decorrência de hospitalizações mais frequentes, aumento do uso de antibióticos e maior número de pacientes em ambientes institucionalizados. A colonização por *C. difficile* em instituições de cuidados de longa permanência foi estimada em pelo menos 50% nos EUA. A diarreia crônica, com duração superior a duas semanas, pode resultar de impactação fecal, medicamentos, síndrome do intestino irritável, DII, obstrução por câncer de colo do intestino, má absorção, crescimento bacteriano intestinal excessivo, tireotoxicose ou linfoma.

O crescimento bacteriano excessivo do intestino delgado ocorre quando o trânsito intestinal está lento, ou quando a flora normal do colo do intestino está alterada com tratamento antibiótico. O fenômeno causa a fermentação prematura dos açúcares pelas bactérias no intestino delgado, levando à produção de metano e/ou hidrogênio, o que causa gases e flatulência.

A deficiência de lactase é comum em todo o mundo e está presente na maioria dos indivíduos em certo grau, quando envelhecem, embora seja menos comum em indivíduos do norte da Europa, indígenas norte-americanos e certos grupos da África. Os sintomas são formação de gases intestinais, distensão abdominal e perda de fezes, que geralmente começam na idade adulta, piorando com o envelhecimento. Os pacientes costumam ter ciência de que são intolerantes à lactose; todavia, a intolerância à lactose pode se desenvolver agudamente após um episódio de diarreia decorrente de outras causas. O quadro em geral melhora, mas isso pode levar várias semanas ou meses em alguns pacientes. A doença celíaca é uma causa cada vez mais reconhecida de diarreia e distensão abdominal em idosos. Ainda não está claro se é uma doença nova ou se reflete uma intolerância crônica ao glúten. Causas incomuns de diarreia incluem doença de Whipple, diverticulose jejunal, isquemia intestinal, amiloidose, linfoma e esclerodermia com supercrescimento bacteriano.

▶ Achados clínicos

A. Sinais e sintomas

Uma história e um exame físico completos, incluindo um exame retal, podem fornecer informação sobre a causa e direcionar a avaliação posterior. A história médica pode revelar um agente causal para a diarreia, e o uso recente de antibióticos ou uma internação hospitalar devem desencadear uma avaliação diagnóstica para *C. difficile*. Uma história de perda de peso recente levanta suspeitas de processo maligno, DII, colite microcítica, má absorção ou tireotoxicose. A hidratação deve ser avaliada em todos os pacientes idosos com diarreia, pois estes são particularmente suscetíveis a desidratação. Sinais característicos de distensão abdominal e gases podem indicar supercrescimento no intestino delgado ou até mesmo doença celíaca subjacente.

B. Exames diagnósticos

Devem ser obtidas culturas de fezes para excluir infecção em pacientes com diarreia aguda. Culturas de fezes de rotina costumam fornecer um diagnóstico específico em somente 20 a 30% dos casos, provavelmente porque a maioria das diarreias é causada por vírus como o rotavírus e o vírus Norwalk. O ensaio da toxina *C. difficile* (toxina A e possivelmente toxina B) deve ser feito se houver história de uso recente de antibiótico. Para diarreia crônica, deve ser feito um exame qualitativo ou quantitativo da gordura nas fezes para detectar esteatorreia, além de uma dosagem do hormônio estimulante da tireoide (TSH). Em pacientes com *C. difficile* que não melhoram com tratamento sequencial com metronidazol seguido de vancomicina, podem ser usados antibióticos de terceira linha como rifaxamina ou fidaxomicina. A colonoscopia é apropriada em pacientes com história de perda de peso, diarreia sanguinolenta e diarreia com duração superior a quatro semanas. Se a colonoscopia for normal, devem ser obtidas biópsias para excluir colite microscópica, que tem uma prevalência muito mais alta em idosos. A mucosa pode ter aspecto normal, mas as biópsias podem demonstrar infiltrados de leucócitos na submucosa. A colonoscopia apresenta um risco de causar perfuração em pacientes com diarreia aguda causada pela colite, e deve ser usada com cautela em pacientes com DII aguda ou colite grave. Radiografias e TC do abdome podem demonstrar espessamento da parede intestinal com enterite ou colite grave, e também são úteis quando há suspeita de complicações como perfuração ou formação de abscesso. Em pacientes com suspeita de supercrescimento bacteriano no intestino delgado, um teste respiratório positivo de hidrogênio/metano pode confirmar a fermentação precoce de açúcares ingeridos no intestino delgado. Anticorpos séricos contra transglutaminase tissular (tTG), gliadina e antígenos endomísio são frequentemente positivos em pacientes com doença celíaca, sendo a tTG com imunoglobulina (Ig) A o mais sensível e específico. O diagnóstico é feito com a demonstração das lesões das vilosidades e atrofia em biópsias do intestino delgado, realizadas durante a endoscopia da parte superior.

▶ Tratamento

O tratamento da diarreia baseia-se na causa subjacente. Naqueles pacientes sem evidência de infecção aguda e sem sangue nas fezes, a loperamida (≤ 8 comprimidos/dia) costuma ser eficaz no tratamento dos sintomas. O salicilato de bismuto, que tem ação bactericida, também pode ser usado. *C. difficile* geralmente é tratado com metronidazol, e a vancomicina é usada para colite moderada a grave ou para pacientes gravemente enfermos. Pacientes idosos têm uma resposta mais baixa ao metronidazol do que pacientes mais jovens (85% *vs.* 95%), e diarreia recorrente por *C. difficile* é mais comum em pacientes idosos. Medicamentos antidiarreicos devem ser evitados na colite por *C. difficile*, pois podem precipitar íleo paralítico e megacólon. Produtos de uso comum que atuam sobre a motilidade intestinal, como o Lomotil (que contém atropina), devem ser usados com cautela. Na colite microscópica, o tratamento em geral visa reduzir o trânsito no colo do intestino com o uso de loperamida. Alternativas incluem subsalicilato de bismuto, prednisona, colestiramina ou produtos 5-ASA (ácido 5-aminossalicílico). A tintura de ópio desodorizado muitas vezes melhora os sintomas em pacientes que não responderam a outros tratamentos. Na presença de supercrescimento bacteriano no intestino delgado, o tratamento com medicamentos contendo bismuto pode ser útil em casos leves. Para o supercrescimento bacteriano grave no intestino delgado, é necessário um tratamento de 14 a 21 dias com antibióticos para erradicar a bactéria. Um grande número de antibióticos demonstrou ser eficaz, incluindo ciprofloxacina, neomicina e rifaximina. Se a causa subjacente do trânsito intestinal lento não for abordada, ou não for tratável, o supercrescimento provavelmente voltará a ocorrer. A eliminação de glúten é o tratamento da doença celíaca, e este ficou mais fácil com o aumento de oferta de alimentos sem glúten. A revisão medicamentosa muitas vezes é útil em pacientes com doença celíaca refratária, uma vez que os medicamentos demonstraram ser uma fonte insuspeitada de glúten. Grupos de apoio a pacientes na internet frequentemente são uma fonte valiosa para obtenção desse tipo de informação.

DOENÇA DIVERTICULAR

▶ Princípios gerais em idosos

A doença diverticular tem maior incidência em países industrializados e aumenta com a idade, de modo que > 60% dos indivíduos com idade acima de 70 anos e cerca de 80% dos indivíduos acima dos 80 anos apresentam divertículos da mucosa ou submucosa colônica. Acredita-se que eles se desenvolvam em decorrência do aumento das pressões luminais colônicas, particularmente com a constipação e o esforço para evacuar. Os divertículos são mais encontrados no lado esquerdo do colo do intestino; são menos comuns do lado direito do colo do intestino e raras vezes são encontrados no ceco ou reto. A maioria dos pacientes portadores de divertículos é assintomática. Os divertículos raramente são encontrados durante enema baritado, colonoscopia ou TC realizados por outros motivos. Em torno de 15 a 20% dos idosos com diverticulose apresentarão uma complicação, entre elas hemorragia diverticular ou inflamação de um divertículo (diverticulite).

▶ Hemorragia diverticular

O sangramento diverticular é caracterizado pelo início súbito de hematoquezia indolor, muitas vezes de grande volume. Embora a maioria dos divertículos seja encontrada no lado esquerdo do colo do intestino, 70% das hemorragias ocorrem do lado direito. Quando ocorre um episódio hemorrágico e o paciente está termodinamicamente estável, a colonoscopia pode ser agendada em caráter de urgência como paciente externo. Oitenta por cento dos episódios de hemorragia diverticular cessam espontaneamente sem necessidade de tratamento. Os pacientes devem ser internados se o sangramento persistir, se estiverem hemodinamicamente instáveis ou se a perda sanguínea comprometer outros sistemas orgânicos. Pacientes idosos têm um risco aumentado para resultados desfavoráveis com a hemorragia, e o limiar para a internação deve ser mais baixo do que em pacientes mais jovens.

▶ Achados clínicos

A. Estudos diagnósticos

A avaliação de sangramento GI diverticular baixo costuma envolver uma colonoscopia para excluir fontes de sangramento como malformações arteriovenosas (MAVs), isquemia, DII e câncer. A hemorragia diverticular frequentemente é um diagnóstico de exclusão em um paciente com divertículos, sangramento significativo e no qual não se encontra outra fonte de sangramento. Se o sangramento persistir, deve ser feita uma cintilografia de hemácias ou angiografia, se necessário para intervenções para controlar o sangramento. Em casos refratários, pode ser necessária a ressecção cirúrgica da área hemorrágica.

Na diverticulite não complicada, os pacientes apresentam dor abdominal baixa (em geral do lado esquerdo), febre e leucocitose. Ao exame físico, o paciente não parece ser hemodinamicamente instável e não existem massas abdominais palpáveis ou sinais peritoneais. Uma radiografia abdominal deve ser feita em busca de pneumoperitônio. Se não houver evidência de perfuração ou sepse, o tratamento pode ser iniciado como paciente externo, com administração de líquidos claros por 2 a 3 dias e antibióticos por via oral que devem cobrir microrganismos anaeróbios e gram-negativos. Metronidazol e fluoroquinolona ou cefalosporina de terceira geração durante duas semanas costumam ser bem tolerados e muito eficazes. Os pacientes devem telefonar para o consultório em 24 horas e ser examinados 48 a 72 horas após a avaliação inicial. Se não houver melhora, o paciente deve ser internado e submetido a uma TC do abdome.

A diverticulite se torna complicada quando há desenvolvimento de abscesso, estenose ou fístula. Além da apresentação com taquicardia ou hipotensão, pacientes idosos podem apresentar letargia ou confusão. O exame abdominal pode revelar uma massa no quadrante inferior esquerdo (QIE), com ou sem peritonite, ou evidências de uma fístula drenando para bexiga, útero ou pele. Pacientes com diverticulite complicada precisam de internação hospitalar. Os pacientes devem manter jejum absoluto e receber líquidos por via intravenosa. Devem ser feitas hemoculturas e uma TC de abdome. Antibióticos por via intravenosa devem ser iniciados rapidamente para cobrir microrganismos gram-negativos e anaeróbios. Se não houver melhora em 48 a 72 horas, a TC deve ser repetida e uma consultoria com a cirurgia e radiologia intervencionista deve ser solicitada caso haja necessidade de drenagem ou ressecção.

Pacientes com um episódio de diverticulite têm uma chance de aproximadamente 35% de apresentar um segundo episódio nos próximos cinco anos. Pacientes com > 2 episódios de diverticulite no mesmo segmento do colo do intestino devem ser encaminhados a um cirurgião para consideração de ressecção segmentar.

DOENÇA INFLAMATÓRIA INTESTINAL

▶ Princípios gerais em idosos

Embora a maioria dos pacientes com DII tenha menos de 65 anos de idade, cerca de 10 a 15% dos casos novos de doença de Crohn e colite ulcerativa ocorrem em pacientes com mais de 65 anos de idade. Os sintomas da doença de Crohn são similares àqueles observados na população mais jovem, embora pacientes idosos com doença de Crohn possam apresentar menos queixas de dor abdominal ou cólicas, possivelmente em decorrência dos limiares de sensibilidade mais baixos ou devido ao uso concorrente de medicações múltiplas.

▶ Achados clínicos

A. Sinais e sintomas

Os pacientes têm uma história típica de diarreia não sanguinolenta, perda de peso não intencional e fadiga. Pode haver evidência de anemia (palidez, dispneia, tolerância reduzida aos exercícios). As manifestações extraintestinais da doença de Crohn, incluindo derrames articulares, lesões nodulares dolorosas nas extremidades (eritema nodoso), uveíte e dor lombar secundária à sacroileíte, ocorrem comumente. Embora a doença de Crohn possa se desenvolver em qualquer lugar entre a boca e o ânus, nos pacientes idosos ela tem menor probabilidade de envolver grandes porções do trato GI do que nos pacientes mais jovens. O diagnóstico correto frequentemente é retardado em pacientes idosos porque a doença de Crohn pode imitar outras doenças, incluindo diarreia infecciosa, colite isquêmica, intolerância à lactose, diarreia induzida por medicamentos, diverticulite, doença celíaca, colite microscópica e supercrescimento bacteriano.

A retocolite ulcerativa (RCU) costuma se apresentar com tenesmo e movimentos intestinais sanguinolentos frequentes. As manifestações extraintestinais da RCU são semelhantes àquelas da doença de Crohn e também incluem manifestações dermatológicas, como piodermite gangrenosa (lesões redondas ou ovais na região anterior das pernas e dos antebraços). Pacientes idosos com RCU têm maior probabilidade do que pacientes jovens de apresentar doença limitada ao lado esquerdo ou proctite. O primeiro ataque de RCU em um paciente mais idoso geralmente é mais grave e tem maior probabilidade de necessitar de esteroides do que em um paciente mais jovem. Para pacientes mais idosos com RCU, cerca de 15% acabarão necessitando de uma cirurgia.

B. Exames diagnósticos

O diagnóstico de RCU ou de doença de Crohn é feito com base em história e exame físico abrangentes, sendo suplementado por exames laboratoriais apropriados e colonoscopia. Os pacientes necessitarão de endoscopia para o diagnóstico definitivo; no entanto, isso deve ser feito com cautela em pacientes com colite grave devido ao risco de perfuração. Um exame limitado com sigmoidoscopia usando insuflação mínima pode ser adequado para o diagnóstico. Os pacientes devem ser acompanhados por um gastrenterologista com experiência no tratamento de DII.

DISTÚRBIOS ANORRETAIS

INCONTINÊNCIA FECAL

▶ Princípios gerais em idosos

A incontinência fecal crônica é a passagem não controlada, contínua e recorrente de material fecal durante pelo menos um mês. A incontinência fecal aguda e crônica ocorre comumente em pacientes idosos com condições comórbidas e costuma ser é um problema incapacitante, que causa embaraço social. Apesar de seus efeitos adversos para os pacientes, a incontinência fecal é pouco citada pelos pacientes idosos para seus médicos. A prevalência da incontinência fecal aumenta com a idade. Entre indivíduos que vivem na comunidade, a prevalência da incontinência fecal em mulheres idosas é de até 15%, e de 10% em homens idosos. A prevalência é de quase 50% em pacientes em cuidados de longo prazo. A incontinência fecal é, atualmente, a segunda principal causa de internação em clínicas geriátricas nos EUA. Até 7% da população idosa apresenta incontinência de fezes sólidas ou líquidas pelo menos uma vez por semana. A incontinência fecal está intimamente associada com incontinência urinária e constipação (i.e., a passagem infrequente de fezes duras ou difíceis de eliminar). Como a incontinência fecal de sobrefluxo com fezes líquidas é uma manifestação comum da constipação, a última sempre deve ser considerada no trabalho diagnóstico da incontinência fecal.

▶ Patogênese

A incontinência fecal frequentemente é um resultado da impactação fecal causada pela constipação; ela também pode ser causada por uma disfunção dos esfincteres anorretais internos ou externos. Os fatores que contribuem para o risco de incontinência fecal incluem distúrbios da integridade muscular, redução da sensibilidade ou distensibilidade retal, declínio da função mental e perda da mobilidade física. Traumatismo retal, lesão de nervo pudendo, neuropatias autonômicas, prolapso retal, dietas hiperosmolares e impactação fecal são fatores fisiológicos comuns que contribuem para a incontinência. O envelhecimento está associado com perda neuronal e alterações na função neuromuscular que podem predispor os pacientes à constipação e dificuldade de controle anorretal. A incontinência fecal pode ser classificada como "passiva", de "urgência" ou "vazamento fecal". Os pacientes com incontinência passiva se queixam do vazamento de pequenas quantidades de fezes líquidas ou sólidas sem que o percebam. A perda do tônus do esfincter anal externo e o vazamento de fezes líquidas após um câncer obstrutivo ou impactação fecal são causas comuns. Pacientes com incontinência de urgência apresentam urgência frequente para defecar, seguida por eliminação de pequenas quantidades de fezes líquidas, com ou sem muco ou sangue. A incontinência de urgência geralmente implica a perda do controle retal, que ocorre com úlceras inflamatórias, infecciosas ou colite induzida por radiação ou úlceras retais estercorais. Medicamentos, sobretudo opioides e anticolinérgicos, são causas comuns de constipação, impactação e incontinência. A incontinência fecal aguda pode ser observada em estados diarreicos, e a incontinência intermitente frequentemente é observada em pacientes com demência, *delirium*, denervação do assoalho pélvico ou uso excessivo de laxantes.

▶ Achados clínicos

A. Sinais e sintomas

A avaliação da incontinência fecal inclui uma revisão cuidadosa do estado cognitivo do paciente, uma história das circunstâncias dos episódios de incontinência, exames abdominal e neurológico, bem como exame retal. Sensibilidade dolorosa abdominal, formação de gases ou distensão podem indicar uma impactação fecal. Um exame retal cuidadoso começa com a inspeção visual para irritação cutânea, presença de material fecal, prolapso retal ou prolapso de hemorroidas. O exame digital permite a determinação do tônus do esfincter anal interno e externo. O exame retal pode, ocasionalmente, detectar defeitos estruturais (p. ex., massa retal) que podem contribuir para a incontinência de sobrefluxo. A presença de fezes duras na ampola retal pode sugerir uma impactação fecal; contudo, um exame retal negativo não exclui uma impactação fecal proximal. Nas impactações altas, as radiografias ou a TC de abdome podem confirmar a presença de fezes. O exame do estado mental identifica o paciente com demência ou *delirium* que pode ter perdido a capacidade de usar o toalete sozinho. A ausência de tônus do esfíncter anal ou a falta do reflexo de piscamento anal podem sugerir denervação do nervo pudendo (S2-4), resultando de uma lesão local ou da medula espinal.

B. Exames diagnósticos

Uma radiografia abdominal simples é útil quando há suspeita de impactação fecal. Uma incontinência passiva de início agudo deveria levar a um exame imediato e a exames de imagem da medula para excluir uma compressão medular. Em pacientes selecionados, mas raras vezes em pacientes fisicamente frágeis ou restritos ao leito, uma avaliação estrutural e funcional rigorosa do esfíncter anal com manometria anorretal, ultrassonografia anal, defecografia, exames de latência do nervo pudendo ou ressonância magnética da pelve sugere um diagnóstico preciso. Outras investigações feitas por um gastrenterologista e que podem ser úteis incluem sigmoidoscopia flexível ou colonoscopia para procurar por uma causa mecânica da incontinência, como massa ou fístula colônica. A manometria anorretal pode determinar objetivamente a pressão de repouso do canal anal (predominantemente do esfíncter anal interno), tônus e pressões contráteis do esfíncter anal externo e a sensibilidade dentro da área anorretal. O exame do nervo pudendo pode ser necessário em alguns pacientes.

▶ Tratamento

O tratamento da impactação fecal inclui a desimpactação, a limpeza intestinal, a modificação dos fatores de risco e um regime de manutenção eficaz. A desimpactação deve começar com a remoção manual das fezes e/ou enemas, antes da administração de uma solução de polietilenoglicol. Para o tratamento inicial podem ser necessários 1 a 2 litros. Devem-se evitar as soluções de citrato de magnésio e enemas Fleet Phospho-Soda em pacientes com doença cardíaca ou renal subjacente, e não se devem usar soluções orais contendo fosfato, as quais foram relacionadas com o desenvolvimento de neuropatia por fosfato. A prevenção de impactação recorrente envolve a modificação de fatores de risco, incluindo mobilização, boa hidratação e nutrição, e a redução do uso de medicamentos constipantes. O agendamento da ida à toalete após o desjejum pode diminuir o risco de impactação e acidentes fecais em pacientes demenciados. Adicionar suplementos de fibras após a regularização da função intestinal para regularizar os hábitos intestinais e prevenir a constipação. O uso regular de um laxante estimulante à base de *Senna alexandrina* ou Dulcolax, ou o uso de soluções hiperosmolares como polietilenoglicol ou lactulose, pode prevenir constipação grave ou impactação em pacientes de alto risco. Alguns pacientes de alto risco necessitam limpeza intestinal de manutenção com agentes osmóticos uma vez por semana. O papel da dieta na prevenção da impactação não está claro. O uso intermitente de supositórios de glicerina ou bisacodil está justificado se os pacientes têm episódios infrequentes de constipação. O papel de outros agentes, como a lubiprostona ou probióticos, não está claro: no entanto, eles podem ser usados como uma alternativa em pacientes incapazes de tomar outros laxantes.

Se uma fissura está contribuindo para a constipação e impactação fecal, o tratamento conservador com banhos de assento, laxantes e produtos à base de fibras geralmente leva à cura de uma fissura anal aguda em uma a duas semanas. A nitroglicerina tópica, bloqueadores do canal de cálcio ou a injeção de toxina botulínica podem ser usados para o tratamento de fissuras crônicas ou que não cicatrizam. O tratamento cirúrgico, usando esfincterotomia lateral interna, pode ser necessário em alguns pacientes; todavia, a incontinência fecal pode se desenvolver em 3 a 30% dos pacientes.

ISQUEMIA COLÔNICA

▶ Princípios gerais em idosos

O colo do intestino é mais afetado pela isquemia do que o intestino delgado, em decorrência da alta prevalência de oclusão silenciosa da artéria mesentérica inferior (AMI) em pacientes idosos (até 10% das autópsias de indivíduos com mais de 80 anos de idade). As causas da isquemia colônica (IC) incluem isquemia mesentérica aguda e crônica como resultado de um trombo ou êmbolo da AMI, insuficiência cardíaca congestiva (ICC), arritmias cardíacas, choque, vasculite, distúrbios hematológicos, infecções, medicamentos (AINEs, digitálicos, vasopressina, pseudoefedrina, sumatriptano, cocaína, anfetaminas, ouro), constipação, cirurgia e traumatismo. O reparo de um aneurisma aórtico abdominal é um risco bem conhecido para IC aguda, sendo que até 3% dos reparos eletivos e 14% dos reparos em caráter de emergência desenvolvem IC, geralmente como resultado da oclusão da artéria mesentérica superior (AMS). O local frequente da lesão isquêmica é a flexura esplênica, na chamada área divisora de águas do cólon, primariamente suprida pela AMI. A maioria dos casos de IC crônica não tem uma causa definitiva em decorrência da natureza insidiosa da oclusão lenta. A extensão da lesão pode variar de colopatia leve reversível até gangrena ou colite fulminante.

▶ Achados clínicos

A. Sinais e sintomas

Pacientes com IC aguda costumam se apresentar com dor em cólica no QIE e fezes moles, sanguinolentas. Uma perda de sangue significativa o bastante para levar à instabilidade hemodinâmica é atípica para IC e sugere outros diagnósticos. O exame físico muitas vezes revela sensibilidade dolorosa abdominal de intensidade variável, localizada sobre a porção intestinal afetada. Os sinais peritoneais podem ser transitórios na IC reversível; a persistência desses sinais por várias horas sugere infarto transmural e requer exploração cirúrgica. Estenoses, colite crônica, gangrena resultando em perfuração e sepse intra-abdominal são complicações da IC. A IC crônica pode se apresentar como diarreia, cólicas intestinais do lado esquerdo e gás ou distensão como resultado do distúrbio da motilidade causado pela diferença entre o suprimento sanguíneo em relação à demanda. A endoscopia pode mostrar uma leve inflamação do colo esquerdo do intestino, próximo da flexura esplênica, mas a mucosa pode ter aspecto relativamente normal se o desenvolvimento da isquemia for lento. Muitos pacientes são assintomáticos e apresentam oclusão de AMI com suprimento sanguíneo colateral extenso para o colo do intestino afetado.

B. Exames diagnósticos

Devem ser feitas culturas de fezes para excluir colite infecciosa. O paciente com suspeita de IC e que não apresenta sinais peritoneais deve ser submetido a uma colonoscopia cuidadosamente preparada dentro de 48 horas do início dos sintomas. Pacientes com sinais peritoneais devem ser submetidos à exploração cirúrgica urgente. As imagens tomográficas são normais em até 66% dos pacientes com IC estabelecida, mas podem mostrar espessamento colônico, edema da mucosa ou líquido pericolônico e/ou resíduo sugestivo de inflamação. A angiografia com ultrassom Doppler pode indicar uma oclusão da AMS; no entanto, procedimentos mais invasivos, como angiografia por ressonância magnética ou angiografia intervencionista, são muitas vezes necessários.

▶ Tratamento

O paciente com IC que não apresenta sinais peritoneais deve ser tratado com líquidos, repouso intestinal e antibióticos de amplo espectro. Insuficiência cardíaca ou arritmias cardíacas subjacentes devem ser tratadas e medicamentos vasoconstritores devem ser suspensos. Os pacientes devem ser acompanhados cuidadosamente quanto a sinais de febre, leucocitose ou sinais peritoneais. A persistência de sinais peritoneais deve levar à imediata exploração cirúrgica. A recorrência de IC ocorre em somente 3 a 10% dos pacientes. Estados trombofílicos congênitos ou adquiridos podem ser responsáveis por uma porcentagem significativa de pacientes ambulatoriais com IC, e devem ser examinados.

DOR ABDOMINAL

▶ Princípios gerais em idosos

A obtenção de uma história completa e precisa pode ser difícil em idosos com dor abdominal devido ao comprometimento cognitivo ou déficits sensoriais que podem limitar a comunicação. Ao mesmo tempo, a capacidade de estabelecer uma resposta febril e a sensibilidade dolorosa estão limitadas em pacientes idosos, em parte pelas diminuições da função sensorial relacionadas com a idade e pelo uso aumentado de medicamentos, como esteroides e AINEs. De forma semelhante, os valores laboratoriais podem ser falsamente normais em pacientes idosos, mesmo na presença de doença subjacente considerável. Para evitar que esses fatores levem a um retardo no diagnóstico e tratamento em pacientes idosos, o médico deve ter grande experiência com entrevista médica, exame físico e exames diagnósticos.

▶ Achados clínicos

A. Sinais e sintomas

A história deve avaliar cronologia, caráter, localização e gravidade da dor juntamente com fatores precipitantes e de alívio. A cronologia inclui o início, a progressão e a duração da dor. A dor de início abrupto com progressão rápida sugere uma causa mais agressiva. A caracterização da dor pode ajudar no diagnóstico. A dor pode ser descrita como lancinante (apendicite, diverticulite, doença inflamatória pélvica), em queimação (DRGE, úlcera péptica perfurada), cólicas (obstrução do intestino delgado, cólica biliar), contínua (pancreatite), excruciante (isquemia mesentérica aguda) ou latejante (ruptura de aneurisma de aorta abdominal). Contudo, pacientes idosos podem apresentar dor limitada ou apresentações atípicas.

A localização da dor também pode oferecer dicas diagnósticas. A dor epigástrica e a dor abdominal alta sugerem um processo gástrico, hepatobiliar ou pancreático. O câncer gástrico pode se apresentar com uma dor epigástrica insidiosa ou dispepsia, e deve ser considerado no diagnóstico diferencial de dor abdominal persistente. A doença hepática pode causar dor abdominal, em geral no QSD e, no caso de doenças parenquimatosas como hepatite viral ou esteato-hepatite não alcoólica (EHNA), é um resultado do estiramento da cápsula hepática. Doença biliar, em particular a obstrução por cálculo biliar, deve ser considerada na presença de dor no QSD de início súbito e náuseas. Pode ocorrer pancreatite aguda e crônica em pacientes idosos, e sempre é preciso procurar por cálculos biliares como a causa provável da dor. Infelizmente, o câncer pancreático também é mais prevalente na faixa etária geriátrica, e pode se apresentar com dor e icterícia tardia na evolução da doença. A dor na região abdominal média pode representar um processo ileocecal, enquanto a dor hipogástrica sugere envolvimento do colo do intestino ou de estruturas geniturinárias. A mudança da localização da dor pode representar apendicite ou o desenvolvimento de peritonite após ruptura visceral. A irritação subdiafragmática frequentemente é uma dor referida para o ombro. Como a doença cardíaca se apresenta de modo atípico em idosos, quaisquer queixas de desconforto abdominal superior em pacientes com fatores de risco apropriados devem levantar suspeita de doença coronariana.

Dor grave na ausência de achados físicos condizentes deve levantar suspeita de isquemia mesentérica aguda. Dor pós-prandial sugere UGs, isquemia mesentérica, pancreatite, colecistite ou cólica biliar. Pacientes com UDs podem relatar alívio da dor com alimentação.

Deve ser obtida uma história medicamentosa abrangente. O uso de AINEs, esteroides e anticoagulantes deve ser observado. A possibilidade de pancreatite induzida por medicamentos ou hepatotoxicidade deve ser considerada.

A ausência de febre em pacientes idosos não diminui a suspeita de infecção, pois pacientes idosos frequentemente não apresentam uma resposta febril apropriada a agentes infecciosos.

O abdome deve ser examinado para distensão, equimoses, massas anormais, órgãos aumentados em tamanho, hérnias e peristaltismo anormal. O hiperperistaltismo sugere obstrução ou enterite, enquanto o hipoperistaltismo apoia o diagnóstico de peritonite. Um sopro abdominal, embora não seja sensível ou específico, apoia o diagnóstico de isquemia mesentérica. A ausência de sensibilidade dolorosa de rebote em idosos não exclui a possibilidade de peritonite. Exames retais e genitais/pélvicos são componentes fundamentais da avaliação.

B. Exames diagnósticos

Um exame de urina e um hemograma completo com diferencial devem ser solicitados, lembrando que pacientes idosos podem ter uma infecção subjacente significativa com contagem normal de leucócitos. A análise bioquímica do soro fornece informação sobre os fluidos. Amilase, lipase e um perfil bioquímico hepático são apropriados no quadro de dor abdominal superior, e um ultrassom abdominal deve ser obtido para avaliar anormalidades hepáticas, bem como obstrução biliar causada por cálculos ou neoplasia. Os exames diagnósticos devem ser solicitados com base nos achados da história, do exame físico e da avaliação laboratorial. Um conjunto de radiografias abdominais simples na posição supina e em pé é útil para checar a presença de ar sob o diafragma. A suspeita de doença hepatobiliar e pancreática deve ser investigada por meio de ultrassonografia ou TC. A TC é útil para demonstrar apendicite, diverticulite e aumento de tamanho dos nódulos linfáticos periféricos, bem como doença hepatobiliar, pancreática e câncer. Os níveis do antígeno carcinoembrionário (CEA) podem estar elevados em pacientes com câncer GI, embora isso não seja sensível o suficiente para usar esse exame como um exame de triagem. Deve ser feita uma endoscopia com biópsias do estômago e colo do intestino para verificar linfoma MALT (tecido linfoide associado à mucosa) e infecção por *H. pylori*. Pacientes com suspeita de isquemia mesentérica aguda devem ser submetidos prontamente à angiografia mesentérica seletiva.

Affronti J. Biliary disease in the elderly patient. *Clin Geriatr Med.* 1999;15(3):571-578.

Becher A, Dent J. Systematic review: aging and gastro-oesophageal reflux disease symptoms, oesophageal function and reflux oesophagitis. *Aliment Pharmacol Ther.* 2011;33(4):442-454.

Arthurs ZM, Titus J, Bannazadeh M, et al. A comparison of endovascular revascularization with traditional therapy for the treatment of acute mesenteric ischemia. *J Vasc Surg.* 2011;53(3):698-705.

Brandt LJ, Boley SJ. AGA technical review on intestinal ischemia. *Gastroenterology.* 2000;118(5):954-968.

Desilets AR, Asal NJ, Dunican KC. Considerations for the use of proton pump inhibitors in older adults. *Consult Pharm.* 2012;27(2):114-120.

Esfandyari T, Potter JW, Vaezi MF. Dysphagia: a cost analysis of the diagnostic approach. *Am J Gastroenterol.* 2002:97(11):2733-2777.

Farrell JJ, Friedman LS. Gastrointestinal bleeding in the elderly. *Gastroenterol Clin North Am.* 2001;30(2):377-407, viii.

Galmiche JP, Hatlebakk J, Attwood S, et al; LOTUS Trial Collaborators. Laparoscopic antireflux surgery vs esomeprazole treatment for chronic GERD: the LOTUS randomized clinical trial. *JAMA.* 2001;305(19):1969-1977.

Greenwald DA, Brandt LJ, Reinus JF. Ischemic bowel disease in the elderly. *Gastroenterol Clin North Am.* 2001;30(2):445-473.

Khuroo MS, Yattoo GN, Javid G, et al. A comparison of omeprazole and placebo for bleeding peptic ulcer. *N Engl J Med.* 1997;336(15):1054-1058.

Koutroubakis IE, Sfiridaki A, Theodoropoulou A, Kouroumalis EA. Role of acquired and hereditary thrombotic risk factors in colon ischemia of ambulatory patients. *Gastroenterology.* 2001;121(3):561-565.

Lau JY, Sung JJ, Lee KK, et al. Effect of intravenous omeprazole on recurrent bleeding after endoscopic treatment of peptic ulcers. *N Engl J Med.* 2000;343(5):310-316.

Lee J, Anggiansah A, Anggiansah R, Young A, Wong T, Fox M. Effects of age on the gastroesophageal junction, esophageal motility, and reflux disease. *Clin Gastroenterol Hepatol.* 2007;5(12):1392-1398.

Martin SP, Ulrich CD 2nd. Pancreatic disease in the elderly. *Clin Geriatr Med.* 1999;15(3):579-605.

Morganstern B, Anandasabapathy S. GERD and Barrett's esophagus: diagnostic and management strategies in the geriatric population. *Geriatrics.* 2009;64(7):9-12.

Murad Y, Radi ZA, Murad M, Hall K. Inflammatory bowel disease in the geriatric population *Front Biosci (Elite Ed).* 2011;3:945-954.

Regev A, Schiff ER. Liver disease in the elderly. *Gastroenterol Clin North Am.* 2001;30(2):547-563, x-xi.

Rolland Y, Dupuy C, Abellan van Kan G, Gillette S, Vellas B. Treatment strategies for sarcopenia and frailty. *Med Clin North Am.* 2011;95(3):427-438.

Ross SO, Forsmark CE. Pancreatic and biliary disorders in the elderly. *Gastroenterol Clin North Am.* 2001;30(2):531-545, x.

Ruotolo RA, Evans SR. Mesenteric ischemia in the elderly. *Clin Geriatr Med.* 1999;15(3):527-557.

Saif MW, Makrilia N, Zalonis A, Merikas M, Syrigos K. Gastric cancer in the elderly: an overview. *Eur J Surg Oncol.* 2010; 36(8):709-717.

Spira RM, Nissan A, Zamir O, Cohen T, Fields SI, Freund HR. Percutaneous transhepatic cholecystostomy and delayed laparoscopic cholecystectomy in critically ill patients with acute calculus cholecystitis. *Am J Surg.* 2002;183(1):62-66.

Stevens TK, Palmer RM. Fecal incontinence in long-term care patients. *Long-Term Care Interface.* 2007;8:35.

Tariq SH. Fecal incontinence in older adults. *Clin Geriatr Med.* 2007;23(4):857-869, vii.

Wang YR, Dempsey DT, Friedenberg FK, Richter JE. Trends of Heller myotomy hospitalizations for achalasia in the United States, 1993-2005: effect of surgery volume on perioperative outcomes. *Am J Gastroenterol.* 2008;103(10):2454-2464.

36 Constipação

Alayne Markland, DO, MSc

FUNDAMENTOS DO DIAGNÓSTICO

- A constipação é comum em idosos e exige avaliação cuidadosa para descartar causas mecânicas.
- Ela pode apresentar-se com outras queixas abdominais, como dor, distensão e/ou meteorismo.
- Ela pode envolver evacuação infrequente, dificuldade na eliminação das fezes ou evacuação incompleta das fezes.
- Um diagnóstico de constipação crônica exige a presença de sintomas por pelo menos 12 semanas.

Princípios gerais em idosos

A constipação crônica é um dos distúrbios gastrintestinais mais frequentes em idosos na prática clínica. A constipação costuma estar associada a outras queixas abdominais (dor, distensão e meteorismo), bem como à redução no bem-estar geral. Ela pode envolver defecação infrequente, dificuldade na eliminação das fezes ou evacuação incompleta das fezes. Os médicos costumam definir a constipação como a eliminação infrequente de fezes; porém, os pacientes geralmente a definem como esforço para evacuar ou sensação de evacuação incompleta. Para o diagnóstico de constipação crônica, os sintomas devem estar presentes por pelo menos 12 semanas.

A constipação crônica acomete de maneira desproporcional os idosos, com uma prevalência estimada de 40% em pessoas com mais de 65 anos. As mulheres também apresentam risco aumentado, apresentando duas a três vezes mais constipação do que os homens. Os afro-americanos também apresentam risco aumentado. Muitos idosos vivendo na comunidade utilizam com frequência medicamentos sem prescrição médica, como laxativos estimulantes ou formadores de bolo fecal. Quase 85% das consultas médicas por constipação resultam na prescrição de laxativos e mais de 820 milhões de dólares são gastos todos os anos em medicamentos sem receita médica. Há poucos recursos disponíveis para guiar os profissionais de saúde de maneira baseada em evidência neste problema clínico comum.

Achados clínicos

A. Sinais e sintomas

Os sintomas de constipação relatados pelos pacientes costumam ser diferentes das definições e da classificação por critérios clínicos. Os pacientes costumam relatar sintomas relacionados com distensão abdominal, empachamento e evacuação incompleta. Porém, os médicos costumam focar na frequência e na consistência das evacuações para definir a constipação. Os critérios de Roma III, publicados em 2006, definem a constipação crônica como sintomas que persistem nos últimos três meses com início pelo menos seis meses antes do diagnóstico, preenchendo os seguintes três critérios:

1. Deve incluir dois ou mais dos seguintes:
   a. Fezes duras ou em grumos (granulosa) em ≥ 25% das evacuações
   b. Esforço durante ≥ 25% das evacuações
   c. Sensação de evacuação incompleta em pelo menos 25% das evacuações
   d. Sensação de obstrução ou bloqueio anorretal em ≥ 25% das evacuações
   e. Manobras manuais para facilitar ≥ 25% das evacuações (p. ex., evacuação digital, apoio do soalho pélvico)
   f. Menos de três evacuações por semana
2. Fezes amolecidas raramente presentes sem o uso de laxativos
3. Critérios insuficientes para a síndrome do intestino irritável (SII)

A diferenciação entre sintomas de constipação crônica e de SII com constipação (SII-C) pode não ser tão importante em idosos, pois uma idade ≥ 50 anos está associada com taxas mais baixas de SII. Porém, o manejo pode ser diferente entre os dois diagnósticos. A SII-C é definida como dor ou desconforto abdominal recorrente por pelo menos três dias ao mês nos últimos três meses (início ≥ 6 meses antes do diagnóstico) associado com pelo menos dois dos seguintes:

1. Melhora da dor ou desconforto com a evacuação
2. Início associado com mudança na frequência das evacuações
3. Início associado com mudança na forma ou aparência das fezes

Sintomas de hematoquezia, história familiar de câncer de colo do intestino/doença intestinal inflamatória, anemia, teste de sangue oculto fecal positivo, perda ponderal inexplicada ≥ 5 kg, constipação refratária ao tratamento e constipação de início recente sem evidências de causa primária potencial são todos considerados sintomas de "alarme" e podem exigir avaliação adicional com exames mais invasivos, quando indicados.

B. Exames diagnósticos

Na maioria dos casos, os pacientes com constipação crônica não necessitam de avaliação diagnóstica extensa. No caso dos pacientes idosos com sintomas de "alarme", deve-se considerar os riscos e benefícios de realizar avaliação adicional com colonoscopia ou outros exames invasivos.

A avaliação clínica deve consistir em uma história clínica abrangente que contenha as questões anteriores e exame físico mais testes laboratoriais apropriados. Deve ser realizado o exame físico, incluindo o exame de toque retal, realizando pesquisa de fezes endurecidas, massas, fissura anal, tônus do esfincter, hipertrofia prostática em homens, hemorroidas, esforço em tentativa de evacuação e massas vaginais posteriores em mulheres. Os exames laboratoriais devem incluir hemograma completo, cálcio sérico, testes de função da tireoide e teste de sangue oculto fecal. Também é importante perguntar sobre a frequência e a consistência das evacuações e outros sintomas associados, como esforço e incontinência fecal (ver "Impactação Fecal", adiante). Exames radiológicos como radiografias de abdome também podem detectar retenção fecal significativa no colo do intestino, sugerindo o diagnóstico de megacólon. Exames com marcadores ou de trânsito colônico podem ser usados em pacientes com evacuações infrequentes. Um exame com marcador envolve a ingestão de marcadores radiopacos e subsequente radiografia abdominal para detectar o marcador no colo do intestino direito, esquerdo ou retossigmoide. Outras formas de avaliação do tempo de trânsito com marcadores radioativos e tecnologias sem fio para motilidade por cápsula (que registram os dados após a ingestão) também estão disponíveis.

▶ Diagnóstico diferencial

As causas de constipação podem ser classificadas como primárias (tipos de constipação) ou secundárias (p. ex., causadas por um diagnóstico clínico ou uso de medicamentos). A Tabela 36-1 lista as causas primárias de constipação, e a Tabela 36-2 lista as causas secundárias.

Muitos fármacos prescritos apresentam a constipação e a motilidade colônica reduzida como efeitos colaterais. Os medicamentos que induzem constipação em idosos incluem opioides, esteroides anabolizantes, anticonvulsivantes, agentes anticolinérgicos, agentes anti-hipertensivos, antidepressivos tricíclicos, agentes antiparkinsonianos, antipsicóticos, diuréticos e simpaticomiméticos. Agentes vendidos sem receita médica também implicados como causa de constipação incluem anti-histamínicos, suplementos de cálcio, suplementos de ferro, agentes antidiarreicos, anti-inflamatórios não esteroides (AINEs) e antiácidos contendo cálcio e alumínio.

Tabela 36-1 Causas fisiopatológicas primárias de constipação crônica

Tipo	Características
1. Constipação com trânsito normal	Subtipo mais comum Trânsito e frequência evacuatória estão dentro dos limites normais, mas os pacientes se queixam de constipação, distensão e dor[a]
2. Constipação com trânsito lento	Tempo de trânsito intestinal aumentado Motilidade colônica aumentada Múltiplas etiologias – respostas em nível intestinal, celular e de proteínas
3. Disfunção evacuatória	Mais comum em idosos e mulheres Problemas estruturais vistos na manometria anorretal e defecografia Dissinergia do soalho pélvico (falha em relaxar ou contração inadequada do músculo puborretal e esfincter anal externo durante a evacuação) A patogênese não é bem compreendida

[a]A presença de dor aumenta a probabilidade de um diagnóstico de SII-C em vez de constipação crônica.

Tabela 36-2 Causas secundárias de constipação crônica em idosos

- Doença maligna
- Medicamentos/polifarmácia (fármacos com ou sem receita médica, incluindo opioides)
- Endócrinas/metabólicas (diabetes melito, hipotireoidismo, hipercalcemia, hipocalemia)
- Distúrbios neurológicos (doença de Parkinson, neuropatia autonômica diabética, lesão de medula espinal, demência, acidente vascular encefálico)
- Distúrbios reumatológicos (esclerose sistêmica e outros distúrbios do tecido conectivo)
- Distúrbios psicológicos (depressão ou transtornos alimentares)
- Disfunção anatômica (estenoses, anormalidades pós-operatórias, fissuras anais, megacólon, hemorroidas)
- Mobilidade reduzida/estilo de vida sedentário

▶ Tratamento

Depois que as causas secundárias de constipação tiverem sido avaliadas e abordadas conforme as possibilidades, o manejo da constipação varia de acordo com o tipo. O tratamento e a prevenção da constipação de trânsito lento incluem orientação do paciente sobre os hábitos intestinais, mudanças na dieta e terapias farmacológicas. O manejo da evacuação dissinérgica envolve *biofeedback*, exercícios de relaxamento e supositórios. Os pacientes com trânsito lento e evacuação dissinérgica devem receber tratamento para a dissinergia antes de outras medidas.

A. Terapia não farmacológica

As opções de tratamento não farmacológico ou de modificações no estilo de vida envolvem dieta, exercícios e *biofeedback* (se houver diagnóstico de evacuação dissinérgica). Existem muito poucas evidências de ensaios clínicos para apoiar recomendações de dietas e exercícios para evitar ou tratar a constipação, sobretudo em idosos.

As opções dietéticas incluem o aumento de líquidos e fibras. Em um estudo com 883 pessoas > 70 anos de idade, não houve associação entre a quantidade estimada de líquido ingerido e a constipação; porém, em 21.000 moradores de clínicas geriátricas, foi encontrada uma fraca associação entre redução da ingesta líquida e constipação. A ingesta adequada de líquidos pode ser uma recomendação geral importante, podendo também ter impacto no tratamento da constipação, especialmente com a suplementação de fibras. A quantidade diária recomendada de fibras é de 20 a 35 g/dia, mas a maioria dos norte-americanos consome apenas 5 a 10 g/dia. Recomenda-se o aumento da ingesta diária de fibras com medidas dietéticas. Deve-se informar o paciente sobre o conteúdo de fibras em alimentos comuns. O paciente deve aumentar lentamente a ingesta de fibras – 5 g/dia em intervalos de uma semana – até alcançar a ingesta recomendada. Os pacientes devem ser informados de que não se espera uma resposta imediata e que pode ocorrer um aumento na flatulência e distensão abdominal, que costumam ser temporárias. O aumento gradual na ingesta de fibras pode ajudar a evitar alguns desses efeitos colaterais.

Os probióticos também foram testados para o tratamento da constipação. *Lactobacillus* e *Bifidobacterium* são simbióticos na flora do intestino grosso, promovendo a saúde da mucosa colônica. Níveis baixos de ambos têm sido relatados em pessoas com constipação crônica. Embora não existam estudos adequadamente controlados, algumas evidências prospectivas relatam a eficácia dos probióticos (*Lactobacillus*) na melhora da constipação em moradores de clínicas geriátricas. A sobrevivência e a viabilidade dessas bactérias probióticas em um formato comercial não estão padronizadas para que esses tratamentos tenham níveis elevados de evidência para o uso clínico.

O aumento da atividade física está associado com taxas baixas de constipação em idosos. A inatividade física também pode estar associada a trânsito colônico reduzido. Os exercícios devem ser estimulados em idosos, quando apropriados.

O *biofeedback* é um tratamento efetivo para a evacuação dissinérgica, a qual se caracteriza por contração paradoxal ou incapacidade de relaxamento da musculatura do soalho pélvico durante a evacuação. O *biofeedback* pode envolver o treinamento sensitivo e técnicas de contração/relaxamento muscular. Em pacientes com evacuação dissinérgica, o *biofeedback* foi consistentemente mais efetivo do que o uso contínuo de polietilenoglicol (PEG, MiraLAX), terapia-padrão (outros tipos de amaciantes/emolientes fecais e laxativos), terapia simulada (terapia direcionada ao relaxamento corporal total) ou uso de diazepam em quatro ensaios clínicos controlados e randomizados. Porém, há necessidade de estudos para determinar a eficácia do *biofeedback* em idosos.

Muitas pessoas terão já tentado o uso de líquidos, fibras e exercícios, mas geralmente de forma não sustentada. A maioria dos norte-americanos não consome uma quantidade suficiente de fibras na dieta, e o aumento da ingesta de fibras e líquidos pode ser suficiente para evitar a constipação em idosos saudáveis. Também se deve considerar a participação de nutricionista, fisioterapeuta (quando apropriado) e familiares/cuidadores para realizar mudanças dietéticas e de atividade física no tratamento da constipação. Pode haver necessidade de prevenção e tratamento da constipação de forma não farmacológica e farmacológica nos idosos em situações específicas – isto é, no período pós-operatório, durante hospitalizações ou outros ambientes de cuidados de saúde quando se prevê redução na mobilidade – e ao utilizar medicamentos opioides de forma aguda ou crônica.

B. Terapia farmacológica (incluindo preparações sem receita médica)

As principais categorias de medicamentos para a prevenção da constipação (preparações sem receita médica) são os agentes formadores de bolo fecal, amaciantes/emolientes fecais e agentes osmóticos. As principais categorias para o tratamento da constipação crônica são os agentes formadores de bolo fecal, amaciantes/emolientes fecais, agentes osmóticos, estimulantes, ativadores da troca de cloretos, agonistas do receptor 5-HT_4 e agonistas do receptor de guanilato ciclase-c. A Tabela 36-3 lista os tratamentos farmacológicos para a constipação com base em evidências existentes na American College of Gastroenterology Constipation Task Force.

1. Agentes formadores de bolo fecal — Os agentes formadores de bolo fecal expandem com a água para aumentar o volume fecal e resultar em fezes mais amolecidas. Os pacientes podem ter que tentar diferentes tipos de fibras para obter o resultado desejado, incluindo a minimização dos efeitos colaterais. Alguns pacientes podem tolerar melhor os agentes solúveis e sintéticos em vez dos insolúveis. Pode haver necessidade de uma hidratação adequada ao utilizar os agentes formadores de bolo fecal para obter os resultados desejados. Os pacientes que utilizam fibras necessitam aumentar a sua ingesta de líquidos para 30 mL/kg de peso ao dia para evitar a piora da constipação ou a impactação fecal. As fibras também podem inibir a absorção de outros fármacos e devem ser tomadas 1 hora antes ou 2 horas após outros medicamentos. Os agentes formadores de bolo fecal também devem ser aumentados lentamente em intervalos semanais para evitar efeitos colaterais, da mesma forma que o aumento no consumo de fibras na dieta. Os agentes formadores de bolo fecal são considerados medicamentos de primeira linha no

Tabela 36-3 Opções de manejo farmacológico baseado em evidências para a constipação crônica

Terapia	Recomendações
Agentes formadores de bolo fecal	
Psyllium	Grau A
Policarbofila cálcica	Grau B
Metilcelulose	Grau B
Amaciantes/emolientes fecais	
Docusato de cálcio/sódio	Grau B
Óleo mineral (ligado à aspiração em idosos)	Grau C
Laxativos osmóticos	
Lactulose	Grau A
Sorbitol	Grau B
PEG (polietilenoglicol)	Grau A
Hidróxido de magnésio	Grau C
Estimulantes	
Senna	Grau A
Bisacodil	Grau A
Agonistas 5-HT$_4$ (serotonina)	
Maleato de tegaserode	Grau —[a]
Prucalopride (não disponível nos Estados Unidos)	Grau A
Ativador do canal de cloreto	
Lubiprostone	Grau A[b]
Antagonistas do receptor de guanilato ciclase-c	
Linaclotide	Grau A

Grau A: evidência de ≥ 2 ensaios controlados randomizados (ECR) com amostras de tamanho adequado, bom delineamento e resultados em nível de p < 0,05.
Grau B: evidência de um único ECR de alta qualidade conforme definição para o Grau A ou recomendações baseadas em evidências de ≥ 2 ECRs com evidências conflitantes ou amostras de tamanho inadequado.
Grau C: sem dados de ECR.

[a] O tegaserode foi aprovado para o tratamento da SII-C em mulheres < 65 anos de idade. O Food and Drug Administration (FDA) o retirou do mercado em 2007 devido ao risco aumentado de eventos cardiovasculares.
[b] Existem dados para adultos > 65 anos de idade sem comorbidades significativas.

tratamento da constipação. Porém, muitos idosos podem não ser bons candidatos para o uso de agentes formadores de bolo fecal. Alguns exemplos de quando esses agentes não são medicamentos de primeira linha para idosos com constipação incluem o uso de altas doses de narcóticos, dificuldade de deglutição ou disfagia (devido à consistência de certos tipos de fibras ao serem misturadas com água), pessoas com ressecção cirúrgica de grande parte do colo do intestino, pacientes com suspeita de lesão expansiva retal ou possível obstrução intestinal e idosos que não consomem quantidade adequada de líquidos.

2. Amaciantes e emolientes fecais — Os amaciantes e emolientes fecais são efetivos por terem um efeito detergente sobre a consistência das fezes. Essa classe de medicamentos para a constipação é bem tolerada e não interfere com outros fármacos. Embora não existam estudos controlados com placebo sobre o uso desses medicamentos, em um estudo com 170 pacientes, o farelo de *psyllium* foi tão efetivo quanto o docusato para amaciar as fezes e teve eficácia geral semelhante. O óleo mineral também é um emoliente e pode ajudar a lubrificar as fezes ao longo do colo do intestino. A aspiração e a pneumonia lipoide são riscos conhecidos do uso de óleo mineral em adultos. Os amaciantes fecais costumam ser utilizados quando os agentes formadores de bolo fecal não funcionam ou não são os agentes preferenciais. Em razão do seu mecanismo de ação como detergente, os amaciantes fecais também podem ser usados em combinação com os agentes formadores de bolo fecal. Como os agentes formadores de bolo fecal, os amaciantes fecais de forma isolada não são bons tratamentos para idosos que usam narcóticos e apresentam constipação.

3. Laxativos osmóticos — Os laxativos osmóticos promovem a secreção de água para dentro da luz intestinal por atividade osmótica e pela natureza hiperosmolar desses medicamentos. O PEG tem a melhor evidência para o uso e atualmente está disponível sem receita médica como tratamento da constipação ocasional. Ele melhora a frequência e a consistência das fezes em pacientes com constipação crônica. Estudos sugerem que o PEG pode ser ajustado ou usado em dias alternados com eficácia. Um estudo aberto com 117 participantes ≥ 65 anos de idade e que usaram PEG ao longo de 12 meses relatou relativamente poucos efeitos colaterais e nenhum evento adverso grave relacionado à medicação. Um recente artigo de revisão baseado em evidências concluiu que o PEG pode ser melhor para os sintomas de constipação do que a lactulose. O uso comum de preparações contendo PEG ou hidróxido de magnésio (leite de magnésia) em pacientes com insuficiência cardíaca congestiva ou doença renal crônica deve ser feito com extrema cautela, pois pode causar desequilíbrios eletrolíticos, como hipocalemia e diarreia, piorando ainda mais os distúrbios hidreletrolíticos. Os agentes osmóticos são úteis quando os agentes de primeira linha formadores de bolo fecal e/ou amaciantes fecais não são efetivos.

4. Estimulantes — Os estimulantes, como os agentes contendo *senna* e bisacodil, aumentam a motilidade intestinal por aumentarem as contrações peristálticas. Os estimulantes também diminuem a absorção de água da luz intestinal. Os pacientes costumam relatar efeitos colaterais mais desfavoráveis com esses medicamentos: desconforto e cólicas abdominais. Há evidências também para a *senna*, embora existam mais evidências comparando bisacodil com placebo. Não há evidências que sustentem que o uso a longo prazo de laxativos estimulantes cause dano ao sistema nervoso entérico. Os laxativos estimulantes estão associados à *melanosis coli*. A presença de *melanosis coli* (que pode ser vista à colonoscopia) é um marcador do uso crônico de laxativos e pode não indicar nenhuma outra consequência clínica.

5. Agonistas 5-HT$_4$ (serotonina) — Os receptores de 5-hidroxitriptamina subtipo 4 (5-HT$_4$) são encontrados no colo do intestino e mediam a liberação de outros neurotransmissores que podem iniciar a atividade peristáltica. Esses agentes procinéticos aumentam a motilidade gastrintestinal por aumentarem as contrações intestinais. Esses fármacos não são mais comercializados nos Estados Unidos e existem poucos dados sobre o seu uso em idosos. Outros agentes procinéticos, como a metoclopramida e a eritromicina, não foram formalmente avaliados para o tratamento da constipação. Em razão do perfil de efeitos colaterais em idosos, a metoclopramida não deve ser usada para constipação crônica.

6. Secretagogos colônicos (aumentam a secreção intestinal de líquidos)

a. Ativadores do canal de cloreto — O lubiprostone é um ativador do canal de cloreto que melhora a motilidade no intestino por aumentar a secreção intestinal de fluidos sem alterar as concentrações de eletrólitos séricos. Dados retrospectivos de três ensaios clínicos agrupados com lubiprostone em idosos (n = 57) sem comorbidades significativas mostraram melhora na frequência das evacuações e na consistência das fezes e diminuição do esforço em comparação com pacientes que usaram placebo. Os efeitos colaterais desses medicamentos incluem náuseas, diarreia, cefaleia, distensão abdominal e dor abdominal, sendo em geral bem tolerados.

b. Antagonistas do receptor de guanilato ciclase-c — O linaclotide é outro secretagogo colônico que estimula o trânsito e a secreção intestinal de fluidos. Dois grandes estudos de fase 3 foram realizados em pacientes com constipação crônica, e os grupos tratados com linaclotide apresentaram taxas significativamente maiores de três ou mais evacuações espontâneas completas por semana e um aumento de uma ou mais evacuações espontâneas completas em relação à linha de base durante pelo menos 9 de 12 semanas em comparação com placebo. O evento adverso mais comum foi diarreia, a qual levou à suspensão do tratamento em cerca de 4% dos pacientes. Os riscos e benefícios do linaclotide a longo prazo no tratamento da constipação crônica ainda não são conhecidos.

c. Antagonistas opioides — Existem dois antagonistas do receptor opioide *mu* de ação periférica que podem desempenhar algum papel no tratamento da constipação induzida por opioides e no íleo paralítico (alvimopan e metilnaltrexona). Até o momento, não há dados sobre idosos. Esses medicamentos agem perifericamente e não atravessam a barreira hematencefálica, dessa forma não interferindo nas propriedades analgésicas dos opioides.

▶ Impactação fecal

A constipação é um fator importante no desenvolvimento de impactação fecal em idosos, em especial naqueles com mobilidade limitada na comunidade e em ambientes de cuidado de longo prazo. A impactação fecal resulta da incapacidade do indivíduo para sentir e responder à presença de fezes no reto. A redução da mobilidade e da sensibilidade retal contribui para a impactação fecal em idosos.

Para o diagnóstico de impactação fecal, é muito importante realizar um exame de toque retal. Embora as fezes impactadas possam não ser de consistência endurecida, a chave para o diagnóstico é encontrar uma grande quantidade de fezes no reto. A impactação fecal também pode ocorrer no reto proximal ou no colo sigmoide do intestino, o que não seria detectado pelo exame de toque retal. Se houver suspeita de impactação fecal, a obtenção de uma radiografia de abdome pode ajudar a identificar a área de impactação.

O manejo da impactação fecal envolve a desimpactação e o esvaziamento colônico, seguidos por um regime de manutenção do hábito intestinal. Pode ser usada a desimpactação digital para fragmentar uma grande quantidade de material fecal no reto. Após a desimpactação digital, um enema de água morna com óleo mineral pode ser usado para amolecer a impactação e auxiliar no esvaziamento das fezes na área da impactação. Existem muito poucas evidências para guiar o tratamento da impactação fecal. Porém, se houver falha das medidas conservadoras de desimpactação digital e enemas, pode ser útil a anestesia local para relaxamento do canal anal juntamente com massagem abdominal. Em casos raros, pode ser necessário o uso de colonoscopia com alça (*snare*) para fragmentar o material fecal no colo distal do intestino. Se ocorrer a qualquer momento dor abdominal ou sangramento, o que pode indicar perfuração ou isquemia intestinal, pode haver necessidade de cirurgia.

Brandt LJ, Prather CM, Quigley EM, Schiller LR, Schoenfeld P, Talley NJ. Systematic review on the management of chronic constipation in North America. *Am J Gastroenterol.* 2005;100 Suppl 1:S5-S21.

Gallegos-Orozco JF, Foxx-Orenstein AE, Sterler SM, Stoa JM. Chronic constipation in the elderly. *Am J Gastroenterol.* 2012;107(1):18-25.

Higgins PDR, Johanson JF. Epidemiology of constipation in North America: a systematic review. *Am J Gastroenterol.* 2004;99(4):750-759.

Lee-Robichaud H, Thomas K, Morgan J, Nelson RL. Lactulose versus polyethylene glycol for chronic constipation. *Cochrane Database Syst Rev.* 2010;(7):CD007570.

Lembo A, Camilleri M. Chronic constipation. *N Engl J Med.* 2003;349(14):1360-1368.

Leung L, Riutta T, Lotecha J, Rosser W. Chronic constipation: an evidence-based review. *J Am Board Fam Med.* 2011;24(4):436-451.

Longstreth GF, Thompson WG, Chey WD, Houghton LA, Mearin F, Spiller RC. Functional bowel disorders. *Gastroenterology.* 2006;130(5):1480-1491.

Rao SS, Go JT. Update on the management of constipation in the elderly: new treatment options. *Clin Interv Aging.* 2010;5:163-171.

Wald A. Constipation in the primary care setting: current concepts and misconceptions. *Am J Med.* 2006;119(9):736-739.

SITES RECOMENDADOS

National Digestive Diseases Information Clearinghouse. *Constipation*; http://digestive.niddk.nih.gov/ddiseases/pubs/constipation/

National Institute on Aging. *AgePage: Concerned About Constipation?* http://www.nia.nih.gov/health/publication/concerned-about-constipation

The Rome Foundation. http://romecriteria.org/

Anormalidades de fluidos e eletrólitos

37

Mariko Koya Wong, MD
Kellie Hunter Campbell, MD, MA

FUNDAMENTOS DO DIAGNÓSTICO

▶ A hiponatremia costuma ser definida como uma concentração sérica de sódio menor do que 135 mEq/L (ou 135 mmol/L).

▶ A hipernatremia costuma ser definida como uma concentração sérica de sódio maior do que 148 mEq/L (ou 148 mmol/L).

▶ A hipocalemia é normalmente definida como uma concentração sérica de potássio menor do que 3,5 mEq/L.

▶ A hipercalemia é normalmente definida como uma concentração sérica de potássio maior do que 5,0 mEq/L.

▶ A poliúria noturna está presente quando a produção de urina durante as 8 horas de sono é > 33% da produção de urina de 24 horas, a taxa de produção noturna de urina é > 0,9 mL/min ou o volume urinário entre 7 h da noite e 7 h da manhã é > 50% do volume total de urina de 24 horas.

▶ Princípios gerais em idosos

As anormalidades de líquidos e eletrólitos são comuns em idosos como consequência de alterações funcionais nos rins relacionadas à idade, comorbidades múltiplas e polifarmácia. Este capítulo discute conceitos de distúrbios do sódio, distúrbios do potássio e poliúria noturna, pois estão relacionados com idosos.

HIPONATREMIA

▶ Princípios gerais em idosos

Os idosos são mais vulneráveis ao desenvolvimento de distúrbios do sódio como resultado de alterações relacionadas à idade no metabolismo da água e do sódio. Podem ter capacidade diminuída de excretar a água e de diluir a urina em função de reduções no número de néfrons funcionantes e diminuição no fluxo sanguíneo renal com a idade, predispondo-os à sobrecarga de água e possível hiponatremia. Os pacientes geriátricos também tendem a usar várias medicações que estão associadas com distúrbios do sódio, como diuréticos e medicamentos psicotrópicos (Tabela 37-1). A revisão de todos os medicamentos é parte integrante da avaliação dos pacientes com distúrbios do sódio.

A hiponatremia costuma ser definida como uma concentração sérica de sódio menor do que 135 mEq/L (ou 135 mmol/L). Isso ocorre em 7 a 11% dos idosos e em até 50% dos pacientes idosos hospitalizados.

▶ Patogênese

A. Hiponatremia hipervolêmica

Em idosos, a etiologia mais comum para a hiponatremia é a ingesta aumentada e subsequente retenção de água. Esse tipo de hiponatremia costuma ser descrito como hiponatremia por diluição ou hipervolêmica. Esses pacientes tipicamente mostrarão estados edematosos, resultantes de condições como insuficiência cardíaca congestiva, cirrose ou síndrome nefrótica. Essas condições reduzem o volume sanguíneo circulante efetivo, levando a um aumento na secreção do hormônio antidiurético (ADH) e resultando em retenção de água. A hiponatremia por diluição também pode ser iatrogênica, como resultado da administração de excesso de líquidos IV, em especial nos pacientes hospitalizados.

B. Hiponatremia hipovolêmica

Embora seja menos comum, a depleção de sal, com ou sem perda de líquido extracelular, pode causar hiponatremia por depleção ou hipovolêmica. A hiponatremia hipovolêmica pode ser causada por perdas renais (p. ex., uso de diuréticos) ou por perdas extrarrenais, como vômitos, diarreia, abuso de laxativos, ostomias ou presença de queimaduras extensas. Uma etiologia particular a ser considerada em pacientes geriátricos é a restrição da ingesta de sódio, em especial nos casos de alimentação por sonda.

Tabela 37-1 Medicamentos associados com hiponatremia

Classe de fármacos	Exemplos
Antipsicóticos	Flufenazina, tiotixeno, fenotiazina, haloperidol
Antidepressivos	ATCs, IMAOs, ISRSs (especialmente fluoxetina)
Anticonvulsivantes	Carbamazepina
Diuréticos	Diuréticos de alça, tiazídicos
IECAs	Lisinopril, enalapril, ramipril
Agentes quimioterápicos	Vincristina, vimblastina, ciclofosfamida, cisplatina, metotrexato

ATC, antidepressivo tricíclico; IECAs, inibidores da enzima conversora da angiotensina; IMAO, inibidor da monoaminoxidase; ISRS, inibidor seletivo da recaptação de serotonina.

Adaptada com permissão de Liamis G, Milionis H, Elisaf M. A review of drug-induced hyponatremia. *Am J Kidney Dis*. 2008 Jul;52(1):144-153. © Elsevier.

C. Hiponatremia euvolêmica

A síndrome de secreção inapropriada de hormônio antidiurético (SIADH) é um distúrbio em que a excreção de água está parcialmente prejudicada em razão da incapacidade de suprimir a secreção do ADH. Os pacientes com SIADH em geral parecerão euvolêmicos. Muitas doenças que são comuns em idosos estão associadas com SIADH, como distúrbios do sistema nervoso central e doenças malignas (Tabela 37-2). Além disso, embora seja raro, a própria idade avançada pode ser um fator de risco para a SIADH. Os medicamentos (Tabela 37-1) também são causas importantes de SIADH. Como resultado da multimorbidade, os idosos apresentam risco aumentado de polifarmácia, normalmente definida como o uso de cinco ou mais medicamentos. Em idosos, é obrigatória a revisão cuidadosa das medicações. Outras causas de hiponatremia euvolêmica incluem hipotireoidismo e insuficiência suprarrenal. Um nível sérico elevado de potássio em conjunto com a hiponatremia deve aumentar a suspeita de insuficiência suprarrenal. Por fim, é importante incluir a pseudo-hiponatremia no diagnóstico diferencial, a qual pode ocorrer em casos de hiperlipidemia ou hiperproteinemia.

▶ Achados clínicos

A. Sinais e sintomas

Os sintomas primários dos distúrbios do sódio (hiper ou hiponatremia) são neurológicos. Mudanças lentas na concentração sérica de sódio (hiponatremia crônica) têm maior chance de serem assintomáticas, pois o cérebro tem mais tempo para se adaptar às alterações osmóticas. Os sintomas associados com a hiponatremia incluem anorexia, náuseas, vômitos, cefaleia, fraqueza, perda da coordenação, câimbras musculares, agitação, tremores, desorientação, psicose, *delirium*, convulsões e coma. Os pacientes com hiponatremia crônica são mais propensos a apresentar alterações marcadas na marcha e na atenção, levando a um risco aumentado de quedas.

B. Avaliação do estado de volume

Após a obtenção da história clínica, o próximo passo na avaliação de um paciente com hiponatremia é avaliar o estado de volume. Os pacientes hipovolêmicos podem apresentar membranas mucosas secas, taquicardia e/ou hipotensão relativa ou ortostática. Por outro lado, os pacientes hipervolêmicos podem ter aumento da pressão venosa jugular, crepitantes em bases pulmonares, ascite e/ou edema periférico.

Tabela 37-2 Doenças associadas com SIADH

Doenças do sistema nervoso central	Acidente vascular encefálico, hemorragia, vasculite, tumor, trauma, infecção
Doenças malignas	Carcinoma de pulmão de pequenas células (associação mais comum), cânceres de pâncreas e colo do intestino, linfoma
Doenças pulmonares inflamatórias	Infecção (pneumonia, abscessos pulmonares, tuberculose), bronquiectasias, atelectasias, insuficiência respiratória aguda, ventilação com pressão positiva
Endócrinas	Hipotireoidismo, insuficiência suprarrenal
Outras	Psicose aguda, dor, estado pós-operatório, hipocalemia severa
Idiopáticas	A própria idade avançada pode ser um fator de risco para a hiponatremia

Adaptada com permissão de Fried LF, Palevsky PM. Hyponatremia and hypernatremia. *Med Clin North Am*. 1997 May;81(3):585-609. © Elsevier.

C. Achados laboratoriais

Nos exames laboratoriais, devem ser obtidos osmolalidade sérica, osmolalidade urinária e sódio urinário. A hiponatremia secundária a pseudo-hiponatremia ou hiperglicemia apresentará osmolalidade sérica normal, enquanto todas as outras etiologias demonstrarão osmolalidade sérica baixa. Uma osmolalidade urinária de mais de 100 mOsm/kg é consistente com a incapacidade de excretar normalmente a água, o que costuma ser causado por SIADH ou depleção do volume circulatório efetivo, como em casos de hipovolemia verdadeira, insuficiência cardíaca e cirrose. O sódio urinário é útil para diferenciar entre as duas condições. Um sódio urinário de menos de 25 mEq/L sugere hipovolemia, enquanto um valor maior do que 40 mEq/L sugere SIADH.

▶ Tratamento

O tratamento da hiponatremia se baseia na presença de sintomas, na intensidade dos sintomas presentes e na agudeza da condição.

A. Hiponatremia aguda

Pacientes assintomáticos com hiponatremia aguda podem ser tratados como aqueles com hiponatremia crônica (ver adiante). Caso contrário, a terapia visa corrigir as principais consequências sintomáticas da hiponatremia enquanto se evita a indução de mielinólise pontina central (MPC). Em pacientes com hiponatremia severa (sódio sérico abaixo de 120 mEq/L) com sintomas neurológicos graves como convulsões, recomenda-se o uso de solução salina hipertônica a 3% IV. Nas primeiras duas a três horas, a solução salina deve ser infundida para aumentar o sódio sérico em 1 a 2 mEq/L por hora. Depois disso, a infusão deve ser reduzida para aumentar o sódio sérico em mais 8 a 12 mEq/L ao longo das próximas 24 horas. A taxa de infusão para cada paciente baseada na mudança desejada no sódio sérico pode ser calculada com a seguinte fórmula:

Mudança no sódio sérico em homens idosos
= (sódio infundido – sódio sérico)/[(0,50 × peso)* + 1]

Mudança no sódio sérico em mulheres idosas
= (sódio infundido – sódio sérico)/[(0,45 × peso) + 1]

Essas equações apresentam limitações e, dessa forma, a mudança real no sódio sérico pode ser diferente. As equações podem ser usadas para guiar a taxa de infusão inicial, que pode ser ajustada pela obtenção frequente dos níveis séricos de sódio para evitar a correção exageradamente rápida, a qual pode causar MPC. Os sintomas de MPC incluem transtornos do comportamento, distúrbios do movimento e convulsões, em geral ocorrendo vários dias após o tratamento. A furosemida pode ser usada em conjunto com a solução salina hipertônica IV para limitar a expansão do volume de líquido extracelular induzida pelo tratamento.

B. Hiponatremia crônica

O objetivo é identificar causas subjacentes e intervir de maneira adequada. Por exemplo, os pacientes que apresentam hiponatremia por depleção de volume secundária ao uso de diuréticos devem suspender o diurético e receber reposição de volume, como solução salina isotônica IV. Por outro lado, os pacientes com SIADH não se beneficiarão da solução salina isotônica IV, pois o sal infundido será excretado na urina concentrada, resultando em retenção final de água e piora da hiponatremia. Nesses pacientes, pode haver necessidade de restrição de água a longo prazo. O uso de demeclociclina também é uma opção em pacientes que não respondem à restrição de água.

HIPERNATREMIA

▶ Princípios gerais em idosos

Os idosos apresentam capacidade diminuída de concentrar a urina e redução na sensação de sede, o que, em combinação com o acesso limitado aos líquidos, pode predispô-los à depleção de água e hipernatremia. A hipernatremia costuma ser definida como um sódio sérico maior do que 148 mEq/L (ou 148 mmol/L). A hipernatremia está associada com alta mortalidade. Em pacientes hospitalizados com 65 anos ou mais, a prevalência é de aproximadamente 1% e a taxa de mortalidade é de sete vezes aquela de pacientes hospitalizados com a mesma idade. Em um estudo de pacientes com hipernatremia em unidades de cuidados geriátricos de curto e longo prazo, a mortalidade foi de cerca de 40%.

▶ Patogênese

Há quatro condições clínicas que podem levar à hipernatremia em idosos. Em muitos pacientes, haverá sobreposição dessas condições. A hipernatremia costuma resultar da perda excessiva de água corporal em relação à perda de sódio e, em idosos, a hipernatremia está mais comumente associada com ingesta inadequada de líquidos. A hipernatremia secundária à ingesta excessiva de sal é rara.

A. Ingesta insuficiente

Há múltiplas razões pelas quais os idosos podem ter uma ingesta inadequada de líquidos. Muitos idosos apresentam deficiência na sensação de sede ou hipodipsia. Déficits cognitivos como demência subjacente e diminuição do nível de consciência, como *delirium*, especialmente em pacientes hospitalizados, representam barreiras para uma hidratação adequada. Outra causa comum de ingesta insuficiente de líquidos em idosos é a redução na mobilidade ou a dependência de cuidadores para o acesso à água. Os idosos com disfagia também podem ter uma ingesta inadequada de líquidos.

B. Perda de água

Isso é visto com o aumento das perdas insensíveis (p. ex., por febre) e no diabetes insípido. O diabetes insípido (DI) é uma síndrome caracterizada por poliúria hipotônica por secreção inadequada de ADH (DI central) ou resposta renal inadequada ao ADH (DI nefrogênico). O DI nefrogênico pode ser induzido por certos fármacos como lítio e cisplatina. Os pacientes com DI geralmente fazem uma compensação aumentando sua ingesta de líquidos; assim, quando têm acesso adequado à água, a maioria dos pacientes mantém concentrações séricas normais de sódio. É quando têm acesso limitado à água ou ingesta inadequada que costumam desenvolver hipernatremia.

C. Deficiência de água maior que a deficiência de sal

Isso pode ser causado por perdas gastrintestinais, como vômitos e diarreia; ou perdas renais, como diurese osmótica secundária à hiperglicemia, carga de solutos com nutrição parenteral, alimentação por sonda ou uso de contraste IV. Os diuréticos também podem causar perdas renais excessivas. Podem ocorrer perdas cutâneas por queimaduras ou dermatites graves.

---

* N. de R.T. 0,45 ou 0,50 × peso - corresponde à água corporal.

D. Excesso de sal

Isso costuma ser iatrogênico, por exemplo, pela administração de excesso de solução salina ou de bicarbonato de sódio.

▶ Achados clínicos

Os sintomas de hipernatremia incluem confusão, inquietação, hiper-reflexia, obnubilação progressiva, coma e, em casos graves, morte.

▶ Tratamento

O objetivo principal do tratamento é a administração de líquidos diluídos para repor o déficit de água e limitar a perda adicional de água. O primeiro passo é calcular o déficit de água corporal total.

Déficit de água em homens idosos
 = peso em kg × 0,50 (Pna – 140)/Pna

Déficit de água em mulheres idosas
 = peso em kg × 0,45 (Pna – 140)/Pna

onde Pna = concentração de sódio em mEq/L.

O próximo passo é determinar a velocidade da correção da hipernatremia. Em geral, deve-se tentar repor o déficit total de água em um período de 48 horas, com uma redução no sódio sérico de não mais do que 0,5 mEq/L por hora. O nível sérico de sódio deve ser monitorado com frequência. A reposição de fluidos deve ser semelhante em osmolalidade àquela do fluido corporal perdido. Em geral, devem-se usar na reposição fluidos hipotônicos, habitualmente solução salina a 0,5%. No caso de hipernatremia assintomática ou crônica, prefere-se a reposição oral de fluidos. Porém, como a hipernatremia costuma resultar em ingesta insuficiente por redução da sede ou incapacidade de responder à sede, os pacientes idosos mais comumente exigem hospitalização e correção com líquidos IV.

O tratamento do DI difere no fato de que (além de corrigir o déficit de água conforme descrito antes) deve-se tentar reduzir a perda urinária excessiva de água. No DI central, usa-se a desmopressina intranasal ou oral. No DI nefrogênico, o tratamento inclui a restrição de sódio e a administração de um diurético tiazídico mais um inibidor da síntese de prostaglandinas, como a indometacina ou o ibuprofeno.

DISTÚRBIOS DO POTÁSSIO

▶ Princípios gerais em idosos

Embora sejam menos comuns que os distúrbios do equilíbrio do sódio, os distúrbios do equilíbrio do potássio podem ter graves consequências para os idosos. Os idosos são suscetíveis aos desequilíbrios do potássio por várias razões – mudanças subjacentes na estrutura e função dos rins que ocorrem com a idade, condições clínicas crônicas comuns que alteram a homeostasia do potássio e polifarmácia que afeta a regulação do potássio.

HIPOCALEMIA

A hipocalemia é normalmente definida como uma concentração sérica de potássio < 3,5 mEq/L.

▶ Patogênese

A hipocalemia costuma resultar da depleção do potássio sérico por perdas extrarrenais, perdas intrarrenais ou causas iatrogênicas. Raramente, a hipocalemia pode resultar de uma mudança aguda do potássio do compartimento extracelular para dentro das células.

A. Perdas extrarrenais

As perdas extrarrenais de potássio ocorrem no trato gastrintestinal (GI). A diarreia crônica pode causar uma perda de potássio sérico por um aumento no volume das fezes. Entre idosos, a diarreia está associada com muitos medicamentos comumente prescritos, incluindo antibióticos, inibidores da bomba de prótons, alopurinol, neurolépticos, inibidores da recaptação de serotonina e bloqueadores do receptor de angiotensina II. Mais raramente, pode ocorrer diarreia em razão de má absorção ou infecções GIs. O uso habitual de laxativos também pode resultar em perda de potássio. Até um terço dos idosos sofrem de constipação crônica e fazem uso crônico de laxativos.

Apesar de não ser uma causa de depleção de potássio, a redução da ingesta de potássio na dieta pode potencializar a hipocalemia causada por perdas extrarrenais. Os idosos podem ter uma nutrição limitada em razão do acesso difícil como resultado de restrição financeira ou institucionalização ou ainda por dentição ruim ou distúrbios da deglutição.

B. Perdas intrarrenais

As perdas intrarrenais de potássio ocorrem como resultado de condições que afetam diretamente o rim. Isso inclui acidose tubular renal (tipos I e II), deficiência de vitamina D, doença maligna, medicamentos, lesão renal aguda, diurese pós-obstrutiva e osmótica (Tabela 37-3). Outras condições que podem resultar em perdas intrarrenais de potássio, embora com menor frequência em idosos, incluem cetoacidose diabética e ureterossigmoidectomia.

C. Causas iatrogênicas

A causa mais comum de hipocalemia em idosos é o uso de medicamentos. Os diuréticos tiazídicos e de alça são comumente prescritos a idosos para manejo de pressão arterial, insuficiência cardíaca e edema. Mineralocorticoides e glicocorticoides também podem afetar os níveis de potássio, embora não exerçam efeitos diretos sobre os rins. Medicamentos que causam desvios transcelulares de potássio costumam ter efeito transitório com reversibilidade algumas horas após a administração. Os agonistas simpaticomiméticos β_2 seletivos, como a pseudoepinefrina e o albuterol, xantinas incluindo a teofilina e doses altas de bloqueadores dos canais de cálcio, como o verapamil, podem causar desvios transitórios no potássio para dentro das células (Tabela 37-4).

Tabela 37-3 Causas intrarrenais de hipocalemia

	Mecanismo de ação	Etiologia em idosos
Acidose tubular renal tipo I	Efeitos distais nos túbulos coletores causando secreção inapropriada de hidrogênio na urina	Uropatia obstrutiva por hiperplasia prostática benigna, câncer de próstata Doença autoimune
Acidose tubular renal tipo II	Os túbulos proximais são afetados resultando em falha na reabsorção de bicarbonato	Deficiência de vitamina D Doença maligna Medicamentos como inibidores da anidrase carbônica
Lesão renal aguda	Hipoperfusão renal ou lesão tóxica Oferta insuficiente de sódio e água dentro do néfron e redução na excreção de potássio	Redução basal na função renal Comorbidades como hipertensão e diabetes que predispõem à doença renal crônica
Diurese pós-obstrutiva	Capacidade reduzida de reabsorver sódio nos túbulos distais; incapacidade de concentrar a urina; aumento no fluxo do trânsito tubular que reduz o tempo para a reabsorção de sódio e água	Pacientes hospitalizados após tratamento para uropatia obstrutiva

▶ Achados clínicos

Embora a hipocalemia leve seja geralmente assintomática, a hipocalemia mais intensa (menos de 3 mEq/L) pode resultar em fraqueza neuromuscular, incluindo paralisia e disfunção da musculatura respiratória, rabdomiólise, alterações GIs incluindo constipação e íleo e alterações cardíacas evidenciadas por anormalidades no eletrocardiograma (ECG) e arritmias cardíacas.

▶ Tratamento

Como apenas uma pequena porção do potássio corporal total está presente no espaço extracelular, é difícil fazer a estimativa da deficiência de potássio pelos níveis séricos de potássio. Em geral, cada redução de 1 mEq/L equivale a algo entre 150 e 400 mEq/L no potássio corporal total. Em idosos com massa muscular reduzida, as estimativas mais baixas são mais apropriadas.

O tratamento da hipocalemia envolve a reposição do potássio. Porém, a administração suplementar de potássio pode ser perigosa em razão do alto risco de hipercalemia grave, especialmente em pacientes hospitalizados e naqueles com doença renal crônica subjacente. O potássio intravenoso está associado com o maior risco de hipercalemia, devendo ser evitado sempre que possível. A suplementação oral de potássio é preferível. O cloreto de potássio costuma ser a melhor opção para a reposição de potássio, pois trata de maneira efetiva a maioria das causas de hipocalemia. O fosfato de potássio pode ser usado em situações em que a reposição de fosfato também é necessária. O bicarbonato de potássio pode ser usado em situações de acidose metabólica. Para idosos que usam diuréticos, é importante orientar sobre a ingesta adequada de potássio na dieta. A combinação de diurético poupador de potássio (amilorida, triantereno ou espironolactona) também pode minimizar as perdas de potássio decorrentes dos diuréticos tiazídicos ou de alça. Contudo, deve-se ter cuidado para evitar a correção exagerada com resultante hipercalemia.

HIPERCALEMIA

A hipercalemia costuma ser definida como uma concentração sérica de potássio > 5 mEq/L.

▶ Patogênese

A hipercalemia é o resultado de alterações fisiológicas e fisiopatológicas subjacentes que costumam ocorrer em idosos e que predispõem a níveis elevados de potássio e são potencializadas por fatores iatrogênicos. Alterações renais relacionadas à idade incluem o desenvolvimento de glomerulosclerose e arteriosclerose, as quais levam a um declínio gradual na taxa de filtração glomerular ao longo do tempo. Embora essas alterações estruturais e funcionais não causem hipercalemia, elas predispõem os idosos à hipercalemia se forem afetadas por condições clínicas ou medicamentos que alteram o equilíbrio do potássio.

Os idosos têm maior chance de experimentar alterações patológicas renais como resultado de comorbidades comuns, como

Tabela 37-4 Medicamentos associados com hipocalemia

Classe de medicamentos	Mecanismo de ação
Diuréticos tiazídicos e de alça	Aumento da reabsorção de sódio e aumento da secreção de potássio nos túbulos coletores
Mineralocorticoides e glicocorticoides	Aumento da taxa de filtração e aumento da oferta distal de sódio com aumento da secreção de potássio
β-agonistas	Translocação de potássio para dentro das células
Xantinas	Translocação de potássio para dentro das células
Bloqueadores dos canais de cálcio (doses altas)	Translocação de potássio para dentro das células

diabetes, hipertensão e obstrução urinária. Essas comorbidades podem causar alterações na atividade da renina e da aldosterona e prejudicar a secreção de potássio nos túbulos renais, resultando em aumento dos níveis séricos de potássio. O grau de hipercalemia pode ser afetado pelo estado do volume intravascular, a quantidade da ingesta de potássio na dieta, medicamentos e presença de insuficiência renal.

A. Estado de volume intravascular

Os idosos estão em risco para a redução do volume intravascular por várias razões. Primeiramente, os idosos costumam experimentar desidratação secundária à hipodipsia. A redução na ingesta de líquidos leva a um aumento na reabsorção de sódio e água (hipernatremia) e redução na secreção de potássio com consequente hipercalemia. Os idosos também estão sujeitos à depleção do volume intravascular como resultado dos estados de sobrecarga de volume, como insuficiência cardíaca ou outros estados edematosos em que há acúmulo de líquidos no terceiro espaço. As pessoas com hipoaldosteronismo (insuficiência suprarrenal primária causada por doença autoimune, hemorragia ou infiltração tumoral), hipoaldosteronismo hiporreninêmico (comumente causado por diabetes) ou falta de responsividade tubular à aldosterona (doença renal intersticial) são mais vulneráveis aos efeitos da redução do volume intravascular.

B. Ingesta de potássio

O aumento no consumo de potássio também é uma causa de hipercalemia. Isso pode resultar de aumento do potássio na dieta ou de suplementos de potássio. Os idosos têm taxas mais altas de uso de suplementos de potássio, pois eles costumam ser prescritos junto com diuréticos de alça ou tiazídicos para evitar a hipocalemia. Além disso, os idosos podem usar suplementos contendo potássio sem prescrição médica por preocupação com a deficiência de potássio ou de maneira inadvertida, não sabendo que tais suplementos contêm potássio como um dos ingredientes. Da mesma forma, os idosos podem estar usando substitutos do sal em suas dietas para controle de hipertensão ou edema. Muitos desses substitutos do sal utilizam potássio em vez de sódio e podem resultar em sobrecarga de potássio potencialmente perigosa em indivíduos com predisposição.

C. Hipercalemia induzida por fármacos

A etiologia primária da hipercalemia em idosos é a induzida por fármacos. A incidência de hipercalemia entre os pacientes que usam medicamentos causadores chega a 10%, com os idosos apresentando o maior risco. Várias classes de fármacos comumente prescritos podem causar hipercalemia (Tabela 37-5).

D. Insuficiência renal

Ocorre hipercalemia na insuficiência renal porque a excreção de potássio é proporcional à taxa de filtração glomerular (TFG). À

Tabela 37-5 Medicamentos associados com hipercalemia

Classe de medicamentos	Mecanismo de ação
Diuréticos poupadores de potássio	
Espironolactona	Antagonismo da aldosterona
Triantereno e amilorida	Bloqueio dos canais de sódio nas células principais
Anti-inflamatórios não esteroides	Redução de renina e aldosterona
Inibidores da enzima conversora da angiotensina	Redução da aldosterona Redução do fluxo sanguíneo renal e da taxa de filtração glomerular
β-bloqueadores	Redução da entrada de potássio nas células Redução de renina e aldosterona
Heparina	Redução da síntese de aldosterona
Intoxicação por digoxina	Redução da atividade da Na-K-ATPase
Trimetoprim	Bloqueio dos canais de sódio nas células principais

medida que se reduz a TFG, também diminui a capacidade do rim para excretar de forma efetiva o potássio. O grau de hipercalemia depende da ingesta de potássio e é afetado por mecanismos compensatórios de secreção renal de potássio e pela perda de potássio nas fezes. Quando ocorre hipercalemia em casos de reduções leves a moderadas na TFG (> 10% do normal), deve ser identificada outra etiologia.

▶ Achados clínicos

As consequências clínicas da hipercalemia geralmente ocorrem com elevações severas do potássio sérico (> 6,5 mEq/L). As manifestações clínicas envolvem sinais neuromusculares incluindo fraqueza, paralisia ascendente e insuficiência respiratória, câimbras musculares e anormalidades cardíacas incluindo dor torácica e alterações progressivas no ECG (ondas T apiculadas → achatamento de ondas P → prolongamento do intervalo PR → ritmo idioventricular → alargamento do QRS com ondas S profundas → fibrilação ventricular → parada cardíaca).

▶ Tratamento

O diagnóstico de hipercalemia é feito pela avaliação laboratorial. Os níveis elevados de potássio devem ser confirmados com uma amostra repetida no plasma, pois problemas resultantes da coleta ou processamento do sangue podem resultar em hemólise, liberando o potássio intracelular e levando a níveis incorretos no potássio sérico. Após a confirmação da hipercalemia, deve-se suspender qualquer fonte exógena de potássio. Deve ser obtido um ECG para determinar se há alterações relacionadas à hipercalemia. A presença de alterações eletrocardiográficas determina urgência no tratamento.

A. Hipercalemia aguda

O tratamento de emergência da hipercalemia severa associada com alterações no ECG pode ser feito com vários agentes de ação rápida.

Infusão de cálcio — O cálcio antagoniza de forma temporária os efeitos cardíacos da hipercalemia e permite a instituição de tratamentos mais definitivos. Os efeitos do cálcio sobre a hipercalemia são imediatos e de curta duração, durando apenas 30 a 60 minutos. O cálcio pode ser administrado como gluconato de cálcio ou carbonato de cálcio. O gluconato de cálcio 1.000 mg (10 mL de solução a 10%) pode ser administrado perifericamente em infusão por 3 a 5 minutos. O cloreto de cálcio 500 a 1.000 mg (5 a 10 mL de solução a 10%) também pode ser infundido em 3 a 5 minutos. Porém, o cloreto de cálcio deve ser administrado por veia central ou profunda, pois pode causar irritação venosa e extravasamento com necrose tecidual.

2. Insulina com glicose — A insulina faz translocação temporária do potássio para dentro das células, aumentando a atividade da bomba Na-K-ATPase na musculatura esquelética. A glicose deve ser administrada simultaneamente com a insulina para evitar hipoglicemia. Vários regimes costumam ser usados. Pode-se infundir 10 unidades de insulina regular em solução de dextrose a 10% em 60 minutos. De modo alternativo, um bolo de 10 unidades de insulina regular é administrado e seguido por 50 mL de solução de dextrose a 50% (25 g de glicose). A glicemia deve ser verificada cuidadosamente devido ao risco de hipoglicemia.

3. Agonistas β_2-adrenérgicos — Os agonistas β_2-adrenérgicos também aumentam a atividade da bomba Na-K-ATPase na musculatura esquelética e ativam o cotransportador Na-K-2Cl para fazer a translocação do potássio para o interior das células. O albuterol pode ser administrado como solução de nebulização (10 a 20 mg em 4 mL de solução salina) em 10 minutos com pico de efeito em 90 minutos ou como infusão IV (0,5 mg) com pico de efeito em 30 minutos.

4. Bicarbonato de sódio — O bicarbonato de sódio aumenta o pH sistêmico resultando em liberação de íons hidrogênio com movimentação do potássio para dentro das células para manter a neutralidade elétrica. O bicarbonato é usado para tratar a hipercalemia em casos de acidose e não é recomendado como agente terapêutico único. Em situações agudas, pode-se administrar uma ampola de 50 mL de bicarbonato de sódio (50 mEq) IV em 5 a 10 minutos.

B. Remoção de potássio

O tratamento agudo da hipercalemia descrito antes é útil para reduzir níveis séricos de potássio perigosamente elevados de maneira temporária, havendo necessidade de terapia adicional para a remoção do potássio. Há várias modalidades disponíveis para a remoção do potássio do corpo.

1. Diuréticos de alça ou tiazídicos — Os diuréticos de alça ou tiazídicos aumentam a perda urinária de potássio. Esses diuréticos são particularmente efetivos em pacientes com função renal normal ou moderadamente diminuída.

2. Poliestireno sulfonato de sódio — O poliestireno sulfonato de sódio ou Kayexalate é uma resina trocadora de cátions que se liga ao potássio no intestino e causa uma diarreia osmótica quando combinado com o sorbitol. O poliestireno sulfonato de sódio é efetivo na redução dos níveis séricos de potássio quando administrado em múltiplas doses ao longo de vários dias. O poliestireno sulfonato de sódio pode ser usado para controlar a hipercalemia em pacientes com doença renal crônica que ainda não estejam em diálise. Ele pode ser administrado por via oral 15 a 30 g a cada 4 a 6 horas ou como enema de retenção com 50 g em 150 mL de água (sem sorbitol) para a hipercalemia severa. Doses mais baixas podem ser usadas na hipercalemia crônica. A principal preocupação com o uso do poliestireno sulfonato de sódio em suspensão com sorbitol é o potencial para necrose intestinal. A necrose intestinal é uma preocupação especialmente em idosos com íleo pós-operatório, naqueles que recebem opioides e em receptores de transplante renal.

3. Diálise — A diálise está indicada para o tratamento da hipercalemia severa, da hipercalemia que não responde a outras medidas ou em condições em que a destruição celular libera grandes quantidades de potássio, como lesões por esmagamento ou síndrome de lise tumoral. A hemodiálise é a modalidade preferencial em razão da velocidade mais rápida de remoção do potássio.

POLIÚRIA NOTURNA

▶ **Princípios gerais em idosos**

A poliúria noturna é uma síndrome em que há produção excessiva de urina à noite. A poliúria noturna é altamente prevalente em idosos, com estimativas sugerindo que quase 90% dos idosos com mais de 80 anos são afetados. A poliúria noturna causa alterações do sono, o que pode levar a sonolência diurna, déficit cognitivo e piora da qualidade de vida.

A poliúria noturna é considerada presente quando se preenche um dos seguintes critérios: (a) produção de urina durante as 8 horas de sono > 33% da produção de urina de 24 horas; (b) velocidade de produção noturna de urina > 0,9 mL/min; e (c) volume urinário entre 7 horas da noite e 7 horas da manhã > 50% do volume total de 24 horas.

▶ **Patogênese**

A causa da poliúria noturna costuma ser multifatorial. Primeiramente, há alterações relacionadas à idade no padrão diurno de secreção de ADH, levando a aumento do fluxo noturno de urina, algumas vezes excedendo o fluxo diurno. Também há alterações estruturais e funcionais no trato urinário que comumente ocorrem com a idade, como redução da capacidade vesical funcional, obstrução da via de saída vesical causada por hipertrofia prostática benigna e hiperatividade do detrusor. Essas alterações estruturais e funcionais do trato urinário podem predispor os idosos a infecções que causam poliúria noturna. Muitos problemas clínicos que também afetam os idosos, como diabetes melito, DI, insuficiência cardíaca congestiva, doença renal crônica, hipocalemia e hipercalcemia, podem causar poliúria noturna. Por fim, muitos fármacos e substâncias de uso comum, como diuréticos, bloqueadores dos canais de cálcio, lítio, inibidores seletivos da recaptação de serotonina, cafeína e álcool podem também contribuir para a poliúria noturna.

▶ Tratamento

É importante uma história cínica cuidadosa e uma revisão dos medicamentos e problemas clínicos para a identificação da etiologia e recomendação do tratamento. Se houver infecção do trato urinário, está indicado o tratamento com antibióticos, havendo necessidade de reavaliação para determinar se houve melhora da poliúria noturna. Se não houver evidência de infecção, deve-se tentar medidas não farmacológicas, como a redução da ingesta de líquidos e a evitação de diuréticos e cafeína antes de deitar à noite. Nos pacientes com edema, recomenda-se o uso de meias de compressão e a elevação das pernas durante o dia. Nas mulheres com urge-incontinência, podem ser úteis os exercícios de Kegel e a micção com horários determinados durante o dia. Em pacientes com doenças crônicas que contribuem para a noctúria, o tratamento da doença subjacente é o tratamento primário.

Há vários tratamentos farmacológicos. Os diuréticos usados 6 a 8 horas antes da hora de deitar podem diminuir o estado de volume geral do paciente, reduzindo assim a produção noturna de urina. Se houver hipertrofia prostática benigna, podem ser usados os α-bloqueadores e os inibidores da 5α-redutase. Em mulheres com hiperatividade do detrusor e urge-incontinência, podem ser úteis medicamentos como oxibutinina, propantelina e solifenacina. Porém, deve-se ter cuidado ao prescrever anticolinérgicos para idosos em razão do risco aumentado de quedas. Recomenda-se iniciar com doses baixas e aumentar lentamente até a menor dose efetiva.

Fried LF, Palevsky PM. Hyponatremia and hypernatremia. *Med Clin North Am*. 1997 May;81(3):585-609.

Johanson JF, Sonnenberg A, Koch TR. Clinical epidemiology of chronic constipation. *J Clin Gastroenterol*. 1989;11(5):525-536.

Liamis G, Milionis H, Elisaf M. A review of drug-induced hyponatremia. *Am J Kidney Dis*. 2008 Jul;52(1):144-153.

Miller M. Hyponatremia: age-related risk factors and therapy decisions. *Geriatrics*. 1998;53(7):32-48.

Passare G, Viitanen M, Törring O, Winblad B, Fastbom J. Sodium and potassium disturbances in the elderly: prevalence and association with drug use. *Clin Drug Investig*. 2004;24(9):535-544.

Pilotto A, Franceschi M, Vitale D, et al. The prevalence of diarrhea and its association with drug use in elderly outpatients: a multicenter study. *Am J Gastroenterol*. 2008;103(11):2816-2823.

Whitehead WE, Drinkwater D, Cheskin LJ, Heller BR, Schuster MM. Constipation in the elderly living at home. Definition, prevalence, and relationship to lifestyle and health status. *J Am Geriatr Soc*. 1989;37(5):423-429.

Doença renal crônica

38

C. Barret Bowling, MD, MSPH
Katrina Booth, MD

FUNDAMENTOS DO DIAGNÓSTICO

- A avaliação da doença renal crônica (DRC) inclui história clínica abrangente, exame físico e testes laboratoriais específicos.
- Os sintomas relacionados com a DRC podem não ocorrer até que a doença esteja avançada e incluem distúrbios do sono, diminuição da atenção, náuseas, vômitos, alterações de peso, dispneia, edema de membros inferiores, fadiga, câimbras musculares, neuropatia periférica e prurido.
- A redução da taxa de filtração glomerular estimada (TFGe) (< 60 mL/min/1,73 m²) deve ser interpretada no contexto da história clínica e de outros exames laboratoriais anormais (p. ex., história de retinopatia diabética, taxa de declínio da TFGe, presença de elevação da relação albumina-creatinina) antes que se faça um diagnóstico de DRC.

Princípios gerais em idosos

A doença renal crônica (DRC) é definida como a presença de redução na taxa de filtração glomerular (TFG) ou evidência de dano renal por pelo menos três meses, o que se torna cada vez mais comum com o envelhecimento. Em populações idosas, a TFG deve ser estimada usando-se uma equação de predição. O estágio da DRC deve ser definido conforme o nível de função renal. A grande maioria dos idosos com DRC irá morrer sem progressão para a doença renal terminal (DRT); porém, mesmo a DRC leve a moderada está associada com declínio funcional, déficit cognitivo, fragilidade e comorbidade complexa.

As diretrizes específicas da Kidney Disease Outcomes Quality Initiative (KDOQI) da National Kidney Foundation (NKF) foram estabelecidas para guiar a avaliação e o manejo de pacientes com DRC; porém, como há grande heterogeneidade na expectativa de vida, estado funcional e prioridades de saúde em idosos com DRC, pode ser útil realizar uma abordagem individualizada e centrada no paciente. Devem ser feitas considerações especiais no tratamento de comorbidades e complicações relacionadas à DRC. Em idosos com DRC avançada, uma abordagem de tomada de decisões compartilhada deve ser usada para facilitar as decisões em relação à diálise. A avaliação geriátrica pode ser útil para identificar os idosos vulneráveis ao declínio funcional e a desfechos ruins após o início da diálise. O cuidado paliativo e de suporte deve ser oferecido àqueles que apresentam muitos sintomas independentemente do estágio da doença e da decisão sobre a diálise.

Patogênese

As diretrizes clínicas da NKF/KDOQI fornecem terminologia padronizada para a avaliação e a estratificação da DRC. Com base nessas diretrizes, a DRC é definida como a presença de TFG reduzida ou evidência de dano renal por pelo menos três meses. O dano renal é definido como anormalidades patológicas ou marcadores de dano, mais frequentemente identificados por albuminúria. Essa definição de DRC se baseia na TFG e no dano renal, independentemente da etiologia da doença renal subjacente.

Em idosos, a creatinina sérica é um marcador ruim para a função renal. Porém, como a medida da TFG não é clinicamente factível, a TFG deve ser estimada usando-se equações de predição baseadas na creatinina e em outros fatores que afetam a produção de creatinina, incluindo idade, raça e gênero. Há várias fórmulas disponíveis (ver www.kidney.org/professionals/kdoqi/gfr_calculator.cfm), incluindo as equações da Modification of Diet in Renal Disease (MDRD) e da Chronic Kidney Disease Epidemiology Collaboration (CKD-EPI). Embora não haja consenso sobre qual fórmula deve ser usada em idosos, a equação CKD-EPI pode ser superior, sobretudo em pacientes com TFG normal.

Após a estimativa da TFG, o estágio da DRC deve ser determinado com base no nível de função renal. Os estágios variam de 1 a 5, com um estágio maior indicando DRC mais grave

Figura 38-1 Recomendações para avaliação e manejo de DRC em idosos.

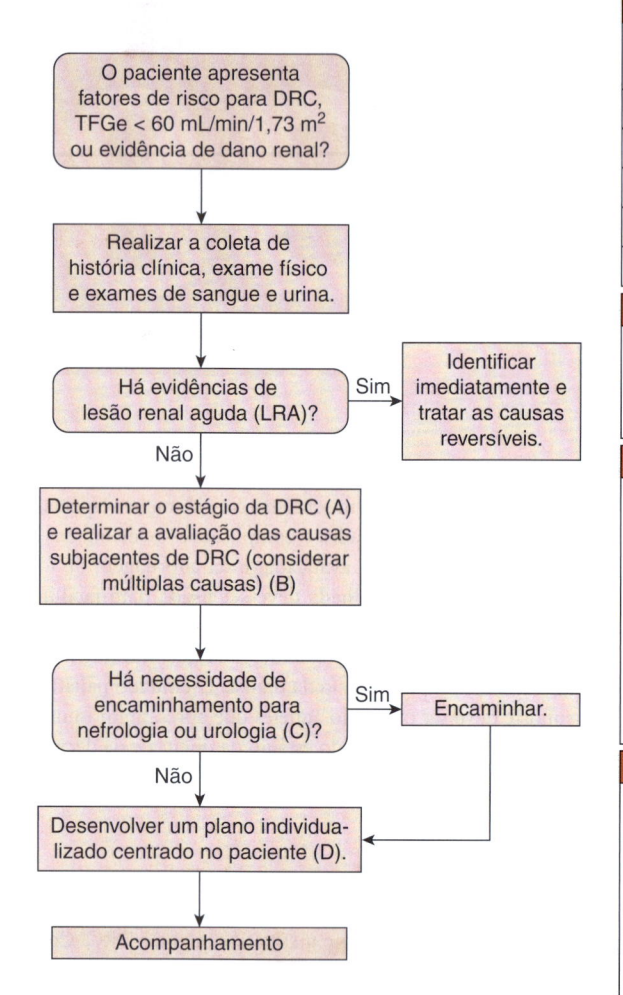

Fluxograma:

- O paciente apresenta fatores de risco para DRC, TFGe < 60 mL/min/1,73 m² ou evidência de dano renal?
- Realizar a coleta de história clínica, exame físico e exames de sangue e urina.
- Há evidências de lesão renal aguda (LRA)? → Sim → Identificar imediatamente e tratar as causas reversíveis.
- Não → Determinar o estágio da DRC (A) e realizar a avaliação das causas subjacentes de DRC (considerar múltiplas causas) (B)
- Há necessidade de encaminhamento para nefrologia ou urologia (C)? → Sim → Encaminhar.
- Não → Desenvolver um plano individualizado centrado no paciente (D).
- Acompanhamento

A. Estágios da DRC

Estágio	Dano renal	TFG mL/min/1,73 m²
1	+	>90
2	+	60-89
3	+/−	30-59
4	+/−	15-29
5	+/−	<15

B. Causas comuns de DRC em idosos

Hipertensão, diabetes, doença renovascular, obstrução urinária crônica, vasculite sistêmica, mieloma múltiplo ou distúrbios renais intrínsecos como glomerulonefrite ou síndrome nefrótica.

C. Indicações para encaminhamento

Nefrologia
- TFGe < 30 mL/min/1,73 m²
- declínio rápido e inexplicado na função renal
- sedimento urinário ativo
- proteinúria sem diabetes subjacente
- possibilidade de doença sistêmica subjacente

Urologia
- hematúria grosseira ou hematúria microscópica com avaliação nefrológica negativa ou com fatores de risco para câncer de bexiga

D. Abordagem centrada no paciente

- Orientada pelas preferências do paciente e objetivos de saúde
- Enfatiza desfechos modificáveis que interessam ao paciente
- Aborda sintomas, mesmo que não diretamente relacionados à DRC
- Considera a heterogeneidade no estado de saúde, expectativa de vida e eficácia do tratamento em idosos com DRC
- Estimula uma abordagem de tomada de decisão compartilhada em relação ao tratamento dialítico

---

(Figura 38-1). As diretrizes incluem um plano de ação clínico com base no estágio da DRC. Nos estágios iniciais, o foco está no diagnóstico da DRC, no tratamento das comorbidades e na redução da progressão da DRC. Nos estágios tardios, as diretrizes recomendam a preparação e o início da terapia de substituição renal.

Embora tenham sido propostos pontos de corte específicos por idade para os estágios da DRC, as recomendações atuais não sustentam isso. Também foi proposto um sistema revisado para a definição do estágio, o qual incorpora o nível da TFG e a relação urinária entre albumina-creatinina (RAC: normal < 30; elevada 30 a 300; e muito elevada > 300 mg/g).

A prevalência e a incidência de DRC aumentam muito conforme a idade. Em uma grande análise de dados de uma população norte-americana com mais de 30.000 participantes, a prevalência de DRC definida como uma TFGe < 60 mL/min/1,73 m² foi de 1%, 10%, 27% e 51% entre as pessoas com idade < 60, 60 a 69, 70 a 79 e ≥ 80, respectivamente. A prevalência de albuminúria definida como uma RAC ≥ 30 mg/g foi de 7%, 14%, 21% e 33% entre aqueles com < 60, 60 a 69, 70 a 79 e ≥ 80 anos de idade, respectivamente.

Entre os idosos, a DRC está associada com desfechos clínicos adversos, incluindo mortalidade, doença cardiovascular (DCV) e DRT. A história natural da DRC tem sido tradicionalmente descrita como um declínio progressivo na função renal com a expectativa de que uma proporção significativa dos pacientes desenvolvam DRT e necessitem de terapia de substituição renal. Dessa forma, uma das prioridades no manejo da DRC é a identificação e o tratamento dos pacientes com DRC inicial para diminuir a progressão da doença. Porém, mais de 95% dos idosos com DRC morrem sem progressão para DRT. Embora o risco de DRT possa diminuir com a idade, mesmo a DRC leve a moderada está associada com declínio funcional, déficit cognitivo e fragilidade.

▶ Achados clínicos

A. Fatores de risco comuns

Os fatores de risco para DRC de início recente incluem idade avançada, obesidade, história de tabagismo, diabetes e hipertensão. Outros fatores de risco importantes incluem história de DCV, história familiar de DRC ou DRT, história de infecção do trato urinário ou obstrução urinária e doenças sistêmicas que possam afetar os rins (p. ex., lúpus eritematoso sistêmico, mieloma múltiplo).

B. Rastreamento para doença renal crônica

Em razão do declínio da função renal que ocorre com a idade, da correlação ruim entre TFGe e achados patológicos na biópsia renal e das preocupações sobre a validade das equações de estimativa da TFG em idosos, não se recomenda o uso da TFGe para rastreamento de todos os idosos para a DRC. Em um paciente idoso, a TFGe reduzida (< 60 mL/min/1,73 m^2) deve ser interpretada no contexto da história clínica e de outras anormalidades laboratoriais (p. ex., história de retinopatia diabética, taxa de declínio da TFGe, presença de RAC elevada) antes que se faça um diagnóstico de DRC.

C. História clínica e exame físico

A avaliação da DRC inclui história clínica abrangente, exame físico e testes laboratoriais específicos. O objetivo dessa avaliação é identificar causas subjacentes, pois é comum a ocorrência de doenças multifatoriais em idosos. Outro objetivo é identificar as complicações relacionadas à DRC.

A história clínica deve incluir informações sobre diabetes, hipertensão, DCV, doença do trato urinário inferior e uma avaliação para sintomas sugestivos de vasculite. Os pacientes devem ser questionados sobre história familiar de DRC ou DRT. Em geral, os sintomas relacionados à DRC não aparecem até que a doença esteja avançada (TFGe < 15 mL/min/1,73 m^2) e incluem distúrbios do sono, diminuição da atenção, náuseas, vômitos, alterações ponderais, dispneia, edema de membros inferiores, fadiga, câimbras musculares, neuropatia periférica e prurido. Também deve ser realizada uma revisão dos medicamentos para a avaliação de fármacos que podem exacerbar a lesão renal, como anti-inflamatórios não esteroides (AINEs) ou fármacos que possam estar contraindicados ou exigir reduções de dose na DRC, como agentes hipoglicemiantes, antimicrobianos orais e intravenosos, agentes anti-hipertensivos e opioides. Há vários recursos disponíveis para auxiliar na dosagem e no manejo de medicamentos em pacientes com DRC.

Em razão das taxas desproporcionalmente elevadas de síndromes geriátricas em idosos com DRC, deve ser considerada uma avaliação geriátrica abrangente para estado funcional, cognição, depressão e redução da mobilidade nessa população.

O exame físico deve incluir sinais vitais, pressão arterial e pulso ortostáticos, avaliação do estado de volume e avaliação da pele e extremidades.

D. Avaliação laboratorial

Os exames diagnósticos devem incluir exame comum de urina e RAC em amostra. A coleta de urina de 24 horas para a dosagem de proteínas e *clearance* de creatinina pode ser considerada, mas pode ser difícil em idosos. Os exames de sangue incluem sódio, potássio, cloreto, bicarbonato, ureia, creatinina, glicose, cálcio, fósforo, albumina, proteínas totais, perfil lipídico e hemograma completo com diferencial. Outros exames podem estar indicados se o diagnóstico diferencial incluir outras causas além de diabetes e hipertensão.

E. Avaliação das causas subjacentes

Antes de atribuir a redução da TFGe à DRC, deve-se considerar uma avaliação para condições reversíveis que causam lesão renal aguda (LRA). Além disso, uma redução rápida na TFGe em um paciente com DRC conhecida deve ser considerada uma LRA, sendo avaliada imediatamente (ver Figura 38-1).

Hipertensão e diabetes são as duas causas mais comuns de DRC. Porém, vários fatores podem contribuir para o risco de DRC na população de idosos, incluindo doença renovascular, obstrução urinária crônica, vasculite sistêmica, mieloma múltiplo ou distúrbios renais intrínsecos, como glomerulonefrite ou síndrome nefrótica. Altos níveis de proteinúria, sedimento urinário anormal com hemácias ou leucócitos ou perda rapidamente progressiva da função renal devem levar a uma imediata avaliação para outras causas além de diabetes e hipertensão.

▶ Complicações

As complicações relacionadas à DRC incluem anormalidades de fluidos e eletrólitos, doença óssea e mineral, anemia e desnutrição. Muitas dessas complicações podem ser tratadas por um médico da atenção primária, mas, à medida que a doença renal progride e as complicações se tornam mais complexas, pode ser útil o encaminhamento a um nefrologista. Também há considerações especiais para o tratamento de complicações relacionadas à DRC em idosos (Tabela 38-1).

▶ Tratamento

A. No ambiente de cuidados primários

Em função do grande número de idosos com DRC leve a moderada, o cuidado desses pacientes costuma ser feito pelo médico da atenção primária. O tratamento de rotina da DRC no ambiente de atenção primária inclui o monitoramento da função renal, o manejo de complicações relacionadas à DRC, o tratamento de fatores de risco para DCV, a prevenção de lesão renal adicional e a promoção da saúde geral.

A otimização clínica da hipertensão e do diabetes pode melhorar a função renal e evitar a progressão da doença renal (ver Tabela 38-1). As medicações preferidas para o controle da pressão arterial em pacientes com DRC incluem diuréticos, inibidores da enzima conversora da angiotensina (IECAs) ou bloqueadores do

Tabela 38-1 Recomendações e considerações especiais para o tratamento de comorbidades e complicações relacionadas à DRC em pacientes geriátricos

Comorbidades	Recomendações de tratamento	Considerações especiais em pacientes geriátricos
Hipertensão	• Alvo ≤ 140/90 mmHg (naqueles com RAC < 30 mg/g) e ≤ 130/80 mmHg (naqueles com RAC ≥ 30 mg/g) • IECAs ou BRAs são o tratamento de primeira linha em pacientes com proteinúria com alvo de relação proteína-creatinina < 0,2 ou RAC < 30 mg/g	• Alvos de tratamento mais baixos podem ser prejudiciais em idosos fragilizados • Há evidências limitadas para os alvos de PA nos pacientes idosos com DRC • Os idosos são subrepresentados nos estudos clínicos de IECAs e BRAs na DRC
Diabetes	• Alvo de HbA1c ≈ 7% • Agentes hipoglicemiantes orais e insulina podem demandar redução de dose ou são contraindicados	• Em idosos fragilizados, a hipoglicemia pode ser perigosa (evitar a gliburida) • É pouco provável que os pacientes com expectativa de vida limitada se beneficiem com um controle rigoroso da glicose • Considerar alvos mais altos para a HbA1c
Doença cardiovascular	• Alvo de LDL < 100 mg/dL • Ácido acetilsalicílico em dose baixa a menos que haja contraindicação • Cessação do tabagismo	• Sem mudança nos objetivos, mas é necessário ponderar os riscos e benefícios da polifármácia
Complicações		
Anormalidades de fluidos e eletrólitos	• Usar diuréticos de alça e restrições dietéticas para manter a euvolemia e variações normais de eletrólitos	• Deve-se considerar a carga do tratamento (i.e., piora da incontinência urinária) versus o benefício • Os pacientes idosos costumam apresentar redução da ingesta dietética; pode não haver necessidade de restrição
Doença óssea e mineral (DOM)	• Verificar os níveis de 25-hidroxi-vitamina D, cálcio, fósforo, PTH intacto, fosfatase alcalina • Manter a 25-hidroxi-vitamina D dentro dos limites normais com a reposição • Manter cálcio e fósforo normais com restrição dietética ou ligantes de fosfato • Verificar os exames laboratoriais a cada 3-12 meses dependendo do estágio da DRC	• A carga de exames de sangue frequentes, restrição dietética e polifármácia deve ser considerada conforme o desejo do paciente • Os idosos apresentam risco de osteoporose concomitante • A densitometria óssea pode ser menos acurada na DRC avançada • Os bifosfonados estão contraindicados com TFG < 30 mL/min/1,73 m²
Anemia	• Verificar hemograma com diferencial, saturação de ferro, ferritina, folato, B₁₂ e descartar outras causas • Considerar AEE em pacientes com estoques adequados de ferro e anemia sintomática com Hb < 10 mg/dL • O tratamento com AEE para manter Hb > 12 mg/dL está associado com risco de AVE e mortalidade cardiovascular	• A anemia em idosos costuma ser multifatorial • O uso de AEE geralmente exige autoinjeções com frequentes exames de laboratório e consultas médicas • A carga do tratamento deve ser ponderada com os benefícios
Nutrição	• Dieta com sódio < 2.000 mg/dia • Limitar o potássio e o fósforo na dieta se os níveis séricos estiverem elevados • Considerar a restrição de proteínas totais na DRC avançada: 0,8-1,0 g/kg	• Os idosos costumam ter redução da ingesta oral • Estimular a nutrição adequada • A hipoalbuminemia está associada com risco aumentado de morte em pacientes que iniciam a diálise

AEE, agentes estimulantes de eritrócitos; AVE, acidente vascular encefálico; BRAs, bloqueadores do receptor da angiotensina; HbA1c, hemoglobina glicosilada; IECAs, inibidores da enzima conversora da angiotensina; PTH, hormônio da paratireoide; RAC, relação albumina-creatinina.

receptor de angiotensina (BRAs) e β-bloqueadores. A obtenção dos objetivos terapêuticos de pressão arterial e hemoglobina A1c geralmente exige múltiplos fármacos, e os benefícios dos tratamentos clínicos agressivos para se atingir os alvos recomendados devem ser considerados no contexto da saúde do paciente levando-se em conta os riscos do tratamento, em especial nos pacientes fragilizados.

A proteinúria é um fator de risco independente para a progressão da doença renal e para a mortalidade. Os IECAs ou os BRAs são recomendados como tratamentos de primeira linha para a proteinúria. Porém, os idosos são pouco representados nos estudos clínicos usados para desenvolver diretrizes para o manejo da DRC, e as evidências sobre os benefícios dos IECAs e BRAs nessa população são limitadas. Além disso, muitos idosos com redução na TFGe não apresentam proteinúria e a efetividade do bloqueio da angiotensina nesses pacientes é limitada. Por fim, os idosos apresentam risco para eventos adversos relacionados aos fármacos e, dessa forma, após o início ou o aumento da dose de um IECA ou BRA, deve-se medir os níveis séricos de creatinina e potássio.

Além do tratamento da pressão elevada e da hiperglicemia, a otimização de outros fatores de risco para evitar a progressão da DRC inclui cessação do tabagismo e evitação de nefrotoxinas e lesão renal adicional. Porém, há evidências limitadas sobre a efetividade dessas intervenções especificamente em idosos com DRC.

A otimização clínica intensiva de múltiplas doenças em pacientes geriátricos costuma necessitar de polifarmácia, devendo ser considerada no contexto das preferências do paciente e nos objetivos dos cuidados de saúde. Em idosos com DRC, síndromes geriátricas e comorbidades complexas são comuns, sinais e sintomas muitas vezes não refletem um único processo fisiopatológico subjacente, pode haver heterogeneidade substancial na expectativa de vida, no estado funcional e nas prioridades de saúde e não há informações sobre a segurança e a eficácia das intervenções. Por todas essas razões, pode ser útil a realização de uma abordagem individualizada e centrada no paciente para o manejo da DRC em pacientes geriátricos (ver Figura 38-1).

B. Encaminhamento

As diretrizes NKF/KDOQI recomendam o encaminhamento de pacientes com DRC em estágio 4 (TFGe < 30 mL/min/1,73 m^2) para um nefrologista para um manejo combinado (ver Figura 38-1). As indicações para o encaminhamento mais precoce à nefrologia incluem declínio rápido e inexplicado na função renal, presença de sedimento urinário ativo, proteinúria sem diabetes subjacente ou pacientes com possíveis doenças sistêmicas subjacentes, como mieloma múltiplo, hepatite ou infecção pelo vírus da imunodeficiência humana (HIV). Além disso, os pacientes com desequilíbrios metabólicos significativos podem se beneficiar de avaliação precoce e manejo por nefrologista. Os pacientes com hematúria macroscópica ou com hematúria microscópica e avaliação nefrológica negativa ou com fatores de risco para câncer de bexiga devem ser considerados para encaminhamento ao urologista.

C. Diálise

Os idosos representam o grupo com DRT que mais aumenta. A decisão sobre iniciar ou não a diálise pode ser difícil. Embora o ideal seja a tomada de decisão sobre a diálise antes que o paciente alcance o estágio de DRT em razão da dificuldade em prever a progressão da DRC e o consequente risco de morte, isso nem sempre é possível. As pesquisas qualitativas nessa área sugerem que as dúvidas em relação ao curso esperado da DRC parecem ser uma preocupação importante entre pacientes e nefrologistas. Por causa dessa incerteza, os nefrologistas evitam as discussões sobre futuro e prognóstico com os pacientes.

Em geral, a progressão para DRT tem um prognóstico ruim. Os benefícios da diálise em pacientes geriátricos são menos bem estudados e altamente variáveis, dependendo do estado funcional do paciente na linha de base e outras condições clínicas. Entre os pacientes com 80 a 84 anos que iniciam a diálise, a expectativa de vida média foi de 16 meses; porém, a sobrevida variou desde apenas 5 meses a até longos 36 meses (variação entre os quartis).

Os idosos que iniciam a diálise apresentam risco aumentado de declínio funcional persistente, aumento das hospitalizações e maior probabilidade de morrer no hospital do que em casa. Em um estudo com pacientes ≥ 80 anos de idade, dentro de seis meses do início da diálise, mais de 30% apresentaram declínio na capacidade funcional e necessitaram de aumento do suporte de cuidadores ou cuidados em clínicas geriátricas. Os fatores associados com morte dentro de um ano do início da diálise em pacientes octogenários foram estado nutricional ruim, encaminhamento tardio ao nefrologista e dependência funcional.

Deve ser usada uma abordagem de tomada de decisões compartilhada que inclua o paciente, seus familiares e cuidadores junto com o nefrologista e o médico da atenção primária. Pode ser útil esclarecer os valores do paciente e dos familiares, suas preferências e objetivos de saúde, usando isso para guiar a discussão sobre a tomada de decisões. Em razão da probabilidade de declínio funcional após o início da diálise, pode ser útil a realização de avaliação geriátrica antes do início da diálise, incluindo medidas como a velocidade da marcha, avaliação funcional para atividades básicas e instrumentais da vida diária e testes cognitivos para a identificação daqueles com maior risco de desfechos ruins.

D. Suspensão da diálise

Particularmente nos idosos com multimorbidades e síndromes geriátricas, qualquer benefício inicial da diálise pode rapidamente se tornar um fardo para o paciente e a família ou pode não resolver os sintomas atribuídos à DRT, como os déficits cognitivos. É melhor realizar a suspensão da diálise com o apoio de cuidados paliativos e instituições para pacientes com doença terminal, pois é provável que o paciente viva ainda vários dias após a suspensão da diálise e apresente uma grande quantidade de sintomas.

E. Transplante de rim

O transplante é a melhor opção para a terapia de substituição renal a longo prazo. A idade avançada de forma isolada não deve ser uma contraindicação para a consideração do transplante; vários estudos demonstraram desfechos clínicos comparáveis entre pacientes jovens e velhos submetidos ao transplante. Porém, os potenciais candidatos devem ser selecionados cuidadosamente em função do risco consequente de morte e da alta complexidade dos cuidados pós-transplante. Os modelos preditivos podem ajudar a determinar os pacientes idosos que podem ser apropriados para a consideração de transplante.

F. Cuidado paliativo e de suporte

Independentemente de o paciente decidir realizar ou não a diálise, os pacientes com DRC avançada experimentam uma grande carga de sintomas, devendo ser considerado o cuidado paliativo e de suporte que aborde o sofrimento físico, emocional e social. Nos pacientes que não realizam diálise, a sobrecarga de fluidos pode ser manejada com diuréticos quando o paciente ainda produz urina. A uremia costuma se manifestar como náuseas, podendo ser manejada com antieméticos. A hipercalemia pode ser manejada em alguma extensão com diuréticos e agentes excretores de potássio, como o Kayexalate (poliestireno sulfonato de sódio). A melhora dos parâmetros metabólicos que é alcançada com essas terapias deve ser ponderada com a carga do tratamento (p. ex., incontinência urinária, diarreia). Os pacientes com DRT costumam relatar muitos sintomas e reduções na qualidade de vida semelhantes aos pacientes com doença maligna terminal. A dor é um sintoma comum e deve ser tratada de forma agressiva; porém, deve-se ter cuidado ao usar opioides que são eliminados pelos rins, como a morfina. Os pacientes próximos do final da vida podem se beneficiar do encaminhamento para cuidados em instituições para pacientes com doença terminal ou cuidados paliativos.

Abaterusso C, Lupo A, Ortalda V, et al. Treating elderly people with diabetes and stages 3 and 4 chronic kidney disease. *Clin J Am Soc Nephrol*. 2008;3(4):1185-1194.

Bowling CB, Inker LA, Gutierrez OM, et al. Age-specific associations of reduced estimated glomerular filtration rate with concurrent chronic kidney disease complications. *Clin J Am Soc Nephrol*. 2011;6(12):2822-2828.

Bowling CB, O'Hare AM. Managing older adults with CKD: individualized versus disease-based approaches. *Am J Kidney Dis*. 2012;59(2):293-302.

Coresh J, Selvin E, Stevens LA, et al. Prevalence of chronic kidney disease in the United States. *JAMA*. 2007;298(17):2038-2047.

Eufrasio P, Moreira P, Parada B, et al. Renal transplantation in recipients over 65 years old. *Transplant Proc*. 2011;43(1):117-119.

Jassal SV, Chiu E, Hladunewich M. Loss of independence in patients starting dialysis at 80 years of age or older. *N Engl J Med*. 2009;361(16):1612-1613.

Kurella M, Covinsky KE, Collins AJ, Chertow GM. Octogenarians and nonagenarians starting dialysis in the United States. *Ann Intern Med*. 2007;146(3):177-183.

National Kidney Foundation. K/DOQI clinical practice guidelines for chronic kidney disease: evaluation, classification, and stratification. *Am J Kidney Dis*. 2002;39(2 Suppl 1):S1-S266.

O'Hare AM, Choi AI, Bertenthal D, et al. Age affects outcomes in chronic kidney disease. *J Am Soc Nephrol*. 2007;18(10):2758-2765.

Schell JO, Patel UD, Steinhauser KE, et al. Discussions of the kidney disease trajectory by elderly patients and nephrologists: a qualitative study. *Am J Kidney Dis*. 2012;59(4):495-503.

Incontinência urinária

39

Julie K. Gammack, MD

FUNDAMENTOS DO DIAGNÓSTICO

- Perda involuntária de urina suficiente para ser um problema.
- A incontinência urinária é uma síndrome, e não uma doença isolada, resultando de várias condições clínicas, fármacos ou doenças do trato urinário inferior. Ela pode indicar outras doenças (p. ex., câncer e problemas neurológicos).

Princípios gerais em idosos

As mulheres e os homens idosos têm mais chance de experimentar incontinência urinária (IU) do que os adultos jovens; porém, essa não é uma condição inevitável do envelhecimento. Aproximadamente 15 a 30% dos idosos saudáveis experimentam alguma perda urinária. A prevalência é de quase 50% de idosos fragilizados na comunidade e entre 50 e 75% em idosos institucionalizados. A IU ocorre com mais frequência em mulheres do que em homens na maioria dos grupos etários, mas a prevalência de IU aumenta com a idade em homens e mulheres.

É muito comum que a IU não seja relatada por constrangimento ou relutância do paciente para discutir a situação. Menos de 20% dos adultos incontinentes são avaliados para essa condição pelos profissionais da atenção primária. Essa baixa taxa de avaliação pode resultar das restrições de tempo, da subestimação da prevalência ou de dúvidas sobre o manejo da doença.

Os principais fatores de risco para a incontinência em idosos incluem idade avançada, gênero feminino, déficit cognitivo, cirurgia geniturinária, obesidade e mobilidade reduzida.

O impacto financeiro da incontinência no tempo do cuidador, nos custos de medicamentos e nos dispositivos para continência é substancial. Estima-se um gasto de 12 bilhões de dólares anualmente com a incontinência nos Estados Unidos (EUA). Isso é comparável aos custos de cuidados de saúde para outras doenças crônicas, como osteoporose e câncer de mama.

A IU tem sido classificada há muito tempo como uma síndrome geriátrica: um complexo de sintomas encontrado com maior frequência em idosos e que costuma ter etiologia multifatorial e exigir uma abordagem multidimensional para a modificação de fatores de risco e tratamento. Para compreender como prevenir, diagnosticar e tratar a condição de forma acurada, é importante entender a fisiologia normal da micção e como ela pode ser alterada.

Micção normal

Para manter a continência, uma pessoa deve ter os sistemas cognitivo, neurológico, muscular e urológico intactos. Há necessidade de consciência, motivação, compreensão e atenção para reconhecer de forma adequada a necessidade de urinar e executar a sequência de etapas necessárias para a micção em tempo e local apropriados. Doenças como demência, depressão, acidente vascular encefálico (AVE) e *delirium* podem alterar a função cognitiva necessária para exercer controle sobre a micção. Há necessidade de bom controle muscular para manipular as roupas e dispositivos de higiene, alcançando a tempo o banheiro ou reservatório. A artrite e os problemas musculares, os quais prejudicam a deambulação e o funcionamento articular, podem resultar em episódios de incontinência.

Sob o ponto de vista neurológico, a micção é um equilíbrio coordenado entre os sistemas simpático e parassimpático na medula espinal (Figura 39-1) e a sinalização cerebral. O centro de micção na ponte coordena a inibição/desinibição cognitiva para a micção, enquanto a medula espinal responde aos estímulos do trato urinário. A inervação para o músculo detrusor e uretra distal/soalho pélvico se origina das raízes nervosas sacrais 2-4, e as inervações para a uretra proximal se originam das raízes torácica 11-lombar 2. O sistema nervoso simpático permite o armazenamento de urina por meio da contração do esfincter uretral e do relaxamento do músculo detrusor. O sistema parassimpático permite a micção por meio da contração do detrusor e relaxamento do esfincter uretral. As doenças, como a lesão de medula espinal e a esclerose múltipla, podem impedir o equilíbrio neurológico entre a parede vesical e o esfincter. Os órgãos e tecidos geniturinários podem ficar doentes ou danificados até determinado grau que comprometa o controle da micção. Aumento da próstata, prolapso de bexiga, estenoses uretrais, cálculos vesicais

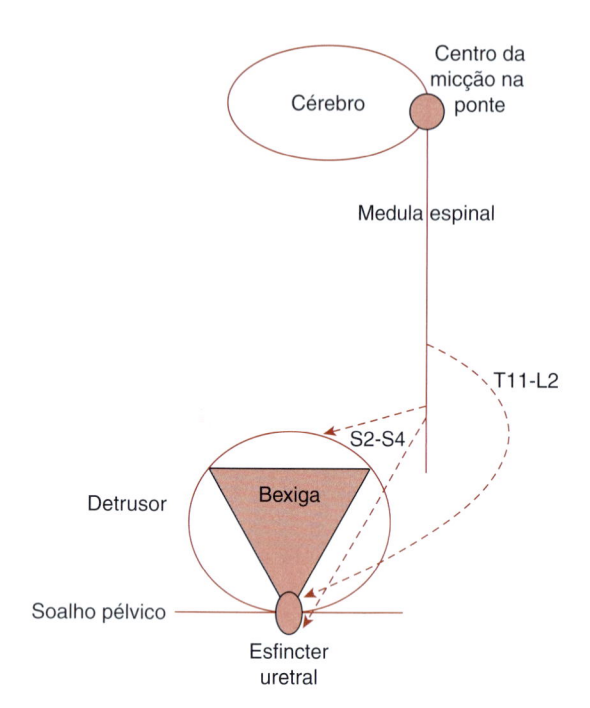

Figura 39-1 Mecanismo neurológico para controle da continência.

e tecidos atrofiados por deficiência de estrogênios podem causar anormalidades anatômicas suficientes para o desenvolvimento de incontinência.

Prevenção

Como a IU tem muitas etiologias, desencadeantes e fatores de risco diferentes, o momento, a frequência e a intensidade dos sintomas podem ser muito variáveis. Assim, a prevenção se concentra na redução do impacto de doenças crônicas no risco relacionado à incontinência, bem como na prevenção do desenvolvimento da própria incontinência. Pode não ser possível evitar completamente a IU, mas as medidas para reduzir o impacto e a frequência da condição podem ser objetivos razoáveis. Como muitas das síndromes geriátricas, a prevenção dos sintomas ou eventos costuma necessitar de uma abordagem multifatorial, a qual visa eliminar os fatores que levam a episódios de incontinência.

Há poucos estudos que abordam a prevenção da IU. A maioria dos estudos sobre tratamento se concentra na prevenção secundária tentando reduzir o número de episódios nas pessoas que já têm algum grau de IU. Em um estudo de prevenção primária em pacientes pós-AVE, uma abordagem multidimensional incluindo reabilitação dedicada e equipe de cuidados para continência reduziu o desenvolvimento de IU. Outro estudo com mulheres idosas continentes orientadas sobre exercícios para o soalho pélvico mostrou uma redução no posterior desenvolvimento de incontinência. Um pequeno estudo sobre a perda de peso reduziu o desenvolvimento de IU em algumas pacientes obesas, mas o aumento dos exercícios levou a uma maior incontinência em outras. O diabetes está associado com taxas mais elevadas de IU. Em um estudo com mulheres obesas com pré-diabetes, um estilo de vida saudável incluindo dieta saudável, redução de peso, aumento dos níveis de atividade e cessação do tabagismo, associou-se com menos desenvolvimento subsequente de sintomas de incontinência de esforço, mas não de urgência. Esses achados foram encontrados na população mais jovem, mas não no subgrupo de idosas.

Brown JS, Wing R, Barrett-Connor E, et al; Diabetes Prevention Program Research Group. Lifestyle intervention is associated with lower prevalence of urinary incontinence: the Diabetes Prevention Program. *Diabetes Care*. 2006;29(2):385-390.

Diokno AC, Sampselle CM, Herzog AR, et al. Prevention of urinary incontinence by behavioral modification program: a randomized, controlled trial among older women in the community. *J Urol*. 2004;171(3):1165-1171.

Du Moulin MF, Hamers JP, Ambergen AW, Janssen MA, Halfens RJ. Prevalence of urinary incontinence among community-dwelling adults receiving home care. *Res Nurs Health*. 2008;31(6):604-612.

Hu TW, Wagner TH, Bentkover JD, et al. Estimated economic costs of overactive bladder in the United States. *Urology*. 2003; 61(6):1123-1128.

Offermans MP, Du Moulin MF, Hamers JP, Dassen T, Halfens RJ. Prevalence of urinary incontinence and associated risk factors in nursing home residents: a systematic review. *Neurourol Urodyn*. 2009;28(4):288-294.

Achados clínicos

A. Sinais e sintomas

A IU costuma ser classificada em quatro tipos diferentes com base na causa fisiopatológica do vazamento. Muitas pessoas experimentam mais de um tipo, ou incontinência "mista". O vazamento pode ser de natureza transitória (reversível), episódica ou persistente, com base nos fatores de risco que contribuem para a condição.

1. Incontinência funcional

- *Definição*: Perda de urina em casos de sistema urinário estrutural e funcionalmente normal.
- *Sinais/sintomas*: Problemas de consciência/preocupação, cognição alterada, vazamento de grandes volumes.
- *Causas potenciais*: Demência, *delirium*, depressão, imobilidade, problemas de habilidade manual, débito urinário excessivo.

2. Incontinência de estresse

- *Definição*: Perda de urina quando elevações abruptas na pressão intra-abdominal excedem a pressão de fechamento do esfincter uretral.
- *Sinais/sintomas*: Geralmente volumes pequenos, associada com atividades como tosse, gargalhadas, espirros, ortostatismo, inclinação para frente.

- *Causas potenciais*: Atrofia ou prolapso geniturinário (GU), trauma do esfíncter uretral, fraqueza do soalho pélvico.

3. Urge-incontinência — Também conhecida como bexiga hiperativa (BHA), hiperatividade do detrusor e instabilidade do detrusor.

- *Definição*: Perda de urina causada por atividade desinibida do detrusor com volumes urinários inadequadamente baixos.
- *Sinais/sintomas*: Vazamentos de pequeno ou grande volume, início abrupto, urgência, frequência.
- *Causas potenciais*: Irritantes, cálculos, infecções ou corpos estranhos vesicais, falta de complacência do detrusor (cicatriz, fibrose e envelhecimento).

4. Incontinência por transbordamento

- *Definição*: Perda de urina em casos de volumes vesicais excessivos como resultado de problemas na contração da parede vesical ou no relaxamento do esfíncter urinário.
- *Sinais/sintomas*: Gotejamento, jato urinário fraco, intermitência, hesitação, frequência, noctúria, alto volume pós-miccional.
- *Causas potenciais*: Hiperplasia prostática benigna (HPB), câncer de próstata, estenose uretral, prolapso de órgão GU, medicamento anticolinérgico, neuropatia, lesão de medula espinal.

Em homens, a IU pode estar associada a outros sintomas, os quais são chamados de sintomas do trato urinário inferior (LUTS – *lower urinary tract symptoms*). Esses sintomas incluem esvaziamento incompleto, frequência, hesitação, urgência, jato fraco e noctúria. Os homens com IU devem também ser questionados sobre disfunção erétil, pois cirurgias prévias, tratamento de câncer ou infecções podem causar tanto incontinência quanto disfunção erétil. Homens e mulheres também podem ter dor pélvica associada com a IU. Isso deve levar a uma avaliação mais extensa para doenças malignas, infecções ou causas não GU para os sintomas.

> Sarma AV, Wei JT. Clinical practice. Benign prostatic hyperplasia and lower urinary tract symptoms. *N Engl J Med.* 2012;367(3):248-257.

B. Avaliação clínica

A avaliação da IU deve incluir uma história completa da condição, incluindo duração, frequência, intensidade e carga de sintomas. Várias ferramentas podem ser usadas para avaliação da intensidade ou do impacto da IU. Alguns idosos são capazes de documentar os sintomas usando um diário de micção. Uma avaliação de 48 horas dos sintomas vesicais deve incluir momento, circunstâncias, intensidade, volume, desencadeantes e frequência de cada episódio de incontinência. O diário também deve incluir momento, volume e frequência das micções sem incontinência. Fatores ambientais, dose de medicamentos, comorbidades e sintomas físicos associados, como a dor, também devem ser anotados.

O International Prostate Symptom Score (IPSS), o qual utiliza o American Urological Association Symptom Score Index (AUA-SI) mais um questionamento sobre qualidade de vida,

Tabela 39-1 Ferramentas para rastreamento de sintomas urinários

Ferramenta	Sintomas	Escore
American Urological Association Symptom Index or Score (AUA-SI)	1. Esvaziamento incompleto 2. Frequência 3. Hesitação 4. Urgência 5. Jato fraco 6. Esforço 7. Noctúria	• 0-5 pontos cada • 35 pontos máximos • 0-7 leve • 8-19 moderado • 20-35 severo
International Prostate Symptom Score (IPSS)	Mesmos do AUA-SI mais questionamento sobre qualidade de vida	Mesmo do AUA-SI
Overactive Bladder Validated 8 Questions Awareness Tool (OAB-V8)	1. Frequência diurna 2. Desconforto urinário 3. Urgência súbita 4. Incontinência urinária 5. Noctúria 6. Alteração do sono 7. Urgência não controlada 8. Incontinência com urgência	• 0-5 pontos cada • 40 pontos máximos • +2 pontos para homens • ≥ 8 pontos sugere bexiga hiperativa

pode estratificar a intensidade dos sintomas em homens com IU associada com LUTS (Tabela 39-1). Cada questão é ponderada de 0 (baixo) a 5 (alto). O IPSS é útil para os médicos medirem o impacto dos sintomas sobre o paciente e para avaliarem a eficácia de um tratamento direcionado aos sintomas.

A Overactive Bladder Validated 8 Questions Awareness Tool (OAB-V8) pode ser usada em homens e mulheres para identificação dos sintomas associados com a bexiga hiperativa (ver Tabela 39-1). Cada questão é ponderada de 0 (baixo) a 5 (alto) e um escore de 8 ou mais sugere bexiga hiperativa.

> Coyne KS et al. Validation of an overactive bladder awareness tool for use in primary care settings. *Adv Ther.* 2005;22(4):381-394.

C. Avaliação física

Um exame físico direcionado deve ser realizado para a exclusão de causas potenciais para a disfunção do sistema urinário. Um exame cardiovascular deve documentar evidências de insuficiência cardíaca ou edema periférico excessivo. O exame abdominal deve avaliar a presença de bexiga palpável, dor ou massas. Há necessidade de toque retal para avaliar a presença de uma próstata aumentada ou dolorosa que sugeriria a presença de HPB ou infecção. Massas retais ou prostáticas sugeririam carcinoma, e a impactação fecal deve ser removida como uma possível causa de alteração do fluxo urinário. O tônus retal, a sensibilidade perineal e o exame periférico motor e sensitivo devem ser realizados para a identificação de problemas na medula espinal ou neuropáticos. O pênis deve ser examinado quanto à presença de fimose, secreções ou lesões. Um exame GU externo em mulheres deve identificar qualquer prolapso de órgão ou atrofia excessiva de tecidos GUs. Um exame bimanual deve avaliar a presença de massas uterinas ou pélvicas que possam comprometer o fluxo urinário.

D. Exames laboratoriais

A avaliação da IU deve incluir exames laboratoriais básicos para a exclusão de condições metabólicas, infecciosas e malignas que afetariam o fluxo e a função urinários: eletrólitos séricos, glicose, creatinina, cálcio e exame comum de urina para a pesquisa de hemácias, leucócitos, proteínas e cultura, se indicado. Quando houver indicação, uma avaliação mais extensa para problemas endócrinos, neurológicos ou malignos pode necessitar de outros exames laboratoriais ou radiológicos.

E. Exames de imagem e vesicais especializados

É imperativo que a distensão excessiva da bexiga seja identificada assim que possível, pois isso pode exigir intervenção de emergência. O uso de um aparelho de ultrassonografia da bexiga para avaliar o volume urinário após a micção identificará a retenção urinária. Isso é realizado à beira do leito e está disponível em muitos hospitais, mas raramente é encontrado em ambulatórios ou clínicas geriátricas. Menos de 50 mL de urina devem estar presentes na bexiga após a micção; mais de 200 mL indicam disfunção vesical significativa e exigem a continuação da avaliação. Quando não estiver disponível, o cateterismo urinário pós-miccional para medida do volume urinário pode fornecer a informação necessária e aliviar a obstrução urinária quando presente.

O exame de imagem dos rins e do trato urinário pode ser útil para a identificação de nefrolitíase, cistos, tumores e obstrução. A ultrassonografia renal e a urografia por tomografia computadorizada (TC) são exames de primeira linha para avaliar a estrutura e a função do sistema urinário.

Um teste de esforço urinário pode ser realizado em mulheres durante o exame ginecológico externo. A bexiga deve estar cheia ao realizar essa avaliação. Na posição de litotomia ou ortostatismo, pede-se que a mulher tussa ou faça força enquanto se observam evidências de vazamentos de urina ou prolapso de órgãos. Vazamentos de urina pequenos e imediatos sugerem incontinência de esforço; volumes maiores ou vazamentos tardios sugerem instabilidade do detrusor.

Os exames urodinâmicos fornecerão informações sobre o armazenamento vesical e pressões de esvaziamento, mas não estão rotineiramente indicados a menos que a avaliação e o tratamento iniciais não obtenham sucesso. Os exames urodinâmicos podem ser úteis na identificação de pessoas com incontinência mista e para aqueles considerados para tratamento cirúrgico da IU. Esse exame inclui medidas da pressão urinária e volumes de fluxo por meio de cateteres inseridos na bexiga e no reto ou vagina (Figura 39-2). Em idosos fragilizados ou com demência, esse exame não é praticável nem bem tolerado.

A observação direta com cistoscopia pode ser necessária para se obter amostras de tecido, localizar e aliviar obstruções e visualizar anormalidades estruturais no trato urinário.

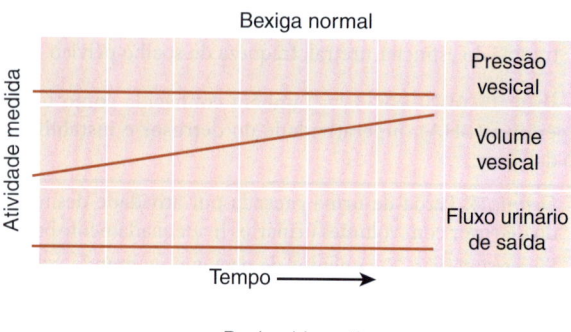

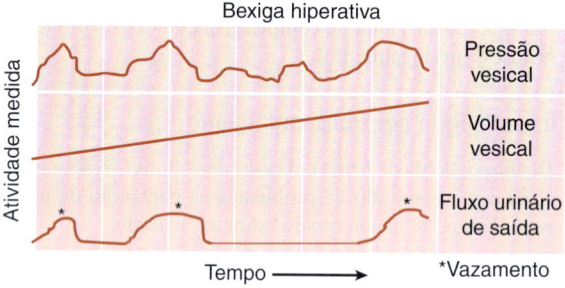

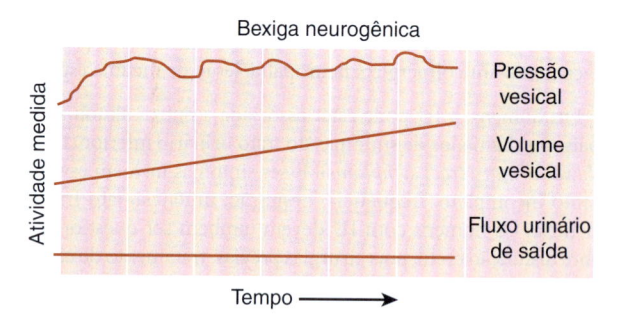

▲ **Figura 39-2** Medidas urodinâmicas de funcionamento vesical.

Gray M. Traces: making sense of urodynamics testing. Series #1. *Urol Nurs.* 2010;30(5):267-275.

▶ Diagnóstico diferencial

A IU costuma resultar de uma disfunção primária de um órgão ou tecido GU; porém, determinadas doenças ou condições clínicas podem causar IU secundária (Tabela 39-2). Na maioria dos casos, as causas secundárias afetam a inervação neurológica, a integridade estrutural dos tecidos GUs ou o volume de urina e, assim, sobrepujam o funcionamento vesical normal. Nesses casos, o tratamento da causa secundária pode aliviar completamente o problema. Doenças malignas, infecções e lesões obstrutivas são preocupações importantes, devendo ser rapidamente excluídas em casos de IU nova ou de início agudo.

Em raras situações, pode ocorrer vazamento urinário por uma fístula entre os tratos urinário e genital ou entre os tratos urinário e gastrintestinal. Isso é geralmente encontrado em

Tabela 39-2 Condições que podem exacerbar a incontinência urinária

Condição clínica	Mecanismo
Constipação Impactação fecal Cistocele Retocele Prolapso uterino	Efeito de massa sobre colo vesical e uretra
Desidratação Infecção recorrente do trato urinário Nefrolitíase	Irritação de mucosa e parede vesical
Edema pulmonar Edema periférico Hipercalcemia Hiperglicemia	Aumento do volume urinário
DPOC/asma Bronquite crônica	Enfraquecimento da musculatura pélvica induzido pela tosse
Delirium Demência Depressão	Déficit cognitivo, de consciência ou de motivação para se manter seco
Lesão de medula espinal Esclerose múltipla Doença de Parkinson Estenose espinal Acidente cerebrovascular	Alteração da coordenação neurológica sobre bexiga/esfincter
Tremor Osteoartrite/artrite reumatoide Acidente cerebrovascular Fragilidade	Redução de mobilidade e destreza
Atrofia urogenital	Perda do estrogênio tecidual

DPOC, doença pulmonar obstrutiva crônica.

pessoas com cirurgias prévias, radioterapia pélvica ou doenças malignas da pelve.

Complicações

A IU pode ter efeitos físicos e psicológicos significativos em idosos. Os idosos com IU têm maior chance de relatar um estado de saúde geral ruim. Estudos demonstraram que sintomas depressivos são mais prevalentes em idosos incontinentes e que a intensidade dos sintomas depressivos se correlaciona positivamente com a intensidade da incontinência. Os homens com LUTS têm taxas mais altas de ansiedade, depressão e disfunção sexual. As mulheres com IU também podem relatar um impacto negativo sobre o funcionamento sexual, sobretudo com a incontinência de tipo mista.

Dependendo do tipo de incontinência, determinadas complicações podem ser mais comuns em idosos. Uma revisão sistemática demonstrou que a incontinência urinária está associada com um aumento no número de quedas nos adultos com urge-incontinência, mas não na incontinência de esforço. Podem ocorrer alterações do sono como resultado da noctúria com transbordamento e urgência, especialmente nos casos com diurese noturna excessiva. A incontinência por transbordamento, se for causada por obstrução urinária severa, pode resultar em hidronefrose e disfunção renal. A retenção urinária também é um fator de risco para o desenvolvimento de *delirium* em idosos.

A IU pode causar constrangimento e isolamento social. Os idosos podem evitar sair de casa ou limitar as atividades sociais por medo da incontinência. Se medicações como diuréticos exacerbarem a IU, pode haver redução da adesão ao tratamento e do controle de comorbidades. Muitos adultos reduzirão a ingesta de água para evitar encher a bexiga em momentos inoportunos. Isso aumenta o risco de infecção do trato urinário e desidratação.

Embora não seja recomendado na IU não obstrutiva, alguns idosos solicitam uma sonda de drenagem para o manejo do vazamento urinário crônico. O uso de sondas de permanência e coletores do tipo *condom* está associado com risco aumentado de infecções do trato urinário.

A umidade crônica da pele em função da IU pode comprometer a sua integridade. Dermatite, candidíase, celulite e ruptura da pele podem ocorrer em casos de umidade repetida.

Nicolle LE. Urinary catheter-associated infections. *Infect Dis Clin North Am.* 2012;26(1):13-27.

Tratamento

O tratamento da IU pode incluir intervenções comportamentais, farmacológicas e cirúrgicas ou com dispositivos. Em todos os tipos de incontinência é importante maximizar o tratamento de comorbidades que possam exacerbar os sintomas urinários. Medicamentos que contribuem para a disfunção vesical e a poliúria devem ser modificados quando possível (Tabela 39-3). Em algumas pessoas, a redução de substâncias diuréticas na dieta, como cafeína e álcool, e de irritantes vesicais, como alimentos

Tabela 39-3 Medicamentos que podem contribuir para a incontinência urinária

Medicamento/classe	Mecanismo
Anti-histamínicos Antimuscarínicos Antiespasmódicos Antipsicóticos Antiparkinsonianos Relaxantes musculares Antidepressivos tricíclicos	Efeitos anticolinérgicos sobre a parede vesical/esfincter
Diuréticos Álcool	Aumento do volume urinário e diurese
Sedativo-hipnóticos Benzodiazepínicos	Sedação; déficit cognitivo
Opioides	Disfunção vesical induzida por receptor opioide
Agonistas α-adrenérgicos	Constrição do esfíncter uretral

apimentados ou frutas cítricas, pode reduzir os sintomas urinários. A evitação cuidadosa da ingesta excessiva de líquidos em determinados momentos do dia pode ser útil.

A. Modificações comportamentais

A modificação comportamental utiliza mudanças no estilo de vida e no ambiente para reduzir os episódios de IU.

B. Treinamento de hábito

O treinamento de hábito identifica desencadeadores de IU e utiliza o esvaziamento vesical situacional para evitar os episódios de incontinência. Exemplos incluem ir ao banheiro antes das refeições, antes de deitar ou antes de exercícios físicos rigorosos se esses eventos estiverem regularmente associados com incontinência.

C. Micção programada (horários estabelecidos)

A micção programada utiliza tentativas de micção em intervalos regulares, independentemente da urgência ou vontade de urinar. Essa abordagem minimiza os grandes volumes vesicais que podem resultar em episódios de incontinência. O intervalo entre as micções pode ser aumentado ou reduzido com base no sucesso em se manter seco. Isso é especialmente útil em populações com déficit cognitivo ou de clínicas geriátricas, onde os cuidadores podem programar o intervalo entre as idas ao banheiro, por exemplo, a cada duas horas para reduzir os episódios de incontinência.

Essa técnica também pode ser usada para o retreinamento vesical em pessoas com cognição intacta com urge-incontinência. As micções programadas são inicialmente realizadas em intervalos que permitem o máximo de continência. Esse intervalo é, então, aumentado em 30 a 60 minutos a cada poucos dias para "treinar" a bexiga para acomodar um volume aumentado de urina. Com o sucesso, o tempo entre as micções pode chegar a 3 a 4 horas sem sintomas de urgência ou vazamentos.

D. Micção imediata

A micção imediata utiliza questionamentos frequentes sobre a necessidade de urinar e assistência até o banheiro quando a resposta for "sim". Isso é geralmente usado por cuidadores de adultos com déficits cognitivos e incontinência funcional ou urge-incontinência.

E. Treinamento muscular pélvico

O treinamento muscular pélvico (também chamado de exercícios de Kegel) reforça o esfíncter urinário e o soalho pélvico por meio de exercícios para os músculos do soalho pélvico que estão sob controle voluntário. Isso é mais útil em mulheres com incontinência de esforço. Os músculos pélvicos são contraídos por 8 a 10 repetições de 6 a 8 segundos cada. Para garantir que os músculos corretos estão sendo usados, deve-se instruir as mulheres a "trancar" a urina durante a micção no banheiro. Deve-se manter esses músculos contraídos por períodos progressivamente maiores, até 10 segundos quando possível. Três sessões de contrações devem ser realizadas 3 a 4 vezes ao dia para maximizar a pressão de fechamento do mecanismo do soalho pélvico-esfíncter uretral. Algumas mulheres têm dificuldade para localizar os músculos do soalho pélvico, os quais são usados para o controle da continência. Fisioterapeutas ginecológicos especialmente treinados podem ajudar as mulheres a isolar e exercitar de maneira adequada esses músculos. Podem ser usadas técnicas como *biofeedback*, estimulação elétrica e inserção de cones vaginais para melhorar a resistência do soalho pélvico.

Khan IJ, Tariq SH. Urinary incontinence: behavioral modification therapy in older adult. *Clin Geriatr Med*. 2004;20(3):499-509.

Price N. Pelvic floor exercise for urinary incontinence: a systematic literature review. *Maturitas*. 2010;67(4):309-315.

F. Farmacoterapia

A farmacoterapia pode ser efetiva em todas as formas de IU, mas os medicamentos devem ser cuidadosamente selecionados para tratar a etiologia subjacente da incontinência (Tabela 39-4). Em muitos casos, os medicamentos modulam a função da parede vesical e do esfíncter por meio de efeitos antimuscarínicos ou anticolinérgicos nas vias simpáticas ou parassimpáticas. Como muitos idosos têm incontinência do tipo misto, os medicamentos devem ser usados com cuidado, pois a melhora em um tipo de incontinência (p. ex., urge-incontinência) pode piorar outras formas (p. ex., transbordamento).

Uma metanálise mostrou que os estrogênios tópicos podem melhorar a incontinência em mulheres com sintomas por esforço ou urge-incontinência. Os estrogênios tópicos costumam ser aplicados como supositórios e cremes vaginais. Porém, em algumas mulheres, os anéis vaginais impregnados com estrogênios e colocados na vagina por até três meses podem ser mais práticos do que a administração diária de estrogênios. Os estrogênios sistêmicos (orais) não são benéficos para controle da IU e, na verdade, podem piorar os sintomas urinários.

Andersson KE, Chapple CR, Cardozo L, et al. Committee 8: pharmacological treatment of urinary incontinence. In: Abrams P, Cardozo L, Khoury S, Wein A, eds. *Incontinence*. 4th ed. Paris, France: Health Publication Ltd 2009:631-700. Available at: http://www.icsoffice.org/Publications/ICI_4/files-book/Comite-8.pdf

Cody JD et al. Oestrogen therapy for urinary incontinence in post-menopausal women. *Cochrane Database Syst Rev*. 2009;(4):CD001405.

---

1. Anticolinérgicos — A base da farmacoterapia na urge-incontinência é o uso de medicamentos com efeitos anticolinérgicos para inibição dos locais colinérgicos muscarínicos pós-ganglionares na parede vesical. Isso reduz as contrações da parede vesical e, assim, aumenta a capacidade vesical. Vários medicamentos estão atualmente disponíveis nessa categoria. Esses fármacos podem estar disponíveis em formulações transdérmicas e orais de liberação prolongada, as quais costumam ser mais bem toleradas; porém, a eficácia não é superior à das formulações de

Tabela 39-4 Medicamentos usados para tratar a incontinência urinária

Medicamento	Dose	Tipo de incontinência
Estrogênios		**Esforço, urgência**
Estradiol em comprimidos vaginais	10-25 mcg diários a 2 x/semana	
Estradiol em anel	2 mg por anel; a cada 90 dias	
Estrogênios em creme vaginal	0,5-2 g diários a 2 x/semana	
Antimuscarínicos		**Urgência**
Darifenacina (LI; LP)	7,5-15 mg/dia	
Fesoterodina (LI; LP)	4-8 mg/dia	
Oxibutinina LI oral LP oral Adesivo Tópica em gel	 2,5-5 mg 2-3 x/dia 5-30 mg/dia 3,9 mg/dia 1 g/dia	
Solifenacina	5-10 mg/dia	
Tolterodina LI oral LP oral	 1-2 mg 2 x/dia 2-4 mg/dia	
Tróspio LI oral LP oral	 20 mg 2 x/dia 60 mg/dia	
Bloqueadores α_1-adrenérgicos		**Transbordamento**
Prazosina	1-10 mg 3 x/dia	
Doxazosina	1-8 mg/dia	
Terazosina	1-20 mg/dia	
Alfuzosina	10 mg/dia	
Silodosina	8 mg/dia	
Tansulosina	0,4-0,8 mg/dia	
Inibidores da 5α-redutase		**Transbordamento**
Finasterida	5 mg/dia	
Dutasterida	0,5 mg/dia	
Betanecol	10-50 mg 3 x/dia	**Transbordamento**
Desmopressina	0,2-0,6 mg/dia	**Urgência de noctúria**
Imipramina	25 mg 3 x/dia	**Esforço; urgência**

LI, liberação imediata; LP, liberação prolongada.

liberação imediata. Considerando-se a heterogeneidade dos estudos e a variedade dos desfechos clínicos medidos, é difícil dizer com certeza, mesmo com dados de metanálises, que um medicamento seja realmente superior a outro. Os efeitos colaterais anticolinérgicos desses fármacos podem ser complexos em idosos, incluindo ressecamento ocular e oral, constipação, cefaleia, tontura, alterações posturais na pressão arterial e confusão.

Madhuvrata P, Cody JD, Ellis G, Herbison GP, Hay-Smith EJ. Which anticholinergic drug for overactive bladder symptoms in adults. *Cochrane Database Syst Rev.* 2012;1:CD005429.

2. Bloqueadores α_1-adrenérgicos — Próstata, colo vesical e tecido uretral se contraem sob estimulação de receptores α-adrenérgicos. O bloqueio alfa permite o relaxamento desses tecidos e a melhora do fluxo urinário, sendo usado com maior frequência em homens com obstrução da via de saída vesical causada por HPB. A literatura demonstra claramente o benefício dos α-bloqueadores na redução da retenção urinária nessa população. Há vários α-bloqueadores disponíveis. A maior parte desses medicamentos é "não seletiva" para os tecidos do trato urinário e também bloqueia os receptores α no sistema vascular, causando vasodilatação e hipotensão. A tansulosina e a silodosina são bloqueadores α_{1A} "seletivos" com mínima ligação aos tecidos não urinários e, assim, com menor potencial para causar hipotensão. Esses medicamentos são considerados preferenciais em idosos por seu perfil de efeitos colaterais mais favorável.

Como o bloqueio α permite o relaxamento uretral, esses fármacos têm potencial para serem usados na incontinência da bexiga neurogênica por transbordamento não relacionada à HPB, na obstrução uretral e na falta de complacência uretral. Estudos demonstram benefício nos sintomas urinários e nas taxas de fluxo com o uso de α-bloqueadores nessas situações clínicas. Os α-bloqueadores também têm sido usados para melhorar o sucesso da remoção de sondas urinárias de longa permanência após sua instalação por retenção urinária. Os estudos sugerem que podem ser necessários apenas 48 horas de tratamento com α-bloqueadores antes da remoção bem-sucedida. Há interesse crescente no uso de α-bloqueadores em mulheres com obstrução da via de saída vesical. Estudos recentes demonstram melhora no fluxo urinário e nos sintomas nas mulheres com obstrução da via de saída vesical ou bexiga neurogênica, mas não com bexiga hiperativa.

3. Inibidores da 5α-redutase — Os inibidores da 5α-redutase (I5αR) bloqueiam a conversão de testosterona no metabólito ativo di-hidrotestosterona, reduzem o volume do tecido prostático e, assim, diminuem a obstrução da via de saída vesical. Tanto a finasterida quanto a dutasterida foram bem estudadas e demonstram melhora na incontinência por transbordamento e LUTS em homens com HPB (ver Capítulo 40, "Hiperplasia Prostática Benigna e Câncer de Próstata", para mais detalhes sobre o tratamento da hipertrofia prostática benigna).

4. Outros agentes vesicais — O betanecol é um agonista muscarínico que age nos receptores colinérgicos da musculatura lisa. Embora costume ser usado para estimular a motilidade gástrica, ele tem potencial farmacológico para aumentar o tônus do detrusor e melhorar o esvaziamento vesical em casos de bexiga neurogênica. Não há evidências de que o betanecol seja clinicamente eficaz no manejo de sintomas urinários, e os efeitos colaterais de tontura, hipotensão, náuseas e cólicas abdominais o tornam uma opção ruim para idosos.

5. Antidepressivos tricíclicos — Em razão de suas propriedades anticolinérgicas, os antidepressivos tricíclicos (ATCs) podem melhorar os sintomas de hiperatividade do detrusor. Foram realizados poucos estudos para demonstrar a eficácia dessa classe de medicamentos na IU, e a maioria se deteve na imipramina. Os efeitos colaterais dos ATCs limitam seu uso em idosos.

6. Desmopressina — Ocorre noctúria em muitos idosos como resultado do aumento da mobilização noturna do edema periférico e dos níveis aumentados do peptídeo natriurético atrial. Isso pode levar à IU noturna. Estudos indicam que a desmopressina pode reduzir de maneira eficaz a noctúria e os sintomas urinários incômodos; porém, houve desenvolvimento de hiponatremia significativa em alguns idosos. O uso rotineiro de desmopressina para a IU noturna não é recomendado em idosos.

G. Dispositivos e cirurgia

Absorventes para incontinência, fraldas para adultos e roupas especiais para incontinência são regularmente usados para manejo dos episódios de incontinência. Estima-se que 4,4 bilhões de dólares são gastos anualmente nas clínicas geriátricas dos EUA apenas com produtos relacionados à incontinência, serviços de lavanderia e cuidados relacionados à continência.

Os dispositivos para coleta de urina para o manejo da retenção urinária transitória ou crônica incluem a sondagem intermitente ou de demora. Nas pessoas (ou cuidadores) com cognição intacta e motivadas, o cateterismo intermitente é preferível, pois tem menor chance de resultar em infecção do trato urinário em comparação com outras formas de cateterismo urinário. Os cateteres externos (tipo *condom*) não são apropriados para o manejo da retenção urinária, mas podem ser preferidos em homens que querem evitar o vazamento de urina por outros tipos de IU. Esses dispositivos também aumentam o risco de infecção do trato urinário e podem causar irritação ou infecção da pele, devendo ser usados com cautela.

1. Pessários — As mulheres com prolapso de órgãos GUs podem apresentar incontinência urinária por transbordamento causada pela obstrução ou piora da incontinência de esforço. Aquelas que não desejam ou que não são candidatas adequadas para a cirurgia podem se beneficiar da colocação de pessários. Os pessários são dispositivos de plástico ou silicone que são inseridos na vagina para evitar fisicamente o prolapso dos tecidos circundantes para o canal vaginal. Esses dispositivos existem de várias formas e tamanhos, incluindo anéis, cubos e do tipo Gelhorn. Alguns dispositivos devem ser removidos regularmente, necessitando de destreza e motivação para o seu uso. Outros tipos permanecem no local por várias semanas, podendo ser trocados para limpeza e inspeção pelos profissionais de saúde.

> Trowbridge ER, Fenner DE. Practicalities and pitfalls of pessaries in older women. *Clin Obstet Gynecol*. 2007;50(3):709-719.

2. Dispositivos uretrais — O bloqueio uretral temporário pode ser realizado com o uso de plugues uretrais internos ou selos e adesivos de espuma externos. Os plugues funcionam como um balão, devendo ser inseridos na uretra e inflados quando se deseja a continência. Esses dispositivos costumam ser usados para a incontinência de esforço. Dispositivos de balão colocados permanentemente podem ser implantados com mecanismos ajustáveis de inflação/desinsuflação para controle da continência. Eles costumam ser usados em homens com destruição do esfincter uretral por prostatectomia. A continência completa é obtida em cerca de 30% dos homens, e as taxas de complicação são de 20 a 30%.

Os procedimentos de aumento de volume uretral envolvem a injeção de colágeno ao redor do colo vesical, externamente ao esfincter uretral, para aumentar a impedância uretral ao fluxo de urina. Isso pode ser realizado em mulheres com incontinência de esforço ou urge-incontinência ou em homens após cirurgia prostática. Infelizmente, a melhora nos sintomas costuma ser modesta, com baixas taxas de cura e perda do benefício com o tempo.

Um esfincter uretral artificial pode ser implantado para controle da incontinência de esforço. Isso costuma ser realizado em homens após cirurgia prostática, tendo demonstrado benefícios significativos no controle da IU. Infelizmente, até 25% dos dispositivos precisam ser revisados ou trocados dentro de cinco anos da implantação em função de erosão ou falha mecânica do dispositivo.

3. Opções de suspensão cirúrgica — São usados cinco tipos principais de procedimentos de suspensão cirúrgica no manejo da IU em mulheres, sendo em geral realizados para a incontinência de esforço: reparo anterior, *sling* suburetral, colpossuspensão, suspensão com agulha longa e fita vaginal livre de tensão (TVT – *tension-free vaginal tape*). O reparo anterior (colporrafia) utiliza suturas ou material de sustentação para elevar a uretra e/ou colo vesical e reconstruir a fáscia pubocervical. As taxas de cura e efetividade pioram de maneira significativa ao longo do tempo, e esse procedimento está perdendo espaço no tratamento da IU. Os procedimentos de suspensão com agulha são métodos mais minimamente invasivos para a sustentação do colo vesical por meio da colocação de suturas por abordagem transcutânea. Tal procedimento tem significativamente menos sucesso e maiores taxas de complicações do que outras técnicas, não sendo geralmente recomendado para o tratamento de rotina da IU. A colpossuspensão aberta (também chamada de procedimento de Burch) utiliza suturas para elevar a fáscia periuretral em direção ao ligamento de Cooper. Uma revisão sistemática de mais de 4.000 mulheres demonstrou taxas de cura de 80% com este procedimento e 60% delas permaneciam continentes após cinco anos. A colpossuspensão aberta tem sido em grande parte substituída pelos procedimentos menos invasivos de *sling* suburetral ou TVT. O procedimento de *sling* (funda) (utiliza uma faixa de material sintético ou fáscia autóloga. A faixa é direcionada sob o colo vesical, e ambas as extremidades são ancoradas no tecido pélvico para obter um posicionamento vesical normal. A TVT utiliza uma técnica de suspensão semelhante, mas na uretra média e sem ancoragem do material. As evidências sugerem que a TVT é igualmente efetiva em relação às cirurgias tradicionais com *sling* de fáscia. A TVT é mais efetiva do que a colpossuspensão.

> Herschorn S, Bruschini H, Comiter C, Grise P, Hanus T, Kirschner-Hermanns R. Committee 13: surgical treatment of urinary incontinence in men. In: Abrams P, Cardozo L, Khoury S, Wein A,

eds. *Incontinence*. 4th ed. Paris, France: Health Publication Ltd 2009:1121-1190. Available at: http://www.icsoffice.org/Publications/ICI_4/files-book/comite-13.pdf

Smith ARB, Dmochowski R, Hilton P, et al. Committee 14: Surgery for urinary incontinence in women. In: Abrams P, Cardozo L, Khoury S, Wein A, eds. *Incontinence*. 4th ed. Paris, France: Health Publication Ltd 2009:1191-1272. Available at: http://www.icsoffice.org/Publications/ICI_4/files-book/comite-14.pdf

▶ Prognóstico

O desfecho clínico do tratamento da IU é afetado por vários fatores, incluindo o tipo de IU, a intensidade dos sintomas e as comorbidades subjacentes. Em geral, com o tratamento adequado, pode-se obter redução significativa dos sintomas. Se puder ser identificado um fator desencadeante e ele for aliviado, é possível haver cura clínica. As intervenções cirúrgicas para a IU são muito favoráveis, mas estão geralmente indicadas apenas para a incontinência de esforço. Intervenções comportamentais podem ser úteis quando aplicadas ao tipo correto de incontinência, mas exigem esforço motivado e sustentado por parte do paciente e cuidador. A ausência completa de incontinência pode não ser possível, mas a redução do número e da intensidade dos episódios pode trazer benefícios substanciais para a qualidade de vida e a carga do cuidador. Os tratamentos farmacológicos também podem reduzir de forma substancial a carga de sintomas, mas não se espera que obtenham uma cura clínica completa de todos os sintomas urinários.

Hiperplasia prostática benigna e câncer de próstata

Serena Chao, MD, MSc
Ryan Chippendale, MD

Os processos de doença envolvendo a glândula prostática são comuns em idosos e podem ter impacto significativo em sua qualidade de vida. A avaliação diagnóstica e o plano terapêutico de tais condições podem ser desafiadores para o médico da atenção primária, o qual deve ajustar as metas de cuidados do paciente conforme os riscos e benefícios dos exames e opções terapêuticas disponíveis. Este capítulo discute dois problemas prostáticos comuns que frequentemente ocorrem em idosos: hiperplasia prostática benigna (HPB) e câncer de próstata.

HIPERPLASIA PROSTÁTICA BENIGNA

FUNDAMENTOS DO DIAGNÓSTICO

▶ Sintomas de obstrução e irritação à micção.
▶ Escore elevado pela American Urologic Association.
▶ Possível aumento da próstata ao exame.
▶ Ausência de outros diagnósticos que possam causar os sintomas (como prostatite ou infecção do trato urinário [ITU]).

▶ Princípios gerais em idosos

A HPB permanece sendo uma condição comum em idosos e que pode reduzir a qualidade de vida. Com base em dados de autópsias, a prevalência de HPB chega a 50% na sexta década de vida e está perto de 90% em homens com 80 anos ou mais. Porém, os idosos com sintomas pela HPB não costumam relatar o problema para seus médicos e, assim, têm menor chance de receber tratamento clínico ou cirúrgico para as queixas.

▶ Achados clínicos

A. Sinais e sintomas

Quando os pacientes desenvolvem HPB significativa, eles se queixam aos médicos de sintomas do trato urinário inferior (LUTS – *lower urinary tract symptoms*) como aumento da frequência urinária, noctúria, hesitação urinária, fraqueza do jato urinário, gotejamento pós-miccional e esvaziamento vesical incompleto. Disúria e hematúria não costumam estar associadas com HPB, podendo indicar a presença de outra doença.

O American Urological Association Symptom Index (AUA-SI) é uma ferramenta de sete itens que os profissionais de saúde podem utilizar para rastreamento da HPB sintomática, bem como para avaliação da intensidade dos LUTS de um paciente. Cada item recebe escore de 0 (para "nunca") a 5 (para "quase sempre"), com um escore máximo total de 35 (Tabela 40-1).

Ao exame físico, o toque retal (TR) pode revelar uma glândula prostática com aumento de volume simétrico e de consistência lisa e elástica. Porém, a HPB pode não ser aparente ao TR em até 52% dos casos. Além disso, o tamanho da próstata ao TR não se correlaciona com a intensidade dos sintomas relacionados à HPB. Se houver retenção urinária significativa como resultado de uma glândula prostática muito aumentada de volume, pode-se encontrar uma bexiga distendida e dolorosa à palpação do abdome.

B. Achados laboratoriais

Não há exames de sangue que confirmem a presença de HPB. Embora a American Urological Association (AUA) recomende a obtenção dos níveis do antígeno prostático específico (PSA) quando os pacientes apresentam LUTS, isso ocorre para identificar níveis elevados de PSA que possam precisar de avaliação diagnóstica adicional para câncer de próstata. Embora níveis de PSA acima de 2,0 ng/mL se correlacionem com um volume prostático maior do que 40 mL em idosos com mais de 60 anos, os níveis de PSA não estão universalmente elevados em todos os casos de HPB, e outras condições clínicas, como colocação recente de sonda urinária de permanência na bexiga, prostatite e câncer de próstata, podem causar elevações do PSA. Em casos em que seja necessário determinar o volume prostático, a ultrassonografia da próstata (transabdominal ou transretal) é o exame de imagem preferencial. Porém, o uso rotineiro da ultrassonografia ou de outros métodos de imagem não é atualmente recomendado para o diagnóstico de HPB.

Tabela 40-1 American Urological Association Symptom Index para a HPB

Nome do paciente:_____ DN:_____ ID:_____ Data da avaliação:_____
Avaliação inicial ( ) Monitorar durante:_____ Terapia ( ) após:_____ Terapia/cirurgia ( )_____

Escore AUA-SI para HPB							
	Nunca	**Menos de 1 vez em 5**	**Menos de metade das vezes**	**Cerca de metade das vezes**	**Mais de metade das vezes**	**Quase sempre**	
1. No último mês, com que frequência você teve a sensação de não esvaziar completamente a bexiga após terminar de urinar?	0	1	2	3	4	5	
2. No último mês, com que frequência você teve que urinar novamente menos de duas horas após terminar de urinar?	0	1	2	3	4	5	
3. No último mês, com que frequência você parou e reiniciou várias vezes ao urinar?	0	1	2	3	4	5	
4. No último mês, com que frequência você achou difícil postergar a micção?	0	1	2	3	4	5	
5. No último mês, com que frequência apresentou um jato urinário fraco?	0	1	2	3	4	5	
6. No último mês, com que frequência você teve que fazer força para começar a urinar?	0	1	2	3	4	5	
	Nenhuma	**1 vez**	**2 vezes**	**3 vezes**	**4 vezes**	**5 ou mais vezes**	
7. No último mês, quantas vezes você geralmente levantou à noite para urinar?	0	1	2	3	4	5	
						Escore total de sintomas	

Reproduzida com permissão da American Urological Association Education and Research, Inc. Copyright 2003 by the American Urological Association Education and Research, Inc.

▶ **Diagnóstico diferencial**

Quando o paciente apresenta queixas de LUTS, é importante obter uma história adicional para reforçar as informações obtidas por meio do AUA-SI. Por exemplo, a noctúria pode ser causada pelo hábito do paciente de ingerir líquidos antes de deitar, bem como por medicamentos que o paciente foi orientado a tomar à noite. Consequentemente, deve-se pedir que os pacientes mantenham um diário das micções, onde registram o tipo de bebidas que ingerem em cada momento do dia, junto com os horários em que eles urinam com estimativas do volume de cada micção. Considerar os medicamentos no diagnóstico diferencial, em especial se o paciente estiver usando diuréticos, medicamentos com efeitos colaterais anticolinérgicos que possam levar à retenção urinária (como a difenidramina) e descongestionantes simpaticomiméticos vendidos sem receita médica que podem exacerbar a contração da musculatura lisa da próstata (como a pseudoefedrina). O aumento da frequência urinária, a urgência e a noctúria podem ser os sintomas de apresentação do diabetes melito tipo 2; se os pacientes tiverem história familiar de diabetes e sintomas concomitantes de polidipsia, polifagia e alterações ponderais, isso pode indicar diabetes de início recente em vez de HPB.

Se os pacientes se queixam de disúria, hematúria, febre e calafrios além dos sintomas mais comumente vistos na HPB, deve-se obter um exame comum de urina e uma urocultura para descartar ITU. O câncer de próstata deve ser considerado quando os pacientes apresentam sintomas sistêmicos (como anorexia, perda de peso e sudorese noturna) e dor lombar e/ou radiculopatia que possa indicar metástases ósseas com compressão de raiz nervosa. Além disso, o TR pode detectar uma próstata nodular e os níveis de PSA podem estar mais marcadamente elevados em casos de câncer de próstata em comparação com a HPB. A prostatite deve ser considerada quando os pacientes apresentam dor à ejaculação, a próstata é dolorosa e edematosa ao exame de TR e há muitos leucócitos no exame comum de urina. A nefrolitíase deve ser considerada quando os pacientes apresentam dor concomitante unilateral no flanco e hematúria franca ou microscópica.

Alguns fatores da história clínica, sinais, sintomas e resultados de laboratório devem levar ao imediato encaminhamento do paciente com LUTS para a urologia a fim de realizar avaliação adicional. Isso inclui história de ITUs recorrentes, doença neurológica subjacente que possa estar associada com um problema vesical primário, uma bexiga palpável ao exame, achados no TR suspeitos de câncer de próstata, níveis elevados de PSA e hematúria.

Complicações

A obstrução da via de saída por uma próstata aumentada de tamanho pode causar retenção urinária, o que, por sua vez, está associado ao desenvolvimento de ITUs recorrentes, insuficiência renal aguda e doença renal crônica. A retenção urinária aguda ocorre em cerca de 20% dos casos.

Tratamento

A intensidade dos sintomas de HPB deve guiar as recomendações terapêuticas.

A. Sintomas leves

Se o escore AUA-SI do paciente indica sintomas leves (escore 0 a 7), deve-se aconselhar o paciente sobre modificações comportamentais como minimizar a ingesta de bebidas cafeinadas e alcoólicas, reduzir a ingesta diurna de líquidos quando ela for excessiva e eliminar a ingesta noturna de líquidos. Não há evidências que sustentem o uso de medicamentos nesses casos. Os pacientes também devem ser acompanhados periodicamente em relação à piora dos sintomas (i.e., observação vigilante) que possa necessitar de intervenção clínica ou cirúrgica.

B. Sintomas moderados a severos

Além das modificações comportamentais, os pacientes com sintomas moderadamente severos (escore AUA-SI 7 a 35) que estejam incomodados pelos sintomas podem se beneficiar do tratamento clínico, o qual pode ser iniciado pelo médico da atenção primária. Os bloqueadores α-adrenérgicos demonstraram melhorar os sintomas de HPB de maneira significativa em comparação com placebo, em grande parte pela inibição das contrações da musculatura lisa prostática com resultante melhora no fluxo de urina através da uretra. Embora a doxazosina e a terazosina apareçam nos Critérios de Beers para medicamentos de 2012 como devendo ser usados com cautela em idosos, este alerta se aplica à terapia clínica primária para a hipertensão e não para a HPB sintomática. Hipotensão ortostática e arritmias são os principais efeitos adversos potenciais com esses agentes. Outros efeitos colaterais significativos incluem tontura (em até 19% dos casos), cefaleia, fraqueza muscular, náuseas e vômitos, dispepsia, constipação e diarreia. Ao iniciar o tratamento com esses agentes, deve-se começar com a menor dose possível (doxazosina 1 mg ou terazosina 1 mg ao deitar) e aumentar gradualmente, se for necessário para um melhor controle dos sintomas e conforme a tolerância do paciente. Os pacientes e os médicos da atenção primária podem preferir esses α-bloqueadores mais antigos por terem menor custo em comparação com a tansulosina e a alfuzosina. A tansulosina deve ser iniciada com 0,4 mg ao deitar, embora a dose possa ter que ser aumentada para 0,8 mg para se alcançar benefício clínico, o que pode resultar em aumento de custos para o paciente (ela está disponível apenas em cápsula de 0,4 mg). A dose recomendada e disponível da alfuzosina é de 10 mg ao dia. Deve-se observar que sua biodisponibilidade e suas concentrações séricas aumentam cerca de 50% em casos de doença renal crônica em estágios III a IV (i.e., na insuficiência renal leve a severa). A prazosina não é mais recomendada para o tratamento de LUTS relacionados à HPB devido ao alto risco associado de eventos adversos.

Embora não haja evidências de relação causal entre o uso de α-bloqueadores e a síndrome da íris frouxa intraoperatória (SIFI), essa associação tem sido relatada na literatura, com o risco sendo maior em pacientes que usam a tansulosina em comparação com outros α-bloqueadores. Assim, o início da terapia com α-bloqueadores deve ser postergado até depois de cirurgias planejadas para catarata. Não se sabe se a suspensão da terapia com α-bloqueadores antes da cirurgia de catarata é efetiva para evitar a SIFI.

Os inibidores da 5α-redutase (I5αR) podem ser úteis para retardar a progressão da HPB, especialmente na redução do risco de que o paciente desenvolva retenção urinária aguda ou necessite de cirurgia prostática. Eles são mais efetivos em pacientes com próstatas de volume aumentado (com base no TR, níveis elevados de PSA e/ou medidas de volume obtidas por ultrassonografia) e só devem ser usados nessas situações. Porém, alguns estudos sugerem que eles não têm a mesma eficácia da doxazosina no tratamento de LUTS a curto prazo. Há dois medicamentos dessa classe atualmente disponíveis: finasterida (com dose de 5 mg ao dia) e dutasterida (com dose de 0,5 mg ao dia). Deve-se observar que a finasterida não pode ser esmagada e, dessa forma, só pode ser usada por pacientes que conseguem engolir comprimidos. A dutasterida tem uma meia-vida de cinco semanas; assim, os efeitos colaterais adversos associados de disfunção erétil e redução da libido podem ser duradouros em pacientes que usam esse fármaco.

Além disso, o uso a longo prazo (i.e., por mais de quatro anos) de terapia combinada com I5αR e α-bloqueador em pacientes com aumento documentado da próstata pode ser mais efetivo do que o uso isolado de I5αR para retardar a progressão dos sintomas, reduzir as taxas de retenção urinária aguda e diminuir a necessidade de cirurgia prostática. As combinações de I5αR e α-bloqueador que foram estudadas são finasterida com doxazosina e dutasterida com tansulosina.

Os pacientes podem perguntar sobre o uso de medicamentos alternativos e complementares (MAC) para o tratamento dos sintomas de HPB. Há vários produtos atualmente disponíveis para compra sem receita médica, incluindo suplementos contendo *saw palmetto* (*Serenoa repens*), beta-sitosterol e urtiga comum (*Urtica dioica*). Até o momento, não há evidências de alta qualidade suficientes para sustentar a efetividade desses agentes na redução de LUTS relacionados com HPB.

C. Sintomas incômodos persistentes no trato urinário inferior

Nos casos em que a terapia clínica não melhora o LUTS do paciente, eles devem ser encaminhados para a urologia para uma discussão sobre intervenções cirúrgicas. Além disso, a terapia cirúrgica está indicada em casos com insuficiência renal relacionada à HPB, ITUs recorrentes e cálculos vesicais ou hematúria franca causada pela HPB. As opções cirúrgicas incluem prostatectomia aberta, ressecção transuretral da próstata (RTUP), várias terapias com *laser* e incisão transuretral da próstata (ITUP). A escolha da abordagem cirúrgica a ser usada dependerá da apresentação do paciente, anatomia e tamanho da próstata; da experiência do urologista com as diferentes técnicas cirúrgicas; da capacidade do paciente para tolerar o procedimento com base em suas comorbidades preexistentes; e das preferências do paciente com base nos perfis de risco e benefício de cada opção cirúrgica. Embora haja algumas terapias minimamente invasivas disponíveis na atualidade (especificamente ablação transuretral da próstata com agulha e termoterapia transuretral com micro-ondas), existem dúvidas sobre a duração do alívio dos sintomas após esses procedimentos.

▶ Prognóstico

A mortalidade aumentada em associação com a HPB ocorre apenas quando surgem complicações (como insuficiência renal aguda ou ITU) ou em relação a tratamentos clínicos ou cirúrgicos realizados para essa condição. A presença de HPB pó si só não está associada com aumento da mortalidade.

CÂNCER DE PRÓSTATA

▶ Princípios gerais em idosos

O câncer de próstata é a doença maligna não cutânea mais comum em homens. Mais de 2 milhões de homens estão atualmente convivendo com a doença, e estima-se que 240.000 receberão o diagnóstico em 2012. Esta é uma doença de especial importância na população idosa, pois a incidência e a mortalidade aumentam continuamente com a idade. O banco de dados Surveillance Epidemiology and End Results (SEER) estima que entre 2005 e 2009, 58% das pessoas diagnosticadas com a doença e 90% daquelas que morreram pelo câncer de próstata tinham 65 anos ou mais.

O prognóstico do câncer de próstata se baseia em grande parte no grau histológico e na carga tumoral no momento do diagnóstico. As modalidades atuais de rastreamento, incluindo PSA e TR, não são confiáveis para prever a morbidade e a mortalidade associadas ao câncer de próstata, levando à detecção exagerada da doença. Isso, junto com uma taxa de sobrevida específica para o câncer de próstata em cinco anos de 99%, gerou controvérsias entre especialistas sobre as recomendações gerais de rastreamento para os homens de risco médio. Ainda mais complexa é a forma de abordagem do paciente idoso com uma grande carga de comorbidades que provavelmente resultarão em morte antes da progressão do próprio câncer de próstata.

▶ Rastreamento

A incidência e a prevalência do câncer de próstata aumentaram desde 1986 quando o Food and Drug Administration (FDA) aprovou o uso do exame de PSA sérico, o que permitiu o diagnóstico do câncer de próstata em sua fase mais inicial. O SEER estima uma redução de 75% na apresentação de doença metastática e uma diminuição de 42% na mortalidade específica associada ao câncer de próstata em razão do uso disseminado do rastreamento de PSA.

Porém, um PSA elevado nem sempre confirma o diagnóstico de câncer de próstata. Outras causas de hipertrofia das células prostáticas, como HPB e prostatite, podem apresentar elevações do PSA. Assim, um PSA elevado pode significar um resultado falso-positivo, causando ansiedade para o paciente e levando à realização de testes diagnósticos invasivos desnecessários, como a biópsia de próstata. Os exames diagnósticos também podem causar efeitos colaterais adversos consideráveis (ver "Diagnóstico", adiante).

Os especialistas discordam sobre a necessidade e a frequência do rastreamento de câncer de próstata em todos os grupos etários. A United States Preventive Services Task Force (USPSTF) publicou diretrizes em 2012 trazendo recomendação contrária ao rastreamento com PSA na população geral dos Estados Unidos, citando que os potenciais danos superam o risco de não realizar o rastreamento. Por outro lado, a AUA e a American Cancer Society (ACS) apelam para que os profissionais ofereçam o rastreamento aos pacientes apropriados realizando discussões com eles sobre os riscos e benefícios do rastreamento. Se houver uma decisão informada pelo paciente para realizar o rastreamento com PSA e TR, após uma cuidadosa consideração dos potenciais riscos e benefícios do rastreamento e da avaliação diagnóstica para resultados anormais no rastreamento, ele deve ser oferecido. Mais tarde, a AUA liberou a seguinte declaração em resposta à recomendação atual da USPSTF: "é inadequado e irresponsável fazer uma afirmação geral contra o exame de PSA, especialmente para populações de risco, como os afro-americanos".

A maioria dos especialistas concorda que *o estado de saúde geral do paciente deve ser incorporado na decisão sobre o rastreamento*. As pessoas de risco médio, assintomáticas e com expectativa de vida de menos de 10 anos provavelmente não se beneficiarão com o rastreamento de rotina. Se o profissional de saúde acredita que um paciente não seria um candidato adequado para o tratamento em caso de detecção de um câncer de próstata, o rastreamento não deve ser oferecido. Assim, uma abordagem individualizada para o rastreamento do câncer de próstata deve ser adotada pelos profissionais de saúde. Deve-se considerar os riscos, benefícios e as dúvidas atuais das evidências científicas, juntamente com as preferências do paciente, expectativa de vida estimada e efeitos potenciais do tratamento sobre a qualidade de vida do paciente. Ver o Capítulo 8, "Prevenção e Promoção de Saúde" para uma abordagem abrangente às decisões sobre o rastreamento no paciente idoso.

Prevenção

A testosterona desempenha um papel importante no câncer de próstata. Sabendo disso, o National Cancer Institute realizou o ensaio duplo-cego e controlado com placebo Prostate Cancer Prevention Trial (PCPT) para estudar os efeitos do I5αR finasterida no desenvolvimento do câncer de próstata. O estudo foi interrompido prematuramente quando significativamente menos homens no braço do tratamento desenvolveram câncer de próstata. Porém, mais tarde foi determinado que a sobrevida era semelhante entre os grupos de tratamento e controle, com a predominância dos casos evitados sendo de tumores com baixo grau histológico. Deve-se observar que os tumores com alto grau foram mais comuns no grupo do tratamento. Esse resultado levantou questões sobre se a finasterida poderia de fato provocar a progressão do grau histológico. Continuam sendo feitas novas investigações para tentar explicar estes achados.

Achados clínicos

A. Sinais e sintomas

O câncer de próstata em seus estágios iniciais é em grande parte assintomático. À medida que fica mais avançado, podem se desenvolver LUTS, como urgência urinária, frequência, hesitação e noctúria. O câncer de próstata também pode se apresentar como disfunção erétil de início recente ou, menos frequentemente, com hematúria ou hemospermia, que é a presença de sangue na urina ou sêmen. Um pequeno número de pacientes pode se apresentar quando o câncer já produziu metástases para locais distantes. O local mais comum é o esqueleto, apresentando-se com dor ou fratura patológica.

No exame físico, o câncer de próstata pode ser detectado por anormalidades no TR. Essas alterações incluem assimetria, áreas endurecidas distintas e nódulos francos na glândula prostática. Porém, um TR negativo não descarta completamente o câncer de próstata, pois apenas a anatomia posterior e lateral da glândula prostática são facilmente acessíveis com o dedo.

B. Achados laboratoriais

Elevações no PSA sérico podem estar associadas com o câncer de próstata, mas também ocorrem frequentemente com problemas benignos como a HPB. Uma regra é de que quanto mais alto for o PSA, maior é a probabilidade de detectar câncer na biópsia subsequente. A biópsia costuma ser recomendada quando os níveis de PSA são maiores do que 10 ng/mL. Para níveis intermediários (PSA entre 4 e 10 ng/mL), a biópsia será considerada na maioria dos idosos. Porém, apenas 20% dessas biópsias serão positivas para câncer de próstata. Estudos que avaliaram o uso de valores de referência do PSA específicos para a idade, velocidade do PSA e níveis de PSA livre para auxiliar na estratificação de risco desses níveis intermediários de PSA não conseguiram demonstrar superioridade na predição de resultados positivos na biópsia. As recomendações para níveis de PSA abaixo de 4 ng/mL são ainda menos claras. Há um número considerável de pacientes diagnosticados com câncer de próstata cujos níveis de PSA estão na faixa de 2 a 4 ng/mL. No estudo PCPT, 20% dos cânceres localizados encontrados na biópsia tinham níveis séricos de PSA entre 2,6 e 3,9 ng/mL. Os homens também podem apresentar flutuações nos níveis séricos de PSA e, assim, aconselha-se a confirmação de um PSA anormal antes de realizar a biópsia.

C. Diagnóstico

Há necessidade de uma amostra histológica para confirmar o diagnóstico de câncer de próstata após um PSA ou TR anormal. As biópsias são mais comumente obtidas por via transretal, guiadas por ultrassonografia transretal (USTR) para aumentar a acurácia. De modo alternativo, podem ser usadas abordagens transperineais ou transuretrais se houver contraindicação para a abordagem transretal. A obtenção da biópsia é um procedimento relativamente rápido e disponível ambulatorialmente, mas pode ter uma substancial morbidade associada. Isso inclui dor, sangramento na forma de hematúria ou hematospermia, infecção, obstrução urinária e o trauma psicológico potencial de um resultado positivo que pode não necessitar de tratamento. Considerando que cerca de 75% das biópsias dão resultados negativos, os candidatos devem ser selecionados com cuidado e com a assistência de um urologista experiente.

Tratamento

Não há evidências sobre os tratamentos mais efetivos para o câncer de próstata em idosos. Essa população de pacientes costuma ser excluída dos ensaios terapêuticos atuais. Os resultados da biópsia, junto com o estágio TNM (tumor, linfonodo, metástase) e clínico, vão guiar a escolha da terapia inicial. Igualmente importante na seleção do tratamento é equilibrar os objetivos e preferências do paciente com os riscos e benefícios de cada opção terapêutica sendo considerada. O envolvimento de uma equipe multidisciplinar, incluindo médico da atenção primária, oncologista e urologista, permitirá a formulação do plano terapêutico mais abrangente e centrado no paciente.

A. Câncer de próstata localizado

Para o câncer de próstata localizado e restrito ao órgão, o objetivo do tratamento é equilibrar o risco de morte e de morbidade com os efeitos adversos que costumam ocorrer com o tratamento. A decisão sobre a abordagem terapêutica mais apropriada requer a consideração de mais do que apenas a idade cronológica do paciente. Ela deve incorporar o estado geral de desempenho (*performance status*) do idoso, carga de comorbidades, estado nutricional, suporte social e valores e preferências.

As opções terapêuticas definitivas incluem a ressecção cirúrgica por meio da prostatectomia radical (PR) e radiação por radioterapia por feixe externo (RFE) ou braquiterapia. Com os avanços recentes na tecnologia, a PR e a RFE têm resultado em taxas de mortalidade global e específicas para a doença semelhantes. Atualmente não há estudos clínicos controlados e randomizados comparando a braquiterapia com a PR ou a RFE; assim, ela deve ser usada em pacientes cuidadosamente selecionados e com anatomia adequada.

Como 90% dos cânceres de próstata estão clinicamente localizados na glândula prostática e apresentam um baixo risco de progressão, a observação com vigilância ativa ou observação vigilante (*watchful waiting*) são opções para os pacientes de baixo risco adequados. O objetivo da vigilância ativa é monitorar cuidadosamente com medidas de PSA e biópsias. O tratamento curativo só é realizado se houver suspeita de progressão da doença. Por outro lado, a observação vigilante significa o monitoramento cuidadoso quanto ao desenvolvimento de sintomas relacionados ao câncer de próstata, com o tratamento paliativo sendo oferecido nesses casos. A observação vigilante é mais utilizada como opção em idosos com alta carga de comorbidades. O manejo com observação, em geral, é mais frequentemente escolhido por homens com idade acima de 75 anos em comparação com coortes mais jovens.

A terapia com privação de andrógenos (TPA) isoladamente não é considerada como tratamento-padrão para o câncer de próstata localizado em razão de estudos sugerindo encurtamento da sobrevida e aumento da mortalidade. Ela ainda tem um papel como terapia adjuvante na doença localmente avançada.

B. Câncer de próstata avançado

O tratamento do câncer de próstata avançado em idosos deve se concentrar na promoção da qualidade de vida. Embora apenas cerca de 5% dos cânceres de próstata se apresentem inicialmente com metástases hoje, a carga de sintomas desses pacientes pode ser muito grande. A TPA é considerada como o tratamento de primeira linha para cânceres positivos para hormônios. Isso envolve a castração cirúrgica por meio de orquiectomia bilateral ou a castração química em geral feita com agonistas do hormônio liberador de gonadotrofinas (GnRH) e antiandrógenos.

O câncer de próstata resistente à castração em um homem com boa saúde e estado funcional adequado é geralmente tratado com o regime quimioterápico de primeira linha de docetaxel e prednisona. A frequência e a dosagem desse regime podem ser alteradas com base na resposta do paciente à terapia, incluindo quão bem o paciente tolera os efeitos colaterais associados ao tratamento. Para os pacientes com intensa carga de sintomas e resistentes à castração, também há opções paliativas disponíveis. O uso de analgésicos, a radioterapia local e os bifosfonados são úteis no tratamento dos sintomas associados com as metástases ósseas. Também foi demonstrado que a radioterapia é benéfica para o alívio dos sintomas associados com a doença pélvica.

▶ Complicações

Os homens idosos apresentam taxas mais altas de complicações cirúrgicas com a PR. Incontinência urinária e disfunção erétil são muito comuns e resultam de lesão do esfíncter urinário e do nervo peniano, respectivamente. Os procedimentos poupadores de nervos têm melhorado as taxas de impotência, as quais são de até 90% em pacientes submetidos à PR tradicional. Foi demonstrado que a incidência de vazamentos urinários é mais comum com a PR em comparação com outros métodos de tratamento, afetando até 33% dos pacientes.

Sintomas gastrintestinais e geniturinários são os efeitos adversos mais comuns da radioterapia (RT) localizada. Alguns estudos sugerem que os idosos podem desenvolver efeitos colaterais mais precocemente no tratamento, embora se acredite que a carga de comorbidades desempenhe um papel importante. A urgência intestinal é mais comum com a RT do que com outros tratamentos, mas ainda afeta apenas 3% dos pacientes submetidos a longo prazo.

A TPA para o tratamento do câncer de próstata avançado também apresenta várias complicações potenciais, incluindo osteoporose e fraturas, síndrome metabólica, diabetes e doença cardiovascular. Os homens também relatam sintomas vasomotores, ginecomastia, atrofia testicular, fadiga e depressão como resultado do tratamento. Com um perfil de efeitos colaterais tão extenso, o profissional deve considerar as potenciais interações com as comorbidades já presentes, pois elas podem ser exacerbadas durante o tratamento.

A disfunção sexual é um efeito adverso comum que pode resultar de todas as opções terapêuticas, com taxas de incidência entre < 5 e 60%. Este potencial desfecho adverso deve ser discutido com os pacientes antes do início do tratamento, pois a qualidade de vida pode ser significativamente comprometida quando isso ocorre.

▶ Prognóstico

Um número maior de homens que recebem o diagnóstico durante ou após a sétima década de vida morrem pelo câncer de próstata em comparação com populações mais jovens. Isso é especialmente verdadeiro quando há um câncer mais avançado e de grau mais alto no momento do diagnóstico. Ainda assim, em estudos observacionais, as taxas de sobrevida global e específica para o câncer de próstata permanecem muito altas em idosos, fazendo com que outras comorbidades sejam com maior frequência a causa da mortalidade.

American Cancer Society guideline for the early detection of prostate cancer: update 2010. *CA Cancer J Clin*. 2010;60(2):70-98.

American Geriatrics Society 2012 Beers Criteria Update Expert Panel. American Geriatrics Society updated Beers criteria for potentially inappropriate medication use in older adults. *J Am Geriatr Soc*. 2012;60:616-631.

American Urological Association (AUA). *Prostate Specific Antigen Best Practice Statement: 2009 Update*. Linthicum, MD: American Urological Association Education and Research, Inc.; 2009.

American Urological Association Information Sheet: Prostate-Specific Antigen (PSA) Testing for the Early Detection of Prostate Cancer. Accessed June 2, 2012. Available at: http://www.auanet.org/content/media/USPSTF_information_sheet.pdf.

Basch EM, Somerfield MR, Beer TM, et al. American Society of Clinical Oncology endorsement of the Cancer Care Ontario practice guideline of nonhormonal therapy for men with metastatic hormone-refractory (castration-resistant) prostate cancer. *J Clin Oncol.* 2007;25(33):5313-5318.

Berry SJ, Coffey DS, Walsh PC, Ewing LL. The development of human benign prostatic hyperplasia with age. *J Urol.* 1984;132(3):474-479.

Caroll P, Albertsen PE, Greene K, et al. Prostate-specific antigen best practice statement: 2009 update. Accessed June 2, 2012. Available at: http://www.auanet.org/content/guidelines-and-quality-care/clinical-guidelines/main-reports/psa09.pdf.

Din OS, Thanvi N, Ferguson CJ, Kirkbride P. Palliative prostate radiotherapy for symptomatic advanced prostate cancer. *Radiother Oncol.* 2009;93(2):192-196.

Droz JP, Balducci L, Bolla M, et al. Management of prostate cancer in older men: recommendations of a working group of the International Society of Geriatric Oncology. *BJU Int.* 2010;106(4):462-469.

Farwell WR, Linder JA, Jha AK. Trends in prostate-specific antigen testing from 1995 through 2004. *Arch Intern Med.* 2007;167(22):2497-2502.

Fleshner N, Zlotta AR. Prostate cancer prevention: past, present, and future. *Cancer.* 2007;110(9):1889-1899.

Garnick MB. Prostate cancer: screening, diagnosis and management. *Ann Intern Med.* 1993;118(10):804-818.

Konety BR, Cowan JE, Carroll PR; CaPSURE Investigators. Patterns of primary and secondary therapy for prostate cancer in elderly men: analysis of data from caPSURE. *J Urol.* 2008;179(5):1797-1803.

Lin K, Lipsitz R, Miller T, Janakiraman S; U.S. Preventive Services Task Force. Benefits and harms of prostate-specific antigen screening for prostate cancer: an evidence update for the U.S. Preventative Services Task Force. *Ann Intern Med.* 2008;149(3):192-199.

Loblaw DA, Virgo KS, Nam R, et al; American Society of Clinical Oncology. Initial hormonal management of androgen-sensitive metastatic, recurrent, or progressive prostate cancer: 2006 update of an American Society of Clinical Oncology practice guideline. *J Clin Oncol.* 2007;25(12):1596-1605.

McConnell JD, Roehrborn CG, Bautista OM, et al; Medical Therapy of Prostatic Symptoms (MTOPS) Research Group. The long-term effect of doxazosin, finasteride, and combination therapy on the clinical progression of benign prostatic hyperplasia. *N Engl J Med.* 2003;349(25):2387-2398.

McVary KT, Roehrborn CG, Avins AL, et al. *American Urological Association Guideline: Management of Benign Prostatic Hyperplasia (BPH) Revised, 2010.* Linthicum, MD: American Urological Association Education and Research, Inc.; 2010.

Miller DC, Hafez KS, Stewart A, Montie JE, Wei JT. Prostate carcinoma presentation, diagnosis and staging: and update from the National Cancer Database. *Cancer.* 2003;98(6):1169-1178.

Moyer VA; U.S. Preventative Services Task Force. Screening for prostate cancer: U.S. Preventative Services Task Force recommendation statement. *Ann Intern Med.* 2012;157(2):120-134.

Naslund MJ, Gilsenan AW, Midkiff KD, Bown A, Wolford ET, Wang J. Prevalence of lower urinary tract symptoms and prostate enlargement in the primary care setting. *Int J Clin Pract.* 2007;61(9):1437-1445.

Pal SK, Katheria V, Hurria A. Evaluating the older patient with cancer: understanding frailty and the geriatric assessment. *CA Cancer J Clin.* 2010;60(2):120-132.

Pettaway CA, Lamerato LE, Eaddy MT, Edwards JK, Hogue SL, Crane MM. Benign prostatic hyperplasia: racial differences in treatment patterns and prostate cancer prevalence. *BJU Int.* 2011;108(8):1302-1308.

Pierorazio PM, Humphreys E, Walsh PC, Partin AW, Han M. Radical prostatectomy in older men: survival outcomes in septuagenarians and octogenarians. *BJU Int.* 2010;106(6):791-795.

Roehrborn C, Siami P, Barkin J, et al; CombAT Study Group. The effects of dutasteride, tamsulosin, and combination therapy on lower urinary tract symptoms in men with benign prostatic hyperplasia and prostatic enlargement: 2-year results from the CombAT study. *J Urol.* 2008;179(2):616-621.

Tacklind J, Fink HA, MacDonald R, Rutks I, Wilt TJ. Finasteride for benign prostatic hyperplasia. *Cochrane Database Syst Rev.* 2010;(10):CD006015.

Tacklind J, MacDonald R, Rutks I, Stanke JU, Wilt TJ. Serenoa repens for benign prostatic hyperplasia. *Cochrane Database Syst Rev.* 2009;12:CD001423.

Terakawa T, Miyake H, Kanomata N, Kumano M, Takenaka A, Fujisawao M. Inverse association between histologic inflammation in needle biopsy specimens and prostate cancer in men with serum PSA of 10-50 ng/ml. *Urology.* 2008;72(6):1194-1197.

Thompson IM, Goodman PJ, Tangen CM, et al. The influence of finasteride on the development of prostate cancer. *N Engl J Med.* 2003;349(3):215-224.

Thompson I, Thrasher JB, Aus G, et al; AUA Prostate Cancer Clinical Guideline Update Panel. Guideline for the management of clinically localized prostate cancer: 2007 update. *J Urol.* 2007;177(6):2106-2131.

Wilt T, Ishani A, MacDonald R, Stark G, Mulrow C, Lau J. Beta-sitosterols for benign prostatic hyperplasia. *Cochrane Database Syst Rev.* 2000;(2):CD001043.

Wilt TJ, MacDonald R, Rutks I, Shamliyan TA, Taylor BC, Kane RL. Systematic review: comparative effectiveness and harms of treatments for clinically localized prostate cancer. *Ann Intern Med.* 2008;148(6):435-448.

Distúrbios das glândulas tireoide, paratireoides e suprarrenais

Steven R. Gambert, MD
Ravi Kant, MD
Myron Miller, MD

DOENÇAS DA GLÂNDULA TIREOIDE

HIPOTIREOIDISMO SUBCLÍNICO

Princípios gerais em idosos

O hipotireoidismo subclínico afeta um número relativamente grande de idosos. Embora uma pequena porcentagem desses casos evolua para hipotireoidismo clinicamente aparente todos os anos, as pessoas com níveis elevados de anticorpos antimicrossomais estão sob maior risco para declínio da função tireoidiana. Vários estudos observaram os efeitos benéficos da terapia com tiroxina (T_4) em pacientes com hipotireoidismo subclínico; nenhum estudo avaliou especificamente essa questão em idosos.

Achados clínicos

Os idosos com hipotireoidismo subclínico apresentam poucos sintomas ou são assintomáticos. Estudos demonstraram aumento no tempo de trânsito intestinal, aumento da pressão intraocular, níveis mais altos de colesterol de lipoproteína de baixa densidade, risco aumentado de aterosclerose, redução da função cognitiva, alterações do desempenho cardíaco e insuficiência cardíaca congestiva. As mulheres idosas com aterosclerose, e uma porcentagem ainda maior daquelas com história de infarto do miocárdio, apresentam incidência mais elevada de hipotireoidismo subclínico. O tratamento com L-tiroxina em comparação com placebo resulta em melhora global no bem-estar. Além disso, índices não invasivos de contratilidade miocárdica também melhoram, bem como memória, rapidez psicomotora e níveis séricos de colesterol. O hipotireoidismo subclínico progride para hipotireoidismo franco em 5 a 8% das pessoas afetadas a cada ano, com taxas mais elevadas naquelas com altos níveis de anticorpos antimicrossomais.

Tratamento

Embora alguns médicos defendam a terapia de reposição em todas as pessoas com hipotireoidismo subclínico, muitos acreditam que seja melhor reservar o tratamento para aquelas com níveis séricos de hormônio estimulante da tireoide (TSH) > 10 mU/L ou para aquelas com níveis séricos de TSH entre 5 e 10 mU/L com níveis elevados coexistentes de anticorpos antimicrossomais. Se o tratamento não for iniciado, é fundamental manter um acompanhamento cuidadoso, pois uma porcentagem desses indivíduos irá desenvolver hipotireoidismo a cada ano. O objetivo do tratamento, quando iniciado, é normalizar os valores séricos de TSH desde que a dose necessária do hormônio da tireoide não produza efeitos clínicos indesejados. Muitos especialistas recomendam que se tente manter níveis de TSH dentro da faixa normal em idosos, embora se deva notar que as concentrações séricas de TSH aumentam com a idade e um estudo examinando pessoas com "longevidade extrema" tenha observado níveis séricos de TSH significativamente maiores em centenários, com 7,5 mU/L sendo considerado o real limite superior da normalidade em pessoas com 80 anos ou mais.

Atzmon G, Barzilai N, Hollowell JG, Surks MI, Gabriely I. Extreme longevity is associated with increased serum thyrotropin. *J Clin Endocrinol Metab.* 2009;94(4):1251-1254.

Bremner A, Feddema P, Leedman PJ, et al. Age-related changes in thyroid function: a longitudinal study of a community-based cohort. *J Clin Endocrinol Metab.* 2012;97(5):1554-1562.

Canaris GJ, Manowitz NR, Mayor G, Ridgway EC. The Colorado thyroid disease prevalence study. *Arch Intern Med.* 2000;160(4): 526-534.

Cooper DS. Clinical practice. Subclinical hypothyroidism. *N Engl J Med.* 2001;345(4):260-265.

Ladenson PW, Singer PA, Ain KB, et al. American Thyroid Association guidelines for detection of thyroid dysfunction. *Arch Intern Med.* 2000;160(11):1573-1575.

Ochs N, Auer R, Bauer DC, et al. Meta-analysis: subclinical thyroid dysfunction and the risk of coronary heart disease and mortality. *Ann Intern Med.* 2008;148(11):832-845.

HIPERTIREOIDISMO SUBCLÍNICO

▶ Princípios gerais em idosos

Hipertireoidismo subclínico é o termo usado para identificar pessoas com níveis suprimidos de TSH sérico e com níveis circulantes normais de hormônios tireoidianos.

▶ Achados clínicos

O hipertireoidismo subclínico pode ocorrer como consequência da reposição de hormônio tireoidiano para o hipotireoidismo. Embora ainda mantendo níveis circulantes de T_4 dentro da faixa normal, essas pessoas usam doses maiores que o necessário para a normalização do TSH sérico. Intervalos sistólicos mais curtos, fibrilação atrial e osteopenia estão associados com essa entidade clínica. Dados epidemiológicos também sugerem que esse problema afeta 1 a 4% dos idosos com mais de 60 anos que não recebem terapia com hormônio da tireoide. Infelizmente, há pouca coisa na literatura para ajudar a determinar se o tratamento está indicado. A maioria acredita que o tratamento deve ser iniciado se houver sintomas claramente associados, como piora da função cardiovascular ou arritmias cardíacas, atrofia muscular excessiva, anorexia, depressão ou osteoporose significativa. A fibrilação atrial foi descrita em 10% desses pacientes. Como no hipotireoidismo subclínico, o hipertireoidismo subclínico também está associado com uma incidência aumentada de insuficiência cardíaca congestiva em idosos. Os pacientes com hipertireoidismo subclínico apresentam risco aumentado de mortalidade cardiovascular e por todas as causas.

▶ Tratamento

Apesar da concordância geral de que as pessoas que recebem doses excessivas de reposição de hormônio da tireoide com supressão do TSH devem ter a dose do hormônio da tireoide reduzida, está menos claro o que deve ser feito para as pessoas com hipertireoidismo subclínico que não recebem hormônio da tireoide. As pessoas afetadas têm desfechos clínicos variados. Das pessoas acometidas, 47 a 61% apresentam níveis séricos de TSH normais no teste de repetição em um ano sem qualquer intervenção, enquanto 1,5 a 13% desenvolvem hipertireoidismo. Ainda não está claro exatamente quando deve ser tratado o hipertireoidismo subclínico, pois a terapia tem o potencial de toxicidade e custo, sendo que o problema pode desaparecer sem intervenção em alguns pacientes. É melhor considerar o tratamento individualmente com acompanhamento cuidadoso, pois o hipertireoidismo em idosos costuma se apresentar de maneira inespecífica, podendo causar declínio funcional antes ou mesmo que não haja desenvolvimento de sinais e sintomas mais clássicos de hipertireoidismo. O tratamento do hipertireoidismo subclínico pode melhorar a densidade mineral óssea e a fibrilação atrial quando ela é identificada. No caso de opção pelo tratamento, a terapia de ablação com iodo-131 é a modalidade preferencial.

Nanchen D, Gussekloo J, Westendorp RG, et al. PROSPER Group. Subclinical thyroid dysfunction and the risk of heart failure in older persons at high cardiovascular risk. *J Clin Endocrinol Metab.* 2012;97(3):852-861.

Parle JV, Maisonneuve P, Sheppard MC, Boyle P, Franklyn JA. Prediction of all-cause and cardiovascular mortality in elderly people from one low serum thyrotropin result: a 10-year cohort study. *Lancet.* 2001;358(9285):861-865.

Sawin CT, Geller A, Wolf PA, et al. Low serum thyrotropin concentrations as a risk factor for atrial fibrillation in older persons. *N Engl J Med.* 1994;331(19):1249-1252.

Toft AD. Clinical practice. Subclinical hyperthyroidism. *N Engl J Med.* 2001;345(7):512-516.

HIPOTIREOIDISMO

▶ Princípios gerais em idosos

O hipotireoidismo é uma doença comum em idosos, com uma prevalência relatada de 0,9 a 17,5%. O hipotireoidismo em idosos resulta com maior frequência de uma tireoidite autoimune. Tratamento prévio com radioiodo e tireoidectomia subtotal também são causas potenciais. O risco de hipotireoidismo é > 50% após o primeiro ano de tratamento com radioiodo, com uma incidência anual adicional de 2 a 4% a cada ano depois disso. O hipotireoidismo também pode ser o resultado final natural de uma doença de Graves prévia. Medicamentos também podem causar hipotireoidismo, particularmente em pessoas com tireoidite autoimune. Os fármacos mais associados com hipotireoidismo são agentes de contraste radiológico contendo iodo, lítio, amiodarona e antitussígenos contendo iodo. O hipotireoidismo também pode resultar de uma causa secundária: uma anormalidade pituitária ou hipotalâmica.

▶ Achados clínicos

Muitas das queixas de apresentação se confundem com outros problemas prevalentes com o envelhecimento. Esse problema é ainda mais complexo pelo frequente início insidioso da doença. Fadiga e fraqueza são comuns. Apesar de os pacientes mais jovens em geral apresentarem ganho ponderal, intolerância ao frio, parestesias e câimbras musculares, os idosos podem não apresentar queixas ou podem apresentar as mesmas queixas ou outros sintomas clássicos, como constipação, sem doença da tireoide. Muitas pessoas que mais tarde são descobertas com hipotireoidismo são incapazes de identificar com precisão quando os sintomas realmente iniciaram. Os achados neurológicos podem incluir demência, ataxia e síndrome do túnel do carpo, e um atraso no tempo de relaxamento dos reflexos tendinosos profundos pode não ser facilmente aparente em pessoas com idade avançada. A hipercolesterolemia pode ser mais comum também nessas circunstâncias. Por isso, o médico que examina deve manter um alto índice de suspeição para o hipotireoidismo ao avaliar qualquer idoso, sobretudo as mulheres e aqueles pacientes com história pessoal ou familiar de alguma forma de doença da tireoide.

O hipotireoidismo primário está associado com concentrações séricas elevadas de TSH. Mudanças nas proteínas de ligação podem reduzir o nível de T_4 total; a tri-iodotironina (T_3) pode estar reduzida em pessoas com doença clínica significativa ou desnutrição. Mesmo as medidas de T_4 livre podem ser enganosas; o T_4 pode estar suprimido em pessoas com tireotoxicose por T_3. Por essas razões, uma elevação no TSH sérico continua sendo a melhor maneira de detectar a falência primária da glândula tireoide independentemente da idade. Durante a fase de recuperação após uma doença aguda não tireoidiana, porém, uma elevação no TSH sérico pode não representar um verdadeiro hipotireoidismo clínico; nesse caso, o TSH sérico retorna a valores normais dentro de 4 a 6 semanas. Embora incomum em idosos, o hipotireoidismo pode ser secundário à falência pituitária ou hipotalâmica, com níveis séricos reduzidos de TSH e de T_4. TSH > 10, sexo feminino e anticorpos antitireoidianos positivos estão associados a um risco aumentado de progressão para hipotireoidismo clínico. Em pacientes com TSH < 10, o teste para anticorpos antitireoidianos pode ser útil e favorece o tratamento com levotiroxina. O rastreamento com TSH está indicado naqueles idosos com problemas cognitivos, bócio ou histórico de anormalidades tireoidianas, hipercolesterolemia ou história familiar de doença tireoidiana.

▶ Diagnóstico diferencial

Muitos dos sinais e sintomas de apresentação do hipotireoidismo em pessoas de qualquer idade lembram achados comuns a muitos outros distúrbios prevalentes com o envelhecimento, notavelmente insuficiência cardíaca congestiva e ascite inexplicada resultante de anormalidades cardíacas ou hepáticas. Uma língua de tamanho aumentado pode resultar de amiloidose primária. A anemia pode resultar de deficiência de vitamina B_{12}, folato ou ferro ou de expansão de volume. Pode haver depressão e outras alterações da cognição podem ser causadas por toxicidade medicamentosa ou demência.

▶ Tratamento

A L-tiroxina é o medicamento preferido para tratar o hipotireoidismo. Em geral, sugere-se o uso consistente de uma determinada preparação para minimizar a variabilidade que pode ocorrer com preparações genéricas. Também é mais fácil para os idosos identificarem o medicamento com cor e formato consistentes. Os idosos geralmente necessitam de quantidades menores de L-tiroxina para normalização de seu estado tireoidiano, sendo, em média, de 110 µg/dia. Em função do aumento na meia-vida do T_4 relacionado à idade, de cerca de nove dias em pessoas com 80 anos ou mais, demora mais tempo para se alcançar um estado de equilíbrio. É necessário um tempo maior entre os aumentos das doses para reduzir efeitos colaterais indesejados.

O adágio comumente usado de "começar com pouco e ir devagar" deve ser seguido ao iniciar a terapia de reposição do hormônio da tireoide em qualquer idoso. Como muitos idosos com hipotireoidismo podem ter doença cardiovascular subjacente, a terapia deve ser iniciada com 25 µg/dia, com aumentos graduais de 25 µg a cada 4 a 6 semanas. As pessoas com doença cardíaca significativa podem necessitar de alterações de doses tão baixas quanto 12,5 µg, devendo-se até mesmo começar com essa dose. Quando se alcança uma dose de 75 µg/dia sem efeitos colaterais, aconselha-se realizar incrementos de 12,5 µg. A dose final necessária de L-tiroxina é aquela necessária para a redução do TSH sérico até a faixa normal sem efeitos colaterais associados.

Um estado eutireoidiano pode exacerbar sintomas cardíacos em pacientes com doença arterial coronariana significativa. Nessas circunstâncias, o uso de β-bloqueadores pode permitir um estado clinicamente eutireoidiano sem a indução de sintomas de isquemia miocárdica. Há necessidade de monitoramento do TSH para evitar a indução de hipertireoidismo subclínico iatrogênico por doses excessivas de reposição do hormônio da tireoide.

▶ Prognóstico

Com o tratamento precoce, espera-se um retorno ao estado de saúde normal. Porém, a resposta completa ao tratamento tireoidiano pode demorar meses e os pacientes necessitarão de terapia de reposição com hormônio da tireoide e monitoração periódica com teste de função tireoidiana por toda a vida.

COMA MIXEDEMATOSO

▶ Princípios gerais em idosos

O coma mixedematoso é uma consequência grave do hipotireoidismo não tratado ou com tratamento inadequado. Embora seja raro, ele ocorre quase exclusivamente em idosos. O coma é visto nos casos mais graves; achados mais comuns incluem alterações cognitivas, letargia, convulsões, sintomas psicóticos, confusão e desorientação. Na maioria dos casos, as pessoas acometidas tiveram um evento precipitante como infecção grave, exposição ao frio, alcoolismo ou uso de medicamentos psicoativos, sedativos ou narcóticos. O tratamento precoce é fundamental.

▶ Achados clínicos

É comum haver história de aumento de fadiga e sonolência, da mesma maneira que uma história de tratamento para um distúrbio da tireoide ou uso de narcóticos, sedativos ou antipsicóticos. Infecções, especialmente pneumonia e sepse urinária, são comuns. O exame físico pode demonstrar sinais e sintomas clássicos de hipotireoidismo, incluindo pele seca e escamosa, bradicardia e edema. Pode haver hipotermia profunda, bem como hipoventilação e hipotensão. Cefaleia, ataxia, nistagmo, comportamento psicótico, câimbras musculares e bradicardia sinusal podem preceder o coma. Também pode haver derrame pericárdico, íleo, megacólon e formação de hematomas com trauma mínimo.

Os achados laboratoriais classicamente incluem elevações marcadas no TSH sérico e redução no T_4 sérico total e livre. Hipoglicemia e hiponatremia são comuns. Estados de deficiência autoimune, como diabetes e insuficiência suprarrenal, estão algumas vezes associados ao hipotireoidismo e outros distúrbios autoimunes. A creatina fosfoquinase de origem muscular costuma estar elevada como resultado de lesão muscular. Pode haver infarto do miocárdio na presença de coma mixedematoso ou mesmo como evento precipitante, podendo complicar o início da terapia de reposição do hormônio da tireoide. Em raras circunstâncias, pode ocorrer mioglobinúria e rabdomiólise. A gasometria arterial em geral demonstra uma diminuição na pressão parcial de oxigênio e um aumento na pressão parcial de dióxido de carbono, indicando insuficiência respiratória aguda ou iminente. A anemia também é um achado comum e costuma ser normocrômica, normocítica ou macrocítica. A cardiomegalia costuma ser vista na radiografia de tórax. O exame de potencial evocado pode apresentar amplitude ou latência anormais, e o eletroencefalograma pode demonstrar ondas trifásicas que desaparecem com a reposição do hormônio da tireoide.

▶ Diagnóstico diferencial

Estão incluídos no diagnóstico diferencial demência, sepse, sangramento ou tumor intracraniano, encefalopatia hepática, insuficiência cardíaca congestiva e hipotireoidismo.

▶ Tratamento

Na maioria dos casos, os pacientes com doença grave começam a receber a terapia de reposição com hormônio da tireoide com base na suspeita clínica antes da obtenção de dados laboratoriais confirmatórios. Ao decidir sobre a terapia, os seguintes princípios devem ser considerados:

1. O coma mixedematoso tem taxa de mortalidade muito elevada se o tratamento for postergado ou inadequado.
2. A incerteza sobre o diagnóstico antes de receber os resultados laboratoriais deve ser ponderada com a terapia empírica, especialmente se ficar definido mais tarde que o paciente não tem hipotireoidismo.
3. Deve ser fornecida a terapia de suporte, que inclui suporte ventilatório para a insuficiência respiratória, antibióticos para as infecções conforme indicação e manejo da hipotermia por reaquecimento externo. A hipotensão pode ser tratada com reposição de líquidos, embora possa haver necessidade de infusão de dopamina. A hiponatremia deve ser tratada, embora a própria terapia com hormônio da tireoide por si só resulte em diminuição do hormônio antidiurético (ADH) e produza uma diurese rápida. A hipoglicemia e a anemia devem ser monitoradas cuidadosamente e tratadas conforme as necessidades individuais. Deve-se ter cuidado para evitar a aspiração, a impactação fecal, as úlceras de pressão e a retenção urinária.
4. É fundamental o início imediato da reposição do hormônio da tireoide. A dose inicial para o tratamento do coma mixedematoso é de 300 a 500 µg de L-tiroxina administrados por via intravenosa. Essa dose elevada é necessária para ocupar os locais de ligação hormonal que foram deixados livres como resultado da deficiência hormonal significativa e prolongada. Além disso, fatores precipitantes, como infecção, podem aumentar a metabolização do T_4 e, assim, exigir uma dose maior de reposição inicial. Doses elevadas podem aumentar o consumo de oxigênio miocárdico e o potencial para infarto do miocárdio. Quando houver evidências de resposta clínica, geralmente notada por diurese e aumento da temperatura corporal e da frequência cardíaca, a dose diária de L-tiroxina deve ser reduzida para 50 a 100 µg, podendo ser administrada por via oral e ajustada conforme a necessidade. O uso de T_3 ou de uma combinação de T_4 e T_3 tem sido sugerido por alguns médicos em função do início de ação mais rápido do T_3 e da disponibilidade reduzida para a transformação de T_4 na forma mais ativa de T_3 em pessoas com doença significativa e/ou desnutrição. Não há dados disponíveis para que se faça uma recomendação mais definitiva.
5. Como pode coexistir insuficiência suprarrenal com o coma mixedematoso, a suspeita de deficiência de cortisol deve ser alta. História e exame físico sugestivos ou anormalidades eletrolíticas devem levar à administração de glicocorticoides intravenosos. O início da terapia com glicocorticoides em todos os pacientes com coma mixedematoso é controverso. Em situações com risco de morte, deve ser coletado sangue para a dosagem de cortisol plasmático, devendo-se administrar doses intravenosas de estresse de corticosteroides, sendo continuados até que haja confirmação laboratorial sobre o estado suprarrenal e se possa decidir sobre continuar, reduzir gradualmente ou suspender os corticosteroides.

▶ Prognóstico

O coma mixedematoso é um problema grave que ocorre mais em idosos com hipotireoidismo. A terapia de suporte agressiva e a terapia de reposição do hormônio da tireoide são fundamentais enquanto possíveis fatores precipitantes são avaliados e tratados conforme a necessidade. É necessário monitoramento cuidadoso quando se inicia o tratamento para evitar a toxicidade das doses iniciais relativamente grandes de hormônio da tireoide. Mesmo sob as melhores circunstâncias, há mortalidade considerável relacionada ao atraso no diagnóstico e à presença de comorbidades.

Dutta P, Bhansali A, Masoodi SR, Bhadada S, Sharma N, Rajput R. Predictors of outcome in myxoedema coma: a study from a tertiary care centre. *Crit Care*. 2008;12(1):R1.

Kwaku MP, Burman KD. Myxedema coma. *J Intensive Care Med*. 2007;22(4):224-231.

Yamamoto T, Fukuyama J, Fujiyoshi A. Factors associated with mortality of myxedema coma: report of eight cases and literature survey. *Thyroid*. 1999;9(12):1167-1174.

HIPERTIREOIDISMO

▶ Princípios gerais em idosos

O hipertireoidismo resulta de uma quantidade excessiva de hormônio tireoidiano circulante por produção endógena ou fontes iatrogênicas. Sob o ponto de vista clínico, esse distúrbio é acompanhado por um amplo espectro de sinais e sintomas que variam entre as pessoas e podem ser muito diferentes entre pessoas jovens e idosas. Uma porcentagem maior de pessoas afetadas tem mais de 60 anos. Muitos estudos de prevalência indicam a presença de hipertireoidismo em 1 a 3% dos idosos que vivem na comunidade. O hipertireoidismo é muito mais comum em mulheres comparativamente aos homens, com as estimativas variando de 4:1 até 10:1.

A doença de Graves permanece sendo a causa mais importante de hipertireoidismo em pessoas mais jovens, podendo ainda estar presente em idosos. Porém, com o avanço da idade, mais casos de hipertireoidismo resultam de bócio multinodular tóxico. Embora os bócios multinodulares sejam comumente encontrados em pessoas idosas e com frequência não estejam associados à doença clínica, eles podem evoluir para bócio multinodular tóxico. Um adenoma tóxico pode causar hipertireoidismo, e isso costuma ser identificado na cintilografia de tireoide como um nódulo solitário hiperfuncionante com supressão de atividade na porção remanescente da glândula tireoide.

Raras vezes, o hipertireoidismo pode resultar da ingestão de iodo ou de substâncias contendo iodo. O iodo pode ser introduzido por meio de frutos do mar, embora esse problema seja mais comum após exposição a agentes de contraste radiológico iodados e à amiodarona. Até 40% dos pacientes que usam a amiodarona apresentarão níveis séricos de T_4 acima do limite normal como resultado do efeito do fármaco sobre o metabolismo de T_4; muito menos (5%) irão desenvolver tireotoxicose clinicamente aparente. O hipertireoidismo pode ser de início rápido e intensidade severa.

O hipertireoidismo deve sempre ser considerado no idoso que recebe terapia com hormônio da tireoide. Isso é particularmente importante quando a dose é > 0,15 mg/dia de L-tiroxina, embora mesmo doses menores possam ser excessivas, em especial nas pessoas pequenas e de idade avançada. As pessoas que usam a mesma dose de hormônio da tireoide por muitos anos podem desenvolver hipertireoidismo simplesmente por causa de um declínio relacionado à idade na capacidade do corpo para degradar o T_4.

Embora extremamente raro, um tumor pituitário produtor de TSH pode ser a causa do hipertireoidismo. Níveis não suprimidos de TSH sérico na presença de quantidades aumentadas de hormônio tireoidiano circulante são vistos com esses tumores. O hipertireoidismo também pode raramente resultar da produção excessiva de hormônio tireoidiano devido a um carcinoma folicular metastático disseminado.

Pode haver hipertireoidismo transitório em pacientes com tireoidite silenciosa ou subaguda como resultado da liberação aumentada de hormônio tireoidiano na circulação durante a fase inflamatória da doença. A lesão por irradiação, a qual pode ser causada por terapia com iodo radioativo para o hipertireoidismo, também pode resultar em liberação de hormônio tireoidiano.

O hipertireoidismo costuma estar acompanhado por níveis elevados de T_4 e T_3. Porém, um subgrupo de pessoas idosas com hipertireoidismo apresenta elevações isoladas de T_3. O T_4 está dentro da faixa normal ou pode, de fato, estar suprimido. Essa circunstância é chamada de toxicose por T_3. Embora isso possa ocorrer em qualquer tipo de hipertireoidismo, é mais comum em idosos com bócio multinodular tóxico ou adenomas tóxicos solitários. O diagnóstico é feito com base em achados clínicos e em medidas demonstrando níveis séricos elevados de T_3 e níveis séricos suprimidos de TSH. A toxicose por T_4 ou aumento isolado no T_4 sérico sem elevação de T_3 sérico ocorre com maior frequência em idosos doentes portadores de hipertireoidismo. A doença ou a desnutrição interferem na remoção normal do iodo da posição 5' no T_4 e, assim, há capacidade reduzida de converter T_4 em T_3.

▶ Achados clínicos

A. Sinais e sintomas

Os achados clínicos associados com o hipertireoidismo variam muito no idoso. Em geral, a apresentação clínica do hipertireoidismo nesse momento da vida difere daquela com sinais mais clássicos notados em pacientes mais jovens (Tabela 41-1). O achado de apresentação pode ser uma redução na capacidade funcional. Pode haver fadiga aumentada, fraqueza muscular, alterações cognitivas, perda de apetite, perda de peso, arritmias cardíacas e insuficiência cardíaca congestiva. Os achados oculares associados com o hipertireoidismo são vistos com menor frequência em idosos. Em vez de evacuações frequentes, costuma haver resolução de uma constipação preexistente. Anemia e hiponatremia costumam ser notadas e acredita-se que sejam causadas por outras doenças coexistentes. Embora essa ausência relativa dos achados clássicos de hipertireoidismo não ocorra em todos os idosos com hipertireoidismo, um subgrupo desenvolve um estado de hipertireoidismo apático. Nesses casos, o paciente não apresenta hiperatividade, irritabilidade e inquietação que são comuns nos pacientes mais jovens com hipertireoidismo e, em vez disso, apresenta fraqueza severa, letargia, falta de atenção, depressão e aspecto de consumo por doença crônica. Muitas vezes, a pessoa é erroneamente diagnosticada como portadora de câncer ou depressão grave.

Tabela 41-1 Frequência de sinais e sintomas de hipertireoidismo em pacientes jovens *versus* idosos

Sinal/sintoma	Jovens (%)	Idosos (%)[a]
Palpitação	100	61,5
Bócio	98	61,0
Tremor	96	63,0
Perspiração excessiva	92	52,0
Perda ponderal	73	77,0
Sinais oculares	71	42,0
Arritmias	4,6	39,0

[a]Os dados representam uma compilação de vários estudos.

Sintomas menos comuns em idosos incluem nervosismo, diaforese aumentada, aumento de apetite e aumento da frequência das evacuações. Os sintomas mais comuns incluem perda ponderal marcada, presente em > 80% dos idosos, perda de apetite, piora da angina, agitação, confusão e edema.

Da mesma forma, os achados físicos são diferentes em pacientes idosos. Hiper-reflexia, bócio palpável e exoftalmia costumam estar ausentes, embora o retardo palpebral e a retração palpebral possam estar presentes. A frequência de pulso tende a ser mais lenta. As manifestações cardíacas são particularmente importantes no idoso que pode ter doença cardíaca preexistente. Uma frequência cardíaca aumentada com consequente aumento na demanda de oxigênio miocárdica, no volume de ejeção, no débito cardíaco e com encurtamento sério no tempo de ejeção do ventrículo esquerdo reforçam as consequências clínicas das palpitações. Também há risco aumentado de fibrilação atrial (em geral com resposta ventricular lenta), exacerbação da angina em pacientes com doença arterial coronariana preexistente e precipitação de insuficiência cardíaca congestiva com resposta ruim à terapia convencional.

Os problemas gastrintestinais podem algumas vezes incluir dor abdominal, náuseas e vômitos. Podem ocorrer diarreia e aumento da frequência evacuatória resultantes do efeito do hormônio tireoidiano sobre a motilidade intestinal, mas esses sintomas costumam estar ausentes e a constipação ainda é comum. Pode haver alterações nas enzimas hepáticas, incluindo elevações nos níveis de fosfatase alcalina e gama-glutamiltranspeptidase, que retornam ao normal após o paciente voltar ao estado de eutireoidismo. A fraqueza, em especial dos músculos proximais, é uma característica importante do hipertireoidismo em idosos e costuma estar acompanhada de atrofia muscular e declínio funcional. Podem ser observados distúrbios da marcha, instabilidade postural e quedas. O tremor é observado em > 70% dos idosos com hipertireoidismo. O tremor costuma ser mais grosseiro do que outros tremores comuns. Uma fase de relaxamento rápida nos reflexos tendinosos profundos é difícil de ser identificada no idoso com hipertireoidismo. As manifestações do sistema nervoso central (SNC) podem ser proeminentes e incluem confusão, depressão, alterações na memória de curto prazo, agitação, ansiedade e redução da atenção. Outros achados associados com hipertireoidismo incluem piora da tolerância à glicose, elevações discretas no cálcio sérico e osteoporose resultante de aumento do *turnover* ósseo.

B. Exames laboratoriais

A apresentação diferente e muitas vezes atípica do hipertireoidismo em idosos exige um alto índice de suspeição entre os médicos e a solicitação dos exames laboratoriais adequados. O T_4 livre sérico e a medida do TSH sérico são os exames laboratoriais preferidos para diagnosticar a disfunção tireoidiana. O achado de um T_4 livre sérico normal ou baixo com um TSH sérico suprimido aumenta a possibilidade de toxicose por T_3, havendo necessidade de medição do T_3 sérico por radioimunoensaio. Embora o achado de anticorpos antirreceptor de TSH confirme o diagnóstico de doença de Graves, isso precisa ser solicitado apenas raramente.

C. Exames especiais

A cintilografia da tireoide com tecnécio e a medida de captação de I^{131} em 24 horas podem ser úteis na diferenciação entre doença de Graves e bócio multinodular tóxico. A cintilografia pode também demonstrar a presença de um bócio pequeno e difusamente ativo que não seria detectado ao exame físico. Uma captação muito baixa de I^{131} em um paciente com níveis circulantes elevados de hormônios da tireoide sugere a ingestão de hormônio tireoidiano exógeno, a fase hipertireoidiana da tireoidite indolor ou subaguda ou o hipertireoidismo induzido por iodo.

▶ Diagnóstico diferencial

Os pacientes com hipertireoidismo mais tarde na vida geralmente apresentam doenças coexistentes, sendo importante não atribuir todos os sinais e sintomas da apresentação clínica ao próprio hipertireoidismo. Os diagnósticos diferenciais mais comuns a serem considerados incluem ansiedade, doença maligna, depressão, diabetes melito, menopausa e feocromocitoma.

▶ Tratamento

O tratamento deve ser dirigido à causa específica do hipertireoidismo. Assim, a causa subjacente deve ser determinada para excluir a possibilidade de uma das formas transitórias da doença, como a ingestão excessiva de hormônios, a exposição a iodo ou a tireoidite subaguda. A maioria dos pacientes idosos com doença de Graves ou bócio multinodular tóxico pode ser tratada com medicamentos antitireoidianos, iodo radioativo ou cirurgia. O tratamento preferido, contudo, é o iodo radioativo.

Uma etapa inicial útil no tratamento da suspeita de hipertireoidismo é a administração de β-bloqueadores de longa ação, como propranolol, metoprolol, nadolol ou atenolol. Esses agentes rapidamente controlam os sintomas de palpitações, angina, taquicardia e agitação. Porém, deve-se ter cuidado em pessoas com insuficiência cardíaca congestiva, doença pulmonar obstrutiva crônica ou diabetes melito tratado com insulina.

Após a confirmação de doença de Graves ou bócio nodular tóxico, deve ser iniciado o tratamento com um dos fármacos antitireoidianos: propiltiouracil ou metimazol. Tais agentes impedem a biossíntese de hormônio tireoidiano, depletando dessa forma os estoques intratireoidianos de hormônios e levando à redução da secreção hormonal. Costuma ser visto um declínio na concentração sérica de T_4 dentro de 2 a 4 semanas após o início da terapia com fármacos antitireoidianos, devendo-se reduzir gradualmente a dose quando os níveis de hormônios tireoidianos alcançarem valores normais para evitar o hipotireoidismo. Em 1 a 5% dos pacientes, os medicamentos antitireoidianos podem resultar em febre, erupção cutânea e artralgias. A agranulocitose induzida pelos fármacos pode ser mais comum em idosos e ocorre com maior frequência nos primeiros três meses de tratamento, sobretudo nos pacientes que recebem > 30 mg/dia de metimazol. O monitoramento periódico do hemograma deve ser considerado, suspendendo-se os medicamentos antitireoidianos se houver evidências de neutropenia.

O uso de medicamentos antitireoidianos a longo prazo pode ser efetivo em pacientes com mais de 60 anos e com doença de Graves, os quais parecem responder rapidamente e apresentam maior probabilidade de uma remissão duradoura. Como esses medicamentos raras vezes fornecem efeito duradouro nos pacientes com bócio multinodular tóxico, há necessidade de tratamento mais definitivo após o paciente retornar ao eutireoidismo com os medicamentos. O tratamento recomendado na maioria dos idosos com hipertireoidismo é a ablação da glândula com I^{131}. Quando o paciente alcançar o eutireoidismo sob tratamento com fármacos antitireoidianos, esses agentes devem ser suspensos por 3 a 5 dias, após o que se administra o I^{131} por via oral. A terapia com β-bloqueadores pode ser mantida e os agentes antitireoidianos podem ser reiniciados cinco dias após a radioterapia, devendo ser continuados por 1 a 3 meses até que se obtenha o maior efeito com o iodo radioativo. Embora alguns médicos tentem calcular uma dose específica que deixará o paciente em eutireoidismo sem desenvolvimento subsequente de hipotireoidismo, muitos pacientes ainda desenvolverão hipotireoidismo permanente. Por essa razão, a maioria dos médicos defende o tratamento dos idosos com hipertireoidismo com uma dose relativamente grande de I^{131} para garantir a ablação do tecido tireoidiano e, assim, evitar a recorrência do hipertireoidismo.

Após o tratamento, o paciente é cuidadosamente monitorado quanto ao início de doses suplementares de hormônio tireoidiano, pois pode haver desenvolvimento de hipotireoidismo com apenas quatro semanas após o tratamento. Independentemente da dose utilizada, 40 a 50% dos pacientes apresentarão hipotireoidismo dentro de 12 meses da administração de I^{131}, com 2 a 5% desenvolvendo hipotireoidismo anualmente depois disso.

O tratamento prévio com medicamentos antitireoidianos evita a possibilidade de tireoidite induzida pela radiação após o tratamento com I^{131}. Porém, em algumas situações, quando achados clínicos e laboratoriais sugerirem um caso leve de hipertireoidismo e não forem notados problemas cardíacos, pode ser apropriado tratar o paciente hipertireóideo com I^{131} sem tratamento prévio com medicamentos antitireoidianos. Quando essa opção é escolhida, os pacientes devem receber β-bloqueadores e continuar seu uso até que os níveis de hormônios tireoidianos retornem ao normal.

A cirurgia não é recomendada como tratamento primário do hipertireoidismo em idosos. Doenças coexistentes, especialmente cardíacas, aumentam o risco cirúrgico. Além disso, as complicações pós-operatórias de hipoparatireoidismo e lesão de nervo laríngeo recorrente são riscos significativos. A cirurgia pode estar indicada no raro paciente com compressão traqueal secundária a um grande bócio.

A fibrilação atrial ocorre em 10 a 15% dos pacientes com hipertireoidismo. O tratamento da doença subjacente é fundamental; a cardioversão e a anticoagulação são considerados caso a caso. Quanto maior o período de hipertireoidismo, menos provável é o retorno para o ritmo sinusal normal; o maior benefício é encontrado nos pacientes que ficam em eutireoidismo dentro de três semanas. A cardioversão costuma ser reservada para aqueles pacientes que ainda permanecem em fibrilação atrial após 16 semanas de eutireoidismo. Muitos idosos com hipertireoidismo que desenvolvem fibrilação atrial apresentam maior risco de eventos tromboembólicos, em especial aqueles com histórico de tromboembolismo, hipertensão ou insuficiência cardíaca congestiva e aqueles com evidências de aumento do átrio esquerdo ou disfunção ventricular esquerda. Na ausência de contraindicações, a terapia anticoagulante deve ser iniciada com varfarina em uma dose que aumente a razão da normatização internacional para 2,0 a 3,0. A varfarina deve ser continuada até que o paciente esteja em eutireoidismo e com ritmo sinusal normal restaurado.

Allahabadia A, Daykin J, Holder RL, Sheppard MC, Gough SC, Franklyn JA. Age and gender predict the outcome of treatment for Graves' hyperthyroidism. *J Clin Endocrinol Metab.* 2000;85(3):1038-1042.

Trivalle C, Doucet J, Chassagne P, et al. Differences in the signs and symptoms of hyperthyroidism in older and younger patients. *J Am Geriatr Soc.* 1996;44(1):50-53.

DOENÇA NODULAR E NEOPLASIA DA TIREOIDE

▶ Princípios gerais em idosos

Glândulas tireoides multinodulares são mais frequentes em pessoas que viveram em regiões com deficiência de iodo. Costuma haver história de bócio desde a infância ou início da idade adulta. Bócios multinodulares muito grandes, especialmente aqueles com componente subesternal significativo, podem comprimir a traqueia e causar problemas de dispneia e sibilância ou problemas de deglutição. Todos os pacientes com nódulos tireoidianos devem ser questionados sobre exposição prévia à irradiação externa na cabeça, pescoço e parte superior do tórax. A irradiação dessas áreas aumenta muito o risco de câncer de tireoide. A irradiação aumenta o risco de câncer da tireoide bem como de nódulos benignos e adenomas de paratireoides. Cerca de 16 a 29% das pessoas que receberam irradiação em baixa dose na cabeça e pescoço quando crianças desenvolverão nódulos tireoidianos palpáveis; cerca de 33% deles se tornarão malignos e serão clinicamente detectados apenas após 10 a 20 anos, alcançando um pico de incidência 20 a 30 anos após a exposição à radiação.

▶ Achados clínicos

A. Sinais e sintomas

Os nódulos tireoidianos costumam permanecer assintomáticos, sendo descobertos pelo paciente inadvertidamente ou pelo médico durante um exame físico de rotina. Algumas vezes, um nódulo tireoidiano pode resultar em início agudo de dor cervical. Isso pode ser uma tireoidite aguda ou subaguda ou uma hemorragia dentro de um nódulo preexistente. Embora um nódulo tireoidiano isolado esteja mais associado com doença maligna em comparação com uma glândula tireoidiana multinodular, apenas 5% dos nódulos solitários clinicamente aparentes serão malignos. A grande maioria dos nódulos tireoidianos é benigna, incluindo adenomas foliculares e coloides, tireoidite de Hashimoto e cistos tireoidianos.

As neoplasias malignas da tireoide podem ser carcinomas papilares, foliculares, medulares ou anaplásicos. Lesões não tireoidianas podem aparecer como nódulos ao exame físico; isso inclui linfonodos, aneurismas, cistos e adenomas de paratireoides e cistos do ducto tireoglosso. O risco de que um nódulo tireoidiano solitário seja maligno aumenta com história de exposição à radiação, idade > 60 anos, aumento rápido de tamanho, rouquidão sugerindo compressão do nervo laríngeo recorrente e dureza à palpação. A idade também é um fator preditivo do tipo histológico do câncer. A distribuição histológica global de todos os cânceres de tireoide é de 79% de papilares, 13% de foliculares, 3% de células de Hürthle, 3,5% de medulares e 1,7% de anaplásicos. Em pacientes com mais de 60 anos, os carcinomas papilares são responsáveis por 67% dos cânceres de tireoide. O pico de frequência do carcinoma folicular ocorre entre a quarta e a sexta décadas de vida (idade média do diagnóstico: 44 anos). Junto com o carcinoma de células de Hürthle, esses cânceres são responsáveis por 20% das neoplasias malignas da tireoide na população com mais de 60 anos. O carcinoma medular tem um pico de incidência durante a quinta e a sexta décadas de vida, representando cerca de 5% dos cânceres de tireoide em idosos (Tabela 41-2). Os carcinomas anaplásicos ocorrem quase exclusivamente nos idosos, sendo responsáveis por cerca de 6% dos cânceres de tireoide nessa população. O carcinoma anaplásico se caracteriza por crescimento rápido, consistência pétrea e invasão local. O envolvimento do nervo laríngeo recorrente e a compressão da traqueia são comuns. Linfomas e cânceres metastáticos ocorrem com pouca frequência nos idosos. O linfoma costuma se apresentar como massa cervical indolor de crescimento rápido que pode causar sintomas compressivos. É comum coexistir com a tireoidite de Hashimoto.

B. Exames laboratoriais

O principal objetivo na avaliação de um idoso com nódulo de tireoide é descartar a presença de doença maligna. Os exames de função tireoidiana estarão geralmente normais a menos que haja um adenoma hiperfuncionante ou bócio multinodular tóxico. Um TSH sérico elevado pode ser observado em pessoas com hipotireoidismo subclínico e doença nodular, pois pode resultar de tireoidite de Hashimoto de longa duração. A tireoglobulina sérica costuma estar elevada em casos de câncer de tireoide, mas não diferencia entre câncer e nódulos benignos ou tireoidite. Ela é, dessa forma, mais usada como marcador para recorrências ou metástases em pacientes com carcinoma papilar ou folicular submetidos à tireoidectomia total. Uma elevação da concentração sérica de calcitonina é indicativa de carcinoma medular, mas não faz parte da avaliação inicial a menos que exista história familiar de neoplasia endócrina múltipla.

C. Exames especiais

A punção aspirativa com agulha fina (PAAF) da tireoide permanece sendo a melhor maneira de obter tecido para exame citológico ou histológico. A PAAF está indicada em qualquer paciente com nódulo solitário e quando houver suspeita de câncer de tireoide com base na avaliação clínica, ultrassonografia ou cintilografia de tireoide. Esse procedimento, quando realizado por médico experiente, é seguro, de custo baixo e capaz de determinar a presença ou ausência de câncer com acurácia próxima de 95%, com acurácia ainda maior usando-se direcionamento por ultrassonografia. Em geral, os achados citopatológicos da PAAF são divididos em quatro categorias: positivo para câncer, suspeito de câncer, negativo para câncer e não diagnóstico. Indica-se a repetição da PAAF para achados não diagnósticos em nódulos clinicamente suspeitos. Células malignas encontradas na PAAF indicam a necessidade de cirurgia. A combinação de citologia suspeita por PAAF e nódulo frio na cintilografia de tireoide também indica a necessidade de excisão cirúrgica do nódulo suspeito. A citologia benigna em nódulo sólido ou cístico exige observação. Se a PAAF é sugestiva de linfoma, indica-se repetição da biópsia com agulha de grosso calibre ou biópsia com cirurgia aberta.

A cintilografia com isótopos não é mais considerada como teste diagnóstico inicial na avaliação de nódulos suspeitos, pois apresenta taxas relativamente elevadas de falso-positivos e falso-negativos, além do custo alto. A melhor utilização dos isótopos é na avaliação de pacientes com nódulo de tireoide e resultados não diagnósticos na PAAF. Como é mais provável que o tecido maligno seja incapaz de captar o iodo, a identificação de um nódulo quente na cintilografia com I^{123} ou tecnécio diminui a probabilidade de câncer no nódulo, embora claramente ainda possível. A cintilografia também pode revelar um nódulo único aparente que é, na verdade, parte de uma tireoide multinodular, novamente reduzindo o risco de câncer. A presença de um nódulo não funcionante ou frio não é prova de câncer, pois 95% dos nódulos de tireoide serão frios; a frequência de câncer em nódulos frios é de 5%. Nódulos quentes associados com níveis circulantes normais de hormônios tireoidianos e sem sintomas compressivos devem ser observados com repetição do exame em intervalos de 6 a 12 meses. Esses nódulos podem terminar resultando em hipertireoidismo; assim, também há necessidade de correlação clínica. A ultrassonografia de alta resolução pode detectar lesões tireoidianas tão pequenas quanto 2 mm e também pode permitir a classificação de um nódulo como sólido, cístico ou misto sólido-cístico. Ela em geral identificará nódulos

Tabela 41-2 Câncer de tireoide no paciente idoso

	Pacientes afetados (%)		Sobrevida em 10 anos
Tipo de câncer	Idade > 40	Idade > 60	Idade > 60
Papilar/misto	79	64	< 65
Folicular	13	20	< 57
Medular	3	5	< 63
Anaplásico	2	6	0
Linfoma	3	5	99+

múltiplos em uma glândula mesmo com um único nódulo clinicamente palpável. Essa técnica não pode ser usada para fazer a diferenciação entre câncer e nódulos benignos, pois há muita sobreposição nas características identificadas pela ultrassonografia. O melhor uso da ultrassonografia é na detecção de recorrências ou câncer residual da tireoide, bem como no rastreamento de pessoas com exposição à radiação prévia.

A tomografia computadorizada (TC) e a ressonância magnética (RM) são caras e pouco acrescentam à avaliação inicial do câncer. Elas podem ser úteis na avaliação da extensão da doença em pacientes com carcinoma anaplásico ou linfoma, podendo fornecer informações úteis sobre a compressão de estruturas cervicais e o tamanho e extensão subesternal de nódulos e bócios.

O carcinoma medular da tireoide pode ser monitorado usando medidas da calcitonina no sangue em situação basal e após estimulação. Os níveis sanguíneos do antígeno carcinoembrionário também podem estar elevados em pacientes com carcinoma medular residual ou recorrente.

Diagnóstico diferencial

O diagnóstico diferencial inclui cistos do ducto tireoidiano, adenomas benignos, nódulo tireoidiano tóxico, câncer de tireoide, hemorragia e glândula tireoide multinodular.

Tratamento

Embora os princípios básicos para o tratamento do câncer de tireoide não sejam muito diferentes para adultos e idosos, as pessoas mais velhas devem ser avaliadas com mais cuidado pelas comorbidades e riscos da cirurgia. A cirurgia para câncer de tireoide deve ser realizada apenas por cirurgiões experientes. O carcinoma papilar ou folicular costuma ser tratado com tireoidectomia subtotal, pois apresenta alta frequência de multicentricidade do câncer e há necessidade de remover o tecido tireoidiano funcional para monitorar o paciente com cintilografia corporal total com iodo radioativo. Os remanescentes da tireoide detectados no pós-operatório recebem ablação com I^{131}. Após seis meses, e anualmente depois disso, deve-se obter cintilografia e tireoglobulina sérica para determinar se há tecido funcional residual. Se for encontrado tecido ativo, grandes doses de ablação de I^{131} devem ser administradas. Essa abordagem reduziu a taxa de recorrência do carcinoma papilar e folicular, prolongando a sobrevida.

Os pacientes tratados para câncer recebem tratamento judicioso com doses supressivas de L-tiroxina conforme a tolerância com a intenção de reduzir o TSH sérico para valores abaixo do normal conforme mensuração pelos ensaios de terceira geração. A administração de doses supressivas de L-tiroxina traz o risco substancial de precipitar ou agravar a cardiopatia isquêmica e arritmias, bem como de acelerar o *turnover* ósseo. O paciente idoso necessitará de monitoramento cuidadoso, com a dose do hormônio tireoidiano sendo reduzida se houver desenvolvimento de sintomas cardíacos. Ocorrerá aceleração da perda óssea com necessidade de tratamento com agentes antirreabsorção óssea em algumas circunstâncias (p. ex., em mulheres com osteopenia). O carcinoma medular da glândula tireoide é mais bem tratado com uma tireoidectomia total, pois a doença costuma ser multicêntrica. A maioria dos carcinomas medulares não responderá ao tratamento com I^{131}; assim, recomenda-se o tratamento paliativo com irradiação externa se for detectado tecido tireoidiano residual ou doença recorrente. O linfoma da tireoide deve ser clinicamente estadiado com TC ou RM. A irradiação externa em combinação com quimioterapia tem sido associada com taxas de sobrevida próximas a 100%.

Prognóstico

A idade no diagnóstico é um fator importante na predição da agressividade do câncer e na mortalidade pelo câncer de tireoide diferenciado. Pessoas diagnosticadas após os 50 anos de idade apresentam maior taxa de recorrência e morte (ver Tabela 41-2). A sobrevida em 10 anos para pacientes com carcinoma papilar é de cerca de 97% nas pessoas com menos de 45 anos e < 65% naquelas com mais de 60 anos ao diagnóstico. A taxa de sobrevida em 10 anos para pessoas com carcinoma folicular é de 98% para aquelas com menos de 45 anos e < 57% para aquelas com mais de 60 anos ao diagnóstico. Quanto maior a idade com que o carcinoma folicular é diagnosticado, maior é o risco de recorrência e morte.

A taxa de sobrevida em 10 anos para pessoas com carcinoma medular é de 84% para aquelas com menos de 45 anos e diminui conforme o avanço da idade. As pessoas na sétima década de vida apresentam alta taxa de doença persistente mesmo após a cirurgia. O carcinoma anaplásico da glândula tireoide está raramente associado com > 1 ano de sobrevida após o diagnóstico em razão de sua rápida progressão e alta propensão para gerar metástases. O tratamento paliativo dos sintomas compressivos pode ser obtido por cirurgia seguida por irradiação externa em altas doses. A quimioterapia com doxorrubicina ou cisplatina, ou uma combinação delas, pode ser benéfica em conjunto com cirurgia e irradiação externa.

Cooper DS, Doherty GM, Haugen BR, et al. American Thyroid Association Guidelines Taskforce. Management guidelines for patients with thyroid nodules and differentiated thyroid cancer. *Thyroid*. 2006;16(2):109-142.

Mazzaferri EL. An overview of the management of papillary and follicular thyroid carcinoma. *Thyroid*. 1999;9(5):421-427.

DOENÇAS DO CÓRTEX SUPRARRENAL

A idade avançada está associada com uma taxa reduzida de depuração metabólica do cortisol, mas com uma redução compensatória na taxa de secreção. Como consequência, os níveis basais de cortisol sérico não são afetados ao longo da vida. Os níveis basais de hormônio adrenocorticotrófico (ACTH) estão inalterados ou levemente aumentados com a idade em pessoas saudáveis. O ritmo diurno do cortisol mostra um significativo avanço de fase (pico e nível mínimo mais precoces) relacionado à idade semelhante ao que é observado em pacientes deprimidos. Acredita-se que isso esteja relacionado a alterações no padrão do sono.

O precursor de andrógenos suprarrenais desidroepiandrosterona (DHEA) alcança o pico dos níveis sanguíneos em homens e mulheres entre 20 e 30 anos de idade, diminuindo de maneira constante depois disso, de maneira que, após os 70 anos, os níveis são < 20% daquele pico. Embora relatos anteriores e a literatura leiga popular tenham atribuído várias propriedades antienvelhecimento ao DHEA, os estudos mais recentes em que o DHEA foi administrado por 6 a 12 meses mostraram efeitos mínimos ou nulos em medidas objetivas de funções fisiológicas. Porém, alguns estudos sugeriram um efeito benéfico sobre o humor e a sensação geral de bem-estar.

A resposta do eixo hipotálamo-pituitária-suprarrenal aos principais estímulos conhecidos permanece intacta no envelhecimento. Os testes de estimulação deste eixo usando hipoglicemia induzida pela insulina ou administração de metirapona resultam em um período normal ou discretamente mais longo de resposta secretória de cortisol e ACTH em pessoas idosas. O pico de resposta do cortisol ao estresse também é maior e os níveis de cortisol e de ACTH permanecem elevados por períodos maiores em idosos comparados com pessoas mais jovens. Além disso, a dexametasona causa menos inibição do cortisol em idosos. Não se sabe se essa responsividade aumentada do eixo pituitária-suprarrenal relacionada à idade em situações de estresse contribui para doenças prevalentes com o envelhecimento, como osteoporose, intolerância à glicose, atrofia muscular e imunossupressão. A resposta do córtex suprarrenal ao ACTH exógeno, medida pelos níveis circulantes de cortisol, não é afetada pelo envelhecimento.

INSUFICIÊNCIA SUPRARRENAL AGUDA

Princípios gerais em idosos

A insuficiência suprarrenal aguda resulta de uma deficiência na secreção de cortisol e, em pessoas idosas, ocorre mais frequentemente como resultado de falência da glândula suprarrenal em vez de distúrbio da glândula pituitária. A glândula suprarrenal pode ser incapaz de produzir quantidades adequadas de corticosteroides e mineralocorticoides em função de um processo autoimune envolvendo toda a glândula suprarrenal ou por substituição do tecido suprarrenal saudável por tumor ou infecção, como a tuberculose. A crise suprarrenal também pode resultar de uma demanda aumentada por glicocorticoides em uma pessoa incapaz de aumentar suficientemente a produção. Isso ocorre mais como resultado de supressão suprarrenal crônica por uso de corticosteroides exógenos e com menor frequência por estresse decorrente de trauma, cirurgia, hemorragia ou infecção. Raras vezes, isso pode resultar de um aumento súbito no *turnover* metabólico dos corticosteroides, como pode ocorrer quando um paciente com insuficiência suprarrenal e hipotireoidismo é tratado com hormônio tireoidiano. A supressão suprarrenal induzida por corticosteroides pode ocorrer após apenas 3 a 4 semanas de tratamento com esteroides exógenos em doses > 15 mg de prednisona ou a dose equivalente de outros glicocorticoides. Em geral, as pessoas em terapia de longo prazo com glicocorticoides que suspenderam o tratamento antes do retorno da função das glândulas suprarrenais suprimidas ou que necessitam de doses maiores apresentarão um quadro clínico menos claro em função da capacidade da renina e da angiotensina manterem a função da aldosterona apesar da supressão de atividade dos glicocorticoides na glândula suprarrenal.

Achados clínicos

A. Sinais e sintomas

Os pacientes com insuficiência suprarrenal costumam apresentar náuseas, vômitos e dor abdominal, podendo ter alteração do estado mental e febre. Em geral, a pressão arterial é baixa. Os sinais de insuficiência suprarrenal primária podem incluir hiperpigmentação e evidências de desidratação. Os idosos em geral apresentam escassez ou ausência de pelos pubianos e axilares; assim, isso é menos comumente observado como sinal de apresentação em idosos.

B. Exames laboratoriais

Os achados laboratoriais podem incluir hiponatremia ou hipercalemia. Hipoglicemia e elevação da ureia e creatinina são comuns. A eosinofilia também pode ser notada. As culturas podem ser positivas se houver infecção subjacente. O teste de estimulação com cosintropina (ACTH 1-24) é anormal e o ACTH plasmático costuma estar elevado em pessoas com falência primária da glândula suprarrenal. Nesse teste, os pacientes recebem 0,25 mg de cosintropina por via intravenosa em 2 a 3 minutos e o cortisol sérico é medido imediatamente antes e após 30 e 60 minutos da administração. Em circunstâncias normais, o cortisol sérico aumenta em pelo menos 7 μg/dL para pelo menos 20 μg/dL. A administração de hidrocortisona irá interferir nos resultados dos testes, mas outros glicocorticoides, como dexametasona ou prednisona, não interferem com o ensaio específico do cortisol.

Diagnóstico diferencial

Embora a insuficiência suprarrenal deva ser considerada em qualquer paciente que apresente hipercalemia e hipotensão, devem ser consideradas outras possíveis causas para esses achados.

Outras causas de hipotensão em especial incluem sepse, hemorragia e doenças cardíacas. A insuficiência renal pode causar hipercalemia da mesma forma que sangramento gastrintestinal, rabdomiólise e medicamentos como espironolactona e inibidores da enzima conversora da angiotensina. Pode haver hiponatremia em hipotireoidismo, uso de diuréticos, em doenças ou uso de fármacos com secreção inapropriada de ADH, com desnutrição, cirrose e vômitos. A eosinofilia pode estar associada com discrasias sanguíneas, alergias, reações medicamentosas e infecções por parasitas. Os achados gastrintestinais associados de náuseas, vômitos e dor abdominal podem, na verdade, ser causados por outros distúrbios do trato gastrintestinal que são comuns com idade avançada. A hiperpigmentação pode não ser observada em idosos de pele escura ou com dano cutâneo induzido pelo sol.

▸ Tratamento

Há necessidade de reposição de glicocorticoides e mineralocorticoides em casos graves de insuficiência suprarrenal. Como a hidrocortisona tem alguma atividade mineralocorticoide, ela é o corticosteroide de escolha em pacientes com casos leves, sendo efetiva em doses de 25 a 37,5 mg por via oral; dois terços da dose são administrados pela manhã e um terço no final da tarde ou noite. Se os efeitos retentores de sal desse tratamento forem insuficientes, acrescenta-se a fludrocortisona ao regime diário em doses de 0,05 a 0,3 mg por via oral todos os dias ou em dias alternados. A exata dose necessária varia conforme a pessoa e, dessa forma, deve ser clinicamente ajustada conforme as alterações posturais da pressão arterial, níveis de potássio e peso corporal. A dose é reduzida se ocorrer hipocalemia, hipertensão ou edema, em especial quando o manejo de fluidos e eletrólitos é complicado por doença cardíaca ou insuficiência renal. Os fatores subjacentes que possam ter contribuído para o início da insuficiência suprarrenal, particularmente as infecções, devem ser tratados. Poderá ser necessário fazer ajustes na dose de hidrocortisona, aumentando a dose para até 300 mg/dia em situações de estresse, embora 50 mg por via intravenosa ou intramuscular a cada 6 horas sejam suficientes, mesmo nas situações de maior estresse.

▸ Prognóstico

Com a terapia de reposição adequada, a insuficiência suprarrenal é uma doença tratável. Quando acompanhada por outras doenças, o risco de mortalidade é aumentado. Se a causa subjacente for doença autoimune, outros problemas endócrinos como diabetes melito e hipotireoidismo, bem como anemia perniciosa, podem estar presentes.

Parker CR Jr, Slayden SM, Azziz R, et al. Effects of aging on adrenal function in the human: responsiveness and sensitivity of adrenal androgens and cortisol to adrenocorticotropin in premenopausal and postmenopausal women. *J Clin Endocrinol Metab*. 2000;85(1):48-54.

SÍNDROME DE CUSHING

▸ Princípios gerais em idosos

A síndrome de Cushing é causada por quantidades excessivas de corticosteroides circulantes. Em pacientes idosos, isso resulta mais comumente da exposição a corticosteroides exógenos administrados para tratar diversas condições clínicas. A causa endógena mais frequente é a produção ectópica de ACTH por neoplasias, em especial o carcinoma de pequenas células de pulmão e tumores carcinoides. A doença de Cushing (i.e., a secreção aumentada de ACTH por um tumor pituitário) é menos comum em idosos em comparação com os mais jovens, está geralmente associada com um pequeno adenoma benigno e ocorre com maior frequência em mulheres em relação aos homens. Cerca de 15% dos casos de síndrome de Cushing endógena não são dependentes de ACTH e resultam de adenoma suprarrenal, carcinoma suprarrenal ou hiperplasia suprarrenal nodular bilateral. Embora os adenomas suprarrenais sejam em geral pequenos e produzam principalmente glicocorticoides, os carcinomas tendem a ser maiores na apresentação e com maior frequência produzem quantidades excessivas de glicocorticoides e andrógenos, resultando muitas vezes em virilização e hirsutismo.

▸ Achados clínicos

A. Sinais e sintomas

Embora obesidade central, braços e pernas finos e face arredondada de "lua cheia" sejam achados clássicos, isso pode ser de detecção mais difícil em idosos. Por exemplo, a deposição de gordura na região da nuca ("giba de búfalo") pode, em mulheres idosas, ser confundida com cifose resultante de osteoporose. A pele fina e transparente, hematomas fáceis, atrofia e fraqueza muscular, diabetes melito e hipertensão são outros achados comuns facilmente confundidos com muitos outros distúrbios prevalentes com a idade. A sede é menos relatada por idosos em comparação com pacientes mais jovens. A poliúria pode resultar de elevações na glicemia pelo diabetes induzido por corticosteroides. A glicemia costuma estar elevada, podendo haver glicosúria. Algumas vezes há leucocitose e hipocalemia. A cicatrização de feridas pode estar prejudicada, podendo ocorrer alterações na função mental, incluindo ansiedade, psicose e depressão.

B. Exames laboratoriais

Pode-se usar teste de supressão noturna com 1 mg de dexametasona, cortisol livre urinário, cortisol salivar noturno (duas medidas) ou teste de supressão mais longa com dose baixa de dexametasona (2 mg/dia por 48 horas) para rastreamento do hipercortisolismo, com base nas condições de cada paciente. No teste de supressão noturna com 1 mg de dexametasona, administra-se por via oral a dexametasona 1 mg às 11 horas da noite, coletando-se o soro às 8 horas da manhã seguinte para a dosagem do cortisol. Um nível de cortisol < 1,8 μg/dL é considerado normal e exclui o diagnóstico de síndrome de Cushing. Se houver falha na supressão, a avaliação adicional deve incluir uma coleta de urina de 24 horas para cortisol livre e creatinina e o cortisol salivar noturno (duas medidas). Um teste de supressão com 2 mg de dexametasona utilizando 0,5 mg de dexametasona administrada por via oral a cada 6 horas por 48 horas também pode ser usado como teste de triagem. O cortisol sérico é medido 6 horas após a última dose de dexametasona, e um nível de cortisol < 1,8 μg/dL é considerado uma supressão normal. O teste de supressão mais longa com dose baixa de dexametasona exclui o hipercortisolismo com melhor especificidade em comparação com o teste de supressão com 1 mg de dexametasona.

Após a confirmação do hipercortisolismo, deve-se determinar o ACTH plasmático. Um nível de ACTH abaixo do normal indica um provável tumor suprarrenal; um nível elevado indica produção excessiva por tumor pituitário ou ectópico secretor de ACTH. A RM da pituitária pode identificar um adenoma pituitário com considerável acurácia. A amostragem venosa seletiva do seio petroso inferior para a dosagem de ACTH pode ser realizada para confirmar a fonte pituitária do ACTH e ajudar a diferenciar sua origem de outros locais. Indica-se TC ou RM do tórax e abdome para a pesquisa de fontes ectópicas de ACTH, podendo-se localizar um tumor nas glândulas suprarrenais.

Diagnóstico diferencial

O hipercortisolismo pode resultar do uso iatrogênico de medicamentos esteroides. Os pacientes alcoolistas e aqueles com depressão também podem apresentar níveis elevados de cortisol. Foram descritos testes de supressão com dexametasona anormais em pacientes com obesidade mórbida, depressão e vários distúrbios do SNC. Nesses pacientes, o cortisol urinário livre deve ser medido e deve-se tentar avaliar variações diurnas na secreção de cortisol, pois esses testes costumam estar dentro dos limites normais em casos de obesidade. A hipertensão resultante de outras causas é comum nos idosos, e a terapia de reposição com estrogênios pode alterar a supressão normal com dexametasona.

Tratamento

O melhor tratamento para a doença de Cushing é a remoção do adenoma pituitário responsável pelo aumento da secreção de ACTH. Após a remoção, a glândula suprarrenal permanece incapaz de responder à estimulação normal por um período prolongado, havendo alteração na capacidade de responder ao estresse nessas situações. Há necessidade de terapia de reposição com hidrocortisona até o retorno da função normal do eixo pituitária-suprarrenal, o que costuma demorar até 6 a 24 meses. A radioterapia também tem sido usada para tratar a doença de Cushing, com uma taxa aproximada de cura de 25%. Para os pacientes que não são candidatos à cirurgia, a inibição da biossíntese de esteroides suprarrenais pode ser útil para o controle dos sintomas e pode ser obtida com metirapona, 500 mg a cada 6 horas, em combinação com aminoglutetimida, 250 a 500 mg a cada 6 horas, e cetoconazol 200 mg a cada 6 horas. Podem ser necessárias doses de reposição fisiológicas de um glicocorticoide para evitar a insuficiência suprarrenal induzida pelos medicamentos.

As neoplasias suprarrenais secretoras de cortisol devem ser ressecadas quando possível e em geral podem ser removidas por laparoscopia. Como a glândula suprarrenal não afetada costuma estar suprimida, está indicada novamente a reposição com hidrocortisona até que a glândula retorne à função normal. O carcinoma suprarrenal metastático pode ser manejado com os medicamentos citados antes ou com mitotano, 2 a 10 mg/dia em doses divididas. Os tumores ectópicos secretores de ACTH devem ser ressecados cirurgicamente. Se isso não for possível, mais uma vez podem ser usados medicamentos para suprimir os níveis elevados de cortisol. O análogo da somatostatina octreotida tem sido usado para suprimir a secreção de ACTH com sucesso em até 33% dos casos em que foi usado.

Prognóstico

Os pacientes que apresentam hipercortisolismo como resultado do uso iatrogênico de corticosteroides em geral podem esperar um retorno ao normal após a suspensão da terapia com esteroides. No hipercortisolismo, o melhor prognóstico para a recuperação total é visto quando um adenoma suprarrenal benigno é facilmente removido. Os adenomas pituitários são mais difíceis de tratar e, mesmo nas mãos mais experientes, apresentam taxa de falha terapêutica de 10 a 20%. Mesmo aqueles que respondem apresentam uma taxa de recorrência de 15 a 20% na próxima década. O prognóstico dos pacientes com tumores ectópicos produtores de ACTH depende do tipo e do grau de envolvimento do tumor subjacente.

> Papanicolaou DA, Yanovski JA, Cutler GB Jr, Chrousos GP, Nieman LK. A single midnight serum cortisol measurement distinguishes Cushing's syndrome from pseudo-Cushing states. *J Clin Endocrinol Metab*. 1998;83(4):1163-1167.

HIPERPARATIREOIDISMO

Princípios gerais em idosos

O hiperparatireoidismo é um distúrbio comum que afeta predominantemente mulheres na pós-menopausa, com uma incidência de cerca de 2 por 1.000 mulheres. Pelo menos 50% dos pacientes apresentam sinais e sintomas inespecíficos mínimos ou ausentes. Embora uma anormalidade primária em uma ou todas as glândulas paratireoides possa ser responsável (hiperparatireoidismo primário), níveis subótimos de vitamina D estão associados com níveis elevados de hormônio da paratireoide (PTH), ainda que geralmente com níveis de cálcio normais ou baixos. As concentrações de PTH também são influenciadas por vários outros fatores e são mais altas em pessoas idosas, sobretudo nas mulheres; nos negros em comparação com brancos; nas pessoas com cálcio baixo; e em pessoas obesas.

O hiperparatireoidismo primário (HPTP) é causado por secreção inadequada de PTH, resultando em hipercalcemia. A doença subjacente mais frequente é um adenoma benigno único de paratireoide. Com menor frequência, o envolvimento de múltiplas glândulas ou a hiperplasia de quatro glândulas podem estar presentes. Com a disponibilidade e o uso mais disseminado dos exames de PTH, o hiperparatireoidismo normocalcêmico está sendo cada vez mais identificado. Ao realizar o diagnóstico de hiperparatireoidismo normocalcêmico, é fundamental excluir outras causas de PTH elevado e cálcio sérico normal (hiperparatireoidismo secundário). Essas pessoas podem apresentar hipercalciúria isolada e são predispostas a cálculos renais.

O hiperparatireoidismo secundário (HPTS) resulta da resposta das paratireoides à hipocalcemia em uma tentativa de manter a homeostasia do cálcio. As causas mais comuns de HPTS são insuficiência renal crônica, insuficiência de vitamina D, síndromes de má absorção, fármacos (bifosfonados, furosemida, anticonvulsivantes, fósforo), hipercalciúria causada por vazamento renal e pseudo-hipoparatireoidismo tipo 1b. O hiperparatireoidismo terciário (HPTT) ocorre em função da hipocalcemia prolongada levando à hiperplasia de glândulas paratireoides e secreção autônoma excessiva de PTH resultando em hipercalcemia.

Achados clínicos

A. Sinais e sintomas

A situação clínica mais comum é a descoberta inesperada de hipercalcemia durante exames de sangue de rotina. Queixas inespecíficas leves podem incluir fadiga e fraqueza generalizada. Sintomas do SNC, como depressão ou déficit cognitivo leve, podem estar presentes. O questionamento pode levar à descoberta de sede aumentada e poliúria causadas pelo efeito antagonista da hipercalcemia sobre a ação renal do ADH. Uma história de cálculos renais, fraturas, redução da altura e/ou densidade mineral óssea desproporcionalmente reduzida para a idade na densitometria óssea sugerem que se faça a medida do cálcio sérico. No HPTS e no HPTT, os pacientes podem apresentar sintomas do processo primário de doença. Mesmo quando não há sintomas, os pacientes com HPTP e cálculos de cálcio ou nefrocalcinose são classificados como apresentando doença sintomática.

B. Achados laboratoriais

Quando o cálcio sérico está minimamente elevado ou aumenta de forma intermitente, a medida do cálcio ionizado pode estabelecer a presença de hipercalcemia. A deficiência e a insuficiência de vitamina D em pacientes com HPTP pode mascarar a hipercalcemia, e os níveis de cálcio aumentarão na maioria dos casos após a reposição de vitamina D. Recomenda-se que os níveis de 1,25-di-hidroxivitamina D_3 (1,25[OH]2) sejam medidos em todos os pacientes com HPTP. O diagnóstico é confirmado pela medida do PTH intacto sérico e pela correlação com os níveis séricos de cálcio. Os níveis de PTH estão quase sempre elevados acima do limite superior da normalidade ou dentro da faixa normal, mas inadequadamente elevados para o grau de hipercalcemia. São recomendados exames de imagem renais com ultrassonografia se houver suspeita de cálculos renais. Os níveis séricos de ureia e creatinina devem ser medidos, pois o HPTS costuma ser encontrado em casos de insuficiência renal. Os níveis de PTH tendem a aumentar muito conforme a progressão da doença renal. Uma elevação do PTH para até três vezes os valores normais costuma ser aceita como mecanismo de compensação "fisiológica" para os níveis baixos de 1,25[OH]2, mas isso reverte ao normal com a reposição de vitamina D.

Após a confirmação bioquímica do diagnóstico de HPTP, deve-se medir a densidade mineral óssea. Os adenomas de paratireoide podem ser localizados com alto grau de sensibilidade e especificidade por meio de cintilografia isotópica com tecnécio-99m sestamibi. Os exames de imagem não são adequados para confirmar o diagnóstico de HPTP ou para o rastreamento de pacientes para encaminhamento à cirurgia. A amostragem seletiva das veias que drenam as glândulas paratireoides para pesquisa de elevações nos níveis de PTH pode ser realizada em pacientes com cirurgia prévia nas paratireoides quando não se consegue identificar o tecido anormal de paratireoide ou quando a cintilografia com sestamibi não confirma o diagnóstico.

Diagnóstico diferencial

O achado de hipercalcemia em conjunto com níveis séricos de fósforo normais ou baixos sugere o diagnóstico de HPTP. Outras causas de hipercalcemia costumam estar associadas com níveis reduzidos de PTH e incluem vários tipos de câncer com ou sem metástases ósseas (carcinoma epidermoide de pulmão, câncer de mama, carcinoma de células renais, mieloma múltiplo, linfoma). A hipercalcemia em muitos desses cânceres pode ser mediada pela proteína relacionada ao PTH secretada pelo tumor. Outras causas de hipercalcemia incluem diuréticos tiazídicos, toxicidade por vitamina D, sarcoidose, hipertireoidismo e hipercalcemia hipocalciúrica familiar (HHF). A HHF tem sido tradicionalmente diagnosticada em famílias pela presença de hipercalcemia e hipocalciúria relativa. A taxa de depuração cálcio-creatinina tem especial importância e costuma estar abaixo de 0,01 na HHF; essa relação costuma estar acima de 0,01 no HPTP típico. É importante garantir a exclusão de outras causas de hipercalcemia e hipocalciúria relativa, incluindo o tratamento concomitante com diuréticos ou lítio.

Tratamento

A paratireoidectomia deve ser oferecida aos pacientes que preenchem os critérios para cirurgia estabelecidos pelo consenso de 2008 do National Institutes of Health (Tabela 41-3) ou que apresentem sintomas. Os pacientes idosos apresentam risco aumentado de elevações súbitas no cálcio sérico se ficarem desidratados ou imóveis por quaisquer razões. O risco aumentado de fraturas em mulheres idosas com osteoporose significativa pode ser reduzido pela correção do hiperparatireoidismo. O calcimimético cinacalcet pode ser usado como tentativa de determinar o efeito da redução do cálcio sérico e o benefício potencial

Tabela 41-3 Indicações para tratamento cirúrgico do hiperparatireoidismo primário

Hiperparatireoidismo primário sintomático

Hiperparatireoidismo primário assintomático

a. Nível sérico de cálcio > 1,0 mg/dL (0,25 mmol/L) acima do limite superior da normalidade
b. *Clearance* de creatinina (calculado) reduzido para < 60 mL/min
c. Densidade mineral óssea com escore T menor do que −2,5 em qualquer local e/ou fratura prévia por fragilidade
d. Paciente com < 50 anos de idade
e. Vigilância clínica indesejada ou impossível

da paratireoidectomia em casos complexos com comorbidades significativas. No caso de adenoma de paratireoide, a identificação e remoção do adenoma levará à cura. Se for encontrada hiperplasia de paratireoides, devem ser removidas 3,5 de quatro glândulas identificadas. O teste rápido de PTH intraoperatório, quando disponível, pode confirmar que o cirurgião removeu com sucesso o tecido anormal.

Quando a cirurgia não está recomendada, é fundamental realizar o monitoramento clínico. A vigilância recomendada inclui medida anual dos níveis de cálcio sérico e creatinina e exame de densitometria óssea a cada 1 ou 2 anos. A reposição de vitamina D em pacientes com níveis subótimos de vitamina D está associada com reduções no PTH sérico sem ter resultado em elevações adicionais no cálcio sérico. Seria apropriado considerar a suplementação de vitamina D em todas as pessoas com HPTP quando os níveis séricos estiverem abaixo de 50 mmol/L (20 ng/mL) antes de tomar qualquer decisão sobre manejo clínico ou cirúrgico. As diretrizes para a ingesta de cálcio devem ser as mesmas dos pacientes sem HPTP.

As opções clínicas para os pacientes sem condições de serem submetidos à paratireoidectomia incluem tratamentos contra a reabsorção óssea, como bifosfonados; raloxifeno; e o calcimimético cinacalcet. Vários ensaios clínicos randomizados relataram que a terapia com bifosfonados e a terapia de reposição de estrogênios no HPTP diminuem o *turnover* ósseo e aumentam a densidade mineral óssea (DMO), mas não foram avaliados os desfechos clínicos relacionados a fraturas. Há dados muito limitados em relação aos efeitos bioquímicos e ósseos do raloxifeno em mulheres na pós-menopausa com HPTP. Se a proteção óssea for a razão primária para a intervenção, os bifosfonados são os fármacos de escolha. Quando presente, a deficiência de vitamina D deve ser corrigida antes, pois ela aumenta o risco de hipocalcemia na terapia com bifosfonados. Os bifosfonados devem ser usados com cuidado na presença de insuficiência renal. Apenas o calcimimético cinacalcet reduz de maneira efetiva os níveis de cálcio sérico e PTH durante a terapia de longo prazo no HPTP, mas não foi demonstrado que ele altere o *turnover* ósseo e nem aumente a DMO. No momento, o uso deste agente no HPTP é limitado ao manejo da hipercalcemia sintomática em pacientes sem condições de se submeterem à cirurgia corretiva e nos casos em que os bifosfonados são ineficazes ou contraindicados.

Os objetivos do tratamento clínico do HPTS são a normalização do cálcio e a proteção óssea. A terapia clínica inicia-se com a prevenção do desenvolvimento de HPTS severo com o monitoramento cuidadoso dos níveis séricos de cálcio, fosfato, PTH e vitamina D_3. Os princípios do manejo do HPTS na doença renal terminal incluem a normalização da hiperfosfatemia, a regulação do cálcio sérico e a redução na secreção de PTH (administração de calcitriol e calcimimético). Sempre que possível, a causa subjacente do HPTS deve ser tratada. O HPTT deve ser manejado com paratireoidectomia, especialmente na presença de doença óssea metabólica grave.

Marx SJ. Hyperparathyroid and hypoparathyroid disorders. *N Engl J Med*. 2000;343(25):1863-1875.

Silverberg SJ, Shane E, Jacobs TP, Siris E, Bilezikian JP. A 10-year prospective study of primary hyperparathyroidism with or without parathyroid surgery. *N Engl J Med*. 1999;341(17):1249-1255.

Diabetes

42

Josette A. Rivera, MD
Jessamyn Conell-Price, MS
Sei Lee, MD, MAS

FUNDAMENTOS DO DIAGNÓSTICO

- Hemoglobina A1c ≥ 6,5, *ou*
- Glicemia de jejum (ausência de ingesta calórica por ≥ 8 horas) ≥ 126 mg/dL (7,0 mmol/L), *ou*
- Sintomas de hiperglicemia mais glicemia aleatória ≥ 200 mg/dL (11,1 mmol/L), *ou*
- Glicemia ≥ 200 mg/dL (11,1 mmol/L) 2 horas após teste de tolerância com 75 g de glicose.

Princípios gerais em idosos

O diabetes melito (DM) é um problema comum em idosos e está associado com risco aumentado de morbidade e mortalidade. A prevalência de DM (diagnosticado e não diagnosticado) na população norte-americana de idosos é estimada em 10,9 milhões, ou 27% dos idosos com mais de 65 anos. Se a tendência atual for mantida, 16,8 milhões de idosos com mais de 65 anos terão diabetes em 2050. Há muitas razões para a prevalência aumentada de diabetes em idosos, incluindo o declínio na função das células beta, a relativa deficiência de insulina e a resistência à insulina. Além disso, o risco de desenvolver diabetes tipo 2 aumenta com a obesidade, a falta de atividade física e a perda de massa muscular, todos ocorrendo com frequência com o envelhecimento. Em comparação com as pessoas mais jovens diabéticas, aquelas com mais de 65 anos tendem a ter maior duração do diabetes, com uma duração média de 10 anos, maiores taxas de complicações diabéticas e comorbidades e mais dependência funcional.

A população de idosos com diabetes é inacreditavelmente diversa. Alguns idosos têm diabetes tipo 1 por muitas décadas e chegam à idade avançada com complicações significativas em órgãos-alvo. Outros desenvolvem resistência à insulina e diabetes pelos 70 ou 80 anos sem evidências claras de complicações. Alguns são capazes de manejar sozinhos e de forma efetiva sua doença, enquanto outros não conseguem em função de déficits cognitivos, visuais ou funcionais. Assim, o manejo de um idoso com diabetes deve considerar esta grande heterogeneidade, e as decisões sobre o manejo devem ser individualizadas, concentrando-se em fatores do paciente, como duração do diabetes, presença de complicações, comorbidades, expectativa de vida, objetivos e preferências do paciente e capacidades funcionais.

Boyle JP, Honeycutt AA, Narayan KM, et al. Projection of diabetes burden through 2050: impact of changing demography and disease prevalence in the U.S. *Diabetes Care*. 2001;24(11):1936-1940.

Centers for Disease Control and Prevention (CDC). *National Diabetes Fact Sheet: National Estimates and General Information on Diabetes and Prediabetes in the United States, 2011*. Atlanta, GA: Centers for Disease Control and Prevention US Department of Health and Human Services, 2011.

Patogênese

A maioria dos pacientes com mais de 65 anos diagnosticados com DM apresenta DM tipo 2 e uma pequena minoria tem DM tipo 1. O DM tipo 1 é uma doença autoimune em que as células beta pancreáticas são destruídas, resultando em deficiência absoluta de insulina, hiperglicemia subsequente e risco de cetoacidose. Há necessidade de insulina exógena para a sobrevida e o controle da glicose.

Por outro lado, o DM tipo 2 resulta de resistência à insulina, necessidades aumentadas de insulina para manter a euglicemia e, por fim, deficiência relativa de insulina quando as células beta pancreáticas não são capazes de suprir as necessidades aumentadas de insulina. Em idosos, a produção diminuída de insulina (em vez de resistência à insulina) pode ser o fator predominante na patogênese do DM tipo 2. O tratamento do DM tipo 2 inclui exercícios, controle de carboidratos e agentes hipoglicemiantes orais com ou sem insulina.

Stumvoll M, Goldstein BJ, van Haeften TW. Type 2 diabetes: principles of pathogenesis and therapy. *Lancet*. 2005;365(9467):1333-1346.

▶ Prevenção

Vários estudos demonstraram que, em adultos obesos com intolerância à glicose e com alto risco para o desenvolvimento de DM tipo 2, modificações no estilo de vida que se concentram em dieta, exercícios e perda ponderal podem retardar ou evitar a progressão para diabetes. O maior desses estudos foi o Diabetes Prevention Program (DPP), um estudo multicêntrico em todos os Estados Unidos (EUA) examinando se a metformina ou modificações no estilo de vida diminuíam a progressão para diabetes em adultos de alto risco. Em idosos (> 60 anos), as modificações no estilo de vida foram especialmente poderosas, diminuindo a incidência de diabetes em 71% em comparação com o cuidado habitual nos 2,8 anos de acompanhamento. Porém, a metformina reduziu a incidência de diabetes em apenas 11% nos idosos, em comparação com 44% nos adultos mais jovens (25 a 44 anos). Assim, nos idosos obesos em risco para diabetes, o foco da prevenção da doença deve estar em modificações no estilo de vida (dieta, exercícios e perda ponderal) em vez de na metformina.

> Knowler WC, Barrett-Connor E, Fowler SE, et al. Diabetes Prevention Program Research Group. Reduction in the incidence of type 2 diabetes with lifestyle intervention or metformin. *N Engl J Med*. 2002;346(6):393-403.
>
> Li G, Zhang P, Wang J, et al. The long-term effect of lifestyle interventions to prevent diabetes in the China Da Qing Diabetes Prevention Study: a 20-year follow-up study. *Lancet*. 2008;371(9626):1783-1789.
>
> Saito T, Watanabe M, Nishida J, et al. Zensharen Study for Prevention of Lifestyle Diseases Group. Lifestyle modification and prevention of type 2 diabetes in overweight Japanese with impaired fasting glucose levels: a randomized controlled trial. *Arch Intern Med*. 2011;171(15):1352-1360.
>
> Tuomilehto J, Lindström J, Eriksson JG, et al. Finnish Diabetes Prevention Study Group. Prevention of type 2 diabetes mellitus by changes in lifestyle among subjects with impaired glucose tolerance. *N Engl J Med*. 2001;344(18):1343-1350.

▶ Complicações

A. Complicações agudas

As complicações agudas do DM são primariamente metabólicas e infecciosas.

A cetoacidose diabética (CAD) é característica do DM tipo 1, mas também pode ocorrer no DM tipo 2, sobretudo em indivíduos de origem hispânica ou afro-americanos. A deficiência de insulina, mais comumente um resultado da terapia inadequada com insulina no DM tipo 1, causa redução no metabolismo da glicose, resultando em aumento da lipólise, metabolismo de ácidos graxos livres e subsequente cetoacidose. Fatores precipitantes comuns para a CAD incluem pneumonia, infarto do miocárdio e acidente vascular encefálico (AVE), acreditando-se que levem à CAD por causarem uma resposta sistêmica ao estresse com aumento de cortisol, glucagon e catecolaminas que contrabalançam alguns dos efeitos da insulina. Normalmente, o paciente apresenta sintomas de dispneia, acidose, desidratação, dor abdominal, náuseas e vômitos. Pode haver alterações do estado mental e coma. O manejo efetivo se concentra na identificação e no tratamento dos fatores precipitantes bem como no tratamento dos distúrbios metabólicos com insulina e reposição de volume.

O estado hiperosmolar hiperglicêmico ocorre predominantemente em idosos com DM tipo 2 e resulta em marcada hiperglicemia (em geral glicose > 600 mg/dL), hiperosmolaridade, depleção de volume grave e lesão renal aguda associada. Os pacientes costumam apresentar uma história de várias semanas de hiperglicemia e diurese osmótica, causando desidratação e alteração do estado mental. Como na CAD, os fatores precipitantes incluem infecções graves, AVE e infarto do miocárdio. Além de identificar e tratar as condições precipitantes, a reposição de volume pode levar a uma dramática melhora na hiperglicemia e na hiperosmolaridade. As alterações do estado mental costumam demorar mais tempo para melhorar.

Os idosos com diabetes apresentam risco aumentado para infecções. A hiperglicemia está associada com piores desfechos clínicos para infecções comuns, como pneumonia, e o diabetes é um fator de risco potente para infecções incomuns, como otite externa maligna, as quais são incomuns em pacientes sem diabetes. Várias causas para o risco aumentado de infecções foram propostas, incluindo alteração da função imune causada por redução da quimiotaxia, fagocitose e opsonização pelos neutrófilos. Infecções de extremidades inferiores e ossos são comuns em função de insuficiência vascular e traumas repetidos que não são percebidos pelos pacientes devido à neuropatia. As infecções do trato urinário são mais comuns em pacientes com diabetes em função da glicosúria e da retenção urinária causada pela neuropatia autonômica.

> Kitabchi AE, Umpierrez GE, Miles JM, Fisher JN. Hyperglycemic crises in adult patients with diabetes. *Diabetes Care*. 2009;32(7):1335-1343.
>
> Rajagopalan S. Serious infections in elderly patients with diabetes mellitus. *Clin Infect Dis*. 2005;40(7):990-996.

B. Complicações crônicas

Os idosos apresentam risco aumentado para todas as complicações crônicas do diabetes que são vistas em adultos mais jovens, incluindo a doença microvascular (retinopatia, neuropatia e nefropatia) e a macrovascular (doença arterial coronariana, AVE e doença vascular periférica). Como a patologia vascular desempenha um papel central nas complicações relacionadas ao diabetes, a prevenção e o tratamento devem se concentrar em fatores de risco vascular, como cessação do tabagismo, pressão arterial, lipídeos e controle glicêmico.

1. Complicações macrovasculares (infarto do miocárdio, AVE e doença vascular periférica) — A doença cardiovascular (DCV) é a principal causa de morbidade e mortalidade em idosos com diabetes. O diabetes aumenta em duas vezes o risco de doença arterial coronariana e AVE, e aumenta em 10 vezes o risco de amputação. O diabetes costuma ocorrer em conjunto com outros fatores de risco cardiovascular, como hipertensão e

hiperlipidemia, e os estudos sugerem que uma abordagem multifacetada que considere os múltiplos fatores de risco é mais efetiva na redução do risco cardiovascular. Atualmente, a American Diabetes Association (ADA) recomenda ácido acetilsalicílico (AAS) para os pacientes com diabetes e DCV conhecida. Além disso, a ADA recomenda também o controle da pressão arterial para 130/80 mmHg e o controle dos lipídeos para um colesterol ligado a lipoproteínas de baixa densidade < 100 mg/dL. Nos idosos fragilizados com o maior risco para as complicações do tratamento, como hipotensão ortostática, pode ser mais apropriado o uso de metas menos agressivas.

American Diabetes Association. Standards of medical care in diabetes—2012. *Diabetes Care.* 2012;35 Suppl 1:S11-S63.

2. Complicações microvasculares: retinopatia — O diabetes é a principal causa de cegueira nos EUA. Foi demonstrado que a detecção e o tratamento precoce da retinopatia proliferativa com fotocoagulação a *laser* reduz o risco de perda visual em mais de 50% em seis anos. Além disso, como o comprometimento visual é insidioso, a maioria dos pacientes não reconhece a redução na acuidade visual, aumentando a importância do rastreamento regular para a detecção da retinopatia em estágio precoce e tratável. Atualmente, a ADA recomenda o exame de fundo do olho com dilatação pupilar feito por oftalmologista no momento do diagnóstico, com exames regulares de acompanhamento a cada 1 a 3 anos, dependendo dos fatores de risco do paciente e dos resultados do exame inicial. Além da retinopatia, os idosos com diabetes também apresentam risco duas vezes maior de catarata e três vezes maior de glaucoma em comparação com idosos sem diabetes.

Mohamed Q, Gillies MC, Wong TY. Management of diabetic retinopathy: a systematic review. *JAMA.* 2007;298(8):902-916.

3. Complicações microvasculares: neuropatia — A neuropatia diabética é geralmente classificada conforme o tipo de nervo afetado. O tipo mais comum de neuropatia é a polineuropatia simétrica distal sensitiva, ou neuropatia em "luvas e meias". Sintomas comuns incluem dormências e dor em queimação nas mãos e nos pés. Como a neuropatia sensitiva predispõe os pacientes a traumas despercebidos em membros inferiores, que podem progredir para infecção e amputação, recomenda-se o rastreamento anual com um monofilamento de 10 g no aspecto plantar do hálux e da articulação do metatarso. As neuropatias diabéticas autonômicas incluem a gastroparesia diabética, a qual pode causar náuseas e vômitos após a alimentação como resultado de comprometimento do esvaziamento gástrico, bem como a disfunção erétil e a bexiga neurogênica. Diferentemente de outras complicações microvasculares, a gastroparesia diabética pode melhorar rápida e dramaticamente com a melhora do controle glicêmico.

Boulton AJ, Vinik AI, Arezzo JC, et al; American Diabetes Association. Diabetic neuropathies: a statement by the American Diabetes Association. *Diabetes Care.* 2005;28(4):956-962.

4. Complicações microvasculares: nefropatia — A nefropatia diabética é a causa mais comum de doença renal terminal e está fortemente associada com mortalidade cardiovascular. A nefropatia diabética também é mais comum em pacientes idosos em comparação com os mais jovens; porém, a associação entre a gravidade da nefropatia e a mortalidade parece ser mais fraca nos idosos. Em comparação com outras causas comuns de doença renal, a nefropatia diabética causa mais albuminúria e declínio menos precoce na taxa de filtração glomerular. Isso se reflete nos critérios diagnósticos para a nefropatia diabética, que é albuminúria > 300 mg/dia em diabetes conhecido sem outra causa potencial de albuminúria. Muitos estudos demonstraram que o tratamento com inibidores da enzima conversora de angiotensina ou bloqueadores do receptor de angiotensina reduz a progressão da nefropatia diabética e diminui o risco de eventos cardiovasculares. Assim, a ADA recomenda o rastreamento anual para microalbuminúria, o qual pode ser feito pela medida da relação albumina/creatinina em amostra aleatória de urina.

Bakris GL, Williams M, Dworkin L, et al. Preserving renal function in adults with hypertension and diabetes: a consensus approach. National Kidney Foundation Hypertension and Diabetes Executive Committees Working Group. *Am J Kidney Dis.* 2000;36(3):646-661.

C. Síndromes geriátricas

As síndromes geriátricas são condições clínicas graves e comuns em idosos, que costumam se apresentar de forma semelhante em diferentes pacientes apesar das causas diversas. Por exemplo, o *delirium* pode se apresentar como um estado confusional agudo com nível de consciência flutuante em pacientes com infecções do trato urinário, bem como no infarto do miocárdio. O DM parece aumentar o risco de muitas síndromes geriátricas, incluindo déficits cognitivos, depressão, incontinência urinária, quedas e declínio funcional.

Araki A, Ito H. Diabetes mellitus and geriatric syndromes. *Geriatr Gerontol Int.* 2009;9:105-114.

Brown AF, Mangione CM, Saliba D, Sarkisian CA. California Healthcare Foundation/American Geriatrics Society Panel on Improving Care for Elders with Diabetes. Guidelines for improving the care of the older person with diabetes mellitus. *J Am Geriatr Soc.* 2003;51(5 Suppl Guidelines):S265-S280.

Inouye SK, Studenski S, Tinetti ME, Kuchel GA. Geriatric syndromes: clinical, research, and policy implications of a core geriatric concept. *J Am Geriatr Soc.* 2007;55(5):780-791.

Vischer UM, Bauduceau B, Bourdel-Marchasson I, et al. Alfediam/SFGG French-speaking group for study of diabetes in the elderly. A call to incorporate the prevention and treatment of geriatric disorders in the management of diabetes in the elderly. *Diabetes Metab.* 2009;35(3):168-177.

1. Déficit cognitivo — Em estudos epidemiológicos, o DM parece aumentar o risco subsequente de demência de Alzheimer em 50 a 100% e de demência vascular em 100 a 200%. Embora alguns estudos tenham sugerido que um controle glicêmico ruim e a hiperglicemia possam causar risco aumentado de demência, também há evidências de que a hipoglicemia possa aumentar o risco subsequente de demência.

O déficit cognitivo é uma comorbidade especialmente importante em pacientes com diabetes, pois a ativação do paciente e o automanejo são aspectos fundamentais no tratamento efetivo do diabetes. Mesmo os pacientes com déficit cognitivo leve podem ser menos capazes de manejar sua dieta, exercícios e regime de medicamentos, sendo menos capazes de identificar sintomas precoces de hipoglicemia. Assim, a American Geriatrics Society (AGS) recomenda o rastreamento para déficit cognitivo durante a avaliação inicial do idoso com diabetes, repetindo o rastreamento se houver suspeita de dificuldade aumentada para o autocuidado ou automanejo.

> Biessels GJ, Staekenborg S, Brunner E, Brayne C, Scheltens P. Risk of dementia in diabetes mellitus: a systematic review. *Lancet Neurol.* 2006;5(1):64-74.
>
> Whitmer RA, Karter AJ, Yaffe K, Quesenberry CP Jr, Selby JV. Hypoglycemic episodes and risk of dementia in older patients with type 2 diabetes mellitus. *JAMA.* 2009;301(15):1565-1572.

2. Depressão — A depressão é uma condição comum em idosos e está associada com desfechos clínicos adversos, incluindo qualidade de vida ruim relacionada à saúde, declínio funcional e morte. Diabetes e depressão costumam ocorrer de forma concomitante, com 30% dos idosos com diabetes relatando sintomas depressivos e 5 a 10% dos idosos com diabetes preenchendo critérios para transtorno depressivo maior. Como o déficit cognitivo, a depressão pode interferir com a capacidade do idoso para o automanejo em relação ao diabetes, levando a um pior controle da doença. Assim, a AGS recomenda o rastreamento para sintomas depressivos com um instrumento validado. Pode haver necessidade de repetir o rastreamento se um idoso com diabetes apresentar dificuldade nova com o automanejo.

> Egede LE. Diabetes, major depression, and functional disability among U.S. adults. *Diabetes Care.* 2004;27(2):421-428.
>
> Maraldi C, Volpato S, Penninx BW, et al. Diabetes mellitus, glycemic control, and incident depressive symptoms among 70-to 79-year-old persons: the health, aging, and body composition study. *Arch Intern Med.* 2007;167(11):1137-1144.

3. Incontinência urinária — A incontinência urinária é muito comum em idosos com diabetes, com estudos relatando uma prevalência > 50%. Estudos sugerem uma relação forte entre o DM e a incontinência urinária, estando o diabetes associado a um aumento de três vezes na prevalência de urge-incontinência e um aumento de duas vezes na prevalência de incontinência de esforço. O índice de massa corporal parece ser um fator de risco importante para a incontinência, e a perda ponderal reduz a incidência de nova incontinência. Embora se tenha sugerido que um controle glicêmico ruim possa piorar a incontinência por meio da glicosúria, os estudos até o momento não confirmaram essa hipótese. Existem muito poucos dados sobre a incontinência em homens idosos com diabetes.

> Brown JS, Wing R, Barrett-Connor E, et al; Diabetes Prevention Program Research Group. Lifestyle intervention is associated with lower prevalence of urinary incontinence: the Diabetes Prevention Program. *Diabetes Care.* 2006;29(2):385-90.
>
> Jackson SL, Scholes D, Boyko EJ, Abraham L, Fihn SD. Urinary incontinence and diabetes in postmenopausal women. *Diabetes Care.* 2005;28(7):1730-1738.

4. Quedas e fraturas — As quedas são comuns em idosos e estão associadas com morbidade e mortalidade aumentadas. Os pacientes com sobrepeso têm mais chance de apresentar uma maior massa óssea e diabetes, o que levou à sugestão de que os pacientes com diabetes pudessem ser menos suscetíveis a lesões por quedas. Porém, estudos subsequentes demonstraram um risco aumentado em quase duas vezes de lesões por quedas nos idosos com diabetes em comparação com idosos sem diabetes. Uso de insulina, visão ruim e neuropatia periférica parecem aumentar ainda mais o risco de quedas. A AGS recomenda o rastreamento para o risco de quedas em idosos com diabetes para a identificação de fatores de risco potencialmente modificáveis para quedas e fraturas.

> Schwartz AV, Hillier TA, Sellmeyer DE, et al. Older women with diabetes have a higher risk of falls: a prospective study. *Diabetes Care.* 2002;25(10):1749-1754.

5. Declínio funcional — As limitações funcionais estão fortemente associadas com a qualidade de vida, bem como com mortalidade e admissão em clínica geriátrica. O diabetes aumenta o risco de limitações funcionais, com taxas aumentadas de dificuldades com as atividades da vida diária (banho, transferência, higiene, vestimenta e alimentação), bem como com o caminhar e fazer compras. A associação entre diabetes e limitações funcionais persiste mesmo após a consideração de outras condições crônicas (como doença arterial coronariana, doença vascular periférica e depressão) e idade, gênero e duração do diabetes. Um estudo observacional em idosos fragilizados elegíveis para admissão em clínicas geriátricas sugere que um nível de hemoglobina A1c entre 8 e 9% está associado com os melhores desfechos funcionais após dois anos.

> Gregg EW, Mangione CM, Cauley JA, et al. Study of Osteoporotic Fractures Research Group. Diabetes and incidence of functional disability in older women. *Diabetes Care.* 2002;25(1):61-67.
>
> Yau CK, Eng C, Cenzer IS, Boscardin WJ, Rice-Trumble K, Lee SJ. Glycosylated hemoglobin and functional decline in community-dwelling nursing home-eligible elderly adults with diabetes mellitus. *J Am Geriatr Soc.* 2012;60(7):1215-1221.

▶ Tratamento

A. Tratamento da glicemia

A hiperglicemia é o achado patológico central no DM, e o seu controle é a base do tratamento do diabetes. Porém, é importante

Tabela 42-1 Alterações nos níveis médios de glicose conforme a HbA1c

Hemoglobina A1c (%)	Média de glicose em mg/dL (IC 95%)
5	97 (76-120)
6	126 (100-152)
7	154 (123-185)
8	183 (147-217)
9	212 (170-249)
10	240 (193-282)
11	269 (217-314)
12	298 (240-347)

Tabela 42-2 Recomendações de diretrizes clínicas para alvos de hemoglobina A1c em pacientes idosos com expectativa de vida limitada

	Ano	Alvo de A1c
American Diabetes Association (ADA) e European Association for the Study of Diabetes (EASD)	2012	7,5-8,0 ou mesmo um pouco mais alto
American Geriatrics Society (AGS)	2013	8,0-9,0
Veterans Affairs and Department of Defense (VA/DoD)	2010	8-9,0

reconhecer que o controle da pressão arterial e o controle dos lipídeos parecem ser igualmente importantes (se não mais importantes) na prevenção e minimização da maioria das complicações do diabetes em órgãos-alvo. Assim, ao priorizar intervenções em idosos clinicamente complexos com diabetes, o foco inicial na pressão arterial é uma abordagem razoável na maioria dos pacientes.

1. Alvos para o controle glicêmico — Tem sido demonstrado que a hemoglobina A1c (HbA1c) se correlaciona bem com os níveis médios de glicose, sendo um preditor forte para as complicações microvasculares. Uma regra razoável é de que cada 1% de aumento ou redução na HbA1c equivale a aproximadamente 30 mg/dL de mudança nos níveis médios de glicose, conforme demonstrado na Tabela 42-1.

Os objetivos do tratamento glicêmico são diferentes entre idosos saudáveis e fragilizados, o que resulta em recomendações diferentes para os alvos glicêmicos. Estudos sugerem que o controle glicêmico rigoroso para HbA1c ≤ 7% reduz as taxas de complicações microvasculares ao longo de 8 anos. Assim, a ADA recomenda HbA1c < 7% para idosos saudáveis com expectativa de vida estendida.

Porém, o controle glicêmico mais rigoroso também tem sido associado com taxas elevadas de hipoglicemia e mortalidade. Os pacientes idosos e com expectativa de vida limitada são expostos a maiores riscos de eventos adversos pelo controle glicêmico rigoroso, tendo pouca chance de sobreviverem a ponto de se beneficiar das reduções em complicações microvasculares. Como o controle glicêmico muito ruim pode levar a sintomas imediatos como a fadiga, os idosos com expectativa de vida limitada devem receber um controle glicêmico que vise evitar a hiperglicemia sintomática e minimizar o risco de hipoglicemia. Uma diretriz clínica recente da AGS sugere um alvo de HbA1c de 8% para idosos. Para idosos saudáveis, com poucas comorbidades, poucas limitações funcionais e expectativa de vida prolongada, é apropriado manter um alvo de HbA1c de 7 a 8%. Por outro lado, nos idosos com comorbidades extensas, limitações funcionais e expectativa de vida limitada, um alvo de HbA1c de 8 a 9% é apropriado (Tabela 42-2).

Brown AF, Mangione CM, Saliba D, Sarkisian CA. California Healthcare Foundation/American Geriatrics Society Panel on Improving Care for Elders with Diabetes. Guidelines for improving the care of the older person with diabetes mellitus. *J Am Geriatr Soc.* 2003;51(5 Suppl Guidelines):S265-S280.

Inzucchi SE, Bergenstal RM, Buse JB, et al. American Diabetes Association (ADA); European Association for the Study of Diabetes (EASD). Management of hyperglycemia in type 2 diabetes: a patient-centered approach: position statement of the American Diabetes Association (ADA) and the European Association for the Study of Diabetes (EASD). *Diabetes Care.* 2012;35(6):1364-1379.

Lee SJ, Eng C. Goals of glycemic control in frail older patients with diabetes. *JAMA.* 2011;305(13):1350-1351.

Management of Diabetes Mellitus Update Working Group. *VA/DoD Clinical Practice Guideline for the Management of Diabetes Mellitus.* Version 4.0. Washington, DC: Veterans Health Administration and Department of Defense; 2010.

Nathan DM, Kuenen J, Borg R, Zheng H, Schoenfeld D, Heine RJ; A1c-Derived Average Glucose Study Group. Translating the A1C assay into estimated average glucose values. *Diabetes Care.* 2008;31(8):1473-1478.

Ray KK, Seshasai SR, Wijesuriya S, et al. Effect of intensive control of glucose on cardiovascular outcomes and death in patients with diabetes mellitus: a meta-analysis of randomised controlled trials. *Lancet.* 2009;373(9677):1765-1772.

2. Alvos para controle glicêmico em pacientes hospitalizados — muitos idosos com diabetes são internados, na maior parte das vezes por outros problemas clínicos que não o diabetes. Os objetivos do controle glicêmico em pacientes idosos hospitalizados são manter a euglicemia, evitar eventos adversos e retornar para um regime ambulatorial estável assim que possível. Porém, o estresse da doença aguda e os frequentes jejuns para procedimentos podem tornar difícil a manutenção da euglicemia em pacientes hospitalizados. Em pacientes não criticamente enfermos, a ADA recomenda um alvo de glicemia de jejum (antes da refeição) de 90 a 140 mg/dL e um alvo de glicemia aleatória < 180 mg/dL. As bases do tratamento glicêmico em idosos hospitalizados são a insulina e a reposição de volume.

Embora estudos iniciais tenham sugerido melhores desfechos clínicos em pacientes cirúrgicos clinicamente enfermos com o controle glicêmico rigoroso (níveis de glicemia de 80 a 110 mg/dL), estudos subsequentes não mostraram benefícios semelhantes. A ADA recomenda níveis glicêmicos entre 140 e 180 mg/dL em pacientes de unidades de terapia intensiva (UTI) clínicos ou cirúrgicos.

> Moghissi ES, Korytkowski MT, DiNardo M, et al. American Association of Clinical Endocrinologists; American Diabetes Association. American Association of Clinical Endocrinologists and American Diabetes Association consensus statement on inpatient glycemic control. *Diabetes Care.* 2009;32(6):1119-1131.
>
> Wiener RS, Wiener DC, Larson RJ. Benefits and risks of tight glucose control in critically ill adults: a meta-analysis. *JAMA.* 2008;300(8):933-944.

B. Tratamentos não farmacológicos

1. Dieta — A intervenção dietética é um componente integrante do tratamento do diabetes. Nos pacientes diabéticos e com índice de massa corporal > 30 kg/m², está recomendada a restrição calórica com objetivo de perda ponderal. Não há lugar para a restrição calórica em pacientes sem sobrepeso ou obesidade. Uma ampla variedade de dietas com várias proporções de macronutrientes (carboidratos, proteínas, gorduras) tem sido estudada, mas não há dados que sugiram que uma dieta seja superior a outra. As recomendações dietéticas atuais da ADA se assemelham às recomendações da American Heart Association e sugerem (a) limitar gorduras saturadas (< 7% das calorias totais), (b) minimizar gorduras trans e (c) limitar a ingesta de colesterol (< 200 mg/dia). A terapia clínica nutricional acompanhada por nutricionista registrado é um benefício coberto pelo Medicare.

É importante reconhecer que, para alguns idosos com diabetes, a restrição dietética ou calórica pode ser especialmente difícil ou até prejudicial. Em primeiro lugar, alterações na dieta podem ser particularmente difíceis para pacientes idosos que estabeleceram hábitos dietéticos ao longo da vida. Em segundo lugar, os idosos com dificuldades funcionais e dificuldades de fazer compras e preparar o alimento apresentam risco de desnutrição; recomendar a restrição da variedade de alimentos pode causar perda ponderal ou deficiências de micronutrientes. Em terceiro lugar, os idosos com diabetes apresentam risco aumentado de doença periodontal e xerostomia, o que pode limitar sua capacidade de se adaptar a uma nova dieta. Assim, as modificações dietéticas devem ser abordadas com cautela em pacientes idosos diabéticos e não obesos.

> Klein S, Sheard NF, Pi-Sunyer X, et al. American Diabetes Association; North American Association for the Study of Obesity; American Society for Clinical Nutrition. Weight management through lifestyle modification for the prevention and management of type 2 diabetes: rationale and strategies: a statement of the American Diabetes Association, the North American Association for the Study of Obesity, and the American Society for Clinical Nutrition. *Diabetes Care.* 2004;27(8):2067-2073.

2. Exercícios — Tem sido demonstrado que os exercícios regulares melhoram o controle glicêmico, a pressão arterial, os lipídeos e contribuem para a perda ponderal. A ADA recomenda que os idosos com diabetes devam tentar realizar 150 minutos semanais de exercícios de intensidade moderada. Para os pacientes idosos com déficits funcionais incapazes de executar isso, a ADA recomenda maximizar sua atividade física para obter alguns dos benefícios dos exercícios. Como os pacientes idosos com diabetes apresentam risco elevado de DCV, os regimes de exercícios devem começar com atividades físicas de baixa intensidade com aumento gradual em sua intensidade e duração.

> Colberg SR, Sigal RJ, Fernhall B, et al. American College of Sports Medicine; American Diabetes Association. Exercise and type 2 diabetes: the American College of Sports Medicine and the American Diabetes Association: joint position statement executive summary. *Diabetes Care.* 2010;33(12):2692-2696.

C. Terapia farmacológica (Tabela 42-3)

1. Biguanidas — A maioria das diretrizes clínicas recomenda a metformina como terapia oral de primeira linha para o diabetes tipo 2 em função de sua eficácia (redução na HbA1c de cerca de 1,5%), ausência de associação com ganho de peso ou hipoglicemia e aparente associação com redução de complicações cardiovasculares em comparação com as sulfonilureias. Dados observacionais baseados em grandes registros sugerem que os pacientes que usam metformina apresentam risco 15 a 21% menor de complicações cardiovasculares em comparação com aqueles que usam gliburida ou glipizida. Além disso, um estudo randomizado de cinco anos demonstrou redução de 46% no risco de desfechos cardiovasculares em pacientes tratados com metformina *versus* glipizida.

A insuficiência renal leve (creatinina sérica > 1,5 mg/dL ou *clearance* de creatinina < 30 mL/min) tem sido uma contraindicação relativa para a metformina devido à preocupação quanto à acidose láctica. Contudo, a acidose láctica parece ser muito rara com a metformina, com uma incidência de menos de 1 por 10.000 pessoas-anos de tratamento. Uma revisão recente da Cochrane com 347 estudos representando 126.000 pacientes concluiu que a metformina não estava associada com risco aumentado de acidose láctica em comparação com outros medicamentos hipoglicemiantes.

> Hong J, Zhang Y, Lai S, et al. SPREAD-DIMCAD Investigators. Effects of metformin versus glipizide on cardiovascular outcomes in patients with type 2 diabetes and coronary artery disease. *Diabetes Care.* 2013;36(5):1304-1311.
>
> Nathan DM, Buse JB, Davidson MB, et al. American Diabetes Association; European Association for Study of Diabetes. Medical management of hyperglycemia in type 2 diabetes: a consensus algorithm for the initiation and adjustment of therapy: a consensus statement of the American Diabetes Association and the European Association for the Study of Diabetes. *Diabetes Care.* 2009;32(1):193-203.
>
> Qaseem A, Humphrey LL, Sweet DE, Starkey M, Shekelle P. Clinical Guidelines Committee of the American College of Physicians. Oral pharmacologic treatment of type 2 diabetes mellitus: a clinical practice guideline from the American College of Physicians. *Ann Intern Med.* 2012;156(3):218-231.
>
> Roumie CL, Hung AM, Greevy RA, et al. Comparative effectiveness of sulfonylurea and metformin monotherapy on cardiovascular events in type 2 diabetes mellitus: a cohort study. *Ann Intern Med.* 2012;157(9):601-610.

Tabela 42-3 Terapias para a hiperglicemia além da insulina

Classe	Fármaco	Ação	Redução esperada na HbA1c (%)	Vantagens	Desvantagens	Custo
Biguanidas	Metformina	Redução da produção hepática de glicose	1-2	Ausência de ganho de peso Ausência de hipoglicemia Redução da mortalidade cardiovascular (UKPDS)	Náuseas, diarreia Acidose láctica (rara)	$
Sulfonilureias	Glipizida Gliburida	Estimulam a secreção de insulina	1-2	Geralmente bem toleradas	Hipoglicemia (especialmente com gliburida) Ganho de peso	$
Meglitinidas	Repaglinida Nateglinida	Estimulam a secreção de insulina	1-2	Redução da hiperglicemia pós-prandial	Hipoglicemia Ganho de peso Dosagem pré-prandial frequente	$$
Inibidores da α-glucosidase	Acarbose Miglitol	Redução da absorção intestinal de carboidratos	0,5-1	Não absorvidos, limitando a possibilidade de interação farmacológica	Parefeitos gastrintestinais	$$
Tiazolidinedionas	Pioglitazona Rosiglitazona	Aumento da sensibilidade periférica à insulina	1-2	Pouca hipoglicemia	Ganho de peso Exacerbação de insuficiência cardíaca Aumento de eventos cardiovasculares (especialmente com a rosiglitazona)	$$$
Agonistas GLP-1	Exenatida Liraglutide	Aumento da secreção de insulina dependente da glicose Retardo do esvaziamento gástrico	1-2	Perda de peso	Náuseas, vômitos, diarreia Pancreatite aguda	$$$
Inibidores DPP-4	Sitagliptina Saxagliptina Linagliptina	Acentua a atividade de GLP-1 Reduz o glucagon	0,5-1	Ausência de ganho de peso Ausência de hipoglicemia	Pancreatite aguda Potência modesta	$$$
Miméticos da amilina	Pranlintida	Retarda o esvaziamento gástrico Promove a saciedade Reduz a secreção pós-prandial de glucagon	0,5	Geralmente bem tolerados	Injeções frequentes Não podem ser misturados à insulina	$$$

UKPDS, United Kingdom Prospective Diabetes Study.

Salpeter SR, Greyber E, Pasternak GA, Salpeter EE. Risk of fatal and nonfatal lactic acidosis with metformin use in type 2 diabetes mellitus. *Cochrane Database Syst Rev.* 2010;(4):CD002967.

Schramm TK, Gislason GH, Vaag A, et al. Mortality and cardiovascular risk associated with different insulin secretagogues compared with metformin in type 2 diabetes, with or without a previous myocardial infarction: a nationwide study. *Eur Heart J.* 2011;32(15):1900-1908.

2. Sulfonilureias

As sulfonilureias de uso comum incluem a glipizida e a gliburida. Como as sulfonilureias agem de forma predominante por aumento da secreção pancreática de insulina, o ganho de peso é comum e pode haver hipoglicemia. Estudos sugerem que o risco de hipoglicemia é 1,5 a 2 vezes maior com a gliburida em relação à glipizida, possivelmente como resultado dos metabólitos ativos; assim, a gliburida deve ser evitada em idosos. Em geral, a maior parte do efeito terapêutico ocorre com metade da dose máxima recomendada, podendo-se esperar uma redução de 1 a 2% na HbA1c. As doses iniciais devem ser baixas, talvez metade daquelas usadas em pacientes mais jovens, devendo-se orientar os pacientes em relação à hipoglicemia. As sulfonilureias devem ser usadas com cautela em pacientes com doença renal, pois seus metabólitos são excretados lentamente.

Gangji AS, Cukierman T, Gerstein HC, Goldsmith CH, Clase CM. A systematic review and meta-analysis of hypoglycemia and cardiovascular events: a comparison of glyburide with other secretagogues and with insulin. *Diabetes Care.* 2007;30(2):389-394.

3. Inibidores da α-glucosidase

Os inibidores da α-glucosidase acarbose (Precose) e miglitol (Glyset) inibem a absorção de carboidratos no intestino e reduzem a hiperglicemia pós-prandial. Consequentemente, eles não causam hipoglicemia ou ganho de peso. Como os inibidores da α-glucosidase não têm absorção sistêmica nas doses habituais (em especial a acarbose), eles costumam ser usados com segurança em pacientes idosos e com insuficiência renal ou hepática. Os principais problemas dos inibidores da α-glucosidase são desconforto gastrintestinal, incluindo flatulência e diarreia, e a baixa potência, com a HbA1c diminuindo em cerca de 0,5%.

> Johnston PS, Lebovitz HE, Coniff RF, Simonson DC, Raskin P, Munera CL. Advantages of alpha-glucosidase inhibition as monotherapy in elderly type 2 diabetic patients. *J Clin Endocrinol Metab*. 1998;83(5):1515-1522.

4. Tiazolidinedionas

As tiazolidinedionas rosiglitasona (Avandia) e pioglitazona (Actos) agem como sensibilizadores à insulina. As tiazolidinedionas caíram em desuso por evidências crescentes sugerindo aumento do risco cardiovascular, insuficiência cardíaca e hepatotoxicidade, em especial com a rosiglitazona*.

> Lincoff AM, Wolski K, Nicholls SJ, Nissen SE. Pioglitazone and risk of cardiovascular events in patients with type 2 diabetes mellitus: a meta-analysis of randomized trials. *JAMA*. 2007;298(10):1180-1188.
>
> Nissen SE, Wolski K. Rosiglitazone revisited: an updated meta-analysis of risk for myocardial infarction and cardiovascular mortality. *Arch Intern Med*. 2010;170(14):1191-1201.

5. Meglitinidas

As meglitinidas são secretagogos da insulina de curta duração que podem reduzir a hiperglicemia pós-prandial. A repaglinida e a nateglinida são as meglitinidas disponíveis nos EUA. A nateglinida parece ter um início de ação mais rápido e menor duração de ação em comparação com a repaglinida. Há experiência limitada com ambos os fármacos em idosos, mas eles podem ser efetivos em pacientes com euglicemia de jejum e hiperglicemia pós-prandial. Ambos os medicamentos devem ser tomados antes de cada refeição, o que pode tornar mais difícil a adesão ao tratamento.

> Black C, Donnelly P, McIntyre L, Royle PL, Shepherd JP, Thomas S. Meglitinide analogues for type 2 diabetes mellitus. *Cochrane Database Syst Rev*. 2007;(2):CD004654.

6. Moduladores de incretinas: análogos do peptídeo-1 tipo glucagon (GLP-1) e inibidores da dipeptidil peptidase-4 (DPP-4)

As incretinas, como GLP-1 e DPP-4, são hormônios gastrintestinais que modulam a homeostasia pós-prandial da glicose. Os moduladores das incretinas podem reduzir a hiperglicemia pós-prandial pelo aumento da secreção de insulina dependente da glicose e redução do esvaziamento gástrico. Embora esses medicamentos não causem hipoglicemia quando usados de forma isolada, eles podem agravar a hipoglicemia quando usados com insulina ou sulfonilureias.

A exenatida e a liraglutide são os análogos GLP-1 disponíveis nos EUA. A exenatida é um análogo sintético da exendina-4, um componente da saliva do Monstro de Gila. A exendina-4 tem estrutura semelhante ao GLP-1 (o qual reduz a hiperglicemia pós-prandial), mas é resistente à degradação pela DPP-4, levando a uma ação mais prolongada. Ambos os análogos GLP-1 parecem reduzir a HbA1c em cerca de 1%. Em função da redução do esvaziamento gástrico, náuseas e perda ponderal são comuns. A pancreatite aguda é uma complicação rara, mas grave.

Sitagliptina, saxagliptina e linagliptina são os inibidores DPP-4 disponíveis nos EUA**. Eles levam a reduções na HbA1c de cerca de 0,5%. Eles costumam ser bem tolerados com menos náuseas e perda de peso do que os análogos do GLP-1. Como no caso dos análogos GLP-1, a pancreatite aguda também foi observada com os inibidores da DPP-4.

Há pouca experiência clínica com esses medicamentos em idosos. Considerando os custos e as incertezas sobre a segurança a longo prazo, eles não devem ser considerados como agentes de primeira linha para idosos.

> Amori RE, Lau J, Pittas AG. Efficacy and safety of incretin therapy in type 2 diabetes: systematic review and meta-analysis. *JAMA*. 2007;298(2):194-206.
>
> Shyangdan DS, Royle P, Clar C, Sharma P, Waugh N, Snaith A. Glucagon-like peptide analogues for type 2 diabetes mellitus. *Cochrane Database Syst Rev*. 2011;(10):CD006423.

7. Insulina

A insulina é necessária em todos os pacientes com diabetes tipo 1 e em muitos pacientes com diabetes tipo 2 moderado a severo. Há mais de 75 anos de experiência clínica com a insulina. Com a dosagem apropriada, ela pode ser usada com segurança em casos de insuficiência renal ou hepática, bem como em hospitais, clínicas geriátricas e em pacientes ambulatoriais. As desvantagens da insulina incluem os riscos de hipoglicemia, ganho de peso e barreiras psicológicas dos pacientes em relação às injeções.

Muitos diferentes tipos de insulina foram desenvolvidos para oferecer opções flexíveis de tratamento para diferentes padrões de hiperglicemia (Tabela 42-4). As insulinas de ação longa comumente usadas incluem a glargina e a *neutral protamine Hagedorn* (NPH), que são usadas uma ou duas vezes ao dia, respectivamente, para o fornecimento de níveis basais de insulina e controle da glicemia de jejum. As insulinas de ação curta em geral usadas incluem a lispro e a regular antes das refeições para fornecer insulina em bólus e controlar os níveis pós-prandiais de glicemia. As misturas de insulina, como a 70/30 (70% de NPH e 30% de regular) podem ajudar a simplificar os regimes de insulina em muitos

---

* N. de R.T. A rosiglitazona envolve grande polêmica em relação ao aumento de mortalidade cardiovascular, tendo chegado a ser retirada do mercado e alvo de reconsideração pelo FDA e pela ANVISA, sendo enfatizada a necessidade de discussão entre médico e paciente.

** N. de R.T. No Brasil também disponível comercialmente a vidagliptina.

Tabela 42-4 Produtos de insulina comumente usados nos Estados Unidos

Tipo	Início de ação	Pico de ação	Duração	Custo
Lispro	15 min	30-90 min	2-4 h	$$
Aspart	15 min	30-90 min		$$
Regular	30-60 min	2-3 h	4-6 h	$
NPH	2-4 h	6-10 h	10-16 h	$
Glargina	—	—	22-24 h	$$

pacientes. Para muitos pacientes idosos com diabetes tipo 2, a insulina de longa ação uma vez ao dia ao deitar, geralmente em conjunto com metformina, pode ser um regime inicial razoável.

Holman RR, Farmer AJ, Davies MJ, et al. 4-T Study Group. Three-year efficacy of complex insulin regimens in type 2 diabetes. *N Engl J Med.* 2009;361(18):1736-1747.

Horvath K, Jeitler K, Berghold A, et al. Long-acting insulin analogues versus NPH insulin (human isophane insulin) for type 2 diabetes mellitus. *Cochrane Database Syst Rev.* 2007;(2):CD005613.

Qayyum R, Bolen S, Maruthur N, et al. Systematic review: comparative effectiveness and safety of premixed insulin analogues in type 2 diabetes. *Ann Intern Med.* 2008;149(8):549-559.

Singh SR, Ahmad F, Lal A, Yu C, Bai Z, Bennett H. Efficacy and safety of insulin analogues for the management of diabetes mellitus: a meta-analysis. *CMAJ.* 2009;180(4):385-397.

8. Miméticos da amilina — A amilina é um peptídeo que é cossecretado com a insulina e modula a homeostasia da glicose retardando o esvaziamento gástrico, promovendo a saciedade e reduzindo a secreção pós-prandial de glucagon. A pranlintida é o único mimético da amilina disponível nos EUA; ela está aprovada para uso subcutâneo em pacientes com diabetes tipo 1 ou 2 que usam insulina. Embora sejam geralmente bem tolerados, seu efeito é modesto, reduzindo a HbA1c em cerca de 0,5%. A pranlintida deve ser injetada separadamente da insulina, complicando a adesão ao tratamento.

Riddle M, Pencek R, Charenkavanich S, Lutz K, Wilhelm K, Porter L. Randomized comparison of pramlintide or mealtime insulin added to basal insulin treatment for patients with type 2 diabetes. *Diabetes Care.* 2009;32(9):1577-1582.

Anemia

43

Gary J. Vanasse, MD

▶ Princípios gerais em idosos

A anemia é um problema comum em idosos e um fator cada vez mais reconhecido para o aumento da morbidade e da mortalidade. Da mesma forma que os pacientes adultos mais jovens com anemia, os idosos costumam ser classificados de acordo com os critérios de 1968 da Organização Mundial de Saúde (OMS) de hemoglobina (Hb) < 13 g/dL em homens e < 12 g/dL em mulheres. Embora a anemia seja com frequência considerada uma consequência natural do envelhecimento, sua associação com desfechos clínicos adversos merece uma avaliação abrangente da fisiopatologia subjacente. Estudos recentes sugerem que a anemia possa surgir como resultado de efeitos acumulados de comorbidades relacionadas à idade agindo em conjunto com alterações pouco compreendidas relacionadas à idade nos progenitores hematopoiéticos iniciais, que se combinam para influenciar a produção de eritrócitos. É provável que uma compreensão maior da patogênese da anemia em idosos tenha implicações importantes para a prevenção, o diagnóstico e o tratamento deste problema comum.

▶ Patogênese

Estima-se que mais de 3 milhões de norte-americanos com 65 anos ou mais estejam anêmicos, com a anemia sendo altamente prevalente em populações de idosos ambulatoriais e não institucionalizados. O estudo Third National Health and Nutrition Examination Survey (NHANES III) revelou que a prevalência de anemia em homens e mulheres com mais de 65 anos era de 11% e 10,2%, respectivamente, aumentando rápido após os 50 anos e chegando a uma taxa de mais de 20% nas pessoas com 85 anos ou mais. Esse achado foi validado em outros estudos de base populacional, muitos dos quais mostrando que o grau de anemia em idosos é relativamente leve, com a maioria dos pacientes apresentando Hb > 10 g/dL.

A raça parece influenciar de maneira significativa os níveis de Hb. No estudo NHANES III, a prevalência de anemia utilizando os critérios da OMS foi três vezes maior em negros não hispânicos quando comparados com brancos não hispânicos. O exame de Hb, hematócrito (Hct) e volume corpuscular médio (VCM) em 1.491 pessoas negras comparadas com mais de 31.000 indivíduos brancos no banco de dados Kaiser Permanente revelou que todos os três parâmetros eram mais baixos em negros comparados com brancos da mesma idade, enquanto a ferritina sérica era mais alta. Embora variações genéticas raciais possam influenciar a capacidade de um indivíduo para responder a desencadeantes de anemia, é provável que fatores adicionais além da raça contribuam de maneira significativa para o risco de anemia em várias populações.

A. Etiologia e fatores de risco

Atualmente, não há estudos desenhados para avaliar a causalidade em idosos com anemia. A alta frequência de comorbidades em populações idosas também confunde nossa capacidade de identificar os mecanismos, quando presentes, que predispõem de maneira independente a reduções da Hb associadas à idade. Embora pareça haver um componente de anemia relacionada à idade mesmo em pessoas saudáveis, a incidência é muito maior em pacientes com comorbidades. O NHANES III revelou que a anemia em idosos consiste em três amplas categorias: um terço apresenta anemia como resultado de deficiências nutricionais (ferro, ácido fólico ou vitamina B_{12}); um terço apresenta anemia da inflamação (AI) com base nos estudos do ferro; e um terço tem anemia não explicada (ANE). É importante lembrar que essas definições de anemia do NHANES III foram baseadas apenas em parâmetros laboratoriais sem o benefício do exame clínico ou de biópsias de medula óssea, tornando difícil a avaliação do impacto clínico completo da anemia nessa população. Além disso, foi usada uma classificação "hierárquica" para os parâmetros de definição dos subtipos de anemia, tornando difícil a avaliação de contribuições independentes de fatores em pessoas com anemia causada por múltiplas etiologias.

Um estudo da Stanford University, que examinou a etiologia da anemia conforme definição pelos critérios da OMS em 190 idosos da comunidade, pessoas de 65 anos ou mais, também encontrou uma alta prevalência de ANE, chegando a 35% dos participantes, uma proporção deles demonstrando elevações discretas em marcadores inflamatórios e níveis abaixo do esperado de eritropoietina (EPO) em comparação com controles não anêmicos. Em contraste com o estudo NHANES III, os participantes do estudo de Stanford foram submetidos a uma avaliação abrangente para a anemia, incluindo história e exame físico completos, avaliação laboratorial e revisão do esfregaço de sangue periférico.

1. Anemia da inflamação — A AI tem sido historicamente chamada de "anemia da doença crônica", sendo com maior frequência vista em doenças crônicas, incluindo infecções, distúrbios reumatológicos e doenças malignas. Ela é classicamente caracterizada sob o ponto de vista bioquímico pela presença de ferro sérico baixo e capacidade ferropéxica baixa em situações de ferritina sérica elevada. Embora a etiologia da AI clássica tenha sido atribuída a reduções na sobrevida dos eritrócitos, alterações na eritropoiese limitadas pelo ferro e resistência progressiva à EPO em progenitores eritroides, o papel relativo e o balanço entre esses três mecanismos no desenvolvimento de anemia permanecem desconhecidos, da mesma forma que vias comuns potenciais que podem ligá-los.

Nossa compreensão sobre a AI foi transformada pela descoberta do peptídeo antimicrobiano hepcidina, o qual é sintetizado no fígado e é um dos principais reguladores do metabolismo do ferro. Em humanos, o aumento na produção de hepcidina foi encontrado em pacientes com doenças inflamatórias, infecções e doenças malignas. O NHANES III foi realizado antes da descoberta da hepcidina, e a contribuição desta para a anemia não foi avaliada. A regulação da síntese da hepcidina é complexa e envolve diversas vias celulares mediadas pela inflamação, incluindo interleucina 6 (IL-6), a qual é o mediador inflamatório primário da síntese de hepcidina e acredita-se que faça a intermediação da eritropoiese limitada pelo ferro em pacientes com estados inflamatórios agudos e crônicos. Porém, estudos recentes não conseguiram relacionar a hepcidina e citocinas estimuladoras, como a IL-6 ou marcadores inflamatórios, como a proteína-C reativa, levantando dúvidas sobre a contribuição relativa das vias dependentes e independentes da hepcidina na patogênese da AI. Haverá necessidade de novos estudos sobre os mecanismos da anemia para caracterizar por completo a contribuição de níveis elevados de hepcidina em coortes de idosos com AI e determinar sua utilidade como biomarcador diagnóstico clínico na anemia inflamatória.

2. Anemia não explicada em idosos — A ANE costuma se apresentar como anemia leve caracterizada predominantemente como hipoproliferativa, com baixa contagem de reticulócitos e baixo índice de reticulócitos, sugerindo a ausência de resposta compensatória normal da medula óssea a um ambiente com uma massa reduzida de eritrócitos. A fisiopatologia da ANE em idosos não é bem compreendida e permanece sendo primariamente um diagnóstico de exclusão.

O papel do estado pró-inflamatório crônico na patogênese da ANE em idosos tem gerado muito debate. Há fortes evidências de que muitos marcadores inflamatórios, incluindo o fator de necrose α-tumoral e a IL-6, estão aumentados na população idosa independentemente do estado de saúde. Porém, estudos detalhando a evidência de contribuição da inflamação crônica para a ANE foram poucos e limitados pela pequena amostra e por delineamentos diversos. Atualmente, os dados disponíveis não sugerem um papel para a inflamação crônica na etiologia da ANE em idosos.

Como a anemia é a anormalidade hematológica mais comum em pacientes com síndromes mielodisplásicas (SMD), um grupo heterogêneo de distúrbios que afeta primariamente idosos, poder-se-ia supor que a SMD pode ser um contribuidor importante para a patogênese da ANE. Por outro lado, evidências de estudos pequenos sugerem que a SMD pode ter um papel apenas limitado na etiologia da ANE, com a prevalência da SMD em idosos com ANE estando na faixa de 5 a 16%. Esses dados são limitados pelos tamanhos pequenos das amostras e pela heterogeneidade da SMD, refletindo as limitações diagnósticas atuais na identificação de pacientes com SMD subclínica de baixo grau.

3. Resistência à eritropoietina e envelhecimento — A EPO é a principal citocina a influenciar o desenvolvimento de eritrócitos, sendo induzida em casos de anemia por meio de um mecanismo sensível ao oxigênio nos rins. Uma responsividade diminuída à EPO pelas células-tronco hematopoiéticas foi implicada na fisiopatologia da anemia em idosos, com alguns estudos (mas não todos) mostrando níveis elevados de EPO com o envelhecimento, mesmo em idosos saudáveis. O Baltimore Longitudinal Study on Aging demonstrou que os níveis de EPO aumentavam conforme a idade em indivíduos saudáveis sem anemia e que a curva da elevação era maior em indivíduos sem diabetes ou hipertensão. Aqueles com anemia também tinham uma curva de elevação mais lenta, sugerindo que a anemia refletisse a falha na elevação compensatória normal relacionada à idade nos níveis de EPO. Níveis reduzidos de EPO têm sido preferencialmente associados com a ANE em idosos, mas o mecanismo para essa resposta inadequada da EPO permanece indeterminado, sendo que os achados desses estudos devem ser confirmados em coortes de pacientes maiores.

Essa resistência progressiva à EPO pode refletir uma característica celular intrínseca das células-tronco hematopoiéticas no envelhecimento e/ou efeitos combinados de comorbidades associadas à idade promovendo alterações mediadas por inflamação nas vias celulares normais dependentes de EPO, diminuição na produção de EPO e/ou redução da sensibilidade à EPO nos progenitores eritroides da medula óssea. Presume-se que em alguns pacientes idosos com inflamação crônica, a expressão suficiente de hepcidina pode induzir um perfil bioquímico de ferro clássico da AI, enquanto em outros pacientes vias pró-inflamatórias independentes da hepcidina promovem insuficiência de EPO ou resistência à EPO nos progenitores eritroides e consequente desenvolvimento de ANE. Sustenta essa hipótese a observação de que a administração concomitante de EPO e ferro intravenoso pode melhorar a anemia em alguns pacientes com AI.

B. Condições associadas

1. Fragilidade — Anemia e inflamação estão fortemente associadas e podem contribuir para o desenvolvimento de "fragilidade", uma síndrome pouco definida em idosos associada com perda de peso, mobilidade reduzida, fraqueza geral e desequilíbrio. Uma revisão sistemática da literatura sugere que a elevação de marcadores pró-inflamatórios está associada com o desenvolvimento de fragilidade. Um estudo-piloto examinando 11 pessoas com fragilidade e 19 pessoas sem fragilidade com 74 anos ou mais concluiu que as pessoas com fragilidade tinham níveis séricos significativamente mais altos de IL-6 e níveis menores de Hb e Hct em comparação com as pessoas sem fragilidade. Além disso, foi observada uma correlação inversa entre o nível de IL-6 e a Hb apenas em pessoas com fragilidade, sugerindo que vias mediadas pela IL-6 e possivelmente aumentadas pela hepcidina poderiam fornecer uma via comum para o desenvolvimento de anemia em casos de fragilidade.

2. Deficiência de vitamina D — Nosso grupo examinou a associação entre vitamina D e anemia em adultos com 60 anos ou mais no estudo NHANES III. A anemia foi definida de acordo com os critérios da OMS e subdividida nos seguintes subtipos: nutricional, AI, ANE, doença renal crônica. Revisando os dados de 5.100 participantes, concluímos que a deficiência de vitamina D estava associada com a anemia independentemente de idade, sexo e raça/etnia, com a chance de anemia aumentando em cerca de 60% na presença de deficiência de vitamina D. Além disso, entre as pessoas com anemia, a deficiência de vitamina D foi mais prevalente entre aquelas com AI, com o risco de AI sendo significativamente aumentado em participantes com deficiência comparados com aqueles sem deficiência de vitamina D. Embora esse estudo de base populacional demonstre uma associação entre deficiência de vitamina D e anemia em idosos, não há dados que sugiram um papel causal para a deficiência de vitamina D na patogênese da anemia em idosos.

3. Outros nutrientes — Uma análise recente de 1.036 pessoas com idade de 65 anos ou mais no InChianti Study encontrou uma associação entre anemia e elevações de carboximetil-lisina ou reduções de níveis plasmáticos de selênio. Dos 472 participantes que não apresentavam anemia no início do estudo, 15,3% desenvolveram anemia ao longo de um período de seis anos de acompanhamento, com a incidência de anemia estando significativamente associada com o quartil mais alto de elevação nos níveis plasmáticos de carboximetil-lisina e com o quartil mais baixo de níveis plasmáticos de selênio. Embora esse estudo levante a interessante possibilidade de que a anemia possa estar associada com parâmetros de estresse oxidativo, até o momento não foi demonstrada nenhuma relação causal.

4. Doença pelo vírus da imunodeficiência humana (HIV) — A anemia é a complicação hematológica mais comum da infecção pelo HIV, estando associada com redução da sobrevida, aumento da progressão da doença e redução na qualidade de vida. À medida que a população de pessoas afetadas pelo HIV continua a envelhecer, esses indivíduos estão em risco para a anemia relacionada ao HIV, bem como para a anemia do envelhecimento. A etiologia da anemia na infecção pelo HIV é multifatorial, incluindo infecções oportunísticas, níveis reduzidos de EPO, efeitos sobre a cinética de diferenciação da célula hematopoiética, deficiências nutricionais e associação com doenças malignas e medicamentos. Nosso grupo descobriu que um polimorfismo de nucleotídeo único de alta expressão no gene da leptina estava independentemente associado com anemia em pessoas HIV-positivo, mas não naquelas HIV-negativo. Embora nosso estudo forneça novos dados sobre a associação entre variabilidade genética no gene da leptina e anemia em pessoas HIV-positivo, há necessidades de novos estudos para determinar se a sinalização aberrante da leptina tem um papel causal no desenvolvimento de anemia ou altera a responsividade à EPO.

▶ Prevenção

Não existem, atualmente, estratégias recomendadas ou consensuais para a prevenção da anemia em idosos.

▶ Achados clínicos

Tem sido cada vez mais reconhecido que mesmo formas de anemia estão associadas com aumento de morbidade, mortalidade e fragilidade em idosos. A relação entre os subtipos de anemia e a mortalidade foi examinada no Women's Health and Aging Study I, em que os investigadores descobriram mortalidade significativamente aumentada nas pessoas com anemia causada por doença renal ou AI. Embora tenha sido demonstrado o impacto da anemia sobre desempenho físico, função cognitiva e humor em idosos, ainda há controvérsias sobre se o impacto da anemia nas medidas de desempenho de fato independe de doenças concomitantes.

A. Sinais e sintomas

Como a anemia em idosos costuma ser de intensidade leve, os pacientes em geral são assintomáticos. Quando há sintomas, a apresentação clínica da anemia no idoso é semelhante àquela de populações adultas mais jovens. Porém, em razão da presença aumentada de comorbidades, costuma ser difícil determinar se os sintomas dos idosos estão diretamente relacionados com a anemia, a causa subjacente da anemia ou a presença de comorbidades. Além disso, o aumento relacionado à idade nas comorbidades costuma deixar os idosos mais suscetíveis à anemia multifatorial.

Os sintomas clínicos da anemia dependem da intensidade da anemia, da rapidez do desenvolvimento da anemia e da demanda de oxigênio do paciente. Em idosos, a anemia sintomática normalmente reflete um déficit na oferta de oxigênio aos tecidos como consequência da redução na concentração de Hb, o qual pode levar a estados de aumento do débito cardíaco e aumento de hipoxia tecidual com declínio progressivo na função dos órgãos. Em geral, a anemia que se desenvolve lentamente tende a apresentar menos sintomas do que a anemia de início rápido, independentemente da etiologia da anemia. Como nos adultos mais jovens, a anemia de desenvolvimento rápido pode também causar sintomas pelos efeitos da hipovolemia. Essas doenças sintomáticas podem ser mais profundas e menos bem toleradas em idosos, porém em razão do aumento da fragilidade e redução no estado de desempenho geralmente relacionados com a presença de múltiplas comorbidades crônicas. Os sintomas primários de anemia podem incluir alguns ou todos os seguintes:

1. Graus variados de fadiga
2. Dispneia aos esforços ou dispneia em repouso
3. Alguma combinação de taquicardia, palpitações, sensação de pulsos amplos refletindo um estado cardíaco hiperdinâmico

A anemia mais intensa pode ainda apresentar:

1. Letargia e apatia
2. Confusão
3. Sintomas cardíacos intensos, incluindo insuficiência cardíaca congestiva, arritmias, angina ou infarto do miocárdio

A anemia resultante de perda sanguínea aguda ou de hemólise aguda grave pode inicialmente apresentar-se com os seguintes sintomas que refletem a hipovolemia fisiológica:

1. Tontura
2. Hipotensão ortostática
3. Síncope
4. Sintomas associados com choque hipovolêmico, incluindo coma e morte

B. Achados laboratoriais

Em geral, a avaliação laboratorial da anemia em idosos é semelhante àquela realizada em adultos mais jovens, com poucas exceções. Em todas as pessoas com anemia deve-se obter história e exame físico completos. A revisão do hemograma e do esfregaço de sangue periférico é mandatória, pois isso ajudará na identificação de anormalidades celulares, como macrocitose, leucopenia ou leucocitose inexplicadas ou características displásicas em leucócitos ou plaquetas que possam fornecer evidências morfológicas de SMD ou outras doenças subjacentes. Os exames de VCM e de outros índices eritrocitários ajudarão a classificar a anemia como microcítica, normocítica ou macrocítica, e a revisão da contagem absoluta de reticulócitos ou do índice reticulocitário ajudará a determinar se a anemia é hiper ou hipoproliferativa. Considerando-se a prevalência aumentada de gamopatia monoclonal em idosos, há necessidade de eletroforese de proteínas séricas e urinárias com imunofixação em pacientes com anemia normocítica para a avaliação da presença de discrasia subjacente de plasmócitos.

1. Anemia nutricional — Embora a abordagem diagnóstica da anemia nutricional seja semelhante àquela de adultos mais jovens, existem algumas circunstâncias especiais a serem consideradas em idosos. Por exemplo, a deficiência de ferro normalmente se apresenta com eritrócitos microcíticos e hipocrômicos. Porém, quando encontrada em combinação com causas de anemia macrocítica, como SMD ou deficiência de vitamina B_{12}, o VCM pode estar na faixa normocítica. Essa anemia multifatorial comum em idosos pode ainda ser elucidada pela presença de aumento na amplitude de distribuição dos eritrócitos. A avaliação diagnóstica das deficiências de vitamina B_{12} e folato em idosos é semelhante àquela de adultos mais jovens.

A anemia ferropriva é comumente diagnosticada pela presença de ferro sérico baixo, aumento da capacidade total de ligação do ferro e redução da ferritina sérica, com a ferritina sérica < 12 µg/L sendo a medida laboratorial em sangue periférico mais sensível para a redução nos estoques de ferro. Porém, a ferritina também funciona como um reagente de fase aguda, e os níveis séricos podem estar falsamente elevados na presença de condições inflamatórias crônicas, tornando difícil a identificação da deficiência de ferro em casos de AI subjacente. Os níveis de ferritina também podem aumentar com a idade, mas ainda não se sabe se isso ocorre em idosos saudáveis ou reflete aumento nas comorbidades inflamatórias relacionadas à idade.

Para tentar delinear melhor a deficiência de ferro em casos de inflamação crônica, alguns autores examinaram a utilidade da medida do índice de receptor solúvel da transferrina (sTfr)/log da ferritina, que é calculado dividindo-se o sTfr pelo log da ferritina. Em uma análise prospectiva de 145 pacientes anêmicos diagnosticados com deficiência de ferro e AI, o índice sTfr mais que duplicou a detecção de anemia por deficiência de ferro (92%) em comparação com o uso isolado da ferritina (41%). Um segundo estudo controlado prospectivo com 49 pacientes com 80 anos ou mais comparou o índice sTfr com o exame da medula óssea para a detecção dos estoques de ferro na medula e concluiu que o índice sTfr diagnosticou a deficiência de ferro em 43 de 49 pacientes (88%), aproximando-se da sensibilidade do exame da medula óssea (100%). Porém, devido à falta de padronização do teste de sTfr/log da ferritina, a interpretação dos dados pode ser difícil e a ferritina permanece sendo a medida de primeira linha mais importante para os estoques corporais totais de ferro, com o índice sTfr/log da ferritina servindo como teste auxiliar. O exame da medula óssea para avaliação da presença ou ausência de ferro nos progenitores eritroides permanece sendo o padrão-ouro para a medida dos estoques corporais totais de ferro.

Há necessidade de uma avaliação diagnóstica abrangente para a deficiência de ferro em idosos para determinar a fonte da deficiência de ferro. Como é muito incomum no mundo industrializado que a deficiência de ferro seja causada por ingesta dietética inadequada de ferro, a perda de sangue gastrintestinal (GI) permanece como a causa mais provável de deficiência de ferro em idosos. Em razão da incidência aumentada de cânceres GIs nos idosos, é recomendada uma avaliação completa do trato GI superior e inferior em pacientes diagnosticados com anemia ferropriva considerados clinicamente bem para tolerarem a avaliação diagnóstica e que podem ser candidatos para intervenções terapêuticas.

2. Anemia da doença renal crônica — A doença renal leva a uma resposta diminuída à EPO, com menores níveis séricos de EPO sendo vistos em pacientes com declínio da função renal. O mecanismo de sensibilidade corporal ao oxigênio nos rins responde ao aumento da hipoxia associada com redução das concentrações de Hb, resultando em elevações logarítmicas nos níveis de EPO que se correlacionam com a intensidade da anemia.

Como o envelhecimento está associado com um declínio na função renal, a anemia associada à doença renal crônica é uma consideração importante em idosos. Porém, o grau necessário de doença renal para promover o desenvolvimento de anemia permanece em questão. No InChianti Study, um *clearance* de creatinina < 30 mL/min estava significativamente associado com aumento do risco de anemia, bem como os níveis séricos de EPO ajustados para idade e Hb em 1.005 participantes com 65 anos ou mais. Em contraste, um estudo transversal envolvendo 3.222 pacientes com idade média de 65 anos concluiu que um *clearance* estimado de creatinina < 50 mL/min estava associado com riscos 3 e 5 vezes maior de anemia em mulheres e homens, respectivamente. Essas diferenças realçam o fato de que o impacto geral de graus moderados de doença renal sobre o risco de anemia e o declínio na síntese de EPO exige uma determinação mais rigorosa. Além disso, medidas dos níveis séricos de EPO não costumam ser úteis no diagnóstico de anemia em idosos, pois os níveis séricos de EPO costumam se elevar de maneira significativa apenas com níveis de Hb < 10 g/dL, um grau de anemia mais intenso do que costuma ser visto na maioria dos idosos, independentemente do grau de intensidade da disfunção renal.

3. Anemia não explicada — Durante a avaliação da ANE no idoso, pode estar justificada uma avaliação diagnóstica para SMD. O diagnóstico formal de SMD geralmente envolve uma biópsia de medula óssea com análise morfológica e citogenética. Porém, considerando-se as opções terapêuticas limitadas para pacientes com SMD leve, a necessidade de uma avaliação da medula óssea deve ser julgada no contexto da influência desses resultados sobre as decisões terapêuticas.

▶ Complicações

Podem surgir complicações como resultado do impacto crônico da anemia ou elas podem estar associadas com intervenções terapêuticas específicas. A anemia crônica pode predispor a sintomas associados com insuficiência cardíaca congestiva de alto débito. Complicações comuns da terapia incluem as seguintes:

1. Efeitos adversos da terapia com ferro oral incluem dor abdominal, constipação, diarreia, náuseas e vômitos.
2. Efeitos adversos da administração de ferro parenteral incluem reações alérgicas, dor lombar, mialgias generalizadas, tontura, erupção cutânea ou eritema, febre, cefaleia, hipotensão ou anafilaxia. A anafilaxia é rara, em especial com as novas formulações de ferro, ocorrendo normalmente dentro de minutos após a administração.
3. A terapia com ácido fólico pode mascarar a deficiência coexistente de vitamina B_{12}, permitindo a progressão de sintomas neurológicos despercebidos pela deficiência de vitamina B_{12}.
4. Os agentes estimulantes da eritropoiese (AEE) podem piorar a hipertensão subjacente.

▶ Tratamento

Em geral, o manejo efetivo da anemia em idosos deve se basear na identificação de causas tratáveis de anemia, com a terapia seguindo diretrizes semelhantes àquelas de adultos mais jovens. O monitoramento do tratamento no idoso com anemia deve seguir diretrizes semelhantes àquelas estabelecidas para pacientes mais jovens e deve se concentrar na resposta do indivíduo à terapia e no impacto da anemia sobre a condição clínica, fazendo-se ajustes terapêuticos conforme clinicamente indicado. As causas tratáveis de anemia em idosos incluem as seguintes:

1. Deficiências nutricionais de ferro, vitamina B_{12} e ácido fólico
2. Distúrbios subjacentes relacionados com o desenvolvimento de um estado pró-inflamatório crônico, incluindo infecções, doenças reumatológicas e cânceres
3. SMD
4. Hipotireoidismo
5. Doença renal
6. Perda sanguínea aguda

A. Anemia nutricional e AI

O manejo da anemia causada por deficiências nutricionais em idosos segue as mesmas recomendações daquele de adultos mais jovens. Da mesma forma que os adultos mais jovens, o uso da terapia com ferro oral é tão efetivo quanto a administração de ferro parenteral, desde que haja absorção entérica normal de ferro. Como não há terapias atualmente comprovadas para tratamento direcionado às vias inflamatórias em pacientes com AI, o manejo da AI deve ser direcionado à doença subjacente.

B. Anemia da doença renal crônica

Para o tratamento da anemia causada pela doença renal crônica, o Food and Drug Administration (FDA) dos Estados Unidos aprovou o uso da terapia com AEE. As diretrizes para uso de AEEs em idosos com doença renal dependentes ou não de hemodiálise são semelhantes àquelas de adultos mais jovens. Porém, estudos recentes salientaram o potencial para eventos cardiovasculares adversos, como trombose e acidente vascular encefálico (AVE), com o uso de AEEs em pacientes anêmicos com doença renal. O Trial to Reduce Cardiovascular Events with Aranesp Therapy (TREAT) avaliou o efeito da darbepoietina alfa em 1.872 pacientes com anemia, diabetes e doença renal crônica não dependentes de hemodiálise, concluindo que o risco de AVE foi o dobro naqueles pacientes que receberam a darbepoietina alfa em comparação com placebo. A etiologia desses desfechos cardiovasculares adversos não está clara, mas pode envolver tentativas de normalizar os níveis de Hb em subpopulações resistentes de pacientes. Por essa razão, o FDA colocou recentemente um alerta na embalagem sobre o uso de AEEs em pacientes com anemia causada por doença renal, com recomendações sobre o alvo para níveis de Hb entre 10 e 12 g/dL.

C. Anemia não explicada

A maioria dos idosos com ANE apresenta anemia leve que não necessita de tratamento. Para os pacientes sintomáticos, as terapias atualmente disponíveis se limitam a transfusões de hemácias e AEEs. Deve-se observar que não há nível absoluto de Hb que exija tratamento e que as intervenções terapêuticas devem se basear no paciente individualmente, considerando-se os seguintes fatores: estado de desempenho, impacto clínico de comorbidades e qualidade de vida. Os benefícios das transfusões de hemácias devem ser ponderados contra os riscos associados de sobrecarga de ferro, complicações infecciosas, anafilaxia e aloimunização de hemácias.

O uso de AEEs em idosos com ANE não está atualmente aprovado pelo FDA, havendo poucos estudos avaliando seu uso nessa população. Em um estudo randomizado exploratório que examinou o impacto da epoietina alfa em uma coorte de 62 pacientes com predominância de mulheres idosas negras com AI ou ANE, 69% daquelas que receberam a epoietina alfa alcançaram um aumento maior do que 2 g/dL na Hb em comparação com as que receberam placebo ($p < 0,001$), com demonstração de melhora na avaliação de fadiga. Porém, o alvo de Hb nesse estudo foi de 13,0 a 13,9 g/dL, o que representa um nível acima das diretrizes atuais do FDA e associado com efeitos adversos em vários estudos. Há necessidade de novos estudos controlados e randomizados para determinar de maneira efetiva a segurança e a eficácia da terapia com AEE em idosos com ANE e para determinar se existem níveis de Hb apropriados e seguros.

Agnihotri P, Telfer M, Butt Z, et al. Chronic anemia and fatigue in elderly patients: results of a randomized, double-blind, placebo-controlled, crossover exploratory study with epoetin alfa. *J Am Geriatr Soc.* 2007;55(10):1557-1565.

Adamson JW. Renal disease and anemia in the elderly. *Semin Hematol.* 2008;45(4):235-241.

Berenson JR, Anderson KC, Audell RA, et al. Monoclonal gammopathy of undetermined significance: a consensus statement. *Br J Haematol.* 2010;150(1):28-38.

Beutler E, West C. Hematologic differences between African-Americans and whites: the roles of iron deficiency and alpha-thalassemia on hemoglobin levels and mean corpuscular volume. *Blood.* 2005;106(2):740-745.

Carmel R. Nutritional anemias and the elderly. *Semin Hematol.* 2008;45(4):225-234.

den Elzen WP, Willems JM, Westendorp RG, de Craen AJ, Assendelft WJ, Gussekloo J. Effect of anemia and comorbidity on functional status and mortality in old age: results from the Leiden 85-plus Study. *CMAJ.* 2009;181(3-4):151-157.

Erslev AJ, Besarab A. Erythropoietin in the pathogenesis and treatment of the anemia of chronic renal failure. *Kidney Int.* 1997;51(3):622-630.

Ferrucci L, Guralnik JM, Bandinelli S, et al. Unexplained anaemia in older persons is characterised by low erythropoietin and low levels of pro-inflammatory markers. *Br J Haematol.* 2007;136(6): 849-855.

Ferrucci L, Semba RD, Guralnik JM, et al. Proinflammatory state, hepcidin, and anemia in older persons. *Blood.* 2010;115(18): 3810-3816.

Guralnik JM, Eisenstaedt RS, Ferrucci L, Klein HG, Woodman RC. Prevalence of anemia in persons 65 years and older in the United States: evidence for a high rate of unexplained anemia. *Blood.* 2004;104(8):2263-2268.

Hyjek E, Vardiman JW. Myelodysplastic/myeloproliferative neoplasms. *Semin Diagn Pathol.* 2011;28(4):283-297.

Liu K, Kaffes AJ. Iron deficiency anaemia: a review of diagnosis, investigation and management. *Eur J Gastroenterol Hepatol.* 2012;24(2):109-116.

Lucca U, Tettamanti M, Mosconi P, et al. Association of mild anemia with cognitive, functional, mood and quality of life outcomes in the elderly: the "Health and Anemia" study. *PLoS One.* 2008;3(4):e1920.

Nahon S, Lahmek P, Aras N, et al. Management and predictors of early mortality in elderly patients with iron deficiency anemia: a prospective study of 111 patients. *Gastroenterol Clin Biol.* 2007;31(2):169-174.

Penninx BW, Guralnik JM, Onder G, Ferrucci L, Wallace RB, Pahor M. Anemia and decline in physical performance among older persons. *Am J Med.* 2003;115(2):104-110.

Perlstein TS, Pande R, Berliner N, Vanasse GJ. Prevalence of 25-hydroxyvitamin D deficiency in subgroups of elderly persons with anemia: association with anemia of inflammation. *Blood.* 2011;117(10):2800-2806.

Price EA, Mehra R, Holmes TH, Schrier SL. Anemia in older persons: etiology and evaluation. *Blood Cells Mol Dis.* 2011; 46(2):159-165.

Roy CN, Andrews NC. Anemia of inflammation: the hepcidin link. *Curr Opin Hematol.* 2005;12(2):107-111.

Roy CN, Semba RD, Sun K, et al. Circulating selenium and carboxymethyl-lysine, an advanced glycation end product, are independent predictors of anemia in older community-dwelling adults. *Nutrition.* 2012;28(7-8):762-766.

Semba RD, Ricks MO, Ferrucci L, et al. Types of anemia and mortality among older disabled women living in the community: the Women's Health and Aging Study I. *Aging Clin Exp Res.* 2007;19(4):259-264.

Skikne BS, Punnonen K, Caldron PH, et al. Improved differential diagnosis of anemia of chronic disease and iron deficiency anemia: a prospective multicenter evaluation of soluble transferrin receptor and the sTfR/log ferritin index. *Am J Hematol.* 2011;86(11): 923-927.

Solomon SD, Uno H, Lewis EF, et al. Erythropoietic response and outcomes in kidney disease and type 2 diabetes. *N Engl J Med.* 2010;363(12):1146-1155.

Sullivan PS, Hanson DL, Chu SY, Jones JL, Ward JW. Epidemiology of anemia in human immunodeficiency virus (HIV)-infected persons: results from the multistate adult and adolescent spectrum of HIV disease surveillance project. *Blood*. 1998;91(1): 301-308.

Szczech LA, Barnhart HX, Inrig JK, et al. Secondary analysis of the CHOIR trial epoetin-alpha dose and achieved hemoglobin outcomes. *Kidney Int*. 2008;74(6):791-798.

Tettamanti M, Lucca U, Gandini F, et al. Prevalence, incidence and types of mild anemia in the elderly: the "Health and Anemia" population-based study. *Haematologica*. 2010;95(11):1849-1856.

Vanasse GJ, Berliner N. Anemia in elderly patients: an emerging problem for the 21st century. *Hematology Am Soc Hematol Educ Program*. 2010:271-275.

Vanasse GJ, Jeong JY, Tate J, et al. A polymorphism in the leptin gene promoter is associated with anemia in patients with HIV disease. *Blood*. 2011;118(20):5401-5408.

Weiss G, Goodnough LT. Anemia of chronic disease. *N Engl J Med*. 2005;352(10):1011-1023.

Woodman R, Ferrucci L, Guralnik J. Anemia in older adults. *Curr Opin Hematol*. 2005;12(2):123-128.

Cânceres comuns

44

Joanne E. Mortimer, MD, FACP
Janet E. McElhaney, MD

▶ Princípios gerais em idosos

Os pacientes idosos com câncer oferecem um desafio único para o oncologista, seja com intenção de cura ou de paliação de sintomas. A terapia curativa pode exigir cirurgias, radioterapias ou quimioterapias agressivas e potencialmente mórbidas. Tais abordagens agressivas costumam ser mais tóxicas em idosos, os quais tendem a ser menos resilientes.

Em pacientes idosos, os cânceres podem demonstrar uma história natural distinta daquela de pacientes mais jovens. Por exemplo, o câncer de mama tende a ter um prognóstico mais favorável em populações idosas, enquanto leucemias agudas têm um prognóstico pior. Além disso, como as toxicidades causadas pelas intervenções terapêuticas podem ser mais frequentes em pessoas idosas, pode haver necessidade de modificações maiores na terapia. Embora a radioterapia em geral seja bem tolerada, pode haver necessidade de alterações nos campos e nas doses da radioterapia para reduzir a toxicidade sem comprometer de maneira significativa a eficácia.

A maioria dos agentes antineoplásicos é tóxica para as células de divisão rápida, não sendo específicos para as células neoplásicas. Essa falta de especificidade resulta em mielossupressão, mucosite e perda de cabelos. Em geral, os pacientes idosos experimentam toxicidades mais frequentes e mais intensas em tecidos normais. Tanto a neuropatia periférica pela vincristina como a cardiotoxicidade pela doxorrubicina se desenvolvem com doses cumulativas menores do que as geralmente vistas em pacientes mais jovens. Da mesma forma, a mucosite pela combinação de 5-fluorouracil (5-FU) e leucovorin também é mais comum e mais intensa em idosos. Alterações na função renal e, em menor grau, hepática ocorrem com o envelhecimento e devem ser consideradas na seleção e dosagem da quimioterapia. Agentes como metotrexato, cisplatina e bleomicina são normalmente excretados pelos rins e podem produzir toxicidade excessiva em idosos se administrados em doses convencionais. Conhecendo-se a fisiologia normal do envelhecimento e a farmacologia dos agentes antineoplásicos, a quimioterapia pode ser administrada com segurança. Como a maioria dos estudos clínicos recruta primariamente pessoas mais jovens, não costumam haver dados avaliando os desafios do tratamento do câncer nas populações mais velhas. Assim, além das recomendações atuais baseadas na idade, deve-se levar em consideração a expectativa de vida, o estado funcional e as preferências e metas de cuidados dos pacientes ao se tomar decisões sobre rastreamento e tratamento do câncer em pessoas idosas.

▶ Tratamento

As terapias específicas para cada diagnóstico são descritas adiante. Se tiver sido determinado que o câncer não é curável ou que o paciente não é capaz de tolerar um tratamento agressivo, o objetivo se torna a paliação dos sintomas relacionados ao câncer, que podem incluir – mas não se limitam a – náuseas, dispneia e dor. O manejo da dor do câncer deve ser ajustado conforme a dor do paciente, podendo exigir intervenções não farmacológicas como a radioterapia. Deve-se atentar para o manejo efetivo de potenciais complicações do manejo da dor, como constipação e *delirium* (ver Capítulo 11, "Geriatria e Cuidados Paliativos" e Capítulo 54, "O Manejo da Dor Persistente em Idosos").

CÂNCER DE MAMA

▶ Princípios gerais em idosos

A idade média para o desenvolvimento de câncer de mama é de 61 anos. A incidência de câncer de mama aumenta com a idade, atingindo um platô na sétima década. Em 1973, 37% dos cânceres de mama eram diagnosticados em mulheres com mais de 65 anos. Entre 1996 e 2000, esse número aumentou para 44,2%, com 22,5% sendo ≥ 75 anos. A história natural do câncer de mama em idosos é única. Ao se avaliar fatores prognósticos como receptor de estrogênios (RE), grau histológico, ploidia, p5p3, receptor do fator de crescimento epitelial (EGFR) e receptor 2 de crescimento epidérmico humano (HER2), parece que os tumores ficam menos agressivos com o avançar da idade. Apesar disso, 60% das mortes relacionadas ao câncer de mama envolvem mulheres com 65 anos de idade ou mais. A alta taxa de mortalidade pode ser explicada por diversos fatores. Em primeiro lugar, o câncer de mama é uma doença comum nessa faixa etária e as pacientes costumam apresentar comorbidades graves. Em segundo lugar, os médicos tendem a tratar as pacientes idosas com menos intensidade do que as pessoas mais jovens.

1. Câncer de mama primário

▶ Tratamento

As recomendações de tratamento devem ser individualizadas, levando em consideração comorbidades e expectativas do tratamento. Sempre que possível, as pacientes devem ser encorajadas a participar de estudos clínicos delineados para avaliar o melhor manejo para o câncer.

A. Terapia conservadora da mama

Embora a mastectomia radical modificada e a terapia conservadora da mama com lumpectomia* e radioterapia apresentem taxas de sobrevida semelhantes, as mulheres idosas têm menor chance de serem submetidas à terapia conservadora da mama. É possível que algumas mulheres escolham a mastectomia por considerarem difíceis as 6 a 7 semanas de radioterapia diária para a conservação da mama. Também foi demonstrado que os médicos têm menor chance de oferecer a terapia conservadora da mama para mulheres idosas.

Os dados sugerem que, após a remoção cirúrgica do tumor primário, o uso de tamoxifeno sem radioterapia pode ser adequado em pacientes selecionadas. Porém, ao eliminar a radioterapia mamária, as recorrências ipsilaterais do câncer de mama são mais comuns, sendo em geral tratadas por mastectomia para controle local do tumor primário. Apesar da alta taxa de recorrências "dentro da mama", a sobrevida das mulheres tratadas com a abordagem menos agressiva é idêntica àquela de mulheres tratadas com cirurgia convencional e radioterapia. A ressecção do tumor primário e a administração de tamoxifeno pode ser um tratamento adequado para mulheres selecionadas com cânceres de mama pequenos e com RE+, além de pequena expectativa de vida. As mulheres com expectativas mais favoráveis a longo prazo devem ser tratadas de maneira tão agressiva quanto as mulheres mais jovens.

B. Terapia adjuvante

Para mulheres com câncer de mama RE+ e localizados, cinco anos de terapia endócrina adjuvante diminuem a taxa de recorrência e a incidência de câncer de mama contralateral. Em mulheres idosas que usam o tamoxifeno, a incidência de tromboembolismo venoso e de câncer uterino é maior do que em mulheres mais jovens; porém, os benefícios da terapia adjuvante com tamoxifeno superam os riscos. O uso adjuvante de inibidores da aromatase (anastrozole, letrozole e exemestane) costuma ser indicado para as mulheres na pós-menopausa. Quando a quimioterapia está indicada, a redução na taxa de recorrência e a vantagem de sobrevida são idênticas àquelas observadas em mulheres mais jovens. Regimes menos tóxicos de quimioterapia são menos efetivos do que a quimioterapia convencional.

Embora seja necessário considerar as comorbidades ao se fazer recomendações terapêuticas, a administração apropriada de terapia adjuvante é custo-efetiva. Na ausência de comorbidades graves, as diretrizes para terapia adjuvante são idênticas àquelas usadas no tratamento de mulheres mais jovens. As mulheres com câncer de mama RE+ e com linfonodos negativos devem ter seu tumor primário submetido ao Oncotype Recurrence Score de 21 genes, o qual é útil para identificar pacientes que se beneficiem da quimioterapia em adição à terapia endócrina. A quimioterapia deve ser considerada para aquelas mulheres com tumor primário > 1 cm e RE- ou HER2-positivas e para aquelas com envolvimento de múltiplos linfonodos. A adição do anticorpo monoclonal humanizado trastuzumabe (Herceptin) à quimioterapia convencional está associada com melhora da sobrevida e deve ser feita apesar da maior incidência de toxicidade cardíaca em mulheres com mais de 65 anos e em pessoas com hipertensão.

2. Doença metastática

▶ Tratamento

Como a maioria dos cânceres de mama é RE+, a terapia endócrina é a base do tratamento para o câncer de mama avançado. Os inibidores da aromatase obtiveram uma taxa mais alta de regressão tumoral e maior duração da eficácia, tendo substituído o tamoxifeno como terapia de primeira linha para a doença metastática. Na doença RE- e em cânceres resistentes a hormônios, a quimioterapia pode fornecer tratamento paliativo eficaz. Agentes mais novos e menos tóxicos, como a capecitabina oral, são tão efetivos quanto a quimioterapia combinada. Nas mulheres com câncer de mama HER2-positivo recém-diagnosticado, acrescenta-se a terapia anti-HER2 a um inibidor da aromatase na doença com receptores hormonais positivos ou à quimioterapia na doença com receptores hormonais negativos ou refratária aos hormônios. Foi demonstrado que a terapia anti-HER2 combinada com trastuzumabe e pertuzumabe com a quimioterapia melhora ainda mais a sobrevida em comparação com trastuzumabe e quimioterapia isoladamente.

▶ Rastreamento

Uma revisão sistemática conduzida pela U.S. Preventive Services Task Force (USPSTF) em 2009 levou à recomendação de mamografias bianuais para mulheres com idade de 50 a 74 anos; havia evidências insuficientes para se fazer recomendações de mamografia de rastreamento em mulheres com 75 anos ou mais. Porém, a mamografia de rastreamento reduz a mortalidade por câncer de mama em mulheres com 70 a 79 anos e identifica lesões precoces em mulheres idosas de maneira tão efetiva quanto em mulheres mais jovens. Um único estudo sobre análise de decisão e custo-efetividade da mamografia em mulheres com 70 anos ou mais demonstrou que a sobrevida pode ser favoravelmente afetada pela mamografia de rastreamento. Considerando-se a heterogeneidade da saúde, especialmente da população com mais de 75 anos, as

---

* N. de R.T. Lumpectomia: cirurgia que preserva a mama.

recomendações devem ser feitas baseadas na idade e no estado de saúde. Por exemplo, a American Geriatrics Society recomenda a mamografia de rastreamento em mulheres até 85 anos desde que sua expectativa de vida seja de pelo menos quatro anos.

CÂNCER DE PULMÃO

▶ Princípios gerais em idosos

O câncer de pulmão é a principal causa de morte por câncer em homens e mulheres. A maioria dos pacientes tem mais de 65 anos de idade. Os cânceres que surgem no parênquima pulmonar são classificados como de pequenas células ou não de pequenas células (adenocarcinoma, grandes células, epidermoide, células broncoalveolares ou histologia mista). Uma confirmação tecidual do câncer e a determinação da histologia fornecem importantes informações diagnósticas, prognósticas e terapêuticas. O prognóstico também se relaciona com o estágio da doença, o estado de desempenho, o gênero e a capacidade do paciente para tolerar o tratamento adequado. Embora a idade não seja um fator prognóstico independente, os pacientes idosos experimentam mais efeitos colaterais pela quimioterapia usada para tratar o câncer de pulmão. Isso é especialmente verdadeiro em relação à mielossupressão.

▶ Tratamento

O tratamento é determinado pela histologia do tumor primário (pequenas células ou não de pequenas células) e pelo estágio da doença (limitada ou extensa). O estadiamento deve incluir tomografia com emissão de pósitrons com fluorodeoxi-glucose (FDG-PET) e ressonância magnética de crânio.

A. Câncer de pulmão de pequenas células

Os cânceres de pulmão de pequenas células são responsáveis por 15% de todas as histologias de câncer de pulmão, e 30% desses pacientes apresentam doença confinada ao hemitórax de origem, mediastino ou linfonodos supraclaviculares. Nessa doença em "estágio limitado", o uso concomitante de quimioterapia e radioterapia prolonga a sobrevida. A sobrevida média é de 20 meses, e 20% dos pacientes permanecem livres de doença após cinco anos. Como os regimes de quimioterapia baseados em antraciclinas parecem ser mais tóxicos e provavelmente menos efetivos, administra-se etoposide com cisplatina ou carboplatina a cada 21 dias por 4 a 6 ciclos. A sobrevida global e o controle local do tumor primário são maiores quando a radioterapia é iniciada com o primeiro ciclo de quimioterapia. Foi demonstrado que os pacientes mais velhos têm mais chance de necessitar de atrasos na quimioterapia ou de reduções de dose por causa da toxicidade. Ainda assim, apesar da necessidade de modificação na quimioterapia, a probabilidade de resposta ao tratamento e a sobrevida global são semelhantes àquelas de pacientes mais jovens tratados com doses maiores de quimioterapia. A eficácia do tratamento não parece ser comprometida por essas alterações na terapia.

Para os pacientes com doença extensa, a quimioterapia prolonga a sobrevida média de 6 a 8 semanas para 8 a 10 meses. Os pacientes que são capazes de receber ≥ 4 ciclos de quimioterapia parecem apresentar uma sobrevida melhor do que aqueles que recebem menos ciclos. Tais dados devem ser vistos com cautela, pois é possível que os pacientes que são capazes de tolerar "mais" quimioterapia apresentem melhor prognóstico. Novos regimes com doses menos intensas e menos tóxicas estão sendo testados em populações mais velhas. As taxas de sobrevida relatadas com esses regimes parecem comparáveis àquelas de pacientes mais jovens que usam regimes mais tóxicos.

B. Câncer de pulmão não de pequenas células

A maioria dos cânceres de pulmão apresenta histologia não de pequenas células e 10% deles são identificados em pacientes não tabagistas. Com o desenvolvimento de novos agentes direcionados, a terapia sistêmica é ainda mais individualizada com base na presença ou ausência de marcadores-alvo como mutações em EGFR e quinase de linfoma anaplásico (ALK). Raramente, os pacientes apresentam um nódulo solitário que pode ser removido cirurgicamente para a cura. O estadiamento apropriado inclui a mediastinoscopia com amostragem de linfonodos antes da remoção do tumor primário. Se forem identificadas metástases em linfonodos, o paciente é diagnosticado como doença em estágio limitado e tratado de modo apropriado. O uso adjuvante de quimioterapia e radioterapia pode estar indicado em pacientes com tumores selecionados após a ressecção definitiva. Os pacientes idosos em boas condições clínicas e com doença localmente avançada que não é passível de ressecção cirúrgica se beneficiarão do uso concomitante de quimioterapia e radioterapia, embora experimentem mais mielossupressão. Em pacientes mais velhos, as doses de quimioterapia costumam ser reduzidas em razão de piora no estado de desempenho ou por incidência aumentada de mucosite ou mielossupressão.

No câncer de pulmão não de pequenas células metastático, foi demonstrado que a quimioterapia oferece tratamento paliativo para os sintomas e melhora a qualidade de vida no estudo Elderly Lung Cancer Vinorelbine Italian Study (ELVIS). Em pacientes com idade ≥ 70 anos, a combinação de carboplatina com paclitaxel foi comparada com os agentes únicos vinorelbine ou gencitabina. Embora a combinação estivesse associada com mais efeitos colaterais, a sobrevida foi significativamente prolongada. A quimioterapia deve ser oferecida aos pacientes com câncer de pulmão não de pequenas células em estágio extenso, em especial aqueles que não tenham perdido peso e que apresentem um bom estado de desempenho. Embora o câncer de pulmão costume ser fatal, pode-se alcançar melhora significativa na sobrevida e na qualidade de vida. Modificando-se as doses de quimioterapia e os intervalos, a toxicidade pode ser reduzida sem comprometimento da eficácia. Em contraste com os pacientes mais jovens, a adição de bevacizumabe à carboplatina e paclitaxel nos cânceres de pulmão não epidermoides avançados não teve impacto na sobrevida global ou livre de progressão em pacientes com mais de 65 anos. No tratamento de cânceres com mutações EGFR, o agente único erlotinibe parece ser tão efetivo quanto outros agentes únicos de primeira linha, estando associado com aumento de efeitos colaterais quando usado como terapia de segunda ou terceira linha. Novos agentes direcionados têm sido testados em populações mais velhas.

▶ Rastreamento

Embora ainda seja controverso, em 2012, a American Cancer Society e o American College of Chest Physicians recomendou que os adultos com idade entre 55 e 74 anos com uma história de pelo menos 30 pacotes-anos de tabagismo atual ou prévio fossem submetidos a tomografias computadorizadas de tórax anuais de baixa dose para o rastreamento do câncer de pulmão. A USPSTF não atualizou suas recomendações de 2004 de que "não há dados suficientes para se fazer recomendações contra ou a favor do rastreamento de pessoas assintomáticas para o câncer de pulmão".

CÂNCER COLORRETAL

1. Câncer de reto

A história natural do câncer de reto é diferente daquela do câncer de colo do intestino. Como o reto fica próximo do plexo sacral, útero, bexiga e próstata, é difícil de se obter uma ampla margem radial com a cirurgia, sendo comuns as recorrências locais. Para se evitar a doença local recorrente, administra-se 5-FU com radioterapia antes ou depois da ressecção cirúrgica. Na população do Medicare, as vantagens do tratamento com modalidades combinadas para o câncer retal são semelhantes àquelas observadas em populações mais jovens.

2. Câncer colorretal metastático

Embora muitos dos cânceres de colo do intestino desenvolvam metástases no fígado, o padrão de recorrência da doença é um pouco diferente dependendo de o tumor primário surgir no colo do intestino ou no reto. A drenagem do colo do intestino é feita pela veia portal, com o fígado sendo o local mais comum e possivelmente único para as metástases. Como a veia mesentérica inferior recebe drenagem do reto, podem surgir metástases sistêmicas em outros locais além do fígado.

O câncer colorretal metastático costuma ser incurável. Porém, a ressecção de metástases hepáticas pode fornecer sobrevida livre de doença a longo prazo em pacientes selecionados. Regimes baseados em 5-FU podem oferecer melhora na qualidade de vida e prolongamento da sobrevida. O agente oral capecitabina é mais bem tolerado que o 5-FU, sendo igualmente efetivo nessa população. A adição de irinotecan ao 5-FU e leucovorin produz melhora com maior probabilidade de regressão do tumor e, possivelmente, sobrevida mais longa do que a obtida com apenas 5-FU e leucovorin. O bevacizumabe é um componente da quimioterapia de primeira linha, mas não foi estudado especificamente em pacientes idosos, os quais tendem a apresentar mais eventos trombóticos e tromboembólicos com este agente.

▶ Complicações

Se o tumor primário não for removido, pode haver perfuração, sangramento e obstrução, o que exige intervenção cirúrgica de emergência. As cirurgias de emergência realizadas em pacientes com 70 anos ou mais estão associadas com morbidade e mortalidade maiores do que o esperado.

▶ Tratamento

O tratamento dos cânceres colorretais em idosos não difere daquele de pacientes mais jovens. A ressecção cirúrgica do tumor primário tem sido a base do tratamento, mesmo em pacientes com doença metastática. Nos pacientes com câncer recém-diagnosticado, o espécime da ressecção fornece informações importantes para o estadiamento.

Quando há envolvimento de linfonodos regionais, recomenda-se o uso adjuvante de 32 semanas de 5-FU e leucovorin. Nesses casos, o leucovorin é administrado não para "resgate" do paciente em relação à toxicidade da quimioterapia (como com o metotrexato), mas para potencializar o efeito antitumoral do 5-FU. Na população do Medicare, foi demonstrado que um regime adjuvante com 5-FU e leucovorin reduzia o risco de morte em 27%, uma vantagem equivalente àquela demonstrada em pacientes mais jovens. Não foi demonstrado que a adição de oxaliplatina ao 5-FU + leucovorin melhore a sobrevida em pacientes com mais de 70 anos, embora seja superior ao 5-FU + leucovorin em pacientes mais jovens (estudo Adjuvant Colon Cancer Endpoints [ACCENT]). Possivelmente por esse regime ser relativamente atóxico, a quimioterapia adjuvante pode ser adequadamente administrada em pacientes mais velhos.

▶ Rastreamento

A colonoscopia foi estabelecida como uma ferramenta custo-efetiva para o rastreamento. O rastreamento inicial deve começar aos 50 anos, sendo repetido a cada 10 anos até a idade de 85 anos. Se forem identificados pólipos, o procedimento deve ser repetido a cada 3 a 5 anos. Como com qualquer teste para rastreamento, a decisão sobre a realização deve considerar a expectativa de vida e os objetivos dos cuidados, bem como os potenciais riscos e benefícios do rastreamento. Para uma abordagem mais detalhada para a tomada de decisão em relação ao rastreamento, ver o Capítulo 3, "Metas de Cuidados e Considerações sobre o Prognóstico" e o Capítulo 8, "Prevenção e Promoção de Saúde".

▶ Prognóstico

O prognóstico está relacionado com a profundidade da invasão do tumor primário, o envolvimento de estruturas regionais (p. ex., bexiga ou útero) e o envolvimento de linfonodos.

CÂNCER DE PÂNCREAS

▶ Princípios gerais em idosos

Mais de 66% dos cânceres de pâncreas surgem em pessoas com 65 anos de idade ou mais. Mesmo quando a doença parece estar confinada ao órgão, poucos pacientes sobrevivem cinco anos.

▶ Tratamento

A pancreaticoduodenectomia pode fornecer sobrevida a longo prazo para uma pequena porcentagem de pacientes. Porém, as complicações do procedimento são significativamente mais frequentes em pacientes com 70 anos de idade ou mais.

A dor é um problema comum e debilitante em pacientes com câncer de pâncreas. Mesmo no paciente com doença irressecável no momento da exploração cirúrgica, o tratamento paliativo da dor e a prevenção de dor no futuro podem ser alcançados pela neurólise do gânglio celíaco.

Se a doença estiver localizada no pâncreas, mas não for ressecável, a combinação de quimioterapia e radioterapia podem fornecer tratamento paliativo e uma discreta vantagem de sobrevida. Os candidatos para essa abordagem devem ser cuidadosamente selecionados, pois essa terapia é tóxica. Quando a doença tiver desenvolvido metástases, o tratamento paliativo é o objetivo de qualquer intervenção. Foi demonstrado que o tratamento com gencitabina como agente único melhora a qualidade de vida, com melhor controle da dor e uma modesta vantagem na sobrevida.

CÂNCER DE OVÁRIO

▶ Princípios gerais em idosos

A incidência de câncer de ovário aumenta com a idade, atingindo um pico aos 80 a 84 anos. Não há modalidades de rastreamento amplamente aceitas e, em 2012, a USPSTF fez uma recomendação contrária ao rastreamento de rotina para o câncer de ovário.

▶ Tratamento

A maioria das mulheres apresenta estágios avançados da doença, sendo tratada com cirurgia e quimioterapia. De maneira ideal, as pacientes devem ser submetidas à cirurgia para estadiamento e tratamento. Deve ser realizada uma histerectomia total com salpingooforectomia bilateral e redução cirúrgica do volume tumoral visível. O estadiamento também inclui amostragem de linfonodos e exame citológico de lâminas obtidas do fundo de saco e diafragmas bilateralmente.

A quimioterapia inicial mais efetiva combina paclitaxel com cisplatina ou carboplatina. Embora a quimioterapia seja efetiva e relativamente atóxica, as mulheres idosas têm menos probabilidade de receberem o tratamento. O marcador sérico CA-125 é um excelente indicador da doença, sendo válido na monitoração da eficácia da quimioterapia.

LEUCEMIA

1. Leucemia linfocítica crônica

A leucemia linfocítica crônica (LLC) é a forma mais comum de leucemia, e sua incidência aumenta com a idade. Até 50% dos pacientes são assintomáticos no momento do diagnóstico. O curso clínico pode ser indolente, e a quimioterapia ou a radioterapia podem ser reservadas para quando o paciente desenvolver sintomas. A história natural da LLC é definida pelo estágio inicial ao diagnóstico, pela citogenética e por marcadores tumorais. Embora a LLC não seja curável, a quimioterapia pode retardar o curso da doença e melhorar a qualidade de vida. O tratamento deve ser iniciado apenas quando houver manifestação de sintomas: do tipo sintomas B (febre, sudorese noturna, perda ponderal de 10% em seis meses) ou sintomas por aumento de linfonodos. Os sintomas referentes ao aumento de volume dos linfonodos também podem receber tratamento paliativo com quimioterapia ou radioterapia localizada. Vários regimes de quimioterapia combinada são efetivos para o controle da doença. Em idosos fragilizados, foi demonstrado que o agente alquilante oral clorambucil é tão efetivo quanto a fludarabina intravenosa.

2. Leucemia não linfocítica aguda

A incidência de leucemia não linfocítica aguda (LNA) aumenta com a idade, e o prognóstico está inversamente relacionado com ela.

▶ Tratamento

De todos os pacientes tratados, 70% das pessoas entram em remissão, a qual é duradoura em 15 a 20% dos pacientes que obtêm remissão completa. A LNA em pacientes com mais de 40 anos é mais agressiva e menos responsiva ao tratamento. Em pessoas idosas, a LNA frequentemente surge após uma história de mielodisplasia e anormalidades citogenéticas adversas, as quais predizem um prognóstico ruim. As células leucêmicas de idosos também têm maior chance de expressarem genes que conferem resistência aos fármacos. Esses fatores predizem resistência aos regimes de indução convencionais. A mortalidade relacionada ao tratamento durante a indução é de até 25%, e as remissões completas são obtidas em apenas 45% dos pacientes idosos; é raro haver remissão a longo prazo. Quando são usadas doses menores de quimioterapia para minimizar as complicações relacionadas ao tratamento, a taxa de remissão também é significativamente menor.

Os pacientes e seus familiares devem compreender que o tratamento da LNA é tóxico e relativamente inefetivo. Sempre que possível, os pacientes devem ser encaminhados para oncologistas que colocam os pacientes em ensaios clínicos avaliando melhores métodos de tratamento de suporte e regimes inovadores. Para pacientes idosos e fragilizados com morbidades significativas, é razoável fornecer apenas tratamento paliativo.

LINFOMA

1. Histologias indolentes

Os linfomas são classificados como indolentes, agressivos e altamente agressivos com base na *Classifications of Tumours of Haematopoietic and Lymphoid Tissues* da Organização Mundial de Saúde (OMS). Como na LLC, o tratamento dos linfomas de baixo grau não parece alterar a história natural da doença mesmo quando ela é sensível ao tratamento.

▶ Tratamento

Quimioterapia e radioterapia são reservadas para o tratamento de sintomas produzidos pela doença.

2. Histologias agressivas

Mais de 50% dos subtipos de histologia agressiva surgem em pessoas acima de 60 anos, com a idade > 60 anos tendo sido identificada como um fator de prognóstico ruim pelo International Prognostic Factors Project.

▶ Tratamento

Os pacientes com doença em estágio I e II são tratados com quimioterapia e radioterapia e, independentemente da idade, apresentam prognóstico favorável. Os pacientes com doença em estágio mais avançado (estágio III e estágio IV) são tratados com quimioterapia com ou sem o anticorpo anti-CD20, rituximabe.

Por mais de duas décadas, a combinação de ciclofosfamida, doxorrubicina, vincristina e prednisona (CHOP) tem sido a quimioterapia-padrão. Os pacientes com mais de 60 anos têm maior chance de experimentar neutropenia e febre em comparação com pacientes mais jovens. Porém, quando a doxorrubicina foi retirada do regime ou teve sua dose reduzida, a eficácia foi significativamente comprometida. Após o primeiro ciclo de quimioterapia, o uso de fatores estimulantes de colônias irá reduzir a incidência de neutropenia.

Espera-se que a quimioterapia produza remissão completa da doença na maioria dos pacientes, com 30 a 40% permanecendo livre da doença após cinco anos. Os benefícios da quimioterapia são um pouco menores nos pacientes com mais de 60 anos ou que apresentam uma ou mais comorbidades. Foi demonstrado que a adição de rituximabe ao CHOP melhora ainda mais o desfecho da doença e a sobrevida, sendo o novo padrão de cuidados nessa população.

Para o Câncer de Próstata, ver Capítulo 40, "Hiperplasia Prostática Benigna e Câncer de Próstata".

AGS Panel on Persistent Pain in Older Persons. The management of persistent pain in older persons. *J Am Geriatr Soc.* 2002; 50(6 Suppl);S205-S224.

Baum M, Budzar AU, Cuzick J, et al; ATAC Trialists' Group. Anastrozole alone or in combination with tamoxifen versus tamoxifen alone for adjuvant treatment of postmenopausal women with early breast cancer: the first results of the ATAC randomised trial. *Lancet.* 2002;359(9324):2131-2139.

Bernabai R, Gambassi G, Lapane K, et al. Management of pain in elderly patients with cancer. SAGE Study Group. Systematic Assessment of Geriatric Drug Use via Epidemiology. *JAMA.* 1998;279(23):1877-1882.

Breast cancer screening in older women. American Geriatrics Society Clinical Practice Committee. *J Am Geriatr Soc.* 2000;48(7):842-844.

Chan JK. The new World Health Organization classification of lymphomas: the past, the present and the future. *Hematol Oncol.* 2001;19(4):129-150.

Cleeland CS. Undertreatment of cancer pain in elderly patients. *JAMA.* 1998;279(23):1914-1915.

Coiffier B, Lepage E, Briere J. CHOP chemotherapy plus rituximab compared with CHOP alone in elderly patients with diffuse large-B-cell lymphoma. *N Engl J Med.* 2002;346(4):235-242.

Diab SG, Elledge RM, Clark GM. Tumor characteristics and clinical outcome of elderly women with breast cancer. *J Natl Cancer Inst.* 2000;92(7):550-556.

Dighiero G, Maloum K, Desablens B, et al. Chlorambucil in indolent chronic lymphocytic leukemia. French Cooperative Group on Chronic Lymphocytic Leukemia. *N Engl J Med.* 1998;338(21):1506-1514.

Early Breast Cancer Trialists Collaborative Group. Tamoxifen for early breast cancer: an overview of the randomised trials. *Lancet.* 1998;351(9114):1451-1467.

Effects of vinorelbine on quality of life and survival of elderly patient with advanced non-small-cell lung cancer. Elderly Lung Cancer Vinorelbine Italian Study Group. *J Natl Cancer Inst.* 1999;91(1):66-72.

Extermann M, Balducci L, Lyman GH. What threshold for adjuvant therapy in older breast cancer patients? *J Clin Oncol.* 2000;18(8):1709-1717.

Frasci G, Lorusso V, Panza N, et al. Gemcitabine plus vinorelbine versus vinorelbine alone in elderly patients with advanced non-small-cell lung cancer. *J Clin Oncol.* 2000;18(13):2529-2536.

Frazier AL, Colditz GA, Fuchs CS, Kuntz KM. Cost-effectiveness of screening for colorectal cancer in the general population. *JAMA.* 2000;284(15):1954-1961.

Fyles A et al. Preliminary results of a randomized study of tamoxifen ± breast radiation in T1/2 N0 disease in women over 50 years of age. *Proc Am Soc Clin Oncol.* 2001;21:92.

Hughes KS et al. Comparison of lumpectomy plus tamoxifen with and without radiotherapy in women 70 years of age or older who have clinical stage I estrogen receptor positive breast cancer. *Proc Am Soc Clin Oncol.* 2001;21:93.

Ires L et al. SEER cancer statistics review, 1973–1999. National Cancer Institute; 2002.

Iwashyna TJ, Lamont EB. Effectiveness of adjuvant fluorouracil in clinical practice: a population-based cohort study of elderly patients with stage III colon cancer. *J Clin Oncol.* 2002; 20(19): 3992-3998.

Kaufmann M, Bajetta E, Dirix LY, et al. Exemestane is superior to megestrol acetate after tamoxifen failure in postmenopausal women with advanced breast cancer: results of phase III randomized double-blind trial. The Exemestane Study Group. *J Clin Oncol.* 2000;18(7):1399-1411.

Kerlikowske K, Salzmann P, Phillips KA, Cauley JA, Cummings SR. Continued screening mammography in women aged 70 to 79 years: impact on life expectancy and cost-effectiveness. *JAMA.* 1999;282(22):2156-2163.

Kouroukis CT, Browman GP, Esmail R, Meyer RM. Chemotherapy for older patients with newly diagnosed, advanced-stage, aggressive-histology non-Hodgkin lymphoma: a systematic review. *Ann Intern Med.* 2002;136(2):144-152.

Miller TP, Dahlberg S, Cassady JR, et al. Chemotherapy alone compared with chemotherapy plus radiotherapy for localized intermediate-and high-grade non-Hodgkin's lymphoma. *N Engl J Med.* 1998;339(1):21-26.

Mouridsen H, Gershanovich M, Sun Y, et al. Superior efficacy of letrozole versus tamoxifen as first-line therapy for postmenopausal women with advanced breast cancer: results of a phase III study of the international letrozole breast cancer group. *J Clin Oncol.* 2001;19(10):2596-2606.

National Cancer Institute: Surveillance and end results program (Public use CD-Rom 1973–1995). Washington, DC: Cancer Statistics Branch, National Cancer Institute; 1998.

Neugut AI, Fleischauer AT, Sundararajan V, et al. Use of adjuvant chemotherapy and radiation therapy for rectal cancer among the elderly: a population-based study. *J Clin Oncol.* 2002;20(11): 2643-2650.

O'Mahony S, Coyle N, Payne R. Current management of opioid-related side effects. *Oncology (Williston Park).* 2001;15(1):61-73, 77.

Poen JC, Ford JM, Niederhuber JE. Chemoradiotherapy in the management of localized tumors of the pancreas. *Ann Surg Oncol.* 1999;6(1):117-122.

Ries LAG, Eisner MP, Kosary CL, et al. *SEER Cancer Statistics Review, 1975-2000.* Bethesda, MD: National Cancer Institute; 2003.

Sargent DJ, Goldberg RM, Jacobson SD, et al. A pooled analysis of adjuvant chemotherapy for resected colon cancer in the elderly. *N Engl J Med.* 2001;345(15):1091-1097.

Slamon DJ, Leyland-Jones B, Shak S, et al. Use of chemotherapy plus a monoclonal antibody against HER2 for metastatic breast cancer that overexpressed HER2. *N Engl J Med.* 2001;344(11):783-792.

Sonnenberg A, Delcò F, Inadomi JM. Cost-effectiveness of colonoscopy in screening for colorectal cancer. *Ann Intern Med.* 2000;133(8):573-584.

Sundararajan V, Hershman D, Grann VR, Jacobson JS, Neugut AI. Variations in the use of chemotherapy for elderly patients with advanced ovarian cancer: a population-based study. *J Clin Oncol.* 2001;20(1):173-178.

US Preventive Services Task Force. Screening for breast cancer: U.S. Preventive Services Task Force recommendation statement. *Ann Intern Med.* 2009;151(10):716-726, W-236.

Warren JL, Brown ML, Fay MP, Schussler N, Potosky AL, Riley GF. Costs of treatment for elderly women with early-stage breast cancer in fee-for-service settings. *J Clin Oncol.* 2001;20(1): 307-316.

Westeel V, Murray N, Gelmon K, et al. New combination of old drugs for elderly patients with small cell lung cancer: a phase II study of the PAVE regimen. *J Clin Oncol.* 1998;16(5):1940-1947.

SITES RECOMENDADOS

National Cancer Institute's Surveillance Epidemiology and End Results database. http://seer.cancer.gov/index.html

U.S. Preventive Services Task Force. http://www.uspreventiveservicestaskforce.org/adultrec.htm

45 Depressão e outros problemas de saúde mental

David Liu, MD, MS
Mary A. Norman, MD
Bobby Singh, MD
Kewchang Lee, MD

DEPRESSÃO

FUNDAMENTOS DO DIAGNÓSTICO

▶ Humor deprimido.
▶ Perda de interesse ou prazer em quase todas as atividades.
▶ Perda ponderal não intencional, falta de energia, mudança no padrão de sono, retardo psicomotor ou agitação, culpa excessiva ou concentração ruim.
▶ Ideação suicida ou pensamentos recorrentes de morte.
▶ Queixas somáticas em vez de afetivas em idosos.

▶ Princípios gerais em idosos

Em 2020, a depressão estará atrás apenas das doenças cardiovasculares como causa de incapacidade global, sendo um dos principais problemas de saúde pública em pessoas idosas. A prevalência da depressão maior é estimada em 1 a 2% em idosos na comunidade e 10 a 12% na atenção primária. Porém, mesmo na ausência de depressão maior conforme definida pelos critérios do *Manual Diagnóstico e Estatístico de Transtornos Mentais* (5ª ed.; *DSM-5*), até 27% dos idosos experimentam sintomas depressivos substanciais que podem ser aliviados com a intervenção. Em idosos institucionalizados, as taxas de depressão maior são muito mais altas: 12% para idosos hospitalizados e 43% para idosos permanentemente institucionalizados.

O World Health Organization Primary Care Study relatou que 60% dos pacientes da atenção primária tratados com medicamentos antidepressivos ainda preenchem critérios para a depressão um ano depois, com taxas de eficácia semelhantes para os antidepressivos em pacientes idosos comparados com aqueles com menos de 60 anos. Porém, a depressão costuma não ser notada ou recebe manejo inadequado em idosos, algumas vezes devido à crença de que a depressão é um processo inevitável do envelhecimento ou porque o tratamento pode ser arriscado ou inefetivo. Na verdade, há várias razões pelas quais o tratamento ideal da depressão na população geriátrica pode ser diferente daquele de pessoas mais jovens. Taxas maiores de comorbidades físicas e cognitivas em idosos, circunstâncias sociais diferentes, maior potencial para a polifarmácia e suscetibilidade farmacodinâmica e farmacocinética relacionada à idade sugerem que essa população deve ser considerada de forma separada.

As mulheres têm o dobro de chance de experimentar depressão maior em comparação com os homens. Outros fatores de risco incluem episódios prévios ou história familiar de depressão, falta de apoio social, uso de álcool ou outras substâncias e perda recente de um ente querido. Várias condições clínicas também estão associadas com risco aumentado de depressão, incluindo doença de Parkinson, infarto do miocárdio recente e acidente vascular encefálico (AVE). Essas condições compartilham ameaças comuns à falta de controle do corpo e da mente, aumentando a dependência dos outros e o isolamento social.

A depressão está associada com um pior autocuidado e recuperação mais lenta após doenças clínicas agudas. Ela pode acelerar o declínio cognitivo e físico, levando a um maior uso e custo dos serviços de saúde. Entre os idosos com depressão que sofreram AVE, os esforços de reabilitação são menos efetivos e as taxas de mortalidade são significativamente mais altas.

▶ Achados clínicos

A. Sinais e sintomas

A depressão maior é definida como humor deprimido ou perda de interesse em quase todas as atividades (anedonia) ou ambos por pelo menos duas semanas, acompanhados por um mínimo de 3 ou 4 dos seguintes sintomas (de um total de pelo menos cinco sintomas): insônia ou hipersonia, sentimentos de desvalia ou de culpa excessiva, fadiga ou falta de energia, capacidade diminuída para pensar ou concentrar-se, alteração substancial em apetite ou peso, agitação ou retardo psicomotor e pensamentos recorrentes de morte ou suicídio. A intensidade da depressão varia e é importante na determinação do tratamento ideal e do prognóstico. A depressão leve é marcada por nenhum ou por poucos sintomas além do número mínimo necessário para preencher os critérios diagnósticos definidos antes, sendo acompanhada por mínimo prejuízo funcional. A depressão moderada inclui um maior número e intensidade de sintomas depressivos com moderado prejuízo funcional. Os pacientes com depressão grave experimentam marcada intensidade e sintomas depressivos difusos com prejuízo funcional significativo. Os pacientes com sintomas depressivos menos intensos que não preenchem critérios para a depressão maior também podem se beneficiar da psicoterapia e da farmacoterapia.

B. Ferramentas de rastreamento

Os pacientes mais velhos podem apresentar menos queixas somáticas e mais queixas físicas, as quais costumam ser difíceis de diferenciar de problemas clínicos subjacentes. Foram desenvolvidas ferramentas de rastreamento especiais que consideram essa diferença na população idosa. A Geriatric Depression Scale é amplamente usada e validada em muitos idiomas diferentes. A sua forma mais curta com 15 itens (Tabela 45-1) costuma ser usada em razão da facilidade de administração. Uma escala separada com dois itens consistindo em duas questões sobre humor deprimido e anedonia também se mostrou efetiva na detecção de depressão em idosos (ver Tabela 45-1). Não foi demonstrado que o rastreamento de maneira isolada beneficie os pacientes com depressão não reconhecida, mas ele melhora os desfechos clínicos quando usado em combinação com programas de apoio aos pacientes, como acompanhamento frequente por enfermeiro e monitoramento rigoroso da adesão aos medicamentos.

▶ Diagnóstico diferencial

O diagnóstico de depressão em idosos pode ser difícil em razão da presença de múltiplas comorbidades. Muitos pacientes com déficits cognitivos leves podem ter sintomas predominantemente depressivos. Com o tratamento efetivo da depressão, seu desempenho cognitivo muitas vezes melhora; porém, seu risco de desenvolver demência é praticamente o dobro do risco de idosos não deprimidos. O luto costuma se manifestar com humor deprimido, o qual pode ser adequado em razão da perda recente do paciente. Porém, se os sintomas depressivos persistirem, haverá necessidade de avaliação adicional.

Os idosos que experimentam *delirium* causado por uma doença clínica subjacente podem ter alterações de humor. Outras comorbidades psiquiátricas também devem ser consideradas, como transtornos de ansiedade, transtornos de abuso de substâncias ou transtornos de personalidade. Os pacientes com transtorno bipolar ou com transtornos psicóticos podem apresentar humor deprimido; assim, é importante questionar os pacientes sobre episódios maníacos prévios, alucinações ou delírios.

A depressão também pode ser confundida com outros problemas clínicos. Fadiga e perda ponderal, por exemplo, podem estar associadas com diabetes melito, doença da tireoide, câncer subjacente ou anemia. Os pacientes com doença de Parkinson podem apresentar primeiramente humor deprimido ou afeto embotado. Os distúrbios do sono resultantes de dor, noctúria ou apneia do sono também podem causar fadiga diurna e humor deprimido.

Uma história clínica e um exame físico completos, incluindo a avaliação do estado cognitivo, são fundamentais na avaliação da depressão em idosos. Como a depressão é um diagnóstico clínico, não estão indicados exames laboratoriais de rotina. Os exames devem ser ajustados a cada paciente com base nas comorbidades subjacentes e sintomas de apresentação. Uma revisão completa dos medicamentos, prescritos e sem prescrição, é fundamental. Medicamentos como benzodiazepínicos,

Tabela 45-1 Escala de depressão geriátrica (forma curta)[a]

Escala de depressão	
1. Você está basicamente satisfeito com sua vida?	Sim/**Não**
2. Você abandonou vários de seus interesses ou atividades?	**Sim**/Não
3. Você sente a sua vida vazia?	**Sim**/Não
4. Você costuma ficar entediado?	**Sim**/Não
5. Você está de bom humor na maior parte do tempo?	Sim/**Não**
6. Você tem medo de que algo ruim lhe aconteça?	**Sim**/Não
7. Você se sente feliz na maior parte do tempo?	Sim/**Não**
8. Você costuma se sentir desesperançado?	**Sim**/Não
9. Você prefere ficar em casa em vez de sair e fazer coisas novas?	**Sim**/Não
10. Você sente que tem mais problemas de memória que a maioria das pessoas?	**Sim**/Não
11. Você acha que é maravilhoso estar vivo?	Sim/**Não**
12. Você se considera muito desprezível?	**Sim**/Não
13. Você se sente cheio de energia?	Sim/**Não**
14. Você sente que sua situação não tem esperanças?	**Sim**/Não
15. Você sente que a maioria das pessoas é melhor do que você?	**Sim**/Não
ESCORE	_____
Orientações: Marcar 1 ponto para cada resposta em negrito. Um escore de 5 ou mais é um rastreamento positivo para depressão.	
Instrumento de busca de casos com duas questões[b]	
1. Durante o último mês, você com frequência ficou chateado por se sentir triste, deprimido ou desesperançado?	**Sim**/Não
2. Durante o último mês, você com frequência ficou chateado por ter pouco interesse ou prazer ao fazer as coisas?	**Sim**/Não
Orientações: Sim para qualquer das questões é um rastreamento positivo para depressão.	

[a]Reproduzida com permissão de Yesavage JA, Brink, TL, Rose TL, et al. Development and validation of a geriatric depression screening scale: a preliminary report. *J Psychiatr Res.* 1982-1983;17(1):37-49.
[b]Reproduzida com permissão de Whooley MA, Avins AL, Miranda J, Browner WS, et al. Case-finding instrument for depression. Two questions are as good as many. *J Gen Intern Med.* 1997;12(7):439-445.

analgésicos opioides, glicocorticoides, interferon e reserpina podem causar sintomas depressivos. Diferentemente de crenças prévias, não foi comprovado que os β-bloqueadores causem depressão. O rastreamento para o uso ou a dependência de álcool e outras substâncias é outra parte importante da história clínica. O uso de substâncias pode interferir com a adesão ao tratamento e contribuir para altas taxas de recaída, embora o abuso ativo de substâncias não deva impedir o tratamento da depressão. Para os pacientes que tentam tratar a dependência, o ideal pode ser a inclusão em programas de "diagnóstico duplo" (dependência de álcool ou outras substâncias e transtornos psiquiátricos).

▶ Tratamento

A. Orientação do paciente e família/ cuidado de suporte

A educação do paciente e seus familiares sobre a depressão é a base do tratamento bem-sucedido. A depressão continua a carregar um estigma em muitas comunidades e culturas. A orientação adequada pode ajudar os pacientes a compreender que seus problemas resultam de uma combinação de fatores herdados e estressantes pessoais e ambientais. Os profissionais também devem enfatizar que os sintomas físicos e distúrbios do sono são característicos da depressão; assim, o alívio da depressão pode tornar outros sintomas físicos mais suportáveis. O estímulo à prática de atividade física com um familiar ou amigo pode ser uma etapa simples e efetiva para a melhora do apoio social e do bem-estar geral.

O envolvimento da família no cuidado de idosos é fundamental para o diagnóstico de depressão e para o desenvolvimento de um plano terapêutico efetivo. Porém, os cuidadores de idosos, especialmente daqueles com déficits físicos ou cognitivos, podem também experimentar considerável estresse e depressão. Chamada de carga do cuidador, esse é um termo geral usado para descrever a dificuldade física, emocional e financeira para fornecer os cuidados. Em particular, quando os pacientes com demência apresentam depressão, seus cuidadores relatam níveis ainda maiores de sobrecarga. Há muitos programas disponíveis para alívio do estresse e promoção de interações sociais positivas para os pacientes. Os programas de cuidados diários para adultos, centros de convivência para idosos e grupos de apoio aos idosos podem ser recursos úteis para pacientes e seus familiares, sendo que os assistentes sociais em geriatria podem ajudar a encontrar os programas adequados para cada paciente. Grupos de apoio para cuidadores e programas formais de substituição temporária também estão disponíveis em muitas comunidades.

B. Farmacoterapia

1. Antidepressivos

a. Seleção — Em geral, os antidepressivos, incluindo antidepressivos tricíclicos (ATCs), inibidores seletivos da recaptação da serotonina (ISRSs) e inibidores seletivos da recaptação de serotonina e norepinefrina (IRSNs), são igualmente efetivos no tratamento da depressão geriátrica. Porém, em função dos perfis de efeitos colaterais e da propensão para interações medicamentosas, os inibidores da monoaminoxidase (p. ex., fenelzina e tranilcipromina) e os ATCs de aminas terciárias (amitriptilina, imipramina e doxepina) raramente são usados em idosos. A classe dos ISRSs inclui citalopram, escitalopram, fluoxetina, paroxetina e sertralina; exemplos de IRSNs são venlafaxina, desvenlafaxina e duloxetina. A fluoxetina costuma ser evitada em idosos por sua meia-vida longa e pela inibição do sistema P450. A escolha da terapia entre os fármacos restantes costuma ser determinada pelo perfil de efeitos colaterais e pelos sintomas de comorbidades do paciente, como ansiedade, insônia, dor e perda ponderal, embora ansiedade e insônia não necessariamente indiquem uma melhor resposta aos fármacos mais sedativos. A função renal e a função hepática também são considerações importantes em idosos, devendo ser avaliadas antes do início do tratamento.

Os ISRSs são relativamente seguros em casos de *overdose*. Assim, eles são uma primeira escolha razoável para o tratamento de idosos com depressão. Porém, o Food and Drug Administration (FDA) lançou recentemente um alerta sobre arritmias cardíacas associadas com doses elevadas do ISRS hidrobrometo de citalopram (Celexa). Citando risco aumentado de prolongamento do intervalo QT e *torsade de pointes* por meio de relatos pós-vendas de citalopram, o FDA anunciou uma dose máxima diária de 20 mg para todos os pacientes com mais de 60 anos. O alerta não se aplica ao seu fármaco racêmico, escitalopram (Lexapro), o qual é o enantiômero S da molécula do citalopram.

Outros agentes oferecem vantagens exclusivas: a mirtazapina estimula o apetite e pode ajudar na insônia, e a bupropiona pode reduzir a vontade de fumar na cessação do tabagismo. Os ATCs de aminas secundárias (p. ex., nortriptilina, desipramina) podem oferecer efeitos benéficos em pacientes com dor neuropática, instabilidade do detrusor ou insônia. Os IRSNs, os quais têm atividade serotonérgica e noradrenérgica, são outros agentes efetivos que também podem ser úteis no tratamento da ansiedade e da dor neuropática.

b. Dose — Em geral, os idosos devem iniciar o uso de um antidepressivo com metade da dose inicial recomendada pelo fabricante (para minimizar os efeitos colaterais), mas o medicamento deve ser aumentado gradualmente até a dose-alvo recomendada em incrementos semanais. Os pacientes idosos são muitas vezes tratados com doses insuficientes porque o profissional não aumenta de forma adequada a dose até um nível terapêutico. Se não houver benefício ou se este for mínimo em 4 a 6 semanas e se os efeitos colaterais forem toleráveis, a dose deve ser aumentada. O efeito completo pode não ser visto por até 8 a 12 semanas em pacientes idosos. Se uma dose terapêutica tiver sido alcançada e mantida por seis semanas e o paciente não tiver respondido de forma apropriada, deve-se considerar a troca para um agente diferente ou a potencialização com um agente adicional. Embora os níveis séricos do fármaco não sejam úteis para os ISRSs, os níveis dos ATCs podem ser medidos para avaliar a adesão ao tratamento.

c. Efeitos colaterais — Os efeitos colaterais são diferentes conforme o tipo de antidepressivo. A maioria dos efeitos colaterais diminui dentro de 1 a 4 semanas do início do tratamento, mas o ganho de peso e a disfunção sexual podem demorar mais tempo.

No caso dos ISRSs, os efeitos colaterais mais comuns incluem náuseas e disfunção sexual. A disfunção sexual pode responder ao tratamento com sildenafil, mas pode haver necessidade de trocar o antidepressivo ou potencializá-lo com um agente adicional. Os ATCs têm mais propriedades anticolinérgicas e podem causar boca seca, sintomas ortostáticos e retenção urinária.

d. Cuidados e interações

1. Doença cardiovascular – Os ATCs podem estar associados com hipotensão ortostática e anormalidades da condução cardíaca, causando arritmias. Recentemente, o citalopram foi implicado em arritmias cardíacas potencialmente perigosas. Assim, recomenda-se o monitoramento de eletrólitos e/ou eletrocardiograma para pacientes em risco para arritmias quando se considera esses agentes.
2. Hipertensão – Venlafaxina e desvenlafaxina podem aumentar a pressão arterial sistólica e diastólica.
3. Anormalidades eletrolíticas – Os inibidores da recaptação da serotonina podem induzir hiponatremia.
4. Doença hepática – A maioria dos antidepressivos é eliminada pelo fígado e deve ser usada com cautela em pacientes com doença hepática. A nefazodona, em especial, não deve ser usada em pacientes com doença hepática ou transaminases elevadas, pois foi associada com risco aumentado de insuficiência hepática e interage com outros medicamentos de eliminação hepática, incluindo sinvastatina e lovastatina.
5. Quedas – Os inibidores da recaptação da serotonina foram associados com risco aumentado de queda especialmente em pacientes idosos com demência. A avaliação para o risco de queda deve ser incluída como parte da avaliação clínica global.
6. Risco de sangramento – Os inibidores da recaptação da serotonina podem aumentar o risco de sangramento e interagem com medicamentos anticoagulantes, como a varfarina. Os níveis da razão da normalização internacional devem ser cuidadosamente monitorados no início do tratamento com ISRSs.
7. Déficit cognitivo – Os ATCs e alguns ISRSs, como a paroxetina, têm efeitos anticolinérgicos mais potentes e devem ser evitados em pacientes com déficits cognitivos para evitar o risco de confusão.
8. Distúrbios convulsivos – A bupropiona reduz o limiar para convulsões.
9. Ideação suicida – Os ATCs são letais em casos de *overdose* e devem ser evitados em pacientes ativamente suicidas. Os ISRSs e os IRSNs são relativamente seguros em casos de *overdose*.
10. Síndrome serotonérgica – O uso de antidepressivos serotonérgicos pode levar à síndrome serotonérgica, uma condição clínica potencialmente fatal associada a níveis elevados de atividade serotonérgica no sistema nervoso central. Embora seja classicamente descrita como uma tríade de alteração do estado mental (cefaleia, confusão, agitação), hiperatividade autonômica (diaforese, hipertensão, taquicardia, náuseas, diarreia) e anormalidades neuromusculares (tremor, mioclonia, hiper-reflexia), a síndrome serotonérgica pode apresentar um espectro de achados clínicos variando de benignos a letais. Devido ao uso aumentado de agentes serotonérgicos na prática clínica e ao potencial que a síndrome tem para um início rápido, com seu curso clínico se desenvolvendo dentro de 24 horas, os profissionais são aconselhados a permanecer vigilantes para este problema. Os princípios gerais do manejo da suspeita de síndrome serotonérgica são (a) suspensão de todos os agentes serotonérgicos e (b) cuidado de suporte visando à normalização dos sinais vitais.

2. Psicoestimulantes — Os psicoestimulantes, como a dextroanfetamina (5 a 10 mg/dia) ou o metilfenidato (2,5 a 5 mg/dia), são algumas vezes indicados como tratamento primário ou adjuvante da depressão com sintomas predominantemente vegetativos. Um novo estimulante, o modafinil (Provigil), o qual aumenta as monoaminas, também tem sido usado como adjunto aos antidepressivos tradicionais. Com seus adicionais efeitos histaminérgicos, o modafinil é considerado por alguns como um "agente promotor da vigília" e, diferentemente dos agentes estimulantes do tipo anfetamina, é considerado de baixo potencial para abuso. Ao final da vida, os pacientes podem não ter tempo para aguardar 4 a 6 semanas para os benefícios dos medicamentos antidepressivos, e os psicoestimulantes podem oferecer alívio mais imediato. No caso de depressão após uma doença clínica aguda, os psicoestimulantes podem oferecer uma forma mais rápida de obter a recuperação e a participação na reabilitação. Os efeitos colaterais típicos incluem insônia e agitação, mas isso pode ser reduzido ao tomar o medicamento no início do dia em doses divididas (manhã e tarde). Outro efeito colateral comum é a taquicardia.

3. Ervas medicinais — Muitas ervas medicinais são ditas efetivas no tratamento da depressão, mas há necessidade de mais evidências para determinar se esses "suplementos dietéticos" (p. ex., *Hypericum perforatum* [erva-de-são-joão]) têm algum papel no tratamento da depressão. O *H. perforatum* não deve ser usado em conjunto com os ISRSs, pois a combinação pode levar à síndrome serotonérgica, a qual se caracteriza por alterações do estado mental, tremor, desconforto gastrintestinal, cefaleia, mialgia e inquietação. Ela pode reduzir as concentrações de alguns fármacos, como varfarina, digoxina, teofilina, ciclosporina e inibidores da protease para o HIV-1. Outras ervas medicinais comuns, como a *kava kava* e a raiz valeriana, não são comprovadamente efetivas no tratamento da depressão. As ervas medicinais não devem substituir terapias comprovadas para a depressão.

C. Psicoterapia

Terapia cognitivo-comportamental (TCC), terapia de resolução de problemas e psicoterapia interpessoal são tratamentos efetivos para a depressão maior de forma isolada ou em combinação com farmacoterapia. A TCC se concentra na identificação de pensamentos e comportamentos negativos que contribuem para a depressão, substituindo-os por pensamentos positivos e atividades recompensadoras. A terapia de resolução de problemas ensina ao paciente técnicas para a identificação de problemas de rotina, gerar múltiplas soluções e implementar a melhor estratégia. A psicoterapia interpessoal se concentra no reconhecimento e na tentativa de resolução de fatores de estresse pessoal e conflitos de relação que levam aos sintomas depressivos.

Geralmente, essas terapias devem ser continuadas uma ou duas vezes por semana por 6 a 16 sessões. Nos pacientes com depressão grave, a terapia combinada com psicoterapia e farmacoterapia é superior a ambos os tratamentos de forma isolada. As terapias psicoanalíticas e psicodinâmicas não têm eficácia comprovada no tratamento da depressão maior.

D. Eletroconvulsoterapia

A eletroconvulsoterapia (ECT) é um tratamento efetivo para a depressão geriátrica. As taxas de resposta na depressão refratária são elevadas, chegando a 73% nos menos idosos (idade 60 a 74 anos) e 67% nos mais idosos (idade > 75 anos). Os efeitos colaterais típicos incluem confusão e déficit de memória anterógrada, os quais podem persistir por até seis meses. A ECT pode ser a terapia de primeira linha para pacientes gravemente melancólicos, para aqueles com alto risco de suicídio e para os pacientes clinicamente enfermos com doença hepática, renal ou cardíaca que impeça o uso de antidepressivos.

E. Terapia psiquiátrica

A consultoria psiquiátrica é recomendada para os pacientes com história de mania ou psicose, para aqueles que não responderam ao teste com 1 ou 2 fármacos e para aqueles que necessitam de terapia combinada ou ECT. A avaliação psiquiátrica imediata é necessária para qualquer paciente que, após questionado, admita ter planos ativos para a automutilação. Os fatores de risco para suicídio em idosos com depressão maior incluem idade avançada, gênero masculino, estado civil solteiro, divorciado ou separado e sem filhos, história pessoal ou familiar de tentativa de suicídio, abuso de drogas ou álcool, estresse ou ansiedade graves e plano de suicídio específico com acesso a armas de fogo ou outros meios letais (p. ex., medicamentos estocados). Se houver medicamentos ou armas, os quais não possam ser removidos da casa do paciente, considerar a adição de "arma em casa" à lista de problemas do paciente para ressaltar o potencial risco de suicídio.

F. Acompanhamento

1. Farmacoterapia — Os idosos devem ser monitorados cuidadosamente durante os três meses iniciais de tratamento. Muitos pacientes ambulatoriais que recebem uma prescrição de antidepressivo terminam o tratamento no próximo mês quando os efeitos colaterais atingem o máximo e antes dos efeitos terapêuticos estarem evidentes. Os pacientes mais velhos devem ser monitorados com cuidado nas primeiras uma a duas semanas de terapia para avaliação dos efeitos colaterais e estímulo à continuação do tratamento. Eles devem realizar um mínimo de três consultas (pessoais ou por telefone) durante as primeiras 12 semanas de tratamento antidepressivo.

Os pacientes idosos devem ser orientados de que os antidepressivos costumam demorar 4 a 6 semanas, mas podem levar até oito semanas ou mais, para obterem um efeito terapêutico completo e que apenas cerca de 50% dos pacientes respondem ao primeiro antidepressivo prescrito. Os pacientes que não tiverem respondido após um teste adequado do medicamento ou que tenham apresentado efeitos colaterais intoleráveis podem ter o tratamento trocado para outro fármaco dentro da mesma classe (ISRS diferente) ou para uma classe diferente de fármacos. Ao fazer a troca entre ISRSs diferentes ou entre ATCs e ISRSs, não há necessidade de período de espera entre os tratamentos (com exceção da troca da fluoxetina, em função de sua meia-vida longa). Porém, a cessação abrupta dos antidepressivos de ação mais curta (p. ex., citalopram, paroxetina, sertralina ou venlafaxina) pode resultar em síndrome da suspensão com zumbido, vertigens ou parestesias. Recomenda-se o encaminhamento para consulta psiquiátrica quando o paciente não responde a dois testes diferentes com medicamentos.

Após se obter a remissão, os antidepressivos devem ser continuados por pelo menos seis meses para reduzir o risco de recaída. Os pacientes com maior risco de recaída (dois ou mais episódios de depressão no passado ou depressão maior com duração superior a dois anos) devem ter seu tratamento mantido por dois anos ou, talvez, por prazo indeterminado. Muitos recomendam o tratamento por toda a vida mesmo se este for o primeiro episódio de depressão maior e especialmente quando a depressão é grave e relacionada a alterações vitais que não melhorarão com o tempo. As consultas de acompanhamento devem ser agendadas em intervalos de 3 a 6 meses. Se os sintomas retornarem, os medicamentos devem ser ajustados ou trocados ou o paciente deve ser encaminhado para consulta psiquiátrica.

Se o paciente e o médico concordarem em tentar suspender o tratamento, ele deve ser reduzido de forma gradativa em um período de 2 a 3 meses, com consultas pelo menos mensais por telefone ou pessoalmente. Se os sintomas retornarem, o paciente deve ter o medicamento reiniciado por pelo menos 3 a 6 meses.

Quando o paciente não responde a um teste adequado de dois medicamentos para a depressão maior, deve-se considerar o diagnóstico de depressão resistente ao tratamento. Deve-se revisar o caso e considerar que o diagnóstico original pode não ser acurado. O que parecia inicialmente com sintomas depressivos pode ser uma manifestação de ansiedade ou déficit cognitivo subjacente. A apatia pode ser um dos primeiros sintomas vistos na demência antes de sintomas cognitivos mais óbvios. Deve-se verificar se o paciente realmente recebeu o medicamento prescrito. Uma investigação simples pode revelar que o paciente nunca adquiriu o medicamento ou nunca o recebeu dos cuidadores. Por fim, deve-se garantir que o paciente tenha testes adequados com os medicamentos (6 a 8 semanas) e que isso tenha ocorrido em doses terapêuticas.

Qualquer paciente que tenha recebido um teste adequado com dois medicamentos diferentes sem resposta aceitável deve ser encaminhado a um psiquiatra para a terapia de potencialização. Conforme demonstrado no estudo financiado pelo governo federal norte-americano Sequenced Treatment Alternatives to Relieve Depression (STAR*D), o maior estudo no mundo real sobre o tratamento da depressão, os pacientes com depressão persistente têm potencial para melhora após vários testes com medicamentos; porém, a chance de remissão diminui à medida que estratégias de tratamento adicionais são necessárias. O lítio pode ser usado em doses baixas nos idosos com monitoramento cuidadoso dos efeitos colaterais. Pequenas doses de liotironina (T3) podem ser usadas com segurança em pacientes com eutireoidismo. Além disso, a combinação de dois medicamentos antidepressivos pode ser sinérgica, com doses baixas de um antidepressivo potencializando a resposta a um antidepressivo de outra classe.

2. Psicoterapia estruturada — Os pacientes encaminhados para a psicoterapia devem ainda ser cuidadosamente monitorados pelo médico da atenção primária, pois tendem a suspender o tratamento com frequência ainda maior do que os antidepressivos. Os benefícios da psicoterapia costumam ser evidentes com 6 a 8 semanas. A adição da farmacoterapia deve ser considerada em pacientes sem resposta completa à psicoterapia isolada após 12 semanas. Uma combinação de psicoterapia e farmacoterapia pode ser mais efetiva na depressão moderada do que qualquer tratamento de forma isolada.

▶ Prognóstico

A depressão costuma ser uma doença crônica ou recidivante e remitente. Uma gravidade maior da depressão, a persistência de sintomas e um maior número de episódios prévios são os melhores preditores da recorrência. O risco vitalício de suicídio em pacientes com depressão maior é de 7% em homens e 1% em mulheres.

American Geriatrics Society 2012 Beers Criteria Update Expert Panel. American Geriatrics Society updated Beers Criteria for potentially inappropriate medication use in older adults. *J Am Geriatr Soc.* 2012;60(4):616-631.

American Psychiatric Association. *Diagnostic and Statistical Manual of Mental Disorders*, 4th ed. Washington, DC: American Psychiatric Association, 1994.

Hirschfeld RM, Keller MB, Panico S, et al. The National Depressive and Manic-Depressive Association consensus statement on the undertreatment of depression. *JAMA.* 1997;277(4):333-340.

Sable JA, Dunn LB, Zisook S. Late-life depression, How to identify its symptoms and provide effective treatment. *Geriatrics.* 2002;57(2):18-19, 22-23, 26 *passim*.

Whooley MA: Diagnosis and treatment of depression in adults with comorbid medical conditions: a 52-year-old man with depression. *JAMA.* 2012;307(17):1848-1857.

Whooley MA, Simon GE. Management depression in medical outpatients. *N Engl J Med.* 2000;343(26):1942-1950.

Wilson K, Mottram P, Sivanranthan A, Nightingale A. Antidepressants versus placebo for the depressed elderly. *Cochrane Database Syst Rev.* 2001;(2):CD000561.

SUICÍDIO

Muitos idosos deprimidos pensam no suicídio. Os profissionais da atenção primária devem reconhecer os fatores de risco para o suicídio nos pacientes com depressão maior: idade avançada, gênero masculino, ser solteiro, divorciado ou separado e sem filhos, história pessoal ou familiar de tentativa de suicídio, abuso de drogas ou álcool, estresse ou ansiedade severos, doença física e plano específico de suicídio com acesso a armas de fogo ou outros meios letais. Os profissionais devem questionar os pacientes sobre já terem pensado em machucar a si mesmos ou tirar a própria vida.

Se o paciente responder positivamente, o médico deve perguntar se ele tem um plano e, se for o caso, qual é o plano. Perguntar aos pacientes sobre estoques de medicamentos ou armas em casa também é algo fundamental na avaliação do risco de suicídio. Se houver medicamentos e armas e eles não puderem ser removidos da casa do paciente, considerar a adição de "armas em casa" à lista de problemas para ressaltar o potencial risco de suicídio. Os pacientes ativamente suicidas com intenção e plano devem receber avaliação psiquiátrica de emergência em setor de emergência ou unidades psiquiátricas locais para situações de crise.

TRANSTORNO BIPOLAR

FUNDAMENTOS DO DIAGNÓSTICO

▶ História de episódio maníaco: grandiosidade, necessidade diminuída de sono, fala apressada, pensamentos corridos, tendência à distração, atividade aumentada, gastos excessivos, hipersexualidade.

▶ Pode haver associação com psicose.

▶ Episódios depressivos podem se alternar com a mania.

▶ A mania pode apresentar-se pela primeira vez em pacientes idosos, geralmente naqueles com história de episódios depressivos.

▶ Princípios gerais em idosos

O transtorno bipolar é um diagnóstico menos comum em idosos, com uma prevalência geral baixa < 1% em idosos da comunidade, mas com uma taxa de 10% em algumas populações de clínicas geriátricas. Muitos pacientes com transtorno bipolar necessitam de considerações especiais à medida que envelhecem em razão de comorbidades e da capacidade diminuída para tolerar os medicamentos psiquiátricos. A mania de início tardio costuma ser secundária a condições clínicas subjacentes e está frequentemente associada com anormalidades neurológicas como acidente cerebrovascular e déficit cognitivo. Os pacientes idosos com transtorno bipolar apresentam aumento da taxa de mortalidade em 10 anos em comparação com aqueles apenas com depressão (70 *vs.* 30%).

▶ Diagnóstico diferencial

O transtorno bipolar é diagnosticado quando um paciente preenche os critérios para um episódio de mania. Um episódio maníaco é definido como um período distinto de humor anormalmente e persistentemente elevado, expansivo ou irritável com aumento anormal e persistente de energia ou atividade direcionada a um objetivo, com duração de pelo menos uma semana e com ≥ 3 dos seguintes sintomas: autoestima inflada ou grandiosidade, necessidade reduzida de sono, fala apressada, pensamentos corridos, tendência à distração, aumento de atividade dirigida a um objetivo ou agitação psicomotora e envolvimento excessivo em atividades prazerosas com alto potencial para consequências dolorosas. Embora episódios depressivos maiores sejam comuns no transtorno bipolar, eles não são necessários para o diagnóstico. A presença de mania é fundamental para a diferenciação entre transtorno depressivo e transtorno bipolar.

Várias condições clínicas podem simular um episódio maníaco. Os pacientes com demência, especialmente a demência frontotemporal, podem ser desinibidos e hipersexuais. Tumores cerebrais, AVEs e convulsões parciais complexas também podem causar comportamentos bizarros e desinibidos. Os idosos que são propensos ao *delirium* podem apresentar níveis flutuantes de consciência com alguns períodos de hiperexcitação. Além disso, alguns medicamentos podem causar efeitos inesperados em pacientes idosos. Glicocorticoides, tiroxina e metilfenidato podem causar mania aguda. Mesmo medicamentos sedativos (p. ex., benzodiazepínicos) podem apresentar um efeito paradoxal em idosos e causar agitação. Como nas pessoas mais jovens, a intoxicação por substâncias ou a abstinência de cocaína, álcool ou anfetaminas e os distúrbios endócrinos, como hipertireoidismo ou feocromocitoma, podem levar a sintomas consistentes com mania.

▶ Tratamento

Os estabilizadores do humor têm sido a base do tratamento para o transtorno bipolar. O ácido valproico e a carbamazepina são geralmente preferidos em relação ao lítio em idosos devido ao perfil de efeitos colaterais e à estreita janela entre níveis tóxicos e terapêuticos do lítio (Tabela 45-2). Podem ser usados medicamentos antipsicóticos no tratamento agudo de episódios maníacos associados com o transtorno bipolar, no tratamento de manutenção do transtorno bipolar ou quando houver características psicóticas. Em geral, os novos agentes antipsicóticos, como a olanzapina e a risperidona, são mais bem tolerados em idosos do que os neurolépticos mais antigos com seus efeitos colaterais extrapiramidais e risco alto de discinesia tardia, sobretudo em mulheres. Além disso, dados recentes sugeriram que os antipsicóticos típicos, em especial o haloperidol, podem causar taxas de mortalidade estatística e significativamente elevadas em comparação com os antipsicóticos atípicos. Entre os antipsicóticos atípicos, olanzapina, risperidona, quetiapina, ziprasidona e asenapina estão aprovadas para o tratamento agudo da mania e como tratamento adjunto com lítio ou valproato. Apenas o aripiprazol está aprovado como monoterapia para o tratamento de manutenção do transtorno bipolar. Os antidepressivos costumam ser usados como adjuntos dos estabilizadores de humor nos pacientes com depressão, mas não devem ser usados de forma isolada por causa do risco de transformar um episódio depressivo em um episódio maníaco.

TRANSTORNO DE ANSIEDADE E ESTRESSE

1. Transtorno de pânico

> **FUNDAMENTOS DO DIAGNÓSTICO**
>
> ▶ Ataques de pânico súbitos, recorrentes e inesperados caracterizados por palpitações, tontura, sensação de dispneia ou sufocação.
> ▶ Os ataques podem incluir tremores, dor ou desconforto torácico, náuseas, diaforese, parestesias ou despersonalização.
> ▶ Sensação de morte iminente, medo de morrer.
> ▶ Preocupação persistente com ataques no futuro.
> ▶ Pode estar acompanhado pelo medo de estar em lugares onde os ataques podem ocorrer (agorafobia).

▶ Princípios gerais em idosos

A taxa vitalícia de prevalência do transtorno de pânico é de 1,5 a 2%, aumentando para 4% na atenção primária. A taxa entre idosos da comunidade é < 1%. A depressão também está presente em 50 a 65% dos pacientes com transtorno de pânico; a taxa de suicídio para esses pacientes é 20% maior do que aquela de pacientes deprimidos sem transtorno de pânico. O transtorno de pânico pode estar associado com agorafobia, a qual pode ser particularmente incapacitante em idosos.

▶ Diagnóstico diferencial

Um ataque de pânico é definido como o surgimento abrupto de medo ou desconforto intenso com quatro ou mais dos seguintes sintomas: palpitações, sudorese, tremores, dispneia, sensação de

Tabela 45-2 Estabilizadores do humor

Nome genérico	Nome comercial	Dose inicial	Dose-alvo	Comentários
Lítio	Lithobid, Eskalith	300 mg 1-2x/dia	600-1.200 mg/dia em doses divididas em 2-3x/dia	Monitorar os níveis do fármaco, função renal, função da tireoide; diuréticos e IECAs aumentam os níveis; evitar desidratação e muitos AINEs devido à toxicidade
Carbamazepina	Tegretol	200 mg 1-2x/dia	400-1.000 mg/dia	Monitorar hemograma, testes de função hepática, níveis do fármaco
Ácido valproico	Depakote	250 mg 1-2x/dia	500-1.500 mg/dia	Monitorar hemograma, testes de função hepática, níveis do fármaco

AINEs, anti-inflamatórios não esteroides; IECAs, inibidores da enzima conversora da angiotensina.

sufocação, dor ou desconforto torácico, náuseas ou desconforto abdominal, tontura ou desequilíbrio, calafrios ou sensação de calor, dormências ou parestesias, desrealização ou despersonalização, medo de perder o controle e medo de morrer. Os critérios do *DSM-5* para o transtorno de pânico incluem ataques recorrentes e inesperados de pânico com pelo menos um dos ataques sendo seguido por um mês ou mais de um ou ambos os seguintes: preocupação persistente sobre novos ataques ou com suas consequências ou alteração de comportamento com mudança significativamente inadequada em relação aos ataques.

Como a probabilidade de doença física é muito maior do que em pessoas mais jovens, o transtorno de pânico é mais difícil de diferenciar de outros eventos ameaçadores à vida em pacientes idosos. Síndromes coronarianas agudas, arritmias cardíacas, broncospasmo agudo e embolia pulmonar podem causar sintomas consistentes com ataques de pânico. Distúrbios endócrinos, sobremaneira hipertireoidismo e feocromocitoma, podem simular o transtorno de pânico. Em pacientes agudamente hospitalizados, a abstinência de álcool, cafeína e tabaco pode apresentar-se com agitação, preocupação e outros sintomas físicos. A suspensão abrupta de medicamentos de ação curta antidepressivos, ansiolíticos ou analgésicos opioides também pode desencadear sintomas de pânico. Os pacientes idosos que sofrem de transtorno de pânico costumam apresentar diagnósticos psiquiátricos concomitantes, como transtorno de estresse pós-traumático (TEPT), transtorno de ansiedade generalizada e depressão.

▶ Tratamento

A TCC tem se mostrado efetiva no tratamento do transtorno de pânico. Os pacientes costumam entrar em remissão completa após apenas 12 sessões semanais. A TCC é especialmente útil na prevenção de recaídas e no tratamento da agorafobia. Os antidepressivos, em especial os ISRSs e os ATCs, são úteis. Os benzodiazepínicos também podem ser usados como terapia adjunta breve enquanto se aguarda a resposta clínica aos antidepressivos ou à TCC. Sempre que possível, a terapia a longo prazo com benzodiazepínicos deve ser evitada em função do potencial risco para quedas, déficit cognitivo e dependência.

Talvez o aspecto mais importante no tratamento seja a orientação do paciente e da família. A compreensão sobre os sintomas do transtorno de pânico e o desenvolvimento de maneiras de lidar com isso são fundamentais para o manejo efetivo da doença.

2. Fobias sociais e específicas

FUNDAMENTOS DO DIAGNÓSTICO

- ▶ Uma fobia é um medo irracional que leva à fuga intencional de um objeto, situação ou evento temido específico.
- ▶ A exposição a esse objeto fóbico pode resultar em sintomas semelhantes àqueles de um ataque de pânico.
- ▶ O paciente sabe que seu medo é irracional.

▶ Princípios gerais em idosos

A prevalência de fobias é de 5 a 6% em idosos. As fobias se apresentam com achados semelhantes ao transtorno de pânico, mas são desencadeadas por um evento específico. As fobias de início tardio costumam estar associadas a um evento vital recente, como queda ou trauma. Fobias sociais acometem 3% dos idosos e podem aumentar o isolamento. Acredita-se que as fobias simples são mais comuns do que as fobias sociais, acometendo 5 a 12% da população geral.

▶ Diagnóstico diferencial

A fobia social, também conhecida como transtorno de ansiedade social, é definida pelos critérios do *DSM-5* como medo ou ansiedade marcados e persistentes em relação a situações sociais, sendo que a exposição a elas quase sempre provoca tais sentimentos. O paciente teme que sua resposta à situação social seja avaliada de maneira negativa, evitando a situação ou enfrentando-a com grande intensidade. A fuga, o medo ou a ansiedade associados à situação são desproporcionais a qualquer ameaça real, interferindo com a ocupação do paciente ou suas relações. Fobia específica é o medo ou ansiedade em relação a certos objetos ou situações de maneira desproporcional ao real perigo imposto, podendo levar a problemas na capacidade de funcionamento normal do paciente.

Em idosos, os sintomas fóbicos novos podem representar delírios associados com demência ou *delirium*. Os pacientes com demência ou *delirium* não costumam reconhecer a natureza irracional de seus delírios, diferentemente dos pacientes com fobias. As causas menos comuns de fobias incluem tumores cerebrais ou acidentes cerebrovasculares. O diagnóstico diferencial psiquiátrico da fobia inclui depressão, esquizofrenia e transtornos de personalidade esquizoide e esquiva. A fobia social e a dependência de álcool costumam coexistir; assim, perguntar sobre o uso de álcool é parte importante da avaliação. Embora tanto os transtornos fóbicos como o transtorno de pânico possam se manifestar com ataques de pânico, os pacientes com fobia não experimentam ataques recorrentes inesperados; em vez disso, seus sintomas de ansiedade estão sempre associados com um objeto ou situação específicos.

▶ Tratamento

A terapia de primeira linha para fobias específicas é a terapia comportamental. As técnicas podem incluir terapia de relaxamento, reestruturação cognitiva e exposição sistemática ao objeto ou situação temida. O uso de antidepressivos, particularmente os ISRSs, pode ser benéfico na fobia social generalizada. Antagonistas β-adrenérgicos, como o propranolol, também podem ser um tratamento efetivo quando administrados antes de uma exposição planejada ao objeto ou situação. O uso de benzodiazepínicos pode ser necessário, mas em geral deve ser feito com cautela devido aos efeitos sobre o equilíbrio e a cognição. A maioria dos pacientes é capaz de se adaptar e superar suas fobias, levando uma vida relativamente normal; se este não for o caso, os pacientes devem ser encaminhados para avaliação por um especialista em saúde mental.

3. Transtorno de ansiedade generalizada

FUNDAMENTOS DO DIAGNÓSTICO

- Preocupação irreal ou excessiva em relação a duas ou mais circunstâncias da vida.
- A preocupação é recorrente e difícil de controlar.
- Sintomas fisiológicos de inquietação, fadiga, irritabilidade, tensão muscular e distúrbios do sono.

Princípios gerais em idosos

Os sintomas de ansiedade costumam ser uma reação normal ao ambiente ao redor. Os transtornos de ansiedade tendem a começar no início da vida adulta e continuam por toda a vida do paciente com períodos de recaídas e de remissões. A prevalência vitalícia do transtorno de ansiedade generalizada é de 5%; as estimativas em idosos variam de 2 a 7%. A ansiedade pode aumentar em idosos como resultado de isolamento, perda de independência, doença, incapacidade e luto.

Diagnóstico diferencial

O diagnóstico do transtorno de ansiedade generalizada se caracteriza pelos seguintes critérios conforme o *DSM-5*:

- Ansiedade excessiva e preocupação sobre o número de eventos ou atividades ocorrendo na maioria dos dias por pelo menos seis meses.
- A preocupação é difícil de controlar.
- A ansiedade e a preocupação estão associados com pelo menos três dos seguintes: inquietação, cansaço fácil, dificuldade de concentração, irritabilidade, tensão muscular, distúrbios do sono.

O diagnóstico de ansiedade generalizada em idosos pode ser complicado, pois muitas doenças subjacentes podem apresentar sintomas semelhantes. O diagnóstico diferencial do transtorno de ansiedade generalizada inclui doenças físicas discutidas antes no transtorno de pânico. Além disso, o uso crônico de medicamentos ou substâncias e a subsequente abstinência podem causar sintomas de ansiedade. Cafeína, nicotina e álcool costumam estar implicados. Os pacientes idosos são muito mais sensíveis a medicamentos comumente usados sem prescrição, como pseudoefedrina, que podem causar inquietação, ansiedade e confusão. Até 54% dos pacientes que sofrem de transtorno de ansiedade generalizada apresentam também depressão. Transtorno obsessivo-compulsivo, transtorno somatoforme e transtornos de personalidade também podem se apresentar com sintomas de ansiedade. Quando houver dúvidas em relação ao diagnóstico, deve ser feita a consultoria psiquiátrica.

Tratamento

A TCC é um dos tratamentos mais efetivos para o transtorno de ansiedade generalizada. Técnicas de relaxamento e *biofeedback* também podem aliviar os sintomas. Vários antidepressivos (paroxetina, venlafaxina de liberação prolongada) também apresentam propriedades ansiolíticas significativas, podendo ser efetivos para ansiedade e depressão. Quando depressão e ansiedade ocorrem juntas, deve-se tratar primeiro a depressão, pois isso pode melhorar os sintomas de ambos os distúrbios. Medicamentos ansiolíticos como a buspirona (5 a 30 mg 2x/dia) podem ser efetivos. Os benzodiazepínicos devem ser usados com cautela em idosos devido a possíveis efeitos paradoxais e risco de quedas e déficit cognitivo.

4. Transtorno de estresse pós-traumático

FUNDAMENTOS DO DIAGNÓSTICO

- História de exposição a um evento traumático.
- Pensamentos, pesadelos e *flashbacks* intrusivos.
- Fuga de pensamentos, sentimentos ou situações associadas ao trauma.
- Isolamento, distanciamento dos outros, embotamento emocional.
- Sintomas de alerta como distúrbios do sono, irritabilidade e hipervigilância.
- Associação frequente com depressão e abuso de substâncias.

Princípios gerais em idosos

O transtorno de estresse pós-traumático (TEPT) está associado a uma prevalência vitalícia de 1,2% em mulheres e 0,5% em homens. Os sintomas do TEPT podem persistir até a idade avançada. Além disso, os sintomas podem permanecer escondidos até uma idade avançada quando os pacientes têm novas experiências (mortes, doenças clínicas, incapacidade) que desencadeiam memórias de eventos prévios ou perdem a capacidade de compensar os sintomas vitalícios em função de déficit cognitivo ou outra doença clínica. Porém, alguns estudos demonstraram que a idade avançada pode na verdade proteger contra o desenvolvimento de TEPT. Outros fatores de proteção incluem casamento, suporte social e estado socioeconômico mais elevado.

Diagnóstico diferencial

Pelos critérios do *DSM-5*, o paciente foi exposto em uma ou mais das seguintes maneiras a um evento traumático envolvendo morte ou ameaça à vida, trauma grave ou violência sexual. Os sintomas podem ser agrupados em três categorias, podendo persistir por > 1 mês:

1. Sintomas intrusivos com ≥ 1 dos seguintes: lembranças recorrentes e intrusivas, sonhos, reações de dissociação (p. ex., *flashbacks*), sofrimento com a exposição a elementos que lembrem o evento ou reação fisiológica importante a esses elementos.
2. Sintomas de fuga com um ou ambos os seguintes: fuga de memórias, pensamentos ou sentimentos associados ao trauma; fuga de fatores externos de recordação (p. ex., pessoas, lugares, atividades) associadas ao trauma.
3. Alterações negativas na cognição e no humor, com ≥ 2 dos seguintes: incapacidade de recordar aspectos do trauma; crenças ou expectativas negativas exageradas sobre si mesmo, os outros ou o mundo; culpa distorcida sobre si mesmo ou os outros; emoções negativas persistentes (p. ex., medo, raiva, culpa, vergonha); interesse ou participação reduzida em atividades; sensação de distanciamento ou isolamento; incapacidade de experimentar emoções positivas.
4. Sintomas de alerta indicados por ≥ 2 dos seguintes: irritabilidade ou surtos de comportamento irado, despreocupado ou autodestrutivo, hipervigilância, resposta de susto exagerada, dificuldade de concentração ou distúrbio do sono.

Outros transtornos de ansiedade podem se apresentar com sintomas de hipervigilância semelhantes àqueles vistos em pacientes com TEPT. O transtorno depressivo maior e os transtornos de ajustamento também podem se apresentar com sintomas de embotamento ou fuga. Durante um período de luto, os pacientes podem ter visões ou sonhos relacionados ao falecido. Outros transtornos psicóticos podem ser confundidos com o TEPT, mas os pacientes com TEPT também podem experimentar sintomas do tipo psicóticos durante os episódios graves. O uso ou a abstinência de substâncias pode contribuir para os sintomas. A síndrome orgânica cerebral resultante de trauma craniano prévio pode estar associada com sintomas semelhantes àqueles do TEPT; a presença de alucinações visuais é particularmente sugestiva de uma causa orgânica. Os pacientes com *delirium* também podem parecer hipervigilantes ou propensos a delírios. Há uma elevada concomitância de depressão e abuso de álcool em pacientes com TEPT.

▶ Tratamento

Os antidepressivos, sobretudo os ISRSs e os ATCs, estão indicados para tratamento do TEPT. Tanto a TCC individual como aquela em grupo são efetivas no tratamento, podendo ser usadas isoladamente ou combinadas com a terapia farmacológica. Agentes antiadrenérgicos, como a clonidina, podem ser úteis para sintomas de hipervigilância, embora devam ser considerados os efeitos colaterais relacionados, como a hipotensão ortostática. Porém, estudos recentes demonstraram a tolerabilidade e eficácia do prazosin, um antagonista dos receptores α$_1$-adrenérgicos, particularmente no manejo de pesadelos associados com o TEPT. Os benzodiazepínicos podem muitas vezes piorar os sintomas de TEPT, devendo ser evitados. Medicamentos antipsicóticos são algumas vezes necessários para o tratamento de sintomas psicóticos associados (ver Tabela 45-2); porém, dados recentes questionam os benefícios clínicos da risperidona (um antipsicótico de segunda geração muito prescrito para TEPT), em especial devido a seu potencial perfil de efeitos colaterais.

ESQUIZOFRENIA E TRANSTORNOS PSICÓTICOS

FUNDAMENTOS DO DIAGNÓSTICO

- Perda das fronteiras do ego e déficit grosseiro em testes da realidade.
- Delírios proeminentes ou alucinações auditivas/visuais.
- Afeto embotado ou inadequado.
- Desorganização de fala, processos de pensamento ou comportamento.

▶ Princípios gerais em idosos

Os sintomas psicóticos podem ser atribuídos a uma doença psicótica de longa duração que persistiu até a idade adulta ou podem se apresentar pela primeira vez na idade avançada em associação com problemas clínicos subjacentes, especialmente a demência. As estimativas da esquizofrenia na população de idosos variam de 0,1 a 0,5%. A prevalência de outras síndromes psicóticas, como a ideação paranoide, é mais alta, sendo estimada em 4 a 6% na população de idosos, estando muitas vezes associada à demência. Os pacientes com doença de Alzheimer têm uma incidência particularmente alta de psicose; 50% manifestam sintomas psicóticos dentro de três anos do diagnóstico.

▶ Diagnóstico diferencial

Os critérios diagnósticos para a esquizofrenia incluem ≥ 2 dos seguintes sintomas característicos presentes por pelo menos um mês: delírios, alucinações, fala desorganizada, comportamento catatônico ou grosseiramente desorganizado ou sintomas negativos como afeto embotado. Esses sintomas também devem estar associados com disfunções em áreas como trabalho, relacionamentos ou autocuidado. É comum que os pacientes não falem de forma voluntária acerca dos sintomas psicóticos a menos que sejam especificamente questionados sobre isso pelo profissional após o estabelecimento de uma relação de confiança. Se houver suspeita de psicose, é importante questionar o paciente e seus familiares especificamente sobre alucinações auditivas e visuais, delírios, ideias de referência e ideação paranoide. As alucinações visuais estão associadas mais fortemente com causas orgânicas subjacentes.

Especialmente nos idosos, novos sintomas psicóticos têm um diferencial importante e complicado. Sintomas psicóticos de início recente podem ser atribuídos a medicamentos, mudanças ambientais, causas orgânicas, incluindo demência, ou uma combinação desses fatores. Como a psicose pode ser o sinal de apresentação na demência, qualquer paciente idoso com psicose de início recente deve ser submetido a uma triagem cognitiva abrangente. Alucinações visuais proeminentes são um dos achados característicos da demência de corpos de Lewy. Os pacientes com doença de Alzheimer costumam apresentar delírios fixos relacionados com pessoas roubando suas coisas ou infidelidade marital. A demência associada à doença de Parkinson pode incluir sintomas negativos de esquizofrenia, como o afeto embotado.

Outras doenças do sistema nervoso central, como tumores cerebrais, convulsões complexas, esclerose múltipla ou lúpus eritematoso sistêmico cerebral, também podem causar sintomas psicóticos. Os pacientes com depressão maior ou transtorno bipolar podem experimentar características psicóticas. Infecções, doenças endócrinas (tireoide, diabetes, suprarrenal) e deficiências nutricionais (vitamina B_{12}, tiamina) podem causar psicose. Por fim, os pacientes idosos podem ser especialmente sensíveis a medicamentos que desencadeiam sintomas psicóticos, como esteroides ou levodopa. Devido ao extenso diagnóstico diferencial, informações colaterais sobre o estado mental basal do paciente, história psiquiátrica e início dos sintomas são fundamentais na avaliação de sintomas psicóticos.

▶ Tratamento

A. Farmacoterapia

Os agentes psicóticos atípicos, como risperidona, olanzapina, quetiapina, ziprasidona e aripiprazol, formam a base do tratamento de sintomas psicóticos, estando aprovados para o uso na esquizofrenia e no transtorno bipolar (Tabela 45-3). Devido à sua menor incidência de efeitos colaterais extrapiramidais, esses agentes são mais bem tolerados que os agentes antipsicóticos mais antigos, como o haloperidol e a trifluoperazina. Dados recentes de vários estudos salientam o aumento na mortalidade por todas as causas em idosos que usam medicamentos antipsicóticos, sobretudo em casos de demência. Diferentemente dos antipsicóticos mais antigos, que tratam principalmente os sintomas positivos (p. ex., delírios, alucinações), os agentes mais novos tratam de forma efetiva os sintomas psicóticos positivos e negativos (p. ex., afeto embotado, isolamento social). Os principais efeitos colaterais dos novos agentes são sedação e tontura. Os pacientes podem experimentar acatisia e parkinsonismo (p. ex., endurecimento e rigidez) e, com o uso a longo prazo, discinesia tardia, embora o risco de tais efeitos colaterais seja menor do que com os fármacos antipsicóticos tradicionais de alta potência. A risperidona foi associada com uma incidência aumentada de AVEs em pacientes com demência. Diferentemente de outros agentes mais novos, a ziprasidona não parece causar ganho de peso, sendo útil no tratamento de pacientes obesos. Porém, ela está associada com prolongamento do intervalo QT e, assim, deve ser evitada em pacientes com distúrbios da condução subjacentes e prolongamento basal do QT. A clozapina costuma ser o tratamento de escolha para pacientes com psicose grave resistente e para aqueles com discinesia tardia incapacitante. Porém, a clozapina apresenta um risco de 1 a 2% de agranulocitose e, assim, necessita de exames de sangue semanais para monitoramento. Além disso, tanto a clozapina como a olanzapina foram associadas com desregulação da glicose, devendo ser usadas com cautela em pacientes com diabetes melito. A quetiapina está associada com aumento nos níveis de colesterol; os níveis de lipídeos devem ser monitorados como rotina. As doses de antipsicóticos usadas em pacientes

Tabela 45-3 Antipsicóticos comumente utilizados

Nome genérico	Nome comercial	Dose inicial (mg)	Dose-alvo (mg/dia)[a]	Vias de administração disponíveis
Agentes antigos				
Antagonistas-D_2 de alta potência[b]				
Haloperidol	Haldol	0,5	0,5-1	VO, IV, IM, *depot*
Agentes mais novos				
Antagonistas dos receptores de serotonina e dopamina[c]				
Risperidona	Risperdal	0,5	1-1,5	VO, *depot*
Olanzapina	Zyprexa	2,5	2,5-5	VO, IM
Quetiapina	Seroquel	25	50-200	VO
Quetiapina XR	Seroquel XR	50	50-200	VO
Ziprasidona	Geodon	20 2x/dia	80 2x/dia	VO (com alimentos), IM
Aripiprazol	Abilify	2,5	15	VO

[a] A dose-alvo é a dose comumente efetiva para a psicose orgânica ou agitação em idosos. Os pacientes com transtorno formal do pensamento podem necessitar de doses maiores em consultoria com psiquiatria.
[b] Os antipsicóticos típicos apresentam risco aumentado, em comparação com os antipsicóticos atípicos, de efeitos colaterais extrapiramidais, incluindo acatisia, bradicinesia, rigidez e discinesia tardia.
[c] Os antipsicóticos atípicos podem aumentar os níveis de glicose e colesterol. Considerar o monitoramento de lipídeos e glicose após o início do uso desses medicamentos.

idosos com demência ou *delirium* agudo tendem a ser menores do que aquelas necessárias para o manejo de outros transtornos psicóticos, podendo ser necessárias apenas por curtos períodos de tempo (ver Tabela 45-3), pois esses medicamentos trazem atualmente um alerta do FDA para o tratamento de sintomas comportamentais em idosos com demência. (Ver Capítulo 22, "Comprometimento Cognitivo e Demência" para mais detalhes sobre demência e uso de antipsicóticos).

A síndrome neuroléptica maligna (SNM) é uma emergência ameaçadora à vida associada ao uso de agentes neurolépticos. A SNM se caracteriza por uma síndrome clínica distinta de alteração do estado mental, rigidez, febre e instabilidade autonômica, estando associada com níveis elevados de creatina fosfoquinase. Embora a SNM seja mais comumente vista com os agentes neurolépticos típicos de alta potência (p. ex., haloperidol, flufenazina), todas as classes de agentes neurolépticos foram implicadas, incluindo os de baixa potência (p. ex., clorpromazina) e os antipsicóticos atípicos mais novos (p. ex., risperidona, olanzapina), bem como o antiemético metoclopramida. A SNM pode até mesmo ocorrer quando fármacos dopaminérgicos como a levodopa são abruptamente reduzidos ou suspensos. Desenvolvendo-se desde poucos dias até duas semanas do início da terapia com neurolépticos, essa síndrome deve ser suspeitada quando duas das quatro características clínicas cardinais a seguir ocorrerem com o uso de neurolépticos: alteração do estado mental, rigidez, febre ou instabilidade autonômica. Quando houver qualquer suspeita clínica de SNM, os agentes neurolépticos devem ser suspensos e os pacientes monitorados cuidadosamente em ambiente hospitalar para valores de laboratório e sinais vitais.

Para reduzir o uso inapropriado de medicamentos psicotrópicos e melhorar a qualidade de cuidados em instituições de cuidados de longa permanência, o Health Care Finance Administration's 1987 Omnibus Reconciliation Act (OBRA) descreveu indicações e diretrizes para a prescrição de medicamentos psicoativos usados no tratamento de transtornos psicóticos e comportamentos agitados associados com distúrbios mentais orgânicos. O OBRA exige a documentação da resposta em termos de sintomas-alvo específicos e monitoramento cuidadoso de efeitos colaterais. Para evitar os efeitos colaterais a longo prazo, como a discinesia tardia, o OBRA também recomenda testes de redução da dose dos neurolépticos a menos que haja contraindicação clínica em função da gravidade dos sintomas.

B. Terapia comportamental

A terapia comportamental pode ser efetiva no manejo da psicose e após a resolução do episódio agudo. O fornecimento de um ambiente estável é fundamental para o tratamento bem-sucedido da psicose. A adesão ao tratamento é difícil sem uma supervisão cuidadosa por um familiar ou membro da equipe. Instituições de cuidados diários para adultos fornecem programas estruturados para os pacientes e descanso fundamental para cuidadores, permitindo assim que os pacientes permaneçam na comunidade por mais tempo antes de necessitarem de cuidados em clínicas geriátricas.

American Psychiatric Association. *Diagnostic and Statistical Manual of Mental Disorders*. 5th ed: DSM-5. Washington, DC: American Psychiatric Association; 2013.

Dada F, Sethi S, Grossberg GT. Generalized anxiety disorder in the elderly. *Psychiatr Clin North Am*. 2001;24(1):155-164.

Howard R, Rabins PV, Seeman MV, Jeste DV. Late-onset schizophrenia and very-late-onset schizophrenia-like psychosis: an international consensus. *Am J Psychiatry*. 2000;157(2):172-178.

Lang AJ, Stein MB. Anxiety disorders: how to recognize and treat the medical symptoms of emotional illness. *Geriatrics*. 2001;56(5):24-27, 31-34.

Targum SD, Abbott JL. Psychoses in the elderly: a spectrum of disorders. *J Clin Psychiatry*. 1999;60 Suppl 8:4-10.

Weintraub D, Ruskin PE. Posttraumatic stress disorder in the elderly: a review. *Harv Rev Psychiatry*. 1999;7(3):144-153.

Whooley MA, Simon GE. Managing depression in medical outpatients. *N Engl J Med*. 2000;343(26):1942-1950.

Young RC. Bipolar mood disorders in the elderly. *Psychiatr Clin North Am*. 1997;20(1):121-136.

SITES RECOMENDADOS

Agency for Healthcare Research and Quality. AHCPR supported guidelines" for Diagnosis and Treatment of Depression in Primary Care. http://www.ahrq.gov/professionals/clinicians-providers/guidelines-recommendations/archive.html

American Association for Geriatric Psychiatry. http://www.aagponline.org

American Medical Association. http://www.ama-assn.org/ama/pub/physician-resources/public-health/promoting-healthy-lifestyles/geriatric-health.page?

Depression and Bipolar Support Alliance. http://www.dbsalliance.org/site/PageServer?pagename=home

Depression Awareness, Recognition, and Treatment (DART) program of the National Institute of Mental Health. http://www.nimh.nih.gov/health/topics/depression/index.shtml

Geriatric Mental Health Foundation. http://www.gmhfonline.org/gmhf

International Foundation for Research and Education on Depression (iFred). http://www.ifred.org

National Alliance of Mental Illness. http://www.nami.org/

National Center for PTSD. http://www.ptsd.va.gov/

National Mental Health Association (Campaign on Clinical Depression). http://www.mentalhealthamerica.net/go/depression

46 Saúde e disfunção sexual

Angela Gentili, MD
Michael Godschalk, MD

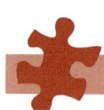

FUNDAMENTOS DO DIAGNÓSTICO

▶ A disfunção sexual é comum em homens e mulheres idosos, sendo causada por uma combinação de alterações fisiológicas, escolhas de estilo de vida, fatores psicológicos e doenças relacionadas à idade.

▶ Em homens idosos, o tipo de disfunção sexual mais comum é a disfunção erétil e a etiologia mais comum é a doença vascular.

▶ Em mulheres idosas, a disfunção sexual costuma ser multifatorial, incluindo a falta de estrogênios causando ressecamento vaginal e a falta de testosterona reduzindo a libido.

▶ A avaliação da disfunção sexual consiste em uma história sexual completa, revisão de medicamentos, um exame físico direcionado e exames laboratoriais selecionados em homens.

▶ Princípios gerais em idosos

Embora os homens e as mulheres idosos ainda estejam interessados em sexo, a atividade sexual diminui com a idade. No Massachusetts Male Aging Study, mais de 60% dos homens com 70 anos relataram disfunção erétil e no Rancho Bernardo Study, 32% das mulheres com 65 anos ou mais relataram atividade sexual nas últimas quatro semanas, mas apenas 13% das mulheres com 80 anos ou mais relataram ser sexualmente ativas. Essa redução na atividade sexual pode ter impacto negativo na qualidade de vida. Felizmente, há tratamentos efetivos para a disfunção sexual em homens e mulheres.

Em homens, as alterações fisiológicas relacionadas à idade têm impacto sobre a função sexual. Alterações no eixo pituitária-hipotálamo-gônadas podem resultar em hipogonadismo e redução da libido. Alterações na inervação peniana tornam mais difícil a ereção, aumentam o tempo necessário para o orgasmo e prolongam o período refratário (tempo necessário para obter uma ereção após uma ejaculação). O tempo aumentado para ejacular pode até melhorar a função sexual em homens com ejaculação precoce.

Em mulheres, as quatro fases da resposta sexual (excitação, platô, orgasmo e resolução) mudam com a idade. Durante a fase de excitação, há redução no ingurgitamento genital. A lubrificação vaginal é reduzida e a mulher pode necessitar de uma preparação mais longa e uma estimulação delicada para obter lubrificação suficiente para o intercurso. Durante a fase de platô, há menos expansão e congestão vascular da vagina. Durante o orgasmo, há menos contrações e elas são mais fracas, embora as mulheres idosas ainda consigam obter orgasmos múltiplos. Durante a fase de resolução, a congestão vascular é perdida mais rapidamente. Como nas mulheres mais jovens, as quatro fases podem variar em sequência, sobrepor-se ou haver ausência de alguma delas. Por exemplo, o desejo nem sempre precede a estimulação. Uma mulher idosa pode iniciar a atividade sexual não por desejo de fazer sexo, mas por desejo de maior proximidade com o parceiro. Com estímulo e foco apropriados, sua estimulação e desejo sexual são intensificados. Uma experiência positiva aumenta a sua motivação para relações futuras, ao passo que uma experiência negativa (p. ex., por dispareunia) pode reduzir seu interesse em sexo.

Além das alterações fisiológicas que ocorrem com o envelhecimento, escolhas do estilo de vida, fatores psicológicos e doenças relacionadas à idade e seu tratamento podem afetar a função sexual em homens e mulheres.

▶ Prevenção

A. Homens

A causa mais comum de disfunção sexual em homens idosos é a disfunção erétil (DE). O National Institutes of Health (NIH) define a DE como a incapacidade consistente de obter e/ou manter uma ereção suficiente para a atividade sexual satisfatória. Como observado anteriormente, mais de 60% dos homens com 70 anos são incapazes de obter uma ereção rígida. A DE é a doença crônica mais comum em homens e a doença vascular é a causa mais comum de DE.

Os fatores de risco para doença vascular incluem falta de exercícios, diabetes melito, hiperlipidemia, hipertensão e tabagismo.

Em muitos casos, essas doenças são preveníveis por meio de alterações na dieta e no estilo de vida. Devido à correlação entre DE e doença vascular, a DE é um marcador para eventos vasculares no futuro, como infarto do miocárdio e acidente vascular encefálico (AVE). Porém, a DE pode ser um preditor mais poderoso de doença cardiovascular em homens com menos de 60 anos e em pacientes com diabetes.

O diabetes melito (DM) tem o maior impacto sobre a função sexual em homens. O risco de DE no DM está diretamente relacionado com a duração do diabetes, o nível de A1c e a idade avançada. O controle agressivo precoce do DM pode evitar a DE ou retardar o seu início.

A segunda causa mais comum de DE é a neurogênica. A disfunção autonômica vista no DM e na doença de Parkinson impede a vasodilatação peniana e a ereção. O DM pode causar tanto DE vascular quanto neurogênica. A DE neurogênica é frequentemente vista após prostatectomia ou radioterapia para o câncer de próstata. A cirurgia poupadora de nervos reduz esse risco.

Outra causa comum de DE são os medicamentos. Anticolinérgicos, como antipsicóticos e oxibutinina, bloqueiam a vasodilatação mediada pelo sistema parassimpático. Anti-hipertensivos, incluindo β-bloqueadores e tiazídicos, também aumentam o risco de DE. Os inibidores da enzima conversora da angiotensina e os bloqueadores dos canais de cálcio não apresentam efeitos adversos sobre as ereções.

A DE psicogênica é a etiologia menos comum. Os pacientes com DE psicogênica geralmente descrevem o início súbito de DE relacionada a um evento em suas vidas (briga com cônjuge, perda de emprego, etc.). Deve-se observar que os pacientes com DE causada por etiologia não psicogênica podem apresentar ansiedade e/ou depressão em função da DE.

O papel da testosterona na DE é controverso. Baixos níveis de testosterona estão associados com redução da libido, mas homens com hipogonadismo ainda conseguem obter ereções e a maioria dos homens com DE apresenta níveis normais de testosterona. Estudos em animais sugerem que a testosterona é necessária para uma ereção rígida. Estudos também mostram que a reposição de testosterona em homens com hipogonadismo melhora sua resposta aos inibidores da fosfodiesterase tipo 5.

A ejaculação precoce (EP) ocorre em cerca de 30% dos homens. Esses pacientes também são chamados de "ejaculadores rápidos". A EP é definida como o orgasmo com mínima estimulação. A causa mais comum é neurofisiológica. A EP pode também ser psicogênica. A EP costuma ser crônica. Os pacientes com início agudo de EP podem apresentar infecção na próstata (prostatite). À medida que os homens envelhecem, a EP diminui devido a alterações na inervação peniana que resultam em redução de sua sensibilidade.

A ejaculação retrógrada é uma queixa comum em homens com DM ou que foram submetidos à ressecção transuretral da próstata. Em ambos os casos, o esfíncter proximal não fecha durante a ejaculação e o sêmen vai para a bexiga.

A incapacidade de obter um orgasmo é incomum em homens. Quando isso ocorre, pode ser o resultado de dano nervoso (câncer de próstata, prostatectomia radical ou DM) ou pode ser induzido por medicamentos (gabapentina). Com exceção da suspensão do uso de gabapentina, o tratamento não costuma ser bem-sucedido.

B. Mulheres

Uma redução nos níveis de estrogênios com a menopausa pode ter efeitos negativos sobre a sexualidade por causar ressecamento vaginal. O pH vaginal normal é de 3,5 a 4,5; após a menopausa ele aumenta para até 7,0 a 7,39. Um pH acima de 5 aumenta o risco de atrofia urogenital e de infecções vesicais.

As mulheres com saúde física autorrelatada como ruim e as mulheres com diabetes têm menor chance de ser sexualmente ativas do que as mulheres idosas saudáveis.

Essas dificuldades sexuais constituem uma "disfunção" apenas se causarem sofrimento significativo para a mulher, de modo que, se a falta de interesse em sexo não incomodá-la, ela não pode ser diagnosticada como portadora de disfunção sexual. A disfunção sexual feminina é classificada conforme o problema principal em uma destas quatro áreas: excitação, orgasmo, desejo ou dor.

Como nos homens, acredita-se que a libido em mulheres esteja relacionada com a testosterona. A reposição de estrogênios pode melhorar os sintomas de atrofia vulvovaginal, mas tem pouco efeito na libido ou na satisfação sexual. Os ovários e as suprarrenais são as principais fontes de andrógenos em mulheres. Os efeitos da falta de testosterona em mulheres foram originalmente identificados em mulheres tratadas para câncer de mama avançado com ooforectomia e adrenalectomia. Quando privadas de andrógenos, essas mulheres relatavam perda de libido. Como não há dados normativos sobre níveis plasmáticos de testosterona livre e total em mulheres e não há uma síndrome clínica bem definida para a deficiência de andrógenos, a Endocrine Society não recomenda que se faça um diagnóstico de deficiência de andrógenos em mulheres.

Em mulheres idosas, a etiologia da disfunção sexual depende de a paciente apresentar redução de desejo, redução de lubrificação, retardo ou ausência de orgasmo ou dor na relação sexual (Tabela 46-1), mas a causa costuma ser multifatorial. Por exemplo, a paciente pode apresentar redução no desejo devido a uma saúde ruim e efeitos colaterais de medicamentos e ao mesmo tempo apresentar dor na relação sexual.

A relação sexual dolorosa ou "dispareunia" pode ser causada por fatores psicológicos ou orgânicos ou por uma combinação deles. A causa mais comum de dispareunia é a atrofia genital causada pela deficiência de estrogênios na pós-menopausa. O medo de experimentar dor pode perpetuar a dispareunia, pois limita a capacidade da mulher para ficar excitada e ter lubrificação adequada. Outras causas de dispareunia incluem falta de lubrificação, vaginismo, infecções vaginais localizadas, cistite, cisto de Bartholin ou mesmo uma má técnica do homem. Pode haver dor por trauma pélvico e isso pode ser atribuído à posição da mulher durante a relação, útero retrovertido, aderências pós-operatórias, tumores pélvicos, endometriose, doença inflamatória pélvica, cistos ovarianos ou infecções do trato urinário.

▶ Achados clínicos

A. Sinais e sintomas

1. Homens — A avaliação da disfunção sexual em homens inclui a obtenção de uma boa história sexual, exame físico e poucos

Tabela 46-1 Opções de tratamento para a disfunção sexual em mulheres idosas

Sintoma	Causas comuns	Terapia
Desejo reduzido	Redução de testosterona por causa natural ou menopausa cirúrgica Doença crônica Depressão Problemas de relacionamento Medicamentos	O adesivo de testosterona não está aprovado pelo FDA para as mulheres Tratamento da doença subjacente Medicamentos antidepressivos Terapia conjugal Revisão dos fármacos ingeridos
Lubrificação reduzida	Ressecamento ou atrofia genital pela pós-menopausa Medicamentos anticolinérgicos	Preliminares mais prolongadas, relações mais frequentes, lubrificantes, estrogênios tópicos Revisão dos medicamentos, incluindo aqueles sem receita médica
Orgasmo retardado ou ausente	Distúrbios neurológicos, diabetes Problemas psicológicos	Tratamento da doença subjacente Terapia cognitivo-comportamental, masturbação, exercícios de Kegel
Dor na relação sexual	Causa orgânica Ressecamento, atrofia vaginal Vaginismo (contrações vaginais involuntárias)	Tratamento do problema físico subjacente Preliminares mais prolongadas, relações mais frequentes, lubrificantes, estrogênios tópicos Psicoterapia, terapia cognitivo-comportamental

FDA, Food and Drug Administration.
Reproduzida com permissão de *Geriatrics Review Syllabus: A Core Curriculum in Geriatric Medicine*, 7th ed., American Geriatrics Society, 2010.

exames laboratoriais. Os pacientes podem estar relutantes em falar sobre sua função sexual, e o International Index of Erectile Dysfunction (IIEF-5) pode ser usado para iniciar a discussão. O IIEF-5 é autoadministrado e consiste em cinco questões sobre a função sexual no último mês. O IIEF-5 pode ser usado em pacientes masculinos para ser preenchido antes da consulta.

A obtenção de uma história abrangente é a parte mais importante da avaliação da disfunção sexual. O primeiro passo é determinar a natureza específica do problema. O paciente tem redução de libido, dificuldade em obter e/ou manter uma ereção, EP, ejaculação retrógrada ou anorgasmia?

O paciente deve então ser questionado sobre o início (gradual ou súbito) do problema, a presença ou ausência de ereções associadas ao sono e sobre quaisquer tratamentos que tenham sido tentados (com ou sem prescrição médica). Em homens com DE, o início e a presença ou ausência de ereções associadas ao sono (EASs) podem ajudar a diferenciar entre DE psicogênica, induzida por medicamentos e orgânica. Os pacientes com DE psicogênica descreverão início súbito, mas ainda apresentarão EASs. Os homens com DE induzida por medicamentos também relatarão início súbito, mas negarão apresentar EASs. Por fim, os pacientes com DE orgânica apresentarão início gradual e ausência de EASs.

O exame físico se concentra em sinais de hipogonadismo, doença vascular e neurológica. Os sinais de hipogonadismo incluem ginecomastia, redução de pelos corporais, escassez de pelos pubianos ou pelos pubianos com padrão feminino. O exame vascular envolve a verificação de sopros e palpação de pulsos pediosos. O exame neurológico inclui tônus do esfíncter retal, reflexo bulbocavernoso e reflexos tendinosos profundos. Durante o exame retal, a próstata deve ser avaliada quanto à presença de nódulos. Por fim, o pênis deve ser examinado quanto à presença de placas (doença de Peyronie).

2. Mulheres — Como nos homens, a parte mais importante da avaliação é uma história cuidadosa, mas a mulher idosa pode ser relutante em falar sobre sua função sexual. Há várias ferramentas de triagem autorrelatadas e baseadas em entrevista, mas uma triagem simples consiste em apenas três perguntas:

1. Você é sexualmente ativa?
2. Há algum problema?
3. Você tem dor durante a relação sexual?

Se a mulher não estiver satisfeita com sua vida sexual, há necessidade de questionamentos adicionais para compreender se o problema é principalmente relacionado à excitação, desejo, orgasmo ou dor, ou se é uma combinação dessas áreas. A mulher deve ser questionada sobre a duração e a consistência do problema, a qualidade do relacionamento e a comunicação sexual entre o casal, pensamentos durante a atividade sexual, quantidade e adequação da lubrificação vaginal, sintomas de depressão e história de experiências negativas, como estupro, abuso na infância ou violência doméstica.

A história médica é importante porque muitas doenças crônicas podem causar disfunção sexual: diabetes e outros problemas que causam debilidade e funcionamento ruim, como as doenças reumáticas, problemas que causam baixa autoestima como a mastectomia, presença de estomas, prolapso avançado de órgãos pélvicos ou incontinência. Em um estudo, 22% das mulheres com incontinência urinária temiam que a relação sexual causasse perda de urina.

O médico deve obter uma história completa dos medicamentos, pois vários fármacos podem contribuir para a disfunção sexual, incluindo inibidores seletivos da recaptação da serotonina, antipsicóticos, anti-hipertensivos, antiestrogênios, antiandrógenos, álcool e drogas ilícitas/recreativas. O uso crônico de opioides pode afetar a função sexual por causar deficiência de andrógenos induzida por opioides. Os fármacos anticolinérgicos diminuem a lubrificação vaginal normal.

Na mulher idosa, o exame físico é direcionado pelos sintomas descobertos durante a anamnese e é particularmente importante em mulheres idosas que não recebem cuidados clínicos regulares. Deve ser realizado um exame pélvico se a paciente se queixar de ressecamento vaginal e/ou dispareunia. O exame deve também incluir a pressão arterial e pulsos periféricos, pois a doença vascular afeta a excitação, um exame musculoesquelético, pois os distúrbios reumatológicos podem causar dor e dificuldades na atividade sexual, exame da tireoide, uma vez que o hipotireoidismo pode diminuir o desejo ou a excitação, e triagem para neuropatia, pois os distúrbios neurológicos podem diminuir o desejo, a excitação ou causar anorgasmia.

B. Achados laboratoriais

1. Homens — A avaliação laboratorial de homens com disfunção sexual deve incluir hemoglobina A1c, lipidograma e testosterona total. Devido ao seu padrão de secreção diurna, a testosterona deve ser obtida entre 8 e 10 horas da manhã. Se a testosterona estiver baixa, ela deve ser repetida obtendo-se também os níveis do hormônio luteinizante (LH). Se a testosterona estiver baixa e o LH estiver elevado, o problema está nos testículos. Se a testosterona estiver baixa e o LH estiver baixo ou normal, o paciente apresenta um distúrbio hipotalâmico ou pituitário e necessitará de exames adicionais.

2. Mulheres — Não há necessidade de exames laboratoriais de rotina para a avaliação da disfunção sexual feminina. Os níveis de testosterona não se correlacionam com a função sexual. Os níveis de prolactina e hormônio estimulante da tireoide devem ser obtidos apenas se a história ou exame físico sugerirem a possibilidade de anormalidades.

▶ Tratamento

1. Homens — A escolha do tratamento em homens depende da etiologia da disfunção sexual. Em homens com DE psicogênica, a discussão e a tranquilização costumam ser efetivas. Se o paciente continuar a apresentar DE, pode haver necessidade de encaminhamento para um terapeuta sexual.

Em homens com diminuição de libido e hipogonadismo, a terapia de reposição de testosterona pode melhorar seu desempenho sexual. As contraindicações ao tratamento com testosterona incluem história de câncer de próstata ou mama, policitemia, sintomas graves no trato urinário inferior ou apneia obstrutiva do sono.

A EP neurofisiológica é tratada com medicamentos que retardam a ejaculação. Isso inclui inibidores da recaptação de serotonina, α-bloqueadores e anestésicos tópicos. Se o paciente apresentar prostatite, o uso de um antibiótico costuma curar a EP. Em homens com EP psicogênica, a psicoterapia pode ser útil.

A ejaculação retrógrada é uma condição benigna. A tranquilização é o principal tratamento. O paciente deve ser lembrado de que, mesmo sem ejaculação visível, ainda é possível haver a impregnação (se a parceira for fértil).

A causa mais comum de disfunção sexual em homens é a DE. Porém, antes de tratar a DE, os médicos devem determinar se é seguro para o paciente ter relações sexuais. A pessoa que está por cima durante a relação gasta a quantidade de energia equivalente a subir dois lances de escada. Se o paciente for sedentário e apresentar fatores de risco cardíaco (hipertensão, DM, hiperlipidemia ou tabagismo) e/ou doença cardiovascular conhecida, pode haver necessidade de uma avaliação cardíaca incluindo um teste de esforço antes de iniciar o tratamento da DE.

Em pacientes com DE induzida por medicamentos, o fármaco causador deve ser suspenso, quando possível, ou trocado por outro agente de classe diferente. Por exemplo, substituir um β-bloqueador por um agente poupador da ereção, como um bloqueador dos canais de cálcio. Deve-se observar que os pacientes com DE induzida por fármacos costumam apresentar doença vascular subjacente, a qual foi desmascarada pelo fármaco. Se a DE for de longa duração, os pacientes podem não experimentar melhora na função erétil com a troca de medicamentos.

Porém, na maioria dos casos, a DE é causada por doença vascular e/ou neurológica. Os únicos tratamentos aprovados pelo Food and Drug Administration (FDA) para a DE são dispositivos de vácuo, inibidores da fosfodiesterase tipo 5, supositórios intrauretrais e injeção intracavernosa de um vasodilatador (Tabela 46-2).

a. Dispositivos de constrição a vácuo — O dispositivo de constrição a vácuo (DCV) foi patenteado em 1917! Ele funciona com o paciente inserindo seu pênis em um tubo de plástico conectado a uma bomba. Ele então bombeia o ar para fora do tubo e o vácuo resultante puxa o sangue para dentro do pênis, deixando-o ereto. Um anel de borracha é deslizado do tubo até a base do pênis. O anel prende o sangue no pênis e, assim, mantém a ereção. Os pacientes ou parceiras podem ser relutantes em tentar os DCVs por serem mecânicos e tirarem a espontaneidade do sexo. Porém, os DCVs obtêm sucesso em 70 a 80% dos pacientes que os utilizam. Os homens devem ser alertados para não deixar o anel por mais de 30 minutos, pois ele age como um torniquete. Os DCVs com uma bomba acionada por bateria estão disponíveis para pacientes com artrite ou outros problemas que limitem sua capacidade de usar uma bomba manual.

b. Inibidores da fosfodiesterase tipo 5 — Quando o homem fica excitado, há estimulação da inervação peniana com resultante ativação da sintase de óxido nítrico. A sintase de óxido nítrico catalisa a produção de óxido nítrico a partir da L-arginina. O óxido nítrico se difunde nas células da musculatura lisa do pênis e ativa a guanil-ciclase, a qual produz o monofosfato de guanosina cíclica (GMPc). O GMPc relaxa a musculatura lisa e resulta em vasodilatação e ereção. O GMPc é metabolizado pela fosfodiesterase do tipo 5 (PDE5). Os inibidores da PDE5 impedem a destruição do GMPc, aumentando a vasodilatação e a ereção.

Há quatro inibidores da PDE5 aprovados pelo FDA nos Estados Unidos (EUA): avanafila (Stendra®), sildenafila (Viagra®), tadalafila (Cialis®) e vardenafila (Levitra®). Avanafila, sildenafila e vardenafila são usadas conforme a necessidade. A tadalafila

Tabela 46-2 Tratamentos não cirúrgicos para a DE

Tratamento	Via	Dosagem	Custo/dose (dólares)	Efeitos adversos comuns	Efeitos adversos graves
Dispositivos de vácuo	EXT	—	100	Pênis frio ao toque Anel pode causar irritação vaginal	Anel deixado por > 30 minutos pode causar isquemia peniana Não usar em pacientes com anemia falciforme
Sildenafila	VO	25-100 mg	21	Eritema, rubor, indigestão, cefaleia, insônia, distúrbios visuais, epistaxe, congestão nasal, rinite	IAM, anemia falciforme com crise vasoclusiva, neuropatia óptica isquêmica não arterítica, perda auditiva súbita, priapismo
Vardenafila	VO	5-20 mg	16-19	Rubor, tontura, cefaleia, rinite	Dor torácica, IAM, intervalo QT prolongado, convulsões, neuropatia óptica isquêmica não arterítica, perda auditiva súbita, priapismo
Tadalafila	VO	5-20 mg	5-22	Rubor, indigestão, náuseas, lombalgia, mialgia, cefaleia, nasofaringite	Angina, síndrome de Stevens-Johnson, AVE, convulsões, neuropatia óptica isquêmica não arterítica, perda auditiva súbita
Avanafila	VO	50-200 mg	Indisponível	Rubor, lombalgia, cefaleia, congestão nasal, nasofaringite	Priapismo, neuropatia óptica isquêmica não arterítica, perda auditiva súbita
Alprostadil	TU	125-1.000 mcg	52-60	Desconforto uretral, dor peniana, dor testicular	Priapismo
Alprostadil	IC	1,25-60 mcg	50-65	Dor peniana, dor testicular, fibrose peniana	Priapismo

AVE, acidente vascular encefálico; EXT, externa; IAM, infarto agudo do miocárdio; IC, intracavernoso; TU, transuretral; VO, via oral.
Dados sobre custos de medicamentos de Epocrates®; dados de custo de dispositivos de vácuo da internet; eventos adversos de fármacos de MicroMedex®.

pode ser usada quando necessária ou em dosagens diárias. Com exceção da tadalafila diária, esses medicamentos são usados pelo menos 30 minutos antes de iniciar a atividade sexual. As doses iniciais são de 100 mg para avanafila, 25 mg para sildenafila, 10 mg para tadalafila e 5 mg para vardenafila. A dose diária inicial de tadalafila é de 2,5 mg.

Os efeitos colaterais costumam ser leves e estão relacionados com o relaxamento da musculatura lisa. Isso inclui cefaleia, rubor, refluxo esofágico e rinite. A sildenafila pode causar "névoa azul", um distúrbio transitório na visão de cores devido ao seu efeito sobre a PDE6 retiniana. A tadalafila pode causar dor muscular e lombar devido ao seu efeito sobre a PDE11. A perda visual por neuropatia óptica isquêmica não arterítica e a perda auditiva súbita foram relatadas em um pequeno número de homens usando inibidores da PDE5. A relação entre esses eventos e a inibição da PDE5 não está clara. Porém, os pacientes devem ser alertados para cessarem o uso de inibidores da PDE5 e buscar atenção médica imediata em casos de redução súbita ou perda de visão ou audição.

Devido ao seu mecanismo de ação, os inibidores da PDE5 potencializam os efeitos dos nitratos e podem causar hipotensão profunda e morte. Está contraindicado o uso de inibidores da PDE5 com qualquer forma de nitrato. Além disso, como os inibidores da PDE5 são vasodilatadores, eles podem potencializar os efeitos hipotensores dos anti-hipertensivos. Os pacientes devem ser alertados sobre possíveis sintomas ortostáticos. As doses dos inibidores da PDE5 devem ser reduzidas em pacientes com doença hepática ou renal significativa e em homens que usam inibidores do P450.

Há muitos tratamentos orais vendidos sem prescrição médica e não aprovados pelo FDA para a DE. A ioimbina é um dos tratamentos sem prescrição médica mais comumente usados no tratamento da DE. Ela bloqueia os receptores α_2 pré-sinápticos e pode melhorar a libido e aumentar o fluxo de sangue para o pênis. Com base em relatos de pacientes dos autores, a ioimbina não é um tratamento efetivo para a DE.

Se o paciente não apresenta boa resposta com o dispositivo a vácuo e com os inibidores da PDE5, o próximo passo pode ser o alprostadil transuretral (Medicated Urethral System for Erection ou MUSE®). O alprostadil (prostaglandina E1) aumenta o monofosfato de adenosina cíclica, resultando em vasodilatação e ereção. O alprostadil pode ser administrado como supositório intrauretral ou por injeção peniana. O supositório é inserido na uretra com o uso de um aplicador plástico. Ele dissolve e é absorvido pelo tecido circundante produzindo uma ereção. Ele funciona em cerca de 50% dos idosos. Os efeitos colaterais incluem sensação de queimação uretral, ereções prolongadas (priapismo) e hipotensão.

O alprostadil (Caverject® ou Edex®) administrado por injeção intracavernosa (IC) é um tratamento muito efetivo para a DE. Infelizmente, é o tratamento menos popular por necessitar de uma injeção dentro do pênis cada vez que o paciente quer manter uma relação sexual. Dor peniana, priapismo e fibrose peniana (doença de Peyronie) são alguns dos efeitos colaterais vistos com o tratamento IC.

2. Mulheres — A primeira etapa é avaliar os objetivos e estabelecer expectativas razoáveis. Problemas clínicos que possam contribuir para a disfunção sexual devem ser avaliados e os medicamentos revisados para minimizar os efeitos colaterais sexuais.

A dispareunia por vaginite atrófica e lubrificação reduzida responde bem à terapia com baixas doses de estrogênios tópicos (Tabela 46-3). A absorção de cremes de estrogênios vaginais depende da dose. Em 2008, o FDA aprovou um regime de creme de

Tabela 46-3 Estrogênios tópicos de baixa dose com mínima absorção sistêmica

Estrogênio	Dose	Comentário
Creme: estrogênios conjugados (Premarin® creme)	Regime contínuo: 0,5 g ou 1/8 do aplicador (0,3 mg de estrogênios conjugados) 2x/semana	Dose baixa aprovada pelo FDA em 2008 para a dispareunia moderada a severa
Comprimido: estradiol em comprimido 10 mcg (Vagifem®)	10 mcg/dia por duas semanas e, depois, 2x/semana	Comprimido de 10 mcg substituído pelo de 25 mcg em 2010
Anel: estradiol em anel 2 g (Estring®)	7,5 mcg/24 horas por 90 dias	Costuma ser preferido por mulheres devido à facilidade de uso e conforto

estrogênios conjugados de baixa dose (0,3 mg 2 x/semana), pois isso não causa proliferação significativa do epitélio endometrial. Anéis ou comprimidos vaginais de estradiol liberam estrogênios em baixa dose localmente com pouca absorção sistêmica. Em uma revisão Cochrane, as mulheres preferiram o anel vaginal em função da facilidade de uso e do conforto. De acordo com o American Geriatrics Society Beers Criteria de 2012, os estrogênios vaginais em baixa dose são seguros mesmo em mulheres com câncer de mama, especialmente com doses de estradiol < 25 mcg duas vezes por semana. Umectantes vaginais não hormonais com lubrificantes adicionais durante relações sexuais são úteis para o ressecamento vaginal, mas não revertem as alterações atróficas. Além disso, a estimulação local por relações sexuais regulares ajuda a manter uma mucosa vaginal saudável. Preliminares mais longas permitem mais tempo para a lubrificação vaginal, da mesma forma que os homens idosos precisam de estimulação mais longa e direta para obter uma ereção adequada.

O transtorno de desejo sexual hipoativo com redução da libido pode responder a um adesivo com dose baixa de testosterona. Vários estudos randomizados demonstraram que adesivos com doses baixas de testosterona melhoram o desejo sexual em mulheres com redução de libido, com uso de estrogênios sistêmicos com ou sem progestogênios e com menopausa natural ou induzida por cirurgia. Os efeitos colaterais androgênicos, como acne e hirsutismo, foram incomuns e não houve redução no colesterol ligado a lipoproteínas de alta densidade, como foi visto em estudos que utilizaram a metiltestosterona oral. Mais recentemente, foi demonstrado que o adesivo de testosterona também é efetivo em mulheres com menopausa natural ou induzida cirurgicamente com redução de libido e que não fazem uso atual de estrogênios/progestogênios. O perfil de efeitos colaterais (crescimento de pelos) foi aceitável para as mulheres e não levou à suspensão do medicamento. Embora o adesivo de testosterona pareça efetivo, os dados são limitados sobre a segurança a longo prazo: um estudo de acompanhamento demonstrou um bom perfil de segurança após quatro anos de uso em mulheres que usavam estrogênios (Nachtigall et al., 2011). Um adesivo de testosterona de 300 mcg (Intrinsa®, Procter & Gamble Pharmaceutical) para mulheres na pós-menopausa está disponível na Europa. Nos EUA, não há formulação de testosterona aprovada pelo FDA para mulheres, pois são aguardados os dados de segurança a longo prazo.

O tratamento da incontinência urinária pode melhorar o funcionamento sexual, especialmente em pacientes com incontinência coital. Se a incontinência coital for causada por hiperatividade do detrusor, ela pode ser curada em cerca de 60% das pacientes com um agente antimuscarínico.

Como a causa da disfunção sexual na mulher idosa costuma ser multifatorial, uma abordagem em equipe pode ser a mais útil. O médico da atenção primária avalia problemas clínicos e revisa os medicamentos. Fisioterapeutas e terapeutas ocupacionais podem melhorar a função na mulher idosa com redução de mobilidade. Pode haver necessidade de encaminhamento para a ginecologia se a dispareunia não for causada por atrofia genital ou não responder aos estrogênios tópicos. Um terapeuta sexual pode orientar o casal idoso sobre a sexualidade e as alterações no envelhecimento. Um terapeuta de casais pode abordar conflitos ou problemas de comunicação entre o casal e, quando houver associação com depressão, ansiedade ou abuso de substâncias, pode ser apropriado o encaminhamento para outros profissionais de saúde mental.

American Geriatrics Society 2012 Beers Criteria Update Expert Panel. American Geriatrics Society updated Beers Criteria for potentially inappropriate medication use in older adults. *J Am Geriatr Soc*. 2012;60(4):616-631.

Bacon CG, Hu FB, Giovannucci E, Glasser DB, Mittleman MA, Rimm EB. Association of type and duration of diabetes with erectile dysfunction in a large cohort of men. *Diabetes Care*. 2002;25(8):1458-1463.

Bachmann G, Lobo RA, Gut R, Nachtigall L, Notelovitz M. Efficacy of low-dose estradiol vaginal tablets in the treatment of atrophic vaginitis: a randomized controlled trial. *Obstet Gynecol*. 2008;111(1):67-76.

Basson R. Women's sexual dysfunction: revised and expanded definitions. *CMAJ*. 2005;172(10):1327-1333.

Basson R. Clinical practice. Sexual desire and arousal disorders in women. *N Engl J Med*. 2006;354(14):1497-1506.

Carey JC. Pharmacological effects on sexual function. *Obstet Gynecol Clin North Am*. 2006;33(4):599-620.

Daniell HW. Opioid endocrinopathy in women consuming prescribed sustained-action opioids for control of nonmalignant pain. *J Pain*. 2008;9(1):28-36.

Davis SR, Davison SL, Donath S, Bell RJ. Circulating androgen levels and self-reported sexual function in women. *JAMA*. 2005;294(1):91-96.

Davis SR, Moreau M, Kroll R, et al; APHRODITE Study Team. Testosterone for low libido in postmenopausal women not taking estrogen. *N Engl J Med*. 2008;359(19):2005-2017.

Davis SR, Braunstein GD. Efficacy and safety of testosterone in the management of hypoactive sexual desire disorder in postmenopausal women. *J Sex Med*. 2012;9(4):1134-1148.

Feldman HA, Goldstein I, Hatzichristou DG, Krane RJ, McKinlay JB. Impotence and its medical and psychosocial correlates: Results of the Massachusetts Male Aging Study. *J Urol*. 1994;151(1):54-61.

Frank J, Mistretta P, Will J. Diagnosis and treatment of female sexual dysfunction. *Am Fam Physician*. 2008;77(5):635-642.

Gorkin L, Hvidsten K, Sobel RE, Siegel R. Sildenafil citrate use and the incidence of nonarteritic anterior ischemic optic neuropathy. *Int J Clin Pract*. 2006;60(4):500-503.

Graziottin A. The aging woman. *J Mens Health Gend*. 2006;3(4):326.

Guay AT. Testosterone and erectile physiology. *Aging Male*. 2006;9(4):201-206.

Impotence. *NIH Consensus Statement*. 1992;10(4):1-33.

Kaiser FE. Sexuality in the elderly. *Urol Clin North Am*. 1996;23(1): 99-109.

Kammer-Doak D, Rogers RG. Female sexual function and dysfunction. *Obstet Gynecol Clin North Am*. 2008;35(2): 169-183, vii.

Kaplan HS, Owett T. The female androgen deficiency syndrome. *J Sex Marital Ther*. 1993;19(1):3-24.

Krychman ML. Vaginal estrogens for the treatment of dyspareunia. *J Sex Med*. 2011;8(3):666-674.

Maggi M, Filippi S, Ledda, F. Erectile dysfunction: from biochemical pharmacology to advances in medical therapy. *Eur J Endocrinol*. 2000;143(2):143-154.

Masters WH, Johnson VE. Sex and the aging process. *J Am Geriatr Soc*. 1981;29(9):385-390.

Miner M, Seftel AD, Nehra A, et al. Prognostic utility of erectile dysfunction for cardiovascular disease in younger men and those with diabetes. *Am Heart J*. 2012;164(1):21-28.

Nachtigall L, Casson P, Lucas J, et al. Safety and tolerability of testosterone patch therapy for up to 4 years in surgically menopausal women receiving oral or transdermal oestrogen. *Gynecol Endocrinol*. 2011;27(1):39-48.

Penay N, Al-Azzawi F, Bouchard C, et al. Testosterone treatment of hypoactive sexual desire disorder (HSDD) in naturally menopausal women: the ADORE study. *Climateric*. 2010;13(2): 121-131.

Plouffe L Jr. Screening for sexual problems through a simple questionnaire. *Am J Obstet Gynecol*. 1985;151(2):166-169.

Ratner ES, Erekson EA, Minkin MJ, Foran-Tuller KA. A special focus on women with gynecologic pathology. Sexual satisfaction in the elderly female population. *Maturitas*. 2011;70(3): 210-215.

Rhoden EL, Ribeiro EP, Riedner CE, Teloken C, Souto CA. Glycosylated haemoglobin levels and the severity of erectile function in diabetic men. *BJU Int*. 2005;95(4):615-617.

Rosen RC, Barsky JL. Normal sexual response in women. *Obstet Gynecol Clin North Am*. 2006;33(4):515-526.

Rosen RC, Cappelleri JC, Smith MD, Lipsky J, Peña BM. Development and evaluation of an abridged 5-item version of the International Index of Erectile dysfunction (IIEF-5) as a diagnostic tool for erectile dysfunction. *Int J Impot Res*. 1999;11(6):319-326.

Sainz I, Amaya J, Garcia M. Erectile dysfunction in heart disease patients. *Int J Impot Res*. 2004;16(Suppl 2):S13-S17.

Serati M, Salvatore S, Uccella S, Nappi RE, Bolis P. Female urinary incontinence during intercourse: a review on an understudied problem for women's sexuality. *J Sex Med*. 2009;6(1):40-48.

Suckling J, Lethaby A, Kennedy R. Local estrogen for vaginal atrophy in postmenopausal women. *Cochrane Database Syst Rev*. 2006;4:CD001500.

Thompson IM, Tangen CM, Goodman PJ, Probstfield JL, Moinpour CM, Coltman CA. Erectile dysfunction and subsequent cardiovascular disease. *JAMA*. 2005;294(23):2996-3002.

Trompeter SE, Bettencourt R, Barrett-Connor E. Sexual activity and satisfaction in healthy community-dwelling older women. *Am J Med*. 2012;125(1):37-43.e1.

Weismiller DG. Menopause. *Prim Care*. 2009;36(1):199-226, x.

Wierman ME, Basson R, Davis SR, et al. Androgen therapy in women: an Endocrine Society Clinical Practice guideline. *J Clin Endocrinol Metab*. 2006;91(10):3697-3710.

Infecções comuns

47

Lona Mody, MD, MSc
James Riddell IV, MD
Keith S. Kaye, MD, MPH
Teena Chopra, MD, MPH

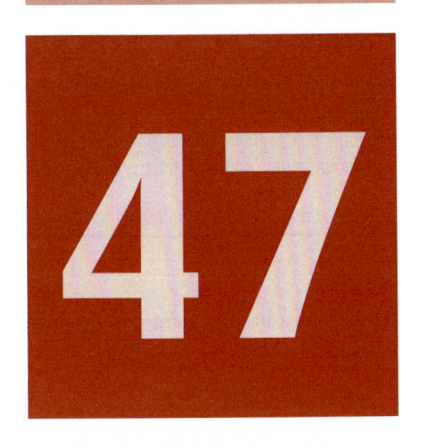

FUNDAMENTOS DO DIAGNÓSTICO

- O diagnóstico de infecções em idosos pode ser difícil devido a apresentações atípicas e à frequente presença de déficit cognitivo.
- *Delirium*, quedas ou declínio funcional podem ser a forma de apresentação clínica e, algumas vezes, o único sinal de infecção. A febre pode estar ausente.
- Hospitalizações e mortes como consequência de pneumonia, influenza e outras infecções do trato respiratório são comuns.
- A infecção do trato urinário permanece sendo a infecção bacteriana que com maior frequência é diagnosticada em excesso. A bacteriúria assintomática é comum em idosos e não necessita de tratamento.
- O manejo ideal da doença crônica, as imunizações, a prevenção de úlceras por pressão, a atenção às práticas de prevenção de infecções, como adesão à higiene das mãos, o uso adequado de aventais e luvas, a higiene oral e o uso judicioso de antibióticos são medidas preventivas fundamentais para a redução de infecções e melhora da qualidade de cuidados para idosos em instituições especializadas.

Princípios gerais em idosos

As infecções permanecem sendo uma das principais causas de mortalidade e morbidade em idosos. Com os progressos significativos obtidos no manejo do câncer e de doenças cardiovasculares, as mortes causadas por doenças infecciosas parecem estar aumentando. Pneumonia, influenza e bacteriemia estão entre as 10 causas principais de morte em idosos. Cerca de 1,5 a 2,0 milhões de infecções ocorrem em instituições de cuidados especializados todos os anos, o que torna a sua prevalência uma grande preocupação em termos de qualidade de cuidados. As infecções podem aumentar o número de hospitalizações nessa população, expondo os idosos a patógenos nosocomiais e complicações resultantes, como incapacidade funcional, *delirium*, úlceras por pressão e eventos adversos. As infecções comuns em idosos incluem infecções do trato urinário, infecções respiratórias superiores e inferiores, gastrenterite, incluindo diarreia por *Clostridium difficile*, infecções de pele e tecido subcutâneo, incluindo infecções de ferida operatória, e osteomielite. HIV/Aids na população idosa também será uma preocupação crescente, pois as pessoas infectadas na idade de adulto jovem apresentam atualmente uma expectativa de vida crescente devido à efetividade da terapia antirretroviral e porque o número de novas infecções em idosos também está aumentando.

Patogênese

O risco de desenvolver infecções, sua gravidade e o desfecho da infecção dependem da relação entre virulência do patógeno, seu inóculo (substância que se inocula) e o sistema de defesa do hospedeiro. A capacidade de um patógeno invadir e se replicar em um ambiente hospedeiro determina a sua virulência. Em idosos, a função dos macrófagos está alterada, as defesas mucocutâneas estão comprometidas, a produção de citocinas está diminuída e a função das células T não é a ideal. Comorbidades como insuficiência renal, diabetes, insuficiência cardíaca congestiva, doenças pulmonares crônicas e desnutrição exacerbam ainda mais os mecanismos de defesa. Uma escassez de sinais e sintomas leva a um retardo no reconhecimento da infecção, o qual pode resultar em piora dos desfechos clínicos. Alterações sutis no estado funcional e cognitivo costumam ser sinais de alerta precoces. Outros sintomas atípicos de apresentação incluem quedas, falta de apetite, fadiga e dificuldade de ganhar peso. A resposta febril costuma ser mínima, especialmente em idosos fragilizados institucionalizados. Como resultado, o *Practice Guidelines Committee of the Infectious Diseases of America* recomenda uma avaliação clínica em moradores de instituições de cuidados de longa permanência com uma única temperatura oral acima de 37,8°C ou com temperatura oral persistente de mais de 37,2°C. Duas ou mais leituras acima de 1,1°C acima da

Tabela 47-1 Definição de febre

A febre é definida como:
1. Uma única temperatura oral > 37,8°C ou
2. Temperaturas orais repetidas > 37,2°C ou temperaturas retais repetidas > 37,5°C ou
3. Um aumento na temperatura de > 1,1°C acima da temperatura basal.

temperatura basal devem desencadear uma avaliação médica (Tabela 47-1).

▶ Princípios da terapia antimicrobiana

Da mesma maneira que nas populações mais jovens, os princípios gerais do uso de antimicrobianos em idosos incluem diagnóstico precoce e acurado da infecção, decisão imediata de iniciar antibiótico de amplo espectro com igual atenção à redução do espectro ou suspensão do medicamento com base na evolução clínica e identificação dos patógenos causadores. Em idosos institucionalizados, as doenças infecciosas muitas vezes se tornam um diagnóstico de exclusão, levando ao uso inadequado de antibióticos. A escassez de achados clínicos pode dificultar o início imediato do regime antimicrobiano adequado. A literatura recente identifica os critérios mínimos para o início dos antibióticos, bem como as definições de infecções em idosos institucionalizados (Tabela 47-2). A seleção de um agente antimicrobiano específico depende da identificação do patógeno, padrões reconhecidos de suscetibilidade local e farmacocinética e farmacodinâmica dos antibióticos em idosos. Várias alterações fisiológicas, como aumento no tempo de esvaziamento gástrico, redução da acidez gástrica, diminuição da massa corporal magra, aumento da gordura, redução da albumina, redução da filtração glomerular e/ou diminuição do fluxo sanguíneo hepático, podem ter impacto sobre a dose e a resposta aos antibióticos.

▶ Prevenção

Como na doença cardiovascular e no câncer, a prevenção é fundamental nas doenças infecciosas. A administração da vacina contra influenza em idosos e trabalhadores da saúde reduz as taxas de infecção, salva vidas e reduz as complicações. As vacinações recomendadas em idosos incluem a vacina anual para influenza, a vacina pneumocócica uma vez após os 65 anos, a vacina contra herpes-zóster* e a dTpa se houver contato previsto com uma criança de menos de 12 meses de idade. A dTpa pode ser substituída pela dT se não houver contato previsto. O manejo ideal das doenças crônicas, a prevenção de úlceras por pressão, a atenção às práticas de prevenção de infecções, como adesão à higiene das mãos, uso apropriado de aventais e luvas e uso judicioso de antibióticos, são medidas adicionais para reduzir as infecções e melhorar a qualidade dos cuidados em idosos institucionalizados.

INFECÇÕES DO TRATO URINÁRIO

▶ Princípios gerais em idosos

A infecção do trato urinário (ITU) permanece sendo a infecção bacteriana mais comum e mais excessivamente diagnosticada em idosos. A bacteriúria assintomática é frequente em idosos, tanto na comunidade como naqueles institucionalizados. A prevalência de bacteriúria assintomática varia de 2 a 10% na comunidade e pode chegar a 40 a 50% em instituições de cuidados especializados. A bacteriúria é quase universal após 30 dias de um cateterismo urinário. A bacteriúria assintomática com uma escassez de sintomas típicos de infecção cria dificuldades diagnósticas para os médicos e muitas vezes leva à prescrição exagerada de antibióticos, sobretudo em pacientes com febre e cateter urinário de longa permanência.

Os fatores de risco para ITU incluem hipertrofia prostática com retenção, história prévia de ITUs recorrentes, perda do efeito protetor do estrogênio sobre a mucosa da bexiga, incapacidade funcional, déficit cognitivo e presença de um cateter urinário. Cerca de 5 a 10% dos moradores de instituições de cuidados especializados utilizam cateteres urinários. Estima-se que 50% dessas pessoas apresentem ITU sintomática associada ao cateter. A ITU é uma causa frequente de bacteriemia em idosos da comunidade ou institucionalizados.

▶ Prevenção

A remoção apropriada de cateteres urinários de longa permanência, a nutrição e hidratação adequadas e a redução da incapacidade funcional podem reduzir a frequência e as consequências adversas das ITUs. Sempre que possível, os cateteres urinários de longa permanência devem ser retirados. Se forem absolutamente indicados, esses cateteres podem ser substituídos por um cateter do tipo condom ou por cateterismo intermitente, conforme a indicação. Os cateteres urinários de uso crônico exigem atenção diligente dos profissionais de saúde para a manutenção de um sistema de drenagem fechada e da bolsa de drenagem posicionada abaixo do nível da bexiga. A adesão à higiene das mãos, assim como o uso de luvas durante qualquer manipulação do cateter, são componentes importantes da prevenção de infecções. Exames de urina rotineiros, irrigação vesical ou mudanças de cateter não são medidas úteis na prevenção de ITU.

A deambulação independente reduz o risco de hospitalização por ITU em moradores de instituições de cuidados. Antibióticos profiláticos em baixas doses podem ser considerados em mulheres com mais de três ITUs sintomáticas ao ano e sem

---

* N. de R.T. Disponível no Brasil desde 2014.

Tabela 47-2 Definições de vigilância e critérios mínimos McGeer para iniciar tratamento antimicrobiano

	Critérios de vigilância McGeer	Critérios mínimos
Infecções do trato urinário (ITUs)		

A. Para moradores sem cateter urinário de longa permanência	A. Os critérios 1 e 2 devem estar presentes
	1. Pelo menos 1 dos seguintes subcritérios de sinais ou sintomas
	  a. Disúria ou dor agudas, edema ou dolorimento em testículos, epidídimos ou próstata
	  b. Febre ou leucocitose
	    i. Febre
	      1. Temperatura oral única > 37,8°C *ou*
	      2. Temperaturas orais repetidas > 37,2°C ou temperaturas retais repetidas > 37,5°C *ou*
	      3. Temperatura única > 1,1°C acima da linha de base em qualquer local (oral, timpânica, axilar)
	    ii. Leucocitose
	      1. Neutrofilia (> 14.000 leucócitos/mm^3) *ou*
	      2. Desvio à esquerda (> 6% de bastões ou ≥ 1.500 bastões/mm^3) *e*
	    iii. Pelo menos 1 dos seguintes subcritérios localizadores do trato urinário
	      1. Dor ou dolorimento agudo em ângulo costovertebral
	      2. Dor suprapúbica
	      3. Hematúria macroscópica
	      4. Surgimento ou marcado aumento da incontinência
	      5. Surgimento ou marcado aumento da urgência
	      6. Surgimento ou marcado aumento da frequência
	  c. Na ausência de febre ou leucocitose, 2 ou mais dos seguintes subcritérios localizadores do trato urinário
	    i. Dor suprapúbica
	    ii. Hematúria macroscópica
	    iii. Surgimento ou marcado aumento da incontinência
	    iv. Surgimento ou marcado aumento da urgência
	    v. Surgimento ou marcado aumento da frequência
	2. Um dos seguintes subcritérios microbiológicos
	  a. Pelo menos 10^5 ufc/mL de não mais do que duas espécies de microrganismos em amostra de urina de micção espontânea
	  b. Pelo menos 10^2 ufc/mL de qualquer número de microrganismos em material coletado por cateterismo
		A. Deve haver
		1. Disúria aguda de forma isolada *ou*
		2. Febre (> 37,9°C ou aumento de 1,5°C em relação à linha de base) ou calafrios
		E pelo menos um dos seguintes:
		  a. Urgência nova ou aumentada
		  b. Frequência
		  c. Dor suprapúbica
		  d. Incontinência urinária

B. Para moradores com cateteres urinários de longa permanência	B. Os critérios 1 e 2 devem estar presentes
	1. Pelo menos 1 dos seguintes subcritérios de sinais e sintomas
	  a. Febre, calafrios ou hipotensão de início recente sem outros locais de infecção
	  b. Alteração aguda no estado mental ou declínio funcional agudo sem diagnóstico alternativo e leucocitose
	  c. Dor suprapúbica ou dor/dolorimento em ângulo costovertebral de início recente
	  d. Secreção purulenta ao redor do cateter ou quadro agudo de dor, edema ou dolorimento em testículos, epidídimos ou próstata
	2. Cultura de material coletado do cateter urinário com pelo menos 10^5 ufc/mL de qualquer microrganismo
		B. Deve haver pelo menos um dos seguintes
		1. Febre (> 37,9°C ou 1,5°C acima da linha de base)
		2. Novo dolorimento costovertebral
		3. Calafrios com ou sem causa identificada
		4. Início recente de *delirium*

(*continua*)

Tabela 47-2 Definições de vigilância e critérios mínimos McGeer para iniciar tratamento antimicrobiano (*continuação*)

	Critérios de vigilância McGeer	Critérios mínimos

Pneumonia	Todos os 3 critérios devem estar presentes
	1. Interpretação de uma radiografia de tórax como demonstrando pneumonia ou presença de infiltrado novo
	2. Pelo menos 1 dos seguintes subcritérios respiratórios
	  a. Tosse nova ou aumentada
	  b. Produção de escarro nova ou aumentada
	  c. Saturação de oxigênio < 94% em ar ambiente ou redução > 3% em relação à linha de base
	  d. Anormalidades novas ou diferentes na ausculta pulmonar
	  e. Dor torácica pleurítica
	  f. Frequência respiratória ≥ 25 resp/min
	3. Pelo menos 1 dos critérios constitucionais
	  a. Febre
	    i. Temperatura oral única > 37,8°C *ou*
	    ii. Temperaturas orais repetidas > 37,2°C ou temperaturas retais repetidas > 37,5°C *ou*
	    iii. Temperatura única > 1,1°C acima da linha de base em qualquer local (oral, timpânica, axilar)
	  b. Leucocitose
	    i. Neutrofilia (> 14.000 leucócitos/mm³) *ou*
	    ii. Desvio à esquerda (> 6% de bastões ou ≥ 1.500 bastões/mm³)
	  c. Alterações agudas no estado mental em relação à linha de base (todos os critérios devem estar presentes)
	    i. Início agudo
	    ii. Curso flutuante
	    iii. Falta de atenção
	    iv. Pensamento desorganizado ou alteração do nível de consciência
	  d. Declínio funcional agudo: novo aumento de 3 pontos no escore total para atividades da vida diária (AVD) (variação de 0-28) em relação à linha de base, conforme os seguintes 7 itens de AVD, cada qual com escore de 0 (independente) a 4 (dependência total)
	    i. Mobilidade na cama
	    ii. Transferência
	    iii. Locomoção dentro da instituição de longa permanência
	    iv. Capacidade de se vestir
	    v. Uso do banheiro
	    vi. Higiene pessoal
	    vii. Alimentação
		A. Morador febril
		Se o morador apresentar temperatura > 38,9°C, deve haver pelo menos um dos seguintes:
		1. Frequência respiratória > 25 resp/min
		2. Tosse produtiva
		Se o morador apresentar temperatura > 37,9°C (ou elevação de 1,5°C acima da temperatura basal), mas ≤ 38,9°C, deve incluir a presença de tosse e pelo menos um dos seguintes:
		1. Pulso > 100 bpm
		2. *Delirium*
		3. Calafrios
		4. Frequência respiratória > 25 resp/min
		B. Morador afebril
		Se o morador afebril apresentar DPOC, deve incluir:
		1. Tosse nova/aumentada com produção de escarro purulento
		Se o morador afebril não apresentar DPOC, deve haver presença de tosse nova com produção de escarro purulento e pelo menos um dos seguintes:
		1. Frequência respiratória > 25 resp/min
		2. *Delirium*
		C. Em casos de novos infiltrados na radiografia de tórax considerados representativos de pneumonia, qualquer dos seguintes constitui critério mínimo apropriado:
		1. Frequência respiratória > 25 resp/min
		2. Tosse produtiva
		3. Febre (37,9°C ou aumento de 1,5°C acima da linha de base)

Infecções de pele e tecidos moles	Pelo menos 1 dos seguintes critérios devem estar presentes
	1. Presença de pus em local da ferida, pele ou tecidos moles
	2. Presença nova ou aumentada de pelo menos 4 dos seguintes subcritérios de sinais e sintomas
	  a. Calor no local acometido
	  b. Vermelhidão no local acometido
	  c. Edema no local acometido
	  d. Dolorimento ou dor no local acometido
	  e. Drenagem serosa no local acometido
	  f. Um critério constitucional
		Deve haver um dos seguintes:
		1. Drenagem purulenta nova ou aumentada em local de ferida, pele ou tecidos moles
		2. Pelo menos dois dos seguintes:
		  a. Febre (37,9°C ou 1,5°C acima do valor basal)
		Ou aparecimento ou aumento no local afetado de:
		  b. Vermelhidão
		  c. Dor
		  d. Calor
		  e. Edema

(*continua*)

Tabela 47-2 Definições de vigilância e critérios mínimos McGeer para iniciar tratamento antimicrobiano (*continuação*)

	Critérios de vigilância McGeer	Critérios mínimos
	i. Febre 　1. Temperatura oral única > 37,8°C *ou* 　2. Temperaturas orais repetidas > 37,2°C ou temperaturas retais repetidas > 37,5°C *ou* 　3. Temperatura única > 1,1°C acima da temperatura basal em qualquer local (oral, timpânica, axilar) ii. Leucocitose 　1. Neutrofilia (> 14.000 leucócitos/mm^3) ou 　2. Desvio à esquerda (> 6% de bastões ou ≥ 1.500 bastões/mm^3) iii. Alteração aguda no estado mental em relação à linha de base (todos os critérios devem estar presentes) 　1. Início agudo 　2. Curso flutuante 　3. Falta de atenção 　4. Pensamento desorganizado ou alteração do nível de consciência iv. Declínio funcional agudo: aumento novo de 3 pontos no escore total para atividades da vida diária (AVD) (variação de 0-28) em relação à linha de base, conforme os seguintes 7 itens de AVD, cada qual com escore de 0 (independente) a 4 (dependência total) 　1. Mobilidade na cama 　2. Transferência 　3. Locomoção dentro da instituição de longa permanência 　4. Capacidade de se vestir 　5. Uso do banheiro 　6. Higiene pessoal 　7. Alimentação	

DPOC, doença pulmonar obstrutiva crônica; ufc, unidades formadoras de colônias.

outras anormalidades urológicas. O papel dos antibióticos profiláticos em idosos institucionalizados permanece incerto; porém, não há indicações de que os antibióticos profiláticos sejam efetivos. Embora não tenha sido demonstrado que os estrogênios orais sejam efetivos na redução das ITUs, os estrogênios vaginais podem ser efetivos em idosas da comunidade com ITUs recorrentes. Evidências de relatos de caso sugerem que o suco de *cranberry* pode ser efetivo na redução da bacteriúria assintomática, mas a sua eficácia na redução de ITUs sintomáticas ainda precisa ser estabelecida.

▶ **Achados clínicos**

Os achados de apresentação de ITUs sintomáticas em idosos da comunidade incluem disúria, aumento de urgência e frequência ao urinar, piora da incontinência, hematúria, alteração do aspecto da urina e desconforto suprapúbico. A pielonefrite pode apresentar-se com febre, vômitos e dor abdominal. Uma escassez de sinais e sintomas em idosos institucionalizados frágeis e com déficit cognitivo é relativamente comum e leva a dificuldades diagnósticas substanciais e frequentes. Uma alteração no aspecto da urina pode ser causada por infecção ou desidratação. Os moradores com déficit cognitivo podem não ser capazes de comunicar seus sintomas. A febre pode ser infrequente. Apesar dessas dificuldades, é possível reduzir o uso inadequado de antibióticos em idosos institucionalizados com história clínica cuidadosa, exame físico, discussão com a equipe de enfermagem e apoio e reidratação. Estudos recentes mostram que a tríade de disúria, alteração no aspecto da urina e alteração recente no aspecto mental é a mais preditiva de uma ITU sintomática. A piúria costuma estar presente em casos de bacteriúria sintomática e assintomática, de forma que ela isoladamente não pode ser diagnóstica de ITU. Uma cultura de urina positiva costuma ser necessária para um diagnóstico acurado de ITU sintomática. Embora a cultura positiva de forma isolada não seja adequada para a definição de ITU sintomática, uma cultura negativa em casos de achados inespecíficos pode ajudar a descartar a ITU e reduzir o uso inadequado de antimicrobianos.

Tratamento

O tratamento da bacteriúria assintomática não é recomendado e pode até causar danos. A bacteriúria assintomática deve ser tratada com antibióticos apenas antes de procedimentos ou cirurgias geniturinárias para evitar sepse e bacteriemia. O tratamento da ITU sintomática exige terapia antimicrobiana adequada, atenção à hidratação e esforços para reduzir a disúria. A escolha do agente antimicrobiano em geral depende do microrganismo isolado das culturas de urina e dos padrões de suscetibilidade locais. Antibióticos de amplo espectro direcionados a microrganismos gram-negativos e enterococos podem ser necessários se o paciente estiver significativamente enfermo. A terapia empírica oral com sulfametoxazol/trimetoprim é adequada para a maioria dos idosos da comunidade. As fluoroquinolonas podem ser usadas em casos de resistência conhecida ou suspeitada ao sulfametoxazol/trimetoprim ou quando o paciente for alérgico à sulfa. Combinações de betalactâmicos/inibidores da betalactamase, cefalosporinas de terceira geração ou quinolonas são as escolhas iniciais apropriadas na suspeita de sepse. Idosos institucionalizados com cateteres urinários podem necessitar de um esquema antibiótico de espectro mais amplo para incorporar cobertura para microrganismos gram-positivos resistentes, como o *Staphylococcus aureus* resistente à meticilina (MRSA). Após a disponibilidade da identificação e testes de suscetibilidade, pode-se selecionar o antibiótico adequado e determinar o período de tratamento.

A duração da terapia antimicrobiana em geral depende do grupo de risco. Mulheres idosas que vivem na comunidade e com ITUs não complicadas costumam ser efetivamente tratadas com um regime de três dias de sulfametoxazol/trimetoprim ou quinolona. Homens com ITU podem necessitar de 10 a 14 dias de tratamento, assim como mulheres com sintomas mais graves, como febre ou pielonefrite. Em casos de ITU associada a cateter, uma resposta imediata pode indicar que sete dias de terapia é um prazo adequado.

INFECÇÕES DO TRATO RESPIRATÓRIO

Princípios gerais em idosos

Hospitalizações e mortes como consequência de pneumonia, influenza e outras infecções do trato respiratório são comuns em idosos. A pneumonia em idosos pode ser adquirida na comunidade, no hospital ou em instituições de cuidados de longa permanência. As taxas de pneumonia adquirida na comunidade aumentam de 18,2 casos por 1.000 pessoas-anos nos pacientes com 65 a 69 anos de idade para 52,3 casos por 1.000 pessoas-anos nos idosos com mais de 85 anos de idade. Os pacientes com mais de 65 anos apresentam uma taxa desproporcionalmente maior de mortes associadas com influenza. As mortes nessa faixa etária também são responsáveis por 90% das mortes estimadas por ano em associação com influenza por causas respiratórias e circulatórias. Surtos de influenza sazonal são frequentemente relatados, em especial nas instituições de cuidados especializados.

Dados recentes sugerem que pneumonia e infecções do trato respiratório superam as ITUs sintomáticas como a infecção mais comum em moradores de instituições de cuidados especializados. Esses moradores constituem 10 a 18% de todas as pessoas hospitalizadas com pneumonia, correspondendo a um custo médio de cerca de 10.000 dólares norte-americanos por internação hospitalar. A pneumonia por aspiração é comum nessa população e costuma estar associada com disfagia orofaríngea e regurgitação de conteúdo gástrico. A placa dental contém até 25.000 espécies de bactérias, muitas das quais são provavelmente capazes de causar infecção sob as condições necessárias.

Os fatores de risco para pneumonia incluem idade avançada, gênero masculino, história de aspiração, incapacidade funcional, história de tabagismo, bronquite crônica ou enfisema, doença cardíaca, câncer, problemas neurológicos, como doenças cerebrovasculares, cirurgia recente ou permanência em unidade de terapia intensiva e presença de sonda para alimentação. Com o envelhecimento, o parênquima pulmonar perde elasticidade, há redução na complacência da parede torácica e perda de alvéolos e ductos alveolares, tudo isso podendo aumentar o risco de pneumonia em casos de incapacidade funcional e doença aguda.

Prevenção

As estratégias preventivas para infecções do trato respiratório dependem em grande parte dos fatores de risco. A vacinação anual contra influenza para idosos e trabalhadores da área da saúde, junto com a vacinação pneumocócica de idosos, pode reduzir a incidência e as complicações relacionadas a infecções do trato respiratório na população mais velha. Foi demonstrado que medidas de higiene oral diárias combinadas com cuidado dentário regular reduzem o risco associado com a aspiração. Uma revisão sistemática de estudos controlados randomizados mostra que a higiene oral adequada pode evitar infecções respiratórias em idosos hospitalizados ou institucionalizados. A cessação do tabagismo também pode reduzir bronquites e infecções respiratórias.

Achados clínicos

Como a maioria de outras infecções, a pneumonia se manifesta em idosos com sinais e sintomas atípicos, como fadiga, perda de apetite, declínio funcional e confusão de início recente. Cerca de 25% desses pacientes com pneumonia podem não apresentar febre, e é menos provável que apresentem calafrios ou dor torácica pleurítica. Apesar dessas limitações, um aumento na frequência respiratória para mais de 25 resp/min e hipoxia apresentam prognóstico ruim e são ferramentas úteis para a avaliação de risco. A apresentação clínica deve ser confirmada rapidamente com exames diagnósticos, incluindo radiografia de tórax, leucograma e hemoculturas. A positividade das hemoculturas pode não ser elevada, mas, quando positivas, podem auxiliar na escolha do antibiótico adequado. Exames de escarro não costumam ser úteis nem factíveis em idosos.

A apresentação clínica de influenza em idosos difere daquela de adultos jovens, com a população mais velha apresentando menos sintomas respiratórios. Tosse, febre e alteração do estado mental predominam como achados de apresentação em idosos hospitalizados com influenza documentada. Os idosos com influenza podem apresentar mais sintomas gastrintestinais em comparação com outras viroses respiratórias. A apresentação clínica pode ser confirmada com exames diagnósticos como o teste de antígeno rápido, culturas e sorologias virais, reação em cadeia da polimerase (PCR) com transcriptase reversa e ensaios imunológicos. Estão disponíveis testes rápidos que podem detectar influenza A ou B ou ambos, podendo fazer a detecção em menos de 30 minutos. A sensibilidade e a especificidade desses exames aumentam quando são realizados mais próximos do início da doença.

Tratamento

Vários índices de risco predizem os desfechos clínicos e particularmente a mortalidade em idosos. Isso inclui o índice de gravidade da pneumonia (um sistema de 20 itens e duas etapas mais aplicável a adultos jovens), o CURB (quatro itens: confusão, ureia, frequência respiratória e pressão arterial) e o CURB65 modificado (confusão, ureia, frequência respiratória, pressão arterial e idade ≥ 65 anos) da British Thoracic Society (Tabela 47-3), e o SOAR (pressão arterial sistólica, idade ≥ 65 anos, oxigenação e frequência respiratória). Tais sistemas de escore podem ajudar na escolha das medidas de tratamento, sobretudo no final da vida. Eles também são valiosos para ajudar a identificar os idosos que podem potencialmente ser tratados em regime ambulatorial.

A terapia empírica varia e depende de diversos fatores do hospedeiro e do ambiente. Para um idoso da comunidade e sem comorbidades, o tratamento empírico da pneumonia adquirida na comunidade inclui um macrolídeo ou a doxiciclina. Para idosos com comorbidades como doença pulmonar crônica, insuficiência renal crônica, diabetes ou imunossupressão, pode ser prudente usar uma quinolona respiratória ou um betalactâmico e um macrolídeo. Os idosos com pneumonia adquirida em instituições de longa permanência ou com pneumonia adquirida no hospital podem necessitar inicialmente de um regime antibiótico parenteral, como piperacilina-tazobactam e vancomicina para cobertura de *Pseudomonas*, MRSA e/ou outros microrganismos gram-negativos nosocomiais. Ao escolher a terapia antimicrobiana empírica, deve-se considerar a suscetibilidade antimicrobiana local. A terapia empírica pode ser estreitada conforme o patógeno específico quando ele for identificado.

INFECÇÕES GASTRINTESTINAIS

Princípios gerais em idosos

As infecções gastrintestinais são comuns em idosos. As mortes atribuíveis à diarreia, como outras infecções, acometem os idosos de maneira desproporcional. A infecção costuma ter disseminação pela via fecal-oral. Hipocloridria e acloridria, redução da motilidade gástrica, uso inadequado de antibióticos e diminuição da imunidade aumentam a predisposição a doenças diarreicas em idosos. Gastrenterites virais (causadas por rotavírus, enterovírus incluindo o vírus Norwalk), gastrenterites bacterianas (causadas por *C. difficile*, *Bacillus cereus*, *Escherichia coli*, *Campylobacter*, *Clostridium perfringens* ou *Salmonella*) e parasitárias são causas bem conhecidas de diarreia em instituições de cuidados especializados.

Prevenção

A adesão às diretrizes de higiene das mãos permanece fundamental na prevenção de doenças diarreicas, sobretudo a diarreia associada com *C. difficile* e gastrenterites virais, como pelo norovírus. Ainda assim, as taxas de adesão à higiene das mãos permanecem baixas em todos os cenários de cuidados. O uso de fricção das mãos com álcool aumentou as taxas de higiene das mãos; porém, sua eficácia pode ser reduzida em determinadas doenças diarreicas, particularmente na diarreia pelo *C. difficile*. O uso inadequado de antibióticos deve ser reduzido sempre que possível e pode ser considerado como medida de processos de melhora da qualidade.

Achados clínicos

A história do paciente costuma ser o guia inicial para a avaliação diagnóstica adequada. Informações sobre histórico e exposição alimentar, histórico de viagens, uso de antimicrobianos, uso de medicamentos imunossupressores, frequência da diarreia, tenesmo e presença de sangue ou muco nas fezes devem ser obtidas na avaliação inicial. A história de exposição e de sintomas em outros membros da família ou contatos próximos também deve ser obtida. O exame físico deve inicialmente se concentrar na intensidade da diarreia, incluindo sintomas de desidratação, como mucosas secas, fadiga, perda de apetite, alterações no estado mental, pressão arterial reduzida e taquicardia. O exame

Tabela 47-3 CURB65: índice de risco para predição de mortalidade por pneumonia adquirida na comunidade

Sintoma	Pontos
Confusão	1
Ureia > 7 mmol/L	1
Frequência respiratória > 30 rpm	1
Pressão arterial sistólica < 90 mmHg, pressão arterial diastólica < 60 mmHg	1
Idade ≥ 65 anos	1
Total (risco de mortalidade em 30 dias)	0 (0,6%), 1 (3,2%), 2 (13%), 3 (17%), 4 (41,5%), 5 (57,5%)

abdominal pode ser útil, embora possa ser enganoso devido à escassez de achados positivos.

▶ Tratamento

Os exames laboratoriais iniciais devem incluir eletrólitos e hemograma completo. Exames de fezes para pesquisa de leucócitos, coprocultura, avaliação de ovos e parasitas e exames para a toxina do *C. difficile* são clinicamente apropriados. O tratamento inicial deve abordar a desidratação e os distúrbios eletrolíticos. Se indicados, os antimicrobianos também devem ser iniciados imediatamente. Em casos graves, os sinais vitais devem ser cuidadosamente monitorados. Agentes antimotilidade (loperamida, difenoxilato) são frequentemente usados em idosos e, em geral, seu emprego deve ser restrito.

A diarreia dos viajantes costuma ser autolimitada. Hidratação adequada e repouso são geralmente suficientes. O uso precoce de quinolonas profiláticas é algumas vezes defendido para melhorar a qualidade de vida durante a viagem. O norovírus pode apresentar-se com náuseas, vômitos e diarreia. O tratamento de suporte é fundamental para a rápida recuperação. A diarreia associada aos antibióticos é comum e costuma ser autolimitada. Porém, a diarreia associada ao *C. difficile* pode muitas vezes ser grave e levar a aumentos nas hospitalizações, morbidades e mortalidade. O diagnóstico de diarreia por *C. difficile* deve ser rápido e o tratamento deve incluir reidratação e remoção de qualquer antibiótico causador, bem como o tratamento com metronidazol ou vancomicina oral. O uso de vancomicina oral pode aumentar o risco de enterococos resistentes à vancomicina, mas esse risco deve ser ponderado com o risco de desfechos clínicos ruins por tratamento subótimo da diarreia por *C. difficile*.

INFECÇÕES DE PELE E TECIDO SUBCUTÂNEO

▶ Princípios gerais em idosos

Os idosos apresentam risco aumentado de infecções de pele e tecido subcutâneo (IPTSs) devido ao envelhecimento do sistema imune, comorbidades múltiplas (especificamente diabetes, doença vascular periférica, doenças cutâneas subjacentes [p. ex., eczema, estase venosa e edema]) e/ou traumas frequentes. A imunidade cutânea defeituosa do envelhecimento aumenta a suscetibilidade dos idosos a IPTSs. Além disso, os idosos têm maior probabilidade de estar restritos ao leito e, assim, maior risco de úlceras por pressão.

Os tipos comuns de IPTSs em idosos incluem celulite, fasceíte necrosante, furunculose, carbunculose, úlceras por pressão e infecções de ferida operatória (IFOs). A incidência de cada uma dessas IPTSs varia; 1 a 9% para celulite e 2 a 24% para úlceras por pressão em moradores de instituições de longa permanência. Os idosos com IPTSs apresentam maior mortalidade, morbidade e custos hospitalares relacionados em comparação com adultos mais jovens com IPTSs. Por exemplo, idosos com IFOs têm três vezes mais chance de morrer em comparação com adultos mais jovens com IFOs.

▶ Prevenção

A prevenção de IPTSs varia conforme o tipo. A celulite pode ser prevenida com a elevação dos membros para auxiliar a drenagem de líquidos e evitar o edema, o uso de meias elásticas e o tratamento da pele macerada com antifúngicos tópicos para evitar recorrências. Da mesma forma, furúnculos e carbúnculos podem ser prevenidos com a prática de uma boa higiene das mãos, o uso de sabões antibacterianos e o não compartilhamento de itens pessoais, visando infecções por *S. aureus* resistente à meticilina adquirido na comunidade (CA-MRSA). As estratégias preventivas para úlceras por pressão incluem mudanças frequentes de decúbito em pacientes restritos ao leito, nutrição adequada e manutenção de pele sacral hidratada. Os princípios preventivos para IFOs são muito semelhantes em idosos e adultos mais jovens, incluindo controle rigoroso da glicose, evitar hipotermia, cessação do tabagismo e uso em momento adequado e doses apropriadas dos antibióticos profiláticos.

▶ Achados clínicos

Da mesma forma que outras infecções, as IPTSs podem se manifestar de forma atípica em idosos com ausência de febre e piora do estado mental em comparação com as IPTSs nos adultos mais jovens. As úlceras por pressão podem não ser notadas nos idosos cronicamente restritos ao leito.

A celulite se apresenta com edema, vermelhidão e dor no membro, enquanto a erisipela envolve a derme e causa uma erupção cutânea elevada e com bordas bem definidas. A celulite e a erisipela costumam ser causadas por espécies de *Streptococci* e *S. aureus*. A fasceíte necrosante (tipo 1 e tipo 2) é uma forma mais grave de IPTS que envolve os tecidos subcutâneos mais profundos, destruindo os planos das fáscias. A do tipo 1 é polimicrobiana (*E. coli*, *Klebsiella pneumoniae*, *Pseudomonas aeruginosa* e bactérias anaeróbicas) e costuma ocorrer após procedimentos cirúrgicos ou em pacientes com úlceras por pressão, enquanto a do tipo 2 é monomicrobiana (em geral *Streptococcus pyogenes*) e relativamente comum em idosos com diabetes. Em ambas as formas da doença, a região é extremamente dolorosa e vermelha, geralmente com um exsudato. A coloração de Gram de células das bordas da lesão pode auxiliar no diagnóstico; porém, há necessidade de um alto índice de suspeição. As úlceras por pressão costumam ser polimicrobianas, acometendo com maior frequência o sacro, calcanhares, cotovelos e extremidades inferiores. O diagnóstico é clínico e o tratamento depende dos resultados da coloração de Gram e das culturas do material da úlcera.

A escabiose é um diagnóstico muitas vezes não percebido em idosos e, assim, responsável por surtos em instituições de cuidados de longa permanência. Ela é causada por um ácaro (*Sarcoptes scabiei*), o qual pode causar escabiose normal ou crostosa, ambas podendo ser de difícil diagnóstico em idosos. A escabiose normal apresenta-se com lesões eritematosas elevadas e pruriginosas chamadas de túneis, em geral nas regiões interdigitais e tornozelos. A escabiose crostosa, por outro lado, apresenta-se de forma mais atípica (o prurido pode estar presente em apenas

50% dos pacientes) em idosos devido à falta de capacidade de realizar a coçadura e formar uma resposta imune. A carga de ácaros na pele é muito maior na escabiose crostosa em comparação com a escabiose comum, havendo mais oportunidades para o surgimento de surtos. Raspados e exames de pele ajudam a confirmar o diagnóstico na escabiose crostosa, pois ela é muitas vezes confundida com psoríase ou eczema.

▶ Tratamento

Celulites e erisipelas costumam ser causadas por espécies de *Streptococci* ou *S. aureus* e, assim, é necessário usar antibióticos visando esses microrganismos. As opções de antimicrobianos incluem cefalosporinas de primeira geração, vancomicina e clindamicina. Na suspeita de CA-MRSA (p. ex., uma IPTS purulenta), deve-se considerar a terapia com vancomicina, daptomicina, clindamicina ou linezolida. A decisão entre terapia oral *versus* intravenosa costuma depender da gravidade na apresentação e comorbidades. A fasceíte necrosante pode ser especialmente grave em idosos. A intervenção cirúrgica é o padrão-ouro para diagnóstico e tratamento. Além da terapia antimicrobiana, é importante o manejo da infecção. Na fasceíte necrosante grave por *Streptococci* ou *Clostridium*, clindamicina e penicilina são os antibióticos de escolha, enquanto nas infecções polimicrobianas mistas há necessidade de cobertura para bactérias gram-positivas, gram-negativas e anaeróbias. Tendo em vista que todas as úlceras por pressão, como a pele, são colonizadas por bactérias, a terapia antimicrobiana não é adequada para culturas positivas de *swabs* da pele sem sinais e sintomas de infecção. A real infecção de uma úlcera por pressão (celulite, osteomielite ou sepse) é uma condição grave que costuma exigir antibióticos parenterais de amplo espectro, algumas vezes levando ao desbridamento cirúrgico em nível hospitalar.

A terapia para erupções cutâneas sem confirmação do diagnóstico de escabiose expõe de forma desnecessária os moradores aos efeitos tóxicos dos agentes tópicos. Como a escabiose pode ser transmitida por roupas de cama e roupas pessoais, o ambiente deve ser rigorosamente limpo. Isso inclui a limpeza de superfícies inanimadas, lavagem a quente de itens laváveis (roupas, lençóis, toalhas, etc.) e limpeza de tapetes. O creme de permetrina tópico com repetição da aplicação após uma semana é o tratamento de escolha recomendado para ambos os tipos de escabiose. O tratamento oral com ivermectina pode ser considerado em pacientes com erosão cutânea por escabiose crostosa. A prevenção é fundamental para evitar surtos. As principais estratégias preventivas incluem limpeza de fômites*, higiene adequada das mãos e uso de equipamento pessoal de proteção pela equipe, retratamento de pacientes após uma semana para evitar a reinfestação e evitação de aglomerações em instituições de longa permanência.

---

* N. de R.T. Substância ou material, como roupas, capaz de absorver e transmitir o agente causador de uma doença.

INFECÇÕES DE PRÓTESES ARTICULARES E OSTEOMIELITE

▶ Princípios gerais em idosos

Com o número crescente de artroplastias com próteses articulares totais em idosos, espera-se que a taxa de infecções de próteses articulares aumente. As infecções de próteses articulares em idosos são classificadas como de início precoce (dentro de três meses da cirurgia; geralmente causadas por microrganismos mais virulentos como *S. aureus* e microrganismos gram-negativos) e de início tardio (3 a 24 meses após a cirurgia; causadas por *Staphylococcus* coagulase-negativa ou *Pseudomonas*). A osteomielite (OM) é a segunda infecção musculoesquelética mais comum após as IPTSs em idosos, manifestando-se de maneira muito semelhante àquela de adultos mais jovens. Considerando-se a frequência crescente de quedas (e consequente trauma ósseo) e fatores de risco subjacentes, incluindo doença vascular periférica, diabetes, procedimentos dentários, cirurgias frequentes e implantes de próteses articulares, a incidência de OM está aumentando em adultos. A idade também é um fator de risco muito comum para artrite séptica e costuma estar associada com piores desfechos clínicos; um estudo recente mostrou mortalidade de 9,5% em adultos com mais de 80 anos de idade e artrite séptica. Os fatores de risco para artrite séptica em adultos com 60 anos de idade ou mais incluem diabetes, câncer e presença de prótese ou doença articular prévia. O *S. aureus* é o microrganismo mais frequentemente isolado; porém, o *Streptococcus* do grupo B é muito comum em idosos com mais de 80 anos. Deve-se observar que *E. coli* deve ser considerada como um possível patógeno em idosos com ITU e prótese, devido ao risco de sepse urinária levando à disseminação até a prótese. Da mesma forma que outras infecções, a artrite séptica em idosos pode se manifestar de forma atípica com pouca resposta inflamatória, sendo muitas vezes erradamente considerada doença articular preexistente.

▶ Achados clínicos

As infecções de próteses articulares são difíceis de diagnosticar devido à falta de uma resposta inflamatória, sobretudo em pacientes com infecções de início tardio. Coloração de Gram e culturas do líquido articular podem fornecer o diagnóstico. Além disso, os microrganismos podem ser identificados por biópsia do tecido ao redor da prótese (a qual pode ser realizada no momento da remoção da prótese). Os idosos com prótese articular total também podem se apresentar com OM, a qual costuma se manifestar com afrouxamento da prótese. A elevação da velocidade de hemossedimentação (VHS) na OM diferencia o afrouxamento mecânico de uma prótese daquele causado por OM. Da mesma forma que nos adultos mais jovens, a OM nos idosos pode ser aguda, subaguda ou crônica. A OM aguda é mais comumente causada por *S. aureus*. Nos idosos, ela pode ocorrer após trauma, o qual pode causar lesão fechada ou aberta no osso. A dor é um achado comum na apresentação. Febre e calafrios podem estar presentes ou não.

A OM subaguda em idosos é mais comumente vertebral e pode ser piogênica ou tuberculosa. O *S. aureus* é o patógeno mais comum em casos de disseminação hematogênica; porém, microrganismos gram-negativos aeróbicos costumam ser encontrados em homens com ITUs e OM vertebral. A biópsia guiada por tomografia computadorizada auxilia no diagnóstico definitivo e no tratamento com base no microrganismo subjacente. A OM crônica é considerada se ela persistir por mais de seis semanas ou recorrer após o tratamento inicial. Em idosos, os dois principais tipos de OM crônica incluem a mandibular (causada por doença periodontal ou má dentição) e a esternal (manifestando-se semanas ou meses após uma cirurgia cardíaca aberta). Entre os microrganismos mais comuns na OM mandibular está a flora orofaríngea; na OM esternal, o *S. aureus* é o microrganismo mais comumente identificado. Outras causas de OM crônica em idosos incluem a OM complicando úlceras por pressão, pé diabético e úlceras por doença vascular periférica.

▶ Tratamento

O tratamento inclui a terapia antimicrobiana e o desbridamento cirúrgico. A remoção da prótese depende de fatores do hospedeiro, tipo de prótese e cirurgião. A prevenção é semelhante àquela de IFOs em geral, conforme descrito antes. A VHS costuma estar elevada na OM. A terapia para OM envolve o desbridamento cirúrgico extenso e a remoção da prótese. A terapia para artrite séptica é notavelmente atrasada em idosos devido à sua pouca resposta inflamatória e presença de doença articular subjacente (artrite reumatoide, gota, etc.). A terapia para OM é muito semelhante àquela de adultos mais jovens e depende do microrganismo subjacente. A cintilografia óssea é diagnóstica na OM aguda. A terapia é feita com antibióticos parenterais empíricos dirigidos contra *S. aureus*, seguidos por antimicrobianos específicos baseados na cultura do osso em pacientes com fratura aberta ou do sangue em pacientes com trauma fechado. Esses pacientes costumam necessitar de desbridamento cirúrgico extenso e até amputações além da terapia antimicrobiana.

HIV/AIDS

▶ Princípios gerais em idosos

Conforme as estatísticas mais recentes disponíveis, há atualmente mais de 1 milhão de adultos nos Estados Unidos (EUA) infectados pelo HIV causador da Aids. Há cerca de 50.000 pessoas que são infectadas com HIV a cada ano nos EUA. Entre as novas infecções, mais de 4.000 ocorreram em pacientes com mais de 55 anos, incluindo 853 pessoas com 65 anos de idade ou mais. A maioria das novas infecções ocorre em homens homossexuais como fator de risco; porém, cerca de 25% dos novos casos acontecem como resultado de contato heterossexual desprotegido e, assim, as mulheres também estão em risco. De maneira cumulativa, há mais de 80.000 pessoas com mais de 55 anos que carregam o diagnóstico de HIV. Com base nesses dados epidemiológicos, está claro que a epidemia de HIV está tendo um efeito significativo sobre a população idosa. À medida que os pacientes com HIV envelhecem, há várias considerações e complicações exclusivas que podem surgir, como o risco aumentado de doença cardiovascular e anormalidades do metabolismo ósseo, bem como o envelhecimento geral acelerado.

▶ Prevenção

Acredita-se que os pacientes idosos estão como nunca antes em risco de contrair o HIV como resultado da atividade sexual aumentada relacionada à disponibilidade de tratamentos para a disfunção erétil e da falta geral de preocupação com os fatores de risco para o HIV. Além disso, há uma escassez de orientações sobre o HIV para os mais velhos. Em geral, os idosos não se consideram como um grupo de alto risco para doenças sexualmente transmissíveis e, como as mulheres não se preocupam com o risco de gravidez, o uso de preservativos costuma ser limitado. Assim, a obtenção da história sexual em idosos e a educação dos pacientes em relação ao risco de transmissão do HIV são importantes. É fundamental discutir a importância do uso de preservativos com pacientes idosos não apenas para a prevenção do HIV, mas também para evitar outras infecções sexualmente transmitidas, como sífilis, gonorreia e clamídia.

▶ Achados clínicos

O Centers for Disease Control and Prevention (CDC) recomenda atualmente que exames de triagem para o HIV sejam realizados como parte da avaliação médica de rotina até a idade de 64 anos, a menos que a prevalência do HIV em uma comunidade em particular seja documentada como menor do que 1 por 1.000. A obtenção de uma história sexual abrangente é imperativa em todos os idosos, pois os pacientes com comportamentos de alto risco devem ser triados anualmente. Cerca de 80% dos pacientes que contraem o HIV irão desenvolver a síndrome retroviral aguda, a qual consiste em sintomas de febre, linfadenopatia, faringite, erupção cutânea transitória, mialgias e, algumas vezes, meningite asséptica. Esses sintomas tendem a se desenvolver 2 a 4 semanas após a exposição. O teste de rastreamento para o HIV é uma sorologia que detecta anticorpos desenvolvidos contra antígenos na superfície da estrutura do HIV, bem como antígenos do capsídeo. Esses anticorpos tendem a se desenvolver por completo apenas após 4 a 5 semanas. Assim, se for considerada uma infecção aguda, está indicado o teste de ácido nucleico na forma de PCR quantitativa. Podem ocorrer resultados falso-positivos e falso-negativos com qualquer modalidade de teste. Dessa forma, a infecção pelo HIV só pode ser confirmada com um teste positivo para o HIV por ensaio imunossorvente ligado à enzima (ELISA) e mais um teste de Western blot que demonstre duas bandas, incluindo p24, gp41 ou gp120/160.

Algumas vezes, os pacientes podem apresentar-se com disfunção imune relacionada à Aids se a infecção for antiga e não for diagnosticada. Assim, o rastreamento para o HIV deve ser realizado em pacientes idosos com candidíase inexplicada, pneumonia bacteriana recorrente ou qualquer infecção oportunista, como a pneumonia por *Pneumocystis*. O desenvolvimento de neoplasias oportunistas, como o linfoma de células B, também pode indicar a presença de infecção pelo HIV.

▶ Complicações

O desenvolvimento de infecções e neoplasias oportunistas relacionadas à Aids é a complicação mais comum da infecção pelo HIV. Porém, com a terapia antirretroviral efetiva e o diagnóstico e tratamento precoces, muitos pacientes estão hoje vivendo de forma ativa e saudável com função imune próxima do normal. Muitos dos problemas de saúde enfrentados pelos pacientes infectados pelo HIV estão atualmente relacionados com os eventos adversos da terapia ou efeitos da infecção a longo prazo pelo HIV independentes da disfunção imune. O estudo D:A:D demonstrou haver um risco excessivo de infarto do miocárdio em pacientes com HIV que recebem terapia antirretroviral. Outros estudos demonstraram que os pacientes infectados pelo HIV apresentam maior risco de osteoporose, o qual está provavelmente relacionado aos efeitos de determinados agentes antirretrovirais sobre o metabolismo ósseo. Também há risco aumentado de cânceres não definidores de Aids em pacientes infectados pelo HIV. Quando se realizou o rastreamento para câncer de colo do intestino, adenomas foram encontrados com maior frequência em pacientes infectados pelo HIV em comparação ao grupo controle em um estudo. O câncer retal relacionado ao papilomavírus humano é a neoplasia não relacionada à Aids mais comum nos pacientes infectados pelo HIV. Assim, o rastreamento de rotina na população mais velha com infecção pelo HIV tem importância fundamental.

▶ Tratamento

Desde o advento do uso comum da terapia antirretroviral altamente ativa (HAART), a mortalidade associada ao HIV e à Aids diminuiu de forma dramática. Porém, há cerca de 15.000 pacientes por ano que morrem pela infecção por HIV nos EUA. Com a estratificação conforme a sobrevida por grupo etário, aqueles com mais de 55 anos têm um prognóstico significativamente pior do que os pacientes mais jovens, de acordo com dados epidemiológicos coletados pelo CDC. Esse excesso de mortalidade foi confirmado em outros estudos, mostrando que o risco de morte relacionada a comorbidades é de até 72% nos pacientes com mais de 50 anos em comparação com 36% para os pacientes com até 30 anos. Como estudos retrospectivos e alguns estudos prospectivos demonstraram que os pacientes que iniciam a HAART no início do curso clínico da infecção têm menos comorbidades não relacionadas à Aids, as diretrizes de tratamento mais recentes sugerem que se inicie a terapia antirretroviral em todos os pacientes infectados pelo HIV independentemente da contagem de CD4. A terapia combinada inicial de preferência consiste em dois inibidores da transcriptase reversa nucleosídeos combinados com inibidor da transcriptase reversa não nucleosídeo, inibidor da protease ou inibidor da integrase. A adesão ao tratamento antirretroviral é fundamental, devido ao risco de desenvolvimento de resistência viral se houver exposição a níveis subterapêuticos dos fármacos. Um estudo demonstrou adesão significativamente melhor entre pacientes com mais de 50 anos (87,5%) em comparação com pacientes mais jovens, os quais tomavam 78,3% das doses recomendadas de medicamentos. Foi descoberto que os pacientes idosos com pouca adesão ao regime terapêutico apresentavam anormalidades em testes neuropsicológicos. Como os idosos apresentam maior risco de interações medicamentosas e complicações do tratamento, incluindo toxicidade relacionada a perda óssea, doença renal e doença cardiovascular, é importante a intensificação do monitoramento nesse grupo de pacientes.

Anderson DJ, KS Kaye. Skin and soft tissue infections in older adults. *Clin Geriatr Med*. 2007;23(3):595-613, vii.

Atmar RL, Estes MK. The epidemiologic and clinical importance of norovirus infection. *Gastroenterol Clin North Am*. 2006;35(2):275-290, viii.

Bini EJ, Green B, Poles MA. Screening colonoscopy for the detection of neoplastic lesions in asymptomatic HIV-infected subjects. *Gut*. 2009;58(8):1129-1134.

Braithwaite RS, Justice AC, Chang CH, et al. Estimating the proportion of patients infected with HIV who will die of comorbid diseases. *Am J Med*. 2005;118(8):890-898.

Branson BM, Handsfield HH, Lampe MA, Janssen RS, Taylor AW, Lyss SB, Clark JE. Revised recommendations for the HIV testing of adults, adolescents, and pregnant women in health-care settings. *MMWR Recomm Rep*. 2006;55(RR-14);1-17.

Brown TT, Qaqish RB. Antiretroviral therapy and the prevalence of osteopenia and osteoporosis: a meta-analytic review. *AIDS*. 2006;20(17):2165-2174.

Castle SC. Clinical relevance of age-related immune dysfunction. *Clin Infect Dis*. 2000;31(2):578-585.

Centers for Disease Control and Prevention (CDC). Monitoring selected national HIV prevention and care objectives by using HIV surveillance data—United States and 6 U.S. dependent areas—2010. HIV Surveillance Supplemental Report 2012; 17(No. 3, part A). Published June 2012.

Cunha BA. Osteomyelitis in elderly patients. *Clin Infect Dis*. 2002;35(3):287-293.

Fry AM, Shay DK, Holman RC, Curns AT, Anderson LJ. Trends in hospitalizations for pneumonia among persons aged 65 years or older in the United States, 1988–2002. *JAMA*. 2005;294(21):2712-2719.

Gavet F, Tournadre A, Sourbrier M, Ristori JM, Dubost JJ. Septic arthritis in patients aged 80 and older: a comparison with younger adults. *J Am Geriatr Soc*. 2005;53(7):1210-1213.

High KP, Bradley SF, Gravenstein S, et al. Clinical practice guideline for the evaluation of fever and infection in older adult residents of long-term care facilities: 2008 update by the Infectious Disease Society of America. *Clin Infect Dis*. 2009;48(2):149-171.

Hinkin CH, Hardy DJ, Mason KI, et al. Medication adherence in HIB-infected adults: effect of patient age, cognitive status, and substance abuse. *AIDS*. 2004;18 Suppl 1:S19-S25.

Juthani-Mehta M, Quagliarello VJ. Prognostic scoring systems for infectious diseases: their applicability to the care of older adults. *Clin Infect Dis*. 2004;38(5):692-696.

Juthani-Mehta M, Quagliarello V, Perrelli E, Towle V, Van Ness PH, Tinetti M. Clinical features to identify urinary tract infection in nursing home residents: a cohort study. *J Am Geriatr Soc.* 2009;57(6):963-970.

Lim WS, van der Eerden MM, Laing R, et al. Defining community acquired pneumonia severity on presentation to hospital: an international derivation and validation study. *Thorax.* 2003;58(5):377-382.

Loeb M, Bentley DW, Bradley S, et al. Development of minimum criteria for the initiation of antibiotics in residents of long-term care facilities: results of a consensus conference. *Infect Control Hosp Epidemiol.* 2001;22(2):120-124.

McGeer A, Campbell B, Emori EG, et al. Definitions of infection for surveillance in long-term care facilities. *Am J Infect Control.* 1991;19(1):1-7.

Nicolle LE. Infection control in long-term care facilities. *Clin Infect Dis.* 2000;31(3):752-756.

Nicolle LE. Urinary catheter-associated infections. *Infect Dis Clin North Am.* 2012;26(1):13-27.

Nicolle LE. Urinary tract infections in the elderly. *Clin Geriatr Med.* 2009;25(3):423-436.

Norman DC. Factors predisposing to infection. In: Yoshikawa TT, Norman DC, eds. *Infectious Disease in the Aging.* 2nd ed. New York, NY: Humana Press; 2009:11-18.

Panel on Antiretroviral Guidelines for Adults and Adolescents. *Guidelines for the Use of Antiretroviral Agents in HIV-1-Infected Adults and Adolescents.* Department of Health and Human Services. Accessed September 26, 2012. Available at http://www.aidsinfo.nih.gov/contentfiles/lvguidelines/adultandadolescentgl.pdf.

Prejean J, Song R, Hernandez A, et al. Estimated HIV incidence in the United States, 2006–2009. *PLoS One.* 2011;6(8):e17502.

Reddy M, Gill SS, Rochon PA. Preventing pressure ulcers: a systematic review. *JAMA.* 2006;296(8):974-984.

Shuman EK, Malani PN. Prevention and management of prosthetic joint infection in older adults. *Drugs Aging.* 2011;28(1):13-26.

Simor AE. Diagnosis, management, and prevention of *Clostridium difficile* infection in long-term care facilities: a review. *J Am Geriatr Soc.* 2010;58(8):1556-1564.

Smith PW, Bennett G, Bradley S, et al. SHEA/APIC guideline: infection prevention and control in the long-term care facility. *Infect Control Hosp Epidemiol.* 2008;29(9):785-814.

Stevens DL, Bisno AL, Chambers HF, et al. Practice guidelines for the diagnosis and management of skin and soft-tissue infections. *Clin Infect Dis.* 2005;41(10):1373-1406.

Stone ND, Ashraf MS, Calder J, et al. Surveillance definitions of infections in long-term care facilities: Revisiting the McGeer Criteria. Shea/CDC Position Paper. *Infection Control and Hospital Epidemiology.* 2012;33(10):965-977.

The Strategies for Management of Antiretroviral Therapy (SMART) Study Group, El-Sadr WM, Lundgren J, Neaton JD, et al. CD4 count-guided interruption of antiretroviral treatment. *N Engl J Med.* 2006;355(22):2283-2296.

Thompson MA, Aberg JA, Hoy JF, et al. Antiretroviral treatment of adult HIV infection: 2012 recommendations of the International Antiviral Society–USA panel. *JAMA.* 2012;308(4):387-402.

Tjioe M, Vissers WH. Scabies outbreaks in nursing homes for the elderly: recognition, treatment options and control of reinfestation. *Drugs Aging.* 2008;25(4):299-306.

Vukmanovic-Stejic M, Rustin MH, Nikolich-Zugich J, Akbar AN. Immune responses in the skin in old age. *Curr Opin Immunol.* 2011;25(4):525-531.

Úlceras por pressão

48

David R. Thomas, MD, FACP, AGSF, GSAF

FUNDAMENTOS DO DIAGNÓSTICO

- Úlceras por pressão são causadas pela pressão aplicada em tecidos suscetíveis. A suscetibilidade tecidual pode estar aumentada na presença de maceração e por forças de cisalhamento e fricção.
- Comorbidades, especialmente imobilidade e diminuição da perfusão tecidual, aumentam o risco de úlceras por pressão.
- A maioria das úlceras por pressão se desenvolve sobre proeminências ósseas, mais comumente no sacro, calcanhares e trocanteres.
- A maioria das úlceras por pressão se desenvolve em hospitais de cuidados agudos; o risco é maior em pacientes de unidades de ortopedia e terapia intensiva (UTI).
- As úlceras por pressão podem ser de estágio I (hiperemia que diminui à pressão), estágio II (extensão da úlcera através da epiderme), estágio III (perda de toda a espessura da pele com lesão ou necrose do tecido subcutâneo) ou estágio IV (feridas de toda a espessura com destruição extensa, necrose tecidual ou lesão de músculos, ossos ou estruturas de sustentação).
- Úlceras por pressão não necessariamente progridem do estágio I até o estágio IV.

▶ Princípios gerais em idosos

A. Causas

As úlceras por pressão são a evidência visível de alterações patológicas no suprimento de sangue para tecidos da derme. A principal causa é atribuída à pressão ou força por unidade de área aplicada a tecidos suscetíveis. Porém, a pressão externa ou força de cisalhamento é cada vez mais vista como causa necessária, mas insuficiente para as úlceras por pressão. Em pacientes expostos à mesma carga de pressão e duração de cirurgia, fatores intrínsecos do indivíduo parecem desempenhar um papel maior no desenvolvimento de úlceras por pressão do que a pressão entre tecido e interface.

Fatores intrínsecos que levam a desarranjos na perfusão tecidual podem ser responsáveis pelo desenvolvimento de uma úlcera por pressão, a despeito da provisão de medidas preventivas comuns que incluem a redução de pressão. Esses fatores estão começando a ser identificados, mas há necessidade de mais pesquisas.

Thomas DR. Does pressure cause pressure ulcers? An inquiry into the etiology of pressure ulcers. *J Am Med Dir Assoc.* 2010;11(6): 397-405.

B. Manejo

A terapia para as úlceras por pressão costuma ser empírica, com base na experiência pessoal ou emprestada do tratamento de pacientes com feridas agudas. Isso é problemático devido a múltiplas comorbidades, duração crônica das úlceras por pressão e, com frequência, a relativa falta de familiaridade dos médicos com as opções.

O reconhecimento do risco, a alívio da pressão e a otimização do estado nutricional são componentes das diretrizes de prevenção e tratamento. Para pessoas com úlceras por pressão identificadas, a avaliação da ferida e a implementação de estratégias para o cuidado local da ferida são fundamentais.

Thomas DR. Issues and dilemmas in the prevention and treatment of pressure ulcers: a review. *J Gerontol A Biol Sci Med Sci.* 2001;56(6):M328-M340.
Thomas DR. Prevention and management of pressure ulcers. *Rev Clin Gerontol.* 2008;17:1-17.
Thomas DR. Prevention and treatment of pressure ulcers: what works? What doesn't? *Cleve Clin J Med.* 2001;68(8):704-707, 710-714, 717-722.

C. Incidência

A origem primária das úlceras por pressão parece ser o hospital para cuidados agudos. Entre os pacientes que apresentam úlceras por pressão, 57 a 60% o fazem no hospital para cuidados agudos. A incidência em pacientes hospitalizados varia de 3 a

30%; estimativas comuns variam de 9 a 13%. Uma amostra nacional randomizada de beneficiários do Medicare estimou uma incidência de 4,5% de novas úlceras por pressão adquiridas em hospitais de 2006 a 2007. A incidência é diferente conforme a localização no hospital; pacientes de UTI e de ortopedia estão sob maior risco. Em pacientes com fratura de quadril, 15% desenvolvem úlceras por pressão durante a internação hospitalar e um terço deles desenvolve úlcera por pressão dentro de um mês. As úlceras por pressão se desenvolvem precocemente no curso da hospitalização, em geral na primeira semana. A incidência de úlceras por pressão em clínicas geriátricas é difícil de ser estimada.

Após a alta hospitalar, as úlceras por pressão permanecem sendo um problema importante na comunidade. Características associadas com úlceras por pressão incluem saída recente de ambiente de instituição, déficit funcional, incontinência e histórico de úlcera prévia.

D. Avaliação de risco e fatores de risco

Na teoria, as pessoas com maior risco para úlceras por pressão podem ser identificadas, podendo-se intensificar os esforços direcionados a preveni-las. A clássica escala de avaliação de risco é o Escore de Norton, desenvolvido em 1962 e ainda amplamente usado. Os pacientes são classificados utilizando-se cinco fatores de risco graduados de 1 a 4. Os escores variam de 5 a 20; escores mais altos indicam menor risco. O escore em geral aceito como indicador de risco é ≤ 14; pacientes com escores < 12 têm risco particularmente elevado.

Um instrumento de avaliação de risco comumente usado nos Estados Unidos (EUA) é a Escala de Braden. Esse instrumento avalia seis itens: percepção sensorial, exposição à umidade, atividade física, mobilidade, nutrição e força de fricção/cisalhamento. Cada item recebe um valor de 1 (menos favorável) a 3 ou 4 (mais favorável), com um escore total máximo de 23. Um escore ≤ 16 indica maior risco.

Tanto o Escore da Escala de Norton quanto o da Escala de Braden têm boa sensibilidade (73 a 92% e 83 a 100%, respectivamente) e especificidade (61 a 94% e 64 a 77%, respectivamente), mas pouco valor preditivo (cerca de 37% para uma incidência de úlcera por pressão de 20%). Em uma população com menor incidência de úlceras por pressão, como aquela de clínicas geriátricas, as mesmas sensibilidades e especificidades produzem um valor preditivo de 2%. O efeito final de um valor preditivo ruim significa que muitos pacientes que não desenvolverão úlceras por pressão irão receber tratamento caro e desnecessário.

Na prática clínica, a avaliação de risco é problemática. Uma revisão sistemática de 33 ensaios clínicos sobre a avaliação de risco não encontrou redução na incidência de úlceras por pressão que pudesse ser atribuída ao uso de uma escala de avaliação. Em instituições de longa permanência, o escore da Escala de Braden não demonstrou valor preditivo para o desenvolvimento de úlceras por pressão.

Como a maioria das úlceras por pressão surge em hospitais de cuidados agudos, a avaliação de risco neste cenário é particularmente importante. Em uma UTI, cinco fatores contribuem para o risco de úlcera por pressão após ajustes para 18 fatores de risco significativos de forma univariada: infusão de norepinefrina, escore Acute Physiology and Chronic Health Evaluation (APACHE) II, incontinência fecal, anemia e duração da permanência na UTI. Fatores de risco independentes para o desenvolvimento de uma úlcera por pressão após a admissão em um serviço de cirurgia incluem internação de emergência (a qual aumentou o risco em 36 vezes), idade, dias no leito e dias sem nutrição.

Os fatores de risco para a prevalência por úlceras por pressão incluem a presença de uma fratura (aumentando em cinco vezes o risco), incontinência fecal (aumentando em três vezes o risco) e redução no nível sérico de albumina (aumentando em três vezes o risco). Aplicados de forma prospectiva a pacientes de risco sem úlceras por pressão, esses fatores foram associados ao desenvolvimento de úlceras por pressão.

Em pacientes hospitalizados funcionalmente limitados (confinados ao leito ou cadeira), nove fatores foram associados ao desenvolvimento de úlceras por pressão, incluindo eritema que não diminui à digitopressão (aumentando em sete vezes o risco), linfopenia (aumentando em quase cinco vezes o risco) e imobilidade, pele seca e diminuição do peso corporal (cada um dos quais aumentando em duas vezes o risco).

De forma não surpreendente, os fatores de risco são diferentes em populações de cuidados de longo prazo. Nessa população, os fatores associados ao desenvolvimento de úlceras por pressão dependem da instituição. Em clínicas geriátricas de baixo risco, dificuldade para deambular, dificuldade para alimentar-se sozinho e gênero masculino foram associados a risco 2 a 4 vezes maior de úlceras por pressão. Em clínicas geriátricas de alto risco, dificuldades para caminhar, incontinência fecal, dificuldade para se alimentar sozinho e diabetes melito foram preditores do desenvolvimento de úlceras por pressão.

O risco de úlceras por pressão pode incluir história de acidente cerebrovascular (aumento de cinco vezes), confinamento ao leito ou cadeira (aumento de 3,8 vezes) e dificuldade de ingesta nutricional (aumento de 2,8 vezes). Em dados derivados do Minimal Data Set, análises de regressão logística determinaram que a dependência para a transferência ou mobilidade, o confinamento ao leito, história de diabetes melito e história de úlceras por pressão foram significativamente associadas com a existência de úlceras por pressão em estágios II a IV.

Em pessoas da comunidade com idade entre 55 e 75 anos, a presença de uma úlcera por pressão foi prevista por autoavaliação ruim de saúde, tabagismo atual, pele seca ou escamosa ao exame e redução do nível de atividade.

A importância desses preditores epidemiológicos de risco está na compreensão de quais fatores são passíveis de correção. Os fatores de risco preditores em vários cenários sugerem que imobilidade, pele seca e fatores nutricionais são potencialmente modificáveis. Os esforços têm se concentrado na correção de tais problemas.

▶ Prevenção

A. Qualidade de cuidados

As úlceras por pressão são cada vez mais usadas como indicadores da qualidade dos cuidados. A possibilidade de prevenção de úlcera por pressão permanece algo controverso. Quando medidas preventivas agressivas são aplicadas para se evitar úlceras por pressão, nota-se um "efeito de chão" para a incidência. As úlceras por pressão costumam ocorrer em pacientes com doença terminal, nos quais os objetivos dos cuidados podem não incluir a prevenção de úlceras por pressão. As úlceras por pressão também ocorrem em pacientes gravemente enfermos, como os pacientes de ortopedia ou de UTI, para os quais a necessidade de imobilização pode impedir a mudança de decúbito ou o uso de dispositivos de alívio da pressão.

Esforços sistemáticos na educação, aumento da preocupação e intervenções específicas de equipes interdisciplinares de cuidados com feridas sugerem que uma incidência elevada de úlceras por pressão pode ser reduzida. Ao longo do tempo, foram relatadas reduções de 25 a 30%. As reduções podem ser transitórias, instáveis ao longo do tempo, variar conforme mudanças na equipe ou ocorrerem como resultado de variações aleatórias. O desenvolvimento de úlceras por pressão pode ser, mas nem sempre é, uma medida da qualidade de cuidados.

B. Alívio da pressão

Os primeiros esforços para a prevenção devem ser a melhora da mobilidade e a redução dos efeitos da pressão, fricção e forças de cisalhamento. O objetivo teórico é reduzir a pressão tecidual abaixo da pressão de fechamento capilar de 32 mmHg. Se o alvo de redução da pressão não for passível de ser obtido, a pressão deve ser aliviada de forma intermitente para permitir tempo para a recuperação tecidual.

O método mais usado para reduzir a pressão é a mudança de decúbito e posicionamento frequente. Um programa de mudança de decúbito a cada duas horas em pacientes com trauma de medula espinal foi deduzido de forma empírica em 1946. Porém, mudar o paciente de decúbito para aliviar a pressão pode ser algo difícil apesar dos melhores esforços da enfermagem, tendo custo muito elevado em termos de equipe. O intervalo exato para a mudança de decúbito preventiva não é conhecido. O intervalo pode ser maior ou menor na dependência de fatores do paciente. Apesar das abordagens de senso comum, como mudança de decúbito, posicionamento e melhora da atividade passiva, não há dados publicados que sustentem a visão de que úlceras por pressão possam ser prevenidas pelo movimento passivo.

Devido a limitações e custos da mudança de decúbito frequente, foram desenvolvidos vários dispositivos para evitar a lesão por pressão. Os dispositivos podem ser definidos como de alívio da pressão (reduzindo de maneira consistente a pressão para < 32 mmHg) ou de redução da pressão (superfícies de apoio com pressão menor do que o padrão, mas não < 32 mmHg). A maioria dos dispositivos é de redutores da pressão. Os dispositivos redutores da pressão podem ainda ser classificados como estáticos ou dinâmicos. As superfícies estáticas tentam distribuir a pressão local para uma maior superfície corporal. Exemplos incluem colchões de espuma e dispositivos preenchidos com água, gel ou ar. Os dispositivos dinâmicos utilizam uma fonte de energia para alternar as correntes de ar e promover a distribuição uniforme da pressão ao longo da superfície corporal. Exemplos incluem almofadas de pressão alternante e dispositivos de suspensão a ar e superfícies preenchidas com ar.

Alguns dispositivos de redução da pressão se provaram mais efetivos do que os colchões de espuma "padronizados" dos hospitais em pacientes de risco moderado a alto. Os colchões de alívio da pressão na sala de cirurgia reduziram a incidência de úlceras por pressão no pós-operatório. Evidências limitadas sugerem que leitos com baixa perda de ar reduzem a incidência de úlceras por pressão em UTIs. As diferenças entre os dispositivos não estão claras e não mostram a superioridade de um dispositivo em comparação com os outros. Há alguma evidência de que leitos preenchidos com ar e leitos com baixa perda de ar melhorem as taxas de cicatrização.

Krapfl LA, Gray M. Does regular repositioning prevent pressure ulcers? *J Wound Ostomy Continence Nurs.* 2008;35(6):571-577.

McInnes E, Dumville JC, Jammali-Blasi A, Bell-Syer SE. Support surfaces for pressure ulcer prevention. *Cochrane Database Syst Rev.* 2011;(12):CD009490.

C. Intervenções nutricionais

Um dos mais importantes fatores de risco reversíveis para a cicatrização de feridas é o estado nutricional. Entre os pacientes recentemente hospitalizados com úlceras por pressão em estágios III ou IV, a maioria estava abaixo de seu peso corporal habitual, tinha nível baixo de pré-albumina e não estava inerindo nutrição suficiente para suas necessidades.

Os resultados de estudos para a melhora da cicatrização de úlceras por pressão foram desapontadores. Apenas um de cinco estudos demonstrou um efeito pequeno dos suplementos nutricionais na prevenção de úlceras por pressão. Além disso, não foi demonstrado que a alimentação enteral suplementar noturna afete o desenvolvimento de úlceras por pressão e sua gravidade.

A taxa metabólica basal parece ser igual ou ligeiramente aumentada em pessoas com úlceras por pressão. O julgamento clínico e equações de predição sugerem uma ingesta calórica de 30 kcal/dia. A ingesta ideal de proteínas na dieta em pacientes com úlceras por pressão não é conhecida, mas pode ser muito maior do que as recomendações atuais para adultos de 0,8 g/kg/dia. Metade dos idosos clinicamente enfermos é incapaz de manter o balanço nitrogenado a esse nível. O aumento da ingesta de proteínas para mais de 1,5 g/kg/dia pode não aumentar a síntese de proteínas e pode causar desidratação. Um valor razoável para a ingesta proteica está, dessa forma, entre 1,2 e 1,5 g/kg/dia.

A deficiência de várias vitaminas tem efeitos significativos sobre a cicatrização de feridas. Porém, a suplementação de vitaminas para aceleração da cicatrização de feridas é controversa. Não há evidências substanciais que sustentem o uso de suplementação diária de vitamina C para a cicatrização de úlceras por pressão.

Não foi demonstrado que a suplementação de zinco acelere a cicatrização, com exceção dos pacientes com deficiência de zinco. Níveis séricos elevados de zinco interferem com a cicatrização, e a suplementação acima de 150 mg/dia pode interferir com o metabolismo do cobre.

A função imune diminui com a idade, o que aumenta o risco de infecção e é considerado um fator que retarda a cicatrização de feridas. Não foi demonstrado que aminoácidos específicos, como arginina e aminoácidos de cadeia ramificada, tenham efeito na cicatrização de úlceras por pressão.

Houston S, Haggard J, Williford J Jr, Meserve L, Shewokis P. Adverse effects of large-dose zinc supplementation in an institutionalized older population with pressure ulcers. *J Am Geriatr Soc.* 2001;9(8):1130-1132.

Thomas DR. Improving outcome of pressure ulcers with nutritional interventions: a review of the evidence. *Nutrition.* 2001;17(2):121-125.

Thomas DR. The role of nutrition in prevention and healing of pressure ulcers. *Clin Geriatr Med.* 1997;13(3):497-511.

▶ Achados clínicos

Foram propostas várias escalas diferentes para avaliação da gravidade das úlceras por pressão. O estadiamento mais comum, recomendado pela National Pressure Ulcer Task Force, é derivado de uma modificação da Escala de Shea. Nesse esquema, as úlceras por pressão são divididas em seis estágios clínicos.

A primeira resposta da epiderme à pressão é a hiperemia. O eritema com branqueamento ocorre quando há enchimento capilar depois que uma delicada pressão é aplicada na região. Existe eritema sem branqueamento quando a pressão de um dedo na área avermelhada não produz o branqueamento ou enchimento capilar. Uma úlcera de estágio I é definida por eritema sem branqueamento na pele íntegra. Acredita-se que o eritema sem branqueamento indique extravasamento de sangue dos capilares. Uma úlcera em estágio I sempre significa dano subjacente, pois a epiderme é o último tecido a mostrar dano vascular. O diagnóstico de úlceras por pressão em estágio I em pessoas de pele muito pigmentada é problemático.

As úlceras em estágio II se estendem além da epiderme ou derme. A úlcera é superficial e apresenta-se clinicamente com abrasão, bolha ou úlcera rasa. Nas úlceras em estágio III, há perda de toda a espessura da pele envolvendo lesão ou necrose de tecido subcutâneo que pode se estender até a fáscia subjacente, mas não além dela. A úlcera apresenta-se clinicamente como cratera profunda com ou sem perda de tecido subjacente.

As úlceras por pressão em estágio IV são feridas de toda a espessura da pele com destruição extensa, necrose tecidual ou dano a músculos, ossos ou estruturas de sustentação. Perda tecidual e formação de trajetos estão frequentemente associadas com úlceras por pressão em estágio IV. As úlceras por pressão em estágio I são as mais frequentes, sendo responsáveis por 47% das úlceras por pressão, seguidas pelas úlceras em estágio II (33%). As úlceras em estágio III e em estágio IV são responsáveis pelos restantes 20% das lesões.

O sistema de estadiamento para as úlceras por pressão tem várias limitações. A dificuldade primária reside na incapacidade de diferenciar a progressão entre os estágios. As úlceras por pressão não progridem de maneira absoluta do estágio I até o estágio IV, mas podem parecer desenvolver-se de dentro para fora como resultado da lesão inicial. A cicatrização do estágio IV não progride para o estágio III até o estágio I; em vez disso, a úlcera cicatriza por contração e formação de tecido fibroso. Em segundo lugar, o estadiamento clínico é inacurado a menos que toda a escara seja removida, pois o sistema de estadiamento reflete apenas a profundidade da úlcera.

Como o sistema de estadiamento se baseia apenas na profundidade de uma úlcera, uma lesão recoberta por escara ou sem condições de avaliação de sua profundidade é chamada de "inclassificável".

Tecido muscular, gordura subcutânea e tecido da derme são suscetíveis de maneira diferente à lesão, nessa ordem. O efeito diferencial da pressão nas camadas de tecido sugere que a lesão ocorra primeiro no tecido muscular antes que as alterações sejam observadas na pele. Esta é a base para a chamada lesão tecidual profunda. Em muitos casos, as alterações visíveis na superfície tecidual são menores em comparação com o dano visto nas camadas de tecido mais profundas. A alteração de cor na superfície costuma ser classificada como uma úlcera por pressão em estágio I, a qual rapidamente evolui para uma úlcera em estágio IV. Essa suscetibilidade tecidual diferencial sugere que vários fatores estão envolvidos no desenvolvimento de úlceras por pressão, incluindo o tipo de carga de pressão e alterações bioquímicas ocorridas nos tecidos devido à lesão por reperfusão ou compressão tecidual.

Como as úlceras por pressão cicatrizam por contração e formação de tecido fibroso, o estadiamento reverso é inacurado para medir a cicatrização. Não há medida única de características da ferida que seja útil para medir a cicatrização. Diversos índices de cicatrização de feridas foram propostos, mas não há estudos de validação. A ferramenta Pressure Ulcer Status for Healing (PUSH) (Figura 48-1) foi desenvolvida e validada pelo National Pressure Ulcer Advisory Panel para medir a cicatrização de úlceras por pressão. A ferramenta mede três componentes – tamanho, quantidade de exsudato e tipo de tecido – para chegar a um escore numérico para o estado da úlcera. A ferramenta PUSH avalia de maneira adequada o estado da úlcera e é sensível às mudanças ao longo do tempo.

Stotts NA, Rodeheaver GT, Thomas DR, et al. An instrument to measure healing in pressure ulcers: development and validation of the pressure ulcer scale for healing (PUSH). *J Gerontol A Biol Sci Med Sci.* 2001;56(12):M795-M799.

Thomas DR. Does pressure cause pressure ulcers? An inquiry into the etiology of pressure ulcers. *J Am Med Dir Assoc.* 2010;11(6):397-405.

▶ Diagnóstico diferencial

As feridas agudas passam por um processo ordenado e bem descrito para produzirem a cicatrização com integridade estrutural e funcional. As feridas crônicas não seguem esse processo e resultam em feridas com cicatrização ruim de longa duração. Há quatro tipos de feridas crônicas: úlceras arteriais periféricas, úlceras diabéticas, úlceras de estase venosa e úlceras por pressão. Cada uma dessas feridas difere em sua fisiopatologia subjacente e, ainda mais importante, diferem com respeito ao tratamento local da ferida.

As úlceras arteriais tendem a ocorrer ao longo da porção distal da perna, especialmente no maléolo lateral, dorso do pé e artelhos. O aspecto clínico é de gangrena, a qual pode ser úmida ou seca. As úlceras arteriais tendem a ser dolorosas e o controle

Nome do paciente: _____ ID do paciente: _____

Localização da úlcera: _____ Data: _____

Observações: Observar e medir a úlcera por pressão. Classificar a úlcera com respeito à área da superfície, exsudato e tipo de tecido na ferida. Registrar um subescore para cada uma dessas características da úlcera. Somar os subescores para obter o escore total.
Uma comparação dos escores totais medidos ao longo do tempo fornece uma indicação da melhora ou deterioração na cicatrização da úlcera.

Comprimento	0 0 cm²	1 < 0,3 cm²	2 0,3-0,6 cm²	3 0,7-1,0 cm²	4 1,1-2,0 cm²	5 2,1-3,0 cm²	
x Largura		6 3,1-4,0 cm²	7 4,1-8,0 cm²	8 8,1-12,0 cm²	9 12,1-24,0 cm²	10 > 24,0 cm²	Subescore
Quantidade de exsudato	0 Nenhuma	1 Pouca	2 Moderada	3 Muita			Subescore
Tipo de tecido[a]	0 Fechada	1 Tecido epitelial	2 Tecido de granulação	3 Crosta	4 Tecido necrótico		Subescore
							Escore total

Comprimento × Largura: Medir o maior comprimento (vertical) e a maior largura (horizontal) utilizando uma régua em centímetros. Multiplicar essas duas medidas (comprimento × largura) para obter uma estimativa da área de superfície em centímetros quadrados (cm²).
Problema: Não adivinhar! Sempre usar uma régua em centímetros e sempre usar o mesmo método toda vez que a úlcera for medida.

Quantidade de exsudato: Estimar a quantidade de exsudato (drenagem) presente após a remoção do curativo e antes da aplicação de qualquer agente tópico na úlcera.
Estimar a quantidade de exsudato (drenagem) como nenhuma, pouca, moderada ou muita.

Tipo de tecido: Isso se refere aos tipos de tecidos que estão presentes no leito da ferida (úlcera). Aplicar escore de "4" se houver qualquer tecido necrótico presente. Aplicar escore de "3" se houver qualquer quantidade de crosta presente e se não houver tecido necrótico. Aplicar escore de "2" se a ferida estiver limpa e contiver tecido de granulação. Uma ferida superficial que está reepitelizando recebe escore de "1". Quando a ferida estiver fechada, aplicar escore de "0".

[a]**Tecido necrótico (escara):** Tecido preto, marrom ou alaranjado que adere firmemente ao leito da ferida ou bordas da úlcera, podendo ser mais duro ou mais mole que o tecido circundante.
Crosta: Tecido amarelo ou branco que adere ao leito da úlcera em tiras ou grupamentos espessos ou com aspecto mucinoso. **Tecido de granulação:** Tecido rosado ou vermelho vivo com aspecto brilhante, úmido e granular. **Tecido epitelial:** Para úlceras superficiais. Tecido novo rosado ou brilhante (pele) que cresce a partir das bordas ou em ilhas na superfície da úlcera.
Fechada/recoberta: A ferida está completamente coberta por epitélio (pele nova).

▲ **Figura 48-1** Ferramenta Pressure Ulcer Status for Healing (PUSH) versão 3.0. (Reproduzida com permissão do National Pressure Ulcer Advisory Panel).

da dor tem grande importância no manejo da úlcera. A doença arterial periférica resulta de aterosclerose da aorta e das artérias ilíacas e de membros inferiores. As úlceras vasculares isquêmicas são difíceis de cicatrizar e a terapia visa aumentar o fluxo de sangue. Um exame cuidadoso dos pulsos arteriais pode ser útil, mas depende da habilidade do examinador e pode ser enganoso. O índice de pressão tornozelo-braquial é um exame barato e acurado para a doença arterial periférica.

A etiologia das úlceras diabéticas é multifatorial. Entre os fatores, a presença de neuropatia é o mais importante no desenvolvimento de uma úlcera diabética, enquanto o suprimento vascular inadequado é o fator mais importante para a cicatrização. As úlceras diabéticas normalmente ocorrem em áreas de trauma repetitivo que produzem a formação de um calo. Alterações microvasculares no fluxo sanguíneo levam a um aspecto do tipo úlcera profunda, sobretudo em regiões de deformidade dos pés.

A fisiopatologia subjacente das úlceras venosas de perna inclui refluxo, obstrução ou insuficiência da bomba muscular da panturrilha, envolvendo o sistema venoso superficial (veia safena magna e parva), o sistema venoso profundo ou as veias perfurantes entre os dois sistemas. A etiologia da doença venosa profunda crônica resulta de causas primárias (em geral idiopáticas) ou secundárias (obstrução pós-trombótica), mas costuma representar com maior frequência uma combinação de ambas. A pele na estase venosa crônica demonstra hiper ou hipopigmentação, lipodermatosclerose, exsudação da pele e ulceração.

Costuma haver edema, mas ele não é necessário para o diagnóstico. Uma úlcera venosa de perna tem formato irregular e superficial, mas com bordas bem definidas. A localização costuma ser da área maleolar para cima até o joelho. O leito da úlcera costuma ter exsudação, sendo comum haver crescimento bacteriano e fúngico excessivos na ferida e pele circundante.

As úlceras por pressão são a evidência visível de alterações patológicas no suprimento de sangue para os tecidos da derme. As úlceras por pressão costumam ocorrer sobre proeminências ósseas, quando o tecido é submetido a pressões acima da pressão de fechamento capilar. Porém, fatores intrínsecos específicos do paciente podem diminuir o tempo ou a pressão necessários para a produção de dano tecidual. O local mais comum para o desenvolvimento de úlceras por pressão é a área sacrococcígea, seguida pelos calcanhares.

Todos os quatro tipos de feridas crônicas têm em comum alguma relação com a pressão. Porém, a classificação dessas feridas deve estar relacionada com a fisiopatologia subjacente com respeito ao tratamento.

▶ Complicações

A colonização de feridas crônicas com bactérias é comum e inevitável. Todas as feridas crônicas se tornam colonizadas, geralmente com microrganismos da pele seguidos, após 48 horas, por bactérias gram-negativas. A presença isolada de microrganismos (colonização) não indica infecção nas úlceras por pressão. A fonte primária de infecções bacterianas em feridas crônicas parece ser resultado de superinfecção resultante de contaminação. Assim, a proteção da ferida contra contaminação secundária é um objetivo importante do tratamento.

As evidências sugerem que curativos oclusivos protegem contra a infecção clínica, embora a ferida possa estar colonizada por bactérias. É muito raro que curativos oclusivos causem uma infecção clínica.

Costuma ser difícil determinar a presença de infecção em úlceras por pressão crônicas. O diagnóstico de infecção em feridas crônicas deve se basear em sinais clínicos: aumento de eritema, edema, odor, febre ou exsudato purulento. Quando houver evidência de infecção clínica, há necessidade de antibióticos tópicos ou sistêmicos. O tratamento tópico pode ser útil quando a ferida não evolui bem em direção à cicatrização. Antibióticos sistêmicos estão indicados quando a condição clínica sugere disseminação da infecção para a corrente sanguínea ou ossos.

Feridas com perda tecidual extensa criam cavidades que podem ser infectadas com uma probabilidade aumentada de infecção por microrganismos anaeróbios. A obliteração do espaço morto reduz a probabilidade de infecção.

Thomas DR. When is a chronic wound infected? *J Am Med Dir Assoc.* 2012;13(1):5-7.

▶ Tratamento

A manutenção de um ambiente úmido na ferida aumenta a velocidade de cicatrização. A cicatrização de feridas úmidas de maneira experimental induz à reepitelização até 40% mais rápida em comparação com feridas expostas ao ar. Qualquer terapia que desidrate a ferida, como gazes secas, lâmpadas de calor, exposição ao ar ou antiácidos líquidos, é prejudicial à cicatrização de feridas crônicas.

Os curativos permitem que a umidade escape da ferida a uma taxa fixa medida pela taxa de transmissão de vapor úmido (TTVU). Uma TTVU < 35 g de vapor de água/m²/hora é necessária para a manutenção de um ambiente úmido na ferida. As gazes de tecido trançado apresentam TTVU de 68 g/m²/h, e as gazes impregnadas apresentam TTVU de 57 g/m²/h. Em comparação, curativos hidrocoloides têm uma TTVU de 8 g/m²/h.

Os curativos que mantêm um ambiente úmido na ferida são oclusivos, descrevendo a propensão de um curativo para transmitir vapor úmido da ferida para a atmosfera externa. Os curativos disponíveis diferem em suas propriedades de permeabilidade ao vapor de água e na proteção da ferida.

A. Curativos tópicos

Os curativos oclusivos podem ser divididos em amplas categorias de filmes de polímeros, espumas de polímeros, hidrogéis, hidrocoloides, alginatos e biomembranas. Cada um deles tem várias vantagens e desvantagens. A escolha de um determinado agente depende das circunstâncias clínicas. Os agentes diferem na facilidade de aplicação. Essa diferença é importante em úlceras por pressão de localizações incomuns ou quando se considera seu uso para cuidados domiciliares. Os curativos devem permanecer no local até que o líquido da ferida esteja vazando pelos lados, um período que varia desde dias a até três semanas.

1. Filmes de polímero — Os filmes de polímero são impermeáveis a líquidos, mas são permeáveis ao gás e ao vapor úmido. Devido à baixa permeabilidade ao vapor de água, esses curativos não desidratam a ferida. Polímeros não permeáveis, como polivinilideno e polietileno podem macerar a pele normal. Os filmes de polímero não são absortivos e podem vazar, sobretudo quando a ferida é altamente exsudativa. A maioria dos filmes tem uma superfície adesiva que pode remover células epiteliais quando o curativo é trocado. Os filmes de polímeros não eliminam o espaço morto e não absorvem o exsudato.

2. Hidrogéis — Os hidrogéis são polímeros hidrofílicos em três camadas que são insolúveis em água, mas absorvem soluções aquosas. Eles são barreiras ruins contra bactérias e não aderem à ferida. Devido ao seu alto calor específico, esses curativos resfriam a pele, auxiliando no manejo da dor e na redução da inflamação. A maioria desses curativos exige um curativo secundário para a fixação na ferida.

3. Curativos hidrocoloides — Os curativos hidrocoloides são curativos complexos semelhantes a produtos de barreira para ostomias. Eles são impermeáveis ao vapor úmido e a gases (sua impermeabilidade ao oxigênio é, teoricamente, uma desvantagem) e são altamente aderentes à pele. Além disso, oferecem resistência contra bactérias. Sua capacidade de adesão à pele circundante é maior do que a de algumas fitas cirúrgicas, mas não aderem ao tecido da ferida e não danificam a epitelização da ferida. A barreira adesiva costuma ser ineficaz em feridas altamente exsudativas. Os curativos hidrocoloides não podem ser usados sobre

Tabela 48-1 Comparação entre os curativos oclusivos para feridas

Variáveis	Gaze embebida com solução salina	Filmes de polímero	Espumas de polímero	Hidrogéis	Hidrocoloides	Alginatos, Grânulos	Biomembranas
Alívio da dor	+	+	+	+	+	±	+
Maceração da pele circundante	±	±	–	–	–	–	–
Permeabilidade ao O_2	+	+	+	+	–	+	+
Permeabilidade à H_2O	+	+	+	+	–	+	+
Absorção	+	–	+	+	±	+	–
Dano a células epiteliais	±	+	–	–	–	–	–
Transparência	–	+	–	–	–	–	–
Resistência a bactérias	–	–	–	–	+	–	+
Facilidade de aplicação	+	–	+	+	+	+	–

Adaptada e reproduzida com permissão de Helfman T, Ovington L, Falanga V. Occlusive dressings and wound healing. *Clin Dermatol.* 1994;12(1):121-127, e Witkowski JA, Parish LC. Cutaneous ulcer therapy. *Int J Dermatol.* 1986;25(7):420-426.

tendões ou em feridas com formação de escara. Vários desses curativos incluem uma camada de espuma que pode reduzir a pressão sobre a ferida.

4. Alginatos — Os alginatos são curativos de polissacarídeos complexos que são altamente absorventes em feridas exsudativas. Essa alta capacidade de absorção tem particular utilidade para feridas exsudativas. Os alginatos não aderem à ferida; porém, se a ferida ficar seca, pode ocorrer dano ao tecido epitelial na remoção do curativo.

5. Biomembranas — As biomembranas oferecem resistência às bactérias, mas são muito caras e pouco disponíveis. Esses curativos podem ser problemáticos em feridas contaminadas por anaeróbios, mas tal efeito não foi demonstrado clinicamente.

6. Gaze embebida com solução salina — As gazes embebidas com solução salina e que não são deixadas secar são uma forma efetiva de curativo. As gazes salinas úmidas e os curativos compressivos têm capacidade semelhante de cicatrização em úlceras por pressão. Foi demonstrado que o uso de curativos oclusivos é mais custo-efetivo do que os curativos tradicionais primariamente devido a uma redução no tempo necessário para a troca feita pela enfermagem. A Tabela 48-1 fornece uma comparação entre os tipos de curativos. A Tabela 48-2 apresenta diretrizes gerais.

B. Fatores de crescimento

A cicatrização de feridas agudas ocorre de maneira cuidadosamente regulada e é reproduzível de uma ferida para outra. Foi demonstrado que vários fatores de crescimento fazem a mediação do processo de cicatrização, incluindo os fatores α e β de crescimento e transformação, o fator de crescimento epidérmico, o fator de crescimento derivado de plaquetas, o fator de crescimento de fibroblastos, a interleucina 1 e 2 e o fator de necrose tumoral α. A aceleração da cicatrização em feridas crônicas com o uso desses fatores de feridas agudas é atraente. Vários deles tiveram desempenho favorável em estudos com animais; porém, não obtiveram tanto sucesso nos estudos em humanos.

Em úlceras por pressão, o fator de crescimento derivado de plaquetas recombinante (rhPDGF-BB) não melhorou a taxa de cicatrização completa, embora tenha sido demonstrada uma diferença de 15% na porcentagem de volume inicial das úlceras com o PDGF-BB. Um relato mostrou que mais pessoas obtiveram fechamento > 70% na ferida com o fator de crescimento de fibroblastos básico. A aplicação sequencial de fatores de crescimento para simular o progresso da cicatrização das feridas não se mostrou efetiva em úlceras por pressão.

Tabela 48-2 Recomendações terapêuticas para o tratamento de úlceras por pressão

Estágio	Necessidades	Opções de curativos
I e II	Superfície limpa e úmida Proteção contra o ambiente	Gaze molhada ou umedecida com solução salina Filme fino de polímeros Curativo hidrocoloide
III e IV Com espaço morto, exsudato	Superfície limpa e úmida Proteção contra o ambiente Adsorção do exsudato Eliminação do espaço morto	Gaze molhada ou umedecida com solução salina Curativo hidrocoloide Curativo sintético de adsorção Hidrogel
Com necrose	Superfície limpa e úmida Proteção contra o ambiente Desbridamento	Cirúrgico Mecânico Enzimático Autolítico
Úlceras por pressão em calcanhares	Proteção contra o ambiente	Redução da pressão

C. Terapias adjuntas

As terapias alternativas ou adjuntas incluem terapia elétrica, terapia eletromagnética, terapia com ultrassom, terapia com luz em baixo nível/terapia com *laser* e fechamento assistido por vácuo. Nenhuma dessas intervenções se mostrou claramente efetiva apesar do uso clínico disseminado.

> Cullum N, Nelson EA, Flemming K, Sheldon T. Systematic reviews of wound care management: (5) beds; (6) compression; (7) laser therapy, therapeutic ultrasound, electrotherapy and electromagnetic therapy. *Health Technol Assess.* 2001;5(9):1-221.

D. Desbridamento

Debris necróticos aumentam a possibilidade de infecção bacteriana e retardam a cicatrização da ferida. O método preferido para o desbridamento de úlceras por pressão permanece controverso. As opções incluem o desbridamento mecânico com gazes secas, o desbridamento autolítico com curativos oclusivos, a aplicação de enzimas exógenas ou desbridamento cirúrgico.

O desbridamento cirúrgico produz a remoção mais rápida do material necrótico, sendo necessário na presença de infecção. O desbridamento mecânico pode ser facilmente realizado permitindo-se que um curativo com gaze embebida em solução salina seque antes de sua remoção. A reumidificação das gazes para tentar reduzir a dor pode causar perda do efeito do desbridamento.

Tanto o desbridamento cirúrgico quanto o mecânico podem lesar o tecido sadio ou podem não limpar completamente a ferida. O desbridamento com gaze seca deve ser interrompido assim que se obtiver um leito limpo na ferida, pois o uso de gazes secas foi associado com retardamento da cicatrização.

Porções finas de escaras podem ser removidas pela oclusão sob um curativo semipermeável. Tanto o desbridamento autolítico como o enzimático necessitam de períodos de vários dias a semanas para a obtenção de resultados. O desbridamento enzimático pode dissolver debris necróticos, mas há um debate sobre se ele causa dano aos tecidos sadios. A penetração de agentes enzimáticos é limitada em escaras, exigindo o amolecimento por autólise ou a realização de incisões cruzadas por lâmina antes da aplicação.

Apenas uma preparação enzimática está disponível nos EUA para desbridamento. A colagenase tópica reduz necrose, pus e odor em comparação com pomada controle inativada, produzindo desbridamento em 82% das úlceras por pressão em quatro semanas em comparação com vaselina. A papaína produz desbridamento mensurável em quatro dias em comparação com uma pomada controle. A questão sobre quando realizar o desbridamento e o método a ser utilizado permanece controversa. Ainda não foi determinado se o desbridamento melhora a velocidade de cicatrização.

Não foi demonstrado em um total de cinco estudos que o uso de agentes enzimáticos aumente a taxa de cicatrização completa nas feridas crônicas em comparação com o tratamento-controle.

E. Terapia cirúrgica

O fechamento cirúrgico de úlceras por pressão resulta em resolução mais rápida da ferida. Os principais problemas são a frequente recorrência das úlceras e a incapacidade dos pacientes fragilizados tolerarem o procedimento.

A eficácia do reparo cirúrgico de úlceras por pressão é alta a curto prazo; porém, sua eficácia a longo prazo tem sido questionada. Os problemas com o reparo cirúrgico incluem deiscência da linha de sutura, ausência de cicatrização e recorrência.

A proporção de úlceras por pressão que são adequadas para a cirurgia depende da população de pacientes, mas normalmente apenas uma pequena porcentagem deles são candidatos à cirurgia. Porém, entre grupos selecionados de pacientes, como aqueles com lesão de medula espinal e úlceras por pressão profundas em estágios III ou IV, a cirurgia pode estar indicada na maioria dos casos. Se os fatores que contribuíram para o desenvolvimento da úlcera por pressão não puderem ser corrigidos, a chance de recorrência após a cirurgia é muito alta.

▶ Prognóstico

As úlceras por pressão têm sido associadas com taxas de mortalidade aumentadas em situações de cuidados agudos e de longo prazo. A morte tem sido relatada durante a hospitalização aguda em 67% dos pacientes que desenvolvem úlcera por pressão em comparação com 15% dos pacientes de risco sem úlceras por pressão. Os pacientes que desenvolvem uma nova úlcera por pressão no hospital apresentam 2,8 vezes mais chances de morrer no hospital em comparação com pessoas sem úlcera por pressão. A razão de chances para mortalidade em 30 dias é 1,7 vezes mais alta, e a reinternação dentro de 30 dias é 1,3 vezes mais alta. Em situações de cuidados de longo prazo, o desenvolvimento de uma úlcera por pressão dentro de três meses em pacientes recentemente admitidos foi associado com uma taxa de mortalidade de 92% em comparação com 4% entre os moradores que não desenvolveram subsequentemente uma úlcera por pressão. Os moradores de instituições de cuidados especializados que apresentavam úlceras por pressão tiveram uma taxa de mortalidade em seis meses de 77,3% em comparação com 18,3% para aqueles sem úlcera por pressão. Os pacientes cujas úlceras por pressão cicatrizaram dentro de seis meses tiveram taxa de mortalidade significativamente menor (11% *vs.* 64%) do que aqueles com úlceras por pressão que não cicatrizaram.

Apesar da associação com taxas de mortalidade, não está claro o modo como as úlceras por pressão contribuem para a mortalidade aumentada. Os pacientes com úlceras por pressão em estágio II apresentam a mesma probabilidade de morte que os pacientes com úlceras por pressão em estágio IV. Na ausência de complicações, é difícil imaginar de que maneira as úlceras por pressão em estágio I ou II contribuem para a morte. As úlceras por pressão podem estar associadas com mortalidade devido à sua ocorrência em idosos já fragilizados e doentes.

> Thomas DR. Are all pressure ulcers avoidable? *J Am Med Dir Assoc.* 2001;2:297.

Problemas cutâneos comuns

49

Christine O. Urman, MD
Daniel S. Loo, MD

▶ Princípios gerais em idosos

O envelhecimento da pele a deixa sujeita a processos intrínsecos do envelhecimento, bem como a muitos anos de agressões ambientais. Com o avançar da idade, a função de barreira da pele diminui, tornando mais difícil a manutenção de sua umidade. Assim, é quase inevitável haver pele seca em idosos. Isso tem múltiplas consequências, a mais comum sendo o prurido. A pele seca também é mais suscetível a agressões ambientais, os quais podem causar dermatite eczematosa causada por um irritante ou alérgeno.

Após muitos anos de exposição ao dano oxidativo causado por poluição e radiação ambientais, as células da pele acumulam muitas mutações. Dessa forma, os cânceres de pele são prevalentes na população idosa.

Respostas aberrantes do sistema imune aumentam com a idade; como consequência, doenças cutâneas autoimunes e dermatite de contato alérgica se tornam mais comuns. À medida que se reduz a função normal do sistema imune, determinadas doenças infecciosas também são mais comuns, como o herpes-zóster e a onicomicose.

Determinados tumores benignos são extremamente comuns em idosos. Isso inclui acrocórdons, ceratoses seborreicas e angiomas em cereja. Embora sejam causa frequente de preocupação nos pacientes, há necessidade apenas de tranquilização. Por outro lado, nevos benignos são extremamente incomuns nessa faixa etária e qualquer sinal novo deve levantar a suspeita de melanoma.

CERATOSE SEBORREICA

FUNDAMENTOS DO DIAGNÓSTICO

- A ceratose seborreica é o tumor epitelial benigno mais comum na idade adulta.
- O tronco é mais acometido do que as extremidades, a cabeça e o pescoço.
- As lesões primárias são pápulas e placas de cor marrom claro a marrom escuro-preto de 5 a 20 mm com superfície dura e verrucosa (Figura 49-1).
- O diagnóstico diferencial inclui: lentigo solar, nevo melanocítico, verruga vulgar e lentigo maligno melanoma.

▶ Complicações

Fricção, pressão e trauma dessas lesões podem causar irritação ou inflamação.

▶ Tratamento

As lesões irritadas ou inflamadas podem ser tratadas com crioterapia (Quadro 49-1), curetagem ou remoção com *shaving*. As lesões de áreas cosmeticamente sensíveis são mais bem tratadas com eletrodissecação com luz para minimizar a fibrose e a despigmentação.

CISTO DE INCLUSÃO EPIDÉRMICA

FUNDAMENTOS DO DIAGNÓSTICO

- Este cisto cutâneo é uma cavidade recoberta por epitélio e preenchida por queratina com localização dentro da derme.
- A distribuição é mais comum no tronco do que na face e extremidades.
- As lesões primárias são nódulos subcutâneos ou dérmicos de cor vermelho vivo ou amarelo e 0,5 a 4 cm (Figura 49-2).
- Os cistos são livremente móveis à palpação. Ao serem comprimidos, em geral pode-se obter queratina semelhante a queijo através de um ponto de drenagem central.
- O diagnóstico diferencial inclui lipomas.

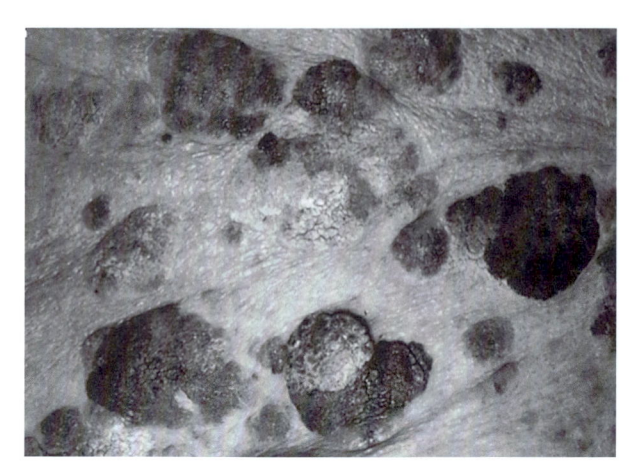

▲ **Figura 49-1** Ceratoses seborreicas. Pápulas e placas céreas e com aspecto de "aderido", com tons variados de marrom e superfície verrucosa. (Reproduzida com permissão de Neill Peters, MD).

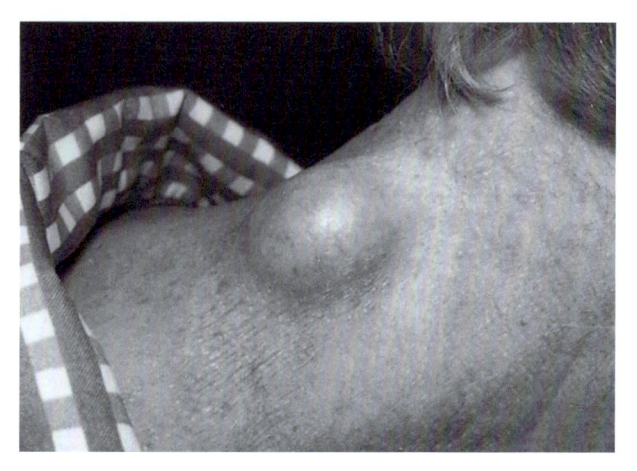

▲ **Figura 49-2** Cisto de inclusão epidérmica. Este cisto grande com 4 x 5 cm sobre o ombro esquerdo é tenso, mas livremente móvel sobre os tecidos subjacentes.

Quadro 49-1 Crioterapia

A. Indicações
   O nitrogênio líquido pode ser usado para tratar
   Ceratoses actínicas
   Ceratoses seborreicas (irritadas)
   Verrugas

B. Técnica de bastão (*dipstick*)
   1. Enrolar algodão extra sobre a ponta de um aplicador de algodão.
   2. Mergulhar a ponta em nitrogênio líquido.
   3. Aplicar a ponta do aplicador sobre a lesão até que 1-2 mm de pele circundante normal fiquem brancos.
   4. Aguardar até que a lesão descongele totalmente até a cor normal.
   5. Repetir (o número de ciclos de congelamento-descongelamento depende da lesão sendo tratada).

C. Técnica de *spray* aberto
   (Exige unidade de nitrogênio manual e abertura da ponta em C)
   1. A ponta deve estar a 1-2 cm da lesão e perpendicular a ela.
   2. Apertar o gatilho para emitir um *spray* contínuo.
   3. A lesão e não mais do que 1 mm de pele circundante normal devem ser congeladas.
   4. Aguardar até que a lesão descongele completamente de volta à cor normal.
   5. Repetir (o número de ciclos de congelamento-descongelamento depende da lesão sendo tratada).

D. Efeitos adversos
   Os pacientes devem ser informados de que
   1. Durante a aplicação, a área vai arder ou queimar e depois vai latejar.
   2. A área tratada ficará eritematosa e edematosa, com formação de vesículas ou bolhas dentro de horas.
   3. A hipopigmentação é comum em pessoas de pele muito pigmentada.

► **Complicações**

A ruptura da parede do cisto leva à extrusão de debris de queratina para dentro da derme e a uma resposta inflamatória de corpo estranho. A região fica tensa, sensível e dolorosa.

► **Tratamento**

Estes cistos não melhoram de forma espontânea. A remoção permanente apenas pode ser feita com a excisão de toda a parede do cisto. A incisão com drenagem pode aliviar temporariamente a pressão, mas não é curativa. No caso de um cisto roto, o uso de antibióticos é controverso, pois não há uma real infecção (abscesso) e, sim, uma reação inflamatória ao material estranho. Porém, minociclina ou doxiciclina têm efeito anti-inflamatório, e uma dosagem de 100 mg 2x/dia pode ser útil. Se não houver melhora dentro de uma semana, haverá alívio com incisão e drenagem seguidas por infiltração da área com triancinolona acetonida 10 mg/mL. A cirurgia do tecido inflamado não é recomendada. Se houver permanência de qualquer porção da parede do cisto após o tratamento, é provável que haja recorrência.

VERRUGAS (VERRUGAS VULGARES E VERRUGAS PLANTARES)

FUNDAMENTOS DO DIAGNÓSTICO

► Estes crescimentos induzidos pelo papilomavírus humano são encontrados com maior frequência nas mãos e nos pés, seguidos por braços, pernas e tronco.

► As lesões primárias são pápulas e placas de cor avermelhada de 5 a 15 mm com superfície verrucosa ou filiforme.

A presença de pontos marrom-avermelhados (alças capilares trombosadas) confirma o diagnóstico (Figura 49-3). Pode ser necessário aparar com lâmina 15 a lesão para a visualização das alças capilares.
▶ O diagnóstico diferencial inclui verrugas planas, ceratoses seborreicas e carcinoma epidermoide.

▶ Tratamento

As verrugas plantares múltiplas costumam ser resistentes independentemente da modalidade de tratamento. Pode haver necessidade de vários tratamentos antes que ocorra melhora significativa. Os pacientes imunocomprometidos podem ter envolvimento disseminado e são refratários às modalidades de tratamento-padrão.

A. Crioterapia (ver Quadro 49-1)

Dois a três ciclos de congelamento-descongelamento são recomendados para induzir a formação de bolhas. O tratamento é repetido a cada 3 a 4 semanas. Verrugas plantares são mais espessas, e costuma ser necessário aparar as lesões com lâmina 15 antes do congelamento.

B. Cantaridina

A cantaridina a 0,7% (Cantharone) é um agente químico que induz a formação de bolhas. Ela deve ser aplicada no consultório devido aos potenciais efeitos colaterais, incluindo bolhas, despigmentação e formação de cicatrizes. Ela é aplicada na verruga usando-se a extremidade de madeira de um aplicador de algodão, deixando-se secar e cobrindo-se a lesão por 8 a 12 horas e, depois, enxaguando-se com água e sabão. Há desenvolvimento de bolha dentro de 1 a 2 dias. O tratamento é repetido a cada 3 a 4 semanas. A cantaridina pode ser usada de forma isolada ou em combinação com podofilina e ácido salicílico. Pede-se que os pacientes evitem a remoção do teto da bolha; porém, se a bolha estiver tensa e causando desconforto, ela pode ser puncionada com uma agulha limpa para obter algum alívio da pressão.

C. Ácido salicílico

Emplastros de ácido salicílico a 40% podem ser usados em casa. O emplastro é cortado para se encaixar sobre a verruga, ficando no local por 24 horas. Isso é repetido diariamente. Entre os tratamentos, os debris superficiais macerados podem ser removidos com pedra-pome ou lixa de unha.

ONICOMICOSE

FUNDAMENTOS DO DIAGNÓSTICO

▶ Os achados característicos incluem espessamento distal da placa ungueal, coloração amarelada e debris subungueais (Figura 49-4).
▶ É insuficiente fazer o diagnóstico apenas pelo aspecto visual, havendo necessidade de microscopia.
▶ O diagnóstico diferencial inclui unha torquês, onicogrifose, psoríase, líquen plano e trauma repetido.

▶ Princípios gerais em idosos

A infecção da placa ungueal por leveduras ou dermatófitos exige confirmação laboratorial. A distrofia ungueal de forma isolada não é sensível nem específica para onicomicose. Há três testes diagnósticos:

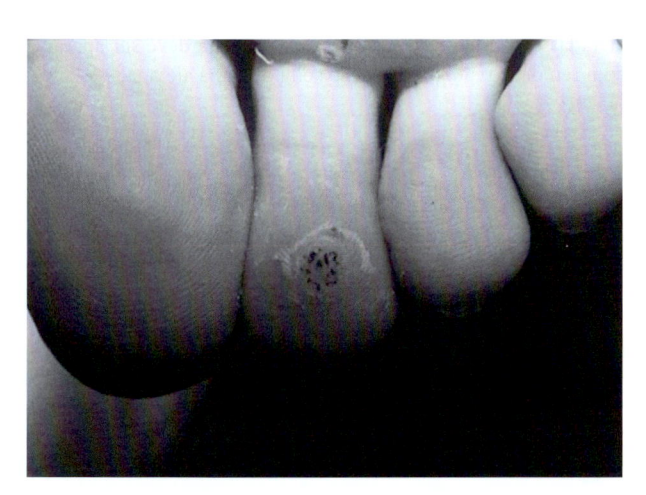

▲ **Figura 49-3** Verruga plantar. As pápulas puntiformes de cor marrom com 2 a 3 mm são alças capilares trombosadas.

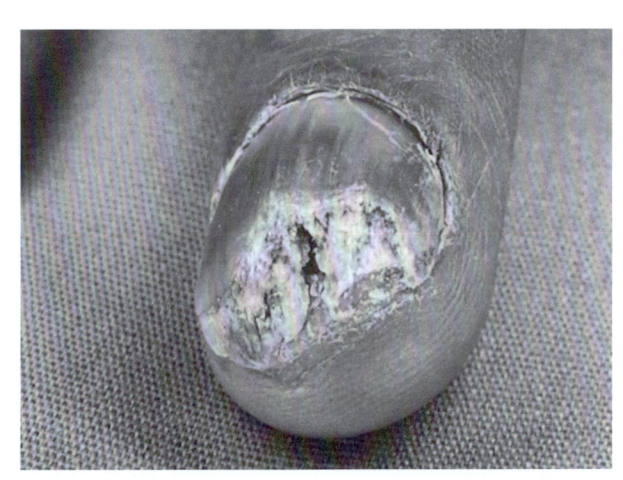

▲ **Figura 49-4** Onicomicose. Esta unha demonstra debris e hiperceratose subungueal espessa característicos.

A. Microscopia direta

Cortar a extremidade distal da unha envolvida. Usar uma pequena cureta de 1 mm ou uma lâmina 15 para raspar a superfície inferior da placa ungueal e do leito ungueal. Colocar a amostra em lâmina de vidro e adicionar uma gota de hidróxido de potássio (KOH) a 20% com dimetilsulfóxido (DMSO). A demonstração de hifas após alguns minutos confirma o diagnóstico. A sensibilidade é altamente variável e depende da experiência do examinador.

B. Cultura

Obter a amostra conforme descrito antes e colocar em ágar Sabouraud dextrose contendo cloranfenicol e cicloeximida (Mycosel ou ágar micobiótico). Recortes de unhas são espécimes ruins para cultura. Se não houver crescimento dentro de três semanas, o teste é negativo. A sensibilidade é de 50 a 60%.

C. Patologia

Encaminhar um recorte de unha em um recipiente com formalina para coloração com ácido periódico Schiff (PAS). A sensibilidade é > 90%.

▶ Patogênese

Espaços públicos para a realização de exercícios e piscinas são locais comuns de transmissão de dermatófitos, em geral pelos pés. A *tinea pedis* (tinha do pé) pode se disseminar para as unhas adjacentes e costuma preceder a onicomicose. As unhas do pé são acometidas com maior frequência que as unhas das mãos.

▶ Prevenção

O tratamento da tinha do pé com antifúngicos tópicos pode evitar a onicomicose e reduzir o risco de recorrência.

▶ Tratamento

Antes de iniciar a terapia, os pacientes devem ser informados de que as unhas dos pés crescem de forma muito lenta, cerca de 1 mm por mês. Assim, se metade da unha estiver envolvida, demorará 6 a 9 meses para a melhora clínica. Se toda a unha estiver envolvida, o prazo para a melhora será de 12 a 15 meses. Os antifúngicos sistêmicos mantêm concentração efetiva nos tecidos da matriz ungueal por 6 a 9 meses após a suspensão da terapia.

A. Antifúngicos sistêmicos

A Tabela 49-1 compara as doses e as taxas de cura micológica.

1. Terbinafina — É o tratamento de escolha para a onicomicose por dermatófitos, obtendo eficácia clínica superior a longo prazo e menores taxas de recaídas em comparação com pulsos de itraconazol. A terbinafina pode aumentar os níveis de teofilina, nortriptilina e cafeína, e diminuir os níveis de ciclosporina. Rifampicina, cimetidina e terfenadina podem alterar os níveis séricos de terbinafina. A terbinafina deve ser evitada em pacientes com hepatite B ou C, cirrose ou outras doenças hepáticas crônicas. Em pessoas saudáveis, a obtenção de exames basais da função hepática é opcional.

2. Itraconazol — É o tratamento de escolha para a onicomicose causada por leveduras (*Candida*) ou mofos. O itraconazol está contraindicado em pacientes que usam astemizol, terfenadina, triazolam, midazolam, cisaprida, lovastatina ou sinvastatina. O itraconazol pode aumentar os níveis séricos de hipoglicemiantes orais, imunossupressores, inibidores da protease para HIV-1 e anticoagulantes. Anticonvulsivantes, agentes antituberculose, nevirapina, anti-histamínicos H_2, inibidores da bomba de prótons e didanosina podem alterar os níveis séricos de itraconazol. O itraconazol deve ser evitado em pacientes com hepatite ativa B ou C, cirrose ou outras doenças hepáticas crônicas. Em pessoas saudáveis, a obtenção de exames basais da função hepática é opcional.

B. Ciclopirox em solução esmalte

Os esmaltes costumam ser ineficazes, com exceção dos pacientes com apenas uma a duas unhas acometidas e envolvimento mínimo da placa ungueal distal. Eles são aplicados sobre as unhas afetadas diariamente por seis meses. A unha deve ser aparada com remoção regular da porção solta da unha afetada.

▶ Prognóstico

Com o uso dos antifúngicos sistêmicos, as taxas de recaída variam de 20 a 50%. A aplicação profilática de antifúngicos tópicos nos finais de semana pode evitar recorrências.

Tabela 49-1 Tratamento das unhas dos pés com antifúngicos sistêmicos

Fármaco	Regime de dose	Cura micológica (18 meses)
Terbinafina	Contínuo: 250 mg/dia × 3 meses	76%
Itraconazol	Contínuo: 200 mg/dia × 3 meses	59%
	Pulso: 400 mg/dia × 1 semana/ mês × 3 meses	63%
Fluconazol	150 mg × 1 dia/semana × 9 meses	48%

PELE SECA, PRURIDO E DERMATITE ASTEATÓSICA

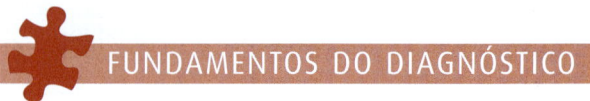

FUNDAMENTOS DO DIAGNÓSTICO

▶ Pele seca é um problema comum e se manifesta predominantemente como prurido.

- Mais de 80% dos idosos apresentam sintomas relacionados a problemas de pele; a queixa mais frequente é o prurido causado pela pele seca.
- Os sintomas são mais comuns no inverno.
- O calor e a baixa umidade em ambientes internos combinados com banho quente e uso excessivo de sabões resultam em pele seca e quebradiça.
- A pele seca pode levar à dermatite asteatósica, com manchas eritematosas e placas discretamente elevadas na porção anterior das pernas e superfícies extensoras dos braços e menor envolvimento do tronco. Também pode haver pele seca e quebradiça.
- O diagnóstico diferencial inclui dermatite atópica, dermatite de contato e dermatite irritativa.

Princípios gerais em idosos

O prurido em idosos pode ser causado por vários problemas dermatológicos e sistêmicos, porém a causa mais comum é a pele seca e a dermatite asteatósica (Figura 49-5).

Prevenção

É útil a presença de um umidificador no quarto. O uso diário de hidratantes, principalmente aqueles contendo ácido láctico ou ureia, é recomendado para melhorar o ressecamento da pele. Os hidratantes devem ser usados após o banho, enquanto a pele ainda está um pouco úmida. O uso de óleos de banho deve ser evitado devido ao risco de quedas.

Tratamento

A orientação do paciente em relação à prevenção da pele seca inclui:

- Tomar banho com água morna em vez de quente.
- Reduzir o uso de sabões e fazer o enxágue completo.
- Aplicar vaselina hidrofílica ou creme de ureia a 10% para hidratar a pele imediatamente após o banho.
- Reduzir a fricção vigorosa da pele com toalhas, pois isso pode aumentar o prurido.
- Na dermatite asteatósica, pode ser necessária a aplicação tópica de uma pomada de esteroides de classe 4 nas placas eczematosas duas vezes ao dia por duas a três semanas para quebrar o ciclo de prurido-coçadura. (A Tabela 49-2 fornece as graduações de potência para os esteroides tópicos).

Tabela 49-2 Graduações de potência para esteroides tópicos

Classe	Nome comercial	Genérico
1	Temovate 0,05% Diprolene 0,05%	Propionato de clobetasol Dipropionato de betametasona
2	Lidex 0,05% Psorcon 0,05%	Fluocinonida Diacetato de diflorasona
3	Aristocort A 0,5% Topicort LP 0,05%	Triancinolona acetonida Desoximetasona
4	Elocon 0,1% Kenalog 0,1%	Furoato de mometasona Triancinolona acetonida
5	Westcort 0,2% Dermatop 0,1%	Valerato de hidrocortisona Prednicarbato
6	Desowen 0,05% Aristocort A 0,025%	Desonida Triancinolona acetonida
7	Hytone 1% Hytone 2,5%	Hidrocortisona Hidrocortisona

A. Graduação de esteroides da Classe 1 (mais forte) → classe 7 (mais fraco)
  1. A maioria dos esteroides vem em creme e pomada. Para a mesma concentração, a pomada é discretamente mais potente que o creme (fluocinonida a 0,05% em pomada é mais forte que fluocinonida a 0,05% em creme).
  2. A maioria dos esteroides tópicos é aplicada duas vezes ao dia.
  3. Os esteroides da classe 1 devem ser usados em doenças de pele com inflamação severa ou prurido (psoríase, dermatite de contato, escabiose).

B. Efeitos adversos
  1. Atrofia, telangiectasias e estrias podem ocorrer com o uso prolongado de esteroides tópicos potentes (classes 1 e 2). Por exemplo, o creme de clobetasol aplicado duas vezes ao dia por > 1 mês pode resultar em atrofia. O Food and Drug Administration (FDA) limita a duração do uso de todos os esteroides de classe 1 para duas semanas.
  2. Face, genitália, áreas intertriginosas e superfícies mucosas absorvem mais prontamente os esteroides, sendo mais propensas a esses efeitos colaterais. Esteroides tópicos potentes não devem ser usados por > 2 semanas na face, genitália, áreas intertriginosas e superfícies mucosas.
  3. Esteroides tópicos potentes aplicados a > 50% da área de superfície corporal podem ter efeitos sistêmicos.

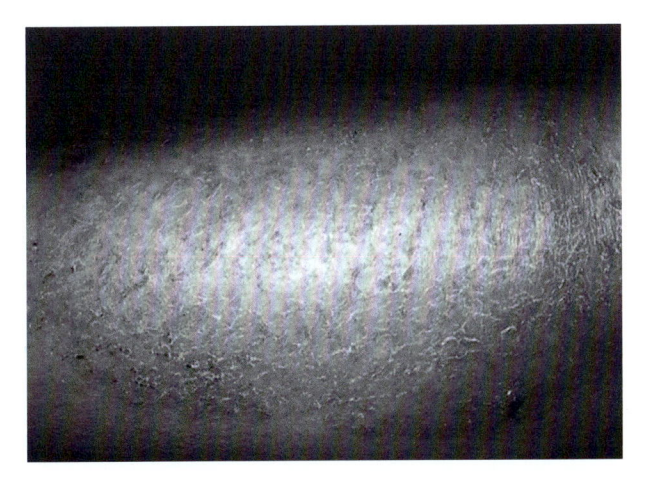

▲ **Figura 49-5** Dermatite asteatósica. Esta placa sobre a superfície lateral esquerda da perna demonstra áreas quebradiças finas e fissuras.

DERMATITE SEBORREICA

FUNDAMENTOS DO DIAGNÓSTICO

- Face (especialmente entre as sobrancelhas e as pregas nasolabiais), couro cabeludo e tórax são acometidos (Figura 49-6).
- As lesões primárias são manchas e placas eritematosas com alterações secundárias de escamas oleosas.
- Rosácea, eczema, lúpus e distúrbios de fotossensibilidade devem ser considerados no diagnóstico diferencial.

▶ Princípios gerais em idosos

O crescimento excessivo da levedura comensal *Malassezia globosa* resulta nessa dermatite comum.

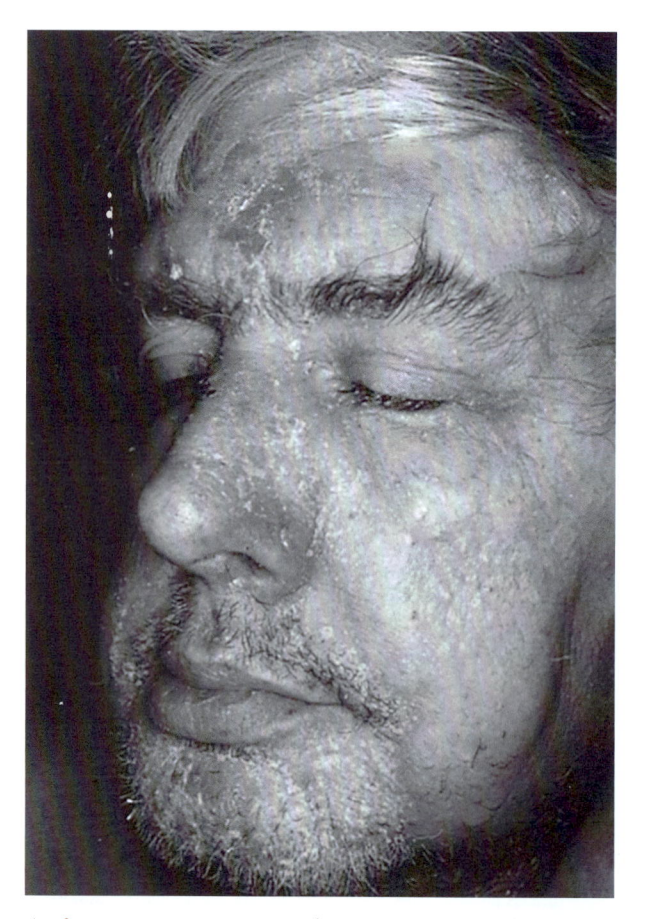

▲ **Figura 49-6** Dermatite seborreica. Escamas abundantes distribuídas na porção central das sobrancelhas, pregas nasolabiais e região de bigode e barba.

▶ Tratamento

A. Xampus anticaspa

Xampus comprados sem prescrição médica com zinco piritiona a 1%, sulfeto de selênio a 1% ou cetoconazol a 1% podem ser aplicados no couro cabeludo todos os dias por uma semana e depois reduzidos gradualmente para uma ou duas vezes por semana para evitar recorrências. A espuma deve ser massageada na pele por alguns minutos antes do enxágue. O xampu de cetoconazol a 2% pode ser mais efetivo.

B. Tratamento tópico

Pode haver necessidade de tratamento tópico em pacientes que não respondem ao uso isolado de xampus.

1. Envolvimento facial — Aplicar o creme de cetoconazol a 2% duas vezes ao dia por duas a três semanas ou um creme de esteroides de classe 6 duas vezes ao dia por duas a três semanas. O creme ou a loção de sulfacetamida de sódio a 10%/enxofre a 5% também são efetivos quando usados uma ou duas vezes ao dia.

2. Prurido no couro cabeludo — Uma solução de esteroide de classe 5 pode ser aplicada diariamente conforme a necessidade.

DERMATITE DE ESTASE

FUNDAMENTOS DO DIAGNÓSTICO

- A insuficiência venosa crônica resulta da retenção de sangue venoso nas extremidades inferiores e aumento da pressão capilar.
- A insuficiência venosa crônica está mais comumente associada com veias varicosas.
- A porção anterior das pernas é acometida com maior frequência, seguida por panturrilhas, dorso do pé e tornozelos.
- As lesões primárias são máculas ou placas hiperpigmentadas de cor vermelho amarronzado ou marrom (Figura 49-7), geralmente com edema podálico.
- Podem ser vistas placas eritematosas com escamas finas e quebradiças como alterações secundárias.
- Pode haver ulceração em até 30% dos pacientes.
- Dermatose purpúrica pigmentada, hiperpigmentação por minociclina e dermatite de contato estão incluídas no diagnóstico diferencial.

▶ Prevenção

Em pacientes com veias varicosas, meias de compressão e elevação das pernas podem ajudar a evitar as alterações causadas pela estase.

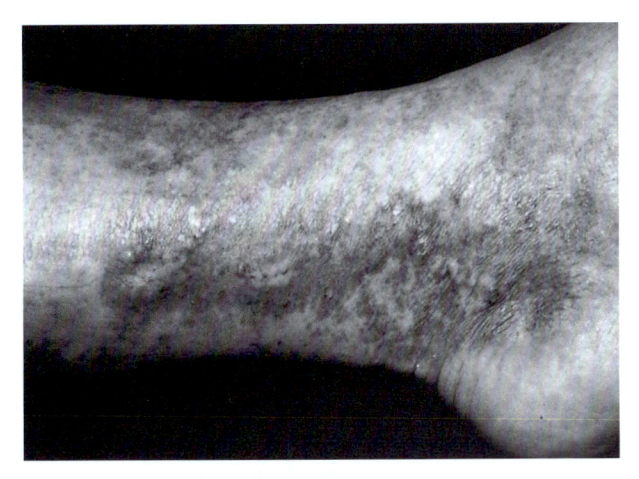

▲ **Figura 49-7** Dermatite de estase. Máculas e placas hiperpigmentadas envolvendo o maléolo medial esquerdo. (Reproduzida com permissão de Neill Peters, MD.)

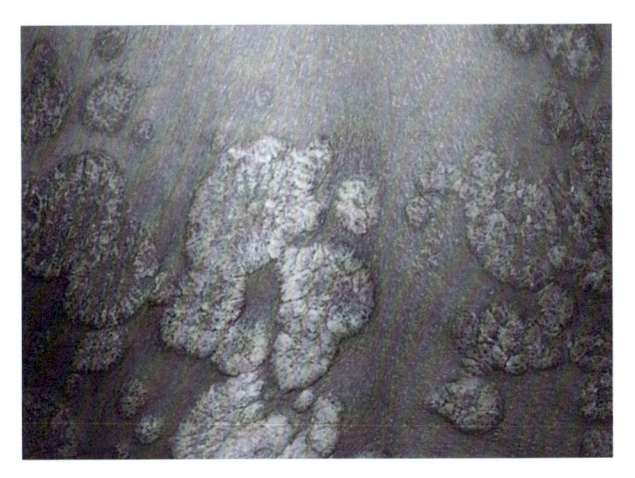

▲ **Figura 49-8** Psoríase. Placas com escamas micáceas espessas na região lombar inferior.

▶ Tratamento

Podem ser aplicadas meias de compressão com 20 a 30 mmHg. A elevação das pernas acima do nível do coração sempre que o paciente sentar ou deitar reduzirá a estase venosa. Pomadas de esteroides de classe 5 aplicadas duas vezes ao dia aliviarão quaisquer manchas ou placas eczematosas.

PSORÍASE

FUNDAMENTOS DO DIAGNÓSTICO

- ▶ Esta é uma dermatose inflamatória hereditária e mediada pelas células T; 33% das pessoas acometidas apresentam história familiar positiva.
- ▶ A psoríase pode ser precipitada pela faringite estreptocócica (psoríase gutata).
- ▶ Há envolvimento simétrico de superfícies extensoras (cotovelos, joelhos, região lombossacra) e couro cabeludo. As flexuras e regiões genitais também podem ser envolvidas (psoríase invertida).
- ▶ As lesões primárias são pápulas e placas eritematosas com alterações secundárias de escamas espessas micáceas (Figura 49-8).
- ▶ As unhas podem demonstrar manchas oleosas amarelo-acastanhadas, depressões puntiformes (Figura 49-9) e onicólise.
- ▶ A prevalência de artrite psoriática em pacientes com psoríase é de cerca de 10%.
- ▶ O diagnóstico diferencial inclui eczema, dermatite seborreica e líquen plano.

▶ Complicações

A artrite de pequenas ou grandes articulações pode acompanhar a psoríase. A psoríase pustular generalizada e a psoríase eritrodérmica podem ameaçar a vida e exigir hospitalização. Há prevalência aumentada da síndrome metabólica em pacientes com psoríase moderada a grave, sendo um fator de risco conhecido para a doença cardiovascular.

▶ Tratamento

A escolha da terapia depende da gravidade da doença. Para pessoas com < 10% da superfície corporal total envolvida, as terapias tópicas costumam ser efetivas.

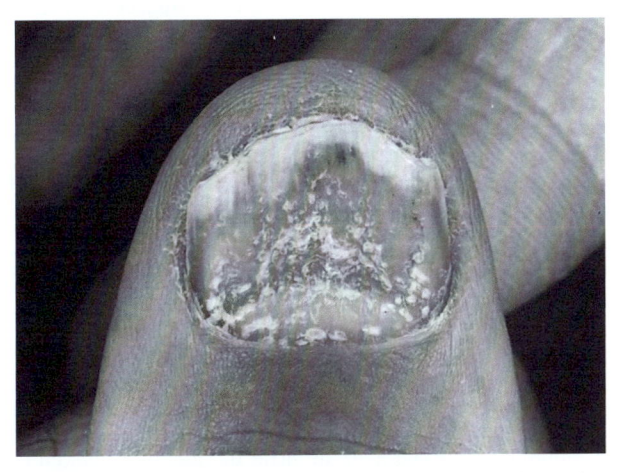

▲ **Figura 49-9** Psoríase ungueal. Esta unha do polegar demonstra depressões puntiformes e onicólise distal.

A. Corticosteroides tópicos

1. Tronco e extremidades — Aplica-se pomada de esteroides de classe 1 sobre as placas duas vezes ao dia por duas a três semanas ou até que a pele da lesão fique plana.

2. Face e regiões intertriginosas — Aplica-se creme de esteroides de classe 5 sobre as placas duas vezes ao dia por duas a três semanas ou até que a pele da lesão fique plana.

B. Calcipotrieno

A pomada de calcipotrieno a 0,005% aplicada duas vezes ao dia tem um início de efeito mais lento em comparação com os esteroides tópicos e é razoavelmente efetiva para a psoríase leve em placas. A irritação é o efeito colateral mais comum.

C. Luz solar natural

A luz solar natural, quando possível, costuma ser muito útil. Antes das 10 horas da manhã e após as 2 horas da tarde, o paciente deve deitar por 15 a 20 minutos de cada lado duas a três vezes por semana. Para os pacientes com > 10% da área corporal total acometida, deve ser considerado o encaminhamento para a dermatologia para uso de fototerapia ou agentes imunossupressores.

D. Acitretina

A acitretina é um retinoide oral que é usado quando há acometimento de palmas e solas ou quando as lesões são recobertas com escamas muito espessas. Ela é frequentemente usada em combinação com tratamentos tópicos ou com fototerapia; porém, a acitretina pode ser efetiva como monoterapia para a psoríase palmoplantar. Ela é administrada em doses de 10 a 50 mg/dia. Em doses mais altas, o principal efeito colateral é o ressecamento severo da pele. A acitretina está contraindicada em mulheres gestantes ou que desejam engravidar, pois a gestação está contraindicada por três anos após a suspensão do fármaco. As tetraciclinas devem ser evitadas durante o tratamento devido a uma interação medicamentosa que pode aumentar o risco de pseudotumor cerebral. Pode haver hiperlipidemia em até um terço dos pacientes. Assim, deve ser feito monitoramento cuidadoso de triglicerídeos e colesterol.

▶ Prognóstico

A psoríase é uma doença crônica caracterizada por exacerbações e remissões. Uma história familiar positiva, início precoce e envolvimento extenso são fatores de mau prognóstico.

ROSÁCEA

FUNDAMENTOS DO DIAGNÓSTICO

▶ Algumas vezes chamada de acne do adulto, a rosácea é mais comum em mulheres com idade de 40 a 50 anos, sendo caracterizada por rubor.

▶ As lesões afetam a porção central da face (nariz, bochechas, fronte e queixo).

▶ As lesões primárias são pápulas eritematosas e pústulas (Figura 49-10).

▶ As alterações secundárias incluem telangiectasias confluentes com eritema.

▶ O diagnóstico diferencial inclui acne, dermatite perioral e lúpus eritematoso sistêmico.

▶ Patogênese

Embora a causa da rosácea não seja conhecida, qualquer estímulo que aumente a temperatura da pele da cabeça e pescoço pode desencadear rubor, incluindo luz solar, banho quente, exercícios, álcool, bebidas quentes e alimentos picantes. O rubor frequente, por sua vez, pode causar alterações inflamatórias e microvasculares que levam ao desenvolvimento da rosácea.

▶ Complicações

O envolvimento ocular (blefarite, conjuntivite) pode ocorrer em até 50% dos pacientes. Alguns casos podem progredir para rinofima (nariz bulboso e de tamanho aumentado).

▶ Tratamento

A. Filtros solares

Os pacientes podem reduzir seus sintomas evitando fatores desencadeantes e aplicando filtros solares com fator de proteção solar ≥ 30 diariamente. Devem ser recomendados filtros solares de amplo espectro com proteção para UVA e UVB.

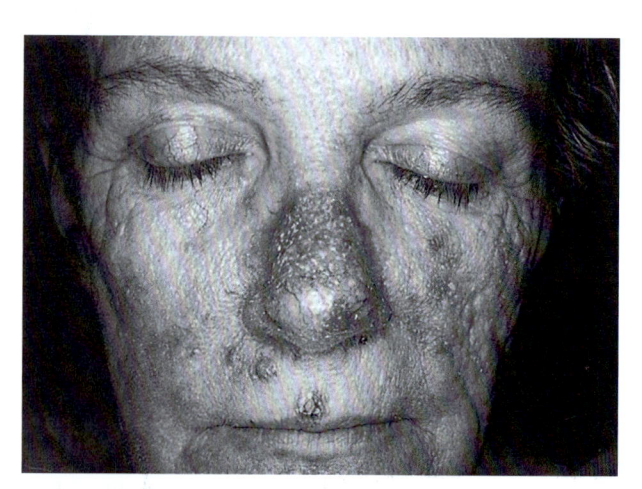

▲ **Figura 49-10** Rosácea. Pápulas e pústulas na porção central da face com aumento do nariz e telangiectasias.

B. Antibióticos tópicos

Os antibióticos tópicos incluem metronidazol a 0,75% em creme ou gel aplicados duas vezes ao dia e a sulfacetamida de sódio a 10%/enxofre a 5% em loção aplicada duas vezes ao dia.

C. Antibióticos sistêmicos

Os antibióticos sistêmicos são efetivos para o tratamento de pápulas e pústulas inflamatórias. Minociclina 100 mg por via oral duas vezes ao dia ou doxiciclina 100 mg por via oral duas vezes ao dia são os mais prescritos. Doses de manutenção de doxiciclina de 20 mg duas vezes ao dia também são efetivas nos pacientes que não respondem ao tratamento tópico isoladamente. Essa dose tem apenas efeitos anti-inflamatórios e, assim, um perfil reduzido de efeitos colaterais.

D. Tratamento com *laser*

Para as telangiectasias, o paciente pode ser encaminhado a um dermatologista para o tratamento com *laser* pulsado. Isso é muito efetivo, embora não previna o desenvolvimento de novas telangiectasias.

DERMATITE DE CONTATO

FUNDAMENTOS DO DIAGNÓSTICO

- A dermatite de contato é uma reação de hipersensibilidade tardia a um antígeno (alérgeno) que entra em contato com a pele e causa prurido grave.
- Os sintomas podem ser agudos ou crônicos:
  - A dermatite de contato aguda pode ser localizada ou generalizada e apresenta padrão linear ou artificial (Figura 49-11). As lesões primárias incluem vesículas e placas eritematosas e edematosas. As alterações secundárias incluem erosões, exsudatos e crostas.
  - A dermatite de contato crônica pode ser localizada ou generalizada e ocorre em padrão linear ou artificial (indicativo de contato externo). As lesões primárias aparecem como placas liquenificadas. As alterações secundárias incluem hiperpigmentação.
- Diagnóstico diferencial: dermatite atópica, escabiose e dermatite irritativa.

Prevenção

Os pacientes devem ser aconselhados a evitar fontes conhecidas de alérgenos. A Tabela 49-3 lista os alérgenos de contato mais frequentes e suas fontes.

Complicações

Se não for tratada, a dermatite pode se disseminar, causando prurido debilitante.

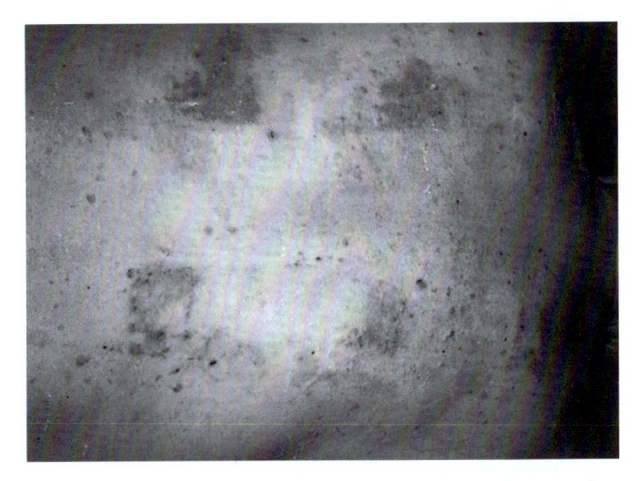

▲ **Figura 49-11** Dermatite de contato. Estas placas com formato quadrado e pruriginosas resultaram dos eletrodos adesivos de uma unidade de estimulação elétrica transcutânea.

Tratamento

Quando há envolvimento de < 10% da superfície corporal, pode-se aplicar uma pomada de esteroide de classe 1 três vezes ao dia por duas a três semanas ou até que haja resolução do prurido e da dermatite. Se houver acometimento de > 10% da área corporal, um curso de tratamento com prednisona em redução gradual é adequado (Quadro 49-2). Na dermatite crônica e extensa, o paciente deve ser encaminhado para a dermatologia

Tabela 49-3 Alérgenos de contato mais frequentes e suas fontes

Alérgenos de contato	Fontes comuns
Níquel	Joias
Ouro	Joias
Mistura de fragrâncias	Produtos para cuidado da pele e cabelos
Timerosal	Vacinas, fármacos oculares e nasais
Quaternium-15	Cosméticos (conservante)
Neomicina	Pomada antibiótica
Formaldeído	Esmalte, cosméticos (conservante)
Metilcloroisotiazolinona/ metilisotiazolinona	Cosméticos (conservante)
Bacitracina	Pomada antibiótica
Tiuran	Luvas de látex, sapatos (produtos de borracha)
Bálsamo do Peru	Fragrância em cosméticos
Cobalto	Objetos metálicos (fivelas, botões, zíperes)
P-parafenilenodiamina	Tintura de cabelo
Carba mix	Elástico de borracha em roupas íntimas

> **Quadro 49-2 Curso de prednisona com redução gradual**
>
> A. Indicações
>   (Prurido severo causado por várias condições clínicas)
>   1. Dermatite de contato com > 10% de área corporal envolvida
>   2. Eczema severo
>   3. Erupção medicamentosa
>
> B. Dose
>   Iniciar com 1 mg/kg (máximo de 60 mg/dia) e reduzir de forma gradual 5 mg ao dia de maneira consecutiva.
>   1. Para paciente de 60 kg, iniciar com 60 mg/dia e reduzir 5 mg ao dia durante um curso de 12 dias.
>   2. Casos graves podem necessitar de curso mais prolongado com 2-3 semanas.
>   3. Embalagens com tratamento pronto (Medrol dosepack) são inadequadas na maioria dos adultos.
>
> C. Efeitos colaterais
>   (Revisar a história do paciente quanto a hipertensão, diabetes, glaucoma.)
>   1. Retenção líquida
>   2. Ganho de peso
>   3. Aumento de apetite
>   4. Alterações de humor
>   5. Inquietação
>   6. Necrose avascular do quadril

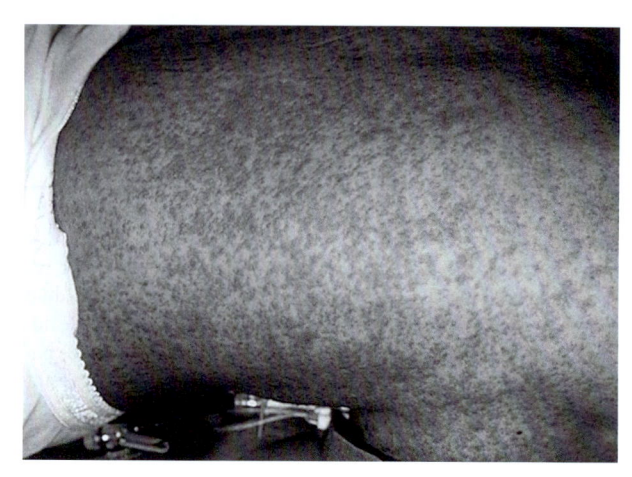

▲ **Figura 49-12** Erupção medicamentosa morbiliforme. Máculas e pápulas no flanco direito e dorso com áreas de confluência. (Reproduzida com permissão de Melvin Lu, MD.)

para realização de testes de contato cutâneo e, possivelmente, para terapia imunossupressora sistêmica crônica.

ERUPÇÃO MEDICAMENTOSA (MORBILIFORME)

FUNDAMENTOS DO DIAGNÓSTICO

▶ Erupções maculopapulares, o tipo mais comum de erupção medicamentosa, costumam ocorrer durante as primeiras duas semanas de tratamento com um novo medicamento.

▶ Os fármacos mais implicados em erupções medicamentosas são penicilinas (ampicilina, amoxicilina), sulfonamidas (sulfametoxazol-trimetoprim), anti-inflamatórios não esteroides (naproxeno, piroxicam), anticonvulsivantes (carbamazepina, fenitoína) e anti-hipertensivos (captopril, diltiazem).

▶ A distribuição das erupções medicamentosas é bilateral e simétrica, iniciando geralmente na cabeça e pescoço ou região superior do tronco e progredindo até os membros.

▶ As lesões primárias são máculas e/ou pápulas eritematosas com áreas de confluência (Figura 49-12).

▶ Algumas vezes há prurido.

▶ O diagnóstico diferencial inclui exantema viral, infecção bacteriana e doença vascular do colágeno.

▶ Complicações

A síndrome de hipersensibilidade a fármacos pode apresentar risco à vida e apresenta-se com a tríade de febre, erupção cutânea (80% morbiliforme) e envolvimento de órgãos internos (hepatite, nefrite, linfadenopatia). Isso ocorre na primeira exposição ao fármaco, com os sintomas iniciando uma a seis semanas após a exposição. Exames laboratoriais para avaliar a possibilidade de envolvimento assintomático de órgãos internos incluem transaminases, hemograma completo, exame comum de urina e creatinina sérica.

A síndrome de Stevens-Johnson é uma forma grave de reação medicamentosa bolhosa que envolve dois ou mais locais de mucosa; as bolhas cutâneas rapidamente rompem e revelam a pele desnuda. Há necessidade de hospitalização, monitoramento cuidadoso e cuidado de suporte de forma precoce no curso da doença.

▶ Tratamento

O fármaco com maior probabilidade de ter causado a erupção deve ser suspenso junto com quaisquer medicamentos desnecessários.

Esteroides tópicos e orais fornecem alívio sintomático. Os regimes incluem creme de esteroide de classe 1 duas vezes ao dia por duas a três semanas ou prednisona oral com redução gradual (ver Quadro 49-2) se os cremes não forem efetivos. A resolução costuma ocorrer dentro de várias semanas.

HERPES-ZÓSTER

FUNDAMENTOS DO DIAGNÓSTICO

▶ O herpes-zóster é causado pela reativação do vírus varicela-zóster nos gânglios de raízes dorsais.

PROBLEMAS CUTÂNEOS COMUNS   CAPÍTULO 49   377

▶ O diagnóstico diferencial inclui herpes simples, eczema herpético, varicela e dermatite de contato aguda.

▶ Princípios gerais em idosos

A dor precede a erupção em > 90% dos casos. Raras vezes não há desenvolvimento da erupção, e a nevralgia é a única manifestação do zóster (zóster sem herpes). Na maioria dos casos, as vesículas agrupadas em distribuição de dermátomo são suficientes para se estabelecer o diagnóstico. Uma lâmina positiva com Tzanck não pode diferenciar entre os vírus herpes simples e varicela-zóster. A cultura viral identifica o herpes simples em 2 a 3 dias; porém, a cultura do varicela-zóster pode demorar uma a duas semanas com frequentes resultados falso-negativos.

▶ Complicações

Os pacientes com envolvimento cutâneo do ramo V1 (oftálmico) do nervo trigêmeo podem experimentar complicações oculares (ceratite, necrose retiniana aguda) e necessitam de exame imediato em lâmpada de fenda por um oftalmologista, em especial se as lesões cutâneas envolverem o lado e a ponta do nariz (sinal de Hutchinson). Os pacientes imunocomprometidos apresentam risco de disseminação da doença, definida como > 20 vesículas fora do dermátomo primário ou imediatamente adjacente. A disseminação cutânea pode ser seguida por envolvimento visceral (pulmões, fígado, cérebro) em 10% desses pacientes de alto risco.

A nevralgia pós-herpética é a dor que persiste após a resolução da erupção cutânea. Esta complicação comum depende da idade, acometendo pelo menos 50% dos pacientes com mais de 60 anos de idade e com frequência envolvendo a face.

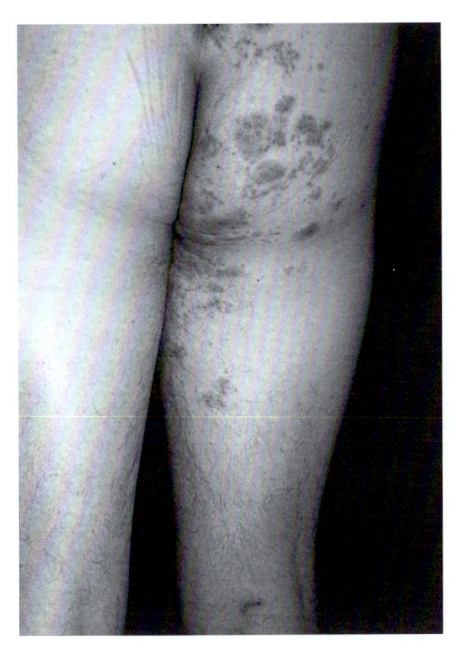

▲ Figura 49-13 Herpes-zóster. Distribuição unilateral em S1 e S2.

- A distribuição das lesões em grupamentos de vesículas é unilateral (Figura 49-13) e dentro de 1 a 2 dermátomos adjacentes (ramos oftálmico do nervo trigêmeo, torácico e cervical são mais afetados).
- As lesões primárias são vesículas (Figura 49-14) sobre base eritematosa. As alterações secundárias consistem em pústulas e crostas.
- A imunossupressão, especialmente por doença maligna hematológica e infecção por HIV, aumenta de forma substancial o risco de herpes-zóster bem como a sua disseminação.

▶ Tratamento

Os fármacos antivirais sistêmicos (aciclovir, fanciclovir, valaciclovir) são efetivos na fase aguda do herpes-zóster e devem ser usados dentro de 48 a 72 horas do início da erupção cutânea. Esses fármacos reduzem a dor aguda, aceleram a cicatrização, evitam a formação de cicatrizes e reduzem a incidência de nevralgia pós-herpética. Os corticosteroides sistêmicos (prednisona) podem ajudar a reduzir a dor aguda, mas não têm efeito sobre a incidência ou gravidade da nevralgia pós-herpética. Embora o perfil de segurança dos fármacos antivirais seja excelente, pode ocorrer cefaleia, náuseas, diarreia e disfunção de sistema nervoso central, rins e fígado. Em casos mais graves, especialmente no zóster disseminado, deve ser considerado o uso inicial de aciclovir intravenoso. Estudos indicam que a terapia oral é tão efetiva quanto a terapia intravenosa no zóster oftálmico.

▶ Prevenção

A vacina contra o herpes-zóster (Zostavax) pode ser usada em pacientes com 60 anos de idade ou mais para reforçar sua imunidade diminuída contra o vírus da varicela de forma a evitar a reativação do herpes-zóster e reduzir o risco de nevralgia pós-herpética.

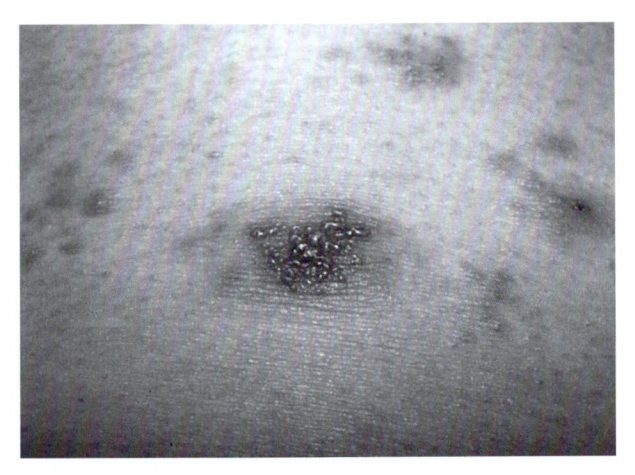

▲ Figura 49-14 Herpes-zóster. O mesmo paciente da Figura 49-13 com vesículas agrupadas sobre base eritematosa.

Prognóstico

O dermátomo acometido em geral cicatriza dentro de 3 a 4 semanas e, algumas vezes, pode haver a formação de cicatrizes. A nevralgia pós-herpética é a principal causa de morbidade.

ESCABIOSE

FUNDAMENTOS DO DIAGNÓSTICO

- O ácaro *Sarcoptes scabiei* habita o estrato córneo humano. As lesões iniciais características são sulcos lineares ou serpiginosos (túneis; Figura 49-15) de 3 a 8 mm, em geral com um ponto cinzento em uma das extremidades (ácaro).
- Os espaços interdigitais das mãos, superfície volar dos punhos, pênis e aréolas estão comumente envolvidos.
- As alterações secundárias incluem pápulas e nódulos (escabiose nodular), dermatite eczematosa difusa, placas crostosas hiperceratóticas espessas (escabiose crostosa ou norueguesa) e vesículas ou bolhas.
- O prurido é intratável e debilitante.
- O diagnóstico diferencial inclui dermatite atópica, dermatite de contato, erupção medicamentosa e penfigoide bolhoso urticariforme.

Princípios gerais em idosos

O contato corporal íntimo é o modo mais comum de transmissão. A transmissão por fômites é rara, pois a fêmea do ácaro não sobrevive fora do hospedeiro por > 24 a 36 horas. Os fatores de risco incluem morar em clínicas geriátricas, ser portador de HIV e Aids e viver em condições de aglomeração.

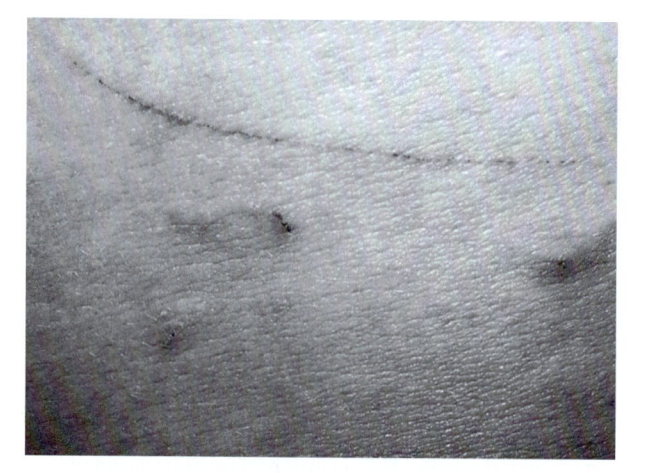

▲ **Figura 49-15** Escabiose. Túneis serpiginosos de 3 a 8 mm acima de escoriação linear.

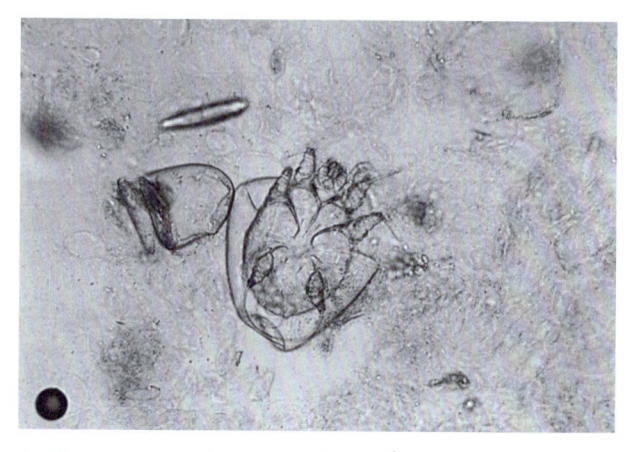

▲ **Figura 49-16** Microscopia direta. Ácaro da escabiose recém-saído de um ovo. (Reproduzida com permissão de Neill Peters, MD.)

Achados microscópicos

O diagnóstico é confirmado (descoberta de ácaros, ovos [Figura 49-16] ou fezes) com o uso da microscopia direta em um teste simples à beira do leito.

A. Coleta do material

Colocar uma gota de óleo mineral no centro de uma lâmina de vidro. Tocar com a parte afiada de uma lâmina de bisturi 15 sobre a gota (de forma que o material fique aderido à lâmina). Segurar a lâmina perpendicularmente à pele, raspar um túnel epidérmico para remover o estrato córneo. O sangramento puntiforme indica a profundidade correta. Colocar o conteúdo no centro da lâmina de vidro. Escolher dois outros túneis e repetir os passos 2 a 4 para aumentar a positividade do exame. Colocar a cobertura da lâmina sobre o material e pressionar delicadamente.

B. Ajustes do microscópio

Usar objetiva de 4x para examinar a lâmina.

Complicações

A escabiose nodular é uma reação de hipersensibilidade pruriginosa contra restos do ácaro. As lesões são nódulos eritematosos ou vermelho-amarronzados endurecidos que ocorrem na genitália e axila. Os pacientes imunocomprometidos podem desenvolver escabiose crostosa ou norueguesa com extensa formação de crostas amareladas. A escabiose norueguesa é extremamente contagiosa, pois cada crosta contém centenas de ácaros. Epidemias de escabiose em clínicas geriátricas são relativamente comuns e costumam passar despercebidas por longos períodos.

Tratamento

Os objetivos do tratamento incluem a erradicação do ácaro, o alívio do prurido e a prevenção da transmissão.

A. Escabicida

O paciente e todos os contatos próximos devem ser tratados simultaneamente, incluindo aqueles assintomáticos.

1. Permetrina — O creme de permetrina a 5% é o tratamento tópico mais efetivo. Prescreve-se um tubo de 60 g para aplicação no corpo todo. Os pacientes podem ser instruídos a tomar banho e secarem-se completamente antes da aplicação. O creme deve ser aplicado em toda a superfície cutânea (do pescoço para baixo), com atenção particular a espaços interdigitais, pés, genitália e locais intertriginosos. O creme deve ser retirado com água após oito horas. Este tratamento é repetido em sete dias. A adesão resultará em taxa de cura > 90%.

2. Ivermectina — A ivermectina a 0,2 mg/kg como dose oral e repetida em 10 a 14 dias é uma alternativa segura e eficaz ao tratamento tópico. Porém, devem ser usadas duas doses com intervalo de duas semanas entre elas, pois o fármaco só mata os ácaros, e não os ovos.

B. Prurido

Mesmo após a erradicação bem-sucedida dos ácaros, pode haver persistência de prurido severo por 3 a 4 semanas. Este sintoma muitas vezes incapacitante costuma não ser valorizado, levando a desconforto e sofrimento desnecessários. Os pacientes podem receber tratamentos repetidos para escabiose na crença errônea de que a infestação persiste.

Pode-se aplicar pomadas de esteroides de classe 1 duas ou três vezes ao dia por duas a quatro semanas ou até a resolução completa do prurido. Pode haver necessidade de tratamento com prednisona em redução gradual (ver Quadro 49-2) para o manejo de pacientes com prurido incapacitante.

C. Prevenção da transmissão

Todas as roupas usadas dentro de dois dias do tratamento, toalhas e roupas de cama devem ser lavadas em máquina com água quente ou lavadas a seco. O manejo de surtos em clínicas geriátricas exige experiência clínica e epidemiológica e possivelmente o envolvimento de especialistas em saúde pública.

► Prognóstico

As pessoas imunocompetentes têm boa evolução com a terapia-padrão. A escabiose crostosa, geralmente em imunocomprometidos, pode necessitar de > 2 aplicações de escabicidas tópicos ou de ivermectina (ou uma combinação deles).

PENFIGOIDE BOLHOSO

FUNDAMENTOS DO DIAGNÓSTICO

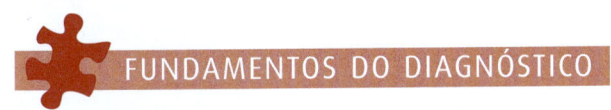

► O penfigoide bolhoso é uma doença autoimune em que anticorpos são dirigidos contra componentes da membrana basal da pele.

► A distribuição das lesões pode ser localizada ou generalizada sobre as extremidades ou tronco.

► As lesões primárias são vesículas ou bolhas tensas cheias de líquido seroso ou serossanguinolento (Figura 49-17). As lesões primárias no penfigoide bolhoso urticariforme são vergões e placas eritematosas e edematosas. Esta última apresentação é menos comum (Figura 49-18).

► As alterações secundárias são erosões, úlceras e crostas.

► O prurido pode ser incapacitante.

► O diagnóstico diferencial inclui reações bolhosas a medicamentos, pênfigo, dermatite de contato, escabiose e picadas de artrópodes.

► Princípios gerais em idosos

O penfigoide bolhoso (PB) é uma doença crônica que ocorre primariamente em idosos e pode estar associada com morbidade

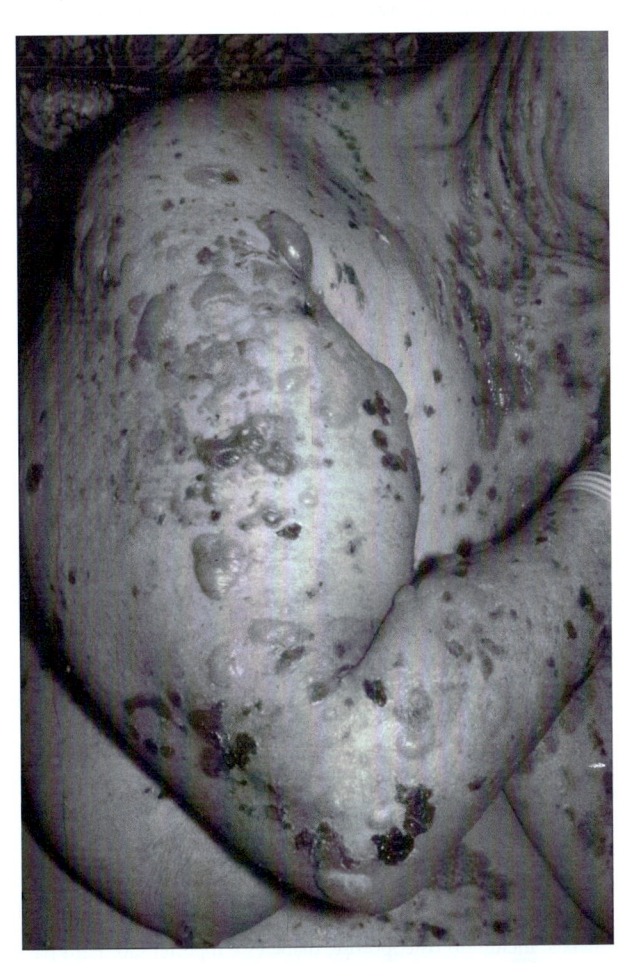

▲ **Figura 49-17** Penfigoide bolhoso. Bolhas tensas com 1 a 3 cm com erosões secundárias e crostas hemorrágicas (Reproduzida com permissão de Dana Sachs, MD.)

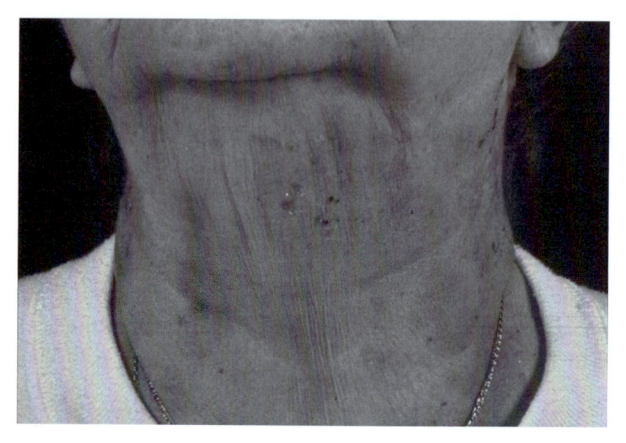

Figura 49-18 Penfigoide bolhoso urticariforme. Placas eritematosas levemente edematosas com crostas hemorrágicas puntiformes e escoriações.

significativa. Algumas vezes o PB pode ser causado por fármacos. Diuréticos, antibióticos e inibidores da enzima conversora da angiotensina foram implicados. O diagnóstico do PB exige duas biópsias para confirmação do diagnóstico. Uma biópsia com técnica *punch* de 4 mm na margem de uma bolha demonstra separação subepidérmica com eosinófilos e linfócitos. Uma biópsia perilesional para imunofluorescência direta demonstra a ligação de imunoglobulinas G e C3 em um padrão linear ao longo da zona da membrana basal.

▶ Complicações

As complicações costumam ser causadas por coçadura extensa, a qual causa erosões e úlceras que podem ter infecção secundária e formação de cicatrizes.

▶ Tratamento

Corticosteroides tópicos superpotentes podem ser usados com sucesso na doença localizada (menos de 5% da superfície corporal total) com riscos significativamente menores em comparação com esteroides orais.

A nicotinamida (1,5 g/dia) em combinação com minociclina (100 mg 2x/dia) ou tetraciclina (2 g/dia) pode ser tentada em pacientes com contraindicações aos corticosteroides orais e que não respondem adequadamente à terapia tópica isolada.

A terapia com corticosteroides orais tem sido bastante usada e é muito efetiva quando empregada em altas doses e reduzida gradualmente ao longo de período maior de tempo (p. ex., prednisona 0,5 a 1 mg/kg com redução gradual lenta ao longo de 6 a 12 meses); porém, em idosos, os efeitos colaterais podem ser substanciais, incluindo osteoporose, diabetes e hipertensão. Para pacientes que usam > 5 mg ao dia por mais de três meses, a profilaxia contra a osteoporose inclui o uso de bifosfonados e a suplementação com cálcio diário (1.500 mg/dia) e vitamina D (800 UI/dia).

Os casos difíceis de serem tratados devem ser encaminhados à dermatologia para tratamento com agente imunossupressivo poupador de esteroides, como metotrexato, ciclosporina, azatioprina ou micofenolato de mofetil.

▶ Prognóstico

O PB é uma doença crônica com múltiplas remissões e exacerbações. A morbidade e a mortalidade estão aumentadas em pacientes com PB, mas podem ser reduzidas com o tratamento adequado e imediato.

CERATOSE ACTÍNICA

FUNDAMENTOS DO DIAGNÓSTICO

▶ A ceratose actínica é uma lesão precursora do carcinoma epidermoide.

▶ A distribuição das lesões inclui face, lábios, orelhas, dorso das mãos e antebraços (fotodistribuição).

▶ As lesões primárias são pápulas e placas escamosas brancas, aderentes e com superfície áspera com 3 a 10 mm (Figura 49-19), geralmente sobre base eritematosa.

▶ A palpação revela uma textura do tipo arenosa. As lesões costumam ser mais palpáveis que visíveis.

▶ O diagnóstico diferencial inclui dermatite seborreica seca e hiperceratose de retenção.

▶ Princípios gerais em idosos

As ceratoses actínicas são mais comuns em pessoas de cor branca e estão diretamente relacionadas à exposição solar cumulativa

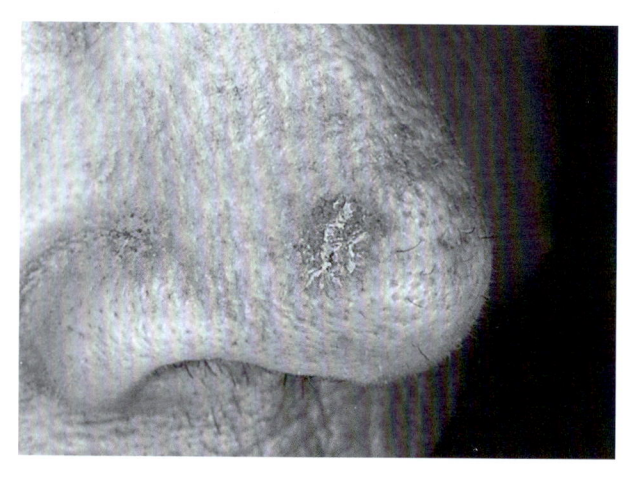

Figura 49-19 Ceratose actínica. Esta é uma pápula escamosa, aderente e irregular na ponte nasal à direita.

ao longo da vida. Os pacientes imunossuprimidos, sobretudo os receptores de transplantes, têm risco elevado de ceratoses actínicas. O uso diário de filtros solares, camisas de manga longa, chapéus de aba larga e evitar o sol podem prevenir tais lesões.

▶ Complicações

As taxas de conversão de ceratoses actínicas em cânceres de pele não melanoma são estimadas entre 6 e 10% em um período de 10 anos.

▶ Tratamento

A crioterapia (ver Quadro 49-1) com dois ciclos de congelamento-descongelamento é recomendada para as ceratoses actínicas. Nos casos de dano actínico extenso, recomenda-se a terapia de campo com o uso de um tratamento tópico. O creme de imiquimod a 5% e o creme de 5-fluorouracil a 5% são dois medicamentos aprovados pelo FDA para tratamento tópico de ceratoses actínicas.

O creme de fluorouracil a 5% é aplicado duas vezes ao dia por 3 a 4 semanas até que se obtenha eritema e formação de crosta. A aplicação é então suspensa e permite-se que a pele cicatrize. Pode ser necessária a aplicação de corticosteroides tópicos se a reação for exuberante ou se o paciente experimentar prurido excessivo. A taxa de cura é de aproximadamente 50% (i.e., 50% dos pacientes apresentam resolução completa de todas as lesões).

O creme de imiquimod a 5% é aplicado duas vezes por semana por 16 semanas. As reações ao imiquimod são menos previsíveis do que aquelas do 5-fluorouracil, pois a molécula é um imunomodulador e sua ação depende do estado imune do hospedeiro. A taxa de cura está ao redor de 50%.

Os principais problemas dos tratamentos tópicos são reações inflamatórias graves que podem ser desconfortáveis e possivelmente levar à formação de cicatrizes. O imiquimod também pode causar uma resposta inflamatória sistêmica com sintomas do tipo influenza, febre, calafrios e mal-estar. O benefício adicional da terapia tópica é o tratamento de lesões subclínicas.

Os pacientes com ceratoses actínicas devem ser examinados anualmente e também apresentam risco de carcinoma basocelular, carcinoma epidermoide e melanoma.

CARCINOMA BASOCELULAR

FUNDAMENTOS DO DIAGNÓSTICO

- ▶ O carcinoma basocelular é o câncer de pele mais comum (~ 75%) e está relacionado com a exposição crônica à luz ultravioleta.
- ▶ O carcinoma basocelular é derivado das células-tronco na camada basal da epiderme.
- ▶ A cabeça e o pescoço são mais frequentemente envolvidos; o nariz é o local mais comum.
- ▶ As lesões primárias são pápulas ou nódulos translúcidos ou perolados (Figura 49-20), em geral com telangiectasias visíveis. As alterações secundárias incluem ulceração ou formação de crostas.
- ▶ A principal queixa é de que a lesão "abre, sangra ou não cicatriza".
- ▶ Há necessidade de biópsia (técnica *shaving* ou *punch*) para a confirmação do diagnóstico.
- ▶ Carcinoma epidermoide, ceratoacantoma e hiperplasia sebácea estão incluídos no diagnóstico diferencial.

▶ Complicações

Embora o carcinoma basocelular (CBC) raramente forme metástases, se não houver tratamento, ele pode se tornar localmente invasivo e se estender até a cartilagem, fáscia, músculo e osso subjacente.

▶ Tratamento

Eletrodissecação e curetagem (ED&C) e excisão têm taxas de cura comparáveis de 90% para tumores de baixo risco.

A cirurgia de Mohs é a técnica mais efetiva (taxa de cura de 98 a 100%) e está indicada para os tumores de alto risco.

A terapia tópica para o CBC superficial comprovado por biópsia pode ser realizada com creme de 5-fluorouracil a 5% ou creme de imiquimod a 5% em lesões pequenas (menos de 2 cm) localizadas no tronco ou nas extremidades proximais. As taxas de cura estão ao redor de 90% para o 5-fluorouracil e 80% para o creme de imiquimod a 5%. A adesão do paciente ao regime de tratamento do fabricante é necessária para se obter essas taxas de cura.

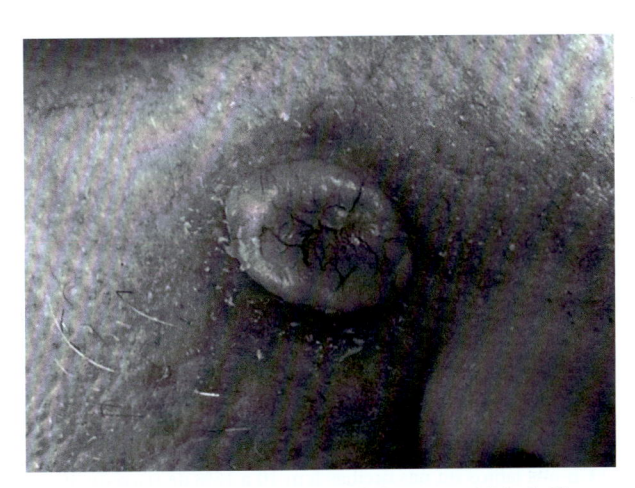

▲ **Figura 49-20** Carcinoma basocelular. Um nódulo brilhante de 1,5 cm com telangiectasias adjacentes à ala nasal direita.

Prognóstico

Os pacientes com CBC considerados de alto risco para recorrência e metástases têm um ou mais dos seguintes: tumor recorrente; tumor no tronco e extremidades > 2 cm; tumor na cabeça e pescoço > 1 cm; tumor com margens maldefinidas; tumor em hospedeiro imunossuprimido; e tumor que ocorre em local de irradiação prévia. A taxa de recorrência com a terapia-padrão (ED&C ou excisão) para esses tumores de alto risco são > 10%.

Nos pacientes com CBC prévio, o risco cumulativo em três anos para a recorrência do CBC é de aproximadamente 44%. Para a maioria dos pacientes, um exame anual da pele é suficiente para detectar novos CBCs. Como o número de cânceres de pele prévios é um forte fator de risco para cânceres de pele subsequentes, os pacientes com múltiplos CBCs devem ser examinados com maior frequência.

CARCINOMA EPIDERMOIDE

FUNDAMENTOS DO DIAGNÓSTICO

- O carcinoma epidermoide deriva dos queratinócitos acima da camada basal da epiderme, geralmente com ceratoses actínicas como lesões precursoras.
- Cabeça, pescoço, dorso das mãos e antebraços são acometidos.
- As lesões primárias são pápulas, placas ou nódulos endurecidos (Figura 49-21). As alterações secundárias incluem escamas irregulares aderentes, erosão central ou ulceração com crosta.
- A lesão não cicatriza ou se rompe e sangra.
- Há necessidade de biópsia por técnica *shave* ou *punch* para a confirmação do diagnóstico.
- O diagnóstico diferencial inclui carcinoma basocelular e ceratoacantoma.

Princípios gerais em idosos

O carcinoma epidermoide (CE) compreende cerca de 20% de todos os cânceres de pele, tendo a capacidade de gerar metástases. Se houver suspeita de CE, é recomendada a palpação dos linfonodos regionais. O CE deve ser suspeitado em qualquer nódulo, placa ou úlcera persistente, especialmente quando isso ocorrer na pele com dano solar, lábio inferior, em áreas de irradiação prévia, em cicatrizes antigas de queimaduras ou na genitália. Os pacientes imunossuprimidos (p. ex., receptores de transplantes) estão em risco elevado para CE em função de problemas na imunidade celular.

Complicações

O CE nos lábios ou nas orelhas tem 10 a 15% de risco de disseminação para linfonodos cervicais. A taxa global de metástases de todos os locais da pele varia de < 1 a 5%.

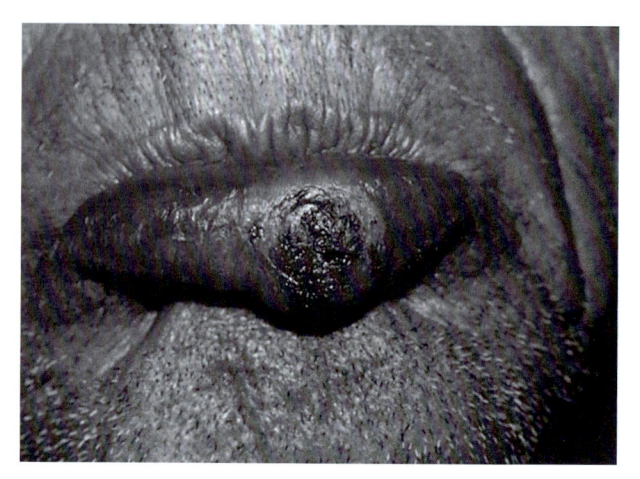

▲ **Figura 49-21** Carcinoma epidermoide. Este nódulo duro 2,5 x 2,5 cm com crosta hemorrágica seca sobrejacente apresenta risco de disseminação para linfonodos cervicais. (Reproduzida com permissão de Melvin Lu, MD.)

Tratamento

ED&C e excisão têm taxas de cura comparáveis de 90% para tumores de baixo risco. A cirurgia de Mohs é a técnica mais efetiva (taxa de cura de 98 a 100%) e está indicada nos tumores de alto risco.

Prognóstico

Os pacientes com CE considerados de alto risco para recorrência e metástases têm um ou mais dos seguintes: tumor recorrente; tumor no tronco e extremidades > 2 cm; tumor na cabeça e pescoço > 1 cm; tumor que ocorre em genitália, lábios, orelhas, locais de irradiação prévia ou cicatrizes; tumor com margens maldefinidas; e tumor em hospedeiro imunossuprimido. A taxa de recorrência com as modalidades de tratamento-padrão (ED&C ou excisão) é de mais de 10%.

Para os pacientes com CE prévio, o risco cumulativo em três anos para outro CE é de cerca de 18%. Recomenda-se exames anuais de acompanhamento por pelo menos três anos. Como o número de cânceres de pele prévios é um forte fator de risco para cânceres de pele subsequentes, os pacientes com múltiplos CEs devem ser examinados com frequência maior.

MELANOMA

FUNDAMENTOS DO DIAGNÓSTICO

- O melanoma, derivado dos melanócitos, tem o maior potencial para gerar metástases.
- O tronco e as pernas são afetados mais que a face e o pescoço, embora a face e o pescoço tenham mais chance de serem afetados em idosos.

PROBLEMAS CUTÂNEOS COMUNS — CAPÍTULO 49

- A lesão primária é uma mácula, pápula, placa ou nódulo de cor marrom-preta com ≥ 1 das seguintes características (Figura 49-22): assimetria, bordas irregulares, variação de cor, diâmetro > 6 mm.
- Os pacientes podem notar um aumento de tamanho (diâmetro) de uma lesão pigmentada e sangramento.
- As lesões devem ser excisadas com uma margem de pele clinicamente normal até a gordura subcutânea.
- O diagnóstico diferencial inclui ceratose seborreica, lentigo solar, nevo displásico e CBC pigmentado.

Princípios gerais em idosos

A incidência de melanoma está aumentando mais rapidamente do que qualquer outro câncer. A probabilidade vitalícia de desenvolver melanoma em uma pessoa nos Estados Unidos (EUA) nascida em 2012 é estimada em 1 para 36 em homens e 1 para 55 em mulheres. O melanoma é o quinto câncer mais comum em homens e o sexto câncer mais comum em mulheres.

Os homens mais velhos apresentam a maior incidência de melanoma e as maiores taxas de mortalidade por melanoma. Nos EUA, a incidência de tumores espessos (> 4 mm) continuou a aumentar em homens com 60 anos de idade ou mais. Quase 50% de todas as mortes por melanoma envolvem homens brancos com 50 anos de idade ou mais.

Os fatores de risco incluem compleição clara (cabelos ruivos-loiros), queimaduras solares com formação de bolhas na infância, tendência a pouco bronzeamento e a queimadura fácil e história familiar positiva. Fatores de risco adicionais na população de meia-idade incluem idade > 50 anos, sexo masculino e história de ceratoses actínicas ou cânceres de pele não melanoma.

Complicações

O melanoma não tratado apresenta alto risco de metástases para linfonodos, fígado, pulmões e cérebro.

Tratamento

O melanoma é tratado por excisão cirúrgica com margens determinadas pela espessura do tumor histológico (profundidade Breslow). A avaliação de envolvimento de linfonodos com a biópsia de linfonodo sentinela é recomendada para melanomas primários com profundidade maior que 1 mm e para tumores ≤ 1 mm quando houver ulcerações ou mitoses histológicas. A frequência do acompanhamento, de exames laboratoriais e exames de imagem depende do estágio da doença.

Prognóstico

A espessura do tumor e a presença ou ausência de ulceração histológica são os fatores prognósticos mais importantes. Os pacientes com melanomas finos (< 1 mm) apresentam o melhor prognóstico (taxa de sobrevida em cinco anos > 90%), enquanto aqueles com tumores espessos (> 4 mm) apresentam taxa de sobrevida em cinco anos de 49%. Para os pacientes com envolvimento de linfonodos, o número de linfonodos afetados determina o prognóstico global.

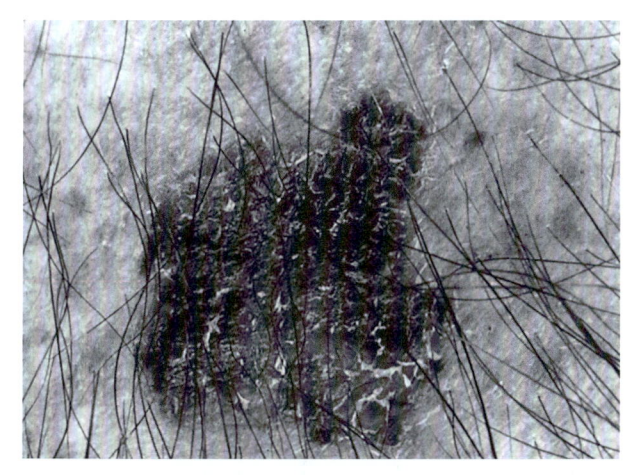

▲ **Figura 49-22** Melanoma. Placa 2 x 2 cm no tórax com sombras variadas de marrom e preto, assimetria e bordas irregulares.

Balch CM, Gershenwald JE, Soong SJ, et al. Final version of 2009 AJCC melanoma staging and classification. *J Clin Oncol*. 2009;27(36):6199-6206.

Currie BJ, McCarthy JS. Permethrin and Ivermectin for scabies. *N Engl J Med*. 2010;362(8):717-725.

Draelos ZD. The multifunctionality of 10% sodium sulfacetamide, 5% sulfur emollient foam in the treatment of inflammatory facial dermatoses. *J Drugs Dermatol*. 2010;9(3):234-236.

Giesse JK, Rich P, Pandya A, et al. Imiquimod 5% cream for the treatment of superficial basal cell carcinoma: A double-blind, randomized, vehicle-controlled study. *J Am Acad Dermatol*. 2002;47(3):390-398.

Marcil I, Stern RS. Risk of developing a subsequent nonmelanoma skin cancer in patients with a history of nonmelanoma skin cancer. *Arch Dermatol*. 2000;136(12):1524-1530.

National Comprehensive Cancer Network (NCCN) clinical practice guidelines in oncology. Basal cell and squamous cell skin cancers. Version 2.2013. http://www.nccn.org/professionals/physician_gls/pdf/nmsc.pdf

National Comprehensive Cancer Network (NCCN) clinical practice guidelines in oncology. Melanoma. Version 3.2014. http://www.nccn.org/professionals/physician_gls/pdf/melanoma.pdf

Sigurgeirsson B Olafsson JH, Steinsson JB, Paul C, Billstein S, Evans EG. Long-term effectiveness of treatment with terbinafine vs itraconazole in onychomycosis: a 5-year blinded prospective follow-up study. *Arch Dermatol*. 2002;138(3):353-357.

Sullivan JR, Shear NH. Drug eruptions and other adverse drug effects in aged skin. *Clin Geriatr Med*. 2002;18(1):21-42.

Walker GJ, Johnstone PW. Interventions for treating scabies. *Cochrane Database Syst Rev*. 2000;(2):CD000320.

50 Distúrbios do sono

Diana V. Jao, MD
Cathy A. Alessi, MD

FUNDAMENTOS DO DIAGNÓSTICO

- Os pacientes com insônia podem se queixar de má qualidade do sono, fadiga diurna, irritabilidade ou problemas de concentração.
- Os sintomas noturnos de apneia do sono podem incluir roncos, engasgos e alterações da respiração.
- Alguns distúrbios do sono são mais comuns com doenças neurológicas, como demência e doença de Parkinson.
- Dependendo do distúrbio do sono em particular, os diagnósticos são feitos clinicamente ou com o uso da polissonografia.

Princípios gerais em idosos

O relato do Institute of Medicine "Sleep Disorders and Sleep Deprivation: An Unmet Public Health Problem" salientou a prevalência e as associadas consequências deletérias para a saúde desses problemas. Dificuldades de sono e vários distúrbios primários do sono aumentam de prevalência com a idade. Porém, em idosos, a insônia com maior frequência está associada a outros problemas clínicos em vez de se apresentar como insônia primária. Essa "insônia comórbida" costuma coexistir e pode exacerbar ou levar a problemas clínicos e psicossociais adicionais. Por essa razão, os distúrbios do sono em idosos devem ser abordados como uma síndrome geriátrica, pois as causas costumam ser multifatoriais.

A prevalência de dificuldades no sono varia conforme esses problemas são identificados e definidos, mas estudos sugerem que mais de 50% das pessoas idosas da comunidade e > 65% dos moradores de instituições de longa permanência experimentam dificuldades para dormir. Muitos idosos da comunidade usam medicamentos com ou sem prescrição médica para dormir.

A arquitetura do sono pode ser descrita com base em achados da polissonografia, a qual envolve vários canais (p. ex., eletroencefalograma, eletro-oculograma, eletromiografia) de registros fisiológicos durante o sono. Com base na polissonografia, o sono pode ser classificado em dois estados: sono sem movimentos oculares rápidos (NREM) e sono com movimentos oculares rápidos (REM). O sono NREM é ainda dividido em três estágios, onde N1 é o sono mais leve, N2 é onde se passa o maior período do sono e N3 é o sono profundo. Os sonos N1 e N2 aumentam com a idade, enquanto o N3 diminui. Os padrões alterados do sono incluem redução da eficiência do sono (tempo adormecido como porcentagem do tempo na cama), diminuição do tempo total de sono, aumento da latência do sono (tempo para adormecer), mais despertares durante a noite, mais sonecas diurnas e outras alterações.

Os pacientes podem não relatar as queixas do sono a menos que sejam especificamente questionados. Os sintomas de apresentação se sobrepõem de forma significativa entre os vários distúrbios do sono (Figura 50-1).

INSÔNIA

Achados clínicos

A. Sinais e sintomas

É comum haver dificuldade ocasional para adormecer ou permanecer dormindo. Para diagnosticar a insônia, a 2ª edição da *International Classification of Sleep Disorders* (ICSD2) exige que a pessoa tenha uma queixa em relação ao sono (i.e., dificuldade para iniciar o sono, dificuldade para manter o sono, acordar muito cedo ou apresentar sono que não é restaurador ou que tem qualidade ruim), a queixa do sono deve ocorrer apesar de oportunidades e circunstâncias adequadas para o sono e deve haver déficit diurno relacionado com a dificuldade de sono noturno (p. ex., fadiga ou mal-estar, distúrbio do humor ou irritabilidade, sonolência diurna). A insônia pode ser classificada com base na duração dos sintomas, mas as definições baseadas na duração variam. Em geral, a insônia deve estar presente por pelo menos um mês para ser considerada uma insônia crônica.

DISTÚRBIOS DO SONO CAPÍTULO 50 385

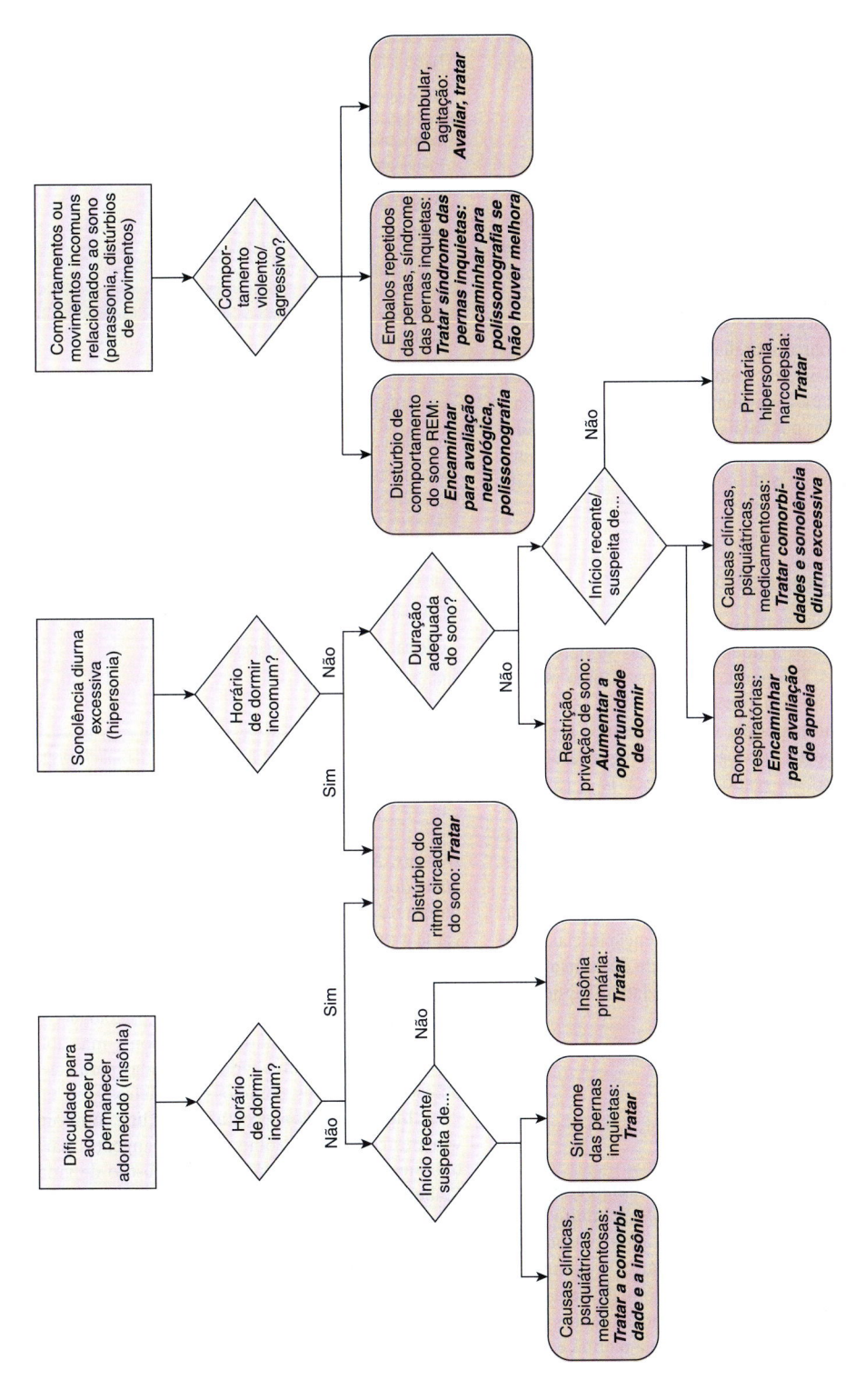

▲ **Figura 50-1** Recomendações baseadas em evidências para avaliação e manejo dos distúrbios do sono em idosos. (Reproduzida com permissão de Bloom HG, Ahmed I, Alessi CA, et al. Evidence-based recommendations for the assessment of sleep disorders in older persons. *J Am Geriatr Soc.* 2009;57(5):761-789).

B. História do paciente

Uma história detalhada é fundamental na determinação das causas da insônia. Fatores importantes incluem estressores recentes e sintomas de depressão, ansiedade ou outros transtornos psiquiátricos.

C. Testes especiais

Os instrumentos que podem ser úteis na avaliação da insônia incluem questionários de sono, registros de sono, listas de verificação de sintomas, testes de rastreamento psicológico e entrevistas com parceiros de leito. Exemplos de questionários autoadministrados são o Insomnia Severity Index (específico para a insônia) e o Pittsburgh Sleep Quality Index (um questionário geral para problemas de sono). A polissonografia e/ou a actigrafia de pulso (que estima o sono e o despertar com base em movimentos do pulso) não são indicados para a avaliação de rotina da insônia a menos que sejam indicados por sinais e sintomas de comorbidades do sono. Os exames laboratoriais também devem ser guiados com base em sinais e sintomas de comorbidades que pareçam estar associadas à insônia.

▶ Diagnóstico diferencial

Em idosos, causas comuns de insônia são problemas psicológicos, sintomas relacionados a doenças clínicas subjacentes e efeitos de medicamentos. Em geral, múltiplos fatores podem contribuir para a insônia no paciente idoso.

Muitas condições clínicas podem interferir com o sono, incluindo dor crônica, dispneia, doença do refluxo gastresofágico e noctúria. Medicamentos são responsáveis por 10 a 15% dos casos de insônia. A Tabela 50-1 lista agentes causadores comuns. Muitos outros agentes podem alterar o sono, incluindo cafeína e nicotina. A cafeína é um ingrediente em muitos medicamentos vendidos sem receita médica e alimentos, sendo que muitas pessoas não sabem que estão ingerindo produtos contendo cafeína. O uso de álcool à noite, apesar de causar sonolência inicial, pode interferir com a arquitetura do sono mais tarde durante a noite e piorar o sono. A abstinência de agentes sedativo-hipnóticos também pode piorar a insônia.

▶ Tratamento

A. Comportamental

A maioria das diretrizes publicadas recomenda tratamentos psicológicos e comportamentais como terapia de primeira linha para o manejo da insônia crônica. A terapia cognitivo-comportamental para a insônia costuma combinar vários tratamentos, incluindo controle de estímulos, restrição de sono e terapia cognitiva. O controle de estímulos promove comportamentos como estabelecer horários regulares para levantar pela manhã e deitar à noite, utilizando o quarto apenas para dormir e atividade sexual, indo para a cama apenas quando estiver com sono e saindo da cama se não conseguir dormir e evitando ou limitando as sonecas. A terapia de restrição do sono busca melhorar a eficiência do sono causando modesta privação do sono (limitando o tempo na cama) e depois aumentando gradualmente o tempo na cama à medida que a eficiência do sono melhora. A terapia cognitiva se concentra na correção de ideias e pensamentos errados em relação ao sono. A terapia cognitivo-comportamental para a insônia é geralmente manejada por psicólogo com experiência em medicina comportamental do sono, mas abordagens mais simples foram desenvolvidas e testadas para serem usadas por outros profissionais, como os enfermeiros.

A higiene do sono costuma ser um componente de intervenções comportamentais mais abrangentes para a insônia. A higiene do sono aborda fatores do estilo de vida e ambientais (Tabela 50-2). Porém, a simples higiene do sono de forma isolada raras vezes é efetiva no paciente com insônia crônica severa de longa duração. Outras intervenções comportamentais podem incluir medicamentos e técnicas de relaxamento para orientar os pacientes no reconhecimento e alívio da tensão e da ansiedade.

B. Farmacológico

1. Medicamentos com prescrição médica — Os agentes farmacológicos (Tabela 50-3) podem ser considerados quando as

Tabela 50-1 Agentes que podem causar insônia

Medicamentos cardiovasculares
Furosemida
β-bloqueadores
Medicamentos respiratórios
Pseudoefedrina
β-agonistas
Teofilina
Fenilpropanolamina[a]
Antidepressivos
Bupropiona
Fluoxetina
Paroxetina
Sertralina
Venlafaxina
Outros
Corticosteroides
Cimetidina
Fenitoína
Cafeína e fármacos contendo cafeína
Nicotina
Álcool

[a]Retirada do mercado dos Estados Unidos, mas ainda disponível na Europa. Também proibida pela ANVISA no Brasil.

Tabela 50-2 Exemplos de medidas para melhorar a higiene do sono

1. Ter horário regular para acordar pela manhã.
2. Evitar sonecas diurnas ou limitá-las a < 1 hora pela manhã ou início da tarde.
3. Exercitar-se durante o dia, mas não à noite e antes de deitar.
4. Evitar cafeína, nicotina e álcool à noite.
5. Evitar ingesta excessiva de líquidos à noite para reduzir a diurese noturna.
6. Evitar grandes refeições antes de deitar, mas um lanche leve pode ajudar o sono.
7. Seguir uma rotina noturna de preparação para deitar e usar roupas de cama confortáveis.
8. Garantir um ambiente noturno confortável, minimizar ruídos e luzes, manter a temperatura ambiente confortável.

intervenções comportamentais não obtêm sucesso completo ou quando o paciente apresenta um problema agudo com insônia e os benefícios parecem superar os riscos desses medicamentos. A seleção cuidadosa dos medicamentos para minimizar os efeitos colaterais adversos e interações medicamentosas é obtida pela avaliação dos tipos de sintomas (p. ex., problemas para iniciar o sono *vs.* despertares durante a noite), características do agente, comorbidades e custo. Em idosos, a dose inicial deve ser a menor possível. Deve ser desestimulado o autoajuste da dose pelo paciente.

Os benzodiazepínicos e fármacos relacionados são comumente prescritos para dormir. Os benzodiazepínicos de ação longa (p. ex., flurazepam) não devem ser usados em pacientes idosos devido ao risco de efeito prolongado durante o dia (sedação), quedas e fraturas. Os benzodiazepínicos de ação curta e intermediária podem ser usados em idosos; porém, deve-se ter cuidado devido ao risco de tolerância aos efeitos hipnóticos do medicamento e potencial para insônia de rebote quando da suspensão. Esses agentes também resultam em risco aumentado de quedas e sua meia-vida pode ser mais longa em idosos.

Os hipnóticos não benzodiazepínicos podem ter menos efeitos colaterais e menos efeito diurno prolongado em comparação com os benzodiazepínicos. Embora sejam estruturalmente diferentes dos benzodiazepínicos, esses agentes também agem no receptor benzodiazepínico ácido gama-aminobutírico (GABA), mas talvez com maior especificidade para efeitos sedativos. Nos Estados Unidos, os agentes não benzodiazepínicos atualmente disponíveis incluem zolpidem, zaleplon e eszopiclona (ver Tabela 50-3). Também se deve ter cuidado com o uso desses novos medicamentos para dormir no manejo da insônia crônica em idosos.

O agonista do receptor da melatonina ramelteon está aprovado para a insônia no início do sono. Ele não é um agente de uso programado. Com uma meia-vida de 2,6 horas, foi demonstrado que ele reduz a latência do sono e aumenta o tempo total de sono sem efeitos de rebote ou abstinência.

Há algumas evidências sobre o uso de doses baixas de antidepressivos sedativos à noite (com um efeito antidepressivo mais estimulante durante o dia) em pacientes deprimidos que também relatam insônia. A maioria das diretrizes publicadas desencoraja o uso de antidepressivos sedativos para a insônia a menos que o paciente tenha tentado sem sucesso outros agentes ou tenha indicação para antidepressivos. A doxepina em dose baixa é o único antidepressivo aprovado pelo Food and Drug Administration (FDA) para insônia. Porém, como outros antidepressivos tricíclicos sedativos (p. ex., amitriptilina), ela não é recomendada em pacientes idosos devido aos seus potentes efeitos colaterais anticolinérgicos.

2. Medicamentos sem prescrição médica — Auxiliares do sono usados sem prescrição médica costumam conter um anti-histamínico sedativo (p. ex., difenidramina) de forma isolada ou em combinação com um analgésico. A difenidramina e compostos semelhantes não são recomendados para idosos em função de seus potentes efeitos colaterais anticolinérgicos e desenvolvimento de tolerância aos efeitos sedativos com o tempo. Uma dose ao deitar de um agente analgésico de forma isolada (p. ex.,

Tabela 50-3 Exemplos de fármacos comumente prescritos para insônia em idosos

Nome genérico	Classe	Variação habitual da dose em idosos	Meia-vida
Temazepam	Benzodiazepínico de ação intermediária	7,5-15 mg	3,5-18,4 h
Zolpidem	Agonista do receptor benzodiazepínico	5 mg	1,5-4,5 h (10 h na cirrose)
Zolpidem de liberação prolongada	Agonista do receptor benzodiazepínico	6,25 mg	?
Zolpidem sublingual	Agonista do receptor benzodiazepínico	5 mg	2,4 h
Zolpidem sublingual de baixa dose	Agonista do receptor benzodiazepínico	1,75 mg	2,4 h
Zolpidem *spray* oral	Agonista do receptor benzodiazepínico	5 mg	2,5 h (?)
Zaleplon	Agonista do receptor benzodiazepínico	5 mg	1 h
Eszopiclona	Agonista do receptor benzodiazepínico	1-2 mg	6 h
Doxepina em baixa dose	Antidepressivo sedativo	3-6 mg	15 h
Trazodona (sem autorização)	Antidepressivo sedativo	25-150 mg	2-4 h

paracetamol) pode ser segura e útil quando a dor atrapalha o sono. O produto derivado de ervas valeriana não tem evidências suficientes que sustentem seu uso rotineiro. Porém, há alguma evidência para o uso da melatonina de liberação prolongada.

APNEIA DO SONO

Princípios gerais em idosos

A apneia do sono é a cessação (ou redução marcada) repetitiva do fluxo de ar durante o sono. Na apneia obstrutiva do sono (AOS), a cessação ou redução da respiração está associada com esforços ventilatórios continuados.

Achados clínicos

A. Sinais e sintomas

O índice de massa corporal aumentado é um importante preditor de apneia do sono, embora a relação entre obesidade e AOS não seja tão forte em idosos e muitos idosos com AOS não sejam obesos. A prevalência de AOS é maior em homens do que em mulheres, bem como nos pacientes mais velhos. Taxas de prevalência de AOS de até 40% são relatadas em pessoas com 65 anos ou mais. Também há uma prevalência maior de AOS em idosos com demência. A AOS é comum em pacientes que apresentam insônia, embora a sonolência diurna excessiva seja a queixa mais frequente. Outros sinais ou sintomas associados incluem hipertensão malcontrolada e cefaleia matinal. O parceiro de cama pode ser muito útil com relatos de roncos intensos, sons de engasgo e sufocação ou períodos de apneia.

As consequências clínicas da apneia do sono se relacionam com a fragmentação do sono, hipoxia e hipercapnia. A apneia do sono, especialmente se não tratada, está associada com doenças cardiovasculares, como hipertensão e doença arterial coronariana, e com aumento nas taxas de mortalidade. Outras consequências adversas incluem déficit cognitivo e uma maior taxa de acidentes com veículos automotivos.

B. Métodos de rastreamento

A polissonografia noturna em um laboratório do sono permanece sendo o padrão-ouro para o diagnóstico da AOS. Quando ela não estiver disponível, uma alternativa é a abordagem ambulatorial (domiciliar). Os pacientes ideais para o teste domiciliar são aqueles com alta suspeita de AOS e sem comorbidades (p. ex., doença pulmonar obstrutiva crônica e insuficiência cardíaca congestiva) que possam necessitar de atenção médica durante o período do estudo. As limitações podem incluir a necessidade de repetição ou de um estudo laboratorial formal para confirmação de resultados negativos ou resolução de problemas técnicos (como os eletrodos de monitoramento saindo da posição durante o sono). Além disso, a maioria dos sistemas ambulatoriais de monitoramento do sono não faz o rastreamento para outros distúrbios do sono, como as parassonias (p. ex., movimentos noturnos anormais e distúrbios do comportamento REM).

Tratamento

A pressão positiva na via aérea (PAP) é o tratamento-padrão para a AOS moderada a severa conforme definido pelo índice de apneia-hipopneia (IAH), a soma de apneias e hipopneias por hora de sono. Uma classificação sugere que um IAH > 30 por hora denota AOS severa, 16 a 30 por hora significa AOS moderada e 5 a 15 por hora, AOS leve. O uso consistente de PAP melhora a resposta aos tratamentos para hipertensão e insuficiência cardíaca congestiva, podendo também corrigir alguns problemas metabólicos como anormalidades em lipídeos. O desafio primário com o uso da PAP é a adesão ao tratamento. A experiência inicial com a PAP prediz a adesão, pois esta costuma ser estabelecida desde a primeira semana. Um cuidadoso acompanhamento inicial para resolver problemas que interfiram com o uso regular pode promover a adesão a longo prazo.

A pressão positiva na via aérea autoajustada (APAP) está ganhando mais interesse para o uso na AOS moderada a severa não complicada. Em vez de suprir uma pressão fixa contínua (como na PAP contínua – CPAP), a APAP ajusta a pressão mínima que irá manter a patência da via aérea. A pressão efetiva pode variar conforme a posição do corpo e flutuações do peso.

De modo alternativo, alguns pacientes podem responder melhor à PAP em dois níveis (BiPAP). Um especialista em sono usará os resultados da polissonografia para determinar o tratamento mais apropriado.

Os pacientes devem ser aconselhados a evitar o uso de álcool e sedativos e a perder peso se forem obesos. Para aqueles que não respondem ou não toleram o tratamento com PAP, podem ser consideradas outras abordagens. Podem ser tentados dispositivos orais-dentais que reposicionam a mandíbula ou a língua. Procedimentos cirúrgicos (p. ex., uvuloplastia assistida por *laser*, avanço mandibular-maxilar) oferecem resultados variáveis, com poucas evidências sobre o uso em idosos. Embora raramente seja realizada para essa indicação, a traqueostomia pode ser adequada nos casos de AOS severa com ameaça à vida que não respondem a outros tratamentos.

MOVIMENTOS PERIÓDICOS DOS MEMBROS DURANTE O SONO E SÍNDROME DAS PERNAS INQUIETAS

Princípios gerais em idosos

Em idosos, a prevalência de movimentos periódicos dos membros durante o sono (MPMS) varia entre 20 e 60% e a da síndrome das pernas inquietas (SPI) varia entre 2 e 15%. A SPI pode causar insônia, inquietação noturna e desconforto. SPI e MPMS podem coexistir; MPMS está presente em 80% dos pacientes com SPI. A prevalência de MPMS aumenta com a idade e parece ser maior em pessoas originárias da região norte e ocidental da Europa, sendo mais baixa em asiáticos. A causa de ambas as condições é desconhecida, mas idade avançada, história familiar, uremia e baixas reservas de ferro foram sugeridos como fatores de risco.

Achados clínicos

A. Sinais e sintomas

Os MPMSs se caracterizam por movimentos rítmicos estereotipados durante o sono, geralmente envolvendo as pernas. O diagnóstico de MPMS é reservado para pessoas com MPMS que causem distúrbios do sono e que não sejam explicados pela presença de outras condições clínicas. Muitos pacientes que exibem movimentos do tipo MPMS são assintomáticos ou apresentam outros distúrbios do sono (p. ex., AOS).

A SPI tem quatro características: (a) uma urgência incontrolável para mover as pernas, em geral acompanhada ou causada por sensações desconfortáveis ou desagradáveis nas pernas, (b) sintomas que começam ou pioram durante períodos de repouso ou inatividade, (c) sintomas que são parcial ou completamente aliviados pelo movimento e (d) sintomas que pioram à noite.

B. Testes especiais

O diagnóstico de MPMS, mas não de SPI, exige a realização de polissonografia. A SPI é diagnosticada clinicamente com base na história clínica. Escalas subjetivas, como a International RLS Rating Scale, podem ajudar a avaliar a intensidade e os desfechos com o tratamento. Os pacientes com SPI devem ser rastreados para deficiência de ferro com um exame de ferritina sérica.

Tratamento

O tratamento de MPMS depende da intensidade dos sintomas e de seu impacto sobre o bem-estar geral do paciente. Se houver outro distúrbio do sono (p. ex., AOS), este deve ser tratado primeiro, pois movimentos do tipo MPMS podem melhorar com o tratamento desse distúrbio.

A SPI pode melhorar com alongamentos das pernas e evitando-se a cafeína, álcool e medicamentos que precipitem os sintomas, como anti-histamínicos, antidepressivos e agentes promotores da motilidade. Níveis baixos de ferritina devem levar à reposição de ferro (e avaliação apropriada da deficiência de ferro), pois os sintomas de SPI podem melhorar após a reposição de ferro.

Deve ser considerada a farmacoterapia para a SPI quando estas manobras são ineficazes ou quando os sintomas são intensos. A escolha da medicação depende da evidência de eficácia e das comorbidades. Os agentes dopaminérgicos são os mais estudados para SPI e MPMS, sendo considerados como o tratamento de escolha em idosos. O uso de agonista dopaminérgico (p. ex., pramipexol 0,125 mg, ropinirol 0,25 mg ou mais) próximo da hora de deitar pode ser efetivo para SPI e MPMS. Os efeitos adversos dos agonistas da dopamina incluem sonolência diurna excessiva, alucinações e comportamentos compulsivos (p. ex., falta de controle para comprar, jogar, comer e manter relações sexuais). Também foi sugerido o uso de carbidopa-levodopa (meio a um comprimido de 25/100 mg ou mais). Rebote dos sintomas (que ocorrem quando passa o efeito do medicamento) ou sua potencialização (mudança nos sintomas para o início do dia) podem surgir com o tratamento. A potencialização é mais comum com carbidopa-levodopa do que com os antagonistas da dopamina. Tanto o rebote quanto a potencialização melhoram com a suspensão do medicamento. Também há alguma evidência para o uso de gabapentina na SPI. Opioides como a oxicodona e a hidrocodona podem auxiliar os pacientes com sintomas intensos que não melhoram com outras terapias, mas seus efeitos colaterais podem limitar sua utilidade para a SPI em pacientes idosos.

NARCOLEPSIA

Princípios gerais em idosos

A narcolepsia é um distúrbio de episódios recorrentes, incontroláveis e breves de sono que interferem com o estado de alerta e que costumam estar associados com alucinações hipnagógicas (que ocorrem próximo do início do sono ou ao acordar), cataplexia e paralisia do sono. Esse distúrbio costuma se apresentar na adolescência ou início da idade adulta e apenas raramente se apresenta pela primeira vez no paciente idoso.

Achados clínicos

A. Sinais e sintomas

Os achados clínicos principais da narcolepsia são sonolência diurna excessiva e cataplexia (perda súbita e transitória de tônus muscular desencadeada por emoções). Outros sintomas comuns incluem paralisia do sono (incapacidade transitória de mover-se ou falar durante a transição entre sono e estado de alerta) e alucinações hipnagógicas (i.e., percepções vívidas no início do sono).

B. Testes especiais

A polissonografia costuma revelar um encurtamento da latência do sono e sono REM precoce (i.e., o sono REM começa logo após o início do sono). Um estudo estruturado do sono diurno, o Multiple Sleep Latency Test (MSLT), é realizado para determinar a extensão da sonolência diurna e para identificar episódios de sono com fase REM precoce. Em pacientes sem cataplexia típica, o diagnóstico de narcolepsia exige a realização de polissonografia noturna e MSLT.

Diagnóstico diferencial

A narcolepsia pode ser complicada por outros distúrbios do sono, incluindo apneia do sono, movimentos periódicos dos membros e distúrbios de comportamento do sono REM. Esses outros distúrbios seriam geralmente identificados durante a polissonografia.

Tratamento

Intervenções não farmacológicas envolvem a maximização do sono noturno, suplementado por sonecas diurnas programadas, e evitar situações emocionais que precipitem as crises. Estão disponíveis vários medicamentos, incluindo estimulantes como o modafinil, inibidores seletivos da recaptação da serotonina (ISRSs), inibidores da recaptação de serotonina-norepinefrina, antidepressivos tricíclicos e oxibato de sódio para a cataplexia grave. O tratamento da narcolepsia normalmente exige a participação de um especialista do sono.

DISTÚRBIOS DO RITMO CIRCADIANO DO SONO

Princípios gerais em idosos

Os distúrbios do ritmo circadiano do sono (DRCSs) podem ser primariamente intrínsecos (p. ex., fase do sono avançada, fase do sono retardada) ou situacionais, como na síndrome da mudança de fuso horário (*jet lag*) ou nos distúrbios relacionados ao desvio de turno de trabalho. Foram estabelecidas correlações entre mudanças no ritmo circadiano e idade avançada.

Achados clínicos

A. Sinais e sintomas

As pessoas idosas costumam experimentar um avanço na fase do sono que leva a um padrão de ir cedo para a cama e despertar cedo pela manhã. A alteração no ritmo circadiano pode ser intensa em pessoas restritas ao leito. Quando o relógio interno está completamente dessincronizado, como pode ocorrer em distúrbios neurodegenerativos graves, os ciclos de sono-vigília se tornam irregulares, com o sono ocorrendo durante o dia e despertares noturnos ou com períodos alternados de sono e vigília durante as 24 horas do dia. Esse padrão irregular é particularmente comum em pacientes institucionalizados.

B. Testes especiais

Actigrafia de pulso e/ou registros de sono podem ser usados para se fazer um diagnóstico e para monitorar a resposta ao tratamento. A polissonografia está indicada quando há dúvidas em relação ao diagnóstico ou quando há suspeita de outro distúrbio do sono.

Tratamento

Dependendo do DRCS específico, os tratamentos podem incluir exposição em horários apropriados à luz brilhante, uso de melatonina em horários apropriados, sono em horários programados e outras medidas. Geralmente há necessidade de tratamento especializado no manejo de DRCSs intensos e crônicos.

DISTÚRBIO DE COMPORTAMENTO DO SONO REM

Princípios gerais em idosos

Embora seja raro na população geral, o distúrbio de comportamento do sono REM (DCR) costuma se apresentar com idade avançada e com maior frequência em homens.

Achados clínicos

A. Sinais e sintomas

O DCR se apresenta com sintomas de comportamento de atuação em sonho junto com uma falta da atonia muscular normalmente presente durante o sono REM. Os pacientes agem conforme o sonho com comportamentos e movimentos forçados durante o sono. Eles costumam se apresentar para cuidados médicos devido a lesões sofridas em si mesmos ou no parceiro de cama; essas lesões podem ser bastante graves. Medicamentos como ISRSs ou outros antidepressivos podem precipitar o DCR. O DCR também foi associado com distúrbios cerebrais, incluindo demência e acidente vascular encefálico. Ele é particularmente comum nos distúrbios neurodegenerativos chamados *sinucleinopatias*, incluindo doença de Parkinson, demência de corpos de Lewy e atrofia de múltiplos sistemas.

B. Testes especiais

Há necessidade de polissonografia para confirmação do diagnóstico e para descartar outros distúrbios.

Tratamento

Devem ser realizadas mudanças ambientais para tornar o ambiente do sono seguro para o paciente e para o parceiro de cama. Diretrizes baseadas em evidências sugerem o uso noturno de clonazepam para o DCR. Porém, há necessidade de cautela no uso de clonazepam em idosos, especialmente se houver AOS, demência ou distúrbios da marcha concomitantes. Há alguma evidência sobre o uso de melatonina em idosos e de inibidores da acetilcolinesterase (p. ex., donepezil) para tratamento do DCR em pacientes idosos com distúrbios neurodegenerativos.

PROBLEMAS DO SONO EM POPULAÇÕES ESPECIAIS

A. Padrões do sono na demência

A maior parte da pesquisa sobre problemas de sono na demência se concentrou na doença de Alzheimer. Em comparação com idosos sem demência, aqueles com demência têm mais interrupções do sono, mais despertares e menor eficiência do sono. O efeito do entardecer (*sundowning*), com piora da confusão ou comportamentos agitados à noite, está presente em 12 a 20% dos pacientes com demência. A incapacidade para verbalizar seus sintomas ou participar de forma ativa nos cuidados também pode piorar as dificuldades do sono. Agentes antipsicóticos e sedativo-hipnóticos não têm sido consistentemente efetivos. Intervenções sensoriais (aromaterapia, banhos térmicos e música relaxante com massagem manual) podem ser benéficas. A polissonografia não parece ser clinicamente útil para o diagnóstico dos distúrbios do sono na demência, mas pode ser útil em casos selecionados com suspeita de distúrbios primários do sono (p. ex., AOS) e quando há necessidade de tratamento.

B. Distúrbios do sono em moradores de instituições de longa permanência

Além das etiologias multifatoriais que levam a problemas de sono em idosos, os moradores de instituições de longa permanência apresentam outros fatores que podem contribuir para os distúrbios do sono. O padrão comum de distúrbios do sono entre esses moradores envolve despertares noturnos frequentes e sonolência diurna. Muitos fatores parecem afetar a qualidade do sono, incluindo múltiplas doenças físicas e medicamentos que podem interferir no sono, debilidade e inatividade, prevalência aumentada de distúrbios primários do sono, mínima exposição à luz solar e fatores ambientais, incluindo ruídos e iluminação noturna e atividades noturnas da enfermagem que interferem com o sono.

Um incremento nos níveis diurnos de atividade para aumentar o estado de alerta pode melhorar o sono noturno em moradores de clínicas geriátricas. Programas de socialização e exercícios físicos são modestamente úteis. A terapia com luz brilhante também pode melhorar o sono noturno total e reduzir a sonolência diurna. A redução dos ruídos noturnos e práticas consistentes de higiene do sono também são recomendadas. A aplicação de intervenções não farmacológicas com múltiplos componentes para melhorar os padrões de sono/vigília em moradores de clínicas geriátricas pode ter um efeito modesto, mas os resultados são variáveis.

Bloom HG, Ahmed I, Alessi CA, et al. Evidence-based recommendations for the assessment and management of sleep disorders in older persons. *J Am Geriatr Soc*. 2009;57(5):761-789.

Vaz Fragoso CA, Gill TM. Sleep complaints in community-living older persons: a multifactorial geriatric syndrome. *J Am Geriatr Soc*. 2007;55(11):1853-1866.

SITES RECOMENDADOS

American Academy of Sleep Medicine. http://www.aasmnet.org

National Institutes of Health National Center on Sleep Disorders Research. http://www.nhlbi.nih.gov/sleep

National Sleep Foundation. http://www.sleepfoundation.org

Sleep Research Society. http://www.sleepresearchsociety.org

▶ Questionários de sono

Insomnia Severity Index. http://www.journalsleep.org/ViewAbstract.aspx?pid=28127

Pittsburg Sleep Quality Index. http://www.sleep.pitt.edu/content.asp?id=1484

International Restless Leg Rating Scale. http://www.medicine.ox.ac.uk/bandolier/booth/RLS/RLSratingscale.pdf

51 Doenças e distúrbios orais

Dick Gregory, DDS, FASGD
Bonnie Lederman, DDS, BSDH
Susan Hyde, DDS, MPH, PhD, FACD

FUNDAMENTOS DO DIAGNÓSTICO

- O exame físico para a avaliação da saúde e de doenças orais inclui linfonodos, lábios, língua, mucosa de revestimento interno das bochechas, teto e soalho da boca, gengivas, saliva, dentes naturais, dentes artificiais e observação da limpeza oral.
- A xerostomia (boca seca) resultante de diminuição do fluxo salivar, hipofunção de glândulas salivares ou alteração na composição da saliva acomete 10 a 40% dos idosos, prejudica muito a função oral (lubrificação, limpeza, mastigação, deglutição), promove a cárie dentária (perda de dentes), exacerba a doença periodontal (doenças da gengiva) e compromete a ingesta nutricional.
- A doença periodontal é marcada pela perda de osso alveolar e tecidos de sustentação ao redor dos dentes; a periodontite avançada (perda óssea severa) leva a aumento da mobilidade dos dentes e perda de dentes, tendo sido associada a várias doenças sistêmicas.

Princípios gerais em idosos

A saúde oral é essencial para a saúde geral e a qualidade de vida dos idosos. A doença crônica aumenta a carga de doença oral, predispondo os idosos a infecções microbianas orais, dor, alterações de paladar, dificuldades de mastigação e fala e disfagia. A pesquisa clínica demonstra os benefícios da manutenção da saúde oral e as consequências deletérias do descuido oral.

- Perda de peso e dificuldade de ganhar peso são comuns em pacientes com saúde oral ruim. As consequências psicossociais concomitantes prejudicam a autoestima, comprometem a interação social e contribuem para estresse crônico e depressão.
- A doença periodontal (doenças das gengivas) é a sexta principal complicação do diabetes e ameaça o controle glicêmico. Um controle glicêmico ruim está associado com um aumento de três vezes no risco de doença periodontal. O tratamento da doença periodontal resulta em melhora de 10 a 20% no controle glicêmico.
- A xerostomia (boca seca) prejudica muito a função oral, promove a cárie dentária (perda de dentes) e exacerba a doença periodontal. A redução do fluxo salivar é um efeito colateral de mais de 500 medicamentos, incluindo antidepressivos tricíclicos, anti-histamínicos, anti-hipertensivos e diuréticos.
- O câncer oral é o oitavo câncer mais comum em homens, sendo sete vezes mais comum de ocorrer em pessoas idosas.
- A pneumonia aspirativa é a principal razão de hospitalização a partir de clínicas geriátricas, apresentando uma taxa de mortalidade de 20 a 50%. A higiene oral diária efetiva reduz a incidência de pneumonia aspirativa em pacientes de clínicas geriátricas ou hospitalizados.

Ao avaliar as necessidades de saúde oral, os profissionais de saúde desempenham um papel fundamental na melhora da saúde e da qualidade de vida dos idosos. Os médicos devem se familiarizar com a morfologia oral normal e patológica. Os médicos têm um impacto positivo ao aconselharem os pacientes sobre medidas preventivas efetivas, incluindo consultas odontológicas regulares.

A. Doença oral e acesso aos cuidados

Embora as alterações na saúde oral não sejam consequências inevitáveis do envelhecimento, a doença oral significativa, apesar de muitas vezes assintomática e não tratada, com frequência está presente nos idosos. Vinte e três por cento dos idosos apresentam cáries dentárias não tratadas e 70% apresentam doença periodontal. Quase um terço dos idosos são completamente edêntulos (falta de todos os dentes naturais). Idosos com mais de 65 anos apresentam uma média de 19 dentes remanescentes. A Organização Mundial de Saúde reconhece que, dos 32 dentes originais, 20 constituem a dentição funcional mínima adequada. Dezessete por cento dos idosos experimentam dor orofacial, incluindo articulação da mandíbula, face, úlceras orais, ardência bucal e dor de dente. A dor orofacial crônica pode estar associada com aumento de fragilidade, isolamento social, redução nas atividades da vida diária e diminuição da qualidade de vida.

Apenas cerca de metade dos idosos teve uma consulta odontológica no último ano, com menos acesso aos cuidados para idosos de minorias, pobres ou institucionalizados. O Medicare e a maioria dos programas estatais do Medicaid não cobrem tratamentos dentários preventivos ou de restauração para idosos. O seguro dentário não costuma ser um benefício da aposentadoria. Como resultado, os idosos pagam uma porção significativa de suas despesas dentárias do próprio bolso, limitando suas opções de tratamento e a capacidade de receber cuidados.

B. Doença periodontal

A gengivite, a forma mais comum e precoce da periodontite, está limitada à gengiva. Ela está associada com a placa, alterações hormonais ou resposta de corpo estranho. A gengivite costuma reverter sem dano residual após a remoção adequada da placa. Ela pode progredir para periodontite, resultando em destruição inflamatória do ligamento periodontal e do osso ligado à raiz dentária.

A doença periodontal e os patógenos associados têm sido ligados a diabetes, doença vascular periférica, doença cerebrovascular e doença coronariana. A causalidade não foi estabelecida. Porém, citocinas inflamatórias produzidas na periodontite estão implicadas na aterogênese. A doença periodontal pode progredir rapidamente nas pessoas com sistemas imunes deficientes. O tabagismo e a higiene oral ruim são os fatores de risco mais comuns para a periodontite. A doença periodontal é marcada pela perda de osso alveolar ao redor dos dentes. A periodontite avançada leva a aumento da mobilidade do dente e perda dentária. O tratamento com antibióticos orais e com bochechos orais de clorexidina pode reduzir a progressão, porém pode haver necessidade de encaminhamento para a odontologia para desbridamento da superfície da raiz dentária.

C. Dentes e cáries dentárias

Cinquenta e nove por cento das pessoas entre 60 e 69 anos e 72% daquelas com 70 anos ou mais têm menos de 20 dentes remanescentes. Ter menos de 20 dentes compromete a função mastigatória e o estado nutricional. Isto está associado com tabagismo, baixo nível socioeconômico, pouca atividade física e social, fragilidade, morar sozinho ou em clínica geriátrica, pouco acesso a cuidados e maiores taxas de mortalidade. Mesmo com dentaduras, ter menos de 20 dentes leva a redução nos níveis sanguíneos de vitaminas e minerais; consumo reduzido de vegetais, frutas e fibras; alimentos excessivamente preparados e cozidos; e aumento da ingesta calórica como resultado do consumo preferencial de gorduras e açúcares.

A cárie dentária é uma infecção. As bactérias orais colonizam as superfícies dentárias expostas, metabolizam carboidratos e liberam ácidos que desmineralizam as superfícies dentárias, com potencial para levar a lesões cavitárias. Vinte e três por cento dos idosos apresentam cáries dentárias não tratadas, uma taxa semelhante à das crianças. A cárie na raiz dentária é a principal causa de perda de dentes em idosos, e essa perda de dentes é a variável relacionada à saúde oral mais significativa para a qualidade de vida dos idosos. Cáries recorrentes constituem novas infecções ao redor de restaurações e coroas preexistentes. A cárie pode destruir a integridade estrutural de um dente antes que o paciente tenha dor. Infecções bacterianas metastáticas de origem dentária têm sido relatadas em praticamente qualquer sistema orgânico. As pessoas com cáries dentárias ativas ou recorrentes se beneficiam da aplicação de verniz com fluoreto e do uso de cremes dentais ricos em fluoreto, os quais estão disponíveis com prescrição.

D. Dentes artificiais

A dentística restauradora oferece aos pacientes várias opções para a substituição de dentes:

- Uma dentadura completa substitui todos os dentes na maxila e/ou mandíbula.
- Uma dentadura parcial removível substitui alguns dentes e está conectada por ganchos aos dentes naturais remanescentes.
- As pontes fixas substituem um ou mais dentes faltantes e são conectadas por coroas aos dentes adjacentes.
- Os implantes dentários são colocados cirurgicamente na mandíbula e podem ser usados para sustentar coroas individuais, pontes fixas e dentaduras removíveis.

Dentaduras completas adequadamente produzidas e bem adaptadas restauram apenas 10 a 15% da função mastigatória. Os pacientes com dentaduras completas costumam apresentar dificuldades para comer e podem ficar insatisfeitos com sua aparência facial. Com o tempo, à medida que o osso alveolar se remodela, as margens sobre as quais as dentaduras repousam são reabsorvidas e mudam de forma. A menos que as dentaduras sejam periodicamente realinhadas, a dimensão vertical da porção inferior da face é perdida e as dentaduras ficam mal-adaptadas, prejudicando a fala, comprometendo a autoimagem e reduzindo ainda mais a função mastigatória. Dentaduras mal-adaptadas podem alterar a flora normal e resultar em candidíase oral. A queilite angular é uma consequência comum da perda da dimensão vertical.

E. Candidíase oral

A candidíase oral é a infecção fúngica mais comum em humanos, passando muitas vezes despercebida em idosos. Até 65% das pessoas que usam dentaduras apresentam candidíase oral. As dentaduras que são usadas por períodos excessivos de tempo com remoção e limpeza inadequadas podem resultar em supercrescimento de fungos e causar sensação de queimação e irritação da raiz dental, estomatite por dentadura ou hiperplasia papilar (aspecto de calçamento de pedras). Para reduzir a chance de estomatite por dentadura, uma infecção por *Candida* e a aceleração da reabsorção óssea, as dentaduras não devem ser usadas durante a noite. As pessoas que usam dentaduras devem ser orientadas a remover a dentadura por pelo menos 8 horas ao dia para permitir que os tecidos de sustentação cicatrizem e se recuperem. Para tratar a candidíase oral, agentes antifúngicos tópicos são aplicados nos tecidos orais e nas dentaduras, geralmente por várias semanas.

F. Câncer oral

O câncer oral é o oitavo câncer mais comum em homens e é sete vezes mais provável de ocorrer em idosos. O carcinoma epidermoide compreende 96% dos cânceres orais e faríngeos. A idade é o fator de risco primário, junto com o uso de tabaco e álcool. A leucoplasia (placa branca) e a eritroplaquia (placa vermelha) que persistem por mais de duas semanas, particularmente quando há progressão para placas elevadas de aspecto misto e ulceração, devem ser encaminhadas para biópsia. Uma eritroplaquia persistente é uma manifestação precoce do câncer epidermoide orofaríngeo.

G. Pneumonia aspirativa

A pneumonia aspirativa é a principal razão para hospitalização em pacientes de clínicas geriátricas e apresenta taxa de mortalidade de 20 a 50%. O risco de aspiração aumenta quando pacientes fragilizados dependem de assistência para a alimentação e higiene oral. Os pacientes com higiene oral ruim têm risco aumentado de pneumonia aspirativa. A melhora da higiene oral reduz a carga bacteriana e resulta em redução de 40% na taxa de pneumonia aspirativa. Ajustamento postural, tempo extra para assistência na alimentação, alimentação com menor quantidade por garfada e orientação dos pacientes para mastigarem por mais tempo antes da deglutição reduzem o risco de aspiração.

H. Xerostomia

A saliva deve fluir livremente e ser aquosa. Ela lubrifica os tecidos intraorais e os lábios facilitando a fala, o paladar, a mastigação e a deglutição. Ela diminui o risco de cáries dentárias e doença periodontal. A saliva contém elementos antimicrobianos que modulam a formação da placa, tamponam o pH intraoral contra a produção de ácido por bactérias e promovem a remineralização das superfícies dentárias com cálcio e fosfato para reparo de cáries incipientes. No envelhecimento normal, a quantidade de saliva permanece estável. Porém, a saliva fica mais espessa como resultado da redução no fluxo seroso em relação ao mucoso, levando à diminuição da lubrificação.

A xerostomia resultante de fluxo salivar reduzido ou alteração na composição salivar acomete 10 a 40% dos idosos, prejudica muito a função oral, promove cáries dentárias e exacerba a doença periodontal. A xerostomia está associada com doenças autoimunes, como doenças reumáticas e síndrome de Sjögren; ela também ocorre após quimioterapia e radioterapia. Além disso, a redução do fluxo salivar é um efeito colateral de mais de 500 medicamentos, incluindo antidepressivos tricíclicos, anti-histamínicos, anti-hipertensivos e diuréticos. Lubrificantes orais e substitutos da saliva podem ser usados conforme a necessidade. Porém, o alívio é temporário e eles não fornecem nenhuma das propriedades protetoras da saliva. Há diversos lubrificantes orais e substitutos de saliva disponíveis sem prescrição médica.

I. Osteonecrose da mandíbula

Os agentes antirreabsorção óssea hoje disponíveis incluem bifosfonados orais e IV e o recentemente aprovado denosumabe. Todos estão associados com osteonecrose do osso alveolar (ONM). Os pacientes com câncer que recebem bifosfonados ou denosumabe IV minimizam o risco de desenvolver ONM recebendo uma avaliação dentária abrangente e realização de todo o tratamento dentário antes de iniciar o tratamento. Durante a terapia com agentes antirreabsorção óssea, recomenda-se excelente cuidado oral diário, abstenção do tabagismo, consumo limitado de álcool, evitar procedimentos dentários invasivos e consultas de manutenção da higiene dentária a cada três meses. A evidência de ONM exige encaminhamento imediato para cirurgião oral para cuidado terapêutico e paliativo. A ONM relacionada ao denosumabe pode melhorar rapidamente com alguns dias sem o fármaco em comparação com a ONM relacionada aos bifosfonados, pois a farmacodinâmica e a farmacocinética das duas classes de agentes antirreabsorção óssea são diferentes.

▶ Tratamento

A. Pacientes que necessitam de assistência

É provável que idosos vítimas de acidente vascular encefálico, artrite e demência tenham problemas para manter sua própria higiene oral. Comprometimento da destreza, demência e depressão podem ter um impacto negativo na capacidade ou no desejo do paciente para a prática de prevenção, correlacionando-se com aumento de periodontite. Os pacientes com demência e outras incapacidades podem não ser capazes de comunicar a dor ou outros problemas orais. Em vez disso, eles adotam comportamentos como puxar a face ou a boca, exibir agressão ou agitação, mastigar os lábios, língua ou mãos e não comer. Dispositivos especializados para a higiene podem facilitar a remoção da placa em pacientes com problemas de destreza bem como para cuidadores que auxiliam na tarefa. A Tabela 51-1 oferece sugestões para a manutenção da saúde oral em idosos que necessitam de assistência.

B. Avaliação da saúde oral para não dentistas

Não existe uma ferramenta de avaliação padrão-ouro da saúde oral para profissionais não dentistas. O Kayser-Jones Brief Oral Health Status Examination (BOHSE) é um instrumento desenvolvido para a enfermagem de cuidados de longo prazo, tendo sido validado em diversas populações de idosos, incluindo pacientes com déficit cognitivo. O BOHSE de 10 itens reflete a saúde oral, com um escore mais alto indicando mais problemas. O escore cumulativo é importante e as pessoas que marcam pontos em itens com asterisco devem ser encaminhadas para exame dentário imediato. O BOHSE (disponível em: http://consultgerirn.org/) não substitui o exame clínico oral e as radiografias dentárias para o diagnóstico.

Realização do BOHSE

A avaliação BOHSE inicia com a observação extraoral e palpação de linfonodos na cabeça e pescoço e termina com uma avaliação da cavidade oral. Usando um foco de luz, abaixador de língua e gaze, o médico examina e classifica em uma escala de três pontos as condições da cavidade oral, tecidos circundantes e dentes naturais/artificiais. A avaliação oral abrangente deve ser realizada após a remoção das dentaduras.

Etapa 1: Linfonodos
A infecção de dentes e tecidos orais associados geralmente permanece localizada e forma um abscesso com uma fístula para a pele, mucosa oral ou osso, permitindo a drenagem natural. Algumas vezes, a infecção pode se disseminar através dos linfáticos e vasos sanguíneos para outros tecidos e órgãos.

Observar e palpar os linfonodos da cabeça e do pescoço quanto a linfonodos duros, dolorosos, aumentados ou quentes indicando uma infecção.

- **Linfonodos cervicais anteriores** (superficiais e profundos em relação ao músculo esternocleidomastóideo a partir do ângulo da mandíbula até a clavícula) drenam os terceiros molares, estruturas internas da garganta, faringe posterior, tonsilas e tireoide.
- **Linfonodos submandibulares** (borda inferior da mandíbula) drenam o soalho da boca e todos os dentes com exceção dos incisivos mandibulares e terceiros molares.
- **Linfonodos submentonianos** (abaixo do queixo) drenam os incisivos mandibulares e tecidos associados.

Etapa 2: Lábios
Examinar os lábios em repouso para identificar deformidades faciais ou lesões extraorais.

Normal:

- Os lábios devem parecer lisos, rosados e úmidos, sem ressecamento ou rachaduras.

Anormal:

- A *queilite angular*, uma infecção por *Candida* ou *Staphylococcus*, aparece como rachaduras avermelhadas nos cantos da boca e é comum em pacientes com perda dentária extensa.
- O *carcinoma epidermoide* do lábio aparece como lesão seca, escamosa ou ulcerada de mais de duas semanas de duração. O câncer de lábio está fortemente correlacionado com tabagismo e exposição ao sol.

Etapa 3: Língua
Agarrar delicadamente a ponta da língua com gaze para inspecioná-la em toda a extensão (bordas laterais).

Normal:

- A aparência normal é rugosa no dorso, rosada e úmida. A superfície da língua não deve parecer encoberta, lisa, com placas ou fissuras severas.
- As alterações relacionadas à idade incluem fissuras na superfície dorsal e varicosidades sublinguais.

Anormal:

- A patologia é encontrada com maior frequência nas bordas laterais e superfície ventral da língua.

Etapa 4: Bochechas, soalho e teto da boca
Normal:

- A mucosa das bochechas, teto e soalho da boca e a faringe devem parecer rosadas e úmidas.
- A porção anterior do teto da boca apresenta irregularidades normais na superfície que são chamadas *rugae*.
- Exostoses ou *tori* são crescimentos ósseos excessivos histologicamente normais considerados como secundários à sobrecarga funcional da mandíbula durante o bruxismo (cerrar e ranger os dentes). Eles podem ser encontrados no palato médio, bilateralmente sobre o aspecto lingual da mandíbula e sobre o aspecto bucal de ambos os arcos dentários. Apesar de não serem patológicos, grandes *tori* maxilares e mandibulares podem ser propensos a trauma superficial durante a alimentação, podendo interferir com as dentaduras.

Anormal:

- A mucosa seca interfere com a retenção da dentadura e a função oral.
- Observar qualquer mucosa seca, brilhante, rugosa ou edemaciada, placas brancas ou vermelhas, sangramentos ou ulcerações.

Etapa 5: Gengivas
Normal:

- O tecido gengival deve parecer firme, liso e rosado.
- Ao examinar a gengiva, incluir a área entre os dentes e/ou sob dentes artificiais.

Anormal:

- Gengivas edemaciadas ou sangrentas, vermelhidão ou dor generalizada ao redor dos dentes indicam uma infecção periodontal.

Etapa 6: Saliva
Normal:

- A saliva deve fluir livremente e ser aquosa.

Anormal:

- Tecidos ressecados, pegajosos e avermelhados e/ou a percepção do paciente de boca seca indicam um problema de fluxo reduzido de saliva.

Etapa 7: Dentes naturais
- Observar e contar os dentes naturais.

Normal:

- Sem dentes ausentes ou quebrados ou raízes dentárias.

Anormal:

- Dentes ausentes ou quebrados.

Etapa 8: Dentes artificiais
Normal:

- Dentaduras intactas devem se adaptar de maneira confortável e ser usadas na maior parte do dia.

Problemáticos:

- Dentes ausentes ou quebrados na dentadura, próteses frouxas ou instáveis.
- Dentaduras usadas apenas para comer ou com propósitos cosméticos indicam a necessidade de encaminhamento para odontologia.

Etapa 9: Limpeza oral
- Observar o aspecto dos dentes e das dentaduras. Eles devem parecer limpos e livres de partículas de alimentos, placas e tártaro (cálculo). Verificar a presença de coleções de alimentos nos vestíbulos e sob as dentaduras e pontes.

Tabela 51-1 Manutenção da saúde oral para idosos que necessitam de assistência

Atividade/condição	Intervenção
Controle da placa	• Remoção diária efetiva da placa e consultas regulares ao dentista. • Uso diário de fio dental. • A flexibilidade de escovas dentais de cerdas macias, manuais ou elétricas, é mais efetiva para a remoção da placa e para evitar dano à gengiva. • Escovar por 2 minutos pelo menos duas vezes ao dia com escova macia e uso de pasta com fluoreto. • Cabos de espuma ou borracha podem ser colocados nas escovas manuais para facilitar o uso. • Escovas elétricas são mais eficientes na remoção da placa e normalmente apresentam diâmetro maior no cabo, tornando mais fácil o manuseio. • O uso de dispositivos para manter a boca aberta e um posicionamento por trás do paciente torna mais fácil o trabalho de escovar os dentes de outra pessoa. • Outros dispositivos auxiliares: seguradores de fio dental, escova para a língua, escovas de dente Collis Curve™ e Surround™. Escovas especiais para espaços aumentados entre os dentes, fio dental preparado para o uso e com seguradores para pessoas com problemas de destreza e para cuidadores. • Permitir que as cerdas da escova sequem entre os usos para reduzir a transmissão bacteriana. • Substituir a escova dental a cada 3-4 meses ou após uma doença. • **Em instituições de longa permanência:** Rotular todos os equipamentos dentários; não guardar equipamentos dentários perto do toalete.
Redução do risco de cáries	• Usar colutório oral com fluoreto de sódio a 0,5% nos pacientes com xerostomia e alto risco de perda dentária. • Controlar a quantidade e a frequência do consumo de alimentos e bebidas com alto teor de açúcar. • Aplicações de verniz de fluoreto e cremes dentais com alto teor de flúor estão disponíveis com prescrição.
Lesões orais	• Encaminhar para avaliação dentária imediata qualquer placa vermelha ou branca ou ulceração que persista por mais de duas semanas.
Cuidados com dentaduras	• Rotular as dentaduras com o nome do paciente. • Manter as dentaduras limpas. • O acrílico das dentaduras deve permanecer hidratado; guardar em recipiente plástico e cobrir com água quando não estiver em uso. • As dentaduras podem ser limpas com soluções comerciais para dentaduras ou clorexidina sob prescrição, mas não devem ser alvejadas. • Para evitar o acúmulo da placa bacteriana, as dentaduras devem ser escovadas em todas as suas superfícies com escova dental macia com sabão líquido não abrasivo e completamente enxaguadas. • Cremes dentais causam abrasão da superfície de acrílico, predispondo à formação de placas, não devendo ser usados para a limpeza de dentaduras. • Adesivos de dentaduras e conjuntos para realinhamento devem ser evitados; se necessário, usar quantidade mínima de adesivo. • As dentaduras não devem ser usadas à noite.
Xerostomia	• Manter a boca úmida e limpa com frequentes goles de água e enxágues com solução de clorexidina sem álcool. • Evitar álcool, cafeína e tabaco. • O fluxo salivar pode ser estimulado com pilocarpina (5-10 mg a cada 8 horas), goma de mascar sem açúcar, doces livres de açúcar ou pastilhas Salene (disponíveis *on-line*). • A lanolina mantém os lábios úmidos e mais protegidos do que com vaselina. • Prescrever medicamentos com mínimos efeitos colaterais orais.

C. Considerações farmacológicas

Muitos medicamentos prescritos para idosos têm efeitos colaterais orais. Além da xerostomia,

- Mais de 200 medicamentos podem alterar o paladar e levar à perda de peso, depressão e compensação com alimentos ricos em açúcares que promovem a cárie dentária.
- Fenitoína, metotrexato e bloqueadores dos canais de cálcio causam hiperplasia gengival. A doença periodontal é exacerbada em diabéticos tipo 2 que usam nifedipina.
- O refluxo gástrico causado por progesterona, nitratos, β-bloqueadores e bloqueadores dos canais de cálcio causam erosão das superfícies dentárias.
- Preparações medicamentosas e suplementos nutricionais contendo açúcar promovem a cárie dentária.
- A quimioterapia e a radioterapia causam mucosite oral e estomatite.
- Pacientes que usam esteroides são mais suscetíveis a infecções por *Candida*.
- As diretrizes de 2007 da American Heart Association recomendam antibióticos profiláticos apenas para pacientes com histórico de endocardite prévia, valvulopatia pós-transplante, cardiopatia congênita não corrigida, cateteres vasculares de longa permanência, fístulas arteriovenosas para hemodiálise e valvas cardíacas protéticas.

- As diretrizes de 2012 da American Academy of Orthopedic Surgeons suspendeu a prescrição rotineira de antibióticos profiláticos para todos os pacientes de prótese articular total submetidos a procedimentos dentários e, em vez disso, recomendou uma ferramenta de tomada de decisão compartilhada entre pacientes e profissionais de saúde.
- Procedimentos não invasivos como limpezas, obturações, preparações de coroas e extrações simples podem ser realizados sem interrupção da anticoagulação ou terapia antiplaquetária.
- A maioria dos procedimentos dentários pode ser realizada com uma razão da normatização internacional entre 1,8 e 2,5.

▶ Prognóstico

A colaboração entre médicos, enfermeiros, terapeutas, farmacêuticos e dentistas é fundamental para o planejamento individualizado da saúde oral. Os idosos clinicamente complexos e com limitações funcionais apresentam especial necessidade de coordenação dos cuidados. O cuidado oral diário é importante para a saúde oral duradoura. Os profissionais de saúde que cuidam de idosos têm um papel importante na promoção das práticas de higiene oral e na identificação da necessidade de encaminhamento.

Ao avaliar as necessidades de saúde oral, os profissionais de saúde desempenham um papel fundamental na melhora da saúde e da qualidade de vida dos idosos. Os médicos devem estar familiarizados com a morfologia oral normal e patológica. Os médicos têm impacto positivo ao aconselharem os pacientes sobre medidas efetivas de prevenção, incluindo consultas odontológicas regulares.

American Academy of Orthopaedic Surgeons and the American Dental Association. *Prevention of Orthopaedic Implant Infection in Patients Undergoing Dental Procedures Guideline.* Rosemont, IL: American Academy of Orthopaedic Surgeons; 2012. Available from: http://www.aaos.org/Research/guidelines/PUDP/PUDP_guideline.pdf

Budtz-Jørgensen E, Chung JP, Mojon P. Successful aging—the case for prosthetic therapy. *J Public Health Dent.* 2000;60(4):308-312.

Ettinger R. The role of the dentist in geriatric palliative care. *J Am Geriatr Soc.* 2012;60(2):367-368.

Griffin SO. New coronal caries in older adults: implications for prevention. *J Dent Res.* 2005;84(8):715-720.

Kayser-Jones J. An instrument to assess the oral health status of nursing home residents. *Gerontologist.* 1995;35(6):814-824.

Langmore SE, Terpenning MS, Schork A, et al. Predictors of aspiration pneumonia: how important is dysphagia? *Dysphagia.* 1998;13(2):69-81.

Mashberg A, Samit A. Early diagnosis of asymptomatic oral and oropharyngeal squamous cancers. *CA Cancer J Clin.* 1995;45(6):328-351.

Ruggiero SL, Dodson TB, Assael LA, Landesberg R, Marx RE, Mehrotra B; Task Force on Bisphosphonate-Related Osteonecrosis of the Jaws, American Association of Oral and Maxillofacial Surgeons. American Association of Oral and Maxillofacial Surgeons position paper on bisphosphonate-related osteonecrosis of the jaw–2009 update. *Aust Endod J.* 2009;35(3):119-130.

Smith BJ, Shay K. What predicts oral health stability in a long-term care population? *Spec Care Dentist.* 2005;25(3):150-157.

Shimazaki Y. Influence of dentition status on physical disability, mental impairment, and mortality in institutionalized elderly people. *J Dent Res.* 2001;80(1):340-345.

Terpenning MS, Taylor GW, Lopatin DE, Kerr CK, Dominguez BL, Loesche WJ. Aspiration pneumonia: dental and oral risk factors in an older veteran population. *J Am Geriatr Soc.* 2001;49(5):557-563.

SITES RECOMENDADOS

Academy of General Dentistry. *Know Your Teeth.* http://www.knowyourteeth.com/

American Dental Association. http://www.ada.org/public.aspx

Apple Tree Dental (um inovador modelo clínico colaborativo de comunidade sem fins lucrativos para avaliação da saúde oral e oferta de cuidados). http://www.appletreedental.org

Center for Disease Control Division of Oral Health. http://www.cdc.gov/oralhealth/

HIV Dent. http://www.hivdent.org/ (fornece recursos ilustrados e para impressão sobre cuidados de saúde oral de pacientes com HIV/Aids).

Kayser-Jones Brief Oral Health Status Examination (BOHSE) tool. http://consultgerirn.org/uploads/File/trythis/try_this_18.pdf

National Institute of Dental and Craniofacial Research (*links* para vários tópicos orais ao longo da vida, incluindo pacientes com necessidades especiais, folhetos em espanhol e *links* para cuidados de baixo custo). http://www.nidcr.nih.gov/oralhealth/

Smiles for Life (excelente recurso *on-line*, desenvolvido pelo The Society of Teachers of Family Medicine Group on Oral Health). http://www.smilesforlifeoralhealth.org

Smiles for Life. Adult oral health pocket card and acute dental problems pocket card. http://smilesforlifeoralhealth.talariainc.com/buildcontent.aspx?pagekey=62954&lastpagekey=62948&userkey=11190072&sessionkey=2071443&tut=555&customerkey=84&custsitegroupkey=0

Seção IV. Situações Clínicas Comuns em Geriatria

Avaliando a confusão em idosos

52

Caroline Stephens, PhD, MSN

▶ Princípios gerais em idosos

A confusão é um problema comum em muitos pacientes idosos, mas não é uma parte normal do envelhecimento. A maioria dos adultos apresenta algumas alterações cognitivas durante o envelhecimento, como reduções na velocidade de processamento da informação, diminuição das lembranças espontâneas e pequenas alterações nas tarefas executivas. A confusão, no entanto, não é uma característica normal do envelhecimento. Quando um paciente idoso apresenta confusão, é importante determinar se a confusão é de natureza aguda ou crônica. Por exemplo, trata-se de uma alteração recente (dias a semanas) ou a alteração tem uma natureza mais crônica e progressiva (meses a anos)? Por vezes, a alteração pode se manifestar como uma alteração comportamental aguda ou súbita, como agitação, agressão, perambulação ou quedas, ou uma alteração funcional. Compreender a natureza e a linha temporal de eventos fornecerá uma indicação quanto ao potencial diagnóstico subjacente.

O conhecimento do estado cognitivo e físico funcional basal é o parâmetro-chave para a avaliação da confusão. Reunir informações sobre o estado cognitivo e físico basal a partir dos pacientes, bem como de seus cuidadores, familiares e amigos, ajudará a determinar se a confusão do paciente representa uma alteração aguda como um resultado do *delirium* ou se a confusão é mais crônica e insidiosa, como a confusão relacionada à demência. É importante notar que enquanto a confusão é mais comumente um sintoma de *delirium* ou demência, ela também pode estar associada com psicoses e distúrbios afetivos, sobretudo da depressão maior.

▶ Diagnósticos diferenciais

A. Delirium

O *delirium*, muitas vezes presente como confusão aguda, é uma síndrome clínica altamente prevalente, evitável e com risco para a vida em idosos agudamente enfermos. Caracteriza-se por uma alteração aguda na cognição e atenção, com distúrbios da consciência, orientação, memória, pensamento, percepção e/ou comportamento. Diferente da demência, que é um estado confusional crônico, o *delirium* costuma se desenvolver durante um curto período de tempo (horas a dias), flutua durante o decorrer do dia (muitas vezes piorando à noite), com incapacidade variável de concentração, manutenção da atenção e manutenção de um comportamento propositado. Ansiedade, irritabilidade e inquietude psicomotora com insônia são comuns. Esses pacientes podem puxar seus acessos intravenosos, retirar seu oxigênio, desligar equipamentos de monitoração, apresentando pouca consciência sobre segurança e/ou falando com pessoas que não estão presentes. Outros distúrbios de percepção (em geral alucinações visuais) também estão comumente acompanhados de pensamentos delirantes paranoides agravando as manifestações comportamentais e emocionais do paciente. Comportamentos agitados comumente associados com *delirium* costumam levar ao uso de restrições físicas e químicas, aumentando ainda mais o risco de perdas funcionais e complicações graves.

Familiares e cuidadores podem relatar que o paciente estava "bem" durante o dia, mas que ficou confuso, inquieto e agitado no meio da noite. A alteração, no entanto, pode ser mais sutil: "Ela não está agindo adequadamente." Quando a família e os profissionais de saúde conseguem identificar uma mudança tão sutil ao longo de um dia ou semana, ela deve ser levada a sério e a possibilidade de *delirium* deve ser descartada. O *delirium* é considerado uma emergência médica e sempre deve ser excluído antes de assumir que o paciente apresenta somente uma demência ou outro distúrbio psiquiátrico.

B. Demência

Diferente do *delirium*, a demência tem uma natureza mais crônica e se desenvolve insidiosamente durante meses a anos. Especificamente, a demência é uma síndrome caracterizada por um conglomerado de sinais e sintomas incluindo dificuldade de memória, distúrbios de linguagem, alterações psicológicas e psiquiátricas, bem como comprometimento nas atividades da vida diária. Embora existam muitos tipos diferentes de demência (ver Capítulo 22, "Comprometimento Cognitivo e Demência"), a doença de Alzheimer é a causa mais comum, ocorrendo em cerca de 50 a 80% dos casos.

Esse tipo de demência aparece inicialmente na forma de esquecimento de eventos ou conversas recentes. A família e seus entes queridos podem relatar que nos últimos meses ou no último ano o paciente passou a ficar cada vez mais perdido em assuntos familiares; guardou objetos em lugares estranhos; passou a ter dificuldades de linguagem (p. ex., lembrar do nome de objetos familiares); apresentou problemas na execução de tarefas que requerem o uso do pensamento, mas que sempre foram fáceis de fazer (p. ex., cuidar de um talão de cheques, jogar baralho, aprender novas informações ou rotinas); e/ou apresentou alterações de personalidade ou perda de habilidades sociais levando a comportamentos inadequados. Como a demência progride lentamente, esses sintomas tornam-se mais graves e evidentes, interferindo com a capacidade do paciente de cuidar de si. Os pacientes também podem começar a apresentar psicose, dificuldades comportamentais e do humor (p. ex., delírios paranoides, alucinações, depressão, agressão verbal e/ou física, isolamento social), ou distúrbios do sono (p. ex., caminhar durante a noite), com capacidade de entendimento e julgamento cada vez menor. Muitos desses comportamentos frequentemente são desafios e encargos significativos para os cuidadores, em geral resultando em institucionalização. Nos estágios graves, os pacientes são incapazes de realizar tarefas básicas de atividades da vida diária, reconhecer membros familiares, compreender a linguagem falada, falar ou deambular de modo independente.

É importante notar que a confusão ou um declínio anormal no funcionamento cognitivo para a idade e educação do indivíduo, mas que não satisfaz os critérios para demência, *não* deve ser atribuída ao envelhecimento normal. Um comprometimento cognitivo leve (CCL) é o distúrbio neurocognitivo intermediário entre o envelhecimento normal e a demência. O CCL está associado com um aumento de risco de desenvolvimento de demência durante toda a vida. Um indivíduo com CCL apresentará problemas de memória, linguagem ou outra função mental graves o suficiente para serem percebidos por outras pessoas, e que podem ser detectados em testes, mas que não são graves o suficiente para interferir com a vida diária. A compreensão do grau da incapacidade funcional é um componente-chave para determinar se o indivíduo é portador de CCL ou demência precoce.

C. Depressão

A depressão é o transtorno psiquiátrico mais comum na população idosa, afetando primariamente aqueles com doenças crônicas, comprometimento cognitivo e incapacidades. Ela é clinicamente definida com uma síndrome de humor deprimido ou perda de interesse ou prazer por quase todas as atividades diárias, e esses sintomas devem representar uma alteração do funcionamento do indivíduo e estar presentes por duas semanas, no mínimo. Alterações de personalidade (p. ex., isolamento social, apatia, irritabilidade), esquecimento e alterações do humor (p. ex., queixas de diminuição da capacidade de pensar, sentimentos de desesperança/impotência, alterações do sono ou do apetite, diminuição da capacidade psicomotora/agitação) podem ser sinais de depressão, demência, ou ambas. Pacientes com depressão podem reconhecer seus sentimentos de tristeza, apresentar queixas somáticas ou simplesmente demonstrar uma redução em seu engajamento em atividades da vida diária. A regra mnemônica "SIGECAPS" (Tabela 52-1) pode auxiliar na memorização dos oito sintomas diagnósticos maiores da depressão.

Diferente da demência, a confusão em um paciente com depressão é mais específica do que global. Por exemplo, o paciente pode apresentar dificuldades com certas atividades, como contas a pagar, mas permanece capaz de realizar tarefas igualmente difíceis, como fazer palavras cruzadas. Do mesmo modo, os pacientes podem não iniciar ou se engajar em uma conversação, mas mantêm a capacidade de falar. Um indivíduo com depressão também é capaz de relatar muitos assuntos perdidos, bem como detalhar suas queixas cognitivas, ao passo que um indivíduo com demência pode ser incapaz de notar suas dificuldades cognitivas e/ou tentar mascarar seus déficits.

▶ Abordagem diagnóstica

Meu paciente parece estar confuso. O que devo saber? O que devo procurar? E quais devem ser os próximos passos depois que eu determinar o que está acontecendo?

Quando um paciente apresenta confusão, é fundamental obter uma história minuciosa e realizar um exame físico detalhado, incluindo um exame do estado mental, bem como exames laboratoriais e diagnósticos. É fundamental entrevistar família/cuidador, bem como o paciente, para uma melhor compreensão da natureza e evolução da confusão apresentada pelo paciente.

A. História e exame físico

Uma história abrangente deve concentrar-se nas alterações cognitivas específicas, bem como nas alterações funcionais e

---

Tabela 52-1 Os oito principais sintomas neurovegetativos diagnósticos da depressão (SIGECAPS)

Distúrbio do **s**ono* (sono aumentado durante o dia ou reduzido à noite)
Interesse reduzido (perda de interesse em atividades antes prazerosas)
Culpa (**G**uilt) (inutilidade*, desesperança*, arrependimento, autorrecriminação)
Perda de **e**nergia ou fadiga* (**E**nergy loss or fatigue)
Distúrbio da **c**oncentração*
Mudança do **a**petite* (em geral diminuído; ocasionalmente aumentado)
Alteração **p**sicomotora (retardo/letargia ou agitação/ansiedade)
Pensamentos **s**uicidas/preocupação com a morte

SIGECAPS: do inglês Sleep disturbance, Interest reduced, Guilt, Energy, Concentration impairment, Appetite change, Psychomotor change, Suicidal thoughts. Nota: para atender o diagnóstico de depressão maior, o paciente deve apresentar quatro dos sintomas, além de humor deprimido ou anedonia, por duas semanas, no mínimo. Para atender o diagnóstico de transtorno distímico, um paciente deve apresentar dois dos seis sintomas assinalados com um asterisco (*).
Adaptada e reproduzida com permissão de The psychiatric review of symptoms: a screening tool for family physicians. *Am Fam Phys.* 1998;58(7). Copyright © 1998 American Academy of Family Physicians. Todos os direitos reservados.

Tabela 52-2 Áreas-chave na história quando se avalia confusão

- Fatores de risco vascular
- Doenças neurológicas, incluindo doença de Parkinson, convulsões ou doença cerebrovascular conhecida
- Episódios prévios de *delirium*
- Traumatismo craniano ou quedas
- História psiquiátrica
- Estressores ou perdas recentes
- Consumo de álcool ou drogas (no passado ou atualmente)
- História de cirurgia e resposta à anestesia
- Estado funcional
- Questões de segurança
- Distúrbios comportamentais, como problemas com controle dos impulsos, agressão física ou verbal, perambulação ou despir-se de forma inapropriada
- História familiar de distúrbios neurológicos ou psiquiátricos, principalmente demência e depressão
- Comprometimento visual e auditivo
- Incontinência urinária de início recente
- Quedas

Tabela 52-3 O algoritmo diagnóstico do Confusion Assessment Method (CAM)

O diagnóstico de *delirium* usando o CAM exige a presença de 1 e 2 e 3 ou 4:

Evidências	
1: Início agudo e evolução flutuante	Respostas positivas (em geral obtidas de um membro familiar ou enfermeiro) às seguintes perguntas: "Existe evidência de alteração aguda no estado mental basal do paciente? Seu comportamento anormal flutua durante o dia, ou seja, aparece e desaparece ou aumenta e diminui em gravidade?"
2: Falta de atenção	Resposta positiva à pergunta: "O paciente tem dificuldade de fixar sua atenção, por exemplo, facilmente dispersivo ou com dificuldade de acompanhar o que está sendo dito?"
3: Pensamento desorganizado	Resposta positiva à pergunta: "O pensamento do paciente estava desorganizado ou incoerente, como conversação errática ou irrelevante, fluxo ilógico ou não claro de ideias, ou existe mudança imprevisível de um assunto para outro?"
4: Nível de consciência alterado	Uma resposta diferente de "alerta" para a pergunta a seguir: "De modo geral, como você classificaria o nível de consciência deste paciente?" (Alerta [normal], Vigilante [hiperalerta], Letárgico [sonolento, desperta com facilidade], Estupor [difícil de despertar, ou Coma [não desperta]

Dados de Inouye SK, van Dyck CH, Alessi CA, Balkin S, Siegal AP, Horwitz RI. Clarifying confusion: the confusion assessment method: a new method for detection of delirium. *Ann Intern Med.* 1990;113(12):905-948.

comportamentais, na evolução desses sintomas durante o tempo e nos sintomas que possam estar relacionados a condições medicamentosas, neurológicas ou psiquiátricas. A Tabela 52-2 fornece detalhes adicionais da história pregressa que devem ser avaliados. A avaliação médica deve incorporar dados da análise psicossocial, revisão dos medicamentos (incluindo tratamentos não prescritos/complementares) e incluir um exame físico completo e exames diagnósticos. O exame físico geral deve focalizar os sistemas cardiovascular, neurológico e psiquiátrico, exceto quando indicado de outra forma pela história do paciente.

B. Exame do estado mental

O estado mental deve ser avaliado nas áreas de memória, pensamento abstrato, julgamento, humor/afeto, orientação, atenção ou concentração, nível de consciência (vigília ou sonolência), comunicação ou habilidades de linguagem e alterações da personalidade (p. ex., suspeita ou perda do controle dos impulsos). Os questionários padronizados do estado mental, escalas de pontuação diagnóstica e inventários de sintomas também podem ajudar nesse processo de avaliação. Juntamente com a história e o exame físico, instrumentos como o Montreal Cognitive Assessment (MOCA), o Confusion Assessment Method (CAM; Tabela 52-3) e a Geriatric Depression Sale (GDS) podem auxiliar o médico na diferenciação entre demência, *delirium* e depressão. No entanto, é importante saber que os resultados dessas ferramentas não podem ser interpretados isoladamente. Achados de avaliação devem ser interpretados no contexto do estado socioeconômico do indivíduo, seu nível cultural, educacional e de alfabetização, ocupação atual/prévia e outros fatores psicossociais.

Além disso, a maneira como os pacientes respondem a essas ferramentas de avaliação padronizadas é tão importante quanto a pontuação por eles obtida. Por exemplo, um paciente com depressão pode ter resultados mais pobres no MOCA em decorrência de pouco esforço, apatia e respostas frequentes do tipo "Eu não sei", enquanto um indivíduo com demência pode se esforçar muito, tentar racionalizar seus erros e/ou pode se sentir desconfortável quando é incapaz de responder de forma adequada às perguntas. Por outro lado, um indivíduo com *delirium* pode apresentar um baixo nível de atenção e concentração, sendo facilmente distraído e/ou pode adormecer durante o processo de avaliação. A Tabela 52-4 apresenta uma comparação das principais características diagnósticas para ajudar a diferenciar entre *delirium*, demência e depressão.

▶ Outros exames diagnósticos

Os exames laboratoriais iniciais devem incluir um painel bioquímico do sangue, hemograma completo, exames de função da tireoide, função hepática, nível de vitamina B_{12} e níveis séricos de medicamentos (p. ex., digoxina). Exames estruturais de neuroimagem com tomografia computadorizada (TC) ou ressonância magnética (RM) são recomendados na avaliação de pacientes com demência e podem ser benéficos na avaliação de CCL. Um eletroencefalograma pode ser indicado se houver qualquer

Tabela 52-4 Comparação das características clínicas de *delirium*, demência e depressão

Característica clínica	Delirium	Demência	Depressão
Início/evolução	Abrupto/agudo: início identificável com precisão dentro de horas/dias com flutuações diurnas dos sintomas (piora à noite, no escuro e ao despertar)	Crônica; em geral insidiosa/início gradual; sintomas progressivos mas relativamente estáveis no decorrer do tempo (dependem da causa)	Abrupto; coincide com alterações de vida importantes; efeitos diurnos pioram geralmente pela manhã
Duração	Horas/dias a semanas (ou mais)	Meses a anos	Seis semanas no mínimo, pode ser meses a anos
Consciência/alerta	Reduzida; flutua; letárgica ou hipervigil	Geralmente consciente/normal até estágios mais avançados	Geralmente consciente/normal
Atenção/concentração	Comprometida; faixa de atenção muito curta; flutua	Em geral normal, até estágios mais avançados	Comprometimento mínimo, mas pode haver dificuldade de concentração
Orientação	Desorientação precoce; gravidade varia	Desorientação no decorrer da doença (em geral após meses a anos)	Geralmente normal, mas pode haver desorientação seletiva
Memória	Comprometimento recente e imediato	Comprometimento inicialmente da memória recente e, mais tarde, da memória remota	Comprometimento seletivo ou "irregular"; "ilhas" de memória intacta
Pensamento	Desorganizado; desatento; fala fragmentada, incoerente, lenta ou acelerada; alterações na consciência	Dificuldades para encontrar palavras; dificuldade com abstração, cálculo, agnosia; ideação pobre no decorrer da doença	Alguma dificuldade de concentração; pode haver lentidão de processamento/fala; perda do assunto, desesperança e autodepreciação
Percepção	Distorcida; ilusões, delírios e alucinações; dificuldade em distinguir entre a realidade e erros de percepção	Variável, dependendo do tipo da demência; delírios paranoides (pessoas roubam seus pertences) e alucinações visuais são mais comuns	Geralmente intacta; pode haver ideação paranoide e/ou alucinações em casos graves
Comportamento psicomotor	Alterações acentuadas (hiperativas, hipoativas ou mistas)	Em geral normal até atingir um estágio tardio; pode haver apraxia	Variável, retardo psicomotor ou agitação
Ciclo de sono/vigília	Perturbado; ciclo invertido; variação de uma hora para outra	Fragmentado com inversão dia/noite, mas não existe variação de uma hora para outra	A insônia é comum – pode haver dificuldade para conciliar o sono e/ou despertar precoce pela manhã; também pode haver hipersonia
Características associadas	Alterações afetivas variadas; sintomas de hiperdespertar autonômico; exagero no tipo de personalidade; associado com doença física aguda	Os afetos tendem a ser superficiais, inapropriados e/ou lábeis; tentativas de conciliar os déficits intelectuais; alterações de personalidade, afasia, agnosia podem estar presentes; déficit de compreensão	Humor deprimido; humor disfórico; queixas exageradas/detalhadas, muitas vezes com perda do assunto; preocupado com pensamentos pessoais; introspecção presente
Avaliação	Falhas evidenciadas pelos prestadores de cuidados/família; distraído em suas tarefas; erros numerosos	Falhas evidenciadas pela família, cuidadores, amigos; respostas "quase certas" frequentes; luta com o teste; faz grandes esforços para encontrar uma resposta adequada	Falhas evidenciadas pelo indivíduo; respostas frequentes tipo "Eu não sei"; pouco ou nenhum esforço; frequentemente desiste; indiferente em relação ao teste

sugestão de atividade convulsiva ou para ajudar a diferenciar o *delirium* de um distúrbio psiquiátrico. Exames laboratoriais e diagnósticos adicionais estão baseados na apresentação individual, em outras comorbidades e nos achados da história e do exame físico.

Por fim, é importante reconhecer que, durante a avaliação de confusão em um idoso, as três síndromes clínicas mais comuns (i.e., demência, *delirium* e depressão) podem se sobrepor. Por exemplo, entre 25 e 75% dos pacientes com *delirium* podem apresentar demência coexistente, e a presença de demência aumenta o risco de *delirium* em até cinco vezes. A depressão também coexiste frequentemente com demência em cerca de 20% dos indivíduos com doença de Alzheimer e está associada com níveis mais altos de comprometimento funcional e redução do prazer nas atividades. Além disso, os sintomas ou síndromes depressivas na idade avançada podem ser uma manifestação precoce de declínio cognitivo e distúrbios demenciais em idosos. Ademais, existe uma síndrome de sobreposição de depressão e *delirium* que está associada com risco significativo de declínio funcional, institucionalização e óbito. Portanto, é importante ser capaz de reconhecer e avaliar as três síndromes e sua interação complexa, a fim de prestar cuidados de forma segura e eficaz a pacientes idosos que apresentam confusão.

Blazer DG. Depression in late life: review and commentary. *Focus: J Lifelong Learning Psychiatry*. 2009;7(1):118-136.

Burns A, Iliffe S. Alzheimer's disease. *BMJ*. 2009;338:b158.

Carlat DJ. The psychiatric review of symptoms: a screening tool for family physicians. *Am Fam Physician*. 1998;58(7):1617-1624.

Fick DM, Agostini JV, Inouye SK. Delirium superimposed on dementia: a systematic review. *J Am Geriatr Soc*. 2002;50(10):1723-1732.

Inouye SK. Delirium in older persons. *N Engl J Med*. 2006;354:1157-1165.

Inouye S, van Dyck C, Alessi C, Siegal A, Horwtiz R. Clarifying confusion: the confusion assessment method. *Ann Intern Med*. 1990;113(12):941-948.

Panza F, Frisardi V, Capurso C, D'Introno A, et al. Late life depression, mild cognitive impairment and dementia: possible continuum? *Am J Geriatr Psychiatry*. 2010;18(2):98-116.

Peterson RC. Mild cognitive impairment. *N Engl J Med*. 2011;364(23):2227-2234.

Synderman D, Rovner BW. Mental status examination in primary care: a review. *Am Fam Physician*. 2009;80(8):809-814.

53 Abordando a polifarmácia e melhorando a adesão medicamentosa em idosos

David Sengstock, MD, MS
Jonathan Zimmerman, MD, MBA, FACP

▶ Princípios gerais em idosos

Os idosos são os maiores consumidores de medicamentos com prescrição médica. Uma grande pesquisa relatou que mais da metade dos pacientes de 57 a 85 anos de idade usa pelo menos cinco medicamentos prescritos, medicamentos não prescritos e suplementos nutricionais. Previsivelmente, o número de medicamentos aumenta de forma continuada com a idade do paciente. Essa pesquisa também relatou que um em cada 20 desses pacientes está sujeito a uma interação considerável entre os medicamentos; a metade dessas interações inclui um medicamento não prescrito. A pesquisa demonstra que a polifarmácia é um fator de risco independente para resultados adversos, incluindo internação hospitalar, encaminhamento para uma clínica geriátrica, hipoglicemia, quedas e fraturas, pneumonia, desnutrição e óbito. Os idosos, em geral, também toleram menos os efeitos medicamentosos. Essa intolerância pode se manifestar como um efeito exagerado da medicação ou mesmo como um efeito diferente em comparação com pacientes mais jovens, e foi descrita detalhadamente no Capítulo 9, "Princípios da Prescrição para Idosos".

PROBLEMAS CAUSADOS PELA POLIFARMÁCIA

A Tabela 53-1 apresenta diversos problemas importantes causados pela polifarmácia. O objetivo principal de um medicamento também pode ser a fonte de uma reação adversa ao medicamento (RAM). Um estudo nacional de pacientes de departamento de emergência mostrou que os anticoagulantes (incluindo varfarina e medicamentos antiplaquetários) e medicamentos para o tratamento do diabetes (incluindo insulina e medicamentos orais) são responsáveis por dois terços de todas as internações hospitalares relacionadas com a medicação. Em contraste, medicamentos considerados "inadequados" segundo os critérios de Beer foram responsáveis por apenas 7% das admissões hospitalares. Dessas internações, mais da metade foi considerada como causada pela digoxina, isoladamente.

A polifarmácia aumenta o risco de interações entre os medicamentos e as interações entre os medicamentos e a doença, sobretudo em idosos. As causas e consequências de tais interações são discutidas no Capítulo 9. Além das interações conhecidas, é provável que outras interações clinicamente importantes ainda sejam descobertas. Por isso, os médicos devem eliminar todos os medicamentos desnecessários, independentemente de estarem causando um problema evidente.

Da mesma forma, a polifarmácia aumenta a probabilidade de pacientes não aderirem ao regime medicamentoso. A não adesão aos medicamentos contribuiu com até 20% das RAMs em um cenário ambulatorial. Uma série de fatores pode contribuir para a não adesão ao tratamento.

Diretrizes práticas, por exemplo, são primariamente escritas por especialistas para o manejo de uma condição isolada. Os médicos devem, então, combinar as diretrizes em um paciente idoso com múltiplas condições. Para um paciente hipotético com doença pulmonar obstrutiva crônica, diabetes tipo 2, osteoporose, hipertensão e osteoartrite, as diretrizes requerem 12 medicamentos com múltiplos regimes de dosagem diária. Além disso, a prescrição de um medicamento pode ser mais fácil do que intervenções que consomem mais tempo, como modificação do estilo de vida ou tratamentos não farmacológicos. No entanto, os pacientes podem ser menos propensos a aderir aos medicamentos quando o regime de tratamento cresce de forma cada vez mais complexa.

Para os pacientes, bem como para o sistema de saúde, o custo também é um fator importante. O paciente hipotético descrito antes gastaria 406 dólares por mês com medicamentos. Estima-se que 25% dos pacientes do Medicare planos D e 40% dos pacientes em planos empresariais encontram-se no "buraco do donut" do Medicare*. Quando os pacientes atingem o "buraco do donut", são obrigados a cobrir os gastos com todos os medicamentos até atingir uma quantidade máxima de dinheiro gasto naquele ano. Em 2012, o "buraco do donut" situava-se entre 2.930 e 4.700 dólares. Embora o Affordable Care Act** elimine lentamente o "buraco do donut" do paciente até 2020, os gastos

---

* N. de R.T. Normas do Medicare nos EUA, não tendo correspondência no Brasil.

** N. de R.T. Recente lei de reforma do sistema de saúde nos EUA.

Tabela 53-1 Problemas causados pela polifarmácia

Efeitos inerentes à medicação
Interações entre medicamentos
Interações entre o medicamento e a doença
Não adesão ao regime medicamentoso
Custo

continuam sendo um problema nos cuidados de saúde. Portanto, a redução de medicamentos pode beneficiar a saúde do paciente, melhorar a adesão aos medicamentos e reduzir os gastos para os pacientes, bem como para todo o sistema de saúde.

A NÃO PRESCRIÇÃO: INTERVENÇÃO PARA REDUZIR A POLIFARMÁCIA

Apesar das boas intenções dos médicos em prescrever de forma conservadora, com o envelhecimento do paciente e o aumento do número doenças, os medicamentos frequentemente se "acumulam". Os problemas apresentados na Tabela 53-1 podem ser melhorados com a redução e complexidade do esquema medicamentoso de um paciente. Até o momento, nenhum estudo demonstrou que cortar a lista de medicamentos de um paciente reduz a morbidade ou mortalidade. No entanto, os estudos demonstraram que a redução da lista de medicamentos de um paciente leva à redução da possibilidade de efeitos medicamentosos adversos, diminui os gastos com farmácia e melhora a adesão do paciente em relação às medicações restantes. Uma revisão Cochrane de múltiplas abordagens sistemáticas para diminuir medicamentos inadequados, por exemplo, mostrou que mesmo uma redução modesta do número de medicamentos pode levar a uma redução de RAMs de 35%. Somente por essas razões a *não* prescrição deveria se tornar uma rotina na prática da prescrição.

O primeiro passo na avaliação de medicamentos inadequados é determinar quais os medicamentos o paciente está tomando (incluindo a dose e a frequência). A maneira tradicional de realizar essa tarefa é a "revisão da sacola de medicamentos", na qual o paciente e/ou os membros da família coletam e trazem consigo *todos* os medicamentos, incluindo comprimidos e cremes, vitaminas e suplementos, medicamentos fitoterápicos e medicamentos não prescritos. Cada medicamento é retirado da sacola e o médico (ou alguém da equipe do consultório) pode avaliar: (a) o que o paciente está realmente tomando; (b) o que o paciente entende sobre cada medicamento; (c) a eficácia do medicamento; e (d) quaisquer efeitos colaterais suspeitados. Por fim, o profissional de saúde atualiza a lista de medicamentos do consultório com os medicamentos do paciente. Esse processo pode ser demorado, mas a maior parte do trabalho pode ser feita pela equipe não médica do consultório.

As abordagens da não prescrição baseiam-se em evidências, opiniões de especialistas, julgamento médico e preferências do paciente/cuidador. Foram descritas diversas abordagens para auxiliar na avaliação da adequação da medicação, incluindo STOPP (Screening Tool of Older Persons' Potentially Inappropriate Prescriptions) e ARMOR (Assess, Review, Minimize, Optimize, Reassess). A Figura 53-1 ilustra uma abordagem para determinar se um medicamento é um candidato para a não prescrição. Essa abordagem se baseia em duas rubricas publicadas: o algoritmo Good Palliative-Geriatric Practice e Holmes' Model for Appropriate Prescribing for Patients Late in Life.

Após a realização de uma revisão da "sacola de medicamentos", a etapa 2 prevê que o médico reconsidere a evidência (ou a falta dela) que apoia cada medicamento. Os pacientes idosos muitas vezes são excluídos ou subrepresentados em estudos, e as diretrizes clínicas geriátricas muitas vezes são extrapoladas a partir de estudos em pacientes mais jovens. Portanto, é importante lembrar que nem tudo que é bom para pacientes mais jovens será necessariamente bom para pacientes idosos. A etapa 2 leva os médicos a considerar a não prescrição quando um paciente não é "comparável" à população originalmente examinada em um estudo de pesquisa. Por exemplo, vários estudos apoiam o uso de medicamentos anti-hipertensivos em pacientes idosos. Da mesma forma, estudos apoiam o uso de estatinas em algumas populações idosas. No entanto, os estudos da digoxina para a insuficiência cardíaca ou fibrilação atrial são limitados em pacientes idosos. Da mesma forma, análises de agentes hipoglicemiantes orais ou estudos que apoiam HbA1c-alvos específicos em pacientes idosos são escassos. Os medicamentos que não apresentam evidências podem ser candidatos à não prescrição.

A etapa 3 requer que o médico personalize a medicação que conseguiu "passar" pela etapa 2. O "Model for Appropriate Prescribing for Patients Late in Life" de Holmes é útil. Esse modelo sugere que os médicos que prescrevem devem aplicar quatro considerações para "filtrar" os medicamentos que passaram pela etapa 2. Essas considerações incluem: (a) as metas de cuidados dos pacientes; (b) os alvos de tratamento individualizados; (c) a expectativa de vida; e (d) o "tempo até o benefício" dos medicamentos. A aplicação desse modelo resultará em um conjunto personalizado de medicamentos.

Para aplicar o modelo de Holmes, as metas de atendimento do paciente podem variar de curativas a paliativas, somente; as metas de tratamento podem variar de preventivas ao manejo dos sintomas, exclusivamente. O "tempo até o benefício" de um medicamento pode variar de minutos (diuréticos para a insuficiência cardíaca congestiva) a anos (inibidores da HMG CoA-redutase para a prevenção primária de doença cardíaca congestiva). Por exemplo, para um idoso com enfisema grave, um inalador de β-agonistas de longa ação é um medicamento apropriado para o paciente com base em evidências, porque melhora os sintomas em um curto espaço de tempo. As estatinas também são baseadas em evidências para a hiperlipidemia desse paciente; entretanto, a expectativa de vida limitada de tal paciente filtrará esse medicamento preventivo.

Na etapa 4, o médico identifica quaisquer sintomas de uma RAM. É importante notar que os sintomas de uma RAM podem ser sutis, como fadiga ou fraqueza. Um bom axioma para lembrar é que todos os sintomas recentes são causados por medicamentos até prova em contrário. O médico deve considerar a não prescrição de um medicamento quando ocorrem novos sintomas logo após a introdução de um medicamento. Essa abordagem também evita o tratamento de um novo sintoma com a prescrição de outro medicamento.

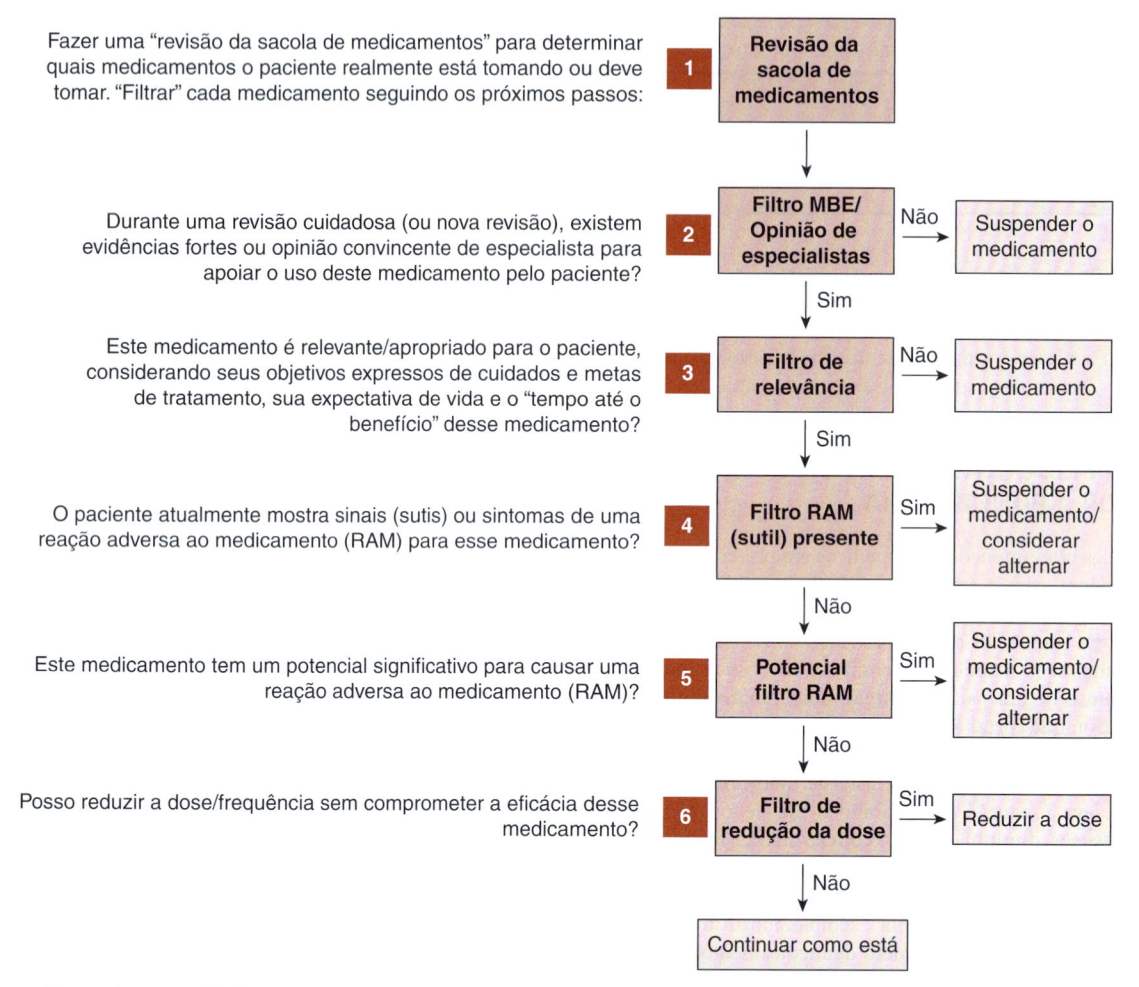

Figura 53-1 Algoritmo de filtração para não prescrever medicamentos.

Fluxograma:

1. **Revisão da sacola de medicamentos** — Fazer uma "revisão da sacola de medicamentos" para determinar quais medicamentos o paciente realmente está tomando ou deve tomar. "Filtrar" cada medicamento seguindo os próximos passos:

2. **Filtro MBE/Opinião de especialistas** — Durante uma revisão cuidadosa (ou nova revisão), existem evidências fortes ou opinião convincente de especialista para apoiar o uso deste medicamento pelo paciente? → Não: Suspender o medicamento / Sim: continuar

3. **Filtro de relevância** — Este medicamento é relevante/apropriado para o paciente, considerando seus objetivos expressos de cuidados e metas de tratamento, sua expectativa de vida e o "tempo até o benefício" desse medicamento? → Não: Suspender o medicamento / Sim: continuar

4. **Filtro RAM (sutil) presente** — O paciente atualmente mostra sinais (sutis) ou sintomas de uma reação adversa ao medicamento (RAM) para esse medicamento? → Sim: Suspender o medicamento/considerar alternar / Não: continuar

5. **Potencial filtro RAM** — Este medicamento tem um potencial significativo para causar uma reação adversa ao medicamento (RAM)? → Sim: Suspender o medicamento/considerar alternar / Não: continuar

6. **Filtro de redução da dose** — Posso reduzir a dose/frequência sem comprometer a eficácia desse medicamento? → Sim: Reduzir a dose / Não: Continuar como está

Na etapa 5, o médico deve decidir se existe a probabilidade de um potencial efeito adverso. A lista de "Beers" de medicamentos potencialmente inadequados é um recurso útil. Um controle cuidadoso também deve ser feito com medicamentos de alto risco, incluindo agentes hipoglicemiantes, medicamentos anticoagulantes/antiplaquetários, digoxina, narcóticos, ansiolíticos/soníferos, antidepressivos e medicamentos com propriedades anticolinérgicas. Se um medicamento é a causa provável de um efeito adverso, ele deve ser suspenso. Ao não prescrever, os médicos devem suspender os medicamentos com cuidado. Quando um medicamento requer uma titulação para cima, por exemplo, ele também precisa ser retirado lentamente. A retirada progressiva tem especial importância para medicamentos que levam à tolerância, como opiáceos, hipnótico-sedativos, β-bloqueadores, clonidina, gabapentina e inibidores da recaptação seletiva da serotonina. É importante evitar "*drug holidays*" ou abrupta e indiscriminada interrupção de um tratamento estruturado, devendo-se aconselhar os pacientes para ficarem atentos a sintomas de abstinência. (Exceções à redução lenta podem ser feitas em circunstâncias especiais, nas quais existe a necessidade de suspensão imediata.) Por fim, a etapa 6 visa simplesmente à redução da dose. Reduzir a dose e/ou a frequência de administração também pode melhorar a adesão. Outras técnicas para melhorar a adesão são discutidas na próxima seção.

As intervenções, além da tomada de decisões do médico, também podem melhorar as práticas de prescrição. Por exemplo, podem ser feitas tentativas para limitar o número de fornecedores que prescrevem medicamentos para um determinado paciente. Estudos mostram que para cada prescritor adicional existe um aumento de 29% nas RAMs. Da mesma forma, a utilização de várias farmácias aumenta esse risco. Portanto, os médicos devem manter a medicação do paciente com um prescritor e uma farmácia. Da mesma forma, a prescrição eletrônica também tem o potencial de diminuir o número de medicamentos inadequados em todos os pacientes, ao relatar instantaneamente as interações entre os medicamentos e as interações entre o medicamento e a doença Programas de prescrição eletrônica geram um alerta que, às vezes, é seguido pela sugestão de um medicamento mais adequado. Uma análise examina vários estudos que testaram a prescrição eletrônica no ambulatório, hospital e em clínicas geriátricas. A maioria dos estudos mostrou alguma redução em prescrições inadequadas. No entanto, essa redução foi variável, oscilando de uma redução de 24% a menos de 1%. Além disso, alertas excessivos (e muitas vezes irrelevantes) não foram úteis, levando a uma "fadiga de alertas" dos médicos. Embora a prescrição eletrônica seja muito promissora, a magnitude de seus efeitos sobre a polifarmácia permanece incerta.

Tabela 53-2 Intervenções para melhorar a adesão medicamentosa

Diga ao paciente que o processo patológico requer tratamento a longo prazo.
Discuta o propósito de cada medicamento e os efeitos colaterais esperados.
Prescreva medicamentos genéricos de baixo custo.
Use comprimidos combinados.
Prescreva medicamentos para serem usados uma vez ao dia, se possível.
Forneça instruções simples e claras.

ADESÃO

▶ Melhora imediata da adesão medicamentosa

Além de prescrever somente medicamentos essenciais, os médicos que prescrevem devem se certificar de que os pacientes tomam os medicamentos prescritos. Séculos atrás, Hipócrates observou que os pacientes não tomavam os medicamentos prescritos consistentemente. Hoje, vários medicamentos e regimes com dosagens frequentes diminuem a adesão. Outros fatores que foram apontados como afetando a adesão à medicação incluem educação inadequada sobre o propósito, a importância e os efeitos colaterais de cada medicação, custos excessivos e conhecimento médico limitado dos indicadores para a medicação. Os idosos também apresentam desafios médicos e sociais adicionais que podem afetar a adesão. Esses desafios incluem dificuldades auditivas e de compreensão das instruções médicas, dificuldades para lembrar-se do que foi discutido em decorrência de comprometimento cognitivo, manejo de vários medicamentos com regimes complexos de dosagem, acesso a medicamentos como resultado de apoio social reduzido, compra dos medicamentos em decorrência de recursos financeiros e de transporte limitados, e a tomada dos medicamentos como consequência de pouca destreza manual e visual. Os pacientes também costumam tomar seus medicamentos de modo intermitente, omitindo, por exemplo, os diuréticos antes de deitar ou para eventos sociais. Juntos, esses fatores fazem da não adesão a tratamentos medicamentosos uma preocupação grave e comum nessa faixa etária. Podem existir boas razões para que os pacientes não consigam aderir aos seus medicamentos. Os médicos devem perguntar sobre as barreiras que dificultam a adesão, sem julgar os pacientes.

Muitas vezes, os médicos são incapazes de identificar quais pacientes não aderem a seus medicamentos; várias vezes, os pacientes também relutam em admitir sua não adesão. Contudo, os médicos podem melhorar diretamente muitos fatores que afetam a adesão medicamentosa. Contar comprimidos e perguntar a pacientes e familiares sobre a história de reposição, por exemplo, pode ser útil para identificar pacientes com problemas de adesão. A Tabela 53-2 apresenta algumas intervenções simples, baseadas em evidências, para melhorar a adesão.

Em primeiro lugar, os médicos sempre devem considerar aprimorar seu relacionamento e comunicação com os pacientes como um meio de melhorar a adesão aos medicamentos. Em última análise, o paciente é responsável por tomar medicamentos, motivo pelo qual um modelo de tomada de decisão compartilhada tem maior probabilidade de ser bem-sucedido em conseguir a adesão. Um mau relacionamento entre o paciente e o profissional de saúde é capaz de frustrar qualquer tentativa de melhorar a adesão aos medicamentos. Os médicos em geral são treinados para acreditar que muitos problemas de saúde duram a vida toda. No entanto, os pacientes podem acreditar que problemas de saúde podem ser "curados". Essa crença muitas vezes é reforçada por procedimentos de "alta tecnologia" que "consertam o bloqueio" ou "cessam o sangramento". Para aderir a um medicamento, o paciente precisa entender que uma doença continua, mesmo depois que foram submetidos a um procedimento médico. O paciente pode acreditar que um medicamento é ineficaz, desnecessário ou simplesmente não vale a pena ser comprado. Mesmo quando a lista de medicamentos é pequena, o paciente pode acreditar que está tomando medicamentos demais, que os efeitos colaterais são muitos, ou que a medicação é francamente perigosa.

Esses equívocos somente podem ser abordados por meio de uma comunicação eficiente entre o médico e o paciente, incluindo uma discussão que enfatiza a natureza crônica de uma doença. Uma discussão sobre a necessidade a longo prazo da medicação apropriada deve ser conduzida. A pesquisa sugere que uma comunicação ruim muitas vezes leva à não adesão. Os idosos relatam que precisam entender o motivo para usar um medicamento antes de tomá-lo. A pesquisa também mostra que muitos idosos são capazes de entender o efeito de um medicamento, embora os estereótipos afirmem o contrário. O paciente deve ser instruído sobre a finalidade, os efeitos colaterais e a duração do tratamento de cada medicamento. Essas informações muitas vezes são complexas, de modo que um resumo escrito pode ser necessário.

Os pacientes têm consciência do custo dos medicamentos. Certamente, os pacientes serão incapazes de aderir se não puderem pagar por uma medicação. Existe uma clara relação entre o valor da coparticipação nos custos e a compra de um medicamento. As taxas de não adesão triplicam quando a coparticipação de pagamento chega a 50 dólares. Apesar disso, os médicos em geral não sabem o preço da maioria dos medicamentos. De fato, a pesquisa mostra que os médicos subestimam o custo de medicamentos caros e superestimam o custo dos baratos. Isso é compreensível porque os custos dos medicamentos mudam com frequência, à medida que novos genéricos estão disponíveis. Portanto, o conselho de um farmacêutico é importante na escolha de medicamentos alternativos apropriados. Embora o custo seja um fator importante, a não adesão ainda é problemática em pacientes de alto risco sem restrições de custo.

Por fim, a dosagem frequente está associada com o esquecimento de medicações. Somente 50% dos pacientes aderem a medicamentos dosados em quatro vezes ao dia. A pesquisa demonstra que a redução da frequência da medicação melhora a adesão. Embora comprimidos combinados e preparados de ação prolongada muitas vezes estejam disponíveis, esses medicamentos são subutilizados. Por meio de uma ampla gama de estudos clínicos, 15 ensaios clínicos randomizados demonstraram que comprimidos combinados melhoram a adesão. Embora a dosagem individual (blísteres individuais) também melhore a adesão medicamentosa, essas embalagens são caras e disponíveis somente em circunstâncias especiais.

▶ Melhora da adesão a longo prazo

Uma quantidade considerável de pesquisas examinou a questão da adesão medicamentosa a longo prazo. A pesquisa mostrou que as taxas de adesão são mais altas quando a duração do tratamento medicamentoso é curta, como em doenças agudas. A adesão é menor com medicações crônicas, diminuindo dramaticamente dentro de seis meses. Mesmo em condições com risco para a vida, a adesão é ruim. Apenas 40% dos pacientes com síndromes coronarianas agudas e 36% daqueles com doença arterial coronariana estável continuam a tomar estatinas no segundo ano de acompanhamento. A Tabela 53-3 apresenta diversas intervenções que podem melhorar a adesão a longo prazo.

Os pacientes são mais propensos a aderir a um medicamento quando acreditam que têm um problema médico. Por exemplo, quando a doença apresenta sintomas, a adesão ao medicamento é melhor. Portanto, sempre que possível, os médicos devem mostrar aos pacientes evidências que demonstram a existência de uma condição médica, bem como evidências do efeito benéfico de um medicamento. Em geral, contatos regulares entre médicos e pacientes são fundamentais para melhorar e manter a adesão medicamentosa. Uma melhoria da adesão foi relatada em um estudo no qual enfermeiros treinados reforçaram regularmente a necessidade de medicamentos para o tratamento da hipertensão. É importante ressaltar que os pacientes idosos foram os que mais se beneficiaram dessa intervenção. Em uma metanálise de 41 estudos de manejo de diabetes, foi identificada uma relação consistente entre a frequência do contato e a adesão à medicação. A interação face a face é fundamental. A pesquisa mostra que programas educativos sem uma visita face a face não alteram a adesão. Por isso, os médicos de cuidados primários devem ver os pacientes com frequência para reforçar a importância dos medicamentos.

RESUMO

A consciência dos efeitos adversos da polifarmácia é bastante ampla. Contudo, os médicos que prescrevem muitas vezes esperam por sinais de eventos adversos ou reações a medicamentos para suspender a medicação que os causou. A prática de "não prescrever" medicamentos para minimizar o potencial de efeitos adversos, reduzir os custos na farmácia e melhorar a adesão do paciente aos medicamentos remanescentes ainda precisa se tornar um hábito. Existem várias ferramentas e algoritmos disponíveis para auxiliar os médicos na não prescrição de medicamentos. Depois da redução na lista de medicamentos do paciente, os clínicos devem recorrer a técnicas para aumentar a adesão à medicação.

Tabela 53-3 Intervenções para melhorar a adesão medicamentosa a longo prazo

Fazer contagem de comprimidos e solicitar à família/farmácia a história de reposição para avaliar a observação da prescrição.
Fornecer provas de que os medicamentos estão fazendo efeito (resultados de medidas de pressão arterial, frequência cardíaca e valores do colesterol).
Considerar a monitorização da pressão arterial em casa.
Limitar o número e a frequência dos medicamentos.
Solicitar a ajuda da família para montar/repor os recipientes de comprimidos.
Perguntar aos pacientes sobre problemas para tomar seus medicamentos.
Ver os pacientes com frequência para reforçar a necessidade dos medicamentos.

American Geriatrics Society 2012 Beers Criteria Update Expert Panel. American Geriatrics Society updated Beers Criteria for potentially inappropriate medication use in older adults. *J Am Geriatr Soc*. 2012;60(4):616-631.

Acelajado MC, Oparil S. Hypertension in the elderly. *Clin Geriatr Med*. 2009;25(3):391-412.

Allan GM, Lexchin J, Wiebe N. Physician awareness of drug cost: a systematic review. *PLoS Med*. 2007;4(9):e283.

Bain KT, Holmes HM, Beers MH, Maio V, Handler SM, Pauker SG. Discontinuing medications: a novel approach for revising the prescribing stage of the medication-use process. *J Am Geriatr Soc*. 2008;56(10):1946-1952.

Boyd CM, Darer J, Boult C, Fried LP, Boult L, Wu AW. Clinical practice guidelines and quality of care for older patients with multiple comorbid diseases: implications for pay for performance. *JAMA*. 2005;294(6):716-724.

Budnitz DS, Lovegrove MC, Shehab N, Richards CL. Emergency hospitalizations for adverse drug events in older Americans. *N Engl J Med*. 2011;365(21):2002-2012.

Clyne B, Bradley MC, Hughes C, Fahey T, Lapane KL. Electronic prescribing and other forms of technology to reduce inappropriate medication use and polypharmacy in older people: a review of current evidence. *Clin Geriatr Med*. 2012;28(2):301-322.

Garfinkel D, Mangin D. Feasibility study of a systematic approach for discontinuation of multiple medications in older adults: addressing polypharmacy. *Arch Intern Med*. 2010;170(18):1648-1654.

Garfinkel D, Zur-Gil S, Ben-Israel J. The war against polypharmacy: a new cost-effective geriatric-palliative approach for improving drug therapy in disabled elderly people. *Isr Med Assoc J*. 2007;9(6):430-434.

Iskedjian M, Einarson TR, MacKeigan LD, et al. Relationship between daily dose frequency and adherence to antihypertensive pharmacotherapy: evidence from a meta-analysis. *Clin Ther.* 2002;24(2):302-316.

Lee JK, Grace KA, Taylor AJ. Effect of a pharmacy care program on medication adherence and persistence, blood pressure, and low-density lipoprotein cholesterol: a randomized controlled trial. *JAMA.* 2006;296(21):2563-2571.

Osterberg L, Blaschke T. Adherence to medication. *N Engl J Med.* 2005;353(5):487-497.

Patterson SM, Hughes C, Kerse N, Cardwell CR, Bradley MC. Interventions to improve the appropriate use of polypharmacy for older people. *Cochrane Database Syst Rev.* 2012;5:CD008165.

Peikes D, Chen A, Schore J, Brown R. Effects of care coordination on hospitalization, quality of care, and health care expenditures among Medicare beneficiaries: 15 randomized trials. *JAMA.* 2009;301(6):603-618.

Sengstock D, Vaitkevicius P, Salama A, Mentzer RM. Under-prescribing and non-adherence to medications after coronary bypass surgery in older adults: strategies to improve adherence. *Drugs Aging.* 2012;29(2):93-103.

Steinman MA, Hanlon JT. Managing medications in clinically complex elders: "There's got to be a happy medium". *JAMA.* 2010;304(14):1592-1601.

Zeller A, Taegtmeyer A, Martina B, Battegay E, Tschudi P. Physicians' ability to predict patients' adherence to antihypertensive medication in primary care. *Hypertens Res.* 2008;31(9):1765-1771.

Zhang Y, Donohue JM, Newhouse JP, Lave JR. The effects of the coverage gap on drug spending: a closer look at Medicare Part D. *Health Aff.* 2009;28(2):w317-w325.

54 O manejo da dor persistente em idosos

Vyjeyanthi S. Periyakoil, MD

▶ Princípios gerais em idosos

A dor persistente é bastante prevalente em idosos e muitas vezes é subdiagnosticada e manejada de modo ineficaz. A dor afeta mais de 50% dos idosos que vivem na comunidade e 80% dos idosos que vivem em clínicas geriátricas. Disparidades no manejo da dor são comuns em idosos por várias razões: os idosos são menos propensos a relatar dor porque (a) têm uma percepção equivocada de que a dor faz parte do processo de envelhecimento, (b) não querem ser um fardo para seus cuidadores, (c) apresentam comprometimento cognitivo e (d) possuem poucos conhecimentos sobre saúde. Mesmo quando os idosos relatam dor, eles têm menos probabilidade de receber analgésicos opioides para dor moderada a grave e também relatam redução global dos escores de dor após o tratamento em comparação com pacientes mais jovens tratados. Também é preciso notar que os idosos podem ser relutantes em tomar opioides, pois acreditam que essa classe de medicamentos é muito potente e porque se preocupam com o fato de que esses medicamentos podem interagir com muitos outros medicamentos que estão tomando, têm medo do vício e da dependência de medicamentos, e se preocupam com efeitos colaterais e a sensação de estarem "drogados". Os dados também mostram que a dor muitas vezes é subtratada em idosos com comprometimento cognitivo, que recebem menos medicamentos analgésicos do que indivíduos jovens intactos do ponto de vista cognitivo. A dor limita o estado funcional em idosos e pode resultar em redução da qualidade de vida, distúrbios do sono, isolamento social, depressão, *delirium* e aumento dos custos com a saúde e utilização de recursos (Tabela 54-1).

O alívio do sofrimento e a promoção da dignidade do paciente são os princípios primários da medicina geriátrica. A avaliação precoce e eficaz e o manejo da dor persistente em idosos ajudarão a aliviar seu sofrimento, mantendo e aumentando a qualidade de vida.

Uma transição de dor aguda para dor crônica em idosos provavelmente é influenciada por vários fatores, incluindo nível socioeconômico baixo, memória vívida de traumas na infância, obesidade, baixo nível de aptidão física, uso excessivo de articulações e músculos, doenças crônicas, falta de apoio social e abuso de idosos. O termo "dor persistente" é muitas vezes usado de maneira intercambiável com o termo "dor crônica" e, mais uma vez, denota que a dor persiste além do tempo de cura esperado. A Tabela 54-2 apresenta outros termos comumente usados quando se descreve a dor.

▶ Ferramentas de rastreamento

A. Avaliação

A apresentação da dor em idosos pode ser distorcida devido a vários fatores. Em certas situações agudas, diferente de suas contrapartes mais jovens, os idosos podem não relatar a dor. Por exemplo, idosos com peritonite aguda ou infarto do miocárdio podem se apresentar com dor leve ou ausente. Uma avaliação abrangente é necessária para formular um plano de tratamento bem-sucedido para a dor persistente. A International Association for the Study of Pain (IASP) desenvolveu uma taxonomia para a classificação da dor que identifica os cinco eixos a seguir, úteis para a avaliação da dor:

- **Eixo I – Regiões anatômicas:** Peça que o paciente aponte áreas corporais específicas onde ele sente dor.
- **Eixo II – Sistemas orgânicos:** Identifique possíveis órgãos que possam estar envolvidos. É importante lembrar-se de áreas de dor referida, por exemplo, dor diafragmática referida para o ombro.
- **Eixo III – Características temporais, padrões de ocorrência:** Identifique a hora em que a dor ocorre; é importante avaliar fatores que exacerbam e aliviam a dor.
- **Eixo IV – Intensidade, tempo decorrido desde o início da dor:** Alguns idosos podem ser capazes de usar números (escala de 0 a 10) para descrever a intensidade da dor, enquanto outros preferem usar palavras (dor leve, moderada e grave).
- **Eixo V – Etiologia:** A etiologia subjacente da dor deve ser identificada e os problemas reversíveis devem ser corrigidos.

A dor persistente em idosos é frequentemente um resultado de mais de uma comorbidade, de modo que uma avaliação abrangente deve ser feita de rotina quando o paciente é visto na clínica.

O MANEJO DA DOR PERSISTENTE EM IDOSOS — CAPÍTULO 54

Tabela 54-1 Consequências do tratamento insuficiente da dor persistente em idosos

Redução da qualidade de vida
Comprometimento da marcha (dor lombar baixa e dor nos membros inferiores)
Comprometimento do apetite, perda de peso
Socialização diminuída
Comprometimento do sono
Comprometimento cognitivo
Depressão e ansiedade associadas
Agitação em idosos com comprometimento cognitivo

Tabela 54-3 Escala de avaliação na demência avançada (PAINAD)

PONTUAÇÃO	
Respiração	
0	Normal
1	Respiração ocasionalmente laboriosa; período curto período de hiperventilação
2	Respiração ruidosa e laboriosa: período longo de hiperventilação; respirações de Cheyne-Stokes
Vocalização negativa	
0	Nenhuma
1	Gemidos/resmungos ocasionais; fala baixa ou tom baixo/negativo ou desaprovador
2	Chamadas repetitivas e incômodas; gemência e choro alto
Expressão facial	
0	Sorriso/inexpressiva
1	Triste, assustada
2	Caretas
Linguagem corporal	
0	Relaxada
1	Tensa, angustiada, adaptada, inquietação
2	Rígida, punhos cerrados, joelhos puxados para cima ou empurrando para longe, comportamento agressivo
Consolabilidade	
0	Sem necessidade de consolo
1	Distraído ou tranquilizado por voz ou toque
2	Incapaz de ser consolado, distraído ou tranquilizado
___ Total	

A avaliação da dor deve incluir uma exploração dos efeitos da dor sobre o estado funcional, sono, libido e bem-estar social e emocional. Os dados apoiam a capacidade dos pacientes idosos cognitivamente comprometidos (comprometimento cognitivo leve a moderado) em relatar a dor de modo confiável e válido. A escolha de escalas depende da presença de comprometimento da linguagem ou comprometimento sensorial, nível de educação em saúde do paciente e conhecimentos. Escalas como o McGill Pain Questionnaire and the Pain Disability Scale medem a dor em vários domínios, incluindo intensidade, localização e emoções. Embora sua aplicação seja demorada, as escalas que medem múltiplos domínios podem fornecer muitas informações sobre a experiência única de dor do paciente. Quando os pacientes são incapazes ou não estão dispostos a colaborar com as avaliações demoradas, escalas simples, como a Numeric Rating Scale e a Faces Pain Scale, são eficazes. O paciente é solicitado a classificar a dor atribuindo um valor numérico (0 indica sem dor e 10 representa a pior dor imaginável), ou indica uma expressão facial correspondente à dor. Pacientes idosos, especialmente aqueles com conhecimentos limitados da língua inglesa ou que apresentam comprometimento cognitivo, podem ser incapazes ou não querem usar números para descrever sua dor (Tabela 54-3). A Wong-Baker FACES Pain Rating Scale with Foreign Translations é útil para pacientes que falam ou não inglês.

Tabela 54-2 Termos comumente usados na descrição da dor

Dor nociceptiva	A dor nociceptiva é a percepção de um estímulo nociceptivo, que geralmente resulta de uma lesão tissular (p. ex., dor pós-operatória). A dor nociceptiva é subdividida em dor visceral e somática. • Dor somática: é a dor que se origina da lesão de tecidos corporais. A dor é bem localizada, mas sua descrição e percepção variam. • Dor visceral: é a dor originada de vísceras e mediada por receptores de estiramento. Sua localização é ruim, profunda, surda e em cólica (p. ex., a dor associada com apendicite, metástase de câncer hepático, isquemia intestinal).
Dor neuropática	Dor causada ou iniciada por uma lesão primária ou disfunção no sistema nervoso.
Dor central	Dor iniciada ou causada por uma lesão primária ou disfunção no sistema nervoso central (p. ex., dor após acidente vascular encefálico, dor de membro fantasma).
Dor exacerbada	Somatória temporal lenta da dor mediada pelas fibras C. Estímulo nocivo repetitivo a uma frequência de < 1 estímulo durante 3 segundos. O indivíduo pode apresentar um aumento gradual da magnitude da dor percebida.

▶ Tratamento

A. Abordagens de tratamento da dor persistente

Pacientes intactos do ponto de vista cognitivo devem ser orientados sobre sua dor persistente, as causas subjacentes e a melhor forma de rastrear sua localização e intensidade (Quadro 54-1). Os pacientes devem ser encorajados a usar modalidades não farmacológicas e praticar exercícios regularmente. Os cuidadores de pacientes com comprometimento cognitivo e pacientes intactos também devem ser orientados. Quanto mais formos capazes de capacitar os pacientes e suas famílias para que assumam um papel central na gestão de sua doença, melhor serão os seus resultados.

> **Quadro 54-1 Dicas clínicas para avaliação e tratamento da dor**
>
> - A dor exige uma avaliação abrangente para determinar sua origem, gravidade e o impacto sobre o funcionamento e bem-estar do indivíduo.
> - A dor não tratada pode afetar adversamente o estado funcional e cognitivo dos idosos.
> - Existem à disposição muitas escalas de dor para ajudar a quantificar a gravidade da dor. A escolha de uma escala de dor baseia-se nas habilidades cognitivas de comunicação do paciente.
> - Tratamentos locais e abordagens não farmacológicas são desejáveis, uma vez que frequentemente têm efeitos colaterais limitados. Analgésicos sistêmicos devem ser adicionados, se necessário, no tratamento de idosos.
> - Analgésicos não opioides são a primeira opção e os opioides somente são considerados se os analgésicos não opioides forem ineficazes.
> - Ao prescrever opioides, começar com dose baixa e aumentar a dose lentamente.
> - A tolerância aos opioides costuma se desenvolver em relação a depressão respiratória, fadiga e efeitos sedativos dos analgésicos opioides, mas não em relação aos efeitos constipantes.
> - "A mão que prescreve opioides deve prescrever laxantes."
> - Dados os efeitos diversos da dor crônica, a avaliação e o tratamento interdisciplinar podem levar a resultados melhores para indivíduos com problemas dolorosos mais graves e persistentes.
> - O manejo eficaz da dor crônica requer a colaboração e parceria permanente entre médicos, paciente e familiares.

B. Tratamento não farmacológico

O reconhecimento da sobreposição comum entre depressão, ansiedade e outros distúrbios deve levar a uma consulta precoce com profissionais da área de saúde mental. As intervenções psicológicas e a terapia cognitivo-comportamental também são ferramentas importantes para o tratamento da dor persistente, uma vez que ajudam os pacientes a lidar com as tensões que acompanham a dor persistente. Na terapia cognitivo-comportamental os pacientes são solicitados a traçar sua dor e anotar os pensamentos associados com a experiência da dor para identificar estratégias de enfrentamento mal-adaptadas. Ao substituir conscientemente essas estratégias mal-adaptadas por estratégias de enfrentamento positivas, os pacientes podem aumentar o controle sobre as experiências relacionadas à dor e, assim, controlar a dor. Sempre que possível, os membros da família e os cuidadores devem ser incluídos na terapia.

A atividade física regular pode reduzir os escores da dor, melhorar o humor e melhorar o estado funcional. Para os pacientes com doença avançada e que estão imobilizados no leito, o reposicionamento regular, exercícios passivos para a amplitude do movimento e massagens suaves são intervenções eficazes. Os objetivos do tratamento devem incluir melhoras na força muscular, resistência e função, bem como melhoria da qualidade de vida.

Uma abordagem de tratamento com equipe multidisciplinar pode ser útil para pacientes com dor complexa ou que não respondem bem aos tratamentos de primeira linha. A incorporação de modalidades complementares e alternativas como hipnose, aromaterapia, *biofeedback*, musicoterapia e terapia com animais de estimação podem ser estratégias coadjuvantes eficazes. A resposta subótima ao tratamento não deve ser encarada como um estado permanente, mas como uma oportunidade de informação a partir de especialistas que têm uma experiência adicional no tratamento desses problemas difíceis (ver Capítulo 57, "Considerando a Medicina Complementar e Alternativa para Idosos").

C. Tratamento farmacológico

1. Tratamentos não sistêmicos — Ao se iniciar um tratamento farmacológico em idosos, os riscos e benefícios do tratamento devem ser cuidadosamente considerados e balanceados. Se apropriado, terapias não sistêmicas devem ser tentadas primeiro. Por exemplo, pacientes que apresentam dor primária no joelho podem responder a injeções intra-articulares de corticosteroides. Preparados tópicos como capsaicina ou cetorolaco gel ou adesivos de lidocaína podem ser eficazes como terapia primária ou adjunta para o tratamento de síndromes neuropáticas ou dor miofascial. Pacientes com dor miofascial também podem responder a tratamentos locais como massagem, exercícios leves de alongamento, ultrassom ou injeções em pontos desencadeantes. Se esses tratamentos locais forem ineficazes, deve ser instituído um tratamento sistêmico e o paciente deve ser acompanhado de perto para assegurar que o tratamento é eficaz e para minimizar os efeitos adversos. A escada da dor da Organização Mundial de Saúde oferece uma excelente abordagem para o manejo de analgésicos.

2. Paracetamol — O paracetamol fornece analgesia adequada para muitas síndromes dolorosas leves a moderadas, particularmente a dor musculoesquelética da osteoartrite, sendo recomendado como tratamento de primeira linha para dor persistente, de modo regular e programado. A dose máxima para um adulto é de 4 g/dia e, na população idosa, a recomendação é aderir a uma dose máxima diária de 3 g, uma vez que os idosos podem apresentar uma diminuição do metabolismo hepático de fase II, o que aumenta o risco de hepatotoxicidade. Em pacientes com risco de disfunção hepática, sobretudo naqueles com história de ingestão alcoólica, a dosagem deve ser reduzida em 50% ou o paracetamol deve ser evitado. O paracetamol deve ser administrado a cada 6 horas para pacientes com um *clearance* de creatinina de 10 a 50 mL/min e a cada 8 horas para pacientes com um *clearance* de creatinina < 10 mL/min.

3. Anti-inflamatórios não esteroides — Os anti-inflamatórios não esteroides (AINEs) tendem a ser menos eficazes que o paracetamol na dor inflamatória crônica e são usados depois que o paracetamol foi empregado sem sucesso. Os efeitos adversos significativos dos AINEs incluem disfunção renal, hemorragia gastrintestinal (GI), disfunção plaquetária, retenção de líquidos, precipitação da insuficiência cardíaca e precipitação do *delirium*. Como resultado do perfil de efeitos adversos significativos dos AINEs, em uma revisão sistemática da artrite em idosos, O'Neill e colaboradores recomendaram AINEs somente para uso a curto prazo. De acordo com as diretrizes de 2008 da American College of Cardiology Foundation/American College of Gastroenterology/American Heart Association, os pacientes são considerados como tendo risco para toxicidade GI decorrente de AINEs se tiverem uma história de doença ou complicação ulcerosa, se estiverem em tratamento antiplaquetário duplo ou se estiverem fazendo uso de AINEs com tratamento anticoagulante concomitante. Fatores de risco adicionais para toxicidade GI por AINEs incluem idade ≥ 60 anos, uso de corticosteroides, dispepsia ou sintomas de refluxo gastresofágico. Assim, em idosos com > 65 anos de idade, a presença de qualquer um dos fatores de risco antes citados deve servir como indicador para profilaxia com inibidor da bomba de prótons para o tratamento com AINEs.

O Food and Drug Administration (FDA) recomendou um cuidado especial com o uso de ibuprofeno com ácido acetilsalicílico (AAS), em decorrência de uma interação que bloqueia o efeito antiagregante da AAS. O ibuprofeno (inibição reversível) e a AAS (inibição irreversível) ocupam locais próximos da ciclo-oxigenase, de forma que o ibuprofeno interfere com a ligação da AAS. Assim, o ibuprofeno interfere com a atividade antiplaquetária da AAS em baixas doses (81 mg, de liberação imediata) quando a AAS é ingerida simultaneamente com o ibuprofeno. O FDA recomenda que os pacientes que usam AAS de liberação imediata (sem revestimento entérico) e tomam uma dose única de ibuprofeno de 400 mg o façam pelo menos 30 minutos após a ingestão de AAS ou mais de 8 horas antes da ingestão de AAS para evitar atenuação do efeito da AAS. O misoprostol, um análogo da prostaglandina, ou um inibidor da bomba de prótons pode ser usado para reduzir o risco de hemorragia GI induzido pelos AINEs, mas isso não reduz os riscos de doença renal, hipertensão, retenção de líquidos ou *delirium*. O uso tópico de AINEs parece ser seguro e eficaz a curto prazo, mas faltam estudos a longo prazo.

4. Medicamentos opioides — A dor moderada a grave ou a dor que exige tratamento crônico muitas vezes precisa ser tratada com medicamentos opioides para alívio suficiente, embora as evidências que apoiam o papel dos opioides a longo prazo na dor persistente não cancerígena sejam esparsas. Uma revisão sistemática das evidências existentes sobre eficácia, segurança e potencial de abuso/uso indevido de opioides como tratamento da dor crônica não cancerígena em idosos demonstrou que os idosos têm uma probabilidade igual de se beneficiar do tratamento quando comparados com suas contrapartes mais jovens. Os efeitos adversos comuns incluíram constipação (frequência média de ocorrência = 30%), náusea (28%), tontura (22%) e levaram à suspensão imediata dos opioides em 25% dos casos. Os comportamentos de abuso/uso indevido são menos comuns com o avanço da idade. Entre idosos com dor crônica não cancerígena e sem comorbidades significativas, o uso de opioides a curto prazo esteve associado com reduções na intensidade da dor, melhora no funcionamento físico, mas também com redução do funcionamento mental. O princípio geriátrico "começar baixo e ir devagar" (*start low and go slow*) é aplicado quando se inicia um tratamento com opioides. A monitoração cuidadosa e contínua para benefícios e efeitos colaterais e a adequação do tratamento à resposta individual do paciente ao regime terapêutico são as chaves para um tratamento bem-sucedido.

Em geral, a dor contínua e persistente deve ser tratada com formulações de ação prolongada ou de liberação contínua, depois que as necessidades de opioides tenham sido estimadas por meio de uma tentativa inicial com um agente de ação curta (Figura 54-1). Medicamentos de ação rápida com meias-vidas curtas podem ser adicionados para cobrir um aumento transitório da intensidade da dor, que ocorre em pacientes com dor persistente (dor de escape [*breakthrough*]). Um paciente normalmente necessita de cerca de 5 a 15% da dose total diária oferecida a cada duas a quatro horas por via oral para o tratamento da dor de escape. Os custos e a via de aplicação podem ajudar na escolha da medicação (Tabela 54-4).

5. Metabolismo opioide — A maioria dos opioides é metabolizada pelo fígado e excretada pelos rins. Na disfunção renal, os metabólitos ativos da morfina, incluindo a morfina-6-glucuronídeo e a morfina-3-glucuronídeo, podem se acumular, aumentando o risco de sedação prolongada e possível neurotoxicidade. Os intervalos entre as doses devem ser aumentados e a dosagem deve ser diminuída para reduzir esse risco. Dados limitados sugerem que a oxicodona pode ser mais bem tolerada em pacientes com disfunção renal porque seu metabolismo resulta em menos metabólitos ativos, mas isso permanece controverso.

6. Efeitos colaterais adversos dos opioides — Embora a tolerância se desenvolva muito rapidamente para outros efeitos adversos dos opioides, como depressão respiratória e sedação, a constipação em geral acompanha o uso de opioides, uma vez que estes se ligam aos receptores *mu* no intestino e lentificam o peristaltismo. De fato, o evento adverso mais comum do tratamento com opioides é a constipação, e para ela a tolerância não se desenvolve. Os especialistas recomendam iniciar o tratamento com um estimulante laxante (como bisacodil ou *senna*); no entanto, esses medicamentos devem ser evitados em qualquer paciente com sinais ou sintomas de obstrução intestinal. Laxantes formadores de massa, como as fibras e *psyllium*, devem ser evitados em pacientes inativos e que apresentam uma ingestão líquida ruim por via oral, em decorrência do risco de causar impactação fecal e obstrução. Para pacientes que desenvolvem constipação induzida por opioides apesar do tratamento laxante, um tratamento com metilnaltrexona, um antagonista do receptor *mu* opioide, pode aliviar a constipação sem precipitar sintomas de abstinência ou crise dolorosa.

A depressão respiratória é o efeito adverso potencial mais grave associado com o uso de opioides, mas a tolerância a esse efeito se desenvolve de forma rápida. Idosos com história de disfunção pulmonar correm risco maior quando as dosagens de opioides são aumentadas muito rapidamente ou quando um benzodiazepínico é prescrito concomitantemente. A naloxona, um antagonista do receptor opioide, pode reverter a depressão respiratória induzida pelo opioide. A naloxona deve ser usada com cautela em pacientes que foram tratados cronicamente com opioides, pois pode precipitar a crise de dor e sintomas agudos de abstinência. Os especialistas sugerem manter a naloxona a não ser que a frequência respiratória do paciente diminua para < 8 respirações por minuto ou a saturação de oxigênio caia para < 90%. Os pacientes normalmente conseguem vencer a fadiga e a sedação induzidas pelos opioides em um período

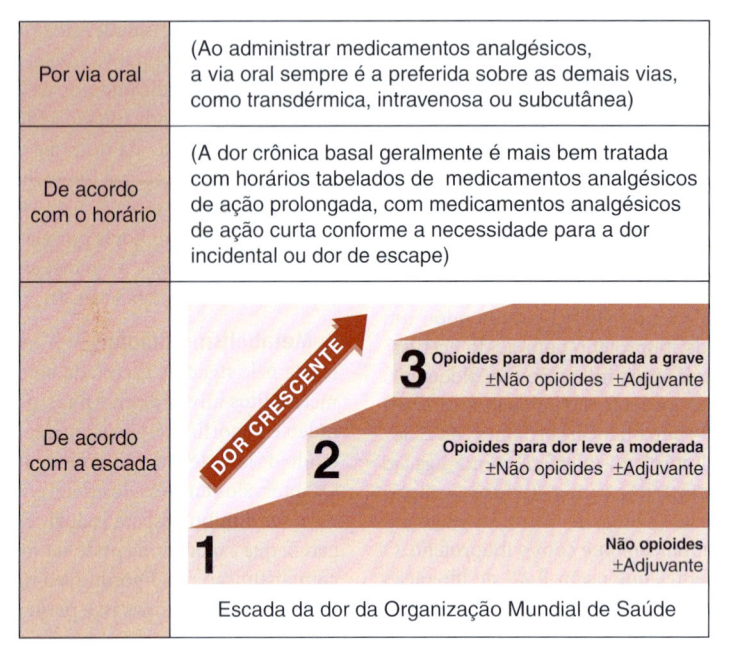

Por via oral	(Ao administrar medicamentos analgésicos, a via oral sempre é a preferida sobre as demais vias, como transdérmica, intravenosa ou subcutânea)
De acordo com o horário	(A dor crônica basal geralmente é mais bem tratada com horários tabelados de medicamentos analgésicos de ação prolongada, com medicamentos analgésicos de ação curta conforme a necessidade para a dor incidental ou dor de escape)
De acordo com a escada	**Escada da dor da Organização Mundial de Saúde** — DOR CRESCENTE: 1. Não opioides ±Adjuvante; 2. Opioides para dor leve a moderada ±Não opioides ±Adjuvante; 3. Opioides para dor moderada a grave ±Não opioides ±Adjuvante

▲ **Figura 54-1** Como instituir o tratamento com opioides. Consulte esta figura para lembrar-se de itens importantes ao dosar opioides para um paciente com dor crônica grave. (A escada da dor foi reproduzida com permissão da Organização Mundial de Saúde.)

de dias a semanas, quando passam a tolerar a medicação. É importante orientar os pacientes sobre o risco aumentado de quedas, instruindo-os a não dirigir ou operar equipamentos pesados quando os opioides são iniciados ou quando a dosagem é alterada.

7. Medicamentos adjuvantes — Analgésicos adjuvantes são medicamentos que auxiliam os analgésicos primários no tratamento da dor. Os analgésicos adjuvantes abrangem uma ampla variedade de medicamentos, incluindo antidepressivos, antiepilépticos, medicamentos como a clonidina e outros. Os medicamentos adjuvantes podem ser usados de maneira eficaz isolados ou em combinação com opioides no tratamento de pacientes com dor neuropática ou síndromes dolorosas mistas. Os antidepressivos tricíclicos (ADTs) são eficazes no tratamento da nevralgia pós-herpética e neuropatia diabética. Contudo, esses medicamentos estão associados com eventos adversos anticolinérgicos significativos em idosos, incluindo constipação, retenção urinária, boca seca, déficit cognitivo, taquicardia e visão turva. A desipramina e a nortriptilina podem ter menos efeitos adversos. A amitriptilina deve ser evitada em idosos, pois apresenta fortes propriedades anticolinérgicas.

D. Tratamento da depressão clínica em pacientes com dor persistente

A depressão clínica em pacientes com dor persistente requer tratamento para obtenção de analgesia ideal e qualidade de vida, e os inibidores seletivos da recaptação da serotonina são os medicamentos de primeira linha para o tratamento. A duloxetina, um inibidor da captação da norepinefrina e serotonina, está aprovada como antidepressivo e para o tratamento da dor decorrente da neuropatia diabética, e pode oferecer um perfil de efeitos adversos mais favorável do que os ADTs. Medicamentos anticonvulsivantes como gabapentina, pregabalina e clonazepam[OL] são usados comumente para o tratamento da dor neuropática. A gabapentina e a pregabalina demonstraram eficácia clínica no tratamento da nevralgia pós-herpética e têm menos efeitos adversos que os ADTs, embora seu custo seja substancialmente mais alto. Os principais efeitos adversos da gabapentina e pregabalina incluem sedação e tontura. A dosagem da gabapentina deve ser reduzida em pacientes com disfunção renal. Os bifosfonados intravenosos podem reduzir substancialmente a dor decorrente de metástases ósseas malignas. Como os bifosfonados estão associados com osteonecrose da mandíbula, uma consulta odontológica é recomendada antes de instituir o tratamento de manutenção com bifosfonados. A meperidina deve ser evitada em idosos. A meperidina é metabolizada para normeperidina, que não tem propriedades analgésicas e que pode se acumular em pacientes com função renal reduzida, causando tremor, mioclonias e convulsões. O tapentadol é um agonista sintético do receptor mu opioide, aprovado pelo FDA em 2009 para o manejo da dor aguda moderada a grave e para a dor crônica em adultos. O tapentadol tem propriedades de inibição da recaptação da serotonina norepinefrina e, estruturalmente, é semelhante ao tramadol. O tratamento deve ser iniciado com a menor dose de alcance recomendada em idosos, e o medicamento deve ser evitado na presença de comprometimento renal e hepático grave.

Tabela 54-4 Tabela de equivalência opioide

Medicamento	Via oral/retal	Via parenteral	Razão de conversão para morfina oral	Dose equianalgésica de morfina oral
Sulfato de morfina	30 mg de morfina oral	10 mg de morfina parenteral	A morfina parenteral é **3 vezes** mais potente que a morfina oral	30 mg de morfina oral
Oxicodona	20 mg de oxicodona oral	NA	A oxicodona oral é **cerca de 1,5 vezes** mais potente que a morfina oral	30 mg de morfina oral
Hidrocodona	20 mg de hidrocodona oral	NA	A hidrocodona oral é **cerca de 1,5 vezes** mais potente que a morfina oral	30 mg de morfina oral
Hidromorfona	7 mg de hidromorfona oral	1,5 mg de hidromorfona parenteral	A hidromorfona oral é cerca de **4-7 vezes** mais potente que a morfina oral. A hidromorfona parenteral é **20 vezes** mais potente que a morfina oral	30 mg de morfina oral
Fentanil	NA	15 mcg/h	O fentanil transdérmico é **aproximadamente 80 vezes** mais potente que a morfina (com base em estudos de conversão da morfina em fentanil. Atualmente, não existem estudos empíricos de conversão do fentanil em morfina.)	30 mg de morfina oral
Meperidina A meperidina **não** é um fármaco recomendado no cuidado paliativo e deve ser **evitada**. Se um paciente com dor crônica está fazendo uso de meperidina, faça a conversão do paciente para um dos outros opioides apresentados nessa tabela, em dose com equivalência analgésica.	300 mg de meperidina oral	75 mg de meperidina parenteral	A morfina oral é **cerca de 10 vezes** mais potente que a meperidina oral e cerca de duas vezes mais potente que a meperidina parenteral (mg por mg)	30 mg de morfina oral

Criada por V.J. Periyakoil, MD, for Stanford eCampus curriculum: http://endoflife.stanford.edu

Para a dor aguda, a dosagem é de 50 mg a cada 4 a 6 horas de tapentadol de liberação imediata, como necessário. Para a dor crônica, a formulação de liberação prolongada pode ser usada em uma dosagem de 50 mg a cada 12 horas e titulada para uma dose eficaz em incrementos de 50 mg, e com frequência não superior a cada três dias. Os efeitos colaterais significativos incluem náusea, vômito, constipação, tontura e sonolência. Além disso, a formulação de liberação prolongada deve ser reduzida gradualmente para prevenir sintomas de abstinência. Dois outros medicamentos conhecidos por provocarem agitação e tremores em adultos são os agonistas-antagonistas mistos nalbufina e butorfanol, e ambos devem ser evitados em idosos.

Bhatt DL, Scheiman J, Abraham NS, et al; American College of Cardiology Foundation Task Force on Clinical Expert Consensus Documents. ACCF/ACG/AHA 2008 expert consensus document on reducing the gastrointestinal risks of antiplatelet therapy and NSAID use: a report of the American College of Cardiology Foundation Task Force on Clinical Expert Consensus Documents. *J Am Coll Cardiol.* 2008;52(18):1502-1517.

Chibnall J, Tait R. Pain assessment in cognitively impaired and unimpaired older adults: a comparison of four scales. *Pain.* 2001; 92(1-2):173-186.

Feldt KS, Ryden MB, Miles S. Treatment of pain in cognitively impaired compared with cognitively intact older patients with hip fracture. *J Am Geriatr Soc.* 1998;46(9):1079-1085.

Ferrell BA. Pain evaluation and management in the nursing home. *Ann Intern Med.* 1995;123(9):681-695.

Ferrell BA, Ferrell BR, Rivera L. Pain in cognitively impaired nursing home patients. *J Pain Symptom Manage.* 1995;10(8):591-598.

Gibson SJ, Helme RD. Age-related differences in pain perception and report. *Clin Geriatr Med.* 2001;17(3):433-456.

Herr K, Garand L. Assessment and measurement of pain in older adults: pain management in the elderly. *Clin Geriatr Med.* 2001;17(3):457-478, vi.

Hwang U, Richardson LD, Harris B, Morrison RS. The quality of emergency department pain care for older adult patients. *J Am Geriatr Soc.* 2010;58(11):2122-2128.

Kaasalainen S, Middleton J, Knezacek S, et al. Pain and cognitive status in institutionalized elderly: perceptions & interventions. *J Gerontol Nurs.* 1998;24(8):24-31.

Lanza FL, Chan FK, Quigley EM; Practice Parameters Committee of the American College of Gastroenterology. Guidelines for prevention of NSAID-related ulcer complications. *Am J Gastroenterol.* 2009;104(3):728-738.

O'Neil CK, Hanlon JT, Marcum ZA. Adverse effects of analgesics commonly used by older adults with osteoarthritis: focus on non-opioid and opioid analgesics. *Am J Geriatr Pharmacother.* 2012;10(6):331-342.

Papaleontiou M, Henderson CR Jr, Turner BJ, et al. Outcomes associated with opioid use in the treatment of chronic non-cancer pain among older adults: a systematic review and meta-analysis. *J Am Geriatr Soc.* 2010;58(7):1353-1369.

Simsek IE, Simsaek TT, Yumin ET, Sertel M, Ozturk A, Yumin M. The effects of pain on health-related quality of life and satisfaction with life in older adults. *Top Geriatr Rehabil.* 2010;26(4):361-367.

Stolee P, Hillier LM, Esbaugh J, Bol N, McKellar L, Gauthier N. Instruments for the assessment of pain in older persons with cognitive impairment. *J Am Geriatr Soc.* 2005;53(2):319-326.

Warden V, Hurley AC, Volicer L. Development and psychometric evaluation of the Pain Assessment in Advanced Dementia (PAINAD) Scale. *J Am Med Dir Assoc.* 2003;4(1):9-15.

Weiner D, Peterson B, Keefe F. Chronic pain-associated behaviors in the nursing home: resident versus caregiver perceptions. *Pain.* 1999;80(3):577-588.

SITES RECOMENDADOS

Stanford School of Medicine. *Successful Aging of Multi-Cultural American Older Adults.* http://geriatrics.stanford.edu

Stanford School of Medicine. *Palliative Care.* http://palliative.stanford.edu

Stanford University Medical School. *Stanford eCampus. End of Life Online Curriculum.* http://endoflife.stanford.edu

Translations of Wong-Baker FACES Pain Rating Scale. http://www.wongbakerfaces.org/

Considerações para anticoagulação em idosos

55

Anita Rajasekhar, MD, MS
Rebecca J. Beyth, MD, MSc

▶ Princípios gerais em idosos

As pessoas com idade igual ou superior a 65 anos compreendem cerca de 13% da população dos Estados Unidos (EUA), e mesmo assim elas recebem a maior proporção de prescrições de medicação; 90% têm pelo menos uma medicação prescrita e 65% três ou mais prescrições no último mês. Elas também representam o segmento com maior crescimento de usuários de fármacos prescritos nos EUA. Assim, com um número crescente de pacientes sobrevivendo até uma idade avançada e consumindo uma quantidade maior de medicamentos, é necessário que os clínicos compreendam os riscos, benefícios e consequências da farmacoterapia em pacientes idosos. Isso é especialmente verdadeiro em relação aos anticoagulantes, uma classe de fármacos essencial para o manejo adequado de muitos distúrbios tromboembólicos e vasculares que são altamente prevalentes entre pacientes mais velhos. Os anticoagulantes são bastantes peculiares comparados com a maioria dos agentes farmacológicos porque mesmo pequenos desvios dos "níveis terapêuticos" colocam os pacientes em risco de complicações que ameaçam a vida. Enquanto pacientes mais velhos com multimorbidades são particularmente suscetíveis à trombose, eles também têm maior risco de sangramento do que a população em geral. Este capítulo descreve brevemente a terapia anticoagulante atual e se concentra nos novos agentes e nas recomendações para seu uso em pacientes idosos.

> Health, United States, 2012, with Special Feature on Emergency Care. United States Department of Health and Human Services, Centers for Disease Control and Prevention, National Center for Health Statistics, May 2013, DHHS Publication No. 2013-1232 Table 1, Page 45, and Table 9, page 282 at http://www.cdc.gov/nchs/data/hus/hus12.pdf#listtables (last accessed December 6, 2013).

CLASSES DE ANTICOAGULANTES DISPONÍVEIS

Os anticoagulantes disponíveis atualmente para uso nos EUA incluem a heparina não fracionada (HNF), os antagonistas da vitamina K (AVK), a heparina de baixo peso molecular (HBPM), o inibidor indireto seletivo do fator Xa e os inibidores diretos da trombina (parenteral e oral) e do fator Xa. As Tabelas 55-1 e 55-2 resumem as características farmacológicas específicas desses agentes.

▶ Antagonistas orais da vitamina K

As preocupações com o uso de anticoagulantes em pacientes idosos surgem a partir do risco aumentado de sangramento relacionado com os anticoagulantes. Os principais determinantes do sangramento induzido pelos AVKs orais são a intensidade do efeito anticoagulante, como medido pela razão da normatização internacional (RNI), as características do paciente, o uso concomitante de fármacos que interferem com a hemostasia ou metabolismo da vitamina K e a duração da terapia. Dentre eles, a RNI é o fator de risco mais importante, e isso é especialmente verdadeiro para a hemorragia intracraniana (HIC), o local de sangramento mais temido. O risco de HIC aumenta sete vezes com o aumento da RNI acima de 4,0. As características do paciente, incluindo a idade e condições comórbidas específicas (acidente vascular encefálico [AVE] isquêmico, diabetes, insuficiência renal, neoplasia, hipertensão, doença hepática ou alcoolismo), também estão associadas com maior risco de sangramento importante. Em geral, pacientes idosos têm aproximadamente um aumento de duas vezes nos sangramentos de grande porte comparados com pessoas mais jovens. A tomada de decisão a respeito do uso de anticoagulantes é complexa porque os fatores de risco associados com o sangramento relacionado aos anticoagulantes são similares aos associados com maior risco de trombose. O uso de medicação anticoagulante em pacientes idosos é uma área na qual a aplicação dos princípios da tomada de decisão compartilhada é crítica. A decisão de prescrever anticoagulantes e qual medicação específica usar deve ser individualizada, levando em consideração não apenas a medicina baseada em evidência, mas também as metas e preferências do paciente para garantir a adesão ao tratamento.

Mais recentemente, os polimorfismos genéticos do citocromo P450 CYP2C9 e a subunidade 1 do complexo da redutase epoxide da vitamina K (VKORC1) mostraram afetar o metabolismo

Tabela 55-1 Propriedades farmacológicas dos anticoagulantes parenterais

Propriedades	Heparina e derivados			Inibidores diretos da trombina de uso parenteral		
	HNF	HBPM	Inibidor específico Anti-Xa	Argatrobana	Desirudina	Bivalirudina
Subtipo		Enoxaparina, Dalteparina, Tinzaparina	Fondaparinux			
Eliminação	Sistema reticuloendotelial	Renal	Renal	Hepática	Renal	Enzimática, 20% renal
Tempo até a concentração máxima	IV: imediato SC: 20-60 min	~1,5 horas	~2 horas			
Meia-vida	~1,5 horas	~2,5 horas	~17-21 horas	~45 minutos	~120 minutos	~25 minutos
Monitoração laboratorial	TTPa, níveis de heparina anti-Xa	Não necessária; pode medir níveis anti-Xa HBPM	Não necessária; pode medir níveis anti-Xa HBPM	TTPa, TCA	Não necessária; pode monitorar TTPa	TTPa TCA
Prolongamento de RNI em concentrações terapêuticas	Não	Não	Não	Significativo	Menor	Menor
Reversível (antídoto)	Completo com protamina	Parcial com protamina	Não	Não	Não	Não
Ajuste de dose	Nenhum	Comprometimento renal, extremos de peso: titular para o nível desejado anti-Xa	Comprometimento renal: titular para o nível desejado anti-Xa	Comprometimento hepático moderado: 0,5 mcg/kg/min em TIH IC grave: CI	ClCr < 31-60 mL/min – RD desnecessária	ClCr 15-60 mL/min: 15 a 50% RD ClCr < 15 mL/min: CI
Indicações do FDA:	• FA com embolização • CID • Prevenção de trombose em cirurgia cardíaca ou arterial • Profilaxia e tratamento de TEV e embolia arterial periférica • Tratamento de angina instável e NSTEMI	Varia de acordo com o subtipo de HBPM. Inclui: • Profilaxia e tratamento do TEV • Prevenção de trombo no circuito de hemodiálise • Tratamento de angina instável e NSTEMI	Profilaxia de TVP em: • Cirurgia de fratura de quadril • Cirurgia de reposição de quadril • Cirurgia de reposição de joelho • Cirurgia abdominal Tratamento de: • TEV agudo quando administrado com varfarina • Angina instável e NSTEMI	• Profilaxia e tratamento de trombose que complica TIH • TIH com ou sem trombose submetido a ICP	• Prevenção de TVP após STQ	• Angina instável submetido à ACTP • ICP com uso provisório de IGP • TIH com ou sem trombose

ACTP, angioplastia coronariana transluminal percutânea; CI, contraindicado; CID, coagulação intravascular disseminada; ClCr, *clearance* de creatinina; FA, fibrilação atrial; HBPM, heparina de baixo peso molecular; HNF, heparina não fracionada; IC, insuficiência cardíaca; ICP, intervenção coronariana percutânea; IGP, inibidor de glicoproteína; IV, intravenoso; NSTEMI, infarto do miocárdio sem elevação de ST; RD, redução de dose; SC, subcutânea; STQ, substituição total do quadril; TCA, tempo de coagulação ativado; TEV, tromboembolismo venoso; TIH, trombocitopenia induzida por heparina; TTPa, tempo de tromboplastina parcial ativada; TVP, trombose venosa profunda.

Tabela 55-2 Propriedades farmacológicas dos anticoagulantes orais

Propriedades	Antagonistas da vitamina K	Novos anticoagulantes orais	
Tipo	Varfarina	Dabigatrana	Rivaroxabana
Mecanismo de ação	Inibe a síntese de fatores de coagulação dependentes da vitamina K	Inibidor direto da trombina	Inibidor direto do fator Xa
Tempo até a concentração máxima	90 minutos (efeito anticoagulante máximo em 5-7 dias)	~1,5 horas	~3 horas
Meia-vida (ClCr normal)	36-42 horas	12-14 horas	4-13 horas
Eliminação	Hepática	80% renal	60% renal
Reduções de dose	Evitar na insuficiência hepática	ClCr 15-30: 75 mg 2x/dia ClCr < 15, doença hepática grave: contraindicado	ClCr 15-50: cautela ClCr < 15: contraindicado
Monitoração laboratorial	RNI	Não necessário; TT/TCT ou TTPa	Não necessário; teste anti-Xa
Reversível (antídoto)	Vitamina K, plasma fresco congelado, concentrado de protrombina, rFVIIa	Não	Não

ClCr, *clearance* de creatinina; rFVIIa, fator VII recombinante ativado; RNI, razão da normatização internacional; TT/TCT, tempo trombina/tempo de coagulação da trombina; TTPa, tempo de tromboplastina parcial ativada.

da varfarina e a redução da vitamina K. Pacientes com as variantes CYP2C9*2, CYP2C9*3 e VKORC1 A requerem menores doses de manutenção de varfarina e têm risco aumentado de anticoagulação excessiva e sangramento maior. Assim, em média, reduções de dose de cerca de 19 a 33% são necessárias para evitar anticoagulação excessiva. O International Warfarin Pharmacogenetics Consortium observou que um algoritmo baseado em dados clínicos mais farmacogenéticos produziu resultados melhores do que um algoritmo puramente clínico ou uma abordagem de dose fixa para prever a dose adequada de varfarina. Subsequentemente, o Food and Drug Administration (FDA) revisou a bula da varfarina em 2010 para indicar que a genotipagem CYP2C9 e VKORC1 pode ajudar na dosagem da varfarina. Ainda assim, a utilidade clínica da dosagem de varfarina baseada na farmacogenética em idosos não é clara. Schwartz e colaboradores observaram em uma coorte de pacientes com idade maior ou igual a 65 anos (média de idade de 81 anos), que incluiu residentes de clínicas geriátricas e da comunidade em uso de varfarina com RNI terapêutica estável, que a adição de informação do genótipo ajudou a explicar uma proporção maior da variabilidade da RNI em comparação com aqueles sem a informação do genótipo (50% *vs.* 12%; P < 0,0001). Contudo, quando foram comparadas doses estimadas de varfarina com as doses reais de varfarina em pacientes que precisavam de < 2 mg por dia de varfarina, a dose foi superestimada apesar do uso de informação farmacogenética; ou seja, a adição da informação do genótipo não melhorou o manejo da dose. Como os estudos iniciais observaram que o envelhecimento está associado com uma resposta maior aos efeitos da varfarina como manifestado por menores doses diárias, a aplicabilidade dos algoritmos de dose farmacogenética a idosos que necessitam menores doses de varfarina é de certo modo limitada. Assim, a máxima "começar baixo e ir devagar" (*start low and go slow*) ainda permanece aplicável à dose de varfarina em idosos.

Sabe-se que muitos fármacos interagem com os anticoagulantes, e como a maioria dos idosos faz uso de mais de um fármaco, há ampla oportunidade de ocorrência de efeitos medicamentosos adversos nessa população. Os fármacos que potencializam o efeito anticoagulante (aumentam a RNI) aumentam o risco de sangramento. Outros fármacos aumentam o metabolismo hepático resultando em redução do efeito anticoagulante e exigindo uma dose maior do anticoagulante (Tabela 55-3). Quando esses fármacos são descontinuados, pode haver um aumento na RNI e sangramento. Assim, é necessária a monitoração adicional com ajuste de dose quando esses fármacos são adicionados ou retirados do perfil de medicação de idosos que estão fazendo uso de varfarina.

Apesar da sua eficácia no tratamento e na profilaxia, a varfarina tem várias limitações que tornam o seu uso inconveniente. Estas incluem seu lento início de ação, estreita janela terapêutica, ausência de previsibilidade no efeito anticoagulante por dose do fármaco, muitas interações dietéticas e medicamentosas e necessidade de monitoração de rotina da RNI. Parte desse ônus pode ser reduzida com uma monitoração menos frequente da RNI (em até cada 12 semanas *vs.* a cada 4 semanas), que tem se mostrado segura em pacientes com RNIs estáveis. Pacientes idosos que são motivados e demonstram competência podem fazer seu automanejo e/ou autoteste. As melhores práticas para garantir segurança incluem o uso de um sistema de monitoração coordenada com educação do paciente, teste sistemático da RNI, detecção e acompanhamento e boa comunicação. (Para recomendações de viagem para idosos fazendo uso de varfarina, ver Capítulo 20, "O Viajante Idoso".)

> Aithal GP, Day CP, Kesteven PJ, Daly AK. Association of polymorphisms in the cytochrome P450 CYP2C9 with warfarin dose requirement and risk of bleeding complications. *Lancet.* 1999;353(9154):717-719.

Tabela 55-3 Interações medicamentosas comuns da varfarina

Fármaco	Efeito sobre a varfarina	Mecanismo
Metronidazol	Potencializa	Inibição da síntese da vitamina K pela flora intestinal e inibição do CYP2C9
Macrolídeo	Potencializa	Inibição da síntese da vitamina K pela flora intestinal e inibição do CYP2C9
Fluoroquinolona	Potencializa	Inibição da síntese da vitamina K pela flora intestinal e inibição do CYP2C9
Trimetoprim-sulfametoxazol	Potencializa	Inibição do CYP2C9
Fluconazol	Potencializa	Inibição do CYP2C9
Inibidores seletivos da recaptação da serotonina	Potencializa	Inibição do CYP2C9
Amiodarona	Potencializa	Inibição do CYP2C9
Levotiroxina	Potencializa	Aumento do catabolismo do fator de coagulação dependente da vitamina K
Alho	Potencializa	Não é bem compreendido
Gengibre	Potencializa	Não é bem compreendido
Gingko-biloba	Potencializa	Não é bem compreendido
Ginseng	Potencializa	Não é bem compreendido
Carbamazepina	Inibe	Indutor do CYP2C9
Fenitoína	Inibe	Indutor do CYP2C9
Fenobarbital	Inibe	Indutor do CYP2C9
Erva-de-são-joão	Inibe	Indutor do CYP2C9

CYP2C9, citocromo P450 2C9.

Coumadin (warfarin sodium) tablet and injection. Safety Labeling Changes Approved by FDA Center for Drug Evaluation and Research (CDER)—January 2010. Accessed May 8, 2012. http://www.fda.gov/Safety/MedWatch/SafetyInformation/ucm201100.htm.

Gurwitz JH, Avorn J, Ross-Degnan D, Choodnovskiy I, Ansell J. Aging and the anticoagulant response to warfarin therapy. *Ann Intern Med.* 1992;116(11):901-904.

Heneghan C, Ward A, Perera R, et al. Self-monitoring of oral anticoagulation: systematic review and meta-analysis of individual patient data. *Lancet.* 2012;379(9813):322-334.

Higashi MK, Veenstra DL, Kondo LM, et al. Association between CYP2C9 genetic variants and anticoagulation-related outcomes during warfarin therapy. *JAMA.* 2002;287(13):1690-1698.

Holbrook A, Schulman S, Witt DM, et al; American College of Chest Physicians. Evidence-based management of anticoagulant therapy: Antithrombotic Therapy and Prevention of Thrombosis, 9th ed: American College of Chest Physicians Evidence-Based Clinical Practice Guideline. *Chest.* 2012;141(2 Suppl):e152S-e184S.

Hutten BA, Lensing AW, Kraaijenhagen RA, Prins MH. Safety of treatment with oral anticoagulants in the elderly. A systematic review. *Drugs Aging.* 1999;14(4):303-312.

Hylek EM, Singer DE. Risk factors for intracranial hemorrhage in outpatients taking warfarin. *Ann Intern Med.* 1994;120(11):897-902.

James AH, Britt RP, Raskino CL, Thompson SG. Factors affecting the maintenance dose of warfarin. *J Clin Pathol.* 1992;45(8):704-706.

Rieder MJ, Reiner AP, Gage BF, et al. Effect of VKORC1 haplotypes on transcriptional regulation and warfarin dose. *N Engl J Med.* 2005;352(22):2285-2293.

Robinson A, Thomson RG; Decision Analysis in Routine Treatments Study (DARTS) team. The potential use of decision analysis to support shared decision making in the face of uncertainty: the example of atrial fibrillation and warfarin anticoagulation. *Qual Health Care.* 2009;9(4):238-244.

Schwartz JB, Kane L, Moore K, Wu AHB. Failure of pharmacogenetic-based dosing algorithms to identify older patients requiring low daily doses of warfarin. *J Am Med Dir Assoc.* 2011;12(9):633-638.

Schulman S, Beyth RJ, Kearon C, Levine M; American College of Chest Physicians. Hemorrhagic complication of anticoagulant and thrombolytic treatment: American College of Chest Physicians Evidence-Based Clinical Practice Guidelines (8th Edition). *Chest.* 2008;133(6 Suppl):257S-298S.

Schulman S, Parpia S, Steward C, Rudd-Scott L, Julian JA, Levine M. Warfarin dose assessment every 4 weeks versus every 12 weeks in patients with stable international normalized ratios: a randomized trial. *Ann Intern Med.* 2011;155(10):653-659.

Takeuchi F, McGinnis R, Bourgeois S, et al. A genome-wide association study confirms VKORC1, CYP2C9, and CYP4F2 as principal genetic determinants of warfarin dose. *PLoS Genet.* 2009;5(3):e1000433.

The International Warfarin Pharmacogenetics Consortium, Klein TE, Altman RB, Eriksson N, et al. Estimation of the warfarin dose with clinical and pharmacological data. *N Engl J Med.* 2009;360(8):753-764.

▶ Anticoagulantes injetáveis

A HBPM e o inibidor seletivo indireto anti-Xa (fondaparinux) também são usados em pacientes idosos. As duas maiores preocupações em pacientes idosos são o comprometimento renal e o baixo peso corporal. A menor depuração renal ocorre com a idade e aumenta a suscetibilidade ao sangramento significativo, uma vez que as HBPMs são eliminadas primariamente pelo rim. O risco de acúmulo da HBPM e sangramento é dependente da gravidade do comprometimento renal, da dose (profilática ou terapêutica) e do tipo de HBPM. Entre as HBPMs, apenas a enoxaparina teve a redução de dose aprovada em pacientes idosos com comprometimento renal. O envelhecimento e o comprometimento renal também reduzem a eliminação do fondaparinux. A dose reduzida do fondaparinux parece ter uma boa segurança e eficácia em pacientes idosos com comprometimento renal leve, mas isso não foi validado naqueles com comprometimento renal grave. A função renal não deve ser avaliada unicamente pela creatinina sérica, uma vez que isso leva a subestimativa da insuficiência renal em idosos, e a medida da taxa de filtração glomerular é preferida. Assim, é prudente testar os níveis de HBPM ou fondaparinux em pacientes idosos com comprometimento renal ou baixo peso corporal para evitar doses supraterapêuticas.

Cohen AT, Davidson BL, Gallus AS, et al. Efficacy and safety of fondaparinux for the prevention of venous thromboembolism in older acute medical patients: randomised placebo controlled trial. *BMJ*. 2006;332(7537):325-329.

Lim W. Low-molecular-weight heparin in patients with chronic renal insufficiency. *Intern Emerg Med*. 2008;3(4):319-23.

Turpie AG, Lensing AW, Fuji T, et al. Influence of renal function on the efficacy and safety of fondaparinux 1.5 mg once daily in the prevention of venous thromboembolism in renally impaired patients. *Blood Coagul Fibrinolysis*. 2009;20(2):1141-1121.

▶ Novos anticoagulantes orais

Pela primeira vez desde a introdução da varfarina em 1954, dois anticoagulantes novos* foram aprovados pelo FDA. A dabigatrana foi aprovada pelo FDA para a prevenção de AVE e embolia sistêmica na fibrilação atrial não valvar. A rivaroxabana é aprovada pelo FDA para (a) profilaxia contra tromboembolismo venoso (TEV) em pacientes submetidos à cirurgia de substituição de quadril ou de joelho e (b) para reduzir o risco de AVE e embolia sistêmica em pacientes com fibrilação atrial não valvar. Embora os estudos clínicos que levaram à aprovação da dabigatrana e rivaroxabana tenham incluído pacientes idosos, aqueles com insuficiência renal e hepática foram sistematicamente excluídos desses estudos. Esses novos anticoagulantes orais superam várias das limitações da varfarina, inclusive o início de ação lento, a estreita janela terapêutica, as interações medicamentosas e dietéticas e a necessidade de monitoração laboratorial de rotina. Como resultado do maior uso desses agentes na população geriátrica, os clínicos devem estar conscientes das indicações, farmacologia, métodos de monitoração da atividade anticoagulante e recomendações para o manejo do sangramento com esses novos anticoagulantes orais (ver Tabela 55-2 e Tabelas 55-4, 55-5 e 55-6).

A dabigatrana é um novo inibidor competitivo direto da trombina. O fármaco tem rápido início de ação (concentração plasmática máxima em cerca de 1,5 horas após a ingestão oral), eliminando a necessidade de uma anticoagulação temporária de espera. A meia-vida da dabigatrana com uma função renal normal é de 12 a 24 horas, permitindo a dose em uma ou duas tomadas diárias. Como o fármaco é eliminado cerca de 80% pelo rim, são recomendadas reduções de dose (75 mg VO duas vezes ao dia) para um *clearance* de creatinina de 15 a 30 mL/min. A dabigatrana é contraindicada em pacientes com insuficiência renal grave (ClCr < 15 mL/min). Deve-se considerar as alterações na função renal relacionadas à idade que levam a um aumento de 40 a 60% na área sob a curva. Essa concentração aumentada pode levar à maior exposição ao fármaco e a complicações hemorrágicas potenciais. As alterações na função renal relacionadas à idade podem explicar parte desse efeito da idade. No estudo RE-LY, duas doses de dabigatrana, 110 mg e 150 mg duas vezes ao dia, foram comparadas com a varfarina com dose ajustada em mais de 18.000 pacientes na fibrilação atrial não valvar. A idade média em cada grupo era 71 anos e o peso médio 82 kg. Os pacientes com ClCr < 30 mL/min e doença hepática clinicamente significativa foram excluídos. O estudo, portanto, não foi delineado nem tinha poder para detectar a segurança da dabigatrana em pacientes mais velhos com baixo peso corporal. Uma proporção significativa de pacientes em cada grupo fazia uso concomitante de ácido acetilsalicílico. Ambas as doses de dabigatrana

Tabela 55-4 Características do paciente em estudos clínicos envolvendo dabigatrana

Características dos pacientes	RECOVER	RELY	REMOBILIZE	REMODEL	RENOVATE
Idade (anos)	55 ± 15,8 54,4 ± 16,2	71,4 ± 8,6 71,5 ± 8,8 71,6 ± 8,6	66,2 ± 9,5 65,9 ± 9,5 66,3 ± 9,6	67 ± 9 68 ± 9 68 ± 9	65 ± 10 63 ± 11 64 ± 11
Peso (kg)	85,5 ± 19,2 84,2 ± 18,3	82,9 ± 19,9 82,5 ± 19,4 82,7 ± 19,7	Excluídos ≤ 40 kg 88,4 ± 19,1 87,6 ± 20 88 ± 19,2	Excluídos ≤ 40 kg 82 ± 15 83 ± 15 82 ± 15	Excluídos ≤ 40 kg 79 ± 15 79 ± 15 78 ± 15
ClCr < 30 mL/min	Excluído	Excluído	Excluído	Excluído	Excluído
Doença hepática ativa	Excluído	Excluído	Excluído	Excluído	Excluído
Escore CHADS2	NA	2,1	NA	NA	NA
Medicações	Excluído se em uso de antiplaquetários de longa duração (< 100 mg AAS aceitável)	AAS (40%, 38,7%, 40,6%) IECA/BRA (66,3%, 66,7%, 65,5%) BB (62,9%, 63,7%, 61,8%)	Excluído na necessidade de agente antiplaquetário de longa duração	Excluído na necessidade de AINEs de longa duração	Excluído na necessidade de AINEs de longa duração

AAS, ácido acetilsalicílico; AINEs, anti-inflamatórios não esteroides; BB, β-bloqueador; BRA, bloqueador do receptor de angiotensina; ClCr, *clearance* de creatinina; IECA, inibidor da enzima conversora da angiotensina; kg, quilograma; NA, não aplicável.

---

* N. de R.T. Já existem hoje no mercado outros novos anticoagulantes aprovados, como apixabana e edoxabana (este ainda não disponível no Brasil).

Tabela 55-5 Características dos pacientes nos estudos clínicos envolvendo rivaroxabana

Características dos pacientes	EINSTEIN-DVT	EINSTEIN-PE	RECORD1	RECORD2	RECORD3	RECORD4	ROCKET
Idade (anos)	57,9 57,5	55,8 56,4	63,1 63,3	61,4 61,6	67,6 67,6	64,4 64,7	Mediano (IQR) 73 (65-78) 73 (65-78)
Peso (kg)	< 50 kg 1,6% 1,8%	< 50 kg 2,1% 2,9%	Média: 78,1 78,3	Média: 74,3 75,2	Média 80,1 81,2	Média: 84,7 84,4	Mediano (IQR) 67 (52-88) 67 (52-86)
ClCr < 30 mL/min	Excluído	Excluído	Excluído	Excluído	Excluído	Excluído	Excluído
Doença hepática ativa	Excluído	Excluído	Excluído	Excluído	Excluído	Excluído	Excluído
Escore CHADS2	NA	2,1	NA	NA	NA	NA	3,5

ClCr, *clearance* de creatinina; IQR, faixa interquartil; kg, quilograma; NA, não aplicável.

se mostraram tão eficazes quanto a varfarina para prevenção de AVE ou embolia sistêmica. Contudo, a dabigatrana 150 mg duas vezes ao dia se mostrou superior à varfarina para prevenção do AVE (1,11% por ano *vs.* 1,71% por ano; p < 0,0001; RR: 0,65; IC 95%: 0,52-0,81). Não houve diferença nas taxas anuais de sangramento importante com o uso de dabigatrana em comparação com a varfarina (3,32% por ano *vs.* 3,57% por ano; p = 0,32; RR: 0,93; IC 95% 0,81-1,07). Contudo, uma análise de subgrupo por grupos etários revelou que entre os 39% dos pacientes com mais de 75 anos de idade, o sangramento aumentou no grupo em uso de 150 mg de dabigatrana (OR [razão de chances]: 1,18; IC 95%: 0,98-1,43). Esse efeito ocorreu apesar da função renal. Embora não seja aprovado pelo FDA para as seguintes indicações, a dabigatrana também se mostrou tão eficaz quanto: (a) enoxaparina na prevenção do TEV após artroplastia total do joelho e artroplastia total do quadril, e (b) varfarina na prevenção do TEV recorrente após trombose venosa profunda proximal sintomática ou embolia pulmonar.

A rivaroxabana é um inibidor direto reversível do fator Xa com concentrações plasmáticas máximas em 3 horas após a ingestão. A meia-vida é de 4 a 9 horas (até 13 horas em pacientes com idade igual ou maior a 65 anos). A rivaroxabana é eliminada 60% pelo

Tabela 55-6 Manejo do sangramento com anticoagulantes

Anticoagulante	Agente de reversão	Monitoração laboratorial da reversão	Considerações especiais
Varfarina	(1) Vitamina K (2) Plasma fresco congelado (PFC) (3) Concentrado de complexo de protrombina (4) rVIIa	TP/RNI	O PFC tem o potencial de sobrecarga de volume, TRALI e retardo relacionado à preparação e fornecimento do PFC.
HBPM • Enoxaparina • Dalteparina • Tinzaparina	(1) Protamina (2) rVIIa para o sangramento com risco de morte	Atividade anti-Xa	A protamina reverte apenas parcialmente a HBPM.
Inibidor do fator Xa • Fondaparinux • Rivaroxabana	(1) rVIIa para o sangramento com risco de morte	Atividade anti-Xa	
Inibidores diretos da trombina de uso parenteral • Argatrobana • Bivalirudina • Desirudina	(1) DDAVP (2) Crioprecipitado (3) Antifibrinolíticos	TTPa TP	Estes anticoagulantes têm meias-vidas curtas.
Inibidor direto da trombina de uso oral • Dabigatrana	(1) Carvão oral (2) rVIIa (3) Concentrado de complexo de protrombina	TTPa, TT/TCT	A hemodiálise pode remover a dabigatrana.

DDAVP, desmopressina; HBPM, heparina de baixo peso molecular; rFVII, fator recombinante VII; RNI, razão da normatização internacional; TP, tempo de protrombina; TRALI, lesão pulmonar aguda relacionada à transfusão; TT/TCT, tempo de trombina/tempo de coagulação da trombina; TTPa, tempo de tromboplastina parcial ativada.

rim, mas não é necessária redução de dose na insuficiência renal leve, sendo contraindicada com ClCr < 30 mL/min. A rivaroxabana foi investigada em quatro grandes estudos de fase III para prevenção de TEV após artroplastia total do quadril e do joelho (RECORD 1-4). Todos os estudos incluíram pacientes mais velhos, mas excluíram pacientes com insuficiência renal e hepática (ver Tabela 55-5). Em todos os quatro estudos, a rivaroxabana 10 mg por via oral diariamente foi superior à enoxaparina para um composto de TEV e mortalidade por todas as causas. Não houve diferença significativa nas taxas de sangramento maior ou elevação das enzimas hepáticas entre os dois tratamentos. No estudo ROCKET, em torno de 14.000 pacientes com fibrilação atrial não valvar foram designados aleatoriamente para a rivaroxabana 20 mg VO diariamente ou varfarina com dose ajustada. De forma notável, pacientes com ClCr de 30 a 50 mL/min foram incluídos no estudo com uma redução de dose para 15 mg VO diariamente. A rivaroxabana não foi inferior à varfarina para a prevenção de AVE ou embolia sistêmica (OR: 0,88; IC 95%: 0,74-1,03; P < 0,001 para não inferioridade). Não houve diferença significativa entre os grupos no risco de sangramento importante, embora o sangramento intracraniano (0,5% vs. 0,7%, p = 0,02) e sangramento fatal (0,2% vs. 0,5%, p = 0,003) tenham ocorrido com menos frequência no grupo da rivaroxabana. A rivaroxabana mostrou ser não inferior à varfarina para o tratamento do TEV agudo, mas ela ainda precisa ser aprovada para essa indicação.

Embora as características de um início de ação mais rápido e um efeito anticoagulante mais previsível tornem esses novos agentes uma alternativa mais atraente do que a varfarina, ainda é necessário cautela quando esses fármacos forem usados em pacientes idosos. A conveniência de não ter uma monitoração regular da coagulação também significa que não há um mecanismo para avaliar objetivamente a adesão à terapia. Isso pode ser mais problemático em pacientes mais velhos nos quais um esquema de dose fixa pode não ser universalmente aplicável devido à variação da função renal e peso corporal, e onde a segurança e a eficácia desses agentes são incertas. Além disso, a falta de monitoração pode levar, potencialmente, à perda de oportunidades de detecção precoce de uma complicação devido à falta de uma interação regular entre paciente e profissional.

Connolly SJ, Ezekowitz MD, Yusuf S, et al. Dabigatran versus warfarin in patients with atrial fibrillation. *N Engl J Med.* 2009;361(12):1139-1151.

EINSTEIN Investigators, Bauersachs R, Berkowitz SD, Brenner B, et al. Oral rivaroxaban for symptomatic venous thromboembolism. *N Engl J Med.* 2010;363(26):2499-2510.

EINSTEIN-PE investigators, Büller HR, Prins MH, Lensin AW, et al. Oral rivaroxaban for the treatment of symptomatic pulmonary embolism. *N Engl J Med.* 2012;366(14):1287-1297.

Eriksson BI, Borris LC, Friedman RJ, et al; RECORD1 Study Group. Rivaroxaban versus enoxaparin for thromboprophylaxis after hip arthroplasty. *N Engl J Med.* 2008;358(26):2765-2775.

Eriksson BI, Dahl OE, Rosencer N, et al. Dabigatran etexilate versus enoxaparin for prevention of venous thromboembolism after total hip replacement: a randomized, double-blind, noninferiority trial. *Lancet.* 2007;370(9591):949-956.

Eriksson BI, Dahl OE, Rosencher N, et al. Oral dabigatran etexilate vs. subcutaneous enoxaparin for the prevention of venous thromboembolism after total knee replacement: the RE-MODEL randomized trial. *J Thromb Haemost.* 2007;5(11):2178-2185.

Jacobs JM, Stessman J. New anticoagulant drugs among elderly patients is caution necessary?: Comment on "The use of dabigatran in elderly patients". *Arch Intern Med.* 2011;171(14):1287-1288.

Kakkar AK, Brenner, Dahl OE, et al. Extended duration rivaroxaban versus short-term enoxaparin for the prevention of venous thromboembolism after total hip arthroplasty: a double-blind, randomized controlled trial. *Lancet.* 2008;372(9632):31-39.

Lassen MR, Ageno W, Borris LC, et al; RECORD3 Investigators. Rivaroxaban versus enoxaparin for thromboprophylaxis after total knee arthroplasty. *N Engl J Med.* 2008;358(26):2776-2786.

Patel MR, Mahaffey KW, Garg J, et al. Rivaroxaban versus warfarin in nonvalvular atrial fibrillation. *N Engl J Med.* 2011;365:883-891.

RE-MOBILIZE Writing Committee, Ginsberg JS, Davidson BL, Comp PC, Francis CW, et al. Oral thrombin inhibitor dabigatran etexilate vs North American enoxaparin regimen for prevention of venous thromboembolism after knee arthroplasty surgery. *J Arthroplasty.* 2009;24(1):1-9.

Schulman S, Kearon C, Kakkar AK, et al; RE-COVER Study Group. Dabigatran versus warfarin in the treatment of acute venous thromboembolism. *N Engl J Med.* 2009;361(24):2342-2352.

Stangier J, Stahle H, Rathgen K. Pharmacokinetics and pharmacodynamics of the direct oral thrombin inhibitor dabigatran in healthy elderly subjects. *Clin Pharmacokinet.* 2008;47(1):47-59.

Turpie AG, Lassen MR, Davidson BL, et al; RECORD4 Investigators. Rivaroxaban versus enoxaparin for Thromboprophylaxis after total knee arthroplasty (RECORD4): a randomized trial. *Lancet.* 2009;373(676):1673-1680.

MANEJO DE SANGRAMENTO EM IDOSOS FAZENDO USO DE ANTICOAGULANTES

O sangramento é a complicação primária da terapia de anticoagulação. Pacientes idosos são particularmente suscetíveis às complicações hemorrágicas da anticoagulação como resultado do seu risco inerente de quedas; comorbidades como insuficiência renal, disfunção hepática, desnutrição, neoplasia, angiopatia amiloide; uso concomitante de agentes antiplaquetários; e não adesão ao esquema terapêutico. Embora a reversão dos antigos agentes terapêuticos como a HNF e a varfarina seja possível, muitos dos novos anticoagulantes, inclusive as HBPMs, fondaparinux, inibidores diretos da trombina de uso parenteral e os novos anticoagulantes orais, não têm um antídoto completo e específico. Portanto, o método ideal de manejar o sangramento em pacientes fazendo uso dessas terapias não é conhecido. Além do mais, os testes laboratoriais acurados e amplamente disponíveis para medir a atividade anticoagulante podem não estar disponíveis para esses novos agentes. Embora a monitoração laboratorial não seja necessária de rotina para pacientes em uso de dabigatrana ou rivaroxabana, cenários clínicos especiais, como o sangramento clinicamente significativo, podem demandar medida do efeito anticoagulante. Em doses terapêuticas, a dabigatrana prolonga o tempo da trombina/ tempo de coagulação da trombina (TT/TCT) e o tempo de tromboplastina parcial ativada (TTPa), e tem pouco efeito sobre o tempo de protrombina (TP). Mesmo que o TT/TCT e o TTPa sejam os testes de coagulação mais eficazes e amplamente disponíveis para determinar a atividade da dabigatrana, a faixa terapêutica desses testes não está bem definida, e eles são mais bem utilizados para determinar a presença ou ausência do fármaco. A rivaroxabana causa prolongamento do TP e do TTPa, mas exibe maior sensibilidade para TP. Todavia, o prolongamento do TP não é específico. Um teste específico anti-fator Xa para rivaroxabana seria ideal para determinar as concentrações da rivaroxabana plasmática. Os clínicos não devem usar rotineiramente esses testes laboratoriais para monitorar e ajustar as doses da dabigatrana ou avaliar o grau de risco de sangramento de procedimentos cirúrgicos. Contudo, em uma emergência, um TT/TCT e um TTPa normais excluem a presença de quantidades significativas de dabigatrana. Do mesmo modo, um TP e um TTPa normais devem indicar quantidades negligenciáveis de rivaroxabana. As sugestões para o manejo das complicações hemorrágicas em pacientes em uso de anticoagulantes são descritas na Tabela 55-6.

A interrupção da anticoagulação antes de intervenções com alto risco de sangramento deve ser ponderada cuidadosamente em relação ao risco de trombose. O comprometimento renal e hepático, que pode prolongar o *clearance* de anticoagulantes, bem como a longa meia-vida de vários desses fármacos, precisam ser considerados antes de descontinuar o fármaco. Recomendações para a interrupção dos novos anticoagulantes, incluindo HBPMs, fondaparinux, inibidores diretos da trombina de uso parenteral e os novos anticoagulantes orais estão disponíveis. O reinício da anticoagulação de forma oportuna no pós-operatório depende da avaliação individualizada dos riscos de sangramento do procedimento e de trombose pelo estado hipercoagulável subjacente. No pós-operatório, é fundamental observar que, ao contrário da varfarina, os novos anticoagulantes têm início de ação mais imediato. Logo, se esses fármacos forem interrompidos para a cirurgia, eles não devem ser reintroduzidos até que a hemostasia esteja assegurada.

Os anticoagulantes estão entre os fármacos mais usados para prevenir e tratar distúrbios trombóticos e vasculares prevalentes na população geriátrica. Atenção especial deve ser dada às características especiais de pacientes idosos que podem afetar o tipo, dose, monitoração e manejo do sangramento do anticoagulante escolhido. Estudos controlados randomizados abordando especificamente pacientes geriátricos são necessários para fazer recomendações baseadas em evidências sobre o uso de anticoagulantes nessa população.

Crowther M, Warkentin T. Bleeding risk and the management of bleeding complications in patients undergoing anticoagulant therapy: focus on new anticoagulant agents. *Blood*. 2008;111(10):4871-4879.

Van Ryn J, Stangier J, Haertter S, et al. Dabigatran etexilate—a novel, reversible, oral direct thrombin inhibitor. *Thromb Haemost*. 2010;103(6):1116-1127.

Warkentin TE, Crowther MA. Reversing anticoagulants both old and new. *Can J Anaesth*. 2002;49(6):S11-S25.

Avaliação de terapias antienvelhecimento para idosos

56

Milta O. Little, DO
John E. Morley, MB, BCh

▶ Princípios gerais em idosos

A maioria dos americanos mais velhos espera viver mais tempo e de forma mais independente do que as gerações anteriores, e muitos procuram se envolver em sua própria saúde por meio de dieta, exercícios e participação nas tomadas de decisão a respeito dos cuidados de saúde. A combinação do desejo de estar envolvido nos cuidados de saúde, um movimento recente a partir do pronto acesso à informação, o desejo de promover saúde e evitar o envelhecimento e o interesse em novas formas de abordar problemas geraram um enorme interesse em terapias destinadas a prevenir ou retardar o envelhecimento.

TERAPIAS ANTIENVELHECIMENTO

O conhecimento dos mecanismos biológicos envolvidos no envelhecimento e nas alterações fisiológicas associadas com o envelhecimento fornece uma base racional para a busca por terapias antienvelhecimento. Uma terapia antienvelhecimento pode agir por meio de um ou mais dos três mecanismos a seguir:

1. Modificação dos eventos bioquímicos e moleculares que causam envelhecimento.
2. Correção das alterações fisiológicas que causam sinais ou sintomas associados com o envelhecimento.
3. Redução da suscetibilidade de um indivíduo a doenças associadas com o envelhecimento.

As práticas que agem por meio do terceiro mecanismo (p. ex., colonoscopia, redução da pressão arterial, redução do colesterol e outras práticas destinadas a prevenir as doenças associadas à idade) são comuns na prática médica e são abordadas em outra parte deste livro.

ASPECTOS ÉTICOS E LEGAIS DAS TERAPIAS ANTIENVELHECIMENTO

A busca por terapêuticas antienvelhecimento não é livre de controvérsia e debate. Há vários motivos para isso. O mais importante é que tem sido difícil chegar a um acordo sobre a definição de antienvelhecimento, com as definições indo de um simples procedimento cosmético para reduzir os sinais visíveis de envelhecimento até a procura por uma reversão total do processo de envelhecimento do corpo. Como há muitas formas de definir as terapêuticas antienvelhecimento, pacientes e profissionais podem ter expectativas diferentes acerca dos resultados terapêuticos. As discussões sobre as definições e expectativas precisam ocorrer antes que qualquer acordo terapêutico possa ser feito com sucesso. Para os nossos propósitos, são excluídos os procedimentos estéticos e detalhados principalmente os tratamentos direcionados a reverter ou lentificar o envelhecimento patológico.

Com isso em mente, vem à tona a segunda área de controvérsia. Ao discutir envelhecimento, muitos não conseguem concordar a respeito do que é envelhecimento "normal" e o que é "patológico", nem se é ético intervir no processo de envelhecimento. Além do mais, a extensão da vida pode não ser um objetivo nobre se a qualidade de vida for ruim. Tem sido considerada uma "falha real" da medicina antienvelhecimento o prolongamento significativo da vida que tem considerável incapacidade funcional.

Historicamente, tem havido uma falta de padronização da terapêutica, nenhum padrão estabelecido de cuidados, pouca pesquisa clínica e falta de treinamento ou certificação dos profissionais que atuam em antienvelhecimento. Para ajudar com esses aspectos, a World Society of Interdisciplinary of Anti-Aging Medicine (WOSIAM) oferece eventos internacionais de educação e financia projetos de pesquisa para melhorar o rigor científico no campo de antienvelhecimento. Nos Estados Unidos, a Academia Americana de Medicina Antienvelhecimento (A4M) oferece minibolsas e oportunidades de certificação nas categorias de medicina regenerativa, estética, tratamento integrativo do câncer e terapia com células-tronco. Apesar desses esforços, é preciso cautela ao usar ou prescrever terapias antienvelhecimento, especialmente aquelas que são comercializadas como suplementos, que não são submetidas a testes rigorosos de eficácia ou segurança.

Uma consideração final do debate antienvelhecimento é o de custo. O preço dessas terapias pode ser alto e em geral não é coberto por planos de saúde. Pacientes mais velhos precisam ser avisados a respeito de sacrificar terapias farmacológicas ou não com melhores comprovações por intervenções antienvelhecimento mais caras, porém mais provocativas.

> Fisher A, Hill R. Ethical and legal issues in antiaging medicine. *Clin Geriatr Med.* 2004;20(2):361-382.
>
> Gammack JK, Morley JE. Anti-aging medicine—the good, the bad, and the ugly. *Clin Geriatr Med.* 2004;20(2):157-177.

▶ Tratamentos

A. Antioxidantes: vitamina A, vitamina C, vitamina E, betacaroteno

Há muito tempo foi levantada a hipótese de que o envelhecimento seja causado, parcialmente, pelo estresse oxidativo. Muitos processos celulares produzem oxigênio reativo ou espécies de nitrogênio reativo, que por meio de um mecanismo de radicais livres podem se modificar quimicamente e, por conseguinte, danificar proteínas, DNA e lipídeos. Animais envelhecidos mostram acúmulo de dano oxidativo, com marcadores de dano oxidativo sendo elevados duas a três vezes entre maturidade reprodutiva e morte. Estudos experimentais em animais têm apoiado um papel para o dano oxidativo no envelhecimento.

Em humanos, o dano oxidativo pode contribuir para aterosclerose, câncer, doença de Parkinson e doença de Alzheimer. Os antioxidantes mais usados em pessoas são a vitamina A e seu precursor betacaroteno, vitamina C e vitamina E. Quando as vitaminas são empregadas como terapia antienvelhecimento, elas frequentemente são usadas em doses maiores do que as doses de reposição adequadas para deficiência de vitamina. Dados epidemiológicos iniciais sugeriram uma redução na mortalidade e prevenção de doenças, como doença cardiovascular e cerebrovascular, com a ingestão de vitaminas na dieta e não dietéticas. Isso causou grande excitação entre o público, e os pesquisadores conduziram múltiplos estudos randomizados controlados para examinar ainda mais os efeitos da suplementação de antioxidante.

Infelizmente, resultados de grandes estudos populacionais e estudos randomizados não apenas falharam em mostrar um benefício de tratamentos antioxidantes para a maioria das condições, como também forneceram evidência de dano com a suplementação de longo prazo com vitaminas E, A, betacaroteno e possivelmente ácido α-lipoico (ALA). Como os resultados amplamente negativos de estudos randomizados das vitaminas antioxidantes devem ser interpretados? Há muitas teorias, porém as evidências mais recentes sugerem que os antioxidantes revertem os efeitos benéficos da oxidação sem bloquear os efeitos danosos. Sabe-se que o exercício reduz a pressão arterial, melhora a sensibilidade à insulina e melhora a disponibilidade do óxido nítrico no endotélio. Nos indivíduos do estudo que fizeram uso de antioxidantes antes ou depois do exercício, esses efeitos benéficos foram melhorados. Ainda mais alarmantes são os dados cumulativos de suplementação antioxidante e vitamínica sobre a mortalidade e a longevidade em grandes estudos populacionais. A atualização mais recente da revisão Cochrane observou que a suplementação de longo prazo com vitamina E, betacaroteno ou vitamina A foi associada com um risco de mortalidade significativamente aumentado comparado com os controles. A vitamina C ou o selênio não foram associados com aumento da mortalidade; contudo, os estudos falharam em mostrar um benefício significativo da suplementação com essas substâncias. Em conclusão, os dados agregados da suplementação antioxidante indicam um benefício limitado com evidência de dano em toda a população. A ingestão *dietética* de vitaminas e antioxidantes como parte de um estilo de vida ativo pode, contudo, resultar em sinais e sintomas reduzidos de envelhecimento.

Apesar da evidência impressionante contra o uso rotineiro de antioxidantes para a prevenção ou tratamento de condições anti-inflamatórias, as vitaminas A, E e C mostraram ser benéficas no tratamento de uma condição geriátrica comum: degeneração macular relacionada à idade. Em pacientes com degeneração macular relacionada à idade preexistente, uma combinação de antioxidantes diminuiu a progressão para degeneração macular avançada no Age-Related Eye Disease Study. Em contraste, seis anos de suplementação antioxidante não tiveram efeito na incidência de degeneração macular relacionada à idade em fumantes no estudo Alpha-Tocopherol, Beta-Carotene Cancer Prevention (ATBC).

> Age-Related Eye Disease Study Research Group. A randomized, placebo-controlled, clinic trial of high-dose supplementation with vitamins C and E, beta carotene, and zinc for age-related macular degeneration and vision loss: AREDS report no. 8. *Arch Ophthalmol.* 2001;119(10):1417-1436.
>
> Bjelakovic G, Gluud LL, Nikolova D, et al. Antioxidant supplements for liver diseases. *Cochrane Database Syst Rev.* 2011;(3):CD007749.
>
> Bjelakovic G, Nikolova D, Gluud LL, Simonetti RG, Gluud C. Antioxidant supplements for prevention of morality in healthy participants and patients with various disease. *Cochrane Database Syst Rev.* 2012;(3):CD007176.
>
> Jeon YJ, Myung SK, Lee EH, et al. Effects of beta-carotene supplements on cancer prevention: meta-analysis of randomized controlled trials. *Nutr Cancer.* 2011;63(8):1196-1207.
>
> Ristow M, Zarse K, Oberback A, et al. Antioxidants prevent health-promoting effects of physical exercise in humans. *Proc Natl Acad Sci U S A.* 2009;106(21):8665-8670.
>
> Roberts CK, Vaziri ND, Barnard RJ. Effect of diet and exercise intervention on blood pressure, insulin, oxidative stress, and nitric oxide availability. *Circulation.* 2002;106(20):2530-2532.
>
> Thomas DR. Vitamins in health and aging. *Clin Geriatr Med.* 2004;20(2):259-274.
>
> Tsiligianni IG, van der Molen T. A systematic review of the role of vitamin insufficiencies and supplementation in COPD. *Respir Res.* 2010;11:171.
>
> Wray DW, Uberoi A, Lawrenson L, Bailey DM, Richardson RS. Oral antioxidants and cardiovascular health in the exercise-trained and untrained elderly: a radically different outcome. *Clin Sci.* 2009;116(5):433-441.

B. Ácido α-Lipoico

O ALA é considerado um antioxidante potente porque ele pode oxidar e regenerar outros antioxidantes, como a vitamina E e o glutation. O ALA foi estudado em doses de 600 mg, 1.200 mg e 1.800 mg ao dia, com 600 mg sendo a dose mais bem tolerada. Os efeitos colaterais descritos incluem cefaleia, formigamento ou uma sensação de "agulhadas", erupções cutâneas ou câimbras musculares. Além disso, o ALA pode reduzir a glicose sanguínea e alterar os níveis de hormônio da tireoide, de modo que estes devem ser monitorados em pacientes fazendo uso desse suplemento.

Vários estudos têm demonstrado a efetividade do ALA para o tratamento da neuropatia, sobretudo no diabetes. Evidências iniciais sugerem que o ALA pode ter um papel em retardar a progressão de doenças neurodegenerativas, como esclerose múltipla e demência de Alzheimer. Todavia, o uso de ALA para as últimas razões não pode ser amplamente recomendado até que estudos mais rigorosos possam ser realizados.

> Head KA. Peripheral neuropathy: pathogenic mechanisms and alternative therapies. *Altern Med Rev.* 2006;11(4):294-329.
>
> Klugman A, Sauer J, Tabet N, Howard R. Alpha lipoic acid for dementia. *Cochrane Database Syst Rev.* 2004;(1):CD004244.
>
> Vallianou N, Evangelopoulos A, Koutlas P. Alpha-lipoic acid and diabetic neuropathy. *Rev Diabet Stud.* 2009;6(4):230-236.

C. Reposição hormonal (Tabela 56-1)

1. Hormônio de crescimento — A secreção do hormônio de crescimento (GH) (medida pelos níveis de fator de crescimento sérico insulínico [IGF]-1) atinge seu máximo durante o esforço de crescimento que acompanha a puberdade, antes de começar um declínio sustentado com a idade em homens e mulheres. Muito desse declínio é o resultado de uma redução seletiva na secreção noturna pulsátil de GH. Algumas das alterações associadas com o envelhecimento são reminiscentes daquelas vistas em pacientes adultos com franca deficiência de GH, como redução na massa corporal magra, aumento na gordura corporal (especialmente obesidade abdominal), diminuição na força muscular e dificuldade no funcionamento cognitivo. Como resultado, tem havido muito interesse na suplementação de GH em idosos.

A maioria dos estudos com GH titularam as doses para produzir níveis de IGF na faixa baixa a meio-normal vista em adultos jovens. O tratamento com GH aumenta a massa corporal magra, a espessura da pele e a densidade mineral óssea vertebral e diminui a massa gorda, todos mais pronunciados em homens idosos do que em mulheres. O aumento na massa muscular induzido pelo GH, todavia, não foi acompanhado por aumentos na força física, no vigor ou no estado funcional. Embora amplamente perseguido pelos profissionais que atuam com antienvelhecimento, o uso do GH na terapia antienvelhecimento não é uma indicação aprovada e os efeitos do GH exógeno sobre a cognição e a memória não foram bem estudados. Os efeitos colaterais do GH incluem retenção de fluidos, artralgias, ginecomastia, intolerância à glicose, cefaleia e síndrome do túnel do carpo. Mais grave é a possibilidade de aumento do risco de câncer relacionado às propriedades estimulantes do crescimento celular do IGF-1. Além disso, evidências emergentes indicam que a sinalização do GH e do IGF-1 encurtam, em vez de prolongar, a expectativa de vida. Em resumo, os benefícios limitados do GH, seu alto custo e os riscos potenciais no longo prazo pesam contra a sua utilização em idosos, e seu uso deve ser desencorajado.

Tabela 56-1 Reposição hormonal e suas ações

Hormônio	Ações	Evidência
Hormônio de crescimento	Aumento da massa corporal magra	+
	Aumento da espessura da pele	+
	Aumento da densidade mineral óssea vertebral	+
	Diminuição da massa gorda	+
	Aumento da força física	−
	Aumento do vigor	−
	Aumento do estado funcional	−
	Aumento da longevidade	−
Testosterona		
Homens	Aumento da massa corporal magra	++
	Diminuição da massa gorda	++
	Aumento da densidade mineral óssea	++
	Aumento do funcionamento sexual	+
Mulheres	Aumento da libido	+
	Aumento da densidade mineral óssea	+/−
	Aumento da massa muscular	+/−
Terapia de reposição hormonal com estrogênio		
Mulheres	Diminui sintomas vasomotores	++
	Previne osteoporose	++
	Previne doença arterial coronariana	−
	Previne demência	+/−
	Previne câncer de colo do intestino	+/−
	Melhora a saúde mental	−
Desidroepiandrosterona		
Mulheres	Aumento da sensação de bem-estar	+
	Aumento da densidade mineral óssea	+
	Aumento do interesse sexual (aquelas com mais de 70 anos)	+
	Diminui a pigmentação cutânea	+
	Diminui a produção de sebo cutâneo	+
Homens	Aumento da sensação de bem-estar	+
	Aumento da força	+
	Aumento da espessura da pele	+
	Aumento da hidratação da pele	+
Pregnenolona	Aumento na memória	−
	Melhora do sono	+

> Khorram O. Use of growth hormone and growth hormone secretagogues in aging: help or harm. *Clin Obstet Gynecol.* 2001;44(4):893-901.
>
> Liu H, Bravata DM, Olkin I, et al. Systematic review: the safety and efficacy of growth hormone in the healthy elderly. *Ann Intern Med.* 2007;146(2):104-115.

2. Testosterona — Nos homens, os níveis de testosterona atingem um pico durante o fim da adolescência e depois diminuem em torno de 0,5 a 1% ao ano. O hipogonadismo está presente em ≤ 10% dos homens com idade entre 50 e 69 anos e em ≤ 30% daqueles com idade ≥ 70 anos. Paralelamente ao declínio nos níveis de testosterona, os homens senescentes experimentam reduções na massa e na força muscular, na massa óssea, no interesse e na potência sexual e na função cognitiva e aumentos na massa gorda. Contudo, não se sabe se essas alterações podem ser atribuídas a declínios nos níveis de testosterona. O hipogonadismo também tem sido associado com maior risco de diabetes melito tipo 2, síndrome metabólica, doença cardiovascular, anemia e osteoporose.

Vários estudos têm feito relatos sobre a suplementação de testosterona em homens com níveis baixos de testosterona por meio de injeções ou de adesivos escrotais (ver Tabela 56-1). A maioria dos estudos tem mostrado aumentos na massa corporal magra e na densidade mineral óssea e reduções na massa gorda. Acompanhando o aumento na massa muscular há um aumento na força das extremidades superiores ou inferiores. Contudo, apenas um estudo experimental mostrou um aumento no funcionamento com a reposição da testosterona. A função sexual tem mostrado resultados combinados com a suplementação, e homens com níveis iniciais baixos de testosterona tendem a ter melhoras mais significativas. Três estudos sugeriram pequenas melhoras na função cognitiva em homens de meia-idade tratados com testosterona, mas dados posteriores falharam em mostrar um benefício da reposição de testosterona na melhora do comprometimento cognitivo.

Surgiram preocupações a respeito dos efeitos potenciais de doença da próstata, risco cardiovascular e eritrocitose. A suplementação de testosterona não piora a hipertrofia prostática, e não se sabe se aumenta o risco de câncer de próstata. Uma metanálise falhou em confirmar o risco de eventos cardiovasculares adversos com o uso de testosterona para hipogonadismo. De fato, a terapia com testosterona diminui a angina, causa dilatação da artéria coronária e diminui a depressão de ST durante o teste de esforço. A administração de testosterona não provoca nenhuma alteração ou causa uma discreta diminuição no colesterol total e no colesterol lipoproteína de baixa-densidade combinado com nenhuma alteração ou discreta diminuição no colesterol lipoproteína de alta densidade. A eritrocitose pode ser vista em até 25% dos pacientes em tratamento. Isso pode ser manejado facilmente pela redução da dose de testosterona administrada ou por meio de flebotomia.

O hipogonadismo pode ser detectado pelo Questionário de Deficiência de Androgênio em Homens Senescentes seguido por medida direta de biodisponibilidade de testosterona. Esse questionário também identifica pacientes com depressão, que deve ser tratada antes de ser considerada a terapia de reposição.

Os níveis de testosterona declinam a partir dos 20 anos até a menopausa nas mulheres. Os níveis então permanecem constantes durante a transição da menopausa e aumentam após a menopausa. A terapia com estrogênio aumenta a globulina de ligação dos hormônios sexuais e, portanto, reduz os níveis de testosterona livre. A terapia de reposição da testosterona em mulheres na menopausa melhora a libido e aumenta a densidade mineral óssea e a massa muscular (ver Tabela 56-1). Estudos adicionais são necessários para determinar o papel da testosterona em mulheres como um hormônio antienvelhecimento.

> Anawalt BD, Merriam GR. Neuroendocrine aging in men. Andropause and somatopause. *Endocrinol Metab Clin North Am.* 2001;30(3):647-669.
>
> Calof OM, Singh AB, Lee ML, et al. Adverse events associated with testosterone replacement in middle-aged and older men: a meta-analysis of randomized, placebo-controlled trials. *J Gerontol A Biol Sci Med Sci.* 2005;60(11):1451-1457.
>
> Haddad RM, Kennedy CC, Caples SM, et al. Testosterone and cardiovascular risk in men: a systematic review and meta-analysis of randomized placebo-controlled trials. *Mayo Clin Proc.* 2007;82(1):29-39.
>
> Morley JE, Perry HM 3rd. Androgen deficiency in aging men: role of testosterone replacement therapy. *J Lab Clin Med.* 2000;135(5):370-378.
>
> Morley JE, Unterman TG. Hormonal fountains of youth. *J Lab Clin Med.* 2000;135(5):364-366.
>
> Ottenbacher KJ, Ottenbacher ME, Ottenbacher AJ, Acha AA, Ostir GV. Androgen treatment and muscle strength in elderly men: a meta-analysis. *J Am Geriatr Soc.* 2006;54(11):1666-1673. PMID: 17087692.

3. Desidroepiandrosterona — A desidroepiandrosterona (DHEA) e seu derivado sulfatado, DHEAS, são sintetizados pelo córtex suprarrenal e são os hormônios esteroides mais abundantes em adultos jovens. Após os 30 anos, os níveis séricos de DHEA declinam aproximadamente 2% ao ano. Como resultado, em pacientes com 80 anos de idade, os níveis de DHEA são 10 a 20% os níveis de adultos jovens. Níveis baixos de DHEA se correlacionam com risco aumentado de câncer de mama em mulheres na pré-menopausa, aumento nas doenças cardiovasculares e na mortalidade em homens mais velhos, menor densidade mineral óssea em mulheres na perimenopausa, maior probabilidade de humor deprimido em mulheres idosas e maior probabilidade de declínio cognitivo em ambos os sexos.

Vários estudos de curto prazo em idosos deram suplementos de DHEA em doses de 50 a 100 mg/dia (ver Tabela 56-1). Em mulheres, a suplementação com DHEA levou a uma melhora na sensação de bem-estar, aumento da densidade mineral óssea e, em mulheres com mais de 70 anos, aumentou o interesse e a satisfação sexual. Em homens, a suplementação com DHEA melhorou o bem-estar, a força e diminuiu a massa gorda. Em ambos os sexos, a suplementação com DHEA melhorou a espessura da pele, a hidratação, a produção sebácea e a pigmentação. Os efeitos adversos sobre o perfil lipídico e o controle glicêmico não foram vistos.

Em conclusão, a suplementação de DHEA em curto prazo parece segura, mas os efeitos são modestos. A suplementação de rotina não é recomendada até que estudos de longo prazo tenham demonstrado a segurança e os benefícios dessa suplementação.

> Gurnell EM, Chatterjee VK. Dehydroepiandrosterone replacement therapy. *Eur J Endocrinol.* 2001;145(2):103-106.

4. Hormônios bioidênticos — Após muitos estudos decepcionantes com a reposição com hormônios sintéticos, profissionais que atuam com antienvelhecimento começaram a usar formulações combinadas individualmente chamadas *hormônios bioidênticos*. A terapia com hormônios bioidênticos combinados (THBC) é a formulação de substâncias químicas derivadas de plantas idênticas aos hormônios naturais do corpo com base nas necessidades de cada paciente. Em geral, isso é feito pela medição dos níveis de hormônios na saliva do paciente e então combinando os hormônios para repor as deficiências observadas. O uso de THBC se tornou disseminado após o temível resultado dos estudos do Women's Health Initiative (WHI) com reposição de estrogênio sintético. Acredita-se que a THBC seja mais segura, mais eficaz e mais bem tolerada do que os hormônios padronizados. Essas formulações não são aprovadas pelo Food and Drug Administration (FDA) e, portanto, não são reguladas rigidamente por farmacêuticos. Além disso, não há evidência de que os níveis hormonais na saliva possam ser correlacionados com os sintomas da menopausa e essa prática não é recomendada para uso como monitoração ou titulação de tratamentos hormonais. Por fim, amplas variações nos ingredientes ativos com a pobreza de dados que suportam as alegações benéficas da THBC devem levar o paciente e o profissional a reconsiderar fortemente o uso dessa forma de tratamento até que dados mais rigorosos de segurança e eficácia estejam disponíveis.

> Bhavnani BR, Stanczyk FZ. Misconception and concerns about bioidentical hormones used for custom-compounded hormone therapy. *J Clin Endocrinol Metab*. 2012;97(3):756-759.
>
> Files JA, Ko MG, Pruthi S. Bioidentical hormone therapy. *Mayo Clin Proc*. 2011;86(7):673-680.

RESUMO

Em conclusão, muitas terapias antienvelhecimento têm sido desenvolvidas e usadas em pacientes mais velhos. Poucas resultaram em vantagem significativa e os poucos benefícios frequentemente são superados pelos danos potenciais. Ao final, o exercício e uma dieta regular com bastante peixe, frutas e vegetais frescos são as únicas medidas antienvelhecimento comprovadas.

> Khaw KT, Wareham N, Bingham S, Welch A, Luben R, Day N. Combined impact of health behaviours and mortality in men and women: the EPIC-Norfolk prospective population study. *PLoS Med*. 2008;5(1):e12.

57 Considerando a medicina complementar e alternativa para idosos

Milta O. Little, DO
John E. Morley, MB, BCh

▶ Princípios gerais em idosos

As terapias complementares e alternativas foram definidas como terapias que não se encaixam na concepção e abordagem convencional de uma determinada doença ou que não são ensinadas nas escolas médicas norte-americanas ou que não são amplamente oferecidas pelos hospitais norte-americanos. O National Center for Complementary and Alternative Medicine divide essas terapias em cinco domínios principais (Tabela 57-1).

Entre os idosos, as terapias complementares e alternativas mais usadas são quiropraxia, medicamentos fitoterápicos, técnicas de relaxamento e vitaminas em altas doses ou megavitaminas.

Os pacientes que usam terapias complementares ou alternativas em geral não informam o médico sobre sua utilização. Algumas terapias, como os fitoterápicos, podem ter efeitos colaterais ou podem interagir com os tratamentos convencionais. Os médicos devem perguntar especificamente se os pacientes idosos estão usando fitoterápicos ou se consultam um terapeuta que os recomenda. Perguntar se existe interesse e uso de terapias complementares e alternativas também pode fortalecer a relação médico-paciente e facilitar o conhecimento das necessidades dos pacientes, bem como de suas expectativas.

Quando um paciente idoso opta por terapias complementares ou alternativas, é importante estabelecer objetivos e parâmetros claros, aplicando os mesmos princípios da medicina baseada em evidências encontrados na literatura, ser competente e ter a mente aberta, bem como escutar e ouvir as preferências do paciente. Os profissionais devem discutir evidências (ou a falta delas) em relação à segurança e eficácia de opções convencionais e alternativas. Não quebre a confiança do paciente discutindo sobre o efeito placebo se você perceber uma melhora, se o custo for viável, se a toxicidade for baixa e se o paciente não estiver rejeitando outros tratamentos apropriados. Por fim, recomenda-se que os médicos conheçam profissionais licenciados em tratamentos complementares e alternativos, desenvolvendo uma base de referência.

Barrett B. Complementary and alternative medicine: what's it all about? *WMJ.* 2001;100(7):20-26.

Eisenberg DM, Davis RB, Ettner SL, et al. Trends in alternative medicine use in the United States, 1990–1997: results of a follow-up national survey. *JAMA.* 1998;280(18):1569-1575.

Eisenberg DM, Kessler RC, Van Rompay MI, et al. Perceptions about complementary therapies relative to conventional therapies among adults who use both: results from a national survey. *Ann Intern Med.* 2001;135(5):344-351.

Foster DF, Phillips RS, Hamel MB, Eisenberg DM. Alternative medicine use in older Americans. *J Am Geriatr Soc.* 2000;48(12):1560-1565.

National Institutes of Health, National Center for Complementary and Alternative Medicine. http://nccam.nih.gov

Pappas S, Perlman A. Complementary and alternative medicine. The importance of doctor-patient communication. *Med Clin North Am.* 2002;86(1):1-10.

Wolsko PM, Eisenberg DM, Davis RB, Ettner SL, Phillips RS. Insurance coverage, medical conditions, and visits to alternative medicine providers: results of a national survey. *Arch Intern Med.* 2002;162(3):281-287.

MASSAGEM E TERAPIA QUIROPRÁTICA

A massagem terapêutica e a quiropraxia são as terapias complementares e alternativas mais usadas nos Estados Unidos (EUA). A massagem sueca, o método Trager e a reflexologia são os tipos de massagem mais usados. Os estudos encontraram benefícios consistentes para a terapia de massagem no tratamento da dor, incluindo dor lombar, fibromialgia e cefaleias. A massagem também se mostrou benéfica no cuidado paliativo de pacientes com infecção pelo vírus da imunodeficiência humana (HIV), câncer de mama e na dor do câncer terminal. As melhoras incluem redução da dor, ansiedade e depressão, juntamente com a melhora do sono.

A medicina quiroprática tem como ponto central a manipulação da coluna vertebral. A grande maioria dos pacientes procura cuidados quiropráticos para dor lombar, cervical ou cefálica. Com base na história, no exame e nos achados radiológicos, o quiroprático determina se a condição do paciente é passível de tratamento quiroprático e planeja um regime de tratamento. O tratamento envolve a manipulação vertebral com ou sem tratamentos adjuvantes

Tabela 57-1 Classificações dos tratamentos complementares e alternativos (CAM)

Domínio CAM	Definição	Exemplos
Sistemas médicos alternativos	Sistemas completos de teoria e prática que são completamente independentes de uma abordagem biomédica	Medicina oriental tradicional, homeopatia, medicina natural e medicina aiurvédica
Intervenções corpo-mente	Seu alvo é o potencial da mente para afetar a função corporal e reação à doença	Meditação, cura mental ou por meio da oração, hipnose
Terapias biológicas	O uso de ervas, manipulação dietética, suplementos ou misturas preparadas a partir de fontes biológicas para melhorar a saúde ou tratar a doença	Remédios à base de ervas, como *ginseng* e *gingko*, suplementos como a glucosamina e vitamina E, e misturas como a cartilagem de tubarão
Sistemas de manipulação baseados no corpo	Terapias que usam a relação entre a forma e a função para o tratamento da doença	Massagem, manipulação quiroprática ou manipulação osteopática
Terapias energéticas	Modificam fontes internas ou fluxo da energia ou, alternativamente, aplicam fontes energéticas externas para modificar a função corporal ou a saúde	Uso de campos magnéticos ou eletromagnéticos, que envolvem fontes externas de energia, ou a prática do Qi Gong ou toque terapêutico, que envolve a manipulação do equilíbrio interno ou fluxo de energia

como calor, frio, tração, eletricidade e aconselhamento sobre exercícios, condicionamento, nutrição, perda de peso, cessação do tabagismo e técnicas de relaxamento. Várias revisões sistemáticas encontraram evidências suficientes para apoiar o uso benéfico do tratamento quiroprático na dor lombar aguda ou crônica. A manipulação e mobilização vertebral também demonstraram benefícios para dor cervical mecânica, enxaquecas, cefaleias cervicogênicas, tonturas cervicogênicas e condições dolorosas em algumas articulações das extremidades. O tratamento quiroprático não mostrou ser eficaz no tratamento de doenças não musculares, como hipertensão, dismenorreia ou asma. Como na maior parte das pesquisas, os idosos perfazem uma minoria dos indivíduos nos estudos de pesquisa sobre manipulação.

Os efeitos colaterais comuns da manipulação e massagem geralmente são leves e transitórios e incluem dor localizada, cefaleia e fadiga. Efeitos colaterais mais graves são muito raros. A síndrome da cauda equina decorrente da manipulação da coluna lombar ou o acidente vascular encefálico (AVE) decorrente de dissecção da artéria vertebral têm sido relatados. O risco de complicações graves decorrentes de manipulação lombar foi estimado em 1 para 100 milhões de manipulações. O risco de AVE decorrente de manipulação cervical também é baixo, e foi estimado em 1 em 400.000 a 2 milhões de manipulações. Um grande estudo recente de caso-controle não encontrou risco aumentado de acidente vascular vertebrobasilar com manipulação cervical.

Field T. Massage therapy. *Med Clin North Am.* 2002;86(1):163-171.

Gross AR, Goving JL, Haines TA, et al; Cervical Overview Group. A Cochrane review of manipulation and mobilization for mechanical neck disorders. *Spine (Phila Pa 1976).* 2004;29(4):1541-1548.

Hawk C, Schneider M, Dougherty P, Gleberzon BJ, Killinger LZ. Best practices recommendations for chiropractic care for older adults: results of a consensus process. *J Manipulative Physiol Ther.* 2010;33(6):464-473.

Rubinstein SM, van Middelkoop M, Assendelft WJ, de Boer MR, van Tulder MW. Spinal manipulative therapy for chronic low-back pain. *Cochrane Database Syst Rev.* 2011;(2):CD008112.

FITOTERÁPICOS E SUPLEMENTOS

Os fitoterápicos são a segunda terapia complementar ou alternativa mais usada por idosos. Diferente dos produtos farmacêuticos, a produção, comercialização e venda de produtos à base de ervas e suplementos é regulada exclusivamente pelo Dietary Supplement Health and Education Act, que não regulamenta a pureza, qualidade ou padronização dos preparados. Disso resulta que os ingredientes ativos podem variar entre os fabricantes, até mesmo entre os lotes de medicamentos de um determinado fabricante. Pacientes e médicos devem escolher produtos manufaturados por empresas maiores, de boa reputação, que especificam as quantidades dos ingredientes e a padronização dos ingredientes ativos para um padrão aceitável. Além disso, muitos dos fitoterápicos e suplementos não são rotineiramente cobertos pelos seguros e, como tal, seu custo pode ser proibitivo para os idosos que recebem um valor fixo de aposentadoria. A Tabela 57-2 apresenta as doses típicas e os usos dos fitoterápicos e suplementos mais comuns.

Blumenthal M, Buse WR, Goldberg A, et al, eds. *The Complete German Commission E Monographs: Therapeutic Guide to Herbal Medicines.* Austin, TX: American Botanical Council; 1998. ISBN 096555550X http://nccam.nih.gov/health/herbsataglance.htm

Ernst E, Pittler MH. Herbal medicine. *Med Clin North Am.* 2002; 86(1):149-161.

Massey PB. Dietary supplements. *Med Clin North Am.* 2002; 86(1):127-147.

National Centers for Complementary and Alternative Medicine Guide to Herbal Supplements. http://nccam.nih.gov/health/herbsataglance.htm

▶ Gingko

O *gingko* é o fitoterápico mais vendido nos EUA. Existem preocupações sobre os efeitos antiplaquetários do *gingko*, que são parecidos com os da varfarina, devendo ser evitado em pacientes

Tabela 57-2 Medicamentos à base de ervas: dose e uso

Erva/ suplemento	Dose	Uso	Evidência
Gingko	40 mg 3x/dia	Demência Insuficiência cerebral Zumbido Claudicação	++ + + ++
Erva-de-são-joão	300 mg 3x/dia	Depressão	−
Glucosamina	1.500-2.000 mg todos os dias ou divididos em 2x/dia	OA	++
Condroitina	1.000-1.500 mg todos os dias ou divididos em 2x/dia	OA	++
S-adenosil-metionina	1.600 mg 2x/dia ou 3x/dia	Depressão OA	+ ++
Saw palmetto	320 mg divididos em 2 a 4x/dia	Hipertrofia prostática benigna	+/−
Raiz de valeriana	300-900 mg 30-60 minutos antes de deitar	Insônia	+/−
Ginseng	200-600 mg todos os dias ou divididos em 2x/dia	Desempenho físico Desempenho psicomotor Função do sistema imunológico	+/− +/− +/−
Alho	600-900 mg todos os dias	Hipercolesterolemia Hipertensão Prevenção do câncer	+ − +/−
Gengibre	0,5-1,0 g todos os dias	Vertigem Cinetose Náusea pós-operatória OA	+ + +/− +
Ácido graxo ômega 3 (DHA)	1-3 g/dia Pelo menos duas refeições de peixe em indivíduos sadios	Prevenção de CV	+/−

CV, cardiovascular; OA, osteoartrite.

que tomam anticoagulantes. Embora reduza a viscosidade sanguínea e os fatores de coagulação, o *gingko* parece não causar um aumento significativo no risco de hemorragia em comparação com placebo em pacientes que não tomam anticoagulantes. O *gingko* é clinicamente usado e estudado para demência, comprometimento da memória, insuficiência cerebral, zumbido e claudicação intermitente. Em geral, os estudos sobre o *gingko* são fracos, e os estudos mais rigorosos mostram benefícios para o tratamento do zumbido, mas depõem contra seu uso no tratamento de demência, comprometimento da memória ou prevenção de eventos cardiovasculares.

Canter PH, Ernst E. Ginkgo biloba is not a smart drug: an updated systematic review of randomised clinical trials testing the nootropic effects of *G. biloba* extracts in healthy people. *Hum Psychopharmacol.* 2007;22(5):265-278.

Ernst E. The risk-benefit profile of commonly used herbal therapies: ginkgo, St. John's Wort, Ginseng, Echinacea, Saw Palmetto, and Kava. *Ann Intern Med.* 2002;136(1):42-53.

Kurz A, Van Baelen B. Ginkgo biloba compared with cholinesterase inhibitors in the treatment of dementia: a review based on meta-analyses by the Cochrane collaboration. *Dement Geriatr Cogn Disord.* 2004;18(2):217-226.

Erva-de-são-joão

A erva-de-são-joão é amplamente usada na Europa para o tratamento da depressão. Acredita-se que a erva-de-são-joão atue por meio da inibição seletiva da recaptação da serotonina, dopamina e norepinefrina no cérebro. Várias metanálises e avaliações sistêmicas qualitativas demonstraram que a erva-de-são-joão é superior ao placebo e comparável aos antidepressivos tricíclicos e inibidores seletivos da recaptação da serotonina (ISRSs), com taxas de efeitos colaterais semelhantes e menos sintomas de abstinência. A erva-de-são-joão pode ser usada com cautela no tratamento da depressão leve, mas atualmente não é recomendada para depressão moderada a grave, que deve ser tratada por intervenções farmacológicas ou intervenções cognitivo-comportamentais, que têm dados de eficácia mais rigorosos. Os pacientes que tomam erva-de-são-joão não devem tomar antidepressivos tricíclicos, ISRSs ou inibidores da monoaminoxidase. A erva-de-são-joão ativa as enzimas P450, motivo pelo qual se deve tomar cuidado ao tratar pacientes que também fazem uso de varfarina, digoxina ou outros medicamentos metabolizados no fígado.

Hypericum Depression Trial Study Group. Effect of *Hypericum perforatum* (St. John's wort) in major depressive disorder: a randomized controlled trial. *JAMA.* 2002;287(14):1807-1814.

Rahimi R, Nikfar S, Abdollahi M. Efficacy and tolerability of *Hypericum perforatum* in major depressive disorder in comparison with selective serotonin reuptake inhibitors: a meta-analysis. *Prog Neuropsychopharmacol Biol Psychiatry.* 2009;33(1):118-127.

Shelton RC, Keller MB, Gelenberg A, et al. Effectiveness of St. John's wort in major depression: a randomized controlled trial. *JAMA.* 2001;285(15):1978-1986.

Glucosamina/condroitina

A glucosamina e a condroitina são bastante usadas para o tratamento da osteoartrite. A glucosamina, bem como a condroitina, são componentes de proteoglicanos encontrados na cartilagem articular e no líquido sinovial. Ainda não está claro como a glucosamina e a condroitina atuam fisiologicamente, e existem poucas evidências de que os pacientes com osteoartrite apresentam deficiência dessas substâncias ou de que a glucosamina e a condroitina por via oral sejam seletivamente usadas para as articulações. Os estudos demonstraram que essas substâncias são muito seguras, e que não apresentam mais efeitos colaterais do que o placebo.

Metanálises de estudos clínicos anteriores sobre a glucosamina e a condroitina demonstraram que ambas são superiores ao placebo na melhora da dor e incapacidade. Muitos estudos recentes demonstraram que a glucosamina, com ou sem condroitina, é tão benéfica quanto os anti-inflamatórios não esteroides (AINEs) para a redução da dor e incapacidade na osteoartrite do joelho e quadril, com menos efeitos colaterais. Ainda não se sabe se a glucosamina e a condroitina melhoram os sintomas de osteoartrite em outros locais, como na mão ou no quadril.

> Ernst E. Complementary and alternative medicine for pain management in rheumatic disease. *Curr Opin Rheumatol.* 2002;14(1):58-62.
> Reginster JY, Deroisy R, Rovati LC, et al. Long-term effects of glucosamine sulphate on osteoarthritis progression: a randomised, placebo-controlled clinical trial. *Lancet.* 2001;357(9252):251-256.
> Sawitzke AD, Shi H, Finco MF, et al. Clinical efficacy and safety of glucosamine, chondroitin sulphate, their combination, celecoxib or placebo taken to treat osteoarthritis of the knee: 2-year results from GAIT. *Ann Rheum Dis.* 2010;69(8):1459-1464.
> Thie NM, Prasad NG, Major PW. Evaluation of glucosamine sulfate compared to ibuprofen for the treatment of temporomandibular joint osteoarthritis: a randomized double blind controlled 3 month clinical trial. *J Rheumatol.* 2001;28(6):1347-1355.
> Towheed T, Maxwell L, Anastassiades TP, et al. Glucosamine therapy for treating osteoarthritis. *Cochrane Database Syst Rev.* 2005;2. Art. No.: CD002946. DOI:10.1002/14651858.CD002946.pub2.

▶ Saw palmetto

O *saw palmetto* (também conhecido como *Serenoa repens*) é comumente usado para o tratamento de sintomas da hipertrofia prostática benigna (HPB), inibindo a enzima 5α-desidrotestosterona, síntese de prostaglandina e ações de fator de crescimento. Na Europa Ocidental, o *saw palmetto* é mais usado do que a finasterida ou os α-bloqueadores para a HPB. Apesar de evidências iniciais de benefício, a metanálise mais recente e vários estudos randomizados controlados não encontraram nenhuma melhora nos sintomas urinários com o uso de *saw palmetto* em comparação com o placebo. Também não há evidência para apoiar o uso de *saw palmetto* para reduzir o tamanho da próstata. O *saw palmetto* não parece afetar os níveis do antígeno prostático específico, mas são necessários mais estudos para determinar o papel do *saw palmetto* em homens portadores ou com risco de câncer de próstata. Como o corpo de evidências fala contra o uso do *saw palmetto* para sintomas da HPB, ele não é recomendado para essa utilização.

> Barry MJ, Meleth S, Lee JY, et al. Effect of increasing doses of saw palmetto extract on lower urinary tract symptoms: a randomized trial. *JAMA.* 2011;306(12):1344-1351.
> Bent S, Kane C, Shinohara K, et al. Saw palmetto for benign prostatic hyperplasia. *N Engl J Med.* 2006;354(6):557-566.
> Tacklind J, MacDonald R, Rutks I, et al. *Serenoa repens* for benign prostatic hyperplasia. *Cochrane Database Syst Rev.* 2009;(2):CD001423.

▶ Ginseng

O *ginseng* é um dos suplementos fitoterápicos mais vendidos. Também é uma das ervas com mais benefícios relatados, incluindo efeitos sobre o sistema nervoso central como aumento da vigilância, aumento da concentração e aumento da sensação de bem-estar, bem como aumento do relaxamento junto com efeitos sistêmicos contra o câncer, efeitos antidiabéticos e afrodisíacos. A incidência de efeitos colaterais é baixa, mas alguns podem ser graves, como hemorragia vaginal, síndrome de Stevens-Johnson, hipertensão, interações com a varfarina e hipoglicemia.

O *ginseng* é usado tradicionalmente como um componente da medicina tradicional chinesa para a saúde geral e contra o envelhecimento. Diversos estudos tentaram determinar as evidências para várias alegações de danos à saúde feitas em relação ao *ginseng*. Até a presente data, as revisões são limitadas por questões metodológicas significativas e possível viés de publicação. Em indivíduos sadios, o *ginseng* demonstrou melhorar o desempenho cognitivo e pode retardar o início da demência. A evidência de benefícios para pacientes com demência é mais fraca. Os primeiros estudos apoiaram o uso de *ginseng* para a saúde cardiovascular. Atualmente, existem evidências moderadas e mistas de que o *ginseng* melhore a função cardíaca e reduza a doença vascular. São necessários estudos clínicos mais rigorosos para descrever melhor o papel e os benefícios do *ginseng* como agente terapêutico e preventivo de doenças cardiovasculares. Existem fortes evidências de que o *ginseng* melhore a função pulmonar, mas não o desempenho físico. No geral, existem poucos dados para apoiar o uso generalizado do *ginseng*.

> Ernst E. The risk-benefit profile of commonly used herbal therapies: ginkgo, St. John's Wort, Ginseng, Echinacea, Saw Palmetto, and Kava. *Ann Intern Med.* 2002;136(1):42-53.
> Lee NH, Son CG. Systematic review of randomized controlled trials evaluating the efficacy and safety of ginseng. *J Acupunct Meridian Stud.* 2011;4(2):85-97.
> Perry E, Howes MJ. Medicinal plants and dementia therapy: herbal hopes for brain aging? *CNS Neurosci Ther.* 2011;17(6):683-698.

▶ Alho

O alho é amplamente divulgado e usado nos EUA com os objetivos de redução do colesterol e da pressão arterial, além da prevenção do câncer. O ingrediente ativo é a alicina e a maioria dos preparados é padronizada para conter 0,6 a 1,3% de alicina. O preparado mais estudado é o pó Kwai, que contém 1,3% de alicina. Seus efeitos colaterais incluem o odor, flatulência, diarreia e dor de estômago. O efeito colateral mais grave, embora raro, é o aumento do sangramento, que pode ser uma consequência da redução da agregação plaquetária.

O alho é superior ao placebo na redução do colesterol total, mas não na redução da pressão arterial. A redução total do colesterol é de 12 a 25 mg/dL em três meses, semelhante ao efeito da intervenção dietética e inferior ao efeito das estatinas. Nenhum dos estudos subjacentes durou mais do que 10 meses e uma metanálise sugeriu que o benefício do alho pode não durar mais de 10 meses.

O alho esteve associado com taxas reduzidas de câncer de estômago e câncer colorretal em estudos de coorte e de caso-controle, mas não existem estudos randomizados sobre o alho para apoiar esses resultados. O efeito do alho sobre o câncer em outras localizações não foi estudado suficientemente para apoiar qualquer conclusão.

> Ackermann RT, Mulrow CD, Ramirez G, Gardner CD, Morbidoni L, Lawrence VA. Garlic shows promise for improving some cardiovascular risk factors. *Arch Intern Med.* 2001;161(6):813-824.
>
> Fleischauer AT, Arab L. Garlic and cancer: a critical review of the epidemiologic literature. *J Nutr.* 2001;131(3s):1032S-1040S.
>
> Stevinson C, Pittler MH, Ernst E. Garlic for treating hypercholesterolemia. A meta-analysis of randomized clinical trials. *Ann Intern Med.* 2000;133(6):420-429.

▶ Gengibre

O gengibre vem sendo usado na medicina chinesa e aiurvédica por mais de 2.500 anos para o tratamento da dor musculoesquelética e de doenças gastrintestinais. O gengibre foi estudado para a prevenção de náusea pós-operatória e cinetose, bem como para o tratamento da vertigem e dor osteoartrítica, com resultados mistos, mas no geral ligeiramente positivos.

> Altman RD, Marcussen KC. Effects of a ginger extract on knee pain in patients with osteoarthritis. *Arthritis Rheum.* 2001;44(11):2531-2538.
>
> Bliddal H, Rosetzsky A, Schlichting P, et al. A randomized, placebo-controlled, cross-over study of ginger extracts and ibuprofen in osteoarthritis. *Osteoarthritis Cartilage.* 2000;8(1):9-12.
>
> Ernst E, Pittler MH. Efficacy of ginger for nausea and vomiting: a systematic review of randomized clinical trials. *Br J Anaesth.* 2000;84(3):367-371.

▶ Ácidos graxos ômega 3

Os ácidos graxos poli-insaturados ômega 3 (n-3) (PUFAs) são os suplementos mais usados nos EUA; no entanto, as fontes dietéticas parecem ser a melhor maneira de enriquecer os níveis tissulares. As fontes mais ricas em PUFAs dietéticos são os peixes oleosos, como atum, salmão, sardinha, cavala e arenque. Os PUFAs também podem ser encontrados em carnes (bovina, suína e de frango), porém em quantidades muito mais baixas. Atualmente não existe uma dose diária recomendada de PUFAs devido à escassez de evidências científicas para os níveis de ingestão adequados em adultos saudáveis; contudo, a American Heart Association recomenda a ingestão de 226,80 g de peixe pelo menos duas vezes por semana. Estudos sugerem 2 a 3 g/dia para redução do colesterol e 1 g por dia para a prevenção cardiovascular secundária. A dose diária máxima recomendada é 3 g, embora 4 g sejam usados com frequência.

O papel dos n-3 PUFAs na prevenção e no tratamento de doenças continua sendo investigado, mas provavelmente seja o resultado da modulação anti-inflamatória e imunológica. Doenças associadas com inflamação sistêmica aumentam a produção de citocinas, que podem ser moduladas pelos n-3 PUFAs. Estudos indicam que portadores de condições inflamatórias crônicas têm maior probabilidade de serem mais sensíveis aos efeitos anti-inflamatórios que os indivíduos sadios.

O uso de PUFAs para a prevenção de doença cardiovascular permanece controverso. Estudos iniciais sugeriram um benefício nos resultados de mortalidade e morbidade para prevenção de doença cardiovascular primária e secundária. No entanto, estudos randomizados recentes não foram capazes de reproduzir esse benefício na prevenção secundária. Os PUFAs ainda podem desempenhar um papel na prevenção primária da doença cardiovascular e ainda são recomendados como parte de uma dieta equilibrada e saudável. Também é razoável recomendar os PUFAs para indivíduos com doença cardiovascular que não toleram inibidores da HMG-CoA redutase. Uma metanálise de 10 estudos randomizados controlados encontrou uma redução estatisticamente significativa na rigidez arterial. São necessários mais estudos clínicos para confirmar se isso equivale a um melhor condicionamento cardiovascular e redução da doença e para identificar o papel dos PUFAs na prevenção ou tratamento de doenças de retina, câncer, doença mental, declínio cognitivo e doenças autoimunes.

> Buhr G, Bales CW. Nutritional supplements for older adults: review and recommendations—part II. *J Nutr Elder.* 2010;29(1):42-71.
>
> Kwak SM, Myung S-K, Lee YJ, Seo HG; Korean Meta-analysis Study Group. Efficacy of omega-3 fatty acid supplements (eicosapentaenoic acid and docosahexaenoic acid) in the secondary prevention of cardiovascular disease: a meta-analysis of randomized, double-blind, placebo-controlled trials. *Arch Intern Med.* 2012;172(9):686-694.
>
> Reidiger ND, Othman RA, Suh M, Moghadasian MH. A systemic review of the roles of n-3 fatty acids in health and disease. *J Am Diet Assoc.* 2009;109(4):668-679.

OUTRAS FORMAS DE MEDICINA ALTERNATIVA OU COMPLEMENTAR

▶ Acupuntura

A acupuntura é uma terapia alternativa popular que envolve o uso de agulhas descartáveis estéreis e de aço inoxidável para estimular pontos na superfície corporal ao longo dos meridianos de energia vital. Os tratamentos consistem em sessões semanais ou quinzenais envolvendo a inserção de até 15 agulhas em pontos selecionados por períodos de tempo que variam de alguns segundos a 30 minutos. Uma vez inseridas, as agulhas podem ser estimuladas manualmente ou com eletricidade, calor ou ervas em combustão. Os efeitos adversos costumam ser leves e incluem dor, sangramento, fadiga, náusea e tonturas. Eventos graves (pneumotórax ou lesões vasculares) são raros.

A acupuntura demonstrou ser eficaz no tratamento da dor pós-operatória ou dentária e para o manejo da náusea e vômitos resultantes de várias causas. A acupuntura também é usada no tratamento de dor crônica, osteoartrite, cefaleia e dor lombar, mas sua eficácia no tratamento dessas condições ainda não foi estabelecida. Uma revisão sistemática do uso da acupuntura no tratamento da dor crônica encontrou evidências insuficientes de benefício, e um estudo randomizado verificou que a acupuntura não traz benefícios ao tratamento da dor lombar crônica. Entretanto, como parte da medicina tradicional chinesa, a acupuntura demonstrou ser eficaz para o tratamento da fibromialgia. Foi demonstrado que ela é ineficaz para a recuperação funcional após AVE ou para a redução de fogachos.

> Cao H, Liu J, Lewith GT. Traditional Chinese medicine for treatment of fibromyalgia: a systematic review of randomized controlled trials. *J Altern Complement Med.* 2010;16(4):397-409.
> Ernst E, White AR. Prospective studies of the safety of acupuncture: a systematic review. *Am J Med.* 2001;110(6):481-485.
> Ezzo J, Berman B, Hadhazy VA, Jadad AR, Lao L, Singh BB. Is acupuncture effective for the treatment of chronic pain? A systematic review. *Pain.* 2000;86(3):217-225.
> Kong JC, Lee MS, Shin BC, et al. Acupuncture for functional recovery after stroke: a systematic review of sham-controlled randomized clinical tirals. *CMAJ.* 2010;182(16):1723-1729.

▶ Homeopatia

A homeopatia é um sistema médico alternativo baseado na teoria vital de que a doença resulta de desequilíbrios na força vital do paciente. O objetivo da homeopatia é usar medicamentos para restaurar o equilíbrio e, em seguida, contar com o potencial de cura do próprio corpo para conduzir à cura. Um profissional praticante seleciona os medicamentos depois de fazer uma história completa e exame físico, com base nos sintomas e achados correspondentes aos medicamentos.

Os remédios homeopáticos demonstraram ser eficazes, mas são limitados por falhas metodológicas (p. ex., números pequenos, falta de grupos de controle ou randomização, ou viés de seleção) e viés de publicação. Os estudos com melhor qualidade metodológica foram mais propensos a relatar resultados negativos. Até que estudos rigorosos validem o uso de remédios específicos, seu uso deve ser abordado com cautela.

> Cucherat M, Haugh MC, Gooch M, Boissel JP. Evidence of clinical efficacy of homeopathy. A meta-analysis of clinical trials. HMRAG. Homeopathic Medicines Research Advisory Group. *Eur J Clin Pharmacol.* 2000;56(1):27-33.
> Merrel WC, Shalts E. Homeopathy. *Med Clin North Am.* 2002;86(1):47-62.
> Teut M, Lüdtke R, Schnabel K, Willich SN, Witt CM. Homeopathic treatment of elderly patients—a prospective observational study with follow-up over a two year period. *BMC Geriatr.* 2010;10:10.

▶ Aromaterapia

A prática da aromaterapia consiste no emprego de óleos essenciais voláteis extraídos de plantas para o alívio da ansiedade e agitação. Óleos essenciais podem ser aplicados normalmente na forma de aerossol ou usados em massagens. Os efeitos colaterais são raros e em geral leves, fazendo da aromaterapia um tratamento adjunto útil. Uma revisão sistemática encontrou evidências de um leve efeito ansiolítico e melhora na qualidade de vida com óleos essenciais combinados com massagem em várias populações, incluindo pacientes com câncer terminal que recebiam cuidados paliativos e em pacientes com demência. A aromaterapia tem sido usada com segurança no tratamento de distúrbios comportamentais em pessoas com demência; no entanto, em ensaios clínicos de demência, o benefício é de curto prazo, sendo mais acentuado quando combinado com outras modalidades não farmacológicas individualizadas.

> Cooke B, Ernst E. Aromatherapy: a systematic review. *Br J Gen Pract.* 2000;50(455):493-496.
> O-Connor DV, Ames D, Gardner B, King M. Psychosocial treatments of behavior symptoms in dementia: a systematic review of reports meting quality standards. *Int Psychogeriatr.* 2009;21(2):225-240.

RESUMO

Ao aconselhar os pacientes sobre tratamentos complementares e alternativos, é mais importante manter uma aliança terapêutica aberta e de confiança. Pergunte sobre o uso de terapia complementar e alternativa e se esforce para entender as razões pelas quais as pessoas optam por procurar tais terapias. Aprender quais são as modalidades que são apoiadas pela melhor evidência e quais são as que demonstraram não ser eficazes também é importante quando se discutem os prós e contras do emprego de tratamentos complementares.

58 Manejo do abuso de álcool e prescrição de drogas psicoativas em idosos

Frederic C. Blow, PhD
Kristen L. Barry, PhD

Princípios gerais em idosos

Um número cada vez maior de idosos abusa de álcool, medicamentos psicoativos prescritos e/ou outras substâncias, incluindo tabaco. A literatura emergente sobre o grupo de idosos que fez parte do *baby boom* (nascidos entre 1946 e 1964) indica que esses indivíduos continuam a usar medicamentos psicoativos prescritos e álcool, em particular, em uma taxa maior do que as gerações precedentes, e eles estão começando a apresentar problemas mais sérios para o sistema de saúde e para tratamento e intervenções comunitárias O desenvolvimento e o aperfeiçoamento de práticas baseadas em evidências para a abordagem desses problemas, oferecendo serviços de intervenção precocemente, são fundamentais para atender às necessidades dessa população em crescimento.

O tabaco continua sendo uma preocupação importante. Vários programas e medicamentos estão disponíveis para ajudar os indivíduos a parar de consumir produtos derivados do tabaco. Os médicos podem orientar seus pacientes para programas e/ou medicamentos adequados. O mais importante a salientar com os idosos é o fato de que nunca é tarde demais para parar. A cessação do tabagismo traz benefícios em qualquer estágio da vida. (Para mais informações sobre cessação do tabagismo, ver Capítulo 34, "Doença Pulmonar Obstrutiva Crônica.")

No entanto, ao trabalhar com idosos, duas grandes categorias de substâncias geram mais preocupações para os médicos: (a) álcool e (b) a prescrição de medicamentos psicoativos (p. ex., medicamentos ansiolíticos, medicamentos para dormir e analgésicos). Essas substâncias são o foco deste capítulo.

O mau uso e o abuso de álcool e medicamentos psicoativos em idosos representam desafios para a identificação do problema e de quais intervenções seriam as mais eficazes, bem como para a determinação das melhores opções de tratamento, quando necessário. Os problemas relacionados com o uso de substâncias muitas vezes não são reconhecidos e, quando o são, costumam ser tratados inadequadamente nessa faixa etária.

Foram feitos vários estudos comunitários durante muitos anos para estimar a prevalência do problema da bebida em idosos. A prevalência variou de 1 a 16%, dependendo das definições de "em risco de beber" e "problema com bebida", bem como sobre abuso/dependência de álcool.

Em 2002, mais de 616.000 adultos com 55 anos de idade e mais velhos relataram dependência de álcool no último ano: 1,8% tinham 55 a 59 anos de idade, 1,5% tinham 60 a 64 anos de idade e 0,5% tinham 65 anos de idade ou mais. Embora a dependência de álcool e drogas/medicamentos seja menos comum em idosos em comparação com adultos mais jovens, os problemas de saúde física e mental relacionados com níveis mais elevados de uso podem ser graves.

RISCOS DE SAÚDE ASSOCIADOS COM O USO PERIGOSO E NOCIVO EM IDOSOS

Existem muitos problemas de saúde física que foram relacionados com o uso nocivo de álcool. Beber em níveis perigosos aumenta o risco de hipertensão e pode aumentar o risco de câncer de mama e diabetes, entre outras condições médicas, em adultos mais jovens e idosos.

Entretanto, os sintomas de consumo nocivo de álcool muitas vezes não são tão aparentes em idosos, pois esses sintomas podem ser mascarados por desafios sociais (p. ex., isolamento social), condições médicas (p. ex., desconforto gastrintestinal), ou problemas psicológicos (p. ex., sentimentos depressivos, confusão). Os processos fisiológicos do envelhecimento e a presença de condições de saúde comuns na idade avançada podem reduzir a tolerância alcoólica de um indivíduo. Quantidades comparáveis de álcool ingeridas produzem níveis alcoólicos mais elevados no sangue de idosos do que em pessoas jovens, podendo agravar outros problemas de saúde comuns em idosos, como doenças crônicas, desnutrição e polifarmácia, que podem ser exacerbados até mesmo por pequenas quantidades de álcool.

Embora o consumo leve a moderado de álcool para alguns indivíduos com seus 30 anos de idade possa não causar problemas sociais ou de saúde, essa quantidade pode realmente ter vários efeitos negativos sobre a saúde de um indivíduo idoso. Os médicos que tratam de pacientes idosos devem avaliar a quantidade de álcool consumida e devem estar cientes das implicações para a saúde de qualquer indivíduo.

MEDICAMENTOS PSICOATIVOS

Embora os idosos, em geral, apresentem taxas altas de uso de medicamentos em comparação com os indivíduos mais jovens, existem muito poucos estudos que examinaram especificamente a prevalência do uso de medicamentos psicoativos, bem como o uso inadequado ou abusivo entre idosos. Esta literatura indica que o mau uso de medicamentos psicoativos afeta uma minoria significativa da população mais idosa.

Um estudo relativamente recente indicou que 25% dos idosos que usam medicamentos psicoativos prescritos têm um potencial de abuso. As características dos idosos com probabilidade de apresentar problemas com medicamentos psicoativos incluem (a) sexo feminino, (b) isolamento social e (c) história de abuso de substância ou ser portador de um transtorno mental. Além disso, o uso a longo prazo de medicamentos psicotrópicos, sobretudo benzodiazepínicos, está associado com perdas cognitivas e depressão. Da mesma forma, a combinação de álcool com medicamentos psicoativos tem maior potencial para piores desfechos sociais e de saúde.

DEFINIÇÕES PARA GUIAR O RASTREAMENTO E AS INTERVENÇÕES

O National Institute of Alcohol Abuse and Alcoholism (NIAAA) desenvolveu recomendações de limites de ingestão de bebida alcoólica para adultos mais jovens e idosos. A seguir, são apresentados os limites de ingestão por faixa etária.

- *Menos de 65 anos de idade*: Não mais do que sete drinques-padrão/semana para mulheres (não mais de um drinque por dia) e não mais de 14 drinques-padrão/semana para homens (não mais de dois drinques/dia).
- *Para homens e mulheres com mais de 65 aos de idade*: Beber mais do que um drinque por dia é considerado como risco. Os limites são os mesmos para homens e mulheres nessa faixa etária.

A Organização Mundial de Saúde (OMS) define o uso de álcool em três categorias principais: não perigoso, perigoso e nocivo. Essa classificação permite variações com base nas diferenças individuais de metabolismo, resposta, história e padrões de uso. Ela se adapta muito bem quando se trabalha com idosos, pois evita termos estigmatizantes como "alcoólico" e "viciado".

▶ Uso não perigoso ou de baixo risco

O uso de álcool ou de medicamentos psicoativos a curto prazo que não leva a problemas é conhecido como uso não perigoso ou de baixo risco (ver Caso 58-1, adaptado de Barry e Blow, 2010). Indivíduos que usam álcool e/ou medicamentos em nível de baixo risco conseguem limitar razoavelmente seu consumo de álcool e não bebem quando dirigem um carro ou pilotam um barco, quando operam máquinas ou quando usam medicamentos contraindicados. Eles também não se envolvem em bebedeiras. Entre idosos, o uso não perigoso de medicamentos pode incluir o uso a curto prazo de um medicamento ansiolítico para um estado de ansiedade aguda, no qual a prescrição de um médico é seguida e durante o qual não se usa álcool, ou beber um drinque três vezes/semana sem usar qualquer medicamento contraindicado.

> **Caso 58-1**
>
> Jenny Martin é uma assistente social aposentada de 68 anos de idade que bebe uma taça de vinho quando vai jantar fora ou quando vai jogar baralho com suas amigas, não mais de três vezes por semana. Ela não toma qualquer medicamento psicoativo, não tem história familiar de abuso ou dependência de álcool e não toma outros medicamentos que possam interagir com o álcool. Jenny é atendida de rotina por um médico de cuidados primários e frequenta um centro para idosos. Um médico pode fornecer informações de prevenção sobre seu uso de álcool no contexto de sua saúde geral.

▶ Uso perigoso ou de risco

O uso perigoso ou de risco é o uso que aumenta as possibilidades de uma pessoa desenvolver problemas e complicações relacionadas com o uso de álcool. Estes indivíduos tomam mais do que sete drinques/semana ou bebem em situações de risco (ver Caso 58-2). Esses indivíduos atualmente não apresentam problemas de saúde relacionados com o álcool, mas se continuarem com esses padrões de bebida, terão problemas. O mau uso de medicamentos psicoativos inclui tomar mais ou menos medicamentos do que o que foi prescrito; acumular ou "pular" doses de um determinado medicamento e usar medicamentos junto com álcool ou outros medicamentos contraindicados.

> **Caso 58-2**
>
> John Fogarty é um executivo de *marketing* de 64 anos de idade. John trabalha muitas horas e tem poucos interesses fora do trabalho. Ele bebe dois drinques/dia durante a semana e 3 a 4 drinques/dia nos finais de semana. Sua esposa tem-se preocupado com a bebida. Ela gostaria que ele passasse mais tempo em atividades conjuntas que não envolvam a bebida. John foi a um aconselhamento para ajudá-lo a começar a planejar sua aposentadoria. Ele preencheu alguns questionários de saúde e história social para o conselheiro. A comunicação do conselheiro incluiu uma declaração a respeito de seu uso de álcool e a preocupação com possíveis problemas. "Você disse que, em média, bebe álcool todos os dias e bebe dois drinques de uma vez durante a semana e bebe mais do que isso nos fins de semana. Nós conversamos sobre seu estresse no trabalho, sobre a preocupação de sua esposa com relação ao seu uso de álcool e sobre as suas próprias preocupações acerca da aposentadoria. Estou preocupado com o fato de que o seu padrão de uso de álcool possa colocá-lo em risco de ter outros problemas. Como você vê isso?"

▶ Uso nocivo

"Uso nocivo" inclui "consumo problemático" e "dependência".

A. Uso problemático

O uso problemático se refere a um nível de utilização que já resultou em consequências médicas, psicológicas ou sociais adversas (ver Caso 58-3). Embora a maioria dos bebedores problemáticos consuma mais do que os limites de baixo risco, alguns idosos que bebem quantidades de drinques menores poderão apresentar problemas relacionados ao álcool. Como mencionado antes, o mau uso de medicação também pode ser encaixado na categoria de uso problemático. A avaliação médica é necessária para determinar a gravidade.

Caso 58-3

Marina Holbrook é uma viúva de 70 anos de idade que vive só em um pequeno apartamento de uma cidade de tamanho médio. Seu marido faleceu há três anos e, desde então, ela se sente "perdida". Durante uma consulta de rotina à sua clínica de cuidados primários, a enfermeira lhe fez algumas perguntas sobre sua saúde geral, ao que a Sra. Holbrook respondeu que está sempre cansada e que, por não dormir bem, está usando comprimidos para dormir que não precisam de prescrição. Quando perguntada, ela informou que costuma tomar uma taça de vinho por dia, antes do jantar, exatamente como ela e seu marido faziam quando eram mais jovens, e uma taça de vinho antes de deitar "para me ajudar a dormir". Ela esteve tomando medicamentos prescritos para dor de estômago durante seis meses, mas a dor não melhorou. A enfermeira discutiu com ela os problemas potenciais de misturar alguns medicamentos com álcool, forneceu informações sobre o centro de idosos em seu bairro, sugeriu que ela procurasse o centro para fazer algumas atividades e que tentasse parar de usar álcool, pois ele poderia começar a causar problemas que piorariam com o decorrer do tempo. "Estou preocupada com o uso de álcool junto com os medicamentos para o seu estômago e com os comprimidos para dormir. Os medicamentos para o estômago que você está tomando e os comprimidos para dormir podem aumentar o efeito do álcool. Também estou preocupada com o fato de que você não tem muitas oportunidades de se encontrar com outras pessoas. Você gostaria que eu lhe desse o número de telefone do Centro de Idosos no seu bairro, bem como o nome da pessoa com a qual você poderia conversar? Ela é muito simpática e tenho certeza de que ela gostará de falar com você. Na verdade, acredito que o melhor a fazer é suspender o álcool e os comprimidos para dormir. Você não quer fazer isso? Você acha que poderia suspender os comprimidos *ou* o álcool pelo próximo mês? É mais perigoso usar os dois ao mesmo tempo. Poderemos conversar novamente sobre o que funcionou ou não em um mês e podemos reavaliar o que mais deve ser feito."

B. Dependência

A dependência faz parte da categoria de "uso nocivo" da OMS e é um distúrbio médico caracterizado pela perda de controle, preocupação com álcool, uso continuado a despeito de consequências adversas e, algumas vezes, sintomas fisiológicos como tolerância e abstinência como no Caso 58-4.

Uma vasta gama de substâncias legais e ilegais pode levar ao abuso. O abuso medicamentoso envolve o uso de medicamentos que resulta em diminuição do funcionamento físico ou social, uso de medicamentos em situações de risco e uso continuado de medicação apesar de consequências sociais ou pessoais adversas. A dependência inclui o uso de medicamentos que resulta em tolerância ou sintomas de abstinência, tentativas frustradas de parar ou controlar o uso de medicamentos e a preocupação com a obtenção ou uso de um medicamento.

Caso 58-4

Leon Culver é um eletricista aposentado de 68 anos de idade. Leon apresentou dor abdominal crônica e hipertensão que não se resolveu com tratamento durante os últimos 12 anos. Ele tem um histórico de problemas com álcool e foi internado para tratamento por álcool há 15 anos. Cerca de quatro anos atrás, após apresentar sintomas de abstinência durante uma internação hospitalar por uma lesão relacionada ao trabalho, Leon entrou novamente em um programa de tratamento de álcool. Ele ficou abstinente por dois anos e, então, voltou a beber após se aposentar. Atualmente, ele bebe cerca de cinco cervejas por dia, além de outra bebida alcoólica uma vez por semana. Seu médico e o assistente social da clínica de cuidados primários sabem que essa é uma doença crônica recidivante e continuam trabalhando com o Sr. Culver para ajudá-lo a estabilizar suas condições médicas e encontrar ajuda a longo prazo para sua dependência alcoólica primária. "Sua pressão arterial alta e as dores de estômago aparentemente não estão melhorando. A quantidade que você está bebendo interfere no seu tratamento. Eu sei que você se esforçou para lidar com seus problemas com o álcool e realmente manteve esses problemas sob controle durante bastante tempo, mas agora parece que eles estão atrapalhando a sua saúde e bem-estar mais uma vez. Você estaria disposto a conversar com alguém do programa de álcool aqui no centro médico, para avaliar se é ou não a hora de começar a aceitar alguma ajuda extra para evitar mais problemas?"

▶ Rastreamento

Devido à relação entre a quantidade de álcool consumido e os problemas de saúde, as perguntas sobre o consumo (quantidade e frequência de uso) fornecem um método para classificar os pacientes em níveis de risco para o uso de álcool. A suposição tradicional de que todos os pacientes que bebem têm uma tendência a não relatar seu consumo de álcool não é apoiada pela pesquisa. Indivíduos que não são dependentes de álcool muitas vezes fornecem respostas imprecisas. Para avaliar o mau uso de medicamentos psicoativos, as perguntas-chave incluem quantidades consumidas, outros medicamentos em uso e qualquer uso concomitante de álcool.

Os médicos podem obter dados de história muito mais precisos fazendo perguntas sobre o passado recente e incorporando questões sobre o uso de álcool e medicação psicoativa no contexto de outras questões de saúde (i.e., história da saúde, exercício, nutrição, tabagismo, medicamentos usados, uso de álcool). As perguntas de rastreamento podem ser feitas em uma entrevista formal, por meio de um questionário escrito ou de um questionário computadorizado. Os três métodos demonstraram ter confiabilidade e eficácia equivalentes. Para incorporar com sucesso o rastreamento de abuso de álcool e medicamentos na prática, o rastreamento deve ser simples e consistente com outros procedimentos de rastreamento já em vigor.

A. Perguntas potenciais pré-rastreamento

- *Pergunta pré-rastreamento:* Você bebe cerveja, vinho ou outras bebidas alcoólicas?

MANEJO DO ABUSO DE ÁLCOOL E PRESCRIÇÃO DE DROGAS PSICOATIVAS — CAPÍTULO 58

- *Acompanhamento:* Caso tome, quantas vezes [no ano passado, nos últimos três meses, nos últimos seis meses] você tomou quatro ou mais drinques em um dia (para homens idosos) / três ou mais drinques em um dia (para mulheres idosas)?
- Em média, quantos dias/semana você toma bebidas alcoólicas? Se *for semanalmente ou mais:* Em um dia em que você toma bebida alcoólica, quantos drinques você toma?
- *Perguntas pré-rastreamento:* Você usa medicamentos de prescrição médica para dor? Para ansiedade? Para dormir? Você usa qualquer desses medicamentos prescritos de maneira diferente da prescrita?
- *Seguimento:* Quando a resposta é sim, prossiga com perguntas adicionais sobre quais substâncias são usadas, frequência e quantidade de uso.

Existem ferramentas de rastreamento que podem ser usadas para idosos: o Alcohol Use Disorders Identification Test (AUDIT) desenvolvido pela OMS (Tabela 58-1), o Short Michigan Alcoholism Screening Test–Geriatric Version (SMAST-G) (Tabela 58-2) e o ASSIST, um questionário de uso de medicamentos desenvolvido pelo National Institute on Drug Abuse (NIDA), modificado para idosos para avaliar o mau uso de medicação psicoativa prescrita.

A Substance Abuse and Mental Health Services Administration (SAMHSA), do Center for Substance Abuse Treatment (CSAT), desenvolveu uma série de protocolos de melhora de tratamento (TIPs, do inglês *treatment improvement protocols*), incluindo o TIP#26, "Abuso de substâncias em idosos". O painel de especialistas recomendou que todos os adultos com mais de

Tabela 58-1 Teste para identificação de distúrbios do uso de álcool: AUDIT

1. Com que frequência você toma um drinque contendo álcool?
   - ☐ 0 Nunca
   - ☐ 1 Uma vez ao mês ou menos
   - ☐ 2 2 a 4 vezes ao mês
   - ☐ 3 2 a 3 vezes ao mês
   - ☐ 4 4 ou mais vezes na semana
2. Quantos drinques contendo álcool você toma em um dia típico, quando bebe?
   - ☐ 0 1 ou 2
   - ☐ 1 3 ou 4
   - ☐ 2 5 ou 6
   - ☐ 3 7 ou 9
   - ☐ 4 10 ou mais
3. Com que frequência você toma 6 drinques ou mais em uma das ocasiões?
   - ☐ 0 Nunca
   - ☐ 1 Menos de uma vez ao mês
   - ☐ 2 Mensalmente
   - ☐ 3 Semanalmente
   - ☐ 4 Diariamente ou quase todos os dias
4. No último ano, com que frequência você notou que não é capaz de parar de beber depois que começou?
   - ☐ 0 Nunca
   - ☐ 1 Menos de uma vez ao mês
   - ☐ 2 Mensalmente
   - ☐ 3 Semanalmente
   - ☐ 4 Diariamente ou quase todos os dias
5. Durante o último ano, com que frequência você deixou de fazer alguma coisa que normalmente faria por causa da bebida?
   - ☐ 0 Nunca
   - ☐ 1 Menos de uma vez ao mês
   - ☐ 2 Mensalmente
   - ☐ 3 Semanalmente
   - ☐ 4 Diariamente ou quase todos os dias
6. Durante o último ano, com que frequência você precisou de um primeiro drinque pela manhã para sentir-se melhor depois de uma bebedeira?
   - ☐ 0 Nunca
   - ☐ 1 Menos de uma vez ao mês
   - ☐ 2 Mensalmente
   - ☐ 3 Semanalmente
   - ☐ 4 Diariamente ou quase todos os dias

(continua)

Tabela 58-1 Teste para identificação de distúrbios do uso de álcool: AUDIT (*continuação*)

7. Durante o último ano, com que frequência você teve uma sensação de culpa ou remorso após beber?
   - ☐ 0 Nunca
   - ☐ 1 Menos de uma vez ao mês
   - ☐ 2 Mensalmente
   - ☐ 3 Semanalmente
   - ☐ 4 Diariamente ou quase todos os dias

8. Durante o último ano, com que frequência você foi incapaz de lembrar o que aconteceu na noite anterior por causa da bebida?
   - ☐ 0 Nunca
   - ☐ 1 Menos de uma vez ao mês
   - ☐ 2 Mensalmente
   - ☐ 3 Semanalmente
   - ☐ 4 Diariamente ou quase todos os dias

9. Você ou alguém mais ficou ferido como resultado de sua bebedeira?
   - ☐ 0 Não
   - ☐ 2 Sim, mas não no último ano
   - ☐ 4 Sim, durante o último ano

10. Um parente, amigo, médico ou outro profissional da saúde já manifestou preocupação com seu modo de beber ou sugeriu que você deixasse de beber?
    - ☐ 0 Não
    - ☐ 2 Sim, mas não no último ano
    - ☐ 4 Sim, durante o último ano

Registro da somatória da pontuação de cada item aqui: ☐

Pontuação: os itens a seguir são as diretrizes para a pontuação AUDIT. No entanto, para idosos, uma pontuação de 3 ou mais justifica a avaliação adicional da situação e possível aconselhamento breve; idosos que usam medicamentos contraindicados ou que apresentam problemas cognitivos ou de saúde não devem consumir álcool.

Pontuação padrão: 0-4: Risco baixo de uso; 5-8: Em risco de uso; 8-10: Abuso de álcool; 11 ou mais: Dependência alcoólica.

Reproduzida com permissão de Babor TF, Higgins-Biddle JC, Saunders JB, Monteiro MG. *AUDIT: The Alcohol Use Disorders Identification Test: Guidelines for Use in Primary Care*. 2nd edition. Department of Mental Health and Substance Dependence, Geneva, Switzerland, World Health Organization, 2001.

Tabela 58-2 Short Michigan ALCOHOLISM Screening Test – Geriatric Version (SMAST-G)

	SIM (1)	NÃO (0)
1. Ao conversar com outras pessoas, você já subestima a quantidade que realmente bebe?		
2. Após alguns drinques, já aconteceu de você não comer nada ou pular uma refeição porque não sentiu fome?		
3. Beber alguns drinques ajuda a diminuir o tremor ou a tremedeira?		
4. O álcool às vezes torna difícil se lembrar de partes do dia ou da noite?		
5. Você costuma tomar um drinque para relaxar ou acalmar os nervos?		
6. Você bebe para deixar sua mente livre dos problemas?		
7. Você já aumentou o seu consumo de bebidas após passar por uma perda em sua vida?		
8. Algum médico ou enfermeiro já lhe disse que estava com medo ou preocupado com seu modo de beber?		
9. Você já estabeleceu regras para controlar seu hábito de beber?		
10. Quando você se sente solitário, uma bebida ajuda?		

Pontuação SMAST-G (0-10) ☐

© The Regents of the University of Michigan, Frederic C. Blow, Ph.D., 1991.

60 anos de idade sejam rastreados anualmente (em geral, junto com outras questões de rastreamento de saúde) e mais uma vez quando existirem alterações importantes de vida que possam precipitar um aumento de uso e problemas (p. ex., aposentadoria, morte do parceiro/esposo, etc.).

INTERVENÇÕES BREVES

Há um grande corpo de evidências de que intervenções motivacionais breves, fornecidas em uma variedade de configurações de cuidados de saúde e serviço social, podem efetivamente reduzir o consumo, sobretudo em situações de risco e usuários problemáticos. Nos últimos 25 anos ou mais, houve mais de 100 estudos de intervenção preventiva em uma variedade de cuidados médicos e serviço social que provaram que intervenções motivacionais breves são eficazes na redução do mau uso de álcool entre adultos jovens e idosos. A forma geral das intervenções nesses estudos incluiu um *feedback* personalizado, baseado nas respostas individuais às perguntas de rastreamento, e mensagens considerando redução e interrupção de uso. Os resultados indicam que, em todos os estudos, os participantes reduziram seu número médio de doses por semana em aproximadamente 30% em comparação com os controles. O mau uso de medicamentos psicoativos prescritos foi incorporado em intervenções alcoólicas breves para idosos, para abordar essas duas questões de forma sistemática.

▶ O uso de uma pasta de trabalho de intervenção breve

Os protocolos de intervenção breve muitas vezes usam uma pasta de trabalho. O uso de uma pasta de trabalho pode tornar mais fácil para o idoso e o médico a discussão de sugestões a serem usadas, motivos para o nível de uso, razões para reduzir ou parar, negociar um acordo para os próximos passos e introduzir o uso de cartões diários de automonitoramento. As intervenções breves são conduzidas em cerca de 20 a 30 minutos (Barry, CSAT, 1999).

RESUMO

A identificação de problemas de consumo de substâncias por idosos pode ocorrer em várias configurações relacionadas à assistência à saúde, incluindo clínicas de cuidados primários, clínicas especializadas, casas de saúde, lares de idosos e centros de programas para idosos. Tanto a partir de um ponto de vista de saúde pública como a partir de uma perspectiva clínica, o envelhecimento da coorte *baby boom* significa que existe uma necessidade crítica na área de cuidados de saúde para a implementação de rastreamento e estratégias de intervenção eficazes em idosos em situação de risco para problemas mais sérios de saúde, problemas sociais e emocionais como uma consequência de seu uso de álcool, medicamentos psicoativos prescritos e outros medicamentos.

Métodos inovadores de rastreamento, intervenção e tratamento foram desenvolvidos para o uso indevido de álcool e medicamentos entre os idosos. A implantação bem-sucedida dessas estratégias pode melhorar a qualidade física e emocional da vida dos idosos.

Babor TF, Higgins-Biddle JC. *Brief Intervention for Hazardous and Harmful Drinking: a Manual for Use in Primary Care*. World Health Organization, Department of Mental Health and Substance Dependence. 2001. http://whqlibdoc.who.int/hq/2001/who_msd_msb_01.6b.pdf

Baker SL. Substance abuse disorders in aging veterans. In: Gottheil E, Druley RA, Skiloday TE, Waxman H, eds. *Alcohol, Drug Addiction and Aging*. Springfield, IL: Charles C. Thomas; 1985:303-311.

Barry KL, Fleming MF, Barry KL, Fleming M. Computerized administration of alcoholism screening tests in a primary care setting. *J Am Board Fam Pract*. 1990;3(2):93-98.

Barry KL, Blow FC. Screening, assessing and intervening for alcohol and medication misuse in older adults. In Lichtenberg P, ed. *Handbook of Assessment in Clinical Gerontology*. 2nd ed. New York, NY: Wiley; 2010:310-330.

Barry KL, Center for Substance Abuse Treatment. *Brief Interventions and Brief Therapies* for *Substance Abuse*. Treatment Improvement Protocol (TIP) Series 34. DHHS Publication No. (SMA) 99-3353. Rockville, MD: Substance Abuse and Mental Health Services Administration; 1999.

Blow FC, Barry KL, Walton MA, et al. The efficacy of two brief intervention strategies among injured, at-risk drinkers in the emergency department: impact of tailored messaging and brief advice. *J Stud Alcohol*. 2006;67(4):568-578.

Blow FC, Center for Substance Abuse Treatment. *Substance Abuse Among Older Adults*. FC Blow, Chair. Treatment Improvement Protocol (TIP) Series 26. DHHS Publication No. (SMA) 98-3179. Rockville, MD: Substance Abuse and Mental Health Services Administration; 1998.

Chermack ST, Blow FC, Hill EM. The relationship between alcohol symptoms and consumption among older drinkers. *Alcohol Clin Exp Res*. 1996;20(7):1153-1158.

Chick J, Lloyd G, Crombie E. Counseling problem drinkers in medical wards: a controlled study. *Br Med J (Clin Res Ed)*. 1985;290(6473):965-967.

Culberson J, Ziska M. Prescription drug misuse/abuse in the elderly. *Geriatrics*. 2008;63(9):22-31.

Dealberto MJ, Mcavay GJ, Seeman T, Berkman L. Psychotropic drug use and cognitive decline among older men and women. *Int J Geriatr Psychiatry*. 1997;12(5):567-574.

Fleming MF, Barry KL, Manwell LB, Johnson K, London R. Brief physician advice for problem drinkers: a randomized controlled trial in community-based primary care practices. *Alcohol Alcohol*. 1997;277(13):1039-1045.

Fleming MF, Manwell LB, Barry KL, et al. Brief physician advice for alcohol problems in older adults: a randomized community-based trial. *J Fam Pract*. 1999;48(5):378-384.

Hogan DB, Maxwell CJ, Fung TS, Ebly EM; Canadian Study of Health and Aging. Prevalence and potential consequences of benzodiazepine use in senior citizens: results from the Canadian Study of Health and Aging. *Can J Clin Pharmacol*. 2003;10(2):72-77.

Moore AA, Blow FC, Hoffing M, et al. Primary care-based intervention to reduce at-risk drinking in older adults: a randomized controlled trial. *Addiction.* 2011;106(1):111-120.

National Institute on Alcohol Abuse and Alcoholism. *Helping Patients Who Drink Too Much. A Clinician's Guide, Updated 2005 Edition.* U.S. Department of Health and Human Services, National Institute of Health. NIH Publication No. 07-3769. Rockville, MD: U.S. Department of Health and Human Services; 2005.

Office of Applied Studies. Summary of Findings from the 2002 National Survey on Drug Use and Health. Rockville, MD: Substance Abuse and Mental Health Services Administration, Department of Health & Human Services; 2002.

Rosin AJ, Glatt MM. Alcohol excess in the elderly. *Q J Stud Alcohol.* 1971;32(1):53-59.

Schonfeld L, King-Kallimanis B, Duchene D, et al. Screening and brief intervention for substance misuse among older adults: the Florida BRITE project. *Am J Public Health.* 2010;100(1):108-114.

Simoni-Wastila L, Yang HK. Psychoactive drug abuse in older adults. *Am J Geriatr Pharmacother.* 2006;4(4):380-394.

Vestal RE, McGuire EA, Tobin JD, Andres R, Norris AH, Mezey E. Aging and ethanol metabolism. *Clin Pharmacol Ther.* 1977;21(3):343-354.

Whitlock EP, Polen MR, Green CA, Orleans T, Klein J; U.S. Preventive Services Task Force. Behavioral counseling interventions in primary care to reduce risky/harmful alcohol use by adults: a summary of the evidence for the U.S. Preventive Services Task Force. *Ann Intern Med.* 2004;140(7):557 568.

Avaliando idosos para síncope após uma queda

Natalie A. Sanders, DO, FACP
Mark A. Supiano, MD

"Existe uma sobreposição clínica acentuada entre quedas, hipotensão ortostática e crises de tontura, e todas podem se apresentar como síncopes. Os pacientes idosos podem apresentar quedas recorrentes resultantes de síncope."

De *AHA/ACCF Scientific Statement on the Evaluation of Syncope* (2006)

"Como até 70% das quedas em pessoas idosas não são testemunhadas, esses pacientes podem apresentar um relato de queda em vez de síncope."

De *AGS/BGS Clinical Practice Guideline: Prevention of Falls in Older Persons* (2011)

▶ Princípios gerais em idosos

Queda e síncope são síndromes comumente encontradas em idosos e ambas estão associadas com morbidade e mortalidade significativa. Muitas vezes é difícil saber quando se deve considerar a síncope como a causa primária ou contribuinte para as quedas em idosos. Este capítulo fornece algumas orientações para o médico confrontado com a questão "A queda desse paciente foi causada por uma síncope?"

A maioria dos estudos estima que um terço dos idosos que residem na comunidade cai a cada ano. As quedas são a principal causa de lesão entre os pacientes com 65 anos de idade ou mais. Vinte a trinta por cento das quedas em idosos resultam em lesões moderadas a graves. As quedas estão associadas com declínio funcional, aumento do risco para colocação em clínicas geriátricas, diminuição da qualidade de vida e aumento dos custos de cuidados de saúde.

A síncope também é comum entre os idosos. A sua prevalência na população geral tem uma distribuição bimodal atingindo um pico em indivíduos de 10 a 30 anos de idade e novamente naqueles com 65 anos de idade ou mais. Quase metade dos atendimentos de emergência por síncope é de pessoas com 65 anos de idade ou mais. Devido a comorbidades múltiplas subjacentes e ao aumento da prevalência de doença cardiovascular em idosos, a morbidade e a mortalidade associadas com a síncope são mais altas em idosos em comparação com adultos mais jovens.

ABORDAGEM GERAL DO PACIENTE COM QUEDAS OU SÍNCOPE

▶ Quedas

A literatura varia amplamente na definição de quedas, mas as quedas costumam ser definidas como queda ao solo não intencional ou queda em uma superfície mais baixa. Como ponto de partida ao avaliar um paciente com quedas, é fundamental obter uma história detalhada da queda do paciente ou de testemunhas, quando disponíveis. A história deve incluir as circunstâncias nas quais ocorreu a queda, quaisquer sintomas precedentes, como tontura ou vertigem, se a queda foi testemunhada ou não, e se houve perda de consciência com a queda. Também deve ser feito um exame físico direcionado incluindo uma avaliação cognitiva e funcional. Durante a avaliação, é importante lembrar que a queda constitui uma síndrome geriátrica. Como tal, a causa da queda em um paciente idoso raramente é o resultado de uma causa única, mas é resultado de uma interação complexa entre fatores de risco intrínsecos e extrínsecos. Além de uma história detalhada e do exame físico, a identificação e abordagem desses fatores de risco é o núcleo da avaliação de quedas. Diretrizes recentes enfatizam a avaliação dos seguintes fatores de risco: (a) história de quedas, (b) medicamentos, (c) marcha, equilíbrio e mobilidade, (d) acuidade visual, (e) outros comprometimentos neurológicos, (f) força muscular, (g) frequência e ritmo cardíaco, (h) hipotensão postural, (i) pés e calçados e (j) avaliação dos perigos ambientais (Tabela 59-1). As classes de medicamentos que devem ser especificamente identificadas em idosos com quedas incluem anticonvulsivantes, antipsicóticos, benzodiazepínicos, antidepressivos tricíclicos e inibidores seletivos da recaptação da serotonina. Devido à sua propensão em agravar a hipotensão postural, os medicamentos anti-hipertensivos também devem ser avaliados.

Tabela 59-1 Avaliação multifatorial do risco de queda

- História de quedas anteriores
- Medicamentos
- Marcha, equilíbrio e mobilidade
- Acuidade visual
- Presença de outros comprometimentos neurológicos (i.e., neuropatia)
- Força muscular
- Frequência cardíaca e ritmo
- Hipotensão postural
- Pés e calçados
- Riscos ambientais

Síncope

Desmaiar é um problema comum e engloba qualquer distúrbio associado com uma perda transitória da consciência, real ou percebida. A perda transitória não traumática da consciência é, ainda, classificada em síncope, distúrbios epilépticos, pseudossíncope psicogênica e raras causas diversas, como cataplexia ou ataques de queda. A síncope, especificamente, se refere à perda transitória da consciência causada por hipoperfusão global. As características principais de sua apresentação são perda súbita da consciência com perda associada do tônus postural e recuperação espontânea rápida. As causas da síncope podem ser classificadas em três categorias principais: síncope mediada por reflexo, síncope causada por hipotensão ortostática e síncope cardíaca (Tabela 59-2).

O objetivo inicial da avaliação de síncope é a estratificação de risco, ou seja, definir quais são os pacientes que necessitam de avaliação cardíaca urgente em decorrência do alto risco de recorrência da síncope em curto prazo. Cerca de um terço dos pacientes com síncope apresentará um evento recorrente dentro de três anos. Assim como nas quedas, a avaliação do paciente com síncope deve começar com a obtenção de uma história abrangente do evento e exame físico, incluindo o exame ortostático

Tabela 59-2 Classificação de síncope

- Síncope reflexa (neuromediada)
  - Vasovagal
  - Situacional
  - Síndrome do seio carotídeo
  - Formas atípicas
- Síncope causada por hipotensão ortostática
  - Insuficiência autonômica primária
  - Insuficiência autonômica secundária
  - Induzida por medicamentos
  - Depleção de volume
- Síncope cardíaca
  - Arritmia
  - Estrutural

Dados da Task Force for the Diagnosis and Management of Syncope; European Society of Cardiology (ESC); European Heart Rhythm Association (EHRA); Heart Failure Association (HFA); Heart Rhythm Society (HRS); Moya A, Sutton R, Ammirati F, et al. Guidelines for the diagnosis and management of syncope (version 2009). *Eur Heart J.* 2009;30(21):2631-2671.

de sinais vitais. Um eletrocardiograma (ECG) também deve ser realizado. Os antecedentes pessoais devem ser abordados para tentar identificar qual a classe mais provável da síncope. Uma história e exame físico detalhados, combinados com os achados ECG, podem identificar a causa da síncope em aproximadamente 25% dos pacientes. Nos pacientes cuja causa da síncope é incerta, a realização de exames adicionais pode estar justificada. Esses exames incluem os seguintes (mas não se limitam a eles): monitoração ECG, estudo eletrofisiológico, teste de inclinação ou *tilt-table* e massagem do seio carotídeo na posição supina e em pé. Tal como nas quedas, os idosos podem ter mais de um fator contribuinte para sua síncope. Alterações fisiológicas associadas com o envelhecimento, como incapacidade de reter sódio e água, diminuição da responsividade dos barorreceptores e disfunção autonômica podem aumentar os riscos de síncope nos idosos. O uso de múltiplos medicamentos que afetam a pressão sanguínea, frequência cardíaca e estado volumétrico, como diuréticos e β-bloqueadores, também predispõem os idosos à síncope. Todos esses fatores devem ser lembrados ao avaliar o idoso com síncope.

COMO AS QUEDAS E A SÍNCOPE SE SOBREPÕEM

Existem evidências crescentes de uma sobreposição entre quedas não acidentais e síncope. Em primeiro lugar, quando não existe uma testemunha para a queda, a história fornecida pelo paciente pode não ser confiável. Além dos pacientes que não se lembram das circunstâncias de suas quedas, vários estudos indicam que os pacientes não conseguem se lembrar com precisão do número de quedas que sofreram. Fatores individuais do paciente que aumentam o risco de não se lembrar das quedas incluem idade avançada, comprometimento cognitivo e ocorrência de quedas sem que ocorram lesões. Em segundo lugar, os pacientes podem não se lembrar de uma perda da consciência. A amnésia retrógrada para a perda da consciência afeta até 30% dos pacientes com síncope. Esses dados se originaram principalmente de estudos que avaliaram pacientes com síndrome do seio carotídeo, embora até dois terços dos pacientes com hipotensão ortostática também possam não relatar a perda da consciência. Por fim, em pacientes com problemas de marcha ou equilíbrio, a hipotensão e a bradicardia podem ser bem menos toleradas, resultando em uma queda. Tanto a hipotensão como a bradicardia podem reduzir o débito cardíaco o suficiente para causar uma hipoperfusão cerebral e perda do tônus postural sem causar uma perda completa da consciência. Esses pacientes podem ser erroneamente classificados como tendo sofrido apenas uma queda e não um evento de síncope. Porém, a fisiologia subjacente é a mesma (diminuição da perfusão cerebral global) e pode ser tratável, justificando a consideração de síncope nesses pacientes.

QUANDO CONSIDERAR A SÍNCOPE COMO UMA CAUSA DE QUEDAS

Os médicos devem considerar a avaliação de pacientes para síncope quando os seguintes fatores estão presentes: (a) história

Tabela 59-3 Considerando a síncope como a causa de quedas

Situações clínicas
- História de perda de consciência
- Queda não acidental inexplicada
- Quedas recorrentes apesar da adesão ao programa de tratamento multicomponente focalizado nos fatores de risco

Categorias diagnósticas comuns associadas com quedas inexplicadas
- Variantes da hipotensão ortostática
  - Clássica
  - Retardada
  - Pós-prandial
- Síndrome do seio carotídeo
- Resposta vasodepressora
- Resposta cardioinibitória
- Resposta mista
- Síncope cardíaca decorrente de arritmia

de perda de consciência com a queda, (b) queda não acidental inexplicada ou (c) quedas recorrentes apesar da adesão a um programa de tratamento direcionado multifatorial (Tabela 59-3).

CATEGORIAS DIAGNÓSTICAS COMUNS QUE DEVEM SER CONSIDERADAS

No diagnóstico diferencial desses pacientes devem ser consideradas três categorias diagnósticas: hipotensão ortostática e suas variantes, síndrome do seio carotídeo e síncope cardíaca decorrente de arritmia (ver Tabela 59-3).

▶ Hipotensão ortostática e suas variantes

A. Hipotensão ortostática clássica

A hipotensão ortostática clássica, definida como uma queda da pressão sistólica de ≥ 20 mmHg dentro de três minutos ao ficar em pé, é comum em idosos. No entanto, este teste muitas vezes não é feito ou pode ser simplesmente ignorado pelos pacientes. No Cardiovascular Health Study, a prevalência de hipotensão ortostática foi de 18% em indivíduos com 65 anos de idade ou mais, dentre os quais somente 2% deles relataram sintomas ao ficar em pé.

B. Hipotensão ortostática retardada

A hipotensão ortostática retardada se caracteriza por uma queda na pressão arterial sistólica de ≥ 20 mmHg após mais de três minutos em pé. Ela pode ser considerada em idosos com distúrbios neurológicos subjacentes, que os colocam em risco de disfunção autonômica. Esses riscos incluem doença de Parkinson idiopática, atrofia de múltiplos sistemas e diabetes. Como aproximadamente 40% dos pacientes com essa condição apresentaram queda em sua pressão arterial somente pelo menos 10 minutos após assumirem uma postura ereta, o teste *tilt-table* é usado para avaliar a hipotensão ortostática retardada.

C. Hipotensão pós-prandial

A hipotensão pós-prandial é outro diagnóstico a ser considerado durante a avaliação de pacientes com quedas quanto à possibilidade de síncope. A hipotensão pós-prandial é definida como uma queda na pressão sistólica de ≥ 20 mmHg em duas horas após uma refeição. Cerca da metade dos pacientes idosos sadios com síncope inexplicada apresenta hipotensão pós-prandial. Pacientes com hipotensão ortostática clássica ou disfunção autonômica também têm risco aumentado para hipotensão pós-prandial. A obtenção de uma história detalhada dos eventos e sua associação com as refeições pode ajudar a identificar pacientes com possível hipotensão pós-prandial. Alguns pacientes podem necessitar de um monitoramento de 24 horas da pressão arterial para confirmar o diagnóstico.

▶ Síndrome do seio carotídeo

A hipersensibilidade do seio carotídeo é causada por uma resposta exagerada do seio carotídeo à massagem. Em alguns estudos, até 70% dos pacientes com > 65 anos de idade com quedas inexplicadas apresentam hipersensibilidade do seio carotídeo durante o teste *tilt-table*. A síndrome do seio carotídeo é diagnosticada quando ocorre uma reprodução dos sintomas do paciente associada com uma queda na pressão arterial sistólica de ≥ 50 mmHg (resposta vasopressora) e uma pausa assistólica de ≥ 3 segundos (resposta cardioinibitória) ou ambas (resposta mista) com a massagem do seio carotídeo. A síndrome do seio carotídeo foi relatada como a causa de quedas inexplicadas em até 40% dos pacientes. A realização da massagem do seio carotídeo nas posições supina e em pé aumenta a sensibilidade. Embora as evidências não sejam conclusivas, a estimulação cardíaca permanente pode ser útil para reduzir as quedas em pacientes que apresentam uma resposta cardioinibitória acentuada à massagem do seio carotídeo.

▶ Síncope cardíaca causada por arritmia

A síncope cardíaca causada por arritmia pode ser responsável por até 30% das síncopes em idosos. Acredita-se que sua alta prevalência em idosos esteja relacionada com o número aumentado de comorbidades cardiovasculares subjacentes em idosos, bem como com a prevalência aumentada da disfunção do nó sinusal observada com o envelhecimento. A fibrilação atrial, uma manifestação da disfunção do nó sinusal, é tida como um fator de risco independente para quedas não acidentais inexplicadas em idosos. A monitoração ambulatorial do ECG pode ser usada para diagnosticar uma síncope causada pela arritmia. Isso muitas vezes é feito usando um monitor de eventos de 30 dias. No entanto, como a síncope cardíaca causada por arritmia pode não recorrer em 30 dias, as diretrizes clínicas endossam o uso de uma monitoração de ECG a longo prazo com monitores implantáveis para pacientes com síncope inexplicada. O conhecimento da sobreposição entre a síncope e as quedas pode levar a considerar a monitoração do ECG a longo prazo em pacientes com quedas inexplicadas.

RESUMO

Ao avaliar um idoso que caiu ou que apresenta quedas frequentes é importante: (a) fazer uma avaliação multifatorial do risco de quedas (ver Tabela 59-1); (b) considerar cenários clínicos nos quais a síncope pode ser a causa das quedas (ver Tabela 59-3); e (c) quando a síncope é a causa provável da queda, classificar a síncope para determinar os próximos passos diagnósticos e de tratamento (ver Tabela 59-2).

American Geriatrics Society 2012 Beers Criteria Update Expert Panel. American Geriatrics Society updated Beers Criteria for potentially inappropriate medication use in older adults. *J Am Geriatr Soc.* 2012;60(4):616-631.

Anpalahan M. Neurally mediated syncope and unexplained or non-accidental falls in the elderly. *Intern Med J.* 2006;36(3):202-207.

Schatz IJ, Bannister R, Freeman RL, et al. Consensus statement on the definition of orthostatic hypotension, pure autonomic failure, and multiple system atrophy. *J Neurol Sci.* 1996;144(1-2):218-219.

Del Rosso A, Alboni P, Brignole M, Menozzi C, Raviele A. Relation of clinical presentation of syncope to the age of patients. *Am J Cardiol.* 2005;96(10):1431-1435.

Gibbons CH, Freeman R. Delayed orthostatic hypotension: a frequent cause of orthostatic intolerance. *Neurology.* 2006;67(1):28-32.

Narender P, Orshoven V, Jansen P, et al. Postprandial hypotension in clinical geriatric patients and healthy elderly: prevalence related to patient selection and diagnostic criteria. *J Aging Res.* 2010;2010:243752.

Panel on Prevention of Falls in Older Persons, American Geriatrics Society and British Geriatrics Society. Summary of the Updated American Geriatrics Society/British Geriatric Society clinical practice guideline for prevention of falls in older persons. *J Am Geriatr Soc.* 2011;59(1):148-157.

Ryan DJ, Nick S, Colette SM, Roseanne K. Carotid sinus syndrome, should we pace? A multicentre, randomised control trial (Safepace 2). *Heart.* 2010;96(5):347-351.

Sanders NA, Ganguly JA, Jetter TL, et al. Atrial fibrillation: an independent risk factor for non accidental falls in older patients. *Pacing Clin Electrophysiol.* 2012;35(8):973-979.

Strickberger SA, Benson DW, Biaggioni I, et al; American Heart Association Councils on Clinical Cardiology, Cardiovascular Nursing, Cardiovascular Disease in the Young, and Stroke; Quality of Care and Outcomes Research Interdisciplinary Working Group; American College of Cardiology Foundation; Heart Rhythm Society. AHA/ACCF scientific statement on the evaluation of syncope: from the American Heart Association Councils on Clinical Cardiology, Cardiovascular Nursing, Cardiovascular Disease in the Young, and Stroke, and the Quality of Care and Outcomes Research Interdisciplinary Working Group; and the American College of Cardiology Foundation In Collaboration With the Heart Rhythm Society. *J Am Coll Cardiol.* 2006;47(2):473-484.

Tan MP, Kenny RA. Cardiovascular assessment of falls in older people. *Clin Interv Aging.* 2006;1(1):57-66.

Task Force for the Diagnosis and Management of Syncope; European Society of Cardiology (ESC); European Heart Rhythm Association (EHRA); Heart Failure Association (HFA); Heart Rhythm Society (HRS), Moya A, Sutton R, Ammirati F, et al. Guidelines for the diagnosis and management of syncope (version 2009). *Eur Heart J.* 2009;30(21):2631-2671.

Tinetti ME, Kumar C. The patient who falls: "It's always a trade-off". *JAMA.* 2010;303(3):258-266.

Manejo da cefaleia em idosos

60

Katherine Anderson, MD
Jana Wold, MD

Princípios gerais em idosos

Na literatura da cefaleia, o termo *idoso* em geral se refere a pacientes com 50 anos de idade e mais velhos em decorrência das alterações na apresentação e dos tipos de cefaleia que ocorrem em pacientes com mais de 50 anos. As cefaleias primárias tendem a melhorar, enquanto as cefaleias secundárias, ou seja, as cefaleias causadas por outra doença ou condição médica, tornam-se mais comuns com o envelhecimento. Até 30% das queixas de cefaleia em idosos são causadas por outras etiologias, incluindo condições médicas ou seus tratamentos associados. Ao avaliar as cefaleias em idosos, é fundamental considerar o seguinte:

- Cefaleias de início recente são raras em idosos e exigem avaliação
- A arterite temporal é uma emergência
- Nos idosos, as cefaleias frequentemente são devidas a um diagnóstico ou tratamento médico subjacente

Avaliação geral

O desenvolvimento de uma cefaleia nova em um idoso ou uma alteração no padrão de cefaleias crônicas justifica uma avaliação médica abrangente. Esta deve incluir uma revisão farmacológica completa e um exame neurológico abrangente. Nos idosos, um planejamento adicional pode ser necessário, uma vez que cefaleias novas resultam com mais frequência de condições graves ou exacerbações de comorbidades. Tal planejamento pode incluir imagens cerebrais com tomografia computadorizada (TC) e/ou ressonância magnética (RM); radiografia da coluna cervical para avaliar esse aspecto da doença facetária causando cefaleia cervicogênica; imagem arterial na presença de sintomas de cefaleia isquêmica; exames laboratoriais, incluindo hemograma completo, velocidade de hemossedimentação (VHS), proteína C-reativa (PCR) e um painel metabólico completo; oximetria noturna em casos de cefaleias matinais ou para avaliar o sono não restaurador; e/ou encaminhamento ao oftalmologista para avaliar comprometimento visual, glaucoma ou outras causas oculares de cefaleia.

Diagnóstico diferencial

A. Cefaleia primária

Os três tipos mais comuns de cefaleia (enxaqueca, cefaleia tensional e em salva) geralmente têm início antes dos 45 anos de idade. Em geral, a apresentação e o manejo dessas cefaleias são semelhantes em adultos mais jovens e idosos; no entanto, algumas características únicas encontradas nas cefaleias de idosos são descritas a seguir:

1. Enxaqueca

a. Considerações gerais — A enxaqueca de início recente em pessoas com mais de 50 anos de idade ocorre em cerca de 3% de todos os indivíduos que sofrem de enxaqueca. Geralmente, adultos mais velhos com uma história de enxaqueca as apresentam mais leves e menos frequentes quando envelhecem. A enxaqueca tradicional deve ser diferenciada da enxaqueca acefálica (enxaqueca sem cefaleia).

A enxaqueca acefálica costuma começar antes dos 40 anos de idade, após um período livre de enxaqueca de muitos anos ou na ausência de uma história de enxaqueca. A evolução geral é benigna e os pacientes apresentam predominantemente sintomas visuais. Outros sintomas incluem parestesia migratória, distúrbios da fala e progressão de um sintoma neurológico para outro. A maioria dos pacientes apresenta duas ou mais crises idênticas, cada uma durando 15 a 25 minutos.

b. Achados clínicos — As crises de enxaqueca nos idosos são menos típicas quando comparadas com indivíduos mais jovens. As crises são com maior frequência bilaterais e têm menos sintomas associados, como fotofobia, fonofobia, náusea e vômito: assim, elas podem ser erroneamente diagnosticadas como cefaleia tensional. Os pacientes podem se queixar de dor latejante, aura e fatores precipitantes tradicionais, bem como fatores de melhoria. As crises de enxaqueca também são mais frequentemente associadas com sintomas vegetativos, como anorexia, boca seca e palidez.

A enxaqueca acefálica é mais comum em indivíduos com uma história de enxaqueca. Os sintomas visuais (cintilações, diplopia, oscilopsia, nistagmo) associados com a aura da enxaqueca tendem a se desenvolver lentamente. Os pacientes descrevem luzes com um brilho cintilante, que tendem a aumentar de tamanho e que se movem sobre ambos os campos visuais antes de desaparecer. Esses sintomas podem levantar preocupações sobre um ataque isquêmico transitório (AIT). Todavia, no AIT os déficits visuais tendem a ser escuros, turvos e estáticos, durando somente alguns minutos. As parestesias da enxaqueca costumam se mover para cima e para baixo nas extremidades, podem ser bilaterais e desaparecem na ordem inversa. As parestesias isquêmicas tendem a ocorrer subitamente, melhorando da mesma maneira que se desenvolveram, e 90% duram menos do que 15 minutos.

A menopausa tem efeitos variáveis sobre a enxaqueca. Dois terços das mulheres com enxaqueca apresentarão uma melhora acentuada ou a cessação completa depois da menopausa. Mulheres que necessitam de terapia hormonal podem apresentar um aumento na frequência das cefaleias secundário à terapia. A redução da dose de estrogênio ou a mudança do tipo de estrogênio — de um estrogênio conjugado para um estrogênio puro de estradiol – pode reduzir o número de cefaleias. A evolução favorável da enxaqueca pós-menopausa é atribuída primariamente à ausência de variações nos níveis dos hormônios sexuais.

c. Avaliação — Devido à sobreposição clínica entre cefaleia acefálica e AIT, são justificados exames de imagem como RM cerebral. Exames de imagem vascular, como angiografia por TC ou RM, podem ser considerados para avaliar fatores de risco vascular.

d. Tratamento — Em decorrência de seus efeitos vasoconstritores, agentes abortivos como triptanos e ergotaminas devem ser usados com cautela em idosos. Esses agentes são contraindicados em pacientes com hipertensão não controlada ou evidências de doença vascular. Agentes abortivos eficazes incluem o uso limitado de paracetamol, anti-inflamatórios não esteroides (AINEs) e analgésicos opioides. Pacientes que tomam AINEs cronicamente devem ser monitorizados para azotemia, hipertensão ou piora de doença arterial cerebral ou coronariana. Antidepressivos tricíclicos (ADTs), como amitriptilina e nortriptilina, são bastante usados para a prevenção da enxaqueca, porém não constituem a primeira escolha em indivíduos idosos em decorrência de seus efeitos colaterais anticolinérgicos. Bloqueadores do canal de cálcio e β-bloqueadores também podem ser usados para a prevenção e, frequentemente, são eficazes em doses baixas.

2. Cefaleia tensional

a. Considerações gerais — Cefaleias tensionais começam em geral antes dos 45 anos de idade e são mais causadas por estresse físico ou psicológico. No entanto, essas cefaleias podem se desenvolver tardiamente durante a vida, secundárias a alterações musculoesqueléticas, visuais ou dentárias.

b. Achados clínicos — Podem estar presentes espasmos cervicais, sensibilidade dolorosa da coluna cervical e dos músculos cervicais, ou redução da amplitude de movimento cervical, que podem ser causados por alterações vertebrais degenerativas irritando os músculos cervicais. Além disso, alguns pacientes se queixam de espasmos da articulação temporomandibular (ATM), bruxismo, artrite na ATM ou uma mordida anormal. Também pode ocorrer irritação da raiz nervosa cervical, levando a queixas de dor sobre o feixe neurovascular occipital, sugerindo envolvimento do nervo cervical.

c. Avaliação — O exame físico deve incluir avaliação para tensão muscular no pescoço, couro cabeludo e face, além de avaliação da postura do paciente. A mordida do paciente deve ser avaliada, com a realização de uma triagem para distúrbios da ATM. Os exames de imagem estão justificados quando se pensa em artrite cervical.

d. Tratamento — As terapias não farmacológicas incluem fisioterapia para postura, equilíbrio e amplitude do movimento em pacientes com causas musculoesqueléticas; encaminhamento ao optometrista ou optoeletrônica na presença de redução visual ou dor ocular; e terapia de relaxamento quando o estresse é identificado como desencadeante primário.

Os tratamentos farmacológicos incluem ADTs, relaxantes musculares e AINEs nas populações mais jovens, mas devem ser usados com cautela em idosos devido ao seu perfil de efeitos colaterais. O paracetamol pode ser usado com segurança em pacientes idosos e deve ser considerado antes de outros agentes. Bloqueios nervosos podem estar indicados na presença de dor radicular nervosa.

3. Cefaleia em salva

a. Considerações gerais — As cefaleias em salva deixam de ser um problema em indivíduos idosos, com uma redução na frequência dos ataques. A etiologia dessas cefaleias ainda não foi completamente compreendida, mas parecem existir ligações genéticas e os pacientes muitas vezes são fumantes.

b. Achados clínicos — As cefaleias em salva costumam ser cefaleias episódicas e graves da região orbital, supraorbital ou temporal. Os sintomas autonômicos associados incluem ptose, miose, lacrimejamento, irritação conjuntival, rinorreia e congestão nasal ocorrendo ipsilateralmente ao lado da dor. Caracteristicamente, as cefaleias em salva são de curta duração (15 a 180 minutos) e unilaterais, mas os sintomas podem mudar para o outro lado durante outro ataque de cefaleia em salva. Os pacientes podem descrever agitação ou a necessidade de caminhar durante um ataque.

c. Avaliação — São recomendados exames de imagem com TC ou RM para excluir lesões cerebrais estruturais, incluindo anormalidades pituitárias.

d. Tratamento — O tratamento abortivo das cefaleias com oxigênio é seguro e eficaz. A oxigenoterapia deve ser usada com cautela em pacientes com doença pulmonar obstrutiva crônica em razão do risco de hipercapnia grave e narcose por CO_2. Medicamentos vasoconstritores, como os triptanos, demonstraram ser eficazes, mas devem ser usados com cautela em pacientes com doença vascular devido a seus efeitos colaterais deletérios. Deve-se considerar a administração das primeiras doses em um ambiente monitorado. Embora muitas vezes eficaz, a prednisona deve ser usada com cautela, pois pode agravar outras condições médicas como osteoporose e diabetes. Medicamentos preventivos, como verapamil, lítio e antiepilépticos, também podem ser usados com segurança em idosos.

4. Cefaleia hípnica

a. Considerações gerais — A síndrome de cefaleia hípnica é um distúrbio de cefaleia raro, benigno, recorrente e relacionado ao sono que ocorre quase exclusivamente em pacientes com mais de 50 anos de idade. Os ataques dolorosos acordam o paciente do sono em um horário previsível, em geral durante os estágios REM do sono e podem durar 15 minutos a 2 horas, ocorrendo uma a duas vezes por noite.

b. Achados clínicos — Cefaleias hípnicas não são acompanhadas de sintomas autonômicos, o que as diferencia das cefaleias em salva. A dor é mais frequentemente descrita como bilateral, em oposição à localização unilateral das cefaleias em salva. Os pacientes descrevem a dor como um desconforto constante situado primariamente na área temporal.

c. Avaliação — O diagnóstico baseia-se na história, e avaliações adicionais em geral não estão indicadas.

d. Tratamento — As cefaleias hípnicas são autolimitadas e podem se resolver após alguns meses. Quando há necessidade de tratamento medicamentoso, o carbonato de lítio mostrou uma resposta favorável. ADTs, antiepilépticos ou AINEs ao deitar também podem ser eficazes. O perfil de efeitos colaterais do lítio muitas vezes impede seu uso em pacientes idosos. Pelo menos um estudo prospectivo demonstrou que as cefaleias hípnicas podem responder à indometacina. Nos indivíduos mais velhos, a cafeína e a melatonina frequentemente são opções seguras e eficazes.

B. Cefaleia secundária

1. Arterite temporal (arterite de células gigantes)

a. Considerações gerais — Também conhecida como arterite de células gigantes (ACG), a arterite temporal é uma vasculite necrosante sistêmica que ocorre primariamente em indivíduos de raça branca e predomina em mulheres. A ACG costuma ocorrer em indivíduos de 70 a 80 anos de idade, mas deve ser considerada em pacientes com mais de 50 anos com cefaleia de início recente. Trata-se de uma emergência médica que pode resultar em perda visual permanente em 15 a 20% dos pacientes.

b. Achados clínicos — O primeiro sintoma em 70 a 90% dos pacientes é uma cefaleia constante e pulsátil sobre a região temporal. Porém, a dor pode envolver qualquer porção da cabeça ou couro cabeludo e pode vir em ondas, desencadeada por toque na face, risadas ou mastigação. Sintomas visuais podem incluir amaurose fugaz, diplopia e perda visual. Sintomas consistentes com polimialgia reumática estão presentes em cerca de 66% dos pacientes. Sintomas inespecíficos de fadiga, anorexia, febre de baixo grau e perda de peso também podem estar presentes. A artéria temporal com frequência está espessada com um pulso diminuído ou ausente, e pode ser dolorosa à palpação. A claudicação mandibular é incomum, mas altamente específica para arterite temporal.

c. Avaliação — A biópsia da artéria temporal é o padrão-ouro para o diagnóstico. Achados clássicos consistentes com ACG, infiltração inflamatória granulomatosa com células gigantes localizadas na junção da íntima–média, são encontrados somente em 50% dos casos. De modo ideal, a biópsia deve ser feita em 48 horas após o início do tratamento. Quando elevadas, PCR e VHS têm uma especificidade de 97% no diagnóstico de ACG. Os pulsos podem estar diminuídos e recomenda-se a palpação dos pulsos carotídeos, braquiais, radiais, femorais e pediosos. Um exame fundoscópico realizado por um oftalmologista é justificado.

d. Tratamento — Para prevenir a cegueira, um tratamento urgente com esteroides sistêmicos é o cuidado-padrão. Mesmo quando a biópsia da artéria temporal não está imediatamente disponível, o tratamento deve ser iniciado porque os achados patológicos podem estar presentes por até duas semanas após a administração de esteroides. A evolução normal inclui um mês de tratamento com dose total, seguido por redução lenta do medicamento durante até 1 a 2 anos. Glicocorticoides por via intravenosa podem ser recomendados para pacientes com alto risco de cegueira.

2. Doença cerebrovascular

a. Considerações gerais — A cefaleia pode ser o sintoma precursor em até 50% dos acidentes vasculares encefálicos (AVEs) hemorrágicos e em 25% dos AVEs isquêmicos. Em pacientes idosos com fatores de risco vascular e cefaleia, a doença cerebrovascular deve ser considerada. Ver Capítulo 23, "Doença Cerebrovascular."

3. Nevralgia do trigêmeo

a. Considerações gerais — A nevralgia do trigêmeo (NT) é uma das nevralgias mais comuns observadas em idosos, e sua incidência aumenta com a idade, com um leve predomínio em mulheres. A NT clássica ocorre em 80 a 90% dos casos, e acredita-se que seja causada pela compressão da raiz do nervo trigêmeo por uma alça arterial ou venosa aberrante. A NT secundária pode resultar de várias outras causas, como neuroma acústico, meningioma, cisto epidermoide ou, raramente, aneurisma ou malformação arteriovenosa.

b. Achados clínicos — Os pacientes podem apresentar ataques paroxísticos de dor unilateral aguda, superficial ou lancinante na distribuição de um ou mais ramos do quinto nervo craniano. A dor costuma ser descrita como "elétrica" ou "semelhante a um choque", sendo mais intensa no início de um ataque. A dor pode durar apenas alguns minutos, mas frequentemente retorna em ataques repetidos e em geral não acorda os pacientes do sono. Os episódios podem durar semanas a meses, podendo ser seguidos por intervalos livres de dor. Os pacientes podem desenvolver uma dor surda generalizada na distribuição do nervo afetado.

c. Avaliação — A NT é um diagnóstico clínico. Os ataques podem ser desencadeados durante o exame ao tocar as "áreas de disparo", geralmente na área de distribuição do nervo afetado, com frequência próximas à linha média. As ações que podem desencadear um ataque incluem mastigar, falar, escovar os dentes, ar frio contra o rosto, sorrir ou fazer caretas. Os critérios diagnósticos da International Headache Society para a NT são:

1. Ataques paroxísticos de dor que duram uma fração de segundo a dois minutos, afetando uma ou mais divisões do nervo trigêmeo.

2. Dor que apresenta pelo menos uma das seguintes características: intensa, aguda, superficial, em "facada"; ou dor que é precipitada por uma área desencadeante ou fatores desencadeantes.
3. Ataques estereotipados em um paciente individual.
4. Nenhum déficit clinicamente evidente.
5. Nenhum outro distúrbio característico.

Note-se que a NT secundária frequentemente é indistinguível da NT clássica. Exames de imagem com TC ou RM são justificados para excluir causas secundárias. Testes eletrofisiológicos podem ser úteis para a distinção entre NT clássica e NT de causas secundárias.

d. Tratamento — A terapia farmacológica é o tratamento inicial para pacientes com NT clássica. A carbamazepina é o medicamento mais bem estudado, e seus efeitos colaterais podem ser manejados se ela for introduzida em dose baixa e aumentada de maneira lenta. A oxcarbamazepina provavelmente é eficaz, junto com baclofeno, lamotrigina e pimozida. Existem menos evidências para a eficácia de clonazepam, gabapentina, fenitoína, tizanidina e valproato. A NT secundária exige o tratamento da causa subjacente, mas os medicamentos usados para o tratamento da NT clássica podem aliviar a dor. Em pacientes com dor refratária, a descompressão microvascular ou procedimentos cirúrgicos ablativos podem ser considerados.

4. Lesões de massa

a. Considerações gerais — Os idosos têm uma incidência maior de tumores intracranianos do que os adultos mais jovens. Até 50% dos pacientes com tumores cerebrais se queixam de cefaleia.

b. Achados clínicos — A dor costuma ser generalizada, mas pode ser localizada sobre o tumor. A cefaleia matinal clássica de forte intensidade, associada com náusea e vômito, ocorre em cerca de 17% dos pacientes. Mais frequentemente, os pacientes se queixam de sintomas semelhantes à cefaleia tensional ou enxaquecosa.

c. Avaliação — Quando se suspeita de uma lesão de massa, deve ser feita uma RM e o paciente deve ser encaminhado ao especialista.

d. Tratamento — As opções de tratamento a serem consideradas são neurocirúrgica, medicamentos e/ou cuidados paliativos.

5. Cefaleia cervicogênica

a. Considerações gerais — A cefaleia cervicogênica é a dor referida de estruturas anatômicas e tecidos moles do pescoço. Esse tipo de cefaleia pode ser excessivamente diagnosticado em idosos em decorrência do grande número de pacientes geriátricos com alterações radiográficas consistentes com espondilose cervical.

b. Achados clínicos — Os sintomas são provocados por movimento do pescoço, certas posições da cabeça, ou quando se aplica pressão sobre a musculatura cervical. Pode haver dor occipital ou nucal, limitação da amplitude de movimento do pescoço, ou espasmos dos músculos cervicais.

c. Avaliação — O bloqueio anestésico bem-sucedido da articulação facetária cervical, raiz nervosa ou nervos occipitais confirma o diagnóstico.

d. Tratamento — Os tratamentos não farmacológicos incluem massagem cervical, fisioterapia e *biofeedback*. Relaxantes musculares e AINEs podem ser necessários, mas devem ser usados com cautela em adultos mais velhos. Os procedimentos usados no tratamento incluem rizólise da faceta articular por radiofrequência e criorrizólise do nervo occipital.

6. Cefaleia induzida por medicamentos
Medicamentos e suplementos devem ser revisados como a causa de cefaleia. Agentes ofensores comuns incluem nitratos, bloqueadores do canal de cálcio, estrogênios/progestinas, bloqueadores da histamina, teofilina e AINEs. O uso excessivo ou a suspensão abrupta de cafeína, teofilina, analgésicos, narcóticos e antagonistas da serotonina podem levar à cefaleia diária. É recomendada uma história cuidadosa da temporalidade das cefaleias em relação ao início de uma medicação ou sua administração.

7. Cefaleia causada por outras condições médicas
Os idosos frequentemente apresentam condições médicas ou tratamentos que podem causar ou piorar as cefaleias, os quais devem ser considerados no diagnóstico diferencial.

Antonaci F, Ghirmai S, Bono G, Sandrini G, Nappi G. Cervicogenic headache: evaluation of the original diagnostic criteria. *Cephalalgia*. 2001;21(5):573-583.

Biondi DM, Saper JR. Geriatric headache: how to make the diagnosis and manage the pain. *Geriatrics*. 2000;55(12):40, 43-45, 48-50.

Bigal ME, Lipton RB. The differential diagnosis of chronic daily headaches: an algorithm-based approach. *J Headache Pain*. 2007;8(5):263-272.

Cantini F, Niccoli L, Nannini C, Bertoni M, Salvarani C. Diagnosis and treatment of giant cell arteritis. *Drugs Aging*. 2008;25(4): 281-297.

Fisher CM. Late life migraine accompaniments—further experience. *Stroke*. 1985;17(5):1033-1042.

Headache Classification Subcommittee of the International Headache Society. The International Classification of Headache Disorders: 2nd edition. *Cephalalgia*. 2004;24 Suppl 1:9-160.

Kunkel R. Headaches in older patients: special problems and concerns. *Cleve Clin J Med*. 2006;73(10):922-928.

Martins KM, Bordini CA, Bigal ME, Speciali JG. Migraine in the elderly: a comparison with migraine in young adults. *Headache*. 2006;46(2):312-316.

Neri I, Granella F, Nappi R, Manzoni GC, Facchinetti F, Genazzani AR. Characteristics of headache at menopause: a clinico-epidemiologic study. *Maturitas*. 1993;17(1):31-37.

Newman LC, Goadsby PJ. Unusual primary headache disorders. In: *Wolff's Headache and Other Head Pain*. New York, NY: Oxford University Press; 2001:310.

Rozen TD, David C, Donald JD, et al. Cranial neuralgias and atypical facial pain. In: *Wolff's Headache and Other Head Pain*. New York, NY: Oxford University Press; 2001:509.

Tanganelli P. Secondary headaches in the elderly. *Neurol Sci*. 2010;31(Suppl 1):S73-S76.

Manejo da deficiência visual em idosos

61

Meredith Whiteside, OD

▶ Princípios gerais em idosos

A deficiência visual é relativamente rara em indivíduos com menos de 65 anos de idade, mas sua incidência aumenta constantemente para quase 24% nos indivíduos com 80 anos de idade ou mais. A deficiência visual pode ter um impacto significativo sobre a qualidade de vida do paciente, pois está associada com isolamento social, ansiedade, depressão e perda da independência. A deficiência visual pode afetar o equilíbrio, levando a quedas mais frequentes, além de afetar negativamente a atividade física.

Os três níveis a seguir são usados para classificar a gravidade da perda visual*:

1. Visão normal: acuidade visual ≥ 20/40
2. Comprometimento visual: acuidade visual > 20/40 mas < 20/200
3. Cegueira do ponto de vista legal: acuidade ≤ 20/200 no melhor olho, ou campo visual total < 20 graus

ALTERAÇÕES OCULARES NORMAIS NO OLHO EM PROCESSO DE ENVELHECIMENTO

Embora não se enquadrem na definição de deficiência visual, ainda existem várias alterações no olho em envelhecimento levando à redução visual. Em todos os adultos, as lentes do cristalino se tornam gradualmente menos flexíveis e menos capazes de mudar sua curvatura (acomodação) com a idade. Isso resulta na condição conhecida como presbiopia, na qual os pacientes perdem a capacidade de focalizar seus olhos em objetos próximos. A capacidade de enxergar bem com pouca luz também diminui em idosos como resultado de uma combinação de redução do tamanho da pupila e aumentos progressivos na absorção de luz pela lente. Essa redução relacionada à idade na iluminação da retina é substancial. Uma retina típica de 60 anos de idade recebe apenas cerca de um terço da luz que recebe uma retina típica de 20 anos de idade. Como resultado da tendência para formar opacidades nas lentes e córneas envelhecidas, os idosos se tornam cada vez mais sensíveis ao brilho causado pela luz que incide sobre o olho. Finalmente, devido às alterações neurais na retina, existe uma redução relacionada à idade da capacidade de se adaptar a mudanças súbitas na iluminação.

▶ Achados clínicos

A. Sinais e sintomas

Iniciando por volta dos 40 anos de idade, os óculos para leitura podem ser necessários para o manejo da presbiopia. Embora a visão para longe continue estável durante esse período, por volta dos 70 anos ou mais a visão de longe também pode diminuir em decorrência de alterações no erro de refração. Dificuldades com luz fraca e sensibilidade ao brilho também podem causar problemas para dirigir à noite. Olhos secos, sobretudo em mulheres idosas, são comuns. Os sintomas incluem uma sensação leve de corpo estranho, queimação, leves flutuações na visão e até mesmo lacrimejamento (reflexo) decorrente de leve irritação corneana. A Tabela 61-1 inclui exames visuais de rastreamento para idosos.

B. Tratamento e prognóstico

Embora diversas alterações normais e relacionadas à idade tenham um impacto negativo sobre a visão, existem maneiras simples de compensá-las. Como os olhos secos tendem a ser crônicos e estão associados com muitos medicamentos usados pelos idosos, os colírios do tipo lágrimas artificiais, que não necessitam de prescrição médica, podem aliviar os sintomas. Em estudos epidemiológicos, 40 a 60% dos idosos apresentam uma visão pior do que 20/40 simplesmente em decorrência de problemas com seus óculos, um problema facilmente remediado por exames oculares frequentes. Por fim, outras maneiras de compensar as perdas visuais normais para a idade incluem providenciar uma iluminação clara, mas indireta (i.e., sem brilho), o que pode melhorar de maneira significativa a função visual na maioria dos idosos.

---

* Supõe-se que o paciente está usando seus melhores óculos (ou lentes de contato).

Tabela 61-1 Testes visuais de rastreamento sugeridos para idosos

Procedimento	Descrição	Causas de achados anormais
Acuidade visual	Teste olho esquerdo (OE), olho direito (OD) separadamente Use óculos habituais para testar a distância Use luz ambiente clara	Catarata, erro de refração não corrigido, doença retiniana ou do nervo óptico, outra doença neurológica
Campos visuais por confrontação	Teste OE, OD separadamente Paciente fixa o olho do examinador do lado oposto Examinador mostra dedos nos quatro quadrantes do campo visual do paciente Paciente conta dedos	Defeito monocular = distúrbio da retina, nervo óptico Defeito binocular = quiasma, córtex ou doença ocular bilateral
Pupilas	Teste a resposta direta e consensual à luz Teste da luz alternada (*swinging flashlight test*)	Respostas assimétricas = distúrbio do nervo óptico ou do sistema nervoso autônomo
Motilidade extraocular	Observe o paciente com ambos os olhos abertos para estrabismo Teste a motilidade de OE e OD separadamente: paciente olha para cima/baixo, direita/esquerda com a cabeça fixada	Desvios ou restrição de movimentos = distúrbio de visão binocular, paralisia de nervo, traumatismo ou cirurgia ocular prévia
Observação externa	Observe pálpebras, cílios, córnea Instile fluoresceína, ilumine o olho com filtro azul cobalto à oftalmoscopia direta	Secreção, crostas nas pálpebras ou irritação conjuntival = infecção ou alergia Coloração significativa da córnea = abrasão ou corpo estranho
Oftalmoscopia direta	Reduza a iluminação da sala Observe o reflexo vermelho nas pupilas Examine disco óptico, mácula e vasculatura	Reflexo vermelho mais escuro frequentemente causado por catarata Escavação acentuada = possível glaucoma Palidez do disco = atrofia óptica ou glaucoma em estágio final Hemorragias = possível retinopatia diabética ou hipertensiva Manchas brancas = degeneração macular ou exsudato por diabetes ou hipertensão

Congdon N, O'Colmain B, Klaver C, et al. Causes and prevalence of visual impairment among adults in the United States. *Arch Ophthalmol.* 2004;122(4):477-485.

Pascolini D, Mariotti SP. Global estimates of visual impairment: 2010. *Br J Ophthalmol.* 2012;96(5):614-618.

Rosenbloom AA, Morgan MM. *Rosenbloom & Morgan's Vision and Aging.* St. Louis, MO: Butterworth-Heinemann; 2007.

ALTERAÇÕES ANORMAIS NO OLHO EM PROCESSO DE ENVELHECIMENTO

As principais alterações oculares anormais que causam deficiência visual em idosos são as cataratas, a degeneração macular relacionada à idade, a retinopatia diabética e o glaucoma.

CATARATAS

▶ Princípios gerais em idosos

Uma catarata é a opacificação da lente, sendo uma causa importante de deficiência visual nos Estados Unidos (EUA) e, também, em todo o mundo. As cataratas progridem gradualmente e podem exigir remoção. Por volta dos 80 anos de idade, mais da metade de todos os habitantes dos EUA têm catarata ou passaram por uma cirurgia de catarata. Os fatores de risco para cataratas incluem idade avançada, diabetes, exposição cumulativa à radiação ultravioleta, tabagismo, uso atual ou prévio de corticosteroides por tempo prolongado, cirurgia ocular prévia ou uma história de lesão ocular.

▶ Prevenção

A redução da exposição à luz ultravioleta por meio do uso de óculos escuros e chapéus, o encorajamento para parar de fumar e um bom controle glicêmico podem retardar o início e a progressão das cataratas. Atualmente, não existem evidências de que medicamentos ou suplementos nutricionais previnam, retardem a progressão ou curem cataratas.

▶ Achados clínicos

Os sintomas típicos das cataratas incluem um início gradual de turvação visual e aumento da sensibilidade à claridade (especialmente ao dirigir ao entardecer ou à noite). Um sinal comum de uma limitação visual por catarata é uma insensibilidade do paciente a diferenças sutis de cores, como as causadas por manchas de comida nas roupas de um paciente que, na verdade, está bem vestido. A observação de uma névoa branca na pupila durante o teste pupilar sugere a presença de uma catarata moderada ou avançada. Com a pupila dilatada, o reflexo dos olhos vermelhos pode apresentar áreas focais ou difusas escuras quando observadas diretamente com o oftalmoscópio ou com uma lâmpada de fenda.

▶ Diagnóstico diferencial

Pacientes com cataratas significativas costumam se apresentar com uma história de deterioração visual indolor, gradual e progressiva e um olho com aparência externa normal. Outras possibilidades incluem erro de refração não corrigido, doenças da mácula ou nervo óptico, ou doença ocular diabética. Se a perda visual for rápida, considerar hemorragia vítrea ou retiniana, ou outros distúrbios vasculares. Dor ocular associada e/ou hiperemia conjuntival deve levantar suspeita de uveíte ou glaucoma de ângulo fechado.

▶ Complicações

As complicações decorrentes de cataratas são muito raras e incluem glaucoma ou uveíte induzidas pela lente. No caso de glaucoma, a lente empurra a íris em direção ao ângulo da câmara anterior, bloqueando a drenagem aquosa. Na uveíte induzida pela lente, a descontinuidade da cápsula da lente causa uma inflamação intraocular imunorrelacionada, que também pode induzir um glaucoma por meio do bloqueio do fluxo aquoso. Em ambas as situações, a remoção cirúrgica da lente é curativa.

▶ Manejo e tratamento

As cataratas se desenvolvem lentamente e, nos estágios iniciais, uma correção visual atualizada muitas vezes melhora a visão. Modificações ambientais, como evitar situações com luminosidade alta (p. ex., dirigir à noite), o uso de óculos de sol antirreflexo e iluminação ambiente adequada, podem ajudar os pacientes. O único tratamento para catarata é a sua remoção. A cirurgia em geral é indicada quando a acuidade visual é de cerca de 20/40 ou quando as atividades diárias do paciente estão comprometidas pela deficiência visual, mesmo com a melhor correção possível. A decisão para a cirurgia deve ser tomada levando em contra outras patologias, como degeneração macular ou retinopatia diabética, que podem limitar a visão pós-cirúrgica.

A. Cuidados pré e pós-operatórios

A maioria dos adultos é capaz de tolerar uma cirurgia de catarata. Os pacientes devem estar estáveis do ponto de vista médico e, de modo ideal, devem ser capazes de permanecer deitados na posição supina por 30 minutos. O cuidado pós-operatório requer a administração de colírios antibióticos e anti-inflamatórios, bem como consultas para acompanhamento ambulatorial. Para pacientes com comorbidades como doença pulmonar obstrutiva crônica, pressão arterial mal controlada, doença arterial coronariana ou diabetes, o oftalmologista solicitará uma avaliação médica a ser feita pelo seu médico de cuidados primários. Embora os exames laboratoriais pré-operatórios sejam apropriados para quaisquer problemas médicos indicados pela história e exame físico, os estudos mostram que os exames médicos de rotina antes de uma cirurgia de catarata não melhoram os resultados.

A cirurgia de catarata em geral é um procedimento ambulatorial. Em pacientes considerados como portadores de uma córnea razoavelmente saudável, a incisão é feita através da córnea, resultando em uma perda de sangue mínima ou nula, e costuma exigir apenas anestesia tópica, com mínima utilização de medicamentos sistêmicos. Portanto, o tratamento anticoagulante ou antiplaquetário pode ser mantido, com base nas preferencias do cirurgião oftalmológico e do médico de cuidados primários.

B. Complicações

Complicações pós-operatórias graves são raras na cirurgia da catarata (< 1,5%). Os sintomas de dor ou uma redução na capacidade visual nos dias que seguem a cirurgia sugerem uma infecção intraocular (endoftalmite), e um aumento nas moscas volantes ou *flashes* de luz pode indicar um descolamento da retina. Ambas as condições exigem consulta oftalmológica imediata. Embora sejam uma ameaça menor à visão, duas complicações mais comuns, o edema macular cistoide e o desenvolvimento de opacidades na cápsula posterior das lentes, também requerem consulta, pois podem reduzir a acuidade visual. O edema macular cistoide ocorre com uma frequência de < 3% nas semanas após a remoção da catarata, sendo em geral tratado com medicamentos anti-inflamatórios tópicos. Opacificações capsulares posteriores (às vezes denominadas cataratas secundárias) podem se desenvolver durante meses a anos após a cirurgia de remoção da lente e ocorrem com uma frequência de 18 a 50%. Se a opacidade se torna visualmente significativa, é utilizado um *laser* para ablação da área da membrana que bloqueia a visão.

▶ Prognóstico

Cataratas relacionadas à idade em geral progridem lentamente com o passar do tempo. Por meio de avaliações regulares, um optometrista ou oftalmologista pode monitorar seu progresso e recomendar quando os riscos de uma cirurgia de catarata são justificados pelos seus benefícios potenciais em termos de assegurar que as capacidades visuais do paciente continuem a atender as demandas da vida diária.

Owsley C, McGwin G Jr, Scilley K, et al. Impact of cataract surgery on health-related quality of life in nursing home residents. *Br J Ophthalmol.* 2007;91(10):1359-1363.

West S. Epidemiology of cataract: accomplishments over 25 years and future directions. *Ophthalmic Epidemiol.* 2007;14(4):173-178.

DEGENERAÇÃO MACULAR RELACIONADA À IDADE

▶ Princípios gerais em idosos

A degeneração macular relacionada à idade (DMRI) é uma doença que destrói progressivamente a mácula, prejudicando a visão central. Ela é responsável por 54% das cegueiras legais, sendo a principal causa de perda visual irreversível em indivíduos com mais de 65 anos de idade. Embora a etiologia da DMRI seja desconhecida, é provável que se trate de uma doença hereditária para a qual contribuem fatores ambientais. Os fatores de risco incluem idade avançada, raça branca, história familiar de DMRI e tabagismo. Existem duas formas de DMRI: não neovascular (ou seca) e neovascular (ou úmida). Noventa por cento dos pacientes apresentam a forma seca da DMRI, que causa uma perda gradual da visão. Embora se acredite que a DMRI úmida seja menos comum, um vazamento a partir de vasos de crescimento recente resulta em perda visual rápida, e a maioria dos casos de cegueira legal ocorre em idosos.

Prevenção

Embora não existam tratamentos preventivos definitivos para a DMRI seca e úmida, os estudos sugerem que indivíduos que consomem uma dieta rica em vegetais, folhas verdes e peixes podem ter um risco mais baixo para o desenvolvimento de DMRI. O tabagismo dobra o risco de DMRI. Para pacientes com diagnóstico de DMRI seca intermediária ou avançada, a administração de altas doses de antioxidantes e zinco pode reduzir o risco de desenvolvimento de DMRI avançada e perda visual grave. Como a perda visual grave está normalmente associada com a forma úmida da DMRI, a melhor prevenção da cegueira é o pronto diagnóstico e tratamento da neovascularização.

Achados clínicos

Em seus estágios iniciais, a DMRI é assintomática. Com a progressão da DMRI seca, o paciente nota um borramento gradual da visão central e maior dificuldade para leitura de letras miúdas, reconhecimento de rostos e visualização de sinais de trânsito. Em contrapartida, a DMRI úmida muitas vezes se apresenta como uma perda rápida da visão central, com metamorfopsia (imagens que parecem distorcidas) ou escotomas centrais. Mesmo na DMRI avançada ou seca, os pacientes mantêm sua mobilidade de orientação espacial. Na DMRI seca, são visualizadas lesões tipo drusas de cor creme na mácula, que representam um acúmulo de resíduos metabólicos dentro da retina. Outros sinais incluem alterações pigmentares ou atrofia coriorretiniana da mácula. Na DMRI úmida ocorre o crescimento de vasos sanguíneos anormais e hemorragia, causando edema macular, perda da função retiniana e cicatrizes.

Diagnósticos diferenciais

Outras condições que causam uma redução na acuidade visual com alterações no aspecto da mácula incluem o diabetes e a hipertensão, e ambos podem causar hemorragias retinianas e/ou deposição de exsudatos, que podem (ou não) estar localizados na mácula.

Complicações, tratamento e prognóstico

A perda da visão central é a principal complicação da DMRI. Na DMRI úmida, a perda visual rapidamente passa a ser grave e representa uma emergência ocular que exige consulta urgente. A avaliação e o tratamento da DMRI úmida costumam envolver a visualização da vasculatura retiniana por meio de angiografia com fluoresceína e, então, fotocoagulação a *laser* dos vasos anormais. Infelizmente, como o *laser* bloqueia o vazamento e destrói novos vasos sanguíneos, ele também destruirá a retina subjacente. O desenvolvimento de medicamentos antifator de crescimento endotelial (anti-VEGF) como bevacizumab, que inibem a neovascularização, mudou acentuadamente o manejo da DMRI úmida. Esses medicamentos são injetados dentro do vítreo e podem ser usados de forma isolada ou conjugados com o tratamento com *laser*. Com o pronto diagnóstico e encaminhamento a um oftalmologista especializado em retina, muitos pacientes tratados com injeções intravítreo anti-VEGF manterão ou até mesmo apresentarão melhora leve de sua visão. Pacientes que desenvolvem DMRI úmida unilateral têm um risco de 30% de desenvolvimento de neovascularização em seis anos no olho contralateral, de modo que estão recomendadas avaliações frequentes de acompanhamento.

Para pacientes com DMRI seca, a perda visual progride lentamente. Em casos leves, não existe tratamento. Para DMRI moderada a grave, podem ser recomendados suplementos vitamínicos para retardar a progressão. De acordo com um estudo clínico de 10 anos, o Age-Related Eye Disease Study (AREDS), uma formulação de antioxidantes e zinco em suplementos reduziu o risco de desenvolvimento de DMRI avançada e perda visual grave subsequente. A formulação AREDS não é curativa nem restaura a visão perdida em decorrência da DMRI; ela simplesmente pode retardar o início de uma DMRI grave e ajudar a manter a visão estável.

Chew EY, Lindblad AS, Clemons T; Age-Related Eye Disease Study Research Group. Summary results and recommendations from the age-related eye disease study. *Arch Ophthalmol.* 2009;127(12):1678-1679.

RETINOPATIA DIABÉTICA

Princípios gerais em idosos

A retinopatia diabética caracteriza-se por uma série de alterações anormais progressivas na microvasculatura retiniana. A fase precoce da doença é denominada retinopatia não proliferativa (ou retinopatia *background*). As alterações na microvasculatura levam a áreas de não perfusão retiniana e a um aumento da permeabilidade vascular e hemorragias. Se a doença progride, a retinopatia diabética proliferativa se desenvolve quando existe uma propagação de vasos retinianos frágeis, que podem romper e sangrar efusivamente. No geral, cerca de 40% de todos os diabéticos apresentam algum estágio de retinopatia diabética. Quanto mais longo for o período de tempo do diabetes, maior a probabilidade de desenvolvimento de retinopatia.

▶ Prevenção

Um bom controle glicêmico e pressórico está associado com menor desenvolvimento e progressão da retinopatia diabética. Embora a retinopatia diabética não seja completamente evitável, os estudos mostram que a perda visual grave pode ser prevenida em 90% dos casos com detecção e intervenção precoces. Portanto, as principais organizações de cuidados oculares e a American Diabetes Association recomendam que todos os pacientes diabéticos devam ser submetidos a um exame fundoscópico anual com dilatação pupilar. Nos estágios iniciais da retinopatia não proliferativa sem edema macular, o manejo consiste em enfatizar a importância do controle glicêmico e das avaliações de acompanhamento. Nos casos mais graves de retinopatia, o tratamento com *laser* ou outros medicamentos pode estar indicado.

▶ Achados clínicos

A retinopatia diabética pode ser assintomática em seus estágios iniciais mais tratáveis. A turvação visual pode ocorrer se houver edema macular, mas se o olho contralateral não estiver afetado ou se a perda visual for sutil, os pacientes podem não perceber as alterações. Em casos de retinopatia proliferativa, novos vasos sanguíneos podem sangrar profusamente, causando borramento visual ou escotomas de campo visual. Pacientes que foram submetidos a fotocoagulação com *laser* extensa para o tratamento da doença proliferativa podem apresentar uma constrição geral do campo visual. Os sinais de retinopatia diabética são mais bem avaliados através de fundoscopia com dilatação pupilar e podem incluir hemorragias, exsudatos ou neovascularização. Em áreas nas quais existe acesso inadequado a especialistas em cuidados oculares, as fotografias do fundo de olho avaliadas por meio de telemedicina podem ser uma ferramenta sensível e eficaz para a identificação de pacientes com retinopatia diabética com necessidade de encaminhamento especializado priorizado. Os exames especializados do olho diabético incluem exame da retina para sinais sutis de edema macular, avaliação da localização e quantidade de hemorragias e avaliação de anormalidades vasculares que ajudam a classificar a gravidade da retinopatia não proliferativa ou proliferativa.

▶ Diagnóstico diferencial

Retinopatia hipertensiva, oclusões venosas, distúrbios isquêmicos, distúrbios inflamatórios ou infecciosos, bem como qualquer outro distúrbio que possa causar hemorragias retinianas devem ser considerados no diagnóstico diferencial da retinopatia diabética.

▶ Complicações

A perda visual provocada pela retinopatia diabética é causada principalmente pelo edema macular e retinopatia proliferativa e, em menor extensão, pela não perfusão capilar da mácula. O edema macular ocorre quando o líquido vaza para dentro da retina central, podendo ocorrer na retinopatia não proliferativa ou proliferativa.

▶ Tratamento

O manejo da retinopatia diabética não proliferativa (sem edema macular) consiste normalmente em observação por um optometrista ou oftalmologista que realizou um exame estereoscópico do fundo de olho sob midríase. Em casos nos quais existe edema macular ou doença proliferativa ou nos quais eles têm probabilidade de ocorrer (como na retinopatia não proliferativa grave), está indicado o encaminhamento a um oftalmologista (de preferência especializado em retina). Estudos clínicos mostram que o tratamento de um subgrupo específico de edema macular, o edema macular clinicamente significativo (EMCS), reduz o risco de perda moderada da visão. Na retinopatia proliferativa, os vasos sanguíneos podem sangrar extensivamente para dentro do vítreo e/ou passar por proliferação fibrosa, causando tração vítreo-retiniana e rupturas na retina. O tratamento tanto do EMCS quanto da retinopatia proliferativa pode incluir *laser* e injeções intravítreo de agentes anti-VEGF.

▶ Prognóstico

O tratamento atual para a doença ocular diabética não restaura a visão perdida. Em vez disso, ele se destina a impedir a perda visual adicional. Estudos mostraram que o tratamento de EMCS com *laser* reduz o risco de perda moderada da visão em 50 a 70%, e a fotocoagulação de toda a retina com *laser* para retinopatia proliferativa ou retinopatia diabética não proliferativa grave leva a uma redução de 50% do risco de perda visual grave.

Antonetti DA, Klein R, Gardner TW. Diabetic retinopathy. *N Engl J Med.* 2012;366(13):1227-1239.

Mohamed Q, Gillies MC, Wong TY. Management of diabetic retinopathy: a systematic review. *JAMA.* 2007;298(8):902-916.

GLAUCOMA

▶ Princípios gerais em idosos

O glaucoma é uma neuropatia óptica crônica e progressiva na qual a pressão intraocular (PIO) e outros fatores atualmente desconhecidos contribuem para uma atrofia adquirida característica do nervo óptico que, se não tratada, leva a perda de campo visual. Existem duas formas principais de glaucoma: ângulo aberto, no qual o sistema de drenagem intraocular está aberto, e ângulo fechado, no qual o sistema de drenagem está bloqueado. O glaucoma primário de ângulo aberto (GPAA) é responsável pela grande maioria dos casos de glaucoma. A perda visual causada pelo glaucoma costuma ocorrer inicialmente na visão periférica, mas com o avanço da doença é perdida a visão central. O glaucoma é a segunda principal causa de cegueira em todo o mundo, e em torno de 50% dos indivíduos com glaucoma não sabem que são portadores dessa condição.

Nos Estados Unidos, o glaucoma é a principal causa de cegueira em afro-americanos. Existe uma prevalência três vezes maior de GPAA em afro-americanos em comparação com brancos não hispânicos. Os estudos também sugerem que hispânicos/latinos têm uma taxa de prevalência de GPAA comparável à dos afro-americanos. Além da raça, a idade avançada também é um fator de risco para o glaucoma. O GPAA ocorre em 5,7% dos afro-americanos com 73 a 74 anos de idade. Aos 75 anos de idade ou mais, ocorre um aumento para 23,3%. Embora a prevalência de GPAA seja mais baixa nas populações brancas, com o envelhecimento ela aumenta de uma taxa de 3,4% nos indivíduos de 73 a 74 anos de idade para 9,4% naqueles com 75 anos ou mais.

▶ Achados clínicos

A prevenção da perda visual decorrente do glaucoma depende do diagnóstico precoce e tratamento. Infelizmente, como o glaucoma costuma ser assintomático, a maioria dos pacientes não percebe alterações visuais até que a doença atinja um estágio terminal. Por isso, exames oculares anuais são recomendados para idosos com risco aumentado (Tabela 61-2). Para os demais, é recomendado um exame ocular a cada 1 a 2 anos. O exame clínico para glaucoma inclui medida da PIO (tonometria), avaliação do disco óptico, avaliação do campo visual e gonioscopia para avaliar se o sistema de drenagem intraocular está "aberto" ou "fechado". Na gonioscopia, uma lente especial é colocada sobre a córnea do paciente, permitindo a visualização do ângulo iridocorneal entre a córnea e a íris, onde ocorre a drenagem do humor aquoso. A PIO normalmente varia de 10 a 21 mmHg; no entanto, a PIO fora dessa variação não é patognomônica para glaucoma – ela é somente um fator de risco associado ao desenvolvimento e/ou progressão da doença.

O exame do disco óptico é uma das maneiras mais importantes de avaliação do glaucoma. A atrofia glaucomatosa causa um aumento da escavação do nervo óptico. Embora a maioria dos casos de glaucoma seja bilateral, a apresentação pode variar entre os dois olhos. Assim, uma escavação acentuadamente assimétrica entre os dois olhos pode indicar um glaucoma. No estágio inicial do glaucoma, os achados do disco óptico em geral são observados antes do aparecimento de perdas de campo visual. Entretanto, a avaliação periódica do campo visual por meio da campimetria padronizada é importante para o diagnóstico, estadiamento e acompanhamento da progressão da doença.

▶ Diagnóstico diferencial

O diagnóstico diferencial do glaucoma envolve uma variedade de condições que podem afetar o nervo óptico. No glaucoma de ângulo fechado, o estreitamento do sistema de drenagem ocular aumenta a PIO e induz a atrofia óptica. Se a elevação da PIO ocorre rapidamente, os pacientes podem se queixar de dor. Aumentos graduais na PIO podem ser assintomáticos. No glaucoma de pressão normal, a atrofia do nervo óptico ocorre na ausência de PIO aumentada documentada. Outras possibilidades incluem atrofia óptica causada por doença vascular retiniana, doença isquêmica ou tumores quiasmáticos. Essas condições podem ser diferenciadas da atrofia glaucomatosa, na qual elas costumam causar palidez do nervo óptico sem escavação do nervo óptico.

▶ Complicações e tratamento

A perda visual no glaucoma começa normalmente na periferia e se estende para dentro, destruindo finalmente a visão central até a cegueira completa. O tratamento do GPAA consiste em reduzir a PIO, com o objetivo de prevenir a perda progressiva de campo visual, desacelerando a atrofia do nervo óptico. Os tratamentos para reduzir a PIO podem incluir medicamentos orais ou tópicos, cirurgia com *laser*, como a trabeculoplastia, ou procedimentos cirúrgicos incisionais, como a trabeculectomia com ou sem iridectomia. Medicamentos tópicos são frequentemente o tratamento de primeira linha e atuam reduzindo a produção aquosa ou aumentando o fluxo aquoso. Como resultado de sua eficácia na redução da PIO, simplicidade de dosagem uma vez ao dia e poucos efeitos colaterais sistêmicos, os análogos da prostaglandina estão entre os tratamentos de primeira linha mais prescritos para o glaucoma. Todos os medicamentos usados para o tratamento do glaucoma podem apresentar efeitos locais e sistêmicos significativos, e devem ser incluídos na lista de medicamentos de pacientes idosos crônicos (Tabela 61-3).

Embora os medicamentos tópicos sejam normalmente tratamentos de primeira linha, a cirurgia pode ser uma opção. Quando dois ou mais tratamentos tópicos não controlam adequadamente a PIO, ou quando os medicamentos tópicos não são bem tolerados, a cirurgia pode ser considerada. Outras indicações para o tratamento cirúrgico do glaucoma incluem baixa adesão a medicamentos devido ao comprometimento da memória e quando a pouca habilidade manual impede a aplicação do colírio. Por fim, em comparação com o custo da cirurgia,

Tabela 61-2 Indicações para o encaminhamento a um optometrista ou oftalmologista para rastreamento de glaucoma

Pacientes com maior risco de glaucoma	Ascendência africana, especialmente com mais de 40 anos de idade Todos com mais de 60 anos de idade, sobretudo americanos-mexicanos História familiar de glaucoma Uso prolongado de corticosteroides História de traumatismo ocular
Possíveis indicações de glaucoma	Suspeita de escavação de disco óptico com uma razão de disco para escavação > 0,5 Disco óptico assimétrico, acentuada assimetria intraocular na escavação do disco óptico PIO elevada

MANEJO DA DEFICIÊNCIA VISUAL EM IDOSOS — CAPÍTULO 61

Tabela 61-3 Medicamentos tópicos comumente usados para glaucoma

Nome comercial	Nome genérico	Concentração/dosagem[a]	Efeitos colaterais	Contraindicações
β-bloqueadores				
Betagan (ou genérico)	Cloridrato de levobulonol	0,25% 2x/dia[b] 0,5% todos os dias[b] – 2x/dia	Broncospasmo Bradicardia Bloqueio cardíaco Exacerbação da insuficiência cardíaca congestiva Depressão Impotência Óbito	Doença pulmonar obstrutiva crônica Asma Bradicardia Hipotensão Insuficiência cardíaca congestiva (checar com cardiologista) >Bloqueio cardíaco de primeiro grau Diabetes melito[c] Miastenia grave[c]
Betimol	Hemi-hidrato de timolol	0,25% todos os dias – 2x/dia 0,5% todos os dias – 2x/dia		
Betoptic S	Cloridrato de betaxolol	0,25% 2x/dia		
Istalol	Maleato de timolol	0,5% 4x antes do meio-dia		
Timoptic (ou genérico)	Maleato de timolol	0,25% todos os dias – 2x/dia 0,5% todos os dias – 2x/dia		
Timoptic XE (ou genérico)	Maleato de timolol	0,25% todos os dias 0,5% todos os dias		
Análogos da prostaglandina				
Lumigan	Bimatoprost	0,01% todos os dias após o meio-dia ou à noite	Crescimento dos cílios Hiperpigmentação periocular Hiperemia conjuntival Alteração da cor da íris Edema macular cistoide Uveíte Possível ativação do herpes vírus	Edema macular História de • Ceratite herpética • Uveíte • Edema macular cistoide
Travatan Z	Travoprost	0,004% todos os dias após o meio-dia ou à noite		
Xalatan (ou genérico)	Latanoprost	0,005% todos os dias após o meio-dia ou à noite		
Zioptan	Tafluprost	0,0015% todos os dias após o meio-dia ou à noite		
Agentes α-adrenérgicos				
Alphagan P	Tartarato de brimonidina	0,1%, 0,15%, 0,2% 3x/dia	Letargia Boca seca Reações alérgicas Cefaleia	Tratamento com inibidores da monoaminoxidase
Inibidores da anidrase carbônica				
Azopt	Brinzolamida	1% 3x/dia	Alteração do paladar	Comprometimento do endotélio da córnea
Trusopt (ou genérico)	Cloridrato de dorzolamida	2% 3x/dia	Edema de córnea	Alergia a sulfonamida
Agentes parassimpaticomiméticos/Mióticos				
Pilocarpina genérica	Cloridrato de pilocarpina	1%, 2%, 4%, 6% 3 – 4x/dia	Dor ocular Cefaleia Miose (visão diminuída) Cataratas	Glaucoma neovascular, uveítico ou maligno Asma História de descolamento de retina
Medicamentos combinados				
Combigan	Brimonidina e timolol	0,2% e 0,5% a cada 12 horas	(Ver medicamentos individuais)	(Ver medicamentos individuais)
Cosopt (ou genérico)	Dorzolamida e timolol	2% e 0,5% 2x/dia		
Simbrinza	Brinzolamida e brimonidina	1% e 0,2% 3x/dia		

[a] 1 gota, salvo quando prescrito de outra forma.
[b] 1 ou 2 gotas.
[c] Alguns acreditam que o uso de β-bloqueadores deve ser evitado em pacientes com diabetes melito porque os sintomas de hipoglicemia podem ser mascarados e os sintomas da miastenia grave podem ser exacerbados.

Dados de Yanoff M, Duker JS. *Ophthalmology.* London: Mosby Elsevier; 2009; Melton R, Thomas R. Glaucoma review and update. A supplement to Review of Optometry. May 15, 2012; American Academy of Ophthalmology Glaucoma Panel. *Preferred Practice Pattern Guidelines. Primary Open-Angle Glaucoma.* San Francisco, CA: American Academy of Ophthalmology; 2010. Disponível em: www.aao.org/ppp; American Optometric Association. *Optometric Clinical Practice Guideline. Care of the Patient with Open Angle Glaucoma.* St. Louis, MO: American Optometric Association; 2011. Disponível em: http://www.aoa.org/documents/optometrists/CPG-9.pdf

o custo anual dos medicamentos pode se tornar proibitivo para alguns pacientes.

▶ Prognóstico

Sem tratamento, o glaucoma causa uma perda visual progressiva que acaba levando à cegueira completa. Os pacientes que foram diagnosticados antes de ter ocorrido atrofia extensa do nervo óptico decorrente do glaucoma e que são capazes de manter um bom controle da PIO têm um bom prognóstico para a visão.

Deva NC, Insull E, Gamble G, Danesh-Meyer HV. Risk factors for first presentation of glaucoma with significant visual field loss. *Clin Experiment Ophthalmol.* 2008;36(3):217-221.

Leske MC, Heijl A, Hyman L, Bengtsson B, et al. Predictors of long-term progression in the early manifest glaucoma trial. *Ophthalmology.* 2007;114(11):1965-1972.

Quigley HA. Glaucoma. *Lancet.* 2011;377(9774):1367-1377.

IDOSOS COM DEFICIÊNCIA VISUAL

Ao trabalhar com pacientes idosos com ou sem comprometimento visual, existem duas maneiras simples de melhorar sua capacidade visual: aumentar o contraste e providenciar iluminação adequada. A sensibilidade ao contraste se refere à capacidade de distinguir um objeto do seu ambiente de fundo. Os idosos têm mais dificuldade em detectar objetos de baixo contraste, e isso fica ainda mais difícil em pacientes com deficiência visual. Os pacientes podem demonstrar acuidade adequada quando testados com um painel para exame ocular altamente contrastado, escrito em preto sobre um fundo branco, mas seu desempenho cai significativamente quando devem ler um painel pouco contrastado, com letras de cor cinza claro sobre um fundo branco. Este último teste se assemelha muito mais à situação cotidiana que um idoso enfrenta ao tentar sair de uma calçada, junto ao meio-fio. Fornecer melhor iluminação para esses pacientes significa usar uma fonte de luz que ilumine claramente o objeto em questão, sem que o brilho incida em seus olhos e sem que produza reflexos excessivos. Isso envolve, em geral, a utilização de uma fonte de lua indireta, de alta potência.

Além do tratamento oftalmológico, os pacientes com comprometimento visual muitas vezes se beneficiam de um encaminhamento a um especialista em baixa visão. Esses médicos são especializados em maximizar a visão funcional remanescente do paciente por meio de dispositivos ópticos individualizados, como lentes de leitura fortes, telescópios, magnificadores e dispositivos eletrônicos que aumentam e projetam o material de leitura em uma tela de vídeo. Seus esforços muitas vezes incluem a colaboração com especialistas em reabilitação que, além de trabalhar diretamente com pacientes com deficiência visual, podem recomendar o uso de dispositivos auxiliares não ópticos, como livros e jornais com letras grandes, serviços de biblioteca gratuitos para acesso a livros gravados e telefones, relógios ou mostradores equipados com numerais grandes e de alto contraste.

MEDICAMENTOS SISTÊMICOS E GLAUCOMA

O uso de corticosteroides, como cortisona e prednisolona, podem aumentar a PIO. Embora a maioria dos pacientes que tomam corticosteroides não apresente uma elevação subsequente da PIO, os fatores de risco para o desenvolvimento de PIO elevada incluem história pessoal ou familiar de glaucoma, suspeita atual de glaucoma, via de administração e duração do tratamento com corticosteroides. Os corticosteroides tópicos ou aplicados no vítreo apresentam o maior risco. Os riscos, em escala descendente, são as aplicações intravenosa, parenteral e inalatória. O uso de corticosteroides por < 2 semanas em geral não requer monitoração especial da PIO. No entanto, qualquer paciente que faz uso crônico de corticosteroides ou que apresenta um risco para glaucoma deve passar por avaliação ocular pelo menos anualmente.

A maioria dos medicamentos que listam o glaucoma em suas contraindicações ou efeitos adversos estão preocupados com a forma do glaucoma na qual o ângulo do sistema de drenagem da câmara anterior é estreito. Quando o paciente toma a medicação, o sistema de drenagem pode se estreitar ainda mais, às vezes a ponto de fechar completamente, o que leva a um aumento da PIO. As classes de medicamentos que têm o potencial de induzir o fechamento do ângulo estreito são agentes antiespasmódicos, anti-histamínicos, medicamentos antiparkinsonianos, inibidores da monoaminoxidase e midriáticos tópicos. Essas advertências não se aplicam à maioria dos pacientes que têm glaucoma primário de ângulo aberto. Ao contrário, elas são relevantes somente para aqueles com a forma relativamente incomum de glaucoma de ângulo fechado. O glaucoma de ângulo fechado é tratado cirurgicamente e a consulta com um oftalmologista especializado pode revelar que os medicamentos citados podem ser usados com segurança.

SINTOMAS VISUAIS QUE INDICAM A NECESSIDADE DE ENCAMINHAMENTO URGENTE A UM ESPECIALISTA EM CUIDADOS OCULARES

Sinais de alerta indicando a necessidade de encaminhamento urgente incluem alterações significativas na visão e dor ocular moderada ou grave. As alterações na visão podem incluir uma redução súbita da acuidade visual (mesmo com correção), um relato de visão distorcida (na metamorfopsia, linhas retas parecem ser curvas ou irregulares), ou o aparecimento súbito de um escotoma ou um defeito de campo visual.

A revisão cuidadosa da história ocular é importante. Na história, o paciente deve ser perguntado, entre outras coisas, sobre qual é o olho afetado e quando iniciaram sintomas como dor, redução da visão, fotofobia ou secreção. Se o sintoma primário é a dor, pergunte sobre história de cirurgia ocular recente, traumatismo, lesão química, fotofobia ou uso recente de lentes de contato. Se houver redução da visão, pergunte sobre a localização da perda visual. Uma redução na visão central sugere envolvimento macular e pode ser resultado de degeneração macular, retinopatia diabética, doença vascular oclusiva ou neuropatia óptica.

Tabela 61-4 Sintomas visuais indicativos da necessidade de encaminhamento

Sintoma	Possível etiologia	Necessidade de encaminhamento

Visão central diminuída
Perda acentuada
Início rápido
Monocular (geralmente)
	Degeneração macular úmida ou exsudativa relacionada à idade
	Edema ou hemorragia macular causada por diabetes
	Oclusão vascular
	Neuropatia óptica isquêmica
	  Arterítica = pacientes com arterite temporal
	  Não arterítica = paciente frequentemente tem diabetes ou hipertensão
		O mais rápido possível[a]

Visão central diminuída Perda leve Início lento Bilateral (geralmente)	Degeneração macular seca relacionada à idade Cataratas Retinopatia diabética Alteração no erro de refração	Menos urgente
Dor ocular Monocular Moderada a grave, fotofobia (possivelmente)	Infecção (p. ex., ceratite herpética) Abrasão da córnea Uveíte Endoftalmia (geralmente também reduz a visão) Traumatismo químico ou mecânico Glaucoma de angulo fechado	O mais rápido possível[a]
Perda da visão periférica Monocular	Descolamento de retina[a] Glaucoma (geralmente bilateral, mas assimétrico)	O mais rápido possível[a] ou urgente
Perda da visão periférica Binocular	Lesão na via visual central (entre quiasma e córtex)	Urgente

[a]O mais rápido possível, obtenha consulta telefônica ou encaminhe o paciente para avaliação pessoal com um oftalmologista.

Se a perda da visão for periférica, verifique se ela é monocular ou binocular. Se ela for monocular, suspeite de neuropatia retiniana ou óptica. Em casos de perda visual bilateral, considere uma causa neurológica ou, menos provável, uma doença ocular bilateral concomitante (Tabela 61-4).

SITE RECOMENDADO

Lighthouse (fornece mais informações sobre serviços de reabilitação visual, educação, pesquisa, prevenção e defesa de interesses dos pacientes). http://www.lighthouse.org

62 Manejo da deficiência auditiva em idosos

Dane J. Genther, MD
Frank R. Lin, MD, PhD

▶ Princípios gerais em idosos

A perda da audição é altamente prevalente em indivíduos idosos, sendo muitas vezes ignorada como um potencial contribuinte para a morbidade nessa população. Nos Estados Unidos (EUA), estima-se que 26,7 milhões de adultos com 50 anos de idade ou mais sofram de perda auditiva bilateral de 25 dB (decibéis) ou maior, e que até 79% dos adultos com 80 anos de idade ou mais sofram de perda auditiva. É provável que muitos desses indivíduos possam ser tratados de forma adequada com a tecnologia atual; no entanto, as evidências sugerem que essa população muitas vezes é tratada inadequadamente. Por exemplo, nos EUA, apenas 14,2% dos adultos portadores de deficiência auditiva com 50 anos de idade ou mais usam próteses auditivas. A taxa é similar na Inglaterra e no País de Gales (17,3%), embora tenham um sistema de saúde que cobre o custo de próteses auditivas.

A deficiência auditiva afeta a capacidade de comunicação eficaz de um indivíduo, mas frequentemente é tida como parte normal do processo de envelhecimento, seja pelos pacientes, seja pelos profissionais de saúde. Contudo, evidências atuais relatam o contrário. Estudos recentes mostram que a perda auditiva está associada de forma independente com a incidência de demência, declínio cognitivo acelerado, piora da função cognitiva e aumento das quedas e distúrbios da marcha. Tais resultados negativos significativos justificam uma atenção intensificada dos provedores na abordagem ou tratamento da perda auditiva em seus pacientes.

▶ Prevenção

A perda auditiva relacionada à idade em idosos representa a sequela de múltiplos danos que podem lesionar progressivamente a cóclea no decorrer do tempo. Embora muitos desses fatores não possam ser modificados (p. ex., envelhecimento intrínseco da cóclea, sexo, predisposição genética), muitos outros (como exposição ao ruído, uso de medicamentos ototóxicos) podem ser controlados e são discutidos a seguir.

▶ Achados clínicos

A. Sinais e sintomas

1. Entrevista com o paciente — Muitas vezes os pacientes não estão conscientes de sua deficiência auditiva, sobretudo quando ela progride gradualmente ao longo de muitos anos. É útil perguntar a um paciente se ele tem dificuldade para ouvir em grandes grupos ou em ambientes lotados e barulhentos, ou se ele costuma pedir às pessoas que repitam o que disseram. O entrevistado pode perceber que ele consegue ouvir as pessoas, mas que algumas resmungam demais ou falam muito baixo. As respostas a essas perguntas podem fornecer pistas sobre a presença de perda auditiva para o profissional de saúde. Se o paciente está consciente da perda auditiva, a evolução temporal e a natureza da progressão podem fornecer informação vital sobre a etiologia. É importante perguntar sobre zumbido (ruído), dor de ouvido (otalgia), secreção auricular (otorreia), tontura (vertigem, desequilíbrio), outros déficits neurológicos e neuropatias cranianas. Uma história de exposição intensa e/ou prolongada a ruídos, traumatismo da orelha, traumatismo craniano, cirurgia de orelha ou infecções da orelha (mesmo no passado remoto, quando criança ou na idade adulta jovem) são componentes necessários de qualquer entrevista.

2. Entrevista com um membro da família/amigo — Muitas vezes, um membro da família ou um amigo é a pessoa que insiste para que o indivíduo procure atendimento médico devido à perda auditiva. Essas pessoas com frequência são as primeiras a notar que o paciente está solicitando aos outros que repitam o que disseram ou que não está entendendo corretamente as palavras ou mesmo toda a conversação. Elas podem notar que precisam falar mais alto para interagir com o paciente, que o paciente não escuta quando estão falando em outro aposento, ou que o paciente aumenta o volume do rádio ou da televisão a níveis muito altos para as demais pessoas. Entrevistar pessoas que convivem com o paciente é fundamental para detectar comprometimentos auditivos mais sutis.

3. Achados de exame físico — É fundamental que um profissional de saúde inspecione a orelha com um otoscópio. O canal

Tabela 62-1 Interpretação dos testes com diapasão

Resultados do teste de Weber	Resultados do teste de Rinne	Interpretação
O som não lateraliza	A condução aérea é maior do que a condução óssea bilateralmente	Não há perda auditiva ou há perda auditiva neurossensorial igual bilateralmente
O som não lateraliza	A condução óssea é maior do que a condução aérea bilateralmente	Perda auditiva de condução igual bilateralmente
O som lateraliza para um lado	A condução aérea é maior do que a condução óssea bilateralmente	Perda auditiva neurossensorial do lado oposto da lateralização
O som lateraliza para um lado	A condução óssea é maior do que a condução aérea no lado da lateralização	Perda auditiva de condução do lado da lateralização
O som lateraliza para um lado	A condução óssea é maior do que a condução aérea bilateralmente	Perda auditiva de condução bilateral, maior do lado da lateralização

auditivo externo (CAE) e a membrana timpânica (MT) devem ser completamente visualizados. O cerume pode se acumular no CAE e causar alguma perda auditiva caso oclua completamente o canal. O CAE também pode ser ocluído por outras massas, como tumores, tecido de granulação, cistos, pólipos ou até mesmo corpo estranho. A MT deve ser translúcida e de coloração acinzentada. Qualquer perfuração da MT, drenagem de secreção a partir da MT ou orelha média, massas situadas atrás da MT (na orelha média), efusão na orelha média ou espessamento significativo da MT é anormal e pode causar perda auditiva. Um exame com diapasão também deve ser realizado, idealmente com um diapasão de 512 Hz, usando duas técnicas. O teste de Weber é feito colocando o diapasão em vibração sobre uma proeminência óssea na linha média, mais frequentemente sobre a região frontal superior, para identificar qualquer lateralização do som. Um teste normal é ouvido igualmente em ambas as orelhas. O teste de Rinne compara a condução óssea à condução aérea em cada orelha, colocando inicialmente o diapasão em vibração sobre a proeminência óssea do mastoide, atrás da orelha (condução óssea) e, depois, comparando o som quando o diapasão é mantido lateralmente à orelha do paciente (condução aérea). Um teste de Rinne normal (positivo) demonstra que a condução aérea é maior do que a condução óssea. A Tabela 62-1 demonstra como interpretar os achados dos testes realizados com o diapasão.

4. Testes de rastreamento — Os testes de rastreamento podem ser feitos questionando o paciente como citado antes. Existem instrumentos manuais de rastreamento, como o Welch Allyn AudioScope, e questionários de pesquisa, como o Handicap Inventory for the Elderly (Quadro 62-1), mas eles oferecem utilidade adicional limitada em comparação com o cuidadoso questionamento geral. O relatório recente da U.S. Preventive Task Force sobre o rastreamento da perda auditiva em adultos de 50 anos de idade ou mais serve como diretriz. Um rastreamento de comprometimento auditivo é um aspecto necessário para a visita inicial anual de bem-estar do Medicare.

5. Encaminhamento a audiologia e otorrinolaringologia — Qualquer paciente com perda auditiva deve ser encaminhado a um audiólogo com mestrado ou doutorado para teste audiométrico formal. O encaminhamento a um fornecedor de próteses auditivas (ou especialista em próteses) também pode ser considerado. A formação desses indivíduos varia entre os diferentes Estados, e alguns deles têm somente graduação de ensino médio. O encaminhamento a um otorrinolaringologista é justificado quando existe uma preocupação médica (Tabela 62-2).

▶ Diagnóstico diferencial

As apresentações clássicas de diversas causas de perda auditiva são discutidas aqui, mas nem todos os sintomas associados ou adicionais podem estar presentes em todas as condições apresentadas. A perda auditiva neurossensorial (PANS) constitui 92% das perdas auditivas em idosos, e as restantes são perdas de condução ou mistas (componentes neurossensoriais e de condução). Na grande maioria dos casos, a perda auditiva em idosos é multifatorial, e muitas etiologias levam, concorrentemente, à perda auditiva com o decorrer do tempo. É importante notar que o zumbido subjetivo, que é um processo mediado centralmente, pode acompanhar qualquer tipo de perda auditiva como resultado da alteração da transmissão do estímulo auditivo para o córtex auditivo no lobo temporal.

A. Perda auditiva neurossensorial (doença da orelha interna)

1. Presbiacusia — Um audiograma típico de presbiacusia (perda auditiva relacionada à idade) mostra uma PANS de inclinada para baixo, na qual as frequências mais altas (em direção a 8 kHz) são mais severamente afetadas que as frequências mais baixas (em direção a 250 Hz) (Figura 62-1). Os pacientes muitas vezes não estão cientes de seu grau de comprometimento auditivo em decorrência de sua progressão gradual durante anos. Os amigos do paciente e membros da família costumam ser os primeiros a notar e podem levá-lo a procurar avaliação e tratamento. Em alguns pacientes, a perda auditiva pode ser acelerada por fatores hereditários.

2. Lesão por ruído — A perda auditiva induzida por ruído pode ser resultado da exposição prolongada ao ruído, na qual a

Quadro 62-1 Hearing Handicap Inventory for Elderly Screening

Instruções: O propósito desta escala é identificar os problemas que a sua perda auditiva pode estar-lhe causando. Responda *Sim, Às vezes* ou *Não* para cada pergunta. *Não pule uma pergunta se você evita a situação por causa da sua perda auditiva.* É importante que você responda todas as perguntas. Se você usa um aparelho auditivo, por gentileza, responda como você consegue ouvir *sem* o aparelho auditivo.

E S

(E1) Um problema de audição faz você se sentir envergonhado quando conhece pessoas novas?
4 _____ Sim
2 _____ Às vezes
0 _____ Não

(E2) Um problema auditivo faz você se sentir frustrado quando conversa com membros de sua família?
4 _____ Sim
2 _____ Às vezes
0 _____ Não

(S3) Você tem dificuldades quando alguém fala sussurrando?
4 _____ Sim
2 _____ Às vezes
0 _____ Não

(E4) Você se sente incapacitado por um problema auditivo?
4 _____ Sim
2 _____ Às vezes
0 _____ Não

(S5) Um problema auditivo dificulta suas visitas a amigos, parentes ou vizinhos?
4 _____ Sim
2 _____ Às vezes
0 _____ Não

(S6) Um problema auditivo faz você frequentar menos cultos ou serviços religiosos do que gostaria?
4 _____ 4 Sim
2 _____ 2 Às vezes
0 _____ 0 Não

(E7) Um problema auditivo faz você brigar com membros da família?
4 _____ Sim
2 _____ Às vezes
0 _____ Não

(S8) Um problema auditivo lhe traz dificuldades para escutar a TV ou o rádio?
4 _____ Sim
2 _____ Às vezes
0 _____ Não

(E9) Você acha que qualquer dificuldade com a sua audição limita ou dificulta sua vida pessoal ou social?
4 _____ Sim
2 _____ Às vezes
0 _____ Não

(S10) Um problema auditivo dificulta a sua ida a restaurantes com parentes ou amigos?
4 _____ Sim
2 _____ Às vezes
0 _____ Não

_____ Subescala Emocional Total
_____ Subescala Social Total
_____ **Pontuação total**

Lembre-se de responder a *todas as perguntas* e, se você usa um aparelho auditivo, responda de que maneira você escuta *sem* o aparelho auditivo.

S, pergunta da subescala social; E, pergunta da subescala emocional; sim, 4 pontos; às vezes, 2 pontos; não, 0 pontos. Variação dos resultados para a pontuação total: 0 – 8, sem deficiência auditiva; 9 – 24, deficiência auditiva leve a moderada; 25 – 40, deficiência auditiva grave.

Reproduzido com permissão de Ventry I, Weinstein B. The hearing handicap inventory for the elderly: a new tool. *Ear Hear.* 1982;3(3):128-134.

---

perda da audição pode ser permanente e ocorrer gradualmente ao longo de meses a anos, ou decorrente de uma exposição breve a ruídos intensos, quando a perda auditiva pode ser súbita e temporária ou permanente. O audiograma desses pacientes em geral mostra uma queda de 3 a 6 kHz e pode ser uni ou bilateral, dependendo da natureza da lesão. A perda auditiva induzida por ruído pode ser prevenida por meio do uso de protetores auriculares e outros dispositivos de proteção auditiva, ou evitando o ruído.

3. Infecção — Várias infecções podem causar perda auditiva. Labirintite viral, bacteriana ou fúngica pode causar perda auditiva que é normalmente unilateral com zumbido associado e vertigem. A meningite, em particular a bacteriana, pode causar perda parcial a completa da audição por meio de lesão direta da cóclea. Sabe-se que a sífilis e a doença de Lyme causam PANS súbita. O herpes-zóster ótico, conhecido como síndrome de Ramsay Hunt, devido à reativação do vírus zóster no gânglio geniculado, leva à formação de vesículas dolorosas dentro e ao

MANEJO DA DEFICIÊNCIA AUDITIVA EM IDOSOS | **CAPÍTULO 62** | **463**

Tabela 62-2 Indicações para encaminhamento otorrinolaringológico

- Cerume impactado que não pode ser removido
- Massa no conduto auditivo externo
- Otorreia significativa
- Otalgia persistente
- Perfuração persistente da membrana timpânica
- Secreção persistente de orelha média
- Massa na orelha média
- Infecção grave no conduto auditivo externo ou orelha média
- Vertigem ou desequilíbrio associados
- Neuropatias cranianas associadas
- Perda auditiva assimétrica
- Perda auditiva flutuante
- Perda auditiva para a qual a audiometria não fornece uma explicação adequada

4. Doença autoimune da orelha interna — Diversas doenças autoimunes estão associadas com perda auditiva normalmente progressiva e de natureza bilateral, incluindo – mas não se limitando a – lúpus eritematoso sistêmico, poliarterite nodosa, doença intestinal inflamatória, doença de Crohn, colite ulcerativa e granulomatose com poliangeíte. Também existem alguns pacientes que apresentam perda auditiva e/ou tontura sem a presença de uma doença conhecida e que respondem a tratamento imunossupressor. Nessas condições, acredita-se que a perda auditiva seja causada por lesão direta da cóclea e órgãos vestibulares a partir de ataques mediados por anticorpos pelo sistema imunológico do hospedeiro.

5. Doença sistêmica e vascular — Muitas doenças sistêmicas podem resultar em perda auditiva, primariamente por meio de seus efeitos sobre a vasculatura da cóclea. O suprimento sanguíneo da cóclea é composto de ramos terminais da circulação intracraniana e está sujeito a problemas vasculares com isquemia subsequente e até mesmo infarto. Diabetes melito, vasculites de pequenos vasos e eventos microtrombóticos ou embólicos podem levar a perda auditiva súbita ou gradual. Além disso, perda auditiva, vertigem e/ou nistagmo podem ser alguns dos sintomas de apresentação de um acidente vascular encefálico (AVE) isquêmico central ou AVE hemorrágico.

redor da orelha externa, seguidas de perda auditiva unilateral súbita que pode ser temporária ou permanente, zumbido, nistagmo, desequilíbrio ou vertigem e/ou fraqueza facial que pode ser temporária ou permanente (os pacientes podem apresentar um ou todos os itens citados). O diagnóstico pode ser feito pelo isolamento do vírus a partir do líquido vesicular.

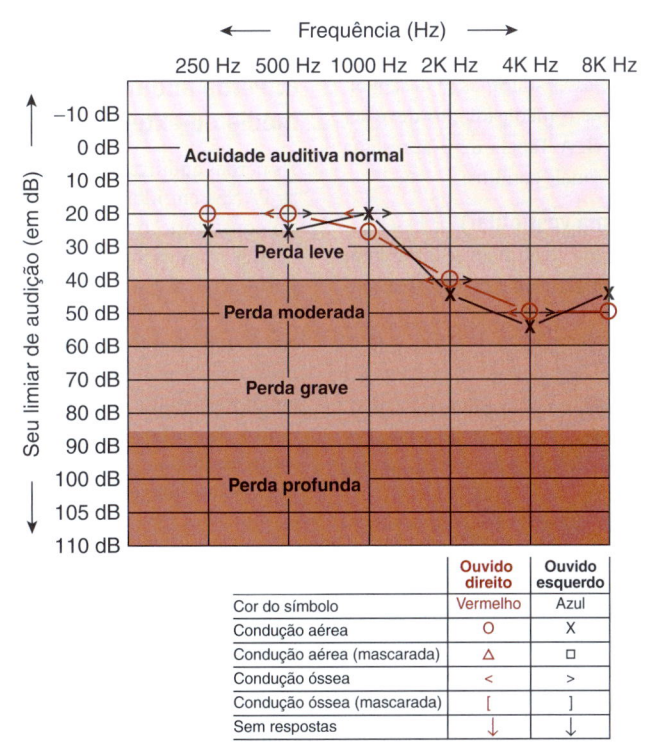

▲ **Figura 62-1** Audiometria na presbiacusia. Uma audiometria demonstrando PANS moderada normalmente observada na presbiacusia (perda auditiva relacionada à idade). Note que as frequências altas são mais afetadas do que as frequências mais baixas. Physician's Choice Hearing and Dizziness Center. (Disponível em http://hearinganddizziness.com/. Acessado em 8 de Outubro de 2012. Usada com permissão.)

Tabela 62-3 Medicamentos ototóxicos comuns

Antibióticos aminoglicosídeos
Gentamicina
Amicacina
Neomicina
Estreptomicina
Vancomicina
Eritromicina
Antimaláricos
Cloroquina
Quinina
Agentes quimioterápicos à base de platina
Cisplatina
Carboplatina
Diuréticos de alça
Furosemida
Torsemida
Anti-inflamatórios não esteroides
Ácido acetilsalicílico
Cetorolaco

6. Medicamentos ototóxicos — Sinais e sintomas de que um paciente possa estar apresentando efeitos ototóxicos incluem o desenvolvimento de zumbido de início recente, vertigem ou desequilíbrio e dificuldade auditiva. Se esses sintomas se desenvolverem, o paciente deve ser avaliado e o medicamento deve ser suspenso imediatamente, se possível. A Tabela 62-3 apresenta alguns dos medicamentos ototóxicos mais comuns.

7. Neuroma acústico (schwannoma vestibular) — Esses pequenos tumores do VII nervo craniano costumam se apresentar com PANS unilateral, lentamente progressiva e de alta frequência, mas podem se apresentar como PANS súbita em até 25% dos pacientes. Os sintomas comumente associados incluem zumbido em 70% dos pacientes, desequilíbrio ou vertigem em 50% dos pacientes, disfunção do V nervo craniano (com frequência subclínica) em 50% dos pacientes e/ou fraqueza facial ou assimetria facial em 2% dos pacientes. A RM com gadolínio é o estudo de escolha para o diagnóstico.

8. Doença de Meniere — Também conhecida como hidropsia endolinfática, esta condição se caracteriza por vertigem rotacional episódica debilitante e dura de 20 minutos a 24 horas, mas normalmente dura uma a duas horas. A doença de Meniere está associada com perda auditiva flutuante de baixa frequência, plenitude auricular e zumbido. Os sintomas quase sempre começam unilateralmente, mas a orelha contralateral pode ser envolvida em até 50% dos pacientes com o passar do tempo. A história natural é uma evolução recorrente e remitente, e a doença frequentemente se extingue com o tempo. Ataques recorrentes podem levar a uma PANS permanente.

9. Traumatismo — Fraturas de osso temporal por quedas, acidentes com veículos motorizados, agressões ou outros tipos de traumatismo fechado podem causar PANS se a orelha interna estiver envolvido. Além disso, os pacientes podem apresentar paresia do nervo facial que pode ser retardada ou imediata e lesões de estruturas próximas. Uma tomografia computadorizada (TC) do osso temporal com ou sem contraste intravenoso fará o diagnóstico nesses pacientes.

10. Perda auditiva neurossensorial súbita — A PANS súbita é uma redução súbita dos limiares auditivos de 30 dB ou mais em três frequências audiométricas contíguas, ocorrendo em 72 horas ou menos, caracterizando uma emergência otológica que ocorre em cerca de 5 a 20 indivíduos por 100.000 a cada ano. O objetivo primário no manejo desses pacientes é a prevenção de PANS permanente por meio do pronto encaminhamento a um otorrinolaringologista para confirmação e tratamento com esteroides dentro de 24 a 48 horas. A diferenciação entre uma PANS súbita (que requer encaminhamento imediato) e uma perda aguda da condução decorrente de uma infecção na orelha ou efusão na orelha média (tratada com antibióticos simples ou *spray* nasal de esteroides e sem necessidade de encaminhamento urgente) pode ser feita usando os testes com diapasão descritos antes.

11. Radiação — Uma história de radiação de cabeça ou pescoço para um processo neoplásico ou exposição ambiental pode levar à PANS por meio de lesão direta da orelha interna e do nervo auditivo.

B. Perda auditiva de condução (doença da orelha média ou externa)

As perdas auditivas de condução são bem menos comuns do que as PANSs em idosos e muitas vezes podem ser diagnosticadas no consultório por exame otoscópico ou testes com diapasão. Causas comuns incluem obstrução do CAE (p. ex., por cerume), perfurações da MT, efusões na orelha média e patologia da cadeia ossicular. As efusões na orelha média causadas por disfunção da tuba auditiva em geral podem ser tratadas com esteroides intranasais e antibióticos orais (se houver suspeita de otite média aguda) e seguidas de modo conservador durante dois meses. A não resolução do quadro ou quando se suspeita de qualquer outra etiologia para uma perda auditiva de condução justifica um encaminhamento a um otorrinolaringologista.

▶ Complicações

Além de comprometer a comunicação verbal, a perda auditiva foi implicada em outros resultados negativos. A Figura 62-2 mostra como a perda auditiva relacionada à idade (PARI) está associada com a função cognitiva e funcional mais pobre via a carga da cognição e do isolamento social. Sinais auditivos malcodificados provenientes de uma cóclea comprometida requerem maiores recursos cerebrais para a decodificação auditiva, e essa carga cognitiva resulta em um conjunto menor de recursos disponíveis para outras tarefas cognitivas. Ao mesmo tempo, a PARI também foi

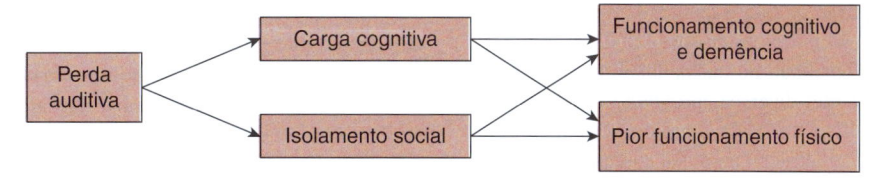

Figura 62-2 Modelo conceitual sobre como a perda auditiva afeta os domínios da saúde e funcionamento.

associada com um funcionamento social mais pobre, um dos determinantes de morbidade e mortalidade em idosos.

Consistente com esse modelo, as evidências epidemiológicas que demonstram que a PARI está independentemente associada com o funcionamento cognitivo e físico em idosos estão vindo à tona. Atualmente, ficou claro que a PARI está associada de forma independente com um pior funcionamento neurocognitivo em testes verbais e não verbais da função executiva e de memória, declínio cognitivo acelerado e demência incidente. Em comparação com indivíduos com audição normal, aqueles com perda auditiva leve, moderada e grave têm um risco 2, 3 e 5 vezes maior para o desenvolvimento de demência, respectivamente. Os recursos cognitivos também são fundamentais para marcha, equilíbrio e outras tarefas, como dirigir. Estudos recentes demonstram que a PARI está associada com comprometimento do equilíbrio, quedas e comprometimento da capacidade de dirigir. Essas relações podem ser mediadas pelos efeitos da audição sobre a carga cognitiva ou pela redução da consciência da audição do meio ambiente.

▶ Tratamento

Mais frequentemente, a dificuldade no tratamento ou a tentativa de abordar a perda auditiva em idosos é, primeiramente, convencê-los de que apresentam uma perda auditiva que tem implicações potencialmente significativas para um envelhecimento sadio e, em segundo lugar, de que um tratamento atual pode ajudá-los a ouvir melhor e melhorar muitos aspectos de suas vidas. Para uma revisão útil de muitos aspectos da perda auditiva em idosos com uma seção fundamental sobre o tratamento, ver Pacala e colaboradores, 2012.

A. Técnicas adaptativas

Os indivíduos com perda auditiva devem olhar diretamente para a pessoa com a qual estão conversando. Familiares e amigos devem ser encorajados a falar em volume normal, pronunciar claramente, manter as mãos e outros objetos afastados de suas bocas e a reformular frases em vez de repeti-las quando solicitados. Da mesma forma, o treinamento de leitura labial, reconhecimento de palavra e escuta ativa demonstrou algum benefício nesses pacientes.

B. Modificações ambientais

Um indivíduo com perda auditiva deve se colocar no centro da conversação, afastado de ruídos de fundo. Deve ser escolhido um ambiente com o mínimo de ruído de fundo para reuniões ou conversas, se possível. A iluminação deve ser adequada para ver os rostos das pessoas que estão falando.

C. Dispositivos de escuta assistida

Existem muitos dispositivos que permitem a melhora da comunicação por meio da amplificação pessoal, sem próteses auditivas. Esses dispositivos podem ser úteis em um paciente que gostaria de usar próteses auditivas, mas que não pode comprá-las ou manejá-las. Os dispositivos de escuta assistida (DEA) usam normalmente um microfone colocado próximo ao som desejado, transmitindo-o ao paciente. Um dispositivo é um "amplificador de bolso", que amplifica o som nas proximidades e o envia para o usuário através de fones de ouvido. Muitos locais públicos também têm sistemas de escuta que emitem o som de quem fala ou da área de interesse para o usuário através de infravermelho ou sinais de frequência modulada (FM). Outros amplificadores incluem telefones amplificados, dispositivos de telecomunicação para surdos (também conhecidos como telefones de texto), legendagem para televisão, despertadores vibratórios e sistemas de alarme visual (p. ex., campainhas de porta e alarmes de fumaça).

D. Avaliação audiológica

O objetivo do audiólogo ou especialista em próteses auditivas não é simplesmente adaptar uma prótese auditiva, mas também assegurar-se de que o paciente é capaz de se comunicar de maneira eficaz em todas as situações. Logo, o processo de reabilitação auditiva envolve aconselhamento, adaptação apropriada da prótese auditiva e dos dispositivos de amplificação, reabilitação e treinamento de uso de outros sistemas como DEAs, telefones amplificadores e sistemas de circuito de indução de áudio. Para identificar um audiólogo ou especialista em próteses auditivas com os mesmos objetivos, pergunte o seguinte: Será que ele poderá oferecer uma reabilitação audiológica normal para seus pacientes? Será que ele tem um sistema de laço de indução instalado em seu consultório? Ele é membro da Academy of Rehabilitative Audiology, uma organização focada no manejo abrangente da perda auditiva? Considerando o modelo taxa por serviços prestados que raramente é coberto pelo seguro, é fundamental distinguir entre os audiólogos comprometidos com cuidados abrangentes de reabilitação e aqueles que estão interessados apenas em aparelhos auditivos.

E. Aparelhos auditivos

Menos de 15% dos americanos com idade superior a 50 anos usam aparelhos auditivos, apesar da evidência de uma melhor percepção e compreensão da fala e qualidade de vida relacionadas com a audição, incluindo bem-estar social, emocional e mental. Isso pode ser resultado do custo, aparência, conforto e desempenho em ambientes diversos apresentados pelos aparelhos auditivos. Além disso, nos EUA, a maioria das operadoras de seguros de saúde não cobre o custo dos aparelhos auditivos, que custam em média 1.500 dólares cada, com modelos "Premium" chegando a custar 3.000 a 5.000 dólares cada.

1. Tipos de próteses auditivas — As próteses auditivas digitais se tornaram o padrão na última década e oferecem vantagens de tamanho e desempenho sobre as próteses auditivas analógicas volumosas comumente usadas há uma década. Existem quatro tipos principais: atrás da orelha, na orelha, no conduto auditivo e completamente dentro do conduto auditivo.

2. Seleção e adaptação de próteses auditivas — Após testes audiométricos feitos por um audiólogo qualificado, os aparelhos auditivos devem ser encaixados corretamente, personalizados com DEAs apropriados e controlados ao longo do tempo. O audiólogo ajudará o paciente a maximizar sua experiência quando ao desempenho, levando em consideração as preferências do paciente quanto à aparência, funcionalidade e custo. Depois que o aparelho auditivo tenha sido escolhido e equipado, o paciente deve tomar parte do treinamento de reabilitação auditiva, que um audiólogo consciencioso deve oferecer a todos os seus pacientes, durante o qual o paciente é orientado quanto ao uso adequado do dispositivo, manejo do dispositivo em ambientes diferentes, percepção da fala e comunicação, bem como estratégias de enfrentamento e como lidar com as dificuldades que possam surgir durante o seu uso. A amplificação bem-sucedida requer um esforço contínuo do audiólogo e do paciente ao longo de várias visitas ao consultório.

3. Dispositivos de escuta assistida para uso com próteses auditivas — Embora as próteses auditivas apresentem um bom desempenho quando a fonte sonora se encontra dentro de um raio de 6 metros, em distâncias maiores elas apresentam um desempenho pior. Alguns locais públicos estão equipados com tecnologia capaz de transmitir o som diretamente para aparelhos auditivos através de FM, ultravermelho ou sistema de laço de indução. Isso melhora a qualidade do som, reduzindo a relação sinal-ruído. Especialmente interessantes, laços de indução ou "laços auditivos" transmitem diretamente o som para dois terços dos aparelhos auditivos atualmente equipados com uma bobina telefônica, melhorando muito a qualidade do som. O sistema envolve um fio fino, que é colocado ao redor da periferia de uma sala ou área, permitindo que o som seja transmitido à telebobina através da indução. Tais sistemas estão instalados em salas de concertos, bilheterias situadas em estações de trem, casas de oração, e em qualquer lugar onde o barulho de fundo ou a proximidade com o som que interessa possa interferir com a comunicação.

4. Implantes cocleares — Os implantes cocleares são dispositivos neuroprotéticos implantados cirurgicamente usados para tratar PANS profunda em pacientes que não se beneficiam do uso de próteses auditivas otimizadas. A cirurgia é feita ambulatoriamente por um otorrinolaringologista, que implanta eletrodos na cóclea através de uma mastoidectomia, e dura cerca de duas horas. Ao contrário dos aparelhos auditivos, os implantes cocleares estimulam diretamente o nervo auditivo, substituindo funcionalmente o papel da cóclea comprometida. O implante coclear pode melhorar de maneira substancial a capacidade de comunicação dos idosos. Muitos idosos melhoram de 0% palavras compreendidas no pré-operatório (sem a ajuda de dicas visuais) para 100% de compreensão após vários meses da cirurgia. Não existem contraindicações de idade para a cirurgia de implante coclear, e muitos centros de implante realizam implantes cocleares em idosos entre 80 e 90 anos de idade. Os candidatos para implante coclear são aqueles com PANS grave a profunda, mesmo usando próteses auditivas bilaterais otimizadas. Em geral, mesmo quando usam próteses auditivas maximamente otimizadas, esses pacientes atingem uma pontuação inferior a 40 a 50% nos testes de reconhecimento de palavras ou frases.

▶ Prognóstico

No caso da perda auditiva idiopática ou relacionada à idade, a história natural é uma progressão ao longo do tempo, possivelmente contribuindo para isolamento social, carga cognitiva e morbidade em idosos. Atualmente, não há evidências definitivas de que o tratamento da perda da audição possa mitigar esses resultados negativos. Houve apenas um estudo clínico randomizado de tamanho moderado sobre aparelhos auditivos que examinou os efeitos além da compreensão da fala e qualidade de vida, e esse estudo foi realizado há mais de 20 anos. Curiosamente, tal estudo demonstrou efeitos positivos dos aparelhos auditivos sobre a cognição e outros domínios funcionais em quatro meses após o tratamento. Um ensaio maior, usando tecnologia mais atual e períodos mais longos de acompanhamento em um estudo populacional mais generalizado, está sendo planejado no momento.

Bisht M, Bist SS. Ototoxicity: the hidden menace. *Indian J Otolaryngol Head Neck Surg*. 2011;63(3):255-259.

Chien W, Lin FR. Prevalence of hearing aid use among older adults in the United States. *Arch Intern Med*. 2012;172(3):292-293.

Chou R, Dana T, Bougatsos C, Fleming C, Beil T. Screening adults aged 50 years or older for hearing loss: a review of the evidence for the U.S. Preventive services task force. *Ann Intern Med*. 2011;154(5):347-355.

Kim HH, Barrs DM. Hearing aids: a review of what's new. *Otolaryngol Head Neck Surg*. 2006;134(6):1043-1050.

Kuhn M, Heman-Ackah SE, Shaikh JA, Roehm PC. Sudden sensorineural hearing loss: a review of diagnosis, treatment, and prognosis. *Trends Amplif*. 2011;15(3):91-105.

Lee CA, Mistry D, Uppal S, Coatesworth AP. Otologic side effects of drugs. *J Laryngol Otol*. 2005;119(4):267-271.

Lin FR. Hearing loss and cognition among older adults in the United States. *J Gerontol A Biol Sci Med Sci.* 2011;66(10):1131-1136.

Lin FR, Ferrucci L, Metter EJ, An Y, Zonderman AB, Resnick SM. Hearing loss and cognition in the Baltimore Longitudinal Study of Aging. *Neuropsychology.* 2011;25(6):763-770.

Lin FR, Metter EJ, O'Brien RJ, Resnick SM, Zonderman AB, Ferrucci L. Hearing loss and incident dementia. *Arch Neurol.* 2011;68(2):214-220.

Lin FR, Yaffe K, Xia J, et al; Health ABC Study Group. Hearing loss and cognitive decline among older adults. *JAMA Intern Med.* 2013;173(4):293-299.

Pacala JT, Yueh B. Hearing deficits in the older patient: "I didn't notice anything". *JAMA.* 2012;307(11):1185-1194.

Mulrow CD, Aguilar C, Endicott JE, et al. Quality-of-life changes and hearing impairment. A randomized trial. *Ann Intern Med.* 1990;113(3):188-194.

Strawbridge WJ, Wallhagen MI, Shema SJ, Kaplan GA. Negative consequences of hearing impairment in old age: a longitudinal analysis. *Gerontologist.* 2000;40(3):320-326.

Ventry I, Weinstein B. The hearing handicap inventory for the elderly: a new tool. *Ear Hear.* 1982;3(3):128-134.

Wallhagen MI, Pettengill E, Whiteside M. Sensory impairment in older adults: part 1: hearing loss. *Am J Nurs.* 2006;106(10):40-48; quiz 48-49.

Wingfield A, Tun PA, McCoy SL. Hearing loss in older adulthood— what it is and how it interacts with cognitive performance. *Curr Dir Psychol Sci.* 2005;14(3):144-148.

63 Abordagem da dor torácica em idosos

Christina Paruthi, MD
Miguel Paniagua, MD, FACP

▶ Princípios gerais em idosos

Pacientes idosos têm maior probabilidade de apresentar um evento cardíaco sem dor torácica do que pacientes mais jovens, e também de procurar cuidados médicos apresentando uma dor torácica atípica. Menos da metade dos pacientes cujo diagnóstico final é infarto do miocárdio (IM) são internados por infarto agudo do miocárdio. O National Registry of Myocardial Infarction (NRMI) mostrou que apenas 40% das queixas principais de pacientes mais velhos foram dor torácica, em comparação com 77% dos pacientes que apresentam IM com 65 anos de idade ou mais jovens. Os pacientes podem apresentar náusea, fadiga ou *delirium*. A falta de sintomas típicos pode levar a um atraso no tratamento e aumento da morbidade e mortalidade na população idosa doente (ver Capítulo 7, "Apresentações Atípicas das Doenças em Idosos"). Para adultos com 65 anos de idade ou mais, a doença cardíaca isquêmica é responsável por 81% da mortalidade e, portanto, deve ser a primeira consideração diagnóstica quando um adulto mais velho se apresenta para atendimento médico com queixa de dor torácica. No entanto, a dor torácica em pacientes idosos também pode ter uma origem não cardíaca ou uma etiologia cardíaca diferente da doença cardíaca coronariana. Origens não cardíacas da dor torácica incluem causas pulmonares ou esofágicas. Embora nem todas as causas de dor torácica no idoso levem a eventos fatais, um diagnóstico precoce baseado em uma história de fatores associados e um exame físico direcionado podem melhorar os desfechos de saúde na qualidade de vida do idoso a curto e longo prazo, a funcionalidade, bem como os resultados da saúde como um todo. Portanto, é fundamental que os médicos obtenham uma história completa, façam um exame físico direcionado e mantenham um elevado nível de suspeita para fazer o diagnóstico correto em tempo hábil.

▶ Achados clínicos

A. Sinais e sintomas

A angina típica em qualquer idade se apresenta como dor torácica subesternal muitas vezes descrita como "semelhante a uma pressão", com irradiação para mandíbula, pescoço ou braço. Se um paciente apresentou um IM no passado, perguntar ao paciente se a dor que ele sente é semelhante àquela percebida durante o IM anterior pode fornecer uma pista importante. As descrições de dor torácica irradiando para a região posterior do tórax podem ser mais sugestivas de dissecção aórtica ou patologia gastrintestinal, como refluxo gastresofágico. Se os pacientes se queixam de dor torácica após a alimentação ou quando estão deitados, deve-se considerar refluxo gastresofágico como um diagnóstico possível.

As características que sugerem síndrome coronariana aguda incluem diaforese, pele fria e úmida, dispneia recente ou progressiva, e/ou dispneia aos esforços. Pacientes mais velhos têm maior probabilidade de demorar para procurar atendimento médico, ou tendem a atribuir seus sintomas ao "envelhecimento normal", o que pode levar a um aumento dos desfechos adversos ou óbito, quando a etiologia da dor torácica é grave. A maioria dos idosos com síndrome coronariana aguda procura atendimento médico apresentando dispneia, diaforese, náusea/vômito e/ou síncope, e não necessariamente dor torácica. Além disso, visto que os idosos têm maior prevalência de comorbidades, processos patológicos concorrentes podem mascarar a apresentação de uma síndrome coronariana aguda. Ademais, pacientes com *delirium* ou demência podem ter problemas para comunicar com precisão seus sintomas ao médico.

1. Exame físico — O exame físico deve iniciar com os sinais vitais, com especial atenção à pressão arterial, frequência cardíaca e saturação de oxigênio, para avaliar a estabilidade clínica do paciente.

A seguir, o médico deve avaliar o sistema cardiovascular. É importante verificar a pressão arterial em ambos os braços, pois uma discrepância sistólica de mais de 20 mmHg entre as medidas, sem uma história de comprometimento vascular em qualquer membro, deve levantar suspeita de dissecção aórtica, principalmente se o paciente descreve a dor torácica "como se algo rasgasse" ou "rompesse". Um abafamento das bulhas cardíacas à ausculta deve levar à suspeita de tamponamento cardíaco como a causa do desconforto. Outros sinais e sintomas adicionais de tamponamento cardíaco incluem pulso paradoxal (uma redução de > 10 mmHg na pressão sistólica durante a inspiração) e hipotensão. O tamponamento cardíaco é mais comum no cenário de certas doenças crônicas, incluindo doença autoimune, processos malignos, ou uma história recente de traumatismo torácico agudo. Na presença de atrito pericárdico, deve-se pensar no diagnóstico de pericardite. Um sopro holossistólico alto e recente é sugestivo de patologia coronariana aguda e possível disfunção papilar de valva mitral. Uma pressão venosa jugular aumentada e um galope B_3 sugerem insuficiência cardíaca congestiva. A insuficiência cardíaca congestiva recente, em um cenário de dor torácica, deve ser considerada uma emergência médica e precisa ser avaliada prontamente para excluir diagnósticos graves, como síndrome coronariana aguda. Na presença de dor torácica que varia de acordo com a respiração, com ou sem hemoptise, deve ser considerada uma embolia pulmonar. Dor à palpação da parede torácica pode indicar dor musculoesquelética ou costocondrite, e pode tranquilizar o médico e o paciente. Edema de membros inferiores, quando simétrico em ambos os membros e de instalação aguda ou subaguda, pode ser sugestivo de insuficiência cardíaca direita: no entanto, se houver edema unilateral, deve-se suspeitar de tromboembolismo e considerar uma avaliação para tromboembolismo pulmonar como causa da dor torácica. Neste cenário, a dor torácica também pode estar associada com hipoxia e taquicardia, e pode ser agravada pela respiração.

2. Achados laboratoriais — A bioquímica sanguínea padrão inclui creatinoquinase (CK), creatinoquinase miocárdica (CK-MB) e troponina I. A CK se origina de células musculares lesionadas e não é específica de lesão miocárdica. A CK-MB é uma isoenzima mais específica para lesão miocárdica; além disso, quando é feita uma proporção de CK, se esta for > 4,5% da CK total, ela é sugestiva de lesão miocárdica. A troponina I é mais específica e sensível para lesão miocárdica; contudo, a troponina pode levar até 8 horas após o evento inicial para aumentar numericamente. No caso de uma lesão recorrente, a CK-MB tem meia-vida mais curta e, se subir outra vez durante um evento presumidamente agudo, será um marcador mais confiável de lesão miocárdica repetida. Outros exames diagnósticos que podem ser úteis incluem o dímero-D para o diagnóstico de embolia pulmonar (ver Capítulo 32, "Doença Arterial Periférica e Tromboembolismo Venoso").

3. Exames diagnósticos e exames de imagem — O eletrocardiograma (ECG) é o primeiro passo na avaliação de dor torácica em um paciente idoso. É importante obter um ECG prévio para comparação; nessa faixa etária, os pacientes já podem ter uma história cardíaca significativa, o que pode levar a achados críticos capazes de gerar confusão, particularmente na ausência de um estudo comparativo. Elevações S-T em um território coronariano específico aumentam a preocupação com uma ruptura aguda de placa coronariana e IM com elevação do segmento ST. Elevações ou depressões difusas de S-T podem ser sugestivas de pericardite em um contexto clínico apropriado. Os achados ECG de tamponamento cardíaco incluem um embotamento da voltagem dos complexos QRS, associados com dispneia e na presença de alternância elétrica – uma variação dos complexos QRS entre os batimentos, em um padrão alternante.

Na radiografia de tórax, a presença de um mediastino alargado, quando a história clínica é sugestiva, deve levantar suspeita de dissecção aórtica. A suspeita de tromboembolismo pulmonar ou dissecção aórtica deve levar o clínico a solicitar uma tomografia computadorizada (TC) de tórax contrastada para diagnóstico.

4. Exames especiais — Uma dispneia progressiva que acompanha a dor torácica aos esforços (angina) deve ser avaliada com um teste de esforço, seja um teste de esforço com uma modalidade de imagem como ecocardiograma ou exame de medicina nuclear. Uma modalidade de imagem é absolutamente necessária, uma vez que anormalidades basais no ECG podem confundir os resultados durante testes de estresse. Pacientes idosos fragilizados podem apresentar limitações de sua capacidade funcional e são incapazes de completar um teste de esforço realizado com exercício*. Em pacientes apropriados, o uso de uma bicicleta no lugar de uma esteira pode, algumas vezes, compensar para esses déficits funcionais; para pacientes incapazes de atingir a frequência cardíaca alvo com exercícios, o teste farmacológico é uma alternativa viável.

Causas gastrintestinais de dor torácica podem ser erroneamente interpretadas como angina. Se o paciente observa uma correlação dos sintomas com alimentos, deve-se considerar um teste empírico de supressão de ácido ou, quando clinicamente indicado, um exame com ingestão de bário pode mostrar múltiplas estenoses em um padrão saca-rolhas, se o paciente apresentar espasmo esofágico. Uma endoscopia alta pode ser útil no diagnóstico de esofagite (ver Capítulo 35, "Queixas Gastrintestinais e Abdominais," para uma discussão mais aprofundada do diagnóstico para distúrbios esofágicos ou outros distúrbios gastrintestinais).

▶ Diagnóstico diferencial

O diagnóstico diferencial de dor torácica em pacientes idosos é tão amplo quanto em adultos mais jovens, com o potencial de complicações adicionais de comorbidades médicas coexistentes. A avaliação inicial inclui uma avaliação da estabilidade cardiogênica e pulmonar. Uma vez estabelecida, a dor torácica deve ser avaliada quanto à sua probabilidade de ser cardíaca ou não cardíaca, seguida pela avaliação inicial para diagnósticos associados com maior mortalidade e taxas de complicação. As causas cardiovasculares de dor torácica incluem síndrome coronariana aguda, angina instável, pericardite e dissecção aórtica. O escore Thrombolysis In Myocardial Infarction (TIMI) é uma escala prognóstica amplamente usada para a estratificação do risco de dor torácica e probabilidade de dor torácica isquêmica. Os sete componentes incluem idade superior a 65 anos, três ou mais fatores de risco para doença arterial coronariana, doença arterial coronariana conhecida, desvio do segmento ST no ECG, dois episódios dentro de 24 horas após a apresentação, uso de ácido acetilsalicílico (AAS) nos últimos sete dias ou elevação dos biomarcadores cardíacos no momento da apresentação. Um escorre

---

* N. de R.T. O teste de esforço pode ser realizado com o aumento da frequência cardíaca induzido por medicamento, portanto sem exercício.

de risco TIMI elevado reflete um risco elevado para etiologia cardíaca, sendo usado para guiar o tratamento, como anticoagulação adicional e estratégias invasivas precoces *versus* estratégias conservadoras para exame posterior.

As causas pulmonares da dor torácica incluem embolia pulmonar aguda e pleurite. A dor torácica pleurítica, causada pela inflamação do revestimento pleural do pulmão, ocorre com a inspiração e pode levar à dor torácica. Essa inflamação pode ser causada por qualquer processo patológico que causa inflamação ou acúmulo de líquido, incluindo pneumonia ou, menos comumente, uma embolia pulmonar distal pequena. Uma história de dor torácica exacerbada pela inspiração e associada com febre e/ou produção de catarro deve sugerir pneumonia. A dor torácica também pode ser o primeiro sinal ou queixa principal de um paciente idoso que, ao final, apresenta um câncer de pulmão.

A causa musculoesquelética mais comum de dor torácica é a costocondrite ou síndrome de Tietze (um edema das cartilagens costais). A dor torácica causada por doenças gastrintestinais costuma estar relacionada a refluxo gastresofágico, esofagite ou espasmo esofágico. A esofagite química (ou esofagite por comprimidos) relacionada a medicamentos como bifosfonados pode ser particularmente prevalente em pacientes idosos, sobretudo naqueles que tomam muitos comprimidos por dia. A suspeita de esofagite por comprimidos deve levar a um exame imediato da lista de medicamentos do paciente, procurando por possíveis contribuintes para a esofagite.

▶ **Tratamento**

O tratamento é específico para a causa subjacente da dor torácica. No caso de um IM com elevação de ST, um diagnóstico rápido por meio do ECG e história clínica pode levar à imediata convocação da equipe de cateterismo cardíaco. Quando não existe cateterização cardíaca disponível no local de apresentação e se o paciente puder ser transportado para um hospital que dispõe de cateterização cardíaca dentro de 90 minutos após sua apresentação, as medidas necessárias para o transporte devem ser tomadas imediatamente. Se uma cateterização cardíaca não é possível, pode ser considerada uma trombólise farmacológica. O escore de risco TIMI pode, então, direcionar o tratamento com agentes antiplaquetários (ver Capítulo 28, "Doença Coronariana").

Na apresentação, se a história clínica de dissecção aórtica é confirmada por meio de uma TC ou, em alguns casos, pelo ECG, trata-se de uma emergência cirúrgica, e os preparativos para levar o paciente à sala de cirurgia devem ser feitos após considerar a presença de uma comorbidade, capacidade funcional, expectativa de vida e diretrizes antecipadas.

A pericardite exige uma avaliação diagnóstica adicional para estabelecer sua etiologia. Além do tratamento da causa subjacente, a maioria dos casos pode ser tratada com anti-inflamatórios não esteroides ou AAS, se não houver contraindicações. A colchicina, um medicamento para tratamento da gota, também é muito eficaz no tratamento da pericardite.

Se o diagnóstico de embolia pulmonar for feito definitivamente por meio de TC ou cintilografia de ventilação e perfusão, o paciente deve receber tratamento anticoagulante na ausência de contraindicações absolutas. Se o paciente apresentar eventos tromboembólicos recorrentes, pode ser considerado o implante de um filtro de veia cava inferior.

A dor torácica pleurítica é um sintoma inespecífico que pode ter várias causas, incluindo doenças infecciosas, autoimunes ou outras doenças sistêmicas. O manejo inclui anti-inflamatórios associados a um tratamento direcionado da causa subjacente.

A inflamação e a distensão dos músculos do arcabouço costal podem levar à dor torácica, provocando desconforto significativo. Uma vez excluídas todas as causas com risco de vida da dor torácica e se o exame físico for consistente com osteocondrite (dor torácica postural e dor que pode ser reproduzida à palpação), o paciente pode ser tranquilizado e o alívio da dor geralmente pode ser obtido pela administração de um anti-inflamatório.

Manifestações gastrintestinais de dor torácica, como doença do refluxo gastresofágico e esofagite, podem ser manejadas com bloqueadores anti-histamínicos-1 ou com inibidores da bomba de prótons (ver Capítulo 35, "Queixas Gastrintestinais e Abdominais"). Com o diagnóstico de espasmo esofágico, usar um bloqueador de canal de cálcio e evitar os desencadeantes são medidas que podem manejar os sintomas de forma eficaz.

RESUMO

A doença cardíaca isquêmica é uma causa significativa de morbidade e mortalidade em idosos. A idade, isoladamente, coloca os idosos em risco maior de isquemia cardíaca, na presença de dor torácica. No entanto, nessa população, a doença cardíaca pode não se apresentar inicialmente com dor torácica, ou pode se apresentar com dor torácica atípica. Além disso, na presença de dor torácica, ela pode não ser decorrente de patologia cardíaca. Para os médicos é importante diferenciar a dor torácica cardíaca da não cardíaca, e estratificar os pacientes de risco imediatamente após a apresentação, para não retardar um tratamento adequado. As ferramentas para tal incluem exame físico, história abrangente, eletrocardiografia, biomarcadores cardíacos e radiografia torácica na avaliação inicial.

Alexander KP, Newby KL, Cannon CP, et al; American Heart Association Council on Clinical Cardiology; Society of Geriatric Cardiology. Acute coronary care in the elderly part 1: non-ST-segment-elevation acute coronary syndromes: a scientific statement for healthcare professionals from the American Heart Association Council on Clinical Cardiology: in collaboration with the Society of Geriatric Cardiology. *Circulation*. 2007;115(19):2549-2569.

Antman EM, Cohen M, Bernink PM, et al. The TIMI Risk Score for unstable angina/non-ST elevation MI: a method for prognostication and therapeutic decision making. *JAMA*. 2000;284(7):835-842.

Brieger D, Eagle KA, Goodman SG, et al. Acute coronary syndromes without chest pain, an underdiagnosed and undertreated high-risk group: insights from the Global Registry of Acute Coronary Events. *Chest*. 2004;126(2):461-469.

Cannon CP, Weintraub WS, Demopoulos LA, et al; TACTICS (Treat Angina with Aggrastat and Determine Cost of Therapy with an Invasive or Conservative Strategy)—Thrombolysis in Myocardial Infarction 18 Investigators. Comparison of early invasive and conservative strategies in patients with unstable coronary syndromes treated with the glycoprotein IIb/IIIa inhibitor tirofiban. *N Engl J Med*. 2001;344(25):1879-1887.

Chun AA, McGee SR. Bedside diagnosis of coronary artery disease: a systematic review. *Am J Med*. 2004;117(5):335-343.

Chute CG, Greenberg ER, Baron J, Korson R, Baker J, Yates J. Presenting conditions of 1539 population-based lung cancer patients by cell type and stage in New Hampshire and Vermont. *Cancer*. 1985;56(8):2107-2111.

Fuster V, Walsh R, Harrington R, eds. *Hurst's the Heart*. New York, NY: McGraw Hill; 2010.

Gibbons RJ, Balady GJ, Bricker JT, et al. ACC/AHA 2002 guideline update for exercise testing: summary article: a report of the American College of Cardiology/American Heart Association Task Force on Practice Guidelines (Committee to Update the 1997 Exercise Testing Guidelines). *Circulation*. 2002;106(14):1883-1892.

de Groen PC, Lubbe DF, Hirsch, LJ, et al. Esophagitis associated with the use of alendronate. *N Engl J Med*. 1996;335(14):1016-1021.

Halter JB, Ouslander JG, Tinettie ME, Studenski S, High KP, Asthana S, eds. *Hazzard's Geriatric Medicine and Gerontology*. New York, NY: McGraw-Hill; 2009.

Roger VL, Go, AS, Lloyd-Jones DM, et al; American Heart Association Statistics Committee and Stroke Statistics Subcommittee. Heart disease and stroke statistics—2012 update: a report from the American Heart Association. *Circulation*. 2012;125(1): e2-e220.

64 Abordagem da dispneia em idosos

Leslie Kernisan, MD, MPH

▶ Princípios gerais em idosos

A dispneia, também conhecida como falta de ar, é um sintoma comum que afeta a população geriátrica. Em uma declaração de consenso de 2012, a American Thoracic Society definiu a dispneia como a seguir:

> *"Dispneia é o termo usado para caracterizar a experiência subjetiva de desconforto respiratório, composta de sensações qualitativamente distintas e que variam em intensidade. Essa experiência se deriva de interações entre múltiplos fatores fisiológicos, psicológicos, sociais e ambientais, e pode induzir a respostas fisiológicas e ambientais secundárias."*

Este capítulo está particularmente orientado para a avaliação ambulatorial do paciente no contexto de acompanhamento dos cuidados primários ou consulta de urgência. No entanto, os princípios gerais também podem ser aplicados no cenário de cuidados agudos ou a longo prazo.

A dispneia muitas vezes é abordada de forma inadequada no paciente geriátrico em decorrência de vários fatores, como tempo de consulta limitado ou a presunção inadequada de um médico de que a dispneia é causada por uma condição crônica e não pode ser tratada posteriormente. Na verdade, muitas vezes a dispneia sinaliza um problema médico novo e significativo, ou a piora de uma (ou mais) doenças cardiopulmonares crônicas. Com frequência a dispneia também é um sintoma físico muito angustiante que, quando não tratado, pode comprometer substancialmente a função física e a qualidade de vida. Por essas razões, a dispneia em um paciente geriátrico nunca deve ser ignorada.

Os médicos devem considerar os seguintes princípios-chave dos cuidados geriátricos ao avaliar e tratar o paciente idoso com falta de ar.

- **Considere obter a história por intermédio de cuidadores ou outros informantes experientes.**

  Embora muitos pacientes geriátricos sejam capazes de fornecer uma excelente história, outros podem apresentar problemas cognitivos, deficiência auditiva ou até mesmo dificuldades de fala. Solicitar informações dos cuidadores pode revelar informações adicionais importantes, e ajuda a obter uma história mais consistente e útil. Os médicos também devem lembrar que outros médicos muitas vezes não reconhecem ou não documentam um comprometimento cognitivo importante. Portanto, a ausência de um diagnóstico de comprometimento cognitivo não deve levar o médico a não pensar nessa possibilidade, nem fazê-lo deixar de buscar informações adicionais a partir de um informante experiente, principalmente quando a história não é clara ou não é tão coerente como o esperado.

- **Considere a possibilidade de apresentações alternativas.**

  Em alguns casos, os problemas respiratórios no paciente geriátrico podem se manifestar como outras queixas ou sintomas, como fadiga, desconforto torácico ou redução da atividade física. Pacientes com demência moderada ou grave podem ser incapazes de articular claramente uma queixa respiratória. Por vezes, a dispneia é identificada pelo médico atento depois que um cuidador refere que o paciente está diferente do que era antes.

- **Preste atenção especial aos medicamentos.**

  Os pacientes geriátricos costumam utilizar vários medicamentos prescritos para uso crônico e agudo, e muitos têm problemas com o manejo das medicações (ver Capítulo 9, "Princípios da Prescrição para Idosos", e Capítulo 53, "Abordando a Polifarmácia e Melhorando a Adesão Medicamentosa em Idosos," para obter mais detalhes sobre o manejo medicamentoso). Uma revisão cuidadosa das prescrições e uso de medicamentos é necessária, de forma a assegurar que uma queixa respiratória não está relacionada a um problema com a adesão medicamentosa. Especial atenção deve ser dada a inaladores, que muitas vezes são difíceis de usar corretamente, bem com a medicamentos cardiovasculares. Por exemplo, alguns pacientes algumas vezes "pulam" doses do diurético, na tentativa de reduzir a incontinência.

- **Considere as comorbidades.**

  A dispneia é um sintoma associado com muitas doenças crônicas e agudas, que com frequência coexistem no paciente geriátrico. Uma avaliação cuidadosa muitas vezes é necessária para definir a etiologia subjacente de uma dispneia de início recente ou do agravamento de uma falta de ar e, algumas vezes, é necessário teste terapêutico para identificar a causa principal da atual queixa de dispneia. Pacientes e familiares muitas vezes ficam contentes quando o médico informa que mais do que uma condição pode estar causando a dispneia, e que um pequeno teste terapêutico de ensaio e erro pode ser necessário.

- **Considere os benefícios e as desvantagens dos procedimentos diagnósticos.**

  Embora a avaliação inicial da dispneia feita no consultório possa ser concluída em todos os pacientes geriátricos, exames mais extensos (p. ex., testes de função pulmonar, tomografias computadorizadas, testes cardíacos de estresse, etc.) podem ser difíceis para alguns pacientes mais frágeis e com expectativa de vida limitada. Por essas razões, os médicos devem considerar os benefícios e as desvantagens antes de encaminhar os pacientes para avaliação mais extensa, e devem tentar discutir os benefícios e as desvantagens com os pacientes e seus familiares, como parte do processo da tomada de decisão compartilhada. Para mais informações sobre como identificar idosos com expectativa de vida limitada, ver Capítulo 3, "Metas de Cuidado e Considerações sobre o Prognóstico".

- **Identifique os atores-chave na tomada da decisão médica.**

  Muitos pacientes geriátricos têm um ou mais membros da família ou cuidadores envolvidos na tomada de decisão médica. Identificar e envolver esses cuidadores é fundamental, especialmente porque tais cuidadores são parte integrante de qualquer plano de cuidados recomendado pelo médico.

- **Considere os benefícios e as desvantagens dos planos de tratamento propostos.**

  Alguns tratamentos para dispneia podem ser mais difíceis para pacientes geriátricos do que para outros pacientes. Isso não quer dizer que tais tratamentos não devem ser propostos; no entanto, é importante considerar a viabilidade de sua implementação para pacientes e cuidadores. Os médicos devem tentar antecipar e diminuir a carga que um tratamento proposto pode impor a um idoso e/ou cuidador.

- **Considere as metas do atendimento.**

  As metas do atendimento devem ser revistas, sobretudo quando estão sendo considerados procedimentos diagnósticos ou tratamentos mais complexos. Como a dispneia pode ser um sintoma muito angustiante, os médicos não devem medir esforços para fornecer pelo menos algum grau de alívio sintomático. Para mais informações sobre como incorporar metas de cuidado para o atendimento clínico do paciente geriátrico, ver Capítulo 3, "Metas de Cuidados e Considerações sobre o Prognóstico".

- **Considere cuidados paliativos para doença cardiopulmonar crônica avançada.**

  A dispneia persistente no paciente geriátrico algumas vezes é causada por doença cardiopulmonar muito avançada, como a doença pulmonar obstrutiva crônica (DPOC) estágio IV ou insuficiência cardíaca avançada. Nesses casos, deve ser considerada uma abordagem de cuidados paliativos, que normalmente combina uma discussão cuidadosa do prognóstico e metas com uma ênfase no controle do sintoma e qualidade de vida. Estudos mostraram que os pacientes muitas vezes evoluem para uma doença cardiopulmonar muito avançada sem que um médico tenha discutido o prognóstico com eles. Os médicos devem tentar avaliar a compreensão do paciente e sua família quanto ao prognóstico, uma vez que as preferências de tratamento podem ser influenciadas por essa informação. Por exemplo, um paciente e sua família podem estar mais dispostos a considerar o tratamento com opiatos em doses baixas para o tratamento da dispneia refratária na DPOC estágio IV se o paciente entender seu mau prognóstico e a alta probabilidade de morte no próximo ano (ver Capítulo 3, "Metas de Cuidados e Considerações sobre o Prognóstico," e o Capítulo 11, "Geriatria e Cuidados Paliativos").

▶ Sintomas

Para avaliar o sintoma da dispneia em um paciente geriátrico, o médico deve começar com uma história abrangente e uma revisão breve de seu prontuário. Como já foi dito, o médico deve considerar incluir um informante competente na entrevista, especialmente quando existe qualquer possibilidade de comprometimento cognitivo. Os objetivos da anamnese são:

- Determinar se a queixa é um problema novo, a piora de uma queixa crônica ou uma queixa progressiva, que não melhorou.
- Obter mais informações sobre a dispneia, como duração, gravidade, frequência, padrão temporal, fatores exacerbantes/de alívio, e seu caráter qualitativo.
- Identificar o impacto sobre a função física e psicológica, perguntando sobre o impacto sobre a atividade física e o humor.
- Identificar outros sinais e sintomas que possam estar relacionados ou indicar uma etiologia subjacente.
- Identificar condições crônicas ou condições prévias associadas com a dispneia.
- Verificar a presença de exposições ambientais ou ocupacionais que possam provocar ou agravar a dispneia, como tabagismo ou poluição do ar.
- Revisar o uso de medicamentos, visando especialmente à adesão a medicamentos pulmonares e cardiovasculares.

▶ Avaliação quantitativa e qualitativa da dispneia

A gravidade da dispneia pode ser avaliada pedindo-se que o paciente relate a intensidade da falta de ar usando uma escala numérica (i.e., de 1 a 10) ou uma escala visual analógica. Os pacientes também devem ser encorajados a descrever o caráter da dispneia. A dispneia pode representar diversas sensações qualitativamente distintas, algumas das quais foram ligadas a determinadas fisiopatologias subjacentes. Por exemplo, a pesquisa mostrou que o edema pulmonar costuma estar associado a uma sensação de "sufocamento", enquanto a broncoconstrição aguda é frequentemente descrita como "aperto no tórax." A falta de condicionamento cardíaco tem sido associada a uma sensação de "respiração pesada." A sensação de esforço aumentado ou respiração trabalhosa está ligada à DPOC, asma, fibrose pulmonar e miopatia, enquanto a fome de ar está associada com insuficiência cardíaca e embolia pulmonar, bem como com DPOC e asma.

A. Avaliação do impacto funcional

A avaliação do impacto da dispneia sobre a capacidade funcional é importante, seja o problema recente e agudo ou crônico e progressivo. A experiência da dispneia muitas vezes envolve um forte componente afetivo, motivo pelo qual os médicos devem perguntar acerca do impacto sobre o humor e função psicológica, bem como sobre a função física.

O impacto sobre a função física pode ser rapidamente avaliado por meio de perguntas feitas ao paciente e cuidadores como: "Qual distância você é capaz de andar? Como é isso em comparação com antes?" ou "Com quais atividades você está tendo dificuldades devido à sua falta de ar?"

A avaliação do impacto afetivo é especialmente importante em pacientes que sofrem de dispneia crônica, como os pacientes com DPOC. Essa avaliação pode ser feita com perguntas deste tipo: "Como você se sente com essa dificuldade para respirar?" ou "Sua dificuldade de respirar incomoda muito?" Para os pacientes que relatam sentimentos de tristeza, apatia ou ansiedade, deve ser considerada uma avaliação detalhada para depressão ou ansiedade.

Para os pacientes que sofrem de dispneia crônica, várias ferramentas e questionários de avaliação foram desenvolvidos; no entanto, estes foram usados principalmente em ambientes de pesquisa, e a maioria é muito longa para ser usada na prática clínica comum. Na atualidade, nenhum índice é amplamente usado na prática clínica de rotina, embora esteja em andamento o desenvolvimento de um questionário breve abordando gravidade da dispneia, impacto funcional e angústia.

B. Sinais e sintomas associados

A presença ou ausência de certos sinais e sintomas pode ajudar a identificar a etiologia subjacente da dispneia. Os médicos devem perguntar principalmente sobre:

- Tosse e características do escarro, se houver
- Febre
- Congestão nasal
- Dor no peito, dor à inspiração profunda ou dor em outro lugar
- Edema das pernas ou em outro lugar

C. Relevantes condições crônicas ou médicas passadas

Os médicos devem notar a presença de quaisquer condições médicas crônicas associadas com dispneia, pois elas podem fornecer indicações importantes nas quais a queixa atual deve ser considerada. Condições passadas (p. ex., anemia aguda) podem ter grande chance de recorrer. As condições crônicas mais comuns associadas com dispneia são:

- Doença pulmonar obstrutiva crônica
- Insuficiência cardíaca
- Doença arterial coronariana
- Falta de condicionamento/obesidade
- Asma
- Doença pulmonar intersticial
- Anemia

▶ Achados

Todas as avaliações de dispneia no paciente geriátrico devem incluir, pelo menos, um exame físico focado. Exames laboratoriais e testes diagnósticos adicionais podem ser indicados, dependendo da história e dos achados do exame físico, e se a queixa parecer ser aguda ou crônica.

A. Exame físico

No exame, o médico deve verificar o seguinte:

- Sinais vitais, incluindo frequência respiratória e saturação de oxigênio; considerar uma saturação de oxigênio ambulatorial se houver dispneia aos esforços.
- Aspecto geral, incluindo desconforto visível e angústia respiratória.
- Exame de cabeça e pescoço, com atenção para sinais de infecção ou obstrução respiratória alta, posicionamento da traqueia e uso de músculos acessórios durante a respiração.
- Exame pulmonar, com especial atenção à presença de sibilos, estertores ou outros sons anormais.
- Exame cardiovascular, com especial atenção ao ritmo cardíaco, pressão venosa jugular e edema de pernas.

B. Exames diagnósticos adicionais

A Tabela 64-1 apresenta exames adicionais a considerar. O exame apropriado depende da história e precisão da queixa. Para uma queixa aguda, a tomografia computadorizada (TC) do tórax costuma ser indicada apenas quando existe alta suspeita de embolia pulmonar. Para a falta de ar, a TC do tórax em geral é considerada somente para a avaliação da doença pulmonar intersticial.

▶ Diagnóstico diferencial

A Tabela 64-2 apresenta os diagnósticos diferenciais que devem ser considerados para a dispneia aguda e crônica. Os diagnósticos diferenciais são fortemente influenciados pelo fato de a queixa da dispneia parecer ser nova e aguda, em vez de crônica e

Tabela 64-1 Exames diagnósticos adicionais

Exame	Indicação
Eletrocardiograma	Suspeita de isquemia cardíaca persistente ou recente, ou se houver suspeita de fibrilação atrial ou outra arritmia sintomática
Radiografia de tórax	Suspeita de pneumonia, derrame pleural ou pneumotórax
Exames laboratoriais	Hemograma completo se houver suspeita de anemia Peptídeo natriurético cerebral (BNP) se houver suspeita de insuficiência cardíaca Considerar D-dímero na suspeita de trombose venosa profunda (TVP)/embolia pulmonar (EP) (valor preditivo negativo muito mais elevado que o valor preditivo positivo)
Fluxo respiratório máximo	Suspeita de exacerbação da asma
Espirometria e testes de função pulmonar	Avaliação para dispneia crônica ou persistente (geralmente não é feita para dispneia aguda)
Ecocardiograma	Considerar para insuficiência cardíaca ou doença valvar
Exame cardíaco de estresse	Considerar para doença arterial coronariana

Tabela 64-2 Diagnósticos diferenciais para dispneia no paciente geriátrico

Dispneia aguda	Dispneia crônica
Pneumonia	DPOC
Síndrome coronariana aguda	Insuficiência cardíaca
DPOC ou exacerbação da asma	Falta de condicionamento
Exacerbação da insuficiência cardíaca	Doença pulmonar intersticial
Fibrilação atrial rápida ou outra taquiarritmia	Asma
Aspiração	Anemia
Anemia	
Embolia pulmonar	
Tamponamento cardíaco	
Pneumotórax	
Anafilaxia	
Ataque de pânico	

persistente. Em pacientes geriátricos, uma dispneia crônica pode se transformar em uma dispneia aguda, seja em decorrência de uma exacerbação de uma condição existente ou devido ao desenvolvimento de uma nova doença aguda em um paciente com uma doença crônica. Para as apresentações subagudas (i.e., que se desenvolvem ao longo de dias a semanas), devem ser consideradas ambas as listas na Tabela 64-2.

▶ **Próximos passos e tratamento**

O tratamento da dispneia depende da doença subjacente que parece causar o sintoma. Os médicos também devem ajustar o tratamento de acordo com as preferências do paciente e as metas de cuidados, e devem orientar o paciente, considerando os benefícios esperados e as desvantagens ao escolher entre as opções de tratamento.

A. Recomendações gerais

Ao tratar uma queixa de dispneia no paciente geriátrico, os médicos devem fazer o seguinte:

- **Providenciar instruções por escrito e extremamente claras para o paciente e cuidadores.**

Os pacientes geriátricos, em especial quando não estão se sentindo bem, têm dificuldade para lembrar-se de instruções verbais. Além disso, alguns cuidadores envolvidos no manejo de medicamentos ou outros aspectos do cuidado podem não estar presentes durante a consulta. Instruções claras e escritas reduzem a oportunidade de mal-entendidos e facilitam o compartilhamento do plano de cuidados com outros cuidadores ou médicos envolvidos.

- **Lembrar-se de que os pacientes idosos muitas vezes têm dificuldades para usar corretamente os inaladores.**

Os pacientes geriátricos correm o risco de usar os inaladores incorretamente e de entender errado as instruções de uso (sobremaneira quando são prescritos inaladores de curta e longa ação). Os inaladores muitas vezes também são caros para os pacientes, fazendo com que se recusem a seguir a prescrição. Os médicos devem encorajar os pacientes e cuidadores a fazer um treinamento com o inalador, seja no consultório ou na farmácia, mantendo-se atentos para a possibilidade de que a situação financeira interfira com a adesão. Os regimes de inalação devem ser simplificados, se possível. Os médicos também devem considerar a prescrição de um nebulizador para os pacientes; o salbutamol e o ipratrópio são mais baratos do que as soluções de nebulização genéricas.

- **Organizar um acompanhamento imediato dos sintomas e adesão à medicação.**

Os médicos devem organizar o acompanhamento imediatamente, a fim de garantir que a dispneia de um paciente geriátrico está melhorando. Isso tem especial importância para os pacientes geriátricos mais vulneráveis, como aqueles que vivem sozinhos ou que têm um cônjuge frágil, bem como para aqueles que apresentam comprometimento cognitivo. Pacientes e cuidadores devem ser solicitados a levar todos os medicamentos, inclusive os de prescrição mais recente, para uma visita de acompanhamento. A dificuldade de adesão a alterações medicamentosas ou recomendações é uma causa comum para a persistência ou piora dos sintomas de dispneia.

B. Considerações especiais para o tratamento da dispneia crônica no paciente geriátrico

Muitas vezes os médicos encontram pacientes geriátricos com dispneia crônica significativa que não é facilmente reversível. Esses casos de dispneia crônica são mais comumente causados por DPOC avançada ou insuficiência cardíaca. Tais pacientes podem ser um desafio para os médicos, sobretudo se não houver uma condição aguda sobreposta que possa ser tratada ou quando não existe um problema de adesão ao medicamento que, devidamente solucionado, resolva o problema.

Embora a dispneia nesses pacientes não possa ser curada, muitas vezes é possível aliviar os sintomas e aumentar o bem-estar psicológico. Para atingir esse objetivo, os médicos devem começar confirmando que a(s) doença(s) subjacente(s) que causa(m) a dispneia foi(ram) suficientemente tratada(s). Posteriormente (ou, às vezes, concomitantemente), devem ser consideradas as abordagens a seguir para o alívio dos sintomas.

1. Documentação regular e repetida da dispneia — Os médicos que cuidam de um idoso cronicamente dispneico em geral perguntam ao paciente sobre a sensação de dispneia. Em particular, os médicos devem documentar a gravidade, o impacto sobre a função e o desconforto. A documentação da dispneia ao longo do tempo permite que os médicos reavaliem a eficácia do atual plano de cuidados para a dispneia, ajustando-o se necessário. O questionamento regular na dispneia crônica também pode proporcionar confiança e o apoio tão necessário para o paciente e seus cuidadores, que se beneficiam da sensação de engajamento do médico, embora a dispneia seja incurável.

2. Oxigênio, ar medicinal e ventiladores — Para pacientes que sofrem de hipoxemia crônica, como pacientes com DPOC estágio IV, a oxigenoterapia demonstrou melhorar a dispneia e a qualidade de vida e também está associada a uma sobrevida maior. O oxigênio também é benéfico para pacientes com hipoxemia induzida por atividade física: como consequência, os médicos devem verificar ambulatorialmente a saturação de oxigênio em pacientes que não apresentam hipoxemia em repouso.

Ainda está sendo estudado se o oxigênio beneficia ou não os pacientes cronicamente dispneicos e que não apresentam hipoxemia. Para abordar essa questão, um recente estudo randomizado designou pacientes para uso de oxigênio *versus* ar medicinal. O estudo mostrou que o oxigênio não era superior, mas, curiosamente, ambos os grupos relataram melhoras na dispneia e na qualidade de vida, sugerindo que nos pacientes sem hipoxemia o próprio fluxo de ar alivia os sintomas, e não a oferta aumentada de oxigênio. Em outro estudo randomizado recente, pacientes não hipoxêmicos portadores de dispneia crônica apresentaram melhora sintomática quando um ventilador era direcionado para seus rostos.

3. Relaxamento, apoio psicossocial e terapia cognitivo-comportamental — Aconselhamento e terapia podem ajudar muitos pacientes a desenvolver formas melhores de lidar psicologicamente com a falta de ar crônica. Esse tipo de terapia pode reduzir a ansiedade e a angústia relacionada com a dispneia, resultando em melhoria na qualidade de vida.

4. Reabilitação pulmonar e exercícios — A reabilitação pulmonar geralmente combina um treinamento supervisionado com exercícios com uma orientação para a técnica respiratória, estratégias de manejo da dispneia e também pode incluir apoio psicossocial e nutricional. A reabilitação pulmonar demonstrou ser benéfica para pacientes com DPOC estágio III e IV. Pacientes geriátricos com DPOC podem se beneficiar de reabilitação pulmonar, embora sua participação possa ser limitada pelo comprometimento cognitivo ou fragilidade geral.

O treinamento de exercícios, aeróbicos e de resistência, ajuda a reverter a falta de condicionamento e pode melhorar o bem-estar. O exercício demonstrou melhorar a tolerância ao exercício e a dispneia em pacientes com falta de ar crônica, especialmente aqueles com DPOC.

5. Opiatos e outras farmacoterapias — Os opiatos aliviam a falta de ar, e estudos mostraram que o uso de doses relativamente baixas pode levar a melhoras significativas na dispneia. Por exemplo, um estudo recente de incremento de dose mostrou que 70% dos pacientes envolvidos experimentaram uma melhora importante dos sintomas com apenas 10 mg de morfina ao dia (cerca da metade dos 85 participantes do estudo apresentavam DPOC). Opiatos nebulizados, por sua vez, não mostraram benefícios em estudos controlados por placebo. No momento, vários grupos de especialistas recomendam aos médicos considerar opiatos sistêmicos para o tratamento da dispneia refratária em pacientes com doença muito avançada.

Embora os médicos muitas vezes se preocupem com o potencial de depressão respiratória dos opiatos (e isso é compreensível), nenhum estudo detectou reduções associadas na taxa de saturação de oxigênio ou aumentos na mortalidade. Ainda assim, os médicos que prescrevem opiatos para falta de ar devem aconselhar os pacientes e suas famílias sobre a prevenção da sobredosagem e desvios e, portanto, devem alertar acerca dos efeitos colaterais comuns como sonolência, constipação e, algumas vezes, náuseas (ver Capítulo 54, "O Manejo da Dor Persistente em Idosos", sobre o manejo da dosagem de opiatos e tratamento de efeitos colaterais).

Os benzodiazepínicos pertencem a outra classe de medicamentos muitas vezes considerados para o alívio da falta de ar crônica. As evidências que apoiam essa prática são fracas: uma revisão Cochrane recente concluiu que "não há nenhuma evidência de efeito benéfico dos benzodiazepínicos para o alívio da falta de ar em pacientes com câncer avançado e DPOC." No entanto, muitos médicos notaram uma melhora aparente, sobretudo em pacientes que estão sofrendo de ansiedade relacionada com a falta de ar, e recentemente um ensaio clínico pequeno com pacientes portadores de câncer verificou benefícios com o midazolam.

Como os benzodiazepínicos estão fortemente ligados à piora da cognição e do equilíbrio na população geriátrica, os médicos devem ser cautelosos ao prescreverem benzodiazepínicos para o paciente idoso com dispneia refratária e que vive na comunidade, devendo tentar inicialmente os opiatos e outras técnicas de manejo sintomático.

RESUMO

A dispneia é uma queixa comum em pacientes geriátricos. Os pontos-chave a lembrar na abordagem da dispneia nessa população incluem:

- A dispneia nunca deve ser ignorada ou negada. Uma dispneia recente ou a piora de uma dispneia exigem avaliação diagnóstica e tratamento. A dispneia crônica pode reduzir significativamente a função e qualidade de vida, e muitas vezes pode ser tratada com sucesso.

- Os médicos devem considerar o envolvimento de um informante conhecedor do caso para a obtenção da história. A dificuldade de aderir aos medicamentos ou a dificuldade para usar adequadamente os inaladores é comum entre os idosos, devendo os médicos estar atentos a esses frequentes contribuintes para a dispneia persistente. Os cuidadores muitas vezes estão empenhados na implementação de um plano de tratamento e no monitoramento dos sintomas. As instruções de tratamento devem ser feitas por escrito.

- As metas de atendimento e a expectativa de vida devem ser consideradas antes de partir para procedimentos diagnósticos e terapêuticos mais complexos, uma vez que as desvantagens podem ser maiores do que os benefícios em pacientes fragilizados ou que preferem passar por menos intervenções.

- A dispneia crônica causada por doença cardiopulmonar incurável muitas vezes pode ser atenuada com sucesso por meio de técnicas como oxigênio ou ar medicinal, apoio psicossocial, reabilitação pulmonar ou opiatos em baixa dose. Os médicos devem lembrar-se de fornecer orientação quanto ao prognóstico e expectativa de vida; o encaminhamento para cuidado paliativo muitas vezes também é apropriado para pacientes que lutam com a dispneia crônica.

Abernethy AP, McDonald CF, Frith PA, et al. Effect of palliative oxygen versus room air in relief of breathlessness in patients with refractory dyspnoea: a double-blind, randomised controlled trial. *Lancet*. 2010;376(9743):784-793.

Casaburi R, ZuWallack R. Pulmonary rehabilitation for management of chronic obstructive pulmonary disease. *N Engl J Med*. 2009;360(13):1329-1335.

Currow DC, McDonald C, Oaten S, et al. Once-daily opioids for chronic dyspnea: a dose increment and pharmacovigilance study. *J Pain Symptom Manage*. 2011;42(3):388-399.

Galbraith S, Fagan P, Perkins P, Lynch A, Booth S. Does the use of a handheld fan improve chronic dyspnea? A randomized, controlled, crossover trial. *J Pain Symptom Manage*. 2010;39(5):831-838.

Kamal AH, Maguire JM, Wheeler JL, Currow DC, Abernethy AP. Dyspnea review for the palliative care professional: assessment, burdens, and etiologies. *J Palliat Med*. 2011;14(10):1167-1172.

Kamal AH, Maguire JM, Wheeler JL, Currow DC, Abernethy AP. Dyspnea review for the palliative care professional: treatment goals and therapeutic options. *J Palliat Med*. 2012;15(1):106-114.

Mahler DA, Fierro-Carrion G, Baird JC. Evaluation of dyspnea in the elderly. *Clin Geriatr Med*. 2003;19(1):19-33, v.

Mahler DA, Selecky PA, Harrod CG, et al. American College of Chest Physicians consensus statement on the management of dyspnea in patients with advanced lung or heart disease. *Chest*. 2010;137(3):674-691.

Navigante AH, Castro MA, Cerchietti LC. Morphine versus midazolam as upfront therapy to control dyspnea perception in cancer patients while its underlying cause is sought or treated. *J Pain Symptom Manage*. 2010;39(5):820-830.

Parshall MB, Schwartzstein RM, Adams L, et al. An official American Thoracic Society statement: update on the mechanisms, assessment, and management of dyspnea. *Am J Respir Crit Care Med*. 2012;185(4):435-452.

Scano G, Stendardi L, Grazzini M. Understanding dyspnoea by its language. *Eur Respir J*. 2005;25(2):380-385.

Simon ST, Higginson IJ, Booth S, Harding R, Bausewein C. Benzodiazepines for the relief of breathlessness in advanced malignant and non-malignant diseases in adults. *Cochrane Database Syst Rev*. 2010;(1):CD007354.

Yorke J, Moosavi SH, Shuldham C, Jones PW. Quantification of dyspnoea using descriptors: development and initial testing of the Dyspnoea-12. *Thorax*. 2010;65(1):21-26.

65 Manejo da dor articular em idosos

Lisa Strano-Paul, MD

Gota, doença por depósito de pirofosfato de cálcio (DDPC) e polimialgia reumática são condições comuns que podem causar dor nas articulações em pacientes geriátricos. Essas condições são discutidas neste capítulo.

GOTA

▶ Princípios gerais em idosos

A gota foi descrita pela primeira vez há milhares de anos. Os principais riscos para gota e hiperuricemia são obesidade e idade avançada. Um estudo sugere que a incidência de gota está aumentando na população geriátrica. O indicador mais forte para o desenvolvimento da gota é o nível elevado de ácido úrico. Níveis entre 6 e 8,99 mg/dL indicam duplicação da exacerbação da gota, e um nível superior a 9 prediz a triplicação. Normalmente, a gota afeta mais os homens, porém o predomínio do sexo masculino não é observado em pacientes com mais de 60 anos, quando a incidência de gota em homens e mulheres é quase igual. Os riscos adicionais de gota incluem dieta rica em purina (carne vermelha, frutos do mar), álcool (cerveja e bebidas destiladas), bebidas com alto teor de frutose, insuficiência renal, medicamentos (tiazidas), transplante de órgãos, exposição ao chumbo e fatores genéticos. Certas doenças que são comuns em idosos também são fatores de risco para gota, como hipertensão, diabetes, hiperlipidemia, síndrome metabólica e doenças hematológicas malignas.

▶ Sintomas

A gota é caracterizada por dor oligoarticular episódica autolimitada. A presença de eritema e edema é característica. Uma história da podagra (ataque na articulação do primeiro metatarso) e/ou tofos, que são depósitos de cristais de ácido úrico ao redor do pavilhão auricular e articulações, aumenta ainda mais a especificidade do diagnóstico. A maioria dos ataques de gota são monoarticulares, embora ataques recorrentes possam afetar mais de uma articulação. Os pacientes também podem apresentar febre e sintomas constitucionais. Os locais mais afetados são as extremidades inferiores e a orelha porque as temperaturas mais baixas favorecem a deposição de ácido úrico. As estruturas periarticulares, como bursa e tendões, também podem estar envolvidas. Em geral, a gota se desenvolve em articulações previamente danificadas ou após um traumatismo. A gota costuma melhorar em 3 a 14 dias quando não tratada; no entanto, os cristais permanecem nas articulações afetadas e ataques recorrentes são comuns, variando de 60% em um ano para até 84% em três anos.

▶ Achados

O padrão-ouro para o diagnóstico de gota é a presença de cristais de urato monossódico no fluido aspirado de uma articulação ou tofos inflamados. Esses cristais têm forma de agulha e são observados dentro de leucócitos polimorfonucleares do fluido articular aspirado. Eles são fortemente birrefringentes quando observados sob microscopia polarizada. Os cristais dos tofos são observados isoladamente porque o material do tofo é acelular. Na gota, o fluido articular é inflamatório, com contagem elevada de leucócitos, o que pode resultar em confusão diagnóstica entre artrite séptica e gota. A aspiração articular nem sempre pode ser feita com sucesso, e o American College of Rheumatology desenvolveu critérios adicionais para o diagnóstico. Seis dos seguintes critérios são necessários para o diagnóstico: artrite aguda recorrente; inflamação aguda que se desenvolve ao longo de um dia; artrite monoarticular; vermelhidão da articulação; dor nas articulações ou edema unilateral do primeiro metatarso; edema unilateral das articulações do tarso; tofo suspeito; hiperuricemia; edema articular assimétrico ao raio X; cistos subcorticais sem erosões ao raio X; e cultura do fluido articular negativa durante um ataque. Outros exames que apoiam o diagnóstico de gota são níveis séricos de ácido úrico elevados, hemograma completo e diferenciado e creatinina sérica. A radiografia, embora em geral não seja útil no diagnóstico de artrite gotosa aguda, pode mostrar alterações características na gota crônica, incluindo cistos subcorticais, reação óssea proliferativa e destruição óssea induzida por tofos longe do espaço articular.

Diagnóstico diferencial

A doença por depósito de pirofosfato de cálcio (DDPC) e a pseudogota podem ser confundidas com a gota. As duas doenças podem ser distinguidas pela análise do cristal do fluido articular, pois cristais de pirofosfato de cálcio são em forma de losango e fracamente birrefringentes em microscopia polarizada. A DDPC resulta na calcificação da cartilagem do joelho, sínfise púbica, lábio glenoidal e acetabular e do punho.

A artrite reumatoide (AR) apresenta-se como uma artrite poliarticular simétrica normalmente nas mãos e nos pés. A gota, sobretudo a gota recorrente, pode ser poliarticular, mas a AR tem mais probabilidade de envolver as mãos do que a gota. A sinovite reumatoide pode ser confundida com gota. Até 20% dos pacientes com AR apresentarão nódulos reumatoides, mas estes não ocorrem nos mesmos locais onde se formam os tofos da gota. As radiografias podem distinguir AR de gota, uma vez que a AR resulta em estreitamento difuso do espaço articular, osteopenia e erosões de pequenas articulações.

A artrite séptica também se apresenta como artrite monoarticular ou oligoarticular, associada a edema, dor e vermelhidão. A febre pode ser um sinal de apresentação comum com ambas as condições. A melhor maneira de distinguir essas duas condições é com aspiração articular.

A osteoartrite não causa inflamação das articulações, mas o hálux valgo é comum e pode ser confundido com podagra.

A artrite psoriásica afeta as articulações distais dos dedos e causa alterações nas unhas. Estas não são observadas na gota. No entanto, os pacientes com psoríase podem ter níveis elevados de ácido úrico.

Tratamento

O tratamento de rotina não é recomendado para níveis elevados de ácido úrico. Pacientes com níveis elevados de ácido úrico recebem orientações sobre mudanças de estilo de vida, como redução dietética de purinas, perda de peso e redução da ingestão de álcool. Devem ser evitados também medicamentos que são conhecidos por impedir a secreção de ácido úrico.

Em geral, os anti-inflamatórios não esteroides (AINEs) são o tratamento de primeira linha para gota aguda. Os pacientes devem ser tratados com AINEs durante 2 a 10 dias. Medicamentos sem receita médica, como ibuprofeno ou naproxeno, são tão eficazes quanto a indometacina. Se um paciente está sob risco maior de complicações gastrintestinais, os inibidores da bomba de prótons podem reduzir a incidência de úlceras relacionadas com AINEs.

A colchicina também é um agente de primeira linha para a artrite gotosa aguda; contudo, seu potencial para efeitos secundários, especialmente diarreia, pode limitar sua eficácia. A recomendação atual é tratar com 0,6 mg duas a três vezes ao dia.

Os corticosteroides podem também ser usados para a artrite gotosa aguda e são os preferidos para os pacientes com doença renal. Injeções intra-articulares podem ser úteis para a gota monoarticular após se descartar uma infecção.

O tratamento a longo prazo dirigido para a redução dos níveis de ácido úrico é recomendado para um paciente que teve mais de 2 ou 3 ataques agudos de gota. Também deve ser prescrito para gota tofácea, ataques graves de gota poliarticular, lesões articulares observadas em radiografias e nefrolitíase de ácido úrico. Os pacientes com erros congênitos do metabolismo do ácido úrico também devem ser tratados. O objetivo do tratamento é manter os níveis de ácido úrico abaixo de 6 mg/dL.

Alopurinol e febuxostate são inibidores da xantina oxidase. Esses medicamentos devem ser iniciados após o desaparecimento do ataque de gota aguda. O tratamento concomitante com colchicina reduz os ataques de gota inicialmente. A faixa de dose de alopurinol costuma ser de 100 a 800 mg, com a dose média em geral na faixa de 400 a 600 mg/dia. A faixa de dose do febuxostate é 40 a 120 mg/dia.

A probenecida é o único medicamento uricosúrico disponível nos Estados Unidos. Para determinar se um paciente deve ser tratado com probenecida, deve ser coletada urina de 24 horas para ácido úrico e creatinina ao mesmo tempo em que o paciente segue uma dieta baixa em purina, e não durante um surto agudo. Se o nível de ácido úrico for inferior a 600 a 700 mg/dL, a probenecida pode ser considerada. A probenecida não deve ser usada em pacientes com nefrolitíase de ácido úrico conhecida. A probenecida pode ser combinada com alopurinol em pacientes resistentes.

A rasburicase é uma forma recombinante de oxidase de urato que promove a conversão do ácido úrico em alantoína. É usada para a prevenção da síndrome de lise tumoral.

Baker JF, Schumacher HR. Update on gout and hyperuricemia. *Int J Clin Pract*. 2010;64(3):371-377.

Malik A, Schumacher HR, Dinnella JE, Clayburne GM. Clinical diagnostic criteria for gout: comparison with the gold standard of synovial fluid crystal analysis. *J Clin Rheumatol*. 2009;15(1):22-24.

Mandell BF. Clinical manifestations of hyperuricemia and gout. *Cleve Clin J Med*. 2008;75 Suppl 5:S5-S8.

Wallace SL, Robinson H, Masi AT, Decker JL, McCarty DJ, Yü TF. Preliminary criteria for the classification of the acute arthritis of primary gout. *Arthritis Rheum*. 1977;20(3):895-900.

Wallace KL, Riedel AA, Joseph-Ridge N, Wortmann R. Increasing prevalence of gout and hyperuricemia over 10 years among older adults in a managed care population. *J Rheumatol*. 2004;31(8):1582-1587.

Wilson JF. In the clinic. Gout. *Ann Intern Med*. 2010;152(3):ITC21.

DOENÇA POR DEPÓSITO DE PIROFOSFATO DE CÁLCIO

Princípios gerais em idosos

A DDPC está associada com o envelhecimento. A idade média dos pacientes com DDPC é 72 anos, com uma incidência superior a 50% em pacientes acima de 85 anos. A distribuição por sexo para a ocorrência da doença é mais ou menos igual para homens e mulheres. A DDPC pode ocorrer em articulações previamente traumatizadas ou nas articulações que passaram por cirurgia. Algumas condições metabólicas, como hemocromatose, hiperparatireoidismo, hipofosfatemia, hipomagnesemia e síndrome de Gitelman, devem ser descartadas quando pacientes mais jovens apresentam DDPC. Recentemente, a European League Against Rheumatism (EULAR) definiu a seguinte nomenclatura para DDPC: pseudogota para ataques agudos de sinovite induzida por cristais que se assemelham à gota; condrocalcinose quando a calcificação é observada na cartilagem hialina ou fibrocartilagem (esse achado também pode ocorrer com deposição de cristais); e artropatia por pirofosfato descreve doença articular ou alterações radiográficas que acompanham doença por depósito de cristais ou DDPC.

▶ Sintomas e diagnóstico diferencial

Clinicamente, a doença pode ocorrer de maneiras diferentes. A doença assintomática é comum com deposição de cristais de DDPC observados em radiografias. A pseudogota apresenta-se como crise aguda autolimitada que se assemelha à gota com inflamação aguda e inchaço. Também podem ser observadas febre e leucocitose. Esses ataques semelhantes à gota podem ser precipitados por trauma, doença médica, mas também podem ser associados com a flutuação nos níveis de cálcio que pode ocorrer pós-paratireoidectomia. As articulações que são afetadas por pseudogota diferem daquelas da gota porque o joelho é a articulação mais afetada. Urato e doença cristal de DDPC podem ocorrer juntos e o diagnóstico definitivo só pode ser feito com aspiração articular. A pseudoartrite reumatoide (artrite inflamatória crônica por pirofosfato de cálcio cristal) deve ser suspeitada se houver sintomas mais crônicos de artrite inflamatória em várias articulações associados com cristal de DDPC no fluido articular. A diferenciação diagnóstica da AR pode ser difícil, pois os pacientes podem apresentar rigidez matinal e espessamento sinovial. As radiografias podem ser úteis, pois os resultados são mais sugestivos de osteoartrite que de AR. Pseudo-osteoartrite (OA com DDPC) pode ocorrer com ou sem ataques agudos sobrepostos. Metade dos pacientes com sintomas de DDPC desenvolverá degeneração articular. A articulação mais afetada é o joelho, que, muitas vezes, é difícil de distinguir da OA. O diagnóstico é mais simples quando as articulações envolvidas são menos comuns para OA, como punhos, articulações metacarpofalângicas, quadris, ombros, cotovelos ou coluna vertebral. A doença articular pseudoneuropática causada por deposição de cristal de DDPC pode ocasionar degeneração articular e articulação de Charcot. Pode ser observado envolvimento da coluna vertebral em DDPC que resulta em rigidez da coluna lembrando espondilite anquilosante ou hiperostose esquelética idiopática.

▶ Achados

A análise do fluido sinovial é o critério diagnóstico mais importante para a DDPC. A presença de cristais romboides positivamente birrefringentes dentro dos leucócitos é patognomônica para a doença. A contagem de leucócitos sinoviais também estará elevada. Um diagnóstico definitivo pode ser feito quando cristais birrefringentes fracamente positivos são observados no fluido ou tecido sinovial e quando se observa calcificação da cartilagem ou cápsula articular na radiografia.

▶ Tratamento

A pseudogota aguda é manejada da mesma forma que a gota. A pseudogota deve ser tratada com aspiração articular e AINEs. Esteroides intra-articulares podem ser usados após se descartar infecção. Outras opções são colchicina e glicocorticoides orais. Os pacientes com ataques recorrentes de pseudogota e que apresentam três ou mais episódios devem ser tratados com profilaxia de colchicina. A dose é de 0,6 mg duas vezes por dia; para pacientes idosos ou pacientes que não toleram essa dosagem, pode-se considerar uma administração ao dia.

A pseudoartrite reumatoide pode ser tratada com AINEs ou colchicina. Agentes de segunda linha são glicocorticoide de dose baixa, metotrexato e hidroxicloroquina.

Para os pacientes de OA com DDPC, o tratamento é determinado pela presença ou ausência de episódios intermitentes de pseudogota. Se não for acompanhada de episódios agudos, o tratamento é o mesmo que para OA.

> McCarty DJ. Calcium pyrophosphate dihydrate crystal deposition disease. *Arthritis Rheum*. 1976;19 Suppl 3:275-285.
> Zhang W, Doherty M, Bardin T, et al. European League Against Rheumatism recommendations for calcium pyrophosphate deposition. Part I: terminology and diagnosis. *Ann Rheum Dis*. 2011;70(4):563-570.

POLIMIALGIA REUMÁTICA

▶ Princípios gerais em idosos

A polimialgia reumática (PMR) é uma condição comum que afeta pacientes de meia-idade e idosos. A incidência de PMR aumenta após os 50 anos, com pico entre 70 e 80 anos. É mais comum em mulheres do que em homens. Ela está relacionada com arterite temporal ou arterite de células gigantes em aproximadamente 16% dos casos. Podem ser diferentes fases da mesma doença.

▶ Sintomas

A PMR deve ser suspeitada quando um paciente acima de 50 anos apresenta-se com sintomas típicos, que incluem, pelo menos, um mês de dor bilateral dos ombros ou músculos proximais dos braços e quadris ou regiões proximais das coxas. Também pode estar presente rigidez do pescoço ou do tronco. A rigidez é pior pela manhã e dura até 1 hora. A dor muscular interfere com as atividades cotidianas. Os pacientes podem se queixar de desconforto com atividades que envolvem os músculos proximais dos braços e pernas como o cuidar da aparência ou subir escadas. A dor no ombro é o sintoma mais típico; há menor envolvimento do quadril e pescoço.

▶ Achados

No exame físico, a amplitude do movimento ativo e passivo dos ombros está reduzida por causa da dor. A dor nas articulações provocada pelo edema não é observada na PMR. Sintomas sistêmicos, como mal-estar, febre, fadiga e perda de peso, podem ser observados em até um terço dos pacientes. A velocidade de hemossedimentação (VHS) será superior a 40 mm/h, e outros marcadores inflamatórios, como a proteína C-reativa, estarão elevados. Também pode ser observada uma anemia normocítica leve.

▶ Diagnóstico diferencial

Dor e rigidez proximais podem ser observadas em muitas doenças reumatológicas que afetam os idosos. Metade dos casos de PMR apresenta sintomas distais, como a artrite periférica assimétrica, que afeta principalmente os punhos e joelhos. Podem ser observados inchaço da mão com edema depressivo do dorso da mão e síndrome do túnel carpal. A presença desses sintomas dificulta a diferenciação entre PMR e AR. Um fator reumatoide negativo e a ausência de erosões articulares podem distinguir as duas condições. A rara condição de sinovite simétrica soronegativa remitente com edema depressível também provoca edema depressível das mãos e dos pés e responde a esteroides. O fator reumatoide é negativo nesta condição, que pode ser parte do mesmo espectro de doença, como PMR.

O lúpus eritematoso sistêmico pode estar presente em idosos com sintomas que imitam PMR. A presença de achados adicionais como pericardite, pleurite, leucopenia ou trombocitopenia e um anticorpo antinuclear positivo vai distinguir essas condições.

A espondiloartropatia de início tardio pode resultar em sintomas proximais, mas a presença de entesite periférica, uveíte anterior e sacroileíte diferenciam essas condições.

A polimiosite apresenta-se com mais fraqueza muscular e causa elevação das enzimas musculares. Pacientes com fibromialgia apresentam pontos-gatilho dolorosos e têm uma VHS normal.

A amiloidose sistêmica primária pode compartilhar os mesmos sintomas com a PMR, mas esses pacientes não respondem aos esteroides e apresentam uma banda monoclonal na imunoeletroforese.

▶ Tratamento

Os corticosteroides são a medicação de escolha para PMR. A dose de prednisona é de 10 a 20 mg, e a resposta ao tratamento é rápida. Os sintomas costumam desaparecer em alguns dias. O tratamento com a dose inicial deve ser mantido por duas a quatro semanas, devendo ser gradualmente reduzido a cada uma a duas semanas. A redução rápida pode resultar em sintomas recorrentes e deve-se ter cautela para garantir a redução criteriosa da dose de esteroides. Mesmo com redução paulatina, de 30 a 50% dos pacientes podem ter recorrência espontânea de sintomas que requerem maior dose de esteroide. É útil monitorar os pacientes pela avaliação de sintomas e VHS. A dose de esteroides não deve ser aumentada se a VHS aumentar sem sintomas recorrentes. A maioria dos pacientes necessita de 1 a 2 anos de tratamento.

O metotrexato pode ser usado como um agente para evitar o uso de esteroides em pacientes com sintomas graves que demandam doses elevadas de esteroides.

Dasgupta B, Cimmino MA, Maradit-Kremers H, et al. 2012 provisional classification criteria for polymyalgia rheumatica: a European League Against Rheumatism/American College of Rheumatology collaborative initiative. *Ann Rheum Dis.* 2012;71(4):484-492.

Salvarani C, Cantini F, Boiardi L, Hunder GG. Polymyalgia rheumatica and giant-cell arteritis. *N Engl J Med.* 2002;347(4):261-271.

66 Manejo da dor lombar em idosos

Una E. Makris, MD
Leo M. Cooney Jr, MD

▶ Princípios gerais em idosos

A dor lombar é um dos três motivos principais que levam os idosos a procurar um médico. Dos 1.037 indivíduos sobreviventes do grupo Framingham Heart Study (com idades entre 68 e 100 anos), 22% tinham dores lombares quase diariamente. Embora a dor lombar seja prevalente nos idosos e tenha um custo elevado com considerável morbidade, grande parte da literatura tem se concentrado em populações mais jovens com essa condição.

A dor lombar frequentemente é classificada como aguda (duração inferior a quatro semanas), subaguda (duração de 4 a 12 semanas) e crônica (com duração superior a três meses). Embora grande parte da literatura avalie sintomas crônicos, um artigo recente com dados longitudinais relatou que a maior parte da dor lombar em idosos tem uma evolução recorrente ou episódica. A compreensão de vários padrões de dor lombar em indivíduos idosos é importante, uma vez que a prevenção e o plano de tratamento podem diferir. A Tabela 66-1 identifica a terminologia usada para descrever a dor lombar.

Em indivíduos idosos, existem muitas causas específicas para dor lombar (p. ex., estenose do canal vertebral, fraturas vertebrais osteoporóticas por compressão e fraturas sacrais) que são menos comuns em indivíduos mais jovens. Condições sistêmicas, como processos malignos e infecções, embora raramente causem dor lombar, são mais comuns em idosos em comparação com grupos etários mais jovens. Um dos aspectos mais desafiadores da avaliação e do manejo da dor lombar é a identificação da fonte (ou das fontes) da dor no idoso, que costuma apresentar comorbidades musculoesqueléticas múltiplas (p. ex., bursite trocantérica, osteoartrite do quadril, alterações lombares em múltiplos níveis e estenose lombar). Essas condições raras vezes ocorrem isoladamente, e identificar qual delas contribui mais para a dor do paciente não é fácil.

Uma abordagem sistemática do diagnóstico da dor lombar em idosos exige o conhecimento da apresentação típica das condições lombares comuns em idosos, a compreensão da anatomia da coluna lombar, a identificação de achados físicos associados com anormalidades comuns e o uso criterioso de exames de imagem.

▶ Sintomas

A dor lombar (com ou sem sintomas de irradiação para as nádegas, pernas e pés) é o sintoma mais comum que o paciente irá relatar. A pergunta "Onde se localiza a sua dor?" é mais útil para determinar dor cervical *versus* dor torácica *versus* dor lombar. A lombalgia (ou dor na coluna lombar) é o local mais comum da dor. Mesmo que o paciente seja capaz de relatar a lombalgia, a dor pode se originar do quadril e se irradiar para a coluna ou pernas em uma distribuição que se assemelha à doença lombar.

É importante evocar a duração e o início da dor. A lombalgia é mais frequentemente caracterizada por uma dor postural intermitente, que piora no início e que costuma melhorar com o tempo. A dor de início insidioso, com evolução progressiva, não postural e associada com dor noturna e sinais ou sintomas sistêmicos, e que persiste por mais de um mês deve levantar suspeitas de processo maligno ou infecção.

▶ Achados

O exame físico da região lombar, quadril e pernas é fundamental na avaliação de um idoso com dor lombar. O achado de fraqueza sutil mas assimétrica do quadril, tornozelo e músculos dos pés inervados pelos nervos lombares e sacrais pode ajudar a elucidar a causa da dor lombar e da dor nas pernas.

O exame físico de um idoso com dor lombar começa com a observação da marcha e postura, seguido da inspeção da região lombar e palpação da coluna e dos músculos paravertebrais. Pacientes com estenose da coluna lombar frequentemente se inclinam para frente ao andar, enquanto pacientes com doença do quadril têm maior probabilidade de apresentar claudicação. O exame da região lombar inclui a amplitude do movimento em quatro planos (flexão para frente, extensão, flexão lateral para a esquerda e para a direita) com atenção para a simetria. A limitação assimétrica da amplitude do movimento da coluna lombar ou a reprodução da dor com essas manobras costuma indicar doença mecânica da coluna lombar. A dor da estenose de coluna lombar é frequentemente reproduzida pela extensão da coluna vertebral. Um teste de elevação das pernas retas pode ser

Tabela 66-1 Terminologia da dor lombar

Síndrome da cauda equina	Compressão de múltiplas raízes nervosas resultando em fraqueza motora bilateral (em geral das pernas), incontinência intestinal ou vesical, anestesia em sela; uma emergência cirúrgica.
Cifose	Curvatura para fora da coluna torácica.
Lordose	Curvatura para dentro da coluna lombar.
Síndrome piriforme	Aprisionamento resultando em dor, dormência, parestesia e fraqueza na distribuição do nervo ciático. Frequentemente após traumatismo direto da região sacroilíaca ou glútea, ocasionalmente causado por movimentos repetitivos do quadril ou das extremidades inferiores, ou pressão repetida sobre o músculo piriforme.
Radiculopatia	Comprometimento de uma raiz nervosa em geral causando dor, dormência, formigamento ou fraqueza muscular que normalmente coincide com a raiz nervosa.
Ciática	Dor, dormência, formigamento na distribuição do nervo ciático. Os sintomas se irradiam para a região posterior ou lateral da perna, geralmente até o pé ou tornozelo. Em geral causada por uma pressão mecânica ou inflamação das raízes nervosas lombossacrais.
Escoliose	Curvatura lateral anormal da coluna vertebral.
Estenose vertebral	Estreitamento do canal vertebral central, causado por elementos ósseos ou de tecido mole. Dor, dormência frequentemente se irradiando para as nádegas e/ou coxas e em geral associadas com claudicação neurogênica.
Espondilolistese	Deslocamento anterior da vértebra em relação à vértebra imediatamente abaixo. Classificada pela radiologia em percentuais de deslizamento nas radiografias.
Espondilose	Artrite da coluna vertebral. Radiograficamente: estreitamento do espaço discal e alterações artríticas nas facetas articulares.
Espondilólise	Fratura na porção interarticular, no local de encontro dos elementos vertebrais anteriores e posteriores que protegem os nervos.

informativo quando positivo (p. ex., indicativo de hérnia discal), mas um teste negativo não exclui nenhuma condição.

Todos os pacientes com queixas de dor lombar devem passar por um exame completo do quadril, com atenção especial para a amplitude passiva do movimento. O examinador deve ser capaz de abduzir o quadril a 40 graus antes que a pelve comece a se inclinar. O quadril deve ser fletido além de 110 graus, rodar externamente em 50 a 60 graus e rodar internamente em 15 a 20 graus. O quadril pode ser a causa mais provável da dor quando o indivíduo apresenta dor na virilha, claudicação ou uma limitação da amplitude de movimento do quadril. A doença lombar tem maior probabilidade de causar dor quando um indivíduo que estava em decúbito dorsal assume a posição sentada.

Para pacientes que apresentam sintomas nas pernas, o exame manual dos músculos das pernas pode ser útil. A irritação da raiz nervosa provocada por um processo vertebral deve afetará os músculos inervados pelas respectivas raízes nervosas. Assim, um indivíduo com doença vertebral lombar no nível L4 a L5 e L5 a S1 apresentará fraqueza do abdutor e extensor do quadril, bem como do dorsiflexor do tornozelo, dorsiflexor do hálux e eversor do tornozelo. Um paciente com uma paralisia do nervo fibular (peroneal) deve apresentar fraqueza do extensor do hálux, dorsiflexor do tornozelo e eversores do tornozelo, mas não apresentará envolvimento dos adutores e extensores do quadril.

Quando um idoso se apresenta com dor persistente ou história que sugere fortemente uma doença sistêmica, uma avaliação cuidadosa para processos malignos (mama, próstata, exame de nódulo linfático) e infecção é justificada.

Exames laboratoriais não são específicos para lombalgia, embora, quando positivos em um cenário clínico apropriado, possam sugerir doença sistêmica subjacente. A solicitação de um hemograma completo, velocidade de hemossedimentação (VHS), proteína C-reativa (PCR) ou eletroforese de proteínas séricas pode ser útil se a história e o exame físico sugerirem infecção ou tumor. Deve-se ter em mente que os idosos podem não apresentar uma resposta inflamatória consistente (baseada em febre e leucocitose) como a observada em adultos mais jovens na presença de infecção. Outras alterações, como estado mental alterado, podem levantar suspeita de infecção.

Exames diagnósticos de imagem podem complicar a avaliação da dor em idosos, uma vez que a prevalência de anormalidades anatômicas não relacionadas à lombalgia é alta. A falta de especificidade de imagens diagnósticas realça a importância da história e do exame físico como ferramenta de avaliação.

Embora exames de imagem de rotina para dor lombar em populações mais jovens não sejam recomendados, exames de imagem da coluna vertebral podem estar indicados em idosos com lombalgia. De acordo com o American College of Radiology, os critérios a seguir devem ser usados para determinar quem tem risco aumentado para lombalgia relacionada a doença sistêmica e quando pode ser apropriado obter um exame de imagem: traumatismo significativo recente ou traumatismo mais leve (idade > 50 anos); perda de peso ou febre inexplicada; imunossupressão (incluindo diagnósticos como diabetes melito); história de câncer; uso de drogas IV; osteoporose ou uso prolongado de glicocorticoides; idade > 70 anos; déficits neurológicos focais progressivos ou que produzem sintomas incapacitantes; e, finalmente, dor com duração de seis semanas ou mais (subaguda ou crônica). De acordo com esses critérios, muitos idosos que apresentam lombalgia de início recente serão submetidos a uma modalidade de exame por imagem.

As modalidades iniciais de imagem incluem radiografias lombares que avaliam alinhamento, instabilidade e escoliose, bem como avaliação pós-operatória de instrumentação e fusão. Essa ferramenta diagnóstica simples pode demonstrar doença degenerativa discal e doença articular, fraturas vertebrais de compressão, deformidades como espondilolistese e escoliose e distúrbios sistêmicos como osteoporose e doença de Paget. Em certos cenários clínicos, a tomografia computadorizada (TC) ou a ressonância magnética (RM) precoce podem ser solicitadas para facilitar o diagnóstico. Por exemplo, a TC pode ser útil

Tabela 66-2 Diagnóstico diferencial da dor lombar em indivíduos mais velhos

Causas sistêmicas da dor lombar
Malignas: mieloma múltiplo, doença metastática, linfoma, tumores da medula espinal, tumores retroperitoneais
Infecção: osteomielite, discite séptica, abscesso paravertebral, endocardite bacteriana
Artrite inflamatória: espondilite anquilosante, artrite psoriática, artrite reativa, doença intestinal inflamatória
Osteocondrose
Doença de Paget
Visceral: aneurisma de aorta, prostatite, nefrolitíase, pielonefrite, abscesso perinefrítico, pancreatite, colecistite, úlcera penetrante, herniação adiposa do espaço lombar
Causas não sistêmicas/mecânicas da dor lombar
Estenose vertebral
Ciática
Fraturas vertebrais ou sacrais osteoporóticas por compressão
Estiramento lombar (músculo)
Hérnia de disco
Espondilolistese
Hiperostose esquelética idiopática difusa (HEID)
Doença congênita: cifose, escoliose
Espondilólise
Síndrome piriforme
Doença degenerativa: espondilose (articulações discais e facetárias)

para demonstrar problemas ósseos estruturais (espondilolistese, fratura ou estenose). As sequências STIR (*short-tau inversion recovery*) e SFE (*fat-saturated T2 fast spin-echo*) podem detectar artropatia facetária e edema. A RM contrastada pode ajudar no diagnóstico de infecção ou processo maligno. Está atualmente em andamento o primeiro grande estudo randomizado e controlado para avaliar medidas de desfechos relatados pelos pacientes em idosos com lombalgia que foram submetidos precocemente a exames de imagem, em comparação com aqueles que não foram submetidos a exames de imagem precocemente.

▶ Diagnósticos diferenciais

A classificação da lombalgia em causas sistêmicas e não sistêmicas é uma forma útil de se pensar sobre o seu vasto diagnóstico diferencial em idosos (Tabela 66-2). A lombalgia mecânica inespecífica (de etiologia incerta) e as doenças degenerativas são os diagnósticos mais comuns de dor lombar em idosos.

A história e o exame físico são úteis na distinção entre causas sistêmicas e não sistêmicas/degenerativas/mecânicas da lombalgia.

A. Causas sistêmicas da lombalgia

A ausência dos achados típicos de fraqueza motora no exame físico dos músculos do quadril e pés inervados por L4 a S1 pode indicar doença sistêmica. A probabilidade de câncer como causa da dor lombar aumenta em adultos com ≥ 40 anos de idade, naqueles com história prévia de câncer e naqueles com dor que persiste há mais de um mês.

Febre, dor vertebral focal e dor lombar alta ou torácica não posicional podem indicar infecção vertebral. Cerca de 10% dos idosos com endocardite podem apresentar dor lombar. Infecções levando à dor lombar são mais prováveis em indivíduos com risco de infecções endovasculares.

Doença visceral (aneurismas de aorta, distensão vesical causada por retenção urinária, grandes fibroides uterinos, infecções intra-abdominais ou tumores) pode se apresentar com dor lombar. A dor referida a partir dessas condições costuma ser sugerida pela história, padrão da dor, ausência de alterações posturais e um exame físico normal da coluna lombossacral.

B. Causas não sistêmicas/mecânicas da lombalgia

A dor decorrente de doença mecânica costuma ser intermitente, posicional e frequentemente pior no início. Muitas das causas não sistêmicas comuns da lombalgia são discutidas aqui.

A **estenose da coluna lombar** resulta de um estreitamento da região central ou lateral do canal vertebral. O sintoma característico da estenose de coluna lombar é a lombalgia ou dor nas pernas, que piora ao andar e ficar em pé. A dor na panturrilha durante a deambulação é denominada neurogênica ou pseudo-claudicação e pode imitar os sintomas da claudicação decorrente da insuficiência arterial. Andar pode resultar em parestesia, dormência e fraqueza em uma ou ambas as pernas. Posições que flexionam a coluna, como sentar-se, inclinar-se para a frente, andar morro abaixo e deitar na posição fletida, aliviam os sintomas. Posições que causam a extensão da coluna lombar, como ficar em pé por tempo prolongado, caminhar e andar morro acima, exacerbarão os sintomas. Os sintomas da estenose em geral são progressivos e consistentes, mais do que intermitentes. Pode haver fraqueza sutil nos músculos inervados pelas raízes nervosas L4, L5 e S1.

A **ciática**, como definida na Tabela 66-1, pode ser aguda ou crônica. A ciática aguda costuma ocorrer espontaneamente, sem um evento causal claro. Embora a evolução clínica da ciática seja variável, ela em geral ocorre espontaneamente, sem um evento precipitante evidente. A dor pode ser percebida em toda a distribuição do nervo ciático e não é posicional (não diminui ou desaparece em certas posições). Esses pacientes têm uma evolução clínica geralmente favorável, semelhante à observada em pacientes mais jovens.

A **doença degenerativa discal lombar** é comum (mas não universal) em uma coluna vertebral que envelhece. O estreitamento do espaço discal e a artrite das articulações facetárias podem produzir uma coluna lombar *relativamente* instável. Além da dor lombar, os indivíduos com essa condição também podem relatar sintomas de ciática. A dor costuma vir de forma súbita após certos movimentos ou atividades (p. ex., carregar ou levantar objetos pesados, flexionando ou estendendo a coluna lombar). A dor pode durar pouco (minutos a horas), mas muitas vezes é recorrente. Ao exame físico, o paciente pode apresentar movimentos de defesa da coluna lombar e a dor é exacerbada com movimento de flexão a extensão. Exames de imagem revelarão estreitamento significativo do espaço discal, esclerose de placa terminal vertebral e osteófitos em um espaço discal desproporcional aos demais espaços.

A **hiperostose esquelética idiopática difusa (HEID)** ocorre mais em homens idosos e obesos. A HEID caracteriza-se por calcificação e ossificação de ligamentos vertebrais (em geral na coluna torácica) e formação de entesófitos disseminados. A HEID é assintomática e detectada ocasionalmente em exames de imagem. A perda da amplitude do movimento e rigidez podem ser mais comuns do que a dor.

As **fraturas vertebrais osteoporóticas de compressão** costumam ser assintomáticas, embora cerca de 33% apresentem sintomas graves. O início da dor é abrupto. Dor intensa é percebida no local da fratura. A dor costuma piorar em pé e ao andar, aliviando na posição deitada. Embora a dor comumente irradie para o flanco, abdome e pernas, as sequelas neurológicas em geral não ocorrem em pacientes com fraturas osteoporóticas espontâneas. Fraturas sintomáticas afetam mais as vértebras torácicas e lombares inferiores. A dor de uma fratura vertebral aguda geralmente dura 3 a 4 semanas. Pacientes com essas fraturas estão em alto risco de fraturas subsequentes, são mais incapacitados e têm uma mortalidade mais alta que aqueles sem fraturas. Assim, os esforços de prevenção primária e secundária para essa condição são primordiais.

As **fraturas sacrais osteoporóticas** são mais prevalentes entre mulheres idosas do que em homens idosos, e a incidência de fraturas osteoporóticas associadas é alta. A fratura sacral em geral ocorre espontaneamente e os pacientes relatarão dor na região lombar baixa, nádegas ou quadril; a dor sacral está presente ao exame físico. Em exames de imagem, as radiografias simples costumam ser negativas e uma cintilografia óssea com tecnécio pode mostrar uma captação em forma de H sobre o sacro. Uma TC mostra deslocamento do sacro anterior. Esses pacientes têm um excelente prognóstico e raramente relatam déficits neurológicos ou dor após 4 a 6 semanas.

A **dor lombar inespecífica**, na qual não se identifica uma lesão ou etiologia particular como a causa da dor, é um diagnóstico comum de lombalgia. Tenha em mente que a maioria dos sintomas de dor lombar em idosos será acompanhada de evidências radiográficas de alterações degenerativas, porém se os sintomas do paciente correspondem às alterações radiográficas é questionável, uma vez que sabemos da especificidade desses exames de imagem. A avaliação da lombalgia em idosos esteve limitada pela falta de informação sobre a história natural desta condição. Um estudo recente avaliou indivíduos com mais de 70 anos de idade e mostrou que 80% dos episódios de lombalgia duraram menos do que quatro semanas. Essa informação é muito útil, visto que as causas definidas de dor lombar em idosos (tumor, infecção, estenose do canal vertebral e fraturas de compressão) não têm probabilidade de melhorar em quatro semanas.

A maioria dos episódios de dor lombar em idosos é autolimitada, de curta duração e tem probabilidade de recorrer, e sua origem provavelmente é mecânica (não inflamatória).

▸ Próximos passos

Em geral, o manejo da dor lombar em idosos deve abordar a causa estrutural mais provável de ser a fonte da dor; a identificação dessa fonte da dor costuma ser o passo mais difícil. O tratamento mais apropriado para um paciente idoso com dor lombar deve ser determinado no contexto das condições comórbidas do indivíduo, compreensão das interações potenciais com outros medicamentos e após discussão das suas preferências e metas do tratamento.

O tratamento da dor lombar baixa em geral começa com modalidades conservadoras e não cirúrgicas, incluindo educação do paciente, analgésicos não opioides (paracetamol ou anti-inflamatórios não esteroides, quando não contraindicados) e modificação das atividades. Após o desaparecimento dos sintomas agudos, deve ser iniciado um programa progressivo de exercícios (inicialmente com a supervisão de um fisioterapeuta) para fortalecer a musculatura vertebral e abdominal. Os objetivos dos exercícios fisioterápicos incluem o aumento da força muscular por meio de exercícios de resistência e melhora da resistência com a repetição. Modalidades de calor ou frio podem aliviar a dor e soltar os músculos, e podem ser tentadas antes da fisioterapia. Compressas quentes devem ser usadas com cautela para evitar queimaduras da pele.

O manejo da dor mecânica crônica visa reduzir ou eliminar movimentos ou atividades repetitivas que resultam em movimento vertebral excessivo. A modificação da atividade começa com a identificação das atividades que resultam em dor ou agravamento da dor lombar e, em última instância, a orientação para evitar ou alterar essas atividades de modo a reduzir a dor. O tratamento físico e os exercícios domiciliares podem ajudar a fortalecer os músculos paravertebrais e abdominais, desenvolvendo uma "cinta" interna para a coluna. Esses exercícios são mais úteis quando praticados rotineira e consistentemente. Em casos graves que não responderam ao tratamento conservador, podem ser consideradas opções cirúrgicas.

O objetivo mais importante no manejo das fraturas vertebrais de compressão é a analgesia adequada, evitando as complicações de repouso no leito e inatividade que resultam da dor aguda. Como a dor aguda é relativamente breve, cintas e espartilhos são necessários. Depois da melhora da dor, exercícios leves de extensão vertebral podem ser úteis. Quando as medidas conservadoras falham, existem à disposição técnicas minimamente invasivas e estas devem ser discutidas com um cirurgião com experiência no tratamento de pacientes idosos com dor lombar.

Quando progressiva e resultando em déficits neurológicos em decorrência do aprisionamento mecânico de raízes de nervos lombares, a estenose vertebral lombar pode não responder a tratamentos conservadores. Embora as injeções epidurais com corticosteroides tenham sido extensivamente usadas para a ciática associada com a estenose da coluna lombar, uma revisão de estudos controlados desse tratamento não demonstrou eficácia da injeção em comparação com controles. A estenose vertebral lombar é a indicação mais comum para cirurgia vertebral em idosos. Em um estudo prospectivo de cirurgia para estenose vertebral, verificou-se que os candidatos ideais para a cirurgia eram os pacientes com estenose grave do canal vertebral, associada com dor lombar mínima, sem condições coexistentes afetando a marcha e com duração dos sintomas inferior a quatro anos. Em dois estudos controlados randomizados e um estudo observacional de alta qualidade, a cirurgia forneceu um alívio maior e mais precoce da dor, bem como melhoria no estado funcional.

As indicações para encaminhamento a um cirurgião incluem síndrome da cauda equina, suspeita de compressão medular e déficits neurológicos progressivos ou graves. A maioria das intervenções cirúrgicas (descompressão, laminectomia, fusão) não é urgente, de modo que é imperativo trabalhar em estreita colaboração com um cirurgião ponderado e conservador, que tenha tempo para explicar o procedimento, seus riscos e benefícios para um paciente idoso.

Atlas SJ. Point of view: in the eye of the beholder: preferences of patients, family physicians, and surgeons for lumbar spinal surgery. *Spine* (Phila Pa 1976). 2010;35(1):116.

Chang Y, Singer DE, Wu YA, Keller RB, Atlas SJ. The effect of surgical and nonsurgical treatment on longitudinal outcomes of lumbar spinal stenosis over 10 years. *J Am Geriatr Soc.* 2005;53(5):785-792.

Chou R, Qaseem A, Snow V, et al. Diagnosis and treatment of low back pain: a joint clinical practice guideline from the American College of Physicians and the American Pain Society. *Ann Intern Med.* 2007;147(7):478-491.

Deyo RA, Mirza SK, Martin BI. Back pain prevalence and visit rates: estimates from U.S. national surveys, 2002. *Spine.* 2006;31(23):2724-2727.

Deyo RA, Weinstein JN. Low back pain. *N Engl J Med.* 2001;344(5):363-370.

Di Iorio A, Abate M, Guralnik JM, et al. From chronic low back pain to disability, a multifactorial mediated pathway: the InCHIANTI study. *Spine.* 2007;32(26):E809-E815.

Edmond SL, Felson DT. Function and back symptoms in older adults. *J Am Geriatr Soc.* 2003;51(12):1702-1709.

Freburger JK, Holmes GM, Agans RP, et al. The rising prevalence of chronic low back pain. *Arch Intern Med.* 2009;169(3):251-258.

Hadjistavropoulos T, Herr K, Turk DC, et al. An interdisciplinary expert consensus statement on assessment of pain in older persons. *Clin J Pain.* 2007;23(1 Suppl):S1-S43.

Hanlon JT, Backonja M, Weiner D, Argoff C. Evolving pharmacological management of persistent pain in older persons. *Pain Med.* 2009;10(6):959-961.

Jacobs JM, Hammerman-Rozenberg R, Cohen A, et al. Chronic back pain among the elderly: prevalence, associations, and predictors. *Spine.* 2006;31:E203-E207.

Katz JN. Lumbar disc disorders and low-back pain: socioeconomic factors and consequences. *J Bone Joint Surg Am.* 2006;88 Suppl 2:21-24.

Lavsky-Shulan M, Wallace RB, Kohout FJ, et al. Prevalence and functional correlates of low back pain in the elderly: the Iowa 65+ Rural Health Study. *J Am Geriatr Soc.* 1985;33:23-28.

Makris UE, Fraenkel L, Han L, Leo-Summers L, Gill TM. Epidemiology of restricting back pain in community-living older persons. *J Am Geriatr Soc.* 2011;59(4):610-614.

Reid MC, Williams CS, Concato J, et al. Depressive symptoms as a risk factor for disabling back pain in community-dwelling older persons. *J Am Geriatr Soc.* 2003;51:1710-1717.

Reid MC, Williams CS, Gill TM. Back pain and decline in lower extremity physical function among community-dwelling older persons. *J Gerontol A Biol Sci Med Sci.* 2005;60(6):793-797.

Rudy TE, Weiner DK, Lieber SJ, Slaboda J, Boston JR. The impact of chronic low back pain on older adults: a comparative study of patients and controls. *Pain.* 2007;131(3):293-301.

Weiner DK, Haggerty CL, Kritchevsky SB, et al. How does low back pain impact physical function in independent, well-functioning older adults? Evidence from the Health ABC Cohort and implications for the future. *Pain Med.* 2003;4(4):311-320.

Determinação do uso apropriado de exercícios para idosos

67

Sara J. Francois, PT, DPT, MS
Jennifer S. Brach, PhD, PT
Stephanie Studenski, MD, MPH

Vinheta clínica

Estela, uma paciente de 75 anos, chega ao seu consultório perguntando sobre o início de um programa de exercícios. Algumas amigas suas participam de um grupo de exercícios e têm falado sobre os benefícios de se exercitar. Estela pergunta a sua opinião sobre o início de um programa de exercícios para ela. Ela tem artrite e hipertensão, para a qual usa um betabloqueador; de outro modo, a saúde de Estela é boa.

▶ Princípios gerais em idosos

A atividade física tem um impacto positivo profundo sobre a saúde, a prevenção de doenças crônicas, a função e a prevenção de quedas, especialmente em idosos; níveis maiores de atividade física têm sido ligados a reduções de morbidade e mortalidade. Novas evidências surgiram indicando o impacto da atividade física na cognição e na saúde psicológica. Embora a atividade física tenha benefícios claros para a saúde e a função, a maioria dos idosos não é fisicamente ativa ou não se engaja em atividades com intensidade alta o suficiente para obter os benefícios observados para a saúde. Na verdade, menos de 10% dos idosos preenchem os critérios recomendados pelas diretrizes clínicas para atividades físicas (i.e., 30 a 60 minutos de atividade física moderada a vigorosa ao dia, 5 ou mais dias da semana), acumulando apenas 5 a 10 minutos de atividade física moderada a vigorosa ao dia.

Atividade física não é sinônimo de exercício. *Atividade física* é "qualquer movimento corporal produzido pelos músculos esqueléticos que resulta em gasto de energia", enquanto *exercício*, um subgrupo de atividade física, é "o movimento corporal planejado, estruturado e repetitivo feito para melhorar ou manter um ou mais componentes do condicionamento físico". A atividade física pode não alcançar o nível aumentado de condicionamento que costuma ser esperado com os exercícios; porém, a atividade física pode reduzir os riscos e complicações de muitas condições crônicas e aumentar o bem-estar se for de intensidade suficiente.

Existem múltiplos métodos para identificar o nível de intensidade de uma atividade. Um método compara o custo energético da atividade com o custo energético do repouso, determinando equivalentes metabólicos ou valores MET para diferentes atividades. As estimativas de valores de MET estão resumidas no *Compendium of Physical Activities*, e o nível de intensidade de uma atividade se baseia nos dados de adultos saudáveis. Como o uso de energia pode ser menos eficiente em idosos, a intensidade baseada no valor de MET pode subestimar a intensidade de trabalho do idoso. Por essa razão, o melhor uso do *Compendium* na população idosa é para criar uma hierarquia de atividades que podem ser usadas para a seleção de atividades com demandas crescentes de energia em vez de usá-lo para definir a intensidade exata de uma atividade.

Como os níveis de MET podem não ser o melhor método para determinar a intensidade de uma atividade, outros métodos devem ser usados para estimar quão duro o idoso está trabalhando, como frequência cardíaca, taxa de esforço percebido (TEP) ou teste da fala. O uso de uma porcentagem da frequência cardíaca máxima estimada, tradicionalmente calculada por meio da subtração da idade da pessoa do valor de 220, é uma maneira simples de determinar a intensidade. A intensidade moderada é definida como 64 a 76% do máximo estimado, e 77 a 93% do máximo estimado é considerado como intensidade vigorosa. O uso de métodos baseados na frequência cardíaca não é adequado na presença de condições que alterem a resposta da frequência cardíaca ao exercício, como o uso de betabloqueadores, alguns marca-passos e muitas arritmias atriais.

Outra opção é a escala de Borg para a TEP. Ao participar de uma atividade, a pessoa classifica o seu grau de esforço em uma escala de 6 a 20. A atividade de intensidade moderada seria classificada na faixa de 12 a 13.

Outro método simples, embora informal, para determinar o nível de intensidade é o teste da fala. Ao se exercitar com intensidade moderada, a pessoa deve ser capaz de falar, mas não de cantar. Se a pessoa puder cantar, a atividade tem intensidade leve; se a pessoa puder apenas responder com poucas palavras antes de ter que respirar, a atividade é vigorosa.

O profissional de saúde deve avaliar a segurança clínica dos exercícios e recomendar modificações para diferentes condições. O profissional também deve fazer ao idoso recomendações importantes para exercícios seguros não supervisionados, estando

Tabela 67-1 Recursos de internet para atividade física/exercícios para pacientes e médicos

Recurso do paciente	Recurso do médico	Informações da página e URL
X	X	Página do Centers for Disease Control and Prevention Physical Activity: http://www.cdc.gov/physicalactivity/index.html
		Informações sobre vários tópicos diferentes relacionados com atividade física.
X		Exercise: A guide from the National Institute on Aging. http://www.move.va.gov/download/Resources/NIAA_Exercise_Guide_pdf
		PDF sobre os benefícios do exercício, como se exercitar de forma segura e como se manter em um programa de exercícios; inclui descrições e imagens de exercícios.
X		Exercise and Physical Activity: Your Everyday Guide from the National Institute on Aging. http://nia.nih.gov/sites/default/files/exercise_guide.pdf
		PDF sobre os benefícios dos exercícios, como iniciar e se manter em um programa de exercícios, estabelecendo objetivos e fazendo um plano de atividades; inclui descrições e imagens de exercícios; também inclui conexões e registros.
		Para solicitar uma cópia do livro, vá para esta página: http://go4life.nia.nih.gov/exercise-guide-video e clique em "Order Now".
X	X	Exercise is Medicine. http://exerciseismedicine.org/
		Página de internet criada para aumentar a discussão sobre atividade física entre médicos e pacientes; inclui materiais para médicos e pacientes; inclui modelo para a prescrição de exercícios.
X	X	Go4Life. http://go4life.nia.nih.gov/
		Os pacientes podem clicar em "Get Started" e obter informações sobre atividade física. Os médicos podem clicar em "For Health Professionals" e obter informações e materiais da campanha Go4Life.
X		Página do NIH Senior Health. http://nihseniorhealth.gov/exerciseforolderadults/healthbenefits/01.html
		Informações sobre os benefícios dos exercícios com ligações a tópicos como "How to Get Started", "Exercises to Try" e "How to Stay Active"; também fornece vários outros *links* para tópicos de saúde que são importantes para idosos.
X		Página do President's Council on Fitness, Sports and Nutrition – Be Active. http://www.fitness.gov/be-active/
		Informações sobre a importância da atividade física, como ser fisicamente ativo, diretrizes para atividades físicas; fornece *links* para outros recursos e também para informações sobre alimentação saudável.

envolvido na melhora da adesão do paciente aos programas de exercícios. Há várias páginas de internet para que pacientes e médicos utilizem como recurso (Tabela 67-1). O desafio para o médico é prescrever a atividade que seja adequada e factível com base nas necessidades individuais do paciente.

▶ Antes de um idoso iniciar um programa de exercícios

A necessidade de rastrear um idoso antes de se tornar fisicamente ativo é controversa. A maioria das diretrizes de rastreamento para exercícios se concentra no reconhecimento de condições que exigem modificações nas atividades (Tabela 67-2) e na determinação da segurança durante os exercícios (especificamente o rastreamento cardíaco e contraindicações para os exercícios); porém, o rastreamento cardíaco (i.e., teste de esforço) é difícil de ser realizado em muitos adultos e evidencia uma grande quantidade de doenças cardíacas silenciosas de significado clínico incerto. Muitos idosos não planejam realizar um programa de atividades físicas intensas, e a atividade física moderada pode estar associada a um risco cardíaco acumulado insignificante devido às reduções associadas no risco cardíaco. Em idosos saudáveis e assintomáticos, recomendações e precauções padronizadas são adequadas, não havendo necessidade de rastreamento cardíaco. O rastreamento cardíaco também não é necessário para idosos sedentários que iniciam um programa de atividades com intensidade leve a moderada, especialmente considerando que os riscos associados ao sedentarismo são piores que o risco de ser fisicamente ativo. A discussão sobre sintomas durante os exercícios que possam indicar uma resposta inadequada à atividade (p. ex., dor no peito/mandíbula/braço, dispneia excessiva, palpitações, etc.) é suficiente para esses grupos. As pessoas com doença cardiovascular conhecida apresentam risco de sintomas durante a atividade e se beneficiariam do rastreamento cardiovascular antes de iniciar um programa de atividades.

As poucas contraindicações à atividade física incluem infarto do miocárdio recente, angina instável, insuficiência cardíaca congestiva descompensada, cardiopatia valvar grave, pressão arterial sistólica em repouso acima de 200 mmHg, pressão arterial diastólica em repouso acima de 100 mmHg e aneurismas de aorta abdominal significativos. Algumas condições agudas, como fratura óssea importante, lesões que não cicatrizam em

Tabela 67-2 Modificações na prescrição de exercícios em condições selecionadas

Condição	Modificação
Dor lombar	Atividades de intensidade moderada, atividades na água; treinamento de força de baixa resistência e poucas repetições; exercícios de flexibilidade; atividades de reforço abdominal modificadas
Doença pulmonar obstrutiva crônica	Atividades de intensidade moderada usando intervalos ou abordagem intermitente; treinamento de força de baixa resistência e poucas repetições; exercícios modificados de flexibilidade e alongamento
Doença arterial coronariana	Atividades limitadas por sintomas: atividades de intensidade moderada (p. ex., caminhar, pedalar); atividades mais vigorosas conforme avaliação médica; treinamento de força de baixa resistência e muitas repetições
Doença articular degenerativa	Atividades sem sustentação de peso: bicicleta ergométrica, exercícios na água, exercícios em cadeira; treinamento de força de baixa resistência e poucas repetições
Diabetes melito	Atividades diárias de intensidade moderada; treinamento de força de baixa resistência e muitas repetições; exercícios de flexibilidade
Tontura, ataxia	Exercícios em cadeira; treinamento de força de baixa resistência e poucas repetições; atividades de flexibilidade moderadas com movimentos mínimos levantando-se a partir da posição supina ou prona
Hipertensão	Atividades aeróbicas dinâmicas para grandes músculos; minimizar o trabalho isométrico e focar no treinamento de força isotônica de baixa resistência e muitas repetições
Hipotensão ortostática	Minimizar movimentos de pé para supina e de supina para de pé; atividades sustentadas de intensidade moderada com intervalos curtos para descanso
Osteoporose	Atividades de sustentação de peso com períodos intermitentes de atividades divididos ao longo do dia; treinamento de força de baixa resistência e poucas repetições; atividades de flexibilidade em cadeira

Dados do American College of Sports Medicine, Chodzko-Zajko WJ, Proctor DN, et al. American College of Sports Medicine position stand. Exercise and physical activity for older adults. *Med Sci Sports Exerc*. 2009;41(7):1510-1530; Whaley MH, ed. *ACSM's Guidelines for Exercise Testing and Prescription*. 7th ed. Philadelphia, PA: Lippincott Williams & Wilkins; 2006; e Bryant CX, Green DJ, eds. *Exercise for Older Adults: ACE's Guide for Fitness Professionals*. 2nd ed. San Diego, CA: American Council on Exercise; 2005.

extremidade que sustenta peso ou doença febril, podem limitar temporariamente a atividade.

▶ Prescrição de exercícios

A prescrição de exercícios se baseia na saúde e no nível atual de atividade física da pessoa. A prescrição inclui frequência, intensidade, duração e progressão, bem como a inclusão de aquecimento e resfriamento, tipos diferentes de exercícios (p. ex., aeróbicos, força, etc.), alongamento e precauções de segurança. A frequência, intensidade e duração irão variar conforme o tipo de exercício. Costuma ser recomendada uma intensidade moderada; porém, nem todos os idosos serão capazes de realizar níveis de intensidade moderados. Uma atividade que é de intensidade leve para um idoso pode ser uma atividade vigorosa para outro idoso. A duração recomendada de 30 minutos ou mais para exercícios aeróbicos pode não ser tolerável para idosos com menos condicionamento. Episódios breves de atividade (i.e., parar antes de cansar) várias vezes ao dia podem ser úteis para alcançar uma atividade mais sustentada.

Todos os programas devem progredir com o tempo de forma a induzir um nível de estresse no corpo que resulte em mudanças teciduais. A duração deve progredir para períodos de atividade de 20 a 30 minutos de duração antes da progressão da intensidade. Pode demorar semanas ou até meses para se alcançar esse objetivo na população idosa. Toda a atividade deve iniciar por um aquecimento com atividades fáceis que aumentam levemente as demandas de energia e preparam o corpo para os exercícios. O resfriamento após os exercícios também é importante, pois é a fase de transição da frequência cardíaca e do consumo de oxigênio de volta aos níveis de repouso. Caminhar ou pedalar lentamente são exemplos de atividades adequadas para aquecimento e resfriamento. Alongamentos devem ser realizados após o aquecimento e/ou durante o resfriamento. Diretrizes gerais de segurança (Tabela 67-3) também devem ser incluídas na prescrição de exercícios.

Os exercícios podem ser realizados na comunidade, dentro do sistema de saúde ou em casa, podendo ser supervisionados ou não. Existem vantagens e desvantagens para cada situação e o melhor para cada paciente depende de suas necessidades.

A maioria dos idosos tem pelo menos um problema clínico que exige consideração ao se prescrever um programa de

Tabela 67-3 Instruções gerais para o paciente se exercitar

1. Começar devagar e aumentar de forma gradual.
2. Evitar trancar a respiração.
3. Se utilizar medicamentos ou apresentar problemas cardíacos que alterem a frequência cardíaca natural, não utilizar a frequência de pulso para julgar a intensidade da atividade.
4. Usar o equipamento de segurança recomendado para a atividade.
5. Tomar bastante líquidos ao realizar atividades que façam suar, a menos que seu médico tenha solicitado a limitação da ingesta de líquidos.
6. Ao se inclinar para frente, fazê-lo com os quadris e não com a cintura.
7. Aquecer os músculos antes de alongá-los.
8. Nenhum exercício deve ser doloroso.
9. Você pode encontrar a quantidade correta de esforço utilizando a orientação geral "Se você pode falar sem problemas, é provável que sua atividade seja leve demais. Se você não puder falar, ela é intensa demais".
10. Sempre incluir aquecimento e resfriamento com movimentação do corpo, mas sem provocar cansaço.

Dados de Bryant CX, Green DJ, eds. *Exercise for Older Adults: ACE's Guide for Fitness Professionals*. 2nd ed. San Diego, CA: American Council on Exercise; 2005; e National Institute on Aging em http://nia.nih.gov/health/publication/exercise-and-physical-activity-getting-fit-life.

Tabela 67-4 Prescrição de atividade física conforme o tipo de paciente[a]

Tipo de paciente	Duração (minutos)	Frequência	Exemplos de exercícios
Incapacidade clínica			
Recentemente restrito ao leito	5-10	Várias vezes ao dia	AVDs sentadas, movimentos passivos e ativos, progressão para ficar de pé e caminhar
Sem deambulação	5-10	Várias vezes ao dia	Autoimpulsão na cadeira de rodas, autocuidado sentado, jogos e atividades para membros superiores individuais e em grupos
Incapacidade subclínica			
Muito sedentário	5-10	Várias vezes ao dia	Programa de caminhada lenta, recreação em grupo
Inativo	20 ou mais	Maioria dos dias da semana	Caminhar, jardinar, trabalhos domésticos, pedalar
Envelhecimento habitual	30	Maioria dos dias da semana	Caminhada rápida, subir escadas, recreação de resistência moderada
Bom condicionamento	30 ou mais	Maioria dos dias	Intensidade moderada a elevada: caminhadas muito rápidas em superfícies irregulares e inclinadas, subida rápida em escadas, esportes moderados a vigorosos

AVDs, atividades da vida diária.
[a]Prescrição de atividade: (1) Deixar o paciente selecionar o modo de atividade preferida; (2) iniciar com intensidade e duração que sejam bem toleradas; (3) as sessões iniciais devem ser observadas se não tiver havido atividade moderada recente; (4) as sessões iniciais de atividade moderada devem incluir a avaliação da pressão arterial e da frequência cardíaca; (5) aumentar a duração até um nível de treinamento (20 a 30 minutos ou um conjunto de 10 repetições) antes de aumentar a intensidade; (6) ensinar sobre o automonitoramento do esforço (p. ex., porcentagem da frequência cardíaca máxima, percepção do esforço, teste da fala, etc.).

atividade física. As atividades podem ser adaptadas para beneficiar necessidades específicas ou para evitar problemas com base na condição (ver Tabela 67-2). Há muitos recursos disponíveis que fornecem diretrizes específicas e dicas sobre como a prescrição de exercícios será diferente conforme vários diagnósticos. Alguns idosos podem parecer independentes nas atividades da vida diária, mas apresentam incapacidades subclínicas, demonstradas pela redução do desempenho físico, exigindo modificações na prescrição de exercícios.

▶ Atividade física

As recomendações de saúde pública atuais para idosos são o acúmulo de 30 minutos de atividade física de intensidade moderada na maioria dos dias da semana; recomendações para outros tipos de exercícios (força, flexibilidade e equilíbrio) estão além dessa recomendação. A atividade física pode ser facilmente incorporada na vida diária – ideias simples, como usar escadas em vez de elevador ou estacionar mais longe da entrada de um prédio, podem aumentar a atividade física. O treinamento cruzado promove variabilidade no programa de atividades, reduz o tédio e diminui o risco de lesões. Atividades como natação e o uso de equipamentos para exercícios que exijam esforço de extremidades superiores podem complementar atividades para membros inferiores, como caminhar ou pedalar.

▶ Tipos de exercícios

Exercício é um grupo de atividades físicas. Há vários tipos de exercícios, incluindo – mas não se limitando a – aeróbicos, de força, flexibilidade e equilíbrio. As recomendações para exercícios aeróbicos são geralmente consideradas como as recomendações para atividades físicas (i.e., 30 a 60 minutos em cinco ou mais dias da semana). O treinamento de força para os principais grupos musculares é recomendado dois ou mais dias da semana, mas não em dias consecutivos para permitir a recuperação muscular. Exercícios de flexibilidade também devem ser realizados pelo menos duas vezes por semana, podendo ser incorporados em um programa aeróbico ou de força. Para os idosos com risco de quedas, devem ser realizados exercícios de equilíbrio três vezes por semana. Exemplos de diferentes tipos de atividades ou exercícios para cada uma das categorias são fornecidos no final deste capítulo.

Os idosos se beneficiam de uma prescrição que inclua todos os tipos de exercícios, pois todos eles são importantes para a mobilidade e a função. As principais restrições para os programas combinados são tempo e fadiga; para a maioria dos idosos não é possível se submeter a um programa que demande horas de exercícios todos os dias. Alguns programas combinam uma mistura de atividades aeróbicas, de força e equilíbrio em sessões de uma hora três vezes por semana. As preferências individuais e o nível de saúde atual devem ditar os detalhes da prescrição (Tabela 67-4).

A. Aeróbicos

A idade limita a realização de exercícios aeróbicos, mas não a capacidade de se beneficiar do treinamento. Exercícios aeróbicos não supervisionados são adequados para idosos saudáveis capazes de caminhar firmemente com passo rápido. Exercícios aeróbicos supervisionados são adequados para pessoas com incapacidade clínica ou subclínica e que não podem se exercitar de maneira contínua com intensidade moderada.

Alguns exemplos de atividades aeróbicas incluem caminhar, correr, pedalar e nadar. Outras atividades podem ser consideradas exercícios aeróbicos se forem realizadas com intensidade suficiente; atividades como dançar, jogar golfe, jardinar, aspirar o pó, limpar janelas e cortar a grama são apenas alguns exemplos.

O principal risco associado com o exercício aeróbico é um evento cardíaco, como infarto do miocárdio ou morte; porém, esse risco tem sido descrito após a participação em exercícios *vigorosos*. A participação em exercícios aeróbicos *regulares* melhora muitos fatores de risco cardíaco, reduzindo subsequentemente o risco de eventos cardíacos durante a atividade.

B. Treinamento de força

O envelhecimento está associado com perda de massa muscular e força, mas ambos respondem ao treinamento de força em idosos. O treinamento de força pode ser realizado com máquinas de peso, pesos livres ou uso do peso corporal como resistência. As máquinas de peso oferecem maneiras seguras de levantar pesos maiores e fornecem sistemas complexos para controle da taxa de contração muscular. O uso de pesos livres, como pesos de punho ou tornozelo, itens de baixa tecnologia, como faixas elásticas ou itens caseiros, como embalagens de leite ou latas de tinta, funcionará para o treinamento de força. Sustentar o peso do corpo todo de pé, em transferências e caminhando ou realizando exercícios ativos pode ser uma atividade de treinamento de força para muitos idosos fragilizados. Exemplos de exercícios com o peso corporal incluem levantar-se da cadeira, agachar-se contra a parede e subir degraus repetidas vezes.

O treinamento de força deve ser realizado com todos os principais grupos musculares, incluindo – mas não se limitando a – ombros, braços, quadris, pernas, tornozelos, dorso e tronco. Os grupos musculares das extremidades inferiores são maiores e mais importantes para a mobilidade e independência funcional; porém, exercícios para as extremidades superiores induzirão maior resposta da frequência cardíaca. As durações iniciais podem ser muito menores do que com exercícios para membros inferiores, pois muitas pessoas tendem a ter os braços menos condicionados do que as pernas.

Os principais riscos do treinamento de força incluem dor muscular e lesões musculoesqueléticas. Completar os exercícios em boa forma, movendo-se de maneira suave e controlada em vez de sacudir ou dar puxões durante os movimentos, reduzirá o risco de lesões. Iniciar com número reduzido de repetições e baixa carga de resistência também reduzirá o risco de lesão. Também é muito importante evitar segurar a respiração durante o treinamento de força, pois isso levará a aumentos da pressão arterial. As orientações principais para a respiração são iniciar respirando fundo antes de levantar o peso, expirar durante o levantamento e inspirar durante a liberação controlada.

C. Flexibilidade

A flexibilidade diminui com a idade e pode se tornar significativamente restrita com a doença ou o desuso. A perda de amplitude dos movimentos afeta a mobilidade e a função e, na pior das hipóteses, pode resultar em contraturas que limitam a capacidade de ficar de pé, caminhar e alcançar objetos. Os alongamentos devem demorar 30 a 60 segundos e envolver todas as principais articulações das extremidades superiores e inferiores e o tronco. O alongamento deve causar uma sensação de repuxo, mas não dor aguda. Para evitar lesões, aconselha-se realizar atividades leves a moderadas para aquecer o músculo antes de alongá-lo para a flexibilidade. As contraindicações para exercícios de flexibilidade incluem articulações agudamente inflamadas, fusão de articulações e fratura recente.

D. Equilíbrio

Recomenda-se o treinamento do equilíbrio para idosos com risco de quedas. Os tipos de exercícios e atividades incluídas no "treinamento do equilíbrio" raramente são definidos na literatura, havendo pouco consenso sobre a frequência, intensidade e duração necessárias para a indução de benefícios. Os idosos saudáveis podem melhorar o equilíbrio por meio de atividades recreativas que necessitem de deslocamento e recuperação, como dançar ou jogar tênis. O treinamento de equilíbrio para pessoas muito fragilizadas envolve a prática de movimentos em posição sentada com necessidade de deslocamento de tronco e braços. O treinamento do equilíbrio na água permite que os pacientes explorem os limites de sua capacidade de deslocamento e recuperação sem medo de lesões, pois as quedas são minimizadas pela água.

O treinamento do equilíbrio necessita de progressão da dificuldade, tornando-o inerentemente mais perigoso que outros tipos de exercícios pelo risco aumentado de quedas. Assim, para reduzir esse risco, um idoso só deve iniciar um programa de treinamento de equilíbrio após instrução adequada por um profissional de saúde.

▶ Dúvidas nas recomendações atuais para exercícios

Existem recomendações para atividade física/exercícios aeróbicos, de força, flexibilidade e equilíbrio; porém, essas recomendações deixam de fora um aspecto importante da atividade física no idoso – a noção de tempo e coordenação do movimento. O envelhecimento e a doença podem alterar o tempo e a coordenação da caminhada, reduzindo subsequentemente a eficiência da marcha e resultando em idosos tendo que realizar um maior esforço para caminhar. A realização de exercícios para melhorar o tempo e a coordenação da caminhada (i.e., padrões de passada e caminhada com progressão da dificuldade) resultam em melhora na eficiência da marcha e subsequente maior capacidade de caminhar. Embora a evidência sobre os benefícios deste tipo de exercício esteja apenas começando a aparecer, ele pode ser considerado parte de uma prescrição de exercícios.

Outro aspecto da prescrição de exercícios físicos que costuma ser esquecido é que a atividade deve ser divertida. Barreiras comuns para a realização de exercícios incluem a falta de motivação para participar em atividades regulares e a natureza muitas vezes chata e repetitiva de muitos tipos de atividade (i.e., caminhar, correr, pedalar, etc.). Uma das maneiras de aumentar a participação e a adesão é fornecer ao idoso exemplos de maneiras de tornar o exercício divertido, como escutar música durante a sua realização ou fazer atividades de condicionamento baseadas em vídeo de forma interativa.

Dependendo das necessidades e preferências da pessoa, os programas de atividade física podem ser realizados em ambiente supervisionado ou não, incorporando todos os tipos de exercícios. Fornecer uma prescrição de exercícios que seja individualizada, tenha objetivos razoáveis e alcançáveis e monitore a pessoa quanto à manutenção e progressão do programa de atividades é algo fundamental para o início e a adesão.

▶ Continuando um programa de exercícios

Convencer um idoso a se exercitar pode ser um desafio formidável. A civilização moderna criou um ambiente de vida que, embora seja imensuravelmente benéfico, reduz a necessidade de atividade física na vida diária. O início e a adesão a um programa de exercícios é aspecto importante na prescrição de uma atividade, devendo ser discutido com todos os pacientes.

Experiência prévia, conhecimento e crenças sobre os exercícios irão influenciar as atitudes e expectativas em relação aos exercícios. Um idoso tem mais chance de participar da atividade física se estiver confiante em sua capacidade de ter sucesso e acreditar que a atividade é segura e divertida. Para muitos idosos, a oportunidade de socialização durante os exercícios é um dos principais fatores de motivação. A identificação desses fatores importantes para a participação e adesão em cada idoso encorajará o início e a manutenção de um programa de exercícios.

A. Progressão

Todo exercício exige um mínimo de frequência, intensidade e duração para obter ganho pela indução um estresse fisiológico moderado; assim, o exercício deve incluir um plano de progressão ao longo do tempo. Muitos idosos sedentários são incapazes de sustentar uma atividade de intensidade moderada por mais do que alguns minutos. Por essa razão, o programa de exercícios geralmente deve iniciar com um aumento gradual na duração antes de qualquer esforço para aumentar a intensidade. Uma parte necessária e importante da prescrição de exercícios inclui a avaliação do idoso sobre o programa e se a frequência, intensidade ou duração das atividades necessitam de ajustes.

B. Adesão

A adesão a um programa de atividades melhora quando a pessoa se compromete com objetivos pessoalmente significativos e objetivos mensuráveis, utiliza um plano de automonitoramento como um calendário para registrar os exercícios, recebe informações específicas sobre seu desempenho e tem acesso a suporte de outros. Uma recomendação médica formal para exercícios, na forma de uma prescrição baseada nos riscos e necessidades individuais, aumenta a motivação e a adesão.

RESUMO

A atividade física tem impacto positivo em vários aspectos da vida, sendo benéfica para quase todos os idosos. Há muito poucas situações em que a atividade física está contraindicada.

Vinheta clínica (continuação)

Você conversa com Estela sobre seus objetivos e interesses em relação ao programa de atividades. Você descobre que ela adora caminhar e dançar, mas está preocupada com o risco de quedas. Você recomenda que Estela inicie um programa de exercícios em que ela realiza exercícios aeróbicos 4 a 5 vezes por semana, começando com caminhadas até o máximo tolerado antes de ter que parar para descansar. Como Estela é relativamente saudável, você esperaria que ela fosse capaz de caminhar de forma contínua por 15 a 20 minutos. Porém, se Estela só aguentar cerca de 5 a 10 minutos de caminhada, ela deve caminhar por este período, fazer uma pequena pausa e caminhar novamente, repetindo isso algumas vezes (até 20 a 30 minutos de tempo total de caminhada). Você diz a ela para aumentar de modo gradual a quantidade de tempo que caminha até ser capaz de tolerar 30 minutos de maneira contínua. Devido ao uso de um betabloqueador, você explica que a escala de esforço percebido e o teste da fala são maneiras de medir o nível de intensidade do exercício. Você estimula Estela a encontrar aulas de dança que ela possa frequentar com o marido e a orienta sobre aulas de natação ou exercícios em grupo na academia local. Você também aconselha Estela sobre a importância do treinamento de força, ensinando alguns exercícios para serem realizados em casa. Você programa uma consulta de revisão para Estela em três meses para verificar seu progresso com os objetivos de curto e longo prazo e para abordar qualquer dificuldade que tenha observado, bem como para avaliar a progressão de seu programa atual de atividades.

Ainsworth BE, Haskell WL, Herrmann SD, et al. 2011 Compendium of Physical Activities: a second update of codes and MET values. *Med Sci Sports Exerc.* 2011;43(8):1575-1581.

American College of Sports Medicine, Chodzko-Zajko WJ, Proctor DN, et al. American College of Sports Medicine position stand. Exercise and physical activity for older adults. *Med Sci Sports Exerc.* 2009;41(7):1510-1530.

American College of Sports Medicine. Physical activity programs and behavior counseling in older adult populations. *Med Sci Sports Exerc.* 2004;36(11):1997-2003.

Bean JF, Vora A, Frontera WR. Benefits of exercise for community-dwelling older adults. *Arch Phys Med Rehabil.* 2004;85(7 Suppl 3):S31-S42.

Borg G. Perceived exertion as an indicator of somatic stress. *Scand J Rehabil Med.* 1970;2(2):92-98.

Brach JS, Wert D, VanSwearingen JM, Studenski SA. The Compendium of Physical Activity underestimates walking intensity in old more so than in young. *J Am Geriatr Soc.* 2009;57:S110.

Bryant CX, Green DJ, eds. *Exercise for Older Adults: ACE's Guide for Fitness Professionals.* 2nd ed. San Diego, CA: American Council on Exercise; 2005.

Capaday C. The special nature of human walking and its neural control. *Trends Neurosci.* 2002;25(7):370-376.

Caspersen CJ, Powell KE, Christenson GM. Physical activity, exercise, and physical fitness: definitions and distinctions for health-related research. *Public Health Rep.* 1985;100(2):126-131.

Centers for Disease Control and Prevention. *Measuring Physical Activity Intensity*. Accessed August 2, 2012. Available at: http://www.cdc.gov/physicalactivity/everyone/measuring/index.html

Centers for Disease Control and Prevention. *Perceived Exertion (Borg Rating of Perceived Exertion Scale)*. Accessed August 2, 2012. Available at: http://www.cdc.gov/physicalactivity/everyone/measuring/exertion.html

Centers for Disease Control and Prevention. *Target Heart Rate and Estimated Maximum Heart Rate*. Accessed August 2, 2012. Available at: http://www.cdc.gov/physicalactivity/everyone/measuring/heartrate.html

Costello E, Kafchinski M, Vrazel J, Sullivan P. Motivators, barriers, and beliefs regarding physical activity in an older adult population. *J Geriatr Phys Ther.* 2011;34(3):138-147.

Exercise is Medicine. Your Prescription for Health series. Accessed August 2, 2012. Available at: http://exerciseismedicine.org/YourPrescription.htm

Garber CE, Blissmer B, Deschenes MR, et al. American College of Sports Medicine position stand. Quantity and quality of exercise for developing and maintaining cardiorespiratory, musculoskeletal, and neuromotor fitness in apparently healthy adults: guidance for prescribing exercise. *Med Sci Sports Exerc.* 2011;43(7):1334-1359.

Gill TM, DiPietro L, Krumholz HM. Role of exercise stress testing and safety monitoring for older persons starting an exercise program. *JAMA.* 2000;284(3):342-349.

Grandes G, Sanchez A, Sanchez-Pinilla RO, et al. Effectiveness of physical activity advice and prescription by physicians in routine primary care: a cluster randomized trial. *Arch Intern Med.* 2009;169(7):694-701.

Graves LE, Ridgers ND, Williams K, Stratton G, Atkinson G, Cable NT. The physiological cost and enjoyment of Wii Fit in adolescents, young adults, and older adults. *J Phys Act Health.* 2010;7(3):393-401.

Harris TJ, Owen CG, Victor CR, Adams R, Cook DG. What factors are associated with physical activity in older people, assessed objectively by accelerometry? *Br J Sports Med.* 2009;43(6):442-450.

Howley ET. Type of activity: resistance, aerobic and leisure versus occupational physical activity. *Med Sci Sports Exerc.* 2001;33(6 Suppl):S364-S369.

Inzitari M, Greenlee A, Hess R, Perera S, Studenski SA. Attitudes of postmenopausal women toward interactive video dance for exercise. *J Womens Health (Larchmt).* 2009;18(8):1239-1243.

Lees FD, Clark PG, Nigg CR, Newman P. Barriers to exercise behavior among older adults: a focus-group study. *J Aging Phys Act.* 2005;13(1):23-33.

Metkus TS Jr, Baughman KL, Thompson PD. Exercise prescription and primary prevention of cardiovascular disease. *Circulation.* 2010;121(23):2601-2604.

National Institute on Aging. *Exercise & Physical Activity: Your Everyday Guide from the National Institute on Aging*. 2011. Accessed August 15, 2012. Available at: http://www.nia.nih.gov/sites/default/files/exercise_guide.pdf

Nelson ME, Rejeski WJ, Blair SN, et al. Physical activity and public health in older adults: recommendation from the American College of Sports Medicine and the American Heart Association. *Circulation.* 2007;116(9):1094-1105.

Physical Activity Guidelines Advisory Committee. *Physical Activity Guidelines Advisory Committee Report, 2008*. Washington, DC: U.S. Department of Health and Human Services; 2008.

Rasinaho M, Hirvensalo M, Leinonen R, Lintunen T, Rantanen T. Motives for and barriers to physical activity among older adults with mobility limitations. *J Aging Phys Act.* 2006;15:90-102.

Studenski S, Perera S, Hile E, Keller V, Spadola-Bogard J, Garcia J. Interactive video dance games for healthy older adults. *J Nutr Health Aging.* 2010;14(10):850-852.

Thompson PD, Franklin BA, Balady GJ, et al. Exercise and acute cardiovascular events. Placing the risks into perspective: a scientific statement from the American Heart Association Council on Nutrition, Physical Activity, and Metabolism and the Council on Clinical Cardiology. *Circulation.* 2007;115(17):2358-2368.

Troiano RP, Berrigan D, Dodd KW, Masse LC, Tilert T, McDowell M. Physical activity in the United States measured by accelerometer. *Med Sci Sports Exerc.* 2008;40(1):181-188.

Tucker JM, Welk GJ, Beyler NK. Physical activity in U.S. adults: compliance with the Physical Activity Guidelines for Americans. *Am J Prev Med.* 2011;40(4):454-461.

Van Norman KA. *Exercise and Wellness for Older Adults: Practical Programming Strategies*. 2nd ed. Champaign, IL: Human Kinetics; 2010.

VanSwearingen JM, Perera S, Brach JS, Cham R, Rosano C, Studenski SA. A randomized trial of two forms of therapeutic activity to improve walking: effect on the energy cost of walking. *J Gerontol A Biol Sci Med Sci.* 2009;64(11):1190-1198.

Wert DM, Brach J, Perera S, VanSwearingen JM. Gait biomechanics, spatial and temporal characteristics, and the energy cost of walking in older adults with impaired mobility. *Phys Ther.* 2010;90(7):977-985.

Whaley MH, ed. *ACSM's Guidelines for Exercise Testing and Prescription*. 7th ed. Philadelphia, PA: Lippincott Williams & Wilkins; 2006.

68 Definindo a nutrição adequada para idosos

Michi Yukawa, MD, MPH

▶ Princípios gerais em idosos

Perda de peso e desnutrição são comuns em idosos. Estudos prévios relataram que 17 a 65% dos pacientes geriátricos hospitalizados e até 59% dos moradores de clínicas geriátricas sofrem de desnutrição. Nos últimos 15 anos, porém, a obesidade em idosos aumentou. Apesar do aumento de peso global, os idosos obesos perdem massa magra e permanecem em risco de declínio funcional e outras complicações clínicas da mesma maneira que outros idosos com perda de peso involuntária. Permanece a controvérsia sobre se é apropriado defender a perda de peso em idosos com índice de massa corporal (IMC) maior que 35, o que é discutido mais adiante neste capítulo.

Em geral, o peso corporal em homens tende a aumentar a partir dos 30 a 60 anos, atinge um platô nos próximos 10 a 15 anos e depois diminui lentamente. Nas mulheres, o padrão de mudança de peso é semelhante, exceto que as alterações ocorrem cerca de 10 anos mais tarde. A massa corporal magra (primariamente músculo esquelético) começa a diminuir na meia-idade como resultado de muitos fatores, incluindo redução nos exercícios e diminuição relacionada à idade em níveis hormonais (p. ex., testosterona, estrogênio e fatores de crescimento), metabolismo e síntese de proteína muscular. Mesmo no envelhecimento saudável, as necessidades diárias de energia diminuem com a idade. Isso é resultado de reduções na massa muscular e diminuição da atividade física. Há várias fórmulas para estimar as necessidades calóricas em repouso (Tabela 68-1). Todas essas estimativas devem levar em conta os níveis de atividade e a gravidade da doença subjacente.

▶ Ingesta diária recomendada para idosos

A ingesta diária recomendada (IDR) de vitaminas e minerais para pacientes geriátricos não difere de forma significativa daquela de adultos de meia-idade (Tabela 68-2). Diferenças notáveis incluem recomendações para ingesta de cálcio e vitamina D. Para homens com mais de 70 anos, a ingesta recomendada de cálcio aumenta de 1.000 mg/dia para 1.200 mg/dia. Para homens e mulheres com mais de 70 anos, a dose diária recomendada de vitamina D (colecalciferol) aumenta de 600 UI para 800 UI. A maioria dos polivitamínicos comprados sem prescrição médica fornece quantidades adequadas de vitaminas e minerais com exceção de cálcio e vitamina D. A suplementação com cálcio e vitamina D adicionais permanece necessária.

A IDR para macronutrientes em idosos é semelhante àquela de adultos de meia-idade (Tabela 68-3). As necessidades de proteínas são influenciadas pelo nível de atividade, medicamentos, conteúdo não proteico da dieta e estado de saúde. Por exemplo, uso de corticosteroides, repouso no leito, infecção e inflamação aumentam o risco de balanço nitrogenado negativo, o qual leva à perda rápida de massa muscular magra. Pessoas idosas hospitalizadas que estão muito doentes ou se recuperando de trauma ou cirurgia de grande porte podem necessitar ≥ 1,5 g/kg ao dia de proteína para manter o balanço nitrogenado. A monitoração da ingesta proteica se torna desafiadora com problemas clínicos que necessitem de restrição proteica, como na doença hepática ou renal. Nessas situações, pacientes e familiares devem trabalhar em conjunto com nutricionistas para fornecer uma ingesta proteica adequada sem piorar a insuficiência hepática ou renal do paciente.

Os níveis séricos de lipídeos permanecem sendo um forte preditor de risco para doença arterial coronariana em idosos assim como em adultos de meia-idade. A maior parte das recomendações atuais para uma dieta saudável sugere uma dieta em que 25 a 30% das calorias totais provêm de gorduras. Há necessidade de gordura na dieta para a absorção de vitaminas lipossolúveis (A, D, E e K). Além disso, devem ser consumidos ácidos graxos essenciais, pois eles não podem ser sintetizados pelo corpo. Há duas categorias gerais de ácidos graxos essenciais, que são do tipo ômega-6 e ômega-3. Os ácidos graxos ômega-6 têm propriedades pró-inflamatórias, sendo substrato para ácido araquidônico, prostaglandinas, tromboxanos e leucotrienos. Os ácidos graxos ômega-3, incluindo ácido eicosapentaenoico, ácido docosaexaenoico e prostaciclina, reduzem a agregação plaquetária e a vasoconstrição e têm propriedades anti-inflamatórias. Com base nos dados atuais, em idosos não fragilizados, a ingesta de gordura não deve exceder 30% das calorias totais consumidas, gorduras poli-insaturadas e monoinsaturadas devem predominar

DEFININDO A NUTRIÇÃO ADEQUADA PARA IDOSOS CAPÍTULO 68

Tabela 68-1 Estimativa das necessidades calóricas (kcal) diárias em repouso

Institute of Medicine and National Academies Press
Homens: 661,8 − (9,53 × idade [anos]) = CAF × (15,91 × peso [kg] + 539,6 × altura [m])
Mulheres: 354,1 − (6,91 × idade [anos]) = CAF × (9,36 × peso [kg] = 726 × altura [m])

CAF, coeficiente de atividade física (CAF sedentário = 1,0; CAF pouca atividade = 1,12; CAF ativo = 1,27; CAF muito ativo = 1,45).

Dados do Institute of Medicine and National Academies Press. Dietary Reference Intakes for Energy, Carbohydrate, Fiber, Fat, Fatty Acids, Cholesterol, Protein and Amino Acids. 2005. Accessed September 25, 2012. http://www.Nal.usda.gov/fnic/DRI/DRI_Energy/energy_fulll_report.pdf

e deve ser reduzida a ingesta de gordura saturada e de gordura parcialmente hidrogenada. Porém, nos idosos fragilizados com alto risco de perda de peso, deve ser estimulada a ingesta de gorduras de todos os tipos para aumentar a ingesta calórica total.

As necessidades de carboidratos em geral são calculadas após a determinação das necessidades totais de calorias, gorduras e proteínas. Assim, os carboidratos geralmente compõem cerca de 55% da ingesta calórica total. Produtos não refinados e integrais devem ser enfatizados, com redução da ingesta de açúcares simples.

A dieta DASH (Dietary Approaches to Stop Hypertension), que é uma dieta rica em frutas, vegetais, laticínios desnatados e < 25% de gordura, é recomendada para a redução da pressão arterial (http://dashdiet.org). O aumento ainda maior da ingesta de alimentos integrais melhora a ingesta de fibras. Uma ingesta maior de fibras está associada com melhor função intestinal e está epidemiologicamente associada com redução do risco de doença cardiovascular, doença diverticular e diabetes melito tipo 2. A suplementação da dieta com concentrados de fibras comercialmente disponíveis pode ser necessária quando a ingesta de fibras de fontes naturais não é adequada. A ingesta de fibras deve ser aumentada de forma gradual para evitar distensão, flatulência e desconforto geral. A ingesta adequada de líquidos também é necessária, particularmente em pessoas inativas ou restritas ao leito, pois a constipação pode até piorar com a ingesta apenas de fibras.

▶ Achados

A. Antropometria

1. Efeitos adversos da perda de peso involuntária e desnutrição — Entre os idosos que vivem na comunidade, a perda de peso significativa é definida como 4 a 5% de perda de peso ao longo de 6 a 12 meses ou perda de peso rápida de > 5% em um mês. Para idosos institucionalizados, a definição de perda de peso significativa é a perda de peso ≥ 10% em 180 dias ou ≥ 5% de perda de peso em um mês. Alguns efeitos adversos da perda de peso involuntária e da desnutrição incluem declínio funcional, aumento na taxa de mortalidade (de 9% para 38% dentro de 1 a 2,5 anos), risco aumentado de hospitalização, risco aumentado de desenvolver úlceras de pressão, hipotensão postural, cicatrização ruim de feridas, declínio cognitivo e risco aumentado de infecções como resultado de disfunção imune. Os sinais físicos de desnutrição além da perda de peso incluem edema periférico causado por desnutrição proteica, alopecia, glossite, descamação da pele e cabelo seco e despigmentado.

2. Efeitos adversos da obesidade em idosos — Nos Estados Unidos, cerca de 42,5% das mulheres com idade entre 60 e 79 anos e 19,5% das mulheres com mais de 80 anos são obesas (IMC > 30). Para homens, 38,1% com idade entre 60 e 79 anos e 9,6% dos homens com mais de 80 anos são obesos. A obesidade está associada com um aumento na mortalidade por todas as causas em idosos da comunidade. Porém, em pacientes geriátricos institucionalizados, foi encontrado um aumento na mortalidade para IMC ≥ 35, mas não para IMC entre 30 e 35. A obesidade pode aumentar o risco de desenvolver hipertensão, dislipidemia, diabetes melito, doença arterial coronariana, acidente vascular

Tabela 68-2 Ingesta dietética de referência: ingesta dietética recomendada para idosos

	Vitamina A (µg/dia)	Vitamina B_1 (Tiamina) (mg/dia)	Vitamina B_2 (Riboflavina) (mg/dia)	Vitamina B_6 (Piridoxina) (mg/dia)	Vitamina B_{12} (mg/dia)	Vitamina C (mg/dia)	Vitamina D (UI)	Vitamina K (µg/dia)	Niacina (mg/dia)	Cálcio (mg/dia)
Homens										
51-70 anos	900	1,2	1,3	1,7	2,4	90	600	120	16	1.000
> 70 anos	900	1,2	1,3	1,7	2,4	90	800	120	16	1.200
Mulheres										
51-70 anos	700	1,1	1,1	1,5	2,4	75	600	90	14	1.200
> 70 anos	700	1,1	1,1	1,5	2,4	75	800	90	14	1.200

Adaptada de Dietary References Intakes from Food and Nutrition Board, Institute of Medicine, National Academies, Accessed September 3, 2012. http://www.fnic.nal.usda.gov. Os macronutrientes recomendados se baseiam nas seguintes calorias por dia: Para 51-70 anos: homens 2.204 kcal/dia e mulheres 1.978 kcal/dia. Para > 70 anos: homens 2.054 kcal/dia e mulheres 1.873 kcal/dia.

Tabela 68-3 Ingesta dietética de referência: macronutrientes para idosos

	Carboidratos (g/dia)	Fibras totais (g/dia)	Ácidos graxos poli-insaturados n-6 (g/dia)	Ácidos graxos poli-insaturados n-3 (g/dia)	Proteínas e aminoácidos (g/dia)
Homens					
51-70 anos	130	30	14	1,6	56
> 70 anos	130	30	14	1,6	56
Mulheres					
51-70 anos	130	21	11	1,1	46
> 70 anos	130	21	11	1,1	46

Adaptada de Dietary References Intakes from Food and Nutrition Board, Institute of Medicine, National Academies, Accessed September 3, 2012. http://www.fnic.nal.usda.gov. Os macronutrientes recomendados se baseiam nas seguintes calorias por dia: Para 51-70 anos: homens 2.204 kcal/dia e mulheres 1.978 kcal/dia. Para > 70 anos: homens 2.054 kcal/dia e mulheres 1.873 kcal/dia.

encefálico (AVE), osteoartrite e apneia do sono. Um risco aumentado de câncer de mama, próstata e colo do intestino também foi encontrado em associação com a obesidade. Além disso, a obesidade foi associada com dor aumentada em joelho por osteoartrite.

O IMC, em vez do peso corporal, é uma melhor medida para a determinação do estado nutricional de uma pessoa. O IMC ajusta o peso em relação à altura; porém, ele não identifica pessoas que trocaram massa muscular por tecido adiposo, nem diferencia as pessoas com obesidade central. A obesidade central está associada com desfechos negativos para a saúde e, assim, alguns pesquisadores acreditam que a circunferência da cintura pode ser uma medida melhor do que o IMC para a avaliação de obesidade em idosos.

A medida das pregas cutâneas com o uso de um compasso de calibre é propensa a vários erros de medida, permanecendo primariamente como ferramenta de pesquisa. A impedância bioelétrica pode ser uma melhor maneira de avaliar a composição corporal; porém, ela é influenciada pelo estado de volume e é usada sobretudo em pesquisas.

B. Avaliação laboratorial

A avaliação laboratorial inicial da perda de peso deve incluir hemograma completo, glicose, eletrólitos, função renal e hepática, nível de hormônio estimulante da tireoide, exame comum de urina e radiografia de tórax. Esses exames iniciais devem descartar causas metabólicas, endócrinas ou infecciosas para a perda de peso.

Embora a albumina sérica seja comumente solicitada para avaliar o estado nutricional proteico, os níveis séricos de albumina têm pouca sensibilidade e especificidade como medida da saúde nutricional. A meia-vida da albumina é de cerca de três semanas. Os níveis séricos respondem lentamente a uma intervenção nutricional adequada e podem nunca normalizarem se houver inflamação concomitante. A elevação da albumina sérica com infusão intravenosa de albumina não melhora o prognóstico. Porém, a medida da albumina sérica apresenta uma utilidade clínica: uma albumina sérica baixa, embora não seja um bom indicador do estado nutricional, pode ser um forte preditor da intensidade da doença e da mortalidade.

A pré-albumina (transtiretina) tem uma meia-vida de 2 a 3 dias e é mais sensível que a albumina na avaliação de alterações nutricionais agudas. Um nível baixo pode ser usado para confirmar a impressão clínica de nutrição inadequada na ausência de inflamação. Um nível progressivamente crescente de pré-albumina pode ajudar a confirmar a melhora no estado nutricional; porém, o exame clínico permanece sendo o melhor indicador. Um colesterol sérico < 160 mg/dL é um marcador de risco aumentado de morbidade e mortalidade, mas não é uma boa medida nutricional.

C. Avaliação clínica

Uma avaliação clínica abrangente do estado nutricional é a forma mais útil para identificar desnutrição, havendo vários instrumentos para a avaliação. O Mini-Nutritional Assessment (Figura 68-1) se tornou amplamente usado para a avaliação do estado nutricional em pacientes geriátricos. Outras ferramentas de rastreamento incluem Seniors in the Community: Risk Evaluation for Eating and Nutrition (SCREEN) (http://drheatherkeller.com/index.php/screen/) e o Simplified Nutrition Assessment Questionnaire (SNAQ) (http://slu.edu/readstory/newslink/6349).

▶ **Diagnóstico diferencial**

A. Causas potenciais de perda de peso involuntária

Como na maioria das síndromes geriátricas, a perda ponderal em idosos costuma ser causada por múltiplos fatores. As causas possíveis podem ser classificadas em clínicas, psicossociais e farmacológicas (Tabela 68-4). Um câncer subjacente ou previamente não diagnosticado pode ser a causa da perda ponderal involuntária em 16 a 36% dos casos, conforme alguns estudos. Doenças malignas gastrintestinais, como de esôfago, pâncreas e estômago, são mais comuns que outros tipos de câncer. Outros

Mini Nutritional Assessment
MNA®

Nestlé NutritionInstitute

Sobrenome: Nome:

Sexo: Idade: Peso em kg: Altura em cm: Data:

Completar o teste preenchendo os quadros com os números apropriados. Somar os números para o escore total.

Rastreamento

A A ingesta alimentar diminuiu nos últimos três meses devido a perda de apetite, problemas digestivos ou por dificuldades com a mastigação ou deglutição?
0 = redução severa na ingesta alimentar
1 = redução moderada na ingesta alimentar
2 = sem redução na ingesta alimentar

B Perda de peso nos últimos três meses
0 = perda de peso maior que 3 kg
1 = não sabe
2 = perda de peso entre 1 e 3 kg
3 = sem perda de peso

C Mobilidade
0 = restrição a leito ou cadeira
1 = capacidade de sair do leito/cadeira, mas sem sair de casa
2 = sai de casa

D Sofreu estresse psicológico ou doença aguda nos últimos três meses?
0 = sim   2 = não

E Problemas neuropsicológicos
0 = demência ou depressão severas
1 = demência leve
2 = sem problemas psicológicos

F1 Índice de massa corporal (IMC) (peso em kg)/(altura em m²)
0 = IMC menor que 19
1 = IMC 19 a menos de 21
2 = IMC 21 a menos de 23
3 = IMC 23 ou mais

SE O IMC NÃO ESTIVER DISPONÍVEL, SUBSTITUIR A QUESTÃO F1 PELA QUESTÃO F2.
NÃO RESPONDER À QUESTÃO F2 SE A QUESTÃO F1 JÁ TIVER SIDO COMPLETADA.

F2 Circunferência da panturrilha (CP) em cm
0 = CP menor que 31
3 = CP 31 ou mais

Escore do rastreamento (máx. 14 pontos)

12-14 pontos: estado nutricional normal
8-11 pontos: em risco de desnutrição
0-7 pontos: desnutrição

Referências
1. Vellas B, Villars H, Abellan G, et al. Overview of the MNA® - Its History and Challenges. J Nutr Health Aging. 2006;**10**:456-465.
2. Rubenstein LZ, Harker JO, Salva A, Guigoz Y, Vellas B. Screening for Undernutrition in Geriatric Practice: Developing the Short-Form Mini Nutritional Assessment (MNA-SF). J. Geront. 2001;**56A**:M366-377.
3. Guigoz Y. The Mini-Nutritional Assessment (MNA®) Review of the Literature - What does it tell us? J Nutr Health Aging. 2006; **10**:466-487.
4. Kaiser MJ, Bauer JM, Ramsch C, et al. Validation of the Mini Nutritional Assessment Short-Form (MNA®-SF): A practical tool for identification of nutritional status. J Nutr Health Aging. 2009;**13**:782-788.
® Société des Produits Nestlé, S.A., Vevey, Switzerland, Trademark Owners © Nestlé, 1994, Revision 2009. N67200 12/99 10M
Para mais informações: www.mna-elderly.com

▲ **Figura 68-1** Forma curta do Mini Nutritional Assessment (MNA).

Tabela 68-4 Causas potenciais de perda ponderal involuntária

Fatores clínicos:	Câncer: Câncer gastrintestinal (esôfago, pâncreas e estômago) Pulmão Linfoma Próstata Ovário Bexiga	Causas não malignas: Distúrbios GI (disfunção de motilidade ou deglutição, isquemia mesentérica, úlceras pépticas, colelitíase) Insuficiência cardíaca congestiva Demência DPOC Distúrbios endócrinos (hipertireoidismo, diabetes melito) AVE Insuficiência renal terminal Insuficiência hepática terminal Alcoolismo Artrite reumatoide Problemas orais e dentários
Fatores psicossociais:	Sociais: Pobreza Incapacidade de comprar e cozinhar Incapacidade de se alimentar Isolamento social Falta de variedade de alimentos étnicos	Psicológicos: Depressão Alcoolismo Luto Paranoia
Medicamentos:	Anorexia: Antibióticos (eritromicina) Digoxina Opiatos ISRS (fluoxetina) Amantadina Metformina Benzodiazepínicos Boca seca: Anticolinérgicos Diuréticos de alça Anti-histamínicos	Náuseas/vômitos: Antibióticos (eritromicina) Bifosfonados Digoxina Agonistas da dopamina Levodopa Opiatos Antidepressivos tricíclicos ISRS Alteração de paladar ou olfato: Inibidores da ECA Bloqueadores dos canais de cálcio Espironolactona Ferro Antiparkinsonianos (levodopa, pergolida, selegilina) Opiatos Ouro Alopurinol

ECA, enzima conversora da angiotensina; DPOC, doença pulmonar obstrutiva crônica; GI, gastrintestinal; ISRS, inibidores seletivos da recaptação de serotonina.

Dados de McMinn J, Steel C, Bowman A. Investigation and management of unintentional weight loss in older adults. *BMJ*. 2011;342:d1732 e Chapman IM. Weight loss in older persons. *Med Clin North Am*. 2011;95(3):579-593.

cânceres associados com perda de peso incluem linfomas e tumores malignos de pulmão, próstata, ovário e bexiga. As causas não malignas de perda de peso incluem doenças crônicas como demência, insuficiência cardíaca congestiva, doença pulmonar obstrutiva crônica, distúrbios endócrinos (diabetes melito, hipertireoidismo) e insuficiência renal ou hepática em fase terminal. Problemas orais e dentários, como dentaduras mal-adaptadas ou dentições ruins, também podem causar perda de peso.

Fatores sociais, como restrições financeiras, incapacidade de comprar ou cozinhar, isolamento social e falta de alimentos étnicos em uma instituição, podem contribuir para a perda de peso involuntária. Depressão e demência são as principais causas de perda de peso em idosos, podendo ser responsáveis por 10 a 20% da perda de peso em idosos que vivem na comunidade e em 58% dos moradores de clínicas geriátricas. As pessoas com demência perdem peso e reduzem a ingesta alimentar como resultado de disfagia, incapacidade de se alimentar sozinhas e gasto excessivo de energia causado por agitação e perambulação (*wandering*). Muitos medicamentos podem causar perda de peso devido a efeitos colaterais de anorexia, náuseas/vômitos, boca seca ou alterações de paladar ou olfato (ver Tabela 68-4).

▶ Próximas etapas

A. Melhorar a desnutrição e a perda de peso

Os pacientes costumam comer melhor, e mais, quando alimentados por familiares. Uma razão para isso é a quantidade de tempo que o familiar dedica a uma alimentação sem pressa e estimulando o paciente. Os idosos também comem mais se estiverem comendo com outros. Estudos mostraram que idosos que recebem entregas de refeições comem mais se a pessoa que faz a entrega permanece com eles. Para se conseguir motivar pessoas desnutridas a comer, deve-se ter uma abordagem multidimensional, incluindo tratamento da dor, aumento do apoio social e adaptação a preferências alimentares e horários de refeições individualizados. Exercícios simples, como caminhadas diárias, podem melhorar o apetite em alguns pacientes. Conforme citado antes, a depressão é uma causa comum de anorexia e recusa alimentar. Os pacientes devem ser rastreados para depressão e, se necessário, encaminhados para avaliação por psiquiatra ou psicólogo.

1. Suplementos orais — Vários suplementos comerciais líquidos ou em pó são usados quando os pacientes não conseguem ou não querem consumir quantidades suficientes de alimentos regulares. Embora a revisão Cochrane mais recente sobre suplementos nutricionais orais não tenha mostrado melhora na taxa de sobrevida, estudos que usaram aconselhamento dietético com ou sem suplementos nutricionais orais mostraram melhora no peso e na composição corporal. Os suplementos nutricionais são mais efetivos quando consumidos pelo menos uma hora antes das refeições, de maneira que os pacientes não substituam as refeições regulares pelos suplementos. As formulações em pó permitem que o suplemento seja disfarçado misturando-o com outros alimentos. Uma barreira para os suplementos enlatados é o custo, mesmo com marcas genéricas. Para pacientes sem história de intolerância à lactose, pós-matinais instantâneos misturados ao leite são uma alternativa satisfatória e de menor custo.

2. Estimulantes do apetite — Vários medicamentos foram promovidos como capazes de melhorar o apetite e aumentar o peso; porém, nenhum se mostrou satisfatório em pacientes geriátricos. Foi demonstrado que o acetato de megestrol aumenta o apetite e o peso em pacientes com Aids e câncer, aumentando o peso em idosos. Estudos recentes, porém, mostraram que o acetato de megestrol aumenta o tecido adiposo em vez de massa magra, aumenta o risco de doença tromboembólica e suprime o eixo hipotálamo-pituitária-suprarrenal. Vários estudos clínicos pequenos com dronabinol em idosos mostraram que eles eram incapazes de tolerar a disforia associada ao uso de dronabinol. Não foi demonstrado que a ciproeptadina seja efetiva em idosos. Agentes anabolizantes, como hormônio do crescimento e fator de crescimento do tipo insulina, são caros e associados com efeitos colaterais frequentes. O uso de grelina em estudos clínicos aumentou o peso corporal e a massa magra em idosos; porém, ela está disponível atualmente apenas para pesquisas. A terapia androgênica com testosterona ou seus análogos tem muitos efeitos colaterais e, assim, seu uso para ganho de peso permanece experimental. Terapias anti-inflamatórias que afetam o metabolismo do ácido araquidônico e a liberação de citocinas, incluindo os ácidos graxos ômega-3, também estão sendo estudadas. Pessoas com anorexia persistente podem se beneficiar de teste terapêutico com um antidepressivo, como a mirtazapina.

3. Alimentação artificial por sonda — Antes de discutir o uso de alimentação artificial por sonda, os pacientes e familiares devem discutir os objetivos globais dos cuidados. Em alguns casos, o uso temporário da alimentação por sonda pode ser benéfico, como durante tratamentos para câncer de cabeça e pescoço ou em recuperação de um AVE agudo. Alguns médicos iniciam a alimentação artificial como teste terapêutico por uma duração limitada e preestabelecida sabendo que se determinados objetivos não forem alcançados (p. ex., a pessoa começar a consumir de forma voluntária calorias suficientes para a sobrevida), a intervenção será suspensa. (Para mais detalhes sobre o uso de sondas artificiais, ver Capítulo 11, "Geriatria e Cuidados Paliativos").

Estudos anteriores demonstraram que, em pacientes com demência em estágio terminal, o início da alimentação artificial por sonda não aumenta a sobrevida nem melhora a função. Além disso, nenhum método de alimentação por sonda (gastrostomia ou jejunostomia) irá evitar a aspiração e a pneumonia.

4. Tratamento da obesidade — Os idosos obesos que vivem na comunidade e que apresentam hipertensão malcontrolada, diabetes melito, déficit funcional ou artrite de membros inferiores podem se beneficiar da redução gradual de peso. A perda ponderal sustentada costuma exigir uma combinação de dieta saudável e exercícios. Vários estudos com idosos obesos que foram colocados em dieta para a perda de peso junto com exercícios (exercícios aeróbicos e treinamento de resistência) demonstraram a capacidade destes pacientes para perder peso sem perda significativa de massa magra. O uso de medicamentos para a perda de peso (anfetaminas, sibutramina, orlistat) em idosos não foi investigado de forma adequada e, assim, esses medicamentos não devem ser usados ou devem ser usados com muito cuidado. Anfetaminas e sibutramina devem ser evitadas em pacientes com doença cardíaca.

Embora os efeitos da obesidade tenham sido extensivamente estudados em idosos que vivem na comunidade, pouco se sabe sobre os efeitos da obesidade em clínicas geriátricas. Um estudo mostrou que moradores de clínicas geriátricas com IMC > 40 kg/m^2 estavam associados com maior mortalidade em comparação com aqueles com peso normal (IMC 19 a 28). Devido a preocupações sobre o potencial para desnutrição e reduções na densidade óssea, deve-se ter cautela ao iniciar programas para a redução de peso em moradores de clínicas geriátricas. Apresentar um IMC baixo (< 19 kg/m^2) está associado com aumento da mortalidade em pacientes de clínicas geriátricas, sendo demonstrado que moradores de clínicas geriátricas com IMC 30 a 35 apresentam taxa de mortalidade ainda maior.

5. Interações entre medicamentos e alimentação — Determinados alimentos podem inibir ou potencializar os efeitos de medicamentos comumente prescritos para idosos (Tabela 68-5). O suco de toranja pode inibir o citocromo P450 3A4 e, assim, levar a níveis séricos aumentados de estatinas, bloqueadores dos canais de cálcio e inibidores da fosfodiesterase (sildenafil, vardenafil e tadalafil) (Tabela 68-5). Laticínios ou suplementos de cálcio podem diminuir a efetividade de alguns antibióticos (fluoroquinolonas, cefuroxima, tetraciclinas) se forem tomados junto (Tabela 68-5). Esses antibióticos devem ser ingeridos pelo menos duas horas antes ou seis horas após os suplementos de cálcio ou alimentos ricos em cálcio. No caso de idosos da comunidade, o farmacêutico local costuma ser uma boa pessoa para consultar sobre quantas horas se deve aguardar até que um alimento ou bebida possa ser consumido após tomar um medicamento. A Tabela 68-5 lista outras interações entre alimentos e medicamentos.

RESUMO

As IDRs de vitaminas, minerais e macronutrientes em pacientes geriátricos não diferem de maneira significativa daquela de adultos jovens, com exceção da necessidade aumentada de suplementos de cálcio e vitamina D. A dieta DASH pode servir como uma boa diretriz a ser seguida por idosos saudáveis. A perda ponderal involuntária e a obesidade em idosos podem aumentar a morbidade e a mortalidade. É provável que a melhora da desnutrição e a perda ponderal em pacientes geriátricos necessite de uma abordagem em várias etapas. A reavaliação de questões sociais, doenças psiquiátricas potenciais, problemas clínicos subjacentes e medicamentos é fundamental. Uma combinação de dieta saudável e exercícios deve ser recomendada para idosos obesos que vivem na comunidade. No caso de moradores de clínicas geriátricas obesos, os programas de perda ponderal devem ser iniciados com cautela.

Tabela 68-5 Interações entre alimentos e medicamentos

Alimento	Medicamento	Interação
Suco de toranja	Atorvastatina Sinvastatina Lovastatina	Metabolismo reduzido Risco aumentado de toxicidade muscular (mialgia, miopatia, rabdomiólise)
	Bloqueadores dos canais de cálcio: Anlodipina Nifedipina Nicardipina Verapamil Felodipina	Metabolismo reduzido Risco aumentado de hipotensão ortostática
	Inibidores da fosfodiesterase: Sildenafil Vardenafil Tadalafil	Concentração sérica aumentada Priapismo, hipotensão, distúrbios visuais
	Benzodiazepínicos: Diazepam Temazepam Midazolam	Concentração sérica aumentada Aumento do efeito depressor no sistema nervoso central
	Amiodarona	Metabolismo reduzido Risco aumentado de bradicardia, ICC, hipotensão
Cafeína	Ciprofloxacina	A ciprofloxacina pode potencializar o efeito da cafeína Risco aumentado de insônia
	Cimetidina	A cimetidina pode aumentar os níveis de cafeína
	Teofilina	A cafeína inibe o metabolismo Risco aumentado de ansiedade, insônia e arritmias cardíacas
Laticínios ou suplementos de cálcio	Fluoroquinolonas Ciprofloxacina Levofloxacina Cefuroxima Tetraciclina	Redução da absorção
	Bifosfonados: Alendronato Risedronato Ibandronato	Baixa biodisponibilidade e absorção do fármaco quando ingerido com laticínios ou suplementos de cálcio
Alimentos ricos em proteínas	Propranolol	Aumento da biodisponibilidade do propranolol Risco aumentado de bradicardia, hipotensão e broncoconstrição
	Carbidopa/levodopa	Concentração sérica reduzida
	Teofilina	Concentração sérica reduzida
Fibras	Metformina	Níveis séricos reduzidos se ingerida com grande quantidade de fibras
Alimentos contendo tiramina (queijos e vinhos tintos)	IMAOs: Selegilina Fenelzina Isocarboxazida Tranilcipromina	Potencializam o efeito destes medicamentos. Podem contribuir para a síndrome serotonérgica.
	Linezolida	Algumas propriedades IMAO
	Isoniazida	Efeitos IMAO
	Tramadol	Inibidor fraco da MAO
Vegetais verdes folhosos	Varfarina	Ricos em vitamina K e, assim, reduzem a eficácia da varfarina

ICC, insuficiência cardíaca congestiva; IMAO, inibidor da monoaminoxidase; MAO, monoaminoxidase.

Alibhai SM, Greenwood C, Payette H. An approach to the management of unintentional weight loss in elderly people. *CMAJ*. 2005;172(6):773-780.

Anton SD, Manini TM, Milsom VA, et al. Effects of a weight loss plus exercise program on physical function in overweight, older women: a randomized controlled trial. *Clin Interv Aging*. 2011; 6:141-149.

Attar A, Malka D, Sabate JM, et al. Malnutrition is high and underestimated during chemotherapy in gastrointestinal cancer: an AGEO prospective cross-sectional multicenter study. *Nutr Cancer*. 2012;64(4):535-542.

Baldwin C, Weekes CE. Dietary advice with or without oral nutritional supplements for disease-related malnutrition in adults. *Cochrane Database Syst Rev*. 2011;(9):CD002008.

Bradway C, DiResta J, Fleshner I, et al. Obesity in nursing homes: a critical review. *J Am Geriatr Soc*. 2008;56(8):1528-1535.

Chapman IM. Weight loss in older persons. *Med Clin North Am*. 2011;95(3):579-593.

Cullen S. Gastrostomy tube feeding in adults: the risks, benefits and alternatives. *Proc Nutr Soc*. 2011;70(3):293-298.

DiFrancesco V, Fantin F, Omzzolo F, et al. The anorexia of aging. *Dig Dis*. 2007;25(2):129-137.

Flegal KM, Carroll MD, Kit BK, Ogden CL. Prevalence of obesity and trends in the distribution of body mass index among US adults, 1999-2010. *JAMA*. 2012;307(5):491-497.

Gioulbasanis I, Georgoulias P, Vlachostergios PJ, et al. Mini Nutritional Assessment (MNS) and biochemical markers of cachexia in metastatic lung cancer patients: Interrelations and associations with prognosis. *Lung Cancer*. 2011;74(3):516-520.

Grabowski DC, Campbell CM, Ellis JE. Obesity and mortality in elderly nursing home residents. *J Gerontol A Biol Sci Med Sci*. 2005;60(9):1184-1189.

Hulisz D, Jakab J. Food-drug interaction. *US Pharm*. 2007;32:93-98.

Keller HH, Goy RE, Kane SL. Validity and reliability of Screen II (Seniors in the community: risk evaluation for eating and nutrition, Version II). *Eur J Clin Nutr*. 2005;59(10):1149-1157.

Li A, Heber D. Sarcopenic obesity in the elderly and strategies for weight management. *Nutr Rev*. 2011;70(1):57-64.

McMinn J, Steel C, Bowman A. Investigation and management of unintentional weight loss in older adults. *BMJ*. 2011;342:d1732.

Messier SP, Loeser RF, Miller GD, et al. Exercise and dietary weight loss in overweight and obese older adults with knee osteoarthritis: the Arthritis, Diet, and Activity Promotion Trial. *Arthritis Rheum*. 2004;50(5):1501-1510.

Morley JE. Anorexia and weight loss in older persons. *J Gerontol A Biol Sci Med Sci*. 2003;58(2):131-137.

Rutter CE, Yovino S, Taylor R, et al. Impact of early percutaneous endoscopic gastrostomy tube placement on nutritional status and hospitalization in patients with head and neck cancer receiving definitive chemoradiation therapy. *Head Neck*. 2011;33(10): 1441-1447.

Saragat B, Buffa R, Mereu E et al. Nutritional and psycho-functional status in elderly patients with Alzheimer's disease. *J Nutr Health Aging*. 2012;16(3):231-236.

Villareal DT, Chode S, Parimi N, et al. Weight loss, exercise, or both and physical function in obese older adults. *N Engl J Med*. 2011;364(13):1218-1229.

Wilson MM, Thomas DR, Rubenstein LZ, et al. Appetite assessment: simple appetite questionnaire predicts weight loss in community-dwelling adults and nursing home residents. *Am J Clin Nutr*. 2005;82(5):1074-1081.

Yaxley A, Miller MD, Fraser RJ, Cobiac L. Pharmacological interventions for geriatric cachexia: a narrative review of the literature. *J Nutr Health Aging*. 2012;16(2):148-154.

69 Auxiliando idosos com baixa instrução em saúde

Anna H. Chodos, MD, MPH
Rebecca L. Sudore, MD

▶ Princípios gerais em idosos

A instrução em saúde é definida como "o grau em que as pessoas têm a capacidade de obter, processar e compreender informações básicas de saúde e serviços para tomar decisões apropriadas em saúde". A construção da instrução em saúde é complexa, envolvendo leitura e escrita, escuta e habilidades de comunicação verbal, habilidades com números e computação para tarefas como contar comprimidos ou dosar a insulina. Acredita-se que a instrução limitada em saúde (ILS) ocorra com níveis de leitura de oitavo ano ou menos. Barreiras de linguagem também contribuem para a ILS, e o número de pessoas idosas nascidas no exterior e que vivem nos Estados Unidos (EUA) com proficiência limitada em inglês está crescendo. A instrução em saúde também é uma função do ambiente de cuidados em saúde, que coloca uma carga pesada nos pacientes para o manejo de suas doenças complexas e dos benefícios dos cuidados de saúde.

Estima-se que cerca de metade dos adultos nos EUA tenha ILS e até 90% relatam dificuldades com as informações de saúde rotineiras. A prevalência de ILS aumenta entre os grupos mais velhos com prevalências relatadas de até 60% nos mais idosos. Embora o adulto médio nos EUA leia em um nível de oitavo grau, idosos com 65 anos ou mais leem em um nível de quinto grau. Foi demonstrado que idosos com ILS têm dificuldades significativas para pesar os riscos e benefícios de opções de tratamento complexas, tendo dificuldades para ler os formulários médicos. Ainda assim, a maioria dos materiais de cuidados de saúde é escrita em um nível de leitura equivalente ao ensino médio ou superior. A ILS também resulta em piores desfechos clínicos para os idosos, incluindo estado funcional prejudicado, disparidades no acesso aos cuidados de saúde e na obtenção de serviços preventivos, pior manejo de doenças crônicas, aumento de hospitalizações e aumento de mortalidade. Ao adotar universalmente técnicas de comunicação clara em saúde descritas neste capítulo, os médicos podem ajudar a garantir a tomada de decisões clínicas informadas e a segurança para todos os pacientes, sobretudo para os idosos com ILS.

CONSIDERAÇÕES EXCLUSIVAS DA INSTRUÇÃO EM SAÚDE EM IDOSOS

Em todos os grupos etários, foi demonstrado que a ILS é mais comum entre pessoas de nível socioeconômico mais baixo, educação limitada e proficiência limitada em língua inglesa. Porém, muitos fatores exclusivos relacionados ao paciente contribuem para a ILS na população idosa (Figura 69-1), incluindo uma alta prevalência de déficits na audição, visão e cognição, bem como uma alta carga de doença crônica e polifarmácia. A ILS dos cuidadores também pode afetar o cuidado clínico e a segurança do paciente.

▶ Déficit auditivo e visual

O déficit auditivo, um contribuidor significativo para a ILS, é comum entre idosos, com estimativas de até 63% entre idosos com mais de 70 anos. Os médicos e pacientes muitas vezes deixam de fazer o diagnóstico de perda auditiva. Avaliações audiológicas atualizadas e acesso a dispositivos auditivos são a primeira etapa. Para os pacientes cuja audição não está adequadamente corrigida com dispositivos auditivos, pequenos amplificadores de som portáteis (p. ex., Pocket Talkers) podem ser usados além dos dispositivos auditivos. Amplificadores portáteis podem ser usados na clínica ambulatorial, em ambientes hospitalares e em casa para garantir que o paciente compreende as informações médicas. Os amplificadores de telefone, em geral disponíveis por meio de programas governamentais (Tabela 69-1), também podem melhorar a compreensão da informação médica oferecida por telefone.

O déficit visual, que também contribui para a ILS, aumenta com a idade como consequência da alta prevalência de degeneração macular, catarata e glaucoma. Avaliações visuais atualizadas, acesso a dispositivos ampliadores de leitura e lentes corretivas adequadas e o uso de medicamentos prescritos para problemas oftálmicos podem ajudar a reduzir as barreiras visuais para uma instrução em saúde adequada.

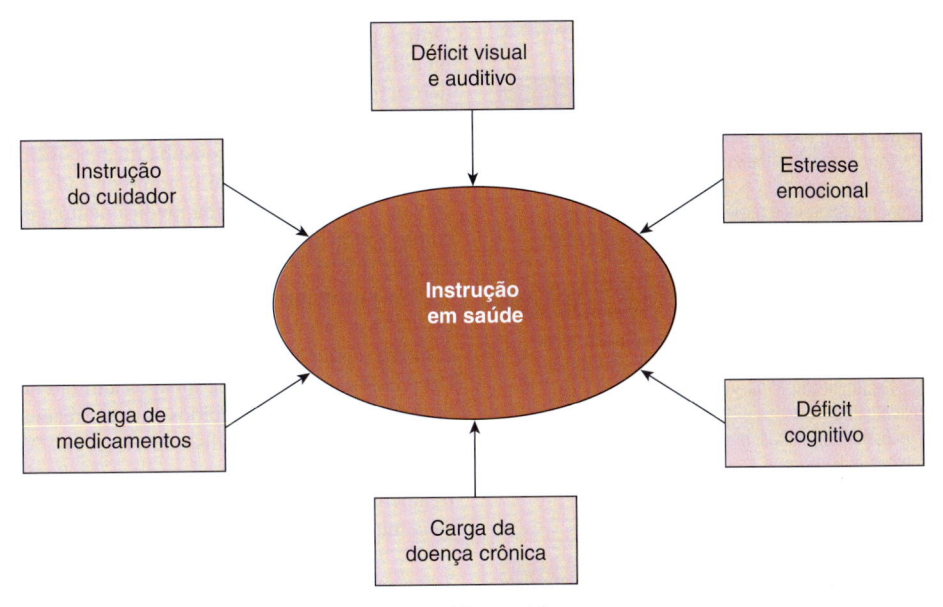

Figura 69-1 Considerações exclusivas da instrução em saúde nos idosos.

Déficit cognitivo

O déficit cognitivo contribui de maneira significativa para a ILS nos idosos. Vinte e dois por cento dos adultos norte-americanos com 71 anos de idade ou mais apresentam déficit cognitivo leve e 13,7% apresentam demência. Estima-se que em 2050 haverá 16 milhões de adultos vivendo com doença de Alzheimer nos EUA.

A ILS está altamente correlacionada com o déficit cognitivo e, assim, o rastreamento para déficit cognitivo é fundamental. O Mini-Cog de três itens é um teste de rastreamento rápido (sensibilidade de 79% e especificidade de 90% para déficit cognitivo), e o Montreal Cognitive Assessment (MOCA) é uma avaliação mais abrangente que mostrou detectar o déficit cognitivo mesmo em estágios precoces (sensibilidade de 90% e especificidade de 87% para déficit cognitivo leve). A detecção precoce do déficit cognitivo permite que o profissional considere intervenções farmacológicas, como os inibidores da acetilcolinesterase e intervenções sociais, como programas de cuidados diários para adultos, os quais fornecem estimulação cognitiva para ajudar a manter a cognição. O diagnóstico de déficit cognitivo também sinaliza a necessidade de identificar cuidadores que possam ajudar a interpretar as informações médicas para o paciente.

Multimorbidade e polifarmácia

Muitos idosos apresentam vários problemas crônicos que resultam em grande volume e carga de informações clínicas, um grande número de medicamentos e tarefas para manejo das doenças e, muitas vezes, muitos médicos e especialistas com quem o paciente deve manter contato. Condições clínicas ou procedimentos associados com multimorbidade, como acidente vascular encefálico prévio, dor crônica, cirurgia ou hospitalização aguda, também prejudicam a função cognitiva, têm impacto na capacidade do paciente para compreender as instruções de alta e para manejar seus problemas clínicos.

A polifarmácia também tem papel significativo na ILS, especialmente os medicamentos psicoativos, como antidepressivos e analgésicos. Além disso, os pacientes com ILS têm dificuldade para ler e interpretar rótulos de medicamentos e costumam não aderir ao tratamento em função disso. O risco de falta de adesão aos medicamentos aumenta conforme a carga de remédios prescritos.

Estresse emocional da doença

O estresse emocional relacionado com a multimorbidade também pode afetar a ILS. Por exemplo, os idosos têm maior chance de serem viúvos, de receberem um novo diagnóstico de câncer, de enfrentarem novas incapacidades ou dor crônica e de encontrarem novos ambientes durante hospitalizações ou institucionalizações. O estresse está associado com déficit de memória, pouca adesão aos medicamentos e pouco automanejo da doença. É importante questionar sobre como os pacientes estão lidando com os novos diagnósticos e a incapacidade cumulativa e rastrear a depressão e a ansiedade. Se necessário, o aconselhamento e/ou tratamento farmacológico pode melhorar o processamento das informações de saúde.

Cuidadores e instrução limitada em saúde

Os cuidadores contratados ou não costumam ser parte importante dos cuidados de saúde dos idosos. Os cuidadores podem ser responsáveis por tarefas relacionadas à saúde, como manejo

Tabela 69-1 Recursos de instrução em saúde

Páginas informativas e recursos gerais

Centers for Disease Control (CDC), informações e recursos sobre instrução em saúde: http://www.cdc.gov/healthliteracy/

Department of Health and Human Resources, Office of Disease Prevention and Health Promotion, informações e recursos sobre instrução em saúde: http://www.health.gov/communication/literacy/olderadults/default.htm

Ferramentas para treinamento e autoavaliação de profissionais

American Medical Association (AMA), campanha de instrução em saúde: http://www.ama-assn.org/ama/pub/about-ama/ama-foundation/our-programs/public-health/health-literacy-program.page

Harvard School of Public Health, recursos de instrução e ferramentas de avaliação para profissionais/clínicas: http://hsph.harvard.edu/healthliteracy/resources/index.html

Health Resources and Services Administration's (HRSA), curso de treinamento em instrução de saúde para profissionais: http://www.hrsa.gov/publichealth/healthliteracy/index.html

Materiais informativos

American College of Physicians Foundation, materiais informativos para pacientes sobre DPOC, diabetes e doença cardíaca: http://www.acpfoundation.org/materials-and-guides/patient-guides/

Centers for Disease Control and Prevention (CDC), guia de instrução em saúde: http://www.cdc.gov/healthliteracy/

Health Literacy Missouri: https://healthliteracymissouri.org/our-services/resources

Institute for Healthcare Advancement, Low-literacy Advance Healthcare Directive (vários idiomas): http://www.iha4health.org/default.aspx/MenuItemID/266/MenuGroup/_Home.htm

Plain Language Action and Information Network, exemplos de informações em linguagem simples e de instrução em saúde para a produção de materiais: http://www.plainlanguage.gov/populartopics/health_literacy/index.cfm

Recursos para déficit auditivo

Telecommunications Equipment Distribution Program Association: http://www.tedpa.org/StateProgram.aspx

---

de medicamentos, e pela obtenção de instruções sobre cuidados de saúde a partir de médicos em nome do paciente. Porém, os próprios cuidadores podem ter ILS. Mais de um terço dos cuidadores contratados apresentam ILS e, em um estudo, 60% cometeram erros com medicamentos ao administrá-los conforme orientações escritas e rótulos. A pessoa responsável por tarefas fundamentais em saúde, se não for o paciente, deve ser identificada e devem ser usadas técnicas claras de comunicação em saúde com o paciente e o cuidador.

RASTREAMENTO

Dados da história social do paciente podem alertar o médico para o potencial de ILS, como a história de educação limitada, pouca proficiência no idioma ou baixo nível socioeconômico; porém, os profissionais devem ter uma abordagem ampla para o rastreamento e avaliação de pacientes de todas as origens. Outras pistas incluem a falta de adesão às instruções médicas ou a dificuldade para completar formulários médicos. Uma poderosa ferramenta de rastreamento para a ILS é a revisão de medicamentos. Isso envolve pedir que os pacientes tragam todos os medicamentos em uma consulta médica, incluindo aqueles sem prescrição médica, listem o nome de cada medicamento, descrevam a indicação de cada medicamento e descrevam a forma como o remédio é tomado. É provável que qualquer confusão indique ILS.

Para propósitos de pesquisa, costumam ser usadas ferramentas de rastreamento formal para a identificação de pacientes com ILS, como a Rapid Estimate of Adult Literacy in Medicine (REALM) e o Test of Functional Health Literacy in Adults (TOHFLA). Questionários rápidos para rastreamento com três itens e um item também estão disponíveis (p. ex., "Você consegue preencher sozinho formulários médicos?"). Porém, em vez de rastreamento formal, recomendamos o uso das melhores práticas de comunicação clara em saúde com todos os idosos.

ESTRATÉGIAS DE COMUNICAÇÃO CLARA EM SAÚDE

Os adultos com ILS experimentam vergonha e se sentem menos capazes em suas interações com os profissionais de saúde em comparação com os pacientes com instrução adequada em saúde, levando muitas vezes a problemas de comunicação nas consultas. Técnicas claras de comunicação em saúde são uma forma de garantir que os pacientes sejam mais envolvidos e confiantes.

▶ Comunicação verbal clara

Técnicas de comunicação verbal clara são úteis para todos os pacientes (Tabela 69-2). Antes de oferecer uma recomendação ou ensinar alguma coisa, é importante ajustar a comunicação ao indivíduo. Primeiro, avaliar o que o paciente já sabe (p. ex., "O que você sabe ou acredita em relação a...?"). A resposta a essa pergunta pode ajudar o médico a detectar problemas de compreensão e focar suas instruções. Depois disso, tentar aprender e ajustar as instruções à rotina diária do paciente. Isso pode ajudar a derrubar barreiras e aumentar a adesão.

Ao discutir tópicos relacionados à saúde, os profissionais devem tentar falar mais lentamente, usar linguagem leiga e evitar jargões, por exemplo, dizendo "pressão alta" em vez de "hipertensão". Também se recomenda que os médicos limitem as informações a três tópicos ou menos, focando a discussão em instruções concretas sobre as necessidades do paciente quando estiver em casa. Para melhorar a compreensão do paciente e os desfechos de saúde, quando possível, deve-se fazer de tudo para fornecer informações na linguagem nativa do paciente e com a possibilidade de intérpretes.

De maneira importante, se é sabido que o paciente tem déficit auditivo, antes de iniciar uma discussão, deve-se garantir que o paciente esteja com dispositivos auditivos habituais ou com outros dispositivos de auxílio, como o Pocket Talker. Com todos os pacientes, o médico deve falar de frente para permitir a leitura labial, a qual pode ajudar na compreensão.

Tabela 69-2 Comunicação clara em saúde

Início da discussão:
- Garantir a disponibilidade de dispositivos auditivos e amplificadores.
- Encarar o paciente.
- Envolver o cuidador.

Ajuste da comunicação:
- Perguntar "O que você sabe sobre...?"
- Questionar os pacientes sobre sua rotina diária para ajustar as instruções.

Técnicas de comunicação clara:
- Falar lentamente.
- Evitar jargões médicos; por exemplo, falar "não é câncer" em vez de "é benigno".
- Manter o número de tópicos ≤ 3.
- Tentar fornecer informações na língua nativa do paciente.

Confirmação da compreensão (ensinar de volta):
- Estimular os questionamentos dizendo "Você tem alguma dúvida?"
- Colocar o ônus no médico dizendo "Falamos sobre várias coisas. Para ter certeza de que fiz um bom trabalho e expliquei as coisas claramente, você pode me explicar/mostrar com suas palavras...?"

Reforço das instruções:
- Oferecer fotos, gráficos e informações escritas para reforçar a comunicação verbal.

Ao procurar informações escritas adequadas para pacientes idosos, o nível-alvo deve ser um nível de leitura de quinto grau ou menor, devendo incluir títulos claros, cores contrastantes, um tamanho de fonte de 14 pontos ou mais e uma combinação de letras maiúsculas e minúsculas (i.e., sem que todas as letras sejam maiúsculas). Devido à elevada prevalência de problemas oftálmicos em idosos, recomenda-se fontes sem serifa, como Arial ou Helvetica, e materiais foscos por serem mais fáceis de enxergar. As frases devem conter um tópico, ter no máximo 6 a 8 palavras e ser escritas em voz ativa ("Como fazer..."). Os materiais por escrito também devem ter uma relação elevada entre espaços em branco e texto, incluindo desenhos cuidadosamente escolhidos para explicar o texto e colocar o material escrito em contexto.

Ao criar materiais de cuidados em saúde, podem ser usados vários recursos para garantir que os materiais têm instruções adequadas. A Suitability Assessment of Materials utiliza critérios padronizados em seis categorias: conteúdo; demanda de instrução; gráficos; apresentação e tipografia; estimulação/motivação do aprendizado; e adequação cultural para ajudar a avaliar se o nível de instrução é adequado. O Lexile Framework e o Lexile Analyzer (http://www.lexile.com) também podem ser usados para avaliar o grau de facilidade da leitura de materiais escritos com base em comprimento de frases e frequência de palavras. É importante incluir a população-alvo no projeto e no teste-piloto de materiais para garantir a compreensão adequada e melhorar a aceitabilidade do material.

Ensinar de volta

Recomendamos que toda a comunicação verbal seja seguida por uma confirmação da compreensão, muitas vezes chamada de "ensinar de volta". Perguntar "Você entendeu?" ou "Você tem alguma pergunta?" costuma fazer o paciente sentir que deveria ter entendido. Em vez disso, recomendamos que o médico pergunte "Que perguntas você tem?". Após as perguntas serem respondidas, os médicos podem pedir que os pacientes ou cuidadores repitam com suas próprias palavras o que foi discutido anteriormente ou demonstrem as habilidades recém-ensinadas (p. ex., dosagem da insulina). Recomendamos colocar o ônus da comunicação clara no médico: "Falamos sobre várias coisas. Para ter certeza de que eu fiz um bom trabalho e expliquei as coisas claramente, você pode me dizer/mostrar com suas palavras...?". A estratégia de ensinar de volta foi associada com melhor manejo de doenças crônicas e melhor tomada de decisões clínicas informadas, mesmo que não tenha mostrado aumento na duração das consultas médicas.

Reforçando a comunicação verbal

A comunicação verbal pode ser reforçada com materiais por escrito, fotos ou gráficos. Foi demonstrado que o uso de materiais por escrito para reforço das instruções verbais aumenta o conhecimento e melhora a satisfação do paciente com a comunicação. Além disso, materiais apropriados por escrito podem melhorar a taxa de preenchimento de formulários médicos, podendo auxiliar no manejo de doenças crônicas (ver Tabela 69-1).

Estratégias para pacientes clinicamente complexos

Os pacientes com múltiplos problemas clínicos podem se beneficiar de programas de manejo das doenças que incorporem estratégias para pacientes com ILS. Foi demonstrado que os programas de manejo de doenças para insuficiência cardíaca e diabetes que incluem comunicação verbal com instruções adequadas, materiais escritos e desenhos com instruções adequadas, chamadas telefônicas automatizadas e/ou ligações de acompanhamento por enfermeiros melhoram o manejo das doenças, diminuem as hospitalizações e reduzem a mortalidade. Novas tecnologias, como instruções de alta computadorizadas e individualizadas por enfermeiros virtuais também se mostram promissoras para idosos com ILS. Estas tecnologias de computador permitem que os pacientes repitam a informação sempre que necessário.

O uso criativo de equipes multidisciplinares pode melhorar o cuidado médico e a compreensão do paciente para todos os idosos com multimorbidade, especialmente no caso de idosos com ILS. Alguns exemplos incluem consultas em grupo, colaboração com farmacêuticos para ajudar na revisão de medicamentos e preenchimento das caixas de remédios e a solicitação de profissionais do serviço social para o preenchimento de formulários de diretrizes antecipadas ou de consentimento informado. O uso de navegadores de saúde e trabalhadores da saúde na comunidade também pode auxiliar os pacientes a navegar pelo sistema de cuidados de saúde e manejar suas doenças.

ABORDAGENS DE SISTEMAS

O ambiente de cuidados de saúde costuma colocar uma carga elevada sobre os pacientes para o manejo de suas doenças e a navegação pelo sistema de cuidados de saúde. Para que a instrução em saúde melhore ao nível da saúde pública, devem ser feitas mudanças nos sistemas de saúde. Nos níveis de clínicas e sistemas, os sinais devem incluir fontes grandes e desenhos. Formulários padronizados, como formulários de ingesta, de consentimento informado e de diretrizes antecipadas, devem ser escritos em um nível de leitura de quinto ano ou menos. A rotulagem de medicamentos deve ser consistente e estar de acordo com as instruções por escrito para melhorar a segurança do paciente. Além disso, toda a equipe deve ser treinada em técnicas de comunicação para pacientes com ILS. Os sistemas de triagem e menu telefônico devem ser cuidadosamente projetados com no máximo duas a três opções de cada vez. Adotando-se universalmente essas técnicas de comunicação clara em saúde, os médicos podem ajudar a garantir a tomada de decisões clínicas informadas e a segurança para todos os pacientes, sobretudo os idosos com ILS.

Alzheimer's Association. 2012 Alzheimer's disease fact and figures. *Alzheimers Dement*. 2012;8(2):131-168.

Baker DW. The meaning and the measure of health literacy. *J Gen Intern Med*. 2006;21(8):878-883.

Baker DW, Gazmararian JA, Sudano J, Patterson M. The association between age and health literacy among elderly persons. *J Gerontol B Psychol Sci Soc Sci*. 2000;55(6):S368-S374.

Baker DW, Wolf MS, Feinglass J, Thompson JA. Health literacy, cognitive abilities, and mortality among elderly persons. *J Gen Intern Med*. 2008;23(6):723-726.

Berkman ND, Sheridan SL, Donahue KE, Halpern DJ, Crotty K. Low health literacy and health outcomes: an updated systematic review. *Ann Intern Med*. 2011;155(2):97-107.

Institute of Medicine. *Health literacy: A Prescription to End Confusion*. Washington, DC: National Academic Press; 2004.

Kripalani S, Weiss BD. Teaching about health literacy and clear communication. *J Gen Intern Med*. 2006;21(8):888-890.

Kutner M, Greenberg E, Baer J. *A First Look at the Literacy of America's Adults in the 21st Century*. Washington, DC: National Center for Education Statistics, U.S. Department of Education; 2005.

Lindquist LA, Jain N, Tam K, Martin GJ, Baker DW. Inadequate health literacy among paid caregivers of seniors. *J Gen Intern Med*. 2010;26(5):474-479.

Paasche-Orlow MK, Parker RM, Gazmararian JA, Nielsen-Bohlman LT, Rudd RR. The prevalence of limited health literacy. *J Gen Intern Med*. 2005;20(2):175-184.

Paasche-Orlow MK, Wolf MS. Evidence does not support clinical screening of literacy. *J Gen Intern Med*. 2008;23(1):100-102.

Pacala JT, Yueh B. Hearing deficits in the older patient: "I didn't notice anything". *JAMA*. 2012;307(11):1185-1194.

Peavy GM, Salmon DP, Jacobson MW, et al. Effects of chronic stress on memory decline in cognitively normal and mildly impaired older adults. *Am J Psychiatry*. 2009;166(12):1384-1391.

Pignone M, DeWalt DA, Sheridan S, Berkman N, Lohr KN. Interventions to improve health outcomes for patients with low literacy. A systematic review. *J Gen Intern Med*. 2005;20(2):185-192.

Schillinger D, Piette J, Grumbach K, et al. Closing the loop: physician communication with diabetic patients who have low health literacy. *Arch Intern Med*. 2003;163(1):83-90.

Sudore RL, Yaffe K, Satterfield S, et al. Limited literacy and mortality in the elderly: the health, aging, and body composition study. *J Gen Intern Med*. 2006;21(8):806-812.

Sudore RL, Schillinger D. Interventions to improve care for patients with limited health literacy. *J Clin Outcomes Manag*. 2009;16(1):20-29.

Sudore RL, Landefeld CS, Perez-Stable EJ, Bibbins-Domingo K, Williams BA, Schillinger D. Unraveling the relationship between literacy, language proficiency, and patient-physician communication. *Patient Educ Couns*. 2009;75(3):398-402.

Wilson RS, Hebert LE, Scherr PA, Dong X, Leurgens SE, Evans DA. Cognitive decline after hospitalization in a community population of older persons. *Neurology*. 2012;78(13):950-956.

Compreendendo os efeitos da condição de desabrigados e da instabilidade de moradia em idosos

Rebecca Brown, MD, MPH
Margot Kushel, MD

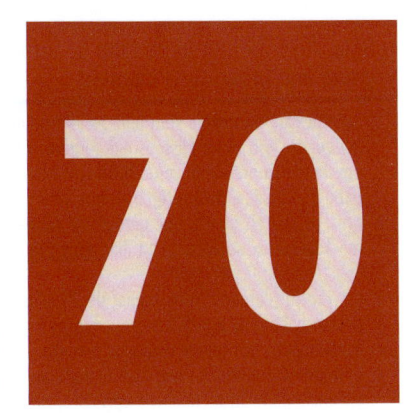

▶ Princípios gerais em idosos

A falta de teto e a instabilidade de moradia são comuns nos Estados Unidos (EUA), afetando a saúde e o bem-estar de muitos idosos. Embora as definições de falta de teto variem, a definição mais comumente usada nos EUA teve origem no Congress's 1987 McKinney-Vento Homeless Assistance Act. O McKinney Act define as pessoas ou famílias sem teto como vivenciando a falta de "residência noturna fixa, regular e adequada", incluindo as pessoas em abrigos e locais de emergência não projetados como habitação humana. Em 2009, o Congresso expandiu a definição de falta de teto para incluir pessoas com perda iminente de moradia (p. ex., dentro de 14 dias após sua inscrição para assistência a desabrigados) (Tabela 70-1).

A maioria das pessoas que ficam sem teto apresenta um período precedente de instabilidade de moradia. A *instabilidade de moradia* é definida por critérios variados, incluindo dificuldade para pagar hipoteca, aluguel ou utilidades; gasto superior a 50% da renda com a habitação; mudanças frequentes; viver em condições de aglomeração; e viver temporariamente com familiares ou amigos.

Nas últimas duas décadas, a proporção da população sem teto nos EUA com 50 anos ou mais aumentou dramaticamente. Em 1990, apenas 11% dos adultos sem teto nos EUA tinham 50 anos ou mais; porém, em 2003, um terço desses adultos tinha mais de 50 anos. Essa tendência foi mantida na última década. Em 2003, a idade média dos adultos sem teto era de 46 anos, mas é agora estimada em 49 a 50 anos. Acredita-se que o envelhecimento da população sem teto seja resultado de um efeito de coorte; as pessoas nascidas na segunda metade da geração pós-guerra (*baby boom*; 1954 a 1964) apresentam risco aumentado de falta de teto em comparação com outros grupos etários. À medida que essa coorte envelhece, a idade média da população sem teto deve continuar aumentando. Com a crise imobiliária por falta de pagamento de hipotecas, o número de adultos com instabilidade de moradia também aumentou. Para fornecer cuidados clínicos apropriados a idosos sem teto e com instabilidade de moradia, os médicos precisam compreender a forma como os problemas de moradia interagem com a saúde.

CAMINHOS PARA A FALTA DE TETO ENTRE IDOSOS

A falta de teto não é uma experiência monolítica; ela tem manifestações e trajetórias diferentes, exigindo soluções distintas. Um esquema comum divide as pessoas sem teto em três categorias amplas: os sem-teto pela primeira vez/primeira crise, os sem-teto episódicos e os sem-teto crônicos (Tabela 70-2).

Os adultos ficam sem teto por vários caminhos diferentes. Alguns idosos têm uma longa história de desafios pessoais, como doença mental grave, prisão, abuso de substâncias, baixo nível educacional e histórico profissional pobre. Essas pessoas tendem a ficar sem teto como adultos jovens, tornando-se cronicamente sem teto por muitos anos à medida que envelhecem. É provável que os idosos cronicamente sem teto se beneficiem de abrigos de apoio permanentes.

Outros idosos viveram de forma relativamente convencional, embora economicamente vulnerável, e se tornaram sem teto pela primeira vez após uma crise no final da vida. Essas crises podem incluir morte de um parceiro, divórcio ou doença incapacitante. A maioria das pessoas que fica sem teto o faz após um período de instabilidade de moradia; aqueles com menos suporte social têm maior risco de falta de teto. Tais pessoas podem se beneficiar de rápida recolocação em moradias após o episódio inicial de falta de abrigo ou de esforços para evitar a falta de teto antes que ela ocorra. É fundamental a intervenção para evitar a falta de teto neste grupo, pois os adultos que ficam desabrigados no final da vida têm risco aumentado de se tornar cronicamente sem teto e de experimentar desfechos de saúde ruins.

Os médicos podem desempenhar um papel importante no reconhecimento de pacientes em risco de ficar sem teto, trabalhando para evitar um primeiro episódio de falta de teto. Se um paciente ficar sem-teto, os médicos podem ajudar a evitar a falta de teto crônica auxiliando os pacientes a obter uma nova moradia.

Tabela 70-1 Definição de falta de teto, U. S. Department of Housing and Urban Development

1. Uma pessoa ou família sem uma residência noturna fixa, regular e adequada. Isso inclui pessoas que moram em abrigos emergenciais, em local não projetado como habitação humana ou uma instituição onde as pessoas moram temporariamente.
2. Uma pessoa ou família que perderá de forma iminentemente sua moradia (p. ex., dentro de 14 dias após sua data de inscrição para assistência a desabrigados).
3. Um jovem (definido como menor de 25 anos de idade) desacompanhado e famílias com crianças e jovens definidos como desabrigados por outros estatutos federais.
4. Uma pessoa ou família que está fugindo ou com tentativa de fuga, violência doméstica, violência episódica, agressão sexual, perseguição ou outra condição perigosa ou que ameace a vida.

Reproduzida com permissão do United States Congress. *Homeless Emergency Assistance and Rapid Transition to Housing (HEARTH) Act*. 111th Congress, 1st session. S 896. Washington, DC: U.S. Government Printing Office, 2009. Acessed April 20, 2012. Disponível em: http://www.hudhre.info/documents/S896_HEARTHAct.pdf.

Tabela 70-3 Fatores de risco para a falta de teto após os 50 anos

Fatores pessoais
- Morte de um parente ou amigo próximo
- Rompimento de uma relação conjugal ou de coabitação
- Disputas com proprietários, coabitantes ou vizinhos
- Abuso doméstico ou de idosos
- Ausência de filhos, parentes ou amigos que forneçam abrigo temporário
- Liberação da prisão

Fatores econômicos
- Perda de emprego
- Dificuldades para pagar hipoteca, aluguel ou utilidades
- Gasto maior do que 50% da renda com a habitação
- Perda da casa (devido a retomada da casa própria ou alugada por falta de pagamento, venda, conversão, falta de fiador, atraso em aluguel, aumento excessivo em valor de aluguel)

Fatores médicos
- Início recente ou aumento de gravidade de doença mental
- Início recente ou aumento de gravidade de déficit cognitivo

Dados de Shinn M, Gottlieb J, Wett JL, Bahl A, Baron Ellis D. Predictors of homelessness among older adults in New York City: Disability, economic, human and social capital and stressful events. *J Health Psychol*. 2007;12(5):696-708; Crane M, Byrne K, Fu R, et al. The causes of homelessness in later life: findings from a 3-nation study. *J Gerontol B Psychol Sci Soc Sci*. 2005;60(3):S152-S159; e Williams BA, McGuire J, Lindsay RG, et al. Coming home: health status and homelessness risk of older pre-release prisoners. *J Gen Intern Med*. 2010;25(10):1038-1044.

ESTRATÉGIAS PARA EVITAR A FALTA DE TETO PARA IDOSOS

Embora as causas de falta de teto sejam complexas, elas podem ser compreendidas como três categorias amplas definidas pela Dra. Martha Burt: vulnerabilidades pessoais predisponentes (p. ex., pobreza e isolamento social); fatores estruturais (p. ex., disponibilidade de moradias de baixo custo); e ausência de uma rede de segurança (p. ex., seguridade social).

Os idosos com risco de falta de teto apresentam vulnerabilidades financeiras, sociais e médicas (Tabela 70-3). A pobreza é quase universal entre idosos com risco de falta de teto; os problemas financeiros estão em primeiro lugar entre as causas autorrelatadas de falta de teto entre idosos. Um terço dos idosos relatou que a dificuldade para pagar o aluguel ou a hipoteca desencadeou a falta de teto e um quinto deles ficou sem abrigo após perder sua moradia como resultado de fatores externos (p. ex., venda pelo proprietário). Gastar mais de 50% da renda com o aluguel aumenta o risco de falta de teto, da mesma forma que não ter um fiador.

As vulnerabilidades sociais também aumentam o risco de falta de teto, incluindo o isolamento social. Os idosos sem filhos, parentes ou amigos querendo abrigá-los apresentam risco aumentado de falta de teto. A ruptura ou a perda de relações interpessoais também podem precipitar a falta de teto, como a morte de um cônjuge ou familiar, divórcio ou ruptura em uma relação de coabitação ou disputas com proprietários, outros moradores da casa ou vizinhos. Não se sabe se o abuso de idosos aumenta o risco de falta de teto, mas a violência doméstica é um fator de risco bem reconhecido. Condições que são comuns entre idosos em risco para a falta de teto aumentam o risco de abuso de idosos, incluindo a moradia com outros habitantes e o isolamento social. A detenção em prisões também contribui para a falta de teto; prisioneiros mais velhos apresentam risco de falta de teto após a saída da prisão (ver Capítulo 71, "Compreendendo os Efeitos do Envolvimento com a Justiça Criminal sobre Idosos") e a detenção de um parceiro pode precipitar a falta de teto devido à perda de suporte social ou econômico.

Vulnerabilidades médicas podem causar falta de teto, incluindo o início recente ou o aumento de gravidade de uma doença crônica, problemas de saúde mental ou abuso de substâncias. Esses problemas podem levar a gastos médicos significativos, perda de emprego e incapacidade de pagar o aluguel ou a hipoteca. O papel do déficit cognitivo como fator de risco para a falta de teto é desconhecido, mas o déficit cognitivo pode levar à falta de teto se ele causar dificuldade para manter o emprego ou lidar com dinheiro.

Tabela 70-2 Categorias da falta de teto

1. *Falta de teto crônica*: pessoas com condições incapacitantes que ficaram continuamente sem teto por um ano ou mais ou que apresentaram pelo menos quatro episódios de falta de teto nos últimos três anos.
2. *Falta de teto intermitente*: pessoas que experimentam um ou mais períodos de falta de teto com menos de um ano de duração total.
3. *Crise de falta de teto*: pessoas sem teto pela primeira vez, em geral após um evento vital catastrófico.

Com o objetivo de identificar esses fatores de risco para a falta de teto em idosos, os médicos devem realizar uma anamnese social detalhada, incluindo recursos financeiros, capacidade de manejar finanças, suporte social, uso de substâncias e situação de moradia atual, incluindo se os pacientes estão vivendo em moradias com taxas de mercado ou subsidiadas. Se os pacientes estiverem alugando, perguntar se o seu nome consta no contrato de locação ou sublocação. Perguntar se os pacientes estão vivendo temporariamente com amigos ou parentes e, se for o caso, registrar com quem estão morando e por quanto tempo poderão ficar. Se um paciente estiver dividindo a moradia e a situação do paciente não for estável, deve-se ajudar a evitar um primeiro episódio de falta de teto encaminhando o paciente para o serviço social.

O encaminhamento ao serviço social pode ser adequado para determinar a elegibilidade para benefícios como Supplemental Security Income (SSI), Social Security Disability Insurance (SSDI) ou Supplemental Nutrition Assistance Program (SNAP). Embora a disponibilidade dos benefícios seja diferente conforme o estado, os pacientes idosos sem teto e que são indigentes e com incapacidades que os qualificam para o SSI costumam ser elegíveis para o Medicaid. Conforme o Affordable Care Act, nos estados que aceitaram a expansão do Medicaid, em 2014, os benefícios do Medicaid serão estendidos aos norte-americanos que ganham menos de 133% do nível de pobreza federal, com ou sem condições incapacitantes. Isso estenderá o Medicaid para a maioria das pessoas sem teto.

As pessoas com risco de perda iminente da moradia são definidas como sem-teto pelo Congresso e, assim, são elegíveis para realocação de moradia e serviços de estabilização, incluindo assistência com aluguel, mediação com proprietários e serviços legais.

ESTADO DE SAÚDE DE IDOSOS SEM TETO

A maioria dos idosos sem teto tem entre 50 e 64 anos de idade; os adultos com 65 anos ou mais atualmente perfazem menos de 5% da população total sem teto. Os adultos sem teto na faixa dos 50 anos apresentam doenças crônicas e síndromes geriátricas em taxas semelhantes àquelas de pessoas 15 a 20 anos mais velhas com moradia. Cerca de 75% dos adultos sem teto com 50 anos ou mais relataram pelo menos uma doença clínica crônica e metade deles relatou duas ou mais doenças crônicas. As doenças crônicas mais comuns foram hipertensão, artrite e asma ou doença pulmonar obstrutiva crônica. Como estes estudos se baseiam no autorrelato feito por adultos sem teto, que costumam ter pouco acesso a cuidados médicos e podem ter problemas clínicos não diagnosticados, é provável que as prevalências relatadas sejam subestimadas.

Os idosos sem teto apresentam altas taxas de síndromes geriátricas. Um terço dos adultos sem teto com 50 anos ou mais relatou dificuldade para realizar atividades da vida diária (AVDs) e quase 60% tinham dificuldades para realizar atividades instrumentais da vida diária (AIVDs). Metade dos idosos sem teto apresentou quedas no último ano. Déficit cognitivo, medido por um escore < 24 no Mini Mental State Examination (MMSE), estava presente em cerca de um quarto dos idosos sem teto. Entre um terço e metade dos idosos sem teto relataram déficit auditivo e cerca de 20% apresentaram déficits visuais, definidos como uma acuidade > 20/40. Quase 50% relataram incontinência urinária.

Doenças crônicas e síndromes geriátricas de início precoce em idosos sem teto podem ser resultado da alta prevalência de fatores de risco para uma saúde ruim nessa população, incluindo doenças crônicas malcontroladas, traumatismo craniano, doenças mentais e abuso de substâncias. Vários fatores contribuem para um controle ruim das doenças crônicas, incluindo conflito de prioridades para a obtenção de cuidados de saúde e falta de seguro de saúde. Quase três quartos dos idosos sem teto relataram uma ou mais doenças psiquiátricas, incluindo depressão (34 a 60%), transtorno de ansiedade (19%) e transtorno de estresse pós-traumático (12%). Embora os adultos sem teto com 50 anos ou mais apresentem taxas mais baixas de abuso de substâncias prévio ou atual em comparação com os desabrigados mais jovens, as taxas de abuso de álcool e drogas são significativamente mais altas do que na população em geral.

Como os idosos sem teto apresentam doenças crônicas e síndromes geriátricas de início precoce em taxas geralmente encontradas nos adultos com moradia de 65 anos ou mais, muitos especialistas consideram os adultos sem teto como "idosos" aos 50 anos, 15 anos antes do que na população geral. Esse envelhecimento acelerado em idosos sem teto tem importantes implicações para rastreamento e cuidados clínicos nesta população. Em comparação com idosos com moradia, os idosos sem teto têm limitação da capacidade de modificar seu ambiente conforme suas capacidades pessoais. Esse descompasso entre demandas ambientais e capacidades pessoais coloca os idosos sem teto em risco aumentado de desfechos adversos.

INTERAÇÃO ENTRE ESTADO DE SAÚDE E AMBIENTE

Os idosos sem teto devem lidar com taxas elevadas de doenças crônicas no caótico ambiente de abrigos para sem-teto ou da rua. Viver nesses abrigos ou na rua é perigoso em qualquer idade, mas é especialmente arriscado para idosos (ver Tabela 70-3). A maioria dos abrigos é de espaços de convivência em grupo, com beliches e banheiros compartilhados. Essas características podem aumentar o risco de quedas. Os idosos também encontram riscos fora do abrigo. Muitos abrigos exigem que os ocupantes vão embora pela manhã e retornem à noite para aguardar em fila por uma cama. Nas ruas durante o dia, os adultos sem teto ficam expostos e em risco de serem vítimas. Eles devem navegar por uma complexa rede de serviços sociais para obter refeições e abrigo. Os idosos sem teto com problemas de função, mobilidade ou cognição podem não ser capazes de realizar com segurança essas atividades, resultando em quedas, lesões ou incapacidade de obter alimentos ou abrigo. Outros riscos incluem dificuldades para realizar a higiene devido a problemas em banheiros públicos e incapacidade de guardar com segurança itens pessoais, levando à perda ou roubo de medicamentos, bengalas e óculos.

Embora os médicos encarem muitos desafios no cuidado de idosos sem teto, diversas medidas podem melhorar o cuidado desses idosos vulneráveis. Tais medidas incluem rastreamento para síndromes geriátricas, problemas de saúde mental e abuso de substâncias. Conforme citado antes, os médicos devem trabalhar com outros membros da equipe de saúde para determinar a elegibilidade para benefícios e para encaminhar aos recursos disponíveis na comunidade.

A maioria das ferramentas de rastreamento para síndromes geriátricas não foi validada para adultos sem teto, não havendo diretrizes clínicas baseadas em evidência sobre quando rastrear pacientes sem teto para as síndromes geriátricas. A American Geriatrics Society recomenda a avaliação abrangente para síndromes geriátricas (Capítulo 6, "Avaliação Geriátrica") em pacientes idosos fragilizados em risco para declínio funcional, hospitalização ou colocação em clínicas geriátricas. Como os idosos sem teto apresentam taxas de síndromes geriátricas e hospitalizações semelhantes às de adultos 15 a 20 anos mais velhos com moradias, recomendamos a avaliação de adultos sem teto a partir dos 50 anos de idade para as síndromes geriátricas, pois a maioria dos instrumentos de rastreamento foi validada nessas faixas etárias, apesar da falta de evidências específicas na população sem teto. Com base no padrão das síndromes geriátricas em idosos sem teto, recomendamos o rastreamento para déficit funcional e de mobilidade, quedas, déficit cognitivo e incontinência urinária.

Embora a Katz ADL Scale não tenha sido validada em adultos sem teto, ela tem sido amplamente utilizada em pacientes mais jovens com diversos problemas crônicos. Um terço dos idosos sem teto apresenta dificuldade para realizar AVDs, ainda que as opções de tratamento sejam limitadas em função da dificuldade de modificação do ambiente em abrigos ou na rua. Banheiros públicos ou compartilhados podem não ter modificações como barras de apoio e assentos elevados na privada. O cuidado informal por parceiros ou amigos costuma não ser possível nos abrigos, pois eles são segregados conforme o sexo, o que pode separar as pessoas de seus cuidadores. Além disso, muitos adultos sem teto são socialmente isolados. Os encaminhamentos para serviços de cuidadores formais, como de auxílios domiciliares, também são impraticáveis em abrigos temporários. Um fisioterapeuta pode ser capaz de recomendar equipamentos de adaptação portáteis para uso em abrigos temporários, como bengalas, andadores e dispositivos para ajudar a se vestir, mas esses materiais costumam ser roubados ou perdidos.

As escalas padronizadas de AIVDs incluem itens que não se aplicam aos adultos sem teto que vivem em abrigos temporários ou na rua, como a preparação de comidas e a arrumação da casa. A Brief Instrumental Functioning Scale (BIFS) foi desenvolvida e validada para adultos sem teto e pergunta sobre a capacidade de realizar as seguintes atividades de maneira independente ou com auxílio: preencher uma solicitação de benefício, lidar com dinheiro, usar o transporte público, preparar uma entrevista de emprego, encontrar um advogado para lidar com um problema legal e tomar medicamentos conforme a prescrição médica. Os pacientes sem teto que não são capazes de realizar essas atividades de maneira independente devem ser encaminhados para o serviço social e/ou gerenciadores de casos.

Tabela 70-4 Riscos ambientais para idosos sem teto

Risco ambiental	Risco associado
Abrigo para sem-teto	
Beliches	Quedas, lesões
Falta de refrigeração	Impossibilidade de guardar adequadamente medicamentos (p. ex., insulina)
Falta de armazenamento seguro	Medicamentos roubados/perdidos Equipamentos de adaptação roubados/perdidos (p. ex., óculos, aparelhos auditivos, bengalas)
Ambientes ruidosos	Sono interrompido
Ambiente de convivência em grupos	Vitimização, falta de privacidade, quedas, lesões
Chuveiros compartilhados	Vitimização, falta de privacidade, quedas, lesões
Banheiros e chuveiros sem equipamentos de adaptação (i.e., assentos elevados, barras de apoio)	Quedas, lesões
Refeições institucionais, geralmente com alto conteúdo de amido e sal	Capacidade reduzida de modificar a dieta conforme seus problemas de saúde
Ruas	
Falta de banheiros públicos	Incontinência urinária, incapacidade de manter a higiene
Necessidade de caminhar longas distâncias entre os locais de serviços, exigindo maior estado funcional	Quedas, lesões
Necessidade de navegar pela rede complexa de serviços sociais para obter alimento e abrigo, exigindo cognição e função executiva intacta	Insegurança alimentar
Exposição às condições atmosféricas	Quedas, lesões

Tomar medicamentos conforme a prescrição é especialmente desafiador em abrigos temporários ou na rua, onde a perda e o roubo de medicamentos é comum. Os médicos devem perguntar se os pacientes têm um local seguro para guardar os medicamentos, como um armário fechado no abrigo temporário. Se não for este o caso, é necessário considerar outras estratégias como dispensar os medicamentos em quantidades semanais. As medidas padronizadas que aumentam a adesão aos medicamentos em idosos também podem ser úteis (Capítulo 53, "Abordando a Polifarmácia e Melhorando a Adesão Medicamentosa em Idosos").

A American Geriatrics Society recomenda o rastreamento para quedas a partir dos 65 anos. Porém, os adultos sem teto a partir dos 50 anos apresentam taxas maiores que a população geral e podem se beneficiar do rastreamento mais precoce. Uma combinação de fatores pode contribuir para as altas taxas de quedas em idosos sem teto, incluindo riscos ambientais (Tabela 70-4), problemas de mobilidade e funcionais e abuso de substâncias. Os médicos devem ser capazes de reduzir o risco de quedas em pacientes idosos sem teto garantindo que os pacientes tenham preferência para dormir na parte de baixo de beliches, encaminhando os pacientes com déficits funcionais ou de mobilidade para a fisioterapia e fornecendo aconselhamento sobre o abuso de substâncias.

Embora os testes de rastreamento para déficit cognitivo não tenham sido validados para adultos sem teto, a maioria tem sido amplamente usada em pacientes mais jovens. Os pacientes com rastreamento positivo para déficit cognitivo devem ser submetidos à avaliação clínica padronizada para causas reversíveis (Capítulo 22, "Comprometimeno Cognitivo e Demência"). É necessário avaliar os pacientes com déficit cognitivo quanto à capacidade de tomar decisões e encaminhar os pacientes sem tal capacidade para o serviço social.

A maioria dos testes de rastreamento para incontinência urinária foi validada em pacientes mais jovens, como o International Consultation on Incontinence Questionnaire (ICIQ). O manejo da incontinência urinária em abrigos temporários e nas ruas é difícil devido ao acesso limitado a banheiros públicos e ao uso de banheiros compartilhados. Quando possível, deve-se considerar um teste terapêutico com as intervenções comportamentais padronizadas, como treinamento vesical e exercícios para a musculatura pélvica.

Para fazer o rastreamento de depressão em idosos sem teto, recomendamos o uso de uma ferramenta de rastreamento validada em pacientes com menos de 65 anos, como o Patient Health Questionnaire 9. Embora pouco se saiba sobre a prevalência de outros problemas de saúde mental entre idosos sem teto, deve-se considerar o rastreamento para transtorno de ansiedade e de estresse pós-traumático, considerando-se as altas taxas de problemas de saúde mental na população sem teto em geral.

Os transtornos de abuso de substâncias costumam passar despercebidos em idosos. Porém, o rastreamento para transtornos de abuso de substâncias em idosos é particularmente importante, pois eles apresentam maior risco de efeitos adversos do abuso de substâncias como resultado de alterações na composição corporal com o envelhecimento, taxas maiores de uso de substâncias com prescrição médica e déficits na função, marcha e equilíbrio entre outros fatores (Capítulo 58, "Manejo do Abuso de Álcool e Prescrição de Drogas Psicoativas em Idosos"). O risco de efeitos adversos pelo uso de substâncias pode ser ainda mais agudo em idosos sem teto, os quais têm taxas mais altas de transtorno de abuso de substâncias e síndromes geriátricas em comparação com a população idosa geral.

Os médicos que cuidam de pacientes idosos sem teto devem estar atentos para os diversos recursos para pessoas sem teto, incluindo realocação rápida para moradias, moradia com suporte permanente, prorrogação médica e manejo intensivo de casos. A *realocação rápida para moradias* fornece assistência para aluguel e serviços, sendo mais adequada para pessoas que experimentam barreiras para obter moradia, mas têm potencial para sustentar uma moradia após o final do subsídio do aluguel. A *moradia com suporte permanente* é definida como a moradia com subsídio permanente com serviços de suporte locais ou próximos (p. ex., serviços clínicos, psiquiátricos, manejo de casos, vocacionais e abuso de substâncias) para pessoas cronicamente sem teto. Como os programas de moradias com suporte permanente ajudam adultos cronicamente sem teto a manter a moradia e podem reduzir o uso de serviços de saúde agudos, o governo federal identificou tais programas como intervenção prioritária para pessoas cronicamente sem teto. As unidades de moradia com suporte permanente estão disponíveis em um número cada vez maior de comunidades, sendo financiadas por uma combinação de renda do morador, subsídios de aluguel, créditos em impostos, pagamentos e financiamentos ligados a serviços, como benefícios do Department of Mental Health.

A *prorrogação médica* também é reconhecida pelo governo federal como uma estratégia para reduzir os impactos negativos da falta de moradia sobre a saúde. Os programas de prorrogação médica fornecem cuidados temporários pós-hospitalização com serviços de suporte medicamente orientados para pessoas sem teto que receberam alta de hospitais para cuidados agudos, mas que não estão clinicamente prontas para retornar para abrigos temporários ou para as ruas. Esses serviços podem ter custo menor em comparação com as hospitalizações de longo prazo ou as permanências em instituições de cuidados especializados ou clínicas geriátricas. Além disso, os pacientes liberados para programas de prorrogação médica em vez de diretamente para abrigos temporários ou para as ruas têm menos reinternações hospitalares. Há serviços de prorrogação médica em um número cada vez maior de cidades.

O *manejo intensivo de casos* se refere a um conjunto de serviços auxiliares oferecidos por administradores de casos altamente treinados cuja baixa carga de casos permite um acompanhamento intensivo dos clientes. Os programas de manejo intensivo de casos foram originalmente desenvolvidos para pacientes com doenças mentais graves e foram depois adaptados para dar apoio a pacientes que usam frequentemente os serviços de saúde, muitos dos quais sendo sem teto. O manejo intensivo de casos é diferente do manejo de casos, um termo geral utilizado para descrever uma gama de programas, desde suporte de pares até serviços medicamente orientados. Muitos abrigos temporários e programas de assistência a pessoas sem teto oferecem programas de manejo de casos para ajudar indivíduos sem teto a identificar e ter acesso aos serviços adequados.

Como na medicina geriátrica em geral, equipes interprofissionais podem ajudar a melhorar o cuidado de idosos sem teto (Capítulo 5, "A Equipe Interprofissional"). Uma equipe interprofissional para um paciente idoso sem teto pode incluir um administrador de casos trabalhando para obter moradia com suporte permanente, médicos fornecendo cuidados clínicos e psiquiátricos, um profissional do serviço social e um conselheiro sobre abuso de substâncias.

CONCLUSÕES E PRÓXIMOS PASSOS

A condição de sem-teto e a instabilidade de moradia estão associadas com uma saúde ruim. Como resultado de desvios demográficos e da crise das hipotecas, este problema afeta uma proporção crescente de idosos. Embora os médicos enfrentem desafios no cuidado de adultos sem teto e com instabilidade de moradia, a compreensão dos problemas de saúde específicos de adultos sem teto com 50 anos ou mais e a identificação dos fatores de risco para a condição de sem-teto podem melhorar o cuidado desses grupos vulneráveis. Além disso, um número crescente de programas federais fornecem recursos para evitar novos sem-teto e para dar fim à condição de sem-teto crônica e em crises episódicas.

Brown RT, Kiely DK, Bharel M, Mitchell SL. Geriatric syndromes in older homeless adults. *J Gen Intern Med*. 2012;27(1):16-22.

Burt M, Aron LY, Lee E, Valente J. *Helping America's Homeless: Emergency Shelter or Affordable Housing?* Washington, DC: Urban Institute Press; 2001.

Caton CL, Dominguez B, Schanzer B, et al. Risk factors for long-term homelessness: findings from a longitudinal study of first-time homeless single adults. *Am J Public Health*. 2005;95(10):1753-1759.

Crane M, Byrne K, Fu R, et al. The causes of homelessness in later life: findings from a 3-nation study. *J Gerontol B Psychol Sci Soc Sci*. 2005;60(3):S152-9.

Culhane DP, Metraux S, Bainbridge J. The age structure of contemporary homelessness: risk period or cohort effect? *Penn School of Social Policy and Practice Working Paper*. 2010:1-28.

Garibaldi B, Conde-Martel A, O'Toole TP. Self-reported comorbidities, perceived needs, and sources for usual care for older and younger homeless adults. *J Gen Intern Med*. 2005;20(8):726-730.

Gelberg L, Linn LS, Mayer-Oakes SA. Differences in health status between older and younger homeless adults. *J Am Geriatr Soc*. 1990;38(11):1220-1229.

Hahn JA, Kushel MB, Bangsberg DR, Riley E, Moss AR. Brief report: the aging of the homeless population: fourteen-year trends in San Francisco. *J Gen Intern Med*. 2006;21(7):775-778.

Shinn M, Gottlieb J, Wett JL, Bahl A, Cohen A, Baron Ellis D. Predictors of homelessness among older adults in New York City: disability, economic, human and social capital and stressful events. *J Health Psychol*. 2007;12(5):696-708.

Sullivan G, Dumenci L, Burnam A, Koegel P. Validation of the brief instrumental functioning scale in a homeless population. *Psychiatr Serv*. 2001;52(8):1097-1099.

United States Congress, Homeless Emergency Assistance and Rapid Transition to Housing (HEARTH) Act. 111th congress, 1st session. S 896. Accessed April 20, 2012. Available at http://www.hudhre.info/documents/S896_HEARTHAct.pdf

United States Interagency Council on Homelessness. Opening doors: Federal strategic plan to prevent and end homelessness. Accessed April 20, 2012. Available at http://www.ich.gov/PDF/OpeningDoors_2010_FSPPreventEndHomeless.pdf

Compreendendo os efeitos do envolvimento com a justiça criminal sobre idosos

71

Lisa C. Barry, PhD, MPH
Brie A. Williams, MD, MS

▶ Princípios gerais em idosos

Os profissionais da saúde estão cada vez mais manejando a saúde de idosos atualmente ou recentemente envolvidos com o sistema de justiça criminal. Essas interações ocorrem em várias arenas. Muitos sistemas de detenção têm contratos com clínicas da comunidade para fornecer serviços especiais a prisioneiros-pacientes, como cardiologia, neurologia e diálise. Para cuidados agudos, os prisioneiros costumam ser encaminhados a hospitais que têm contratos para cuidados de saúde de prisioneiros, embora, em situações urgentes ou críticas, o prisioneiro seja levado até a unidade adequada mais próxima para receber os cuidados. Como resultado disso, os prisioneiros e ex-prisioneiros são vistos diariamente em clínicas da comunidade, clínicas especializadas, hospitais e departamentos de emergência em todo o país. Os profissionais da atenção primária também estão cada vez mais cuidando de pacientes que estão presos pela primeira vez, bem como idosos recentemente libertados que estão sendo reintegrados na comunidade após a saída da prisão.

A atenção aumentada da imprensa, grupos de advogados sem fins lucrativos e políticos gerou uma crescente literatura sobre pesquisas de saúde e justiça criminal visando abordar a crise de envelhecimento nos sistemas prisionais dos Estados Unidos (EUA). Estudos sugerem que os idosos atualmente ou recentemente presos formam um grupo clinicamente vulnerável e que uma história de encarceramento é um evento vital importante para os profissionais de saúde considerarem ao cuidar de pacientes idosos.

EPIDEMIOLOGIA

Os prisioneiros com 55 anos de idade ou mais ("prisioneiros mais velhos") formam o segmento que mais cresce na população de justiça criminal, como resultado de políticas de sentenças mais rígidas e de aumento no número de detenções de idosos. Desde 1990, o número de prisioneiros idosos nos EUA mais que triplicou, estimando-se que os prisioneiros idosos poderiam chegar a até um terço da população carcerária total dos EUA em 2030 se as políticas atuais de sentenças rígidas se mantiverem.

A porcentagem de novos prisioneiros em liberdade condicional e que são idosos também está crescendo. Entre 1990 e 1999, o número de prisioneiros do estado colocados em liberdade condicional quase duplicou, sendo esperado que continue a crescer.

▶ Saúde física

Em geral, os prisioneiros com mais idade envelhecem prematuramente, e sua idade fisiológica parece ser de cerca de 10 a 15 anos maior que sua idade cronológica. Esse "envelhecimento acelerado" pode resultar de vários fatores – um estilo de vida pouco saudável antes da entrada na prisão (p. ex., abuso de álcool, sem-teto) e durante o encarceramento (p. ex., dieta ruim, mínima atividade física), acesso limitado a cuidados de saúde preventivos durante a vida e estresse crônico durante o encarceramento.

Em média, os prisioneiros mais velhos tendem a apresentar taxas elevadas de multimorbidade, síndromes geriátricas e déficits funcionais. Os prisioneiros mais velhos têm taxas consideravelmente mais altas de doenças crônicas, como diabetes, hepatite C, hipertensão e doença pulmonar obstrutiva crônica em comparação com prisioneiros mais jovens e pessoas com mesma idade que vivem na comunidade, também apresentando maior chance de usar múltiplos medicamentos. As síndromes geriátricas, incluindo déficit de visão e audição, quedas, dor crônica e incontinência urinária, também são comuns nessa população e podem levar a desafios únicos. Por exemplo, um prisioneiro idoso pode apresentar risco aumentado de enfrentamento físico se ele não responder ao chamado de outro detento como resultado de perda auditiva ou se ele importunar outro detento devido à sua incontinência. A prevalência de incapacidade em atividades tradicionais da vida diária (p. ex., tomar banho, vestir-se) é maior em prisioneiros mais velhos do que em idosos da comunidade com a mesma idade. Além disso, as taxas de incapacidade nessa população aumentam de forma ainda mais dramática quando se considera atividades exclusivas necessárias para a independência na prisão. Essas atividades da vida diária para a prisão incluem abaixar-se no chão em caso de alarme e subir e descer em beliches. A incapacidade de manter o passo rápido necessário da vida diária na prisão pode deixar os prisioneiros mais velhos mais vulneráveis a se tornarem vítimas de colegas e apresentarem maior risco de ações disciplinares da equipe da instituição.

Saúde mental

A prevalência de doença mental é muito maior entre prisioneiros em comparação com aquela da população geral, independentemente da idade. Em comparação com prisioneiros mais jovens, aqueles mais velhos têm maior probabilidade de abuso prévio de álcool, taxas menores de transtornos de personalidade e taxas maiores de depressão, a doença mental mais comum nessa população. Da mesma forma que os idosos que vivem na comunidade, a depressão entre prisioneiros idosos costuma ser subtratada e muitas vezes passa despercebida; ela pode ser diagnosticada erradamente como uma resposta adequada a doenças clínicas ou medicamentos ou ao processo de envelhecimento geral, podendo ser difícil de separá-la de condições como luto, fadiga ou déficit cognitivo. É provável que taxas elevadas de depressão não tratada ou não detectada contribuam para as altas taxas de suicídios nessa população. Além disso, apesar da falta de pesquisa empírica, histórias de abuso de substâncias, transtorno de estresse pós-traumático e trauma craniano podem contribuir para as altas taxas de déficit cognitivo em prisioneiros idosos, com um estudo tendo relatado uma prevalência de 40%. Ainda assim, estágios iniciais de déficit cognitivo e demência podem ser difíceis de detectar no ambiente estruturado das prisões como consequência de oportunidades limitadas para que os prisioneiros tomem decisões, façam planos ou iniciem comportamentos complexos.

CONSULTA CLÍNICA

Com o envelhecimento da população, um número crescente de idosos está entrando em contato com o sistema de justiça criminal como pessoas detidas, prisioneiros ou membros da comunidade recém-libertados. Os médicos devem considerar uma história recente de contato com a justiça criminal como alerta potencial para déficit cognitivo subjacente, abuso de substâncias ou doença psiquiátrica. Além disso, dados os riscos do encarceramento para a saúde, os médicos devem rastrear as pessoas recentemente libertadas quanto a uma história de vitimização, depressão/tendência suicida e doenças infecciosas, como hepatite B e C e HIV. O reconhecimento das vulnerabilidades clínicas dos idosos envolvidos no sistema de justiça criminal é fundamental para manter a saúde e a segurança dessa população crescente. A Tabela 71-1 detalha considerações específicas para guiar

Tabela 71-1 Considerações para o médico da atenção primária cujo paciente entrou em contato com o sistema de justiça criminal

Conflito clínico	Consideração	O que fazer
Cuidado agudo de prisioneiros (p. ex., hospital; emergência; clínica especializada)	Os pacientes podem apresentar problemas clínicos não tratados ou subtratados resultantes de cuidado clínico subótimo durante a detenção. As condições do encarceramento (p. ex., aglomeração) são fatores de risco para uma saúde ruim.	Otimizar o cuidado clínico e avaliar a possibilidade de vitimização durante a detenção, incluindo estupro; rastrear para depressão/tendência suicida e doenças infecciosas, incluindo tuberculose (TB), HIV, *Staphylococcus aureus* resistente à meticilina (MRSA) e hepatite B e C.
Cuidado ambulatorial de pessoas recentemente detidas	Uma primeira detenção pode ser indicativa de problema clínico subjacente.	Descartar problemas clínicos (p. ex., demência; abuso/dependência de álcool ou drogas) que possam levar ao comportamento ilegal. Avaliar problemas comuns na população de justiça criminal, incluindo relações sexuais de risco; doenças infecciosas; abuso/dependência de álcool ou drogas; sem-teto.
	Uma saúde ruim pode comprometer a capacidade de obter aconselhamento legal adequado e aumentar os riscos à segurança durante o encarceramento.	Se o paciente estiver preso, considerar o contato com o Chief Medical Officer (CMO) da prisão ou o conselheiro legal do paciente se houver preocupação sobre a capacidade do paciente para participar de maneira significativa no processo legal ou para estar seguro durante o encarceramento.
	Os médicos que trabalham no sistema prisional podem ter dificuldade de acesso aos registros médicos anteriores do paciente e/ou de reconciliar seus medicamentos.	Contatar o médico da prisão para confirmar o recebimento de registros clínicos importantes.
Cuidado ambulatorial de pessoas em reintegração na comunidade após encarceramento	Os pacientes podem ter problemas clínicos não tratados ou subtratados resultantes de cuidado de saúde subótimo durante o encarceramento. As condições do encarceramento (p. ex., aglomeração) são fatores de risco para uma saúde ruim na reentrada na comunidade. Barreiras podem dificultar o cuidado de saúde adequado.	Obter registros clínicos da prisão e otimizar os cuidados clínicos. Avaliar o paciente quanto a uma história de vitimização durante a prisão, incluindo estupro; rastrear para depressão/tendência suicida e doenças infecciosas, incluindo TB, HIV, MRSA (pele) e hepatite B e C. Avaliar a situação de moradia (p. ex., sem-teto; morando com filho adulto); determinar a disponibilidade de suporte social.

a consulta clínica quando se identifica uma história de envolvimento com a justiça criminal. Essas considerações continuam sendo discutidas nas próximas seções.

▶ Cuidado de um paciente detido ou em custódia

Em 2009, mais de 530.000 pessoas com idade de 55 anos ou mais foram detidas. Essas pessoas incluem aqueles detidos pela primeira vez e as pessoas que estão retornando para a prisão no final da vida, ainda que estivessem esporadicamente no sistema criminal ao longo da vida. A maioria das pessoas que são detidas no final da vida apresenta múltiplos problemas de saúde resultantes de uma vida inteira de comportamentos prejudiciais, incluindo abuso de substâncias, dieta ruim, relações sexuais perigosas e cuidados de saúde subótimos antes e (algumas vezes) durante o encarceramento. Elas também têm mais chance de ter sido sem-teto com poucos laços familiares ou na comunidade. Esses fatores comportamentais e de saúde física podem afetar de maneira adversa a capacidade do idoso participar no processo legal ou obter aconselhamento legal apropriado, podendo também colocá-lo em risco de encarceramento com os riscos de insegurança e má saúde associados. Particularmente para aqueles detidos pela primeira vez como idosos, o evento que levou à prisão pode ser indicativo de um problema clínico subjacente. Os médicos podem desempenhar um papel fundamental na avaliação de diagnósticos como abuso de álcool ou drogas, déficit cognitivo, demência ou *delirium*, o que pode ter contribuído para o envolvimento com a justiça criminal ou resultar em implicações para sentenças e/ou segurança durante o encarceramento.

▶ Cuidado de um paciente que retorna para a comunidade após o encarceramento

Um número crescente das pessoas que passam de encarceradas para a comunidade é formado por idosos. Como os prisioneiros mais velhos têm muito menos chance de ser novamente encarcerados em relação aos prisioneiros mais jovens, a transição da prisão para a comunidade é particularmente importante. Períodos de tempo substanciais fora da comunidade estão associados com consequências negativas. Isso inclui relações deterioradas com familiares e amigos e a perda de moradia e emprego. Além disso, a reinscrição em programas governamentais que haviam sido cancelados como Medicare, Medicaid, Social Security Insurance e Veterans Health Administration pode demorar vários meses, causando considerável estresse para aqueles que retornam à comunidade. A dependência excessiva das rotinas institucionais da vida na prisão ("prisonização") também é comum em pessoas mais velhas que passaram grande parte de sua vida na prisão, tornando difícil a vida fora da prisão. Independentemente do período de tempo que ficou preso um paciente recém-libertado, problemas de saúde que podem ser exacerbados pelo estresse da reentrada na comunidade também podem causar dificuldades adicionais com emprego, moradia e outros aspectos importantes de uma reentrada bem-sucedida. Por exemplo, idosos em liberdade condicional e com demência poderiam violar de forma não intencional a liberdade condicional. Em geral, os profissionais de saúde devem saber que os idosos recentemente libertados da prisão têm risco de desfechos de saúde adversos, incluindo taxas de mortalidade desproporcionalmente elevadas no período imediato após a liberação e risco aumentado de suicídio após a reentrada na comunidade.

RESUMO

Idealmente, os médicos que tratam de idosos libertados da prisão devem ser contatados pelos médicos da prisão durante a fase de planejamento da liberação para otimizar o encaminhamento para serviços sociais como a reinstituição de benefícios governamentais, incluindo seguros médicos e suporte de moradia e a continuação dos cuidados clínicos e de saúde mental desses indivíduos. Porém, isso raras vezes ocorre. Dessa forma, é de fundamental importância questionar novos pacientes sobre uma história remota ou recente de detenção, prisão temporária ou encarceramento.

Aday RH. Aging prisoners. In: Berkman B, ed. *Handbook of Social Work in Health and Aging*. New York, NY: Oxford University Press; 2006:231-244.

Barry LC, Abou JJ, Simen AA, Gill TM. Under-treatment of depression in older persons. *J Affect Disord*. 2012;136(3):789-796.

Binswanger IA, Stern MF, Deyo RA, et al. Release from prison—a high risk of death for former inmates. *N Engl J Med*. 2007;356(2):157-165.

Enders SR, Paterniti DA, Meyers FJ. An approach to develop effective health care decision making for women in prison. *J Palliat Med*. 2005;8(2):432-439.

Falter RG. Elderly inmates: an emerging correctional population. In: Moore J, ed. Management and Administration of Correctional Health Care. Kingston, NJ: Civic Research Institute; 2003. Chapter 9, p. 1-26.

Fazel S, Hope T, O'Donnell I, Jacoby R. Unmet treatment needs of older prisoners: a primary care survey. *Age Ageing*. 2004; 33(4): 396-398.

Fazel S, Baillargeon J. The health of prisoners. *Lancet*. 2011;377(9769):956-965.

Fazel S, Hope T, O'Donnell I, Piper M, Jacoby R. Health of elderly male prisoners: worse than the general population, worse than younger prisoners. *Age Ageing*. 2001;30(5):403-407.

Fazel S, Hope T, O'Donnell I, Jacoby R. Hidden psychiatric morbidity in elderly prisoners. *Br J Psychiatry*. 2001;179:535-539.

Hughes T, Wilson D; Bureau of Justice Statistics. Rentry trends in the United States. Available at http://bjs.ojp.usdoj.gov/content/pub/pdf/reentry.pdf

Human Rights Watch. Old Behind Bars: The Aging Prison Population in the United States. New York, NY: Human Rights Watch; 2012.

Kakoullis A, Le Mesurier N, Kingston P. The mental health of older prisoners. *Int Psychogeriatr*. 2010;22(5):693-701.

Kerbs JJ, Jolley JM. A commentary on age segregation for older prisoners: philosophical and pragmatic considerations for correctional systems. *Crim Justice Rev*. 2009;34:119-139.

Kingston P, Le Mesurier N, Yorston G, Wardle S, Heath L. Psychiatric morbidity in older prisoners: unrecognized and undertreated. *Int Psychogeriatr*. 2011;23(8):1354-1360.

Mitchell AJ, Rao S, Vaze A. Do primary care physicians have particular difficulty identifying late-life depression? A meta-analysis stratified by age. *Psychother Psychosom*. 2010;79(5):285-294.

Mitka M. Aging prisoners stressing health care system. *JAMA*. 2004;292(4):423-424.

Murdoch N, Morris P, Holmes C. Depression in elderly life sentence prisoners. *Int J Geriatr Psychiatry*. 2008;23(9):957-962.

Pratt D, Piper M, Appleby L, Webb R, Shaw J. Suicide in recently released prisoners: a population-based cohort study. *Lancet*. 2006;368(9530):119-123.

Williams B, Abraldes R. Growing older: challenges of prison and re-entry for the aging population. In: Greifinger RB, ed. *Public Health Behind Bars: From Prisons to Communities*. New York, NY: Springer-Verlag; 2007;56-72.

Williams BA, Baillargeon JG, Lindquist K, et al. Medication prescribing practices for older prisoners in the Texas prison system. *Am J Public Health*. 2010;100(4):756-761.

Williams BA, Lindquist K, Sudore RL, Strupp HM, Willmott DJ, Walter LC. Being old and doing time: functional impairment and adverse experiences of geriatric female prisoners. *J Am Geriatr Soc*. 2006;54(4):702-707.

Williams BA, McGuire J, Lindsay RG, et al. Coming home: health status and homelessness risk of older pre-release prisoners. *J Gen Intern Med*. 2010;25(10):1038-1044.

Yorston GA, Taylor PJ. Commentary: older offenders—no place to go? *J Am Acad Psychiatry Law*. 2006;34(3):333-337.

Detectando, avaliando e respondendo aos maus-tratos com idosos

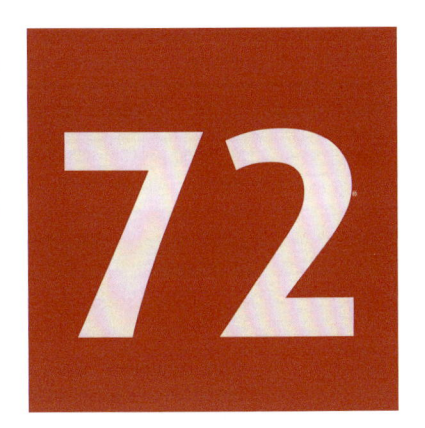

72

Tessa del Carmen, MD
Mark S. Lachs, MD, MPH

▶ **Princípios gerais em idosos**

Os maus-tratos com idosos são um problema de saúde comum e subestimado que afeta um número crescente de idosos todos os anos.

Os maus-tratos com idosos podem ter um impacto negativo sobre a saúde e o bem-estar da vítima, acrescentando custos significativos ao sistema de saúde. Ainda assim, há barreiras significativas para o relato de incidentes de maus-tratos com idosos. Os pacientes podem não ser capazes de fazer o relato em função de déficit cognitivo ou isolamento social. Eles podem se sentir com medo, constrangidos ou envergonhados, talvez se preocupando com as repercussões do relato (i.e., retribuição por parte daqueles responsáveis pelos maus-tratos, incluindo cuidadores ou equipe de enfermagem). Os profissionais da saúde podem se preocupar com a piora da situação após o relato ou intervenção, não ter treinamento para reconhecer os maus-tratos, ficarem desconfortáveis para confrontar o possível abusador, ter medo de retaliações contra a vítima ou não querer se envolver com o sistema legal. O fato de os próprios cuidadores e familiares terem mais chances de serem responsáveis pelos maus-tratos na comunidade é outro desafio. Como resultado, estima-se que até quatro de cada cinco casos de maus-tratos com idosos não são relatados. Ao identificar as situações de potenciais maus-tratos com idosos, os profissionais de saúde têm um papel importante para as vítimas cuja saúde física e mental está em risco. A importância desse papel fica clara em estudos mostrando que as vítimas de maus-tratos com idosos apresentam aumento significativo da mortalidade. Um grande estudo longitudinal mostrou que 9% das vítimas de maus-tratos com idosos estavam vivas após 13 anos de acompanhamento em comparação com 41% daqueles que não sofreram abuso, e essas vítimas tinham chance três vezes maior de morrer durante um período de três anos. As vítimas de maus-tratos com idosos também apresentam maior risco de outros desfechos adversos, incluindo a colocação em clínicas geriátricas e a depressão.

De acordo com o National Elder Abuse Incidence Study, 510.000 adultos com 60 anos ou mais experimentam alguma forma de abuso todos os anos. Apenas 21% dos casos são relatados e verificados por agências de serviços de proteção a adultos (SPA). Um número cada vez maior de casos ocorre em clínicas geriátricas e outras instituições de cuidados de longa permanência, onde alguma forma de abuso é uma das queixas mais comuns entre os moradores. Os abusos comumente relatados em clínicas geriátricas incluem abuso físico, negligência, abuso sexual e abuso financeiro ou apropriação indevida de propriedade. Programas governamentais de ouvidoria para cuidados de longo prazo são obrigados pelo governo federal a relatar eventos de maus-tratos com idosos que ocorrem em instituições, embora a maioria das queixas nos programas governamentais seja feita por moradores, familiares e outros. Houve cerca de 269.000 queixas de maus-tratos com idosos em instituições de cuidados de longo prazo relatadas ao National Ombudsman Reporting System em 2008, um número que deve crescer à medida que a população em clínicas geriátricas aumenta para se adequar às necessidades de nossa sociedade cada vez mais velha.

▶ **Definindo maus-tratos com idosos**

A. Sinais e sintomas

Há várias definições de maus-tratos com idosos. A American Medical Association descreve maus-tratos com idosos como um ato de omissão ou comissão que resulta em dano ou ameaça de dano à saúde ou bem-estar de um idoso. Conforme a definição do National Center for Elder Abuse (NCEA), o abuso de idosos é um termo que se refere a qualquer ato reconhecido, intencional ou negligente realizado por um cuidador ou qualquer outra pessoa e que causa dano ou grave risco de dano a um adulto vulnerável. Os maus-tratos com idosos aparecem como várias formas de abuso (Tabela 72-1): físico, sexual, psicológico ou emocional, financeiro e negligência ou autonegligência. Os termos a seguir derivam das definições do NCEA:

1. Físico — O abuso físico é definido como o contato físico que pode resultar em qualquer tipo de dor ou lesão. O abuso físico

Tabela 72-1 Tipos de abuso de idosos e sinais associados

Tipo de abuso	Sinais e sintomas	Possíveis achados físicos	Diagnóstico diferencial
Físico	Relato do paciente sobre o abuso	Padrão de hematomas ou queimaduras Queimaduras no formato de objetos Hematomas incluindo aqueles em volta de braços, pernas ou torso de idosos Ossos quebrados, entorses, luxações, lesões internas Feridas abertas, cortes Lesões não tratadas	Osteoporose Fraturas patológicas Distúrbios metabólicos Quedas frequentes
Sexual	Relato do paciente sobre o abuso sexual Comportamento sexual incomum Relação incomum ou inadequada entre o paciente e o possível abusador Relato do paciente sobre violência sexual ou estupro	Hematomas na região genital/mamas ou ao redor delas Doenças sexualmente transmissíveis ou infecções genitais inexplicadas Sangramento anal ou vaginal inexplicados Roupas íntimas rasgadas, manchadas ou com sangue Dor ao caminhar ou sentar	Vaginose, doenças não transmitidas sexualmente, como candidíase Comportamento relacionado à demência
Psicológico/emocional	Depressão Ansiedade Agitação Medo excessivo Alterações de sono Mudança no apetite	Passivo Evasivo Medo - possivelmente na presença do abusador Confusão Agitação Perda ou ganho ponderal significativos Piora súbita de problemas clínicos	Distúrbios psiquiátricos Déficit cognitivo Piora da demência
Financeiro	Ambiguidade da condição financeira Incapacidade de pagar contas, comprar alimentos ou medicamentos Alterações súbitas em documentos legais (p. ex., testamento, procuração ou agente de cuidados de saúde) Preocupação excessiva em relação a despesas necessárias aos cuidados do paciente por parte do possível abusador	Condição bem inferior às possibilidades do paciente Desconforto/comportamento evasivo ao discutir finanças	Distúrbios psiquiátricos Déficit cognitivo/demência Distúrbios neurológicos
Negligência	Ausência de dispositivos auditivos, óculos, dentaduras ou dispositivos de auxílio para caminhar Mudança súbita ou declínio na saúde	Desnutrição Desidratação Higiene ruim Vestimenta inadequada ou inapropriada Úlceras por pressão/escaras	Doenças crônicas que podem afetar a nutrição, incluindo demência em fase terminal, disfagia, doença de Parkinson, esclerose lateral amiotrófica, síndromes de má absorção, doença maligna

também pode incluir a administração desnecessária de fármacos, contenção física, alimentação forçada ou punições físicas. Os achados físicos potencialmente associados com abuso físico incluem um padrão de hematomas nos braços, incluindo queimaduras no formato de um objeto ou hematomas em volta de braços, pernas ou torso de um idoso, ossos quebrados, entorses, luxações, lesões internas, feridas abertas, cortes e lesões não tratadas. O relato do paciente costuma ser fundamental para identificar as circunstâncias do abuso físico.

2. Sexual — O abuso sexual é o contato ou comportamento sexual de qualquer tipo com um idoso e que é contra a sua vontade ou com um idoso que não tem capacidade de consentir. Os achados físicos associados com abuso sexual podem incluir hematomas ou sangramentos ao redor de genitais ou tórax, doenças sexualmente transmissíveis ou infecções genitais inexplicadas, hematomas ou sangramentos genitais inexplicados, roupas (especialmente íntimas) rasgadas, manchadas ou com sangue e lesões novas. Além do relato do paciente sobre o abuso sexual, sinais potenciais de abuso sexual incluem uma relação incomum ou inadequada entre o paciente e o potencial abusador.

3. Psicológico ou emocional — O abuso psicológico ou emocional é definido como palavras ou ações que causam estresse emocional. Os sinais físicos podem incluir declínio funcional, alterações comportamentais no paciente, perda ou ganho de peso significativos e piora de problemas clínicos ou início recente de problemas clínicos. Outros sinais de possível abuso psicológico incluem afeto passivo ou evasivo, medo (possivelmente na presença de um abusador) ou aumento de confusão ou agitação. O diagnóstico diferencial com depressão, déficit cognitivo ou piora da demência é importante ao avaliar a possibilidade de abuso psicológico e é discutido adiante. O relato de abuso psicológico não é necessário em todos os estados norte-americanos (p. ex., Califórnia), e os profissionais de saúde podem preferir buscar o apoio de um profissional de saúde mental ou serviço social quando houver suspeita de abuso psicológico.

4. Financeiro — O abuso financeiro é o uso inadequado de finanças ou propriedades de um idoso para vantagem de alguém. O abuso financeiro é uma das formas mais comuns e pode ocorrer em qualquer contexto, incluindo entre cuidadores familiares, amigos e em clínicas geriátricas ou instituições de cuidados de longo prazo. O abuso financeiro costuma ser acompanhado de isolamento social ou solidão quando um idoso concorda em entrar num acordo em que a amizade é trocada por dinheiro ou outra vantagem ou quando o abusador isola o idoso para exercer influência indevida sobre suas finanças. Forçar um idoso a retirar dinheiro em caixa eletrônico também é comum e pode ser considerado abuso financeiro e abdução. Os idosos que são vítimas de exploração financeira podem ter diminuição da capacidade mental e não compreender suas decisões. Os sinais potenciais de abuso financeiro incluem encontrar um paciente vivendo em condições bem inferiores às suas possibilidades, desconforto ou comportamento evasivo ao discutir finanças, ambiguidade das finanças do paciente, incapacidade inexplicada do paciente para pagar as contas, incapacidade de comprar alimentos ou medicamentos, alterações súbitas inexplicadas em documentos legais e interesse exagerado de outras pessoas em relação aos recursos do idoso.

5. Negligência — Negligência é a incapacidade de prover qualquer cuidado ou responsabilidades que devam ser fornecidos ao paciente. A negligência pode ser ativa ou passiva, podendo ser intencional ou não intencional. Os sinais físicos comuns de negligência incluem desnutrição, desidratação, higiene ruim, vestimentas inadequadas ou inapropriadas e úlceras por pressão ou escaras. Outros sinais a serem observados são deteriorações súbitas ou questionáveis no estado de saúde ou a ausência dos dispositivos assistenciais necessários, incluindo dispositivos de audição assistida, óculos, dentaduras e dispositivos para caminhar/cadeiras de rodas. A autonegligência ocorre quando um idoso com déficit cognitivo ou funcional não consegue cuidar de si mesmo nem busca ajuda para obter os cuidados necessários. A autonegligência pode coincidir com a negligência de familiares ou de outros cuidadores ou pode ocorrer quando um idoso recusa ajuda e/ou tenta esconder sua incapacidade de suprir as necessidades básicas.

▶ Diagnóstico diferencial

Várias doenças crônicas e lesões sofridas por idosos podem simular maus-tratos. Consequentemente, pode ser difícil para os médicos fazer o diagnóstico definitivo de maus-tratos ou autonegligência. Lesões dramáticas como fraturas, queimaduras, contusões e lacerações que são acompanhadas por uma história confiável contada pelo paciente não são difíceis de diagnosticar;

Tabela 72-2 Fatores de risco para sofrer e cometer abuso com idosos

Fatores de risco para sofrer abuso
Viver na mesma casa
Isolamento social
Condições que aumentam a dependência (idade avançada, falta de sofisticação financeira, incapacidade [física ou mental] e perda pessoal recente)
Fatores de risco para cometer abuso
Cuidado por familiares
História de doença mental
História de abuso físico no passado
Abuso de substâncias
Dependência de idosos (i.e., emocional, financeira)
Cuidador único e percepção de estresse (i.e., estresse de cuidador)

porém, apresentações sutis de problemas clínicos ao longo de períodos grandes de tempo podem ser difíceis de diferenciar de maus-tratos com idosos. Assim, a autonegligência ou os maus-tratos com idosos devem ser incluídos no diagnóstico diferencial ao se avaliar idosos. A Tabela 72-1 lista alguns exemplos de problemas clínicos subjacentes que podem simular maus-tratos com idosos.

▶ Fatores de risco

O abuso de idosos afeta pessoas de todas as origens étnicas e estados sociais. Ele afeta homens e mulheres. Da mesma forma, as pessoas que cometem os abusos são de qualquer origem e podem ter conexões próximas ou distantes com a vítima. A Tabela 72-2 lista os fatores de risco comuns para sofrer e cometer abusos com idosos.

▶ Rastreamento

Há várias ferramentas para rastreamento e avaliação de maus-tratos com idosos, mas os profissionais de saúde podem não ter acesso a elas ou não ter sido treinados para aplicá-las. Até o momento, não existe uma ferramenta única de rastreamento ou método de avaliação amplamente aceitos para maus-tratos com idosos. Algumas ferramentas podem ser úteis para identificar as pessoas em risco para o abuso, enquanto outras são úteis para a identificação de abusos atuais. Cohen e colaboradores classificaram diferentes instrumentos em três categorias:

- Questionamento direto da suspeita de abuso ou de autorrelato de abuso (p. ex., Hwalek-Sengstock Elder Abuse Screening Test [H-S/EAST], Vulnerability to Abuse Screening Scale [VASS])

- Ferramentas para procurar sinais de abuso (p. ex., Elder Assessment Instruments [EAI] de Fulmer e Wetle)

- Ferramentas que avaliam o risco de abuso (p. ex., Indicators of Abuse Screen [IOA] de Reis e Namiash)

Tabela 72-3 Rastreamento para maus-tratos com idosos sugerido pela AMA

Questões de rastreamento para o paciente	Questões de rastreamento para o possível abusador
Alguém está machucando você? Fisicamente ou verbalmente? Você tem sido ameaçado ou xingado?	Fale-me sobre a pessoa que você cuida e quanto cuidado ela precisa?
Você acha que estão cuidando adequadamente de você?	Que tarefas a pessoa pode realizar sozinha e quais as suas limitações?
Você já foi pressionado a fazer algo contra a sua vontade?	Que expectativas a pessoa tem a seu respeito? Você preenche as expectativas dela?
Você tem alguma preocupação com suas finanças? Seu dinheiro ou suas propriedades já foram usados por outra pessoa? Alguma parte de seu dinheiro ou propriedades já foi tomado ou colocado em nome de outra pessoa?	Você tem alguma outra responsabilidade fora de casa?
Seu cuidador depende financeiramente de você?	O cuidado de pacientes idosos pode ser bem difícil; o paciente já o deixou frustrado?
Você já viu algum comportamento violento, alcoolismo, abuso de drogas ilícitas ou problemas psiquiátricos em seu cuidador?	Você já levantou a voz ou ameaçou o paciente?
	Que tipo de suporte você necessita para cuidar do paciente?

A American Medical Association (AMA) recomenda que todos os médicos rotineiramente perguntem sobre abuso físico, sexual e psicológico de pacientes idosos como parte da história clínica. Os médicos também devem considerar o abuso como fator na apresentação de queixas clínicas, pois o abuso pode afetar de maneira adversa o estado de saúde do paciente ou sua capacidade de seguir as recomendações médicas.

Aconselha-se uma abordagem direta para pacientes com possibilidade de serem vítimas de maus-tratos. Os profissionais de saúde devem questionar o paciente e os cuidadores separadamente e identificar possíveis sinais de alerta. Muitas interações nos cuidados de saúde, como aquelas que ocorrem em salas de emergência, podem não permitir um rastreamento abrangente para maus-tratos com idosos. Nestes casos, pode-se usar um rastreamento simples com uma ou três questões:

- Rastreamento com questão única: Você está sofrendo abuso ou negligência?
- Rastreamento de três questões: Você se sente seguro onde vive? Quem prepara suas refeições? Quem cuida de suas finanças?

A Tabela 72-3 inclui questões adicionais sugeridas e que podem ser comumente usadas no rastreamento de abuso de idosos.

▶ Avaliação

Os idosos suspeitos de sofrer maus-tratos devem ser submetidos a uma avaliação geriátrica abrangente além da história e exame físico tradicionais. Isso deve incluir uma avaliação de suas capacidades ou limitações psicossociais e funcionais (ver Capítulo 2, "Considerações sobree Função e Declínio Funcional", Capítulo 4, "O Contexto Social dos Pacientes Idosos" e Capítulo 6, "Avaliação Geriátrica"). Uma abordagem interdisciplinar para a avaliação e planejamento é altamente desejável. A abordagem a seguir foi adaptada de Breckman e Adelman:

A. História clínica

Ao obter uma história clínica de um idoso, é necessário conduzir as entrevistas em local privado e apenas com o paciente. O paciente e o examinador devem estar com o olhar no mesmo nível, devendo ser fornecidos quaisquer dispositivos de assistência para a comunicação (i.e., dispositivos auditivos, amplificadores, óculos, dentaduras). O profissional de saúde deve ter sensibilidade cultural durante a história e o exame, pois diferenças culturais podem contribuir para variações de percepção do que constitui maus-tratos com idosos.

Os médicos devem determinar o estado cognitivo do paciente (ver Capítulo 22, "Comprometimento Cognitivo e Demência"). A avaliação do nível de funcionamento cognitivo do paciente pode exigir avaliação adicional.

Os profissionais de saúde devem diferenciar possíveis sinais e sintomas de abuso de problemas clínicos. É importante determinar o estado funcional do paciente e sua capacidade de realizar atividades da vida diária. Se o paciente precisa de assistência, é fundamental descobrir se ele tem acesso a auxílio ou sabe quem fornece a assistência.

É importante explorar a situação de vida do paciente, pois pacientes e potenciais abusadores podem viver na mesma casa. Determinar há quanto tempo o paciente vive com esta pessoa, bem como quem paga as contas e quem é proprietário ou locatário do local pode fornecer informações fundamentais em relação ao potencial de maus-tratos. Perguntas sobre a situação financeira do paciente podem ajudar na avaliação do potencial para abuso financeiro. Deve-se identificar a pessoa que lida com as finanças do paciente e se o paciente depende de outros para a moradia e despesas pessoais. O suporte social deve ser determinado, pois as vítimas de maus-tratos com idosos costumam ser socialmente isoladas. A Tabela 72-4 resume os sintomas de maus-tratos com idosos que devem ser pesquisados na história clínica.

Tabela 72-4 Resumo dos sinais e sintomas de maus-tratos com idosos a serem pesquisados durante a história clínica

Itens da história do paciente que podem sinalizar maus-tratos com idosos
Uso repetido de departamentos de emergência e internações, usos múltiplos de diferentes departamentos de emergência
Atrasos na busca de tratamento
Explicações de lesões inconsistentes com achados clínicos
História de lesões inconsistentes
História prévia de lesões semelhantes
Várias consultas médicas perdidas e/ou ida a vários profissionais

Sinais do comportamento e respostas do paciente que podem sinalizar maus-tratos com idosos
Paciente que parece hesitante ou com medo de responder perguntas
Potencial abusador responde todas as questões e impede que o examinador entreviste/examine o paciente sozinho
Paciente parece ter medo do potencial abusador
Potencial abusador age de forma irada ou indiferente em relação ao paciente
Potencial abusador se recusa a fornecer a assistência necessária para o cuidado do paciente
Potencial abusador parece excessivamente preocupado com os custos do cuidado com o paciente

B. Exame físico

O exame físico deve incluir o exame completo do paciente, da cabeça aos pés. Ele deve iniciar com a observação geral, incluindo aparência, sinais de desidratação, perda ponderal e higiene. Um exame completo deve incluir o exame visual do corpo e da pele do paciente quanto à presença de evidências de abuso físico, higiene ruim e lesões de pele; um exame musculoesquelético para sinais de fraturas atuais ou prévias; um exame neurológico completo à procura de possíveis sinais de *delirium*, déficit cognitivo ou demência; e um exame geniturinário ou retal para sinais de abuso sexual. Se houver qualquer sinal de maus-tratos, devem ser realizados exames laboratoriais e radiológicos adicionais dependendo dos achados. Alguns exemplos de testes adicionais sugeridos incluem exames de imagem para fraturas, verificação de eletrólitos para desidratação, testes de função hepática para desnutrição e/ou verificação de hematócrito e hemoglobina para anemia.

▶ Intervenção/tratamento

Os maus-tratos com idosos são um problema complexo que necessita de uma abordagem de tratamento multidisciplinar. Cada caso de abuso ou negligência de idosos necessita de avaliação e tratamento individualizados.

A. Intervenção médica

1. Documentação — A documentação de abuso ou negligência deve ser realizada independentemente do cenário clínico. O profissional deve registrar a queixa principal nas próprias palavras do paciente, quando possível. A documentação adequada deve incluir uma história clínica e social completa. Se as consultas forem repetidamente canceladas, o nome da pessoa que telefona deve ser anotado. Se houver lesões, deve-se incluir o tipo, número, tamanho, localização e cor, bem como o estado geral de saúde do paciente, a resolução de problemas e possíveis causas. O profissional deve registrar a opinião sobre se as explicações para as lesões foram adequadas. Todos os exames laboratoriais e de imagem devem ser registrados. Se possível, obter fotografias coloridas. Se a polícia for chamada, o nome do oficial, as ações tomadas e o número da ocorrência policial devem ser documentados, bem como dia e hora em que foi feito o relato e o nome da pessoa que fez o registro. O diagnóstico de maus-tratos com idosos deve ser incluído na lista de problemas do paciente.

2. Relato — Os profissionais de saúde são a maior fonte de relato de potenciais maus-tratos com idosos às agências de saúde. Os requisitos legais são diferentes conforme o estado. É fundamental conhecer o sistema de relato de seu estado. Quase todos os estados obrigam os profissionais de saúde a relatar os casos de maus-tratos com idosos. (Colorado, New York e South Dakota não obrigam atualmente os profissionais de saúde a relatar casos suspeitos ou confirmados de abuso de idosos, mas têm sistemas de relatos voluntários). Em alguns estados, os profissionais de saúde podem ser considerados negligentes se não relatarem suspeitas de maus-tratos. A página de internet do National Center on Elder Abuse, que é parte da Administration on Aging, lista números de contato telefônico e outros recursos para a prevenção de abuso de idosos (http://www.ncea.aoa.gov).

3. Liberação e cuidado continuado — O profissional deve garantir que as necessidades clínicas e de segurança do idoso sejam preenchidas. Se o paciente não preencher os critérios para a internação hospitalar após o profissional documentar os achados e preencher um relato, deve-se garantir que o ambiente domiciliar seja seguro e que haja assistência domiciliar para pacientes com déficits funcionais e/ou cognitivos. Uma consultoria com o serviço social ou com especialista da agência de SPA pode ser necessária antes da liberação para se desenvolver um plano de segurança.

Os maus-tratos com idosos costumam ser um problema crônico, e os pacientes com história de maus-tratos devem ser encaminhados a um médico ou equipe médica com quem o idoso possa ter uma relação continuada. Os maus-tratos com idosos apresentam dificuldades especiais para o paciente em termos de função, capacidade de tomada de decisões e suporte social e de saúde. Estes problemas inter-relacionados são mais bem manejados por uma equipe de profissionais da medicina, direito e serviço social. Os médicos devem ser treinados no reconhecimento de síndromes geriátricas e familiarizados com as agências locais para fornecer serviços para o paciente idoso vítima de maus-tratos. Pode haver necessidade de avaliação geriátrica abrangente e intervenção para idosos vulneráveis abusados ou negligenciados (ver Capítulo 6, "Avaliação Geriátrica"). Costuma ser útil liberar o paciente para casa com todos os serviços disponíveis. As agências de saúde domiciliar podem fornecer avaliações na casa do paciente por parte de serviço social ou enfermagem. Outros recursos de encaminhamento incluem serviços de reabilitação de drogas e álcool e assistência legal ou grupos de defesa.

4. Avaliação da capacidade de tomar decisões — Em muitas situações, o idoso vítima de maus-tratos é vulnerável por não ter capacidade de participar integralmente na tomada de decisões. Além disso, a doença aguda pode reduzir a capacidade do idoso tomar decisões racionais e informadas. Uma pessoa competente tem o direito de ser um participante totalmente informado em todos os aspectos da tomada de decisões, tendo o direito de recusar cuidados. Porém, os pacientes sem capacidade de tomar decisões, e cujas opções expressas podem levar a dano ou até morte, necessitam de proteção e assistência. A determinação de negligência *versus* opções pessoais informadas dependerá da capacidade do idoso para participar do próprio cuidado. Assim, é fundamental determinar a capacidade de tomada de decisões de cada paciente sempre que for feita a avaliação para abuso ou autonegligência de idosos (para mais detalhes sobre tomada de decisões informada, ver Capítulo 12, "Ética e Tomada de Decisão Informada").

B. Intervenção de serviço social

Os SPAs (Serviços de Proteção ao Adulto) ou entidades semelhantes podem fornecer intervenções sociais em quase todas as jurisdições nos Estados Unidos. Especialistas de SPA costumam receber relatos, conduzir investigações e coordenar as intervenções do serviço social. Eles obtêm informações de fontes colaterais, como amigos e familiares do paciente e consultam outros profissionais de serviço social, médicos e enfermeiros. Após o especialista de SPA completar a investigação e a avaliação domiciliar abrangente da situação do paciente, eles desenvolvem planos para abordar os problemas dos maus-tratos e outras questões identificadas. O SPA trabalha próximo de vítimas, famílias e outras partes envolvidas. O objetivo do SPA é garantir que o serviço fornecido seja a alternativa menos restritiva, reflita as preferências do paciente e maximize a independência do idoso. Quando um paciente tem capacidade de tomar decisões informadas, o especialista do SPA defende o direito de recusar os serviços se o paciente não quiser receber a intervenção. Como defensores de uma jurisdição legal, especialistas de SPA são restritos por limitações estatutárias e não podem impor serviços como cuidados médicos se o paciente for capaz de tomar decisões.

C. Intervenções legais

Embora as leis sejam diferentes conforme o estado, o poder da lei costuma ser envolvido em casos de crimes cometidos contra idosos, incluindo abuso físico, negligência com más intenções, exploração financeira e outras formas de maus-tratos com idosos. Oficiais de polícia investigam casos com evidências para auxiliar os procuradores a identificar os causadores. Os oficiais de justiça e juízes participam em audiências de tutela quando adequado. Membros da força da lei e a profissão de direito ajudam a colocar os idosos em contato com agências e outros recursos disponíveis para as vítimas de crimes. Os patologistas forenses trabalham próximos dos oficiais da lei para determinar a causa de morte em casos de suspeita de homicídio resultante de abuso ou negligência.

RESUMO

Os maus-tratos com idosos, particularmente abuso, negligência e exploração financeira, podem ser ocorrências comuns. Os profissionais de saúde devem rastrear e avaliar os abusos em potencial. Pode ser difícil fazer um diagnóstico de maus-tratos com idosos, mas conhecer os sinais e sintomas e manter um alto índice de suspeição pode ajudar a identificar potenciais vítimas e abusadores. O conhecimento do sistema de relato local e das leis é fundamental. O objetivo do tratamento para os pacientes vítimas de maus-tratos é melhorar sua segurança, saúde e bem-estar.

2008 National Ombudsman Reporting System Data Tables, U.S. Administration on Aging Department of Health and Human Services. Accessed May 07, 2010. Available at: www.aoa.gov/AoARoot/AoA_Programs/Elder_Rights/Ombudsman/National_State_Data/2008/Index.aspx

Acierno R, Hernandez MA, Amstadter AB, et al. Prevalence and correlates of emotional, physical, sexual, and financial abuse and potential neglect in the United States: the National Elder Mistreatment Study. *Am J Public Health.* 2010;100(2):292-297.

The Administration on Aging. The National Elder Abuse Incidence Study: final report September, 1998. US Department of Health and Human Services, Administration on Aging (www.aoa.dhhs.gov/abuse/report/default.html).

Ahmad M, Lachs MS. Elder abuse and neglect: what physicians can and should do. *Cleve Clin J Med.* 2002:69(10):801-808.

American Medical Association. Accessed April 28, 2009. Available at: www.ama-assn.org/ama/pub/physician-resources/medical-ethics/code-medical-ethics/opinion202.shtml

American Medical Association Diagnostic Treatment Guidelines on Elder Abuse and Neglect. Chicago, IL: American Medical Association; 1992.

Ansell P, Breckman RS. Assessment of Elder Mistreatment Issues and Considerations. Elder Mistreatment Guidelines for Healthcare Professionals: Detection, Assessment and Intervention. New York: Mt. Sinai/Victim Services Agency Elder Abuse Project; 1988.

Aravanis SC, Adelman RD, Breckman R, et al. Diagnostic and treatment guidelines on elder abuse and neglect. Arch Fam Med. 1993;2:371.

Bass DM, Anetzberger GJ, Ejaz FK, Nagpaul K. Screening tools and referral protocol for stopping abuse against older Ohioans: a guide for service providers. *J Elder Abuse Negl.* 2001;13(2):23-38.

Bonnie RJ, Wallace RB (Eds). Elder Abuse: Abuse, Neglect and Exploitation in an Aging America. Washington, DC: National Academy Press; 2002.

Breckman R, Adelman R. *Strategies for Helping Victims of Elder Mistreatment.* London: Sage Publications; 1988.

Cohen M. Screening tools for the identification of elder abuse. *J Clin Outcomes Manag.* 2011;18(6):261-270.

Cohen M, Halevy-Levin S, Gagin R, et al. Elder abuse: disparities between older people's disclosure of abuse, evident signs of abuse, and high risk of abuse. *J Am Geriatr Soc.* 2007;55(8):1224-1230.

Dyer DB, Heisler CJ, Hill CA, Kim LC. Community approaches to elder abuse. *Clin Geriatr Med.* 2005;21(2):429-447.

Elder Mistreatment: Abuse, Neglect and Exploitation in an Aging America. Washington, DC: National Research Council Panel to Review Risk and Prevalence of Elder Abuse and Neglect; 2003.

Ferguson D, Beck C, Carney MT, Kahan FS, Paris BEC. Elder abuse: is every bruise a sign of abuse? *Mt Sinai J Med.* 2003;70(2):69-74.

Fulmer T, Guadagno L, Bitondo Dyer C, Connolly MT. Progress in elder abuse screening and assessment instruments. *JAGS.* 2004; 52:297.

Fulmer T, Paveza G, Abraham I, Fairchild S. Elder neglect assessment in the emergency department. *J Emerg Nurs.* 2000;26:436.

Fulmer T, Street S, Carr K. Abuse of the elderly: screening and detection. *J Emerg Nurs.* 1984;10(3):131-140.

Halphen JM, Dyer CB. Elder mistreatment: abuse, neglect, and financial exploitation (Internet); www.uptodate.com; Apr 16, 2012, cited 12/17/13.

Kruger RM, Moon CH. Can you spot the signs of elder mistreatment? *Postgrad Med.* 1999:106;169-183.

Lachs MS. Screening for family violence: what's an evidence-based doctor to do? *Ann Intern Med.* 2004;140:399.

Lachs MS, Pillemer K. Abuse and neglect of elderly persons. *New Engl J Med.* 1995;332:437.

Lachs MS, Pillemer KA. Elder abuse. *Lancet.* 2004;304:1236-1272.

Lachs MS, Williams CS, O'Brien S, et al. The mortality of elder mistreatment. *JAMA.* 1998;280:428.

Lachs MS, Williams CS, O'Brien S, Pillemer KA, Charlson ME. The mortality of elder mistreatment. *JAMA.* 1998;280(5):428-432.

Mosqueda L, Burnight K, Liao S. The life cycles of bruises in older adults. *J Am Geriatr Soc.* 2005;53(8):1339-1343.

Neale AV, Hwalek MA, Scott RO, et al. Validation of the Hwalek-Sengstock elder abuse screening test. *J Appl Gerontol.* 1991;10:406.

Ploeg J, Fear J, Hutchinson B, et al. A systematic review of interventions for elder abuse. *J Elder Abuse Negl.* 2009;21:187-210.

Pompei P, Murphy JB, eds. Geriatrics Review Syllabus: A Core Curriculum in Geriatric Medicine. 6th ed. New York: American Geriatrics Society; 2006;86-91.

Reis M, Nahmiash D. Validation of the indicators of abuse (IOA) screen. *Gerontologist.* 1998; 38:471.

Schofeld MJ, Mishra GD. Validity of self-report screening scale for elder abuse: Women's Health Australian Study. *Gerontologist.* 2003;43:110-120.

State Ombudsman Data: Nursing Home Complaints. Office of Inspector General, Department of Health and Human Services. Accessed July 01, 2003. Available at: www.oig.hhs.gov/

Swagerty DL, Takahashi P, Evans J. Elder Mmistreatment. *Am Fam Physician.* 1999 May 15;59(10):2804-2808.

Tatara T. The National Elder Abuse Incidence Study. The National Center on Elder Abuse, 1998. Accessed March 09, 2009. Available at: www.ncea.aoa.gov/ncearoot/Main_Site/Library/Statistics_Research/National_Incident.aspx

SITES RECOMENDADOS

Administration on Aging. www.aoa.gov

Agency for Healthcare Research and Quality. www.ahrq.gov/

Long-Term Care Ombudsman Resource Center. www.ltcombudsman.org

National Center on Elder Abuse. www.ncea.aoa.gov

National Committee for the Prevention of Elder Abuse. www.preventelderabuse.org

National Council on Child Abuse and Family Violence. www.nccafv.org/elder.htm

WHO: Elder abuse. www.who.int/ageing/projects/elder_abuse/en/

73
Suprindo as necessidades exclusivas de idosos LGBT

Mark Simone, MD
Manuel Eskildsen, MD, MPH

▶ Princípios gerais em idosos

Os idosos que são lésbicas, gays, bissexuais ou transgêneros (LGBT) formam um grupo vulnerável com necessidades específicas de cuidados de saúde e que são em grande parte ignoradas. Os profissionais de saúde e a sociedade em geral muitas vezes deixam de abordar a sexualidade e a orientação sexual dos idosos. Porém, os idosos LGBT também têm muito mais chance de esconder sua orientação sexual do que outras gerações de adultos LGBT como resultado de uma vida toda experimentando discriminação de uma sociedade que apenas recentemente passou a aceitar melhor a homossexualidade.

A população LGBT geral é afetada por disparidades de saúde e, como tal, tem taxas mais elevadas de problemas de saúde física e mental que são comuns e ameaçam a vida, sendo que essas disparidades continuam com o avançar da idade. Os idosos LGBT continuam a ser afetados pelo tratamento desigual e pelo estigma social continuado, os quais serão explorados neste capítulo. Este capítulo também descreve problemas de saúde específicos em relação ao envelhecimento LGBT, além de questões psicossociais de enorme importância.

DEFINIÇÕES

A homossexualidade é uma orientação em direção a pessoas do mesmo gênero em relação a comportamento sexual, afeto, atração e/ou autoidentidade. Os bissexuais têm uma orientação em direção a pessoas de ambos os gêneros. Os transgêneros incluem pessoas cuja identidade e expressão de gênero não combinam, incluindo transexuais, travestis, andróginos e indivíduos intersexo; eles podem ou não se considerar homossexuais ou bissexuais.

É importante observar que a orientação sexual é muito mais do que apenas o comportamento sexual. Por exemplo, algumas pessoas com atração pelo mesmo gênero podem nunca ter comportamentos em relação ao mesmo gênero e aqueles que têm comportamentos em relação ao mesmo gênero podem não se identificar como homossexuais. Para algumas pessoas, a sexualidade é mais fluida de modo que a orientação sexual pode mudar ao longo do tempo. Isso também pode ser mais prevalente nas gerações mais velhas que sentiram necessidade de esconder sua orientação sexual, "permanecendo no armário", fingindo ser heterossexuais para evitar discriminação e rejeição. "Sair do armário" significa o processo de demonstrar a sua identificação como LGBT e, em muitos casos, é um processo que dura a vida toda. Conforme descrito a seguir, esse processo tem sido especialmente difícil para a população LGBT mais velha.

▶ Demografia

É difícil determinar o número de norte-americanos LGBT com mais de 65 anos devido à falta de estatísticas confiáveis e às grandes dificuldades para registrar essas estatísticas, como a vontade de não relatar a orientação sexual, mas as melhores estimativas são de 1 a 3 milhões com base em uma variação de 3 a 8% da população geral sendo LGBT. Em 2030, haverá um número estimado de 2 a 6 milhões de norte-americanos idosos LGBT. Os dados do censo norte-americano de 2000 e 2010 mostraram que lares liderados por pessoas do mesmo sexo existiam em > 90% das comarcas e mais de 1 em cada 10 casais de mesmo sexo incluíam um parceiro com mais de 65 anos.

▶ História de estigma e discriminação ligados à questão de "sair do armário" e assumir

Os idosos LGBT são de uma época nos Estados Unidos (EUA) em que ser LGBT era visto de forma especialmente negativa. Esse grupo de idosos é dividido em duas coortes, dependendo de virem de antes ou depois das Stonewall Riots de 1969, que foram demonstrações consideradas como o início dos movimentos pelos direitos civis dos gays nos EUA. Os idosos atuais, a geração pré-Stonewall, cresceram em uma sociedade com discriminação disseminada e aceita contra pessoas LGBT, vivendo a maior parte de sua vida em uma sociedade em que a expressão da orientação sexual era criminalizada pelo governo e considerada patológica pela comunidade médica. Por exemplo, foi apenas em 1962 que o primeiro estado descriminalizou os atos sexuais homossexuais privados e consensuais e foi apenas em 1973 que a American Psychiatric Association parou de designar a homossexualidade como uma doença mental que poderia ser tratada e curada. A visão da sociedade sobre a homossexualidade não começou a mudar até o final das décadas de 1960 e 1970. Em contraste com a geração pré-Stonewall, a geração Stonewall de LGBT nascidos após a segunda guerra, aqueles atualmente na sexta ou sétima décadas de vida, vêm da época dos movimentos sociais dos anos de 1960 e de um tempo de aceitação social crescente das pessoas LGBT. Ainda assim, uma análise de 2006 realizada com os LGBT nascidos no período pós-segunda guerra mostrou que a maior preocupação do envelhecimento era a discriminação em relação à sua orientação sexual.

A discriminação experimentada antes de Stonewall dificultou muito que a geração pré-Stonewall assumisse sua orientação como adultos jovens, permanecendo assim durante a velhice. Assim, eles têm muito mais chance de ter mantido e de continuar mantendo a sua orientação sexual escondida. Em contraste, os LGBT nascidos após a segunda guerra têm mais chance de ser pelo menos parcialmente abertos em relação à sua orientação sexual, com 76% das lésbicas e 74% dos homens gays em 2009 relatando estarem em grande parte ou completamente "fora do armário".

Embora a situação tenha mudado de forma considerável nas décadas a partir de Stonewall, quanto mais as pessoas experimentam homofobia como adultos jovens, menor a chance de relatarem sua opção para o médico. Estudos sugerem que a discriminação e o estigma podem estar associados com menos satisfação com a vida, piora da autoestima, depressão, suicídio, abuso de substâncias e comportamentos pouco saudáveis e de risco. A incapacidade de assumir a orientação sexual também pode levar a atraso nos cuidados, cuidados inadequados e impedir o desenvolvimento de uma relação de confiança entre profissional e paciente.

▸ Comunicação paciente-profissional

Os profissionais de saúde devem fornecer cuidado culturalmente competente que crie um ambiente ideal para o cuidado respeitoso dos idosos LGBT. Todos os profissionais de saúde devem questionar seus pacientes idosos sobre sua saúde sexual, incluindo a orientação sexual, mantendo em mente que os idosos LGBT podem não querer ou ser psicologicamente incapazes de assumir sua orientação sexual. A intenção de questionar a sexualidade não é forçar que o paciente assuma a orientação sexual, mas, em vez disso, fornecer uma oportunidade e um ambiente seguro e receptivo, para o paciente fazê-lo se o desejar. Estudos mostram que relações ruins com os profissionais e a falta de confiança nos profissionais de saúde são algumas das razões pelas quais os homossexuais, especialmente as lésbicas, não recebem cuidados preventivos adequados. Este sentimento também foi demonstrado em uma análise de LGBT nascidos logo após a segunda guerra, onde menos da metade relatou confiar muito que os profissionais de saúde os tratariam com dignidade e respeito em função de sua orientação sexual. Os centros locais LGBT em Services and Advocacy for LGBT Elders (http://www.

Tabela 73-1 Recursos para LGBT sobre saúde e envelhecimento

Nome	Página de internet
Services and Advocacy for Gay, Lesbian, Bisexual & Transgender Elders (SAGE)	http://www.sageusa.org
Gay and Lesbian Medical Association (GLMA)	http://www.glma.org
American Society on Aging (ASA)	http://www.asaging.org/lain
National Gay and Lesbian Task Force	http://www.thetaskforce.org/issues/aging
Gay, Lesbian, Bisexual and Transgender (GLBT) Health Access Project	http://www.glbthealth.org
National Coalition for LGBT Health	http://lgbthealth.webolutionary.com
CenterLink (antigo The National Association of Lesbian, Gay, Bisexual and Transgender Community Centers)	http://www.lgbtcenters.org
Human Rights Campaign	http://www.hrc.org/issues/aging.asp
Vancouver Coastal Health Transgender Health Program	http://www.vch.ca/transhealth
Fenway Health and the Fenway Institute	http://www.fenwayhealth.org

lgbtagingcenter.org) e a página da Gay and Lesbian Medical Association (http://www.glma.org) são boas fontes de informação para encontrar profissionais receptivos. A Tabela 73-1 lista recursos adicionais.

PROBLEMAS DE SAÚDE PARA IDOSOS LGBT

A pesquisa sobre a manutenção da saúde e problemas clínicos para idosos LGBT é, infelizmente, limitada. Há alguns problemas que necessitam de particular atenção em pacientes LGBT devido a disparidades de saúde que afetam esse grupo (Tabela 73-2). Além disso, os idosos LGBT podem ser mais suscetíveis a problemas de saúde mental como resultado do estresse associado com a ocultação a longo prazo de sua identidade sexual, muitos anos de exposição à discriminação e maior risco de apoio inadequado.

▸ A saúde de homens idosos gays e bissexuais

A saúde sexual (função, atividade e métodos sexuais mais seguros) deve ser discutida com homens idosos gays e bissexuais de forma a avaliar e reduzir o risco de doenças sexualmente transmissíveis. Embora o Centers for Disease Control and Prevention (CDC) recomende atualmente o teste de rotina para HIV para todas as pessoas com menos de 65 anos, é importante considerar

Tabela 73-2 Visão geral de problemas de saúde específicos em idosos LGBT

Homens gays e bissexuais	Mulheres lésbicas e bissexuais	Transgêneros
HIV/Aids	Prevenção/rastreamento	HIV/Aids
Doenças sexualmente transmissíveis/saúde sexual	Doenças sexualmente transmissíveis/saúde sexual	Doenças sexualmente transmissíveis/saúde sexual
Papiloma anal/câncer anal	Câncer de mama/câncer ginecológico	Cuidados preventivos/acesso a cuidados de saúde
Abuso de substâncias	Abuso de substâncias	Abuso de substâncias
Doença cardiovascular	Doença cardiovascular	Terapia hormonal
Saúde mental	Saúde mental	Saúde mental
Problemas psicossociais	Problemas psicossociais	Problemas psicossociais

a realização do teste em qualquer pessoa sexualmente ativa de qualquer idade, sobremaneira na presença de fatores de risco. O rastreamento para o papilomavírus humano (HPV) deve ser oferecido aos homens que fazem sexo com homens na forma de um esfregaço anal de rotina a cada 2 a 3 anos, especialmente em homens que têm relações sexuais receptivas anais sem proteção ou que são portadores de HIV, para rastrear os sinais precoces de células pré-cancerosas causadas por determinadas cepas do vírus HIV, podendo levar ao câncer anal.

Os homens gays e bissexuais mais jovens têm mais chance de fumar cigarros e, apesar de homens gays mais velhos parecerem ter taxas semelhantes de tabagismo em comparação com heterossexuais, os efeitos das taxas de tabagismo previamente mais altas neste grupo podem continuar a ser um fator de risco para doença cardiovascular, incluindo acidente vascular encefálico e ataques cardíacos. Também há vários tipos de câncer que podem ser mais comuns em homens gays e bissexuais. Isso inclui câncer anal, causado pelo papilomavírus humano; câncer de pulmão, causado pelo tabagismo; câncer de colo do intestino, talvez atribuível a taxas menores de rastreamento; câncer de fígado, relacionado a aumento de infecções por hepatite B e C.

▶ A saúde de mulheres idosas lésbicas e bissexuais

Existem boas evidências de que as lésbicas recebem menos cuidados preventivos, acessam com menor frequência os serviços de saúde e entram no sistema de saúde mais tarde que as mulheres heterossexuais. A maioria das disparidades de saúde experimentadas por mulheres que fazem sexo com mulheres está relacionada com a dificuldade de acesso ao sistema de saúde, o que em parte se deve à discriminação prévia ou medo de serem tratadas de forma inadequada por serem lésbicas/bissexuais. As lésbicas têm menores taxas de rastreamento com Papanicolaou e mamografias em comparação com heterossexuais. Além disso, as mulheres lésbicas e bissexuais mais velhas devem ser aconselhadas sobre práticas sexuais mais seguras, recebendo também orientações sobre saúde e função sexual. As mulheres lésbicas e bissexuais sexualmente ativas devem ser rastreadas para câncer de colo uterino, abuso doméstico e infecções sexualmente transmissíveis. Os médicos devem evitar presumir a heterossexualidade das pacientes idosas, tendo em mente que algumas mulheres são ou foram sexualmente ativas com homens e mulheres, independentemente de se identificarem como "direitas" ou lésbicas. Também se deve ter em mente que a identidade e o comportamento sexual podem mudar ao longo do tempo, e muitas lésbicas tiveram filhos e netos de relacionamentos heterossexuais ou homossexuais.

As mulheres lésbicas e bissexuais podem ter risco aumentado de doença cardíaca devido às taxas mais altas de fatores de risco para doença cardiovascular, como tabagismo e obesidade. Em média, elas têm índice de massa corporal (IMC) mais alto que as mulheres heterossexuais. Elas podem ter risco aumentado de câncer de colo uterino e mama como resultado do acesso reduzido ao rastreamento. Devido às maiores taxas de tabagismo, as mulheres lésbicas e bissexuais também podem ter risco maior de câncer de pulmão.

▶ A saúde de transgêneros idosos

Embora tenha havido pouca pesquisa sobre os problemas de saúde de pacientes idosos gays e lésbicas, há ainda menos estudos sobre a saúde de transgêneros e os desafios particulares do cuidado de pacientes idosos transgêneros. À medida que os adultos transgêneros envelhecem, eles podem enfrentar problemas de saúde que correspondem ao seu sexo biológico, levando ao estresse adicional por terem que lidar com uma doença ou condição clínica associada com o gênero que deixaram para trás. Os rastreamentos de saúde adequados para o gênero de nascimento são cuidados preventivos importantes para os pacientes transgêneros. A prevenção de doenças e a educação em saúde são fundamentais para os pacientes transgêneros, os quais costumam ser marginalizados pela sociedade. A discriminação permanece sendo uma grande barreira para os cuidados de saúde adequados de adultos transgêneros. Muitos deles não têm planos de saúde ou têm planos que não cobrem os cuidados relacionados aos problemas dos transgêneros, incluindo o tratamento hormonal. A consequência disso é que muitos adultos transgêneros utilizam hormônios do "mercado negro", não recebem cuidados preventivos e não têm suas necessidades de saúde mental avaliadas. As taxas de infecção por HIV e hepatites virais, bem como de tabagismo e abuso de substâncias, são maiores neste grupo em comparação com a comunidade LGB e com os heterossexuais. O University of California San Francisco's Center of Excellence for Transgender Health é um rico recurso para o cuidado de indivíduos transgêneros, fornecendo protocolos de atenção primária, incluindo recomendações para a prevenção geral e rastreamento. Por exemplo, eles recomendam o rastreamento de rotina com mamografia em transmulheres (transgêneros que passaram de homens a mulheres) com mais de 50 anos e fatores de risco adicionais (uso de estrogênios e progestogênios > 5 anos, história familiar positiva e IMC > 35).

▶ Saúde mental

Existe uma ligação entre saúde mental e disparidades de saúde. As comunidades que sofrem disparidades de saúde têm mais chance de apresentar taxas mais elevadas de problemas de saúde mental, particularmente depressão e ansiedade. As pessoas LGBT idosas que viveram "dentro do armário" a maior parte de suas vidas podem ter estresse significativo, perda de autoestima e vidas menos plenas. A tentativa de manejo dos problemas de estigma, marginalização e autoestima pode levar a taxas maiores de depressão, suicídio, comportamento sexual de risco e abuso de substâncias. Há necessidade de mais pesquisas sobre a prevalência de problemas de saúde mental em idosos LGBT. Os idosos LGBT parecem ter níveis elevados de depressão atual ou prévia, com as taxas provavelmente sendo as maiores entre os indivíduos transgêneros. Muito poucos estudos exploraram os problemas de saúde mental em adultos transgêneros; o que se sabe é que eles experimentaram uma grande mudança de vida e muitos enfrentaram enorme discriminação. Eles têm mais chance de apresentar transtornos de ajustamento, transtornos de ansiedade, transtorno de estresse pós-traumático, depressão e abuso de substâncias.

▶ HIV em idosos

Embora o tópico de HIV seja abordado no Capítulo 47, "Infecções Comuns", vale a pena observar que não há apenas um aumento na prevalência de idosos vivendo mais tempo com HIV, mas também uma incidência crescente de novas infecções pelo HIV em idosos. Mais de 37% de todas as pessoas infectadas pelo HIV nos EUA tem mais de 50 anos e, em 2015, mais da metade terá mais de 50 anos. Mais de 17% das novas infecções pelo HIV ocorrem em pacientes idosos, e os homens que fazem sexo com homens permanecem sendo uma grande porcentagem daqueles infectados. As minorias com HIV/Aids têm taxas de mortalidade mais elevadas: as taxas de mortalidade são cinco vezes maiores em hispânicos idosos e 12 vezes maiores em negros idosos. Os profissionais de saúde devem educar melhor os pacientes idosos sobre sexo mais seguro e também devem detectar e rastrear melhor o HIV em idosos. O HIV and Aging Consensus Project é um recurso para estratégias de tratamento sugeridas para o cuidado de idosos com HIV/Aids.

ASPECTOS BIOPSICOSSOCIAIS DO CUIDADO

▶ Suportes sociais e estrutura familiar

As estruturas de suporte social de idosos LGBT tendem a ser diferentes daquelas de idosos na população geral. Enquanto os idosos na população geral tendem a depender de cônjuges e filhos adultos como parte de uma rede de apoio capaz de suprir as necessidades psicossociais e de cuidados da pessoa, os idosos LGBT com maior frequência são socialmente isolados, podendo depender de redes informais para suas necessidades sociais.

Há várias razões para esse isolamento social: os idosos LGBT têm menos chance de terem parceiro, menor chance de terem filhos e maior probabilidade de viverem sozinhos. Também, a falta de aceitação social pode levar a desavenças com os familiares biológicos, como ex-cônjuges ou filhos adultos. Em função disso, os idosos LGBT têm mais chance de depender de "familiares opcionais" informais que consistem em extensas redes de amigos. Mesmo que essas redes informais possam ter grandes recursos, elas também podem ter algumas desvantagens. Por exemplo, essas redes podem sofrer deterioração com o passar do tempo como consequência dos efeitos do envelhecimento e da saúde ruim sobre a estabilidade da rede de apoio, colocando o idoso LGBT em risco adicional de isolamento. Como resultado dessas redes informais, é imperativo que os médicos documentem de forma cuidadosa as opções do paciente em relação a tomadores de decisão substitutos, que podem muitas vezes ser uma pessoa que não aquela legalmente habilitada (ver "Direitos de Visitação e Planejamento Antecipado de Cuidados" adiante sobre o planejamento antecipado de cuidados para idosos LGBT).

▶ Moradia e cuidados de longo prazo

As leis antidiscriminação em moradias não se estendem a pessoas LGBT. Nem os padrões de herança conjugal se aplicam para cônjuges do mesmo sexo na maioria dos estados. Se não forem tomadas medidas legais por meio de testamentos ou termos de confiança, a herança de propriedade da casa pode passar para um herdeiro do falecido em vez de ficar para o parceiro sobrevivente. Há necessidade de planejamento legal para garantir a moradia do parceiro sobrevivente.

Entrar em uma instituição de cuidados de longo prazo é um período de tempo particularmente vulnerável e potencialmente perigoso para essa população. Há uma quantidade significativa de discriminação real ou temida por parte da equipe e de outros moradores. Em 2030, haverá um número estimado de 120.000 a 300.000 idosos LGBT vivendo em clínicas geriátricas. Um estudo de 2005 concluiu que 73% dos adultos LGBT acreditavam que havia discriminação em instituições de cuidados de longo prazo, 60% achavam que não teriam igual acesso a serviços sociais e de saúde e 34% acreditavam que teriam de esconder sua orientação ao entrar nessa instituição. O medo de ser descoberto é uma preocupação significativa e exclusiva de idosos LGBT que entram em instituições de cuidados de longo prazo, e a ocultação de sua identidade e das principais relações pode impedir que eles recebam cuidados adequados, ameaçar sua capacidade de ter uma vida significativa e pode ser muito prejudicial para a identidade pessoal e o bem-estar emocional, psicológico e físico. As agências de cuidados domiciliares e instituições de cuidados de longo prazo estão tentando se tornar mais inclusivas para a comunidade LGBT, mas há necessidade de mais conhecimento e treinamento. O treinamento específico nessas áreas está cada vez mais disponível, como por exemplo no LGBT Aging Project (http://www.lgbtagingproject.org/).

▶ Questões políticas afetando idosos LGBT

Os idosos LGBT enfrentam muitos desafios políticos em relação a seu bem-estar financeiro. Alguns dos desafios são derivados de sua frequente dependência de estruturas familiares não tradicionais, mas muitos existem em função de tratamento desigual refletido em leis e regulamentações. No momento desta publicação, muitos estados e o District of Columbia reconhecem uniões do mesmo sexo; porém, a maioria dos estados ainda não oferece nenhum reconhecimento aos casais de mesmo sexo, negando-lhes as proteções oferecidas aos casais unidos em suas jurisdições. Em junho de 2013, a Suprema Corte dos EUA invalidou seções do Defense of Marriage Act (DOMA) que proibiam o governo federal de reconhecer os casamentos entre pessoas de mesmo sexo realizados nos estados. Com isso, os casais de mesmo sexo que casaram nos estados com igualdade de casamentos podem ter os benefícios federais do casamento, como aqueles de herança, impostos, seguridade social e imigração. Apesar disso, os casais de mesmo sexo só podem ter acesso aos benefícios se casarem em jurisdições onde o casamento entre pessoas de mesmo sexo é legalizado.

▶ Direitos de visitação e planejamento antecipado de cuidados

Devido à falta de reconhecimento legal dos casais LGBT na maioria dos estados, os parceiros de longa data podem ser vistos como "estranhos legais" em situações de doença pelos profissionais de saúde. Isso costuma ter o efeito prático de retirar o poder da tomada de decisões dos "familiares por opção" e dá-los aos parentes de sangue cujas relações com os pacientes LGBT podem não ser tão próximas e os quais podem não ser tão receptivos à homossexualidade do parente. Até 2011, a equipe hospitalar na maioria dos estados norte-americanos podia recusar os direitos de visitação a um parceiro doente e limitar as visitas apenas para os familiares, optando por ignorar os parceiros de mesmo sexo se sua relação não fosse legalmente reconhecida pelo estado. Porém, o Presidente Obama lançou um decreto que entrou em vigor em janeiro de 2011, ordenando que todos os hospitais estendessem os direitos de visitação aos parceiros de homens e mulheres gays, lésbicas, bissexuais e transgêneros.

A documentação de diretrizes de saúde antecipadas é uma das estratégias que os idosos LGBT podem utilizar para garantir que seus desejos sejam respeitados no cenário dos cuidados de saúde. Por meio de um testamento, a pessoa pode declarar suas preferências para os cuidados no final da vida. A principal desvantagem de confiar apenas neste documento é que ele não irá designar um substituto para a tomada de decisões e, assim, a pessoa desejada como substituto na tomada de decisões pode não ser permitida como tal para um paciente LGBT se isso não for especificamente documentado. Assim, a formulação de um documento que designe de maneira específica uma pessoa para a tomada de decisões em caso de incapacidade é algo criticamente importante para garantir que os casais LGBT possam resguardar legalmente sua escolha de substituto para a tomada de decisões (eles são chamados de maneira diferente conforme os estados, p. ex., "procurador de saúde" ou "procuração durável para cuidados de saúde"; ver Capítulo 12, "Ética e Tomada de Decisão Informada", para mais informações sobre substitutos para tomada de decisões e planejamento antecipado de cuidados).

CONCLUSÃO

Pelo menos 3 a 8% dos pacientes idosos são LGBT, e essas pessoas apresentam necessidades clínicas, psicológicas e sociais específicas. Os profissionais de saúde devem ser sensíveis às dificuldades específicas enfrentadas por este grupo, fornecendo o apoio e os recursos adequados para suas necessidades. Para os recursos adicionais que auxiliam o profissional no cuidado de pacientes idosos LGBT, ver a Tabela 73-1. Muitos idosos LGBT enfrentaram uma vida inteira de discriminação e disparidades em saúde, e os profissionais devem considerar isso ao oferecer os cuidados adequados e compassivos a este grupo vulnerável. Como ocorre em todas as questões culturais, não se deve presumir que as experiências negativas e disparidades de saúde descritas neste capítulo sejam automaticamente verdadeiras para todos os idosos LGBT, pois certamente há exemplos de pessoas felizes, saudáveis e bem-sucedidas que conseguiram vencer obstáculos significativos e viver de forma plena e inspiradora.

Appelbaum J. Late adulthood and aging: clinical approaches. In: Makadon H, Mayer K, Potter J, Goldhammer H, eds. *The Fenway Guide to Lesbian, Gay, Bisexual and Transgender Health*. Philadelphia, PA: American College of Physicians; 2007:135-156.

Cahill S, South K, Spade J. *Outing Age: Public Policy Issues Affecting Gay, Lesbian, Bisexual and Transgender Elders*. Washington, DC: The Policy Institute of the National Gay and Lesbian Task Force; 2000.

Dean L, Meyer IH, Robinson K, et al. Lesbian, gay, bisexual, and transgender health: findings and concerns. *J Gay Lesbian Med Assoc*. 2000;4(3):101-150.

HIV and Aging Consensus Project. *Recommended Treatment Strategies for Clinicians Managing Older Patients with HIV*. Accessed April 28, 2012. Available at: http://www.aahivm.org/Upload_Module/upload/HIV%20and%20Aging/Aging%20report%20working%20document%20FINAL%2012.1.pdf

LGBT Movement Advancement Progect and SAGE. *Improving the Lives of LGBT Older Adults*. March 2010. Accessed December 2013. Available at: http://www.lgbtmap.org/file/improving-the-lives-of-lgbt-older-adults-large-print.pdf

Simone M, Appelbaum J. Addressing the health needs of older LGBT adults. *Clin Geriatr*. 2011;19(2):38-45.

UCSF Center of Excellence for Transgender Health. Accessed January 2013. Available at: http://www.transhealth.ucsf.edu/trans?page=home-00-00

Seção V. Ampliando a Prática Clínica

Aplicando a medicina baseada em evidências para pacientes idosos

74

Kenneth E. Covinsky, MD, MPH

Idealmente, o cuidado de pacientes idosos deve ser fundamentado na melhor evidência disponível sobre os danos e benefícios dos tratamentos. Infelizmente, é raro haver evidências de alta qualidade. Os bons estudos sobre os problemas clínicos costumam excluir as pessoas idosas. Mesmo quando as pessoas idosas são incluídas, a entrada no estudo tende a ser limitada àquelas pessoas idosas fortes e saudáveis que pouco lembram os pacientes atendidos na vida real.

Como resultado, é raro que se possa praticar a medicina baseada em evidências nos pacientes idosos. Em vez disso, é necessário examinar as evidências disponíveis e avaliar de forma crítica a extensão em que aquela evidência se aplica ao paciente que é tratado. Para tomar as decisões clínicas ideais, os médicos devem compreender as limitações de se aplicar a literatura de pesquisas clínicas em seus pacientes idosos, aplicando de maneira consciente a evidência existente ao paciente a ser tratado.

DESAFIOS DAS EVIDÊNCIAS ATUAIS

Os médicos costumam ser treinados para considerar os desfechos clínicos dos ensaios clínicos como o padrão-ouro de como aplicar a medicina baseada em evidências ao cuidado clínico. Idealmente, os ensaios clínicos iriam incluir qualquer paciente que fosse um candidato lógico para a terapia sendo examinada. Infelizmente, a maioria dos estudos clínicos inclui apenas pacientes idealizados, excluindo pacientes nos quais a terapia tenha maior risco de efeitos colaterais ou pacientes em risco de não completar o estudo. Porém, esses pacientes não idealizados que costumam ser excluídos das pesquisas clínicas são exatamente o tipo de paciente que é visto na prática geriátrica e para os quais as terapias costumam ser usadas e comercializadas.

Zulman e colaboradores descreveram as razões pelas quais os idosos podem ser excluídos de ensaios clínicos. Essas razões incluem exclusões explícitas pela idade, exclusões implícitas pela idade e exclusões não intencionais pela idade.

▶ Exclusões explícitas pela idade

Muitos estudos têm pontos de cortes específicos por idade em que se nega a entrada no estudo para todas as pessoas acima de uma determinada idade. Embora tais exclusões sejam comuns, elas quase nunca podem ser justificadas. A maioria dos estudos com exclusões explícitas pela idade não apresenta absolutamente nenhuma razão para justificar a exclusão.

Uma exclusão explícita pela idade só se justifica se o tratamento claramente não fosse oferecido na prática clínica a pessoas com mais do que determinada idade. Na prática atual, a maioria das terapias testadas em pacientes mais jovens terminará sendo oferecida para pacientes idosos. Além disso, as exclusões explícitas pela idade ignoram a vasta heterogeneidade na saúde de pessoas idosas.

▶ Exclusões implícitas pela idade

Com muita frequência, as razões para a exclusão de pessoas mais velhas são mais sutis. Muitos estudos sem um ponto de corte pela idade têm critérios de exclusão que restringem diferencialmente a entrada de pacientes mais velhos, em particular de pacientes idosos clinicamente mais complexos. Exemplos de exclusões implícitas pela idade incluem comorbidades, déficits funcionais, déficits cognitivos e incapacidade de fornecer consentimento informado.

A. Comorbidade

Os estudos de tratamentos costumam se concentrar no efeito de um tratamento específico sobre os desfechos de saúde em pessoas com uma condição específica. Ocorre que a maioria das pessoas idosas têm múltiplos problemas clínicos. Ainda assim, muitos estudos sobre problemas específicos excluem pacientes com outras doenças além daquela sendo estudada. Por exemplo, um estudo que compara a eficácia de broncodilatadores e anticolinérgicos inalatórios para a doença pulmonar obstrutiva crônica (DPOC) exclui pessoas com doença renal crônica ou hospitalizações por insuficiência cardíaca congestiva (ICC) no último ano. Isso é muito problemático em idosos, pois muitas pessoas idosas com DPOC têm doença renal crônica ou ICC coexistentes. Na prática clínica real, a comorbidade é a norma e não a exceção, e a maioria dos tratamentos ainda é oferecida aos pacientes idosos apesar desta comorbidade. É difícil julgar os riscos e benefícios dos tratamentos estudados em pacientes idealizados quando aplicados a pacientes reais com comorbidades complexas.

B. Déficit funcional

Muitos estudos excluem pacientes com "estado de desempenho ruim" ou estado funcional ruim. Embora existam várias ferramentas simples disponíveis para a definição do estado funcional, muitas vezes os estudos não incluem uma definição de estado funcional ruim.

Muitos idosos têm limitações funcionais e, na prática, raramente são vistos como contraindicações para a maioria dos tratamentos. Muitas vezes, o objetivo da terapia em idosos pode ser a prevenção de perda funcional adicional. Porém, problemas funcionais, como quedas, podem alterar muito os riscos e benefícios do tratamento. A falha em considerar o déficit funcional na maioria dos estudos torna difícil mensurar o quanto que o déficit funcional de um paciente afetaria a decisão de oferecer o tratamento.

C. Déficit cognitivo e incapacidade de consentir

Os estudos costumam excluir pessoas com déficit cognitivo ou que não são capazes de fornecer consentimento informado. Muitas vezes os estudos não descrevem a forma de avaliação do déficit cognitivo ou da capacidade de fornecer consentimento.

O déficit cognitivo é extremamente comum em pacientes idosos, e este tipo de paciente costuma receber os mesmos tratamentos oferecidos a pacientes sem déficit cognitivo. Como muitos estudos não descrevem o estado cognitivo dos pacientes, costuma ser impossível saber como o déficit cognitivo pode impactar os riscos e benefícios do tratamento. Além disso, na prática clínica, os familiares costumam fornecer o consentimento para tratamentos quando o paciente não é capaz de compreender completamente os riscos e benefícios. Apesar de haver métodos para a participação desses pacientes em estudos utilizando abordagens semelhantes para o consentimento substitutivo, isso não costuma ser tentado.

D. Pacientes em clínicas geriátricas

Praticamente todos os tratamentos oferecidos na comunidade são oferecidos às pessoas que vivem em clínicas geriátricas. É extraordinariamente raro encontrar um estudo de qualquer terapia que ao menos considere os pacientes de clínicas geriátricas como candidatos para a participação. Como resultado disso, há uma extraordinária falta de evidências para guiar a maioria das decisões terapêuticas em pacientes de clínicas geriátricas.

▶ Exclusões não intencionais

Mesmo quando os estudos têm poucos critérios de exclusão, os processos dos estudos podem excluir de forma não intencional os pacientes idosos que são alvos em potencial para os tratamentos. Por exemplo, muitos estudos têm procedimentos complexos para o acompanhamento. Muitas vezes os procedimentos de acompanhamento exigem que o paciente compareça a um centro de estudo para exames físicos e laboratoriais. Ocorre que muitos idosos não dirigem mais, o que torna difícil a sua participação. Este tipo de exclusão sutil é importante, pois os mesmos fatores que tornam difícil o acompanhamento no estudo dificultam o monitoramento e o acompanhamento no paciente idoso com menor mobilidade considerado para o tratamento. Além disso, apesar de problemas sensoriais como déficits auditivos e visuais não serem exclusões explícitas do estudo, o déficit sensorial pode dificultar a entrada e o acompanhamento no estudo para pacientes idosos. Por exemplo, os idosos com déficits auditivos podem ser excluídos de estudos que fazem triagem telefônica de candidatos ao estudo ou que exigem respostas por telefone a questionários sobre o estado de saúde. Muitos estudos não pagam pelo custo extra de entrevistar pessoalmente os participantes idosos com dificuldades de audição.

APLICANDO AS EVIDÊNCIAS A SEUS PACIENTES IDOSOS

Aplicar as evidências das pesquisas clínicas a um paciente individual pode ser difícil. Porém, abordar uma série de questões pode auxiliar o médico a fazer a melhor inferência possível sobre como as evidências existentes poderiam informar a melhor decisão clínica em relação ao paciente. Além de avaliar se os pacientes nos estudos existentes são semelhantes ao seu, também se deve pensar em como os desfechos clínicos interessam ao seu paciente e se a expectativa de vida limitada poderia afetar os riscos e benefícios do tratamento em questão.

▶ Como as características de meu paciente diferem dos pacientes de estudos clínicos?

É particularmente útil considerar os tipos de pacientes idosos que são excluídos dos estudos clínicos. Para um idoso relativamente saudável, pode não haver razões para acreditar que um tratamento indicado para um paciente mais jovem não seria também útil no paciente mais velho. Porém, tal conclusão pode mudar quando se considera a carga de comorbidade, o grau de déficit funcional e problemas cognitivos em um paciente idoso fragilizado. Em um paciente com muitas comorbidades, é possível que os efeitos colaterais de um tratamento possam exacerbar uma das comorbidades. Em um paciente com déficit funcional, as quedas podem ser uma preocupação especial. Um medicamento que cause leves problemas de equilíbrio pode não ser um grande problema em pacientes mais jovens, mas pode precipitar uma queda complicada no paciente idoso.

Da mesma forma, se um medicamento como a varfarina exige ajuste de dose e monitoramento cuidadosos para minimizar a possibilidade de complicações, a presença de déficit cognitivo pode ter impacto importante nos riscos/benefícios.

Que desfechos interessam ao meu paciente?

Muitos estudos clínicos se concentram em desfechos como mortalidade ou em desfechos específicos para determinadas doenças, como hospitalizações por doença cardiovascular. Mesmo que esses desfechos sejam particularmente relevantes para idosos, outros desfechos clínicos, como a preservação da mobilidade, a prevenção de quedas ou a qualidade de vida, podem ser mais interessantes para muitos pacientes idosos. Como esses desfechos não costumam ser incluídos na maioria dos estudos, os médicos costumam ter que inferir da melhor maneira possível a forma como um tratamento tem impacto em tais desfechos clínicos.

Como a qualidade de vida é mais bem avaliada pelo próprio paciente, a sensação do próprio paciente sobre como um tratamento está tendo impacto sobre si pode ser um critério fundamental para a avaliação dos riscos e benefícios da terapia. Isso pode ser especialmente importante para pacientes que usam diversos medicamentos. Alguns pacientes podem não se importar por tomar muitos medicamentos, enquanto, para outros, a adição de um novo medicamento pode ser suficientemente ruim e perturbadora a ponto de superar um pequeno benefício visto em estudos clínicos.

Como a expectativa de vida do meu paciente tem impacto sobre os riscos e benefícios do tratamento?

Alguns tratamentos conferem riscos imediatos aos pacientes, enquanto os benefícios aparecem ao longo do tempo. Os pacientes idosos com expectativa de vida limitada podem estar sujeitos a todos os riscos e a poucos benefícios. Tal preocupação é cada vez mais importante com o avançar da idade, bem como nos pacientes com expectativa de vida limitada como resultado de comorbidades importantes ou de déficit funcional ou cognitivo grave. Essas preocupações são abordadas com maior profundidade no Capítulo 8, "Prevenção e Promoção de Saúde".

Em geral, a exclusão de participantes idosos na pesquisa clínica pode afetar a capacidade do médico para aplicar as evidências ao paciente em questão. O conhecimento das importantes formas pelas quais determinados pacientes são semelhantes ou diferentes dos participantes da pesquisa clínica, bem como dos fatores relacionados à qualidade de vida que são mais importantes para determinado paciente, deve guiar todas as decisões clínicas baseadas em evidências na geriatria.

Boyd CM, Darer J, Boult C, Fried LP, Boult L, Wu AW. Clinical practice guidelines and quality of care for older patients with multiple comorbid diseases: implications for pay for performance. *JAMA.* 2005;294(6):716-724.

Covinsky KE. Management of COPD: Let's just pretend older patients don't exist. Accessed August 28, 2012. Available at: http://www.geripal.org/2011/03/management-of-copd-lets-just-pretend.html.

Lee SJ, Eng C. Goals of glycemic control in frail older patients with diabetes. *JAMA.* 2011;305(13):1350-1351.

Zulman DM, Sussman JB, Chen X, Cigolle CT, Blaum CS, Hayward RA. Examining the evidence: a systematic review of the inclusion and analysis of older adults in randomized controlled trials. *J Gen Intern Med.* 2011;26(7):783-790.

75 Perspectivas internacionais em cuidados geriátricos

CUIDADO GERIÁTRICO NO JAPÃO

Sandra Y. Moody, MD, BSN, AGSF &
Miwako Honda, MD

"Considerando que a maior causa de preocupação entre as pessoas em geral é ser cuidada na velhice, é desejável melhorar os programas que lidam com isso."

KEMPOREN, 2011

O Japão tem a maior expectativa de vida, de quase 87 anos, e tem a sociedade que mais rapidamente envelhece no mundo desenvolvido. É provável que isso tenha sido alcançado por uma convergência de vários fatores, mas de maneira mais importante por um declínio na mortalidade infantil desde a década de 1920, uma economia que cresceu rapidamente ao longo de duas a três décadas no final dos anos 1950 e a introdução de cobertura de saúde universal em 1961, a qual permitiu acesso igual aos cuidados de saúde por toda a população. Juntamente com a crescente proporção de idosos no Japão, a taxa de fertilidade total diminui de forma dramática e continua a cair, levando a um efeito de cruzamento – um rápido crescimento na proporção de idosos com proporção decrescente de pessoas jovens.

A proporção de adultos com 65 anos ou mais cresceu de forma substancial de 4,9% em 1950 para 22,7% em 2010. Em março de 2012, a população total do Japão era estimada em 127.650.000, com cerca de 29.487.150 pessoas com 65 anos ou mais. Além disso, estima-se que em 2050, 40% da população japonesa terá 65 anos ou mais. Presumindo que a população total do Japão diminuirá nos próximos 50 anos, em 2060 quase 41 milhões de pessoas (40,5% da população) terá 65 anos ou mais.

Além de ter a maior expectativa de vida, o Japão também apresentava a melhor expectativa de vida saudável no mundo em 2007, o que é parcialmente atribuído a um plano de seguro de saúde nacional que estimula as verificações de saúde anuais e o cuidado preventivo. Por exemplo, em média os homens japoneses vivem de maneira saudável por 73 anos e as mulheres por 78 anos. Este sucesso coloca o Japão em uma posição que serve como modelo para outras nações que enfrentam problemas semelhantes de envelhecimento, incluindo os Estados Unidos (EUA).

▶ Desafios de uma sociedade que envelhece

O Japão enfrenta vários desafios devido ao envelhecimento da sociedade. Esses desafios incluem: (a) como continuar sustentando e mantendo seu sistema nacional de seguro de saúde e (b) como preparar os profissionais de saúde para cuidar de uma sociedade que envelhece rapidamente.

A. Gasto com cuidados de saúde no Japão

O seguro de saúde nacional do Japão é um plano de seguro social para o qual todos os cidadãos devem contribuir. De maneira geral, a estrutura de pagamento dos cuidados de saúde consiste em prêmios do seguro e subsídios do estado. De acordo com o KEMPOREN (a Federação Nacional das Sociedades de Seguro de Saúde), para as pessoas com emprego fixo, os prêmios para o seguro são retirados de seu "ganho mensal com salários, bônus, subsídios e todas as outras formas de compensação pelo trabalho recebido de seu empregador pela pessoa segurada". Esse custo, compartilhado por empregado e empregador, varia de 3 a 12% (a proporção que o empregado paga depende de seu salário anual). O estado paga os custos administrativos. Como a estrutura de pagamento é complexa, ela não será discutida em detalhes aqui.

Em 2008, os gastos com saúde no Japão eram de apenas 8,5% do produto interno bruto em comparação com cerca de 16% nos EUA. À medida que menos trabalhadores jovens contribuem para os cofres do sistema de saúde, o Japão será desafiado a manter os gastos com a saúde os mais baixos possíveis e ainda pagar pela sociedade que envelhece. Muitas abordagens estão sendo consideradas, mas uma delas é a criação de uma estrutura social que, em vez de forçar a aposentadoria, estimula os idosos a continuarem trabalhando o máximo de tempo possível com base em sua capacidade e não na idade.

B. Medicina geriátrica no Japão

O subdesenvolvimento relativo da medicina geriátrica no Japão impõe outro desafio para uma sociedade que envelhece. A medicina geriátrica foi reconhecida como uma subespecialidade em 1988 (Japan Geriatrics Society). Atualmente, há 6.200 membros da Japan Geriatrics Society, a qual é uma das principais organizações que defende os cuidados de idosos, mas em dezembro de 2013, apenas 1.494 médicos tinham especialização certificada em geriatria. Isso se traduz em um geriatra para cada 34.500 idosos. Nem todos os idosos necessitam de um geriatra especializado, mas como a população geral de médicos não foi treinada em geriatria, uma grande carga de trabalho depende daqueles que receberam treinamento.

Há 80 faculdades de medicina no Japão e entre 30 e 40 departamentos ou divisões de geriatria/gerontologia com base em universidades ou hospitais. O cuidado de idosos ocorre a partir de duas perspectivas – geriatra e gerontologia. A geriatria se concentra no cuidado de idosos por meio da pesquisa, educação e prática clínica, mas a pesquisa é a mais enfatizada. A gerontologia se concentra na promoção de saúde por meio do bem-estar social, psicologia, ambiente e sistemas sociais.

A geriatria clínica não está apenas subdesenvolvida, mas também há muito pouca educação geriátrica formal na faculdade de medicina ou na pós-graduação. Além disso, a medicina japonesa é composta principalmente por subespecialistas. A atenção primária em sua forma "mais pura" não é amplamente praticada. Por exemplo, as especialidades de medicina interna geral e medicina de família estão em estágio de formação em todo o país. Em geral, os subespecialistas fornecem cuidados primários e de subespecialidade. Contudo, a geriatria está gradualmente sendo integrada na prática clínica pelo treinamento "no trabalho" ("geriatrizando" os médicos atuais) por meio de seminários e pela disponibilidade de um manual de geriatria on-line fornecido pela Japan Geriatrics Society. Além disso, alguns médicos recebem treinamento em outros países com a intenção de expandir a prática geriátrica no Japão. Estão havendo mudanças, mas ainda há oportunidades para desenvolver esta área mais rapidamente em resposta às necessidades aparentes ou previstas.

▶ Modelos inovadores de cuidados

Um dos modelos de cuidados mais inovadores no Japão é o *Public Long-term Care Insurance System (LTCI)*, um sistema que foi atualizado ao longo dos anos. Seu antecessor, o *Long-term Insurance Act*, foi aprovado pelo parlamento em 1997 e passou a valer em abril de 2000. O Long-term Insurance Act foi criado para abordar as necessidades crescentes de cuidados de saúde da população idosa resultantes de uma mudança gradual nas normas da sociedade – sobretudo uma ruptura do suporte familiar tradicional para os idosos. Tradicionalmente, a nora do filho mais velho se tornava a cuidadora dos sogros, mas cada vez mais mulheres trabalham fora; menos pessoas estão casando e, quando o fazem, casam em idade mais avançada; e muitas mulheres não querem mais ser as cuidadoras primárias. À medida que aumentaram os problemas no suporte familiar tradicional, o governo passou a preencher esses espaços.

De acordo com Tamiya e colaboradores, o foco primário do LTCI é "ajudar os idosos a ter uma vida mais independente e aliviar a carga da família (cuidadores)". Eles ainda afirmam que o LTCI opera em princípios de segurança social nos quais os benefícios de saúde são fornecidos independentemente da renda ou situação familiar; a cobertura e os benefícios são substanciais; apenas serviços, e não subsídios em dinheiro, são fornecidos; e os beneficiários são livres para escolher o tipo de serviço que necessitarão, bem como a entidade que oferecerá os serviços. Os fornecedores de cuidados incluem o governo local, corporações de bem-estar semipúblicas, organizações sem fins lucrativos, hospitais e outros. No Japão, a média de permanência hospitalar é de cerca de duas semanas, mas pode ser prolongada por várias razões se o idoso não tiver um local que possa fornecer o nível adequado de cuidados após a alta hospitalar.

A. Sistema de seguro para cuidados de longo prazo

Todas as pessoas com 40 anos ou mais estão cobertas por este plano. Porém, os beneficiários primários são aqueles com 65 anos ou mais. As pessoas com idade entre 40 e 64 anos recebem cobertura apenas se tiverem uma doença "relacionada à geriatria", como demência, acidente vascular encefálico (AVE) ou incapacidade funcional significativa. Para manter os custos baixos, os serviços se baseiam primariamente na comunidade, com a intenção de evitar a institucionalização – seja a hospitalização aguda ou o cuidado de longo prazo em clínicas geriátricas. A metade dos custos deriva de fundos públicos e 50% vêm dos prêmios pagos pelos beneficiários. É estipulado um limite para o pagamento individual a fim de evitar uma catástrofe financeira.

O nível apropriado de cuidados para cada paciente é determinado pelas respostas do paciente a um questionário de 74 itens que se baseia em atividades da vida diária, o qual é depois analisado para determinar um de sete níveis de cuidados para o qual a pessoa é elegível. Os níveis identificam uma pessoa como "independente", "necessita de assistência" (níveis 1 e 2) ou necessita de cuidados de longo prazo (níveis 1 a 5). Os números mais altos indicam maiores necessidades. A Figura 75-1 descreve o sistema LTCI. De acordo com Tamiya e colaboradores, tem sido difícil demonstrar a eficácia do LTCI, mas há algumas evidências de que seja efetivo para reduzir a carga dos cuidadores.

RESUMO

O Japão apresenta uma sociedade que envelhece rapidamente, tem a sociedade mais velha no mundo desenvolvido e possui a maior expectativa de vida saudável. Ele tem tido sucesso em criar um dos mais inovadores planos de seguro para cuidados de longo prazo do mundo todo. Ainda assim, o Japão necessitará de um esforço hercúleo para desenvolver completamente a prática da medicina geriátrica e para treinar um número suficiente de médicos, incluindo mais especialistas em geriatria, a fim de preencher as necessidades de cuidados de saúde de sua população cada vez

```
                        ┌──────────────┐
                        │  Aplicador   │
                        └──────┬───────┘
                               ▼
                ┌──────────────────────────────┐
                │ Aplicação para a municipalidade │
                └──────────────┬───────────────┘
                     ┌─────────┴─────────┐
                     ▼                   ▼
         ┌───────────────────┐  ┌────────────────────────────┐
         │ Recomendação médica│  │ Avaliação de AVDs para certificação │
         └───────────────────┘  └────────────────────────────┘
```

Comitê de rastreamento:
Médico, equipe de enfermagem, equipe de bem-estar social, etc.

Pessoas com condições que possivelmente necessitem de cuidados de longo prazo (CLP) e assistência diária.

Pessoas restritas ao leito ou com déficit cognitivo necessitando de serviços de CLP.

- **Independente**
- **Com necessidade de assistência (níveis 1 e 2)**
- **Com necessidade de cuidados de longo prazo (níveis 1-5)**

Plano de uso dos serviços de cuidados de longo prazo (plano de cuidados individualizados)

Serviços não cobertos pelo seguro de cuidados de longo prazo, mas oferecidos pela municipalidade
- Serviço de entregas de refeições
- Assistência com atividades diárias leves como compras, arejamento de roupas de cama, limpeza de jardins, etc.

Serviços domiciliares
- Auxiliares domésticos
- Visitas de enfermeiros, auxiliares
- Serviços de cuidados diários para adultos
- Serviços de substituição de pessoal ou casas para cuidados de curta duração
- Serviços de aluguel de equipamentos médicos

Serviços institucionalizados
- Clínicas geriátricas especializadas para idosos
- Clínicas geriátricas para CLP
- Hospitais para CLP

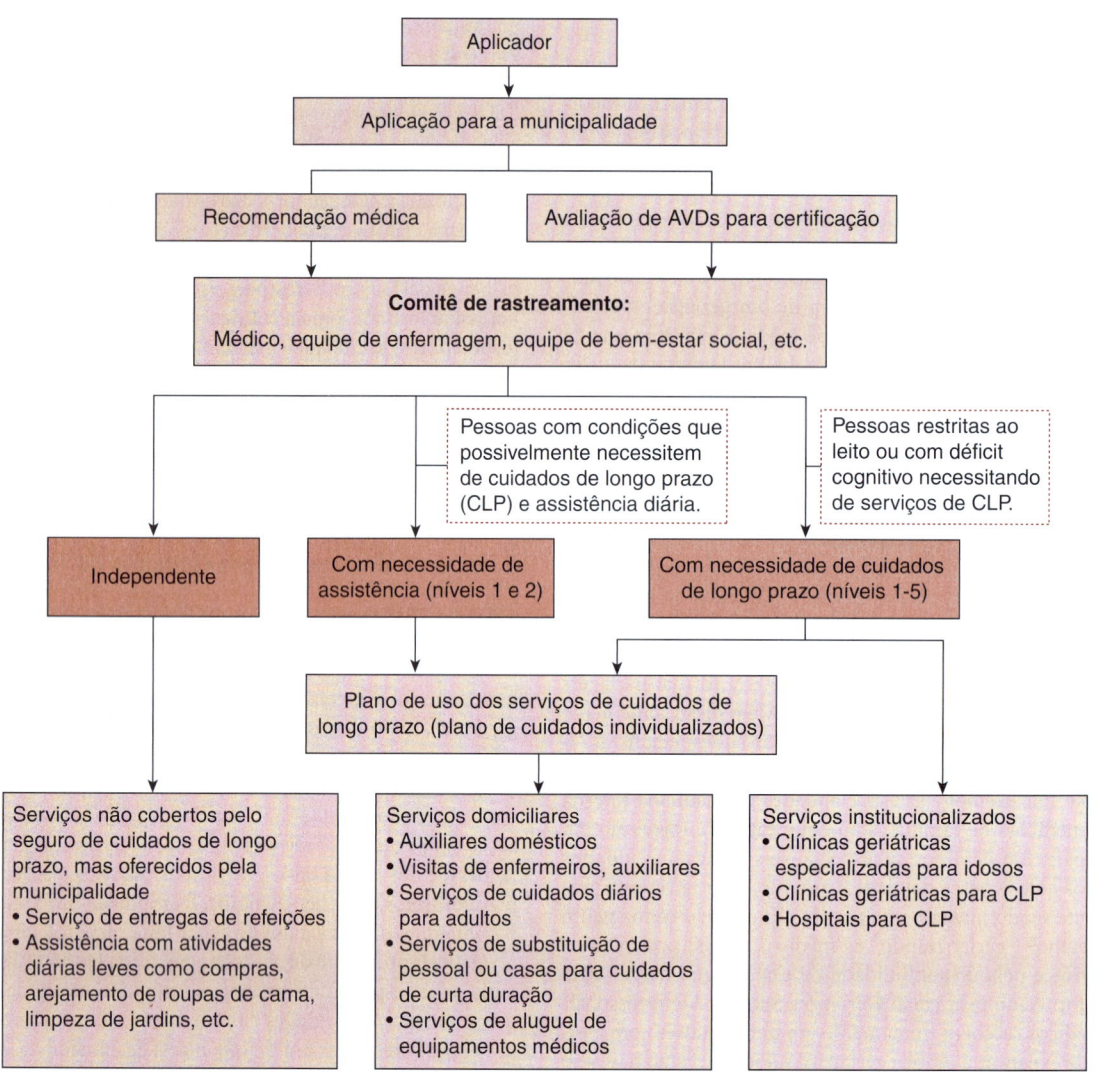

▲ **Figura 75-1** Organização do sistema de seguro de cuidados de longo prazo no Japão. AVDs, atividades da vida diária. (Modificada de Health Insurance, Long-term Care Insurance and Health Insurance Societies in Japan 2011. Reproduzida com permissão de KEMPOREN National Federation of Health Insurance Societies, p. 89, June 2011).

mais idosa. Muitos esforços estão sendo feitos, mas ainda não se sabe se o Japão terá sucesso em alcançar os objetivos a tempo.

Aria H, Ouchi Y, Yokode M, et al; Members of the Subcommittee for Aging. Toward the realization of a better aged society: Messages from gerontology and geriatrics. *Geriatr Gerontol Int.* 2011;12(1):16-22.

Health Insurance, Long-term Care Insurance and Health Insurance Societies in Japan 2011. Published by KEMPOREN National Federation of Health Insurance Societies, pp. 88-101, June 2011.

Ikeda N, Saito E, Kondo N, et al. What has made the population of Japan healthy? *Lancet.* 2011;378(9796):1094-1105.

Reich MR, Ikegami N, Shibuya K, Takemi K. 50 years of pursuing a healthy society in Japan. *Lancet.* 2011;378(9796):1051-1053.

Tamiya N, Noguchi H, Nishi A, et al. Population ageing and wellbeing: lessons from Japan's long-term care insurance policy. *Lancet.* 2011;378(9797):1183-1192.

SITES RECOMENDADOS

Japan Geriatrics Society. http://www.jpn-geriat-soc.or.jp
Roster Board Certified Geriatricians Japan Geriatrics. https://www.kktcs.co.jp/jgsmember/secure/senmon/seek.aspx
Ministry of Health, Labour and Welfare; http://www.mhlw.go.jp/english/topics/elderly/care/2.html
National Institute of Population and Social Security Research in Japan. http://www.ipss.go.jp/index-e.asp

CUIDADO GERIÁTRICO EM ISRAEL

Jochanan Stessman, MD &
Jeremy M. Jacobs, MBBS

O cuidado de saúde abrangente é um direito universal de todos os cidadãos de Israel. Em 1995, o parlamento israelense aprovou a lei de National Health Insurance, a qual garantiu a participação compulsória em uma de quatro organizações para a manutenção da saúde (HMOs) existentes, todas elas sendo obrigadas por lei a fornecer um Uniform Benefits Package, localmente conhecido como "cesta de saúde". Este conjunto de serviços sempre em atualização inclui cuidados preventivos, ambulatoriais, emergenciais e hospitalares de todos os tipos, bem como cuidados paramédicos. As HMOs competem entre si pela participação das pessoas com base na satisfação dos segurados e na qualidade dos cuidados e serviços prestados. A cobertura abrangente independe da idade, e as pessoas mais velhas têm fundamental importância dentro do sistema de saúde nacional.

O financiamento dos serviços de saúde deriva de impostos de saúde (26%), financiamento direto do governo (35%), serviços opcionais suplementares oferecidos pelas HMOs e pelo setor privado (38%) e por doações (1%). O reembolso *per capita* dos impostos da saúde é ponderado conforme determinados índices médicos e idade, com uma idade superior a 65 anos resultando em aumento por um fator de 3,5. Em 2011, o gasto com saúde em Israel constituiu 7,7% do PIB (US$ 2.046 *per capita*) em comparação com 17,6% nos EUA e 9,4% em média nos países da Organisation for Economic cooperation and Development (OECD). As pessoas com 65 anos ou mais são responsáveis por cerca de 35% dos gastos das HMOs.

A expectativa de vida média em 2010 de Israel era de 79,7 anos para homens e 83,5 anos para mulheres, enquanto a expectativa de vida aos 65 anos para homens e mulheres era de 18,5 anos e 20,5 anos respectivamente, estando nas primeiras posições em longevidade na comparação com outros países. Israel tem uma sociedade relativamente "jovem" em sua composição demográfica. Em 2009, as pessoas com idade > 65 e > 75 anos formavam 9,9% e 4,7% da população geral, respectivamente. Espera-se que o número de pessoas com idade > 65 anos aumente em 44% entre 2009 e 2020 (crescimento anual de 3,4%) e em 84% entre 2009 e 2030 (crescimento anual de 3,0%) em comparação com taxas de crescimento anual entre a população geral de 1,4% entre 2009 e 2020 e de 1,3% entre 2009 e 2030.

Cuidado geriátrico

Israel é considerado pioneiro na tecnologia de cuidados de saúde, com a implementação de registros médicos eletrônicos para atenção primária e cuidados hospitalares gerais e geriátricos em praticamente 100% das instituições de saúde do país. O crescente uso inovador e eficiente, as análises e o compartilhamento de dados servem para promover um cuidado continuado, de qualidade e eficiente. Há 3,36 médicos para cada 1.000 pessoas em Israel.

Em 1986, o parlamento aprovou a lei do National Community Long-Term Care Insurance, a qual permitiu que pessoas idosas que vivem em casa solicitassem cuidados de enfermagem financiados pelo estado por meio do National Insurance Institute (NII), o equivalente israelense da U.S. Social Security Administration. Conforme a sua dependência para atividades da vida diária e a capacidade financeira, as pessoas idosas podem receber entre 9,5 e 18 horas por semana de auxílio domiciliar. Em 2011, o auxílio domiciliar foi fornecido a 16% dos idosos, dos quais cerca de um quinto recebeu o nível máximo de assistência. Visando melhorar a qualidade de vida, este é um passo importante para manter idosos funcionalmente dependentes vivendo na comunidade (Tabela 75-1). Os idosos fragilizados que não são capazes de permanecer em casa, sobretudo por motivos sociais, podem ir para "moradias protegidas". Estas instituições cuidam de idosos que caminham e são continentes e mentalmente intactos, necessitando de algum grau de assistência para atividades da vida diária instrumentais e algumas básicas. Sem ter relação com a cesta de saúde, essas moradias protegidas são oferecidas pelo Ministry of Social Affairs and Welfare Services com base em testes para a capacidade financeira.

O cuidado de longo prazo ("clínicas geriátricas") em Israel é parcialmente financiado pelo Ministry of Health, não estando incluído na cesta de saúde. A maioria dos departamentos de cuidados de longo prazo fornece um alto padrão de cuidados estando sob licença e controle regulatório da Geriatric Division of the Ministry of Health. Para serem elegíveis, as pessoas devem ser funcionalmente dependentes, não caminhar e/ou apresentar incontinência dupla. A cobertura financeira pelo Ministry of Health exige análise das condições financeiras. Departamentos psicogeriátricos especializados cuidam das necessidades específicas de pacientes ambulatoriais com demência, os quais necessitam de cuidados 24 horas devido a problemas cognitivos e afetivos. Estes departamentos também estão sob os auspícios do Ministry of Health, com diretrizes semelhantes para licenciamento e assistência financeira.

A continuidade do cuidado de longo prazo inclui pacientes com necessidades médicas complicadas, cujo nível de cuidados demanda maior supervisão médica e de enfermagem do que aquela oferecida no cuidado de longo prazo regular. Os departamentos especializados em "cuidados de longo prazo complicados" cuidam de pacientes institucionalizados que sofrem de úlceras de pressão importantes, doença cardíaca ou pulmonar em fase terminal ou que fazem hemodiálise, bem como pacientes que recebem cuidados para o final da vida para doenças não oncológicas ou para câncer terminal avançado. Da mesma forma, um número crescente de pacientes em ventilação mecânica por longo prazo recebe cuidados em departamentos especializados. O cuidado de longo prazo complicado está incluído na cesta de saúde.

A reabilitação geriátrica tem um papel importante no espectro do cuidado geriátrico. Conforme as diretrizes nacionais do Ministry of Health, a cesta de saúde fornece reabilitação geriátrica gratuita por até três meses, em casa ou em departamentos de reabilitação geriátrica, conforme as necessidades do paciente. Costumam estar incluídos problemas ortopédicos e neurológicos comuns, bem como a falta de condicionamento físico.

Tabela 75-1 Espectro de serviços geriátricos em Israel

Serviço para idosos	Responsabilidade financeira	Local de cuidados	Inclusão na cesta de saúde
Atenção primária	HMO	Comunidade	Sim
Cuidados de enfermagem domiciliares	NII	Domicílio	Não
Avaliação geriátrica ampla	HMO	Comunidade	Sim
Cuidados hospitalares domiciliares	HMO	Domicílio	Não
Hospitalização geral	HMO	Hospital geral	Sim
Hospitalização subaguda	HMO	Hospital geriátrico	Sim
CLP complicado	HMO	Hospital geriátrico	Sim
Ventilação a longo prazo	HMO	Hospital geriátrico	Sim
Reabilitação	HMO	Comunidade e hospital geriátrico/geral	Sim
Moradias protegidas	Ministry of Welfare and Social Services[a]	Moradias protegidas para idosos fragilizados	Não
Cuidados de enfermagem a longo prazo	Ministry of Health[a]	Departamento de CLP	Não
Cuidado psicogeriátrico de longo prazo	Ministry of Health[a]	Departamentos de CLP	Não

[a]Conforme o teste de capacidade financeira.

O cuidado subagudo (pós-agudo) é uma modalidade reconhecida e incluída na cesta de saúde, fornecendo um período intermediário após a internação aguda e antes da liberação de volta para a comunidade. Os pacientes transferidos para estes departamentos costumam ser idosos fragilizados com diagnóstico e plano de tratamento claros e com uma expectativa de recuperação lenta. Normalmente mais baratos que o tratamento em hospitais gerais, estes departamentos cuidam de pacientes que necessitam de cuidados geriátricos por equipe multidisciplinar, cuja ênfase é o ganho funcional.

Grande parte do cuidado geriátrico está dentro da atenção primária e é oferecida por médicos de família. A maioria das HMOs trabalha para determinar padrões de cuidados e índices de qualidade de cuidados nacionais para pacientes geriátricos. Unidades de cuidados domiciliares na comunidade fornecem cuidados multidisciplinares para idosos que não saem de casa.

Em 1990, o primeiro Home Hospital em Israel foi estabelecido em Jerusalém pela Clalit HMO, com o objetivo explícito de fornecer cuidado domiciliar multidisciplinar de alta qualidade liderado por médicos como alternativa aos cuidados hospitalares. O serviço oferece uma alternativa domiciliar para um amplo espectro de cuidados geriátricos hospitalares: agudos, subagudos, cuidado médico de longo prazo complicado, reabilitação e ventilação crônica domiciliar, bem como cuidados paliativos para o final da vida. O modelo de cuidados foi adotado em todo o país e, além da ampla satisfação de pacientes e familiares, mostrou ser custo-efetivo.

A avaliação geriátrica ampla (AGA) é reconhecida como uma ferramenta importante, sendo assim incluída na cesta de saúde. Atualmente está sendo tentada a introdução da avaliação geriátrica ampla como rotina em escala nacional. Além disso, o cuidado social de idosos em Israel é bem desenvolvido com serviços formais, informais e voluntários nas diversas áreas de cuidados.

Desafios

Há muitos desafios no cuidado geriátrico em Israel. Espera-se que a demanda crescente por alternativas ao cuidado hospitalar estimule ainda mais o estabelecimento de unidades de cuidados domiciliares e cuidados hospitalares em domicílio. É provável que a contribuição dos geriatras sofra sutis alterações, com aumento de seu papel como educadores, planejadores e consultores. Os médicos de família e os internistas devem ser cada vez mais reforçados como fornecedores de cuidados geriátricos de primeira linha. A medicina geriátrica é uma especialidade médica reconhecida e já é parte compulsória do plano de ensino das faculdades de medicina. Ela também pode se tornar parte das residências médicas gerais.

O fato de que vários organismos estão envolvidos no fornecimento de cuidados para a população idosa costuma ser percebido como um obstáculo, causando fragmentação em vez de um contínuo de cuidados. Ainda deve ser realizada uma tentativa de criar um único órgão unificado responsável por fornecer todo o espectro de cuidado geriátrico social, médico e de enfermagem. Recentemente, foi sugerido que a cesta de saúde fosse ampliada para incluir todas as responsabilidades financeiras das HMOs para cuidados de enfermagem a longo prazo. Os protagonistas dizem que isso serviria como estímulo para investir na identificação e tratamento precoce de idosos vulneráveis e para a prevenção do declínio funcional.

Há desigualdades nos cuidados de saúde que estão intimamente ligados ao estado socioeconômico. O fato de 38% do financiamento dos cuidados de saúde ser gerado por pacotes de saúde privados ou suplementares (fora da cesta de saúde) é citado como uma causa importante e está sujeito a debate público.

RESUMO

Apesar de inúmeros desafios, o estado atual do cuidado geriátrico em Israel é abrangente e universal. O amplo espectro de opções de tratamento disponíveis e de ambientes de cuidados garante que nenhum idoso seja esquecido.

Brodsky J, Shnoor Y, Be'er S. *The Elderly in Israel: Statistical Abstract.* Jerusalem, Israel: Meyers-Joint-Brookdale, Eshel. Center for Aging Research; 2010.

The Central Bureau of Spastics (Israel). 2010. Accessed August 24, 2012. http://www1.cbs.gov.il/publications12/1490/pdf/t02_38.pdf

Jacobs JM, Hammerman-Rozenberg R, Stessman J. Home hospitalization: 15 years of experience. *Ann Intern Med.* 2006;144(6):456.

CUIDADO GERIÁTRICO NA CHINA*

Shuang Wang, MD & Joseph H. Flaherty, MD

Quatro fatores sociais estão colidindo na China, criando dificuldades dramáticas nunca vistas na crescente população de idosos do país: (a) uma previamente alta taxa de fertilidade seguida por um rápido declínio para uma taxa de fertilidade muito baixa; (b) migração de pessoas jovens para longe das áreas rurais, onde ainda vive a maioria dos idosos chineses; (c) uma carga incomum de obrigações familiares sobre a população adulta (de possíveis cuidadores) que tornará difícil se manter a tradicional devoção familiar; e (d) um aumento na expectativa de vida com um aumento associado nas incapacidades funcionais e doenças crônicas.

DESAFIOS PARA A FUTURA POPULAÇÃO DE IDOSOS DA CHINA

Embora a maior parte da discussão sobre a demografia do envelhecimento na China aponte para a política de um filho por casal como a principal causa (instituída em 1979 e fortemente reforçada na metade da década de 1980), o aumento que deve ocorrer é resultado de uma taxa de fertilidade que era alta (de até 7,5 no início da década de 1960) e foi seguida por um rápido declínio dentro de uma a duas gerações (1,7 em 2003). Conforme dados do censo nacional de 2010, a China tinha mais de 119 milhões de idosos (definidos como maiores de 65 anos de idade), os quais respondiam por 8,87% da população, com 21 milhões tendo mais de 80 anos de idade. O crescimento anual da população de idosos da China tem aumentado a uma taxa de 3,3% desde 2001 e espera-se que chegue a 437 milhões em 2051.

A compreensão das mudanças demográficas da população idosa da China exige que se entendam as alterações demográficas da população como um todo. Em primeiro lugar, a maioria da população da China, incluindo os idosos, continua vivendo em áreas rurais onde a provisão de cuidados aos moradores idosos é ainda mais difícil do que aquela vista nas áreas urbanas. Em segundo lugar, a migração de jovens das áreas rurais para as grandes cidades e que previamente incluía regiões "desenvolvidas" do país (a maioria no nordeste e na costa do sul), como Pequim, Shanghai ou Guangzhou, está atualmente ocorrendo com taxas elevadas em áreas consideradas "subdesenvolvidas", como a municipalidade de Chongqing e a província de Sichuan (no sudoeste). Esta migração para regiões subdesenvolvidas pode ter consequências mais negativas em comparação com as regiões desenvolvidas.

Um dos atributos mais fortes na cultura chinesa do qual muitas pessoas dependem para aliviar algumas das dificuldades da população idosa é a filosofia confuciana e os valores tradicionais chineses de devoção dos filhos, com respeito pelos pais. Atualmente, menos de 1% dos idosos na China vive em clínicas geriátricas, e a maioria dos idosos chineses prefere permanecer com as famílias em vez de ir para instituições de repouso ou de cuidados. Porém, a questão que se impõe é se o forte valor da devoção familiar (que se baseia em ter muitos filhos) pode suportar as pressões de uma estrutura familiar de dois adultos que trabalham e estão na faixa de 40 ou 50 anos e tomam conta de até quatro pais na casa de 70 e 80 anos. É muito cedo para saber o resultado disso, pois a primeira geração de "filhos únicos" (i.e., os futuros cuidadores) não chegará aos 40 anos até por volta de 2025.

Com a expectativa de vida de 74 anos na China (77,1 para mulheres e 72,8 para homens), não é de surpreender que incapacidades funcionais e doenças crônicas como doença vascular aterosclerótica, câncer, demência, depressão, lesões relacionadas a quedas, osteoporose e incontinência na população idosa tenham aumentado de forma dramática. Em 2009, havia 9,4 milhões de idosos incapacitados (1,9 milhão em áreas urbanas e 7,5 milhões em áreas rurais). Também havia 18,9 milhões de idosos com incapacidade parcial.

▶ Cuidados de longo prazo na China hoje

Os próximos 20 anos serão um período estimulante, apesar da ansiedade, para todas as pessoas envolvidas nos cuidados de longo prazo (CLP) na China. O primeiro grande desafio é que atualmente os idosos podem receber CLP "institucional" em dois sistemas diferentes, os quais têm mecanismos de financiamento e políticas distintos: o sistema de seguridade social (gerenciado pelos departamentos de Civil Affairs em nível nacional e regional) e o sistema de cuidados médicos (gerenciado pelos departamentos de saúde locais).

O sistema de seguridade social tem tradicionalmente sido responsável pelo CLP institucional em áreas rurais (mas as instituições desse sistema existem em áreas urbanas). Os pacientes

---

* Os autores gostariam de agradecer ao Dr. Birong Dong, Director of the Geriatrics Department no West China Hospital, Sichuan University, por suas colaborações e pela revisão do manuscrito.

Tabela 75-2 Comparação da demografia e dos cuidados de longo prazo para a população idosa na China e nos Estados Unidos

	China	Estados Unidos
População total	1,3 bilhão	311 milhões
Porcentagem > 65 anos de idade	8,87%	13,3%
População total com idade > 65 anos	119 milhões	41 milhões
Porcentagem > 80 anos de idade	1,6%	3,5%
População total com idade > 80 anos	21 milhões	11 milhões
Número de leitos em clínicas geriátricas	2,66 milhões	1,7 milhão
Relação entre leitos em clínicas geriátricas e população > 65 anos de idade	1:45	1:24
Taxa de ocupação	79%	86%
Porcentagem de moradores de clínicas geriátricas com dependência em cinco AVDs	17%	51%

AVDs, atividades da vida diária.

devem preencher determinados critérios de elegibilidade para o sistema de seguridade social, o mais importante deles sendo não ter filhos ou outras pessoas com responsabilidade legal para suporte e cuidados. Com base apenas nesse sistema, o CLP na China não é tão bem estabelecido como nas regiões desenvolvidas do mundo, como EUA, Europa e Japão. Um relato do final de 2010 publicado pelo Chinese Ministry of Civil Affairs observou que havia cerca de 40.000 National Senior Welfare Agencies na China com cerca de 2,66 milhões de leitos. Comparando China e EUA, há muito menos leitos *per capita* para os idosos chineses (Tabela 75-2). Porém, esse relato pode não incluir instituições privadas e não inclui "leitos" no sistema médico (ver adiante).

Embora haja relatos de que a China necessita de mais instituições para CLP agora, a necessidade pode ser superestimada com base nas taxas atuais de incapacidade no sistema de seguridade social. Entre os moradores de instituições da seguridade social, apenas 17% deles são totalmente incapazes (definidos como a dependência em 5 a 6 atividades da vida diária [AVDs]) em comparação com 51% nos EUA.

Uma limitação das instituições de seguridade social é o nível de atenção médica. Apenas cerca de 40% das instituições têm serviços médicos dentro das instalações, e a maioria delas (especialmente nas áreas rurais) não tem médicos que visitam os pacientes – e os médicos que os visitam não são geriatras.

Na maioria das áreas urbanas, o sistema de cuidados médicos, na forma de hospitais e instituições de reabilitação, tornou-se um dos principais provedores de cuidados institucionais para pessoas idosas. Isso aconteceu por duas razões. Em primeiro lugar, os hospitais (um hospital típico inclui serviços hospitalares e ambulatoriais) se tornaram um local comum para onde muitos idosos vão em busca dos cuidados de rotina, e não para cuidados agudos. Assim, à medida que o número de idosos com doenças crônicas aumentou nas últimas décadas, o número de pessoas com doenças crônicas que consultam em hospitais e são subsequentemente internadas aumentou.

Em segundo lugar, como muitos destes pacientes são militares e oficiais do governo aposentados, eles têm bons benefícios de saúde para os cuidados agudos, mas não para CLP. Como resultado, embora existam instituições de seguridade social e instituições de CLP com fins lucrativos em áreas urbanas, muitos idosos hospitalizados com doenças crônicas, especialmente demência, costumam ficar no sistema médico (i.e., hospitais) por períodos prolongados. A transferência de pacientes de cuidados agudos para instituições de cuidados pós-agudos ou instituições de CLP não é uma prática comum.

Em terceiro lugar, como o objetivo do tratamento tem sido tradicionalmente orientado pela doença em vez de ser orientado pela função, as AVDs costumam ser realizadas por um cuidador sem treinamento e contratado de maneira privada. Isso provavelmente perpetua as longas permanências, pois os pacientes se tornam mais dependentes com o passar do tempo e não é dada ênfase à recuperação funcional. Porém, tal situação está mudando. Um exemplo é o West China Hospital, o qual tem mais de 200 leitos hospitalares no Department of Geriatrics. No passado, quase todos os pacientes internados eram militares e oficiais do governo aposentados para os quais a avaliação geriátrica ampla (AGA) ou os processos de reabilitação interdisciplinares não eram muito úteis, pois eles eram mais jovens (idosos jovens) ou muito incapacitados. Atualmente, cada vez mais idosos da população geral (trabalhadores não governamentais) são internados com problemas clínicos agudos, o que tornou a prática clínica geriátrica (AGA, equipes interdisciplinares) e a pesquisa clínica geriátrica algo útil e possível.

A economia do CLP na China é outro desafio, não apenas para o governo, mas para os idosos e suas famílias. Pelo menos no futuro próximo, a qualidade de uma instituição de CLP dependerá das finanças pessoais, e não de seguros. A China tornou disponível pela primeira vez um "seguro para idosos" em algumas regiões rurais em 1991. Embora por volta de 2000 a disponibilidade de seguros para idosos tenha alcançado 76% das cidades do país, apenas cerca de 11% da população rural optou por investir neste novo programa. Uma razão foi o alto custo para a compra do seguro. O uso de seguro para aposentados em áreas urbanas pode ser um pouco maior, mas ainda é muito baixo.

Uma área de oportunidade para inovações e para evitar a institucionalização se baseia na arquitetura atual e nos arranjos de vida da maioria da população urbana. Grande parte das pessoas (famílias e pessoas idosas) ainda vive em moradia tipo apartamento, desde prédios de 4 a 6 andares até grandes edifícios de 20 a 30 andares. Essa concentração de idosos abre a possibilidade de desenvolver programas baseados na comunidade em grande escala (p. ex., cuidados domiciliares, clínicas baseadas na comunidade, programas de saúde preventiva, como prevenção de quedas, e promoção da saúde, como programas de exercícios). Esses tipos de programas são caros e difíceis em lugares como os EUA e a Europa, onde o trajeto (para pacientes e profissionais) costuma ser difícil e pouco eficiente em termos de tempo e custo.

Educação geriátrica

Uma das maiores oportunidades para vencer os desafios da população idosa da China está na área da educação geriátrica. Em uma análise transversal de 500 médicos que cuidavam de pessoas idosas no oeste da China (> 70% de seus pacientes eram idosos), 77% daqueles que responderam o questionário achavam que poderiam ter mais conhecimento em geriatria. Apenas 16% dos que responderam tinham formação em geriatria na graduação e 26% receberam treinamento em geriatria após a graduação. A maioria dos médicos achava que "barreiras de linguagem" e "educação geriátrica insuficiente na faculdade de medicina e na pós-graduação" eram as principais dificuldades na prática da medicina geriátrica. Um relato do governo mostrou que não mais do que 30% dos enfermeiros que trabalham atualmente em instituições de CLP da seguridade social tinham treinamento em geriatria e apenas um terço tinha diploma de enfermagem.

Atualmente, apenas algumas faculdades de medicina na China oferecem a gerontologia e a geriatria em seus currículos, e os livros-texto de medicina raras vezes cobrem as síndromes geriátricas e a AGA. Em Pequim, onde os recursos de educação geriátrica são relativamente suficientes em comparação com outras cidades chinesas, a geriatria não fazia parte do rodízio dos internistas na maioria dos hospitais universitários e, embora a pós-graduação (pesquisa) tenha sido iniciada, ela não foi padronizada e integrada no sistema de educação em saúde.

Há exemplos de crescimento e oportunidades para o impacto em grande escala. Uma colaboração entre o Peking Union Medical College (PUMC) e a John Hopkins University School of Medicine (JHU) resultou em troca de membros das faculdades entre JHU e PUMC, treinamento de médicos e enfermeiros da Division of Geriatric Medicine and Gerontology do PUMC na JHU e estabelecimento de um setor para pacientes internados em geriatria no PUMC. Duas conferências geriátricas para educação continuada ocorreram em 2011 como resultado de uma colaboração entre a International Association of Gerontology and Geriatrics (IAGG) e a Sichuan Association of Geriatrics e entre a IAGG e a Hong Kong Geriatrics Association.

Jackson R, Howe N. *The Graying of the Middle Kingdom: The Demographics and Economics of Retirement Policy in China*. Washington, DC: The Center for Strategic and International Studies; 2004.

Leng SX, Tian XP, Durso S, et al. The aging population and development of geriatrics in China. *J Am Geriatr Soc*. 2008;56(3):571-573.

Leng SX, Tian X, Liu X, et al. An international model for geriatrics program development in China: the Johns Hopkins-Peking Union Medical College experience. *J Am Geriatr Soc*. 2010;58(7):1376-1381.

Li Y, Wang S, Li J, et al. A survey of physicians who care for older persons in southwest China. *J Nutr Health Aging*. 2013;17(2):192-195.

Poston DL, Duan CC. The current and projected distribution of the elderly and eldercare in the People's Republic of China. *J Fam Issues*. 2000;21(6):714-732.

Wu B, Mao Z, Zhong R. Long-term care arrangements in rural China: review of recent developments. *J Am Med Directors Assoc*. 2009;10(7):472-477.

Zhang Y, Goza FW. Who will care for the elderly in China? A review of the problems caused by China's One Child Policy and their potential solutions. *J Aging Stud*. 2006;20(2):151-164.

CUIDADO GERIÁTRICO NA SUÉCIA

Gunnar Akner, MD, PhD

A Suécia tem uma longa tradição em geriatria e gerontologia. Durante as décadas de 1970 e 1980, a medicina geriátrica na Suécia teve um papel de liderança internacional devido ao seu desenvolvimento de cuidados hospitalares, cuidados em clínicas geriátricas, cuidados diurnos/noturnos, cuidados de saúde domiciliares, monitoramento da saúde e prevenção. O Professor Alvar Svanborg (1921-2009) em Göteborg foi o arquiteto e pioneiro internacional desse desenvolvimento. Ele iniciou e por muitos anos liderou o bem conhecido estudo populacional longitudinal sobre envelhecimento chamado H70 (Health for 70 year olds), incluindo coortes de pessoas de 70 anos da área de Göteborg e os acompanhando prospectivamente em intervalos de cinco anos. Este trabalho pioneiro lançou as fundações para a abordagem geriátrica vista hoje na Suécia.

Em dezembro de 2011, a população total da Suécia era de 9.482.855, dos quais 18,8% tinham 65 anos ou mais. Conforme o Statistics Sweden, esta parte da população aumentará em 50% entre os anos de 2011 e 2040, enquanto se espera que o grupo com 90 anos ou mais aumente 125%.

Organização dos cuidados de saúde para idosos

Na Suécia, os cuidados de saúde são socializados e financiados por impostos derivados principalmente de 21 conselhos de condados e 290 municipalidades e, em menor extensão, do estado. O sistema de saúde pública é complementado por um pequeno setor privado com poucos hospitais privados e um número pequeno e decrescente de clínicas médicas privadas.

Duas partes da legislação regulamentam os cuidados dos idosos na Suécia: o Health and Medical Services Act (Hälsooch sjukvårdslagen) de 1982 e o Social Service Act (Socialtjänstlagen) de 2001. Os cuidados de saúde para pessoas idosas se dividem por essas duas leis em dois sistemas financeiros e organizacionais: cuidados de saúde médicos por meio de conselhos dos condados e cuidados de saúde sociais e de enfermagem por meio das municipalidades. Em 1992, uma grande reforma política ("reforma Ädel") transferiu cerca de 40.000 leitos e 55.000 profissionais, incluindo a responsabilidade formal pelos pacientes em cuidados de longo prazo, dos conselhos de condados para as municipalidades. Os médicos também não podiam mais ser empregados das municipalidades, devendo ser contratados pelos conselhos de condados. Como resultado, os médicos não têm papel formal na organização, formação de equipes ou educação da equipe nas municipalidades, as quais são responsáveis pelos cuidados de saúde de longo prazo, sociais e de enfermagem de muitos idosos na Suécia.

A. Hospitais

Desde 1992, mais de 95% de todos os leitos hospitalares geriátricos na Suécia foram fechados e a medicina geriátrica atualmente só está presente em hospitais de grandes cidades, particularmente na área de Estocolmo, com um forte foco em medicina geriátrica aguda. Também há um pequeno número de centros de reabilitação geriátrica.

Um estudo sobre a organização, formação de equipes e produção de cuidados em medicina geriátrica na Suécia mostrou, em média, um leito geriátrico para cada 799 pessoas com 65 anos ou mais, com variação de 10 vezes entre as cidades. Havia 41 Departments of Geriatric Medicine independentes com uma média de 85 leitos cada, novamente com uma variação de 10 vezes entre os condados. O estudo concluiu que "não há plano estrutural geral para o papel da medicina geriátrica no sistema de saúde da Suécia, com a desejada conexão próxima entre conteúdo e dimensionamento do treinamento especializado em geriatria e a organização prática das atividades". Desde então, o fechamento de unidades geriátricas tem continuado, mas não há dados atuais detalhados sobre o número de leitos geriátricos disponíveis. Este processo de fechamento foi causado pelos conselhos de condados independentes sem qualquer planejamento nacional estratégico ou discussão mais ampla sobre o papel da medicina geriátrica na Suécia.

Este desenvolvimento deve ser visto contra o fato de que 75% de todos os hospitais abertos em 1980 na Suécia fecharam desde então. Conforme a OECD, a Suécia tinha 2,8 leitos hospitalares para cada 1.000 pessoas em 2009 (em comparação com a taxa de 3,1 nos EUA e uma taxa média de 4,9 na OECD), a qual era o número mais baixo de leitos hospitalares na Europa. Como consequência, a média de permanência hospitalar foi cortada pela metade e muitos pacientes idosos recebem alta cedo demais para cuidados domiciliares e cuidados na municipalidade.

B. Atenção primária

Uma versão prévia do Health and Medicine Services Act afirmava que os médicos que serviam como "contatos médicos estáveis" na atenção primária deveriam ser especialistas em medicina geral. Na última revisão de 2009, esta regra foi mudada para permitir que os pacientes escolham qualquer especialista que trabalhe na atenção primária como seu contato médico estável. Porém, vários conselhos de condados ainda exigem que todos os médicos que atendem na atenção primária sejam especialistas em medicina geral. Há apenas unidades ocasionais de medicina geriátrica na atenção primária da Suécia e elas se concentram no "cuidados de idosos" e não na medicina geriátrica.

▶ Especialidades médicas

A especialidade médica em medicina de cuidados de longo prazo foi instituída em 1969 e renomeada medicina geriátrica em 1992. Em 2006, o governo da Suécia tornou a medicina geriátrica uma "especialidade médica de base"; ou seja, é possível que o médico se especialize apenas em medicina geriátrica. As especialidades médicas na Suécia foram reorganizadas em 2012. A medicina geriátrica na Suécia não tem mais subespecialidades formais, mas a geropsiquiatria se tornou uma "especialidade adicional" para a medicina geriátrica e a psiquiatria. Porém, no outro lado do espectro da idade, há três especialidades médicas de base: cirurgia pediátrica, psiquiatria pediátrica e medicina psiquiátrica, sendo que esta última tem cinco especialidades adicionais definidas: alergologia, cardiologia, neonatologia, neurologia/habilitação e oncologia.

A escolha da especialidade médica pelo médico é controlada pelo conselho de condado local na forma de advertência sobre as "posições dos treinamentos em especialidades", não sendo regulada pelo Swedish National Board of Health and Welfare (Socialstyrelsen). Esta falta de planejamento nacional levou a uma duradoura ausência de geriatras, médicos generalistas e psiquiatras e a um aumento desproporcional, por exemplo, no número de cardiologistas. Conforme as estatísticas da Swedish Medical Association, em outubro de 2012 havia apenas 628 (63% mulheres) especialistas ativos em medicina geriátrica na Suécia, muitos dos quais com outras especialidades médicas e frequentemente trabalhando em horário parcial como geriatras (Tabela 75-3).

Muito poucos geriatras atendem na atenção primária na Suécia e há muito poucas unidades de cuidados designadas para o cuidado de idosos na atenção primária. Assim, os geriatras da Suécia atendem quase exclusivamente em hospitais, em geral na medicina geriátrica aguda ou em unidades que se especializaram em determinados "gigantes da geriatria", em geral quedas/fraturas/osteoporose, AVE e demência.

Tabela 75-3 Número de médicos especialistas ativos em 10 especialidades médicas na Suécia em outubro de 2012

Especialidade médica	Número total	Relação entre 22.179 médicos especialistas	Mulheres
Medicina geriátrica	628	3%	63%
Medicina geral	5.467	25%	46%
Medicina interna	3.000	14%	37%
Cardiologia	742	3%	25%
Neurologia	400	2%	38%
Obstetrícia/ginecologia	1.213	5%	67%
Oncologia	406	2%	54%
Medicina pediátrica (incluindo as cinco "especialidades adicionais")	1.809	8%	54%
Psiquiatria	1.595	7%	53%
Cirurgia	1.537	7%	21%

Educação

Durante os 5,5 anos da faculdade de medicina, os estudantes recebem uma a duas semanas de educação e treinamento formais em medicina geriátrica; ou seja, menos de 1% do tempo total na faculdade de medicina. Diferentes aspectos de diagnóstico, tratamento/cuidado e avaliação dos idosos são ensinados durante muitos outros cursos, mas não apresentados como um tema ou currículo geriátrico coerente durante a faculdade de medicina.

Em relação ao treinamento especializado, apenas os médicos que se especializam em medicina geriátrica são obrigados a treinar e atender em medicina geriátrica. Para todos os outros médicos, incluindo os especialistas em atenção primária (médicos generalistas) e os internistas, tal educação é opcional e se baseia no interesse individual.

Para todos os outros profissionais de saúde e de cuidados há muito pouca educação e treinamento em medicina geriátrica durante os programas educacionais de base, e aqueles que existem não costumam ser chamados de medicina geriátrica, mas de "cuidados com idosos". Um pequeno número de enfermeiros e fisioterapeutas recebe um ano de treinamento formal em geriatria/gerontologia ou em "cuidados com idosos". Uma investigação recente do Swedish National Board of Health and Welfare concluiu que apenas 1,6% de todos os 12.316 enfermeiros empregados no cuidado de idosos das municipalidades na Suécia tinham educação formal em "cuidados com idosos".

Em várias faculdades de medicina, há um número limitado de cursos rápidos em medicina geriátrica para diferentes profissionais da saúde, mas há poucos incentivos para que os empregadores permitam que membros da equipe frequentem tais cursos durante a jornada de trabalho.

Pacientes no sistema de cuidados de saúde/enfermagem

Na Suécia, os pacientes idosos (65 anos ou mais) que costumam ter várias comorbidades que exigem múltiplos métodos de tratamento, predominam em todas as partes do sistema de saúde. Na atenção primária, esses pacientes representam cerca de 50% do tempo de trabalho médico. Em departamentos hospitalares como medicina interna e suas subespecialidades, eles representam 60 a 70% de todos os pacientes internados. Nos cuidados da municipalidade dedicados a idosos, 100% de todos os recursos são destinados a moradores idosos. Assim, há um significativo descompasso entre o número de pacientes idosos com multimorbidades e a competência em medicina geriátrica entre médicos e outros profissionais de saúde em todos os grupos.

Pesquisa

Todas as faculdades de medicina têm professores universitários em medicina geriátrica, e há unidades para medicina geriátrica em todas as sete faculdades de medicina da Suécia, exceto em Örebro. Os professores em três das faculdades se concentram em demência (Estocolmo, Uppsala, Linköping) e um se concentra em osteoporose (Göteborg). Há cerca de 10 outros professores em medicina geriátrica nessas faculdades com diferentes focos de pesquisa. Apenas alguns deles se dedicam ao estudo da multimorbidade em idosos, com foco no manejo clínico em atenção primária/cuidado na municipalidade.

RESUMO

A Suécia está enfrentando vários desafios em relação ao cuidado com idosos:

1. **Área do conhecimento** — A medicina geriátrica deve ser amplamente aceita como a área do conhecimento que lida com múltiplos fatores de risco, múltiplos problemas de saúde ativos e múltiplos tratamentos durante todo o envelhecimento.

2. **Foco** — O foco dos cuidados de saúde para pessoas idosas deve mudar do atual manejo de doenças distintas para o manejo de múltiplos domínios; deve mudar de diretrizes nacionais e planos de cuidados padronizados para análise e manejo da saúde individual e personalizada; e mudar de uma abordagem reativa para uma proativa com foco na prevenção.

3. **Organização** — A organização dos cuidados de saúde deve ser muito mais adequada e adaptada para pessoas idosas com múltiplas morbidades e tratamentos com base em princípios geriátricos. A atual perspectiva de internação hospitalar deve ser completada por uma perspectiva de atenção primária/municipalidade.

4. **Registros médicos** — A ferramenta mais importante para guiar a análise, evolução e manejo dos cuidados de idosos é o registro médico. Atualmente, os registros médicos servem como diários retroativos e constituem um forte fator de risco para idosos com multimorbidade. Para permitir um melhor cuidado, o registro médico eletrônico deve ser desenvolvido como um "sistema interativo de análise de saúde" prospectivo com foco no fornecimento de uma visão da saúde geral ao médico, de maneira transversal e longitudinal. Ele deve estimular a análise de relações entre fatores de risco, sintomas, diagnósticos manifestos e vários tratamentos em cooperação próxima com os pacientes.

5. **Capacitação** — Os pacientes idosos e seus parentes devem ser capacitados para agir como colaboradores que dividem responsabilidades pelo monitoramento de sua saúde ao longo do tempo. Isso inclui o aumento da participação em decisões relacionadas a análises de saúde e tratamentos no final da vida. Nas clínicas geriátricas da Suécia, os pacientes tomam uma média de 10 medicamentos com prescrição médica ao dia e é importante que este tratamento medicamentoso intensivo seja prescrito de acordo com os desejos do paciente e monitorado de maneira adequada ao longo do tempo.

6. **Educação/treinamento** — A educação básica e continuada e o treinamento de médicos e outros profissionais de saúde deve abranger conteúdo de medicina geriátrica com vários cursos distintos, apesar de também estarem presentes na maioria dos outros cursos. Deve haver incentivos para que médicos e outros profissionais de saúde se especializem em medicina geriátrica. A designação "cuidado de idosos" deve ter uma base firme na medicina geriátrica.

7. **Moradia** — Há uma grande necessidade de desenvolver uma ampla gama de diferentes tipos de moradias adaptadas para as necessidades das pessoas idosas, em particular as instituições com serviços intermediários.

8. **Pesquisa** — Um grande estudo de 2003 do Swedish Council on Health Technology Assessment relatou a importante falta de estudos controlados sobre tratamentos em pacientes com 65 anos ou mais. Para pacientes com 75 anos ou mais, existem apenas muito poucos estudos sobre tratamentos, mesmo que este grupo etário em especial receba vários tratamentos e geralmente múltiplos. Essa falta de pesquisas apropriadamente focadas não foi abordada nos últimos anos, sugerindo a necessidade urgente de estudos sobre tratamentos em pacientes idosos, sobretudo naqueles com multimorbidade.

O método atual de escolha de estudos sobre tratamentos, o ensaio controlado randomizado, não é adequado para estudar múltiplos efeitos dos tratamentos em populações heterogêneas. Assim, deve ser desenvolvida e integrada no cuidado de idosos uma nova metodologia de pesquisa para estudos sobre tratamentos. Também há necessidade de pesquisas com foco na prevenção primária e secundária em idosos com a utilização de múltiplos perfis individuais de fatores de risco.

Leituras adicionais para uma compreensão mais completa dos problemas do sistema de saúde atual da Suécia em relação aos idosos e os desafios relacionados para o futuro estão listados adiante.

Akner G. Geriatric medicine in Sweden: a study of the organisation, staffing and care production in 2000-2001. *Age Ageing.* 2004;33(4):338-341.

Akner G. *Multimorbidity in Elderly. Analysis, Management and Proposal of a Geriatric Care Center.* VDM Verlag Dr Müller 2011. The book is available from the website: http://dl.dropbox.com/u/78150446/gunnarakner/Gunnar_Akner_homepage/Book_Multimorbidity.html

Akner G. Frailty and multimorbidity in elderly people: a shift in management approach. *Clin Geriatr.* 2013;21: published online 23 Sep 2013. Available at: http://www.clinicalgeriatrics.com/article/frailty-multimorbidity-elderly-shift-management-approach

Swedish National Data Service. *H70: Health for 70-Year-Old Populations. a Prospective Cohort Study on Aging.* Available at: http://snd.gu.se/en/catalogue/study/671.

Swedish Medical Association. *Statistics Regarding Physicians in Sweden 2012.* Available at: http://www.slf.se/upload/Lakarforbundet/Trycksaker/PDFer/Läkarfakta_2012.pdf (in Swedish).

Swedish Society for Geriatric Medicine. *Summary of Geriatric Institutions and Research Units in Sweden.* Available at: http://www.slf.se/Foreningarnas-startsidor/Specialitetsforening/Svensk-Geriatrisk-Forening/Lankar/Geriatriska-institutioner-och-forskningsenheter (in Swedish).

Swedish Council on Health Technology Assessment. *Geriatric Care and Treatment. a Systematic Compilation of Existing Scientific Literature.* 2003. Available at: http://sbu.se/en/Published/Vit/Geriatric-care-and-treatment

Políticas públicas interagindo com uma sociedade que envelhece

76

Gretchen E. Alkema, PhD
Bruce Allen Chernof, MD, FACP

A continuação dos cuidados que sustentam os idosos norte-americanos chegou a uma encruzilhada. As principais iniciativas políticas em relação ao financiamento e desenho do sistema nos setores público e privado têm cerca de 50 anos e foram desenhadas para um momento e uma população bem diferentes. Quando os programas Medicare e Medicaid se tornaram lei em 1965, a expectativa de vida média nos Estados Unidos (EUA) era de 70 anos (Figura 76-1) e a maioria dos hospitais não tinha tecnologia para prolongar de maneira significativa a vida após um incidente com ameaça de morte.

Ao longo do século XX, particularmente nos últimos 25 anos, os EUA experimentaram um aumento dramático na expectativa de vida, em grande parte como resultado de intervenções e tratamentos médicos muito mais sofisticados. Ainda que as políticas sociais tenham evoluído neste período, o foco primário tem sido em mudanças incrementais no esqueleto político construído há décadas: Seguridade Social, Medicare e Medicaid. Esses programas atualmente abrangem serviços, como diálise e transplantes, ou utilizam abordagens de oferta dos serviços, como o cuidado gerenciado (*managed care*). Até o momento tais programas não mudaram de maneira substancial para suprir as necessidades dramáticas e diferentes dos idosos atuais e futuros.

TRÊS ESFERAS DE ENVELHECIMENTO COM DIGNIDADE E INDEPENDÊNCIA

Quais as necessidades enfrentadas por todos os adultos quando envelhecerem? Essas necessidades podem ser classificadas em três esferas de seguridade: renda, saúde e funcionalidade (Figura 76-2). As políticas públicas têm historicamente se concentrado em duas dessas três esferas: (a) seguridade de saúde por meio do Medicare, Medicaid e outros seguros; e (b) seguridade de renda por meio da Seguridade Social, benefícios definidos para aposentadorias e programas de poupança como o 401Ks. A seguridade funcional ou aqueles programas que sustentam as pessoas com dificuldades funcionais na vida diária é a esfera menos desenvolvida da arquitetura política. A crescente necessidade deste tipo de seguridade é uma consequência de as pessoas viverem mais tempo e com mais doenças crônicas e limitações funcionais do que em qualquer período anterior.

A maioria dos adultos simplesmente não está preparada para essas necessidades substanciais à medida que envelhecem, em geral dependendo das duas esferas de renda e seguridade para supri-las. Setenta por cento dos norte-americanos que chegam aos 65 anos precisarão de alguma forma de serviços e suporte de longo prazo (SSLP) em suas vidas por uma média de três anos. A maioria dos indivíduos deseja receber esses serviços em suas casas e comunidades em vez de numa instituição, como uma clínica geriátrica. Os "idosos mais velhos", aqueles com 85 anos ou mais, são os que mais necessitam deste tipo de cuidados, com cerca de 30% deles tendo necessidades moderadas a grandes de SSLP – três vezes a proporção entre as pessoas com idade entre 75 e 84 anos. Espera-se que a porcentagem das pessoas com 85 anos ou mais aumente mais de 25% em 2030. A ausência de uma abordagem política abrangente para suprir as necessidades de seguridade funcional dos idosos vulneráveis permanece sendo um desafio político fundamental.

As próximas seções delineiam os programas Medicare e Medicaid, descrevem novas iniciativas que visam abordar a seguridade funcional por meio desses dois programas e fornecem um panorama para o futuro desenvolvimento de políticas nesta área.

PRINCIPAIS PROGRAMAS E SERVIÇOS PARA IDOSOS

▶ Medicare e seu papel de suporte para idosos

Aprovado em 1965, o Medicare é um programa de seguro de saúde administrado pelo governo norte-americano que fornece cobertura para pessoas com 65 anos ou mais, pessoas com menos de 65 anos e com incapacidades permanentes que recebem pagamentos do Social Security Disability Insurance e pessoas diagnosticadas com doença renal terminal ou esclerose lateral amiotrófica. O Medicare é financiado por impostos sobre

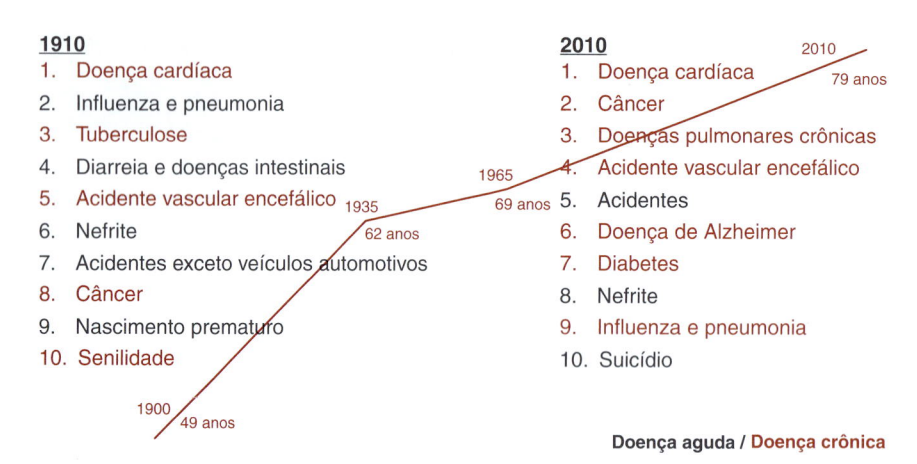

1910
1. Doença cardíaca
2. Influenza e pneumonia
3. Tuberculose
4. Diarreia e doenças intestinais
5. Acidente vascular encefálico
6. Nefrite
7. Acidentes exceto veículos automotivos
8. Câncer
9. Nascimento prematuro
10. Senilidade

2010
1. Doença cardíaca
2. Câncer
3. Doenças pulmonares crônicas
4. Acidente vascular encefálico
5. Acidentes
6. Doença de Alzheimer
7. Diabetes
8. Nefrite
9. Influenza e pneumonia
10. Suicídio

1900 – 49 anos
1935 – 62 anos
1965 – 69 anos
2010 – 79 anos

Doença aguda / Doença crônica

▲ **Figura 76-1** Causas de morte e expectativa de vida, 1910-2010. (Adaptada do National Center for Health Statistics, Centers for Disease Control and Prevention. *Leading Causes of Death, 1900-1998*. Disponível em: http://www.cdc.gov/nchs/data/nvsr/nvsr60/nvsr60_04.pdf; e Murphy S, Xu J, Kochanek K. Deaths: preliminary data for 2010. *Natl Vital Stat Rep.* 2012;60(4):1-52).

folhas de pagamento, receitas gerais e prêmios e copagamentos de beneficiários. Em 2010, 47 milhões de pessoas dependiam do Medicare para sua cobertura de seguro de saúde. Isso inclui 39 milhões de pessoas com 65 anos ou mais e 8 milhões de pessoas com menos de 65 anos e com incapacidades.

O Medicare consiste em quatro partes, cada uma delas cobrindo diferentes benefícios:

- A **Parte A**, também conhecida como o programa de Hospital Insurance, cobre os serviços para pacientes internados em hospitais, cuidado de reabilitação a curto prazo em instituição com enfermagem especializada ou agência de saúde domiciliar e cuidados para pacientes terminais. A Parte A é financiada por uma taxa de 2,9% sobre os ganhos e que é paga por empregadores e trabalhadores (1,45% cada).

- A **Parte B**, o programa de Supplementary Medical Insurance, ajuda a pagar serviços médicos, ambulatoriais, saúde domiciliar, laboratórios e prevenção. A Parte B é financiada por receitas gerais e prêmios dos beneficiários (US$ 104,90 por mês em 2014). Os beneficiários com maiores rendas anuais (maios que US$ 85.000/pessoa, US$ 170.000/casal) pagam um valor maior mensal relacionado à renda como prêmio da Parte B.

- A **Parte C**, também conhecida como o programa Medicare Advantage, permite que os beneficiários participem de planos privados, como organizações para a manutenção da saúde,

Seguridade funcional
Pública: Oportunidades ACA (2010)
Medicaid (1965)
Older Americans Act (1965)

Privada: Seguro LTC (1970s)
Família/Amigos/Vizinhos

Seguridade de renda
Pública: Social Security (1935)
SSDI/SSI (1956/1972)

Privada: Benefícios definidos para aposentadorias
401K-403B
Seguro de incapacidade privado
Renda ganha

Seguridade de saúde
Pública: Oportunidades ACA (2010)
Medicare (1965)
Medicaid (1965)
VA (1930)

Privada: Medigap/Supp ins. (1965)
Seguro de saúde para aposentados

Púb/Priv: Cuidado gerenciado do Medicare (1982)
Medicare + escolha (1997)
Medicare advantage/SNP (2003)

▲ **Figura 76-2** Três esferas da seguridade.

organizações de provedores preferenciais ou planos privados de pagamento por serviços, como alternativa ao programa tradicional de pagamento por serviços. Esses planos recebem pagamentos do Medicare para fornecerem todos os benefícios cobertos pelo Medicare. A Parte C não é financiada em separado, mas, em vez disso, inclui dinheiro das Partes A, B e, algumas vezes, D se um plano incluir a cobertura de medicamentos com receita médica (ver a Parte D adiante). Nesse estatuto estão incluídos os Special Needs Plans e o Programa de Cuidados Abrangentes para Idosos (PACE).

- A **Parte D**, o benefício ambulatorial para fármacos sob prescrição médica, foi lançada em 2006. O benefício é oferecido por planos privados que fazem contratos com o Medicare, como planos autônomos para fármacos sob prescrição médica ou como planos para fármacos sob prescrição no Medicare Advantage. A Parte D é financiada por receitas gerais, prêmios de beneficiários e pagamentos do estado. As pessoas que contratam um plano da Parte D geralmente pagam um prêmio mensal. As pessoas com rendas e recursos modestos são elegíveis para assistência com prêmios e compartilhamento de custos.

▶ Financiamento do Medicare para treinamento médico graduado

O Medicare tem historicamente fornecido suporte substancial para treinar a próxima geração de profissionais médicos, inicialmente financiando isso com base nos custos. Porém, quando o Medicare começou a pagar por serviços hospitalares por meio do Prospective Payment System em 1983, ficou reconhecido que os hospitais de ensino costumam atender uma população vulnerável e, como resultado do próprio processo de ensino, o cuidado nessas instituições custa mais caro do que em outros hospitais. Por essa razão, o Medicare faz um ajustamento para os valores pagos na alta em hospitais que treinam residentes, o chamado pagamento Indirect Medical Education. Também, desde 1985, o Medicare compensa os hospitais em relação a uma porção dos custos que é diretamente relacionada ao treinamento de residentes por meio do pagamento Direct Graduate Medical Education (DGME). O DGME se baseia em uma quantia por residente, a qual costuma incluir salários e adicionais para internos e residentes, custos médicos por supervisão de ensino e custos fixos associados com a operação de um programa de treinamento de residência.

▶ Medicaid e seu papel de apoio aos norte-americanos idosos de baixa renda

Também aprovado em 1965, o Medicaid é um programa financiado pelo estado e federação e que fornece serviços médicos e SSLP para milhões de norte-americanos de baixa renda em todos os 50 estados, no distrito de Columbia e nos territórios. O Medicaid é responsabilidade dos governos estaduais e federal, sendo que os estados têm a responsabilidade administrativa primária. Dentro das diretrizes nacionais, cada estado opera seu programa Medicaid conforme o plano estadual, o qual descreve as populações que o estado visa cobrir, bem como a natureza e o foco dos serviços que visa oferecer. Os estados podem estabelecer seus próprios padrões de elegibilidade para o programa; determinar o tipo, quantidade, duração e escopo dos serviços que serão fornecidos; e ajustar os valores pagos por esses serviços. Porém, o Medicaid é um programa a que as pessoas têm direito, ou seja, os estados devem oferecer determinados serviços mandatórios para populações específicas para receberem o financiamento federal. Embora a participação seja voluntária, todos os estados atualmente participam do programa.

O financiamento do Medicaid é uma responsabilidade compartilhada entre governo estadual e federal. Os estados incorrem nos custos do Medicaid pagando pelos serviços prestados e realizando atividades administrativas, sendo reembolsados pelo governo federal por meio da "porção federal" dos custos. A porção da contribuição federal do Medicaid relativa ao dinheiro do estado é chamada de "porcentagem federal de assistência médica" (PFAM), a qual é determinada por uma fórmula estatutária definida na lei que estabelece PFAM maior para estados com níveis de renda *per capita* abaixo da média nacional e PFAM menor para estados com níveis de renda *per capita* acima da média nacional. Uma PFAM de 50% é o mínimo definido por estatuto. Para o ano fiscal de 2012, a PFAM entre os estados variou de 50 a 74%.

Para a qualificação para o programa do Medicaid, a renda e os recursos da pessoa devem estar dentro dos critérios financeiros do programa. Os estados devem atender grupos selecionados de pessoas, também conhecidas como populações "categoricamente necessitadas", como parte dos planos estaduais. Conforme seu juízo, os estados podem escolher cobrir grupos "categoricamente relacionados" além daqueles exigidos por lei. Os estados também devem oferecer determinados serviços por meio do Medicaid, consistindo em um conjunto básico de serviços médicos obrigatórios (p. ex., serviços hospitalares, médicos, laboratoriais) e SSLP institucionalizado, como cuidados de longa duração em clínicas geriátricas. Os estados podem escolher a oferta de serviços opcionais (p. ex., cuidados dentários, cuidados terminais), os quais variam conforme o estado como parte de seu plano Medicaid.

Os estados também podem solicitar aos Centers for Medicare and Medicaid Services a dispensa de determinadas exigências federais para modificar seus programas Medicaid e implementar novas abordagens na oferta e pagamento dos serviços. Essas dispensas no Medicaid permitem que os estados limitem os serviços a populações especiais (p. ex., pessoas com Aids) ou àqueles com necessidades particulares (p. ex., manejo de cuidados para idosos com níveis de cuidados de clínicas geriátricas) e ainda serem elegíveis para receber pagamentos federais por esses serviços.

▶ Serviços e suporte de longo prazo

À medida que os norte-americanos continuam a viver mais do que as gerações anteriores, geralmente com doenças crônicas e déficits funcionais, o número de pessoas que precisam de SSLP deve aumentar. O SSLP é definido como a assistência em atividades da vida diária (incluindo banho, vestimenta, alimentação, transferência, locomoção) e em atividades instrumentais da vida diária (incluindo preparo de refeições, manejo de dinheiro, limpeza da casa, manuseio de medicamentos, transporte) para pessoas idosas e outros adultos com incapacidades e que não conseguem realizar essas atividades sozinhos em função de problemas físicos, cognitivos ou doenças crônicas e que devem continuar por um período prolongado de tempo, em geral 90 dias ou mais. O SSLP inclui coisas como assistência humana, supervisão, tecnologias de assistência e coordenação de cuidados e serviços para pessoas que vivem em sua própria casa, em ambiente residencial ou em instituições como clínicas geriátricas. O SSLP também inclui suporte fornecido a familiares e outros cuidadores não contratados.

O custo do SSLP é substancial, tendo impacto nos recursos da família e em seu potencial de entrar no mercado de trabalho. Os custos no mercado privado de SSLP podem exceder em muito os recursos da maioria das famílias, particularmente aquelas de norte-americanos idosos e incapacitados. Em 2011, o cuidado pessoal domiciliar custava em média US$ 20 por hora ou cerca de US$ 21.000 por ano para auxílio em horário parcial. Para pessoas que necessitam de assistência extensa por meio de cuidados em clínicas geriátricas, os custos médios anuais chegam a US$ 78.000 em quarto semiprivativo.

Muitos norte-americanos não estão preparados para a possibilidade de precisar destes serviços em algum momento. Quando surge a necessidade de SSLP, as pessoas e seus familiares inicialmente financiam este cuidado utilizando seus próprios recursos. As famílias utilizam suas rendas e recursos e os cuidadores da família fornecem uma quantidade substancial de cuidado não remunerado. Em 2009, quase 62 milhões de cuidadores familiares nos EUA forneceram cuidados para algum adulto com necessidades de SSLP em algum momento durante o ano. O valor econômico estimado dessa contribuição não remunerada foi de cerca de US$ 450 bilhões em 2009, mais do que um valor estimado de US$ 375 bilhões em 2007. Os EUA perdem até US$ 33 bilhões ao ano em termos de produtividade de trabalho por cuidadores em tempo integral. Os seguros privados para cuidados de longo prazo têm um papel pequeno no financiamento do SSLP, pois existem cerca de 6 a 7 milhões de apólices privadas em atividade.

Quando as pessoas e seus familiares já exauriram seus recursos e não conseguem mais sustentar os custos do SSLP por conta própria, buscam ajuda no Medicaid. As pessoas qualificadas para assistência financeira para SSLP pelo Medicaid em geral necessitam disso pelo resto da vida. Os serviços de SSLP cobertos pelo Medicaid incluem serviços institucionais, como aqueles fornecidos em clínicas geriátricas ou instituições de cuidados intermediários para pessoas com deficiência mental. Os SSLPs que são fornecidos fora de ambiente institucional por um período prolongado de tempo são chamados coletivamente de serviços baseados em domicílio ou na comunidade (SBDC). O SSLP não institucionalizado coberto pelo Medicaid inclui saúde domiciliar, enfermagem privativa, serviços de reabilitação, serviços de cuidados pessoais, PACE e uma variedade de SBDC fornecidos por meio de variações no Medicaid.

Em nível nacional, o Medicaid é o pagador primário de SSLP para milhões de norte-americanos. Dos quase US$ 208 bilhões de gasto total com SSLP nos EUA em 2010, o Medicaid pagou mais de 62% (US$ 129,3 bilhões). Esses pagamentos representam quase um terço de todo o gasto do Medicaid. As pessoas com 65 anos ou mais representam cerca de 8% dos participantes do Medicaid, mas aproximadamente 20% de todos os gastos do programa. De todo o gasto do Medicaid com SSLP no ano fiscal de 2010, um pouco mais da metade (53%) foi para cuidados institucionais. Essa proporção de gastos com cuidados institucionais em relação à SBDC varia conforme o estado.

▶ Ênfase especial naqueles elegíveis para Medicaid e Medicare

Há mais de 9 milhões de pessoas elegíveis tanto para Medicaid como Medicare ("dupla elegibilidade"). Apesar de essas pessoas com dupla elegibilidade formarem uma pequena porcentagem dos participantes de ambos os programas, elas representam uma parcela desproporcional dos custos. Essas pessoas formam 15% dos participantes do Medicaid, mas representam 39% dos gastos do Medicaid. Tais pessoas são universalmente reconhecidas como um grupo vulnerável e clinicamente frágil. Trinta e três por cento das pessoas com dupla elegibilidade têm um ou mais dos seguintes problemas crônicos: diabetes, acidente vascular encefálico (AVE), demência e/ou doença pulmonar obstrutiva crônica. Essas condições costumam resultar em limitação funcional e podem exigir o uso de serviços de cuidados pessoais e de suporte. As pessoas com dupla elegibilidade têm mais chance de apresentar múltiplas doenças crônicas, utilizam mais serviços de saúde e SSLP e têm maior gasto *per capita* do que os beneficiários apenas do Medicare. Para tais pessoas, os programas Medicare e Medicaid devem se complementar, com o Medicare cobrindo os serviços médicos e o Medicaid fornecendo assistência com os prêmios e custos de compartilhamento do Medicare, bem como na cobertura para SSLP. Porém, descompassos entre os dois programas costumam dificultar o acesso das pessoas com dupla elegibilidade aos serviços necessários em tempo hábil e de maneira personalizada. Vários esforços estão sendo feitos atualmente para abordar esses descompassos, incluindo a revisão regulatória e a reconciliação em nível federal e o desenvolvimento de programas que integram a oferta de serviços e o financiamento em nível estadual e local.

OPORTUNIDADES DO PATIENT PROTECTION AND AFFORDABLE CARE ACT

A aprovação do *Patient Protection and Affordable Care Act* (ACA, P.L. 111-148) em março de 2010 lançou as bases para uma ampla reforma nos cuidados para os idosos. Embora várias provisões tentem aumentar os cuidados preventivos e reduzir o compartilhamento de custos para serviços importantes (p. ex., fármacos com prescrição médica), muitas provisões se concentraram na melhora da oferta de cuidados para pessoas com problemas crônicos e déficits funcionais que interagem muitas vezes com os sistemas de cuidados de saúde e de longo prazo.

O ACA criou novos programas para incentivar mais os fornecedores de cuidados e as organizações para melhorar os arranjos de serviços para as populações vulneráveis atendidas pelo programa Medicare. Exemplos incluem a criação das Accountable Care Organizations (ACOs), moradias médicas e programas de pagamentos modificados para serviços agudos e pós-agudos, bem como o Community-Based Care Transitions Program e a Independence at Home Demonstration. O ACA também criou dois novos escritórios para aumentar a busca continuada por modelos alternativos para o financiamento de serviços e a organização de cuidados por projeto-piloto: o Center for Medicare and Medicaid Innovation e o Federal Coordinated Health Care Office (atualmente chamado Medicare-Medicaid Coordination Office), com foco no preenchimento das lacunas entre Medicare e Medicaid. O ACA também prevê aumento dos esforços para estimular os profissionais de saúde. Ele estabeleceu uma National Health Care Workforce Commission, aumentou os incentivos pagos aos profissionais da atenção primária e estimulou os estados a aumentar diretamente a quantidade de profissionais de cuidados diretos (p. ex., Certified Nursing Assistants) por meio de bolsas para desenvolvimento de força de trabalho.

Em relação ao Medicaid, o ACA busca reequilibrar o SSLP nos estados por meio do uso aumentado de SBDC e redução do uso de cuidados institucionais, aumentando o aporte federal para que os estados implementem o SBDC e melhorem a eficiência operacional dos sistemas estaduais de SSLP. O objetivo dessas iniciativas é estimular uma gama maior de serviços disponíveis. Porém, o ACA não recalibra de maneira fundamental o desequilíbrio financeiro que atualmente favorece os serviços de cuidados institucionais, já que estes são mandatórios.

QUAIS OS PRÓXIMOS PASSOS?

▶ Foco na pessoa e função *versus* paciente e doença

Nas últimas duas décadas, muito dinheiro foi gasto com a ideia de que a própria doença crônica leva ao uso de cuidados de saúde. Mesmo que algumas melhoras tangíveis tenham sido alcançadas, há poucas evidências de que a "correção" da doença resulte diretamente em melhores cuidados e desfechos de saúde com menor custo. A razão é que o direcionamento dos esforços não foi suficientemente refinado e deixaram de fora uma parte importante da equação – a forma como a doença crônica (e muitas vezes várias doenças) tem impacto sobre a vida diária da pessoa, o que necessita de uma discussão mais robusta sobre o estado funcional.

Nosso sistema de saúde atual é construído para "pacientes" – aquelas pessoas que são reservatórios da doença idealmente no caminho para a melhora sob os cuidados do sistema de saúde. Esta abordagem funciona bem para uma pessoa relativamente saudável que enfrenta uma doença aguda com uma cura quase sempre alcançável. Porém, este modelo é fundamentalmente falho para pessoas com doenças crônicas graves, pois muitas delas nunca estarão completamente "bem" da mesma forma que uma pessoa de 20 anos se recupera de uma pneumonia. Como resultado disso, as pessoas com doenças crônicas correm o risco de ganhar o rótulo de "paciente" pela vida toda. Elas ganham o "cuidado centrado no paciente" para a sua lista de doenças crônicas em vez de ganhar o "cuidado centrado na pessoa" com foco no desejo de escolha e independência em suas vidas, incluindo as doenças e o estado funcional.

A abordagem tanto do paciente quanto da pessoa subjacente – a doença e seu impacto funcional – é fundamental para um direcionamento mais efetivo. Cerca de 110 milhões de pessoas nos EUA vivem com doenças crônicas e quase 32 milhões apresentam limitações funcionais graves. De interesse fundamental é a sobreposição nessas duas populações, o que ocorre em 27 milhões de pessoas. Mais de 30% dos beneficiários idosos do Medicare no quintil mais alto de gastos apresentam doenças crônicas e limitações funcionais. Em média, o Medicare gasta quase três vezes mais *per capita* com idosos que vivem com doenças crônicas e limitações funcionais em comparação com aqueles que têm apenas doenças crônicas. Eles tinham quase o dobro de chance de serem hospitalizados em comparação com aqueles apenas com doenças crônicas. Apesar de praticamente a metade dos idosos com doenças crônicas e limitações funcionais estarem qualificados para o Medicaid (elegibilidade dupla), é importante ressaltar que a outra metade não está. Quando um idoso com doenças crônicas e limitações funcionais apresenta uma crise na vida diária, mesmo que não tenha primariamente uma natureza médica, o sistema médico e particularmente os hospitais costumam ser o seu destino. Estes dados deixam claro que uma perspectiva de doença crônica centrada "apenas no paciente" para a oferta de cuidados não é a melhor forma para direcionar os esforços.

▶ Foco na qualidade

Como os idosos apresentam necessidades de saúde e preferências que são muito diferentes daquelas da população mais jovem, a avaliação do desempenho de provedores e organizações deve levar em conta o conjunto abrangente de serviços oferecidos a essa população.

Além de existirem qualidades métricas que são testadas e validadas, há necessidade de medidas adicionais para avaliar medidas de desfecho funcional centradas na pessoa, com foco na coordenação de serviços e baseadas nas necessidades individuais e preferências de cuidados. Por exemplo, um idoso com diabetes grave complicado por problemas visuais e neuropatia pode identificar a "possibilidade de caminhar com segurança dentro de casa" como uma medida de desfecho fundamental baseada nas preferências. Este desfecho preferencial do indivíduo, com estes complexos desafios de saúde e funcionais, também tem implicações médicas e de custos que são muito importantes. O número de profissionais envolvidos, os locais de cuidados e os serviços oferecidos para obter esses desfechos podem ser vários. Porém, o fato único permanece sendo que a melhora funcional é o que o idoso está buscando. A provisão desses serviços e a obtenção desses desfechos poderiam evitar ou mitigar incidentes negativos e de alto custo, como uma queda que resulta em fratura de quadril e transferência para uma clínica geriátrica. Nenhuma das medidas existentes para avaliar a satisfação do paciente ou a qualidade dos cuidados identifica ou mede de maneira adequada este indicador de melhora baseado na função, ainda que derivado de dados clínicos. Dessa forma, é fundamental que esses tipos de medidas sejam criados ao se avaliar todas as formas de melhora no sistema de ofertas, incluindo ACOs, moradias médicas/de saúde, Special Needs Plans, ramificações e outros projetos-piloto e esforços do Innovation Center.

Para abordar de maneira adequada os desafios da melhora na qualidade dos cuidados de saúde e da tendência a aumento dos custos, os profissionais devem tentar alcançar as corretas necessidades com as corretas intervenções, sempre levando em conta a saúde e o estado funcional da pessoa. As soluções incluem ver o paciente primeiramente como uma pessoa e se concentrar em seu funcionamento diário à luz das doenças existentes. Estes são os aspectos mais importantes para um sistema de cuidados mais custo-efetivo e humano – algo que todos queremos ao envelhecer. Mudar as políticas públicas em direção a um foco continuado que coloque os serviços baseados na comunidade no mesmo nível dos serviços institucionalizados, sustente as escolhas e o autodirecionamento, utilize uma coordenação de cuidados livre de conflitos, meça a qualidade dos desfechos independentemente do local de cuidado e desenvolva novos modelos de financiamento para permitir que as pessoas financiem com antecedência são aspectos fundamentais dos debates políticos no futuro.

Association of American Medical Colleges. *What Does Medicare Have to Do with Graduate Medical Education?* Accessed April 25, 2012. Available at: https://www.aamc.org/advocacy/campaigns_and_coalitions/gmefunding/factsheets/253372/medicare-gme.html

Barrett L. *Perceptions of Long-Term Care and the Economic Recession: AARP Bulletin Poll*. 2009. Accessed April 10, 2012. Available at: http://assets.aarp.org/rgcenter/il/bulletin_ltc_09.pdf

Eiken S, Sredl K, Burwell B, Gold L. *Medicaid Expenditures for Long-Term Services and Supports: 2011 Update*. 2011. Accessed April 6, 2012. Available at: http://www.hcbs.org/files/208/10395/2011LTSSExpenditures-final.pdf

Feder J, Komisar H. *Transforming Care for Medicare Beneficiaries with Chronic Conditions and Long-Term Care Needs: Coordinating Care Across All Services*. 2011. Accessed April 25, 2012. Available at: http://www.thescanfoundation.org/sites/default/files/Georgetown_Trnsfrming_Care.pdf

Feder J, Komisar H. *The Importance of Federal Financing to the Nation's Long-Term Care Safety Net*. 2012. Accessed April 6, 2012. Available at: http://www.thescanfoundation.org/sites/thescanfoundation.org/files/Georgetown_Importance_Federal_Financing_LTC_2.pdf

Feinberg L, Reinhard S, Houser A, Choula R. *Valuing the Invaluable: 2011 Update: The Growing Contributions and Costs of Family Caregiving*. 2011. Accessed April 6, 2012. Available at: http://assets.aarp.org/rgcenter/ppi/ltc/i51-caregiving.pdf

Grady A. *CRS Report for Congress: Medicaid Financing: Congressional Research Service*. 2008. Accessed April 25, 2012. Available at: http://aging.senate.gov/crs/medicaid5.pdf

The Henry J. Kaiser Family Foundation. *Projecting Income and Assets: What Might the Future Hold for the Next Generation of Medicare Beneficiaries?* 2011. Accessed April 6, 2012. Available at: http://kaiserfamilyfoundation.files.wordpress.com/2013/01/8172.pdf

Justice D. *Implementing the Affordable Care Act: New Options for Medicaid Home and Community Based Services*. 2010. Accessed April 25, 2012. Available at: http://www.thescanfoundation.org/sites/thescanfoundation.org/files/NASHP_Implementing_ACA_3.pdf

Kaiser Commission on Medicaid and the Uninsured, The Henry J. Kaiser Family Foundation. *Dual Eligibles: Medicaid's Role for Low-Income Medicare Beneficiaries*. 2011. Accessed April 6, 2012. Available at: http://www.kff.org/medicaid/upload/4091-08.pdf

Kemper P, Komisar H, Alecxih L. Long-term care over an uncertain future: what can current retirees expect? *Inquiry*. 2005-2006;42(4):335-350.

Lake Research Partners, American Viewpoint. *California Voters 40 and Older Are Struggling to Make Ends Meet and Financially Unprepared for Growing Older*. 2011. Accessed April 10, 2012. Available at: http://www.thescanfoundation.org/sites/thescanfoundation.org/files/final_poll_report.pdf

National Senior Citizens Law Center. *State Profiles-Dual Eligible Integrated Care Demonstrations: Resources for Advocates*. Accessed April 6, 2012. Available at: http://dualsdemoadvocacy.org/state-profiles

O'Shaughnessy CV. *The Basics: National Spending for Long-Term Services and Supports (LTSS)*. 2011. Accessed April 6, 2012. Available at: http://www.nhpf.org/library/the-basics/Basics_LTSS_02-01-13.pdf

Parish S, Grinstein-Weiss M, Yeo Y, Rose R, Rimmerman A, Crossman R. Assets and income: disability-based disparities in the United States. *Soc Work Res*. 2010;31(2):71-82.

RAND. *Assessing Care of Vulnerable Elders (ACOVE)*. Accessed April 25, 2012. Available at: http://www.rand.org/health/projects/acove/about.html

Reinhard S, Kassner E, Houser A, Mollica R. *Raising Expectations: A State Scorecard on Long-Term Services and Supports for Older Adults, People with Physical Disabilities, and Family Caregivers*. 2011. Accessed April 6, 2012. Available at: http://www.longtermscorecard.org/~/media/Microsite/Files/AARP_Reinhard_Realizing_Exp_LTSS_Scorecard_REPORT_WEB_v3.pdf

The SCAN Foundation. *Data Brief No. 1: Characteristics of Dual Eligibles*. 2010. Accessed April 6, 2012. Available at: http://www.thescanfoundation.org/sites/default/files/DataBrief_No1.ppt

The SCAN Foundation. *Data Brief No. 3: Dual Eligibles and Medicare Spending*. 2010. Accessed April 6, 2012. Available at: http://www.thescanfoundation.org/sites/thescanfoundation.org/files/1pg_databrief_no3_0.pdf

The SCAN Foundation. *Data Brief No. 10: Dual Eligibles-Health Services Utilization*. 2011. Accessed April 6, 2012. Available at: http://www.thescanfoundation.org/sites/thescanfoundation.org/files/1pg_databrief_no10.pdf

The SCAN Foundation. *Long-Term Care Fundamentals No. 9: Medicaid-Funded Home- and Community-Based Services*. 2011. Accessed April 6, 2012. Available at: http://www.thescanfoundation.org/sites/thescanfoundation.org/files/LTC_Fundamental_9_0.pdf

The SCAN Foundation. *Policy Brief No. 2: A Summary of the Patient Protection and Affordable Care Act (P.L. 111-148) and Modifications by the Health Care and Education Reconciliation Act of 2010 (H.R. 4872)*. 2010. Accessed April 25, 2012. Available at: http://www.thescanfoundation.org/sites/default/files/PolicyBrief_2.pdf

Shirk C. *Shaping Medicaid and SCHIP Through Waivers: The Fundamentals*. 2008. Accessed April 6, 2012. Available at: http://www.nhpf.org/library/background-papers/BP64_MedicaidSCHIP.Waivers_07-22-08.pdf

Shugarman L, Whitenhill K. The Affordable Care Act proposes new provisions to build a stronger continuum of care. *Generations*. 2010;35(1):11-18.

Vladeck B. *Testimony on Graduate Medical Education Before the Senate Committee on Finance*. March 12, 1997. Accessed April 25, 2012. Available at: http://www.hhs.gov/asl/testify/t970312a.html

SITES RECOMENDADOS

The Henry J. Kaiser Family Foundation. Health Reform Gateway. Accessed April 25, 2012. http://healthreform.kff.org/

The Henry J. Kaiser Family Foundation. *Medicare: A Primer*. 2010. http://www.kff.org/medicare/upload/7615-03.pdf

U.S. Department of Health and Human Services. *Medicare Basics*. http://www.Medicare.gov

Índice

Nota: Números de página seguidos por *q*, *f* ou *t* indicam quadros, figuras ou tabelas, respectivamente.

α-Glicosidase, inibidores da, 311, 312
β-bloqueadores, 492
    prognóstico, 377
    tratamento, 377
        corticosteroides sistêmicos (prednisona), 377
        zóster oftálmico, 377
    unilateral S1, S2 distribuição, 377*f*
    vesículas agrupadas base eritematosa, 377*f*
5-Hidroxitriptamina, receptor da, receptores do subtipo 4 (5-HT 4), 259, 260
5-HT$_4$ (serotonina), agonistas do, 259, 260

A

Abdominal, dor, 254
    achados clínicos, 254-255
    aguda, 31-32
    exame de urina e hemograma, 255
    testes diagnósticos, 255
Abdominal musculatura, 485
Ablação por radiofrequência, 232
Absorciometria com raio X de dupla energia
    hiperparatireoidismo, 303
    osteoporose, 41
Absorciometria, para medida da densidade mineral óssea
    raio X de dupla energia (DEXA), 41
Abuso, 517-519
    financeiro, 518
        sinais potenciais, 519
    físico, 517, 518
    idosos (ver Maus tratos com idosos)
    negligência, 518
        ativa, 519
        intencional, 519
        não intencional, 519
        passiva, 519
    psicológico, 518
    sexual, 518
Abuso de idosos, 1
Abuso de substância, 39-40
Abuso financeiro, 1
Abuso físico
    dor nas costas, causa de, 484
    fratura sacral osteoporótica, 485
Abuso sexual, 518
Acalasia, 246, 247
Acarbose, 311
Acetato de megestrol, 499
Acetilcolinesterase, inibidores da, 66, 390, 503
Acidente vascular encefálico, 21
    ácido acetilsalicílico, 43

    complicações macrovasculares, 306
    critérios de Beer, 50*t*
    déficit neurológico, 135
    diagnóstico de, 135
    disartria, 71
    fatores de risco, 131
    isquêmico, 138*t*
    prevenção do, 42, 50, 423
    TC e RM de AVE isquêmico
    terapia hormonal e, 175
Acidente vascular encefálico isquêmico, 136, 138. *Ver também* Acidente vascular encefálico
    agudo, terapias específicas, 138
    etiologias comuns, 138*t*
Ácido acetilsalicílico, 37*t*, 43, 139, 166, 180, 198, 248, 369, 413, 421, 470
    benefício, 43
    profilaxia em pessoas sem doença cardiovascular, 43, 52
    recomendações da USPSTF, 43-44
    uso em longo prazo em pacientes com DAC, 187
Ácido fólico/folato
    deficiência de, 314
    terapia, 318
Acidose metabólica, 265
    e risco de hipercalemia, 265
    insuficiência renal, 310
Ácidos graxos, 494
    tipo ômega-3, 494
    tipo ômega-6, 494
Ácido úrico, cristais de, na gota, 478
Acinética-rígida, síndrome, 141
Aciphex. *Ver* Rabeprazol
ACTH 1-24 (cosintropina), teste de estimulação da
    na insuficiência suprarrenal aguda, 300
Actos. *Ver* Pioglitazona
Acupuntura, 434, 435
    usada para tratar, 435
Adenomas suprarrenais, 301, 302
Adesão, 407, 408, 492
    melhorando a adesão de longo prazo à medicação, 408
        intervenções, 408*t*
    melhorando a adesão imediata à medicação, 407, 408
        fatores que influenciam a, 407
        intervenções, 407*t*
        modelo de tomada de decisão, 407
    programa de atividades, 492
    usos, plano de automonitoração, 492

ADH. *Ver* Antidiurético, hormônio
Agência de saúde em domicílio, 99
Agências de Área para o Envelhecimento (AAAs), 107
    provedores de serviços, 18
Agentes procinéticos, 260
Água, ingestão de, 145, 279
Agulha, suspensão, 282
Aids. *Ver* Imunodeficiência humana, vírus da (HIV)
AINEs. *Ver* Anti-inflamatórios não esteroides (AINEs)
AIVDs. *Ver* Atividades instrumentais da vida diária
Albuterol, 112*t*, 239, 264, 267, 475
Alcance funcional, teste de,
    quedas/mobilidade, distúrbios de, 153
Alcohol Use Disorders Identification Test (AUDIT), 439*t*, 440*t*
Álcool, consumo/abuso de (alcoolismo), 39, 437-440
    problemas de saúde física, 436
    rastreamento, 438, 439
        abuso de substância e saúde mental, Substance Abuse and Mental Health Services Administration (SAMHSA), 439
        Center for Substance Abuse Treatment (CSAT), 439
        protocolos de melhora de tratamento (TIPs), 439
        questões potenciais pré-rastreamento, 438, 439
        acompanhamento, 438, 439
        Short Michigan Alcoholism Screening Test–Geriatric Version (SMAST-G), 440*t*
        uso impróprio de medicações psicoativas, para avaliação de, 438
    sintomas de consumo nocivo de bebidas, 436
    uso não perigoso/baixo risco, 437
    uso nocivo, 437, 438
        dependência, 438
        uso problemático, 438
    uso perigoso/de risco, 437
        estudo de caso, 437
        recomendações para limite de consumo, 437
Alendronato, 175
Alérgenos, 367, 375*t*
Alfa-tocoferol. *Ver* Vitamina E
Alho, 433, 434
Aliança Familiar de Cuidadores, 18, 90*t*
    recursos, 103, 134, 147

Alicina, 433
Alopurinol, 264, 479, 498*t*
Alpha-Tocopherol, Beta-Carotene Cancer Prevention (ATBC), 426
Alprostadil, 344*t*
Alta densidade, lipoproteína (HDL), 179
Alteplase, 182
Alto risco, idosos de, avaliação, 5
Alucinações, 118, 124, 125
  auditivas, 130
Alucinações, hipnagógicas, 389
Alucinações visuais, 125, 129, 143, 144*t*, 145, 337, 338, 399, 402*t*
Alzheimer, doença de, 18, 33, 125, 141
  Funcional Assessment Staging (FAST Staging) da, 134
Amantadina, 141, 144, 146, 498*t*
  na doença de Parkinson (DP), 141
Ambiente médico-social, 81
Amiloide, proteína precursora de (APP), 129
Aminoglicosídeos, 464*t*
Amiodarona, 47, 50*t*, 98, 144*t*, 192, 198, 199
Amoxicilina, 249, 376
Ampicilina, 376
Amplitude de movimento, exercícios de, 117*t*, 412, 491
Amputação, 105, 306, 307
Anal, fissura, 257
Analgésicos não opioides, 485
  fármacos anti-inflamatórios, 485
  paracetamol, 485
Analgésicos opioides. *Ver* Opioides
Análise de urina, 255
  de rotina, 348
  manejo pós-operatório, 96*t*
  pacientes com TEV, 227
Anal, reflexo, 253
Andadores, 105, 510
Anemia, 314-319
  achados laboratoriais, 317, 318
    anemia não explicada, 318
      avaliação da, 318
      avaliação da medula óssea, 318
      diagnóstico, formal, 318
    anemia nutricional, 317-318
    doença renal crônica, 318
    esfregaço de sangue periférico, revisão do, 317
    gamopatia monoclonal, 317
    hemograma completo, revisão do, 317
  complicações, 318
    administração de ferro parenteral, efeitos adversos da, 318
    agentes estimulantes da eritropoiese (AEE), 318
    impacto crônico das, 318
    terapia com ácido fólico, 318
    terapia com ferro oral, efeitos adversos da, 318
  condições associadas com, 315, 316
    deficiência de vitamina D, 316
    doença pelo HIV, 316
    nutrientes, 316
  etiologia, 314, 315
    anemia da inflamação (AI), 314, 315
    anemia da doença crônica, 315
    eritropoiese ferro-limitada, 315
  anemia não explicada (ANE), 31, 315
    hipoproliferativa, 315
    síndromes mielodisplásicas (SMD), 315
  categorias, amplas, 314
  classificação hierárquica, 314
  reduções associadas à idade, 314
  resistência à eritropoietina, 315
  prevenção, 316
  princípios gerais, 314
    critérios da OMS, 314
    desfechos clínicos adversos, associação com, 314
  sintomas e sinais, 316, 317
  tratamento, 318, 319
    anemia não explicada, 319
Anemia normocítica, 317, 481
Anemia nutricional, 317
  abordagem diagnóstica, 317
  deficiência de ferro, 317
  perda de sangue gastrintestinal (GI), 317
  receptor solúvel da transferrina (sTfR)/índice de ferritina, 317
Anemia perniciosa, 301
Aneurisma, aorta abdominal, reparo de, 253
Aneurismas, 298, 449
Angina, 185. *Ver também* Doença coronariana
  Classificação da Canadian Cardiovascular Society, 185*t*
Angina instável (AI), 180, 418*t*
Angiografia, 182, 186, 216, 227, 251, 254
Angiografia digital convencional por subtração (DSA), 224
Angiografia por ressonância magnética (ARM), 224
Angiografia por tomografia computadorizada (ATC), 224
Angiografia pulmonar, 227
Angiografia pulmonar por tomografia computadorizada (APTC), 227
Angiopatia cerebral amieloide, 138
Angioplastia, 95, 182*t*, 188, 254
Angiotensina, receptores da, bloqueadores dos, 180, 183
  receptor II, bloqueador do, 207*t*, 264
Anidrase carbônica, inibidores da, 149, 265*t*
Anorretais, distúrbios, 252-255
  dor abdominal, 254-255
  incontinência fecal, 252-253
  isquemia colônica, 253-254
Ansiedade e estresse, transtornos de, 334-337
  fobias sociais e específicas (*Ver* Fobias sociais e específicas)
  transtorno de ansiedade generalizada (*Ver* Ansiedade generalizada, transtorno de)
  transtorno de estresse pós-traumático (*Ver* Estresse pós-traumático, transtorno de)
  transtorno do pânico (*Ver* Pânico, transtorno do)
Ansiedade generalizada, transtorno de, 336
Antiácidos, 249, 257, 364
Anticaspa, xampu, 372
Anticoagulantes, 50, 139, 417
  contraindicações à varfarina, 198
  fibrilação atrial com necessidade de, 244
  injetáveis, 420
  manejo do sangramento, 423-424
  orais, 421-423
  para prevenção de acidente vascular encefálico, 60
  princípios gerais dos, 417
Anticoagulantes parenterais, 418*t*
Anticoagulante, terapia, classes disponíveis, 417-423
  antagonistas da vitamina K (AVK), 417-420
    anticoagulação excessiva, 419
    hemorragia intracraniana (HIC), 417
      principal local de sangramento, 417
    medicação anticoagulante, uso de, 417
    monitoração menos frequente da RNI, 419
    reações medicamentosas adversas, 418
    sangramento induzido, 417
      razão da normatização internacional (RNI), 417
    varfarina
      dose, 419
      dose baseada em farmacogenética, 419
      interações medicamentosas comuns, 420*t*
      limitações, 419
  anticoagulantes orais, novos, 421-423
    manejo de sangramentos, 422*t*
  heparina não fracionada (HNF), 417
  principais preocupações, pacientes idosos, 320
  propriedades farmacológicas
    anticoagulantes orais, 419*t*
    anticoagulantes parenterais, 418*t*
Anticolinérgicos, 280, 281
  atividade, 6, 49, 51*t*, 53*t*, 92, 115, 116*t*, 238, 252, 281, 331, 529
  fármacos, 115
Anticorpo antinuclear, 481
Anticonvulsivante, terapia, 53, 156, 170, 257, 414, 443
Antidepressivos, 52, 65, 66, 144, 145, 203, 257, 281, 331, 332, 335, 387, 414, 499
  benzodiazepínicos para insônia, 49
Antidepressivos tricíclicos (ADTs), 281, 282, 330
  amina terciária, 49
  critérios de Beers, 50*t*
  incontinência urinária, 279*t*
  perda de peso, 498*t*
Antidiabéticos, agentes, 433
Antidiurético, hormônio (ADH), 261, 294
Antienvelhecimento, terapias, 425
  aspectos éticos/legais, 425
    controvérsias, 425
    terapêuticas antienvelhecimento, 425
Antienvelhecimento, tratamentos, 426
  ácido α-lipoico (ALA), 426, 427
  antioxidantes, 426
  reposição hormonal, (*Ver* Hormônio, terapia com)
Antígeno carcinoembrionário (CEA), 255
Antígeno prostático específico, 284

Anti-histamínicos, 49, 50t, 52, 53, 97, 156t, 257, 279t, 370, 387, 389, 392, 470
Anti-inflamatórios não esteroides (AINEs), 47, 50t, 124, 257, 271, 412, 413, 433, 448
　ácido acetilsalicílico, 413
　efeitos adversos, 412
　farmacodinâmica, 47
　ibuprofeno, 413
　na osteoartrite, 159, 165-166
　nos cuidados pós-operatórios, 97
　perfil de eficácia-toxicidade, 159
　sangramento gastrintestinal (GI), induzido por, 413
　tópicos, 413
　toxicidade gastrintestinal (GI), 412, 413
　uso excessivo/uso errado, 49
Antioxidante, teoria, 131, 426, 454
Antiplaquetário, tratamento, 50, 139, 166, 183, 186, 225, 413, 423, 431, 453, 470
Antipsicóticos, 50t, 52, 53t, 66, 132, 339, 342
Antirrefluxo, cirurgia, 245, 246
Antropometria, 495, 496
　desnutrição, efeitos adversos, 495
　obesidade, efeitos adversos, 495, 496
　perda de peso não intencional, efeitos adversos da, 495, 496
Aórtica, insuficiência (IA), 213, 215t, 216-218
　complicações, 216
　diagnóstico diferencial, 216
　prevenção, 216
　tratamento, 217
Apetite, estimulantes do, 499
Apneia do sono, 388
　achados clínicos, 388
　　sintomas e sinais, 388
　métodos de rastreamento, 388
　princípios gerais, 388
　tratamento, 388
　　pressão positiva das vias aéreas (PAP), 388
　　　adesão, desafio primário, 388
　　　dois níveis, 388
　　　experiência inicial, 388
　　　melhora, uso consistente, 388
　　　procedimentos cirúrgicos, 388
Apneia obstrutiva do sono (AOS), 203
Apolipoproteína E (APOE), 129
APP. Ver Amiloide, proteína precursora de
APTC. Ver angiografia pulmonar por tomografia computadorizada
Aranhas vasculares, 231
Aripiprazol, 334
Aromaterapia, 390, 412, 435
　revisão sistemática, 435
Arritmias, 52, 179t, 185, 188, 194, 197, 213, 265, 331
Arritmias cardíacas, 253
Arritmias ventricular, 199
　achados clínicos, 199-200
　complicações, 200
　diagnóstico diferencial, 200
　prevenção, 199
　prognóstico, 200-201
　testes, 200
　tratamento, 200
Artéria mesentérica inferior (AMI), 253

Artéria mesentérica superior (AMS), oclusão da, 253
Artéria renal, estenose da, 183, 203, 205, 210
Artéria temporal, biópsia, 449
Arteriovenosa, malformação (MAV), 251
Articular, dor, 95
　insuficiência venosa crônica, 320
　osteoartrite, 159
　polimialgia reumática, 479
Articular, substituição 104
　osteoartrite, 167
　osteomielite, 355
　reabilitação em domicílio, 104
Artrite, 6, 15, 153t, 160, 162, 275, 355, 373, 479, 483t
Artrite reumatoide (AR), 162
　artrite poliarticular simétrica, 479
Artrite séptica, 307
Artroplastia, 89
Artroplastia articular total, para osteoartrite, 167
Aspectos legais, das terapias antienvelhecimento, 425
Aspiração por agulha fina (AAF), da tireoide
　doença nodular da tireoide e neoplasia, 298
Ataque isquêmico transitório (AIT), 139
ATC. Ver Angiografia por tomografia computadorizada
Atendimento médico domiciliar, 104
Atendimento social, 1
Atendimento, supervisão do plano de, 108
Atenolol, 183, 206t, 210, 296
Aterosclerose, 136, 138t, 204, 214, 222, 225, 291, 362
Ativador recombinante tissular do plasminogênio, 183
Ativador tissular do plasminogênio, recombinante, 183
Atividade física, 487, 490, 490t
　valor em MET, 487
Atividades da vida diária (AVDs), 1, 3, 17, 24, 25, 63, 99, 101, 124, 142, 153, 167, 237, 273, 350t-351t, 534f. Ver também Estado funcional
　comprometimentos nas, 399
　déficits, 87
　ferramentas de avaliação funcional, 6t
　incapacidade, 3, 4, 12
Atividades instrumentais da vida diária (AIVDs), 1, 101
Atorvastatina, 184
Audiometria, 26
Auditivos, aparelhos, 39, 465-466, 502
　custo dos, 466
　equipamentos de assistência auditiva, 466
　　coeficientes sinal-ruído, para reduzir, 466
　　fendas auditivas, 466
　implantes cocleares, 466
　　contraindicações, 466
　　equipamentos neuropostéticos implantados cirurgicamente, 466
　　PANS grave a profunda, 466
　　vs. auxílios auditivos, 466
　perigos comuns, estratégias de prevenção, 92t
　seleção/ajuste, 466

　amplificação bem-sucedida, 466
　　requisitos, 466
　audiologista, 466
　teste audiométrico, 466
　treinamento aural reabilitativo, 466
　tipos, 466
　　aparelho auditivo digital, 466
　　atrás da orelha, 466
　　canal auditivo, 466
Autocuidado, 18, 77
Autonomia, 22, 69, 71
　princípios, 70t
Avaliação de Cuidados em Idosos Vulneráveis (ACOVE)-3, diretrizes do, 36, 81
Avaliação e manejo geriátrico, 7
Avaliação funcional, ferramentas de, 6t
Avaliação geriátrica, 89-91, 104
　diálise, 273
　doença renal crônica, 269
Avaliação pré-operatória, 96
　cardiovascular, 96
　cognição, 96
　estado funcional, 96
　estado nutricional, 97
　fragilidade, 97
　pulmonar, 96
Avanafil, 343, 344t
AVDs. Ver Atividades da vida diária (AVDs)
Azatioprina, 380
Azopt. Ver Brinzolamida
Azotemia, 448

B
Baixa perda de ar, camas de, 361
Baker, cisto de, 163
Balão aórtico, valvotomia por, 215
Bário, enema com, 44, 251
Basocelular, carcinoma, 381, 382
　prognóstico, 382
　tratamento, 381
Batimentos ventriculares ectópicos (BVEs), 199
BCC. Ver Bloqueadores dos canais de cálcio (BCC).
Bengalas, 105, 509, 510t
Benzatropina, 53t
Benzodiazepínicos, 6, 49, 50t, 66, 97, 116t-117t, 129, 170t, 330, 334, 387, 476, 498t, 500t
Benzopirenos, 235
Betabloqueadores, 47, 48, 180, 183
　tratamento da IC, 192
Betagan. Ver Levobunolol
Betanecol, 281
Betaxolol, 457t
Betimol. Ver Timolol
Betoptic. Ver Betaxolol
Bexiga hiperativa, 277, 277f, 277t, 281
Bifosfonados, 49, 54, 55, 174-176, 304, 394, 414, 470, 498t, 500t
　como potente agente antirreabsortivo, 174-175
Biguanidas, 310
Biliares, doenças, 254
Biomarcadores cardíacos, 180, 181, 469, 470

Bipolar, transtorno, 329, 333, 334, 338
  diagnóstico diferencial, 333, 334
    episódio maníaco, 333
      condições, 334
    episódios depressivos maiores, 334
    mania aguda, 334
    mania de início tardio, 333
    medicações sedativas, 334
    sintomas, 333
  diagnóstico, fundamentos do, 333
  tratamento, 334
Bisacodil, compostos contendo, 259
Bloqueadores α-adrenérgicos, 281
Bloqueadores dos canais de cálcio (BCC)
  com depressão da função sistólica de VE
  como fármacos anticonvulsivos, 149
  diidropiridina, 210
  hipocalemia, idosos, 264
  interação com alimentos e fármacos, 500t
  manejo do infarto agudo do miocárdio, 182t, 187
  perda de peso involuntária, 498t
Boca seca. *Ver* Xerostomia
Bócio, 295, 295t
  doença nodular da tireoide, 298
Bócio tóxico, 295, 296
Bode, índice de, 242q
Bomba de prótons, inibidor da, 52, 57, 245t
Borra de café, vômitos em, 248
Bradiarritmias, 183, 187, 195
  achados clínicos, 195
    sinais, 195-196
    sintomas, 195-196
  complicações, 196
  diagnóstico diferencial, 196
  prevenção, 195
  prognóstico, 196
  testes especiais, 196
    eletrocardiografia, 196
    estudos eletrofisiológicos, 196
    monitoração ambulatorial, 196
    teste de esforço em esteira, 196
  tratamento, 196
Bradicardia, 43, 47, 131, 182, 192, 195, 196, 206t, 457t, 500t
Bradicardia sinusal, 195, 196, 293
Bradifrenia, 144
Brief Instrumental Functioning Scale (BIFS), 510
Brinzolamida, 457t
Broncodilatador, 529
Broncodilatadores, 236, 238, 239, 240, 529
Broncospasmo, 96, 183, 192, 206t, 239, 335, 457t
Bronquite, 236, 279t
Bronquite crônica, 236, 279, 352, 559
Bulectomia, 241
Bupropiona, 209, 330, 386t
Bursite trocantérica, 163, 482
Buspirona, 336

C
CA-125, no câncer ovariano, 45, 325
CABG. *Ver* Revascularização coronariana

Calcificação do anel mitral (CAM), 217
Cálcio, 118, 162t, 170
  bloqueadores dos canais de, 182t, 187, 247, 470
  conservação de cálcio renal, 170
  homeostasia, 175
  suplementação, 42, 173, 174, 257
Calcipotrieno, 374
Calcitonina, 173-176
Cálculo biliar, 254
Caminhada, 3
  programa de, 225, 490t
Caminhar rápido, na doença de Parkinson, 142
CAM. *Ver* Calcificação do anel mitral
CAM *Ver* Método de Avaliação de Confusão
Canal auditivo externo (CAE), perda auditiva, 460, 461
Câncer, 43-45
  cervical, 44
  colorretal, 44
  intervenção terapêutica, 321
  leucemias, agudas, 321
    agentes antineoplásicos, 321
  mama, 43-44
  mucosite, 321
  pâncreas, 45
  princípios gerais, em idosos, 321
  próstata, 44-45
  pulmão, 45
  quimioterapia, 321
  radioterapia, 321
  terapia curativa, 321
  tratamento, 321
Câncer colorretal, 324
  metastático, 324
  prognóstico, 324
  rastreamento, 324
    colonoscopia, 324
  retal, 324
  vs. câncer de colo do intestino, 324
  tratamento, 324
    adjuvante 5-FU, 324
    estudo adjuvante de desfechos de câncer de colo do intestino [ACCENT], 324
    leucovorin, 324
    ressecção cirúrgica, 324
    toxicidade da quimioterapia, 324
Câncer de mama, 43, 275, 321-323
  doença metastática, 322, 323
    rastreamento, 322, 434
      mamografia, 322
      U.S. Preventive Services Task Force, 322
    tratamento, 322
  primário, 322
    terapia adjuntiva, 322
    terapia de conservação da mama, 322
  princípios gerais, 321, 322
    fatores prognósticos, 321
Câncer de ovário, 325
Câncer de pâncreas, 324, 325
  princípios gerais, 324
  tratamento, 324, 325
Câncer de pele, 45, 381, 382, 383

Câncer de próstata, 281, 287-289
  achados clínicos, 288
    achados laboratoriais, 288
    diagnósticos, 288
    sintomas, sinais, 288
  complicações, 289
  prevenção, 288
  princípios gerais, 287
  prognóstico, 289
  rastreamento, 287, 288
  tratamento, 288, 289
    câncer de próstata avançado, 289
    câncer de próstata localizado, 288, 289
Câncer de pulmão de não pequenas células, 323
Câncer de tireoide, 298, 299
Câncer endometrial, 175
Câncer esofágico, 246
Câncer gástrico, 254
Câncer oral, 394
  carcinoma epidermoide, 394
  eritroplaquia (manchas vermelhas), 394
  leucoplaquia (manchas brancas), 394
Câncer retal, 324, 357
Candidíase oral, 393, 394
  estomatite por dentaduras, 393
  sintomas, 393
  tratamento, 394
Capacidade vital forçada (CVF), 238
Captopril, 183, 192t, 206t, 376
Caquexia, 238
Carbamazepina, 48, 53t, 133t, 249, 334, 420t, 450
Carbidopa-levodopa, 389
Carcinoma basocelular, 381, 382
  prognóstico, 382
  tratamento, 381
Carcinoma epidermoide, 303, 381, 382, 382f
  nódulo duro, crosta hemorrágica seca, 382f
  princípios gerais, 382
  prognóstico, 382
  tratamento, 382
    cirurgia de Mohs, 382
Carcinoma folicular
  doença nodular/neoplasia da tireoide, 298-299
  metastático, 295
Carcinoma medular da tireoide, 299
Carcinoma papilar, 299
  da tireoide, 299
Cardiologia/American Heart Association, diretrizes, 215t
Cardiomegalia, 190, 219, 294
Cardiovascular, doença (DCV), 42-43, 178, 488
  aneurisma aórtico abdominal, 43
  hiperlipidemia, 42
  hipertensão, 42-43
  profilaxia com ácido acetilsalicílico, 43
Cardiovasculares, alterações
  com o envelhecimento e suas consequências, 179t
  com o envelhecimento normal, 178

Cardiovasculares, fatores de risco, 179-180
Cardioversores-desfibriladores implantáveis (CDIs), 193
  terapia com dispositivo, na insuficiência cardíaca, 193
Carótida, artéria, estenose da, 139
Carótida, endarterectomia de (EAC), 89, 139
Carotídeo, massagem do seio, 155, 196, 444, 445
Cartilagem de tubarão, 431*t*
Carvedilol, 192, 206*t*
Cataplexia, 389, 390, 444
Catarata, 452, 453
  achados clínicos, 452
    sintomas típicos, 452
  cirurgia, 286, 452
  complicações, 453
  diagnóstico diferencial, 453
  manejo e tratamento, 453
    cirurgia, 453
    cuidado pré/pós-operatório, 453
      testes laboratoriais pré-operatórios, 453
    óculos, correção com, atualizada, 453
  prevenção, 452
  princípios gerais, 452
  prognóstico, 453
Cateterismo cardíaco, 191, 197, 200, 214, 219, 470
Cauda equina, síndrome da, 486
Cefaleia primária, 447-449
  cefaleia em salvas, 448
    avaliação, 448
    considerações gerais, 448
    tratamento, 448
  cefaleia hípnica, 449
    avaliação, 449
    considerações gerais, 449
    tratamento, 449
  cefaleia tensional, 448
    achados clínicos, 448
    avaliação, 448
    considerações gerais, 448
    tratamento, 448
  enxaqueca, 447, 448
    avaliação, 448
    considerações gerais, 447
    tratamento, 448
Cefaleias, 163, 447. *Ver também* Cefaleia primária
  avaliação geral, 447
    avaliação clínica completa, 447
      exame neurológico abrangente, 447
      revisão farmacológica completa, 447
      comorbidades, exacerbações das, 447
      imagem arterial, 447
        sintomas de cefaleia isquêmica, 447
      nova cefaleia, desenvolvimento de, 447
      radiografia da coluna cervical, 447
      TC/RM, imagem cerebral, 447
      testes laboratoriais, 447
    crise hipertensiva, 203
    diagnóstico diferencial, 447-450
      cefaleia primária (*Ver* Cefaleia primária)

cefaleia secundária (*Ver* Cefaleia secundária)
espondilose cervical, 163
glaucoma, medicações para, 457*t*
hípnica, 449
hiponatremia, 262
inibidores da fosfodiesterase-4, 240
secundária (*Ver* Cefaleia secundária)
tensão, 447, 448
TRH em baixas doses, 175
Cefaleia secundária, 449, 450
  arterite temporal (arterite de células gigantes), 449
  cefaleia cervicogênica, 450
  cefaleia induzida por medicações, 450
  doença vascular cerebral, 449
  lesões em massa, 450
  nevralgia do trigêmeo, 449, 450
Celecoxib, 166
Celexa. *Ver* Citalopram
Celíaca, doença, 250
Célula beta pancreática
  patogênese da, 305
Célula-B, linfoma de, 357
Celulite, 174*t*, 228
Centro de cuidados diários para adultos (CCDA), 99, 100
Ceratose actínica, 368*t*, 380, 381
  complicações da, 381
    taxas de conversão, 381
  pápulas escamosas
    ponte nasal direita, 380*f*
  princípios gerais, 380, 381
    pacientes imunossuprimidos, 380
  tratamento, 381
    crioterapia, 2 ciclos congelamento-descongelamento, 381
Ceratose seborreica, 367
  complicações, 367
  pápulas marrom escuras-pretas, placas, 368*f*
  tratamento, 367, 368*q*
Cerebrovascular, doença, 135-139
  achados clínicos, 135
    sinais, 135
    sintomas, 135
  complicações, 136
  diagnóstico diferencial, 135-136, 136*f*, 137*f*
    escala de AVE de Cincinnati, 136*t*
  estratégias de prevenção secundária, 138-139
    ataque isquêmico transitório, 139
    estenose de artéria carótida, 139
    fibrilação atrial, 139
  etiologias comuns de acidente vascular encefálico isquêmico, 138*t*
  hemorragia intracerebral, 138*t*
  prognóstico, 139
  terapias específicas, 138
    acidente vascular encefálico isquêmico agudo, 138
    hemorragia intracerebral, 138
  tratamento, 136
    manejo inicial/cuidado adicional agudo, 136-137
Cervical, espinha, 150, 163, 448

Cetoacidose, 264
  diabética, 305, 306
  hipocalemia, 264
Cetoconazol, 302, 372
  dermatite seborreica, 372
Cheyne-Stokes, respirações de, 411*t*
China, 537-539
Ciática, 484
Ciclofosfamida, 262*t*, 326
Ciclopirox, solução de esmalte de unhas, 370
Cilostazol, 225
Cimetidina, 53*t*, 370
Cinacalcet, calcimimético, 303, 304
Cirrose, 166, 231, 261
Cirurgia de derivação, 186-188, 199
Cirúrgico, desbridamento penetrante, 366
Cisplatina, 262*t*, 263, 323
Cistite, 341
Cisto de inclusão epidérmica, 367, 368, 368*f*
  complicações, 368
  tratamento, 368
    nódulos subcutâneos
Citalopram, 133, 330
Citocinas, 118, 161, 315, 347, 393, 434, 499
Citocromo P450
  interações mediadas, 48
  isoenzimas, 48
  sistema do, 46-48, 499
Claritromicina, 47, 249
Claudicação, 33, 155, 222, 224*t*, 483*t*
Claudicação intermitente (CI), 222, 224*t*
  serviços de saúde em domicílio do Medicare, 106
Clindamicina, 355
Clínicas geriátricas, 16, 20*t*
  abrigo e cuidados de longo prazo, 527
  antropometria, 495
  China, 537
  comprometimento cognitivo, 123
  cuidados de longa duração, 99
    Japão, 534*f*
  cuidados hospitalares e terminais, 102, 103
  distúrbios comportamentais, psicológicos, 130
  doenças orais, 392
  farmácia, 101
  outorga de poder, 541
  pacientes, 530
  planejamento de cuidados avançados, 71
  pneumonia de aspiração, 394
  reabilitação, 101
Clonazepam, 390, 414, 450
Clonidina, 112*t*, 149
Clopidogrel, 51, 139, 182*t*, 183, 187, 225, 245*t*
Cloreto, ativador dos canais de, 260
Cloreto de sódio (sal de mesa), 207
Clorpropamida, 50*t*, 52
Clortalidona, 210
Clostridium difficile, diarreia/colite por, 245*t*, 249, 347
Clozapina, 53, 144, 338
CLP, seguro para, 17
CLP. *Ver* Cuidado de longo prazo
Cobalamina (vitamina B$_{12}$), 119
Coclear, implante, 466

Codeína, 51, 53, 65
Cognitiva, função, 6, 46, 88f, 90t, 94, 99, 115, 119, 120, 123, 131, 400, 428, 460, 465f
  avaliação de *delirium*, 118, 275
  CCL, distúrbio de, 123
  comprometida (*Ver* Comprometimento cognitivo)
  período perioperatório, doença coronariana, 188
Colagenase, 366
Colchicina, 166, 470, 479, 480
Colecistite, 31, 186, 254
Colelitíase, 174t, 181
Colesterol, nível de, 55, 179, 188, 291, 339, 434, 496
Colite, 244, 249-252, 463. *Ver também* Diarreia
Colo femoral, fratura do, 89
Colonoscopia, 37, 44, 250, 251, 254, 324
Colpossuspensão, 282
Coluna lombar, 41
  dor lombar, 482
  osteoporose, 41
Coluna lombar, estenose, 482, 484
  causa, dor lombar, 482
  ciática, 486
  cirurgia espinal, 486
  dor, 482
  estreitamento, canal medular, 486
  panturrilha, dor, 484
  pseudoclaudicação, 484
  sintomas, 484
Coma, 120, 262, 264
  mixedematoso, 293
Coma mixedematoso, 293, 294
  achados laboratoriais, 293
  anemia, 294
  características, comuns, 293
  cardiomegalia, 294
  creatina fosfoquinase, origem muscular, 294
  diagnóstico diferencial, 294
  estados de deficiência autoimune, 293, 294
  exame físico, 293
  gasometria arterial, 294
  hipotermia profunda, 293
  hipotireoidismo não tratado/tratado inadequadamente, 293
  infarto do miocárdio, 294
  infecções, comuns, 293
  prognóstico, 294
  tratamento, 294
Comitê Nacional para Garantia de Qualidade, 80
Comorbidade, 59
  considerações gerais nos cuidados, 60-61
    estratégias para comunicar riscos e benefícios, 61t
    estratégias para reduzir a complexidade e ônus do tratamento, 61t
    ferramentas para identificar a complexidade do tratamento, 61t
    linguagem para evidenciar as preferências do paciente, 60t
  desafios clínicos na, 59-60
  e desfechos em saúde, 59

Complicações iatrogênicas, 84
Comportamentos relacionados à saúde, 39
  abuso de substância, 39-40
  exercício, 39
  saúde sexual, 40
Comprometimento auditivo
  avaliação geriátrica, 26, 513
  confusão, 401t
  delirium, 96
Comprometimento cognitivo, 33, 39, 84, 85, 89
  achados clínicos, 124
    elementos fundamentais da história e exame físico, 124t
    história do paciente, 124
    sinais, 124
    sintomas, 124
  achados laboratoriais, 127-128
  avaliação cognitiva, 127
    ferramentas de avaliação, 127
  complicações, 130
    delirium, 130
    relacionadas ao estresse dos cuidadores, 130
    sintomas comportamentais e psicológicos de demência, 130
  demência, 123
  diagnóstico diferencial, 129
    abuso de álcool, 129
    condições psiquiátricas crônicas, 129-130
    delirium, 129
    depressão, 129
    medicações e déficit sensorial, 129
  exame do estado físico e mental, 126
  imagem, 128
  manejo, 133
    aspectos de segurança, 133-134
    diretrizes antecipadas, 133
  prognóstico, 134
  testes de rastreamento, 126
    avaliação cognitiva de Montreal, 127
    Mini-cog, 127
    mini exame do estado mental, 126-127
  testes/exames especiais, 128
    avaliação de Kohlman das habilidades da vida, 128
    testes genéticos, 129
    testes neuropsicológicos, 128
  tratamento, 130
    antioxidantes, 131
    inibidores da colinesterase, 130-131
    memantina, 131
    para demência vascular, 131
    problemas comportamentais, 131
      abordagens farmacológicas, 132-133
      abordagens não farmacológicas, 131-132
Comprometimento cognitivo leve (CCL), 123
Comprometimento visual, 126, 130, 151, 153t, 155, 502
Comunicação, 2, 60, 102t, 136
Comunidade
  cuidados clínicos, 100
  cuidados prolongados, 99
    locais de, 100f

  financiamento, 99
  institucional, 100
  modelos de, 99
  programa de transições de cuidados, 78
  serviços comunitários, 107
Condrocalcinose, 163
Condroitina, 432, 433
Condução de veículos
  comprometimento cognitivo, 124, 133
  comprometimento da visão, 26
  medicações psicoativas, 437
  olho senescentes, alterações no, 451
  perda auditiva condutiva, 465
Confusão, 399
  abordagens diagnósticas, 400, 401
    doença de Alzheimer, 402
    eletroencefalograma, 402
    exame físico detalhado, 400, 401
  aguda/crônica, 399
  avaliações, 399
  delirium, demência, depressão, comparação de características clínicas, 401, 402t
  diagnóstico diferencial, 399, 400
    delirium, 399
      confusão aguda, 399
      distúrbios de percepção, 399
      síndrome clínica com risco à vida, 399
      sintomas comuns, 399
      vs. demência, 399
    demência, 399, 400
      comprometimento cognitivo leve (CCL), 400
      doença de Alzheimer, 399, 400
      síndrome clínica, 399
    depressão, 400
      definição clínica, 400
      sinais, 400
      transtorno psiquiátrico, mais comum, 400
      vs. demência, 400
    depressão, mnemônico "SIGECAPS", 400, 400t
  exame do estado mental, 401
    achados de avaliação, 401
    CAM, algoritmo diagnóstico, 401t
    escalas de classificação diagnóstica, 401
    inventário de sintomas, 401
    Montreal Cognitive Assessment (MOCA), 401
    questionários padronizados do estado mental, 401
  história do paciente, 400, 401
    condições clínicas/neurológicas/psiquiátricas, ligações para, 400
    domínios essenciais da história, 401t
  método de avaliação, 85, 91, 119f, 120t, 287, 401, 401t, 431t
  neuroimagem estrutural, 402
    TC/RM, 402
  parâmetros fundamentais de avaliação, 399
  síndrome de sobreposição de depressão e *delirium*, 402
  sintomas depressivos do final da vida, 402
  testes laboratoriais, 401

Confusão, método de avaliação de (CAM), 85, 91, 119f, 120t, 287, 401, 401t, 431t
Consentimento informado, 505, 506, 529, 530
Constipação, 256-260
   achados clínicos, 256
   diagnóstico diferencial, 257
      causas fisiopatológicas primárias, 257t
      constipação crônica, causas secundárias, 257t
   exames diagnósticos, 257
   impactação fecal, 260
      desimpactação digital, 260
      enema com água morna, óleo mineral, 260
   princípios gerais, 256
   sintomas/sinais, 256, 257
   tratamento, 258
      terapia farmacológica, 258
      terapia não farmacológica, 258
Consulta psiquiátrica
   ansiedade generalizada, transtorno de, 336
   terapia psiquiátrica, 352
Contenção, 7
   alarmes no leito, 136
   física e química, 67, 130
Corcunda de viúva, 173
Corpos de Lewy, demência com, (DCL), 123, 204
Córtex suprarrenal, doenças do, 299, 300
   desidroepiandrosterona (DHEA), precursor androgênico suprarrenal, 300
      propriedades antienvelhecimento da, 300
   eixo hipófise-suprarrenal, 300
      hiper-responsividade do, 300
   eixo hipotálamo-hipófise-suprarrenal, 300
      testes de estimulação, 300
   hormônio adrenocorticotrófico, nível do, 299
   idade avançada, 299
   pico de cortisol
      estresse, resposta ao, 300
   ritmo diurno do cortisol, 300
Corticosteroides, 52, 65, 116t, 129, 144t, 240, 294, 380, 458, 479
Cortisol, 118, 119f, 294, 300-302
Cortisol livre, urinário, na síndrome de Cushing, 302
Costocondrite, 470
COX1/COX2, enzimas, 52
Creatina fosfoquinase, 294, 339
Creatinina, 12, 47, 127, 130, 198, 248, 269, 271, 393t, 412, 479
   clearance, 47, 175, 183, 198, 199, 209, 228, 271, 303, 310, 318, 412, 418t, 419t, 421t
Creatinoquinase (CK), 207t, 469
Crescimento, hormônio do, 427t
   estimulantes do apetite, 499
   reposição hormonal, 427
Crioterapia, 367-369, 368t, 381
Crohn, doença de, 246t, 251, 252
Cuidador, 7, 503, 504. *Ver também* Cuidados
   aliança, 90, 134
   carga, 2, 533
   estresse, 130, 519

   provedores médicos, 132t
   suporte, 27
Cuidados, 15, 18
   Aliança de Cuidadores Familiares, 18
   Associação de Alzheimer, 18
   Índice de tensão do cuidador (ITC), 18
   instrumentos validados, 18
   organizações, 18
Cuidados agudos, para idosos, 12, 20, 88
Cuidados clínicos, para idosos, 84, 96
   avaliação pré-operatória, 96
      cardiovascular, 96
      cognição, 96
      estado funcional, 96
      estado nutricional, 97
      fragilidade, 97
      pulmonar, 96
   comprometimento cognitivo, 85
   cuidados de emergência, 84
   cuidados pós-operatórios, 97
      complicações cardíacas, 98
      delirium, 97
      dor, 97
   delirium, 84-85
   quedas, 84, 85t
   rastreamento universal, 84
Cuidados, coordenação e integração, 81
Cuidados de longo prazo (CLP), 17, 534f, 537, 538
   comunidade, 99
      cuidados clínicos, 100
      cuidados hospitalares e terminais, 102-103
         MOLST, 103
         POLST, 103
      cuidados institucionais de longo prazo, 100-102
      financiamento, 101
      escore de inspeção de saúde das clínicas geriátricas, 103t
      financiamento, 99
      locais de cuidados de longa duração, 100
      modelos de, 99-101
   cuidados de custódia, 17
   seguro de saúde, 533
Cuidados, discussão sobre
   guia prático para, 9
   metas de, 9
   palavras, úteis na discussão de metas, 10t
Cuidados domiciliares especializados, 100
Cuidados domiciliares (instituições de vida assistida), 108
Cuidados domiciliares, papel do médico no, 107
   atendimentos em domicílio/cuidados primários em domicílio, 107-108
   cuidados em domicílio e avaliações, 107
   equipamentos de cuidados domiciliares, 108t
   faturamento para supervisão médica dos cuidados para o Medicare, 108
   hospitalização pós-aguda, 107
Cuidados em domicílio, modelos de, 104
   atendimento médico em domicílio, 104
   hospital em domicílio, 104

   manejo de caso pós-hospitalização, 104
   e modelo de cuidados transicionais, 104
   prevenção em domicílio/avaliação geriátrica, 104
   reabilitação em domicílio, 104
Cuidados intensivos, ambiente de, 120
   CAM-ICU, avaliação, 120
Cuidados, mapas de, 89
Cuidados médicos em domicílio, 99
Cuidados paliativos, 63
   aspectos espirituais, 63
   aspectos psicológicos, 63
   aspectos sociais, 63
   comunicação, 63-64
   desafios, no ambiente de cuidados em longo prazo, 64
   cuidado com membros da família, luto/pesar, 67
   manejo dos sintomas
      delirium, 66
      demência avançada, 67
      dispneia, 65-66
      dor, 64-65
      fadiga e sonolência, 66-67
      luto e depressão, 66
      náuseas e vômitos, 66
   modelo de cuidado interdisciplinar, 64f
   plano de cuidados avançados, 63-64
   tomada de decisão, 63-64
Cuidados pessoais, 3
Cuidados pós-cirúrgicos, 89
Cuidados terminais, 194
Cuidados, transição de, 75
Cuidados transicionais, 77, 93t
Curativos, oclusivos, comparação, 365t
Curativos, para úlceras por pressão, 364, 365
Cushing, síndrome de, 301-302
   diagnóstico diferencial. 302
      cortisol urinário livre, medida do, 302
      esteroides, uso iatrogênico dos, formulário de resultados, 302
      níveis de cortisol, aumentado, 302
      teste de supressão da dexametasona, anormal, 302
   prognóstico, 302
   sintomas e sinais, 301
   testes laboratoriais, 301, 302
      ACTH, nível de, 302
      hipercortisolismo, teste usado para rastrear, 301
      teste de supressão da dexametasona, 301
      tumor secretor de ACTH ectópico, 302
   tratamentos, 302
      adenoma pituitário, remoção de, 302
      biossíntese dos esteroides suprarrenais, inibição dos, 302
      carcinoma suprarrenal metastático, 302
      cetoconazol, dose de, 302
      insuficiência suprarrenal induzida por drogas, 302
      metirapona, 302
      octreotide, análogo da somatostatina, 302
      radioterapia, 302
      terapia de reposição de hidrocortisona, 302

tumores secretores de ACTH ectópico, 302
Custódia, cuidados de, 17
CVF. *Ver* Capacidade vital forçada
CYP. *Ver* Citocromo P450

D
Dabigatrana, 421, 424
DAC. *Ver* Doença coronariana
Dalteparin
  manejo de sangramento, 422t
  síndrome coronariana aguda, anticoagulação, 183
DAP. *Ver* Doença arterial periférica (DAP)
DASH, dieta (*Dietary Approaches to Stop Hypertension*), 495
DA. *Ver* Alzheimer, doença de
DCL. *Ver* Demência, com corpos de Lewy; Corpos de Lewy, demência com
DCV. *Ver* Cardiovascular, doença
D-Dímero, teste, 469
  tromboembolismo venoso, 227
Déficit neurológico focal, 483
Déficit sensorial, 129
  dor abdominal, 254
  medicações, 129
Déficit visual, 6
Degeneração macular, 26
Degeneração macular relacionada à idade (DMRI), 453-454, 459t
  achados clínicos, 454
  complicações, 454
  diagnóstico diferencial, 454
  fatores de risco, 454
  formas, 454
    não neovascular, 454
    neovascular, 454
  prevenção, 454
  prognóstico, 454
  tratamento, 454
Deglutição
  dificuldade, 55, 246
  terapia de reabilitação, 145
  tratamento, 247
Delirium, 7, 91, 116t, 118, 329, 401t
  achados clínicos, 118
    achados laboratoriais, 118
    imagem, 118
    sinais, 118
    sintomas, 118, 399
  classificados por CAM, 85
  como uma síndrome geriátrica, 115
  complicações, 121
  comportamentos agitados, 399
  comportamentos agitados associados com, 399
  diagnóstico diferencial, 120
  distúrbios da percepção, 399
  e confusão aguda, 399
  exame físico, 119
  fatores de risco/fatores precipitantes, 116t
  prevenção, 115
  prognóstico, 122
  síndrome clínica com risco à vida, 399

suspeito, algoritmo para avaliação, 119f
testes especiais, 120
  critérios diagnósticos CAM, 120t
  diretrizes do DSM-5, 120
  instrumentos desenvolvidos e validados para uso em identificação, 120
  método de avaliação de confusão, 120
tratamento, 116, 117t
  estratégias farmacológicas, 121
  estratégias não farmacológicas, 121
vs. demência, 399
Demandas energéticas, 489. *Ver também* Exercício
Demeclociclina
  SIADH, 263
Demência, 85, 124
  com corpos de Lewy, 125
  frontotemporal, 125-126
  vascular, 125
Demência, associada ao HIV, 126
Demência frontotemporal, 125
Demência vascular (DV), 123, 125, 131, 205
  evidência clínica/radiográfica, 125
  hipertensão, 205
  memantina, uso da, 131
  tratamento da, 131
Denosumab, 176
Densidade mineral óssea (DMO), 169, 209, 240, 292, 427t, 428
  escore T/escore Z, 171, 172
Dentes artificiais, 393
  dentística restauradora, 393
  queilite angular, 393
Dentes, e cáries dentárias, 393
  associadas com, 393
  bactérias orais, 393
  cáries de raiz, 393
  dentadura, 393
  função mastigatória, 393
  infecção, 393
  infecção bacteriana metastática, 393
Depakote, estabilizantes do humor, 334t
Depressão, 6, 33, 328-333, 400
  definição clínica, 400
  diagnóstico diferencial, 329, 330
    comprometimento cognitivo leve, 329
    delirium, 329
    demência, 329
    desafios, 329
    doença de Parkinson, 329
    doenças psiquiátricas comórbidas, 329
    luto, 329
    transtorno bipolar/psicótico, 329
  educação/cuidados de suporte do paciente e família, 330
  eletroconvulsoterapia (ECT), 332
    efeitos colaterais, 332
  exame físico, 329
  farmacoterapia, 332, 333
    antidepressivos, 330-332
  ferramentas de rastreamento, 329
    escalas de depressão geriátrica, 329, 329t
  inibidores seletivos da recaptação da serotonina (ISRSs), 332

inibidores seletivos da recaptação da serotonina-norepinefrina (IRSNs), 332
prognóstico, 333
psicoestimulantes, 331
  dextroanfetamina, 331
  metilfenidato, 331
psicoterapia, 331, 332
  estruturada, 333
  psicoterapia interpessoal, 331, 332
  terapia cognitivo-comportamental (TCC), 331
  terapia de resolução de problemas, 331
sintomas depressivos, 332
sintomas/sinais, 328, 329, 400
terapia psiquiátrica, 332
  avaliação psiquiátrica imediata, 332
  fatores de risco, de suicídio, 332
  transtornos psiquiátricos, mais comuns, 400
vs. demência, 400
Derivação linfática microcirúrgica, 235
Dermatite de contato, 375
  complicações, 375
  prevenção, 375
  tratamento, 375, 376q
Dermatite de estase, 372, 373, 373f
  máculas hiperpigmentadas, manchas no maléolo medial esquerdo, 373f
  prevenção, 372
  tratamento, 373
Dermatite, por estase, 372, 373
  máculas hiperpigmentadas, manchas no maléolo medial esquerdo, 373f
  prevenção, 372
    elevação da perna, 372
    meias de compressão, 372
  tratamentos, 373
Dermatite seborreica, 372, 372f
  princípios gerais, 372
  tratamento, 372
Dermatófitos, infecção por, 369, 370. *Ver também* Onicomicose.
Dermátomos, infecção por herpes-zóster, 377
Desatenção, no *delirium*, 85
Desbridamento cirúrgico penetrante, 366
Desbridamento enzimático, úlceras por pressão, 366
Desbridamento mecânico, 366
Desequilíbrio, 149. *Ver também* Quedas
Desidratação, 6, 31, 89, 102t, 117t, 300, 351, 519, 521
Desidroepiandrosterona (DHEA), 428. *Ver também* Terapia de reposição hormonal
  doença do córtex suprarrenal, 300
Desipramina, 53t, 330, 414
Desmopressina, 282
Desnutrição, 6, 494, 495
  alimentação por sonda artificial, 499
  câncer da cabeça e pescoço, tratamentos, 499
  pneumonia, 499
  sonda alimentar (sonda-G ou sonda-J), 499

ÍNDICE

efeitos adversos, 495
estimulantes do apetite, 499
    acetato de megestrol, 499
    ciproeptadina, 499
    doença tromboembólica, 499
    metabolismo do ácido araquidônico, 499
interações medicamentosas, 499
    antibióticos, 499
    citocromo P450 3A4, 499
    suco de toronja (*grapefruit*), 499
    suplementos de cálcio, 499
necessidades calóricas, 494
    estimativa calórica diária de repouso (kcal), 495t
obesidade, tratamento, 499
sinais físicos, 495
suplementos nutricionais, orais, 498, 499
Desyrel, 387t
Detrusor, hiperatividade do, 282
Detrusor, músculo, incontinência urinária, 275
Dexametasona
    para náuseas e vômitos, 66
    teste de supressão, 301, 302
Dexametasona, supressão, baixa dose, na síndrome de Cushing, 301
DEXA. *Ver* Absorciometria com raio X de dupla energia
Dextroanfetamina, 331
DI. *Ver* Diabetes, insípido
Diabetes, 124
    complicações agudas, 306
        alteração do estado mental, 306
        cetoacidose diabética (CAD), 306
            fatores precipitantes, 306
        coma, 306
        deficiência de insulina, 306
        estado hiperglicêmico hiperosmolar, 306
        hiperglicemia associada com, 306
        sintomas dispneicos, 306
        tecidos moles das extremidades inferiores, 306
    complicações crônicas, 306, 307
        complicações relacionadas ao diabetes, 306
        doença macrovascular, 306, 307
            controle da pressão arterial, 307
            doença cardiovascular (DCV), 306
        doença microvascular, 306
            nefropatia, 307
            neuropatia, 307
            retinopatia, 307
    insípido, 263, 264, 267
    melito, 41, 61, 207, 305, 306, 308, 341
    patogênese, 305
    prevenção, 306
        Diabetes Prevention Program (DPP), 306
        metformina, 306
    princípios gerais, 305
    síndromes geriátricas, 307, 308
        comprometimento cognitivo, 307, 308
        declínio funcional, 308
        depressão, 308
        fraturas, 308
        incontinência urinária, 308
        quedas, 308
    terapia farmacológica, 310-313
        amilina mimética, 313
            pramlintida, 313
        biguanidas, 310
        inibidores da α-glucosidase, 311, 312
            acarbose (Precose), 311
            miglitol (Glyset), 311
        insulina, 312
            ação curta, 312
            ação prolongada, 312
            desvantagens, 312
            protamina neutra Hagedorn (NPH), 312
            usos comuns, 312t
        meglitinida, 312
            hiperglicemia pós-prandial, 312
            insulina de ação curta, secretagogos, 312
            nateglinida, 312
            repaglinida, 312
        moduladores da incretina, 312
            análogo do peptídeo-1 tipo glucagon (GLP-1), 312
            exenatida, 312
            inibidores da dipeptidil peptidase-4 (DPP-4), 312
            linagliptina, 312
            liraglutida, 312
            saxagliptina, 312
            sitagliptina, 312
        sulfonilureias, 311
            gliburida, 311
            glipizida, 311
        terapias não insulínicas, hiperglicemia, 311t
        tiazolidinedionas, 312
            pioglitazona (Actos), 312
            rosiglitazona (Avandia), 312
            sensibilizantes de insulina, 312
    tratamento glicêmico, 308, 309
        alvos de controle glicêmico, 309
            metas, 309
            metas de hemoglobina A1c, recomendações das diretrizes para, 309t
            nível médio de glicose, alteração no, 309t
            pacientes hospitalizados, 309
        complicações dos órgãos-alvo, 308
        hiperglicemia, 308
        tratamentos não farmacológicos, 310
            dieta, 310
            intervenção dietética, 310
            recomendações, 310
            restrição calórica, 310
            exercício, 310
diabetes insípido (DI), 263, 264, 267
diabetes melito (DM), 41, 61, 207, 305, 306, 308, 341
Diabetes tipo 1, 305
Diabetes tipo 2, 210
Diaforese, 181
Diagnóstico duplo, programas de, para depressão, 330
Diálise, 273
Diâmetro sistólico final do ventrículo esquerdo (DSFVE), 220
Diarreia, 249
    achados clínicos, 250
    tratamento, 250
Diarreia, associada a antibióticos, 349
Dieta. *Ver* Nutrição
Difenidramina, 387, 388
Digoxina, 192, 193
    toxicidade da, 192
Diidropiridinas, para hipertensão, 206t
Dilatação pneumática, 247
Diltiazem, 184, 210
Diretrizes antecipadas, 9, 10, 25-27, 64, 70t, 71, 78, 96, 133, 470
Discinesia, 117, 132, 133, 144, 145, 147, 338
Discinesia tardia, 132, 133, 334, 338
Disco lombar, doença degenerativa do, 484, 485
    coluna lombar, 484
    espaço discal, 484
Disfagia, 149, 246, 247
    achados clínicos, 246
        estudos diagnósticos, 246-247
        sintomas/sinais, 246
    tratamento, 247
    avaliação, 247f
Disfagia esofágica, 246
Disfunção do nó sinusal, 197, 195, 445
Disfunção endotelial, 202
Disfunção erétil (DE), 340
    doença vascular/neurológica, 343
    papel da testosterona, 341
    tratamento não cirúrgico para, 344t
Disfunção sexual
    achados clínicos
        sintomas/sinais
            homens, 341-342
            mulheres, 342-343
    achados laboratoriais, 343
    alprostadil, injeção intracavernosa, 344
    alterações fisiológicas relacionadas à idade, em homens, 340
    cirurgia poupando os nervos, 341
    desejo sexual hipoativo, distúrbio do, 345
    diabetes melito (DM), 341
    estrogênio tópico em baixas doses, 345t
    idosos, 340
    incontinência urinária, tratamento da, 345
    perfil de efeitos colaterais, 345
    prevenção
        em homens, 340-341
        em mulheres, 341
    tadalafila, 344
    tratamento em homens
        dispositivo de constrição à vácuo (DCV), 343
        inibidores da fosfodiesterase-5 (PDE5), 343-344
    tratamento em mulheres, 342t, 344
        dispareunia, 344-345
        distúrbio do desejo sexual hipoativo, 345
Dislipidemia, 180, 205t, 223, 496

ÍNDICE

Dispareunia, 340, 341, 343-345*t*, 344
Dispepsia, 248
  achados clínicos, 248-249
  tratamento, 249
Dispepsia não ulcerosa, 249
Dispneia, 306, 472-476
  achados, 474
    avaliações, 474
    exame físico, sinais vitais, 474
    testes diagnósticos adicionais, 474, 475*t*
  avaliação quantitativa/qualitativa, 473, 474
    avaliação do impacto funcional, 474
    broncoconstrição aguda, 474
    descondicionamento cardíaco, 474
    edema pulmonar, condições crônicas, 474
    escala visual análoga, 473
    gravidade da, 473
    sinais/sintomas, associados, 474
  cuidados geriátricos, princípios fundamentais, 472, 473
    apresentações alternativas, possibilidade de, 472
    doença cardiopulmonar crônica, cuidados paliativos, 473
    história clínica, coleta a partir dos cuidadores, 472
    medicações, prestar atenção especial a, 472
    metas de cuidados, 473
    planos de tratamento proposto, benefícios/carga do, 473
    procedimentos diagnósticos, benefícios/carga do, 473
  diagnóstico diferencial, 474, 475, 475*t*
    apresentações subagudas, 475
  sintomas, 473
    avaliação, 473
    tomada da história, meta da, 473
  tratamento, 475, 476
    acompanhamento imediato dos sintomas, 475, 476
    acompanhamento imediato para adesão ao tratamento, 475, 476
    considerações especiais, paciente geriátrico (*Ver* Dispneia crônica, tratamento da, considerações especiais)
    inaladores, dificuldade para pacientes geriátricos, 475
    recomendações gerais, 475, 476
Dispneia crônica, tratamento da, considerações especiais, 476
  opiáceos, farmacoterapia com, 476
  oxigênio, 476
  reabilitação pulmonar, 476
Dispneia, índice, 237
Distímico, distúrbio, 400*t*. *Ver também* Depressão
Distonia
  demência, 126
  doença de Parkinson, 146
  tratamento do *delirium*, 117*t*
Distúrbio convulsivo, 331
Distúrbios cutâneos, 367

  carcinoma basocelular, 381, 382
  carcinoma epidermoide, 382
  ceratose actínica, 380, 381
  ceratose seborreica, 367
  cisto de inclusão epidérmica, 367, 368
  dermatite de estase, 372, 373
  dermatite seborreica, 372
  erupção cutânea (morbiliforme), 376
  escabiose, 378, 379
  herpes-zóster, 376, 377
  melanoma, 382, 383
  onicomicose, 369, 370
  pele seca, prurido, dermatite esteatósica, 370, 371
  penfigoide bolhoso, 379, 380
  psoríase, 373, 374
  rosácea, 374, 375
  verrugas (verruga vulgar e verruga plantar), 368, 369
Distúrbios de condução, 31, 181
Distúrbios endócrinos, 41-42
  diabetes melito, 41
  distúrbios da tireoide, 41
  osteoporose, 41-42
Distúrbios neurodegenerativos não Alzheimer, 33
Distúrbios neurológicos, 136, 343
Distúrbios vasculares
  anticoagulantes, 424
  como causa de isquemia das extremidades inferiores, 224
  perda da visão, 453
Diuréticos, 192
  de alça, 49, 52
Diuréticos de alça, 49, 52
  hiponatremia, 262*t*
  medicações, hipocalemia, 265*t*
  medicações ototóxicas, 464*t*
  perda de peso involuntária, causa de, 498*t*
Divalproex sódico, 133*t*
DMO. *Ver* Densidade mineral óssea
DMRI. *Ver* Degeneração macular relacionada à idade (DMRI)
DM. *Ver* Diabetes melito
Docusato, 145
Doença arterial periférica (DAP), 222, 223*t*, 231
  achados laboratoriais, 223
  diagnóstico diferencial, 224
  prognóstico, 225-226
  sinais/sintomas, 222-223
  teste diagnóstico, 223-224
  tratamento, 225
Doença cardíaca, 40
  coronariana crônica, 185-188
  coronariana fatal, 180
  níveis lipídicos séricos, 494
Doença coronariana, 39, 178, 180, 185, 190, 214
  achados clínicos, 185
  complicações maiores, 186
    estratificação de risco, 186
  crônica, 185-188
  diagnóstico diferencial da dor torácica, 186

  exames laboratoriais básicos, 185
    angiografia coronariana, 186
    eletrocardiografia, 185
    TC cardíaca de multidetecção, 186
    testes de esforço, 185-186
  prevenção primária, 185
  prognóstico, 188
    impacto das comorbidades comuns com insuficiência cardíaca, 188*t*
  tratamento, 186
    farmacoterapia, 187-188
      ácido acetilsalicílico, 187
      agentes liporredutores, 188
      bloqueadores do receptor da angiotensina, 187
      bloqueadores dos canais de cálcio, 187
      inibidores da enzima conversora da angiotensina, 187
      nitratos, 187
      ranolazina, 188
      varfarina, 188
      β-bloqueadores, 187
    modificações no estilo de vida, 187
    objetivos do, 186-187
    revascularização
Doença degenerativa articular, 489*t*
Doença degenerativa, da espinha. *Ver* Dor lombar
Doença diverticular, 251
  achados clínicos, 251
  sangramento diverticular, 251
Doença inflamatória intestinal, 251
  achados clínicos, 251
  estudos diagnósticos, 252
Doença pulmonar obstrutiva crônica (DPOC), 91-236
  achados clínicos, 237-238
  cessação de tabagismo, 239
  diagnóstico diferencial, 238-239
  fatores de risco, 237
  inaladores de pó seco (IPSs), 239
  patogênese, 236-237
  prognóstico, 241-242
  sistemas de estadiamento, 238*t*
  terapia farmacológica, 239
  tratamento, 239-240
    agentes mucolíticos, 240-241
    antibióticos, 241
    broncodilatador, 239
      anticolinérgico, 240
      beta-agonista, 239-240
    cirurgia para redução do volume pulmonar (CRVP), 241
    glicocorticoides, 240
    inibidores da fosfodiesterase-4, 240
    metilxantinas, 240
    oxigênio, 241
    reabilitação pulmonar, 241
    terapia combinada, 240
Doença renal crônica (DRC), 269-274
  achados clínicos, 271
  avaliação de causas subjacentes, 271
  avaliação laboratorial, 271
  complicações, 271

considerações especiais sobre o tratamento, comorbidades relacionadas à DRC, 272t
doença renal terminal (DRT), progressiva, 269
fatores de risco comuns, 271
  DRC de início recente, 271
  função renal, declínio relacionado à idade, 271
  infecção do trato urinário, 271
  lúpus eritematoso sistêmico, 271
história clínica e exame físico, 271
iniciativa de qualidade dos desfechos em doença renal (IQDDR), 269
patogênese, 269-271
  Modification of Diet in Renal Disease (MDRD), 269
  ponto de corte específico por idade, 270
  recomendações de avaliação e manejo, 270f
princípios gerais, 269
  abordagem de tomada de decisão compartilhada, 269
  avaliação geriátrica, 269
  decisão de diálise, 269
rastreamento de doenças, 271
taxa de filtração glomerular (TFG) reduzida, presença de, 269
tratamento, 271
  ambiente de cuidados primários, 271-273
    bloqueadores dos receptores da angiotensina (BRAs), 272
    DRC leve a moderada, 271
    inibidores da enzima conversora da angiotensina (IECAs), 272
    tratamento da, 272
  cuidado paliativo e de suporte, 273, 274
    diálise precedente, 273
    incontinência urinária, tratamento da, 274
    kayexalate (sulfonato de sódio poliestireno), 274
    morfina, 274
    uremia, 274
  diálise, 273
    abordagem à tomada de decisão, 273
    avaliação geriátrica, 273
  encaminhamentos, 273
    encaminhamento para nefrologia, 273
    encaminhamento urológico, 273
    NKF/KDOQI, diretrizes do, 273
    retirada da diálise, 273
    cuidados paliativos, 273
    suporte hospitalar, 273
  transplante renal, 273
    cuidados pós-transplante, complexidade dos, 273
    terapia de substituição renal de longo prazo, 273
Doença renal terminal (DRT), 269-271, 273, 274
Doenças, apresentação atípica das, 30
  apresentações de condições comuns, 31
    comprometimento cognitivo, 33

depressão, 33
desidratação, 31
doença cardiovascular, 32-33
dor abdominal, aguda, 31-32
infecção, 32
identificação de pacientes em risco, 30
sinais e sintomas, 30-31
Doenças intercorrentes, 115
Doenças orais
  acesso aos cuidados, 392, 393
    cáries dentárias, não tratadas, 392
    plano de seguro odontológico, 393
    sinais, 393
    sintomas, 393
    visita odontológica, 393
  considerações farmacológicas, 396, 397
    Academia Americana de Cirurgia Ortopédica, diretrizes, 397
    auxílio de higiene, 394
    profilaxia antibiótica, 396
  Kayser-Jones Brief Oral Health Status Examination (BOHSE), 394
    efeitos colaterais de medicação, 396
    xerostomia, 396
  prognóstico, 397
  tratamento, 394-397
    manutenção da saúde oral, 394, 396t
Doenças pulmonares, 241
  dispneia, 472
Doença ulcerosa péptica, 248
Doença valvar, 213, 221
  estenose aórtica, 213-215
  estenose mitral, 217-218
  idosos, princípios gerais, 213
  insuficiência aórtica, 216-218
  regurgitação mitral, 218-221
Doença vascular periférica, 51t, 126, 194, 222, 306
Doença venosa
  classificação clínica da, 231
Doença visceral, 484
  aneurisma de aorta abdominal, 484
  distensão vesical, 484
Dor, 410
  abordagens, 411-415, 412
    autoavaliação da dor, 411
    avaliação/tratamento da dor, 412
    modalidades não farmacológicas, 412
  depressão clínica, 414, 415
  dor aguda, 410
  dor crônica, 410
  dor, descrição da, termos usados comumente, 411t
  dor persistente tratada de modo inadequado, em idosos consequências da, 411t
  ferramentas de rastreamento, 410, 411
    avaliação de rotina, 410, 411
    escala de classificação numérica, 411
    escala de incapacidade da dor, 411
    escala facial de dor, 411
    inibidores da recaptação da serotonina, 414

International Association for the Study of Pain (IASP), classificação da dor, 410
Pain Assessment in Advanced Dementia (PAINAD), escala de, 411t
questionário da dor de McGill, 411
tapentadol, 414, 415
Wong-Baker, escala FACES de classificação da dor, 411
manejo da dor, disparidades no, 410
nevralgia pós-herpética, 414
princípios gerais, 410
terapia farmacológica, 412-414
  anti-inflamatórios não esteroides (Ver Anti-inflamatórios não esteroides)
  opioides, efeitos adversos dos (Ver Opioides)
  opioides, medicações, 413
    tabela de equivalência, 415t
    terapia, como instituir, 414t
  opioides, metabolismo dos, 413
  paracetamol, 412
  terapias não sistêmicas, 412
terapia não farmacológica, 412
tratamento, 411-415
Dor articular, 95
  insuficiência venosa crônica, 320
  osteoartrite, 159
  polimialgia reumática, 479
Dor em repouso, na doença arterial periférica, 223
Dor lombar, 482
  achados, 482-484
    fraqueza, músculos do pé, 482
    fraqueza, tornozelo, 482
    hérnia de disco, 483
    imunossupressão, 483
    perda de peso, 482
    quadril, fraqueza do, 482
  avaliação da, 485
  causas mecânicas, 484
    ciática, 484
    doença do disco lombar degenerativa, 484, 485
    espondilolistese, 483
    estenose espinal lombar, 484
    fratura sacral osteoporótica, 485
    fratura vertebral osteoporótica por compressão, 482
    hiperostose esquelética idiopática difusa (DISH), 485
    inespecífica, 485
  coluna, imagem da, 483
  coluna lombar, doença da, 483
  diagnóstico de, 482, 484t
    por imagem, 483
  diagnóstico diferencial, 484
  etapas, 485
  exame físico, 482
  fratura vertebral osteoporótica por compressão, 482
  identificação, da fonte, 482
  infecções, 482, 484
    endovascular, 484
  intervenções cirúrgicas, 486

manejo da, 482-485
manejo das fraturas vertebrais por compressão, 485
marcha, postura
observação da, 482
neoplasia, 482
relacionadas a doenças sistêmicas, 483
tratamento da, 485
Dor, manejo da, 85
cuidados de emergência, 85
cuidados pós-operatórios, 96t
Dor nas pernas, 224, 228
Dor neuropática, 330
antidepressivos, 330
termos, para descrever a dor, 411t
Dor no pescoço, 163
Dor noturna em repouso, 223
Dorsal do pé (DP), 224
Dor torácica, 468-470
achados laboratoriais, 469
creatinoquinase (CK), 469
creatinoquinase miocárdica (CK-MB), 469
D-dímero, 469
troponina I, 469
angina, típica, 468
avaliação inicial, 469
causa musculoesquelética, 470
costocondrite, 470
síndrome de Tietze, 470
causas cardiovasculares, 469
angina instável, 469
dissecção aórtica, 469
pericardite, 469
síndrome coronariana aguda, 469
causas gastrintestinais, 470
esofagite/espasmo esofágico, 470
refluxo esofágico, 470
causas pulmonares, 469
embolia pulmonar aguda, 469
pleurite, 469
diagnóstico diferencial, 469, 470
esofagite química, 470
exame físico, 468, 469
história do paciente, 470
infarto do miocárdio (IM), 468
inflamação, 469
princípios gerais, em idosos, 468
sintomas gerais, 468
síndrome coronariana aguda, 468
características que sugerem, 468
sintomas e sinais, 468, 469
testes diagnósticos, 469
testes especiais, 469
Thrombolysis In Myocardial Infarction (TIMI), escore de risco, 469
tratamento, 470
ácido acetilsalicílico, 470
anti-inflamatórios não esteroides, 470
caixa torácica, músculos da, 470
cateterismo cardíaco, 470
infarto do miocárdio (IM) com elevação de ST, 470
dor torácica pleurítica, 470

embolia pulmonar, diagnóstico de, 470
cintilografia ventilação-perfusão, 470
TC, 470
pericardite, 470
trombólise farmacológica, 470
Dor torácica, não posicional, indicando infecção vertebral, 484
Dor torácica pleurítica, 470
Doxazosin, 210, 286
Doxepin
antidepressivos, 330
medicações para dormir, para pacientes idosos, 387t
propriedades anticolinérgicas, medicações com, 53t
Doxiciclina, 368
cisto de inclusão epidérmica, 368
pneumonia adquirida na comunidade, 353
rosácea, 375
DP. Ver Parkinson, doença de
DRCS. Ver Ritmo circadiano do sono, distúrbios do (DRCS)
DRC. Ver Doença renal crônica
Drenagem linfática manual (DLM), 235
DRGE. Ver Refluxo gastresofágico, doença do (DRGE)
Dronabinol, 499
Dronedarona, 192
DRT. Ver Doença renal terminal
Drusa, macular, 454
DTEC. Ver Tromboembólica, doença, crônica
Duloxetina
antidepressivos, 330
dispepsia, 249
osteoartrite, 164t, 165
DUP. Ver Doença ulcerosa péptica
DV. Ver Demência vascular (DV)
Dysfunction (IIEF-5), 342

E
EA, gravidade da, classificação, 214
EA. Ver Estenose aórtica
ECG. Ver Eletrocardiografia
Ecocardiografia
estenose aórtica (EA), 214
estenose mitral (EM), 218
insuficiência aórtica (IA), 216
insuficiência cardíaca (IC), 191
regurgitação mitral, 219
taquiarritmias, 197
ECT. Ver Eletroconvulsoterapia
Edema macular, 453
retinopatia diabética, 455
Educação interprofissional, 20
Educação médica, ensino da, 30
EHNA. Ver Esteato-hepatite não alcoólica
Ejaculação precoce, 341
neurofisiológica, 343
Ejaculação retrógrada, 341-343
Eletrocardiografia (ECG)
arritmias cardíacas, 265
arritmias ventriculares, 200
aumento do átrio esquerdo, 218
bradiarritmias, 196

doença coronariana, crônica, 185
dor torácica, 469
estenose aórtica (EA), 214
hipertrofia de VE, 214
identificação de causa de síncope, 444
insuficiência aórtica (IA), 216
insuficiência cardíaca (IC), 191
regurgitação mitral, 210
taquiarritmias, 197
teste de esforço, ECG no, 186
Eletroconvulsoterapia (ECT), 332
Eletrodissecção e curetagem (ED&C), 381
Eletroencefalograma (EEG), 119f, 135
Embolia pulmonar, 470
Emergência, cuidados de, modelos de, 83
Emergência, cuidados de, perspectivas, 85-86
Emergência, setor de (SE), 83
emergência geriátrica, medicina de alta produtividade, 84t
Êmese, em borra de café, 248
EM. Ver Estenose mitral (EM)
Enalapril
hipertensão, 206t
hiponatremia, 262t
insuficiência cardíaca sistólica, 192t
síndrome coronariana aguda, 183
Encefalite
delirium, fatores de risco, 116t
parkinsonismo, causas secundárias de, 144
Encefalopatia
coma mixedematoso, 294
hipertensão, 205
Endocardite infecciosa (EI), 221
Endoftalmite, 459t
catarata, pós-cirurgia, 453
Endoscopia digestiva alta (EDA)
diarreia, 250
disfagia, 247
dispepsia, 249
doença do refluxo gastresofágico, 245
doença ulcerativa péptica, 248
dor torácica, 469
Enfermagem especializada, instituições com, 7, 17, 75, 78, 94, 100, 101, 348, 544
Enfermagem, pessoal de, 29f, 87, 534f
Enfermagem, protocolos de, 88
Enfermeiro registrado (ERs), 101
Enfisema, 236. Ver também Doença pulmonar obstrutiva crônica (DPOC)
Enolase, específica do neurônio, 118
Enoxaparina
anticoagulantes orais, 421
anticoagulantes parenterais, propriedades farmacológicas, 418t
terapia antitrombótica, 183
Entacapone, doença de Parkinson, 136
Entesófitos, formação de, 485
Enzima conversora da angiotensina (ECA), inibidores da, 1, 51, 182, 183, 186, 188, 191, 192, 209, 214, 225, 272, 498
Eosinofilia, insuficiência suprarrenal aguda, 300
Episódio maníaco, 333
Equilíbrio, exercícios de, 491

ÍNDICE

Equilíbrio hídrico, nos cuidados pós-operatórios, 97
Equilíbrio, treinamento de, 7, 101, 491
Equimose, 255
Equipe, cuidado por, em geriatria, 20t
Equipe interprofissional, inovações, 20
   barreiras ao trabalho em equipe, 22
   fundação John A. Hartford, 20
      Programa de Cuidados Abrangentes para Idosos (PACE), 20
      programa Medicare-Medicaid, 20
   iniciativa GITT, 20
      evidência de, 21
   iniciativas de treinamento, 20
   Prêmios Acadêmicos em Geriatria, 20
   recursos e ferramentas para trabalho em equipe, 21-22
Equipe STEPPS, programa, 22
Equivalentes metabólicos (METs), 487
Ereções associadas ao sono (EASs), 342
Eritema nodoso, doença de Crohn, 252
Eritropoietina, anemia, 315
Erupção medicamentosa (morbiliforme), 376
   tratamento, 376
Erva-de-são-joão (*Hypericum perforatum*), 331
Ervas, terapia com, 115
Escabicidas, 379
Escabiose, 354-355, 378, 379
   achados microscópicos, 378, 378f
   complicações, 378
   prevenção da transmissão, 379
   princípios gerais, 378
   prognósticos, 379
   tratamento, 378
      escabicida, 378
      prurido, 379
Escabiose nodular, 378
Escabiose norueguesa, 378
Escala de depressão geriátrica (GDS), 90t, 329, 401
   exame do estado mental, 401
Escala de percepção de esforço, 487
Escala de Shea, 362
Escalpo, prurido no, 372
Escarro, produção de, 236, 237, 238t, 250t
Escherichia coli, diarreia causada por, 353
Escleroterapia com espuma, 232
Esfíncter esofágico inferior (EEI), espasmo, 247
Esfíncter esofágico superior (EES), 246
Esfíncter, função do, 280
Esforço, teste de, 182, 185-186
   cardíaco, 475t
   dor torácica com esforço, 469
   ECG com exercício, 186
   urinário, 278
Eskalith. *Ver* Lítio
Esofágica, motilidade, distúrbios da, 247
Esôfago, dilatação do, acalasia, 247
Esôfago, distúrbios do, 244
   disfagia, 246-247
      distúrbios da motilidade, 247-248
      doença do refluxo gastresofágico, 244-246

Esomeprazol, tratamento do refluxo gastresofágico, 245t
Espirometria, 238, 239, 475t
Espironolactona, 192
   para insuficiência cardíaca sistólica, 192
Espondilolistese, 483
Espondilose cervical, 155
Espondilose, terminologia da dor lombar, 483t
Esquema medicamentoso, adesão ao, 56
Esquizofrenia, 120, 337-339
   condições psiquiátricas crônicas, 129
   critérios diagnósticos, 337
   diagnóstico diferencial, 337, 338
   princípios gerais, 337
   transtornos psicóticos, 337
   tratamento, 338, 339
Estabilizador do humor, abordagens farmacológicas, 132, 334t. *Ver também* Carbamazepina; Lítio; Valproico, ácido
Estado funcional, 1, 4, 184, 271, 399
   apresentações atípicas das doenças, 32t
   avaliação do, 4-5, 6t, 11
   pacientes com câncer, 13
Estado mental, 26
   avaliação geriátrica, 91
   demência, 26
Estado nutricional, 7
Estatinas, agentes liporredutores, 184
Esteato-hepatite não alcoólica (EHNA), 254
Estenose aórtica (EA), 155, 178, 179t, 213-215, 215t
   achados clínicos, 214
   diagnóstico diferencial, 214
   prevenção, 214
   princípios gerais, 213-214
   prognóstico, 215
   tratamento, 214-215
Estenose da artéria renal, 183, 203, 205, 210
Estenose mitral (EM), 217-218
   achados clínicos, 217-218
      cateterismo cardíaco, 218
      ecocardiografia, 218
      eletrocardiografia, 218
      radiografia de tórax, 217-218
   complicações, 218
   diagnóstico diferencial, 218
   gravidade, classificação da, 218
   prevenção, 217
   princípios gerais, 217
   tratamento, 218
Estilo de vida, aspectos de, 204
Estilo de vida, modificações no, 56
   como parte integral de programa não farmacológico, 165
   como terapia não farmacológica, 258
   dieta, exercício, *biofeedback*, 258
   inibidor da bomba de prótons (IBP) com, 245
   pacientes com DAC, 187
   refluxo gastresofágico, doença do, 245t
Estimulação elétrica nervosa transcutânea (TENS), 165
Estradiol, anéis vaginais de, 345

Estradiol, terapia de reposição estrogênica, 345
Estratégias de comunicação de saúde, 504, 505, 505t. *Ver também* Comunicação
   comunicações verbais claras, 504
   ensinar de volta, 505
Estresse, 2
   incontinência, 276, 278, 308
   manejo, 18
Estresse pós-traumático, transtorno de, 336, 337
   diagnóstico diferencial, 336, 337
   fundamentos do diagnóstico, 336
   princípios gerais, 336
   tratamento, 337
Estrogênio, 427
   baixa dose, tópico, 345, 345t
   demência, 124
   disfunção sexual, em mulheres idosas, 342t
   infecções do trato urinário, prevenção de, 348
   moduladores seletivos dos receptores de (SERMs), 174, 175
   reposição, sintomas de atrofia vulvovaginal, 341
Estrutural, aperfeiçoamento, 84
Estudo de Saúde da Mulher e Envelhecimento I, 316
Ética
   aspectos nos cuidados de idosos, 69
   capacidade de tomada de decisão, 69
      informações fornecidas, relevantes, 71
      Mini Exame do Estado Mental (MEEM), 69
      Montreal Cognitive Assessment (MOCA), 69
      tomada de decisão informada, 69, 71
   equilíbrio entre a promoção de independência e a segurança do paciente, 72-73
   planejamento de cuidados avançados e diretrizes antecipadas, 71
   preocupações éticas baseadas em virtudes, 70t
   princípios éticos, 70t
   substituto na tomada de decisão, 71-72
   tomada de decisão para pacientes incapacitados, abordagem geral, 72f
Etoposide, para câncer de pulmão de pequenas células, 323
European League Against Rheumatism (EULAR), 479
Eventos adversos, durante transições, 76
Exame de toque retal, 284
Exame físico, 401, 468, 469
Exame neurológico, 121
Excreção
   água, 262
   função renal, 47
   metabolismo dos fármacos e efeitos fisiológicos, 47
   potássio, 203, 265, 266
Exemestane, câncer de mama primário, 322
Exercício, 39, 487-492
   análise da Cochrane, 173
   benefícios, 487

duração, 489
flexibilidade (*Ver* Exercícios de flexibilidade)
frequência, 489
frequência cardíaca, 489
intensidade, 489
prescrição, 489, 490
programa, 487, 488, 492
    adesão ao, 492
    progressão, 492
    recursos da internet
        para o clínico, 488*t*
        para o paciente, 488*t*
segurança, 488
    rastreamento cardíaco, 488
sintomas, 488
sistema de saúde apresentado, 489*t*
tipos, 489-491
uso do, 487-492
Exercício isométrico, 165
Exercícios aeróbicos, 490, 491
    desempenho máximo, limites por idade, 490
    não supervisionados, em idosos saudáveis, 490
    riscos, 491
        eventos cardíacos, 491
Exercícios de flexibilidade
    alongamentos, 491
    articulações agudamente inflamadas, 491
    articulações fundidas, 491
    atividade física, para idosos, 490
    contraindicações, 491
    doença de Parkinson, 145
    dor lombar, 489*t*
    fraturas recentes, 491
Expectativa de vida, 2
Exploração financeira, 518, 519. *Ver também* Maus-tratos com idosos
Extrapiramidal, efeitos colaterais, transtorno bipolar, 334
Extremidade inferior, dor na, 224
Extremidades superiores, limitações das, 3

F

Famotidina, no tratamento da doença do refluxo gastresofágico, 245*t*
Farmácia, 101
Fármaco-doença, interações, 46, 48, 404-406, 405*t*
Fármacos, metabolismo/efeitos fisiológicos, 46
    farmacocinética, 46-47
        absorção, 46
        distribuição, 46
        excreção, 47
            clearance de creatinina, 47
        metabolismo, 46-47
    farmacodinâmica, 47
Fármacos psicoativos, prescrição de, uso errado de, 436
Fator de crescimento derivado das plaquetas, 365
Fator de crescimento insulínico, 118, 427, 499
    para ganho de peso, 499
Fator de crescimento recombinante derivado de plaquetas (rhPDGF-BB), 365

Fatores ambientais, 3
Fator nuclear kappa-B, ligante (RANKL), 170, 176
Fator reumatoide, 163, 481
Fator V de Leiden, tromboembolismo venoso, 226*t*
FA. *Ver* Fibrilação atrial
Febre de origem desconhecida, 118
Felodipina
    bloqueadores dos canais de cálcio, 187, 210
    hipertensão, medicação para, 206*t*
Fenelzina, 330, 500*t*
Fenitoína, 48, 386*t*
    considerações farmacológicas, 396
    varfarina, 420*t*
Fentanil, adesivos de, 65
Feocromocitoma, 203
Ferritina, nível sérico, anemia, 314
Ferro, deficiência de, anemia por, 317
Ferro, suplementos, 257
Fezes, cultura de, 250, 254
Fezes, emolientes, 259
    óleo mineral, 259
Fibra, na dieta
    constipação e, 258
Fibrilação atrial (FA), 49, 50, 52, 98, 136, 139, 181, 188, 193, 196, 205, 213, 218, 244, 296, 418*t*
Fibrilação ventricular, 186, 200
Fibrinólise, 182
Fibrinolítica, terapia, 182*t*
Fibrinolíticos, agentes, 182
Fígado
    função do, 118
    testes de função do (TFHs), 249
Filtração glomerular, taxa de, 47, 203, 265, 266*t*, 269, 307, 420
Filtros, de VCI, 229
Finasterida
    hiperplasia prostática benigna e câncer de próstata, 286
    incontinência urinária, tratamento da, 281
Fisioterapeutas, 101
Fita vaginal, livre de tensão (TVT), 282
Fitoterápicos e suplementos, 431-434
    ácidos graxos ômega-3, 434
        condições inflamatórias crônicas, 434
        doença cardiovascular, prevenção da, 434
        dose, 434
        metanálise, 434
        prevenção de doenças, papel do, 434
    alho, 433, 434
        efeitos colaterais, 433
        pó Kwai,433
    dose, 432*t*
    erva-de-são-joão, 432
        depressão e, no tratamento da, 432
        enzimas do P450, ativação das, 432
        inibidores seletivos da recaptação da serotonina (ISRSs), 432
        mecanismo de ação, 432
        metanálises, 432
        precauções, 432
        revisão qualitativa de sistemas, 432

    gengibre, 434
        doença gastrintestinal, 434
        dor musculoesquelética, 434
    ginkgo, 431, 432
        efeitos antiplaquetários do, 433
        efeitos varfarínicos, 431
        usado clinicamente para, 432
    glucosamina/condroitina, 432, 433
        anti-inflamatórios não esteroides (AINEs), 433
        metanálises, estudos clínicos iniciais, 433
        osteoartrite, tratamento da, 432
        proteoglicanos, componentes da, 432
    saw palmetto, 433
        hipertrofia prostática benigna (HPB), usada no tratamento da, 433
        metanálise, 433
        nível de antígeno prostático específico e, 433
        uso, 432*t*
    vs. produtos farmacêuticos, 431
Fluconazol
    interações medicamentosas com varfarina, 420*t*
    terapêutica geriátrica, 47
    unhas dos pés, tratamento sistêmico antifúngico das, 370*t*
Fludrocortisona, 301
    na insuficiência suprarrenal aguda, 301
Fluido sinovial, análise do, 163
Fluoresceína, angiografia com
    na degeneração macular relacionada à idade (DMRI), 454
Fluoroquinolona, diarreia, 251
Fluorouracil
    câncer na população geriátrica, 321
    ceratose actínica, 380
Fluoxetina
    agentes causadores de insônia, 386*t*
    antidepressivos, 330
    dispepsia, 249
    medicações para hiponatremia, 262*t*
    perda de peso involuntária, causas potenciais de, 498*t*
Flutter atrial, 195, 196
Fluxo aéreo, obstrução ao, 236-239, 241
Fobias sociais e específicas, 335, 336
    diagnóstico diferencial, 335
    fundamentos do diagnóstico, 335
    princípios gerais, 335
        fobias de início tardio, 335
        prevalência de, 335
    tratamento das, 335, 336
Foley, cateter de, 89
Fondaparinux, inibidor seletivo indireto anti-Xa
    terapia anticoagulante, 420
Força, exercícios de, 491
    treinamento, 491
Fosfatos, ligantes do, 272*t*
Fosinopril
    na insuficiência cardíaca sistólica, inibidores da enzima conversora da angiotensina, 192*t*

Fotocoagulação, 307
Fração de ejeção do ventrículo esquerdo (FEVE), 215
Fraqueza, no hipertireoidismo, 296
Fraturas
    colo femoral, 89
    fragilidade osteoporótica, 169
    punho, 173
    quadril, 89, 151, 172
    vertebral, 173
FRAX, algoritmo, risco de osteoporose, 170
Frequência cardíaca, controle da, na fibrilação/*flutter* atrial, 198, 218
Frontotemporal, demência, 125
Função renal, 135
    inibidores da ECA, 192
    senescente, 318, 421
Funcional, declínio
    fatores de risco de, 5-6
    prevenção de, 6-7
        idosos da comunidade, 6-7
        idosos hospitalizados, 7
        reabilitação, 7
Funcional, déficit, 3-4, 122
Funcional, limitações, 4
    epidemiologia, 3-4
    por grupo etário e gênero, 5*f*
Fundação Nacional de Osteoporose, 169
Fundoscopia
    retinopatia diabética, 455
Fungo, infecção por, 369. *Ver também* Infecções
    comensal, supercrescimento de, 372
    onicomicose, 370
    placa ungueal, 369
Furosemida, 209

G

Gabapentina, 28*f*, 90*t*, 149
    nevralgia do trigêmeo, 450
Galantamina, 130
    demência e psicose, 144
    inibidores da colinesterase, 130, 131
Gasometria arterial, 294
Gastrenterite, 109, 111*t*, 249
    infecções gastrintestinais, 353
Gastrintestinal, distúrbio, 181
    constipação, 256
Gaze com solução salina
    tratamento das úlceras por pressão, 365
    curativos oclusivos com, 365
Gaze, curativos de, 366
GDS. *Ver* Escala de depressão geriátrica
Gencitabina, câncer de pulmão, 323
Gentamicina, 464*t*
Ginkgo biloba, 131
Ginseng, 432*t*, 433
Glaucoma, 26, 376*q*
    retinopatia, 307
Glaucoma de ângulo aberto, primário, 455
Glaucoma de ângulo fechado, 240
Glaucoma primário, de ângulo aberto, 455
Glicêmico, controle, 54
    comprometimento cognitivo, 307

incontinência urinária, 308
    metas, 309
    pacientes hospitalizados, 309
Glicocorticoides, 51, 66*t*, 166, 170*t*, 294, 300-302, 301, 330, 480, 483
Glicoproteína IIb/IIIa, inibidores da, 182*t*, 183
    anticoagulação, 183
Glicosamina, 431*t*, 432, 433
Glicose de jejum, comprometida, 306. *Ver também* Diabetes
Glicose, na doença cerebrovascular, 135
Glipizida, 52
    sulfonilureias, 52
    sulfonilureias de ação prolongada, 311
Globo, 144, 246
Globo pálido, 144
Glomerulonefrite, 270*f*
    avaliação das causas subjacentes, 271
Glomerulosclerose, 203
Glyset. *Ver* Miglitol
Gonadotropina, no câncer de próstata avançado, 289
Gota, doença de depósito de pirofosfato de cálcio, 480
Graves, doença de, 292, 295
    tratamento da, 296
Gripe, injeção para. *Ver* Influenza, vacinação

H

Haloperidol
    antipsicóticos, 66, 338*t*
    discinesia tardia, 133
    náuseas, 66*t*
    para *delirium*, 117*t*
    sintomas psicológicos, 133*t*
HBPM. *Ver* Heparina de baixo peso molecular
Helicobacter pylori
    infecção por, 249
    na doença ulcerativa péptica, 245*t*
Heller, miotomia laparoscópica de, 247
Hemoglobina A$_{1C}$, 309, 343
Hemograma completo, 223, 248
Hemoptise, infarto pulmonar e, 227
Hemorragia intracerebral, 135
    etiologias comuns, 138*t*
    terapias específicas, 138
Hemorragia intracraniana, 182
Hemorragia subaracnóidea, 135
Heparina de baixo peso molecular, 228
Heparina não fracionada (HNF), 228
Herpes-zóster, 37*t*, 367, 376, 377, 377*f*, 462
    complicações, 377
        disseminação cutânea, 377
        nevralgia pós-herpética, 377
        ramo V1, nervo trigêmeo, 377
    prevenção
        vacina (Zostavax), 377
    princípios gerais, 377
        esfregaço Tzanck, 377
        nevralgia, 377
        varicela-zóster, cultura, 377
        varicela-zóster, vírus, 377
    vacina, 41
Heterogeneidade, da população de idosos, 35

Hialuronam, preparações de, 166
Hidralazina, 210, 211
    na hipertensão, 210
Hidratação, 4
Hidrocefalia, 128
    com pressão normal, 128*t*
    obstrutiva, 136
    parkinsonismo e tremor, 144*t*
Hidrocortisona, 300
    escala de potência dos cremes esteroides, 371*t*
    terapia de reposição, 302
Hidromorfona
    opioides e conversões de potência equivalente, 61*t*, 415*t*
Hidroxicloroquina, 166
Higiene oral, 352
    doença periodontal, 393
    doenças orais, 392
Hipercalcemia, 128*t*, 192, 211, 265-267
    achados clínicos, 266
        alterações progressivas do ECG, 266
        anormalidades cardíacas, 266
    causas de, 303
    diuréticos e agentes excretores de potássio, 274
    efeitos antagonistas da, 303
    falência renal, 266
        taxa de filtração glomerular (TFG), excreção de potássio, 266
    hipercalcemia induzida por medicação, 266
        medicações, 266*t*
    hiperparatireoidismo primário (HPTP), 302
    incontinência urinária, 279*t*
    incontinência urinária, exacerbada por, 279
    infusão de cálcio, 267
    líquidos, anormalidades eletrolíticas, 265-267
    medicação, classe de, 266*t*
    patogênese, 265, 266
        fatores iatrogênicos, 265
        glomerulosclerose, desenvolvimento, 265
    potássio, ingestão de, 266
    potássio, remoção de, 267
        alça, diuréticos tiazídicos, 267
        diálise, 267
        sódio poliestireno, sulfonato do, 267
    proteína relacionada com PTH secretado por tumor, mediada por, 303
    tratamento, 266
        amostra plasmática, 266
        hipercalemia aguda, 267
            agonista β$_2$-adrenérgico, 267
            bicarbonato de sódio, 267
            infusão de cálcio, 267
            insulina com glicose, 267
    vitamina D, toxicidade da, 174
    volume intravascular, estado do, 266
    hipoaldosteronismo, 266
    hipoaldosteronismo hiporreninêmico, 266
    suplemento de potássio, uso de, taxas elevadas de, 266
Hipercolesterolemia, 292
Hipercolesterolemia familiar, 292

ÍNDICE

Hipercortisolismo, 301
Hiperlipidemia, 42, 124, 179, 180, 242
   diretrizes ATP III, 42
   fator de risco cardíaco, 179, 343
   Programa Nacional de Educação em Colesterol, 42
   risco de DAC, 42
   tomada de decisão individualizada, 37*t*
Hipernatremia, 263-264
   achados clínicos, 264
      coma, 264
      hiper-reflexia, 264
      obnubilação progressiva, 264
   patogênese, 263
      deficiência de água no excesso de sal, 263
         diurese osmótica, 263
         hiperglicemia, 263
         perdas gastrintestinais, 263
         perdas renais, 263
         vômitos, diarreia, 263
      déficit de água corporal total, cálculo do, 264
      excesso de sal, 263
         bicarbonato de sódio, excesso, 263
         iatrogênico, 263
      ingesta insuficiente, 263
         disfagia, 263
         ingesta líquida, 263
      perda de água, 263
         ADH (DI nefrogênico), 263
         diabetes insípido (DI), 263
         DI nefrogênico, 263
         secreção de ADH (DI central), 263
   tratamento, 264
      líquidos, a administrar, 264
      salina, 264
   princípios gerais, 263
Hiperostose esquelética idiopática difusa (HEID), 485
   ligamentos espinais, ossificação, 485
Hiperparatireoidismo, 170, 302-304
   achados laboratoriais, 303
      1,25-di-hidroxivitamina D3 (1,25[OH]2), níveis, medição dos, 303
      adenomas da paratireoide, 303
      cálcio ionizado, medição do, 303
      cálcio sérico, 303
      deficiência de vitamina D, 303
      densidade mineral óssea, medição da, 303
      hormônio paratireóideo (PTH), níveis do, 303
   diagnóstico diferencial, 303
      coeficiente de eliminação cálcio:creatinina, 303
      hipercalcemia
         achados da, 303
         causas de, 303
         proteína relacionada ao PTH secretado pelo tumor, mediada por, 303
      hipercalcemia hipocalciúrica familiar (HHF), 303
      hiperparatireoidismo normocalcêmico, 302
      hiperparatireoidismo primário (HPTP), 302
      hiperparatireoidismo secundário (HPTS), 302, 303
      hiperparatireoidismo terciário (HPTT), 303
      hormônio paratireóideo (PTH), nível do, elevado, 302
      paratireoides, glândulas, anormalidades primárias das, 302
   osteoporose, 172
   PTH, concentração do, 302
   sintomas e sinais, 303
      cálculos de cálcio, 303
      nefrocalcinose, 303
      sintomas do SNC, 303
   tratamento, 303, 304
      adenoma da paratireoide, 304
      bifosfonados, 304
      calcimimético cinacalcet, 303, 304
      fratura, risco aumentado de, 303
      manejo médico de, metas do, 304
      paratireoidectomia, 303
      tratamento antirreabsortivo, 304
      tratamento cirúrgico, indicações de, 303*t*
      vitamina D
         dose, 304
         reposição, 304
         suplementação, 304
Hiperplasia endometrial, 175
Hiperplasia prostática benigna, 284-287
   achados clínicos, 284
      achados laboratoriais, 284
         antígeno prostático específico (PSA) sérico, 284
         PSA, elevações do, 285
      sintomas, sinais, 284
         American Urological Association Symptom Score Index (AUA-SI), ferramenta de sete itens, 284, 285*t*
         exame retal digital (ERD), 284
         sintomas do trato urinário inferior (LUTS), clínicos, 284
   complicações, 286
      próstata aumentada, 286
      retenção urinária aguda, 286
   diagnóstico diferencial, 285, 286
   prognóstico, 287
      terapias cirúrgicas, 287
   tratamento, 286
      escore AUA-SI, 286
      medicinas alternativas (CAM), 286
      sintomas persistentes do trato urinário inferior, 287
      técnicas cirúrgicas, 287
         incisão transuretral da próstata (ITUP), 287
         ressecção transuretral da próstata (RTUP), 287
Hiper-reflexia, 264
Hipersonia, 328
Hipertensão, 42, 124, 202, 210, 217
   achados clínicos, 204
      sinais, 204
      sintomas, 204
   complicações, 205
   diastólica, 202
   diretrizes JNC7, 42
   efeitos colaterais do tratamento, 43
   exame físico, 205
   história do paciente, 204
   patogênese, 202-203
   pressão arterial, 42
   recomendações da USPSTF, 42
   resistente, 211
   secundária, 211
   situações especiais, 203-204
   sistólica, 190, 202, 217
   sistólica-diastólica, 202
   sistólica isolada (HSI), 202
   testes laboratoriais, 205
   tratamento, 131, 205-207, 206*t*-207*t*
      diabetes e, 210
      doença renal crônica, 210
      em afro-americanos, 210
      estratificação do risco cardiovascular, 205*t*
      hipertensão resistente, 211
      insuficiência cardíaca, 210-211
      terapia farmacológica, 209
         antagonistas da aldosterona, 210
         bloqueadores dos canais de cálcio, 210
         coeficiente de risco ajustado como função da idade, 208*f*
         diuréticos, 209
         fármacos combinados, 210
         inibidores da enzima conversora da angiotensina, 209-210
         α-bloqueadores, 210
         β-bloqueadores, 210
      terapia não farmacológica, 207
         álcool, 208
         cessação do tabagismo, 209
         chocolate amargo, 209
         plano da dieta, 208
         polifarmácia, 209
         redução de peso, 209
         sódio da dieta, 207-208
   venosa, 230
Hipertireoidismo, 294-297
   diagnóstico diferencial, 296
   princípios gerais, 294, 295
      adenoma tóxico, 295
      bócio multinodular, 295
      doença de Graves, 295
      hipertireoidismo transitório, 295
      substâncias contendo iodo, resultante de, 295
      toxicose por T4, 295
      tumor pituitário produtor de TSH, 295
   sintomas/sinais, 295, 296
      achados oculares, 295
      doenças coexistentes, 295
      hormônio tireoidiano, 296
      manifestações cardíacas, 296
      manifestações do sistema nervoso central (SNC), 296
      pacientes jovens *vs.* idosos, 295*t*
      problemas gastrintestinais, 296
      tremor, 296
   testes especiais, 296
      captação de I^{131}, 296

ÍNDICE

cintilografia da tireoide, com tecnécio, 296
doença de Graves vs. bócio multinodular tóxico, 296
testes laboratoriais, 296
  anticorpos antirreceptor de TSH, 296
  T4 e TSH sérico livre, medição do, 296
tratamento, 296, 297
  agentes bloqueadores β-adrenérgicos, 296, 297
  agranulocitose, induzida por drogas, 296
  cardioversão, 297
  causa subjacente, determinação da, 296
  cirurgia, 296
  contagem de leucócitos, monitoração periódica dos, 296, 297
  eutireóideo, paciente, 297
  fármacos antitireoidianos, 296
    dose, 296
    efeitos colaterais, 296
    metimazol, 296
    propiltiouracil, 296
  fibrilação atrial, 297
    riscos associados, 297
  hipoparatireoidismo, 297
    complicações pós-operatórias, 297
  hipoparatireoidismo, desenvolvimento de, 297
  iodo radiativo, 296
  medicações antitireoidianas, 296
    de longo prazo, 297
  terapia anticoagulante, 297
  tireoide, ablação da, com ^{131}I, 297
  tireoidite, induzida por radiação, 297
Hipertireoidismo subclínico, 292
  achados clínicos, 292
  dados epidemiológicos, 292
  fibrilação atrial, 292
  níveis de T4 circulantes, faixa normal, 292
  reposição de hormônio da tireoide, hipotireoidismo, 292
    consequência da, 292
    sintomas associados, 292
  definição, 292
  tratamento, 292
    terapia de reposição do hormônio da tireoide, 292
Hiperuricemia, na gota, 478
Hipnótico-sedativos, 115
Hipocalemia, 192, 264, 265
  causas intrarrenais de, 265t
  concentração de potássio sérico, 264
Hipófise, adenoma da, 302
Hipófise, glândula, 300
Hipoglicemia, 52, 300
  delirium, fatores de risco, 116t
  insulina, 300
  sulfonilureias, 52
  terapias não insulínicas, 313t
Hipoglicemiantes, agentes, 271, 272, 370, 405, 406
Hipoglicemiantes orais, 272t
  itraconazol, 370
  polifarmácia, 405

Hipogonadismo, 428
  testosterona biodisponível, medida da, 428
Hipomagnesemia, 192
Hiponatremia, 261-263
  achados clínicos, 262, 263
  achados laboratoriais, 262
    cirrose, 262
    osmolalidade sérica, 262
    osmolalidade urinária, 262
    sódio urinário, 262
  estado do volume, avaliação, 262
    edema periférico, 262
    membranas mucosas ressecadas, 262
  euvolêmica, 262
  hiponatremia euvolêmica, 262
    síndrome de secreção inadequada do hormônio antidiurético (SIADH), 262, 262t
  hiponatremia hipervolêmica, 261
    dilucional, 261
    hormônio antidiurético, secreção do, 261
    iatrogênica, 261
    perdas renais, 261
    polifarmácia, maior risco, 262
  hiponatremia hipovolêmica, 261
  patogênese, 261, 262
  princípios gerais, 261
    concentração sérica de sódio, 261
    diuréticos, 261
    medicações, 261t
    psicotrópicos, 261
  sintomas/sinais, 262
    anorexia, 262
    neurológicos, 262
    vômitos, 262
  tratamento, 262, 263
    hiponatremia aguda, 263
      mielinólise pontina central (MPC), 263
      salina hipertônica IV, 263
    hiponatremia crônica, 263
      demeclociclina, uso da, 263
      salina isotônica IV, 263
Hipotensão, 445
  definição de, 445
  maior risco de, 445
  ortostática, 204
  pós-prandial, 203, 209, 445
  postural, 152t, 443
Hipotireoidismo, 32t, 41, 127, 155, 191, 196, 257, 262t, 292, 293
  achados clínicos, 291, 292, 293
  achados laboratoriais, 127
  achados neurológicos, 292
  associado com SIADH, 262t
  concentração sérica de TSH, elevada, 293
  constipação crônica, causas secundárias, 257t
  diagnóstico diferencial, 293, 294
    amiloidose primária, espessamento da língua, 293
    depressão, 293
    distúrbios prevalentes por idade, confusão com, 292
    doença de Graves, 292
    doença não tireoidiana aguda, 292

    hipercolesterolemia, 292
    insuficiência pituitária/hipotalâmica, secundária à, 293
    medicações associadas com, 292
  princípios gerais, 292
  prognóstico, 293, 301
  risco de, 292
  sintomas, 293
  subclínico, 291
  tireoidite autoimune, 292
  tiroxina (T_4), níveis de, 293
  tratamento do, 293
    bloqueadores β-adrenérgicos, agentes, uso dos, 293
    estado eutireóideo, 293
    L-tiroxina, medicação preferida, 293
      dosagem, 293
    tri-iodotironina (T_3), níveis da, 293
    TSH, rastreamento do, 292
Hipotireoidismo subclínico, 291
  achados clínicos, 291
  afeta, 291
  tratamento, 291
    terapia de reposição, 291
    níveis do hormônio estimulante da tireoide (TSH), 291
Hipoventilação, coma mixedematoso, 293
Hipoxia, 135
Holter, monitoração, 155
Homan, sinal de, 226
Home Health Aid and Attendance, 99
Homeopatia, 435
  estudos com melhor qualidade metodológica, 435
  limitações das falhas metodológicas, 435
  metas da, 435
  teoria vitalícia, baseada em, 435
Hormônio adrenocorticotrófico (ACTH), nível de, 299
Hormônio de crescimento (GH), 427
Hormônio luteinizante (LH), 343
Hormônio, terapia com, 175, 231, 448. *Ver também* Terapia de reposição hormonal (TRH)
Hospital, em domicílio, modelos de, 104
Hospitalização, 4, 6, 77, 83
  abordagem aos idosos hospitalizados, 89
    avaliação cognitiva e psicológica, 91
    avaliação funcional, 89
    avaliação geriátrica abrangente, 89, 90t, 91
    avaliação neuropsiquiátrica, 91
    cuidados interprofissionais, 91
    metas de cuidados, 89
    terapia, 91-92
  incapacidade associada, 87
  perda funcional e capacidade de recuperação, 88f
  riscos da, 87
    complicações iatrogênicas a prevenir, 92
    estratégias de prevenção, 92t
  transição do hospital para casa, 93-94
    lista de verificação dos cuidados transicionais, 93t
Huntington, doença de (DH), 126

Hurthle, célula de, carcinoma de, 298
Hypericum perforatum, 331
HYVET (Hypertension in the Very Elderly Trial), 207

I

IA, gravidade da, classificação da, 216*t*
IA. *Ver* Insuficiência aórtica
ICC. *Ver* Insuficiência cardíaca congestiva (ICC)
IC. *Ver* Insuficiência cardíaca (IC)
Ideação suicida, 66, 67, 331
Idosos, cuidado de
　avaliação clínica de, 2
　contexto social de, 2
　declínio funcional, 3
　　fatores de risco de, 5-6
　　prevenção de, 6
　　tratamento do, 7
　estado funcional, avaliação do, 4-5
　limitações funcionais, epidemiologia, 3-4
　princípios, 3
　reabilitação, 7
　reserva fisiológica, baixa, 1
IDR. *Ver* Ingesta diária recomendada
IECA. *Ver* Enzima conversora da angiotensina, inibidores da (ECA)
Ilusões
　capacidade de tomada de decisão, 69
　causas neurodegenerativas, parkinsonismo, 144*t*
　comprometimento cognitivo, 130
　delirium, 118
　demência, 124
　esquizofrenia, 337
IMC. *Ver* Índice de massa corporal
Imipramina, 281, 282, 330
Imobilidade, 4
Impotência, 148, 457
Imunidade, 353, 354, 377, 382
Imunizações, 37, 40-41, 239
　herpes-zóster, vacina para, 41
　influenza, vacina, 40
　pneumococos, vacina contra, 40
　tétano-difteria, toxoide (dT), vacina, 41
Imunodeficiência humana, vírus da (HIV), 356, 357
　achados clínicos, 356, 357
　　síndrome retroviral aguda, 356
　　teste do ácido nucleico, 356
　　testes de rastreamento, 356
　complicações, 357
　　infecção por HIV
　　câncer, que não define Aids, 357
　　infecções oportunísticas associadas, Aids, 357
　prevenção, 356
　princípios gerais, 356
　　diagnósticos, 356
　tratamento, 357
　　contagem de células CD4, 357
　　terapia antirretroviral altamente ativa (HAART), uso da, 357
Imunossupressor, agente, 374

ceratose actínica, 380
dermatite de contato, 375
infecções gastrintestinais, 353
psoríase, 374
IM. *Ver* Infarto do miocárdio (IM)
Incapacidade, 87
Incontinência, 26, 27
　de transbordamento, 277
　de urgência, 277
　fecal, 252, 253, 257
　urinária, 275-283
Incontinência fecal, 252-253
　achados clínicos, 252-253
　patogênese, 252
　tratamento, 253
Incontinência urinária (IU), 81, 275-283
　antidepressivos tricíclicos, 279*t*
　avaliação clínica, 276-278
　　American Urological Association Symptom Score Index (AUA-SI), 277
　　bexiga hiperativa, ferramenta de consciência, 8 perguntas validadas (BHA-8V), 277
　　sintomas urinários, ferramentas de rastreamento, 277*t*
　avaliação física, 277
　complicações, 279
　　comorbidades, controle, 279
　　diuréticos, 279
　　exacerbação da IU, 279
　　IU não obstrutiva, 279
　　umidade cutânea crônica, 279
　diagnóstico diferencial, 278, 279
　　condições, incontinência urinária, 279*t*
　　órgão GU primário, 278
　exames laboratoriais, 278
　exames por imagem e especializados, vesicais, 278
　　cintilografia vesical por ultrassom, avaliação do volume urinário, 278
　　medidas urodinâmicas de funcionamento vesical, 278*f*
　　visualização de estruturas anormais no trato urinário, 278
　incontinência de estresse, 276
　　causas, atrofia geniturinária (GU), 276
　　pressão de fechamento do esfíncter uretral, 276
　　sintomas, 276
　incontinência de transbordamento, 277
　　causas, hiperplasia prostática benigna (HPB), 277
　　relaxamento do esfíncter urinário, 277
　　volume urinário pós-micção elevado, 277
　incontinência de urgência, 277
　　bexiga hiperativa (BHA), 277
　　causas, irritantes vesicais, 277
　　causas, não complacência do detrusor, 277
　　hiperatividade do detrusor, 277
　　sinal, vazamento de grande volume, 277
　incontinência funcional, 276
　　causas, 276
　micção normal, 275, 276
　prevenção, 276

　princípios gerais, 275
　prognóstico, 283
　sintomas/sinais
　　incontinência de estresse, 276
　　incontinência de transbordamento, 277
　　incontinência de urgência, 277
　　incontinência funcional, 276
　　sintomas do trato urinário inferior, 277
　tolterodine, 53t, 281*t*
　tratamento, 279-282, 345
　　farmacoterapia, 280
　　dispositivos e cirurgia, 282
　　medicações, tratamento da incontinência urinária, 281*t*
　　medicações, disfunção vesical, 279
　　medicações, incontinência urinária, 279*t*
　　medicações, poliúria, 279
　　micção estimulada, 280
　　micção programada, 280
　　modificações comportamentais, 280
　　treinamento de hábitos, 280
　　treinamento dos músculos pélvicos, 280
　　treinamento do hábito, 280
　　esvaziamento vesical situacional, 280
　　identificação, dos gatilhos da IU, 280
　　tremor, 279*t*
Incretina, moduladores da, 312
Independência funcional, medida da (MIF)
　ferramentas de avaliação funcional, 6*t*
Índice de massa corporal (IMC), 209
Índice de tensão do cuidador (ITC), 18
Indometacina, 166, 264, 449, 479
Infarto do miocárdio (IM), 32, 53, 87, 111, 219, 317, 468, 491
　antipsicóticos na demência, 53
　apresentações atípicas de doenças, 32*t*
　complicações cardíacas, 98
　hiperlipidemia, 42
Infecções, 32, 347
　antibióticos, 348
　bacteriemia, 347
　exclusão, diagnóstico, 348
　gastrenterite, 347
　　diarreia por *Clostridium difficile*, 347
　infecções gastrintestinais, 353, 354
　infecções respiratórias, 352-354
　influenza, 347
　locais cirúrgicos, infecções de, 347
　patogênese, 347
　patógenos nosocomiais, 347
　pele e tecidos moles (*Ver* Pele e tecidos moles, infecções da)
　pneumonia, 347
　prevenção, 348
　　vacina contra influenza, 348
　　vacina dTpa, 41, 348
　prótese articular, infecções da, 355, 356
　trato respiratório superior, inferior, infecções do, 347
　trato respiratório (*Ver* Trato respiratório, infecções do)
　trato urinário, infecções do (*Ver* Trato urinário, infecções do)
Infecções nosocomiais, 76

Infecções respiratórias superiores, 109, 111, 474
Influenza, 40
  infecções comuns, 347, 348
  mortes associadas, 352
  vacinação, 40, 352
Ingesta diária recomendada (IDR), 494-495, 495t
Inibidor da 5α-redutase, 268, 281
Insegurança alimentar, 15, 16
Insônia, 384-388, 386-388
  achados clínicos, 384-386
  diagnóstico diferencial, 386
  exames especiais, 386
    entrevistas com parceiros, 386
    índice de gravidade da insônia, 386
    índice de qualidade do sono de
        Pittsburgh, 386
    lista de verificação de sintomas, 386
    polissonografia/actigrafia do punho, 386
    psicológico, 386
    questionário do sono, 386
    registro do sono, 386
  história do paciente, 386
  medicações com prescrição, 386, 387
    agonista dos receptores da melatonina
        remelteon, 387
    antidepressivos sedativos, 387
    benzodiazepínicos, 387
    doxepina, 387
    hipnóticos não benzodiazepínicos, ácido
        gama-aminobutírico (GABA), 387
    soníferos, 387t
  medicações sem prescrição, 387, 388
    anti-histamínicos, difenidramina, 387, 388
    melatonina, 388
  sem-teto, 507, 511
  sintomas/sinais, 384
    dificuldade em dormir, 384
    International Classification of Sleep
        Disorders (ICSD2), 384
  tratamento, 386-388
    comportamental, 386
      controle do estímulo, 386
      higiene do sono, 386, 387t
      meditação, 386
      técnica de relaxamento, 386
      terapia cognitiva, 386
      terapia cognitivo-comportamental, 386
      terapia de primeira linha, 386
    tratamentos farmacológicos, 386-388
Instabilidade de moradia, 507-511
  crise de embargo, 507
  falta de moradia, vias de, 507
  prevenção de falta de moradia, estratégias
      de, 508
  princípios gerais, 507
    falta de moradia, definição de, 508t
  saúde deficiente, 511
Instabilidade postural, 142
Institucional, cuidados de longo prazo, 100-
    102. Ver também Clínicas geriátricas
Instituições para pacientes com doença
    terminal, 11
  clínicas geriátricas, 20
  cuidados paliativos, 147

demência avançada, 67
Insuficiência aórtica (IA), 213, 215t, 216-218
  complicações, 216
  diagnóstico diferencial, 216
  prevenção, 216
  tratamento, 217
Insuficiência arterial, claudicação, sintomas,
    484
Insuficiência cardíaca (IC), 190, 213
  achados clínicos, 190
    sinais, 190
    sintomas, 190
  complicações, 191
  diagnóstico diferencial, 191
  prevenção, 190
  prognóstico, 194
  testes especiais, 190
    cateterismo cardíaco, 191
    ecocardiografia, 191
    eletrocardiografia, 191
    radiografia de tórax, 190
    teste de esforço, 191
  tratamento, 191
    cuidados interprofissionais, 191
    cuidados terminais, 194
    insuficiência cardíaca avançada, 194
      manejo cirúrgico, 194
      ressincronização cardíaca, terapia de, 194
    insuficiência cardíaca com fração de
        ejeção preservada, 193
    insuficiência cardíaca sistólica, 192-193
      fração de ejeção reduzida, 193f
      terapia com dispositivos, 193
    metas, 191, 191t
Insuficiência cardíaca congestiva (ICC), 89, 253
Insuficiência cardíaca diastólica, 179t. Ver
    também Insuficiência cardíaca (IC)
Insuficiência cardíaca sistólica, 192, 210
Insuficiência renal, 53, 204, 498
Insuficiência renal aguda, 175, 213
Insuficiência suprarrenal, aguda, 300, 301
  diagnóstico diferencial, 300, 301
    hiperpigmentação, 301
    hiponatremia, 300
    hipotensão, causas de, 300
  princípios gerais, 300
    crise suprarrenal, 300
    supressão crônica da suprarrenal, 300
    supressão suprarrenal induzida por
        corticosteroides, 300
  prognóstico, 301
  sintomas e sinais, 300
  testes laboratoriais, 300
    administração de hidrocortisona, 300
    cortisol sérico, 300
    teste de estimulação da cosintropina
        (ACTH 1-24), 300
  tratamento, 301
  reposição de, 301
Insuficiência venosa, 191
  crônica, 230
  síndrome pós-trombótica, 230
  ultrassonografia duplex, 231
  ultrassonografia duplex para, 231

Insuficiência venosa crônica (IVC), 228, 230
  achados clínicos
    sinais/sintomas, 230-231
    testes diagnósticos, 231
  complicações, 231-232
  diagnóstico diferencial, 231
  tratamento
    compressão, 232
    intervenção, 232-233
Insulina, 312
Insulina regular, 267
Insulina, resistência à, 180, 209, 305
  síndrome metabólica, 180
Integral, orientação, 81
Interações medicamentosas, 27, 42, 46, 47, 52,
    56t, 92t, 129, 133, 245t, 311t, 405t
Interdisciplinar, equipe (EID), 102
International Index of Erectile
Interprofissional, trabalho em equipe, 19-20
Intersticial, doença pulmonar, 238-474
Intervenções baseadas em evidência, 77-78
Intervenções, breves, 441
  forma geral, 441
  motivacional, 441
  prescrição de medicações psicoativas
      uso errado de, 441
Intervenções para reduzir transferências de
    cuidados agudos (INTERACT), 78
Intubação, pacientes com acidente vascular
    encefálico, 137
Inventário de limitação auditiva, 462q
Iodo, 292
  agentes de contraste radiográfico, 292
  terapia radioativa, 295
Iodo radioativo
  medicações antitireoidianas, 296
  para hipertireoidismo, 295
Isoniazida, 149
Isossorbida, dinitrato de, 210
Isotônico, treinamento, 165
Isótopo, imagem por, 298
Isquemia colônica, 253-254
  achados clínicos, 253-254
  tratamento, 254
Isquemia crítica dos membros, 223
Isquemia mesentérica, 253
  aguda, 254
  perda de peso involuntária, causas de, 498t
Isquemia miocárdica, 98, 185, 186, 188, 198, 293
Israel, 535-537
Itraconazol, 370
ITU. Ver Trato urinário, infecções do (ITU)
IU. Ver Incontinência urinária (IU)
IVC. Ver Insuficiência venosa crônica (IVC)
Ivermectina, 379
  escabiose e, 378

J

Jaeger, cartão de, 26, 29f
  comprometimento da visão e, 26
Jaleco branco, hipertensão do, 203
Japão, 532-535
Jejunostomia, sondas de, 247
Jet lag, 109

distúrbio do ritmo circadiano do sono, 390
Joelho, 171
  osteoporose do, 169
  síndromes dolorosas, 412
  substituição do, 51
Justiça criminal, 513
  benefícios governamentais, reinstituição, 513
  consulta clínica, 514, 515
    detenções, 514
    médicos de cuidados primários, 514t
    pacientes presos, cuidados com, 515
    prisões, 514
    retorno de pacientes, cuidados, 515
    riscos de saúde da, 514
  epidemiologia, envelhecimento acelerado, 513
  papel dos clínicos, 514, 515
  princípios gerais, em idosos, 513

K
Kava, 115
  farmacoterapia, 330
Kayser-Jones Brief Oral Health Status Examination (BOHSE), 394, 395
Kegel, exercícios de, 268.
Kohlman, avaliação das habilidades de vida, 128
Kussmaul, sinal de, 182

L
Labirintite, 66t
  perda auditiva sensorioneural, 461
Lactase, deficiência, 250
Lansoprazol, 245t
Laser, terapia com, 365
Latanoprost, medicações tópicas para glaucoma, 457t
Laxantes
  constipação e, 256
  medicações inadequadas e, 51t
  tratamentos farmacológicos, 66t
Laxantes osmóticos, 259
LDL. *Ver* Lipoproteína de baixa densidade
Leflunomida, medicamento antirreumático modificador da doença, 203
Lei de Portabilidade e Responsabilidade de Seguro de Saúde, 76
Lentes, uveíte induzida por, 453
Lesão renal aguda (LRA), 271
Lésbicas, gays, bissexuais, transgêneros (LGBT) em idosos, 524
  aspectos de saúde, 525, 526t
    homens bissexuais, 525
    homens idosos gay, bissexuais, 525, 526
      células pré-cancerosas, sinal, 526
      doenças sexualmente transmitidas, risco de, 525
      fatores de risco cardiovascular, 526
      papilomavírus humano (HPV), rastreamento, 525, 526
      tabagismo, efeito do, 526
    idosas lésbicas, 526
    idosos, HIV, 526

idosos transgêneros, saúde dos, 526
mulheres bissexuais, saúde das, 526
cuidados, aspectos biopsicossociais, 527, 528
  direito à visita, 528
  estrutura familiar, 527
  moradia, cuidados prolongados, 527
  planejamento de cuidados avançados, 528
  suporte social, 527
definições, 524
demografia, 524
discriminação, 527
estigma, preconceito, história do, 524, 525
HIV em idosos, 527
isolamento social, 527
mulheres lésbicas, bissexuais, saúde das idosas LGBT, 526
  cuidados preventivos, 526
  disparidades de saúde, 526
  doença cardíaca, risco de, 526
  rastreamento por Papanicolau, taxa de, 526
paciente-profissional, comunicação entre, 525
padrão legal, parentes, 527
população, 524
recursos, de saúde, 525t
Letrozol, câncer primário de mama, 322
Leucemia, 325
  aguda não linfocítica, 325
  linfocítica crônica, 325
    esquemas quimioterápicos combinados, 325
    história natural, 325
    sintomas, 325
    tratamento, 325
      estudos clínicos, 325
      mortalidade relatada, 325
      remissões no longo prazo, 325
Leucemia linfocítica crônica, 325
Leucemia não linfocítica aguda (LNA), 325
Leucovorin, 321, 324
  câncer colorretal metastático, 324
  câncer colorretal, tratamento do, 324
Levobunolol, medicações tópicas para o glaucoma, 457t
Levodopa, na doença de Parkinson (DP), 141
Libido, 340
Linaclotide, 260
Linfangite, 234
Linfedema, 233
  achados clínicos
    achados laboratoriais, 234
    sinais/sintomas, 233-234
  complicações, 234
  diagnóstico diferencial, 234
  diuréticos, terapia com, 235
  prematura, 233
  princípios gerais, 233
  suplementação nutricional, 235
  tardia, 233
  tratamento, 234
    descongestão do membro, 235
    terapia cirúrgica, 235
Linfocintilografia, 234

Linfoma, 325, 326
  histologias agressivas, 326
    fator prognóstico, 326
    tratamento, 326
      doença em estágio avançado, 326
      doença em estágio I, 326
      doença em estágio II, 326
      fatores estimulantes das colônias, 326
      quimioterapia, 326
      rituximab, 326
  histologias indolentes, 325
    linfomas de baixo grau, 325
    tratamento, 325
Linfoma de célula-B, 357
Lipedema, 234
Lipodermatosclerose, 230
Lipoproteína de baixa densidade (LDL), 179, 214, 225
Liporredutora, terapia, 42
Líquidos, anormalidades eletrolíticas, 261-268
  hipercalcemia, 265-267
  hipernatremia, 263, 264
  hipocalcemia, 264, 265
  hiponatremia, 261-263
  poliúria noturna, 267, 268
  princípios gerais, 261
    alterações funcionais relacionadas à idade
    rim, múltiplas comorbidades, 261
Líquidos, ingestão de
  hipernatremia, 263
  redução diurna
    hiperplasia prostática benigna, para tratamento da, 286
Líquidos, sobrecarga de, cuidados paliativos e de suporte, 274
Lisinopril, 210
Lispro, insulina, 312t
Lithobid. *Ver* Lítio, estabilizador de humor, 334t
Lítio
  cefaleia, primária, 449
  estabilizador do humor, 334t
  hipotireoidismo, 292
  parkinsonismo, causas de, 144t
  poliúria noturna, 268
LNA. *Ver* Leucemia não linfocítica aguda (LNA)
Loperamida, 250
Lorazepam, 66t
Losartana, 210
  hipertensão, 207t
L-tiroxina, tratamento com, 291
Lubiprostona, 260
Lumigan, medicações tópicas para glaucoma, 457t
Lúpus eritematoso sistêmico, 463, 481

M
Mácula, 453
Magnésio, 184
Mais idosos, 332
  eletroconvulsoterapia, 332
Malformações arteriovenosas (MAVs), 251
Mamografia, 43

ÍNDICE

Manejo de caso, pós-hospitalização, 104
Mania, de início tardio, 333
Manometria, esofágica, 245
    distúrbios da motilidade e, 247
Manual diagnóstico e estatístico de transtornos mentais, diretrizes, 119, 120, 328
Manutenção da vida, tratamentos médicos de, 9, 25
Marcadores de reabsorção, 172
Marca-passos, 195, 396
Marcha, comprometimento da, 26, 145t
    doença de Parkinson, 142
    levodopa, 145
    osteoporose, 169
Marcha espástica, 155
Massagem, e terapia quiroprática
    efeitos colaterais, 431
    manipulação lombar, 431
    massoterapia, 430
        massagem sueca, 430
        método Trager, 430
        reflexologia, 430
    medicina quiroprática, 430
    síndrome da cauda equina, 431
Massagem sueca, 430
Massa gorda, alterações relacionadas à idade, 427, 428
Massa muscular, 1
    farmacocinética, 47
    testosterona, 428
Massa óssea máxima, 173
Massoterapia. *Ver* Massagem, e terapia quiroprática
Mastectomia radical modificada
    terapia de conservação de mama, 332
Mastectomia, terapia conservadora da mama, 322
Maus-tratos com idosos, 517-522
    avaliação, 520
        coleta da história, 520, 521
        exame físico, 521
        sinais e sintomas, maus-tratos com idosos, 521t
    definição, 517-519
    diagnóstico diferencial, 519
    diagnóstico, sintomas, 522
    fatores de risco, sofrimento
        abuso de idosos, 519t
        antecedentes étnicos, 519
        status social, 519
    rastreamento, 519, 520, 520t
        avaliação, de risco, 519
        ferramentas, 519
        instrumentos, 519
        Vulnerability to Abuse Screening Scale (VASS), 519
    sinais/sintomas, 517-519
        abuso, 517-519
        abuso, tipos de, 518t
    tratamento, 521, 522
        intervenção médica, 521, 522
            capacidade de tomada de decisão, avaliação da, 522

        documentação, 521
        planejamento de cuidados em andamento, 521, 522
        relatos, 521
    intervenções de serviço social, 522
        especialistas APS, investigação, 522
        produção de estímulo, 522
    intervenções legais, 522
        abuso físico, 522
        imposição legal, 522
Meclizina, propriedades anticolinérgicas, 53t
Medicação, histórico de, 121, 124
    diarreia, 250
Medicações de venda livre, 124
Medicações psicoativas, 437
Medicaid, 18, 107, 546
    concessão, 546
    duplamente elegível, 107
    elegível, 546
    porcentagem de assistência médica federal, 546
    programa cofinanciado estado-federação, 546
Medicare, 16, 17, 102, 105, 546
    Direct Graduate Medical Education (DGME), 546
    exigências de elegibilidade, 105, 546
        exigência de encontro presencial, 105, 106t
        exigência de necessidades especiais, 105
        exigência para casa, 105
        plano de cuidados, 106
        serviço parcial/intermitente, 106
    faturamento para o plano de supervisão de cuidados médicos do Medicare, 108
    inovações no fornecimento de cuidados, 106
        independência em casa, 106
        Programa de Cuidados Abrangentes para Idosos (PACE), 106-107
    plano de vantagens, 106
    recusa de pagamentos, 106
    suporte substancial fornecido historicamente, 546
Medicare Hospice, 76
Medicare, instituição com enfermagem especializada, 76
Medicina baseada em evidência, 529-531
    aspectos do desfecho, pacientes, 530
    benefícios do tratamento, paciente, 531
    características dos pacientes, estudos de pesquisa, 530
    evidências atuais, desafios, 529, 530
    exclusões implícitas por idade, 529, 530
    exclusões não intencionais, 530
    evidências, em pacientes mais velhos, 530, 531
    comorbidades, 529
    comprometimento funcional, 530
    pacientes em clínicas geriátricas, 530
Médico pessoal, 80
Meglitinidas, 312
    terapias não insulínicas para hiperglicemia, 311t
Meias de compressão, 51t, 110, 204, 228, 372
Melanoma, 382, 383
    complicações, 383

    placa torácica, tons variáveis, 383f
    princípios gerais, 383
        fatores de risco, 383
        taxas de mortalidade, 383
    prognóstico, ulceração histológica, 383
    tratamento, espessura histológica do tumor (profundidade de Breslow), 383
Melatonina, 387
Memantina, 131
Memória, comprometimento, 123
    comprometimento cognitivo, 123
    doença de Alzheimer, 18, 125, 133, 141
    eletroconvulsoterapia, 332
    gingko, 432
    glaucoma, 456
Ménière, doença de, 464
Meningite
    fatores de *delirium*, 116t
    HIV/Aids, 356
    infecção, perda auditiva sensorioneural, 462
Menopausa, 44
    câncer cervical, 44
    disfunção sexual em mulheres idosas, 342t
    doença coronariana crônica, 185
    terapia de reposição hormonal, 175
Meperidina
    equivalência dos opioides, 415t
    medicações inadequadas em idosos, 50t
Metabolismo, 46
    fármacos, 46
    medicações de alto risco, 50
Metabolismo ósseo, marcadores do (BTMs), 172
Metadona, 53
Metas de cuidados
    doença cardiovascular, 42
    geriátricos, cuidados paliativos, 63
    guia prático, 9
    prescrição para idosos, 53
    prescrição, princípios da, 46
    uso das, 2
Metformina, 306
    critérios START, medicações, 51t
Metilfenidato, 66, 331
    psicoestimulantes, 331
    transtorno bipolar, 334
Metiltestosterona, 345
Metilxantinas, causas secundárias de parkinsonismo, 144
Metimazol, 296
Metirapona, 302
Metoclopramida, 66
Metolazona, 192
Metoprolol, 183, 206t
    insuficiência cardíaca sistólica, 192
Metotrexato
    medicação, na hiponatremia, 262t
    penfigoide bolhoso, 380
Metronidazol, diarreia, 251
Micção estimulada, 280
Micção programada, 280
Michigan, teste de rastreamento de alcoolismo, versão geriátrica, 40
Microalbuminúria
    estratificação de risco cardiovascular, 205t

nefropatia, 307
Microcítica, anemia, 315
Micrografia, 142
Midodrina, 145
Miglitol (Glyset), 311
Miglitol, terapias não insulínicas para hiperglicemia, 311*t*
Minerais, 494
Mini-exame do estado mental (MEEM), 126
Minimum Data Set (MDS), 101
    ferramentas de avaliação funcional, 6*t*
Mini Nutritional Assessment (MNA), 496, 497*f*
Minociclina, 368
Minoxidil, 211
Mióticos, medicações tópicas para glaucoma, 457*t*
Mirtazapina, 330
    estimulantes do apetite, 499
Misoprostol, medicações inadequadas em idosos, 50*t*
Mitral, valvotomia percutânea, por balão, 218
Mobilidade da parede, anormalidades, 220
Mobilidade, distúrbios da. *Ver* Quedas
Modafinil, 331
    narcolepsia, 390
    psicoestimulantes, 331
Modification of Diet in Renal Disease (MDRD)
Mohs, cirurgia de, 381
MOLST. Ordens médicas para tratamento de manutenção da vida
Monoaminoxidase, inibidores da, 330
Monofosfato de adenosina (AMP), 239
Monofosfato de guanosina cíclico (cGMP), 343
Montreal, Cognitive Assessment (MOCA), 401
Moradia e cuidado de longo prazo, 15-18
Morbidade, 4
Morbiliforme, erupção medicamentosa, 376*f*
Morfina, medicações inadequadas em idosos, 51*t*
Morte cardíaca súbita (MCS), 215
Motilidade, distúrbios da, 247
Movimento, enjoo do
    gengibre, 434
        medicamentos à base de ervas, dose e uso, 432*t*
Movimentos periódicos dos membros, durante o sono (MPMS), 388, 389
MPMS. *Ver* Movimentos periódicos dos membros, durante o sono (MPMS)
Mucolíticos, agentes, 240
Muletas, 105
Mulher, saúde da, idosas lésbicas e bissexuais, 526
Muscarínicos, agonistas, 281
Musculoesqueléticos, distúrbios, 181
    dor lombar, 482

N

Não adesão, 229
    anticoagulantes, 423
    incontinência de urgência, 277
    uretral, 281

Não prescrição, intervenção para reduzir a polifarmácia, 405-407
    abordagens de não prescrição, 405
        Assess, Review, Minimize, Optimize, Reassess (ARMOR), 405
        índice de adequação da medicação, 405
        Screening Tool of Older Persons' Potentially Inappropriate Prescriptions (STOPP), 405
    alerta para fadiga, médicos, 407
    algoritmo de filtração, 405, 406*f*
        algoritmo de boa prática paliativa geriátrica, 405
        modelo Holmes para prescrição adequada para pacientes em idade avançada, 405
        considerações para filtro de medicação, 405
    intervenções, tomada de decisão do médico, 406
    medicações
        evidência de suporte, 405
        titulação para baixo, 406
        importância, 406
        titulação para cima, 406
    medicações inadequadas, avaliação, 405
    revisão da bolsa de medicações, 405
    prescrição eletrônica (e-prescrição), 406
    problemas causados pela polifarmácia, 405*t*
    reação medicamentosa adversa (RMA), 405
        exame detalhado dos fármacos para, 405, 406
        identificação dos sintomas, 405
    revisão Cochrane, múltiplas abordagens sistemáticas, 405
Não ressuscitar (NR), ordens de, 89
Narcolepsia, 389, 390
    diagnóstico diferencial, 389
    latência do sono encurtada, 389
    Multiple Sleep Latency Test (MSLT), 389
    polissonografia, 389
    REM iniciado pelo sono, 389
    sintomas e sinais, 389
        alucinações hipnagógicas, 389
        características clínicas fundamentais, 389
        paralisia do sono, 389
    tratamento, 389, 390
Nateglinida
    terapias não insulínicas para hiperglicemia, 311*t*
National Institute on Drug Abuse (NIDA), 439
National Kidney Foundation (NKF), 269
Náusea
    agonistas da dopamina, 146
    doença ulcerosa péptica, 248
    levodopa, 145
Necessidades especiais razoáveis e necessárias, 105
Nefazodona, 331
Nefrocalcinose, 303
Nefropatia, 203
    estratificação de risco cardiovascular, 205*t*
Nefrotoxicidade, 166
Negligência, 27, 72, 91, 133, 518*t*, 519, 521

Neoplasia da suprarrenal, 302
Neoplasia endócrina múltipla, 298
Neovascularização, 454
Nervo lombar, raízes
    intrusão mecânica, déficit neurológico por, 485
Neurocognitivo, distúrbio, associado ao HIV (HAND), 126
Neuroimagem, 128
Neurolépticos. *Ver também* Anticolinérgicos
    hipocalemia, 264
    transtorno bipolar, 334
    tratamentos farmacológicos para *delirium*, 117*t*
Neuroma, 151
    acústico, 464
    nevralgia do trigêmeo, 449
Neuropatia, 33
    doença cardiovascular e, 33
Neuropatia diabética, 307
Neuropatia óptica, 344*t*
    especialista ocular, 459
    glaucoma, 455
Neuropatia sensorial, 307
Neuropsicológicos, testes, 125
Neuropsiquiátrica, avaliação, 91
Neuropsiquiátricos, déficits, 205
Neurotransmissores, 260
Nevralgia, 41
    do trigêmeo, 449
    pós-herpética, 41, 377
        medicações adjuvantes, 414
Nexium. *Ver* Esomeprazol
Niacina, 495*t*
Nifedipina, 184
Nissen, fundopliacadura de, na doença do refluxo gastresofágico, 245*t*
Nistagmo, 293
    achados clínicos, 447
    doença vascular, 464
    infecção, 463
Nitratos, tolerância, 184
Nitrendipina
    bloqueadores dos canais de cálcio, 210
Nitrogênio, equilíbrio do, 361, 494
Nitrogênio, líquido, 368. *Ver também* Crioterapia
Nitrogênio ureico sérico (BUN), 130, 248, 271, 300
Nitroglicerina, sublingual, 182, 184
Nível de consciência, 120
    causas neurodegenerativas, 144*t*
    delirium, 120*t*, 401*t*
    exame do estado mental, 401
    hipernatremia, 263
    síndromes geriátricas, 307
Nizatidina, doença do refluxo gastresofágico, 245*t*
NMDA (N-metil-D-aspartato), antagonista do, 131
    memantina, 131
Nociceptiva, dor, 161, 411*t*
Noctúria, 268
    sintoma urinário, 277*t*

Nódulos, retirada de, 322
Nódulos reumatoides, 479
Norpramina, medicações, propriedades anticolinérgicas, 53t
Norton, escore de, 360
Nortriptilina, 370
 medicações adjuvantes, 414
NPH, insulina, 52
Nutracêuticos, para o tratamento de OA, 166
Nutrição, 101, 494-500
 anemia (*Ver* Anemia nutricional)
 antropometria, 495, 496
  obesidade, efeitos adversos, 495, 496
  perda de peso não intencional, efeitos adversos, 495
  Simplified Nutrition Assessment Questionnaire, 496
 avaliação laboratorial, 496
 DASH, dieta, 499
 diagnóstico diferencial, 496-498
  perda de peso não intencional, causas potenciais de, 496, 497, 498t
 etapas, para melhorar a desnutrição, 498, 499
  alimentação por sonda, 499
  estimulantes do apetite, 499
  obesidade, tratamento, 499
  suplementos orais, 498, 499
 ingesta diária recomendada (IDR), 494
 Mini Nutritional Assessment (MNA), 497f
Nutrição, declínio da, 88
Nutrição, deficiente, 4
Nutrição enteral, suporte nutricional pré-operatório, 97
Nutrição parenteral, 97
 deficiência de água no excesso de sal, 263

O

OA. *Ver* Osteoartrite
Obesidade
 doença cardiovascular, 42
 estratificação do risco cardiovascular, 205t
 exercício, 39
 impacto na saúde, 160
 nutrição, 27
 tromboembolismo venoso, fator de risco, 226t
Observância, 2, 93, 98, 173, 210, 232, 252
 alterações cardiovasculares com o envelhecimento e suas consequências, 179t
 higiene das mãos, 348, 353
 impacto das comorbidades comuns, 189t, 191t
Occam, lâmina de, 31
Oclusivo, curativo, 364
 curativos tópicos, 364
 desbridamento, 366
Octreotide, 66, 302
Odinofagia, 246, 246t
Olanzapina, 116
Olho senescente, alterações normais, 451
 achados clínicos, 451
  testes de rastreamento da visão, em idosos, 452t
 presbiopia, 451
Ômega-3, ácidos graxos, 434

Omeprazol, 245t
Ondas Q, no IM agudo, 185
Ondas T, 181, 186
Onicomicose, 367, 369, 369f, 370
 cicloeximida (Mycosel ou ágar micobiótico), 370
 cloranfenicol, 370
 microscopia direta, 370
 prevenção, 370
 princípios gerais, 369
  tinea pedis, 370
  unhas dos pés, tratamento antifúngico, 370t
 prognóstico, 370
 tratamento, 370
Opioides, 115, 330, 413, 448
 efeitos adversos, 413, 414
  constipação, 413
   laxantes de volume, 413
   metilnaltrexona, tratamento com, 413
  depressão respiratória, 413
   naloxona, antagonista do receptor opioide, 413
  desenvolvimento de tolerância, 413
  laxativo estimulante, terapia inicial, 413
Opioides, antagonistas, 260
Ordens médicas para tratamento de manutenção da vida (MOLST), 103
Ordens médicas para tratamento de manutenção da vida (POLST), 77, 103
Orelha, infecções da
 perda auditiva sensorioneural, 464
Orelha interna, 461
 perda auditiva sensorioneural, 461
 trauma, 464
Orelha média, 461
 comprometimento auditivo, 461
 encaminhamento otorrinolaringológico, 463t
Organizações para Aperfeiçoamento da Qualidade, 76
Orgasmo, 340, 341, 342t
Orofarínea, disfagia, 246
 infecções do trato respiratório, 352
Orquiectomia, 289
Osciloscopia, 447
Osler, sinal de, 204
Osmolalidade, 262
 hipernatremia, 264
 sérica, 262
 urinária, 262
Ósseo, marcadores do metabolismo (BTMs), 172
Osso temporal, fraturas, 464
Osteoartrite (OA), 159, 167
 características clínicas, 160-162
 cirurgia, 167
  artroplastia articular total, 167
  cirurgia artroscópica, 167
 classificação, 162, 162t
 diagnóstico diferencial, 163-164
 envolvimento articular específico, 162-163
  coluna, 163
  joelho, 162-163

 mão, 162
 quadril, 163
 epidemiologia, 160
  prevalência da forma sintomática, 160t
 estudos demográficos, 159
 fatores de risco, 160
 fisiopatologia, 160-161, 161f
 impacto na saúde, 160
 prevenção, 159
 prognóstico, 167
 tratamento, 164
  recomendações do Colégio Americano de Reumatologia, 164t
  terapia farmacológica, 165-166
  terapia não farmacológica, 164-165
  tratamento complementar/alternativo, 166-167
Osteófitos, 159, 161f
Osteomalácia, 174
Osteomielite, 355-357
 infecções comuns, 347
Osteonecrose, da mandíbula, 394
 agente antirreabsortivo ósseo, 394
 osteonecrose do osso alveolar, 394
 terapia antirreabsortiva óssea, 394
Osteopenia, 169
Osteoporose, 169, 172, 174t, 483
 achados clínicos, 170
 avaliação laboratorial, 172
 causas secundárias, avaliação, 172t
 estudos de imagem, 171
 fatores de risco, 170, 170t
 ferramenta de avaliação do risco de fratura, 170-171
 patogênese, 170
 prevenção, 173
 tratamento, 174
Osteoporótica, fragilidade, fraturas por, 169
Osteoporótica, fratura, por compressão vertebral, 485
 dor lombar, 482
Osteoporótica, fratura sacral, 485
Osteoprotegerina (OPG), 170
Osteossarcoma, 176
Otite externa, 306
Otite média, 464
 perda auditiva condutiva, 464
Ototóxica, medicação, 464, 464t
Oxaliplatina, 324
Oxibutinina, 53t, 268, 281t
Oxicodona, 65t, 389, 415t
Óxido nítrico (NO), 202
Oxigenoterapia, 241, 448

P

Paciente-cuidador, interação, 108
Paciente geriátrico, 476
 avaliação clínica, 496
Paciente, modelo de cuidados médicos domiciliares centrados no, 80
Paclitaxel, 323
Pagamento, recusa de, 106, 107
Painel metabólico, completo (CMP), 223, 234
Palpitações, 204

farmacoterapia, 225
transtornos de estresse, 334
Pâncreas, 255
  doenças, SIADH, 262
  exames diagnósticos, 255
Pancreaticoduodenectomia, 324
Pancreatite, 254, 311
  aguda, 312
Pânico, transtorno, 334, 335
  diagnóstico diferencial, 334, 335
  princípios gerais, 334
  sintomas, 334, 335
  tratamento, 335
PANS. *Ver* Perda auditiva neurossensorial (PANS)
Pantoprazol, 245*t*
Papaína, 366
Papanicolaou, esfregaço de, 526
Paracetamol 159
  controle da dor, 97, 165, 485
  dor musculoesquelética por osteoartrite, 412
  em idosos, 52
  terapia para OA leve, 165
Paralisia supranuclear progressiva (PSP), 144*t*
Parassimpáticas, vias, 280
Paratireoide, adenoma, 297
  doença nodular da tireoide, 297
Paratireoidectomia, 303, 480
Paratiróideo, hormônio (PTH), 170
Parestesia, 484
Parkinson, doença de (DP), 125, 141, 143, 144*t*, 246, 329
  achados clínicos, 142-143
  achados laboratoriais, 143
  causas neurodegenerativas, atípicas, 144*t*
  complicações, 144-145
  demência com corpos de Lewy, 125
  diagnóstico diferencial, 143-144
  doença avançada e terminal, 126
  estudos demográficos, 141
  etiologia, 141
  exame do paciente, 143
  exames de imagem, 143
  fatores de proteção, 141-142
  fatores de risco ambientais, 141
  genética, 142
  idiopática, 141
  patogênese, 141-142
  prognóstico, 147
  terapias cirúrgicas, 146-147
    estimulação cerebral profunda, 147
    lesão estereotática, 147
  tratamento, 145-146
Paroxetina, 53*t*, 336
  transtorno de ansiedade generalizada, 336
Paxil. *Ver* Paroxetina
Pele e tecidos moles, infecções da, 354, 355
  achados clínicos, 354
    aracnídeos (*Sarcoptes scabiei*), 354
    Streptococcus piogenes, 354
    celulite, 354
    erisipela, 354
    escabiose, 354
    fasceíte necrosante, 354
    polimicrobiana, 354
  prevenção, 354
  princípios gerais, 354
  tratamento, 355
Pele seca, prurido, dermatite esteatósica, 370, 371
  prevenção, 371
  tíbia lateral esquerda demonstra crepitações finas, 371*f*
  tratamento, 371
    classificação da potência dos cremes de esteroide, 371*t*
Pélvico, exame, 255, 343
Pélvico, músculo, treinamento do, 280
Penfigoide bolhoso (PB), 379, 380
  bolhas tensas
    erosões secundárias, crostas hemorrágicas, 379*f*
  complicações, 380
  penfigoide bolhoso urticariforme, 380*f*
  princípios gerais, 379, 380
  prognóstico, 380
  tratamento com corticosteroides, 380
    oral, 380
Pentassacarídeo, 228
Pentoxifilina, 225
Pepcid. *Ver* Famotidina
Peptídeo natriurético do tipo B (BNP), 227
Perambulação, pacientes com demência e, 133
Perda auditiva, 460-466
  achados clínicos, 460, 461
  achados do exame físico, 460, 461
    canal auditivo externo (CAE), 460, 461
    exame com o diapasão, 461
    membrana timpânica (MT), 460, 461
    teste de Rinne, 461
    teste de Weber, 461
    testes do diapasão, interpretação, 461*t*
  aparelhos auditivos (*Ver* Auditivos, aparelhos)
  audiologista/otorrinolaringologista, encaminhamento para, 461
    distribuidor de aparelho auditivo, 461
    indicações para, 463*t*
  avaliação audiológica, 465
    meta do audiologista, 465
    processo reabilitativo auditivo, 465
  complicações, 464, 465
  diagnóstico diferencial, 461-464
  dor auricular (otalgia), 460
  drenagem auricular (otorreia), 460
  efusão da orelha média, 464
  entrevista do paciente, 460
  etiologia, 460
  exame otoscópico, 464
  implicações significativas, potencialmente, 465
  modelo de trabalho conceitual
    perda auditiva afetando os domínios de saúde e funcionamento, 465*t*
  modificações ambientais, 465
    ruídos ambientais mínimos, 465
  neuropatias cranianas, 460
  perda auditiva condutiva (doença da orelha média/externa), 464
  perda auditiva relacionada à idade (PARI), 464
    associada, independentemente, 465
    evidência epidemiológica, 465
  prevenção, 460
  prognóstico, 466
    perda auditiva relacionada à idade/idiopática, 466
    história natural, 466
    testes clínicos, aparelhos auditivos, 466
  teste do diapasão, 464
  testes de rastreamento, 461
    inventário de limitação auditiva para rastreamento de idosos, 461, 462
    Welch Allyn AudioScope, 461
  tinido, 460
  tontura, 460
  tratamento, 465, 466
    dispositivos de escuta assistida (DEA), 465
    microfone de bolso, 465
    sinais de frequência modulada (FM), 465
    técnicas adaptativas, 465
Perda auditiva neurossensorial (PANS), 461-464
  dano por ruído, 461, 462
    audiograma, 462
  doença autoimune da orelha interna, 463
  doença de Ménière, 464
  doença sistêmica e vascular, 463, 463
    diabetes melito, 463
    sintomas de apresentação, 464
  infecção, 462-463
  medicações ototóxicas, 464, 464*t*
  neuroma acústico (schwannoma vestibular), 464
  perda auditiva neurossensorial súbita, 464
  presbiacusia, 461
    audiograma, 461, 463*t*
  radiação, 464
  trauma, 464
Perda auditiva relacionada à idade (PARI), 464
Perda da visão, 344
Perda de consciência
  síncope, 444
Pergolide, 146
  causas de perda de peso involuntária, 498*t*
Pericardite, 470
Periodontal, doença, 393
Perioperatório, cuidado, 89, 95
Permetrina, 379
Pernas inquietas, síndrome das, 388, 389
  achados clínicos, 389
    sintomas e sinais, 389
    testes especiais, 389
      com base na história, 389
      Escala de Classificação Internacional SPI, 389
      teste da ferritina, 389
  princípios gerais, 388
  vs. movimentos periódicos dos membros durante o sono (MPMS), 388
  tratamento, 389
Peso, ganho de

hiperglicemia, 311*t*
hormônio estimulante da tireoide (TSH), nível do, 41
insulina, desvantagens, 312
prednisona, redução progressiva de, 376*q*
sulfonilureias, 311
ziprazidona, dose, 338
Peso, perda de, 494
  apresentações atípicas de doenças, 31*t*
  avaliação laboratorial, 496
  causas não malignas, 498
  efeitos adversos, 495
  e OA do joelho, 165
  hiperglicemia, 311*t*
  hipertireoidismo, sinais/sintomas de, 295*t*
  involuntária, causas potenciais de, 498*t*
  não intencional, 97
  não intencional, causas potenciais de, 496, 497
  negligência oral, 392
  neoplasias, 498
Pessários, 282
Pesticidas, 141, 144*t*
Peyronie, doença de, 344
Pielonefrite, 351, 484*t*
Pilocarpina, 396*t*, 457*t*
Pioderma grangrenoso, 252
Pioglitazona, 311*t*, 312
Piridoxina (vitamina B6), 495*t*
Piriforme, síndrome do, 483*t*
Pirofosfato de cálcio, cristais de, doença por depósito (CPPD), 163, 479, 480
  achados, 480
    diagnóstico definitivo, 480
  calcificação hialina/fibrocartilagem, 479, 480
  condições metabólicas, 479
  diagnóstico diferencial, 480
    pseudo-osteoartrite, 480
  pseudogota, ataques agudos, 479
  sintomas, 480
  tratamento, 480
Pirose, 244
Piúria, 352
Plano de cuidados
  fatura do Medicare, 106
  serviços de saúde em domicílio do Medicare, 105
Plano de cuidados avançados, 10, 26, 63-64, 71, 241, 242, 527, 528
Pleurite, 469
PMR. *Ver* Polimialgia reumática
Pneumocócica, vacina, 40, 239
Pneumonia, 136, 475*t*
Pneumonia adquirida na comunidade, 31, 89, 352
Pneumonia por aspiração, 67, 121, 245*t*, 352, 392, 394
Poliangeíte, 463
Policitemia, 238, 343
Polidipsia, 204, 285
Polifagia, 285
Polifarmácia, 2, 6, 81, 88, 404, 405, 405*t*, 503
  critérios de Beer, 404

custo, 404
diretrizes práticas, 404
fatores de risco para, 404
hospitalizações relacionadas a medicações, 404
interações medicamentosas/doença
  risco, 404
não adesão a medicações, 404
reação medicamentosa adversa (RMA), 404
Polímero, filmes de, 364
  curativos oclusivos, 365*t*
  curativos tópicos, 364
Polímeros, espumas de, 364, 365*t*
Polimialgia reumática (PMR), 480, 481
  achados, 480, 481
  diagnóstico diferencial, 481
  tratamento, 481
Polineuropatia, 307
Polissonografia, 384
  movimento ocular rápido (REM), do sono, 384
  narcolepsia, 389
  sono sem movimentos oculares rápidos (NREM), 384
Políticas públicas, para a sociedade senescente, 543-548
  áreas senescentes, 543
    política de arquitetura menos desenvolvida, 543
  expectativa de vida e morte, causas, 544*f*
  foco na pessoa, 547
  foco na qualidade, 547
  lei dos cuidados acessíveis, 546
  Medicare, 544, 545
    parte A, programa de seguro hospitalar, 544
    parte B, programa de seguro médico suplementar
    parte C, programa de vantagens Medicare, 545
    parte D, benefício de prescrição de pacientes ambulatoriais
  Medicare, custeio do, treinamento médico do, 545
  papel do Medicaid para americanos idosos, 545
  programas, serviços, 543, 544
    Medicare, papel no suporte de idosos, 543, 544
    pagamento de seguro de invalidez, 543
  proteção do paciente, oportunidades, 546
    melhora da, fornecimento de cuidados, 546
    organizações responsáveis por cuidados, 546
    programa de transição de cuidados na comunidade, 546
  seguro social, setores do, 543, 544*f*
  serviços de longa duração, 545
Poliúria, 267, 268, 301
  noturna, 267, 268
Poliúria noturna, 267, 268
  patogênese, 267, 268
    alterações funcionais no trato urinário, 267
    alterações relacionadas à idade, 267
    fármacos, 268

princípios gerais, 267
  pior qualidade de vida, 267
  produção de urina, 267
  rupturas no sono, causas de, 267
  sonolência diurna, 267
  tratamento, 268
Pós-operatórias, complicações, 89
Pós-operatório, cuidado, 97, 98, 453
  complicações cardíacas, 98
  NSTEMI, 98
  delirium, 97
  dor, 97
Potássio, distúrbios do, 264
  achados clínicos, 264, 265
    arritmias cardíacas, 265
    eletrocardiograma (ECG), 265
      alterações do, 265
    hipocalemia leve, 264
    ruptura GI, 265
  patogênese, 264, 265*t*
  princípios gerais, 264
  tratamento, 265
PPIs, complicações de, 245*t*
Pramipexol, na doença de Parkinson (DP), 141
Pramlintide, 313
Prática clínica dirigida pelo médico, 81
Prazosin, 206*t*
Pré-albumina (transitretina), 496
Precose. *Ver* Acarbose.
Pré-diabetes, 276
Prednisona, 250
  prurido, 379
  redução gradual da, 376*q*
Presbiacusia, 461, 463*f*
Presbiopia, 451
Prescrição, fármacos, 404
Pressão arterial diastólica (PAD), 202
Pressão arterial média (PAM), 207
Pressão arterial (PA), controle da, 217
Pressão arterial segmentar nos membros, 224
Pressão arterial sistólica (PAS), 202
Pressão, dispositivos para redução de, 361
Pressão intraocular (PIO), 455
  glaucoma, 455
Pressão positiva das vias aéreas (APAP), 388
Pressão sistólica, 202
Pressão venosa jugular (PVJ), 181, 182, 217
Prevacid, 245*t*
Prilosec. *Ver* Omeprazol
Primidona, 148
Probenecid, 479
Proclorperazina, 66*t*
Procuração jurídica,
  em cuidados de saúde, 133
Progesterona, 175
  considerações farmacológicas, 396
Progestinas, 450
Prognóstico, 2, 10
  estimativa do, 11
  prognóstico, importância do, 11
  prognóstico inespecífico da doença, 11, 12
  prognóstico relacionado a doenças específicas, 12
    câncer, 13

ECOG, estado do desempenho, 13t
índice do prognóstico paliativo (IPP), 13
Karnofsky, estado do desempenho, 13t
comunicação do prognóstico ao paciente/responsável, 13-14
    mnemônico SPIKES, 14t
demência avançada, 12
doença pulmonar obstrutiva crônica, 12-13
insuficiência cardíaca congestiva, 12
Programa de Cuidados Abrangentes para Idosos (PACE), 17, 81, 99
Programa hospitalar para a vida de idosos (HELP), 88-89
Progressão, 492
Propiltiouracil, 296
Propranolol, 148, 296
Próstata, ressecção transuretral da, 89
Prostatectomia, 282
Proteína C-reativa (PCR), 4, 83, 163, 223
Prótese articular, infecção da, 355, 356
    achados clínicos, 355, 356
    princípios gerais, 355
    tratamento, 356
Protocolo de Avaliação de Residentes (PARs), 102, 102t
Prurido, 375, 379
    escabiose, 379
Pseudoclaudicação, 224, 224t
Pseudo-hipertensão, 42, 204, 211
Pseudomonas aeruginosa, 354
Pseudo-osteoartrite, 480
Psicoestimulantes, 66, 331
Psicoterapia interpessoal, 331, 332
    tratamento, depressão, 331
Psoríase, 373, 374
    complicações, 373
    placas, escamas micáceas espessas dorsais, 373f
    prognóstico, 374
    tratamento, 373, 374
    unha do polegar, depressão da, onicólise distal, 373f
Pulmão, biópsia de, 323, 324
    princípios gerais, 323
    causas de, 323
    confirmação tissular, 323
    fatores prognósticos independentes, 323
    parênquima pulmonar, câncer originado de, 323
    prognóstico, 323
    rastreamento, 324
    tratamento, 323
        câncer de pulmão de não pequenas células, 323
            Elderly Lung Cancer Vinorelbine Italian Study (estudo ELVIS), 323
            mediastinoscopia, 323
            metástases nodais, 323
            mutações na quinase de linfoma anaplásico (ALK), 323
            quimioterapia adjuvante, 323
            radioterapia, 323
            terapia sistêmica, 323

câncer de pulmão de pequenas células, 323
    doença de estágio extenso, 323
    esquemas de quimioterapia baseados na antraciclina, 323
    estágio limitado, 323
    FDG-PET, cintilografia, 323
    tumor primário, histologia do, determinada por, 323
Pulmão, transplante de, 241
Pulmonar
    distúrbio, 181
    reabilitação, 476
    tromboembolismo, 469
Pulso, exame do, 223
Punção lombar, 135
Punho, fraturas do, 173

Q
Quadrante superior direito (QSD), 249
Quadril, fraturas do, 89, 172
    fatores de risco, 170t
    quedas/distúrbios da mobilidade, 151
    reparo, 89
Quadril, protetores de, 173
Qualidade do cuidado
    úlceras por pressão, 360, 361
Qualidade e segurança, 81-82
Quedas, 150
    abordagem geral ao paciente, 443, 492
        avaliação multifatorial de risco, 443, 444t
        exame físico, focado, 443
        sintomas, 443
    achados clínicos, 151
        sinais, 151
        sintomas, 151
    avaliação de equilíbrio e mobilidade, 153
        POMA, 153
        SPPB, 153
        teste de alcance funcional, 153
        teste de Levantar e Sair (Timed Get Up and Go [TUG]), 153
        teste de movimento funcional com segurança, 153
        teste do equilíbrio de Berg, 153
    avaliação do equilíbrio orientada pelo desempenho, 154t
    condições médicas crônicas associadas com, 153
    distúrbios da mobilidade, definidos como, 150
    doença neurológica como fator de risco, 151
    estratégias de prevenção de quedas, 151
        algoritmo de prevenção de quedas, 152f
        diretrizes NCOA, 151
        recomendações AGS e BGS, 151, 152
    estudo demográfico, 150, 151
    exame físico, 153
    fatores de risco de quedas, 150, 151
    fatores de risco independentes de quedas entre idosos da comunidade, 153t
    fraturas de quadril, 151
    impacto das quedas na saúde, 150
    lesões relacionadas com quedas, 150-151
    prognóstico, 157

quedas, definidas como, 150
testes diagnósticos, 155
tratamento, 155-156
    tratamento recomendado dos fatores de risco modificáveis, 156t
velocidade da marcha, como fator de risco, 151
Quedas/síncope, categorias diagnósticas, 445, 446
    hipotensão ortostática, variantes, 445
    hipotensão ortostática clássica, 445
    hipotensão ortostática tardia, 445
        teste de inclinação da mesa (tilt teste), 445
    hipotensão pós-prandial, 445
        definição, 445
    síncope cardíaca, 445, 446
        arritmia causada por, 445
        fibrilação atrial, 445
        monitoração ambulatorial do ECG, 445
        monitoração prolongada do ECG, 445, 446
    síndrome do seio carotídeo, 445
        causa de, 445
        diagnóstico, 445
        hipersensibilidade do seio carotídeo, 445
        massagem do seio carotídeo, realização da, 445
Quedas/síncope, sobreposição, 444
    consciência, recuperação da perda da, 444
    fisiologia, subjacente, 444
    síndrome do seio carotídeo, 444
Queixo, claudicação do, 449
    arterite de células gigantes e, 449
Quetiapina, 144, 204, 334
    antipsicóticos, 53t, 97, 338, 338t
    níveis de colesterol, 339
    tratamentos não farmacológico/farmacológico, 117
Quinapril, para insuficiência cardíaca sistólica, 192t
Quincke, pulso de, na insuficiência aórtica, 216
Quinidina
    intoxicação pela digoxina, e inúmeras medicações, 192
    odinofagia, 246
    ritmo sinusal, 199

R
Rabeprazol, na doença do refluxo gastresofágico, 245, 245t
Radiculopatia lombar, 163
Radiculopatia, lombar, 163
Radiografia lombar, 483
    alinhamento, 483
    escoliose, 483
    fusão, 483
Radioterapia, 302
    doença de Cushing, 302
    feixe externo, 289
    metástases ósseas, 289
    mucosite e estomatite oral, 396
    pâncreas, 325
    pélvica, 278

Raloxifeno, para osteoporose, 175
Ramiprila,
    doença vascular/diabetes, 187
    hiponatremia, 262
    insuficiência cardíaca sistólica, 192t
Ranitidina
    doença do refluxo gastresofágico, 245t
    propriedades anticolinérgicas, 53t
Rastreamento, decisões de, 35
    expectativa média de vida, 35, 36
    quartis de expectativa de vida por idade, 36f
    tomada de decisão individualizada, 37t
        etapas para os testes de rastreamento, 36t
Reabilitação, 5, 7. *Ver também* Hospitalização
    acidente vascular encefálico, agudo, 101
    cardíaca, 178
    centro de reabilitação aguda (CRA), 101
    cuidado geriátrico, 20t
    cuidado prolongado na comunidade, 99
    declínio funcional, 7
    e hospitalização pós-aguda, 107
    fisioterapeuta, 101
    instituições com enfermagem especializada, 75
    interdisciplinar, 104
    programa aprimorado de recuperação, 98
    pulmonar, 241
        e exercício, 476
    reabilitação em domicílio, 104
Reabilitação aguda, centro de (CRA), 101
Reabilitação, de pacientes internados, 7
Reabilitação em domicílio, 104, 107
Reabilitação pulmonar, 476
Reabilitação subaguda, 101, 169
Reações medicamentosas adversas (RMAs), 47
    causas de, 47-48
    prevenção/monitoração, 48
Reembolso, 29
    Medicare, 105
    modelo de taxa-por-serviço, 102
Reflexologia, 430
Reflexo vermelho, catarata, 452t
Refluxo gastresofágico, doença do (DRGE), 56, 244-246
Regurgitação
    doença do refluxo gastresofágico, 244
Regurgitação mitral, 218-221
    achados cardíacos, 219
        cateterismo cardíaco, 219
        ecocardiografia, 219
        eletrocardiografia, 219
        radiografia torácica, 219
    diagnóstico diferencial, 219
    endocardite infecciosa, prevenção da, 221
    gravidade, classificação da, 219
    prevenção, 219
    princípios gerais, 219
    prognóstico, 221
    tratamento, 219-221
Re-hospitalização, 78, 83, 84
Relaxamento, técnicas de, 258, 336, 386, 430, 431
Relaxantes musculares, 52
    anticolinérgicos, 52
    demência e psicose, 144

    medicações, 279t
REM, comportamento, distúrbio do, 390
    achados clínicos, 390
    polissonografia, 390
        sintomas e sinais, 390
    princípios gerais, 390
    tratamento, 390
Renina-angiotensina-aldosterona, sistema (RAAS), inibidores do, 210
Renina-angiotensina, sistema, 214
Renovascular, hipertensão, 203
Reorientação, 66, 88, 121
Repaglinida, hiperglicemia, 311t
Reperfusão, terapia de, 181, 182
    infarto do miocárdio, agudo, 182t
Repouso no leito, 87, 173, 204, 229, 244, 485, 494
Repouso, programas de, estresse de cuidadores, 134
Reserpina, 211
Reserva fisiológica, diminuída, 1
Resistência à insulina, 180, 209, 305
    síndrome metabólica, 180
Resistência, eritropoietina, 315
Resistência, exercícios de, 159, 165, 173
Resistente, hipertensão, 211
Respiratórias, medicações, como causa de insônia, 386t
Ressincronização cardíaca, tratamento de (TRC), 220
Ressonância magnética (RM), 299
Resumo de alta, para idosos, 77t
Reteplase, 182
Retina, 454, 455
Retina, descolamento de, 453, 457, 459t
Retinopatia diabética, 271, 307, 454, 455
    achados clínicos, 455
        assintomática, estágios iniciais, 455
        edema macular, sinais sutis, 455
        retinopatia proliferativa, 455
            escotomas do campo visual, 455
        sinais, 455
            avaliação, 455
        visão borrada, 455
    complicações, 455
        perda de visão, causada por, 455
            capilar macular, não perfusão, 455
            edema macular, 455
            retinopatia proliferativa, 455
    diagnóstico diferencial, 455
    prevenção, 455
        exame fundoscópico anual, dilatado, 455
    prognóstico, 455
    tratamento, 455
        agentes anti-VEGF, 455
            injeções intravítreo, 455
        edema macular clinicamente significativo (EMCS), 455
        retinopatia diabética não proliferativa, 455
Retinopatia diabética não proliferativa, 455
Retinopatia diabética proliferativa, 454, 455
Retocolite ulcerativa (RCU), 251, 252
Retorno seguro, programa, 133
Reumatologia, 164

    constipação crônica, 257
    dor e rigidez proximal, 481
Revascularização
    fração de ejeção de VE, 188
    isquemia crítica dos membros, 225
Revascularização coronariana (CABG), 213
Riboflavina (vitamina B_2), 495t
Rifampicina, para tuberculose, 370
Rinofima, 374
Rins, 203
    hipertensão, 202, 203
Risco cirúrgico, em idosos, 95
    modelos de cuidados cirúrgicos, 98
        manejo conjunto geriátrico, 98
        programas de aperfeiçoamento da recuperação, 98
        programas pré-habilitação, 98
Risedronato, para osteoporose, 174t
Risperidona
    acidentes vasculares encefálicos, 338
    agentes antipsicóticos, 334, 337
    antipsicóticos, 132
    delirium, tratamentos não farmacológicos/farmacológicos, 117t
    demência, sintomas psicológicos, 133t
Ritmo circadiano, do sono, distúrbios do (DRCS), 390
    achados clínicos, 390
    princípios gerais, 390
    sintomas e sinais, 390
    testes especiais, 390
        actigrafia do punho, 390
        polissonografia, 390
        registros de sono, 390
    tratamentos, 390
        exposição à luz, com tempo marcado
        uso de melatonina, com tempo marcado, 390
Ritmo cardíaco, distúrbios do, 190, 195
Ritmo, controle do, 198
Rituximab, 326
Rivaroxabana, 421, 424
Rivastigmina, inibidores da colinesterase, 131t
Roda dentada, 142
Roflumilast, doença pulmonar obstrutiva crônica, 240
Ronco, nos distúrbios respiratórios relacionados ao sono, 388
Ropinirol
    na doença de Parkinson, 141
    receptores da dopamina, 146, 389
Ropinirol, na doença de Parkinson (DP), 141
Rosácea, 374, 374f, 375
    complicações, 374
    patogênese, 374
    tratamento, 374, 375
Rosiglitazona, hiperglicemia e, 311
Ruído, exposição a, 460

S

S-adenosilmetionina (SAM-e), 166
Salina hipertônica, 534
Sangramento, manejo de, anticoagulantes, 422t, 423, 434
    atividade anticoagulante, 423, 434

complicação primária, 423
interrupção, 424
medida da, 424
monitoração laboratorial, 423, 424
Sangue oculto nas fezes, teste de
constipação, 257
guaiaco, a base de, gFOBT, 44
imunogênico, iFOBT, 44
São-joão, erva-de-, 432
Sarcoidose, 238, 303
Sarcopenia, 161, 165, 207
Sarcoptes scabiei, aracnídeo, 378
Saúde, conhecimento em, 502
abordagem sistêmica, 505
audição, 502
amplificadores de sons portáteis pequenos, 502
perda auditiva, diagnóstico de, 502
comorbidade, 503
dor crônica, 503
comprometimento cognitivo, 503
Mini Cog de três itens, teste de rastreamento, 503
Montreal Cognitive Assessment (MOCA), 503
comprometimento da visão, 502
considerações peculiares, 502, 503f
cuidadores, 503, 504
doença, estresse emocional, 503
estratégias de comunicação clara em saúde, 504-506
limitados, 503, 504
materiais de cuidados de saúde, criação de, 505
polifarmácia, 503
medicação psicoativa, 503
não adesão à medicação, 503
rastreamento, 503
recursos, 504t
saúde pública, nível de, melhora do, 506
Saúde física, 513
Saúde, intrução em, limitada, 502
Saúde mental, 513, 527
depressão, 527
depressão, prisioneiros idosos, 514, 527
lesão cerebral traumática, 514
transtorno de estresse pós-traumático, 514, 527
Saúde oral, 392. *Ver também* Doenças orais
benefícios da, 392
Saúde preventiva, cuidados em, 513
Saw palmetto, 203, 204, 287, 433
Scale (VASS), 519
SCA. *Ver* Síndrome coronariana aguda (SCA)
Secretagogos colônicos, 260
Sede, 301
e nutrição, 1
e poliúria, 303
Segurança domiciliar, 133
Seguro, cuidados prolongados, 533. *Ver também* Medicaid; Medicare
Seguro de saúde, cobertura do, 110, 532, 544
Medicare, 16-18
Seguro Social de Invalidez (SSI), 509

Selegilina, na doença de Parkinson (DP), 145, 146
Selênio, 316, 426
Sem-teto, 507-511
benefícios, 509
Social Security Disability Insurance (SSDI), 509
Supplemental Nutrition Assistance Program (SNAP), 509
Supplemental Security Income (SSI), 509
Brief Instrumental Functioning Scale (BIFS), 510
definição, 507t
estado de saúde, 509
idosos sem teto
riscos ambientais, 510
perigos ambientais, 510t
riscos, 507, 508
fatores de risco, 508t, 509
Senna, 65, 259
Serotonina, antagonistas da, 450
Serotonina, inibidores seletivos da recaptação da (ISRSs), 249, 330
Serotonina-norepinefrina, inibidores seletivos da recaptação da (IRSNs), 330
Serotonina, síndrome da, 331
Sertralina, 204, 330, 332, 386t
Serviço de proteção de adultos, 90t, 91, 133, 517
Serviços de saúde em domicílio. *Ver* Medicare
Serviços domésticos, 100
Serviço Social, 102
Serviço social, em domicílio, 99
Shea, escala de, 362
Short Michigan Alcoholism Screening Test–Geriatric Version (SMAST-G), 440t
Sigmoidoscopia, 44, 252, 253
Sildenafila, inibidores da PDE5, 343
Silodosina, 281
Síncope, 203
abordagem geral ao paciente, 444
alterações fisiológicas, envelhecimento e, 444
avaliação, metas iniciais da, 444
causa de quedas, 444, 445, 445t
classificação, 444t
eletrocardiograma (ECG), 444
achados, 444
testes, 444
Síndrome coronariana aguda, 180
achados clínicos, 181
angina instável (AI), 180
biomarcadores cardíacos, 181
características eletrocardiográficas, 181
complicações, 181
diagnóstico diferencial, 181
infarto do miocárdio com elevação do segmento ST (STEMI), 180
infarto do miocárdio sem elevação do segmento ST NSTEMI), 180
prevenção, 180
prognóstico, 184
tratamento, 181
agentes liporredutores, 184
bloqueadores dos canais de cálcio, 184

infarto agudo do miocárdio, manejo do, 182t
inibidores da enzima conversora da angiotensina (IECA), 183
medidas gerais, 182
nitrato, 184
potássio/magnésio, 184
terapia antitrombótica, 183
ácido acetilsalicílico, 183
agentes antiplaquetários, 183
anticoagulação, 183
inibidores da glicoproteína IIb/IIIa, 183
terapia de reperfusão, 182
fibrinolíticos, 182
ICP, 182-183
β-bloqueadores, 183
Síndrome coronariana aguda (SCA), 98
Síndrome de secreção inadequada do hormônio antidiurético (SIADH), 262
Síndrome do nó sinusal, 179t, 187
Síndrome do piriforme, 483t
Síndrome metabólica, 180
Síndrome nefrótica, 166
Síndrome pós-trombótica, 230
risco de, 228
Síndrome serotoninérgica, 331
Síndromes geriátricas, 82, 307
Síndrome X (síndrome dismetabólica), 186
Sintomas, manejo dos, terapias para, 64
Sistema de cuidado integrado de idosos (SIPA), 81
Snellen, gráfico ocular, para rastreamento da visão, 26, 38
Socialização, 17
Sociedade Americana de Geriatria, 19, 115
Soníferas, medicações, 387t
Sono, 384
distúrbios do, 384
em idosos, 384
recomendações baseadas em evidência, avaliação/manejo do, 385f
NREM, 384
privação do, 384
problemas do, populações especiais, 390, 391
demência, padrões de sono na, 390
agentes antipsicóticos, 390
agentes hipnótico-sedativos, 390
doença de Alzheimer, 390
intervenções sensoriais, 390
polissonografia, 390
sundowning, 390
residentes em instituições de cuidados de longo prazo, distúrbios do sono, 390, 391
REM, 384
Sono, higiene do, 121, 386, 387, 391
Sono, latência do, 384, 387, 389
Sonolência diurna, 384
Sonolência diurna, excessiva,
apneia do sono, 388
doença de Parkinson, 143
hipersonia, 385f
narcolepsia, 389
Sono, paralisia do, 389

ÍNDICE

Sono, privação de, 89, 117t, 384, 386
Sono REM, 125, 144, 384
   distúrbio comportamental, 125
   narcolepsia, 389
Sono, restrição de, terapia, 386
Sono sem movimentos oculares rápidos (NREM), 384
Sono-vigília, ciclos de, 84
   distúrbios do, 390
Sopros, 119
   alterações cardiovasculares, 179t
Sorbitol para constipação, 259t
Subnutrição, 27
   estratégias de prevenção, 92t
   restrições dietéticas, 42
Substance Abuse and Mental Health Services Administration (SAMHSA), 439
Substância nigra como DP, 141
Substâncias preocupantes, em idosos, 436
Substâncias, uso de, 37t
   e síndromes geriátricas, 511
   ilícitas, 40
Substituição renal, terapia de, 270, 273
Substituto, tomada de decisão por, 10, 71-72
Suécia, 539-541
   cuidados em saúde, organização dos, 539, 540
   cuidados geriátricos, 539-541
      desafios, 541
      educação, 541
      especialistas médicos, 540t
      medicina geriátrica aguda, 540
      pacientes, sistema de cuidados saúde/enfermagem, 541
      pesquisa, 541
   especialidades médicas, 540
      geropsiquiatria, 540
      medicina de cuidados em longo prazo, 540
      medicina geriátrica, 540
Suicídio, 333
   armas em casa, 333
   fatores de risco, 333
   medicações estocadas, 333
Sulfonilureias, 52, 311, 311t
Sundowning, 390
Suplementos nutricionais, 361
   considerações farmacológicas, 396
   orais, 498, 499
Suporte social, 3
Supplemental Nutrition Assistance Program (SNAP), 509
Supplemental Security Income (SSI), 509
Suprarrenal, neoplasia da, 302
Surdez. *Ver* Perda auditiva
Sussurro, teste do, para rastreamento da audição, 26

T

Tabaco, 436
   como substância viciante, 39
Tabagismo, cessação do, 179, 209, 352
   complicações pulmonares, 96
   DPOC, causa de, 239
   função pulmonar, 237
Tamoxifeno, para câncer de mama, 322

Tansulosina, 281, 286
Taquiarritmias, 155, 183, 196
   achados clínicos, 197
   complicações, 197-198
   diagnóstico diferencial, 197
   prevenção, 197
   prognóstico, 199
   testes especiais, 197
   tratamento, 198-199
Taquicardia atrial multifocal (TAM), 197
Taquicardia supraventricular, 200
Taquicardia ventricular não sustentada, 199
Taquicardia ventricular (TV), 186, 197, 200
Tecido linfoide associado à mucosa (MALT), 255
Tecnécio, cintilografia, 298
Telangiectasias, 231, 233, 274f, 375, 381f
Temazepam, 387t, 500t
Tempo de trombina/tempo de coagulação da trombina (TT/TCT), 424
Tempo de tromboplastina parcial ativada (TTPa), 228, 424
Tenecteplase, 182
Teofilina, doença pulmonar obstrutiva crônica, 240
Terapeuta da fala (Fonoaudiólogo), 101
Terapeuta ocupacional, 101
Terapia cognitivo-comportamental (TCC), 331
Terapia de ablação endovenosa por meio de *laser* (EVL), 232
Terapia de reposição hormonal (TRH), 174, 175, 427-429, 427t
   com estrogênio, 427
   desidroepiandrosterona (DHEA), 428
      baixos níveis, riscos associados, 428
      estudos de curto prazo, 428
      suplementação, 428
      benefícios, 428
   hormônio de crescimento (GH), 427
      câncer, risco aumentado de, 427
      efeitos colaterais, 427
      estudos, 427
      exógeno, efeitos do, 427
      fator de crescimento insulínico [IGF]-1, medido por, 427
      franca deficiência de GH, 427
      tratamento, 427
   hormônios bioidênticos, 429
      substâncias químicas derivadas de plantas, 429
      terapia com hormônios combinados bioidênticos, 429
      uso dos, 429
   osteoporose, 174t, 175, 292
   testosterona, 428
      administração, 428
      efeitos potenciais da, 428
      eritrocitose, 428
      função sexual, 428
      hipogonadismo, 428
         detectado por, 428
      secreção, 428
      suplementação da, 428

   terapia com estrogênio, 428
   terapia, efeitos da, 428
Terazosina, 206t, 210, 281t, 286
Terbinafina, 370
   para onicomicose, 370
Teriparatide, 176
Testamento vital, 71
Teste de Levantar e Sair (Timed Get Up and Go Test [TUG]), 26
Teste do desenho do relógio, 96, 127
Testosterona, 281, 288, 342t, 428
Tetraciclina, odinofagia, 246t
TE. *Ver* Tremor essencial
TEV. *Ver* Tromboembolismo venoso (TEV)
TFHs. Testes de função hepática (TFHs); Hepática, testes de função
Tiamina, deficiência de, 126, 129, 495
Tiazidas, diuréticos, 192, 209, 210, 266, 267, 303
Tiazolidinedionas, 311t, 312
Tietze, síndrome de, 470
Timolol, 457t
Tinzaparina, 418t, 422t
Tireoglobulina sérica, 298, 299
Tireoide, câncer, 298, 299
Tireoidectomia, para câncer de tireoide, 292, 298, 299, 303, 304, 480
Tireoide, doença nodular e neoplasia da, 297-299
   bócio multinodular, muito grande, 297
   deficiência de iodo, resultado de, 297
   diagnóstico diferencial, 299
   neoplasia maligna da tireoide, 297
   prognóstico, 299
      carcinoma anaplásico, da tireoide, 299
      neoplasia maligna da tireoide, em idosos, 298t
      taxa de sobrevida em 10 anos, 299
   sintomas/sinais, 297, 298
      carcinoma folicular, picos, 298
      carcinomas anaplásicos, 298
      lesões não tireóideas, 298
      linfoma, 298
      neoplasia da tireoide, em idosos, 298t
      neoplasia maligna da tireoide, 298
      nódulos benignos da tireoide, 298
         adenomas coloides, 298
         cistos da tireoide, 298
         tireoidite de Hashimoto, 298
   testes especiais, 298, 299
      carcinoma medular da tireoide, 299
      cintilografia isotópica, 298
      nódulo não funcionante/frio, 298
      nódulo quente, 298
      punção aspirativa com agulha fina (PAAF), tireoide, 298
      ressonância magnética (RM), 299
      tomografia computadorizada (TC), 299
      ultrassonografia de alta resolução, 298, 299
   testes laboratoriais, 298
      concentração de calcitonina sérica, 298
      exames de sangue, função da tireoide, 298

hormônio estimulante da tireoide (TSH),
  nível do, elevado, 298
 tireoglobulina sérica, elevada, 298
 tratamento, 299
  I^{131}, doses ablativas de, 299
  L-tiroxina, doses supressivas de, 299
  quimioterapia, 299
  risco da cirurgia, 299
  terapia paliativa, 299
  testes de TSH de terceira geração, 299
  tireoidectomia quase total, 299
  tireoidectomia total, 299
Tireoide, hormônio estimulador da (TSH),
  155, 185, 205, 250, 291, 496
Tireoide, hormônio, terapia de reposição do,
  292, 293, 294
Tireoide multinodular, 295
 doença nodular da tireoide, 297-299
Tireoidite autoimune, 292
Tirofiban, 183
Tiroxina livre (T$_{4L}$), distúrbios da tireoide, 41
Tofo, na gota, 478
Tolcapone, para doença de Parkinson, 146
Tolterodine, para incontinência urinária, 53t,
  281t
Tomografia com emissão de pósitrons, 128
Tonometria, na avaliação do glaucoma, 456
Tontura, 196
 arritmias ventriculares, 200
Toque retal, exame, (ERD), 284
Tornozelo-braquial, índice (ITB), 223, 231
 classificação, 224
Torsade de pointes, 330
Tosse, 31, 32, 41, 185, 191t, 244, 245, 256,
  279t, 353
Toxina botulínica, injeção de, 248
Toxina botulínica, tipo A, 149
Trabeculoplastia, laser, para glaucoma, 456
Transcateter, substituição da valva aórtica
  (TAVR), 215
Transgêneros, idosos, saúde de, 526, 527
Transição, treinador de, 78
Transplante pulmonar, 241
Transtorno psiquiátrico, 84, 401t
 cuidados clínicos, 84
Transtornos psicóticos. Ver Esquizofrenia
Traqueostomia, para distúrbios respiratórios
  relacionados ao sono, 388
Trastuzumab, para câncer de mama, 322
Tratamentos complementares e alternativos
  (CAM)
 princípios gerais, 430
  classificação, 431t
 terapias, usadas comumente, 430
Trato biliar, doença do, 249
Trato respiratório, infecções do, 352-354
 achados clínicos, 352, 353
 prevenção, 352
  fatores de risco, 352
  vacina contra influenza, 352
 princípios gerais, 352
 tratamento, 353

Trato urinário, infecções do (ITU), 32, 136,
  348-352
 achados clínicos, 351, 352
 infecção bacteriana diagnosticada
  excessivamente, 348
 pneumonia, 136
 poliúria noturna, 268
 prevenção, 348
 princípios gerais, 348
 tratamento, 352
 vigilância de McGeer, 349t
Trazodona
 antidepressivos, 204
 medicações soníferas, 387
 sintomas comportamentais e psicológicos,
  133t
Tremor, 3
 cinético-postural-, 148
 e doença de Parkinson, 141, 142, 144t
 incontinência urinária, 279t
Tremor de repouso, 142, 148
Tremor essencial (TE), 3, 143, 148
 achados clínicos, 148
 complicações, 148
 diagnóstico diferencial, 148
 farmacoterapia, 148
  agentes de primeira linha, 148-149
  agentes de segunda linha, 149
 terapias cirúrgicas, 149
 tratamentos, 148
TRH. Ver Terapia de reposição hormonal
Triexifenidil, doença de Parkinson e, 53t
Trifluoperazina, esquizofrenia/transtorno
  bipolar, 338
Trigêmeo, nervo, herpes-zóster e, 377
Tri-iodotironina (T$_3$), 293
Trolamina, salicilato de, para osteoartrite, 166
Tromboembólica, doença, 223t, 228, 499
Tromboembólica, doença, crônica (DTEC), 228
Tromboembolismo venoso (TEV), 109-110, 226
 achados clínicos, 226
  achados laboratoriais, 227
  exames diagnósticos, 227-228
  sinais/sintomas, 226-227
 complicações, 228
 diagnóstico diferencial, 228
 fondaparinux, 228
 idosos, princípios gerais, 226
 risco devido a viagens, 109
 tratamento, 228-229
Trombólise, 139
Trombólise dirigida por cateter (TDC), 229
Trombólise fármaco-mecânica (TFM), 229
Trombolítica, terapia, 91, 137, 138, 228, 229
Trombose venosa profunda (TVP), 109-110.
  Ver também Tromboembolismo
  venoso (TEV)
Troponinas, 181, 469
Túnel do carpo, síndrome do, 292, 427, 481
Tutela, intervenções legais, 522. Ver também
  Maus-tratos com idosos
TVP. Ver Trombose venosa profunda

U
Ulceração arterial, 231t
Ulceração venosa, 231, 231t
Úlcera duodenal (UD), 248
Úlceras pareadas contralaterais, 223
 doença arterial periférica, 222, 223
Úlceras por pressão, 359-366
 achados clínicos, 362
  estadiamento (I-IV), 362
  ferramentas de cicatrização, estado da,
   362, 363f
 avaliação de risco, 360
  acidente cerebrovascular, 360
  escala de Braden, 360
  linfopenia, 360
  peso corporal, 360
 causas de, 359
 complicações, 364
 diagnóstico diferencial, 362-364
 incidência, 359-360
 intervenções nutricionais, 361
 manejo, 359
 prevenção, 360, 361
 princípios gerais, 359-360
 prognóstico, 366
 tratamento, 364-366
  curativos tópicos, 364, 365, 365t
  desbridamento, 366
  fatores de crescimento, 365
  terapia cirúrgica, 366
  terapias adjuntas, 365
Ultrassonografia, 163
 para insuficiência venosa, 231
 transretal, 288
Ultrassonografia duplex, 231
 insuficiência venosa, 231
Unha
 microscopia direta, 370
Uretral
 contração tissular, 281
 dispositivo, 282
 não complacência, 281
 procedimentos de aumento, 282
 relaxamento, 281
U.S. National Institute on Alcohol Abuse and
  Alcoholism (NIAAA), 437

V
Vaginal, ressecamento, 343
Valeriana, raiz, 115, 196, 331
 dose e uso, 432
Valproico, ácido, 133, 334
 estabilizadores do humor, 334t
 lítio, perfil de efeitos colaterais do, 334
 parkinsonismo e tremor, 144
Valsartana, hipertensão, 207
Valvar, doença cardíaca, 181, 196, 213
 doença valvar degenerativa, 213
Valva, substituição da
 aórtica, 214
 aórtica, transcateter, 215
 insuficiência aórtica, 215t
 regurgitação mitral, 215t
Válvula aórtica, substituição da (SVA), 214

Vancomicina
    antibiótico aminoglicosídeo, 464t
    oral, 250
    para *Pseudomonas,* 353
Vantagens/Manutenção de Saúde do Medicare (HMO), 18, 535, 536t
Vapor úmido, taxa de transmissão (TTVU), 364
Vardenafila, inibidores da PDE5, 343
Vareniclina, 209
Varfarina, 46, 188, 530
    anticoagulantes orais, 421
    anticoagulantes, uso de, 47, 138
    DAC, por fibrilação atrial/trombo mural VE, 188
    dose, 419
    dose baseada na farmacogenética, 419
    e anticoagulantes, 50-51
    genótipos, informações do, 419
    interação medicamentosa comum, 420t
    interações medicamentosas, 420t
    limitações, 419
    riscos de, 50
    RMAs graves, 48
    RNIs terapêuticas, 199
    TEV recorrente, prevenção, 422
    tromboembolismo venoso, 228
Vasculites, 463
Vasodilatadores, 202, 206t, 217-220
Vazamento fecal, 252
VCI, filtros de, 229
Veia cava inferior, filtros de, 470
Veia cava inferior (VCI), 227, 231
Veias varicosas
    esvaziamento venoso, 232
    IVC, características das, 231
Velocidade de hemossedimentação (VHS), 163, 223, 249, 483
Venlafaxina, 330
    antidepressivos, 386t
    doses de, 203
    hipertensão, 331
Venografia, 227
    ressonância magnética, 231
    tomografia computadorizada, 227
    TVP, diagnóstico de, 227
Ventilação/perfusão (V/Q), cintilografia pulmonar, 227
Ventricular, fibrilação, 186, 200
Verapamil, 47, 51t, 184, 187, 192, 193, 206t, 210, 264, 500t
Verruga plantar, 336, 368, 369
    tratamento, 369
Verruga vulgar, 368
Vertebral, fratura, 169, 173
Vesícula biliar, 249
VHS; *Ver* Velocidade de hemossedimentação
Viagens, problemas com, 109
    lista de verificação para viajantes, 110t
    recursos sobre os riscos das viagens, 110
    risco de tromboembolismo venoso, 109-110

tratamento com várias formas de anticoagulação, 110
viagens aéreas, 111-112
    conteúdo do *kit* de emergência de bordo aperfeiçoado, 112t
    jurisdição legal, para emergências médicas a bordo, 112
        Lei de Assistência Médica na Aviação, 112
    natureza das emergências durante o voo, 111t
    recursos, no evento de uma emergência, 111
viagens marítimas, 110-111
    Folha Verde, 111
    problemas médicos traumáticos, 111
Vinorelbine, para câncer de pulmão de não pequenas células, 323
Visão, comprometimento da, 451, 458, 459
    glaucoma, 458
        ângulo da câmara anterior, sistema de drenagem, 458
        ângulo fechado, 458
        avisos, 458
        medicações, 458
    maximização da visão, duas formas de, 458
        especialista em baixa visão, 458
    medicações sistêmicas, 458
        corticosteroides, uso do, 458
    princípios gerais, 451
    sensibilidade ao contraste, 458
        objetos de baixo contraste, 458
    sintomas, 458, 459, 459t
Vitamina A, 426
    antioxidantes, 426
    ingesta dietética, referência, 495t
Vitamina B_1
    ingesta dietética, referência, 495t
Vitamina B_2
    ingesta dietética, referência, 495t
Vitamina B_6
    ingesta dietética, referência, 495t
Vitamina B_{12}
    funcionamento cognitivo, 127
    hipotireoidismo, 127
    IBP, 245t
    ingesta dietética, referência, 495t
    mecanismo de transporte ativo, 46
    paciente delirante, 118, 119f
Vitamina C, 426
    antioxidantes, 426
    ingesta dietética, referência, 495t
    odinofagia, causas de, 246t
    riscos de mortalidade, 426
    suplemento diário, 361
Vitamina D
    anemia, 316
    deficiência, 170
    efeito antifratura, 174
    fatores de risco, 170t
    fatores de risco modificáveis, 156t
    fatores de risco para quedas, 155

hiperparatireoidismo, 172
hipocalemia, 265t
ingesta dietética, referência, 495t
insuficiência, 156
suplementação, 36, 174
suplementos para quedas, 156
Vitamina E, 124, 426
    antioxidantes, 131, 426
    suplementação, 426
    tratamento para demência, 131
Vitamina K
    antagonistas, 417-420
    antagonistas orais, 417
    anticoagulantes, 419t
    ingesta dietética, referência, 495t
    interações alimentares e medicamentosas, 500t
    interações medicamentosas da varfarina, 420t
    metabolismo, afetando, 50
    subunidade 1 do complexo epoxide redutase, 417
    tromboembolismo venoso, 228
Volume expiratório forçado em um segundo (VEF_1), 237
Volume pulmonar, cirurgia para redução do, (CRVP), 241
Volume, sobrecarga de, estados de, depleção de volume intravascular, 266
Vômitos. *Ver* Náusea
Vulnerability to Abuse Screening

W

Westermark, sinal de, 227
Women's Health Initiative (WHI), 174, 429
World Society of Interdisciplinary of Anti-Aging Medicine (WOSIAM), 425

X

Xerostomia, 13, 392, 394
    associada com, 394
        doenças autoimunes, 394
    manutenção da saúde oral, 396t
    resulta de, 394
    saliva, 394
    tratamento, 394

Z

Zaleplon, medicação sonífera, 387t
Z, escore, densidade óssea relatada como, 171
Zinco, deficiência de, pacientes, 361, 454
Ziprasidona
    antipsicóticos, 338t
    para *delirium,* 117t
    para sintomas psicóticos, 338
    tratamento da mania, 334
Zoledrônico, ácido, para osteoporose, 175
Zolpidem, 387t
    hidrato de cloral, 50t
Zolpidem, medicação sonífera, 387t
Zóster sem herpes, 377
Zóster, vírus, no gânglio geniculado, 463